PRÉCIS ÉLÉMENTAIRE

DE L'ART DES

ACCOUCHEMENTS

SOUS FORME DE

DEMANDES ET RÉPONSES

PAR

LE Dr C. GIRARD

PROFESSEUR D'ACCOUCHEMENTS, LAURÉAT DE LA FACULTÉ
ANCIEN INTERNE DES HOPITAUX

Avec figures intercalées dans le texte

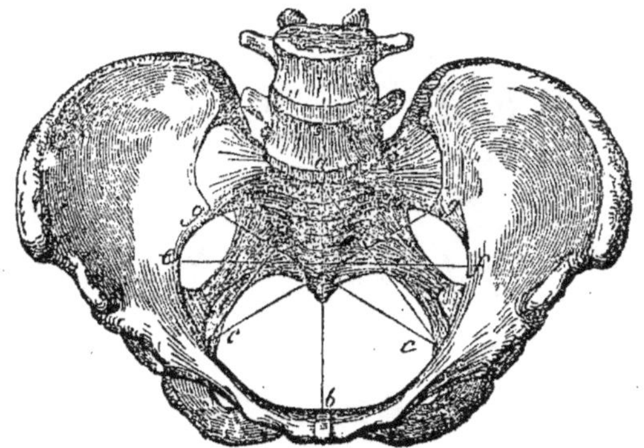

PARIS

LIBRAIRIE LAUWEREYNS

2, Rue Casimir Delavigne, 2

1876

Tous droits réservés

PRÉCIS ÉLÉMENTAIRE

DE L'ART DES

ACCOUCHEMENTS

PRÉCIS ÉLÉMENTAIRE

DE L'ART DES

ACCOUCHEMENTS

SOUS FORME DE

DEMANDES ET RÉPONSES

PAR

LE Dʳ C. GIRARD

PROFESSEUR D'ACCOUCHEMENTS, LAURÉAT DE LA FACULTÉ
ANCIEN INTERNE DES HOPITAUX

Avec figures intercalées dans le texte

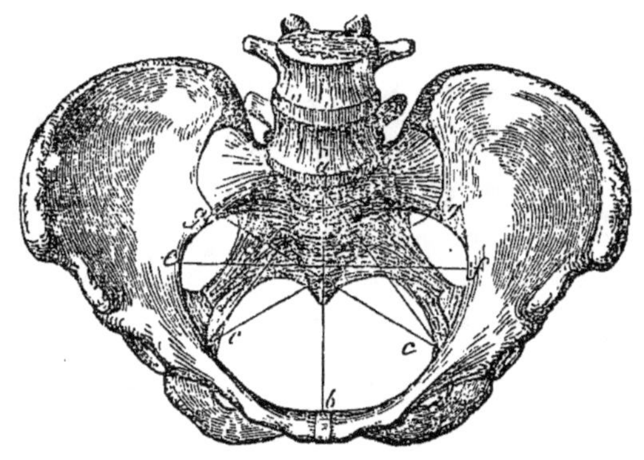

PARIS

LIBRAIRIE LAUWEREYNS

2, Rue Casimir Delavigne, 2

1876

Tous droits réservés

PRÉFACE

C'est aux élèves des Ecoles de médecine et des Maternités que s'adresse particulièrement ce livre.

Notre but a été de leur offrir un exposé simple, précis et intéressant des connaissances obstétricales, de leur faciliter l'étude des vérités et des préceptes qu'elles renferment, et de contribuer ainsi au succès de leur pratique à venir.

Des questions et des réponses, telle est la forme élémentaire et pratique de cet enseignement. Nous avons cherché à lui donner la vie en y mêlant ainsi les opérations de deux intelligences : l'une qui pose le problème, l'autre qui cherche à le résoudre, en faisant entendre à chaque pas la parole du maître à côté de celle de l'élève, en établissant, par suite, entre les deux une communication intellectuelle permanente que ne sauraient permettre de simples leçons. Nous avons voulu surtout fixer les idées par des explications nettes et précises et arrêter la pensée sur chaque fait essentiel ou chaque notion importante, moyen par excellence de les graver dans la mémoire.

Les éléments de ce livre sont d'ailleurs puisés aux meilleures sources : l'enseignement des professeurs Dubois, Depaul, Pajot, Stolz, Dumas et d'autres maîtres éminents ; les ouvrages et les écrits justement estimés de Nœgelé, Jacquemier, Caseaux, Joulin, Tarnier, Barnes, etc. ; enfin, les observations personnelles fournies par la pratique de la ville et le service des hôpitaux. C'est par ces origines qu'il se recommande et qu'il peut acquérir quelque autorité.

Quant au plan de ce *précis*, il nous était tracé par l'ordre même d'évolution des phénomènes naturels. Cependant quelques divisions nouvelles nous ont permis d'apporter plus de clarté dans cette exposition.

Après les prolégomènes nécessaires d'anatomie et de physiologie relatifs au bassin, aux organes génitaux et aux mamelles, nous abordons le chapitre de la grossesse dans laquelle se trouvent à étudier, non-seulement des phénomènes maternels, évidents pour la plupart, mais encore le travail intime et caché du développement fœtal que nous avons désigné sous le nom de phénomènes ovo-embryonnaires. Le diagnostic de la grossesse est ensuite traité avec le soin que mérite un sujet aussi pratique. Puis, l'exposé des préceptes d'hygiène que doit observer la femme pendant la gestation termine tout ce qui se rapporte à la grossesse normale. A la suite de quelques pages consacrées à la grossesse extrà-utérine, nous passons en revue les maladies de la femme enceinte, pour en arriver à l'avortement qui, par son importance, mérite une description dé:aillée.

Avant d'analyser l'acte complexe de la parturition, il fallait s'arrêter un instant et considérer la situation de la femme et celle du fœtus à la veille du travail. A cette dernière se rattachent la définition et le classement des présentations et des positions. De même, notre attention devait se fixer un moment sur cette double situation immédiatement après l'accouchement, c'est-à-dire sur l'état de l'enfant à sa sortie des organes maternels et au début de sa vie extérieure, et sur celui de la mère, délivrée, mais accablée par le labeur de l'expulsion. Entre ces deux chapitres se place celui de l'accouchement normal avec ses phénomènes multiples, les uns relatifs au travail, les autres à la délivrance. Parmi les premiers, les mouvements fœtaux ou phénomènes mécaniques occupent le premier rang. Nous les avons exposés avec détail, ainsi que le diagnostic et le pronostic des présentations et des positions. Puis, nous avons tracé, sous le nom d'assistance pendant le travail, la ligne de conduite de l'accoucheur et de la sage-femme durant cette période. L'étude pratique des maladies ou accidents qui font les accouchements vicieux était le complément nécessaire de la précédente; nous lui avons donné tout le soin et toute l'étendue que réclame la pratique.

Nous avons été amené ensuite à traiter des suites de couches, dernière phase de la puerpéralité. Ici, une série de phénomènes intéressants ont été successivement passés en revue. Les soins et la direction à donner à la nouvelle accouchée une fois déterminés, nous avons complété l'étude des suites de couches par l'histoire sommaire des affections redoutables qui viennent parfois troubler l'état physiologique de la femme et menacer gravement son existence.

Il restait à s'occuper de la chirurgie obstétricale. Nous n'avons pas cru devoir en développer les préceptes avec beaucoup de détails, persuadé que, dans les moments difficiles, il y a tout avantage à trouver sa ligne de conduite tracée par un petit nombre de règles courtes et précises. Dans cette dernière partie de l'ouvrage, nous avons mis largement à contribution les remarquables résumés de M. le prof. Pajot. C'est dire quelle doit être la valeur et l'utilité pratiques des articles consacrés à la version et aux applications de forceps.

Enfin, un livre de ce genre ne pouvait se passer de figures. Nous devons à notre éditeur d'avoir pu en intercaler un grand nombre dans le texte.

Là pourraient s'arrêter nos explications, si nous n'avions à cœur d'adresser en finissant un conseil aux élèves.

L'étude des accouchements, qu'ils le sachent, réclame d'eux un travail sérieux et persévérant. Ce n'est pas trop accorder à des vérités et à des préceptes dont les applications sont si importantes, si délicates et parfois si imprévues.

Ici, la moindre décision, une manœuvre quelconque, et jusqu'à l'expectation, ont presque toujours une portée considérable. Elles peuvent assurer ou troubler l'œuvre de la nature et mettre en question une double existence.

Des notions générales ou vagues ne sauraient donc suffire, et on ne doit compter ni sur une certaine pénétration d'esprit ni sur l'inspiration du moment.

Des connaissances positives, acquises, par le travail de cabinet, et par l'observation sagement interprétée, peuvent seules déterminer une ligne de conduite ou suggérer les ressources d'une intervention efficace. Elles épargneront en

même temps au jeune praticien l'hésitation, parfois si préjudiciable aux intérêts qui lui sont con-
fiés et toujours si défavorable à l'accoucheur.

Celui qui, à l'étude consciencieux des principes
et des règles de l'obstétrique, saurait joindre la
présence d'esprit, une certaine résolution, le
sentiment scrupuleux du devoir, la patience et
la discrétion, possèderait certainement toutes les
qualités capables de lui assurer l'estime et la confiance en même temps que le succès.

Dr C. GIRARD.

Draguignan, mars 1876.

INTRODUCTION

ANATOMIE ET PHYSIOLOGIE

INTRODUCTION

*Qu'est-ce que l'*ART DES ACCOUCHEMENTS ?

C'est l'application rationnelle des principes et des règles qui doivent diriger la pratique des accouchements.

Ne s'agit-il ici que de l'acte de la parturition ?

Non. Par une extension toute naturelle, le domaine de l'art des accouchements comprend encore la grossesse et les suites de couches.

Que résulte-t-il tout d'abord de la définition précédente ?

La division des connaissances obstétricales en deux parties : 1° les notions scientifiques, c'est-à-dire l'ensemble des faits et des vérités relatifs aux phénomènes puerpéraux, puis les principes et les règles qui en découlent ; 2° l'application de ceux-ci à la pratique, c'est-à-dire la détermination des conditions les plus favorables ou de l'intervention la plus efficace pour assurer ou réaliser cette application.

Doit-on séparer ces deux études ?

Non. Elles se mêlent naturellement à chaque pas, la première étant l'origine et la raison de la seconde.

Quelle est la fonction physiologique qui sert de base aux études d'obstétrique ?

C'est l'évolution puerpérale, qui commence à la fécondation, détermine la grossesse, puis nécessite l'accouchement, après lequel l'organisme maternel revient à ses conditions ordinaires.

Ces actes successifs présentent-ils toujours le même caractére ?

Non. Le plus souvent cette évolution s'opère sans trouble ni anomalie, et la nature atteint alors le but de la fonction. Ainsi se passent ordinairement la grossesse, l'accouchement et les suites de couches. Mais parfois ces divers actes rencontrent des difficultés, des obstacles à leur exécution, ou bien des complications inattendues qui viennent menacer de destruction l'œuvre accomplie et compromettre même l'existence de la mère. Ce sont alors les conditions pathologiques qui s'ajoutent ou se substituent aux actes physiologiques de la fonction.

Ces différences sont-elles importantes à connaître ?

Oui, parce qu'elles assignent à l'accoucheur deux rôles bien différents. Dans le premier cas, il doit se borner à écarter tout ce qui pourrait troubler les actes de la fonction normale, et cela par des conseils et des soins appropriés. Dans le second, au contraire, son rôle devient plus actif : il faudra, tantôt imprimer une direction convenable au travail naturel, tantôt faire disparaître les obstacles qui s'y opposent, tantôt enfin seconder, même remplacer complètement la nature impuissante.

D'après ces considérations, quelles sont les grandes divisions à établir dans l'étude de l'obstétrique ?

Ce sont les suivantes :

GROSSESSE NORMALE;

PATHOLOGIE DE LA GROSSESSE ;

ACCOUCHEMENT NORMAL ;

AĆCOUCHEMENTS VICIEUX ;

SUITES DE COUCHES ;

MALADIES PUERPÉRALES.

BASSIN

Qu'est-ce que le bassin?

Le bassin ou *pelvis* est une cavité osseuse en forme de canal courbe, située au bas du tronc, au-dessous de la colonne vertébrale et au-dessus des membres inférieurs.

Quelle est sa forme extérieure ?

Celle d'un cône tronqué et renversé, le sommet en bas.

La connaissance du bassin est-elle indispensable à l'accoucheur ?

Oui.

Pourquoi ?

Parce que la conformation de ce canal et les modifications que lui impriment ses parties molles donnent l'explication des principales difficultés naturelles et de presque tous les phénomènes mécaniques de l'accouchement. Cette conformation est, en outre, le terme de comparaison qui permet de reconnaître un bassin vicié et d'apprécier le degré de cette anomalie ainsi que son influence sur le travail d'expulsion fœtale.

Quelles sont les parties que doit embrasser l'étude complète du bassin ?

Ces parties sont :

Les os du bassin;

Les articulations du bassin ;
Le bassin en général ;
Le bassin modifié par les parties molles.

OS DU BASSIN

Le bassin est-il d'une seule pièce ?

Non. Il est formé par la réunion de plusieurs os distincts et séparables.

Quels sont les os qui entrent dans la composition du bassin ?

Ces os, au nombre de quatre, sont : le Sacrum, le Coccyx et les deux Os iliaques.

Sacrum

Qu'est-ce que le Sacrum ?

C'est l'os en forme de pyramide renversée, qui termine la colonne vertébrale en bas.

Où est-il situé ?

A la partie postérieure du bassin où il est placé comme un coin entre les os iliaques.

Continue-t-il la direction de la colonne vertébrale ?

Non. Il se porte brusquement en arrière et en bas, et entraîne le bassin dans cette direction oblique.

Que présente-t-il à étudier ?

Il présente à étudier : une face antérieure, une

face postérieure, des bords latéraux, une base, un sommet et le canal sacré.

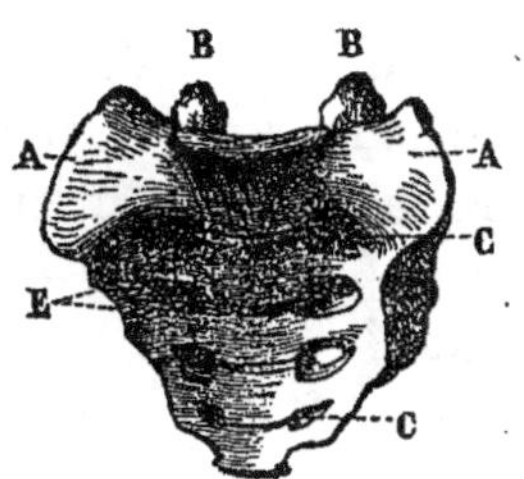

FIG. 1. — *Face antérieure du sacrum.*

A. Aileron du sacrum.
B. Apophyses articulaires.
C. Trous sacrés antérieurs.
E Points d'attache du muscle pyramidal.

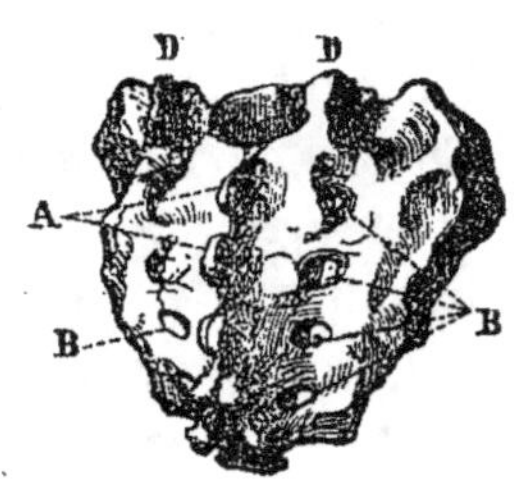

FIG. 2. — *Face postérieure du sacrum.*

A. Crête sacrée.
B. Trous sacrés postérieurs.
D. Apophyses articulaires.

Que distingue-t-on à la FACE ANTÉRIEURE ?

Sur cette face, qui est concave, on voit au milieu : cinq surfaces lisses séparées par *quatre crêtes transversales ;* elles représentent les corps des vertèbres sacrées soudées après l'enfance. De chaque côté : *quatre trous sacrés antérieurs* et autant de gouttières dont les bords donnent attache au muscle pyramidal.

Que remarque-t-on sur la FACE POSTÉRIEURE?

Cette face, qui est convexe et très irrégulière, présente au milieu : la *crête sacrée* formée par la série des apophyses épineuses des vertèbres sacrées; elle se bifurque en bas et se termine par deux petits renflements appelés *cornes du sacrum.* On voit, de plus : de chaque côté, *quatre trous sacrés postérieurs* et des saillies inégales qui les entourent; en haut, deux éminences appelées *apophyses articulaires* qui s'articulent avec des apophyses semblables de la dernière vertèbre lombaire.

Quelle est la disposition des BORDS LATÉRAUX?

Ces bords sont minces en bas et larges en haut où l'on voit : en avant, une surface demi-ovalaire appelée *facette auriculaire* qui s'articule avec l'os iliaque, et en arrière, une surface rugueuse où s'insèrent des ligaments.

Que remarque-t-on à la BASE?

On y voit au milieu : une *facette ovalaire* qui s'articule avec une surface semblable du corps de la dernière vertèbre lombaire; et en arrière, une *ouverture triangulaire* qui est l'entrée du canal sacré. De chaque côté, on remarque une surface triangulaire inclinée, appelée *aileron du sacrum* et limitée en avant par un bord mousse qui fait partie du détroit supérieur.

Que présente le SOMMET?

Une *facette ovalaire* s'articulant avec le coccyx.

Qu'est-ce que le CANAL SACRÉ?

C'est un conduit creusé dans l'épaisseur du sacrum et communiquant avec les trous sacrés antérieurs et postérieurs. Il contient le faisceau des nerfs sacrés qui s'échappent en avant et en arrière par ces trous.

Coccyx

Qu'est-ce que le Coccyx?

C'est un petit os triangulaire qui fait suite au sacrum auquel il est en quelque sorte suspendu.

Quelle est sa direction?

Celle du sacrum dont il continue la courbure.

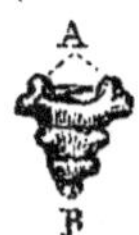

FIG. 3. — *Face postérieure du coccyx.*

A. Cornes du coccyx.
B. Sommet.

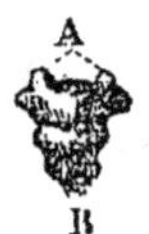

FIG. 4. — *Face antérieure du coccyx.*

A. Cornes du coccyx.
B. Sommet.

Est-il formé d'une seule pièce ?

Non ; il se compose ordinairement de quatre pièces qui se soudent entre elles de bonne heure à l'exception de la première qui reste longtemps mobile sur la seconde.

Que remarque-t-on à la base du Coccyx ?

Une *facette ovalaire* s'articulant avec le sacrum, et en arrière, deux petites saillies appelées *cornes du coccyx*.

Os iliaque

Qu'est-ce que l'Os iliaque ?

C'est l'os irrégulier, allongé, rétréci à sa partie moyenne et comme tordu sur lui-même, qui occupe le côté et la partie antérieure du bassin.

Combien y a-t-il d'os iliaques ?

Deux, un de chaque côté, réunis en avant et séparés en arrière par le sacrum.

Que présente à étudier l'os iliaque ?

Il présente à étudier : une face externe, une face interne, un bord supérieur, un bord inférieur, un bord postérieur et un bord antérieur.

Que distingue-t-on à la FACE EXTERNE ?

On y distingue trois parties principales qui sont

de haut en bas : 1° la *fosse iliaque externe,* large surface qui regarde en dehors et en bas, et se trouve recouverte par les muscles de la fesse. 2° La *cavité cotyloïde* arrondie, profonde et destinée à loger la tête du fémur. 3° Le *trou sous-pubien* ou *obturateur,* espace triangulaire rempli par une membrane, dite *membrane obturatrice,* et formé par trois branches osseuses : une en haut horizontale, étroite en dehors où elle est appelée *branche horizontale du pubis,* plus large en dedans où elle forme le *corps du pubis ;*

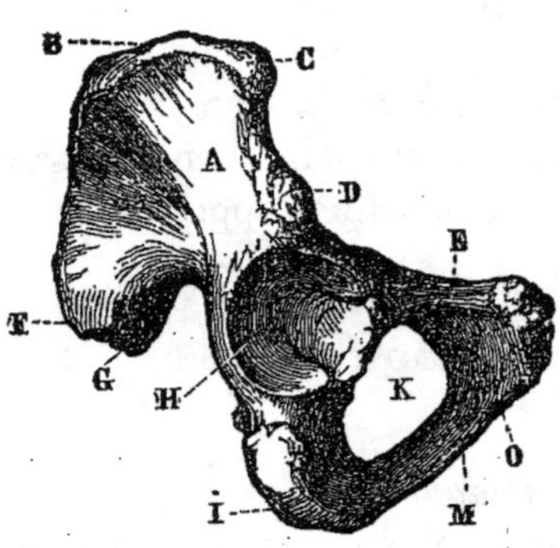

A. Fosse iliaque externe.
B. Crête iliaque.
C. Epine iliaque antéro-su-
périeure.
D. Epine iliaque antéro-in-
férieure.
E. Branche horizontale du
pubis.
F. Epine iliaque postéro-su-
périeure.
G. Epine iliaque postéro-
inférieure.
H. Cavité cotyloïde.
I. Tubérosité ischiatique.
K. Trou sous-pubien.
M. Branche ischio-pubien-
ne.
O Branche descendante du
pubis.

Fig. 5. — *Face externe et bords de l'os iliaque droit.*

une branche en dehors, épaisse, ressemblant à une colonne, appelée *corps de l'ischion* et terminée en bas par une partie volumineuse appelée *tubérosité ischiatique ;* une branche en dedans, étroite, mince, oblique en bas et en dehors, formant avec celle de l'os iliaque opposé une arcade, c'est la *branche ischio-pubienne,* ainsi nommée parce qu'elle résulte de la rencontre de deux prolongements osseux, l'un venu de l'ischion, *branche ascendante de l'ischion,* l'autre venu du pubis, *branche descendante du pubis.*

Que remarque-t-on à la FACE INTERNE?

On y remarque deux parties distinctes, séparées par une ligne saillante appelée *ligne innominée :* l'une supérieure concave, large, c'est la *fosse iliaque interne,* inégale en arrière où elle présente une facette articulaire appelée *facette auriculaire* qui s'unit à une facette de même nom du bord du sacrum, et une surface rugueuse où s'insèrent des ligaments. L'autre partie, située au-dessous, présente : en arrière, une surface lisse, quadrilatère qui correspond à la cavité cotyloïde; en avant, le trou sous-pubien avec les mêmes branches osseuses qui le forment à la face externe de l'os iliaque.

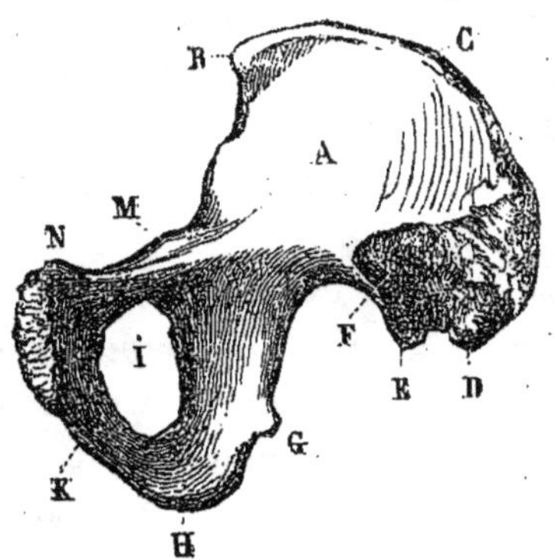

A. Fosse iliaque interne.
B. Epine iliaque antéro-supérieure.
C. Crête iliaque.
D. Epine iliaque postéro-supérieure.
E. Epine iliaque postéro-inférieure.
F. Facette auriculaire.
G. Epine sciatique.
H. Tubérosité ischiatique.
I. Trou sous-pubien.
K. Branche ischio-pubienne.
M. Eminence iléo-pectinée.
N. Epine du pubis.

FIG. 6. — *Face interne et bords de l'os iliaque droit.*

Quelle est la disposition du BORD SUPÉRIEUR?

Ce bord, appelé *crête iliaque,* est épais et contourné en forme d'S.

De quoi est formé et que présente à noter le BORD INFÉRIEUR?

Il est formé par le corps du pubis et la branche ischio-pubienne. On y voit en haut une surface articulaire, ovalaire, taillée obliquement en dehors et d'arrière en avant à sa partie antérieure, et ne pouvant, par suite, toucher qu'en arrière celle du côté opposé. C'est par cette surface que s'articulent les deux os iliaques. Elle occupe le tiers supérieur du bord inférieur; le reste de ce bord, représenté par la branche ischio-pubienne, concourt à former l'arcade pubienne.

Le bord inférieur se réunit au bord antérieur en formant l'*angle du pubis.*

Que remarque-t-on sur le BORD POSTÉRIEUR?

Des saillies ou épines et des échancrures. Ainsi on y voit de haut en bas : l'*épine iliaque postéro-supérieure, une échancrure, l'épine iliaque postéro-inférieure, la grande échancrure sciatique, l'épine sciatique, la petite échancrure sciatique.* A la réunion de ce bord avec le bord inférieur se trouve la tubérosité ischiatique.

Que remarque-t-on sur le BORD ANTÉRIEUR?

De haut en bas : l'*épine iliaque antéro-supérieure, une échancrure, l'épine iliaque antéro-inférieure,* une gouttière dans laquelle glisse le muscle psoas-iliaque, l'*éminence iléo-pectinée,* une surface triangulaire et lisse, et l'*épine du pubis.*

L'os iliaque forme-t-il une seule pièce?

Oui, après l'âge de quinze ans. Dans l'enfance, il se compose de trois pièces distinctes, l'ilium, le pubis et l'ischion, réunies au fond de la cavité cotyloïde qu'elles concourent ainsi à former.

ARTICULATIONS DES OS DU BASSIN

Qu'appelle-t-on articulation des os du bassin ?

On appelle ainsi l'union des os qui composent le bassin.

Combien existe-t-il d'articulations des os du bassin ?

Il en existe quatre, qui sont :

La symphyse pubienne ;

Les deux symphyses sacro-iliaques ;

La symphyse sacro-coccygienne.

SYMPHYSE PUBIENNE

Qu'est-ce que la symphyse pubienne ?

C'est l'union des deux os iliaques à la partie anté-rieure du bassin. Les os se touchent, mais seulement

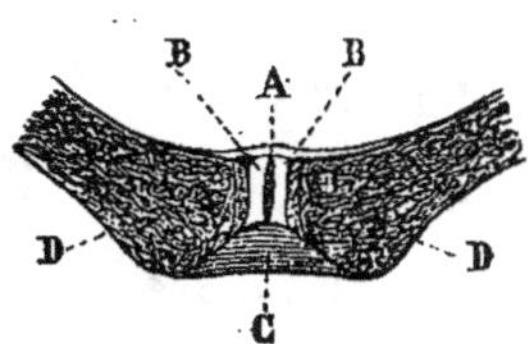

FIG. 7. — *Coupe horizontale des pubis.*

A. Synoviale articulaire.
B. Cartilages articulaires.
C. Ligament interpubien.
D. Section de l'os.

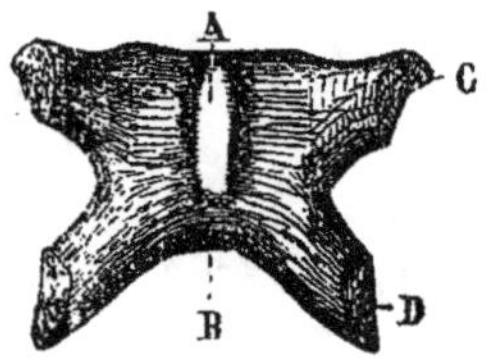

FIG. 8. — *Face postérieure de la symphyse pubienne.*

A. Ligne articulaire un peu saillante.
B. Ligament sous-pubien.
C. Section de la branche horizontale du pubis.
D. Section de la branche is-chio-pubienne.

en arrière, par les surfaces articulaires des pubis. La portion vraiment articulaire de chaque surface est plane et regarde directement celle du côté opposé ; elle est recouverte d'un épais cartilage revêtu lui-même d'une membrane synoviale ; et la réunion des deux cartilages forme, en arrière, du côté de l'excavation, une ligne saillante. L'autre portion est inégale, rugueuse et oblique. Elle donne attache au ligament inter-pubien.

Quels sont les ligaments de la symphyse pubienne ?

Ce sont des faisceaux fibreux, allant d'un pubis à l'autre, disposés tout autour de l'articulation à laquelle ils forment une enveloppe complète. Deux de ces ligaments doivent être remarqués : le *ligament interpubien* ou *interosseux* épais, serré et placé comme un coin dans l'intervalle antérieur des surfaces articulaires ; le *ligament inférieur* ou *sous-pubien* situé au sommet de l'arcade dont il arrondit l'angle supérieur.

SYMPHYSES SACRO-ILIAQUES

Qu'appelle-t-on symphyses sacro-iliaques?

On appelle ainsi l'union des os iliaques avec le sacrum de chaque côté. Les deux os se touchent par les facettes auriculaires recouvertes d'une lame cartilagineuse revêtue elle-même d'une synoviale, et sont maintenus : 1° par le *ligament sacro-iliaque postérieur,* masse fibreuse résistante dont un des faisceaux appelé *ligament sacro-iliaque vertical postérieur* va de l'épine postéro-supérieure à la face postérieure du sacrum. 2° Par le *ligament sacro-iliaque antérieur,* qui a la forme d'une membrane. 3° Par le *ligament sacro-iliaque inférieur*. Cette symphyse est en outre

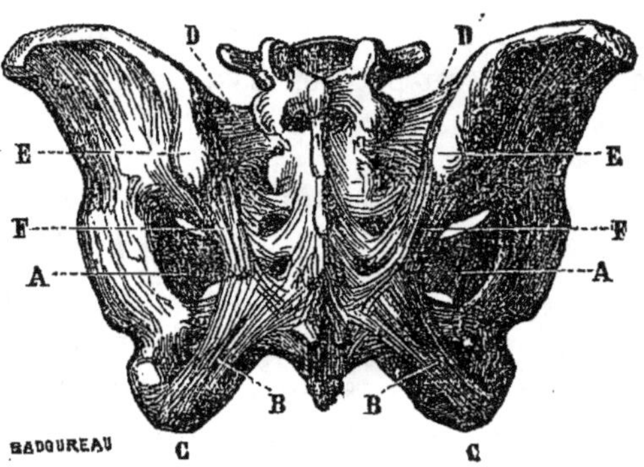

Fig. 9. — *Symphyses sacro-iliaques et sacro-coccygienne vues par la face postérieure.*

A. Grande échancrure sciatique transformée en trou.
B. Grand ligament sacro-sciatique croisé en avant par le petit ligament sacro-sciatique.
C. Tubérosité ischiatique.
D. Ligament sacro-iliaque postérieur.
E. Epine iliaque postéro-supérieure.
F. Ligament sacro-iliaque vertical postérieur.

consolidée par : le *ligament iléo-lombaire* qui va de l'apophyse transverse de la cinquième vertèbre lombaire à l'extrémité postérieure de la crête iliaque, et les *ligaments sacro-sciatiques,* distingués en petit et en grand.

Qu'est-ce que le grand ligament sacro-sciatique ?

C'est un faisceau fibreux épais qui part de la face postérieure et des bords du sacrum, et va s'insérer à la tubérosité sciatique. Il transforme en trou la grande et la petite échancrure sciatique.

Qu'est-ce que le petit ligament sacro-sciatique ?

C'est un faisceau fibreux moins épais que le précédent. Il part des bords du sacrum et du coccyx, et va s'insérer à l'épine sciatique. Il est placé en avant du grand ligament sacro-sciatique et divise le trou formé par celui-ci en deux trous secondaires : un grand en haut et un petit en bas.

SYMPHYSE SACRO-COCCYGIENNE

Qu'est-ce que la symphyse sacro-coccygienne?

C'est l'union du sommet du sacrum avec la base du coccyx. Les deux os se touchent par deux facettes recouvertes d'une lame cartilagineuse épaisse, revêtue elle-même d'une synoviale. Ils sont maintenus en contact par deux *ligaments sacro-coccygiens,* l'un antérieur et l'autre postérieur, ainsi que par des fibres ligamenteuses appliquées sur les bords osseux.

MOUVEMENTS ARTICULAIRES

En quoi consistent les mouvements articulaires du bassin?

Ils consistent, pour les symphyses pubienne et sacro-iliaques, en un simple glissement très borné des deux os l'un sur l'autre ; pour la symphyse sacro-coccygienne en un déplacement de la pointe du coccyx qui, refoulée par le fœtus, se porte en arrière.

La mobilité du coccyx persiste-t-elle indéfiniment?

Non. Elle cesse à un âge avancé, à cause de la soudure du sacrum et du coccyx.

Que deviennent ces mouvements articulaires pendant la grossesse?

Ils augmentent d'une manière très prononcée en

raison d'un relâchement plus ou moins considérable des articulations du bassin, déterminé par une infiltration séreuse des ligaments.

BASSIN EN GÉNÉRAL

Qu'est-ce que l'étude du bassin en général?

C'est celle qui a pour objet la situation, les rapports, la conformation, les dimensions et la direction du bassin.

Quelles sont les parties du squelette avec lesquelles le bassin se trouve en rapport?

Ce sont : l'extrémité inférieure de la colonne vertébrale avec laquelle s'articule le sacrum *(articulation sacro-vertébrale),* et les os des cuisses unis aux os iliaques *(articulations ilio ou coxo-fémorale).*

Le corps debout, le bassin se trouve-t-il placé directement au dessous de la cavité abdominale ?

Non. Il est entraîné en arrière de l'axe du corps par le sacrum qui, par suite, forme avec la colonne vertébrale un angle saillant.

Quel nom porte cet angle ?

Celui d'*angle sacro-vertébral* ou *promontoire.*

Comment divise-t-on le bassin ?

On le divise en deux parties : l'une supérieure appelée *grand bassin,* et l'autre inférieure appelée *petit bassin.*

Par quoi sont séparés les deux bassins?

Par une ligne saillante intérieure, appelée détroit supérieur.

Grand bassin

Qu'est-ce que le grand bassin?

C'est une cavité large, formée sur les côtés par la partie supérieure des os iliaques et manquant de paroi antérieure. Quant à la paroi postérieure, elle est constituée seulement en partie, par les ailerons du sacrum.

Le grand bassin intéresse-t-il l'accoucheur?

Il ne l'intéresse que médiocrement, parce qu'à ses yeux, cette portion du bassin n'a d'autre fonction que celle de soutenir l'utérus dans les derniers temps de la grossesse.

Petit bassin

Qu'est-ce que le petit bassin?

C'est un canal courbe placé au-dessous du grand bassin.

Quels sont les os qui le composent?

Ce sont : en arrière, le sacrum et le coccyx; sur les côtés et en avant, la partie des deux os iliaques située au-dessous de la ligne innominée.

Sa face extérieure intéresse-t-elle l'accoucheur?

Nullement. On y voit ce que les os séparés ont présenté à leur face externe dans la partie correspondant au petit bassin.

Que faut-il bien connaître par dessus tout?
Son intérieur.

Que présente à étudier l'intérieur du petit bassin?
Il présente à étudier :
L'excavation ;
Le détroit supérieur ;
Le détroit inférieur ;
Les diamètres de l'excavation et des détroits ;
La hauteur des parois de l'excavation ;
L'inclinaison des détroits ;
La direction de l'excavation.

EXCAVATION

Qu'est-ce que l'excavation?
C'est la cavité du petit bassin.
Comment peut-on arriver à la bien connaître?
En la divisant en quatre parois : une postérieure,
une antérieure et deux latérales.

*Par quoi est formée et que présente de particulier
chacune de ces parois?*

La paroi postérieure est formée par le sacrum et
le coccyx. Elle est, par suite, concave de haut en
bas.

La paroi antérieure est formée par la partie antérieure des deux os iliaques. Elle s'arrête de chaque
côté à une ligne imaginaire tombant verticalement
de l'éminence iléo-pectinée sur la tubérosité ischiatique. Elle est concave transversalement et peu élevée
sur le milieu.

Les parois latérales sont limitées chacune en avant
et en arrière par les parois que nous venons d'examiner. Elles sont formées par deux portions : l'une
antérieure osseuse, correspondant à la cavité coty-

loïde; l'autre postérieure ligamenteuse (ligaments sacro-sciatiques). Ces deux portions se réunissent en formant un angle ouvert en dedans.

L'écartement de ces parois est-il le même à tous les points de leur hauteur?

Non. Ces quatre parois se rapprochent un peu les unes des autres en bas, d'où la forme d'entonnoir qu'elles donnent à l'excavation.

DÉTROIT SUPÉRIEUR

Qu'est-ce que le détroit supérieur?
C'est l'entrée un peu resserrée du petit bassin.

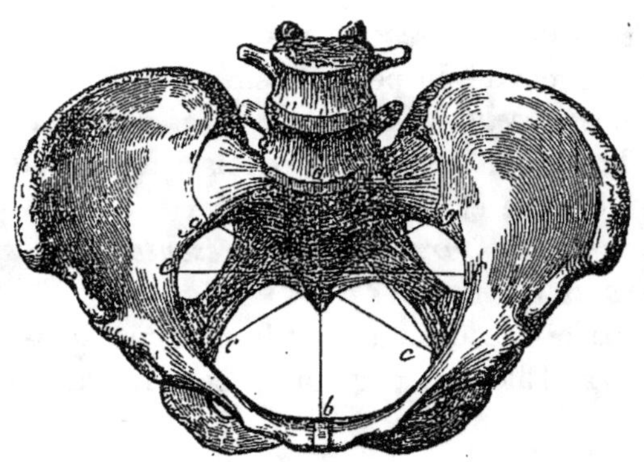

Fig. 10. — *Détroit supérieur.*

a-b. Diamètre antéro-postérieur.
g-c. Diamètres obliques.
e-f. Diamètre transverse.
a-c. Distance sacro-cotyloïdienne.

Quelle est sa forme?
A peu près celle d'un cœur de carte à jouer à cause de la saillie de l'angle sacro-vertébral au milieu de sa partie postérieure.

En quoi consiste-t-il?

Il consiste en une ligne saillante, dont tous les points sont presque à la même hauteur.

Par quoi est-il constitué?

Il est constitué : en arrière et au milieu, par l'angle sacro-vertébral; de chaque côté et d'arrière en avant, par le bord antérieur de l'aileron du sacrum, la ligne innominée et son prolongement en avant sur la branche horizontale du pubis.

Pourquoi le détroit supérieur a-t-il une grande importance en accouchement?

Parce que c'est presque toujours au détroit supérieur que se rencontrent les rétrécissements du bassin, et par conséquent, les plus grandes difficultés de l'accouchement.

DÉTROIT INFÉRIEUR

Qu'est-ce que le détroit inférieur?

C'est l'ouverture de sortie, un peu resserrée, du petit bassin.

Quelle est sa forme?

Sa forme, quand le détroit est vu de face, est celle d'un ovale à grand diamètre antéro-postérieur interrompu en arrière par la pointe du coccyx.

En quoi consiste-t-il?

Il consiste en une ligne dont les différents points ne sont pas à la même hauteur. Ainsi, contrairement à celle du détroit supérieur, elle s'élève et descend trois fois dans son parcours de manière à former trois saillies séparées par trois échancrures inégales, ce qui donne au détroit inférieur un contour irrégulier et comme découpé dans le sens vertical.

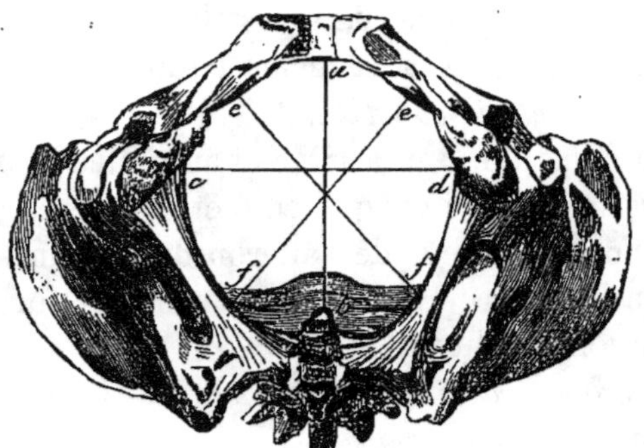

Fig. 11. — *Détroit inférieur.*

a-b. Diamètre antéro-postérieur.
e-f. Diamètres obliques.
c-d. Diamètre transverse.

*Ne peut-on pas simplifier la manière de concevoir
le détroit inférieur?*

Oui, en le considérant comme formé par deux
demi-ovales, l'un antérieur, l'autre postérieur, appartenant à deux plans différents et obliques en sens
inverse, qui partiraient tous les deux d'une ligne
tirée d'une tubérosité ischiatique à l'autre et s'élève-
raient, l'un en avant vers le pubis, l'autre en arrière
vers le coccyx, mais moins que le précédent.

Par quoi est-il constitué?

Sa moitié antérieure est formée par les tubérosités
ischiatiques, les branches ischio-pubiennes et la symphyse des pubis, c'est-à-dire presque entièrement par
l'arcade pubienne dont le sommet est arrondi et les
côtés sont un peu renversés en dehors.

Sa moitié postérieure est formée par les tubérosités ischiatiques, les ligaments sacro-sciatiques, les
bords et la pointe du coccyx.

Ces deux portions ont-elles une résistance égale?

Non, puisque la première est osseuse et la seconde presque entièrement ligamenteuse.

DIAMÈTRES DE L'EXCAVATION ET DES DÉTROITS

Qu'appelle-t-on diamètres de l'excavation et des détroits?

On appelle ainsi des lignes droites allant d'un point à un autre opposé des parois du petit bassin, qui mesurées donnent les dimensions en largeur du canal pelvien, c'est-à-dire son ampleur.

Faut-il mesurer la largeur du petit bassin sur plusieurs points de sa hauteur?

Oui, parce que le canal pelvien n'est pas cylindrique et que, par suite, l'écartement de ses parois n'est pas le même sur toute sa hauteur.

A quels niveaux suffit-il de mesurer cette largeur?

Il suffit de la mesurer : au détroit supérieur, c'est-à-dire à l'entrée du petit bassin; au détroit inférieur, c'est-à-dire à sa sortie; et au milieu de la hauteur de l'excavation.

Combien de diamètres doit-on mesurer à chacun de ces niveaux?

Quatre.

Pourquoi?

Parce que le canal pelvien n'a pas un contour circulaire, et que, par suite, l'écartement des points opposés d'un même niveau peut être très-inégal.

Quels sont les DIAMÈTRES DU DÉTROIT SUPÉRIEUR *et quelle est leur longueur?*

Ce sont :

1° Le *diamètre antéro-postérieur* ou sacro-pubien,

qui va de l'angle sacro-vertébral à la partie supérieure de la symphyse du pubis. Il mesure **11** *centimètres.*

2° Les *diamètres obliques* au nombre de deux et égaux, qui vont de chaque éminence iléo-pectinée à la symphyse sacro-iliaque du côté opposé. On les distingue en *droit* et *gauche* selon l'éminence iléo-pectinée à laquelle l'un ou l'autre appartient. Ils mesurent **12** *centimètres.*

3° Le *diamètre transverse* qui va du milieu de la ligne innominée de l'os iliaque d'un côté au même point du côté opposé. Il mesure **13** *centimètres et demi.*

Quels sont les DIAMÈTRES DU DÉTROIT INFÉRIEUR *et quelle est leur longueur?*

Ce sont :

1° Le *diamètre antéro-postérieur* ou coccy-pubien. Il va de la pointe du coccyx à la partie inférieure de la symphyse du pubis, c'est-à-dire au sommet de l'arcade pubienne.

2° Les *diamètres obliques* au nombre de deux et d'égale longueur. Ils vont du milieu de chaque branche ischio-pubienne au milieu du grand ligament sacro-sciatique du côté opposé ; et, comme ceux du côté opposé, on les distingue en *droit* et *gauche* selon la branche ischio-pubienne à laquelle l'un ou l'autre appartient.

3° Le *diamètre transverse* qui va d'une tubérosité ischiatique à l'autre.

Tous ces diamètres mesurent **11** *centimètres.* Seulement, au moment du passage de la tête du fœtus, le refoulement en arrière du coccyx peut *allonger le diamètre antéro-postérieur de* **1** *centimètre et demi;* et la dépression des ligaments sacro-sciatiques peut faire *gagner* 1 *centimètre aux diamètres obliques.*

Quel est le nom des DIAMÈTRES DE L'EXCAVATION *et quelle est leur longueur?*

Ils ont le même nom que ceux des détroits, parce qu'ils ont la même direction, et ils *mesurent tous* à peu près 12 *centimètres.*

Que remarque-t-on en comparant les diamètres de chaque détroit?

On remarque qu'au détroit supérieur les plus grands diamètres sont le transverse et les obliques. Au contraire, au détroit inférieur les plus grands diamètres, au moment de l'accouchement, sont les obliques et surtout l'antéro-postérieur.

HAUTEUR DES PAROIS DE L'EXCAVATION

Les parois de l'excavation ont-elles la même hauteur?

Non. Un simple coup d'œil fait constater qu'elles sont inégales sous ce rapport.

Quelle est la paroi la plus courte?

C'est la paroi antérieure. Elle est, en effet, beaucoup moins élevée que la postérieure. Par suite, les deux détroits sont plus rapprochés en avant où ils sont séparés seulement par la hauteur du pubis (4 centimètres), qu'en arrière où les sépare toute la longueur du sacrum et du coccyx (13 centimètres et demi de courbure). Quant aux parois latérales, elles ont un peu moins de hauteur que la paroi postérieure, mais beaucoup plus que l'antérieure.

Que résulte-t-il de ce rapport des détroits, pendant l'accouchement?

Il en résulte que la partie fœtale engagée dans

l'excavation arrivera plus tôt au détroit inférieur en avant qu'en arrière où elle devra parcourir toute la hauteur de la paroi postérieure du petit bassin.

INCLINAISON DES DÉTROITS

Les détroits sont-ils inclinés lorsque la femme est debout?

Oui, à cause de l'inclinaison du bassin tout entier, déterminée par l'articulation anguleuse du sacrum avec l'extrémité de la colonne vertébrale.

Comment apprécier cette inclinaison?

En établissant le plan de chaque détroit et en le comparant à un plan horizontal.

Qu'est-ce que le plan des détroits?

C'est une surface plane représentée, si l'on veut, par une feuille de papier et appliquée par la pensée sur chacun des détroits.

Qu'est-ce que le plan du détroit supérieur?

C'est une surface plane, appliquée sur le détroit supérieur.

Qu'est-ce que le plan du détroit inférieur?

C'est une surface plane qui ne pouvant, à cause de l'irrégularité de ce détroit, passer par tous ses points, serait appliquée suivant une ligne tirée de la pointe du coccyx au sommet de l'arcade pubienne, et ne s'abaisserait ni à droite ni à gauche.

Quelle est l'inclinaison de ces plans, la femme étant debout?

Pour la connaître il faut, de la limite antérieure de chacun de ces plans, faire partir un plan horizontal qui lui servira de terme de comparaison.

On remarque alors que les plans des détroits sont

tous les deux inclinés dans le même sens, c'est-à-dire de haut en bas et d'arrière en avant. Seulement, le

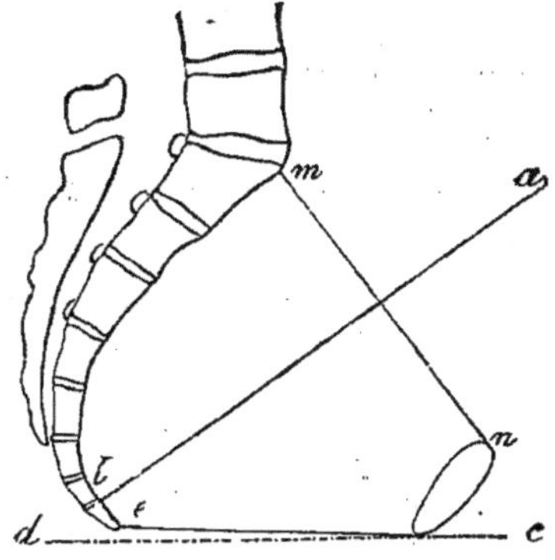

m-n. **Plan du détroit supérieur.**

e-c. **Plan du détroit inférieur.**

c-d. **Plan horizontal de comparaison.**

a-b. **Axe du détroit supérieur.**

Fig. 12. — *Inclinaison des détroits et axe du détroit supérieur.*

plan du détroit supérieur l'est considérablement puisqu'il forme avec son plan horizontal un angle de 60 degrés, c'est-à-dire, très ouvert. Le plan du détroit inférieur est, au contraire, très peu incliné, puisque son angle avec le plan horizontal n'est que de 11 degrés, c'est-à-dire très peu ouvert. Le refoulement du coccyx pendant le travail, en abaissant sa pointe, peut rendre le plan du détroit inférieur tout-à-fait horizontal.

Qu'appelle-t-on axe de ces plans?

On désigne ainsi une ligne perpendiculaire abaissée sur le centre du plan de chaque détroit.

L'inclinaison des plans des détroits étant connue, où aboutiraient leurs axes prolongés?

L'axe du détroit supérieur aboutirait en haut à l'ombilic, et en bas à la dernière pièce du coccyx. L'axe

du détroit inférieur atteindrait en haut l'angle sacro-
vertébral et en bas le milieu de la ligne bi-ischiatique.

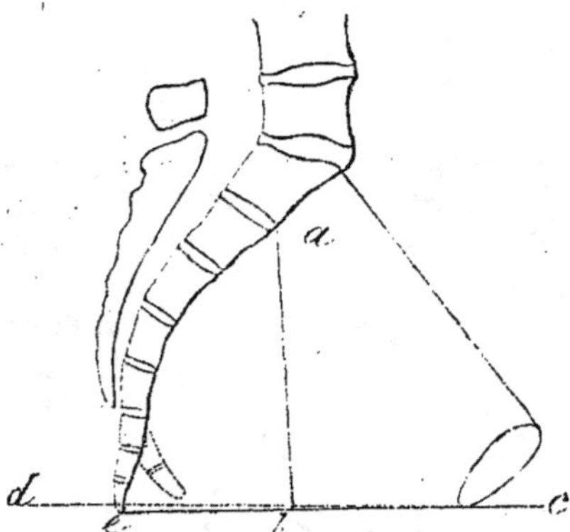

Fig. 13. — *Axe du détroit inférieur.*

a-b. **Axe du détroit inférieur.**
e-c. **Plan du détroit inférieur, abaissé en arrière par le refoulement
    du coccyx.**

DIRECTION DE L'EXCAVATION

*Comment peut-on représenter la direction de l'ex-
cavation?*

On peut la représenter par une ligne qui parcour-
rait le vide de l'excavation à égale distance de ses
parois, et aboutirait, par suite, en haut au centre du
détroit supérieur, en bas au centre du détroit inférieur, c'est-à-dire à l'entrecroisement de leurs diamètres.

Comment arrive-t-on à tracer cette ligne?

En établissant d'abord, à différents niveaux de l'excavation, un certain nombre de plans analogues à
ceux des détroits et également distants les uns des

autres en avant et en arrière ; puis, en faisant passer
une ligne par le centre de ces divers plans, c'est-à-
dire au point d'entrecroisement de leurs diamètres.

Quelle est la direction de cette ligne?

Sa direction est celle d'une courbe, concave en
avant, à peu près parallèle à la paroi postérieure de
l'excavation. Cette ligne est l'axe de l'excavation,
c'est-à-dire la ligne que suit le fœtus à travers le
petit bassin.

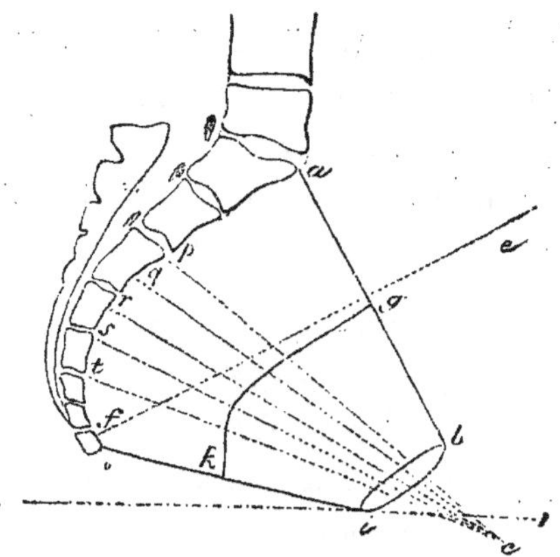

FIG. 14. — *Axe de l'excavation.*

.*a-b*. Plan du détroit supérieur.
o-i. Plan du détroit inférieur.
m-i. Plan horizontal de comparaison.
p
q
r } *c*. Plans divers de l'excavation.
s
t
g-k. Axe de l'excavation.

*Lorsque la femme est couchée, la concavité de cet
axe est-elle tournée en avant?*

Non. Elle est alors tournée en avant et en haut.

BASSIN MODIFIÉ PAR LES PARTIES MOLLES

La cavité du bassin est-elle modifiée par des parties molles?

Oui; elle l'est sur plusieurs points.

Résulte-t-il de ces modifications des obstacles sérieux à l'accouchement?

Non, parce que parmi ces parties molles, les unes s'aplatissent, les autres se dilatent pour permettre le passage du fœtus.

Quelles sont les parties molles qui modifient l'intérieur du grand bassin?

Ce sont les *muscles iliaques,* au nombre de deux, qui tapissent les fosses iliaques internes et forment une sorte de coussin sur lequel repose l'utérus à la fin de la grossesse.

Quelles sont les parties molles qui modifient l'intérieur du petit bassin?

Pour les décrire, il faut les considérer séparément au détroit supérieur, dans l'excavation et au détroit inférieur.

Quelles sont celles qui appartiennent au détroit supérieur?

Ce sont les muscles *psoas,* un de chaque côté, qui descendant des côtés de la colonne lombaire ne font que cotoyer l'entrée du bassin pour se rendre à la cuisse. Dans leur parcours, ils s'appliquent contre les parties latérales du détroit supérieur dont ils rétrécissent le diamètre transverse en lui enlevant un centimètre à chaque extrémité. Il résulte de cette disposition que, sur un bassin pourvu de ses parties molles, le diamètre le plus grand du détroit supérieur n'est plus le transverse mais bien le diamètre oblique.

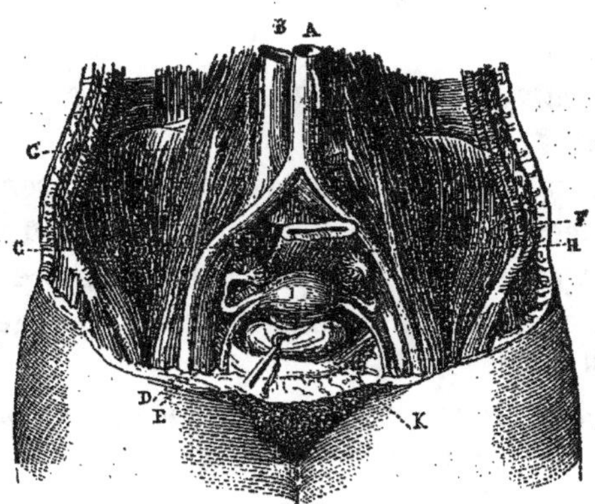

FIG. 15. — *Bassin avec ses parties molles, vu du haut en bas et d'avant en arrière.*

A. Aorte coupée.
B. Veine cave inférieure coupée.
C. Artère iliaque interne, branche interne de bifurcation de l'iliaque primitive.
D. Artère iliaque externe, branche externe de la même bifurcation.
E. Veine iliaque externe accompagnant le vaisseau précédent.
F. Muscle iliaque gauche.
G. Muscle psoas droit.
H. Rectum.
I. Partie supérieure de l'utérus.
K. Vessie attirée en bas.

Quelles sont celles qui modifient l'excavation?

Ce sont : des muscles qui la tapissent (*pyramidal, obturateur interne*) ; des vaisseaux (*artères et veines hypogastriques*) ; des cordons nerveux (*plexus sacré*) qui s'appliquent contre sa paroi postérieure ; le *rectum,* dernière portion de l'intestin, qui descend au-devant de la symphyse sacro-iliaque gauche puis en avant du sacrum dont il suit la courbure ; la *vessie* qui se trouve, à l'opposé du rectum, appliquée contre les pubis ; et du tissu cellulo-graisseux sous-péritonéal, surtout chez les femmes douées de beaucoup d'embonpoint.

Ces parties molles rétrécissent-elles beaucoup l'excavation ?

Non, à moins que le rectum ne soit rempli de matières fécales et la vessie d'urine. Pendant le travail, ces organes aplatis par le fœtus contre les parois de l'excavation ne diminuent que très légèrement ses diamètres.

Quelles sont les parties molles qui modifient le détroit inférieur ?

Ce sont des couches dont la réunion constitue le *plancher du bassin* et qui ferment le détroit inférieur.

Quelles sont ces couches ?

Ce sont, de l'intérieur à l'extérieur : 1° un plan de muscles dont le principal est le *releveur de l'anus* qui forme une couche complète, la plus intérieure, s'insérant sur les côtés de l'excavation et du détroit inférieur, et se terminant vers le milieu de ce détroit autour de la vessie, du vagin et de l'anus qu'elle embrasse. Ce plan musculaire contient encore : l'*ischio-coccygien,* petit muscle qui a la direction et à peu près les insertions des petits ligaments sacro-sciatiques ; le *sphincter de l'anus,* véritable anneau autour de l'orifice anal ; les *transverses du périnée,* formant comme une bride transversale, de chaque côté, entre l'espace ano-vulvaire et la tubérosité ischiatique ; le *constricteur du vagin,* anneau allongé entourant l'orifice vaginal et formant un huit de chiffre avec le sphincter de l'anus ; et l'*ischio-caverneux,* appliqué contre la branche ischio-pubienne dont il suit la direction pour aller de la tubérosité ischiatique au clitoris. 2° Des *aponévroses* résistantes, placées entre les couches musculaires. Elles sont au nombre de trois, appelées, *aponévroses supérieure, moyenne* et *superficielle* du périnée. 3° Du *tissu cellulaire* remplissant l'intervalle des couches et s'introduisant dans les vides. 4° La *peau* enfin, qui présente, sur le milieu, une ligne saillante appelée *raphé.*

Le plancher du bassin est-il un tout continu ?

Non ; il est traversé par trois canaux : le rectum, le vagin et l'urèthre ; il est, par suite, percé de trois ouvertures : l'anus, la vulve et le méat urinaire.

PÉRINÉE

Qu'appelle-t-on périnée en accouchement ?

On appelle ainsi la portion du plancher du bassin qui s'étend entre la pointe du coccyx et la vulve.

Quelle est, à l'état ordinaire, sa longueur d'arrière en avant ?

Huit centimètres.

Le périnée ne remplit-il pas un rôle important pendant l'accouchement ?

Oui. Il concourt à former un canal membraneux qui continue celui du petit bassin.

Comment cela s'opère-t-il ?

De la manière suivante :

La partie fœtale contenue dans le vagin dilaté, et parvenue au détroit inférieur, pousse devant elle le périnée et l'anneau vulvaire vers lequel le porte la résistance du plan périnéal. Elle distend et allonge en avant ces parties molles, et les transforme ainsi en un canal dont la paroi antérieure est très courte puisqu'elle n'est formée que par le vestibule et la commissure antérieure de la vulve, et dont la paroi postérieure est très longue. Celle-ci est, en effet, constituée par la commissure postérieure de la vulve et surtout par le périnée doublé d'étendue d'arrière en avant.

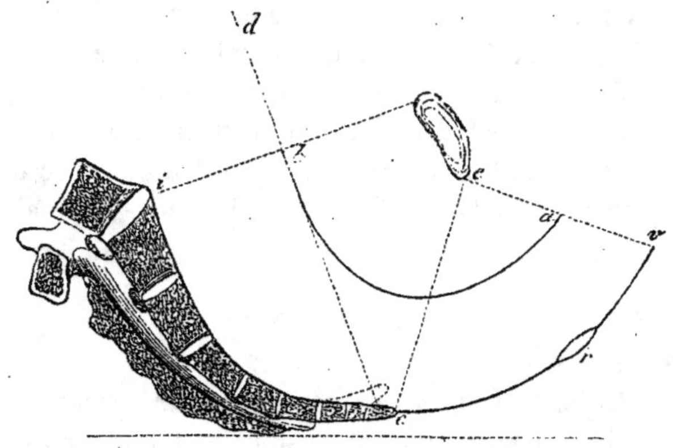

Fig. 16. — *Canal pelvien et son prolongement périnéo-vulvaire à la fin du travail.*

d, b, a. Axe total de ce canal.
c, v. Périnée allongé.
r. Anus.
e, v. Plan de la vulve.
e, c. Plan du détroit inférieur.

A quoi est due cette extensibilité du périnée?

A l'élasticité de ce plan fibro-musculaire, qui lui permet de s'étendre, et de revenir ensuite à ses dimensions antérieures lorsque la cause dilatante a cessé d'agir.

Dans quel sens le canal membraneux prolonge-t-il le canal pelvien?

Dans le sens d'une ligne courbe qui continuerait celle de l'excavation en se portant en avant et en haut, la femme étant supposée couchée sur le dos.

Quelle est, par suite, dans l'attitude ordinaire de la femme en travail, la direction que doit suivre le fœtus pour arriver à l'extérieur?

Cette direction est celle de l'excavation et du canal périnéo-vulvaire, c'est-à-dire d'une ligne courbe dont la concavité générale est tournée presque directement en haut.

ORGANES GÉNITAUX

Qu'appelle-t-on organes génitaux?

On appelle ainsi les parties molles de l'organisme de la femme dans lesquelles s'opèrent les actes de la génération, de la grossesse et de l'accouchement.

Quels sont ces organes?

Ce sont : la VULVE et le VAGIN qui mènent à l'utérus ; l'UTÉRUS où s'abrite et se développe le produit de la conception ; la TROMPE qui conduit de l'utérus vers l'ovaire ; l'OVAIRE où se forme et d'où se détache l'ovule qui fécondé deviendra l'œuf humain.

Quelle est la fonction capitale de la femme sans laquelle la fécondation et ses conséquences n'auraient pas lieu?

C'est l'OVULATION à laquelle se rattache la MENSTRUATION.

VULVE

Qu'est-ce que la vulve?

La vulve est l'entrée des voies génitales. C'est un canal fort court, une sorte d'anneau, ouvert à l'exté-

rieur où il apparaît comme une fente, et conduisant
au vagin.

*Quels noms donne-t-on aux extrémités de la fente
vulvaire?*

On leur donne les noms de commissure antérieure
et commissure postérieure.

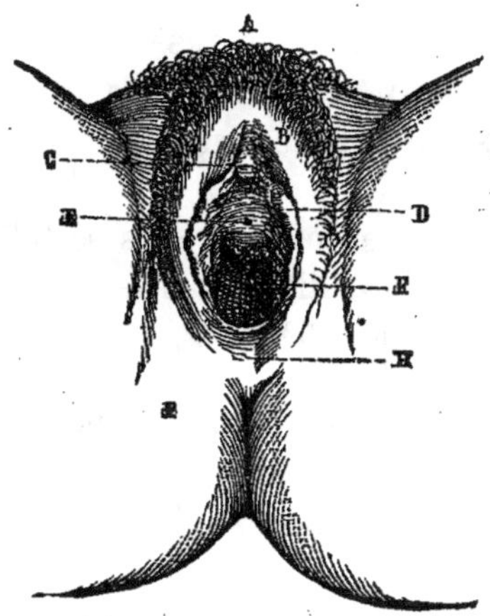

A. Mont de Vénus.
B. Grande lèvre gauche.
C. Clitoris.
D. Petite lèvre gauche.
E. Méat urinaire.
F. Orifice vaginal.
H. Commissure postérieure de
la vulve au dessus de la-
quelle se trouve la four-
chette.
I. Périnée.

FIG. 17. — *Vulve.*

Où est placée la vulve?

Sur la ligne médiane, en avant de l'anus, au-dessous de la région du pubis.

Qu'offre-t-elle à remarquer?

Sur les côtés : les *grandes* et les *petites lèvres;*
en haut : le *clitoris,* le *vestibule* et le *méat urinaire;*
au fond : l'*orifice du vagin.*

En quoi consistent les GRANDES LÈVRES?

Elles consistent dans deux replis de la peau, qui
limitent la vulve de chaque côté.

4

Quelle est leur disposition?

Elles sont épaisses en haut où se rencontre au-dessus d'elles, une éminence couverte de poils, appelée *mont de Vénus,* et minces en bas où elles forment en se réunissant, un repli appelé *fourchette,* presque toujours déchiré par le premier accouchement. Entre ce repli et l'entrée du vagin, on remarque un petit enfoncement appelé *fosse naviculaire.*

En quoi consistent les PETITES LÈVRES?

Elles consistent dans deux replis muqueux placés entre les grandes lèvres qui les recouvrent.

Quelle est leur disposition?

Développées et saillantes en haut où elles se bifurquent pour entourer le gland du clitoris, elles finissent en bas à mi-hauteur des grandes lèvres.

Qu'est-ce que le CLITORIS?

C'est un corps analogue à la verge de l'homme, presque entièrement caché dans l'épaisseur des parties molles de la région pubienne.

Par quoi est-il formé?

Il est formé par la réunion au-devant de la symphyse des pubis, de deux racines, appelées *corps caverneux,* qui naissent et s'élèvent, chacune de la branche ischio-pubienne correspondante à laquelle elle est fixée.

En quoi consiste la portion extérieure du clitoris ?

En un petit mamelon appelé *gland du clitoris,* situé à la partie supérieure de la vulve, que la bifurcation des petites lèvres entoure d'un repli désigné sous le nom de *prépuce du clitoris.*

Qu'est-ce que le VESTIBULE?

C'est un petit espace situé en arrière du gland du clitoris, entre ce mamelon et le méat urinaire.

Qu'est-ce que le MÉAT URINAIRE?

C'est l'orifice du canal de l'urèthre.

Où le rencontre-t-on?

A la partie supérieure de la vulve, immédiatement en avant et au-dessus d'un tubercule médian qui termine en haut le vagin. C'est ce tubercule qui sert de guide au doigt pour pratiquer le cathétérisme sans le secours de la vue. Quelquefois le méat est assez dilaté pour que la pulpe du doigt le constate facilement.

*Qu'est-ce que l'*ORIFICE VAGINAL?

C'est l'entrée du vagin.

Quelle est sa situation précise?

Il n'occupe pas le point central du fond de la vulve, mais la partie inférieure de ce fond.

Quelle est sa disposition?

Il est fermé par le contact de ses bords. En outre, chez la femme vierge, il est plus ou moins recouvert

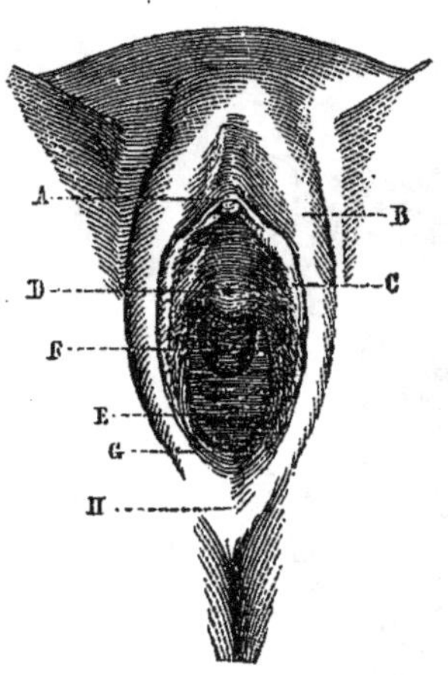

FIG. 18. — *Hymen semi-lunaire.*

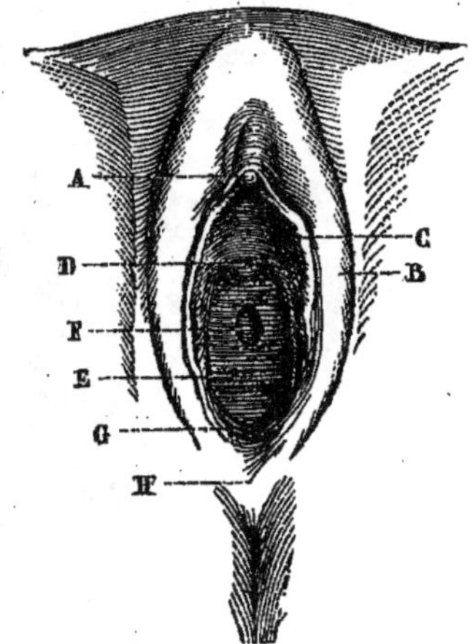

FIG. 19, — *Hymen annu-laire.*

par un repli membraneux appelé HYMEN, dont la forme est, le plus souvent celle d'un croissant à concavité supérieure, quelquefois celle d'une cloison perforée à son centre.

Que devient, par la suite, la membrane hymen?

Elle est déchirée lors des premiers rapports sexuels et remplacée sur les côtés de l'orifice vaginal par de petits tubercules, appelés *caroncules myrtiformes*.

A l'exception des grandes lèvres, toutes les parties qui composent la vulve ne sont-elles pas recouvertes d'une membrane commune?

Oui, d'une membrane muqueuse très sensible au toucher, contenant dans son épaisseur un grand nombre de glandes sébacées et de follicules mucipares, qui s'ouvrent à sa surface et sécrètent un liquide onctueux destiné à entretenir l'humidité et la souplesse de la vulve.

En outre, ne rencontre-t-on pas près de la vulve, deux glandes très importantes?

Oui, les GLANDES VULVO-VAGINALES, une de chaque

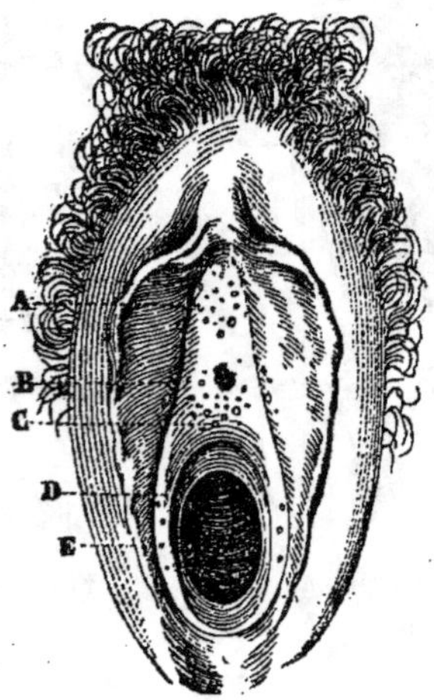

FIG. 20. — *Vulve où se voient les orifices des follicules mucipares.*

côté de l'entrée du vagin, volumineuses et terminées chacune par un conduit qui s'ouvre par un petit orifice en avant de l'hymen. Elles sécrètent un mucus visqueux ordinairement incolore.

Les grandes lèvres contiennent-elles beaucoup de vaisseaux?

Oui. Outre les artères, on y rencontre un grand nombre de veines volumineuses qui forment un réseau dans leur épaisseur.

VAGIN

Qu'est-ce que le vagin?

Le vagin est un canal membraneux conduisant de la vulve à l'utérus.

Quelle est sa situation?

Il est placé dans l'excavation, en avant du rectum, en arrière de la vessie, et au-dessous de l'utérus auquel il est uni.

Quelle est sa direction?

A peu près celle de l'axe du petit bassin, excepté en bas où il abandonne cet axe pour se porter plus en avant.

Quelle est sa longueur?

Elle ne dépasse guère 8 à 10 centimètres.

Quelle est sa forme?

Un peu celle d'un entonnoir. Le vagin est, en effet, plus large en haut qu'en bas. En outre, il est constamment aplati par l'adossement des parois antérieure et postérieure.

Que présente à étudier le vagin?

Il présente à étudier sa surface extérieure, sa surface intérieure, ses deux extrémités et sa structure.

Que doit-on noter à sa SURFACE EXTÉRIEURE?

A cause de son adhérence avec les parties voisines, ce qu'on doit noter de plus important, ce sont ses rapports. Ainsi, *en avant* et de haut en bas, elle adhère à la vessie, d'où résulte la *cloison vésico-vaginale;* puis au canal de l'urèthre. *En arrière,* et toujours de haut en bas, elle est d'abord tapissée par le péritoine, qui se repliant en cul-de-sac, la sépare du rectum; puis adhérente à cette portion d'intestin, adossement de parois qui constitue la *cloison recto-vaginale.* Cette cloison d'abord mince, s'épaissit en bas, vers le périnée où les deux conduits se trouvent écartés par une certaine épaisseur de tissu cellulaire. *Sur les côtés,* la surface extérieure du vagin est en rapport avec le tissu cellulaire graisseux des ligaments larges, et le plancher périnéal.

Que remarque-t-on à sa SURFACE INTÉRIEURE?

On y voit deux saillies longitudinales, l'une en avant, l'autre en arrière, appelées *colonnes du vagin,* et des plis transversaux appelés *rides du vagin,* occupant toute cette surface interne.

*Comment se termine l'*EXTRÉMITÉ SUPÉRIEURE *du vagin?*

En s'insérant au col de l'utérus.

*Comment se termine l'*EXTRÉMITÉ INFÉRIEURE *et que présente-t-elle de particulier?*

Cette extrémité, la plus étroite portion du vagin, se continue avec la vulve (orifice vaginal). Dans l'épaisseur des bords de cet orifice, on rencontre une sorte de cordon renflé, formé par une agglomération de veines; c'est le *bulbe du vagin.* En outre, l'ori-

fice vaginal est entouré d'un anneau de fibres musculaires, désigné sous le nom de *constricteur du vagin*.

Quelle est la structure du vagin?

Le vagin est constitué par des parois qui n'ont
guère que trois ou quatre millimètres d'épaisseur.
Elles se composent d'une couche musculaire recouverte, en dehors de tissu cellulaire mêlé de fibres
élastiques, et en dedans d'une muqueuse tapissée
d'un épithélium pavimenteux, hérissée de papilles,
mais dépourvue de glandes mucipares. Ces parois
renferment des artères et des veines nombreuses,
disposées en réseau. Aussi, la muqueuse qui est naturellement rosée, devient facilement bleuâtre et même
violacée pour peu que sa circulation s'embarrasse,
comme pendant la grossesse.

*Quelles sont les propriétés les plus intéressantes
du tissu vaginal?*

Ce sont la résistance et l'élasticité. Ainsi, le vagin
peut, grâce à la solidité de son tissu, se dilater sans
se rompre jusqu'à égaler, pendant le travail, la largeur
de l'excavation. Il revient ensuite aux dimensions
presque normales.

UTÉRUS

Qu'est-ce que l'utérus?

L'utérus est la partie centrale de l'appareil de la
génération. C'est l'organe destiné à contenir le produit de la conception pendant la grossesse et à l'expulser au moment de l'accouchement.

Quelle est sa place?

Il est situé à la partie supérieure de l'excavation,

sur la ligne médiane, en avant du rectum, en arrière
de la vessie, au-dessus du vagin avec lequel il communique, au-dessous de l'intestin grêle qui repose
sur lui.

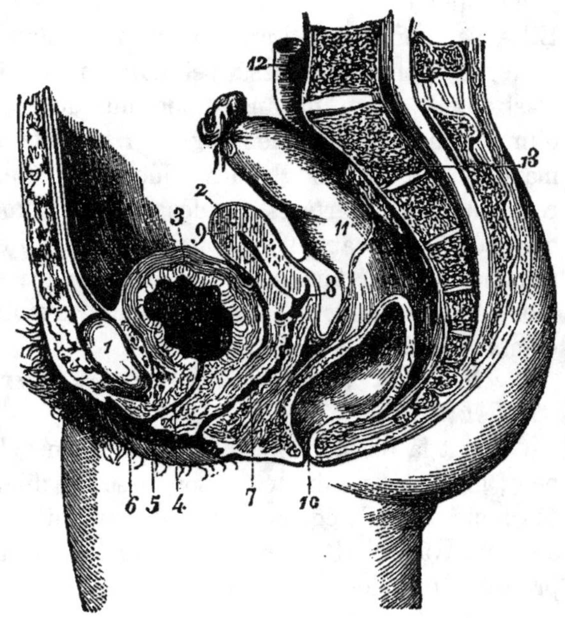

Fig. 20. — *Utérus et vagin dans leurs rapports avec la vessie,
l'urèthre, le rectum et le bassin,*

1. Pubis.	8. Museau de tanche.
2. Péritoine utérin.	9. Couche musculaire de l'utérus.
3. Vessie.	10. Anus.
4. Canal de l'urèthre.	11. Rectum.
5. Méat urinaire.	12. Aorte.
6. Grande lèvre droite.	13. Sacrum.
7. Vagin.	

*Le fond de l'utérus arrive-t-il jusqu'au plan du
détroit supérieur?*

Non. Mais il s'en approche beaucoup. C'est ce qui

permet ordinairement de l'atteindre en déprimant la paroi abdominale au-dessus du pubis.

Quelle est sa forme générale?

Celle d'un cône aplati d'avant en arrière et renversé, la pointe en bas.

Quelle est sa direction?

A peu près celle de la partie supérieure de l'axe de l'excavation. Il fait, par suite, avec le vagin un angle obtus ouvert en avant.

Cette direction n'est-elle pas susceptible de variations?

Oui, selon la vacuité ou la replétion de la vessie. Ce réservoir, dans le premier cas, l'entraîne en avant, et, dans le second, le fait basculer en arrière.

L'utérus n'offre-t-il pas à considérer tout d'abord deux portions distinctes?

Oui, une partie supérieure, la plus volumineuse, occupant les deux tiers de la longueur totale de l'organe, c'est le *corps* de l'utérus ; une inférieure, c'est le *col* de l'utérus. La ligne de séparation de ces deux parties est indiquée par un léger étranglement appelé *isthme*.

Que présente à étudier l'utérus?

Différentes parties, qui sont :

La surface extérieure ;

La cavité ;

La structure ;

Les moyens de fixité.

SURFACE EXTÉRIEURE

Que distingue-t-on à la surface extérieure de l'utérus?

On y distingue :

La *face antérieure,* convexe, lisse, et recouverte incomplètement par le péritoine qui après avoir tapissé la portion de cette face correspondant au corps, remonte sur la vessie en formant un cul-de-sac. Au-dessus de ce pli la face antérieure est libre, tandis qu'au-dessous elle adhère au réservoir urinaire ;

La *face postérieure,* plus bombée que l'antérieure, lisse comme elle, et aussi recouverte, mais complètement, par le péritoine qui la dépasse même en bas pour tapisser, comme il a été dit, l'extrémité supérieure du vagin ; par suite, cette face est libre dans toute son étendue ;

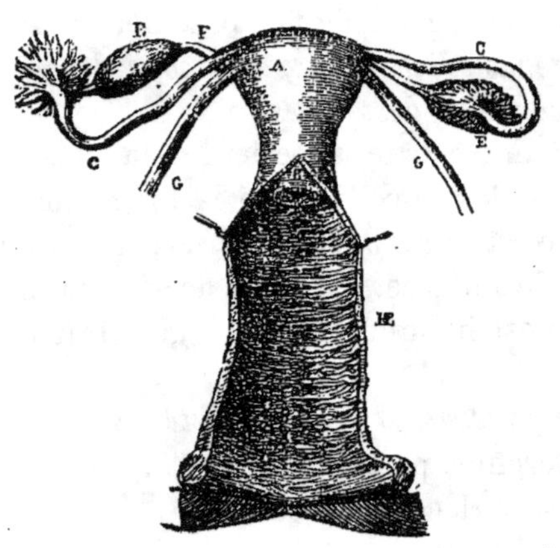

Fig. 21. — *Utérus et ses annexes.*

A. Utérus vu par sa face antérieure.
B Col de l'utérus (portion vaginale).
C. Trompe.

E. Ovaire.
F. Ligament de l'ovaire.
G. Ligament rond.
H. Vagin incisé en avant.

Des *bords* latéraux, légèrement concaves d'où se détachent les ligaments larges. Ils sont en rapport avec les vaisseaux et les nerfs de l'utérus contenu[s] dans ces ligaments.

Un *fond,* la plus volumineuse partie de l'organe, qui est convexe dans tous les sens et recouvert par le péritoine ;

Des *angles supérieurs,* un de chaque côté, où aboutissent les trompes. En arrière de ces angles se fixe le ligament de l'ovaire, et en avant le ligament rond ;

Une *extrémité inférieure,* c'est l'extrémité libre du col de l'utérus.

Le COL DE L'UTÉRUS *considéré à l'extérieur, mérite-t-il une étude spéciale?*

Oui, à cause de son importance.

Comment se fait son union avec le vagin?

Par la continuité des deux tissus. Le col se trouve ainsi divisé en deux portions inégales : l'une sus-vaginale, mesurant les deux tiers de sa longueur ; l'autre vaginale, c'est-à-dire saillante dans le vagin, et égalant seulement le tiers restant de cette longueur totale.

Quelles sont les particularités de la portion vaginale?

Cette portion forme avec le vagin un cul-de-sac circulaire, plus profond en arrière qu'en avant. La muqueuse qui le tapisse, est une expansion de la muqueuse vaginale. De plus, son extrémité est percée d'un orifice (orifice externe du col), ou plutôt d'une fente transversale qui divise le col en deux lèvres contiguës, dont l'antérieure est plus épaisse et plus saillante que la postérieure. C'est la ressemblance de cette fente avec un orifice buccal qui a fait appeler l'extrémité de la portion vaginale, *museau de tanche.*

Le col utérin (partie vaginale) présente-t-il des différences selon les femmes?

Oui. Le col doit être étudié chez la nullipare et chez la femme unipare ou multipare.

Quel est son aspect chez la nullipare?

Chez la nullipare, il est saillant, conique, la pointe dirigée en bas. Son orifice est une fente courte, régulière, à bords exactement appliqués l'un contre l'autre.

Quel est son aspect chez la femme qui a accouché ?

Après un ou plusieurs accouchements, le col est devenu court, épais, presque cylindrique. L'orifice est une fente plus étendue, à lèvres inégales et échancrées, se laissant, par suite, pénétrer facilement par la pulpe du doigt; tout cela à cause des déchirures et de la dilatation qu'y a produites le passage de l'enfant.

CAVITÉ DE L'UTÉRUS

Que doit-on distinguer et étudier dans la cavité de l'utérus?

Comme à l'extérieur, deux portions distinctes, qui sont : la cavité du corps et la cavité du col.

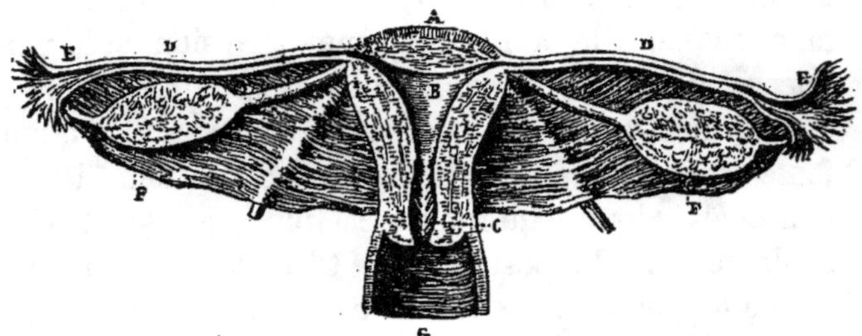

Fig. 22. — *Cavité de l'utérus et des trompes. — Coupe des ovaires. — Ligaments larges.*

Quelle est la disposition de la CAVITÉ DU CORPS *et par quoi est-elle formée?*

La cavité du corps est très petite et de forme triangulaire. Elle présente : *deux parois,* l'une antérieure et l'autre postérieure , se touchant presque exactement; *trois bords,* un supérieur et deux latéraux, tous les trois convexes chez les nullipares, droits ou concaves chez les multipares; *deux angles supérieurs* où s'ouvrent les trompes par un orifice très étroit; *un angle inférieur* où se voit l'orifice de communication avec le col. Cet orifice, bien que moins étroit que les précédents, permet à peine l'introduction d'une tige de trois à quatre millimètres d'épaisseur.

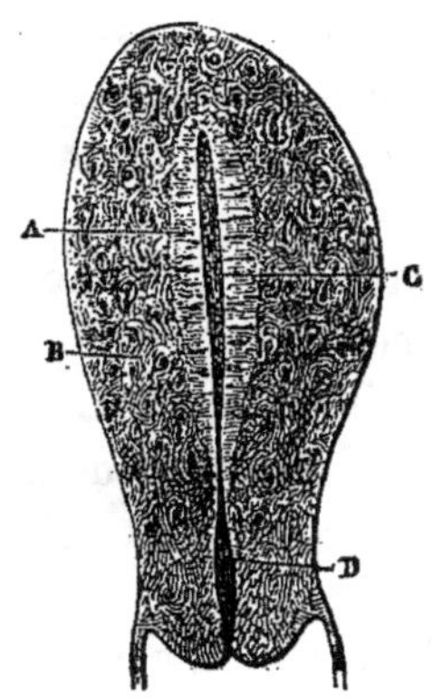

A. Muqueuse.
B. Tissu musculaire.
C. Cavité du corps.
D. Cavité du col.

FIG. 23. — *Coupe verticale et antéro-postérieure de l'utérus.*

Quelle est la disposition de la CAVITÉ DU COL *et que présente-t-elle de particulier?*

La cavité du col est étroite et fusiforme, c'est-à-dire renflée au milieu et rétrécie à ses extrémités. Elle se termine, en haut par l'*orifice interne* qui vient d'être décrit, et en bas par l'*orifice externe* déjà étudié avec la portion vaginale du col. Elle présente en avant et en arrière des saillies en forme de feuilles de fougère, appelées *arbre de vie*. On y rencontre aussi un nombre variable de petites vésicules transparentes appelées *œufs de Naboth*, provenant de la dilatation de glandes muqueuses.

STRUCTURE DE L'UTÉRUS

En quoi consiste la structure de l'utérus?

Elle consiste dans l'union de trois couches au sein desquelles on rencontre des vaisseaux et des nerfs. Ces couches sont, de dehors en dedans : le péritoine, la tunique musculaire et la muqueuse. C'est à ces deux derniers tissus que l'utérus doit son organisation et ses fonctions toutes spéciales.

Qu'est-ce que le PÉRITOINE UTÉRIN?

Le péritoine utérin n'est autre chose qu'une portion de la membrane séreuse de ce nom qui tapisse les organes contenus dans la cavité abdominale. Il recouvre la surface de l'utérus, à l'exception de la partie qui adhère à la vessie, et de la portion du col qui est embrassée par le vagin.

Quels sont les caractères de la TUNIQUE MUSCULAIRE *de l'utérus?*

La tunique musculaire est très épaisse, d'un blanc rosé et d'une consistance fibreuse. Elle est constituée par des fibres musculaires lisses, les unes entrecroisées, les autres superposées en couches.

Dans quelle circonstance la disposition de ces fibres apparaît-elle clairement?

La disposition de ces fibres n'apparaît nettement

que pendant la grossesse, parce que, durant cette
période, la couche musculaire s'hypertrophie, soit
par le développement des fibres existantes, soit par
la formation d'éléments musculeux nouveaux.

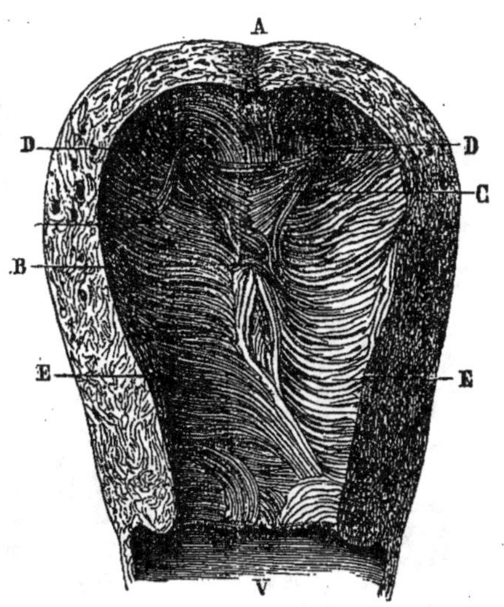

Fig. 24. — *Tunique musculaire de l'utérus et plan profond de
cette couche, pendant la grossesse.*

A. Coupe de la tunique musculaire.
B. C. Faisceaux triangulaires du plan profond.
D. Faisceaux annulaires des trompes.
E. Fibres transversales.
V. Vagin

Que découvre-t-on alors?

Trois plans : un *plan profond,* le moins épais,
formé de fibres transversales doublées d'un faisceau
triangulaire sur chaque paroi et disposées en anneau
à l'entrée de chaque trompe ainsi qu'autour de l'orifice interne du col; un *plan moyen,* dans lequel on
rencontre le plus grand nombre des vaisseaux, plus

épais au niveau du placenta, manquant au niveau du
col, et formé de fibres longitudinales entrecroisées
dans divers sens; un *plan superficiel,* le plus épais
des trois, dont les fibres sont, les unes disposées en
anses qui passent par dessus le fond de l'organe et se
portent sur ses faces, les autres étendues transversalement. Ces deux espèces de fibres du plan superficiel
s'échappent sur les côtés de l'organe en se prolongeant
sur les trompes, les ligaments de l'ovaire, le ligament
rond et les ligaments larges qu'elles contribuent à
former.

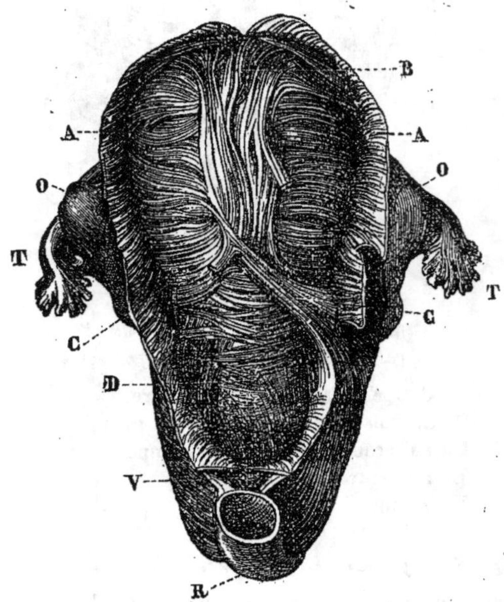

Fig. 25. — *Plan superficiel de la tunique musculaire de l'utérus.*

A. Fibres transversales les plus
    extérieures, incisées et dé-
    tachées.
B. Fibres en anses.
C. Fibres transversales.

D. Fibres du col.
O. Ovaire.
R. Rectum.
T. Trompe.
V. Vessie.

Quelle est la disposition et l'organisation de la MUQUEUSE UTÉRINE?

La *muqueuse* de l'utérus (autrefois niée) tapisse en dedans la couche musculaire à laquelle elle adhère intimement. Elle se compose d'une couche de glandes en tubes pour le corps de l'organe, de glandes en grappe pour le col, et d'un épithélium à cils vibratiles qui se prolonge dans les trompes. Cet épithélium devient pavimenteux au col de l'utérus.

Quelles sont l'origine et la disposition des VAISSEAUX DE L'UTÉRUS?

Les *artères* de l'utérus viennent, les unes de l'artère Aorte (ovariques et utéro-ovariennes), les autres de l'Hypogastrique (utérines). Elles communiquent largement avant de pénétrer dans l'organe par ses bords, s'enroulent en tire-bouchon dans l'épaisseur de son tissu et fournissent à la muqueuse un fin réseau capillaire.

Les *veines,* bien plus développées que les artères, forment dans le tissu utérin de larges canaux appelés *sinus*. Leurs parois réduites à la membrane interne, sont adhérentes au tissu musculaire, ce qui les rend béantes à la coupe de ce tissu et les fait distinguer des artères libres, au contraire, dans leurs canaux musculaires. Sur les bords de l'organe, les sinus se jettent dans des amas veineux appelés *plexus*, situés, comme les troncs artériels, dans l'épaisseur des ligaments larges.

Les *vaisseaux lymphatiques* de l'utérus, du reste très nombreux, se rendent aux ganglions pelviens et lombaires.

Quelle est l'origine et la distribution des NERFS DE L'UTÉRUS?

Les *nerfs* de l'utérus viennent en partie du grand

sympathique et en partie des branches spinales. Le corps et le col présentent un mélange de ces deux ordres de filets nerveux.

MOYENS DE FIXITÉ DE L'UTÉRUS

Quels sont les moyens de fixité de l'utérus?

Les moyens qui maintiennent l'utérus à sa place, sont : les ligaments ronds, les ligaments larges, les ligaments vésico-utérins et utéro-sacrés.

Qu'appelle-t-on LIGAMENTS RONDS?

On appelle ainsi deux cordons fibro-musculaires qui se détachent des angles supérieurs de l'utérus au-devant de l'origine de la trompe, se dirigent ensuite en avant et en haut, pénètrent dans le canal inguinal et se perdent sous la peau du mont de Vénus.

En quoi consistent les LIGAMENTS LARGES?

Ils consistent en deux replis formés par le prolongement latéral de la membrane péritonéale qui revêt l'utérus, et doublés de quelques fibres musculaires émanées de cet organe. Ces ligaments sont étendus, de chaque côté, des bords de l'utérus aux parois latérales de l'excavation. Dans ce trajet, ils renferment l'ovaire, la trompe et le ligament rond. En s'appliquant sur ces trois organes, chacun d'eux se divise en trois replis secondaires, appelés *ailerons antérieur, moyen et postérieur*.

C'est dans les ligaments larges que rampent les vaisseaux et les nerfs destinés à l'utérus.

Les ligaments larges ne concourent-t-ils pas à former une cloison importante?

Oui. Ils forment avec l'utérus une cloison transver_ sale qui divise le petit bassin en deux parties : l'une antérieure contenant la vessie, l'autre postérieure renfermant le rectum et quelques anses d'intestin grêle.

Qu'appelle-t-on LIGAMENTS VÉSICO-UTÉRINS *et* UTÉRO-SACRÉS?

On désigne ainsi les replis du péritoine doublés de fibres musculaires qui se portent l'un de l'utérus à la vessie, l'autre de l'utérus au rectum et jusqu'au sacrum.

TROMPES UTÉRINES

Qu'appelle-t-on trompes utérines?

On appelle ainsi deux canaux membraneux, étroits, destinés à faire communiquer l'utérus avec chacun des ovaires.

Où sont-elles situées?

Dans l'excavation, une de chaque côté de l'utérus, en avant de l'ovaire et de son ligament, en arrière du ligament rond et dans l'aileron moyen du ligament large.

Quelle est leur direction?

Des angles supérieurs de l'utérus, elles se dirigent transversalement en dehors et, après avoir décrit quelques flexuosités, se portent un peu en arrière, chacune vers l'ovaire correspondant près duquel elle se termine.

Quelle est leur disposition extérieure?

Celle d'un cordon soudé à l'utérus par un bout, long de 9 ou 10 centimètres, arrondi, augmentant de volume graduellement jusqu'à son autre extrémité qui s'élargit brusquement.

Quelle est leur disposition intérieure?

Chaque trompe est creusée d'un conduit qui s'ouvre dans la cavité utérine, à l'angle supérieur correspondant, par un très petit orifice (d'un millimètre au plus). De là, le canal va en s'élargissant peu à peu. et finit par un évasement en forme d'entonnoir.

Quel nom porte cet évasement et comment se termine-t-il?

Cet évasement appelé *pavillon de la trompe,* se termine par un bord frangé, c'est-à-dire découpé en languettes flottantes.

Parmi ces franges, n'y en a-t-il pas une de remarquable?

Oui, une frange plus développée, creusée en gouttière et doublée de fibres musculaires, appelée *ligament tubo-ovarien,* qui s'attache à l'ovaire et maintient ainsi les deux organes en regard l'un de l'autre.

Quelle est la structure de la trompe?

Elle est l'analogue de celle de l'utérus dont la trompe n'est qu'un prolongement. Ce conduit est formé d'une couche musculaire recouverte à l'extérieur par le péritoine du ligament large, et tapissée en dedans d'une membrane muqueuse pourvue d'un épithélium à cils vibratiles. Celle-ci, à l'extrémité interne du canal tubaire, se continue avec la muqueuse utérine, et, sur le bord du pavillon. avec la séreuse péritonéale.

OVAIRES

Qu'est-ce que l'ovaire?
C'est l'organe dans lequel se forme l'ovule.

Combien y a-t-il d'ovaires?

Deux, un de chaque côté.

Où sont-ils situés?

Dans l'excavation, de chaque côté et à égale distance de l'utérus, en arrière de la trompe et dans l'aileron postérieur du ligament large.

Quelle est la forme de l'ovaire?

Celle d'un ovoïde un peu aplati d'avant en arrière.

L'ovaire est-il libre dans l'excavation?

Non. Son extrémité interne est attachée à l'utérus par un cordon en grande partie musculaire, appelé *ligament de l'ovaire*. Son extrémité externe est unie au pavillon de la trompe par le ligament tubo-ovarien.

L'aspect de l'ovaire est-il le même à tous les âges?

Non. Avant la puberté sa surface est lisse et rosée. Après la puberté, on la trouve inégale, fendillée et marbrée à cause des déchirures et des cicatrisations qui se produisent tous les mois sur son enveloppe. Après la ménaupose, l'ovaire s'atrophie.

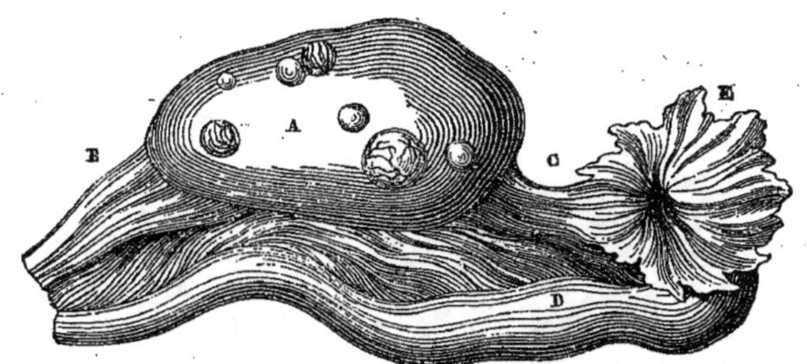

FIG. 26. — *Ovaire au début de la puberte.*

A. Ovaire sur lequel on voit la saillie de vésicules de Graaf à divers degrés de maturité.
B. Ligament de l'ovaire.
C. Ligament tubo-ovarien.
D. Trompe.
E. Pavillon de la trompe.

Quelle est la structure de l'ovaire?

L'ovaire est constitué par une *enveloppe fibreuse* très résistante, recouverte à l'extérieur par le péritoine du ligament large et renfermant une substance fibroïde, rougeâtre, désignée sous le nom de *stroma*. Ce tissu, formé par l'entrecroisement de fibres musculaires, est parcouru en tous sens par de nombreux vaisseaux ; et on y voit 15 à 20 petites cavités closes appelées *vésicules de Graaf*.

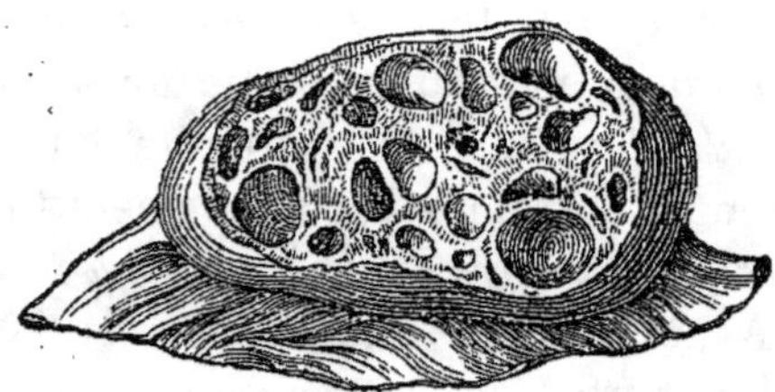

Fig. 27. — *Coupe de l'ovaire dans lequel on voit la cavité de vésicules de Graaf à différents degrés de développement.*

VÉSICULE DE GRAAF

Qu'est-ce que la vésicule de Graaf?

C'est une très petite poche qui présente : une

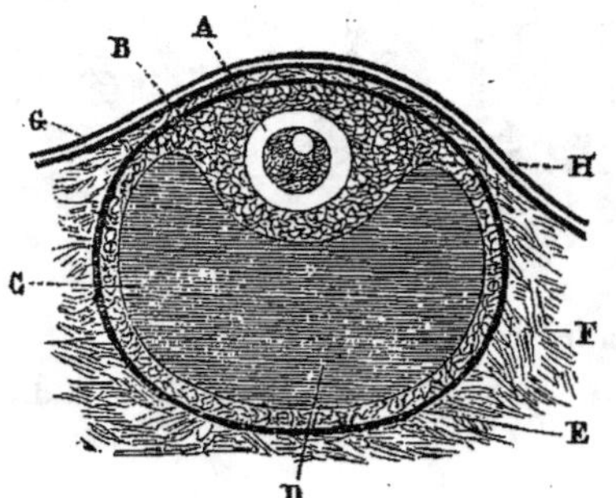

A. Ovule.
B. Disque proligère.
C-D. Liquide de la vésicule.
E. Enveloppe de la vésicule.
F. Stroma de l'ovaire.
G. Enveloppe fibreuse de l'ovaire.
H. Revêtement péritonéal de l'ovaire.

Fig. 28. — *Coupe de la vésicule de Graaf (à un fort grossissement).*

enveloppe mince, tapissée en dedans d'une *membrane granuleuse;* un *liquide* clair contenu dans la cavité; et à l'intérieur, près de l'enveloppe, l'*ovule* entouré d'un petit amas de granulations appelé *disque proligère.*

OVULE

Qu'est-ce que l'ovule?

C'est un petit corps sphérique, ayant au plus deux dixièmes de millimètre et contenu dans la vésicule de Graaf. Il est constitué par une enveloppe épaisse, transparente, appelée *membrane vitelline;* et un contenu liquide, granuleux, visqueux, appelé *jaune* ou *vitellus* dans lequel on aperçoit, sous l'aspect d'une tache claire, la *vésicule germinative* qui présente elle-même une tache obscure, dite *tache germinative.*

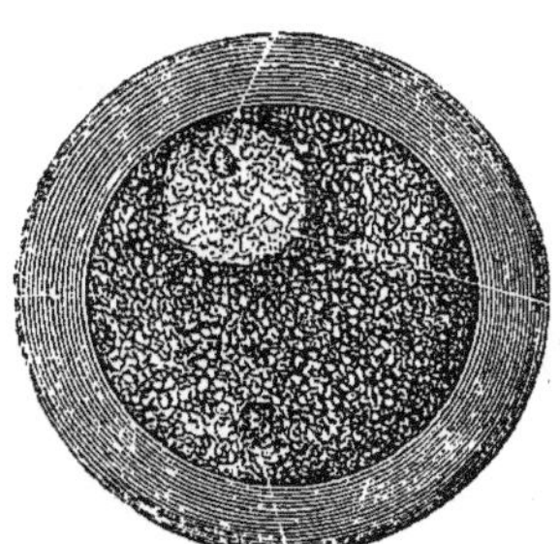

A. Membrane vitelline.
B. Jaune ou vitellus.
C. Vésicule germinative.
D. Tache germinative.

Fig. 29. — *Ovule (à un fort grossissement).*

OVULATION ET MENSTRUATION

Qu'appelle-t-on ovulation?

On appelle ainsi une succession de phénomènes se produisant chaque mois et consistant dans la maturité d'une vésicule de Graaf, la déchirure simultanée de la vésicule et de l'enveloppe amincie de l'ovaire, et la chùte de l'ovule qui s'engage dans la trompe.

Qu'est-ce que la menstruation?

La menstruation est un écoulement de sang par les parties génitales, survenant chaque mois pendant le travail de l'ovulation.

Existe-t-il un rapport entre l'ovulation et la menstruation?

Oui. La menstruation est un phénomène provoqué par l'ovulation.

La menstruation est-elle la conséquence nécessaire et constante de l'ovulation?

Non. Elle n'en est que la conséquence ordinaire. La fonction de l'ovaire peut, en effet, s'opérer sans apparition des règles, comme le prouvent les exemples de fécondation sans menstruation (nourrices enceintes avant le retour des règles : grossesses malgré une suppression menstruelle).

OVULATION

Comment s'opère l'ovulation?

Tous les mois, à l'approche de l'époque mens-

truelle, une vésicule de Graaf augmente de volume et
vient faire saillie à la surface de l'ovaire ; c'est le
signe de sa maturité. Pendant ce développement sa
paroi s'est amincie de plus en plus. Aussi ne tarde-t-
elle pas à se rompre, et, avec elle, la portion d'enveloppe ovarienne qui la recouvre. L'ovule expulsé avec
une partie du disque proligère, tombe dans le pavillon
de la trompe que la contraction du ligament tubo-
ovarien avait appliqué sur l'ovaire au moment de la
chûte.

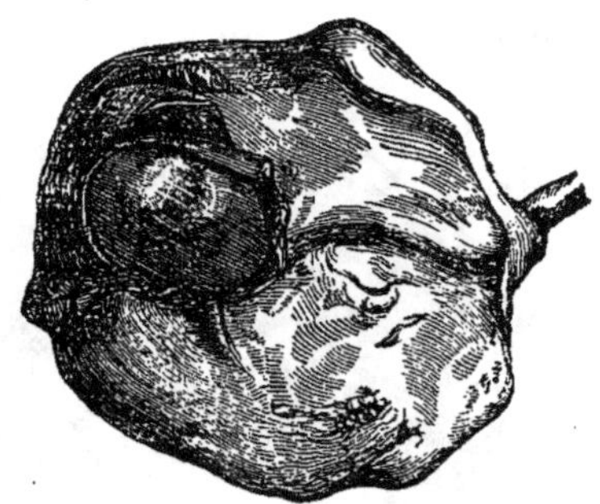

Fig. 30.— *Ovaire et vésicule déchirés. (D'après nature).*

*L'ovulation ne se produit-elle que dans un seul
ovaire?*

Elle n'est complète que dans un seul chaque fois,
tantôt dans l'un, tantôt dans l'autre. Il peut y avoir
cependant maturité presque égale de deux vésicules,
une dans chaque ovaire. Mais ordinairement une
seule rupture se fait et un seul ovule est expulsé.

Que devient la vésicule de Graaf déchirée?

Restée dans l'ovaire, elle se remplit d'une secrétion
plastique mêlée parfois d'un peu de sang. Ses parois
épaissies et comprimées par les fibres musculaires du

stroma, s'appliquent sur le contenu. Le tout devient un noyau, plus ou moins compacte, d'un jaune orangé, appelé *corps jaune,* qui se réduit de jour en jour. Au bout de six mois, on n'en constate plus, à l'extérieur, que la trace sous la forme d'une ride noirâtre à la surface de l'ovaire. La réunion de ces rides noirâtres produit l'aspect chagriné et marbré déjà signalé sur l'ovaire de la femme menstruée.

Pendant l'ovulation que se passe-t-il dans l'utérus?

Durant les derniers moments de la maturité, c'est-à-dire à l'approche de la déchirure, l'utérus devient le siège d'une fluxion sanguine. La muqueuse du

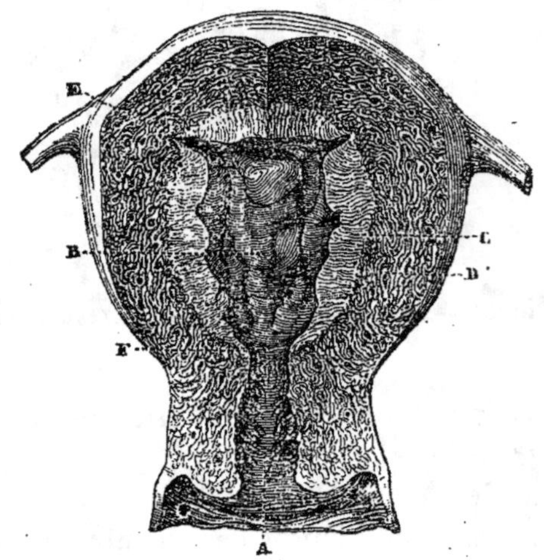

FIG. 31. — *Coupe de l'utérus au moment de l'ovulation.*

A. Muqueuse du col non épaissie.
B. Muqueuse du corps très boursouflée, avec ses mamelons et ses plis intérieurs.
C. Epaisseur de la muqueuse du corps.
D. Tunique musculaire.
E-F. Limites du boursouflement, à l'orifice des trompes et l'orifice interne du col.

corps se boursoufle et, trop à l'étroit dans la cavité utérine, s'élève en mamelons séparés par des enfoncements. L'épithélium se détache et laisse à nu les vaisseaux capillaires qu'il protégeait. Ceux-ci se rompent alors facilement et laissent échapper du sang. Cet écoulement constitue précisément la *menstruation* ou les *règles*.

A quel moment, par rapport à la menstruation, s'opère la chute de l'ovule?

Dans les derniers jours et souvent à la suite de l'écoulement menstruel.

Une fois libre, l'ovule, fécondé ou non, ne présente-t-il pas aussitôt une modification remarquable?

Oui, la disparition de la vésicule et de la tache germinatives.

Que devient-il s'il n'est pas fécondé?

Il traverse la trompe et l'utérus ordinairement sans s'y arrêter, puis le vagin; et il est expulsé avec les liquides des voies génitales.

MENSTRUATION

A quel âge les règles apparaissent-elles pour la première fois?

Vers 14 ou 15 ans, c'est-à-dire au moment où s'opèrent chez la jeune fille ces changements si remarquables du côté des organes génitaux et de la conformation générale, qu'on appelle *puberté* et dont l'apparition menstruelle est la principale manifestation. Cette révolution se produit un peu plus tôt chez les jeunes filles robustes et dans les climats chauds; un peu plus tard chez les jeunes filles chétives, mal constituées, et dans les climats froids.

Quelle est la cause immédiate de cette première apparition des règles?

C'est la première ovulation.

Les menstruations de début ne s'accompagnent-elles pas fréquemment de certaines particularités?

Oui ; elles s'accompagnent souvent de douleurs de reins ou de bas-ventre plus ou moins vives avec malaises généraux. Après avoir apparu une ou plusieurs fois, les règles peuvent se suspendre pendant quelque temps et reparaître ensuite pour se succéder régulièrement. Ces suspensions sont souvent la conséquence de la faiblesse générale ou de l'atonie de l'utérus.

Quel temps s'écoule-t-il dans l'intervalle des menstruations?

En général **28** jours, souvent quelques jours de moins.

Quelle est la durée de chaque menstruation?

Elle est très variable : trois ou quatre jours pour le plus grand nombre; sept jours pour beaucoup de femmes.

Quelle est la quantité de sang perdue dans une menstruation?

Elle est aussi très variable. Il est des femmes qui n'en perdent qu'une quantité très minime, d'autres un litre et plus.

Le sang des règles présente-t-il quelques particularités?

Oui. Il est plus visqueux et moins coagulable que le sang des vaisseaux. Sa couleur ordinairement foncée le rapprocherait du sang veineux. Il est légèrement odorant à cause de son mélange avec les liquides des organes génitaux.

Qu'appelle-t-on MÉNOPAUSE?

On appelle ainsi la suppression définitive des règles due à la fin de l'ovulation.

A quel âge survient la ménopause?
Entre 40 et 50 ans.

Est-elle annoncée par quelques phénomènes remarquables?

Oui, chez beaucoup de femmes. Plusieurs années à l'avance les règles deviennent irrégulières, plus abondantes; elles reviennent plus souvent et durent plus longtemps.

La ménopause dispose-t-elle la femme aux maladies de l'utérus?

Non. La ménaupose expose seulement la femme à l'affaiblissement qui résulterait de pertes abondantes et répétées.

MAMELLES

Qu'appelle-t-on mamelles?

On appelle ainsi deux éminences volumineuses, arrondies situées à la partie antérieure du thorax, une de chaque côté de la ligne médiane.

Quels sont leurs rapports?

Elles sont appliquées sur le muscle grand pectoral duquel elles sont séparées par un tissu cellulaire lâche qui leur permet une certaine mobilité.

Quel est leur volume?

Sous ce rapport, les mamelles, outre les différences individuelles tenant au degré d'embonpoint, en offrent d'autres suivant les circonstances. Ainsi, représentées par une saillie peu marquée chez l'enfant, elles augmentent de volume à la puberté. Elles se développent pendant la grossesse et l'allaitement, puis se réduisent après cette dernière fonction sans revenir pourtant à leurs dimensions primitives, surtout à la suite de nombreux accouchements. Enfin, elles s'atrophient et disparaissent presque entièrement à un âge avancé.

Que remarque-t-on tout d'abord à leur surface?

On remarque la peau fine et souple qui les recouvre ; et, sur le point le plus élevé de l'éminence, une saillie rugueuse appelée *mamelon* entourée elle-même d'un cercle désigné sous le nom d'*aréole* qui tranche par sa couleur avec le reste de la peau.

Quelle est la couleur du mamelon et de l'aréole?

Rosée chez la femme nullipare, elle devient brune pendant la grossesse, et cette coloration persiste après l'accouchement.

Que présentent, en outre, de particulier l'aréole et le mamelon?

L'aréole présente de petites bosselures surtout apparentes pendant la grossesse. Ces tubercules sont autant d'amas de petites glandes qui secrètent un liquide jaunâtre et transparent.

Le mamelon, de volume variable, est percé au sommet de 15 ou 20 petits orifices qui terminent les canaux galactophores et par lesquels s'échappe le lait. En outre, la peau dont il est revêtu présente un grand nombre de petites excroissances papillaires séparées par des sillons, qui lui donnent un aspect rugueux.

En quoi consiste la structure des mamelles?

Elle consiste dans la réunion des éléments suivants :

1° Une première couche extérieure qui est la peau. Celle de l'aréole est doublée de fibres musculaires qui. sous l'influence d'excitations diverses, compriment la base du mamelon et favorisent la sortie du lait. Quant à la peau du mamelon, elle contient des glandes sébacées dont le liquide onctueux s'étale à la surface et la protége contre les contacts irritants. Elle est aussi doublée de fibres musculaires destinées, pour la plupart, à resserrer l'extrémité des canaux galactophères et à retenir le lait. Leur contraction donne, en outre, au mamelon une certaine rigidité ;

2° Au-dessous de la peau, une couche de tissu cellulaire graisseux qui recouvre complètement le noyau de la glande, excepté au niveau de l'aréole où elle

manque entièrement. Elle donne à la glande sa forme
arrondie; et quelquefois c'est à son développement
considérable que le sein doit la plus grande partie de
son volume. Ce tissu graisseux pénètre, en outre,
entre les diverses portions de la partie glandulaire :

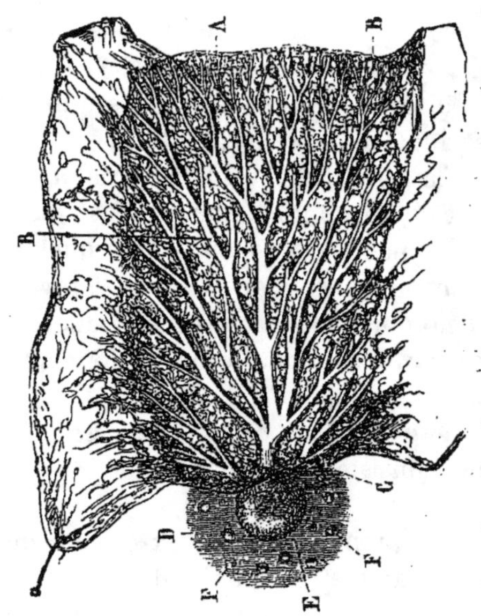

Fig. 36. — *Portion de la glande mammaire, découverte
et disséquée.*

A. Lobules.
B. Canaux des lobules.
C. Un des conduits galactophores.
D. Aréole.
E. Mamelon.
F. Tubercules de l'aréole.

3° Au centre de la mamelle, une masse, dure, blanchâtre, divisée par des cloisons en quinze ou vingt
parties appelées lobes. C'est le tissu propre de la
glande mammaire où se sécrète le lait. Chaque lobe
est formé par le groupement de lobules composés
eux-mêmes de petits culs de sac ou tubes fermés à

une de leurs extrémités. De ces vésicules terminales partent de petits canaux qui se réunissent pour constituer le canal du lobule. La réunion des canaux des lobules donne lieu, dans chaque lobe, à un canal principal appelé *conduit lactifère* ou *galactophore*.

Ces derniers conduits, en nombre égal à celui des lobes (15 ou 20), se portent vers l'aréole au-dessous de laquelle ils se dilatent un peu, pénètrent dans le mamelon et se terminent en s'ouvrant au sommet de cette saillie.

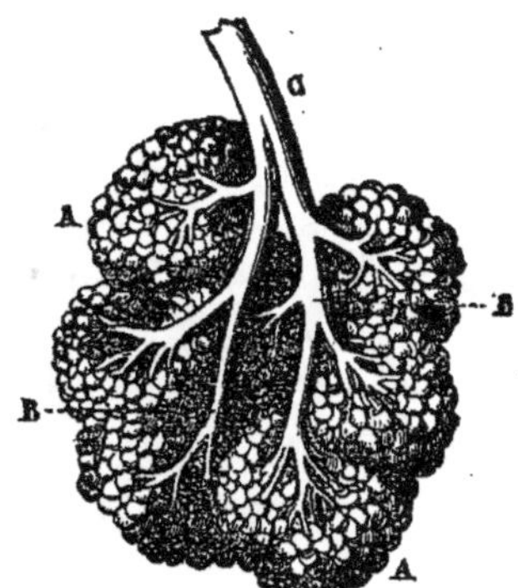

Fig. 37. — *Un des lobes de la glande mammaire.*

Quels sont les vaisseaux et les nerfs des mamelles?
Ce sont : des artères (mammaires interne et externe, intercostales), et des veines correspondantes. Les mamelles sont surtout très riches en vaisseaux lymphatiques. Ceux-ci y forment un réseau profond et superficiel qui vont aboutir aux ganglions de l'aisselle. La mamelle reçoit ses nerfs des branches intercostales et thoraciques du plexus brachial.

GROSSESSE

GROSSESSE

Qu'est-ce que la grossesse?

La grossesse est le développement organique qui s'opère chez la femme, depuis la fécondation jusqu'à l'accouchement, dans le double but, de fournir à l'œuf les conditions de son organisation progressive et de préparer son expulsion au terme de cet accroissement.

Quelle est la durée de la grossesse?

Cette durée, fixée généralement à 9 mois ou 270 jours, est, en réalité, de 280 jours dans la plupart des cas, chiffre, du reste, susceptible de nombreuses variations individuelles.

Quel est le phénomène qui détermine la grossesse?

C'est la fécondation.

FÉCONDATION

Qu'est-ce que la fécondation?

C'est l'union du principe fécondant de l'homme au germe de la femme.

Qu'est-ce que le principe fécondant de l'homme?

C'est le *sperme,* liquide blanchâtre, visqueux, contenant des animalcules doués de mouvements et appelés *spermatozoaires.*

Quel est le germe de la femme?

C'est l'*ovule,* déjà étudié.

Comment s'opère la fécondation?

Par le contact des deux germes, soit au moment où l'ovule tombe dans la trompe à travers la déchirure de l'ovaire, soit au début de son parcours dans le canal tubaire.

La fécondation a-t-elle lieu pendant le rapprochement sexuel?

Non, parce qu'il faut environ dix heures aux animalcules spermatiques pour franchir par leurs propres mouvements l'utérus et la trompe, et arriver ainsi à l'ovaire.

Quelle est l'époque la plus favorable à la fécondation?

Celle des règles, et surtout les premiers jours qui la suivent, c'est-à-dire l'époque de la maturité et de la chûte de l'ovule.

La fécondation ne peut-elle pas s'effectuer dans l'intervalle des menstruations?

Oui. Dans ce cas, il faut admettre qu'elle s'est accomplie, ou à travers l'enveloppe amincie de l'ovaire, avant la déchirure; ou sur un ovule tombé depuis plusieurs jours, arrêté dans la trompe et ayant conservé toute sa vitalité.

N'arrive-t-il pas que plusieurs ovules sont fécondés à la fois?

Oui, lorsque, par exception, plusieurs ovules sont contenus dans la même vésicule de Graaf, ou que plusieurs vésicules arrivées ensemble à maturité se rompent en même temps.

Que résulte-t-il de cette anomalie assez fréquente?

Une GROSSESSE MULTIPLE qui peut être gémellaire (c'est le cas ordinaire), triple, etc..., selon le nombre des fœtus.

Que devient l'ovule après la fécondation?

Il traverse la trompe et arrive à l'utérus où il se fixe et demeure jusqu'à sa maturité. Pendant tout ce temps, il s'organise et s'accroît progressivement en provoquant le développement qui constitue la grossesse, mais sans troubler cependant les fonctions essentielles de l'organisme maternel.

DISTINCTIONS RELATIVES A LA GROSSESSE

Lorsque tout se passe comme il vient d'être dit, quel nom doit porter la grossesse?

Celui de GROSSESSE NORMALE OU PHYSIOLOGIQUE.

L'ovule fécondé n'est-il jamais arrêté dans sa migration?

Oui, dans certaines conditions heureusement fort rares. Il se greffe alors sur un point de son parcours, ce qui donne lieu à une GROSSESSE EXTRA-UTÉRINE.

La grossesse utérine commencée, se poursuit-elle toujours sans accident?

Non. Parfois, elle provoque ou favorise l'apparition d'altérations plus ou moins graves, soit organiques, soit seulement fonctionnelles, qui constituent la PATHOLOGIE DE LA GROSSESSE.

Enfin, la grossesse atteint-elle toujours son terme normal?

Non. Elle peut être arrêtée par l'expulsion prématurée de l'œuf. Lorsque celle-ci s'opère pendant les six premiers mois, on l'appelle AVORTEMENT. Lorsqu'elle se fait pendant le septième, le huitième mois ou la moitié du neuvième, on la désigne sous le nom d'ACCOUCHEMENT PRÉMATURÉ.

Par suite, quels sont les divers sujets qui s'offrent à l'étude, de la fécondation à l'accouchement?

Ce sont :

La GROSSESSE NORMALE;

La GROSSESSE EXTRA-UTÉRINE;

La PATHOLOGIE DE LA GROSSESSE;

L'AVORTEMENT;

L'ACCOUCHEMENT PRÉMATURÉ.

GROSSESSE NORMALE

Que présente à étudier la grossesse?

Un certain nombre de phénomènes qui se passent les uns dans l'œuf, les autres dans les organes et les fonctions de la femme.

Doit-on se borner à cette étude?

Non. Il faut encore apprendre à reconnaître la grossesse, et déterminer le genre de vie ainsi que les précautions qui conviennent le mieux à la femme enceinte.

Sous quels noms et dans quel ordre se rangent ces divers sujets?

Sous les noms et dans l'ordre suivants :

PHÉNOMÈNES OVO-EMBRYONNAIRES DE LA GROSSESSE :

PHÉNOMÈNES MATERNELS DE LA GROSSESSE ;

DIAGNOSTIC DE LA GROSSESSE :

HYGIÈNE DE LA GROSSESSE.

PHÉNOMÈNES OVO-EMBRYONNAIRES DE LA GROSSESSE

Qu'appelle-t-on phénomènes ovo-embryonnaires de la grossesse?

On désigne ainsi les phénomènes d'organisation

qui, pendant la grossesse, se produisent au sein de l'œuf et particulièrement de l'embryon.

Que faut-il connaître relativement à ces phénomènes?

D'abord leur nature et l'ordre de leur succession, c'est-à-dire le DÉVELOPPEMENT DE L'ŒUF;

Puis, le résultat final de ce développement, c'est-à-dire l'ŒUF A TERME.

Développement de l'œuf

Quels sont les phénomènes d'organisation que comprend le développement de l'œuf?

Ce sont :

 La segmentation du vitellus;

 La formation de la caduque;

 La formation de la membrane blastodermique et des parties qui en dérivent;

 Le développement de l'embryon.

Où se trouve l'œuf quand se produit la segmentation du vitellus?

Il se trouve encore dans la trompe, car il met environ huit jours pour arriver à l'utérus.

Quels sont les phénomènes qui s'accomplissent à son arrivée dans l'utérus?

Ce sont : la formation de la caduque et la formation de la membrane blastodermique.

SEGMENTATION DU VITELLUS

Comment s'opère cette segmentation?

Par des dédoublements successifs de la masse vitelline d'où résultent des séries de fragments qui prennent la forme sphérique aussitôt après leur division. Ainsi, le jaune se divise en deux parties. Celles-ci se partagent chacune en deux portions égales. La même division se fait pour ces dernières et successivement pour tous les fragments qui deviennent de plus en plus nombreux et petits. La masse totale du vitellus finit ainsi par se transformer en une agglomération de petits grains arrondis, ayant l'aspect d'une mûre, d'où le nom de *corps mûriforme* donné au jaune après la segmentation.

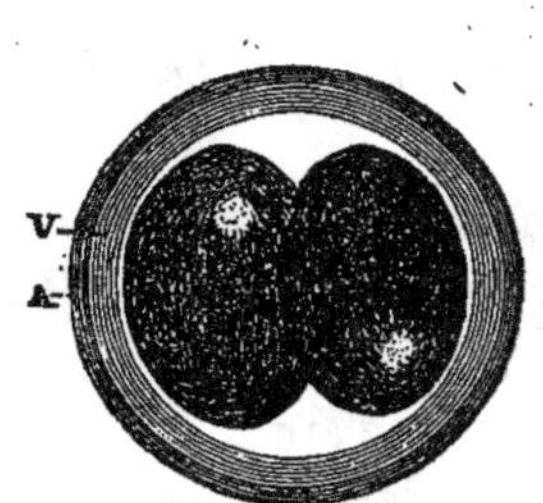

FIG. 38. — *Première division
du vitellus.*

A-V. Membrane vitelline.

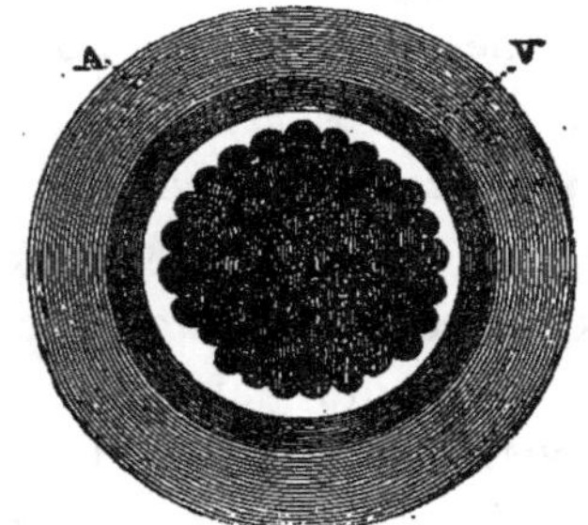

FIG. 39. — *Division avancée du
vitellus.*

A-V. Membrane vitelline.

FORMATION DE LA CADUQUE

Qu'est-ce que la caduque?

' C'est la couche externe ajoutée à l'enveloppe de l'œuf et fournie par la muqueuse utérine.

Comment se forme-t-elle?

De la manière suivante : l'œuf trouve à son arrivée dans l'utérus la muqueuse de cet organe boursouflée sous l'influence du travail d'ovulation. Il est arrêté

par un des plis de cette membrane, près de l'orifice
de la trompe, et se loge dans ce pli comme dans un
nid. Les bords de ce nid en s'élevant de plus en plus
autour de lui, finissent par l'enfermer entièrement.
Ce premier feuillet, par l'effet de l'accroissement de
l'œuf, ne tarde pas à se mettre en contact avec la
muqueuse utérine elle-même, et à ce moment la caduque se trouve constituée.

*Pourquoi cette membrane porte-t-elle le nom de
caduque?*

Parce qu'elle est destinée à se détacher des parois
de l'utérus pour être ensuite entraînée avec les membranes de l'œuf à la fin de l'accouchement.

*Quelles sont, par conséquent, les couches dont se
compose la caduque?*

Ce sont deux couches de muqueuse : 1° celle qui
entoure immédiatement l'ovule fécondé; 2° la muqueuse qui tapissait déjà la paroi utérine avant
l'arrivée de l'œuf. La première s'appelle *caduque
ovulaire;* la seconde, *caduque utérine.* Ces feuillets
d'abord distincts tant que l'ovule est très petit, se
soudent vers le troisième mois de là grossesse. A
partir du quatrième, cette couche unique, adhérente
à l'enveloppe de l'œuf, s'atrophie graduellement et se
détache de la paroi utérine. Sur l'œuf à terme, on
n'en voit plus que des traces à la surface du chorion.

*N'y a-t-il pas une portion de muqueuse qui, bien
que se continuant avec la caduque, doit en être dis-
tinguée?*

Oui, dans le point qui correspond au fond du nid,
là où l'ovule est appliqué contre la paroi utérine. Elle
porte le nom de *muqueuse utéro-placentaire* à cause
de ses rapports intimes avec le placenta.

Que deviendront ces diverses parties dans le cours de la grossesse?

La caduque proprement dite s'atrophiera de plus en plus, tandis que la muqueuse utéro-placentaire promptement enrichie de nombreux vaisseaux, prendra de l'accroissement. Celle-ci et un amas de villosités développées sur le point de l'enveloppe ovulaire correspondant à la muqueuse précédente, constitueront une masse vasculaire dont la portion séparable est désignée sous le nom de *placenta.*

FORMATION DE LA MEMBRANE BLASTODERMIQUE
ET DE SES DÉRIVÉS

Qu'est-ce que la membrane blastodermique?

C'est la couche membraneuse qui se forme en dedans de l'enveloppe primitive de l'ovule fécondé.

A quoi est-elle due?

Au dépôt des granulations du corps mûriforme à la face interne de la membrane vitelline.

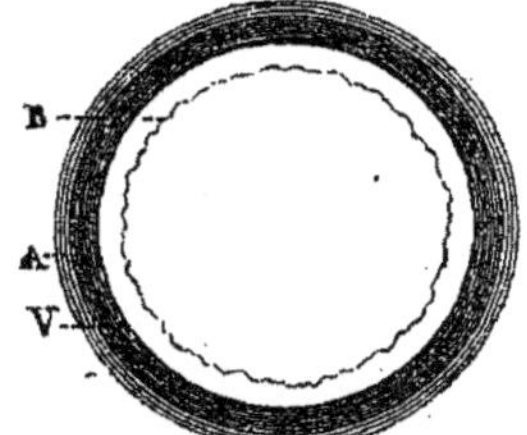

A-V. Membrane vitelline.
B. Membrane blastodermique.

FIG. 40. — *Membrane blastodermique constituée.*

Quel phénomène s'y passe-t-il immédiatement après?

Son dédoublement en deux feuillets : l'un interne, appelé *feuillet muqueux* qui formera la vésicule ombilicale et le tube intestinal de l'embryon; l'autre externe appelé *feuillet séreux* qui donnera naissance à la tache embryonnaire et aux couches extérieures de l'embryon.

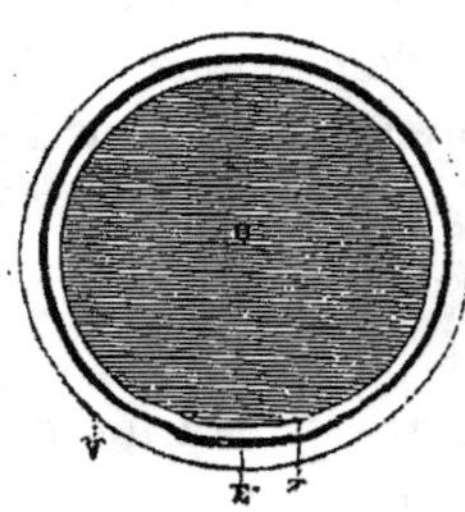

V. Membrane vitelline.
E. Couche externe de la membrane blastodermique sur laquelle se voit l'épaississement et un commencement d'incurvation de la tache embryonnaire.
I. Couche interne de cette membrane.
O. Cavité blastodermique que l'incurvation de l'embryon commence à diviser en deux parties.

Fig. 41. — *Dédoublement de la membrane blastodermique.*

Quelles sont toutes les parties que ces feuillets vont successivement ou simultanément engendrer?

Ces parties sont :

La tache embryonnaire et le corps de l'embryon ;
L'amnios ;
La vésicule ombilicale ;
La vésicule allantoïde ;
Le chorion ;
Le placenta ;
Le cordon ombilical.

Comment s'explique l'apparition de la TACHE EMBRYONNAIRE ET DU CORPS DE L'EMBRYON?

Sur un des points du feuillet séreux de la membrane blastodermique apparaît une tache arrondie, obscure, au centre de laquelle on voit une partie claire. C'est la *tache embryonnaire* où, au milieu, commence à se dessiner le *corps de l'embryon.* La tache embryonnaire s'allonge et se recourbe sur ses bords. Il résulte de cette disposition un commencement de resserrement circulaire de la cavité blastodermique, qui divise celle-ci èn deux cavités secondaires communiquant d'abord largement entre elles : la cavité embryonnaire et le reste de la cavité blastodermique.

Comment se comprend la FORMATION DE L'AMNIOS?

En se courbant vers le centre, la tache embryonnaire entraîne la portion du feuillet séreux adhérente à son bord. En même temps, ce feuillet séreux se porte en arrière de la tache et l'enveloppe peu à peu dans un repli dont les bords partis du pourtour de celle-ci, se rencontrent sur le dos de l'embryon et forment par leur contact un pont membraneux bientôt résorbé. On appelle *capuchon céphalique* la portion du repli qui semble coiffer la tête de l'embryon et *capuchon caudal* celle qui recouvre l'extrémité opposée. Après la disparition du pont membraneux les deux feuillets du repli se trouvent entièrement distincts. Ils forment donc deux couches : l'une continuée par le reste du feuillet séreux de la membrane blastodermique, comme celui-ci appliquée contre la membrane vitelline et faisant partie du chorion ; l'autre qui entoure et revêt complètement la tache embryonnaire, et s'appelle *amnios*. La membrane amniotique d'abord en contact avec l'embryon, sécrète bientôt un liquide qui l'en sépare.

En résumé, qu'est-ce que l'amnios?

C'est la couche interne du feuillet séreux replié de la membrane blastodermique.

Comment se conçoit la FORMATION DE LA VÉSICULE OMBILICALE?

Pendant que le repli précédent se forme et s'allonge en arrière de l'embryon, les bords de la tache embryonnaire se rapprochent de plus en plus. Par suite, ils déterminent sur le feuillet muqueux un étranglement qui divise la cavité formée par ce feuillet en une partie embryonnaire ou cavité abdominale de l'embryon, et une partie extérieure à l'embryon appelée *vésicule ombilicale*. L'étranglement augmentant, ces deux cavités secondaires ne communiquent plus que par un pédicule qui donne passage aux *vaisseaux omphalo-mesentériques* constitués par une veine et une artère destinés à établir une communication circulatoire entre l'embryon et la vésicule.

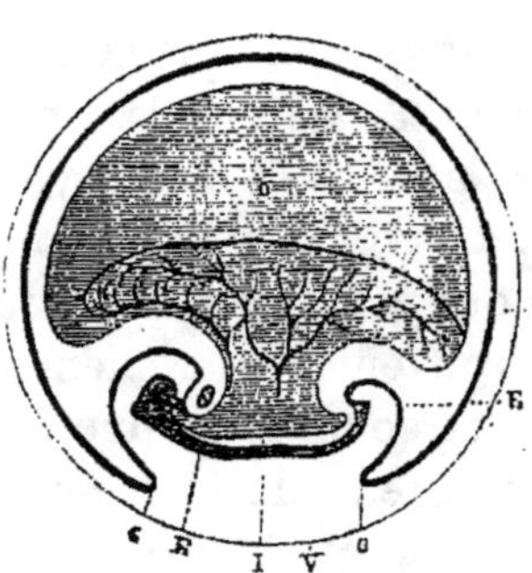

Fig. 42. — *Formation de la vésicule ombilicale et de l'amnios.*

A quoi sert la vésicule ombilicale et que devient-elle?

La vésicule ombilicale sert à nourrir l'embryon jusqu'au développement de l'allantoïde. Elle se flétrit promptement et disparaît entièrement vers le quatrième mois de la grossesse.

Comment s'explique la FORMATION DE LA VÉSICULE ALLANTOÏDE?

Au moment où la vésicule ombilicale commence à

se flétrir, c'est-à-dire à la fin du premier mois de la grossesse, apparaît sur la paroi intestinale de l'embryon, près de son extrémité caudale, une petite tumeur qui, se soulevant à côté de la vésicule ombilicale, franchit l'ouverture formée par le rapprochement des bords de la tache embryonnaire. Elle se développe promptement; et, pourvue de trois vaisseaux sur lesquels elle s'applique d'abord étroitement en formant un pédicule, elle se porte rapidement vers le chorion, s'épanouit sur sa face interne en forme de parapluie, vascularise les villosités choriales et remplit l'espace qui sépare cette enveloppe de l'amnios. C'est la *vésicule allantoïde*. Ses vaisseaux sont la *veine* et les *deux artères ombilicales*. A son extrémité embryonnaire elle communique avec la vessie par un canal étroit appelé *ouraque,* dont on aperçoit les vestiges après la naissance, sous forme d'un cordon appliqué derrière la paroi abdominale, entre la vessie et l'ombilic.

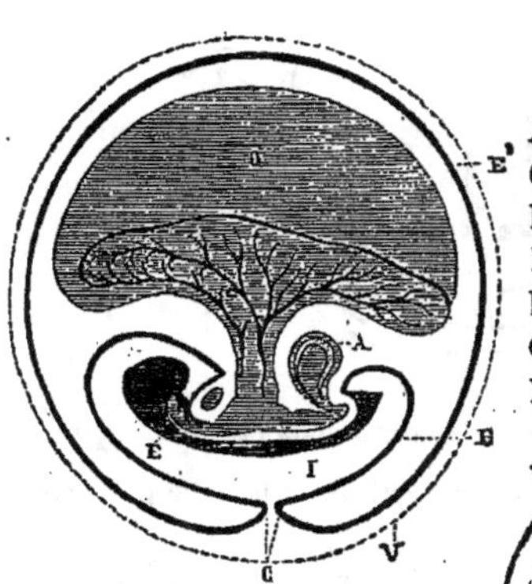

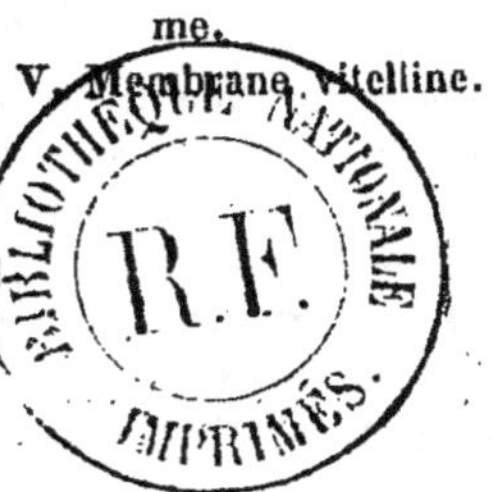

A. Vésicule allantoïde.
C. Capuchons prêts à se toucher.
E. Amnios.
E'. Embryon.
I. Sa partie intestinale.
O. Vésicule ombilicale.
E". Feuillet séreux du blastoderme.
V. Membrane vitelline.

Fig. 43. — *Apparition de la vésicule allantoïde (fin du premier mois).*

Quel est le rôle de la vésicule allantoïde?

La vésicule allantoïde est le moyen de transport jusqu'au chorion des vaisseaux ombilicaux par les-quels s'établit la communication définitive des orga-nismes maternel et fœtal. Elle succède à la vésicule ombilicale qui n'était qu'un réservoir de substances nutritives pour l'embryon.

Comment se comprend la FORMATION DU CHORION?

Le *chorion* est la plus extérieure des enveloppes propres de l'œuf. D'abord constitué uniquement par la membrane vitelline, il l'est bientôt par celle-ci doublée en dedans de la couche externe du feuillet séreux de la membrane blastodermique, puis par cette couche seule, car la membrane vitelline ne tarde pas à disparaître.

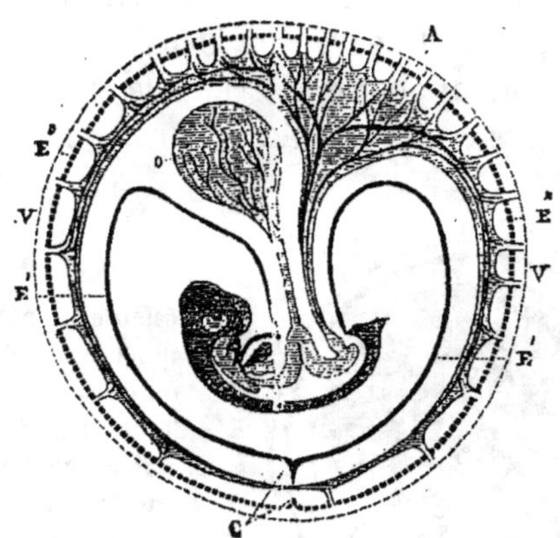

FIG 44. — *Vésicule allantoïde complètement développée.*

A. Allantoïde dont une partie doit contribuer à former le placenta.

C. Point de soudure des capuchons.

E'. Amnios qui commence à entourer les premiers éléments du cor-don ombilical.

E''. Couche externe du feuillet séreux du blastoderme (la couche in-terne est représentée par l'amnios).

O. Vésicule ombilicale atrophiée.

Quels sont les rapports du chorion?

La face externe est en contact avec la caduque. Elle se couvre de saillies petites et courtes ressemblant à des poils, appelées *villosités;* dans lesquelles pénètrent les vaisseaux apportés par la vésicule allantoïde. Sa face interne, jusqu'au deuxième mois de la grossesse, est tapissée par le parapluie allantoïdien, et après la disparition de celui-ci, se met en rapport avec l'amnios auquel elle adhère par des filaments celluleux.

Comment se conçoit la FORMATION DU PLACENTA?

Les villosités choriales s'atrophient et disparaissent vers le troisième mois, à l'exception de celles qui sont recouvertes par la muqueuse utéro-placentaire. Cette muqueuse et les villosités correspondantes se développent considérablement, s'enrichissent de nombreux vaisseaux et forment une masse fixée à la paroi utérine, dont la partie séparable constitue le *placenta.* Celui-ci retiré de l'utérus après le décollement, se trouve composé de deux couches intimement unies : 1° la couche de villosités hypertrophiées, appelée *placenta fœtal* et la plus épaisse ; 2° le feuillet superficiel (épithélium) hypertrophié de la muqueuse utéroplacentaire, la seule partie de celle-ci qui soit entraînée avec le placenta fœtal, et qui représente le *placenta maternel.*

A quelles époques correspondent les divers degrés de développement du placenta?

Les premiers éléments du placenta apparaissent au moment où l'allantoïde touche le chorion, c'est-à-dire à six semaines. L'organe vasculaire devient distinct au troisième mois et s'accroît ensuite graduellement. Il est à peu près complet vers le septième mois de la grossesse.

Comment s'expliquent la FORMATION DU CORDON OMBILICAL *et ses modifications successives?*

Les premières parties qui constituent le *cordon ombilical* sont : le pédicule de la vésicule allantoïde avec ses trois vaisseaux ombilicaux et le pédicule de la vésicule ombilicale qui va en s'atrophiant de plus en plus, recouverts ensemble d'une gaine fournie par amnios. A la base du cordon, se rencontre, dans les premiers temps de la grossesse, une anse d'intestin qui rentrera bientôt dans l'abdomen du fœtus. Après la disparition de la vésicule ombilicale le cordon n'est plus formé que par le pédicule allantoïdien doublé de sa gaine amniotique et appliqué sur les vaisseaux ombilicaux. Le tissu de ce pédicule est représenté, dans la suite, par une matière gélatineuse appelée *gélatine de Warthon*.

DÉVELOPPEMENT DE L'EMBRYON

A quel moment commence-t-on à distinguer nettement le corps de l'embryon?

A la fin du premier mois.

Que présente-t-il alors de particulier?

Il mesure environ un demi-centimètre. Il est libre dans la poche amniotique déja constituée, et l'œuf dont il fait partie a le volume d'un œuf de pigeon.

Qu'offre-t-il ensuite de caractéristique aux diverses périodes de son développement?

A DEUX MOIS, il mesure 3 ou 4 centimètres. On voit à sa surface des fentes et des saillies qui indiquent la place et la forme des organes futurs. Ainsi, les yeux sont des points, la bouche une fente, les oreilles des ouvertures, le nez une saillie, les membres supérieurs et inférieurs des bourgeons. Il n'existe encore que deux points de substance osseuse, l'un dans la clavicule et l'autre dans la machoire inférieure. L'œuf a le volume d'un œuf de poule.

A TROIS MOIS, il mesure 10 à 12 centimètres. Il pèse de 60 à 90 grammes. Les parties externes sont bien dessinées. Les organes internes sont distincts. Les ongles commencent à apparaître sous forme de plaques encore membraneuses et la peau se montre en couche appréciable et de couleur rosée.

A partir du quatrième mois l'embryon n'est-il pas désigné sous un autre nom?

Oui, sous celui de FŒTUS, qu'il conserve jusqu'à la fin.

Que présente de caractéristique le fœtus aux diverses périodes de son développement jusqu'à terme?

A QUATRE MOIS, sa longueur est de 14 à 16 centimètres, son poids de 120 à 180 grammes. Tout est mieux formé. On voit sur le crâne quelques cheveux rares, courts et blancs. Un fœtus qui naîtrait à cet âge pourrait vivre quelques heures.

A CINQ MOIS, sa longueur est de 20 à 25 centimètres, son poids de 250 à 300 grammes.

C'est dans le cours du cinquième mois, c'est-à-dire vers le milieu de la grossesse que la peau commence à se recouvrir d'un enduit sébacé d'abord mince, dont l'épaisseur augmente de plus en plus.

A SIX MOIS, il mesure 28 à 32 centimètres et pèse un demi-kilogramme. Les ongles sont solides et la peau est organisée. C'est l'âge de la *viabilité légale*. A cette période, le fœtus expulsé peut respirer quelque temps, mais il est généralement incapable de continuer à vivre.

A SEPT MOIS, il mesure 32 à 36 centimètres et son poids est d'un kilogramme à un kilogramme et demi.

Toutes ses parties se sont accrues et consolidées. Les paupières sont séparées et peuvent désormais s'entr'ouvrir. La peau est rouge. C'est l'âge de la *viabilité réelle,* mais à condition que l'enfant sera aussitôt après sa naissance entouré de soins particuliers.

A HUIT MOIS, sa longueur est de 40 à 45 centimèmètres, son poids de 2 kilogrammes à 2 kilogrammes et demi. Le scrotum du fœtus mâle renferme un testicule; l'autre ne tarde pas à descendre. Les enfants nés à cet âge ont la vie presque assurée s'ils se trouvent dans de bonnes conditions.

A NEUF MOIS, ses caractères sont ceux du fœtus à terme dont l'étude ne doit pas se séparer de celle de l'œuf à terme.

Œuf à terme

Quelles sont les différentes parties dont se compose l'œuf à terme?

Ces parties sont :

Une enveloppe membraneuse;

Le liquide amniotique;

Le placenta;

Le cordon ombilical;

Le FŒTUS A TERME.

Après les avoir étudiées, que restera-t-il à connaître?

La constitution des œufs à terme dans la grossesse multiple.

ENVELOPPE MEMBRANEUSE

Est-elle constituée par une seule couche?

Non. Elle se décompose en trois feuillets accolés ensemble et ne formant en apparence qu'une seule membrane.

Quels sont ces trois feuillets?

Ce sont, de dehors en dedans :

La caduque;

Le chorion;

L'amnios.

En quoi consiste la CADUQUE *dans l'œuf à terme?*

Elle consiste en un reste de la caduque primitive adhérant intimement au chorion et formant le feuillet externe de l'enveloppe membraneuse.

Quel est son aspect?

Celui d'une couche mince, aréolaire, d'un gris rosé et à surface irrégulièrc.

Quelle est la couche membraneuse qui continue ce feuillet au niveau du placenta?

C'est la muqueuse utéro-placentaire hypertrophiée dont l'épithélium fournit au placenta sa portion dite maternelle.

Qu'est-ce que le CHORION?

C'est cette membrane mince, transparente qui forme le feuillet moyen de l'enveloppe de l'œuf.

Quels sont ses rapports en dehors et en dedans?

En dehors, il est recouvert par la caduque; en dedans, il recouvre l'amnios auquel l'unissent des filaments faciles à déchirer.

Qu'est devenu ce feuillet au niveau du placenta?

Il s'est transformé en une masse de villosités qui,

entourées de vaisseaux maternels, constituent la portion essentielle, dite fœtale, du placenta.

*Qu'est-ce que l'*AMNIOS?

C'est cette membrane mince mais ferme, lisse à sa face libre, qui forme le feuillet interne de l'enveloppe de l'œuf et le plus résistant des trois.

Quels sont ses rapports en dehors et en dedans?

En dehors, il est recouvert par le chorion dont on le sépare facilement; en dedans, il est baigné par le liquide amniotique.

Que devient l'amnios au niveau du placenta?

Il tapisse la face fœtale du placenta et se réfléchit sur le cordon ombilical auquel il forme une enveloppe complète.

LIQUIDE AMNIOTIQUE

Qu'est-ce que le liquide amniotique?

C'est le liquide que contient l'œuf et dans lequel est plongé le fœtus.

Quelle est sa couleur, sa consistance?

Il est jaunâtre et clair; limpide au début de la grossesse, légèrement visqueux à la fin. Sa transparence permet d'apercevoir les petits flocons de matière sébacée qu'il tient le plus souvent en suspension. Il est parfois rendu trouble et même noirâtre par la présence du méconium.

Quelle est sa quantité?

Elle varie entre un demi-litre et un litre.

Quelle est sa source?

Probablement l'enveloppe de l'œuf.

A quoi sert le liquide amniotique?

Pendant la grossesse, il sert à isoler le fœtus en

le séparant des parois utérines. Celles-ci, sans cet
intermédiaire, gêneraient ses mouvements, lui trans-
mettraient les chocs extérieurs et pourraient comprimer le cordon ombilical. Pendant le travail, le
liquide amniotique protége, au début, le fœtus contre
la contraction utérine, et favorise la dilatation du
col utérin en donnant lieu à la formation de la poche
des eaux.

PLACENTA

Qu'est-ce que le placenta ?

La placenta est une masse volumineuse, molle,
aplatie, plus ou moins circulaire, développée sur les
membranes de l'œuf dont elle paraît être un bour-
geonnement, soudée à l'utérus par une de ses faces et
libre à la face opposée qui reçoit l'insertion du cordon ombilical.

Quelles sont ses dimensions moyennes?

Ce sont, 20 centimètres de diamètre et 3 centimètres d'épaisseur au centre qui se réduisent à quelques
millimètres vers les bords.

Où est-il inséré d'ordinaire?

Sur un point de la paroi utérine voisin de l'orifice
des trompes. Mais on peut le rencontrer sur le segment inférieur de l'organe, près du col et même sur
l'orifice interne, insertion anormale qui, vers la fin
de la grossesse, entraîne son décollement plus ou
moins étendu.

Que présente-t-il à étudier ?

Ses deux faces, l'une fœtale, l'autre utérine; sa circonférence ; sa structure et sa fonction.

Quels sont les rapports et les particularités de la FACE FŒTALE ?

Cette face, légèrement concave, regarde le fœtus et continue la surface interne de l'enveloppe membraneuse de l'œuf. Elle est régulière et tapissée par la membrane amniotique à travers laquelle on voit les ramifications saillantes des vaisseaux ombilicaux, qui partent du point d'insertion du cordon et se dirigent en rayonnant vers la circonférence du placenta.

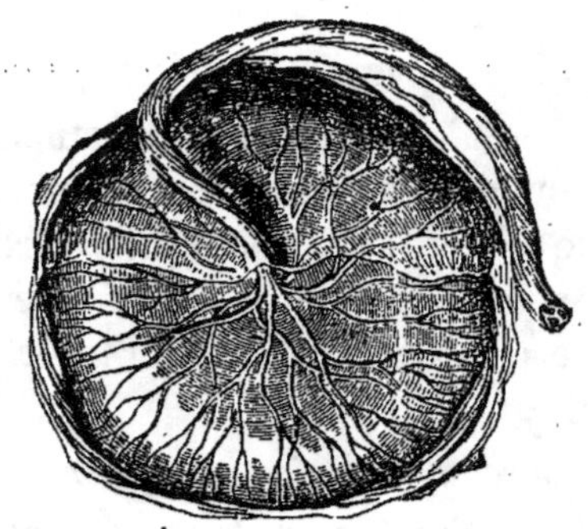

FIG. 45. — *Face fœtale du placenta.*

Quels sont les rapports et les particularités de la FACE UTÉRINE ?

Cette face, légèrement convexe, adhère à la paroi utérine et ne peut, par suite, être mise à découvert que par le décollement du placenta. Contrairement à la face fœtale, elle est irrégulière, recouverte par une couche mince, grisâtre, molle, gluante (épithélium de la muqueuse utéro-placentaire), et divisée par des sillons profonds en un certain nombre de mamelons ou lobes saillants et arrondis, appelés *cotylédons*.

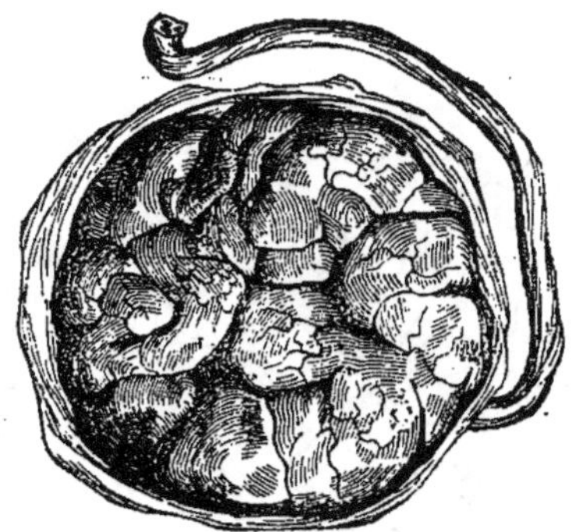

Fig. 46. — *Face utérine du placenta.*

Que présentent de particulier les rapports de la
CIRCONFÉRENCE DU PLACENTA *?*

La continuité, déjà signalée, de cette circonférence
avec le chorion et la caduque.

En quoi consiste la STRUCTURE DU PLACENTA ?

Elle consiste essentiellement en un amas de *villosités* fœtales entourées de larges canaux ou *sinus* dans
lesquels circule le sang maternel.

*Que désigne-t-on sous le nom de villosités pla-
centaires ?*

On appelle ainsi de petits appendices développés sur
les extrémités capillaires des vaisseaux ombilicaux
qui les pénètrent et les parcourent. Les villosités sont ramifiées et chacune de leurs branches terminée par un cul-de-sac, contient une artériole finale,
c'est-à-dire une des dernières ramifications des artères
ombilicales, anastomosée en anse avec une veinule ini-
tiale, c'est-à-dire une des premières racines de la veine
ombilicale.

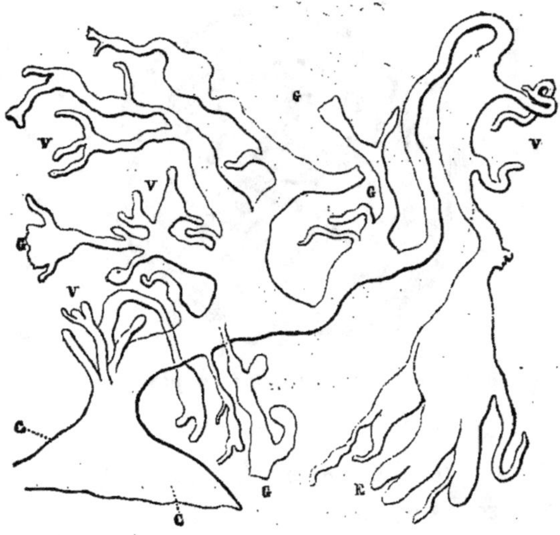

Fig. 47. — *Villosité choriale ramifiée en tous sens (vue à un fort grossissement).*

Comment se distribuent les divisions des artères et de la veine ombilicale, dans le placenta, depuis l'insertion du cordon jusqu'aux villosités?

Les premières divisions de ces vaisseaux, par suite les plus volumineuses, rampent, comme il a été dit, à la surface du placenta, au-dessous de l'amnios, spécialement dans l'épaisseur d'une couche membraneuse, dite *membrane lamineuse*, qui est un reste du tissu de la vésicule allantoïde. Les subdivisions de ces gros vaisseaux, surtout nombreuses à la circonférence du placenta, traversent la membrane lamineuse, pénètrent dans le tissu placentaire, se ramifient une ou plusieurs fois en forme de bouquets et passent rapidement à l'état de vaisseaux capillaires pour se terminer dans les villosités.

D'où proviennent les sinus placentaires ?

Du réseau vasculaire de la muqueuse utéro-placentaire dont ils sont le prolongement au milieu des villosités. Ils appartiennent donc à la circulation maternelle.

Comment se forment ces sinus ?

De la manière suivante : Dès le début de la grossesse, pendant que, d'une part, s'organisent et s'hypertrophient les villosités et que, de l'autre, se dilatent les vaisseaux de la muqueuse utéro-placentaire, les capillaires de cette membrane les plus rapprochés des villosités, s'allongent et pénètrent au milieu de ces appendices dont ils remplissent l'intervalle. Arrivés dans la masse villeuse, ces vaisseaux se renflent et s'anastomosent largement. Bien plus, leurs parois en contact disparaissent par résorption, et cet abondant réseau capillaire, surtout veineux, se trouve transformé en une réunion de canaux appelés sinus, espaces larges et irréguliers dans lesquels se forme un véritable lac de sang maternel.

Quelles sont les couches dont se compose le placenta ?

Ces couches sont, de dehors en dedans : 1° l'épithélium de la muqueuse utéro-placentaire sous la forme d'une mince membrane glutineuse, la seule partie de cette muqueuse qu'entraîne le décollement; 2° la masse des villosités entourées de sinus maternels, au sein de laquelle s'enfonce la couche précédente pour unir ces divers éléments ; 3° la membrane lamineuse revêtue de l'amnios, dans l'épaisseur de laquelle se rencontrent les gros vaisseaux ombilicaux.

Le placenta est-il un organe fœtal ou maternel ?

Le placenta est un organe presque entièrement fœtal puisque le tissu maternel n'y est guère représenté que par la couche mince de l'épithélium utéro-placentaire et que, pour ce motif, il est essentiellement constitué par la masse des villosités dans lesquelles se porte le sang fœtal. Quant aux vaisseaux intervilleux qui émanent des capillaires de la muqueuse utéro-placentaire, ils disparaissent presque, pour devenir, comme il a été dit, des espaces vasculaires intervilleux.

Le sang maternel peut-il, dans le placenta, se mêler au sang du fœtus ?

Non. Le sang fœtal ne sort pas des villosités. Quant au sang de la mère, il se répand en nappe, passe et repasse autour de ces appendices sans communiquer avec le sang du fœtus autrement qu'à travers leur enveloppe et la paroi des capillaires villeux.

En quoi consiste la FONCTION DU PLACENTA ?

Elle consiste à mettre le sang du fœtus et celui de la mère en rapport d'une manière intime sans mêler cependant ces deux liquides.

Que résulte-t-il de ce rapport des deux sangs ?

Un échange d'éléments. Ainsi, le sang fœtal reçoit du sang maternel et sans adjonction de globules, des éléments nutritifs solides ou gazeux, dissous dans le sérum, complètement élaborés et prêts à faire partie des tissus, pendant qu'il se débarrasse de l'acide carbonique, produit de combustion organique que reçoit et emporte le sang de la mère.

CORDON OMBILICAL.

Qu'est-ce que le cordon ombilical ?

C'est cette tige molle qui unit le fœtus au placenta.

Quelle est sa longueur à terme ?

Environ 55 centimètres.

Quelle est son épaisseur ?

Ordinairement celle du petit doigt.

Quel est son aspect ?

Celui d'un cordon irrégulièrement arrondi et contourné sur lui-même à cause de l'entortillement de ses vaisseaux. Parfois cette irrégularité est très prononcée. C'est ce qu'on observe lorsque les vaisseaux forment des anses, des renflements variqueux, ou que le cordon présente de véritables nœuds dus aux mouvements du fœtus.

Les nœuds du cordon peuvent-ils nuire à la circulation fœtale ?

Non, parce qu'ils ne sont jamais assez serrés pour cela.

Où s'insèrent les extrémités du cordon ?

L'extrémité fœtale à l'ombilic du fœtus, représenté par un prolongement saillant de la peau du ventre. L'extrémité placentaire s'attache au centre ou près du centre de la face fœtale du placenta, quelquefois à sa circonférence, ce qui a fait donner au placenta où se rencontre cette exception, le nom de *placenta en raquette*.

Le cordon ombilical est-il doué de résistance ?

Oui. Il est, en effet, difficile à rompre sur sa longueur, excepté à son extrémité placentaire où, au contraire, on le déchire facilement.

De quoi se compose le cordon ombilical ?

Le cordon ombilical se compose : 1° D'une enveloppe ou gaine fournie par l'amnios ; 2° d'un contenu formé de trois vaisseaux, la veine et les artères ombilicales, entourés d'une substance gélatiniforme, appelée *gélatine de Wharton*.

Quelle est la disposition des vaisseaux ombilicaux dans le cordon ?

La veine ombilicale, le plus volumineux des trois vaisseaux, occupe le centre du cordon, et les artères le contournent en spirale. Cette disposition donne au cordon l'aspect d'une anse de panier formée par l'enroulement de brins d'osier.

La gélatine de Wharton est-elle une substance de formation récente ?

Non. Elle est un reste plus ou moins abondant (cordons gras ou maigres) du tissu de la vésicule allantoïde.

Quelle est l'anomalie observée quelquefois dans le cordon, à son insertion fœtale ?

La présence d'une anse d'intestin placée à côté des vaisseaux. Cette *hernie congénitale* est due à la persistance d'une disposition qui existe chez l'embryon pendant les trois premiers mois. En pareil cas, on ne doit pas manquer de réduire l'anse intestinale avant de procéder à la ligature du cordon.

Fœtus à terme

Qu'est-ce que le fœtus à terme ?

C'est le fœtus complètement développé et parfaitement capable de vivre en dehors de la mère, conditions réalisées au terme de la grossesse.

Que présente-t-il d'essentiel à connaître ?

Les particularités physiologiques suivantes :

Sa longueur ;

Son poids ;

Son attitude ;

Sa position dans l'utérus ;

Sa conformation extérieure ;

La conformation de sa tête en particulier ;

Ses principales fonctions.

LONGUEUR DU FŒTUS A TERME

Quelle est cette longueur ?

Elle est de 48 à 52 centimètres.

A quel point de cette longueur correspond l'insertion du cordon ombical ?

A peu près au milieu ; tandis qu'avant terme, cette insertion se trouve d'autant plus au dessous de ce point que les membres inférieurs sont moins développés.

POIDS DU FŒTUS A TERME

Quel est ce poids ?

Il varie habituellement entre 3 kilogrammes et 3 kilogrammes et demi qui est le poids le plus ordinaire.

ATTITUDE DU FŒTUS A TERME

Quelle est ordinairement cette attitude ?

Cette attitude, c'est-à-dire la manière dont les différentes parties du corps fœtal sont placées par rapport les unes aux autres, est la suivante : Le tronc est courbé en avant, la tête inclinée et le menton rapproché de la poitrine ; les avant-bras sont appliqués et ordinairement croisés sur le devant du thorax. Les cuisses sont relevées et touchent l'abdomen ; les jambes sont fortement fléchies ; les genoux écartés et les pieds tantôt croisés, tantôt simplement rapprochés. Les talons sont à la hauteur des fesses et plus bas que la pointe des pieds.

POSITION DU FŒTUS DANS L'UTÉRUS

Comment le corps du fœtus est-il ordinairement disposé dans la cavité utérine?

Il est renversé, la tête en bas et l'extrémité pelvienne occupant le fond de l'organe.

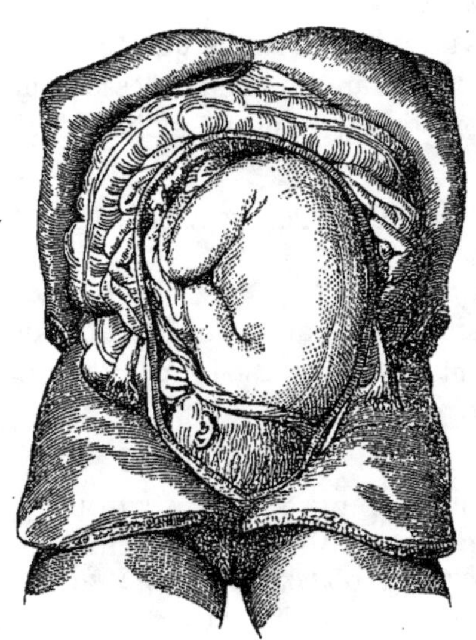

FIG. 48.

Ne peut-on pas le trouver placé autrement ?

Oui, par exception, la tête en haut et le siège en bas ; ou le corps en travers de l'organe, la tête d'un côté et le siége de l'autre.

Ces diverses positions sont-elles indifférentes pour l'accouchement ?

Non. Elles exercent au contraire une influence capitale sur le travail.

A quelle période de la grossesse le fœtus se fixe t-il dans une des positions précédentes ?

Vers la fin, lorsque ses grands mouvements sont devenus difficiles à cause de son volume et du peu d'espace qui le sépare de la paroi utérine. On a vu cependant des changements de place s'opérer encore au terme de la grossesse et même, bien que rarement, au début de l'acouchement lorsque le fœtus est petit et qu'il est plongé dans une grande quantité de liquide ammiotique.

Quels sont les avantages de l'attitude et de la situation ordinaires du fœtus à terme ?

Ces avantages sont : d'abord, le raccourcissement du corps fœtal qui, replié sur lui-même, devient une masse ovoïde longue seulement de 28 à 30 centimètres, et occupant le moins d'espace possible dans la cavité utérine ; ensuite, la protection que les extrémités fœtales réunies au devant du plan antérieur exercent sur le ventre, et particulièrement sur le cordon ombilical en le logeant dans leur intervalle ; enfin, la facilité avec laquelle pourra s'engager le fœtus reposant en bas presque toujours par l'extrémité de son diamètre longitudinal et présentant celui-ci à l'entrée du canal pelvien.

CONFORMATION EXTÉRIEURE DU FŒTUS A TERME

Quelles sont les parties extérieures du fœtus où se trouvent des particularités importantes ?

Ces parties sont :

La tête qui mérite une étude à part. Elle est recouverte de cheveux fins ayant 2 ou 3 centimètres de longeur ;

L'extrémité pelvienne qui dans la position accroupie du fœtus, constitue une masse volumineuse, mais susceptible d'amoindrissement. Cette partie de l'ovoïde fœtal est formée par le siége (réunion des fesses) et les pieds.

Les ongles qui sont durs et dépassent l'extrémité des doigts à la main, mais non aux orteils ;

La peau qui, ferme, lisse et d'une couleur rosée, se montre le plus souvent recouverte, surtout au dos, d'un enduit blanc, graisseux, appelé *enduit sébacé*, provenant d'une sécrétion de la peau mêlée à des débris d'épiderme.

TÊTE DU FŒTUS A TERME

Quelle est sa forme ?

Celle d'un ovoïde à grosse extrémité postérieure.

De combien de parties se compose-t-elle ?

De deux parties distinctes :

Le crâne, boîte osseuse complète, renfermant le cerveau, revêtue par le cuir chevelu dans la plus grande partie de son étendue et située au sommet de la tête ;

La face placée au dessous et en avant du crâne, formée par une réunion d'os recouverts de parties molles et remarquable par le nombre de ses enfoncements.

La face offre-t-elle autant d'intérêt que le crâne ?

Non, à cause de son peu de développement. Cependant il est nécessaire d'y remarquer la saillie du nez percée à sa base des deux narines, l'ouverture buccale et le menton auquel aboutissent deux diamètres importants.

Quels sont les os dont se compose le crâne?

Au sommet et sur les côtés, ce sont, d'arrière en avant : l'*occipital* ou *occiput*, les *pariétaux* au nombre de deux, réunis sur la ligne médiane, les *temporaux* placés au-dessous des précédents, le *frontal* situé en avant des pariétaux et divisé chez le fœtus en deux parties égales.

A la base, ce sont : le *sphénoïde et l'ethmoïde.*

Comment ces os sont-ils unis ?

Les os du crâne, avant de se toucher, et même de s'engréner comme plus tard quand l'ossification est complète, sont chez le fœtus à terme, séparés par des espaces étroits, remplis par une membrane résistante qui les maintient en leur permettant une certaine mobilité les uns sur les autres.

Quel nom portent ces intervalles membraneux?

Ceux qui séparent les bords osseux s'appellent *sutures*, ceux qui séparent les angles s'appellent *fontanelles.*

SUTURES

Quelles sont les sutures essentielles à connaître et comment sont-elles formées ?

Ces sutures sont ;

1° La SUTURE SAGITTALE qui va de la racine du nez à l'angle supérieur de l'occipital, et parcourt ainsi le crâne sur sa longueur en le divisant en deux parties égales. Elle est formée par l'intervalle membraneux qui sépare d'abord les deux portions du frontal, puis les bords supérieurs des pariétaux ;

2° La SUTURE FRONTO-PARIÉTALE qui coupe, en avant, la précédente à angle droit. Elle est formée par l'intervalle membraneux qui sépare le bord antérieur des deux pariétaux du bord supérieur du frontal. Cette suture moins importante que les autres, doit pourtant être connue parce qu'elle pourrait donner lieu à quelque méprise de diagnostic pendant le travail ;

3° La SUTURE LAMBDOÏDE en forme de v renversé, qui semble être la bifurcation postérieure de la suture sagittale. Elle est formée par l'intervalle qui sépare le bord postérieur des deux pariétaux des bords supérieurs de l'occipital.

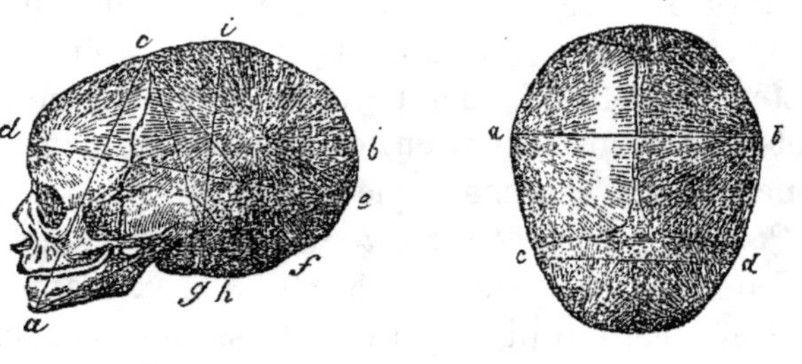

FIG. 49.   FIG. 50.

FONTANELLES

Quelles sont les fontanelles essentielles à connaî-tre et quels sont leurs caractères particuliers ?

Ces fontanelles sont :

1° La *fontanelle antérieure* ou *bregmatique* située sur le trajet de la suture sagittale au point où se rencontrent les angles correspondants des pariétaux. Cet intervalle membraneux est large de forme losan-gique, et ses deux bords supérieurs qui appartiennent aux pariétaux, sont plus courts et surtout plus durs que les deux autres formés par le frontal. Cette fontanelle ne s'efface jamais complètement quelle que soit la compression subie par la tête ;

2° La *fontanelle postérieure* ou *occipitale* située à l'extrémité postérieure de la suture sagittale, au point où se rencontrent les angles coupés des pariéteux et l'angle supérieur de l'occipital. Ici l'intervalle membraneux est étroit et de forme triangulaire.

Cette fontanelle s'efface entièrement pendant le travail. Bien plus, l'angle de l'occipal, lorsque la tête est fortement comprimée, va se cacher sous l'angle des pariétaux et il reste à la place de la fontanelle, une simple dépression.

Comment se distinguent ces fontanelles ?

Elles se distinguent :

1° Par la *forme ;* l'une est losangique, l'autre triangulaire :

2° Par les *dimensions* ; l'une est grande, l'autre petite ;

3° Par la *disposition des bords* qui les limitent, l'une a deux de ses bords durs parce que le travail d'ossification y est net et avancé, ce qui n'existe pas pour l'autre ;

4° Par *le nombre et la direction des sutures* qui en partent ; la fontanelle antérieure en possède quatre qui se séparent à angle droit, la fontanelle postérieure n'en a que trois qui s'en détachent en s'écartant bien davantage ;

5° Par *le degré d'effacement* pendant le travail, effacement incomplet pour la première et complet pour la seconde.

DIAMÈTRES DU FŒTUS

(Voir l'état du fœtus immédiatement avant l'accouchement).

FONCTIONS PRINCIPALES DU FŒTUS A TERME

Toutes les fonctions s'accomplissent-elles, chez le fœtus, dans les mêmes conditions et de la même manière qu'après la naissance ?

Non, parce que l'organisme fœtal fait partie de l'organisme maternel avec lequel il est en communication constante et duquel il reçoit tout formés les éléments de son organisation progressive.

Quelles sont les fonctions du fœtus qui s'exécutent suivant des conditions particulières ?

Ce sont, la nutrition et la circulation.

Quelles sont les autres fonctions fœtales qui méritent d'être remarquées ?

Ce sont, la sensibilité, la motilité et certaines sécrétions.

NUTRITION FŒTALE

Quelles sont les fonctions qui procurent à l'organisme les éléments de sa nutrition ?

Ce sont la digestion et la respiration.

Ces fonctions existent-elles chez le fœtus ?

Non, à moins de considérer l'élimination de l'acide carbonique par le placenta comme un acte respiratoire.

Où le fœtus puise-t-il alors les matériaux de sa nutrition ?

Il les puise : 1° dans le placenta où son sang les trouve complètement élaborés et dissous dans le sérum du sang maternel et où il se débarrasse en même temps de l'acide carbonique formé par la combustion des tissus ; 2° dans le foie qui lui fournit le glucose, substance tout aussi essentielle à la nutrition du fœtus qu'à celle de l'adulte.

CIRCULATION FŒTALE

En quoi consiste la circulation fœtale ?

La circulation du fœtus, complètement indépendante de celle de la mère, consiste dans le transport du sang enrichi de matériaux nutritifs, du placenta au cœur qui l'envoie dans tous les organes d'ou il revient pour se porter de nouveau au cœur qui le renvoie au placenta.

Quelle est la cause de la différence dans le mode de circulation avant et après la naissance ?

C'est l'absence de respiration pulmonaire chez le fœtus.

Quelles sont les dispositions organiques qui déterminent les particularités de la circulation fœtale ?

Ces dispositions, au nombre de quatre, sont :

1° La communication des deux oreillettes du cœur fœtal par un orifice appelé TROU DE BOTAL (F) ;

2° La communication de l'artère pulmonaire avec la crosse de l'aorte par un conduit assez court appelé CANAL ARTÉRIEL (G) ;

3° L'existence de deux troncs artériels, les ARTÈRES OMBILICALES (H) qui semblent, par leur volume, être la continuation des artères hypogastriques. Elles s'élèvent en cotoyant la vessie, montent derrière la paroi abdominale à côté l'une de l'autre, et sortent du ventre par l'ombilic pour continuer leur trajet dans le cordon ombilical jusqu'au placeuta :

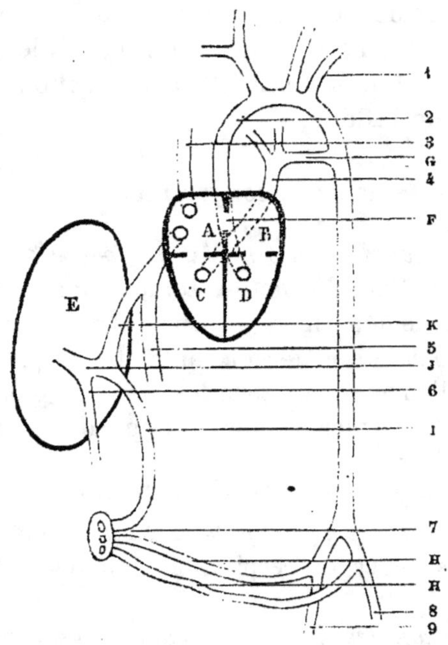

Fig. 51. — *Figure schématique montrant le système circulatoire du fœtus.*

A. Oreillette droite.
B. Oreillette gauche.
C. Ventricule droit.
D. Ventricule gauche.
E. Foie.
F. Trou de Botal.
G. Canal artériel.
H-H. Artères ombilicales.
I. Veine ombilicale.
J. Canal de réunion.

K. Canal veineux.
1. Une des branches ascendantes de l'Aorte.
2. Crosse de l'Aorte.
3. Veine cave supérieure.
4. Artère pulmonaire.
5. Veine cave inférieure.
6. Veine porte.
7. Ombilic.
8-9. Artères iliaques externes.

4° L'existence de la VEINE OMBILICALE (I) qui née du placenta parcourt le cordon ombilical, pénètre dans l'abdomen à travers l'ombilic, se porte directement au foie, et, arrivée dans le sillon de cet organe, se divise en deux branches : l'une qui s'abouche avec la veine porte et forme le *canal de réunion* (J), l'autre qui se porte directement dans la veine cave inférieure et constitue le *canal veineux* (K).

Quel est maintenant le cours du sang d'après les dispositions précédentes ?

Le sang parti du placenta où il s'est régénéré, suit la veine ombilicale qui le conduit, indirectement par le canal de réunion, directement par le canal veineux, dans la veine cave inférieure et de là dans l'oreillette droite du cœur. Celle-ci en se contractant le fait pénétrer, à travers le trou de Botal, dans l'oreillette gauche qui, à son tour, le pousse dans le ventricule gauche. Ce dernier le lance dans l'aorte et principalement dans les artères qui se détachent de la crosse, c'est-à-dire dans les branches destinées à la tête et aux parties supérieures du corps. Ce sang, après avoir alimenté les organes supérieurs, revient par la veine cave supérieure dans l'oreillette droite et descend directement dans le ventricule droit. En se contractant, ce ventricule le chasse dans l'artère pulmonaire.

Une portion de ce sang arrive dans les poumons uniquement pour les nourrir, tandis que la plus grand partie passe dans l'aorte par le canal artériel et se rend dans les artères ombilicales qui le conduisent dans le placenta où il va se régénérer.

Comme on le voit, l'oreillette droite est traversée par deux courants sanguins qui se croisent sans se confondre.

Dans ce cercle circulatoire, le sang régénéré est-il séparé du sang impur, comme après la naissance ?

Non. Le mélange des deux liquides est constant. Cependant les régions supérieures du corps fœtal sont celles qui évidemment reçoivent le sang le moins mélangé de sang revenu des organes.

A quel moment ces dispositions organiques cessent elles de servir à la circulation de l'enfant ?

A la naissance; c'est-à-dire lorsque s'établit la respiration.

Pourquoi cela ?

Parce que la fonction du placenta devient alors inutile, et, avec elle, toutes les conditions qui lui permettaient de s'exercer (artères et veine ombilicales), ainsi que certaines modifications dont le but était de ne laisser aux poumons que le sang nécessaire à leur nutrition (canal artériel, trou de Botal).

Quand et de quelle manière s'effectue l'oblitération de ces ouvertures fœtales ?

Cette oblitération s'opère dans les huit ou dix jours qui suivent la naissance.

Les artères et les veines ombilicales ainsi que le canal veineux, c'est-à-dire ceux des vaisseaux provisoires qui sont les plus éloignés du cœur, deviennent promptement imperméables. Les artères dès le second jour, la veine et le canal veineux au quatrième jour, ne laissent plus passer de sang, et ces canaux se transforment bientôt en cordons fibreux.

Le canal artériel et le trou de Botal s'oblitèrent les derniers, mais ne persistent guère au-delà du dixième jour. Le trou de Botal peut, cependant par exception, rester ouvert jusqu'à la fin de la première année, et, donner lieu pendant tout ce temps au fâcheux mélange des sangs veineux et artériel.

SENSIBILITÉ ET MOTILITÉ

Le fœtus est-il doué de sensibilité et de motilité ?

Oui. La motilité se manifeste de bonne heure et à tous les instants. Quant à la sensibilité, elle est démontrée par les mouvements actifs que provoque la compression du corps fœtal exercée, de l'extérieur à travers les parois abdominale et utérine.

SÉCRÉTIONS

Quelles sont les fonctions de sécrétion qui, chez le fœtus, offrent de l'intérêt ?

Ce sont : les sécrétions intestinales et la fonction urinaire.

Quel est le produit des sécrétions intestinales ?

C'est le *méconium,*

Qu'est-ce que le méconium ?

Le méconium est une matière d'un noir verdâtre, épaisse, collante, formée d'un mélange de bile et de liquides intestinaux.

Où se trouve-t-il ?

Dans le petit intestin jusqu'au cinquième mois. Il passe ensuite dans le gros intestin où il s'accumule jusqu'au moment de son expulsion, c'est-à-dire jusqu'aux premières heures qui suivent la naissance.

Que présente de particulier la fonction urinaire ?

L'expulsion et le mélange avec le liquide amniotique de l'urine fœtale au fur et à mesure que, sécrétée par les reins, elle arrive dans la vessie.

Constitution des œufs dans la grossesse multiple

Comment se développent les œufs dans la grossesse multiple ?

Chacun d'eux se développe comme s'il était seul, et présente la succession des phénomènes précédemment étudiés.

Quelle est leur constitution à terme ?

Chaque œuf présente une enveloppe membraneuse distincte contenant le liquide amniotique, un placenta et un cordon ombilical particuliers et complets. Les œufs sont adossés l'un à l'autre sur une très grande partie de leur surface extérieure, et adhérents par quelques filaments faciles à déchirer. Ils forment par cet accolement une véritable cloison de séparation entre les fœtus.

Les placentas sont-ils isolés ?

Non, dans un grand nombre de cas. On les trouve alors soudés par un point de leur circonférence sans qu'il existe entre eux de communication vasculaire.

Observe-t-on des exceptions à cette constitution normale ?

Oui ; mais elles sont rares. Ainsi on voit quelquefois les placentas de deux œufs distincts communiquer entre eux, ce qui fait un précepte, dans les accouchements gemellaires, de lier le bout placentaire du cordon appartenant au premier enfant expulsé. On peut rencontrer enfin, mais très rarement, les deux fœtus dans la même poche et les deux pla-

centas confondus en une masse commune, donnant
insertion à deux cordons ombilicaux.

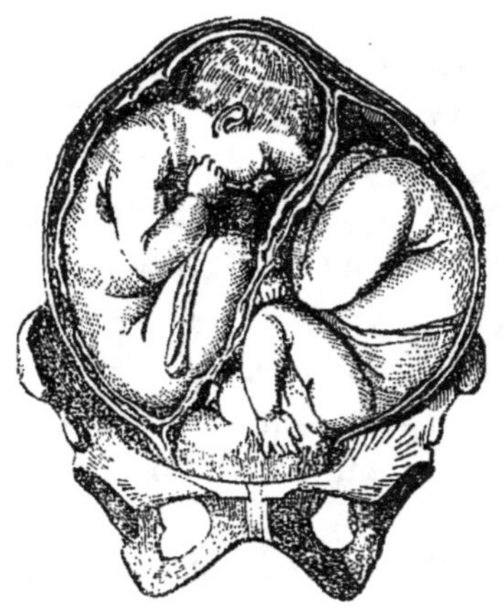

Fig. 52.

*Comment les deux fœtus sont-il placés dans l'u-
térus ?*

Chacun d'eux est pelotonné sur lui-même comme
s'il était seul. De plus, tantôt les deux sont renversés, la tête en bas ; tantôt, mais un peu moins souvent, ils reposent sur le segment inférieur l'un par la
tête l'autre par le siége, rarement tous les deux par
le siége.

PHÉNOMÈNES MATERNELS DE LA GROSSESSE

*Qu'appelle-t-on phénomènes maternels de la gros-
sesse ?*

On désigne ainsi les modifications progressives qui

s'opèrent dans l'organisme maternel en même temps que les phénomenes ovo-embryonnaires et sous leur influence.

Que remarque-t-on en les comparant aux phéno- mènes ovo-embryonnaires ?

On remarque qu'ils sont généralement sensibles et appréciables tandis que les phénomènes ovo-em- bryonnaires sont presque tous intimes et cachés.

Les phénomènes maternels ne sont-ils pas suscep- tibles d'une division naturelle ?

Oui. Ils se distinguent en :

1° Ceux qui s'opèrent dans l'appareil de la généra- tion et ses annexes ;

2° Ceux qui s'observent du côté des fonctions gé- nérales.

Quelle différence existe-t-il entre ces deux catégo- ries ?

Les modifications de l'appareil de la génération et de ses annexes sont constantes et nécessaires. Elles sont dues à l'action directe des phénomènes de l'œuf ou de leurs conséquences immédiates ; tandis que les modifications des fonctions générales de la femme sont variables et non essentielles à l'état de grossesse. Elles révèlent seulement l'influence indirecte des phé- nomènes ovo-embryonnaires sur ces fonctions.

Quels sont les organes de l'appareil générateur et leurs parties annexes particulièrement modifiés pendant la grossesse ?

Ces organes et ces parties sont :

L'utérus ;
Les mamelles;
Le vagin ;
Les symphyses pelviennes.

Quelles sont les fonctions générales modifiées pendant la grossesse ?

Ces fonctions sont :

La digestion ;
Certaines sécrétions ;
L'innervation ;
La circulation ;
La respiration.

Modifications de l'utérus

Les modifications de l'utérus intéressent-elles une partie ou la totalité de l'organe ?

Elles l'atteignent dans toutes ses parties et sous tous les rapports, au point de le transformer.

Pourquoi ce changement si complet ?

Parce que l'utérus pendant la grossesse, est chargé de fonctions capitales qui lui imposent des conditions nouvelles d'organisation. Ainsi, outre l'abri et la protection qu'il doit à l'œuf, il est destiné à lui transmettre les matériaux de sa nutrition et à préparer son expulsion pour le moment de la maturité.

Comment doit-on diviser les modifications de l'utérus ?

De la manière suivante :

Modifications du corps ;
Modifications du col ;
Modifications de structure ;
Modifications de propriétés et de fonction.

MODIFICATIONS DU CORPS

*Quelles sont les modifications du corps de l'u-
térus ?*

Ce sont :

L'augmentation de volume ;
Les changements de forme ;
Les déviations de l'organe ;
La rotation sur son axe ;
Le ramollissement et l'épaississement partiel
des parois.

Augmentation de volume

*En quoi consiste l'augmentation de volume du
corps de l'utérus ?*

En un accroissement des dimensions de l'organe,
développement progressif, continu et un peu plus rapide à la fin qu'au commencement de la grossesse.

*Toutes les parties du corps utérin contribuent-
elles également à cet accroissement ?*

Non, L'ampliation se fait, dans les six premiers
mois, surtout aux dépens du fond ; et, à la fin, principalement aux dépens du segment inférieur.

*L'ampliation de l'utérus est-elle le résultat d'une
dilatation forcée de cet organe déterminée par l'accroissement de l'œuf ?*

Non. L'utérus augmente de volume et de capacité
en vertu d'une force qui lui est propre, bien que
mise en jeu par la présence de l'œuf.

Quelles sont, pour l'organe lui-même, les effets de cette augmentation de volume ?

Ce sont :

L'ascension de l'utérus ;

L'élévation du fond de l'organe.

En quoi consiste l'ascension de l'utérus ?

En un mouvement remarquable par lequel cet organe, vers la fin du troisième mois, trop à l'étroit dans l'excavation où il s'est développé jusqu'alors, s'élève et monte à mesure que son volume s'accroit, pour se loger dans la cavité abdominale, immédiatement au-dessus du détroit supérieur sur lequel il s'appuie.

Comment s'opère l'élévation du fond de l'utérus ?

Cette élévation, conséquence forcée d'abord de l'ascension puis de l'accroissement total de l'organe, s'opère graduellement et d'une manière évidente. Ainsi : à trois mois, le fond de l'organe dépasse un peu les pubis ; à six mois, il se trouve un peu au-dessus de l'ombilic ; au neuvième mois, il arrive au creux épigastrique d'où il descend visiblement, pendant la dernière quinzaine de la grossesse, à cause d'un certain degré d'engagement de sa partie inférieure à travers le détroit supérieur.

Quelles sont les conséquences de l'augmentation de volume, de l'ascension, et de l'élévation de l'utérus ?

Ce sont, à l'intérieur : L'APPLICATION, SUR LES COTÉS DE L'UTÉRUS, DES OVAIRES, DES TROMPES ET DES LIGAMENTS LARGES ; L'ALLONGEMENT DES LIGAMENTS RONDS ; L'APLATISSEMENT et le REFOULEMENT DU RECTUM A GAUCHE ; L'ÉLÉVATION DE LA VESSIE entraînée par l'utérus au-dessus du détroit supérieur, et du canal de l'urèthre qui devient vertical et se place derrière les pubis ; la COMPRESSION DES VAISSEAUX ILIAQUES, dont les effets ordinaires, lorsqu'elle est prononcée, sont : les *hémorroïdes*, les *varices* de la vulve, des jambes, et parfois l'œdème des membres inférieurs ; le REFOULEMENT EN HAUT ET SURTOUT A GAUCHE, DU PAQUET INTESTINAL.

A l'extérieur, ces conséquences sont : la DISTENSION GRADUELLE DE LA PAROI ABDOMINALE déterminant, à la fin, vers sa partie inférieure des écartements, des fentes de la couche superficielle de la peau, appelés *vergetures*, et, sur la ligne médiane, un écartement considérable des deux muscles droits ; pendant les deuxième et troisième mois de la grossesse, un léger degré D'APLATISSEMENT DU BAS-VENTRE et L'ENFONCEMENT DE LA CICATRICE OMBILICALE attirée par l'utérus, qui, se renversant en arrière, entraîne la vessie et le cordon de l'ouraque ; à partir du quatrième mois, la SAILLIE GRADUELLE DU VENTRE et L'EFFACEMENT DE LA DÉPRESSION OMBILICALE qui devient même proéminente pendant les trois derniers mois.

Changements de forme

En quoi consistent les changements de forme du corps de l'utérus ?

En une série de déformations. Ainsi, l'utérus, qui à l'état de vacuité est aplati sur ses deux faces, s'arrondit d'abord, devient sphéroïde ; puis, vers le sixième mois, prend la forme d'un ovoïde légèrement aplati d'avant en arrière, dont la petite extrémité se trouve en bas.

Déviations

Qu'appelle-t-on déviations du corps de l'utérus ?

On désigne ainsi les changements qui s'opèrent dans la direction de cette partie de l'organe. Au début, le corps utérin se porte en arrière et un peu à droite vers la concavité du sacrum. Puis, tout en se développant dans la cavité abdominale, il s'incline de plus en plus en avant et à droite.

A quoi est due cette dernière déviation ?

A plusieurs causes réunies : La faible résistance de la paroi abdominale, la saillie de la colonne vertébrale et la présence à gauche de la masse intestinale.

Rotation

En quoi consiste la rotation de l'utérus sur son axe ?

En un mouvement de l'organe sur lui-même, par lequel le côté gauche se tourne en avant et la face antérieure un peu à droite.

Ramollissement

A quelle époque et à quel degré se produit le ramollissement des parois utérines ?

Il débute de bonne heure, va croissant jusqu'à la fin et devient très prononcé. Il permet alors de distinguer nettement, à la palpation, les membres du fœtus, parfois même le liquide amniotique.

Épaississement partiel

Quel est le point où l'utérus présente un épais-sissement de parois ?

C'est celui où s'insère le placenta. Cet épaississe-ment est surtout marqué vers la fin de la grossesse. Partout ailleurs, l'épaisseur des parois reste à peu près celle de l'utérus à l'état de vacuité ; ce qui, en raison de l'étendue des parois utérines, fait com-prendre le développement énorme que subit le tissu de l'organe pendant la grossesse.

MODIFICATIONS DU COL

Le col de l'utérus participe-t-il beaucoup aux modifications qui se produisent dans le corps ?

Non. A part les changements de situation et de direction qui lui sont imposés par le corps, tous les autres lui sont particuliers et indiquent une prépara-tion plus ou moins éloignée au rôle spécial qu'il doit remplir pendant l'accouchement.

Quelles sont les modifications du col de l'utérus ?
Ce sont :

Le ramollissement ;
L'élargissement de la cavité et des orifices ;
L'effacement ;
L'élévation ;
Les déviations ;
L'hypersécrétion.

Ramollissement

En quoi consiste le ramollissement du col ?
En une diminution très prononcée de la consis-

tance, ordinairement ferme, du col, sans altération morbide de son tissu. Cette partie de l'organe se ramollit au point de donner au toucher la sensation de la mollesse du vagin.

Quand se produit-il et comment se font ses progrès ?

Le ramollissement commence dès le début de la grossesse et par l'extrémité inférieure du col.

A la fin du troisième mois, le ramollissement n'a guère atteint encore que la muqueuse et une faible partie du tissu sous-jacent. Il semble à ce moment qu'on touche un corps dur recouvert d'un drap épais ou d'une lame de caoutchouc.

A partir du quatrième mois, le ramollissement envahit peu à peu le col de bas en haut. Il arrive, à la fin du sixième, à la moitié de la portion vaginale. Il occupe entièrement celle-ci dès le début du neuvième mois, et il se propage ensuite jusqu'à l'orifice interne.

Élargissement

En quoi consiste l'élargissement de la cavité et des orifices du col ?

En un écartement spontané des parois du col, et des bords de ses orifices.

Cet élargissement ne s'opère-t-il pas à une époque de la grossesse différente chez la primipare et chez la multipare ?

Oui. Chez la PRIMIPARE, l'orifice externe, qui, avant la grossesse, était une simple fente transversale, s'arrondit de bonne heure et devient circulaire. Malgré le prompt ramollissement de ses bords, il ne

s'ouvre guère qu'au septième mois, ou même qu'à la
fin de la grossesse. Il n'en est pas de même de la
cavité du col qui subit, avant cette ouverture,
une dilatation à sa partie moyenne en forme de fu-
seau. Quant à l'orifice interne, il ne commence à
s'ouvrir qu'au début du travail.

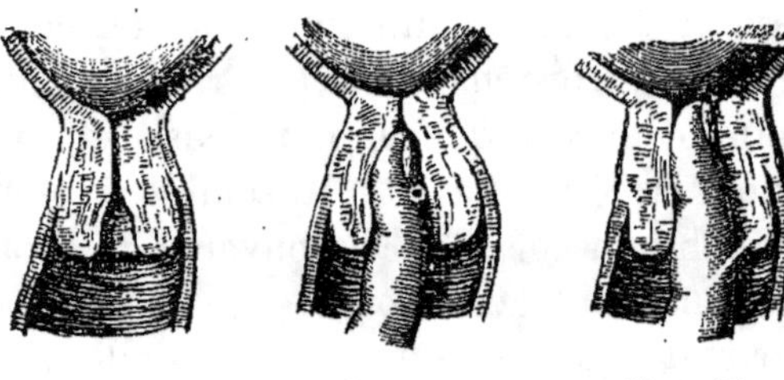

FIG. 53.   FIG. 54.   FIG. 55.

Chez la MULTIPARE, au contraire, l'orifice externe,
qui, avant la grossesse, était resté entr'ouvert à la
suite des déchirures d'un ou de plusieurs accouchements, s'élargit dès le troisième mois. La cavité du
col s'agrandit ensuite peu à peu et de bas en haut,
mais en forme d'éteignoir ou d'entonnoir renversé.
Quand à l'orifice interne, il s'ouvre déjà au neuvième mois, quelquefois plus tôt, et permet de toucher
la partie fœtale à travers les membranes.

Effacement

Qu'est-ce que l'effacement du col ?
C'est la disparition complète du col, c'est-à-dire
des portions vaginale et sus-vaginale jusqu'à l'orifice
interne.

Quand cet effacement commence-t-il à se produire ?

Au début de la dernière quinzaine de la grossesse. Jusqu'alors le col conserve à peu près toute sa longueur. Cet effacement s'achève ensuite dans peu de jours.

Comment s'opère-t-il ?

Par un affaissement du col sur sa base, c'est-à-dire de bas en haut, sous l'influence des contractions plus ou moins indolores qui précèdent le travail. Les bords de l'orifice externe élargi, ainsi que le tissu du col entièrement ramolli, s'appliquent ainsi autour de l'orifice interne dont ils épaississent un peu le pourtour. Il ne reste donc plus du col de l'utérus que l'orifice interne entouré d'un bourrelet. C'est dans cet état qu'il se trouve au moment du travail.

Elévation

A quel moment s'effectue l'élévation du col ?

Au début du quatrième mois, lorsque l'utérus sort du bassin pour occuper la cavité abdominale. Néanmoins, il reste jusqu'à la fin accessible au toucher.

Déviations

En quoi consistent les déviations du corps ?

En des changements de direction inverses de ceux du corps. Ainsi, le col se rapproche, au début, de la symphyse des pubis où on l'atteint très facilement, puis il se porte en arrière et à gauche où, presque toujours, on le trouve pendant les six derniers mois

de la grossesse et surtout au commencement du
travail.

A quoi sont dues ces déviations ?

Aux déviations du corps de l'utérus, l'axe du col,
jusque vers la fin de la gestation, ne s'écartant pas
de l'axe de l'organe.

Hypersécrétion

Qu'appelle-t-on hypersécrétion du col ?

On désigne ainsi une plus grande abondance de la
sécrétion normale de la muqueuse du col, sous l'influence du ramollissement. Cette hypersécrétion
donne lieu à la formation d'un *bouchon muqueux
gélatiniforme* contenu et fixé dans la cavité cervicale.

MODIFICATIONS DE STRUCTURE

*Quels sont les tissus de l'utérus où se produi-
sent ces modifications ?*

Ce sont :
- Le péritoine utérin ;
- La tunique musculaire ;
- La muqueuse ;
- Les vaisseaux et les nerfs.

Que se passe-t-il du côté du PÉRITOINE UTÉRIN?

Cette couche s'étend en surface à mesure que s'accroit le volume de l'utérus, et cela sans s'amincir.
Elle n'abandonne en effet aucune des parties de l'organe qu'elle recouvrait avant la grossesse, tout en
participant au développement général.

Quelle est la modification qui se produit dans la TUNIQUE MUSCULAIRE DE L'UTÉRUS?

Cette modification déjà connue, est un développement progressif en étendue de cette couche, d'où résulte l'agrandissement de la cavité utérine sans amincissement de ses parois. (Voir structure de l'utérus pendant la grossesse, pages 63, 64).

Que devient la MUQUEUSE?

Hypertrophiée dès le début de la grossesse, elle s'attache promptement à l'œuf sous le nom de *Caduque*, et se trouve remplacée, dès le quatrième mois, par les premiers éléments d'une nouvelle muqueuse dont l'organisation fort lente, n'est complète que quatre semaines après l'accouchement (voir formation de la caduque, page 91). Quant à la muqueuse du col, elle reste adhérente.

Les VAISSEAUX *et les* NERFS *participent-ils à l'hypertrophie générale?*

Oui. Les artères se dilatent, mais sans se multiplier ; et c'est à cet élargissement et à l'irruption d'une grande quantité de sang dans ces vaisseaux qu'est dû le BRUIT DE SOUFFLE UTÉRIN.

Les veines subissent les mêmes modifications. Ainsi, dans la couche musculaire elles se transforment en canaux larges, communiquant entre eux, appelés *sinus*, dont les parois adhèrent intimement au tissu musculaire, développement qui est surtout prononcé dans le point correspondant au placenta.

Les vaisseaux lymphatiques ainsi que les nerfs participent aussi au développement général.

Cet accroissement organique, surtout musculaire, augmente-t-il beaucoup le poids de l'utérus ?

Oui. A la fin de la grossesse, l'utérus pèse environ vingt fois plus qu'à l'état de vacuité.

MODIFICATIONS DE PROPRIÉTÉS ET DE FONCTION

Quelles sont les principales propriétés de l'utérus développées par la grossesse?

Ce sont :

La contractilité ;

La rétractilité.

Quelle est la fonction utérine particulièrement atteinte par la grossesse?

La menstruation.

Qu'est-ce que la CONTRACTILITÉ *de l'utérus ?*

La contractilité de l'utérus est la faculté que possède cet organe de se resserrer sur son contenu. Ce resserrement, à la fois intermittent, douloureux et involontaire, constitue la CONTRACTION.

Existe-t-elle à l'état de vacuité ?

Oui, mais faiblement. Ainsi, on observe des contractions douloureuses de l'utérus dans les menstruations difficiles.

Que devient cette propriété pendant la grossesse ?

Elle s'accroît de plus en plus à mesure que se développe et se perfectionne le tissu musculaire utérin, et elle est arrivée à sa plus grande puissance au moment du travail.

Quels sont les effets de la contraction utérine, pendant et après l'accouchement ?

Ces effets sont l'expulsion du fœtus et de l'arrièrefaix, puis celle des caillots qui se forment dans l'utérus après la délivrance.

Qu'est-ce que la RÉTRACTILITÉ *de l'utérus ?*

La rétractilité de l'utérus est la faculté que possède

cet organe vidé en partie ou en totalité, de revenir sur lui-même d'une manière permanente. Ce resserrement continu s'appelle RÉTRACTION.

L'observe-t-on à l'état de vacuité?

Oui ; mais, comme la contraction, elle est peu prononcée.

Que devient cette propriété pendant la grossesse ?

Elle s'accroît de la même manière et pour les mêmes raisons que la contractilité.

Quand la rétraction commence-t-elle à s'opérer?

Pendant le travail, et particulièrement à partir de la rupture de la poche des eaux.

Quels sont alors ses effets ?

Pendant l'expulsion, elle maintient, dans l'intervalle des contractions, le parois de l'utérus constamment appliquées sur le fœtus.

Le travail achevé, la rétraction, après avoir fait subir à l'organe une réduction des plus prononcées, achève le décollement du placenta lorsque les dernières contractions n'ont pas suffi à opérer cette séparation, et elle ferme en même temps les orifices des vaisseaux utéro-placentaires déchirés.

Après l'accouchement enfin, la rétraction, contribue puissamment au retour de l'organe à ses dimensions normales.

Outre la contractilité et la rétractilité, le muscle utérin une fois développé, ne possède-t-il pas encore une autre propriété ?

Oui, comme tous les tissus musculaires il est doué, d'*irritabilité* ou *sensibilité organique*. Cette propriété permet d'obtenir ou de réveiller les contractions utérines par des excitations du col (titillation, dilatation) et elle explique le redoublement de ces contractions lorsque la paroi utérine, après la sortie des eaux amniotiques, s'applique sur les inégalités fœtales.

Que devient la MENSTRUATION *pendant la grossesse?*

Elle est ordinairement supprimée.

Quelle est la cause de cette suppression ?

C'est l'inaction de l'ovaire pendant toute la durée de la grossesse. Aucun ovule ne mûrit ; par suite, l'hémorrhagie menstruelle n'a plus sa provocation périodique.

Modifications des mamelles

Quels sont les premiers phénomènes observés du côté des mamelles pendant la grossesse?

Ce sont : le GONFLEMENT général de ces organes et les PICOTEMENTS DOULOUREUX que la femme y ressent.

Quand se produisent-ils ?

Au début de la grossesse.

La tuméfaction des seins va-t-elle toujours croissant jusqu'à la fin ?

Oui. Elle augmente surtout considérablement pendant les derniers mois. Les veines deviennent alors plus apparentes et la peau du sein, trop distendue, peut s'érailler comme celle du ventre à la fin de la grossesse.

A quelle époque le mamelon et l'aréole commencent-ils à se gonfler?

Vers le quatrième mois seulement.

Qu'observe-t-on en même temps?

La COLORATION BRUNE DE L'ARÉOLE ET DU MAMELON.

Ordinairement rosées ces parties du sein deviennent plus ou moins foncées suivant le teint de la femme.

Que remarque-t-on, en outre, sur l'aréole?

On y remarque de petites éminences arrondies appelées TUBERCULES PAPILLAIRES, au nombre de douze à vingt. Elles résultent de l'hypertrophie des glandes sébacées aréolaires. En les comprimant, on en fait sortir un liquide d'un blanc jaunâtre.

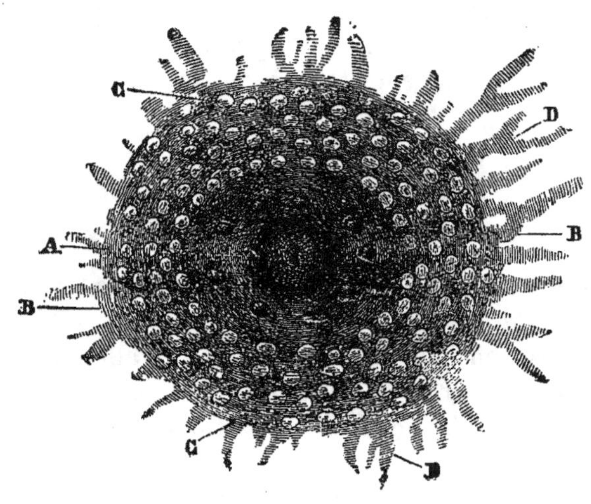

FIG. 56. — *Partie centrale et extérieure du sein.*

A. Mamelon.
B. Aréole brune et tubercules papillaires.
C. Aréole mouchetée.
D. Commencement des éraillures de la peau du sein.

Plus tard, vers le sixième mois, que voit-on apparaître autour de l'aréole mammaire ?

On y voit une seconde aréole qui diffère de la précédente. Elle est brune comme celle-ci, mais moins étendue et surtout parsemée de petites taches blanches de forme arrondie, qui sont autant de points où manque la teinte brune. C'est l'ARÉOLE MOUCHETÉE.

Cette activité des mamelles ne provoque-t-elle pas une sécrétion particulière ?

Oui, celle du COLOSTRUM, liquide visqueux et jaunâtre qu'on peut exprimer du sein à partir du milieu de la grossesse.

A quel moment le colostrum est-il remplacé par le lait ?

Vers le troisième ou le quatrième jour des suites de couches, au moment où apparaît la réaction fébrile appelée communément fièvre de lait.

Modifications du vagin

En quoi consistent les modifications du vagin, dues à la grossesse ?

Elles consistent d'abord dans un allongement de ce canal entraîné en haut par l'utérus, et un certain degré d'élargissement de sa partie supérieure.

La muqueuse vaginale est, en outre, le siége de modifications importantes. Ainsi, elle prend une coloration foncée et bleuâtre, dite COLORATION ARDOISÉE, due à la dilatation des veines et à un certain embarras de la circulation dans les vaisseaux, déterminés par le développement de l'utérus. Durant toute la grossesse, mais surtout à la fin, la muqueuse sécrète un LIQUIDE, BLANCHATRE, crémeux, que les femmes prennent pour du lait déplacé et qui ne doit pas être confondu avec la sécrétion glaireuse du col utérin particulière au travail. Elle devient parfois, vers le septième mois, le siége d'une éruption granuleuse désignée sous le nom de VAGINITE GRANULEUSE.

De plus, les artères du fond du vagin, se développent souvent au point de donner lieu, surtout en arrière, à des pulsations qui constituent le POULS VAGINAL.

Modification des symphyses pelviennes

Quelle est la modification dont il s'agit?

C'est un RELACHEMENT DES SYMPHYSES sacro-iliaques et pubienne due à une infiltration séreuse de ces articulations et, par suite, à une diminution de résistance des ligaments et cartilages qui réunissent leurs os.

Quand ce relâchement s'observe-t-il d'ordinaire?

Pendant les trois derniers mois.

Se produit-il toujours au même degré?

Non. Ordinairement léger, il peut se prononcer au point de rendre la marche difficile et douloureuse, ce qui n'empêche pas le raffermissement des articulations relâchées, après l'accouchement, mais plus ou moins rapidement selon le degré de cette modification.

Modifications de la digestion

Quelles sont les modifications de la fonction digestive observées pendant la grossesse?

Ce sont des troubles indiquant presque toujours un affaiblissement ou une perversion de cette fonction.

. Ainsi, la femme éprouve souvent une DIMINUTION D'APPÉTIT ou seulement de la RÉPUGNANCE POUR CERTAINS ALIMENTS, quelquefois une PERVERSION DU GOÛT qui la porte à repousser les aliments qu'elle avait préférés jusqu'alors pour les remplacer par des substances ordinairement rejetées ou non alimentaires (charbon); mais surtout des NAUSÉES ou envies de vomir qui ne tardent pas à amener des VOMISSEMENTS fréquents d'eau ou de glaires, souvent colorés par un peu de bile et survenant particulièrement le matin, aux premiers mouvements du lever. Ces vomissements arrivent quelquefois après le repas et expulsent alors presque toujours les aliments ingérés.

A quelle époque de la grossesse ces troubles digestifs surviennent-ils ordinairement ?

Dès le début. Cependant on voit souvent les vomissements ne se produire qu'après la première suppression menstruelle.

Ces troubles sont-ils constants?

Non. Ils peuvent manquer, mais par exception.

Quand cessent-ils ?

En général vers la fin du troisième mois. Dans certains cas, ils se prolongent jusqu'au milieu de la grossesse.

Les vomissements ne reparaissent-ils pas quelquefois vers la fin de la grossesse ?

Oui. On les voit parfois revenir sous l'influence de la compression que l'ovoïde utérin exerce sur l'estomac.

Quel est, chez la femme enceinte, le trouble habituel de la défécation ?

C'est la CONSTIPATION.

Comment doit-on l'expliquer?

Au début, par l'affaiblissement de la sensibilité organique du rectum ; à la fin, par la compression que subit ce réservoir.

Modifications de certaines sécrétions

Quelles sont les principales sécrétions modifiées dans l'état de grossesse ?

Ce sont :

La sécrétion urinaire ;

La sécrétion pigmentaire de la peau ;

La sécrétion salivaire ;

La sécrétion osseuse.

Sécrétion urinaire

Que présente de particulier l'urine des femmes enceintes ?

Un produit appelé KYESTÉINE, qui se forme dans ce liquide peu de temps après l'émission.

Comment se manifeste le phénomène?

De la manière suivante : l'urine laissée en repos dans un verre à pied, présente, deux ou trois jours après, à la surface du liquide, une pellicule blanchâtre ressemblant à la couche nébuleuse du bouillon de viande refroidi, et parsemée de petits points brillants, cristallins. C'est cette pellicule qui constitue la kyestéine.

A quoi la kyestéine est-elle due ?

A la modification au contact de l'air (oxydation),

d'un élément azoté existant normalement en faible quantité dans l'urine, mais abondant chez la femme enceinte.

Se montre-t-elle durant toute la grossesse?

Non. La kyestéine n'est bien évidente que du troisième au sixième mois,

La pellicule de kyestéine ne peut-elle pas être confondue avec une production d'apparence analogue ?

Oui, avec la pellicule qui résulte de la décomposition de l'urine. Mais la putréfaction, qui ne survient guère avant le cinquième ou le sixième jour, se reconnaîtra à l'odeur fortement ammoniacale dégagée par le liquide.

La kyéstéine se produit-elle constamment dans l'état de grossesse ?

Non. Mais elle manque bien rarement chez la femme enceinte bien portante. La pellicule urinaire, après s'être montrée, disparaît, en effet, lorsque une maladie vient troubler la gestation.

N'observe-t-on pas encore une autre particularité dans l'urine de la femme enceinte ?

Oui, la présence de l'ALBUMINE, du troisième au huitième mois, modification qui portée à un degré excessif, constitue l'albuminurie (voir pathologie de la grossesse).

Sécrétion pigmentaire de la peau

Que présente de particulier la coloration de la peau chez la femme enceinte?

Des taches brunes sur divers points, provenant

d'une accumulation des éléments (cellules pigmentaires) qui normalement déterminent la couleur de la peau.

Où rencontre-t-on ces altérations de couleur ?

On les rencontre d'abord sur les seins, où elles produisent la couleur brune du mamelon et de l'aréole ainsi que l'aréole mouchetée. On observe, de plus, à partir du sixième mois de la grossesse, une ligne brune, tracée, comme avec un pinceau, de l'ombilic au mont de Vénus ; c'est la LIGNE BRUNE VENTRALE. Enfin, cette coloration pigmentaire envahit quelquefois le pli et le haut des cuisses, une partie du ventre et très-souvent les grandes lèvres.

Pendant les trois ou quatre derniers mois de la grossesse ne remarque-t-on pas quelque chose de même nature sur le visage de la femme ?

Oui. On aperçoit sur le visage des tâches plus ou moins brunes qui s'ajoutent à une certaine altération des traits et constituent le MASQUE des femmes enceintes.

Sécrétion salivaire

Que remarque-t-on souvent de particulier dans la sécrétion salivaire de la femme enceinte ?

Dès le début de la grossesse et en même temps que les troubles digestifs, une production abondante de salive, appelée PTYALISME, sans gonflement des gencives ni odeur fétide de la bouche. Ce flux salivaire oblige la femme à des crachotements.

Quelle est la durée ordinaire du ptyalisme ?
Un ou deux mois.

Sécrétion osseuse

Que se produit-il de particulier à la face interne des os du crâne chez bon nombre de femmes enceintes ?

Des dépôts de substance osseuse sous forme de plaques, d'abord molles, puis dures, appelées OSTÉOPHYTES CRANIENS. Ces plaques en se réunissant peuvent tapisser entièrement l'intérieur de la boîte crânienne. Elles disparaissent après la grossesse.

Modifications de l'innervation

Quelles sont les modifications qui attestent l'influence de la grossesse sur l'innervation de la femme ?

Ce sont : au début, une disposition aux SYNCOPES, des NÉVRALGIES telles que l'odontalgie (douleur de dent sans carie) la céphalalgie, etc..., des TROUBLES SENSORIELS (diminution de la vue, de l'ouïe, intolérance pour certaines odeurs, etc.)

La grossesse ne trouble-t-elle pas aussi la sensibilité, parfois même l'intelligence ?

Oui. Ainsi, pendant les premiers mois surtout, la femme est souvent impressionnable. Son caractère peut se modifier profondément et devenir irritable ou mélancolique ou même extraordinairement gai. Le sommeil manque parfois en partie ou complétement. Enfin, l'intelligence elle-même peut s'altérer et produire des idées bizarres, des attraits et des répulsions inexplicables.

Modification de la circulation

Que se passe-t-il du côté de la circulation générale, pendant la grossesse ?

Elle devient plus active et la chaleur du sang est légèrement augmentée.

A quelle époque de la grossesse observe-t-on surtout cette modification ?

Pendant la seconde moitié.

A quoi est due cette activité dans le sang ?

Elle est due : 1° à un CERTAIN DEGRÉ D'HYPERTROPHIE DU CŒUR, qui disparaît après l'accouchement ; 2° à une MODIFICATION DANS LA COMPOSITION DU SANG dont la quantité d'eau (sérum) et de fibrine augmentent, surtout à la fin, tandis que celle des globules diminue de plus en plus à mesure que s'approche le terme.

Comment appelle-t-on cette modification du liquide sanguin ?

On l'appelle HYDROÉMIE (sang aqueux) ; c'est la modification spéciale et physiologique de la grossesse.

Que résulte-t-il de cette hydroémie physiologique lorsqu'elle est prononcée ?

Il n'en résulte ordinairement aucune maladie, mais presque toujours une série de malaises. Ainsi, au début, cet appauvrissement du sang, accru par les troubles digestifs, développe une véritable CHLORO-ANÉMIE caractérisée par la pâleur et l'altération du visage, une fatigue générale, un peu d'amaigrissement, de l'essoufflement et des palpitations de cœur.

Tous ces symptômes persistent-ils jusqu'à la fin de la grossesse ?

Non. Ils sont ordinairement remplacés, vers le sixième mois, lorsque les troubles digestifs ont cessé et la nutrition est devenue plus active, par la coloration de la face, la vivacité habituelle du regard, le retour des forces et de l'embonpoint ordinaires.

Lorsque cette réaction est portée à l'excès, qu'engendre-t-elle ?

Elle engendre la *pléthore* qu'on observe quelquefois, mais qui fait partie des maladies de la grossesse.

La chloro-anémie ne peut-elle pas persister, s'exagérer même, et donner lieu à une maladie particulière ?

Oui. Elle peut dégénérer en *cachexie séreuse*, maladie grave de la femme enceinte.

Modification de la respiration

En quoi consiste cette modification pendant la grossesse ?

En une gêne de la fonction respiratoire, qui est surtout prononcée à la fin, lorsque l'utérus arrivé jusqu'à l'épigastre, repousse en haut le diaphragme et diminue ainsi la capacité de la cavité thoracique. Dans les derniers jours, la respiration devient plus facile grâce à l'abaissement de l'ovoïde utérin.

Un certain essoufflement ne se produit-il pas quelquefois, sous l'influence d'une autre cause ?

Oui, sous l'influence de la chloro-anémie.

DIAGNOSTIC DE LA GROSSESSE

Qu'est-ce que le diagnostic de la grossesse ?

C'est le travail de recherche et d'appréciation qui a pour objet essentiel de faire connaître l'existence de la grossesse.

Sur quoi repose, par suite, ce diagnostic ?

Sur une double opération : l'une qui consiste dans la recherche des caractères ou signes de la grossesse ; l'autre dans l'appréciation de leur valeur.

Pour établir ce diagnostic chez la femme enceinte que faut-il bien connaître auparavant ?

Trois points essentiels :

> Les signes de la grossesse, c'est-à-dire les phénomènes qui méritent ce nom, leur valeur et leur ordre d'apparition ;
>
> L'examen de la femme enceinte ;
>
> Le diagnostic différentiel de la grossesse.

Signes de la grossesse

Qu'appelle-t-on signes de la grossesse ?

On appelle ainsi les phénomènes de la grossesse

qui peuvent être appréciés et d'après lesquels on peut la reconnaître.

Quels sont ces phénomènes ?

Ce sont la plupart des phénomènes maternels et certains phénomènes ovo-embryonnaires.

Tous ces signes ont-ils la même valeur ?

Non. Sous ce rapport, il existe entre eux de grandes différences. Ainsi, les uns, en très petit nombre, donnent la certitude de la grossesse ; les autres ne la rendent que plus ou moins probable.

Comment se divisent, par suite, les signes de la grossesse ?

En deux groupes distincts :

Signes de probabilité ;

Signes de certitude.

SIGNES DE PROBABILITÉ

Pourquoi ces signes ne fournissent-ils que des probabilités de grossesse ?

Parce que chacun d'eux peut-être produit par quelque cause étrangère à la grossesse et en particulier par une maladie, supposition qu'il est presque toujours difficile d'écarter complétement.

Ces probabilités ne peuvent-elles pas devenir très grandes ?

Oui, lorsqu'il existe à la fois plusieurs des signes en question. Dans ce cas, la probabilité augmentera avec leur nombre.

Comment se divisent les signes de probabilité ?

Naturellement en deux catégories :

Les signes généraux. Ce sont les modifications

des fonctions générales de l'organisme maternel, déjà étudiées ;

Les signes locaux. Ce sont, pour la plupart, les
modifications déjà connues, de l'appareil générateur et ses annexes, ainsi que certaines conséquences de ces modifications.

*Ces deux catégories de signes de probabilité ne se
distinguent-elles pas l'une de l'autre par d'autres
caractères ?*

Oui. Les signes généraux manquent quelquefois ou
sont parfois peu prononcés chez la femme vraiment
enceinte. Ensuite, la plupart appartiennent à la première moitié de la gestation et sont plus marqués
dans la première grossesse que dans les suivantes.

Au contraire, les signes locaux ne manquent presque
que jamais, sont habituellement très prononcés et ne
se manifestent d'une manière bien évidente qu'après
le début de la grossesse.

Que résulte-t-il de ces différences ?

Il en résulte que les signes généraux de probabilité
ont une valeur moindre que les signes locaux qui
pourtant n'égalent jamais les signes de certitude.

Signes généraux

Parmi ces signes quels sont les plus importants ?

Ce sont : les nausées et les vomissements, la formation de la kyestéine et la ligne brune.

Dans quel cas devra-t-on surtout considérer les
NAUSÉES *et les* VOMISSEMENTS *comme signes impor-*
tants de probabilité ?

Lorsqu'ils présentent les caractères déjà signalés ;
lorsque la langue est en bon état, l'appétit et un cer-

tain bien-être sont conservés, et qu'en un mot, on ne peut les rattacher à aucune maladie d'estomac ou d'organes éloignés.

Dans quelles conditions la KYESTÉINE *fera-t-elle supposer la grossesse ?*

Lorsque la présence de cette pellicule dans l'urine, ne pourra être rapportée à un catarrhe de vessie, à une arthrite ou à une phthisie avancée, maladies où on la rencontre souvent.

La LIGNE BRUNE *fournira-t-elle toujours la probabilité d'une grossesse ?*

Non. Elle ne sera un signe de probabilité que chez une primipare bien portante, parce qu'elle persiste toujours, bien qu'à un moindre degré, après le premier accouchement, et que certaines maladies du ventre peuvent la produire.

Signes locaux

Parmi ces signes quels sont les plus importants ?

Ce sont : La saillie graduelle du ventre et l'élévation du fond de l'utérus ; l'enfoncement d'abord, puis la saillie de l'ombilic ; le ramollissement du col ; l'élargissement de sa cavité et de ses orifices ; le bruit de souffle utérin ; la suppression de la menstruation et les modifications des mamelles.

Dans quelles circonstances la SAILLIE GRADUELLE DU VENTRE ET L'ÉLÉVATION DU FOND UTÉRIN *sont-ils des signes précieux de probabiité ?*

Lorsqu'on ne peut attribuer ces phénomènes à aucune des maladies de l'abdomen qui les développent d'une manière plus ou moins marquée.

Dans quel cas L'ENFONCEMENT, PUIS LA SAILLIE DE L'OMBILIC *sont-ils un signe de probabilité ?*

Lorsqu'on n'a pas lieu de supposer que ces modifications sont déterminées par une tumeur de la cavité abdominale.

LE RAMOLLISSEMENT DU COL *est-il un bon signe de probabilité ?*

Oui. Il n'en est pas de meilleur dans cette catégorie, parce qu'il est constant, facile à percevoir à partir du troisième mois et qu'on ne l'observe que très rarement en dehors de la grossesse.

L'ÉLARGISSEMENT DE LA CAVITÉ DU COL ET DE SES ORIFICES *est-il toujours un signe important de probabilité ?*

Non. Ce signe n'a guère de valeur que chez les primipares. Il ne se manifeste, en effet, bien nettement que sur leur col non encore déformé.

Qu'est-ce que le BRUIT DE SOUFFLE UTÉRIN ?

C'est un bruit particulier, qu'on perçoit, pendant la grossesse, avec l'oreille appliquée contre la partie de l'abdomen qui correspond à l'utérus.

Pourquoi l'a-t-on désigné sous le nom de souffle ?

Parce qu'il ressemble au bruit que l'on obtient en soufflant par la bouche. Pourtant il peut, exceptionnellement, s'accompagner d'un certain choc.

Le bruit de souffle est-il continu ?

Non. Il est intermittent, et chaque bruit correspond exactement au soulèvement du pouls maternel.

Est-il constant dans la grossesse ?

Oui. Il ne manque presque jamais.

A quelle époque apparait-il ?

D'ordinaire vers le commencement du quatrième

mois et on le perçoit nettement jusqu'à la fin du travail.

Le perçoit-on sur un point particulier ?

Non. Il peut s'étendre sur tous les points de la paroi abdominale qui correspondent à l'utérus. On le constate cependant mieux que partout ailleurs, sur les côtés du ventre, près du pli de l'aine.

Ne présente-t-il pas de singulières variations ?

Oui. Il peut dans le même instant augmenter ou diminuer d'intensité et même disparaître momentanément. De plus, il se déplace souvent, même sous l'oreille qui le saisit. Enfin, il est des jours où on a de la peine à le retrouver quand il s'était jusqu'alors fait entendre nettement.

Par quoi le bruit de souffle est-il produit ?

Il est, sans doute, produit, par l'irruption subite, à chaque battement du cœur maternel, d'une grande quantité de sang dans les artères utérines agrandies, et les frottements multipliés qui doivent en résulter.

Pourquoi le bruit de souffle utérin n'est-il qu'un signe de probabilité ?

Parce qu'il peut être déterminé par une tumeur abdominale comprimant les artères iliaques et augmentant ainsi les frottements ordinaires du sang contre leurs parois.

Pourquoi la SUPPRESSION DE LA MENSTRUATION *est-elle un signe important de probabilité ?*

Parce qu'elle est à peu près constante dans la grossesse et qu'elle se montre dès le début.

Les exceptions à cette règle sont-elles nombreuses?

Non. Il n'existe, en effet, que des cas très rares de femmes enceintes qui sont véritablement menstruées.

A quoi sont dus les écoulements plus ou moins semblables aux règles, observés quelquefois pendant la grossesse ?

A des hémorrhagies de la caduque qui, dans les premiers mois de la gestation, se fluxionne à chaque époque menstruelle.

Ces écoulements de sang persistent-ils jusqu'à la fin de la grossesse ?

Non. Ils ne dépassent guère le troisième mois, et on les voit très rarement persister au-delà du milieu de la gestation.

Diffèrent-ils des règles véritables ?

Oui, ils en diffèrent presque toujours en ce que leur apparition est irrégulière, leur durée est le plus souvent moindre que celle des règles, le sang qui les constitue est moins abondant et presque toujours plus pâle que le sang menstruel.

En résumé, quand une femme a ses règles exactement comme à l'ordinaire que faut-il penser tout d'abord ?

Qu'elle n'est pas enceinte.

Et lorsque ses règles sont supprimées doit-on affirmer qu'elle est enceinte ?

Non ; on doit attendre pour cela que d'autres signes de grossesse se manifestent.

Pourquoi cette réserve ?

Parce que beaucoup d'états différents de la grossesse peuvent arrêter le cours de la menstruation. Ainsi, les règles se suspendent parfois pendant plusieurs époques chez les jeunes femmes au début du mariage sans qu'il y ait grossesse, et reparaissent d'elles-mêmes avec leurs caractères ordinaires. De plus, certaines maladies, et en particulier la chlorose, arrêtent la fonction menstruelle.

Les MODIFICATIONS DES MAMELLES *ont-elles une grande valeur comme signes de probabilité?*

Oui. Il est même des accoucheurs qui en font presque un signe de certitude.

Pourquoi leur accorde-t-on cette importance?

Parce qu'elles sont à peu près constantes dans la grossesse, et que plusieurs de ces signes apparaissent de bonne heure.

Pourquoi cependant ces modifications ne peuvent-elles que rendre la grossesse probable?

Parce qu'on les observe souvent en l'absence de toute grossesse. Ainsi, les picotements se montrent parfois à l'époque des règles lorsque celles-ci se sont supprimées accidentellement. Le développement des seins peut survenir sous l'influence d'un embonpoint rapide. De plus, ces modifications produites par une première grossesse peuvent persister, presque au même degré et fort longtemps, après l'accouchement.

Parmi ces signes, quels sont les plus précieux?

Ce sont : la coloration de l'aréole, les tubercules papillaires et l'aréole mouchetée.

La sécrétion du colostrum doit-elle être considérée comme un indice sérieux de grossesse?

Oui, mais seulement chez une primipare et lorsque la sécrétion est abondante. On peut observer, en effet, après un ou plusieurs accouchements, la persistance de la sécrétion lactescente en l'absence de toute grossesse.

Les modifications de couleur du mamelon et des aréoles sont-elles également prononcées chez toutes les femmes?

Non. La coloration de ces parties, très foncée chez les brunes, est souvent à peine marquée chez les blondes.

SIGNES DE CERTITUDE

Pourquoi ces signes possèdent-ils une si grande valeur?

Parce qu'ils sont empruntés au fœtus dont ils révèlent la présence, et que aucune cause étrangère à la grossesse, ne saurait les produire.

Quels sont ces signes?

Ce sont :

Le ballottement ;

Les mouvements actifs ou propres du fœtus ;

Les bruits du cœur fœtal.

Ballottement

Qu'est-ce que le ballottement ?

C'est le mouvement qu'on imprime au fœtus par une pression brusque exercée sur le point de la paroi utérine avec lequel il est en contact.

Quels sont les points où le ballottement peut s'exercer ?

Ce sont : la face antérieure de l'utérus, à travers la paroi abdominale ; et le segment inférieur auquel on arrive par le vagin. Ce dernier mode, appelé *ballottement vaginal* est celui qu'on pratique ordinairement.

Comment s'y prend-on pour produire le ballotte-ment vaginal ?

Après avoir introduit l'indicateur jusqu'au fond du vagin, on donne un petit coup sec en avant du col, sur le segment inférieur de l'utérus où repose la partie fœtale. Le fœtus libre et mobile s'élève aussi-tôt dans le liquide amniotique, et tombe immédiate-ment après sur le doigt qu'on a soin de laisser en contact avec le point percuté. Pendant cette ma-nœuvre, l'autre main doit être placée à plat sur le fond de l'utérus pour l'immobiliser. Quant à la femme, elle doit être debout, le dos appuyé contre un corps résistant.

Lorsqu'on veut obtenir le ballottement par l'ab-domen comment doit-on s'y prendre ?

On doit faire coucher la femme sur le côté. Le fœtus entraîné par son propre poids tombe sur les points les plus déclives. On peut alors, en plaçant sa main sous le côté du ventre qui touche le lit, impri-mer un mouvement au corps fœtal que l'on soulève facilement et qui revient au point de départ.

A quelle époque de la grossesse se constate le bal-lottement ?

A partir du milieu de la grossesse jusqu'au hui-tième mois et surtout pendant les sixième et septième mois. Avant le milieu de la grossesse, le fœtus, trop petit, n'offre pas assez de prise ; après le septième mois il est trop lourd et difficile à déplacer.

Quelle est la valeur du ballottement comme preuve de grossesse ?

Bien que le ballottement démontre seulement l'exis-tence dans l'utérus d'un corps solide, libre et plongé dans un liquide, il rend néanmoins la grossesse à peu près certaine, parce qu'il n'y a guère qu'un œuf dont la présence dans l'utérus puisse donner lieu à un véritable ballottement.

Révèle-t-il la vie du fœtus ?

Non, car on provoque ce signe aussi bien, que le fœtus soit vivant ou mort.

Mouvements actifs du fœtus

Qu'appelle-t-on mouvements actifs ou propres du fœtus ?

On désigne ainsi les mouvements que le fœtus exécute par lui-même dans le sein du liquide amniotique.

Quand se produisent-ils ?

Ordinairement de bonne heure ; mais la femme ne les ressent guère que vers le milieu de la grossesse, quelquefois un peu avant.

Se manifestent-ils toujours de la même manière ?

Non. Avant le milieu de la grossesse, ils sont faibles, et la femme les compare à des chatouillements. Après, ce sont parfois des frottements exercés contre la paroi utérine par le fœtus, d'autrefois des pressions limitées à un point et visibles à l'œil sous forme de bosselures. Le plus souvent, ce sont des soubresauts intérieurs ou des chocs brusques, énergiques, quelquefois douloureux, ressentis habituellement sur le côté du ventre où se trouvent les membres du fœtus.

Que faut-il pour pouvoir considérer les mouvements actifs comme un signe de certitude?

Il faut qu'ils soient perçus par l'accoucheur lui-même, parce que la femme peut prendre pour des mouvements fœtaux, le déplacement des gaz intestinaux, la contraction des intestins ou des muscles de la paroi abdominale, les battements de l'artère aorte, etc.

Comment doit-on s'y prendre pour les percevoir ?

On se contente d'appliquer, pendant un instant, la main sur la paroi abdominale.

Lorsque les mouvements actifs sont faibles ou rares, comment s'y prend-on pour les constater ?

On place le plat d'une main sur un des côtés du ventre, et avec l'autre on réveille le fœtus, soit par de petits coups secs sur le point opposé, soit par l'application brusque de la main refroidie. On peut encore provoquer les mouvements actifs en refroidissant subitement la peau par quelques gouttes d'éther ou d'alcool qu'on verse à la surface de l'abdomen.

Bruits du cœur fœtal

Qu'appelle-t-on bruits du cœur fœtal ?

On désigne ainsi les bruits qui sont déterminés par les battements du cœur fœtal.

Combien le cœur d'un fœtus bien portant bat-il de fois par minute ?

Il bat de 130 à 160 fois, et le nombre de ces pulsations est le même quel que soit l'âge du fœtus et quelles que soient les variations du pouls maternel.

Comment se manifestent les battements du cœur fœtal ?

Chacun d'eux se manifeste, comme après la naissance, par un double bruit composé d'un premier bruit qu'on entend bien et d'un second moins sonore que le précédent séparés l'un de l'autre par un court intervalle.

Quand commence-t-on à percevoir les bruits du cœur fœtal ?

Comme les mouvements actifs, vers le milieu de la grossesse. A partir de ce moment, il sont ordinairement assez forts pour pouvoir arriver à l'oreille. On peut être sûr de les entendre pendant les trois derniers mois, si le fœtus est vivant.

Quelle est la région du fœtus qui les transmet le mieux ?

C'est le dos. Aussi on les entend bien lorsque, celui-ci étant exactement appliqué contre la paroi utérine, on place l'oreille sur la partie de l'abdomen à laquelle correspond le plan dorsal.

Sur quel point de l'abdomen doit-on chercher les bruits du cœur fœtal ?

Avant les trois derniers mois, on doit les chercher vers la ligne médiane et en tâtonnant, à cause de la mobilité du fœtus. On les trouvera après presque toujours à gauche et en bas, à cause de la fixité habituelle de l'enfant dans les derniers temps de la grossesse et de la fréquence de la présentation du sommet en première position, c'est-à-dire avec dos en avant et à gauche.

Ne pourrait-on pas confondre les bruits du cœur fœtal avec ceux du cœur maternel ?

Non, surtout si on tâte en même temps le pouls maternel. Le cœur du fœtus bat au moins deux fois plus rapidement que celui de la mère.

SIGNES DE LA GROSSESSE GÉMELLAIRE

La grossesse gémellaire possède-t-elle des signes particuliers ?

Oui, des signes qui s'ajoutent à ceux de la grossesse simple. Ainsi l'utérus est plus développé et saillant que ne le comporte l'âge de la grossesse ; le ventre semble formé de deux masses séparées par une dépression longitudinale, et on sent parfois deux têtes distinctes et éloignées. Les mouvements actifs se perçoivent dans tout le ventre à la fois. Des bruits de cœur fœtal s'entendent distinctement sur deux points éloignés et moins nettement dans leur intervalle ; de plus, le nombre de ces pulsations, à la minute, n'est pas le même sur les deux points, ce qui indique deux centres de battements, c'est-à-dire deux cœurs. Enfin, le ballottement est difficile à produire, à cause de l'élévation de la partie fœtale et du peu d'espace qui reste entre les fœtus et la paroi utérine.

La grossesse gémellaire arrive-t-elle toujours à terme ?

Non. Bien souvent elle donne lieu à un accouchement prématuré dû à la distension de l'utérus qui, à sept ou huit mois, est déjà plus volumineux qu'à terme.

ÉPOQUES D'APPARITION DES SIGNES DE LA GROSSESSE

Est-il bien nécessaire de connaître les époques d'apparition des signes de la grossesse ?

Oui, afin de pouvoir déterminer la période à laquelle une grossesse est arrivée.

Dans quel ordre apparaissent les principaux de ces signes ?

Dans l'ordre suivant :

Premier mois

Gonflement et picotements des mamelles ;
Salivation plus abondante avec crachotements ;
Nausées ;
Disposition aux syncopes.

Second mois

Suppression menstruelle (jusqu'à la fin de la gros-
sesse) ;
Vomissements, bizarreries du goût ;
Pâleur et expression de fatigue sur la face ;
Enfoncement de l'ombilic et aplatissement du bas-
ventre ;
Ramollissement superficiel, et léger abaissement
du col.

Troisième mois

Fond de l'utérus un peu au-dessus des pubis ;
Ramollissement du col un peu plus marqué ;
Forme circulaire de l'orifice externe du col chez
la primipare ;
Elargissement de cet orifice chez la multipare.

Quatrième mois

Gonflement des mamelons et des aréoles ma-
maires ;
Coloration brune des uns et des autres ;
Apparition des tubercules papillaires ;

Fond de l'utérus à trois travers de doigt au-dessus du pubis ;

Disparition de l'enfoncement ombilical ;

Elévation du col qui en même temps se porte un peu en arrière et à gauche ;

Ramollissement très marqué, mais encore superficiel, du col ;

Elargissement du col multipare dont la cavité admet la pulpe du doigt ;

Apparition du bruit de souffle utérin ;

Apparition de la kyestéine.

Cinquième mois

Au début : signes précédents mais plus prononcés.

Dans la seconde moitié, apparition des signes de certitude :

Ballottement ;

Mouvements actifs ;

Bruits du cœur fœtal.

A la fin du mois : Fond de l'utérus à un travers de doigt au-dessous de l'ombilic ;

Ramollissement du tiers inférieur du col ;

Elargissement du col multipare dont la cavité admet la moitié de la dernière phalange du doigt.

Sixième mois

Apparition de l'aréole mouchetée, de la ligne brune ventrale et du *masque* ;

Bien-être général à la suite de la disparition des troubles digestifs ;

A la fin du mois : Fond de l'utérus un peu au-dessus de l'ombilic.

Ramollissement de la moitié inférieure du col ;
Elargissement du col multipare dont la cavité admet toute la phalange du doigt.

Septième mois

Diminution puis disparition de la kyestéine ;
Vergetures abdominales ;
Commencement de saillie de l'ombilic ;
A la fin du mois : Fond de l'utérus à trois travers de doigt au-dessus de l'ombilic ;
Déviation de l'organe en avant et à droite ;
Ramollissement des deux tiers inférieurs du col ;
Elargissement du col multipare dont la cavité admet toute la phalange du doigt ;
Ouverture de l'orifice externe du col chez la primipare.

Huitième mois

Disparition du ballottement ;
Saillie croissante de l'ombilic ;
A la fin du mois : Fond de l'utérus près de l'épigastre ;
Ramollissement des trois-quarts du col ;
Elargissement du col multipare, qui permet d'atteindre l'orifice interne quelquefois entr'ouvert ;
Elargissement rapide de la cavité du col chez la primipare.

Neuvième mois

Première quinzaine : Respiration et digestions pénibles ;

Fond de l'utérus à l'épigastre ;

Ramollissement complet du col ;

Elargissement complet du col multipare et primipare ;

Orifice interne ouvert chez la multipare, encore fermé chez la primipare.

Dernière quinzaine : Abaissement de l'utérus ; respiration plus facile ;

Effacement du col désormais remplacé par un orifice porté en arrière ;

Sommet engagé au détroit, même dans l'excavation chez les primipares, et coiffé du segment inférieur ;

Marche embarrassée, envies fréquentes d'uriner ;

A la fin, signes précurseurs du travail (voir situation de la femme immédiatement avant le travail).

Examen de la femme enceinte

Quel est le but de cet examen ?

La recherche et la constatation des signes de la grossesse.

Comment le pratique-t-on ?

A l'aide de certains moyens qui sont :

L'interrogation ;

L'inspection ;

Le toucher vaginal ;

Le palper abdominal ;

L'auscultation.

Ce mode d'examen n'est-il applicable qu'à la grossesse ?

Non. Il l'est encore à l'accouchement et même, en partie, aux suites de couches.

INTERROGATION

L'interrogation rend-elle les mêmes services quelle que soit l'époque de la grossesse ?

Non. Elle n'est vraiment précieuse qu'au début de la gestation, celle-ci se révélant alors principalement par des troubles passagers et des sensations intérieures.

Comment doit-on interroger ?

Avec méthode, en passant successivement en revue les différentes fonctions dont on veut connaître les modifications.

Doit-on ici croire toutes les femmes ?

Non. On doit se défier de celles qui désirant ardemment une grossesse, s'imaginent en porter tous les signes, et exagèrent de bonne foi certaines sensations.

L'interrogation fait-elle connaître l'époque de la grossesse ?

Oui, parce qu'elle donne la date de la dernière menstruation habituellement suivie de la fécondation, et celle de la première sensation bien nette des mouvements fœtaux, qui correspond au milieu de la grossesse.

INSPECTION

Doit-on habituellement recourir à ce moyen d'exploration dans toutes ses applications ?

Non, par ce qu'il faut toujours ménager le plus possible la pudeur de la femme.

Quels sont les signes de la grossesse appréciables à la vue ?

Tous ses signes extérieurs : modifications de la face, des seins, de l'ombilic ; la ligne brune abdominale, la saillie de l'abdomen, la coloration ardoisée du vagin, les varices etc.

TOUCHER VAGINAL

Quel est le but du toucher vaginal ?

L'exploration du col et du segment inférieur.

Quelle est, pour la femme, la position la plus favorable, au toucher ?

La position qui permet d'atteindre le mieux le col utérin. Ainsi, pendant la grossesse, la femme doit être debout, le dos appuyé contre un meuble, et les jambes un peu écartées. Au contraire, durant le travail, la position horizontale est préférable, surtout si l'orifice utérin se trouve fortement porté en arrière.

Quelle est la meilleure manière de pratiquer le toucher ?

C'est la suivante : L'accoucheur reposant sur un genoux ou assis sur un siége bas, porte sa main droite jusqu'à la vulve en suivant la cuisse droite. Là il la déploie en écartant le pouce et les trois derniers doigts, de l'indicateur qu'il dirige vers la commissure vulvaire postérieure et dont il relève aussitôt l'extrémité en abaissant la paume de la main. Il n'a plus alors qu'à l'enfoncer doucement dans le vagin de bas en haut, pour arriver au col de l'utérus. A ce moment, le pouce s'applique sur le mont de Vénus, et les trois derniers doigts s'appuient contre le périnée qu'ils peuvent soulever pour permettre à l'indicateur de pénétrer plus profondément.

Pendant cette manœuvre doit-on se servir de l'autre main ?

Oui. On doit l'appliquer à plat sur le fond de l'utérus pour l'immobiliser et au besoin le repousser soit en arrière soit en bas.

Le toucher vaginal est-il d'une bien grande importance ?

Oui, puisque pendant la grossesse il fait constater les modifications du col et qu'il sert à produire le ballottement. Pendant le travail surtout, les avantages du toucher sont inappréciables.

PALPER ABDOMINAL.

Quel est le but du palper abdominal ?
L'exploration du corps de l'utérus.

Quelle est, pour la femme, la position la plus favorable au palper ?

Celle qui relâche le mieux la paroi abdominale. Ainsi, la femme sera couchée sur le dos, les cuisses fléchies et légèrement écartées, la tête relevée par un oreiller. Cette exploration sera faite sous les vêtements ou les couvertures, et on devra s'assurer avant tout que la vessie a été vidée.

Comment se pratique le palper ?

Différemment selon le but qu'on se propose. Veut-on constater exactement la hauteur du fond de l'utérus ? il suffit d'appliquer, en pressant un peu, le bord d'une main immédiatement au-dessus de ce fond. Veut-on apprécier la forme de l'organe ? on le parcourt avec les deux mains ; le ramollissement de ses parois ? on exerce une série de pressions douces légères et courtes ; la forme et la nature de quelque partie fœtale ; on n'a qu'à s'arrêter sur cette partie et, la limiter avec les doigts. Veut-on enfin provoquer les mouvements actifs ? on s'y prend comme il a été dit (page 164).

Quelles sont les principales circonstances qui peuvent rendre le palper infructueux?

Ce sont : une sensibilité momentanée de la paroi abdominale qui provoque des contractions de la couche musculaire au moindre contact ; une épaisseur considérable de cette paroi. Dans le premier cas on doit ajourner l'exploration et dans le second se contenter des autres moyens d'appréciation.

AUSCULTATION

Quel est le but essentiel de l'auscultation ?

La perception des bruits du cœur fœtal et du souffle utérin.

Quelle est, pour la femme, la position la plus favorable à l'auscultation ?

Le décubitus dorsal sur un lit un peu élevé, les épaules soulevées par un coussin et les cuisses légèrement fléchies.

Cette position prise, comment procède-t-on à l'auscultation ?

De deux manières : soit en appliquant l'oreille à nu sur l'abdomen recouvert d'un linge fin ; soit en se servant du *stéthoscope*. Ce dernier procédé est le meilleur, surtout pour la recherche des bruits du cœur, parce qu'il permet de bien déterminer le point où ils s'entendent le mieux et de déprimer le ventre pour se rapprocher davantage du fœtus. Il a, en outre, l'avantage d'être moins désagréable pour la femme et l'accoucheur.

Quels sont les autres bruits de grossesse révélés par l'auscultation ?

Ce sont : certains bruits soudains avec choc, résultant de coups brusques donnés aux parois utérines par le fœtus, mais légers et d'une perception difficile. Ces bruits, appréciables dès le quatrième mois, constituent un signe décrit et désigné par Pajot sous le nom de *choc fœtal*.

Diagnostic différentiel de la grossesse

Quel est l'objet du diagnostic différentiel de la grossesse ?

C'est la distinction entre la grossesse et les états anormaux qui peuvent la simuler.

Ces états peuvent-ils en imposer longtemps pour une grossesse ?

Non. L'erreur est possible tout au plus jusqu'à l'époque d'apparition des signes de certitude.

Quel est leur caractère commun ?

Le développement du ventre.

Comment peut-on les diviser ?

En deux catégories :

    Anomalies avec développement abdominal et suppression menstruelle ;

Anomalies avec développement abdominal et persistance de règles irrégulières ou normales.

ANOMALIES AVEC DÉVELOPPEMENT ABDOMINAL ET SUPPRESSION MENSTRUELLE

Quels sont les états qui font partie de cette catégorie ?

Ce sont :

La rétention des règles ;

L'aménorrhée avec métrite ;

L'hydrométrie et la physométrie.

En quoi consiste la RÉTENTION DES RÈGLES *?*

En une accumulation du sang menstruel, chaque mois, dans la cavité utérine, par suite d'une occlusion du col ou d'une imperforation de l'hymen, d'ou résulte un développement progressif de l'utérus sous la forme d'une tumeur ovoïde.

Qu'est-ce qui fera reconnaître alors cette anomalie ?

L'accroissement saccadé et mensuel de la tumeur, accompagné de douleurs violentes, quelquefois de vomissements et de fièvre. On constatera ensuite l'imperforation de l'hymen ou l'occlusion du col de l'utérus.

L'AMÉNORRHÉE AVEC MÉTRITE *peut-elle faire supposer une grossesse ?*

Oui, mais cette supposition n'est possible que pendant un ou deux mois, car le volume de l'utérus, un peu augmenté par la métrite, restera stationnaire, et les phénomènes de probabilité de la grossesse, à l'exception de la suppression menstruelle, feront défaut.

L'HYDROMÉTRIE *et la* PHYSOMÉTRIE *en imposent-elles souvent pour une grossesse ?*

Non. Ces singulières altérations, restes, d'après Nœgelé et Stolz, d'un produit de conception dégénéré, sont, l'une caractérisée par l'accumulation d'un liquide clair dans la cavité utérine et observée fort rarement, l'autre constituée par une accumulation de gaz, dans la même cavité et reconnaissable ou son tympanique du globe utérin.

ANOMALIES AVEC DÉVELOPPEMENT ABDOMINAL ET PERSISTANCE DE RÈGLES IRRÉGULIÈRES OU NORMALES

Quels sont les états qui appartiennent à cette catégorie ?

Ce sont :

Une tumeur fibreuse de l'utérus ;

Le kyste de l'ovaire ;

L'ascite ;

Les états hystériques ;

L'obésité ;

L'illusion avec désir immodéré de grossesse.

Qu'est-ce qui pourra faire distinguer une TUMEUR FIBREUSE DE L'UTÉRUS, *d'une véritable grossesse ?*

La dureté de la tumeur, son développement lent accompagné ordinairement d'hémorrhagies utérines.

Comment distinguer le KYSTE DE L'OVAIRE, *d'une grossesse ?*

De la manière suivante : La tumeur ovarique se montre au début, non sur le milieu du bas-ventre, mais principalement sur un des côtés. Plus tard, lorsqu'elle occupe la largeur de l'abdomen, elle simule davantage l'utérus gravide ; mais alors elle s'en distingue facilement par l'absence des signes de certitude. Les signes de probabilité manquent aussi dès le début du kyste de l'ovaire. Pourtant il n'est pas rare de voir ici, comme dans la grossesse, les règles se supprimer, circonstance qui rendra passagèrement la distinction précédente moins aisée.

Peut-on prendre facilement une ASCITE *pour une grossesse ?*

Non, lorsqu'on explore attentivement l'abdomen, la femme étant couchée. Au lieu d'une saillie arrondie, on remarque dans l'ascite un développement général du ventre avec fluctuation ; surtout avec aplatissement, matité sur les côtés et sonorité en avant à cause de l'accumulation du liquide dans les flancs. On observe, en outre, le déplacement de la matité et de la résonnance par les mouvements de la femme. Enfin il n'existe aucun des signes essentiels de la grossesse.

Dans quel cas LES ÉTATS HYSTÉRIQUES *peuvent-il simuler une grossesse ?*

Lorsqu'ils s'accompagnent de météorisme et de certaines modifications des fonctions générales de la femme plus ou moins analogues à celles du début de la gestation. Mais ces modifications sont les seules qui leur soient communes avec la grossesse.

*L'*OBÉSITÉ *peut-elle, en réalité, suggérer la pensée d'une grossesse ?*

Oui, lorsque le développement de la couche adipeuse se produit principalement au ventre, surtout si cet embonpoint survient au moment de la ménaupose, comme on le voit fréquemment. En pareil cas, l'âge de la femme et l'absence des signes de probabilité feront, malgré la suppression menstruelle, rejeter toute idée de grossesse.

Comment L'ILLUSION AVEC DÉSIR IMMODÉRÉ DE GROSSESSE, *simulent-ils parfois celle-ci?*

En produisant un trouble momentané de certaines fonctions. En effet, sous l'influence de cet état moral et de cette conviction qui tient de la monomanie, le ventre et les mamelles peuvent augmenter un peu de volume et quelques troubles digestifs se manifester. Lorsque certains gargouillements intestinaux s'ajoutent à ces symptômes, il n'en faut pas davantage à des femmes ainsi hallucinées pour affirmer leur grossesse malgré la persistance des règles et l'absence des signes essentiels de probabilité.

HYGIÈNE DE LA GROSSESSE

Quel est l'objet de cette hygiène ?
La réalisation de deux conditions essentielles :
   Maintenir la santé de la femme enceinte ;
   Assurer la continuation de la grossesse.

MAINTENIR LA SANTÉ DE LA FEMME ENCEINTE

Que faut-il pour atteindre ce but ?
Il faut satisfaire à deux indications :

Soutenir l'activité des organes et des fonctions
de la femme ;

Atténuer les troubles inhérents à la grossesse,
ou, tout au moins, prévenir leur accroissement.

La femme enceinte est-elle tenue de suivre un régime alimentaire spécial ?

Non. Elle doit continuer, à cet égard, les habitudes dont elle se trouve bien, en adoptant cependant, de préférence, les aliments les plus nourrissants.

Doit-elle faire de l'exercice ?

Oui, un exercice régulier, modéré et en plein air, car, après le régime alimentaire, il n'est pas de condition plus favorable à la nutrition. Quant à l'exercice forcé avant l'accouchement, il pourrait faire accoucher plus tôt mais non plus rapidement.

Lui est-il permis, comme dans la vie habituelle, de résister au besoin d'uriner ?

Non. Pendant la grossesse la distension de la vessie doit-être soigneusement évitée.

Que faut-il lui prescrire au sujet des vêtements ?

La suppression du corset ordinaire, l'usage de vêtements peu serrés et assez chauds pendant l'hiver pour empêcher tout refroidissement des mamelles et du ventre.

Les bains sont-ils utiles pendant la grossese ?

Oui, comme mesure de propreté, ou lorsqu'il y a lieu de calmer une surexcitation générale. Mais il sera prudent de n'en prendre qu'un très petit nombre avant le sixième ou le septième mois.

Les bains répétés sont-ils de règle en vue de l'accouchement ?

Non. Ils ne conviennent, vers la fin, qu'aux femmes d'une constitution sèche et nerveuse et nullement aux femmes molles et lympatiques dont ils affaibliraient les forces générales et la contractilité de l'utérus sans relâcher ou assouplir, comme on le croit, ni le col ni la vulve.

Faut-il s'occuper des mamelles d'une manière particulière ?

Assurément. Ainsi, on favorisera le libre développement de ces organes par la suppression du corset ; la saillie des mamelons en les protégeant par des espèces d'étuis rigides ou en les attirant par des succions répétées. On fortifierait, au besoin, la peau du mamelon par des lavages astringents (vin rouge solution d'alun, etc...

La diminution d'appétit exige-t-elle l'emploi de moyens spéciaux ?

Non. La femme doit se borner à stimuler la fonction digestive par l'exercice et quelques infusions amères ou aromatiques.

La perversion du goût doit-elle être combattue ?

Non, à cause de l'insuccès certain de tout ce qu'on pourrait tenter à cet effet. On doit chercher à agir plutôt sur le moral par des exhortations et des conseils.

Réussit-on à arrêter les vomissements même légers de la grossesse ?

Bien rarement.

Que devrait-on tenter si les vomissements devenaient fréquents ou expulsaient les aliments ingérés ?

Tout d'abord, un choix d'aliments plus assimilables, le changement des heures de repas, l'usage des eaux minérales digestives et gazeuses, puis divers autres moyens... (Voir pathologie de la grossesse. vomissements graves).

Doit-on remédier à la constipation ?

Oui, lorsqu'elle est opiniâtre, par des lavements simples, l'exercice, un régime approprié et, au besoin, une faible dose d'huile de ricin.

Peut-on espérer arrêter le ptyalisme ?

Non, à cause de l'inefficacité des moyens employés jusqu'ici contre cet accident. On se contentera de soutenir les forces.

Comment traiter la disposition aux syncopes, à l'odoutalgie ?

En prescrivant les fortifiants généraux (exercice, air pur, aliments substantiels...)

Les modifications de la sensibilité générale et du caractère ne demandent-elles pas certaines précautions et attentions particulières ?

Oui. Elles demandent des distractions ménagées et surtout le calme de l'esprit. Ainsi, on doit épargner à la femme les surprises, les contrariétés, les lectures ou les récits saisissant, les spectacles émouvants, en un mot, tout ce qui est de nature à surexciter son imagination et sa sensibilité.

La chloro-anémie, si fréquente pendant la grossesse, n'exige-t-elle pas certains moyens spéciaux ?

Oui. On doit la combattre par les ferrugineux, le le quinquina, les aliments fortifiants, l'exercice, le séjour à la campagne, l'éloignement de tout ce qui peut affaiblir ou exciter, et remédier aux troubles de la fonction digestive par les stimulants de l'estomac.

Que doit-on opposer aux varices des membres inférieurs ?

Un bas élastique, dans le but de prévenir l'excès de dilatation et surtout la rupture des veines agrandies.

Lorsque les varices se montrent à la vulve que doit-on leur opposer ?

L'application d'un bandage en T destiné à exercer une légère compression sur les vaisseaux dilatés.

Que faut-il employer contre les hémorroïdes ?

Il faut, pour les rendre supportables, prescrire les bains de siège, les lavements, les cataplasmes laudanisés et, au besoin, les compresses froides appliquées contre l'anus.

Que doit-on opposer à la sécrétion blanchâtre et crémeuse du vagin ?

De simples injections astringentes.

Faut-il chercher à faire disparaître le masque des femmes enceintes ?

Non, parce que les taches qui le constituent sont rebelles à toute médication. D'ailleurs elles s'effacent d'elles-mêmes après l'accouchement.

Si le relâchement des symphyses rendait la marche difficile et surtout douloureuse, que conseillerait-on ?

Le repos et l'application d'une ceinture de toile fortement serrée autour du bassin.

Que faudrait-il opposer à la tendance au renversement de l'utérus en avant ?

L'application d'une ceinture élastique qui aurait en même temps l'avantage de protéger l'utérus contre les impressions de froid.

ASSURER LA CONTINUATION DE LA GROSSESSE

Comment atteindre ce but ?

En évitant les circonstances et les accidents qui

d'ordinaire déterminent l'avortement ou l'accouchement prématuré (Voir causes de l'avortement).

*L'exercice violent, les voyages prolongés en voi-
ture ou en chemin de fer exposent-ils à l'avortement ?*

Assurément, pour peu que la femme y soit prédisposée. Aussi est-il prudent d'éviter ces secousses
physiques, surtout pendant les premiers mois de la
grossesse.

GROSSESSE EXTRA-UTÉRINE

Qu'est-ce que la grossesse extrà-utérine ?

C'est la grossesse dans laquelle l'œuf arrêté entre l'ovaire et l'utérus, se développe sur un point de ce trajet.

Combien distingue-t-on d'espèces de grossesses extrà-utérines ?

Deux espèces principales auxquelles se rattachent toutes les variétés :

La grossesse tubaire ;

La grossesse abdominale.

Où peut-être fixé l'œuf dans la grossesse tubaire?

Sur un point quelconque du canal de la trompe, même dans la portion de ce conduit qui traverse la paroi utérine : d'où plusieurs variétés de grossesses tubaires.

Où se trouve-t-il dans la grossesse abdominale ?

Dans la cavité abdominale, greffé sur le péritoine, à côté de l'ovaire et de la trompe qui lui sont plus ou moins adhérents. L'œuf peut même s'insinuer et se loger entre les deux feuillets du ligament large.

CAUSES

Quelles sont les causes de la grossesse extrà-uté-rine ?

Ce sont : pour la grossesse tubaire, l'arrêt de l'ovule dans la trompe, dû à des oblitérations, des rétrécissements ou seulement des contractions spas-modiques du canal tubaire ; pour la grossesse abdo-minale, la chute de l'ovule dans la cavité abdominale, conséquence d'une déviation de la trompe par adhé-rence aux parties voisines.

PHÉNOMÈNES

Que se passe-t-il dans la trompe après que l'œuf s'y est greffé ?

Des modifications qui ressemblent un peu à celles de l'utérus dans la grossesse normale. Ainsi, le ca-nal tubaire se dilate, mais passivement, en augmen-tant d'épaisseur ; la muqueuse s'hypertrophie et se vascularise surtout dans le point qui correspond au placenta.

Que se produit-il dans le point de la cavité abdo-minale où se trouve l'œuf, et tout autour de lui ?

Une exsudation plastique ; et, comme l'enveloppe tubaire, cette couche de nouvelle formation, tout en se dilatant progressivement, s'enrichit de vaisseaux au niveau du placenta.

Que devient l'utérus ainsi privé de sa fonction naturelle ?

Quoique vide, il participe à la congestion générale

qui se fait dans le bassin. Il augmente un peu de volume, et sa circulation devient plus active. Le col s'entr'ouve un peu, mais ne se ramollit pas. Enfin, les règles tantôt persistent, tantôt sont suspendues.

Observe-t-on les autres phénomènes maternels de la grossesse ?

Oui, dans bien des cas, mais non toujours.

Parmi les phénomènes locaux n'en observe-t-on pas un qui est presque spécial à la grossesse extra-utérine ?

Oui, une douleur, tantôt continue, plus ou moins vive, fixée au bas-ventre et déterminée par l'inflammation que provoque l'œuf tout autour de lui ; tantôt intermittente, véritables contractions douloureuses siégeant surtout dans l'utérus et indiquant des efforts d'élimination. A ces souffrances s'ajoutent des vomissements, une défécation et une miction douloureuses, de l'amaigrissement et parfois de la fièvre.

TERMINAISONS

Quelle est la terminaison ordinaire de la grossesse tubaire ?

La rupture de l'enveloppe distendue à l'excès, et cela du troisième au quatrième mois.

Quelle est la conséquence immédiate de cette rupture ?

Une hémorrhagie foudroyante ou une péritonite rapidement mortelle.

La grossesse abdominale se termine-t-elle, d'ordinaire, à la même époque et de la même manière ?

Non. Elle poursuit son cours et l'enveloppe ne se

rompt pas. Au terme naturel de la gestation, parfois un peu plus tard, un véritable travail se déclare avec contractions utérines qui durent quatre ou cinq jours. Le fœtus succombe, et les mêmes contractions se reproduisent plusieurs fois dans la suite à des intervalles variables.

Après la mort du fœtus, que se passe-t-il quelquefois dans l'œuf ?

Un phénomène singulier qui explique la durée indéfinie de certaines grossesses extrà-utérines : le fœtus se déssèche, les enveloppes de l'œuf s'épaississent, et la femme peut rester dans cet état plusieurs années sans en éprouver d'incommodité notable. Une nouvelle grossesse, mais utérine, a pu même survenir et se terminer favorablement. Tôt ou tard cependant, l'œuf momifié provoque un travail inflammatoire autour de lui et s'élimine à peu près comme dans le cas suivant.

Au lieu de cette momification que peut-il se produire d'emblée ?

Une inflammation de l'œuf qui le transforme en foyer purulent après l'avoir fait adhérer aux organes voisins.

Que devient l'abcès et qu'observe-t-on alors chez la femme ?

L'abcès s'ouvre le plus souvent à l'extérieur à travers la paroi abdominale, quelquefois dans l'intestin, le vagin ou la vessie. Le fœtus putréfié sort avec le pus et en lambeaux. Quant à la femme, tantôt elle résiste à cette suppuration, tantôt elle succombe à l'émaciation qui résulte de sa durée.

DIAGNOSTIC

Est-il facile de reconnaître une grossesse extrà-utérine ?

Non. Le plus souvent on ne la constate qu'au moment de sa terminaison. Cependant on en serait assuré si, la présence du fœtus étant certaine et la femme ayant dès le début ressenti les souffrances particulières à cette grossesse, on arrivait à se convaincre que l'utérus n'a pas augmenté de volume et. par le catéthérisme, que sa cavité est vide.

PRONOSTIC

Quelle est la moins grave des deux espèces de grossesses extrà-utérines ?

C'est la grossesse abdominale qui laisse ordinairement le fœtus se développer et permet de l'extraire vivant par la gastrotomie sans enlever l'espoir de sauver la mère.

Parmi les terminaisons de la grossesse extrà-utérine quelles sont les moins dangereuses ?

Ce sont : la rétention puis la momification du fœtus, ou son élimination par le rectum lorsque la suppuration qui l'accompagne est modérément longue et abondante.

TRAITEMENT

Quelle conduite suivre en présence d'une grossesse extrà-utérine sûrement constatée?

On doit, lorsque le fœtus aura atteint la viabilité

et mieux encore au terme normal de la grossesse si aucun accident n'oblige à agir plus tôt, l'extraire par l'opération de la gastrotomie ou l'incision vaginale selon que la tumeur proémine du côté du ventre ou du vagin.

Lorsque le fœtus est mort doit-on songer à l'extraction ?

Non, à moins d'accidents menaçants, parce que l'opération est très dangereuse par elle-même.

S'il se forme un abcès que doit-on faire ?

On doit donner issue au pus le plus tôt possible par une incision, extraire sans violence les parties fœtales si elles se présentaient à l'ouverture ou dans son voisinage, traiter la poche purulente suivant les règles ordinaires et soutenir les forces de la femme.

Que faire dans le cas de rupture soudaine du kyste tubaire ?

On doit s'efforcer, mais presque sans espoir de succès, de modérer l'hémorrhagie par des applications de glace et de calmer la douleur par des narcotiques.

PATHOLOGIE DE LA GROSSESSE

Que renferme la pathologie de la grossesse ?

Les accidents ou les maladies particulières qui engendrées par la grossesse, s'ajoutent ou se substituent aux phénomènes de la gestation et en troublent plus ou moins gravement le cours régulier.

Comment se divisent ces accidents et ces maladies ?

En deux catégories naturelles : Ceux qui s'observent dans les organes et les fonctions de la femme ; ceux qui ont pour siège les diverses parties constituantes de l'œuf.

Gastralgie

Qu'entend-on par gastralgie?

On entend par là une souffrance ayant pour siège l'estomac et se manifestant tantôt par une douleur vive plus ou moins circonscrite à l'épigastre ; tantôt par des aigreurs, une sensation de brûlure, un poids au creux de l'estomac, surtout après le repas.

*Que doit-on opposer à ces diverses formes de gas-
tralgie ?*

A la douleur vive, on oppose les narcotiques à
l'intérieur, les vésicatoires volants sur la région épigastrique pansés au besoin avec la morphine, les injections sous-cutanées avec le sulfate de morphine...
etc. On combattra les aigreurs, la sensation de brûlure, le poids à l'estomac, par la magnésie, le bicar-
bonate de soude, l'eau et les pastilles de Vichy, le
sous-nitrate de bismuth, les laxatifs s'il y a constipation, l'exercice et tous les fortifiants généraux.

Vomissements graves

Qu'appelle-t-on vomissements graves ?

On appelle ainsi les vomissements qui se répètent
avec une extrème fréquence, expulsent la totalité des
substances alimentaires ingérées et altèrent plus ou
moins rapidement la santé générale.

*Quels sont les effetts de ces vomissements sur la
santé de la femme ?*

Ce sont : d'abord un amaigrissement sensible avec
affaiblissement et altération des traits ; puis, au bout
d'un mois ou six semaines, de la fièvre, la sécheresse et la rougeur de la langue avec soif vive, l'acidité et quelquefois la fétidité de l'haleine ; enfin, des
syncopes et des accidents cérébraux tels que des
troubles de la vue et de l'ouïe, des hallucinations, le
délire, le coma, qui se terminent par la mort.

Ce dépérissement est-il aussi dangereux pour le fœtus que pour la mère ?

Non. Le fœtus pendant un certain temps ne souffre guère de l'état d'inanition maternelle.

Que faut-il redouter surtout pour le fœtus ?

L'avortement consécutif au décollement ou à la déchirure du placenta. Mais il n'est pas rare de voir cet organe résister à la violence des efforts.

L'avortement met-il fin aux vomissements continus ?

Oui ordinairement, quand l'épuisement n'est pas encore extrême.

Quels sont les moyens à opposer aux vomissements continus ?

Ces moyens, nombreux et généralement peu efficaces, sont —outre les fortifiants généraux, un choix d'aliments plus assimilables, le changement des heures de repas et l'emploi d'eaux minérales gazeuses — les agents thérapeutiques suivants : la pepsine, la glace pilée administrée à l'intérieur par cuillerées à bouche et d'une manière soutenue, les narcotiques avant ou pendant le repas, les vésicatoires ou les ventouses sèches sur l'épigastre, les injections sous-cutanées de morphine, l'extrait de belladone appliqué sur le col de l'utérus ou en emplâtre sur le creux de l'estomac.

Quelle est parfois la ressource extrême suggérée par les vomissements graves ?

La provocation à l'accouchement et même à l'avortement, lorsque la femme arrivée à un degré d'affaiblissement considérable avec syncopes, fièvre, acidité et putridité de l'haleine, paraît devoir inévitablement succomber.

L'accoucheur ne doit-il pas hésiter cependant, à provoquer l'avortement ?

Oui, à cause de sa responsabilité morale ; et de plus, par la raison que cette provocation, dans le cas de vomissements graves, sacrifie sûrement le fœtus sans qu'il soit absolument démontré que la femme est vouée à la mort. Des femmes arrivées à un épuisement menaçant ont pu, en effet, atteindre le terme de leur grossesse et se rétablir. Chez d'autres, les vomissements se sont arrêtés spontanément. D'ailleurs, la provocation à l'avortement ne sauve pas toujours la femme, puisqu'on n'a obtenu que deux succès sur trois avortements.

Toux opiniâtre

La toux de la grossesse se reconnait-elle à des caractères particuliers ?

Oui. Elle est quinteuse, sèche, parfois très fréquente et, par suite, très fatiguante. On ne constate, en outre, aucun râle à l'auscultation.

Est-elle une complication bien redoutable ?

Non, à moins que les secousses de la toux ne soient trop violentes et de nature à déterminer la rupture de vaisseaux utéro-placentaires.

Quels moyens doit-on lui opposer ?

Ceux qu'on emploie dans les toux nerveuses : opium, belladone.. etc.

Pléthore

Qu'est-ce que la pléthore ?

C'est la surabondance du sang dans le système tout entier des vaisseaux circulatoires.

Comment se manifeste-t-elle ?

Par les signes d'une congestion générale : vertiges, somnolence, rougeurs, chaleurs subites de la face, gonflement des veines du cou, pouls plein et dur, tendance aux hémorrhagies. En outre, la femme éprouve une sensation incommode de chaleur, de l'oppression, des palpitations, des douleurs vagues, et à ces symptômes s'ajoutent d'ordinaire ceux de la congestion utérine.

Quelles sont les conséquences de la pléthore ?

Un état de malaise et de souffrance, et surtout la menace d'un avortement.

Quand survient-elle d'ordinaire ?

Vers le sixième ou le septième mois.

Exprime-t-elle la richesse du sang ?

Non, généralement. La femme atteinte de pléthore n'en reste pas moins hydroémique. Par exception cependant, on peut recontrer une pléthore avec richesse du sang chez certaines femmes à tempérament sanguin.

Quel est souvent le premier devoir de l'accoucheur dans les cas de pléthore ?

Celui de soulager la femme et de prévenir l'avortement, double indication que remplit une saignée.

Cette soustraction de sang ne devra jamais dépasser 250 à 300 grammes ni amener la syncope.

Que faut-il se hâter de prescrire ensuite ?

Les fortifiants généraux (bon régime, fer, air pur, exercice modéré etc.) afin de réparer au plus tôt les forces enlevées par la saignée.

Cachexie séreuse

Qu'est-ce que la cachexie séreuse ?

C'est une chloro-anémie excessive avec infiltration séreuse du tissu cellulaire et parfois épanchement dans les cavités viscérales.

Où se montre le liquide séreux ?

D'abord aux membres inférieurs et successivement de bas en haut, même jusqu'à la face en passant par les cavités abdominale et thoracique où il s'épanche. Il peut enfin envahir le cerveau, et amener alors très rapidement la mort.

La cachexie séreuse persiste-t-elle au-delà de la grossesse ?

Non. Elle disparait ordinairement dans les premiers jours qui suivent l'accouchement.

Est-elle redoutable ?

Oui, lorsque le liquide s'épanche autour des poumons et surtout dans la cavité crânienne. Sa persistance après l'accouchement est particulièrement un signe des plus fâcheux.

Quels moyens de traitement doit-on opposer à la cachexie séreuse ?

Les reconstituants (riche alimentation, quinquina,

fer, air pur...,) les vêtements chauds, des frictions sèches et des purgations modérées. S'il y avait distension considérable de la peau des membres inférieurs, on la diminuerait par des mouchetures ou des ponctions avec une aiguille à acupuncture.

Albuminurie

Qu'est-ce que l'albuminurie ?

C'est une maladie caractérisée par un excès d'albumine dans les urines avec diminution de sa proportion normale dans le sang.

Quelle est la conséquence habituelle de l'albuminurie ?

L'infiltration œdémateuse du tissu cellulaire.

Ne semble-t-elle pas prédisposer spécialement à une maladie des plus graves ?

Oui, à l'éclampsie, puisque celle-ci s'observe une fois sur cinq cas d'albuminurie et que toutes les éclamptiques sont albuminuriques, (voir accouchements vicieux par accidents immédiatement graves).

Quel est le caractère particulier de l'œdème albuminurique ?

C'est sa tendance à se généraliser et à se montrer simultanément sur des points éloignés comme à la face et aux paupières, en même temps qu'aux membres inférieurs.

Comment découvre-t-on l'albumine dans les urines ?

En traitant ce liquide par la chaleur ou l'acide azotique qui coagulent la substance albumineuse, et en évitant les causes d'erreur attachées à l'un et l'autre de ces procédés.

L'albuminurie persiste-t-elle au-delà de la grossesse ?

Non. Elle disparait d'ordinaire aussitôt après l'accouchement.

Est-ce une maladie grave ?

Oui ; surtout parce qu'elle prédispose à l'éclampsie. Sa persistance après l'accouchement dénote qu'elle s'est transformée en maladie de Brigth.

Que doit-on opposer à l'albuminurie ?

Les reconstituants, les vêtements chauds et les frictions sèches.

Œdème mécanique

Qu'appelle-t-on œdème mécanique de la grossesse ?

On désigne ainsi l'infiltration séreuse des extrémités inférieures, due à la compression des veines iliaques par l'utérus gravide et favorisée par l'hydroémie physiologique de la grossesse.

Dépasse-t-il le niveau du bassin ?

Fort rarement tant que le sang n'est pas profondément altéré.

Quand l'observe-t-on ?

Dans les trois derniers mois, tandis que les œdèmes des maladies précédentes apparaissent de bonne heure comme ces dernières.

Que devient-il après l'accouchement ?

Il disparait promptement.

Que doit-on lui opposer ?

Le repos dans la position horizontale et au besoin une compression légère des membres inférieurs à l'aide d'un bas élastique.

En résumé, combien d'espèces d'œdèmes peut-on rencontrer chez la femme enceinte ?

Trois espèces :

L'œdème cachectique ;

L'œdème albuminurique ;

L'œdème mécanique.

Quel est le plus grave des trois ?

L'œdème albuminurique parce qu'il est dû à une cause qui favorise le développement de l'éclampsie.

Ascite

Qu'est-ce que l'ascite ?

C'est l'accumulation de sérosité dans la cavité abdominale.

Quelles sont ses causes ?

Tantôt la cachexie séreuse ou l'albuminurie qui produisent en même temps d'autres accumulations séreuses ; tantôt, lorsque l'ascite est isolée, l'influence seule du développement utérin.

Quelle est l'époque ordinaire de son apparition ?

Le milieu de la grossesse.

A quels signes reconnait-on l'ascite ?

Au développement de l'abdomen plus considérable qu'il ne devrait l'être si la grossesse était normale : à six mois, par exemple, le ventre sera aussi saillant qu'à terme ; au relief plus prononcé de la petite tumeur ombilicale, dû à l'élargissement de l'anneau ombilical et à la distension de la peau par le liquide ; à la coïncidence d'infiltrations surtout aux membres inférieurs ; de plus, à la fluctuation, à la sonorité de l'épigastre avec matité dans les flancs et au déplacement de ces derniers signes par les mouvements de la femme. Enfin, avec l'ascite, il y a soif, urines rares comme dans la plupart des hydropisies.

Quelle est la maladie avec laquelle on peut la confondre ?

L'hydramnios, qui, du reste, existe souvent avec l'ascite (voir les différences, page 208).

L'ascite est-elle funeste à la grossesse ?

Non généralement, lorsqu'elle est modérée. Mais elle peut, quand l'épanchement est très abondant, gêner la respiration et devenir dangereuse.

Quelle conduite suivre en présence d'une ascite ?

On doit s'abstenir s'il n'y a aucun danger, parce qu'un traitement léger serait inefficace et qu'il serait imprudent de recourir à des moyens trop actifs. Dans le cas de suffocation, on pratiquerait d'emblée la ponction de la paroi abdominale (paracentèse), non au lieu d'élection de cette opération, mais sur la tumeur ombilicale, après s'être assuré, par sa transparence, qu'elle ne contient pas d'anse intestinale. On reviendra, au besoin, à cette ponction une ou plusieurs fois si le liquide se reproduit, jusqu'à l'accouchement qui sera le plus sûr moyen de guérison.

Déplacement de l'utérus

Quels sont les déplacements de l'utérus observés pendant la grossesse ?

Ce sont :

Le prolapsus ;

L'obliquité postérieure ou rétroversion ;

L'obliquité antérieure qui sera examinée avec l'accouchement ;

Les obliquités latérales dans lesquelles le fond de l'utérus se renverse sur le côté, et qui intéressent peu l'accoucheur.

PROLAPSUS UTÉRIN

Qu'est-ce que le prolapsus utérin ?

C'est l'abaissement plus ou moins prononcé de l'utérus.

Qu'en résulte-t-il ordinairement pendant la grossesse ?

Un simple retard dans l'ascension de l'organe ; à moins que le degré extrême du prolapsus rende cette élévation impossible.

A quelles causes est dû ce déplacement ?

Tantôt à un prolapsus existant qui n'a fait que s'exagérer ; tantôt à un relâchement des moyens de fixité de l'utérus, survenu au début de la gestation.

N'est-il pas quelquefois une cause d'avortement ?

Oui, lorsque l'utérus est descendu profondément et

que ne pouvant remonter, il se développe dans le bassin dont les parois ne tardent pas à le comprimer.

Que faire en présence d'un prolapsus ?

On réduira l'utérus en le repoussant au-dessus du détroit supérieur et on prescrira à la femme le repos dans la position horizontale jusqu'à ce que le volume de l'organe rende toute chûte impossible, condition préférable à l'application d'un pessaire qui pourrait déterminer l'avortement. Si le prolapsus était antérieur à la grossesse et reconnu au début de celle-ci, la femme devrait garder le repos horizontal pendant les cinq premiers mois.

RÉTROVERSION DE L'UTÉRUS

Qu'est-ce que la rétroversion de l'utérus ?

C'est le renversement en arrière de l'utérus dont le fond se loge dans le sacrum et le col se place derrière les pubis.

A quelle époque de la grossesse se produit-elle ?

Dans les premiers mois, surtout dans le cours du troisième.

Est-elle fréquente ?

Non, sans être très rare pour cela.

Tous les cas de rétroversion sont-ils identiques ?

Non. On doit en distinguer deux espèces suivant la manière dont se fait le déplacement et la cause qui le détermine. Ainsi, on observe : 1° la RÉTROVERSION LENTE, due soit à la distension de la vessie qui pousse l'utérus en arrière, soit à la saillie de l'angle sacro-vertébral qui arrête l'élévation de l'organe et le dé-vie en arrière surtout lorsqu'il existe en même temps un excès d'amplitude de l'excavation ; 2° la RÉTROVERSION BRUSQUE, la plus fréquente et la plus grave des deux, déterminée par une chûte, un effort ou une violence quelconque exercée sur l'abdomen.

Quels sont les signes de la rétroversion ?

Ce sont : Des tiraillements douloureux aux lombes, aux aines et un poids dans le bassin, qui font croire tout d'abord à un avortement ; la rétention d'urine, la constipation et la présence, reconnue au toucher, du fond utérin dans la concavité sacrée tandis que le col est à l'opposé.

Qu'observe-t-on lorsque l'utérus se développe dans cette situation ?

Des accidents inflammatoires locaux ordinairement très graves, et l'avortement.

Quelle conduite suivre en présence d'une rétroversion utérine ?

On doit tout d'abord vider la vessie par le cathérisme et le rectum par un lavement donné à l'aide d'une canule élastique assez longue pour arriver au-dessus de l'obstacle utérin. A la suite de ces deux évacuations l'utérus reprend parfois sa place normale. Si ce replacement ne s'opère pas on en vient à la réduction.

Comment réduit-on l'utérus renversé en arrière ?

En faisant placer d'abord la femme comme pour l'examen au spéculum. Alors avec deux doigts introduits dans le vagin on attire le col en bas pendant que deux doigts de l'autre main introduits dans le rectum repoussent en haut le fond de l'organe. La réduction faite, on prescrira le repos au lit jusqu'au sixième mois de la grossesse et pendant tout ce temps on favorisera les selles par des lavements huileux dans le but d'éviter tout effort de défécation.

Névralgies pariétales de l'abdomen

Qu'appelle-t-on de ce nom ?

On désigne ainsi des douleurs de nature névralgique, superficielles et ressenties sur trois points principaux : la paroi antérieure (douleur abdominale), le pli de l'aine (inguinale), les lombes (lombaire).

Quelle est l'époque ordinaire de leur apparition ?

Les trois derniers mois de la grossesse.

Quels sont les caractères de ces névralgies, qui pourraient faire croire à une douleur profonde d'origine viscérale ?

Ce sont, le peu d'étendue de la partie douloureuse qui parfois ne dépasse pas la largeur d'une pièce de cinq francs, et l'augmentation de souffrance que déterminent la pression et les mouvements.

A quoi reconnait-on alors leur siège superficiel ?

A l'accroissement de douleur qu'on produit sur le point malade quand on soulève, on pince ou on frotte rudement la peau de cette région.

Les douleurs abdominales des derniers temps de la grossesse ne sont-elles pas dues, en outre, à une cause particulière ?

Oui, à la pression qu'exerce l'utérus sur la paroi abdominale antérieure.

Quels sont les meilleurs moyens de combattre les névralgies abdominales ?

Ce sont : Des frictions avec des liniments ou des pommades narcotiques, de petits vésicatoires morphinés, des injections sous-cutanées de morphine sur les points douloureux, moyens auxquels on ajoutera les fortifiants généraux s'il y a chloro-anémie.

N'y a-t-il pas une sorte de névralgie de la peau, limitée à la vulve, qu'on doit rattacher à la précédente ?

Oui, le PRURIT DE LA VULVE caractérisé par une démangeaison incommode et tenace sans éruption, mais parfois si intense que la santé et la grossesse peuvent en être troublées.

Que doit-on opposer au prurit de la vulve ?

Des lotions avec l'eau blanche, une solution faible de sublimé (10 centigr. sur 300 gr.), des bains alcalins, l'introduction d'une mèche enduite de la pommade suivante : axonge 50 gr. extrait de ratanhia 5 grammes.

Névralgie de l'utérus

Où siège spécialement cette névralgie ?
Dans la tunique musculaire de l'organe.
A quoi la reconnait-on ?
A une douleur partielle ou générale de la région utérine, intermittente ou continue et parfois très vive, accompagnée d'un resserrement de l'organe qui devient dur sans qu'il existe la moindre dilatation du col.

Quelles sont les douleurs utérines qu'il ne faut pas confondre avec la névralgie de l'utérus ?

Ce sont les douleurs utérines d'un début de grossesse difficile ; puis les douleurs qui annoncent l'approche du travail.

La névralgie utérine trouble-t-elle la grossesse ?
Ordinairement non.

Que doit-on lui opposer ?

Le repos, les grands bains, les frictions narcotiques sur le ventre et les lavements laudanisés.

Rhumatisme de l'utérus

Qu'est-ce qui le caractérise ?

C'est, à la suite d'un refroidissement, une douleur vive ressentie à la surface de l'utérus, ordinairement continue et s'exaspérant à la pression, douleur parfois assez intense pour s'accompagner de réaction fébrile.

Le rhumatisme utérin est-il fréquent ?

Non. On ne l'observe, au contraire, que très rarement.

A quelle période de la grossesse la femme y est-elle le plus exposée ?

Dans les derniers mois, lorsque l'utérus offre une grande surface aux impressions atmosphériques.

Est-il une cause d'avortement ?

Oui, parce qu'il provoque habituellement des contractions utérines.

Quels sont les moyens à employer en pareil cas ?

Ce sont, le repos, les sudorifiques, les frictions

narcotiques, de légers laxatifs et au besoin des vésicatoires volants pansés avec la morphine.

Congestion de l'utérus

Qu'est-ce que la congestion de l'utérus ?

La congestion utérine, appelée encore *pléthore utérine*, est un trouble circulatoire caractérisé par une surabondance de sang dans les vaisseaux de l'utérus.

A quelle période de la grossesse l'observe-t-on le plus souvent ?

Pendant la première moitié, surtout aux époques menstruelles. Mais elle peut aussi se produire plus tard sous l'influence de la pléthore générale.

Quels sont les signes de la pléthore utérine ?

Ce sont : Une tension et un gonflement du ventre ; un sentiment de pesanteur dans le bassin, les aines et le haut des cuisses ; puis, des douleurs de reins et du ténesme vésical. Plus tard, les mouvements du fœtus diminuent et la congestion utérine finit par provoquer de légères contractions utérines.

Que peut-il résulter de ce trouble circulatoire utérin ?

Un embarras prononcé de la circulation utéroplacentaire ; puis, soit la mort du fœtus déterminée le plus souvent par la rupture de vaisseaux utéroplacentaires et un épanchement de sang dans le placenta, soit des contractions utérines et l'avortement.

Quels sont les moyens à opposer rapidement à cet accident.

La saignée modérée et le repos dans la position horizontale.

Comment prévenir le retour de la congestion utérine ?

En administrant les toniques et les ferrugineux si, ce qui est l'ordinaire, la femme ne présente aucun des signes du tempérament sanguin.

Hydramnios

Qu'est-ce que l'hydramnios?

C'est l'hypersécrétion du liquide amniotique.

Quelle est la quantité de liquide qui peut ainsi s'accumuler dans l'œuf ?

Deux ou trois litres et même plus.

Quand l'hydramnios débute-t-elle d'ordinaire ?

Vers le milieu de la grossesse.

Est-il facile d'en déterminer la cause ?

Non. On l'a observée à la suite d'une métrite, d'un mauvais état du fœtus, d'une infiltration du tissu cellulaire.

A quels signes reconnaît-on l'hydramnios ?

Au développement, en général rapide, de l'abdomen et au volume disproportionné de l'utérus, qui à six mois est souvent aussi considérable qu'à terme.

Comment la distinguer ensuite d'une ascite avec grosssesse ?

En comparant la saillie abdominale des deux maladies. Ainsi, dans l'ascite, le ventre est large, la fluctuation très sensible, les intestins sont refoulés en haut au-dessus du liquide où on perçoit un son tympanique, et l'utérus gravide ne peut être senti ; de plus, la soif est vive et les urines sont rares. Au contraire, dans l'hydramnios, le ventre a la forme ovoïde à grand diamètre vertical, de l'utérus qu'on sent, du reste, très distinctement par la palpation ; la fluctuation est nulle ou obscure ; les intestins sont refoulés dans les flancs où se perçoit la sonorité ; en outre, la soif et les urines sont normales. Mais cette distinction devient naturellement très difficile lorsque, ce qui est fréquent, il y a coexistence des deux maladies.

L'hydramnios est-elle redoutable ?

Oui, parce que la distension croissante de l'utérus finit par provoquer des contractions suivies d'avortement, et que d'ailleurs l'hydropisie amniotique détermine souvent par elle-même la mort du fœtus suivie de l'expulsion, parfois tardive, d'un cadavre macéré. En outre, le développement excessif de l'utérus peut, surtout quand il y a complication d'ascite, troubler gravement la respiration de la mère et la menacer de suffocation.

Quelle conduite tenir dans le cas d'hydramnios ?

On doit renoncer à toute intervention obstétricale tant qu'il n'y a pas péril pour la femme, et s'abstenir de tout traitement à cause de l'impuissance des moyens médicaux. En cas de danger pour la mère, il faut, sans hésiter, désemplir l'œuf tout en s'efforçant de ne pas compromettre la grossesse. Pour cela, après avoir dilaté artificiellement le col, on pratique la ponction des membranes avec une sonde à dard enfoncée aussi haut que possible entre l'œuf et la paroi utérine afin de ne déterminer qu'un écoulement modéré de liquide amniotique. On arriverait plus sûrement au même but par une ponction capillaire suivie d'aspiration. S'il y avait coexistence d'ascite, c'est par l'évacuation du liquide péritonéal qu'il faudrait commencer.

Hydrorrhée

Qu'est-ce que l'hydrorrhée ?

C'est l'écoulement par les voies génitales, d'un liquide aqueux plus ou moins analogue à celui de l'amnios, sans aucun signe de travail.

Quand l'observe-t-on généralement ?

Dans la seconde moitié de la grossesse, surtout vers le sixième mois.

Quelle est sa source ?

Une sécrétion aqueuse accumulée entre l'œuf et la paroi utérine. De là, le liquide se porte vers le col en décollant les membranes.

Existe-t-il un ensemble de signes révélant l'hydrorrhée ?

Oui. Ainsi, la femme, sans s'être fatiguée, tantôt le jour, tantôt la nuit, se sent tout-à-coup inondée par un liquide limpide, jaunâtre, d'odeur spermatique et empesant le linge. A cette perte dont la quantité peut être souvent évaluée à un verre, succède un suintement qui cesse au bout de deux ou trois jours. Tout semble alors terminé, lorsque, quelque temps après, le même accident se reproduit.

Observe-t-on en même temps des contractions uté-rines ?

Ordinairement non. Cependant une perte aqueuse abondante peut s'accompagner de quelques douleurs que le repos calmé promptement.

Quels sont les caractères qui font distinguer l'hy-drorrhée de la rupture prématurée des membranes ?

Ce sont : L'absence de contractions utérines dans les cas ordinaires, contractions qui, au contraire, ne tardent pas à se déclarer après la rupture des membranes ; les alternatives de cessation et de retour d'écoulement. Enfin, si on examine le liquide de l'hydrorrhée, on le trouve dépourvu de flocons de matière sébacée, matière que les eaux amniotiques tiennent, au contraire, en suspension.

L'hydrorrhée trouble-t-elle la grossesse ?

Ordinairement non. Cependant l'abondance et la répétition de l'écoulement peuvent provoquer des contractions expulsives.

Que prescrire à une femme atteinte d'hydrorrhée ?

Le repos absolu dans la position horizontale, prolongé au-delà de la fin de l'écoulement ; et des lavements laudanisés s'il survient des contractions.

Môles

Quelle est l'altération dont il s'agit ?

C'est la transformation de l'œuf en une masse volumineuse, organisée, appelée MÔLE, dont le développement progressif dans l'utérus peut faire croire à la

continuation de la grossesse, d'où le nom de GROS-
SESSE MÔLAIRE donné à cette apparence.

*A quel moment s'opère d'ordinaire cette trans-
formation ?*

Au début de la grossesse.

Les môles diffèrent-elles de nature ?
Oui ; aussi en distingue-t-on deux espèces :
    La môle charnue ;
    La môle vésiculaire.

Qu'est-ce que la MÔLE CHARNUE ?
C'est une masse charnue, d'aspect placentaire, ordinairement creusée d'une cavité qui renferme un liquide trouble, sans vestige d'embryon , et résultant
d'un accroissement hypertrophique des enveloppes de
l'œuf, consécutif à la mort de l'embryon qui ne tarde
pas lui-même à disparaître par dissolution.

*Comment se développe-t-elle et que devient-elle
ensuite ?*

Elle s'accroît lentement ; puis, du troisième au
cinquième mois, lorsqu'elle a atteint à peu près le
volume du poing, la môle est expulsée comme l'œuf
dans l'avortement.

Qu'a-t-on observé dans certains cas fort rares ?
La transformation de la môle charnue en masse
fibreuse, même calcaire.

Qu'est-ce que la MÔLE VÉSICULAIRE ?
Cette môle, appelée à tort *môle hydatique*, est une
agglomération de vésicules plus ou moins volumineuses, remplies d'un liquide et suspendues à des
filaments qui les relient entre elles, les attachent à la
face interne du chorion et en font une masse semblable à une volumineuse grappe de raisin.

A quoi est due cette altération ?

A l'hydropisie des villosités choriales et à leur dilatation d'espace en espace.

Est-elle fréquente ?

Non, elle est rare, plus encore que la précédente qu'on ne rencontre pas souvent.

La mort de l'embryon précède-t-elle la môle vésiculaire ou lui est-elle consécutive ?

Elle en est la conséquence rapide, l'altération des villosités choriales détruisant les vaisseaux par lesquels l'embryon reçoit tout d'abord ses éléments de nutrition.

Comment se développe cette altération et que se passe-t-il à la fin ?

Elle s'accroît rapidement ; et c'est ce développement rapide, hors de proportion avec l'époque présumée de la grossesse, qui constitue le signe distinctif de la môle vésiculaire. Puis, comme la môle charnue, elle est expulsée du troisième au cinquième mois, de la même manière que l'œuf dans l'avortement.

Quels sont les signes de la GROSSESSE MÔLAIRE?

Ce sont — à part les particularités, ordinairement inaperçues, du développement utérin — les signes de probabilité de la grossesse normale, d'où la difficulté de les distinguer, au début, l'une de l'autre.

Quel est l'accident qui pourrait cependant faire soupçonner une môle ?

Une hémorrhagie presque continue, parfois inquiétante, qui survient de bonne heure et provient des décollements partiels de la masse vasculaire.

En présence de cet accident d'expulsion, comment faut-il se conduire ?

Comme dans l'avortement. Seulement, si on parvenait à reconnaître la môle, on ne ferait rien pour empêcher son expulsion.

Altération fibro-graisseuse du placenta

Sous quel aspect cette altération se présente-t-elle ?

Sous l'aspect de masses grisâtres, dures mais friables, siégeant habituellement sur les cotylédons de la circonférence et développées spécialement sur les villosités placentaires dont elles déterminent l'oblitération.

Quelle est la conséquence ordinaire de cette lésion, lorsqu'elle est étendue ?

La mort du fœtus, puis l'avortement.

Cette altération est-elle susceptible de récidive ?

Oui, et on peut l'observer, par suite, dans une série de grossesses.

Décollement du placenta

Qu'est-ce que le décollement du placenta ?

C'est la rupture partielle ou totale des adhérences du placenta à l'utérus.

Le décollement placentaire est-il toujours un accident ?

Non. Après l'expulsion fœtale c'est un phénomène nécessaire et physiologique.

Quelle en est la conséquence immédiate pendant la grossesse et le travail ?

L'hémorrhagie due à la déchirure des vaisseaux utéro-placentaires.

Que devient le sang sorti des vaisseaux ?

Lorsque le décollement est léger, il peut s'épancher et former entre le placenta et l'utérus un caillot qui se prolonge souvent sous la forme de traînées plus ou moins étendues entre la caduque et la paroi utérine. Mais, ordinairement, le sang décolle l'œuf, traverse le col, et, se montrant à l'extérieur, détermine une hémorrhagie externe.

Le décollement du placenta est-il funeste à la grossesse ?

Oui ; c'est un de ses accidents les plus graves. Pendant les six premiers mois, il est suivi d'avortement pour peu que l'épanchement ou la perte soient abondants (voir avortement). Pendant les trois derniers mois et durant le travail, le décollement placentaire est la cause la plus ordinaire de l'hémorrhagie de ces périodes, dont les conséquences fâcheuses seront étudiées à part (voir hémorrhagies, parmi les accidents immédiatement graves des accouchements vicieux).

Quelles sont les causes du décollement placentaire ?

La plupart des causes déterminantes à action rapide de l'avortement, et surtout l'insertion vicieuse du placenta pendant les trois derniers mois.

A quoi le reconnait-on ?

A une hémorrhagie suivie bien souvent d'avortement ou d'accouchement prématuré.

Quelle conduite suivre en pareil cas ?

Celle qui est indiquée au début de l'avortement ou

de l'hémorrhagie des trois derniers mois, dans le but de prévenir un décollement plus étendu et de combattre la perte.

Déchirures du placenta

Qu'appelle-t-on de ce nom ?

On désigne ainsi les ruptures qui se font dans le tissu même du placenta et ordinairement dans sa couche maternelle.

Quelle en est la conséquence immédiate ?

Un épanchement de sang dans l'épaisseur de l'organe.

Ce sang se fait-il jour à l'extérieur comme d'ordinaire dans le cas de décollement ?

Non. Il reste enfermé, soit dans le placenta, soit entre les feuillets membraneux.

S'épanche-t-il toujours de la même manière ?

Non. Pendant la première moitié de la grossesse, lorsque le placenta n'est pas encore bien limité et que les feuillets membraneux qui en partent ne sont pas encore soudés, le sang épanché dans le placenta, se répand sous forme de trainées ou s'étale en nappe entre le chorion et la caduque. Au contraire, durant la seconde moitié de la grossesse, lorsque le placenta est plus compacte, nettement circonscrit (le chorion et la caduque étant solidement unis), le sang ne pouvant, par suite, se répandre facilement, se creuse une cavité dans la masse placentaire. Selon le nombre de déchirures on trouve alors, tantôt un foyer sanguin unique, tantôt plusieurs petits foyers, qui constituent *l'apoplexie placentaire*.

Quels sont l'aspect et le volume de ces foyers sanguins ?

Ils ont l'aspect d'une masse noirâtre lorsque le sang coagulé est de date récente, ou d'une masse blanchâtre lorsque l'épanchement est ancien. Quant au volume des foyers, il varie entre celui d'un grain de groseille et d'une noix.

Quel est des deux sortes d'épanchements, le plus funeste au fœtus ?

C'est l'épanchement diffus des premiers mois de la grossesse, surtout s'il est un peu étendu, parce que le sang maternel n'arrive plus alors en quantité suffisante aux villosités fœtales. L'apoplexie placentaire, lorsqu'elle n'est constituée que par un seul foyer, peut, au contraire, ne pas nuire au fœtus, le placenta continuant parfois à fonctionner suffisamment. Mais sept ou huit foyers seraient certainement mortels.

Y a-t-il des femmes prédisposées aux épanchements placentaires ?

Oui et particulièrement à l'apoplexie. C'est ce qui explique souvent le nombre de leurs avortements.

Existe-t-il des signes certains de l'épanchement placentaire ?

Non. On ne le reconnait guère que sur le placenta lui même, après l'avortement sa conséquence ordinaire.

Quel traitement préservatif prescrirait-on à une femme prédisposée à l'apoplexie placentaire ?

Le traitement préservatif de l'avortement et en particulier le repos et les saignées répétées.

Maladies et mort du fœtus

Quelles sont les maladies du fœtus qui intéressent particulièrement l'accoucheur ?

Ce sont : 1° Les maladies du fœtus qui peuvent déterminer sa mort et par suite l'avortement ; 2° celles qui apportent un obstacle à l'accouchement, telles que l'hydrocéphalie, l'hydrorachis, l'hydrothorax, l'ascite, les kystes. Les premières vont être indiquées à propos de l'avortement ; les autres se rattachent spécialement aux accouchements vicieux avec lesquels elles seront examinées.

A quels signes se reconnait la mort du fœtus ?

A des caractères particuliers qui seront bientôt signalés (voir avortement, période prodromique).

AVORTEMENT

Qu'est-ce que l'avortement ?

C'est l'expulsion du fœtus et de ses annexes dans les six premiers mois de la grossesse.

Pourquoi l'expulsion pendant cette période est-elle un accident tout à fait spécial ?

Parce qu'elle présente des caractères particuliers et qu'elle fait naître un fœtus non encore viable.

Le fœtus est-il, en réalité, viable dès le début du septième mois, comme la loi l'admet ?

Non. Il lui faut environ sept mois pour pouvoir présenter l'organisation nécessaire à une vie extérieure durable.

L'avortement est-il fréquent ?

Oui, et il l'est même plus que l'accouchement (Pajot).

Dans quels mois de la grossesse se produit-il le plus communément ?

Dans les deuxième, troisième et quatrième mois, surtout dans le courant du troisième, précisément au moment qui correspond à l'époque menstruelle.

CAUSES

Quelle est la première division à établir parmi les causes d'avortement ?

La division en *causes prédisposantes* qui préparent l'avortement, et en *causes déterminantes* qui ont le pouvoir de le produire.

Comment se divisent les causes déterminantes ?

En deux catégories :

Causes à action plus ou moins lente ;

Causes à action rapide.

Causes prédisposantes

Que doit-on citer comme causes prédisposantes ?

En première ligne : les menstruations abondantes comme celles qui ne laissent à la femme que quinze jours de repos par mois ; un tempérament très prononcé, surtout très lymphatique ou très nerveux ; un genre de vie débilitant : vie sédentaire, misère, chagrin, débauche ; une existence agitée : bals, fréquentation des théâtres, plaisirs du monde... ; certaines conditions d'altitude et de climat : l'habitation des montagnes (Saucerotte), le séjour des Européennes dans un climat chaud ; de plus, des causes locales tenant à l'utérus, au bassin et aux fonctions rectales : les maladies, non du col de l'utérus qui n'empêchent pas le progrès de la grossesse, mais celles du corps utérin (déplacements, inflammation, tumeurs, adhérences) qui s'opposent plus ou moins à l'accroissement de l'organe ; l'irritabilité de l'utérus qui le rend impatient et prompt à se contracter ; parmi les rétrécissements du bassin, l'étroitesse très prononcée du détroit supérieur avec agrandissement de l'excavation, qui gênera le mouvement d'ascension ; enfin certaines constitutions médicales régnantes qui agissent spécialement sur le fœtus et expliquent les épidémies d'avortement, préludes fréquents d'autres épidémies.

Causes déterminantes à action plus ou moins lente

Comment se divisent-elles ?

En deux groupes :

Causes provenant de la mère ;

Causes provenant de l'œuf.

Quelles sont les CAUSES PROVENANT DE LA MÈRE ?

Ce sont des maladies, qu'on peut diviser en maladies étrangères à la grossesse et en maladies développées par la grossesse.

Quelles sont les principales maladies maternelles étrangères à la grossesse, capables de déterminer l'avortement ?

Ce sont : la pneumonie, le choléra, la fièvre typhoïde, les fièvres éruptives et surtout la variole et la syphilis.

Dans quel cas la syphilis maternelle est-elle particulièrement redoutable ?

Lorsqu'elle est contractée au début ou près du début de la grossesse. Le fœtus infecté meurt ordinairement et l'avortement s'ensuit. Il peut cependant résister à la maladie qui se révèle alors, soit à la naissance, soit même quelques jours après, par des vésicules de pemphigus à la paume des mains et à la plante des pieds. L'enfant a, au contraire, de grandes chances d'échapper à l'infection lorsque la syphilis maternelle est survenue à une époque voisine de l'accouchement.

Dans quelles conditions la syphilis du père produit-elle ces mêmes effets ?

Lorsque le père est atteint de cette maladie au moment de la fécondation, et même, lorsque, porteur de la syphilis, il n'en présente encore aucune manifestation.

Quelles sont les maladies maternelles de la grossesse les plus capables de déterminer l'avortement ?

Ce sont : les vomissements continus qui pourtant ne provoquent pas toujours cet accident, la pléthore générale, la congestion utérine, la rétroversion de l'utérus. Quant aux autres maladies de la grossesse capables de déterminer l'expulsion fœtale, elles agissent surtout dans les derniers mois et provoquent, par suite, l'accouchement prématuré.

Quelles sont les CAUSES PROVENANT DE L'ŒUF ?

Ce sont : d'abord les maladies du fœtus, les unes propres (rachitisme, pneumonie, péritonite, ascite, hydrocéphalie, fractures... etc.), les autres communiquées par la mère (variole, syphilis... etc...) la plupart mortelles et, par suite, productrices d'avortement ; ensuite, les altérations graves de l'enveloppe; l'hydro-amnios, les dégénérescences môlaires, l'altération fibro-graisseuse du placenta et les déchirures un peu étendues de cet organe (Voir pathologie de la grossesse.)

Quelle est la conséquence ordinaire et première des causes déterminantes à action plus ou moins lente ?

La mort du fœtus que l'utérus expulse ensuite comme corps étranger.

Causes déterminantes à action rapide

Quelles sont ces causes ?

Ces causes, appelées aussi causes accidentelles, sont : des coups ; des chutes, surtout les chutes sur le siége dans un escalier ; d'autres violences physiques avec ébranlements, telles que l'équitation, la danse, les courses en voiture sur un chemin raboteux; de vives et subites émotions ; surtout le coït dont l'action puissamment abortive s'explique à la fois par les chocs et par l'excès même des sensations qui accompagnent cet acte.

Quelles sont les conséquences directes des causes déterminantes à action rapide ?

Ce sont : un décollement plus ou moins grand du placenta ou des déchirures placentaires étendues (voir pathologie de la grossesse), par suite, la formation d'un caillot volumineux chassé de l'utérus comme corps étranger en même temps que le fœtus presque toujours déjà mort.

PHÉNOMÈNES GÉNÉRAUX

Quels sont les phénomènes essentiels de tout avortement ?

Ce sont, par ordre de production : *l'hémorrhagie*

due à la rupture des attaches vasculaires de l'œuf (décollement des membranes au début de la grossesse, du placenta ensuite) sous l'influence des contractions expulsives, parfois sous l'action immédiate et subite des causes déterminantes à action rapide ; les *contractions utérines* ; la *dilatation du col* qui, dans les premiers mois, conserve néanmoins sa longueur et sa rigidité, tandis qu'il perd plus tard l'une et l'autre pendant le travail d'expulsion, comme dans l'accouchement ; l'*expulsion* proprement dite du fœtus et des annexes à laquelle succèdent des lochies peu abondantes.

L'hémorrhagie est-elle inséparable de l'avortement ?

Oui. On peut en effet poser cette règle : toute perte de sang survenant dans les six premiers mois de la gestation et ne constituant pas un écoulement menstruel, rare d'ailleurs pendant la grossesse, est un accident qui annonce l'avortement.

N'y a-t-il pas cependant des cas qui font exception ?

Oui. Ainsi, l'hémorrhagie est faible ou même nulle quand la femme expulse un fœtus mort depuis longtemps, ce qui s'explique par l'atrophie du placenta. En outre, dans l'avortement des grossesses avancées, l'hémorrhagie, au lieu de précéder et accompagner l'expulsion, ne se produit que vers la fin.

PRODROMES

Quels sont les signes qui d'ordinaire annoncent un avortement non instantané ?

Ce sont : une sensation de poids ou de tension au

bas-ventre, s'irradiant vers l'anus et la vessie, exaspérée par la marche et accompagnée de besoins fréquents d'uriner ; un malaise général avec lassitude et tristesse.

Quel est le signe qui en indique le début ?

Un écoulement séro-sanguinolent.

Ces signes précurseurs ne sont-ils pas eux-mêmes précédés quelquefois de phénomènes particuliers ?

Oui, en cas de mort et de rétention du fœtus, d'un ensemble de phénomènes traduisant cet état.

Que ressent alors et qu'observe-t-on de particulier chez la femme ?

La femme ressent un poids insolite et comme la présence d'un corps inerte, mobile dans le bas-ventre, qu'elle sent se porter à droite ou à gauche quand elle se couche sur un côté ou l'autre. Le ventre et les seins s'affaissent. Il est des femmes qui éprouvent un malaise général accompagné de frissons, de lassitude, de pâleur de la face, d'inappétence et même de fièvre. Enfin, si le fœtus s'est déjà manifesté par les mouvements actifs, ceux-ci cessent, quelquefois après avoir redoublé d'une manière surprenante.

Cette situation se prolonge-t-elle ?

Oui, ordinairement plusieurs jours, huit ou quinze jours. On l'a vue persister un mois et plus. La femme, ignorant la mort de l'enfant, s'estime heureuse tout d'abord d'être délivrée des fatigues de la grossesse, jusqu'à ce que de petites hémorrhagies viennent l'avertir qu'elle n'est pas revenue à l'état ordinaire.

Qu'observe-t-on cependant de remarquable quarante-huit heures après la mort du fœtus ?

Une véritable lactation, d'autant plus prononcée

que la grossesse est plus avancée ; puis les mamelles s'affaissent et la sécrétion cesse d'elle même.

La rétention du fœtus mort est-elle beaucoup à redouter pour la femme ?

Non, tant que l'œuf est intact et qu'il y a peu ou absence d'hémorrhagie.

Qu'advient-il cependant du fœtus lorsqu'il est enfermé un certain temps à l'abri du contact de l'air ?

Il subit l'influence de la macération amniotique, mais différemment selon son âge. Au début, lorsque l'embryon est à peine formé, il se dissout dans le liquide amniotique et disparait. Aux deuxième et troisième mois, il se ride et se flétrit comme une pièce d'anatomie conservée dans l'alcool. Lorsqu'il est plus avancé, il macère : la peau devient rougeâtre ; l'épiderme se plisse et s'épaissit ; le tissu cellulaire sous-cutané s'infiltre de sérosité. Le fœtus est alors gluant et semblable à une masse gélatineuse.

MARCHE

La succession des phénomènes de l'avortement est-elle identique dans tous les cas ?

Non. Il faut distinguer sous ce rapport :

L'avortement des deux premiers mois ;

L'avortement des troisième et quatrième mois ;

L'avortement des cinquième et sixième mois.

Puis, quel que soit le moment :

L'avortement instantané.

Avortement des deux premiers mois

A quoi ressemble un avortement à six semaines par exemple ?

A une menstruation abondante, douloureuse et retardée.

Comment se produit-il ?

Comme il suit : La femme est prise de contractions douloureuses analogues à celles de l'accouchement, ressenties au bas-ventre mais surtout aux reins et accompagnées d'hémorrhagie. Les douleurs et l'hémorrhagie vont en croissant pendant 24, 36 ou 48 heures ; puis, après la sortie de quelques caillots et d'un petit œuf entier enfermé dans ceux-ci ou noyé dans le sang, tout s'arrête et rentre dans l'ordre ; l'avortement est accompli. La femme croit n'avoir eu qu'un simple retard de règles plus douloureuses et abondantes qu'à l'ordinaire et elle se prépare à reprendre ses occupations habituelles.

Avortement des troisième et quatrième mois

Comment se produit l'avortement à cette période ?

A peu près comme le précédent, mais avec cette différence essentielle que, dans la plupart des cas, l'embryon seul est chassé d'abord, puis le col se resserre, l'hémorrhagie et les douleurs diminuent, et le délivre est retenu.

Pourquoi le placenta est-il retenu dans l'utérus ?

Parce qu'à cette époque il est déjà volumineux et assez adhérent et que, en outre, la contractilité de l'utérus est encore peu développée.

Qu'arrive-t-il alors ?

L'arrière-faix ainsi emprisonné provoque un second travail d'expulsion au bout de **24**, **36** heures et parfois d'un plus long temps. La femme se croyait délivrée, lorsque tout-à-coup reparaissent les douleurs et l'hémorrhagie qui peut devenir très abondante et même grave. Le col s'ouvre et le placenta est expulsé après être resté parfois un certain temps engagé et comme étranglé dans la cavité cervicale.

Qu'observe-t-on lorsque l'expulsion de l'arrière-faix tarde à se faire ?

Des conséquences qui diffèrent suivant que le placenta est décollé ou resté adhérent.

Dans le cas de décollement, le placenta, après avoir provoqué une hémorrhagie quelquefois grave, se décompose au bout de deux ou trois jours et les lochies deviennent fétides. Une partie des produits liquides est absorbée par la face interne de l'utérus et détermine l'infection putride à laquelle sept à huit femmes succombent sur dix (voir rétention du placenta après la délivrance).

En cas d'adhérence, on n'observe d'abord ni hémorrhagie ni décomposition putride. Le placenta ne tarde pas cependant à se détacher, mais graduellement, en produisant des hémorrhagies, jusqu'à l'expulsion qui peut ne s'accomplir qu'au bout de 15 jours et quelquefois plus tard.

Avortement des cinquième et sixième mois

Comment se fait l'avortement à cette période ?

A peu près comme un accouchement : des contractions douloureuses, intermittentes, en ceinture accompagnent le travail. Elles complètent le ramollissement du col, l'effacent et en déterminent la dilatation en même temps que se forme la poche des eaux. Celle-ci se rompt et le petit fœtus est expulsé. L'hémorrhagie ne survient guère ici que dans le cours ou à la fin de l'expulsion. Elle persiste jusqu'après la délivrance qui d'ordinaire s'opère spontanément et sans retard.

Avortement instantané

Comment se produit l'avortement instantané ?

Cet avortement, d'ailleurs assez rare, dû à une chute ou une secousse violente, s'accomplit, en effet, dans l'instant qui suit la commotion : la femme tombe ; puis se relève, les vêtements inondés de sang. On examine les linges et on trouve l'embryon au milieu des caillots.

DIAGNOSTIC

A quoi se reconnait un avortement imminent ou en voie d'exécution ?

Aux divers phénomènes décrits ci-dessus lorsqu'on les observe dans le cours d'une grossesse.

A quoi se reconnaissent un avortement qui peut être encore arrêté et un avortement inévitable ?

A certains signes qui seront indiqués à propos du traitement curatif de l'avortement.

Quelles sont, en outre, les questions difficiles qu'on peut avoir à résoudre dans la pratique ?

Ce sont les suivantes :

Les phénomènes observés tiennent-ils à un avortement ou à une menstruation douloureuse et retardée?

Le travail d'avortement reconnu, l'expulsion est-elle accomplie ou non?

Le fœtus est expulsé ; mais, en l'absence des linges et des caillots, comment savoir si le placenta est sorti?

Comment répondre à la première question?

En se basant sur ce fait général, que, dans la dysménorrhée, la douleur, du reste presque continue, précède l'hémorrhagie et diminue à mesure que celle ci augmente ; ce qui est presque toujours le contraire dans l'avortement. Ici, l'hémorrhagie précède très souvent la douleur, puis les deux phénomènes progressent ensemble et disparaissent en même temps.

Comment résoudre la seconde question?

En cherchant avec soin l'embryon ou ses annexes au milieu des caillots qu'on déposera pour cela dans un vase pour pouvoir les désagréger sous un filet d'eau. On devra ensuite, par le toucher, s'éclairer sur l'état du col dont l'orifice interne reste entr'ouvert tant que l'expulsion n'est pas achevée. Du reste, arrivant auprès d'une femme en train d'avorter, on ne se hâterait pas de se prononcer. Le mieux serait d'attendre un peu la suite des choses, tout en combattant les accidents sérieux.

Sur quoi se fonder pour répondre à la dernière question?

Sur la disparition ou la persistance des phénomènes d'expulsion. Ainsi, on supposera que le placenta est sorti si l'écoulement sanguin est devenu léger, les douleurs ont cessé et l'orifice interne s'est fermé ; au contraire, on devra croire que la délivrance n'est pas faite si, après l'expulsion du fœtus, l'orifice interne reste entr'ouvert et l'hémorrhagie persiste. Alors on sent parfois, engagé dans le col, quelque chose de mou, grenu et résistant, le placenta en un mot, qu'il ne faut pas confondre avec un caillot reconnaissable à sa surface unie et sa friabilité. Enfin la fétidité des lochies donnerait la certitude que la totalité ou une partie du délivre est restée dans l'utérus.

PRONOSTIC

L'avortement est-il un accident redoutable ?

Oui, parce qu'il est toujours mortel pour le fœtus et quelquefois grave pour la mère.

Pourquoi est-il parfois si fâcheux pour la femme?

Parce qu'il se complique souvent de rétention du placenta ; en outre, parce qu'un avortement prédispose à un autre avortement, et expose à une inflammation chronique ainsi qu'à un déplacement de l'utérus.

TRAITEMENT

Le but de ce traitement est-il toujours le même ?

Non. Il s'agit tantôt de prévenir, tantôt de combattre l'avortement ; d'où la division suivante :

Traitement préservatif ;

Traitement curatif.

Traitement préservatif

Quand ce traitement doit-il être entrepris ?
Pendant et même avant la grossesse.
Que doit-on s'attacher à combattre ici ?
Les causes ou circonstances qui peuvent déterminer l'avortement présentement ou dans l'avenir (voir les causes d'avortement). Ainsi, la constitution, le genre de vie, s'ils sont fâcheux, devront être l'une améliorée, l'autre réformé ; la syphilis sera combattue par un traitement approprié même pendant la grossesse, les maladies chroniques seront traitées par des moyens spéciaux... etc.

Pendant la grossesse, comment se conduira-t-on vis-à-vis d'une femme vigoureuse ayant déjà avorté ?
On la saignera, mais très modérément, pendant les premières époques menstruelles, dans le cas surtout où un ou plusieurs avortements antérieurs auraient été le résultat de l'apoplexie placentaire. Si elle est d'ordinaire abondamment réglée, on cherchera à diminuer cette disposition hémorrhagique par le repos au lit, gardé, au moment des époques, jusque vers le milieu de la grossesse. Enfin, on interdira le coït, et tout genre de vie excitant.

Que faudrait-il conseiller aux femmes lymphatiques, surtout chloro-anémiques, comme préservatif de l'avortement ?
Les reconstituants (viandes grillées, vin généreux, séjour à la campagne, fer, quinquina). On leur prescrira, en outre, le repos absolu à l'époque des règles.

Traitement curatif

Quels sont les cas principaux auquels s'applique le traitement curatif ?

Ce sont :

L'avortement douteux ;

L'avortement commencé qu'on peut encore arrêter ;

L'avortement inévitable.

Que faire en présence d'un AVORTEMENT DOUTEUX?

On se conduirait comme s'il s'agissait d'un début d'avortement certain, assuré par là de ne rien tenter de nuisible au fœtus et à la mère.

A quels signes reconnait-on un AVORTEMENT COMMENCÉ QUI PEUT ENCORE ÊTRE ARRÊTÉ ?

Le fœtus supposé plein de vie, au peu d'abondance de la perte et non à son peu de durée, car une hémorrhagie abondante et toute récente est ici plus à redouter qu'un écoulement modéré bien que remontant à un ou deux jours ; à la dilatation peu prononcée de l'orifice ; et, lorsque la grossesse est avancée, à l'intégrité de la poche des eaux.

En pareil cas, quelles sont les indications à remplir ?

Les deux suivantes :

Combattre l'hémorrhagie ;

Arrêter les contractions.

Quels sont les moyens à diriger contre l'hémorrhagie tant qu'on espère arrêter l'avortement ?

Ce sont : la *position horizontale* sur un lit dur, le siége élevé et la tête basse ; le *froid général,* air frais, boissons froides légèrement acidulées et en petite quantité ; la *saignée modérée* qu'on ne peut se permettre que dans l'hémorrhagie peu abondante et chez les femmes bien portantes ; l'*évacuation de la vessie et du rectum* ; au besoin, le *froid local* qu'on obtient par l'application, sur le bas ventre, le haut des cuisses et la vulve, de mouchoirs, serviettes ou compresses préalablement trempés dans l'eau très froide, tordus et renouvelés toutes les trois ou quatre minutes pendant un certain temps.

Quels sont les moyens à opposer aux contractions ?

Ce sont, d'abord le repos horizontal et la saignée déjà employés contre l'hémorrhagie ; mais par-dessus tout, l'*opium en lavement*. Ainsi, après avoir évacué l'intestin on administrera un très petit lavement avec 15 à 20 gouttes de laudanum de Sydenham. Ce lavement sera répété une heure après, si les douleurs ne s'arrêtent pas, et même, au besoin, trois et quatre fois dans les vingt-quatre heures, car la femme enceinte tolère très bien les doses élevées d'opium. On recourrait, du reste, au café et aux boissons acidules dans le cas où quelque signe de narcotisme viendrait à se déclarer.

Après avoir réussi à arrêter un avortement, que faut-il prescrire ?

Un repos au lit de huit à quinze jours, un régime doux et l'éloignement de toute cause d'excitation.

A quel signe reconnait-on que L'AVORTEMENT EST INÉVITABLE ?

A l'abondance de l'hémorrhagie, au progrès de la dilatation, surtout à la rupture des membranes. Enfin, il n'y aurait plus de doute à cet égard si on venait à constater les signes de la mort du fœtus.

En pareil cas, quelles seront les indications à remplir ?

Les suivantes :

Favoriser l'avortement ;

Combattre l'hémorrhagie ;

Eviter la rétention du placenta.

Comment favoriser l'avortement ?

D'abord, en ne faisant rien pour l'empêcher ; en cherchant à provoquer des contractions utérines par le seigle ergoté, moyen bien peu efficace, à la vérité, dans les premiers temps de la grossesse ; en rompant les membranes sans violence lorsqu'elles se présentent au toucher. Enfin si l'œuf se trouvait engagé à travers le col, ce serait terminer l'avortement que de le retirer avec une pince.

Quel est le moyen par excellence de combattre une hémorrhagie grave lorsque l'avortement est inévitable et l'œuf encore intact ?

C'est le TAMPONNEMENT VAGINAL par lequel on met obstacle à la sortie du sang par le col de l'utérus.

Quelle est la meilleure manière de le pratiquer ?

C'est la suivante (Pajot) : La femme étant placée, le siège sur le bord du lit et les membres inférieurs soutenus par des aides ou deux chaises, on introduit d'abord le spéculum à travers le vagin. Puis, après avoir lavé le col par une injection d'eau fraîche et l'avoir bien épongé, on porte sur le museau de tanche un premier bourdonnet de charpie gros comme le pouce, attaché par un long fil et imbibé de perchlorure de fer. On en fait autant pour les culs de sac vaginaux dans lesquels on peut placer, tout autour du précédent, quatre ou cinq autres bourdonnets semblables imbibés du même liquide. Contre cette première couche on applique un second rang de bourdonnets de charpie sèche ; au-dessous, quatre ou cinq bourdonnets d'agaric, puis autant de charpie et ainsi de suite alternativement, mais tout en retirant le spéculum, jusqu'à ce que le vagin soit entièrement bourré. Les derniers bourdonnets seront auparavant graissés de cérat, puis recouverts de morceaux de linge superposés et soutenus par un bandage en T sans lequel le tampon s'échapperait du vagin.

N'opère-t-on pas aussi avec d'autres sortes de tampons ?

Oui, avec le tampon en queue de cerf-volant formé de bourdonnets attachés de distance en distance à un cordon ; avec des morceaux de mouchoir, de linge quelconque ; ou à l'aide de la pelote à air de Gariel.

Combien de temps doit-on laisser le tampon ?

Aussi longtemps qu'il sera supporté, 10 ou 12 heures si c'est possible, par exemple jusqu'au moment où la femme sera prise d'un besoin irrésistible d'uriner. On le remet après si le sang vient à reparaître.

Quand faut-il le retirer définitivement ?

Lorsque les contractions utérines, conséquences ordinaires du tamponnement, sont arrivées à un certain degré d'énergie. Elles mettront fin à l'hémorrhagie tout en expulsant l'œuf.

Quels sont les effets directs du tamponnement ?

Ce sont : la formation d'un caillot oblitérateur intrà-utérin et l'apparition ou le redoublement des contractions utérines. En effet, d'un côté, le sang arrêté au col, s'accumule de bas en haut dans les vides de la cavité utérine sous la forme d'un caillot qui s'étend jusqu'aux vaisseaux divisés et en détermine l'oblitération mécanique. D'un autre côté, ce sang et le tampon, véritables corps étrangers pour l'organe, ne peuvent que l'exciter et provoquer des contractions.

Que découle-t-il de ce qui précède ?

Ces deux règles importantes : 1° le tampon ne doit être appliqué, dans le cas d'avortement, que lorsque celui-ci est inévitable, à moins qu'il ne s'agisse d'une hémorrhagie dangereuse : 2° on doit renoncer au tamponnement après la rupture des membranes, à plus forte raison après l'expulsion du fœtus, surtout lorsque la grossesse est arrivée aux quatrième, cinquième ou sixième mois.

Pourquoi cette dernière condition ?

Parce que tant que l'œuf est intact, le sang ne peut s'accumuler en grande quantité dans la cavité utérine et constituer une hémorrhagie interne. Il n'en est plus de même après la sortie du liquide amniotique et surtout du fœtus lorsque la grossesse est avancée, à cause de la capacité de l'utérus à cette époque et de la place qu'y trouverait le sang retenu par le tampon.

Faut-il, de peur d'une rétention du placenta, se hâter de l'extraire lorsque son expulsion tarde à se faire ?

Non, tant qu'il n'y a pas d'hémorrhagie sérieuse parce que le délivre est d'ordinaire chassé spontanément. Mais on n'hésiterait pas s'il survenait une perte grave ou des signes de décomposition placentaire (écoulement fétide et brunâtre).

Que faire en pareil cas ?

On doit pratiquer L'EXTRACTION DU PLACENTA.

Comment s'opère cette extraction ?

De la manière suivante : Après avoir, si c'est nécessaire, dilaté le col par l'éponge préparée, et pen-

dant que la main gauche appliquée sur le ventre
abaisse l'utérus, on introduit la main droite dans le
vagin, puis, deux doigts dans la cavité utérine où on
accroche le placenta pour l'amener ensuite au dehors
par une traction modérée et continue. Lorsque la
pénétration des doigts est trop difficile on peut recourir à la pince à faux germe de Levret ou à la cu-
rette articulée de Pajot.

*Si le placenta vient à se déchirer et si on ne par-
vient pas rapidement à en retirer les derniers lambeaux, faut-il s'obstiner à les extraire ?*

Non, il vaut mieux confier à la nature l'expulsion
de ces débris plutôt que de s'exposer, par la prolongation et la violence des manœuvres, à une métro-
péritonite toujours fort grave.

*Après l'extraction d'un délivre en décomposition
ou quand cette extraction a été forcément incomplète,
quelle est la médication locale la plus propre à prévenir tout accident ?*

C'est le lavage de la cavité utérine à l'eau froide,
renouvelé plusieurs fois par jour et pratiqué à l'aide
d'une sonde à double courant (sonde de Stolz).

*Que faut-il prescrire après l'avortement, surtout
lorsqu'il a été pénible ou compliqué ?*

Les soins et les précautions ordinaires des suites
de couches, en particulier un séjour prolongé au lit
et le calme de l'esprit.

AVORTEMENT ET ACCOUCHEMENT

*Quelles sont les différences qui existent entre l'a-
vortement et l'accouchement ?*

Ce sont les suivantes : Dans l'avortement, l'hémorrhagie précède et accompagne le travail, tandis qu'elle le suit dans l'accouchement. Dans l'avortement, les contractions utérines sont irrégulières et peu énergiques, la dilatation s'opère dans un col encore plus ou moins rigide, les mouvements fœtaux de l'expulsion sont nuls ou incomplets à cause du petit volume du fœtus, la délivrance est plus laborieuse que le travail ; ce qui est le contraire dans l'accouchement. L'hémorrhagie cesse après l'avortement, tandis qu'elle continue après l'accouchement et constitue les premières lochies. Enfin, la fièvre puerpérale qu'on observe quelquefois dans les suites de couches est fort rare après l'avortement qui prédispose au contraire à la métrite chronique.

ACCOUCHEMENT PRÉMATURÉ

Qu'est-ce que l'accouchement prématuré ?

C'est l'expulsion du fœtus et de ses annexes pendant les septième, huitième mois et la première moitié du neuvième.

Pourquoi porte-t-il le nom d'accouchement ?

Parce qu'il fait naître un fœtus généralement viable et qu'il ressemble à l'accouchement à terme ; et cela d'autant plus que la grossesse est plus avancée.

Quelles sont ses causes ?

Ce sont : durant le septième mois, la plupart des causes de l'avortement ; plus tard, outre ces dernières, la distension excessive de l'utérus (grossesse gémellaire, hydramnios) et la rupture accidentelle des membranes, causes spéciales qui provoquent directement les contractions utérines.

Quelles sont les particularités de l'accouchement prématuré comparé à l'accouchement à terme ?

Ce sont : une période de dilatation plus longue à cause du peu d'énergie des contractions et du défaut de préparation du col non effacé et souvent non encore entièrement ramolli ; une période d'expulsion en général plus courte en raison du moindre volume du fœtus.

Quelle est ici la présentation la plus commune ?

La présentation de l'extrémité pelvienne, surtout lorsque la grossesse est encore éloignée de son terme.

Le fœtus étant plein de vie, que faire en présence des premières contractions d'un accouchement prématuré ?

On doit chercher à les arrêter par les mêmes moyens que s'il s'agissait d'un début d'avortement.

Faut-il ici beaucoup redouter l'hémorrhagie et la rétention du placenta ?

Non, surtout lorsque la grossesse aura dépassé le septième mois.

Les suites de couches diffèrent-elles de celles qui appartiennent à l'accouchement à terme ?

Non. Ce sont à peu près les mêmes phénomènes et, par suite, les mêmes prescriptions à observer.

L'enfant exige-t-il certains soins particuliers ?

Oui, à peu près ceux que réclame un enfant né faible (voir situation et soins relatifs à l'enfant, immédiatement après l'accouchement).

ACCOUCHEMENT

ACCOUCHEMENT

GÉNÉRALITÉS, DIVISION

Qu'est-ce que l'accouchement ?

C'est l'expulsion du fœtus et de ses annexes au terme normal de la grossesse.

L'accouchement s'accomplit-il toujours à cette date ?

Non. Outre les cas d'accouchements prématurés, on observe des ACCOUCHEMENTS RETARDÉS dus à la prolongation, rare et encore inexpliquée, de la grossesse jusqu'au dixième mois, et, dit-on, au-delà ; accouchements qui, du reste, ne diffèrent pas sensiblement d'une expulsion ordinaire.

L'accouchement est-il une fonction normale ?

Oui, comme la grossesse, parce que les troubles qu'il provoque sont superficiels et disparaissent aussitôt après l'expulsion.

Par quel caractère spécial l'accouchement se distingue-t-il des autres fonctions de l'organisme ?

· Par cette particularité que de toutes les fonctions c'est la plus laborieuse. En effet, son accomplissement rencontre des difficultés naturelles et exige de grands efforts.

Quelles sont les conditions essentielles qu'exige l'accouchement pour être normal ?

Ce sont : 1° des contractions expulsives (force d'expulsion) suffisamment énergiques et régulières ; 2° un canal à parcourir (voies d'expulsion) de dimensions convenables, ou susceptible de les acquérir ; 3° un fœtus (corps à expulser) favorablement conformé et disposé ; 4° l'absence d'accidents capables de troubler ou de menacer directement la vie des deux êtres.

La femme ne doit-elle pas offrir, en outre, un certain état de santé ?

Oui, il faut qu'il n'existe chez elle aucune maladie sur laquelle les actes violents de l'accouchement puissent avoir une influence fâcheuse. Ainsi, une femme menacée d'hémoptysie, atteinte de maladie du cœur ou des poumons aura tout à redouter des efforts d'expulsion.

Tous les accouchements présentent-ils les conditions essentielles ci-dessus ?

Non. Ces conditions dans certains cas ne sont pas toutes réunies. L'accouchement perd alors son caractère physiologique et devient plus ou moins vicieux, d'où la division de l'accouchement en général en deux grandes classes :

L'ACCOUCHEMENT NORMAL ;

L'ACCOUCHEMENT VICIEUX.

ACCOUCHEMENT NORMAL

Quels sont les sujets d'étude que doit comprendre l'accouchement normal ?

Ce sont :

La SITUATION DE LA FEMME ET DU FŒTUS IMMÉDIATEMENT AVANT L'ACCOUCHEMENT.

L'ACCOUCHEMENT :

La SITUATION DE LA MÈRE ET DE L'ENFANT AUSSITÔT APRÈS L'ACCOUCHEMENT.

SITUATION DE LA FEMME ET DU FŒTUS IMMÉDIATEMENT AVANT L'ACCOUCHEMENT

Que doit-on entendre par là ?

Les conditions relatives à l'accouchement, offertes par la mère et le fœtus à la veille du travail.

Pourquoi est-il nécessaire de bien connaître cette situation ?

Surtout parce qu'elle fournit les signes précurseurs de l'accouchement et qu'elle donne l'explication de presque tous les phénomènes du travail.

Situation de la femme

Que faut-il noter à ce sujet ?

L'état, déjà connu, de l'utérus, du bassin, du périnée et de la vulve au moment où va commencer le travail.

Utérus

Qu'y a-t-il d'important à constater relativement à l'utérus ?

La place qu'il occupe immédiatement avant l'accouchement (logé dans la cavité abdominale ; appuyé sur le détroit supérieur ; engagé même à travers ce détroit, surtout chez les primipares, sous la pression du sommet) ;

Son organisation musculaire devenue complète (contractilité et rétractilité entièrement développées et surtout susceptibles d'être excitées par divers stimulants : ergot de seigle, titillation du col, frictions sur le corps ; disposition de la couche musculaire telle que la contraction doit déterminer en même temps : une pression d'ensemble sur toute la surface de l'œuf ou du fœtus, et surtout un raccourcissement de l'organe suivant son axe, qui poussera l'œuf ou le fœtus vers l'orifice utérin tout en écartant les fibres circulaires de ce dernier, surtout lorsque celles-ci rencontrent un point d'appui, effet particulier résultant de la direction plus ou moins verticale des faisceaux les plus puissants de la tunique musculaire);

L'état du col (entièrement effacé sous l'influence de contractions ordinairement indolores, et réduit à un simple orifice entouré d'un bourrelet souple, mou et assez épais, ouvert depuis quelques semaines chez la multipare, encore fermé chez la primipare, regardant enfin un peu en arrière à cause du développement plus grand qu'a subi la paroi antérieure de l'utérus pendant la grossesse) ;

Une sécrétion nouvelle. A l'écoulement blanc, crémeux de la muqueuse vaginale s'ajoutent, en effet, des mucosités glaireuses fournies par la muqueuse de l'orifice et de la paroi utérine avoisinante, quelquefois tachées de sang lorsque les contractions prémonitoires de l'accouchement sont douloureuses et rapprochées.

L'utérus opposera-t-il un obstacle à l'accouchement ?

Oui, le premier, le plus difficile et le plus long à franchir, obstacle provenant de l'orifice utérin et dû à l'anneau musculaire rigide qui l'entoure.

Bassin

Que faut-il surtout se rappeler au sujet du petit bassin ?

Sa disposition et ses dimensions (canal courbe, étroit, limité en avant par une paroi beaucoup moins élevée que la paroi postérieure, resserré surtout et inégal de forme à chacune de ses ouvertures dont les diamètres les plus longs et les plus courts ne se correspondent pas ; (voir bassin en général, page 29 et suiv.).

Toutes ces conditions si peu favorables entraveront-elles sérieusement le travail ?

Non. L'exiguité générale du canal pelvien sera compensée par l'énergie ordinaire des contractions, et les obstacles dus aux irrégularités des dimensions pelviennes seront éludés par les mouvements fœtaux de l'expulsion.

Périnée

Le périnée sera-t-il un obstacle sérieux à l'accouchement ?

Oui, le plus difficile à surmonter après l'orifice utérin, parce que ce plan membraneux ferme en très grande partie le détroit inférieur, et à cause de la rigidité naturelle de ses éléments.

Vulve

L'anneau vulvaire sera-t-il difficilement traversé par le fœtus ?

Oui, parce que ses dimensions sont souvent petites comparées au volume fœtal et qu'il possède une certaine rigidité surtout chez les primipares. Mais cet obstacle sera toujours bien moindre que la barrière périnéale.

SIGNES PRÉCURSEURS DE L'ACCOUCHEMENT

Quels sont ces signes ?

Ce sont tout d'abord :

L'effacement du col ;

L'abaissement de l'utérus (présentation du sommet) avec toutes les conséquences de l'engagement de la partie fœtale dans l'excavation : respiration et digestion plus faciles, sensation de pesanteur dans le bassin, besoins fréquents d'uriner et d'aller à la garde-robe, impatience dans les membres inférieurs ;

La plus grande abondance et le caractère glaireux des sécrétions qui s'échappent de la vulve ;

Le ramollissement et la tuméfaction des grandes lèvres ;

Puis, *quelques jours avant l'accouchement :*

Des contractions, parfois douloureuses, auxquelles succèdent celles du travail.

Comment se manifestent les contractions prémonitoires du travail ?

Tantôt par des sensations douloureuses, courtes et légères, appelées autrefois *mouches*, ressemblant aux petites coliques de certaines règles; tantôt par de véritables douleurs de travail se déclarant presque toujours le soir ou pendant la nuit, pour disparaître vers le matin et se reproduire les jours suivants vers le même moment.

Qu'observe-t-on à leur suite lorsqu'elles sont intenses et rapprochées ?

Une agitation et une inquiétude générales, le trouble du sommeil et une diminution d'appétit.

SITUATION DU FŒTUS

Après l'étude déjà faite du fœtus à terme, quels sont les points qu'il reste à bien examiner ici ?

Deux points essentiels, pour pouvoir bien s'expliquer le mécanisme de l'expulsion fœtale : la manière dont le fœtus est placé dans l'utérus par rapport au canal pelvien qu'il est destiné à parcourir ; les dimensions ou diamètres des parties du corps fœtal dont l'engagement peut offrir ou des difficultés ou quelques particularités ; en un mot :

Les présentations et les positions du fœtus ;

Les diamètres du fœtus.

Présentations et positions

Qu'appelle-t-on présentation en accouchement ?

On désigne ainsi la partie du fœtus qui se présente la première au détroit supérieur.

La connaissance de la présentation est-elle indispensable ?

Oui, à cause du caractère spécial que l'espèce de présentation imprime à l'accouchement.

Cette notion suffit-elle ?

Non, il faut encore connaître la position.

Qu'est-ce que la position ?

C'est la place qu'occupent au détroit supérieur, les différents points ou un point déterminé de la présentation.

Comment s'explique-t-on que la même partie fœtale sans modifier sa présentation, puisse se placer très-différemment, et par suite affecter des rapports divers avec le détroit supérieur ?

On se l'explique en imaginant que la tête fléchie par exemple, sans abandonner l'entrée du bassin, vienne à tourner sur elle-même autour d'un axe vertical. Si on suit alors dans sa rotation, un point particulier de cette présentation, comme l'occiput, on constate que ce point touche successivement · toutes les parties du détroit. Il en sera de même de tous les autres points du pourtour du sommet. Or la tête, dans ce parcours, se trouvera dans autant de positions que sa circonférence aura de rapports différents.

La partie fœtale peut-elle se trouver en réalité dans un grand nombre de positions ?

Non. Le nombre des positions observées est, au contraire, très limité.

Présentations

Le fœtus peut-il se présenter au détroit supérieur par toutes les parties de sa surface ?

Non, quand il est à terme et d'un volume normal. Ainsi, tantôt, et c'est le cas ordinaire, le grand diamètre de l'ovoïde fœtal correspond à celui de l'ovoïde utérin : le fœtus ne peut alors offrir d'une manière définitive et fixer au détroit supérieur, que l'une ou l'autre de ses extrémités, tête ou extrémité pelvienne ; tantôt, et par exception, l'ovoïde fœtal est placé en travers de l'ovoïde utérin ; le fœtus se présente alors par un des côtés du tronc, c'est-à-dire par l'épaule qui en est le point saillant.

Que résulte-t-il de ce qui précède ?

L'existence de trois présentations fondamentales : Présentation de l'extrémité céphalique, présentation de l'extrémité pelvienne et présentation du tronc.

L'extrémité céphalique ne s'offre-t-elle au détroit que d'une seule manière ?

Non. Elle s'y présente, au contraire, de deux façons bien distinctes : tantôt fléchie, c'est-à-dire par le sommet ou vertex ; tantôt défléchie ou étendue, c'est-à-dire par la face qui occupe alors l'entrée du bassin ; d'où la subdivision de la présentation céphalique en présentation du sommet et présentation de la face.

La présentation du tronc ne doit-elle pas aussi se diviser ?

Oui, en présentation de l'épaule droite et présentation de l'épaule gauche.

Par suite, combien de présentations doit-on distinguer ?

Cinq, qui sont :

La PRÉSENTATION DU SOMMET ;

La PRÉSENTATION DE LA FACE ;

La PRÉSENTATION DE L'EXTRÉMITÉ PELVIENNE :

La présentation de l'épaule droite ;

La présentation de l'épaule gauche.

La présentation de l'extrémité pelvienne n'offre-t-elle pas deux variétés importantes ?

Oui : la présentation pelvienne COMPLÈTE et la présentation DÉCOMPLÉTÉE.

Dans quel cas la présentation pelvienne est-elle complète ?

C'est lorsque l'extrémité pelvienne se présente au détroit telle que la constitue l'ovoïde fœtal, c'est-à-dire composée à la fois du siége et des pieds, placés presque au même niveau.

Dans quel cas est-elle décomplétée ?

Lorsque les éléments de cette présentation sont séparés par certaines déflexions des membres inférieurs. Ainsi, tantôt, les cuisses restant fléchies, les jambes ou une seule se redresse au-devant du corps fœtal et le siége se trouve seul en rapport avec le détroit ; tantôt les membres inférieurs ou un seul se défléchit en totalité et descend dans l'excavation avant le siége ; par suite, les pieds précédent les fesses et arrivent tout d'abord au détroit. Enfin, dans certains cas des plus rares, les jambes restant fléchies sur les cuisses, celles-ci s'écartent seules du tronc ; les genoux précèdent alors les fesses et s'engagent les premiers.

Pourquoi ne pas faire de ces variétés autant de présentations distinctes ?

Parce que ces particularités n'influent guère sur les mouvements fœtaux de l'expulsion (mécanisme du travail), ceux-ci étant toujours déterminés par le siége, portion la plus volumineuse de l'extrémité pelvienne. On doit pourtant connaître ces déplacements secondaires afin de pouvoir les constater lorsqu'ils viennent à se produire et d'arriver par là au diagnostic de la position du siége.

Quelle est la plus fréquente de toutes les présentations ?

C'est la présentation du sommet. Elle est même de beaucoup la plus fréquente puisqu'on la rencontre 19 fois sur 20 accouchements.

Après le sommet, qu'elle est celle qu'on rencontre le plus souvent ?

La présentation pelvienne. On l'observe 1 fois sur 30 accouchements, et plus souvent complète que décomplétée. Quant à la variété des genoux, elle est extrêmement rare.

Quelles sont les présentations qui viennent après par ordre de fréquence ?

La présentation du tronc qu'on rencontre 1 fois sur 200 accouchements ; puis celle de la face observée 1 fois sur 215 accouchements, qui, par suite, est la plus rare de toutes.

Positions

Observe-t-on un aussi grand nombre de positions qu'on pourrait le supposer tout d'abord ?

Non, le chiffre en est, au contraire, très restreint.

Pour pouvoir les déterminer puis les désigner, que faut-il avant tout ?

Deux conditions essentielles : 1° le choix, pour chaque présentation, d'un point du pourtour de la partie fœtale parmi ceux qui correspondent au détroit ; 2° la connaissance des portions de ce rebord osseux où se rencontre le point de repère convenu, dans les différentes positions.

Quel est le point de repère convenu pour chaque présentation ?

Pour le sommet, c'est l'OCCIPUT (angle supérieur) ; pour la face, le MENTON ; pour l'extrémité pelvienne, le SACRUM ; pour les épaules, c'est l'os supérieur de l'épaule, c'est-à-dire L'ACROMION.

Quelles sont les parties du détroit supérieur que ce point de repère peut occuper ?

D'abord, la moitié gauche ou la moitié droite du détroit, ce qui établit, tout de suite, deux positions générales pour chaque présentation, l'une à gauche, l'autre à droite ; puis, dans chaque moitié, deux positions particulières, l'une antérieure, l'autre postérieure, et cela pour toutes les présentations, celles des épaules exceptées. Ainsi, le point de repère du sommet, de la face et de l'extrémité pelvienne peut, tout en restant tourné vers le même côté du détroit, se trouver en rapport soit avec l'ÉMINENCE ILÉO-PEC-TINÉE soit avec la SYMPHYSE SACRO-ILIAQUE, extrémités des diamètres obliques.

Les points de repère précédents ne se rencontrent-ils pas quelquefois, entre ces deux dernières places?

Oui, vers le milieu de la ligne innominée de l'os iliaque, c'est-à-dire à l'extrémité du diamètre transverse du détroit supérieur. Mais ces *positions trans-*

versales, observées dans les rétrécissements pelviens, sont très rares avec un bassin normal. Aussi peut-on les négliger ici.

Les points de repère peuvent-ils se trouver, au début du travail, directement appliqués contre le pubis ou l'angle sacro-vertébral ?

Non ; à moins que le fœtus ne soit incomplètement développé. Il n'existe donc pas de positions primitives *pubienne* et *sacrée,* dans l'état normal.

Le point de repère de l'épaule peut-il, comme les autres, occuper deux places distinctes dans chaque moitié du détroit supérieur ?

Non. Lorsque le fœtus se présente par son côté droit ou gauche, il est placé plus ou moins transversalement ; par suite, l'acromion regarde la partie moyenne de l'une ou l'autre des moitiés du détroit, tantôt un peu en avant, tantôt un peu en arrière.

En résumé, combien existe-t-il de positions pour chaque présentation ?

Pour le sommet, la face et l'extrémité pelvienne, quatre positions principales, deux antérieures et deux postérieures ; pour les épaules, deux seulement, une à gauche, l'autre à droite.

Les positions une fois déterminées, comment les désigner ?

En ajoutant au nom du point de repère celui de la région pelvienne qu'il occupe. Ainsi, les positions du sommet seront appelées : occipito-iliaques, gauche ou droite, antérieure ou postérieure ; celles de la face : mento-iliaques, droite ou gauche, postérieure ou antérieure ; celles de l'extrémité pelvienne : sacro-iliaques, gauche ou droite, antérieure ou postérieure ; celles des épaules : acromio-iliaques, gauche ou droite.

CLASSIFICATION DES POSITIONS

D'après quelle considération convient-il de classer les positions de chaque présentation ?

D'après leur degré de fréquence.

Quel doit être, par suite, l'ordre des positions du sommet ?

Le suivant :

    1re position : Occipito-iliaque gauche antérieure (observée 1355 fois sur 1913 présentations du sommet) ;

    2me position : Occipito-iliaque droite postérieure (491 sur 1913);

    3me position : Occipito-iliaque droite antérieure (55 sur 1913);

    4me position : Occipito-iliaque gauche postérieure (12 sur 1913).

Quel est l'ordre des positions de la face ?

Le suivant :

    1er Mento-iliaque droite postérieure ;

    2me Mento-iliaque gauche antérieure ;

    3me Mento-iliaque gauche postérieure (très-rare);

    4me Mento-iliaque droite antérieure (très-rare).

Quel est l'ordre des positions de l'extrémité pelvienne ?

Le suivant :

    1er Sacro-iliaque gauche antérieure ;

    2me Sacro-iliaque droite postérieure ;

    3me Sacro-iliaque droite antérieure ;

    4me Sacro-iliaque gauche postérieure.

Quel est l'ordre des positions de l'épaule droite ?
Le suivant :

1er Acromio-iliaque gauche (dos en avant) ;

2me Acromio-iliaque droite.

Quel est celui des positions de l'épaule gauche ?
Le suivant :

1er Acromio-iliaque droite (dos en avant) ;

2me Acromio-iliaque gauche.

Rapports du fœtus dans les présentations et les positions

Sommet

Où se trouvent les extrémités de l'ovoïde fœtal dans la présentation du sommet ?

Dans cette présentation, la tête, légèrement fléchie, correspond par le sommet au détroit supérieur, et l'extrémité pelvienne au fond de l'utérus.

Quels sont les rapports du fœtus dans les diverses positions du sommet ?

Ces rapports se déduisent de la place de l'occiput au détroit. Ainsi, selon la position, l'occiput regarde soit l'une ou l'autre éminence iléo-pectinée, soit l'une ou l'autre symphyse sacro-iliaque. Par suite, le front se trouve à l'opposé ; le diamètre occipito-frontal et la suture sagittale sont parallèles à l'un des diamètres obliques, et le bi-pariétal à l'autre. De plus, le dos du fœtus, est tourné vers le même côté de la femme que l'occiput ; et le plan antérieur, comme le front, vers le côté opposé.

Le milieu du sommet correspond-il au centre du détroit ?

Non, à cause de l'obliquité utérine qui porte la tête en arrière et à gauche. Ainsi, dans la position occipito-iliaque gauche antérieure, c'est la bosse pariétale droite qui correspond à ce centre. Dans la position occipito-iliaque droite postérieure, c'est la bosse pariétale gauche.

Face

Où se trouvent les extrémités de l'ovoïde fœtal dans la présentation de la face ?

La tête, défléchie et renversée vers le dos, correspond par la face au détroit supérieur, et l'extrémité pelvienne se trouve au fond de l'utérus.

Quels sont les rapports du fœtus dans les diverses positions du sommet ?

Ces rapports se déduisent de la place du menton au détroit. Ainsi, selon la position, le menton est tourné soit vers l'une ou l'autre symphyse sacro-iliaque, soit vers l'une ou l'autre éminence iléo-pectinée. Par suite, le bregma se trouve à l'opposé, le diamètre mento-bregmatique est parallèle à l'un des diamètres obliques et le bi-pariétal à l'autre. De plus, le plan antérieur du fœtus regarde le même côté que le menton, et le dos, comme le bregma, le côté opposé.

Le milieu de la face correspond-il au centre du détroit supérieur ?

Non, à cause de l'obliquité utérine. Ainsi, dans la position mento-iliaque droite postérieure, c'est la joue droite qui répond à ce centre. Dans la position mento-iliaque gauche antérieure, c'est, au contraire, la joue gauche.

Extrémité pelvienne

Où se trouvent les extrémités de l'ovoïde fœtal dans la présentation pelvienne ?

L'extrémité pelvienne correspond au détroit supérieur et la tête au fond de l'utérus.

Quels sont les rapports du fœtus dans les diverses positions de l'extrémité pelvienne ?

Ces rapports résultent de la place du sacrum au détroit. Ainsi, selon la position, le sacrum regarde soit l'une ou l'autre éminence iléo-pectinée, soit l'une ou l'autre symphyse sacro-iliaque ; par suite, le pubis se trouve à l'opposé, le diamètre antéro-postérieur du siége est parallèle à l'un des diamètres obliques et le bi-trochantérien correspond à l'autre. De plus, le dos est tourné vers le même côté que le sacrum et le plan antérieur vers le côté opposé.

Le milieu de l'extrémité pelvienne correspond-il au centre du détroit ?

Non, à cause de l'obliquité utérine. Ainsi, dans la position sacro-iliaque gauche antérieure, c'est la fesse gauche qui répond à ce centre. Dans la position sacro-iliaque droite postérieure, c'est, au contraire, la fesse droite.

Lorsque la présentation est complète, vers quel point du détroit sont dirigés les talons par rapport à la place qu'occupe le sacrum ?

Les pieds étant alors croisés et appliqués contre les fesses, les talons, ainsi déviés de leur direction naturelle, regardent, par suite, à peu près le même point du détroit que la hanche correspondante, c'est-à-dire suivant une ligne perpendiculaire à celle qui traverserait d'avant en arrière le sacrum du fœtus.

Lorsque la présentation se décomplète par la descente des pieds, quelle est, au contraire, la direction que prennent les talons relativement au sacrum ?

La direction naturelle. Ainsi, les pieds devenus libres, les talons se dirigent vers le même point du détroit que le sacrum.

Épaules

Où se trouvent le plan latéral inférieur et les extrémités de l'ovoïde fœtal dans les présentations des épaules ?

Le plan latéral inférieur correspond au détroit supérieur et l'épaule au centre de ce détroit. La tête se trouve logée dans une fosse iliaque, et l'extrémité pelvienne en rapport avec la fosse iliaque opposée jusqu'au moment où les contractions la forceront à s'élever vers le fond de l'organe.

Quels sont les rapports du fœtus dans chacune des deux positions de L'ÉPAULE DROITE ?

Ces rapports se déduisent de la place de l'acromion au détroit. Ainsi, selon la position de l'épaule droite, l'acromion est appliqué tantôt contre le bord gauche tantôt contre le bord droit du détroit. Par suite, la tête se trouve logée dans la fosse iliaque gauche ou dans la fosse iliaque droite, et le dos tourné en avant ou en arrière.

Quels sont les rapports du fœtus dans chacune des deux positions de L'ÉPAULE GAUCHE ?

Ces rapports, comme les précédents, sont la conséquence de la place de l'acromion au détroit. Ainsi, selon la position de l'épaule gauche, l'acromion est appliqué tantôt contre le bord droit, tantôt contre le bord gauche du détroit. Par suite, la tête se trouve logée dans la fosse iliaque droite ou dans la fosse iliaque gauche, et le dos tourné en avant ou en arrière.

Causes des présentations

Pourquoi le fœtus se présente-t-il habituellement par le sommet ?

Parce que l'extrémité pelvienne, la plus volumineuse des deux, se loge naturellement dans le fond de l'utérus où elle trouve le plus d'espace. Par suite, la tête se place en bas, et y demeure fléchie en vertu de sa tendance naturelle.

Quelle est la cause de la présentation de la face ?

Cette cause, à peu près inconnue lorsque la présentation est antérieure au travail, parait être, dans les cas ou la face prend la place du sommet au début des contractions, l'obliquité de l'utérus et un commencement de déflexion céphalique. Surprise alors dans cet état, la tête heurte par le sommet contre le bord du détroit et se renverse complètement.

Par quoi s'explique la présentation de l'extrémité pelvienne ?

Par les grands mouvements du fœtus, qui le font culbuter à une époque où ses dimensions encore petites, rendent possible ce déplacement complet. Mais, le siège descendu, il faut, en outre, que le développement fœtal soit ensuite assez rapide pour empêcher l'enfant de reprendre sa position primitive.

Comment se rendre compte des présentations pelviennes décomplétées ?

En se rappelant la mobilité des membres inférieurs du fœtus, qui, avant l'engagement et surtout au moment de la rupture de la poche des eaux, peuvent se défléchir partiellement ou totalement par leur propre poids ou sous la poussée du flot amniotique.

Quelle est la cause des présentations des épaules ?

Cette cause se trouve dans une seule ou plusieurs à la fois des circonstances suivantes : fœtus petit, abondance du liquide amniotique, obliquité de l'utérus ou développement irrégulier de sa cavité dans laquelle les dimensions tranversales sont plus grandes que d'ordinaire, insertion vicieuse du placenta, retrécissement du bassin.

N'y a-t-il pas des femmes qui sont affligées d'une série de présentations de l'épaule ?

Oui. Il existe alors généralement une mauvaise conformation de l'utérus ou du bassin.

Diamètres du fœtus

Qu'appelle-t-on diamètres du fœtus ?

On appelle ainsi des lignes droites traversant et mesurant l'épaisseur du corps fœtal d'un point de sa surface au point directement opposé.

Quelles sont les portions du fœtus dont il est nécessaire de connaître les diamètres ?

Ce sont, le tronc et la tête.

DIAMÈTRES DU TRONC

Quels sont ces diamètres et quelle est leur longueur ?

Ces diamètres sont :

Le *diamètre bi-acromial* ou diamètre des épaules. Il mesure 12 centimètres environ et *peut se réduire à 9 centimètres et demi* par la compression des épaules d'un côté à l'autre ;

Le *diamètre bi-iliaque* ou diamètre transversal supérieur de l'extrémité pelvienne, étendu de la partie saillante d'une crête·iliaque au même point du côté opposé. Il mesure 8 *centimètres ;*

Le *diamètre bi-trochantérien* ou diamètre transversal inférieur de l'extrémité pelvienne, étendu d'un grand trochanter à l'autre. Il mesure 9 *centimètres ;*

Le diamètre antéro-postérieur de l'extrémité pelvienne complète, qui mesure 10 à 11 centimètres. Il se réduit beaucoup par compression, et de moitié lorsque l'extrémité pelvienne est décomplétée par la descente des membres inférieurs ;

Le diamètre antéro-postérieur de la poitrine fœtale, qui mesure 9 centimètres et demi ;

Les diamètres bi-iliaque et bi-trochantérien sont-ils réductibles ?

Non ; ou du moins ils ne le sont que dans une proportion insignifiante.

DIAMÈTRES DE LA TÊTE

Est-il nécessaire de mesurer l'épaisseur de la tête dans tous les sens ?

Non. On doit se contenter de connaître les diamètres qui ont une véritable importance pratique. Ce sont les plus longs et les plus courts de ceux qui peuvent se présenter au canal pelvien.

Quels sont ces diamètres et quelle est leur longueur ?

Ces diamètres sont :

1° Trois diamètres antéro-postérieurs :

L'occipito-mentonnier, étendu de la fontanelle occipitale à la pointe du menton. Il mesure 13 *centimètres et demi ;*

L'occipito-frontal, étendu de la partie la plus saillante de l'occiput (bosse occipitale), au milieu du front. Il mesure 11 *centimètres et demi;*

Le *sous-occipito-bregmatique*, étendu du milieu de l'intervalle qui sépare le trou occipital de la bosse occipitale, à la fontanelle bregmatique. Il mesure 9 *centimètres et demi ;*

2° Deux diamètres verticaux :

Le *trachélo-bregmatique* ou *sous-mento-bregmatique*, qui s'étend de la partie antérieure du trou occipital au sommet de la fontanelle bregmatique. Il mesure 9 *centimètres et demi;*

Le *fronto-mentonnier*, qui s'étend de la bosse frontale au menton. Il mesure 8 *centimètres ;*

Le *mento-bregmatique*, qui va du menton au sommet du bregma et mesure 9 *centimètres ;*

3° Deux diamètres transverses :

Le *bi-pariétal*, étendu d'une bosse pariétale à l'autre. Il mesure 9 *centimètres* à 9 *centimètres et demi* ;

Le *bi-temporal*, étendu de l'extrémité postérieure d'une arcade zygomatique à l'autre. Il mesure 8 *centimètres*.

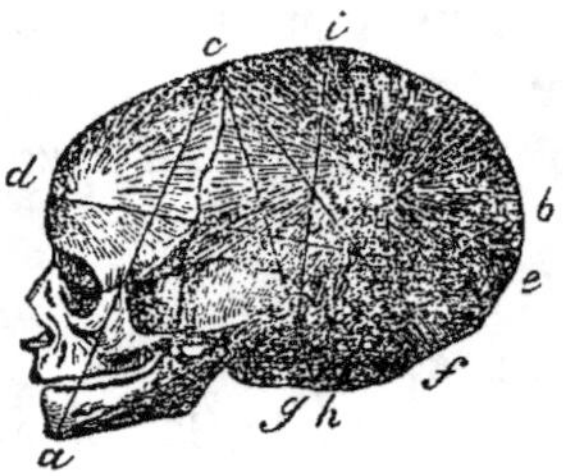

Fig. 57. — *Diamètres antéro-postérieurs et verticaux.*

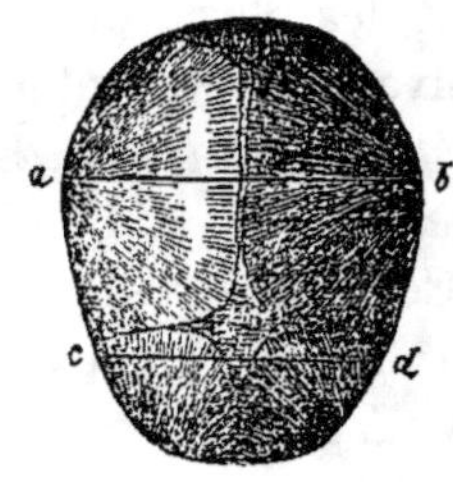

Fig. 58. — *Diamètres transverses.*

b-a, Diamètre occipito-mentonnier.
e-d. Diamètre occipito-frontal.
f-c. Diamètre sous - occipito - bregmatique.
g-i. Diamètre trachélo-bregmatique.
a-c. Diamètre mento-bregmatique.

a-b. Diamètre bi-pariétal.
c-d. Diamètre bi-temporal.

Chacun de ces diamètres ne sert-il pas à tracer une ligne importante ?

Oui, une circonférence autour de la tête, passant par les extrémités du même diamètre et pouvant se mettre en rapport, dans le cours de l'expulsion, avec l'excavation et les détroits. Ainsi, chaque diamètre a sa circonférence qui porte son nom. Il existe donc la *circonférence occipito-mentonnière*, qui fait le tour de la tête en passant par les extrémités du diamètre occipito-mentonnier, les *circonférences occipito-frontale, sous-occipito-bregmatique, bi-pariétale*, etc... qui passent par les extrémités des diamètres correspondants.

La tête est-elle susceptible de réduction ?

Oui, dans sa plus grande partie.

A quoi est due cette réductibilité ?

A deux causes : 1° le chevauchement des os du crâne au niveau des sutures et des fontanelles, sous la pression des parois du bassin, déplacement qui ne peut dépasser trois ou quatre millimètres pour chaque bord osseux ; 2° le redressement des os de la voûte du crâne, déformation qui allonge la tête en pain de sucre dans le sens du diamètre occipito-mentonnier, et peut enlever un demi-centimètre à l'occipito-frontal ainsi qu'un centimètre au bi-pariétal.

Quelles sont les régions de la tête dont l'étendue ne peut se réduire ?

Ce sont : la face, à cause de l'irréductibilité des diamètres fronto-mentonnier et bi-temporal ; et surtout la base du crâne (cachée par la face et le cou) où les os et les cartilages intermédiaires forment un ensemble très résistant.

Outre les modifications de forme et de volume, la tête ne peut-elle pas subir un autre effet de son passage à travers le bassin ?

Oui. Elle peut tourner sur le corps autour de son axe vertical. C'est ce qui se produit dans tous les accouchements, le tronc ne pouvant suivre complètement le déplacement naturel de la tête. On détermine parfois cette rotation à l'aide du forceps, et elle peut être portée alors à un quart, même jusqu'à une moitié de circonférence, sinon sans danger pour la moelle épinière qui peut être déchirée, du moins sans que le fœtus succombe toujours à cette manœuvre hardie.

Que doit-on déduire déjà de la comparaison des dimensions du fœtus avec celles du bassin ?

Les deux vérités suivantes :

1° L'ovoïde fœtal ne peut s'engager à travers le bassin que par une de ses extrémités.

2° Le diamètre occipito-mentonnier ne pouvant, à cause de sa longueur, se mettre en rapport avec un diamètre quelconque du bassin, il faut que la tête s'engage fléchie ou étendue et que, pour se dégager au détroit inférieur, elle fasse sortir une des extrémités de ce diamètre avant de porter l'autre au dehors, c'est-à-dire l'occiput avant le menton dans la présentation du sommet, et le menton avant l'occiput dans la présentation de la face, mécanisme singulièrement favorisé par le peu de hauteur de la symphyse des pubis.

ACCOUCHEMENT

L'expulsion du fœtus et celle des annexes doivent-elles être distinguées l'une de l'autre ?

Oui, sous tous les rapports. Aussi a-t-on donné à l'une le nom de TRAVAIL à cause des difficultés natu-

relles qu'elle rencontre, et à l'autre celui de DÉLI-
VRANCE parce que c'est le dernier des efforts
organiques de l'accouchement, après lequel la femme
peut enfin goûter le repos.

*Que présentent à étudier le travail et la déli-
vrance ?*

Divers sujets qui se rangent sous les noms et dans
l'ordre suivants :

SUCCESSION DES PHÉNOMÈNES DU TRAVAIL ;

DURÉE DU TRAVAIL ;

PHÉNOMÈNES ESSENTIELS DU TRAVAIL ;

EXPULSION DU FŒTUS DANS LES DIFFÉRENTES
  PRÉSENTATIONS ET POSITIONS ;

DIAGNOSTIC ET PRONOSTIC DES PRÉSENTATIONS ET
  DES POSITIONS ;

ASSISTANCE PENDANT LE TRAVAIL ;

DÉLIVRANCE ;

ACCOUCHEMENT GÉMELLAIRE.

Succession des phénomènes du travail

Qu'observe-t-on pendant le travail ?

Une série de phénomènes dont les plus saillants,
ceux qui semblent être les résultats essentiels des
efforts maternels, sont, la dilatation de l'orifice utérin et l'expulsion proprement dite du fœtus.

Que découle-t-il de cette remarque ?

La division du cours du travail en deux périodes :

Période de dilatation ;

Période d'expulsion.

Qu'est-ce que la PÉRIODE DE DILATATION ?

C'est la période qui commence aux premières contractions du travail et finit à la dilatation complète de l'orifice utérin.

Que se passe-t-il au début de cette période ?

Un ensemble de phénomènes déjà caractéristiques : Les contractions des derniers jours de la grossesse deviennent douloureuses et se succèdent régulièrement. Mais ces douleurs intermittentes sont d'abord faibles et espacées. Les bords de l'orifice s'amincissent promptement, et celui-ci commence à se dilater. On ne tarde pas alors à constater une saillie lisse, molle, arrondie et fluctuante, la *poche des eaux*, qui occupe le vide du col et se tend pendant la contraction. En même temps, des flocons glaireux, souvent striés de sang, s'échappent de la vulve.

Qu'observe-t-on ensuite ?

Des douleurs de plus en plus vives et rapprochées; la dilatation graduelle, lente au début, de l'orifice utérin ; la saillie et l'étendue croissantes de la poche amniotique ; et, chez la plupart des femmes, un état d'impatience mêlé de découragement.

A quoi se reconnait la fin de la première période du travail ?

A la dilatation complète de l'orifice, suivie de la rupture de la poche des eaux et de l'écoulement d'une partie du liquide amniotique.

Qu'est-ce que la PÉRIODE D'EXPULSION ?

C'est la période qui commence au moment où la partie fœtale franchit l'orifice, et finit à la sortie du fœtus.

Qu'offre-t-elle à observer ?

Immédiatement après la rupture de la poche, un

repos de courte durée, puis le réveil des douleurs. La partie fœtale s'engage alors à travers l'orifice et le franchit en le déchirant légèrement, presque toujours à gauche. Dès ce moment, à la contraction utérine s'ajoute celle des muscles abdominaux d'abord volontaire, puis déterminée par un besoin irrésistible d'expulsion. A mesure qu'avance le travail, chaque douleur est marquée de plus en plus par un effort général et énergique : la femme suspend sa respiration, se cramponne à tout ce qui l'entoure, arc-boute ses pieds et renverse sa tête pour multiplier ses points d'appui et immobiliser le tronc. En même temps, sa figure se colore, le pouls devient plein et fréquent, et les parties supérieures du corps se couvrent de sueur. C'est pendant cette période que la femme est souvent tourmentée par des crampes à la cuisse ou à la jambe, dues à la pression de la partie fœtale sur certains cordons nerveux (nerfs sacré et obturateur).

Pendant ces efforts d'expulsion, quels sont les phénomènes qui s'accomplissent à l'intérieur et à la sortie du bassin ?

Ce sont successivement : Les premiers mouvements fœtaux de l'expulsion par lesquels la partie fœtale plonge d'abord dans le bassin, à travers le vagin qui s'élargit sur son passage, et arrive ainsi jusque sur le plancher périnéal ; la distension du périnée que la partie fœtale déprime progressivement poussée par des contractions de plus en plus énergiques, douloureuses et rapprochées ; puis, la dilatation de la vulve que cette même partie, à l'aide de certains mouvements particuliers, franchit par un dernier effort accompagné de douleurs atroces. Le reste du corps fœtal est expulsé presque aussitôt après et avec lui une certaine quantité de liquide amniotique plus ou moins mêlé de sang.

Durée du Travail

Quelle est en général la durée du travail ?
Dix ou douze heures.

Quelle est sa durée moyenne chez les primipares et chez les multipares ?

Quinze à vingt heures pour les unes ; six à huit heures pour les autres. En dehors de ces chiffres, on rencontre des cas extrêmes. Ainsi, il est des femmes, même primipares, qui accouchent dans trois ou quatre heures de douleurs, et d'autres au bout de vingt-quatre, trente heures et plus, de travail.

A quoi attribuer la lenteur ordinaire du travail chez les primipares ?

A la rigidité de l'orifice utérin, du périnée et de l'anneau vulvaire.

La durée de la période de dilatation est-elle de beaucoup supérieure à celle de l'expulsion ?

Oui. La dilatation occupe, en général, les trois-quarts ou les quatre-cinquièmes de la longueur totale du travail. Elle est donc trois ou quatre fois plus longue que la période d'expulsion. Cette différence est encore plus marquée chez les multipares qui, après avoir mis un certain temps à dilater l'orifice, expulsent souvent le fœtus dans quelques douleurs.

Par quoi s'explique ce contraste dans la durée des deux périodes ?

Par la résistance de l'orifice utérin, toujours plus

grande que celle du périnée et la vulve, même lorsque le col a déjà été dilaté et déchiré par un ou plusieurs accouchements.

La longueur du temps écoulé depuis le début du travail doit-elle toujours inspirer des craintes pour la vie de l'enfant ?

Nullement, si la presque totalité de ce temps a été employée à la dilatation et si la poche ne s'est rompue qu'à la fin. On devrait, au contraire, redouter beaucoup, pour le fœtus, la longueur d'un travail dans lequel l'expulsion serait commencée et le liquide amniotique déjà écoulé abondamment depuis un certain temps.

Les femmes d'un certain âge accouchent-elles plus lentement que les jeunes ?

Non. Les difficultés de l'accouchement n'augmentent pas avec le nombre des années.

L'accoucheur peut-il, pendant le travail, prédire avec certitude le reste de sa durée ?

Non. Les conditions les plus désirables seraient-elles réunies, qu'il est prudent de se tenir sur la réserve, à cause des variations d'énergie de la contraction utérine et de l'ignorance où on se trouve du degré de résistance qu'opposeront les obstacles. On doit se borner à des réponses vagues et éloigner plutôt que rapprocher le terme probable du travail.

Phénomènes essentiels du travail

Quels sont ces phénomènes ?
Ce sont :

   Les contractions utérines, qui occupent toute la
      durée du travail ;

La dilatation de l'orifice, la sécrétion des glaires, la formation et la rupture de la poche des eaux, qui s'observent pendant la période de dilatation ;

Les mouvements fœtaux de l'expulsion, la distension du périnée et la dilatation de la vulve, qui appartiennent à la période d'expulsion.

CONTRACTIONS UTÉRINES

Qu'appelle-t-on contractions utérines ?

On désigne ainsi le resserrement intermittent, douloureux et involontaire de l'utérus.

Par quoi sont-elles provoquées ?

Elles le sont vraisemblablement par la pression qu'exerce l'œuf sur le segment inférieur et l'orifice utérin.

La contraction s'empare-t-elle en même temps de tout l'organe ?

Non. Elle ne l'envahit que graduellement, mais rapidement, en débutant par le fond.

Quels sont les effets immédiats de chaque contraction ?

Ce sont, le durcissement des parois utérines, et la compression de l'œuf puis du fœtus sur toute leur surface, mais plus énergiquement de haut en bas.

Quelle est sa durée ordinaire ?

Une demi-minute à une minute et demie. Les plus courtes sont les contractions du commencement et de la fin.

L'intervalle qui sépare les contractions est-il le même du commencement à la fin du travail ?

Non. D'abord espacées et séparées par un quart

d'heure et plus d'intervalle, les contractions se rapprochent de plus en plus, reviennent ensuite toutes les trois ou quatre minutes et, dans les derniers instants, se succèdent presque sans repos.

La contraction passée, l'utérus tombe-t-il dans un relâchement complet ?

Non ; il reste appliqué sur l'œuf ou le fœtus en vertu de sa rétractilité, surtout après la rupture de la poche des eaux, et cette rétraction se prononce de plus en plus jusqu'à la fin de l'expulsion (voir page 141).

Quel est l'effet de la contraction sur la circulation utérine ?

Un ralentissement, parfois même la suspension, du cours du sang dans les vaisseaux de l'utérus, surtout dans ceux qui en traversent le fond et sont destinés au placenta, trouble circulatoire déterminé principalement par le resserrement des canaux musculaires veineux.

Ce trouble de la circulation utéro-placentaire est-il préjudiciable au fœtus?

Non, parce qu'il cesse aussitôt après chaque contraction. Il en résulte seulement uu peu d'affaiblissement et un léger ralentissement des bruits dn cœur fœtal, dus à une altération momentanée de la fonction placentaire.

A quel moment la circulation utéro-placentaire est-elle troublée d'une manière presque continue?

A la fin du travail, parce que aux contractions de plus en plus rapprochées s'ajoute alors une forte rétraction qui maintient, à un certain degré, le trouble circulatoire de la douleur. Aussi est-il désirable, surtout dans l'intérêt du fœtus, que l'expulsion ne tarde pas trop à s'achever.

Que devient le bruit de souffle utérin pendant la contraction?

Après avoir subi une recrudescence immédiatement avant le resserrement de l'utérus, il s'affaiblit et disparaît même entièrement pour revenir après à son intensité ordinaire.

Quel est le caractère le plus saillant de la contraction utérine?

C'est la DOULEUR qui en est inséparable, bien que son degré puisse varier.

Est-elle proportionnée à l'intensité de la contraction?

Oui, généralement. Mais il n'est pas rare d'observer des douleurs modérées avec de fortes contractions, et de faibles resserrements utérins vivement ressentis par des femmes douées d'une excessive sensibilité.

Ces deux phénomènes, douleur et contraction, commencent-ils et finissent-ils en même temps?

Non. La douleur ne débute que quelques secondes après la contraction et cesse un peu avant la fin de celle-ci.

La douleur se fait-elle sentir sur tous les points de l'utérus à la fois?

Non. Elle part ordinairement de la région lombo-sacrée, se porte en avant et en bas en suivant les côtés de l'abdomen (douleur en ceinture) et vient finir au pubis, quelquefois au périnée.

Ne reste-t-elle pas quelquefois limitée à la région lombo-sacrée?

Oui. C'est ce qu'on observe parfois dans la première période du travail. Ces douleurs, appelées *douleurs de reins,* sont plus fatiguantes que les douleurs régulières. En outre, les contractions qui les produisent, avancent moins la dilatation.

Les douleurs conservent-elles le même caractère pendant tout le cours du travail?

Non. Les douleurs de la dilatation diffèrent sensiblement de celles de l'expulsion. Ainsi, les premières ressemblent à toute douleur vive et provoquent des plaintes ou des cris aigus. Au lieu de disparaître franchement, chacune d'elles est suivie d'une vague souffrance locale qui met obstacle au repos. La femme inquiète, agitée croit qu'elle souffre inutilement, appréhende la douleur suivante, se décourage et déclare qu'elle se sent épuisée et incapable d'accoucher. Au contraire, chaque douleur d'expulsion est un effort douloureux qui arrache un cri étouffé et guttural facile à reconnaître. Bien que plus vives peut-être que les précédentes, ces douleurs sont plus nettes, et elles cessent totalement dans l'intervalle des contractions. Aussi sont-elles mieux supportées. La femme sent, de plus, qu'elles font avancer le travail et éprouve la satisfaction de participer activement à l'expulsion.

Les dernières douleurs du travail ne se distinguent-elles pas des précédentes?

Oui, par leur violence extrême due à la distension excessive du périnée et de la vulve. Aussi leur a-t-on donné le nom expressif de *conquassantes.*

Les douleurs de la dilatation n'exercent-elles pas quelquefois une influence marquée sur la raison et le système nerveux de la femme?

Oui, particulièrement chez les primipares et vers la fin de la première période. Ainsi, la femme pleure, se désespère et réclame sa délivrance. On peut observer même l'exaltation des idées, des hallucinations, la loquacité, à un degré qui effraie l'assistance. La douleur peut être précédée d'un frisson, accompagnée de vomissements..., etc.

Diagnostic de la contraction utérine

Le diagnostic de la contraction utérine offre-t-il, au début, quelque difficulté?

Généralement non. On reconnaît la contraction de l'utérus non seulement à ses caractères particuliers (intermittence, douleur, direction en ceinture, durcissement des parois), mais surtout à la dilatation de l'orifice qui l'accompagne.

Avant l'accouchement, n'observe-t-on pas cependant, bien que rarement, de véritables contractions utérines?

Oui, avec durcissement de l'organe et dilatation. Ces douleurs, qui peuvent survenir pendant la dernière quinzaine de la grossesse, persistent un ou plusieurs jours. Après, tout rentre dans le repos. C'est un vrai commencement de travail qu'on ne peut distinguer du travail définitif jusqu'au moment où on le voit s'arrêter.

Le travail n'est-il pas quelquefois précédé de douleurs utérines simulant des douleurs de contraction?

Oui, surtout chez les primipares. Mais ces souffrances, de nature névralgique et appelées à tort *fausses douleurs*, ne s'accompagnent ni de durcissement de l'utérus, ni de dilatation de l'orifice. En outre, elles sont continues et à peu près fixes.

DILATATION DU COL

Qu'est-ce que la dilatation du col?

C'est l'agrandissement progressif de l'orifice utérin.

Quelle est la partie de l'utérus qui s'agrandit en même temps que l'orifice?

Le segment inférieur.

A quoi est due la dilatation de l'orifice?

A deux causes essentielles : 1° la contraction des fibres longitudinales de l'utérus, qui, insérées au pourtour de l'anneau musculaire du col, en écartent les bords, surtout lorsque ceux-ci se trouvent appuyés sur un corps résistant (œuf, puis partie fœtale); 2° la pression exercée, au moment de la contraction, sur le segment inférieur et l'orifice, par l'œuf puis le fœtus, agissant comme un coin.

Quand commence-t-elle?

Aux premières contractions utérines.

Avance-t-elle rapidement?

Non, surtout au début. Ainsi, elle met ordinairement plus de temps pour atteindre la largeur d'une pièce de cinq francs que pour se compléter.

Quand est-elle complète?

Lorsque l'orifice a acquis près de dix centimètres de diamètre, c'est-à-dire lorsque ses bords sont arrivés presque à toucher les parois du bassin, et à permettre le passage de la partie fœtale.

Quelle est la forme de l'orifice dilaté?

Ordinairement celle d'un cercle.

Les bords de l'orifice sont-ils rigides dans l'intervalle des contractions?

Non. On les trouve au contraire souples, lâches et faciles à attirer lorsqu'on les accroche avec le doigt.

Que deviennent-ils au moment de la contraction?

Ils se tendent et on les trouve alors minces et durs. Au début du travail, l'orifice paraît même se rétrécir pour revenir après aux dimensions que comporte son degré de dilatation.

L'épaisseur des bords de l'orifice ne présente-t-elle pas, sous l'influence de la dilatation, des modifications successives et remarquables?

Oui. A la suite des premières contractions, et surtout chez les primipares, les bords de l'orifice deviennent minces et comme tranchants. Plus tard, ces bords s'épaississent parce qne le bourrelet de l'orifice externe du col a remplacé l'orifice interne que la dilatation a fait céder. Puis, à leur tour, ces bords épais s'amincissent pendant que s'achève la dilatation.

Que se produit-il quelquefois sur la lèvre antérieure de l'orifice lorqu'elle est comprimée par la tête contre le pubis?

Un gonflement œdémateux qui donne à cette lèvre un volume considérable.

L'orifice utérin reste-t-il, comme au début du travail, tourné en bas et en arrière?

Non, il se porte vers le centre du bassin à mesure que la dilatation fait des progrès.

Que devient l'extrémité supérieure du vagin pendant la dilatation?

Elle s'élargit et cela sans difficulté à cause de l'extensibilité du conduit vaginal et de la laxité de ses adhérences aux parties voisines.

Diagnostic de la dilatation

Dans quels cas l'orifice utérin est-il difficile à reconnaître?

Au début du travail, dans deux cas principaux :

1° Lorsque, surtout chez les primipares, la tête étant engagée dans l'excavation coiffée du segment inférieur, l'orifice, non dévié mais resté très petit malgré un certain nombre de contractions, est tendu, très mince sur ses bords et exactement bouché, non par la poche des eaux qui n'est pas formée, mais par la tête elle-même recouverte des membranes. Le doigt glisse alors sur l'orifice sans le sentir, tandis qu'il constate aisément les sutures et les fontanelles à travers la paroi utérine amincie, ce qui peut faire croire à une dilatation complète ;

2° Lorsque, la déviation normale du col s'exagérant, l'orifice se trouve porté fortement en arrière et regarde la courbure du sacrum. Comme précédemment, la tête est coiffée du segment inférieur aminci, le doigt constate tout d'abord les sutures et les fontanelles au lieu de l'orifice, et on peut croire ici aussi à une dilatation complète, d'autant mieux que le vagin plissé par la pression de l'utérus, forme en avant, contre les pubis, un bourrelet ressemblant à un bord d'orifice dilaté.

Dans ces deux cas, comment s'assurer qu'il n'y a pas dilatation complète?

En portant le doigt jusqu'au fond du vagin où on se sent arrêté bientôt, surtout en avant, par le cul-de-sac de ce conduit, ce qui n'arriverait pas si, pénétrant dans l'orifice, on se trouvait entre la tête et le segment inférieur.

Dans ces mêmes cas, comment arrivera-t-on à constater l'orifice?

Dans le premier, en parcourant avec attention la saillie lisse et arrondie de la tête, sur laquelle l'orifice se reconnaîtra à une très petite dépression dont le doigt pourra, non sans peine, attirer ou soulever les bords extrêmement minces;

Dans le second, en portant le doigt profondément en haut et en arrière de la saillie de la tête, où on rencontrera l'orifice avec ses caractères ordinaires.

Lorsque, à la fin de la dilatation, les bords de l'orifice se sont déjà élevés autour de la partie fœtale, comment les constater?

En portant le doigt jusqu'au fond du vagin où on reconnaîtra ce bord sous la forme d'un bourrelet appliqué sur la partie fœtale. Il sera même facile de pénétrer assez profondément entre celle-ci et le cercle utérin, ce qui n'arriverait pas si on se trouvait dans le cul-de-sac vaginal.

SÉCRÉTION DES GLAIRES

Que désigne-t-on sous ce nom ?

On désigne ainsi une production plus ou moins abondante de mucosités glaireuses, pendant la période de dilatation.

Quelle est la muqueuse qui les sécrète ?

Celle de l'orifice, tiraillée par la dilatation.

Observe-t-on ici les glaires utérines pour la première fois ?

Non. Elles ont déjà commencé à se produire dans les derniers jours de la grossesse.

Quel est l'aspect des glaires ?

Celui de flocons gélatiniformes, souvent incolores ou légèrement jaunâtres, volumineux, qui se présentent de temps à autre à la vulve à laquelle ils adhèrent tout d'abord.

Qu'est-ce qui les colore fréquemment ?

Le sang, sous la forme de stries rouges provenant de petites déchirures de la muqueuse de l'orifice ou du décollement des membranes voisines. On dit alors que la femme *marque* et on en conclut, non sans raison, que la dilatation s'opère.

Les glaires ne sont-elles pas quelquefois verdâtres ?

Oui. Dans ce cas, elles pourraient faire croire un instant à la présence du méconium ; mais cette supposition est inadmissible lorsque, ce qui est l'ordinaire, la poche des eaux n'est pas encore rompue.

Que devient, pendant le travail, la sécrétion blanche et crémeuse (vaginale) de la grossesse ?

Elle diminue généralement et parfois elle cesse complètement.

FORMATION ET RUPTURE DE LA POCHE DES EAUX

Qu'est-ce que la poche des eaux ?

C'est la hernie des membranes de l'œuf à travers l'orifice utérin dilaté.

A quoi est-elle due ?

Elle est due à l'accumulation du liquide amniotique poussé par la contraction, vers le point où l'enveloppe de l'œuf privée de soutien, offre le moins de résistance, c'est-à-dire vers l'orifice, à travers lequel les membranes, aprés s'être décollées dans une certaine étendue s'engagent en faisant une saillie plus ou moins prononcée.

Quand la poche des eaux commence-t-elle à se former ?

Au début de la dilatation dont elle suit les progrès.

Son volume est-il, cependant, le même dans tous les accouchements ?

Non, parce qu'il dépend surtout de la quantité de liquide amniotique que laisse passer au-dessous d'elle la partie fœtale. Aussi, dans la présentation du sommet qui remplit bien le segment inférieur, la poche des eaux est petite, tandis qu'elle est très saillante et même allongée en forme de boudin, lorsque le fœtus se présente par les pieds ou seulement lorsqu'il est d'un petit volume.

N'arrive-t-il pas que la poche fait entièrement défaut ?

Oui, dans le cas de tête volumineuse promptement engagée, par suite entourée de bonne heure par le segment inférieur. On dit alors que la poche est *plate.*

Dans quel état se trouve la poche des eaux dans l'intervalle des contractions ?

Elle est molle fluctuante, et, au début, si petite qu'elle est parfois difficile à constater.

Que devient-elle au moment de la contraction ?

Elle se tend en formant une saillie dure, arrondie et plus ou moins marquée. C'est à ces caractères qu'on la reconnaît.

Quand se fait d'ordinaire la rupture de la poche des eaux ?

Lorsque la dilatation est à peu près complète et au moment d'une contraction.

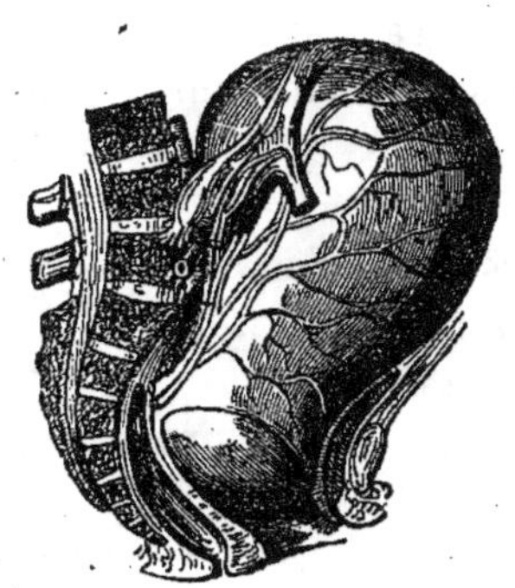

Fig. 59. — *Forme de la poche des eaux au moment de la rupture.*

A quoi est due cette rupture ?

A la pression exercée par le liquide sur les parois étendues et non soutenues de la poche.

Sur quel point se fait-elle ordinairement ?

Sur le point le plus saillant de la tumeur membraneuse.

Que se produit-il parfois au moment de la déchirure ?

Un certain bruit, lorsque la poche renferme beaucoup de liquide. Puis la femme se sent tout-à-coup mouillée, parfois même inondée.

Qu'observe-t-on aussitôt après ?

Une suspension des contractions, ordinairement courte, mais qui peut durer un quart d'heure.

L'écoulement qui suit immédiatement la rupture, est-il abondant ?

Non dans la plupart des cas, parce que la partie fœtale, qui est habituellement le sommet, est poussée aussitôt après contre l'orifice, et que le segment inférieur s'applique exactement sur son pourtour régulier. Dans les cas où le fœtus reste élevé, la plus grande partie du liquide amniotique est rapidement expulsée par l'utérus qui se rétracte ensuite sur l'ovoïde fœtal.

Comment se fait, dans la suite, l'écoulement du liquide jusqu'au moment où la partie fœtale s'engage à travers l'orifice ?

Cet écoulement, réduit ordinairement à un suintement insensible dans l'intervalle des contractions, reparait au début de chacune de celles-ci et la femme se sent mouillée avant l'arrivée de la douleur. Le liquide est, en effet, chassé avant que la partie fœtale se soit fortement appliquée contre le segment inférieur et l'orifice. Celui-ci obstrué, l'écoulement cesse pour reprendre un peu vers le déclin de la contraction.

A quoi est dû le peu d'abondance ordinaire ou même la suspension de l'écoulement amniotique dans l'intervalle des contractions?

A la rétraction du segment inférieur, par suite à l'application de cette portion de la paroi utérine sur le pourtour de la tête, les bords de l'orifice étant les seules parties de l'utérus qui soient relâchées pendant le repos de l'organe.

La poche des eaux peut-elle se rompre prématurément?

Oui, dès les premières contractions du travail.

Qu'arrivera-t-il alors?

Rien de sérieux si la partie fœtale s'appliquant promptement sur le segment inférieur, ne laisse passer qu'une quantité modérée de liquide amniotique. Au contraire, cette rupture prématurée sera des plus fâcheuses si la cavité de l'utérus se vide en grande partie par un écoulement rapide et abondant, à cause des troubles circulatoires que détermine la rétraction utérine, conséquence immédiate de cette évacuation, et de la compression que subira le fœtus pendant le temps assez long qui reste à s'écouler jusqu'à la fin du travail.

La poche des eaux se rompt-elle parfois tardivement?

Oui, lorsque les membranes sont très résistantes. La partie fœtale peut alors arriver à la vulve en poussant devant elle la poche encore intacte, ce qui ralentit le travail et peut même déterminer le décollement prématuré du placenta tiraillé par les membranes.

Que remarque-t-on parfois dans le liquide amniotique?

La présence d'une certaine quantité de méconium qui lui donne une couleur jaune ou verdâtre plus ou moins foncée, circonstance d'un fâcheux augure pour le fœtus, excepté dans le cas de présentation pelvienne.

Dans quel cas l'enfant naît-il coiffé?

Lorsque, ce qui arrive parfois, l'enveloppe de l'œuf s'étant rompue circulairement au-dessus de la poche, la tête du fœtus reste, jusqu'à sa sortie, recouverte d'un lambeau membraneux détaché.

Diagnostic de la formation et de la rupture de la poche.

Peut-on constater de bonne heure la poche des eaux?

Oui, en portant le doigt dans l'orifice où on sentira, pendant la contraction, une surface membraneuse se tendre en se soulevant légèrement.

A quels signes reconnaît-on que la poche est rompue?

D'abord, à l'écoulement du liquide amniotique, ce dont on s'assure en interrogeant la femme, en examinant les linges et surtout en pratiquant le toucher pendant la contraction; ensuite, à la présence même de la partie fœtale avec ses caractères divers selon la présentation. Ainsi, la surface régulière du sommet, dans cette présentation, se distinguera de la surface membraneuse de la poche par la sensation de cheveux qu'on soulève avec l'ongle et principalement par les plis que forme le cuir chevelu au moment de la contraction et avant que se soit développée la bosse séro-sanguine.

Faut-il croire sur parole la femme qui affirme avoir perdu les eaux?

Ordinairement non, parce qu'elle peut être induite en erreur par des glaires abondantes.

L'écoulement brusque d'un liquide par les voies génitales doit-il toujours faire croire à la rupture de la poche?

Non, puisque, pendant la grossesse et même au début du travail, la femme peut se sentir tout-à-coup mouillée par le liquide clair d'une hydrorrhée, appelé pour cette raison *fausses eaux*. Mais, dans ce cas, le même écoulement s'est produit déjà plusieurs fois à la fin de la grossesse et le liquide ne contient pas, comme les eaux amniotiques, des flocons de matière sébacée.

MOUVEMENTS FŒTAUX DE L'EXPULSION

Qu'appelle-t-on de ce nom ?

On désigne ainsi les changements de volume, de disposition et les déplacements que subit passivement le fœtus poussé par les contractions à travers le canal pelvi- périnéal.

Pourquoi l'expulsion fœtale exige-t-elle plusieurs mouvements successifs au lieu d'un seul, la descente ?

Parce que le canal pelvien étant restreint et irrégulier, le fœtus ne saurait le traverser sans conformer son volume à la capacité du bassin et sans adapter sa forme à celle de ce conduit.

Ces mouvements mécaniques de l'expulsion diffèrent-ils suivant la présentation ?

Oui parfois, sous le rapport du mode d'exécution ; mais, quelle que soit la partie fœtale, les mouvements correspondants atteignent le même but.

Que fait supposer cette conformité de résultat ?

Une loi unique suivant laquelle l'expulsion fœtale s'effectue dans tous les cas, et qui sert à établir le MÉCANISME GÉNÉRAL DE L'EXPULSION FŒTALE, si bien démontré par M. le professeur Pajot.

Quels sont les mouvements dont se compose ce mécanisme?

Ces mouvements ou temps, au nombre de six, sont successivement :

1° L'AMOINDRISSEMENT de la première partie fœtale ;

2° L'ENGAGEMENT de la première partie fœtale ;

3° La ROTATION de la première partie fœtale ;

4° L'EXPULSION de la première partie fœtale ;

5° La ROTATION de la seconde partie fœtale ;

6° L'EXPULSION de la seconde partie fœtale.

Pourquoi cette distinction de deux parties fœtales?

Parce que le corps fœtal se compose de deux portions, la tête et le tronc, bien différentes par rapport au mécanisme de l'accouchement puisque leurs grands diamètres se coupent à angle droit. Par suite, lorsque le grand diamètre de l'une correspondra au grand diamètre pelvien, et sera bien disposé pour l'expulsion, celui de l'autre se trouvera dans une situation défavorable.

*Qu'est-ce que l'*AMOINDRISSEMENT?

C'est le mouvement par lequel la première partie fœtale comprimée de tout côté, diminue de volume par un procédé différent suivant la présentation, et se prépare ainsi à pénétrer dans le bassin.

*Qu'est-ce que l'*ENGAGEMENT?

C'est le mouvement par lequel la première partie fœtale franchit le détroit supérieur et descend dans l'excavation jusqu'au périnée, entrainant naturellement la seconde partie du corps fœtal.

Qu'est-ce que la ROTATION DE LA PREMIÈRE PARTIE FŒTALE?

C'est le mouvement par lequel cette partie fœtale

place son grand diamètre dans le sens du plus grand diamètre du détroit inférieur (coccy-pubien) et l'extrémité la plus engagée de ce grand diamètre sous la symphyse des pubis.

*Qu'est-ce que l'*EXPULSION DE LA PREMIÈRE PARTIE FŒTALE?

C'est un double dégagement par lequel l'extrémité pubienne de cette partie arrive d'abord et s'arrête sous l'arcade, puis l'extrémité postérieure, après avoir parcouru le plan sacro-périnéal, apparait au dehors.

Pendant ce dégagement, que devient la seconde partie du corps fœtal?

Elle franchit le détroit supérieur et descend dans l'excavation.

Dans quelle situation arrive-t-elle au détroit inférieur?

Elle y arrive, son grand diamètre placé transversalement par la rotation précédente, c'est-à-dire dans un sens qui ne permet pas à cette partie de franchir aisément le détroit inférieur.

Qu'est-ce que la ROTATION DE LA SECONDE PARTIE FŒTALE?

C'est le mouvement par lequel cette partie place, comme précédemment la première partie fœtale, son grand diamètre dans la direction du diamètre coccy-pubien. Il en résulte naturellement une rotation de la portion du corps fœtal déjà sortie.

*Qu'est-ce que l'*EXPULSION DE LA SECONDE PARTIE FŒTALE?

C'est le mouvement par lequel cette seconde partie est chassée des organes maternels, ce qui complète la sortie du fœtus et achève le travail.

DISTENSION DU PÉRINÉE

Qu'appelle-t-on distension du périnée?

On désigne ainsi l'extension forcée que subit le plan périnéal sous l'influence de la pression de la partie fœtale.

Comment s'opère la distension du périnée?

De la manière suivante : la partie fœtale arrivée au détroit inférieur, rencontre le périnée sur lequel elle appuie fortement, surtout au moment de la contraction. Ce plan membraneux résiste d'abord, surtout chez les primipares, repousse le fœtus dans l'intervalle des douleurs et semble, au début, annuler l'action utérine. On le voit cependant, après un certain nombre d'efforts, se soulever et bomber sous la pression de la partie fœtale, puis s'allonger en avant jusqu'à doubler d'étendue dans ce sens et déplacer la vulve dans la même direction. A un moment donné et après une succession de pressions énergiques, le périnée, fortement aminci, se trouve transformé en une gouttière qui continue la paroi postérieure du bassin, concourt à former un véritable canal membraneux (page 46) et conduit la partie fœtale à la vulve où doit se terminer son dégagement.

Que devient le périnée distendu, après l'accouchement?

Il reprend son aspect et ses dimensions presque ordinaires, grâce à son élasticité.

DILATATION DE LA VULVE

Qu'est-ce que la dilatation de la vulve?

C'est l'agrandissement de l'anneau vulvaire, déterminé par la pression de la partie fœtale.

Comment s'opère-t-elle?

De la manière suivante : la partie fœtale, après avoir parcouru le périnée et dégagé son extrémité pubienne sous l'arcade, rencontre un dernier obstacle, la vulve. Cet anneau résiste d'abord, surtout chez les primipares. Il s'entrouvre pendant l'effort, puis se ferme aussitôt après, en vertu de son élasticité. A mesure que les contractions se répètent et redoublent d'énergie, les grandes lèvres tendues et amincies s'écartent graduellement et découvrent de plus en plus l'extrémité fœtale. Celle-ci, à un certain moment, franchit brusquement le cercle vulvaire en refoulant vers le coccyx, le périnée qui glissant en arrière, en facilite le dégagement complet.

Que se produit-il ordinairement, chez les primipares, au dernier moment de cette dilatation?

La déchirure de la fourchette.

Que devient ensuite l'anneau vulvaire?

Il reprend, mais seulement en partie, ses dimensions antérieures.

Expulsion du fœtus dans les différentes présentations et positions

PRÉSENTATION DU SOMMET

Quels sont les six mouvements successifs de l'expulsion fœtale dans cette présentation et ses différentes positions?

Ce sont :

1° La flexion;

2° L'engagement;

3° La rotation;

4° L'extension;

5° La rotation interne du tronc, externe de la tête;

6° L'expulsion du tronc.

Qu'est-ce que la FLEXION?

C'est le mouvement par lequel la tête poussée contre le détroit, complète sa flexion naturelle. Il est achevé lorsque le menton arrive à toucher la poitrine.

Quel en est le résultat essentiel?

L'amoindrissement du volume de la présentation. Avant ce mouvement, la tête s'offrait déjà au bassin par sa circonférence occipito-frontale. Après la flexion, celle-ci est remplacée par la circonférence sous-occipito-bregmatique beaucoup plus favorable à l'engagement puisqu'elle passe par les diamètres sous-occipito-bregmatique et bi-pariétal bien plus courts que l'occipito-frontal.

Le mouvement de flexion s'opère-t-il toujours normalement?

Non. Il peut s'exagérer ou être insuffisant. C'est alors l'occiput ou le front qui se place au centre du détroit. D'autres fois, la flexion est accompagnée d'une inclinaison latérale; le sommet présente alors une des bosses pariétales dans le vide du bassin. Ces irrégularités appelées *présentations inclinées occipitale, frontale, pariétale* se corrigent ordinairement d'elles-mêmes sous l'influence des contractions et ne font que retarder un peu l'engagement. (Voir accouchements vicieux par anomalies fœtales).

*Qu'est-ce que l'*ENGAGEMENT?

C'est le mouvement par lequel la tête franchit le détroit supérieur et ordinairement l'orifice, puis descend dans l'excavation, jusqu'à la rencontre du périnée sur lequel elle appuie.

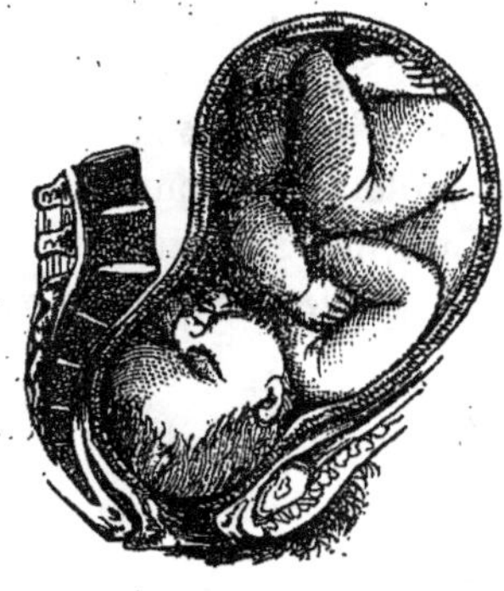

FIG. 60. — *Présentation du sommet (première position).*

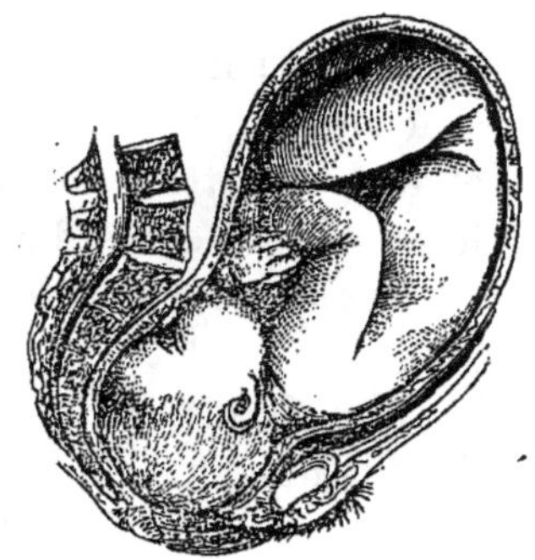

FIG. 61. — *Flexion et engagement.*

A la fin de l'engagement, où se trouvent les épaules?

Au détroit supérieur.

Les deux temps précédents s'opèrent-ils toujours l'un après l'autre?

Non. Très souvent la flexion se fait dans l'excavation en même temps que l'engagement et celui-ci est commencé avant le début du travail.

Qu'est-ce que la ROTATION?

C'est le mouvement qui amène l'occiput sous la symphyse, quel que soit son point de départ et par le chemin le plus court.

Quels sont les résultats de la rotation?

Deux conditions nouvelles éminemment favorables à l'expulsion. Ainsi, ce mouvement place les grands diamètres de la tête dans la direction du coccy-pubien; il amène, en outre, dans le vide de l'arcade, par suite.hors du bassin, la saillie occipitale, c'est-à-dire l'extrémité de ces grands diamètres.

Quelle est la cause de ce remarquable mouvement?

La tendance naturelle de la tête fléchie et poussée lentement par la contraction vers le détroit inférieur, à accommoder sa forme et ses diamètres à la forme et aux diamètres du canal qu'elle parcourt, comme le ferait tout corps dans les mêmes conditions.

La rotation se fait-elle toujours après l'engagement?

Non. Comme la flexion, elle s'exécute parfois pendant la descente de la tête.

S'opère-t-elle dans tous les cas?

Non. Elle manque parfois, bien que assez rarement, dans les positions occipito-postérieures. Mais alors la tête tourne presque toujours en sens inverse et l'occiput se porte dans la concavité du sacrum, ce qui réalise déjà la première des conditions précédentes. L'autre condition sera remplie ensuite par un complément de descente, après lequel s'opère le mouvement d'extension.

*Qu'est-ce que l'*EXTENSION?

C'est le mouvement inverse de la flexion, par lequel le menton s'abaisse et s'éloigne de la poitrine, pendant que l'occiput s'élève au devant de la symphyse et se rapproche ainsi du dos fœtal.

Quelle en est la cause?

Le déplacement de l'action expulsive qui, sans résultat sur l'occiput immobilisé par la nuque et les épaules appliquées contre l'arcade, porte ses effets sur le menton.

Comment s'exécute-t-elle?

A la manière d'un mouvement de bascule. La tête

s'appuie par le point sous-occipital contre le sommet de l'arcade, pendant que la face parcourt successivement la concavité du sacrum et la gouttière périnéale.

Quels sont les diamètres qui, pendant l'extension, viennent, l'un après l'autre, correspondre au diamètre coccy-pubien ?

Ce sont les diamètres sous-occipito-bregmatique, sous-occipito-frontal et sous-occipito-mentonnier.

Quelles sont les régions de la tête qui apparaissent successivement à l'extérieur ?

Ce sont d'abord, les bosses pariétales et le bregma, puis le front. Aussitôt après, le périnée glisse d'avant en arrière et découvre rapidement les yeux, le nez, la bouche et le menton. La tête alors entièrement libre au dehors, retombe par son propre poids au devant de l'anus.

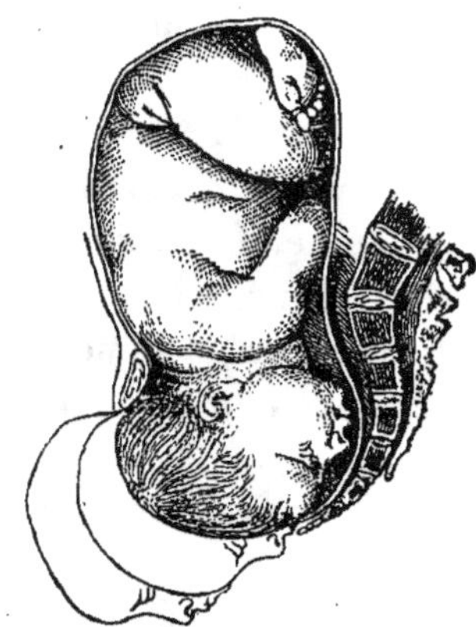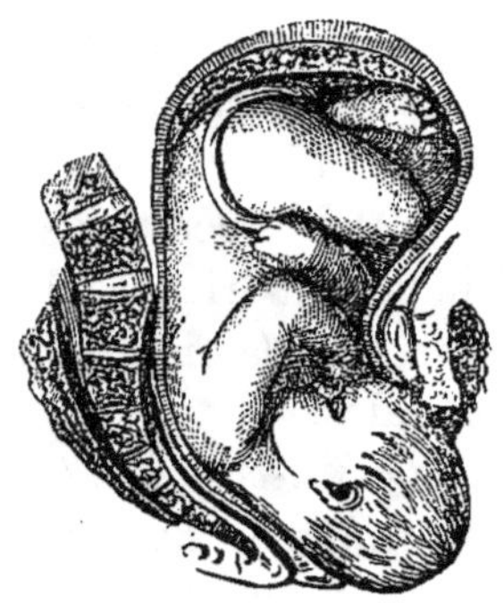

FIG. 62. — *Rotation terminée.*   FIG. 63. — *Extension anor-*
Extension normale (sous-   *male (périnéale).*
pubienne).

Où se porte le tronc pendant l'extension ?

Dans l'excavation et les épaules y descendent placées en travers.

Comment se fait l'extension lorsque, dans les positions occipito-postérieures, la rotation vient à manquer où à se faire en sens inverse ?

Toujours de la même manière, c'est-à-dire par une déflexion opérée après le dégagement de l'occiput. Mais ce dégagement se fait en arrière au lieu de se faire en avant, et c'est sur la commissure vulvaire postérieure et non au sommet de l'arcade, que la nuque du fœtus prend son point d'appui.

L'extension commence-t-elle alors aussi promptement que dans les conditions ordinaires ?

Non. Il faut, et avant tout, que l'occiput, appuyé sur la partie postérieure du périnée, parcoure ce plan et arrive à se dégager à la fourchette, progression toujours lente qui nécessite des contractions énergiques, une distension considérable et menaçante du périnée ainsi qu'une flexion excessive de la tête. Ce dégagement opéré, l'extension se fait avec d'autant moins de difficulté, que le périnée revenant sur lui-même glisse aussitôt sur la nuque. On voit alors apparaître successivement, sous la symphyse, la fontanelle antérieure, le front, le nez, la bouche et le menton. (Voir accouchements vicieux par anomalies fœtales).

Qu'est-ce que la ROTATION INTERNE DU TRONC, EXTERNE DE LA TÊTE ?

C'est le mouvement qui ramène une épaule en avant, sous l'arcade pubienne, et l'autre en arrière, dans la concavité sacrée, rotation à laquelle obéit la tête à l'extérieur et qui porte le dos et l'occiput vers le côté du bassin où ils se trouvaient au début du travail.

Que résulte-t-il de ce mouvement ?

Deux conditions avantageuses analogues aux conséquences de la première rotation : l'accommodation du diamètre bi-acromial au coccy-pubien, et le dégagement sous l'arcade, de l'épaule qui est ramenée en avant. Ainsi se trouve corrigée la position défavorable des épaules, et préparé le dégagement du tronc.

Quelle est la cause de cette seconde rotation ?

Comme pour la première, la tendance naturelle des épaules à accommoder leur forme et leur diamètre à la forme et aux dimensions du canal pelvien.

*Qu'est-ce que l'*EXPULSION DU TRONC ?

C'est le mouvement par lequel les épaules puis le reste du corps fœtal sont chassés des parties maternelles.

L'expulsion des deux épaules se fait-elle en même temps ?

Non. Comme l'occiput pendant l'extension, l'épaule supérieure dégagée sous l'arcade, s'y montre et s'y fixe. L'épaule inférieure s'avance alors, glisse sur le plancher périnéal en courbant le fœtus sur son côté antérieur, puis apparait à son tour à la commissure vulvaire. A ce moment les deux épaules s'échappent, l'inférieure un peu avant la supérieure, double expulsion immédiatement suivie de la sortie du tronc et des membres inférieurs, que déterminent les dernières contractions et le poids des portions fœtales libres au dehors.

Comment cette expulsion place-t-elle le fœtus sur le lit de la mère ?

Elle le couche ordinairement sur le dos à cause du

mouvement de spirale que le tronc décrit en s'échappant des parties maternelles.

Les mouvements qui viennent d'être décrits, diffèrent-ils selon les positions du sommet ?

Non. Seulement, la rotation est bien plus étendue et sa durée, par suite, est beaucoup plus longue dans les positions occipito-postérieures que dans les antérieures.

Diagnostic des mouvements

A quels signes reconnaît-on l'exécution des divers mouvements précédents ?

On reconnaît la flexion à l'abaissement de la fontanelle postérieure ; l'engagement, à la facilité avec laquelle le doigt atteint le sommet ; la rotation, à la direction de la suture sagittale qui se rapproche de plus en plus du diamètre antéro-postérieur du bassin. Quant à l'extension et surtout aux deux derniers mouvements, ils s'exécutent sous les yeux de l'accoucheur.

La vérification des deuxième et troisième mouvements n'est-elle pas rendue difficile par une particularité très fréquente ?

Oui, par le développement, quelquefois considérable, de la bosse séro-sanguine sur la région du sommet qui, après la rupture des membranes, est en rapport avec le vide de l'excavation. On peut croire alors la partie fœtale rapprochée du périnée alors qu'elle est encore élevée, et avoir quelque peine à constater la rotation. Dans ce cas, il faut avec le doigt chercher à dépasser, tout autour, la bosse séro-sanguine pour arriver sur une partie osseuse dont la hauteur indiquera le degré d'engagement.

PRÉSENTATION DE LA FACE

Quels sont les six mouvements successifs de l'expulsion fœtale dans cette présentation et ses différentes positions ?

Ce sont :

    1° L'extension ;

    2° L'engagement ;

    3° La rotation ;

    4° La flexion ;

    5° La rotation interne du tronc, externe de la tête ;

    6° L'expulsion du tronc.

Qu'est-ce que L'EXTENSION ?

C'est le mouvement par lequel la tête poussée contre le détroit, complète son état d'extension. Il est achevé lorsque le menton s'est appliqué sur la partie supérieure du dos.

Quel en est le résultat essentiel ?

L'amoindrissement du volume de la présentation. Avant ce mouvement, la tête étendue s'offrait déjà au détroit par sa circonférence mento-bregmatique. Après l'extension, celle-ci est remplacée par la circonférence sous-mento-frontale beaucoup plus favorable à l'engagement puisque son diamètre principal est le sous-mento-frontal plus court que le mento-bregmatique.

N'observe-t-on pas quelquefois avec l'extension une déviation particulière ?

Oui, une inclinaison latérale. La face présente

alors l'une ou l'autre joue au centre du bassin. C'est à peu près la seule *présentation inclinée* de la face qu'on puisse observer. Elle se corrige ordinairement d'elle-même. (Voir accouchements vicieux par anomalies fœtales).

Qu'est-ce que L'ENGAGEMENT ?

C'est le mouvement par lequel la face franchit le détroit supérieur et l'orifice, puis descend dans l'excavation, presque jusqu'à la rencontre du périnée.

L'engagement de la face est-il aussi complet que dans le sommet ?

Non, parce qu'au moment où la face va appuyer sur le périnée, l'occiput et la partie supérieure de la poitrine du fœtus arrivent ensemble au détroit supérieur qu'ils ne sauraient franchir dans les conditions ordinaires. Le mouvement d'engagement se trouve, par suite, arrêté, et la face demeure en quelque sorte suspendue dans l'excavation sans pouvoir peser sur le plancher périnéal.

Qu'est-ce que la ROTATION ?

C'est le mouvement qui amène le menton sous la symphyse, quel que soit son point de départ et par le chemin le plus court.

Quels sont les résultats de la rotation ?

Ce sont, comme pour le sommet, deux conditions nouvelles, ici tout-à-fait indispensables à l'expulsion : l'accommodation des grands diamètres de la tête au diamètre coccy-pubien et le dégagement sous l'arcade de la saillie du menton, extrémité du plus long de ces diamètres.

Quelle est la cause de ce mouvement ?

La même que celle de la rotation du sommet.

La rotation se fait-elle dans tous les cas ?

Non. Elle peut manquer dans les positions mento-postérieures ; mais, heureusement, cette anomalie est extrèmement rare, bien que la première position de la face soit une de celles qui y exposent le plus.

Quelle est ici la conséquence d'un défaut de rotation ?

L'arrêt de l'expulsion. Le menton enfoncé dans l'excavation de toute la longueur du cou, ne pourrait, en effet, dépasser la paroi postérieure du bassin sans entraîner à la fois l'occiput et le thorax dans le canal pelvien, pénétration absolument impossible avec un fœtus à terme. (Voir accouchements vicieux par anomalies fœtales).

En l'absence de rotation, comment, d'après certains accoucheurs, le dégagement pourrait-il encore s'effectuer à la rigueur?

Par la conversion de la présentation de la face en

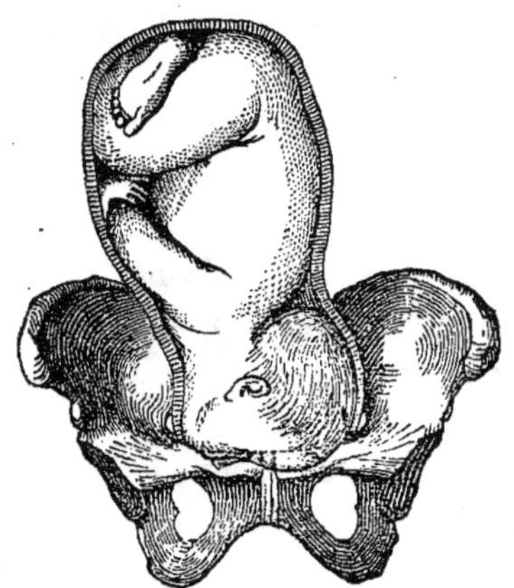

FIG. 64. — *Présentation de la face (première position).*

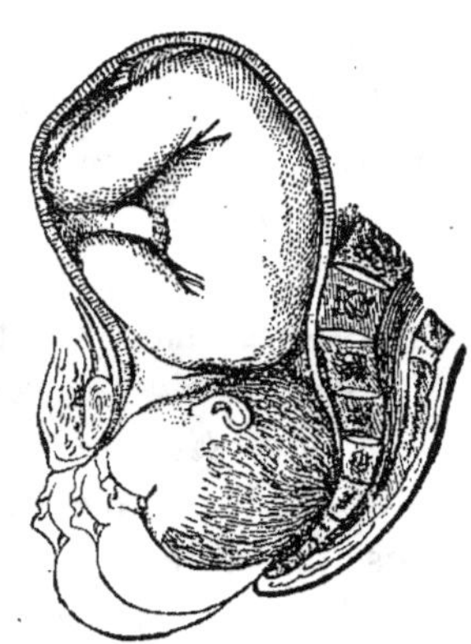

FIG 65. — *Rotation terminée. Flexion.*

20

présentation du sommet. Ainsi, sous l'influence de contractions énergiques, le menton s'enfonçant dans les parties molles au dessus ou au dessous du ligament sacro-sciatique, permettrait à la tête de basculer dans l'excavation et à l'occiput de descendre derrière les pubis puis dans le vide de l'arcade.

Qu'est-ce que la FLEXION?

C'est le mouvement inverse de l'extension, par lequel l'occiput s'abaisse et s'éloigne du dos pendant que le menton s'élève au devant de la symphyse des pubis et se rapproche ainsi de la poitrine.

Quelle en est la cause?

Comme pour le sommet, le déplacement de l'action expulsive qui, sans résultat sur le menton immobilisé, porte ses effets sur l'occiput.

Comment s'exécute-t-elle?

A la manière d'un mouvement de bascule. La tête s'appuie par le point sous-mental contre le sommet de l'arcade, pendant que le sommet parcourt successivement la concavité du sacrum et la gouttière périnéale.

Quels sont les diamètres qui, pendant la flexion, viennent l'un après l'autre correspondre au diamètre coccy-pubien?

Ce sont les diamètres sous‑mento‑frontal, sous‑mento-bregmatique et sous-mento-occipital.

Quelles sont les régions de la tête qui apparaissent successivement à l'extérieur?

Ce sont, d'abord la bouche, le nez, puis le bregma. Aussitôt après, le périnée glisse d'avant en arrière sur l'occiput et la nuque, qu'il découvre rapidement. La tête alors entièrement libre au dehors, retombe au devant de l'anus.

Où se porte le tronc pendant la flexion?

Dans l'excavation. Les épaules, placées en travers, s'y enfoncent au fur et à mesure que s'abaisse l'occiput.

Qu'est-ce que la ROTATION INTERNE DU TRONC; EXTERNE DE LA TÊTE?

C'est un mouvement identique à celui qui porte le même nom dans la présentation du sommet.

*Qu'est-ce que l'*EXPULSION DU TRONC?

C'est encore un mouvement identique à l'expulsion du tronc dans la présentation du sommet.

Tous ces mouvements diffèrent-ils selon les positions de la face?

Non. Seulement, la rotation est beaucoup plus étendue et sa durée beaucoup plus longue dans les positions mento-postérieures que dans les antérieures.

Diagnostic des mouvements

A quels signes reconnait-on, pendant le travail, l'exécution des mouvements précédents?

On reconnait l'extension à l'abaissement du menton; l'engagement, à la facilité avec laquelle le doigt atteint la face; la rotation, à la place du menton en avant. Quant à la flexion, et surtout aux deux derniers mouvements, ils s'exécutent sous les yeux de l'accoucheur.

La vérification des deuxième et troisième mouvements peut-elle rencontrer le même obstacle que dans le sommet?

Oui, la tuméfaction séro-sanguine de la face. Mais on pourra toujours se reconnaitre par le nez dont la saillie et les orifices ne s'effacent jamais.

PRÉSENTATION DE L'EXTRÉMITÉ PELVIENNE

Quels sont les six mouvements successifs de l'expulsion fœtale dans cette présentation et ses différentes positions ?

Ce sont :

1° L'amoindrissement des parties ;
2° L'engagement ;
3° La rotation ;
4° Le dégagement du tronc ;
5° La rotation interne de la tête, externe du tronc ;
6° L'expulsion de la tête.

Les mouvements de l'expulsion par l'extrémité pelvienne diffèrent-ils suivant que cette extrémité est complète ou décomplétée ?

Non. Seulement, les premiers mouvements s'effectuent d'une manière plus régulière lorsque l'extrémité pelvienne s'engage avec tous ses éléments.

*Qu'est-ce que l'*AMOINDRISSEMENT DES PARTIES ?

C'est un simple pelotonnement de l'extrémité pelvienne comprimée par le détroit supérieur, d'où résulte une étroite application, les uns sur les autres, des éléments de cette masse, et la réduction du volume total de la partie fœtale qui peut désormais s'engager dans le canal pelvien.

Cet amoindrissement s'opère-t-il rapidement ?

Non. Il exige toujours beaucoup plus de temps que le premier mouvement du sommet et de la face.

Que se produit-il quelquefois, au début de ce mouvement, au moment de la rupture de la poche des eaux?

La déflexion des membres inférieurs au dessous du siége et leur descente dans l'excavation, c'est-à-dire la transformation de la présentation complète en présentation décomplétée.

Observe-t-on ici aussi des déviations de la partie fœtale au détroit supérieur?

Oui, des inclinaisons de l'extrémité pelvienne, qui placent au centre du détroit, les parties génitales, le sacrum, une fesse. Ce sont autant de *présentations inclinées* (génitale, sacrée, iliaque) qui se corrigent à peu près toujours d'elles-mêmes.

*Qu'est-ce que l'*ENGAGEMENT?

C'est le mouvement par lequel l'extrémité pelvienne franchit le détroit supérieur, puis descend dans l'excavation, jusqu'au périnée sur lequel elle appuie.

L'engagement se fait-il rapidement?

Non ; cet engagement est d'ordinaire lent, surtout dans la présentation complète, à cause du volume de la partie fœtale.

Qu'est-ce que la ROTATION INTERNE?

C'est le mouvement qui amène sous la symphyse la hanche la plus rapprochée des pubis pendant que l'autre se place dans la concavité sacrée.

Quels sont les résultats de la rotation?

Ce sont, comme pour le sommet et la face, deux conditions des plus favorables : l'accommodation des grands diamètres de l'extrémité pelvienne au diamètre coccy-pubien et le dégagement sous l'arcade d'une hanche c'est-à-dire d'une extrémité de ces grands diamètres.

Quelle en est la cause?

La même que celle des rotations analogues du sommet et de la face.

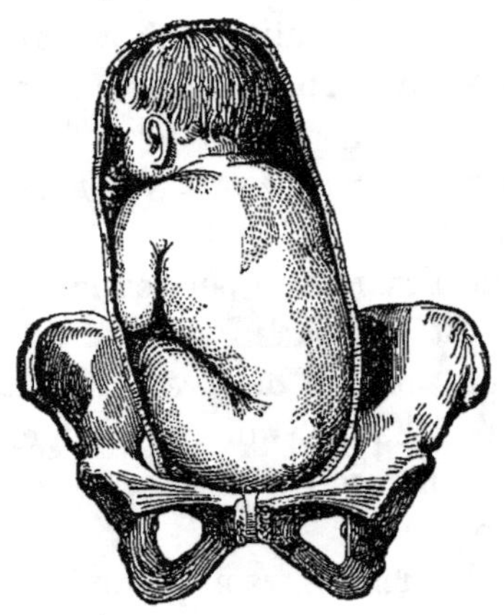

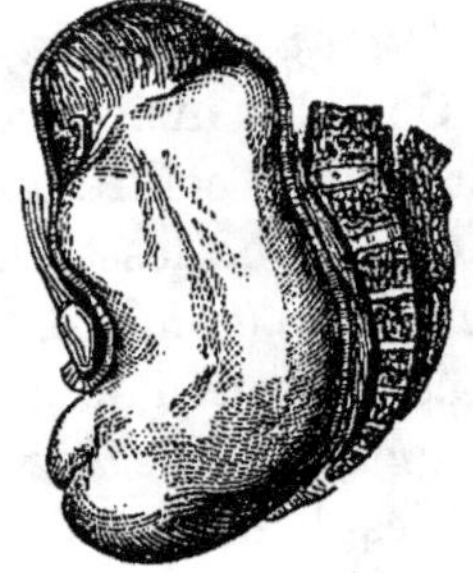

Fig. 66 — *Présentation de l'extrémité pelvienne (première position).*

Fig. 67. — *Rotation terminée. Dégagement du tronc.*

Qu'est-ce que le DÉGAGEMENT DU TRONC?

C'est le mouvement par lequel l'extrémité pelvienne et le reste du tronc sont expulsés du canal pelvi-périnéal.

La hanche placée sous la symphyse, avance-t-elle la première?

Non. Comme les régions sous-occipitale et sous-mentale, la hanche supérieure reste presque immobile sous les pubis pendant que la hanche inférieure parcourt la concavité du sacrum et la gouttière périnéale en courbant fortement le fœtus sur le côté, et se dégage à la commissure vulvaire. A ce moment, les deux hanches s'échappent, l'inférieure un peu avant la supérieure, et le périnée se retire en glissant sur la partie fœtale qu'il découvre rapidement.

Qu'observe-t-on ensuite?

La sortie des membres inférieurs plus ou moins fléchis, lorsqu'ils ne sont pas complètement relevés au devant du fœtus; le glissement du tronc, plus ou moins rapide selon l'énergie des contractions; la sortie des coudes et des bras appliqués sur la poitrine; enfin le dégagement de l'épaule antérieure qui n'est expulsée cependant qu'après l'épaule postérieure.

Qu'est-ce que la ROTATION INTERNE DE LA TÊTE, EXTERNE DU TRONC?

C'est le mouvement qui, la tête restant fléchie, porte l'occiput derrière la symphyse quel que soit son point de départ et accommode ainsi les grands diamètres céphaliques au diamètre coccy-pubien. Il amène, par suite, le dos en avant.

A quels diamètres du bassin correspondaient les grands diamètres de la tête avant la rotation?

Aux diamètres obliques, comme avant la rotation interne dans la présentation du sommet. Seulement ici la tête se présente par sa base.

Quelle est la cause de ce mouvement?

La même que celle des rotations internes précédentes.

La rotation se fait-elle toujours en avant?

Non. Parfois, mais rarement, dans les positions sacro-postérieures, l'occiput se porte dans la concavité sacrée, la face derrière les pubis, et le dos du fœtus tourne en arrière, ce qui modifie le dégagement de la tête sans empêcher son expulsion spontanée.

*Qu'est-ce que l'*EXPULSION DE LA TÊTE?

C'est le mouvement par lequel la tête fléchie se dégage à la vulve.

Comment s'opère ce dégagement?

A l'aide d'un mouvement de bascule du corps fœtal. Ainsi, la tige fœtale étant appuyée par le point sous-occipital contre le sommet de l'arcade, le tronc tend à s'élever au devant des pubis et le dos fœtal à s'appliquer sur le ventre de la mère, pendant que la face et le sommet glissant dans la gouttière périnéale, font apparaitre successivement à la commissure vulvaire, le menton appliqué sur la poitrine, la bouche, le nez, le front, le bregma et l'occiput.

Quels sont les diamètres qui viennent, l'un après l'autre, correspondre au coccy-pubien pendant cette expulsion?

Tous les diamètres sous-occipitaux, qui se présentent ici au rebours de leur ordre d'apparition dans l'extension du sommet.

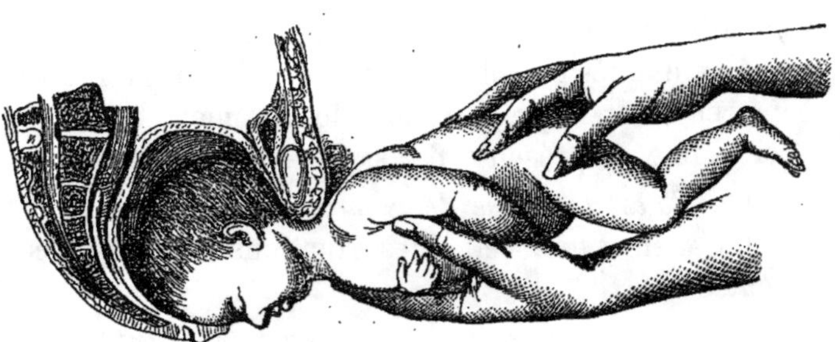

FIG. 68. — *Dégagement ordinaire.*

Lorsque l'occiput s'est porté dans le sacrum, la situation de la tête est-elle toujours la même?

Non. Il peut se présenter alors deux cas : celui

d'une rotation postérieure, la tête restée fléchie ; ou le cas d'une rotation postérieure, la tête défléchie, extension ordinairement déterminée par des tractions sur le siège.

Comment s'exécute le dégagement, après la rotation postérieure, la tête restée fléchie?

A l'aide d'un mouvement semblable au précédent, mais en sens inverse. Ainsi, le point sous-occipital

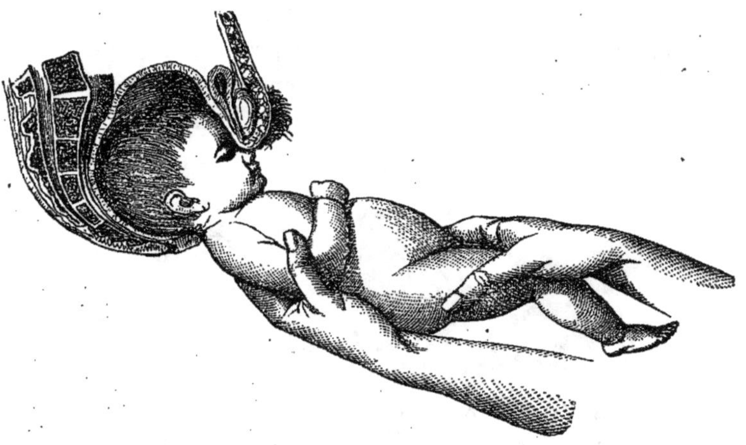

Fig. 69. — *Dégagement après rotation postérieure, tête fléchie.*

étant appuyé ici contre la commissure vulvaire postérieure, le tronc tend à se renverser sur le périnée et le dos du fœtus à s'appliquer sur celui de la mère, pendant que le menton, la face, le front, le bregma et l'occiput descendent et apparaissent successivement au dessous des pubis en présentant, l'un après l'autre, les diamètres sous-occipitaux comme dans le dégagement normal.

Comment s'opère-t-il, la tête défléchie?

Encoré par la bascule du corps fœtal. Seulement, le menton étant comme accroché au dessus des pubis, la face tournée en haut, et la tête poussée par les contractions, c'est l'occiput qui sort le premier et le point sous-mental qui s'appuie contre le sommet de l'arcade. En effet, le tronc tend à se relever au devant de la symphyse et le ventre à s'appliquer sur celui de la mère, pendant que l'occiput, le bregma, le front, la face et le menton glissent successivement dans la gouttière périnéale en présentant, l'un après l'autre, les divers diamètres sous-mentaux.

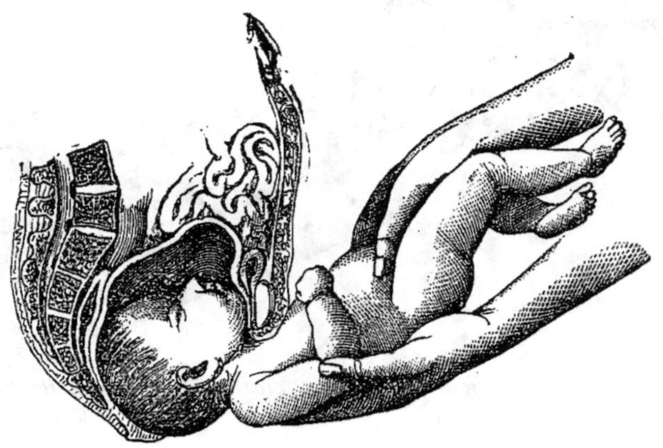

F_IG_. 70. — *Dégagement après rotation postérieure, tête défléchie.*

La tête peut-elle se défléchir dans l'excavation après sa rotation ordinaire en avant?

Oui, par suite de tractions maladroites sur le siège; mais alors le dégagement est à peu près impossible spontanément et on se trouve dans la nécessité d'opérer la flexion par une manœuvre spéciale ou le forceps. (Voir complications et difficultés de la version).

Diagnostic des mouvements

A quels signes reconnait-on, pendant le travail, l'exécution des mouvements précédents?

On reconnait l'amoindrissement des parties à un commencement d'engagement; la rotation interne du tronc, au déplacement du sacrum. Quant aux trois derniers mouvements, on en suit facilement l'exécution.

La vérification des deux premiers mouvements rencontre-t-elle le même obstacle que dans le sommet?

Oui, l'infiltration séro-sanguine du siège, qui n'empêche pas cependant de trouver tout autour, avec le doigt, des parties fermes et reconnaissables.

PRÉSENTATION DE L'ÉPAULE

Cette présentation permet-elle, comme les autres, les mouvements spontanés de l'expulsion fœtale?

Oui. Mais l'expulsion spontanée est si rare et tellement désastreuse pour le fœtus et la mère, qu'on ne doit jamais abandonner cet accouchement à la nature.

Quels sont néanmoins les six mouvements de cette expulsion?

Ces mouvements, dont la succession est appelée ÉVOLUTION SPONTANÉE, sont :

1° L'amoindrissement des parties ou flexion ;
2° L'engagement ;
3° La rotation ;
4° Le dégagement du tronc ;

5° La rotation interne de la tête, externe du tronc;

6° L'expulsion de la tête.

*Qu'est-ce que l'*AMOINDRISSEMENT DES PARTIES?

C'est un mouvement de pelotonnement du corps fœtal comprimé par l'utérus, par lequel le tronc s'applique fortement sur le détroit supérieur, et l'épaule qui se présente, s'y engage un peu pendant que la tête et l'extrémité pelvienne se redressent et se rapprochent.

*Qu'est-ce que l'*ENGAGEMENT?

C'est la descente de l'épaule dans l'excavation, progression bientôt arrêtée, le cou ne pouvant mesurer toute la hauteur des parois pelviennes et la tête qui le retient, ne pouvant s'engager dans le canal en même temps que le tronc.

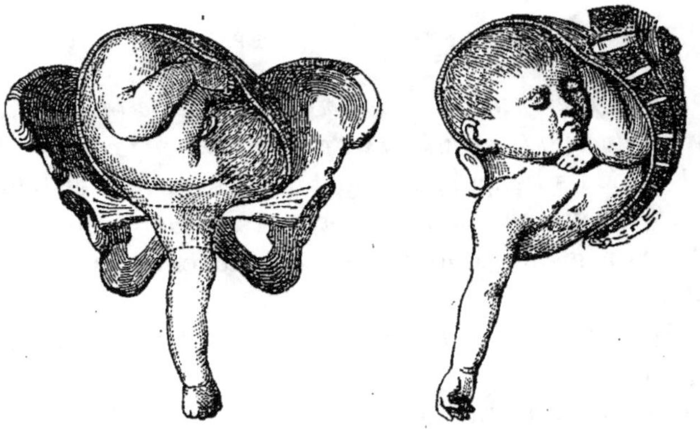

FIG. 71. — *Amoindrissement.*   FIG. 72. — *Engagement et rotation.*

Qu'est-ce que la ROTATION?

C'est le mouvement de sortie du tronc qui, poussé

par de fortes contractions, s'infléchit autant que possible sur le côté, parcourt le périnée pendant que l'épaule reste fixée et immobile sous l'arcade pubienne et fait apparaitre successivement à la vulve, le bras et l'aisselle sous-pubiens, le côté du tronc, la fesse correspondante, puis l'extrémité toute entière et le reste du tronc.

En quoi consistent la ROTATION *et l'*EXPULSION DE LA TÊTE?

En deux mouvements successifs semblables aux deux derniers mouvements de l'expulsion dans la présentation de l'extrémité pelvienne.

Dans certains cas fort rares, la présentation de l'épaule ne subit-elle pas, au début du travail, une transformation des plus heureuses?

Oui, la conversion en présentation céphalique ou présentation pelvienne, qui constitue la VERSION SPONTANÉE. Ce changement peut se produire, lorsque le fœtus est encore très mobile dans la cavité utérine, par conséquent avant la rupture de la poche ou immédiatement après cette rupture; lorsqu'il n'est pas trop exactement appliqué contre le détroit; enfin, quand les contractions sont énergiques; tout autant de conditions qui se trouvent rarement réunies.

Diagnostic des présentations et des positions

Quels sont, parmi les moyens d'exploration déjà étudiés, ceux qui permettent de déterminer le mieux les présentations et les positions, pendant le travail.

Ce sont : le *palper abdominal, l'auscultation* et le

toucher vaginal le plus précieux des trois. (Voir examen de la femme enceinte, page 170).

PRÉSENTATION DU SOMMET

La présentation du sommet se reconnait-elle de bonne heure?

Oui, même dans les derniers mois de la grossesse, époque à laquelle la partie fœtale, chez les primipares surtout, commence à s'engager dans l'excavation où le doigt la sent aisément à travers le segment inférieur de l'utérus.

Est-elle d'un diagnostic facile?

Oui, presque toujours, à cause même de cet engagement précoce.

Comment le PALPER *peut-il concourir à ce diagnostic?*

En faisant sentir, dans le bas-ventre et assez distinctement, la tête du fœtus lorsqu'elle ne plonge pas trop dans l'excavation.

Est-il toujours facile de le pratiquer avec fruit?

Non, parce que l'application de la main provoque souvent, pendant le travail, des contractions utérines et même de vives douleurs; et que, chez certaines femmes, il existe une trop grande épaisseur des parois abdominales ou une quantité surabondante de liquide amniotique.

*Comment l'*AUSCULTATION *éclaire-t-elle ce même diagnostic?*

En faisant percevoir, dès la fin de la grossesse et jusqu'à ce que l'expulsion soit avancée, le maximum des bruits du cœur fœtal, au dessous d'une ligne horizontale passant par l'ombilic, partie de la paroi abdominale à laquelle correspond, dans cette présentation, l'organe central de la circulation fœtale; en outre, à gauche ou à droite et, pour chaque côté, en avant ou en arrière suivant la situation du dos qui transmet ces bruits, par suite, suivant la position. Mais ce niveau, par conséquent la place des bruits cardiaques, est à peu près le même dans la présentation de la face.

Quel est, au TOUCHER, *le signe caractéristique de la présentation du sommet?*

C'est la présence, au détroit supérieur ou dans l'excavation, du sommet sous la forme d'une tumeur volumineuse, dure, régulièrement arrondie et parcourue, par un sillon, la suture sagittale qu'on peut distinguer, même au début du travail, à travers la paroi utérine amincie.

Quelles sont les circonstances qui, dans certains cas, peuvent rendre ce diagnostic difficile?

Ce sont : 1° La déformation de la tête soit par la production d'une tumeur séro-sanguine, soit par l'allongement du sommet ; 2° l'élévation de la partie fœtale ; 3° l'inclinaison du sommet, au début du travail (présentation inclinée).

Qu'est-ce que la TUMEUR SÉRO-SANGUINE ?

C'est une infiltration de sérosité et de sang qui se fait sous la partie du cuir chevelu correspondant au vide du bassin, lorsque la tête subit pendant un certain temps la compression des parois pelviennes.

Quel est le siége habituel de la bosse séro-sanguine ?

C'est le pariétal droit à cause de l'inclinaison de

l'utérus à terme et de la fréquence de la première position du sommet.

A quel caractère la distingue-t-on au toucher ?

A sa mollesse qui masque la résistance des os et ferait croire à une autre région que le sommet.

Comment s'éclairer alors ?

En introduisant un ou plusieurs doigts entre la tête et la paroi du bassin pour arriver au-delà des limites de la tumeur où on retrouve les os.

Dans quel cas peut se produire L'ALLONGEMENT DU SOMMET ?

Lorsque la tête est chassée par la contraction à travers un bassin étroit. Elle se moule alors sur le passage par l'aplatissement de ses côtés et le chevauchement des pariétaux, ce qui n'empêche pas, avec un peu d'attention, de reconnaître la partie fœtale malgré sa déformation.

A quoi peut être due L'ÉLÉVATION DU SOMMET ?

A une ou plusieurs de ces trois causes : un rétrécissement du bassin ; une tête trop volumineuse ; la procidence, avec le sommet, d'un ou deux des membres supérieurs ou inférieurs. Mais ces anomalies, qui toutes s'opposent plus ou moins à l'engagement, n'empêchent pas d'atteindre suffisamment la partie fœtale, au moins avant la fin de la dilatation.

Comment les PRÉSENTATIONS INCLINÉES *du sommet rendent-elles le diagnostic difficile ?*

En empêchant l'abaissement de la partie fœtale et surtout en offrant, au toucher, une autre région que celle du sommet et moins facile à déterminer.

A quels signes reconnaît-on cependant ces présentations vicieuses ?

La variété frontale, à la présence sous le doigt de

la fontanelle antérieure, la tête étant encore mobile et le dos du fœtus dirigé en avant, ce qui exclut la pensée d'une position occipito-postérieure ; la variété pariétale, à la présence d'une oreille, quelquefois de l'angle de la machoire inférieure ou même de la suture lambdoïde suivant que la face ou l'occiput se trouve plus près du centre du détroit.

POSITIONS DU SOMMET

A quel moment du travail commence-t-on à pouvoir constater sûrement les positions du sommet ?

Lorsque la dilatation est avancée et que le doigt peut à travers l'orifice toucher directement le sommet sur une certaine étendue.

Que s'agit-il de connaître ici ?

La place de l'occiput au détroit supérieur.

Comment y parvient-on ?

En glissant le doigt d'avant en arrière sur le sommet jusqu'à la suture sagittale dont on note la direction suivant l'un ou l'autre des diamètres obliques ; puis, en la parcourant jusqu'à la rencontre d'une fontanelle (ordinairement l'antérieure au début, la postérieure quand le travail est avancé) qu'on reconnaît à ses caractères, page 118, et dont on constate la place au détroit. Or l'occiput, qu'on sait déjà se trouver à une des extrémités de la suture par suite du diamètre oblique correspondant, est, de plus, situé nécessairement, soit du même côté de la fontanelle touchée si c'est la postérieure, soit à l'opposé si c'est l'antérieure.

Quelles sont les circonstances qui pourraient tout d'abord obscurcir ce diagnostic ?

Ce sont : 1° le chevauchement des pariétaux lorsque la tête est engagée, par suite la disparition de la suture sagittale ; mais alors on trouve à la place, un rebord osseux plus ou moins saillant qui conduit à la fontanelle postérieure ; 2° la bosse - séro-sanguine qui pourtant n'empêche que rarement de sentir plus ou moins en arrière, la suture sagittale puis la fontanelle postérieure.

L'auscultation concourt-elle au diagnostic des positions du sommet ?

Oui, efficacement, comme il a été déjà dit. En effet, la partie du fœtus qui transmet le mieux les battements du cœur est le dos dont la courbure s'adapte bien à celle de la paroi utérine. Aussi peut-on affirmer que le plan dorsal se trouve là où les bruits du cœur s'entendent le plus distinctement, ce qui indique, tout de suite, la place occupée par l'occiput dans le bassin.

PRÉSENTATION DE LA FACE

La présentation de la face se reconnaît-elle aussitôt que celle du sommet ?

Non, à cause de l'élévation de la partie fœtale qui ne commence guère à s'engager qu'après la rupture de la poche.

N'y a-t-il pas cependant, au début, un motif de ne songer à cette présentation qu'après toutes les autres ?

Oui, sa rareté même, puisqu'elle est moins souvent observée encore que la présentation du tronc.

Le PALPER *est-il ici un moyen de diagnostic ?*

Généralement non. On ne peut guère sentir distinctement la tête renversée sur le dos, et en supposant que cela fût possible, il resterait à savoir si elle est fléchie ou étendue.

L'AUSCULTATION *est-elle d'un grand secours dans ce diagnostic ?*

Non. Les bruits du cœur, qui s'entendent presque au même niveau que dans la présentation du sommet, sont moins nets que dans celle-ci. En outre, ils se trouvent, au début, à cause de l'élévation de la partie fœtale, assez rapprochés du niveau de l'ombilic et parfois si peu éloignés du point où on les perçoit dans la présentation pelvienne, qu'on pourrait croire tout d'abord à cette dernière.

Le TOUCHER VAGINAL *ne met-il pas quelquefois sur la voie du diagnostic dès le début du travail ?*

Oui, lorsque le doigt vient à rencontrer une partie volumineuse, résistante, irrégulièrement arrondie et plus élevée que ne le serait le sommet.

Lorsque, plus tard, l'orifice est dilaté, quelle est la partie de la face qui s'offre presque toujours la première au doigt ?

C'est le front qui, avant l'extension complète, est plus bas que le menton.

Que résulte-t-il souvent de cette première constatation ?

La pensée qu'on a touché l'occiput et qu'on a affaire à une présentation du sommet.

Comment s'éclairer alors ?

En continuant l'exploration au-delà du front, où on rencontrera les véritables signes de la présentation.

Quels sont, au toucher, les signes caractéristiques de la présentation de la face ?

Ce sont des *inégalités prononcées* et *résistantes* qui ne ressemblent en rien aux plis du cuir chevelu dans le sommet. Ainsi : le rebord saillant des orbites qui entoure les globes oculaires ; ceux-ci sous la forme de deux petites tumeurs mollasses ; le nez ; de chaque côté, l'os de la pommette ; puis la bouche. Lorsque l'engagement est avancé, on sent même une oreille derrière le pubis.

Quelles sont, parmi ces inégalités, les plus faciles à constater ?

Ce sont : le *nez*, non à cause de sa proéminence peu marquée chez le fœtus, mais à cause des deux orifices ou narines dont il est percé ; la *bouche* qu'on reconnait au rebord dur et résistant des arcades alvéolaires et dans laquelle le doigt pourra sentir certains mouvements de la langue bien différents des mouvements de succion.

Les caractères précédents sont-il toujours aisés à reconnaître ?

Non, lorsqu'on les cherche quelque temps après l'engagement de la face. Il s'est formé alors sur celle-ci une tuméfaction semblable à la bosse séro-sanguine du sommet et due à la même cause, qui enlève à la face sa configuration naturelle et la transforme en deux énormes joues séparées par un sillon.

Pour quelle partie fœtale peut-on alors prendre la face ?

Pour les fesses séparées par le sillon interfessier.

Comment éviter cette erreur ?

En parcourant le sillon facial avec attention jusqu'à la rencontre du nez qui, ordinairement peu déformé, se reconnaîtra assez facilement.

POSITIONS DE LA FACE

Que s'agit-il de rechercher ici ?
La place du menton au détroit supérieur.
Comment y arrive-t-on ?
En explorant attentivement le nez pour constater le point du bassin vers lequel s'ouvrent les narines; là se trouve le menton.
Ce diagnostic peut-il être rendu difficile ?
Oui, comme celui de la présentation, par la tuméfaction séro-sanguine de la face, qui ne saurait pourtant effacer la saillie du nez.

PRÉSENTATION DE L'EXTRÉMITÉ PELVIENNE

L'extrémité pelvienne s'offre-t-elle de bonne heure au toucher, pendant le travail ?
Non, à cause de l'élévation de la partie fœtale qui, comme la face, ne commence guère à s'engager qu'après la rupture de la poche.
Avant ce moment ne pourrait-on pas la soupçonner ?
Oui, à l'aide de renseignements fournis par le palper et l'auscultation, réunis à quelques indices donnés par le toucher vaginal.
Que fait constater le PALPER *?*
La tête du fœtus au fond de l'utérus, lorsque cet organe est peu rétracté et la paroi abdominale modérément épaisse. Il ne faudrait pourtant s'en rapporter à cette sensation que si elle était bien nette, car il est

très facile de confondre la tête avec le siége à travers des parois utérines un peu rigides.

*Sur quel point du ventre l'*AUSCULTATION *fait-elle entendre le maximum des bruits du cœur ?*

Au dessus du niveau de l'ombilic, région de l'abdomen à laquelle correspond ici le cœur fœtal ; par suite, sur un point toujours beaucoup plus élevé que dans la présentation du sommet, et ordinairement au dessus de celui où on les perçoit dans la présentation de la face ; en outre, à gauche ou à droite et, pour chaque côté, en avant ou en arrière suivant la position.

Quel signe important le TOUCHER VAGINAL *révèle-t-il au début ?*

L'absence de partie fœtale, et cela seul suffit déjà à écarter la pensée d'une présentation du sommet dans les conditions ordinaires. Cependant, lorsque la présentation pelvienne s'est déjà décomplétée, il arrive de sentir à travers la poche, un talon sous la forme d'un petit corps arrondi qu'on fait mouvoir dans le liquide amniotique. La poche des eaux est ici volumineuse, allongée et plus ou moins en forme de *boudin*.

Après la rupture de la poche, à quels signes se reconnaît la présentation pelvienne, lorsqu'elle est complète ?

Aux caractères même de la partie fœtale. Ainsi, on sent une tumeur volumineuse et molle constituée par les fesses et sur laquelle on découvre le sillon interfessier. Dans ce sillon on rencontre : le *coccyx*, pointe osseuse mobile facile à reconnaître au milieu des parties molles qui l'entourent, et l'*anus* représenté par une dépression, dans lequel le doigt s'enfonce et pénètre assez facilement. Or, le coccyx mène à la face postérieure du sacrum qui forme une surface dure, coupée par la crète sacrée ; et l'anus, aux parties génitales externes qu'il est souvent difficile de bien distinguer surtout chez le fœtus femelle. On pourra enfin sentir, dans le voisinage, les pieds qui se distinguent aux caractères particuliers ci-après.

A quels signes reconnaît-on la présentation pelvienne décomplétée par la descente des pieds ?

Aux caractères même du pied et surtout à ceux qui le distinguent de la main, seule partie avec laquelle on puisse le confondre. Ainsi, le pied présente au toucher : le talon, bien plus saillant que le poignet ; son articulation à angle droit avec la jambe, disposition peu sensible, à la vérité, chez le fœtus ; deux bords inégaux et de petits orteils rangés sur la même ligne, conditions qui font défaut à la main. Enfin, si on cherche à écarter le gros orteils du suivant en plaçant son doigt entre les deux, on y arrive moins facilement et on se sent plus serré que si on faisait le même essai entre le pouce et l'index, naturellement séparés, de la main du fœtus.

Si, par exception fort rare, un genou venait à se présenter le premier, comment le distinguerait-on d'un coude ?

En se rappelant que le genou est une tumeur plus volumineuse et plus arrondie que le coude et n'offre pas comme celui-ci trois saillies disposées sur la même ligne. De plus, lorsqu'on peut l'explorer complètement, on constate qu'il est surmonté d'une fente ou pli, le pli du jarret, formé par le rapprochement de la jambe et de la cuisse que le doigt peut suivre, du reste, jusqu'à une certaine profondeur.

Les caractères de l'extrémité pelvienne complète peuvent-ils, comme ceux des présentations précédentes, être obscurcis dans le cours de l'expulsion ?

Oui, ici encore par une infiltration séro-sanguine de la partie fœtale. Mais une tuméfaction plus ou moins prononcée du siège n'empêchera pas cependant de reconnaître la saillie du coccyx.

POSITIONS DE L'EXTRÉMITÉ PELVIENNE

Que faut-il rechercher ici ?

La place du sacrum au détroit supérieur, que la présentation soit complète ou décomplétée.

Lorsque le siège se présente le premier au détroit comment arrive-t-on à déterminer la place du sacrum ?

En vérifiant la direction de la pointe du coccyx qui regarde, on le sait, à l'opposé du point où se trouve la sacrum ; tout en évitant cependant de presser trop fortement sur cet appendice osseux qu'on luxerait facilement.

Lorsque, la présentation étant décomplétée, on touche les pieds ou les genoux dans le vagin, comment connaître la place du sacrum ?

S'il s'agit des pieds, on n'a qu'à remarquer le point du bassin vers lequel les talons sont dirigés. S'il s'agit des genoux, on se borne à constater la région du bassin que regarde la crête du tibia située sur le prolongement du sacrum et tournée vers le même côté.

Est-il facile de savoir où est le sacrum lorsque, au début du travail, la présentation étant complète, on ne touche qu'un pied très-élevé ?

Non. Ce point de diagnostic exige, en effet, une

série de constatations difficiles. Ainsi, après avoir distingué le pied d'une main, on commencera par déterminer si c'est le pied droit ou le pied gauche du fœtus. Pour cela, le mieux sera de reconnaître d'abord les orteils, le talon et le bord interne toujours plus épais que l'externe, ainsi que la position exacte que ces parties occupent dans le bassin. Puis, l'accoucheur cherchera quel est celui de ses pieds qu'il peut, par la pensée, mettre à la place du pied fœtal de manière à faire correspondre les orteils, le talon et le bord interne des deux. S'il y arrive avec son pied droit, il s'agit du pied droit du fœtus ; s'il y arrive avec le pied gauche, c'est qu'il touche le pied gauche du fœtus. Le pied fœtal ainsi distingué, il ne reste plus, pour apprécier la position, qu'à constater le point du bassin vers lequel sont dirigés les orteils et à se rappeler que, les pieds étant (dans le cas supposé) croisés et tournés fortement dans l'adduction, si les orteils du pied droit sont dirigés en avant, c'est que le sacrum est à gauche; s'ils sont dirigés en arrière, le sacrum doit se trouver à droite. Pour la direction des orteils du pied gauche, la conclusion serait inverse.

PRÉSENTATION DE L'ÉPAULE

A quel moment peut-on présumer cette présentation ?

De très bonne heure : dès le début du travail et même à la fin de la grossesse.

Quelles sont les circonstances qui autorisent cette présomption ?

Ce sont les suivantes : 1° Le grand diamètre de

l'ovoïde utérin est ordinairement très-oblique, presque transversal relativement à l'axe du corps, au lieu d'être presque vertical comme dans les présentations précédentes, particularité de forme qui disparait lorsque, après l'écoulement des eaux, l'épaule tend à s'engager au détroit ; 2° le palper fait constater dans une des fosses iliaques une tumeur dure, la tête, et, à l'opposé, une partie moins résistante, l'extrémité pelvienne ; 3° les bruits du cœur fœtal, très sensibles seulement lorsque le dos est en avant, ont ici leur plus grande intensité au-dessous de l'ombilic et assez près du pubis, région de l'abdomen à laquelle correspond l'organe central de la circulation fœtale, par suite, moins sur le côté et plus bas que dans les présentations de la tête ; 4° enfin, on ne rencontre rien au toucher vaginal à cause de l'élévation de la partie fœtale.

Quel est le signe qui s'ajoute quelquefois aux précédents avant la rupture de la poche, lorsque la dilatation est complète ?

La présence d'un bras ou d'une main flottant et mobile dans le liquide amniotique.

La présentation reconnue probable d'après tous ces caractères, comment arriverait-on à obtenir une certitude s'il le fallait absolument ?

On n'aurait qu'à pénétrer résolument avec la main dans l'utérus immédiatement après avoir rompu la poche, mais à la condition d'être prêt à pratiquer la version en cas de présentation de l'épaule.

Qu'observe-t-on souvent après la rupture de la poche ?

La chûte du bras dans le vagin et l'arrivée de la main jusqu'à la vulve. La présentation devient alors certaine, car une procidence du bras avec le sommet ou la face, ne permettrait pas à la main de descendre aussi bas.

La main est-elle toujours aussi facile à constater ?

Non, parce qu'elle descend quelquefois moins bas. Mais, on la touche toujours assez pour pouvoir la distinguer d'un pied (voir page 327).

Lorsque le coude descend le premier et s'offre tout d'abord au toucher, à quoi le reconnait-on ?

A ses trois petites éminences osseuses et au pli qui les surmonte. On le distingue en même temps d'un genou (page 327) ; et même d'un talon, en suivant l'avant-bras et le bras aussi loin que possible afin d'être bien sûr qu'un pied n'est pas attenant à cette saillie.

Lorsque ni la main ni le coude ne s'écartent du tronc, et que l'épaule seule s'offre au détroit, à quels caractères la reconnait-on au toucher ?

On la reconnait à une tumeur arrondie, dure, présentant à sa surface une saillie osseuse, l'acromion. On remarque, en outre, d'un côté, un bord saillant, l'épine de l'omoplate ; de l'autre, un os en forme de tige saillante et arrondie, la clavicule ; un pli, le creux de l'aisselle ; dans le voisinage enfin, une série de lignes parallèles saillantes qu'on parcourt avec le doigt, ce sont les côtes séparées par les espaces intercostaux.

NOM ET POSITIONS DE L'ÉPAULE

Que s'agit-il de déterminer ici ?

Deux choses : 1° l'épaule qui se présente (droite

ou gauche) ; 2° la place de l'acromion à droite ou à gauche du détroit, qu'il y ait ou non procidence du bras ; ou, ce qui revient au même, la place de la tête, dans l'une ou l'autre fosse iliaque.

Dans quel cas arrive-t-on d'emblée à connaître le nom de l'épaule ?

Lorsque la main pend dans le vagin ou à l'extérieur. On n'a alors qu'à tourner la paume en avant et en haut vers la symphyse. Dans cette position, le pouce est toujours dirigé vers la cuisse de la mère qui porte le même nom que l'épaule cherchée. Ainsi, pour l'épaule droite, le pouce se dirige vers la cuisse droite ; pour l'épaule gauche, le pouce se tourne vers la cuisse gauche.

Comment s'assure-t-on ensuite de la place de la tête ?

Soit en palpant les fosses iliaques ; soit, la main étant laissée à sa situation naturelle, en constatant le côté vers lequel est tournée la face dorsale, qui est celui où se trouve l'extrémité céphalique ; soit enfin en glissant, le long du bras, le doigt jusqu'au creux de l'aisselle dont le fond s'appuie vers le côté où repose l'extrémité céphalique.

Quand l'épaule seule s'offre au toucher, que faut-il trouver pour en connaître le nom et la position ?

D'abord, la place de la tête à l'aide de la palpation ou d'après la direction du fond axillaire, puis la place du dos d'après celle de l'omoplate reconnaissable surtout à son épine. On n'a qu'à placer ensuite, par la pensée, le fœtus à l'entrée du bassin suivant les données obtenues, pour reconnaître immédiatement l'épaule en question et sa position, indiquée, du reste, déjà par le côté qu'occupe la tête.

Lorsqu'on ne touche que le coude, peut-on arriver aux mêmes résultats ?

Oui, parce que la pointe du coude est dirigée à l'opposé de la tête, et l'avant bras est appliqué sur le plan antérieur, c'est-à-dire à l'opposé du dos ; ce qui permet, la place de la tête et celle du dos étant connues, de se représenter, comme précédemment, le fœtus dans sa situation et ses rapports exacts.

Pronostic des présentations et positions fœtales

PRÉSENTATION DU SOMMET

La présentation du sommet est-elle de bonne augure ?

Oui. C'est de toutes les présentations, la plus favorable à la mère et à l'enfant.

Pourquoi cela ?

Parce que le sommet, à cause de son volume et de sa forme, remplit bien le segment inférieur puis le vagin et empêche, par suite, après la rupture de la poche, la sortie rapide d'une grande partie du liquide amniotique ; parce que cette partie fœtale agissant comme un coin, complète facilement la dilatation de l'orifice utérin et se prête mieux qu'aucune autre à l'exécution des mouvements mécaniques ; en raison, enfin, de la voie large et facile que la tête ouvre au reste du tronc fœtal, avantage surtout précieux dans les derniers instants de l'expulsion, lors-

que le cordon ombilical entraîné par l'ombilic du
fœtus, pénètre dans l'excavation où il subit un certain degré de compression.

*Toutes les positions du sommet sont-elles égale-
ment favorables ?*

Non. Les positions occipito-postérieures exigeant
une rotation étendue, rendent par cela même l'expulsion plus lente que les antérieures. De plus, elles
exposent à une rotation postérieure et aux conséquences plus ou moins fâcheuses de cette anomalie.
(Voir page 298 et 300 ; puis, accouchements vicieux
par anomalies fœtales).

PRÉSENTATION DE LA FACE

Cette présentation est-elle bien défavorable ?

Non, contrairement à ce qu'on a cru longtemps.
Elle possède, en effet, quelques unes des conditions
heureuses offertes par le sommet.

*Pourquoi est-elle cependant moins avantageuse
que la précédente ?*

Parce que la face s'adaptant moins bien à l'orifice,
le dilate plus lentement ; de plus, parce que l'engagement d'abord, puis le dégagement de la tête à la
vulve, s'opèrent plus difficilement que les mêmes
mouvements du sommet, l'effort utérin étant transmis ici par une tige brisée et très anguleuse.

Que doit-on craindre pour le fœtus dans les derniers moments de l'expulsion par la face ?

Une congestion cérébrale déterminée par l'application du cou contre l'arcade pubienne, lorsque la
flexion s'opère trop lentement.

*Doit-on s'effrayer, après l'accouchement, du gon-
flement violacé de la face de l'enfant et d'une tendance au renversement de la tête en arrière, observés
après l'accouchement par la face ?*

Non. Ces deux anomalies dues l'une à la compression circulaire du bassin, l'autre à la présentation
elle-même, ne tardent pas à disparaitre après la
naissance.

*Que faut-il redouter par-dessus tout dans cette
présentation ?*

Le défaut de rotation dans les positions mento-
postérieures, anomalie qui est heureusement fort
rare. (Voir accouchements vicieux par anomalies
fœtales).

PRÉSENTATION DE L'EXTRÉMITÉ PELVIENNE

*Cette présentation est-elle, comme le sommet,
presque aussi favorable au fœtus qu'à la mère ?*

Non. Elle est, au contraire, très défavorable au
fœtus à cause des dangers que court celui-ci vers la
fin de l'expulsion, tandis qu'elle est, pour la mère,
presque aussi avantageuse que celle du sommet.

Pourquoi est-elle si favorable à la mère ?

Parce que l'expulsion proprement dite se fait d'ordinaire assez rapidement. La première période du
travail est seule plus ou moins longue à cause de la
lenteur de la dilatation et de l'engagement, mais
sans qu'il en résulte de préjudice pour la femme.
Quant au dégagement de la tête, il peut s'effectuer
plus ou moins péniblement sans que la mère ait non
plus à en souffrir.

Les présentations complète et décomplétée par la chûte des membres inférieurs, sont-elles aussi avantageuses l'une que l'autre ?

Non. La présentation complète est la plus avantageuse parce que, en raison de ses dimensions, elle dilate plus complètement l'orifice que les pieds ou les genoux et favorise par là l'expulsion des parties suivantes.

Quel est pendant l'expulsion le moment le plus à redouter pour le fœtus ?

Celui du dégagement de la tête à cause de la lenteur ordinaire de ce dégagement, l'utérus se trouvant à ce moment presque vide et souvent épuisé.

Quelle est la conséquence de ce séjour trop long de la tête dans l'excavation?

L'asphyxie du fœtus due soit à la compression du cordon ; soit au retrait excessif de l'utérus ; soit enfin, ce qui est pire, au décollement du placenta ; autant de causes, souvent réunies, qui troublent ou suppriment rapidement la circulation placentaire. (Voir situation de l'enfant aussitôt après l'accouchement).

Quand la compression du cordon devient-elle certaine et à peu près complète?

Lorsque l'ombilic fœtal se montre à la vulve et surtout qu'apparait la base de la poitrine, car, à ce moment, la tète pénètre dans l'excavation et presse fortement sur le cordon entraîné par l'ombilic et appliqué contre la paroi pelvienne.

L'asphyxie est-elle alors promptement suivie de mort?

Oui, au bout de quelques minutes.

PRÉSENTATION DE L'ÉPAULE

Cette présentation extrêmement grave, l'est-elle toujours au même degré?

Non. Elle l'est d'autant moins que la version a plus de chances de succès.

Assistance pendant le travail

Quelles sont les obligations que comprend cette assistance?

Ce sont :

1° La solution de questions préalables :

2° Des préparatifs à faire ;

3° Des soins généraux à donner ;

4° Des soins particuliers suivant la période du travail ;

5° Des soins particuliers suivant la présentation.

SOLUTION DE QUESTIONS PRÉALABLES

Quelles sont les questions à résoudre tout d'abord, lorsqu'on arrive, surtout pour la première fois, auprès d'une femme supposée en travail?

Ce sont les suivantes :

Est-elle enceinte?

Est-elle à terme?

> Est-elle en travail?
>
> Quelle est la période du travail?
>
> Quelle est la conformation du bassin?
>
> Quelle est la présentation?
>
> Quelle est la position?
>
> Quels sont les mouvements fœtaux de l'expulsion déjà accomplis?
>
> Le fœtus est-il bien portant, mort ou seulement souffrant?

Comment résoudre promptement la première question?

En se renseignant au sujet des signes principaux de la grossesse : suppression des règles, vomissements de début, modifications des seins, mouvements actifs du fœtus, développement du ventre; au besoin, bruits du cœur fœtal.

Sur quoi se baser pour répondre à la seconde question?

D'abord sur le nombre des suppressions menstruelles et l'époque des premiers mouvements actifs du fœtus. Ainsi, la femme est arrivée à terme lorsqu'il s'est écoulé neuf mois plus sept ou huit jours depuis la dernière apparition des règles, ou quatre mois et demi après la sensation des premiers mouvements actifs. On s'éclairera ensuite par les signes précurseurs de l'accouchement et en particulier par l'état du col (page 251).

Quels sont les meilleurs signes du travail?

Ce sont de véritables contractions utérines accompagnées de dilatation de l'orifice utérin, surtout lorsque à cela s'ajoute un commencement de formation de la poche des eaux. (Voir le diagnostic de ces trois phénomènes du travail, pages **280, 283, 290**).

A quels signes reconnait-on la période du travail?

Au caractère même des douleurs (page 279); et surtout aux résultats fournis par le toucher.

Comment peut-on apprécier rapidement la conformation du bassin?

En se renseignant, à défaut d'accouchement antérieur, sur les antécédents de la femme; en examinant ses membres inférieurs et en déterminant enfin, avec le doigt, la place de l'angle sacro-vertébral. (Voir diagnostic des rétrécissements du bassin).

Comment reconnaitre la présentation?

En appliquant au cas observé, la connaissance des signes des diverses présentations. (Voir le diagnostic des présentations et des positions).

Le diagnostic de la position est-il indispensable au début du travail?

Non; au moins dans les présentations céphaliques et pelviennes.

Est-il bien nécessaire de constater les mouvements fœtaux de l'expulsion déjà accomplis?

Oui, pour juger de la marche du travail. (Voir diagnostic de ces mouvements dans chaque présentation).

Quel est, pendant le travail, le signe le plus certain de la mort du fœtus?

C'est la disparition des bruits du cœur, constatée à plusieurs reprises. .

Quels sont les signes de la souffrance du fœtus et du danger pour sa vie?

Ce sont, la fréquence excessive, l'irrégularité, le ralentissement ou l'affaiblissement de ces bruits.

N'existe-t-il pas d'autres signes révélant ces mêmes états du fœtus?

Oui. Mais pris isolément ils ont moins de valeur que le précédent. Ainsi, on doit accorder une certaine importance à la *cessation des mouvements actifs* sans s'y trop rattacher parce que l'écoulement des eaux amniotiques rend ces mouvements plus difficiles et moins faciles à percevoir; et à l'*écoulement du méconium*, dont la signification est des plus fàcheuses dans les présentations autres que celle de l'extrémité pelvienne. Dans ces cas, cet accident doit être considéré comme l'indice d'une asphyxie commençante ou avancée, parfois irrémédiable, du fœtus, sans être pourtant le signe constant de sa mort.

La partie fœtale n'offre-t-elle pas quelques indices de la mort du fœtus pendant le travail?

Oui. On constate l'absence de bosse séro-sanguine sur le sommet, lorsque le fœtus a succombé au début de l'expulsion; la flaccidité des lèvres, dans la présentation de la face; et le défaut de résistance de l'anus, dans la présentation du siège, signe à peu près certain de la mort de l'enfant.

PRÉPARATIFS A FAIRE

A quel moment convient-il de s'occuper sérieusement de ces préparatifs?

Lorsque la dilatation est arrivée à égaler une pièce d'un franc.

Quels sont alors les objets que l'accoucheur doit se procurer et avoir sous la main en cas de besoin?

Ce sont : un forceps; un stéthoscope; un tube laryngien ; une sonde en gomme élastique avec mandrin ; des lancettes ; de l'ergot de seigle fraichement pulvérisé ou en grains qu'on réduit en poudre au moment même, et en quantité suffisante (8 à 10 grammes) ; du laudanum (un flacon de 20 à 25 grammes) ; de l'extrait de belladone de consistance un peu ferme ; un flacon de chloroforme ; un citron et une éponge fine.

Que doit-il préparer ensuite ?

1° Le lit de travail (voir ci-après) ;

2° Ce qui sert à ranimer un enfant asphyxié : eau-de-vie, eau chaude, eau froide ;

3° Ce qu'il faut pour lier, couper et panser le cordon : une paire de ciseaux, deux ou trois lacs de fil cirés, solides et longs de 25 à 30 centimètres; un petit carré de toile au centre duquel on pratique une perte de substance circulaire et qu'on enduit de cérat sur une de ses faces ; une ou deux compresses et une bande ou mieux un petit bandage de corps muni de cordons avec lesquels on pourra le serrer modérément ;

4° Le lieu où l'enfant sera déposé tout d'abord : une table garnie d'alèzes, qui sera remplacée avantageusement par les genoux d'une personne désignée à l'avance ;

5° Ce que nécessite le nettoiement et le lavage de l'enfant : huile, beurre ou cérat, baquet ou baignoire à bain de pied, linges ou serviettes ;

6° La layette de l'enfant et son lit. (Voir soins à donner à l'enfant après l'accouchement).

Qu'est-ce que le LIT DE TRAVAIL ?

Ce lit, appelé encore *lit de misère,* est celui sur lequel la femme doit accoucher.

En quoi consiste-t-il ?

En un lit de sangles ordinaire qu'on a la précaution

de rendre ferme et résistant dans la partie où doit s'appuyer le siège, en plaçant sous le matelas une planche ou tout autre plan rigide. Parfois, au lieu de cette précaution et dans le but de relever les fesses et les parties. supérieures du corps, on superpose au matelas du lit un deuxième matelas plié de telle sorte qu'une extrémité dépasse l'autre en bas du tiers de la longueur totale. Ainsi disposé ce lit présente trois étages, l'inférieur pour les pieds, le moyen pour le siège et le supérieur pour le reste du tronc et la tête qu'on relève encore par un oreiller.

Un lit de travail est-il indispensable?

Non. On peut se contenter du lit ordinaire — surtout s'il est muni d'un sommier élastique — qui épargnera à la femme l'inconvénient du transport du lit de travail dans celui des couches. Seulement, pour éviter les souillures, on le garnira de deux alèzes avec une toile cirée intermédiaire. Celle-ci et l'alèze supérieure seront retirées après l'accouchement.

SOINS GÉNÉRAUX

L'état du rectum et celui de la vessie doivent-ils préoccuper l'accoucheur?

Oui, et il doit prescrire tout d'abord l'évacuation de ces deux réservoirs.

N'y a-t-il pas certaines dispositions particulières à faire prendre avant le travail?

Oui. La femme doit natter ses cheveux pour pouvoir les démêler facilement quelques jours après l'accouchement, et prendre le vêtement de nuit auquel elle ajoutera un jupon et des bas, retenus lâchement pour que rien ne gêne les efforts.

Quelle est la température la plus convenable de la chambre?

Environ 15 degrés, c'est-à-dire une douce chaleur.

Doit-on alimenter la femme en travail?

Non, à moins que le travail ne traine en longueur ou qu'il n'existe un affaiblissement prononcé. En pareil cas, on donnera du bouillon et de très légers potages, mais seulement pendant la première période.

Quelle boisson peut-on permettre?

Seulement de l'eau sucrée aromatisée avec l'eau de fleurs d'oranger; et on doit interdire tout liquide excitant quel qu'il soit.

Y a-t-il quelques précautions à prendre relativement à la sensibilité morale de la femme?

Oui. On doit écarter les sujets d'émotion, les surprises et les personnes dont la présence lui serait désagréable; puis, ne pas cesser de fortifier son courage et de soutenir sa confiance.

SOINS PARTICULIERS A LA PÉRIODE DE DILATATION

Doit-on, pendant cette période, laisser la femme libre de ses mouvements?

Oui. Elle peut marcher et se promener à son gré dans l'appartement.

Dans quels cas devrait-on, par exception, exiger la position horizontale?

En cas de rupture prématurée de la poche, afin de diminuer autant que possible l'écoulement des eaux amniotiques; dans le cas aussi de forte antéversion de l'utérus afin de favoriser le redressement de l'organe.

Comment combattre les douleurs de reins?

Par la compression de la région lombaire soit avec les mains, soit à l'aide d'une serviette passée sous la femme, avec laquelle on soulève celle-ci pendant la contraction.

Quel moyen employer contre les crampes?

Des frictions sèches sur les membres douloureux.

Faut-il souvent pratiquer le toucher durant cette période?

Non, après s'être assuré d'une bonne présentation. Cette manœuvre, désagréable pour la femme, est alors inutile et compromettante pour la poche des eaux qu'on peut rompre prématurément.

Relativement à la poche des eaux, comment faut-il se conduire?

On doit la respecter tant qu'il n'est pas absolument nécessaire de la rompre.

Pourquoi cela?

Parce qu'elle est un moyen efficace de dilatation et que le fœtus n'a rien à craindre tant qu'il est plongé dans le liquide amniotique, l'utérus se contractant alors sans s'appliquer sur le corps fœtal et sans diminuer beaucoup l'étendue de ses parois.

Quand y a-t-il nécessité de rompre la poche?

Lorsque les membranes trop résistantes tardent à se déchirer malgré la dilatation complète de l'orifice et la saillie très prononcée de la poche dans le vagin. On évitera ainsi le ralentissement du travail et la menace d'un décollement du placenta dû au tiraillement des membranes poussées au devant de la partie fœtale.

Comment s'opère la rupture de la poche?

En appuyant brusquement avec le doigt sur la saillie membraneuse au moment où elle bombe, c'est-à-dire pendant la contraction ; au besoin, en grattant les membranes avec le bord de l'ongle, sur lequel on aura taillé de petites dents.

Le liquide amniotique que fournit la poche doit-il être examiné?

Oui toujours, dans le but de constater l'absence ou la présence du méconium.

SOINS PARTICULIERS A LA PÉRIODE D'EXPULSION

La poche des eaux rompue ou sur le point de se rompre, quelle est la position que la femme doit prendre et garder jusqu'à la fin du travail ?

Le décubitus sur le dos, surtout s'il s'agit d'une multipare à cause de la promptitude avec laquelle se fait souvent chez elle l'expulsion du fœtus.

Est-ce là une règle sans exception ?

Non. Lorsque, la tête étant engagée, les contractions se ralentissent, on peut essayer de les ranimer en faisant marcher un peu la femme qu'on ne manquera pas alors de soutenir.

La femme doit-elle céder aux besoins fréquents d'uriner ?

Non, parce qu'ils sont illusoires et qu'ils l'obligeraient à se lever trop souvent.

Doit-elle aider les contractions expulsives par des efforts volontaires ?

Oui. Ces efforts, inutiles tant que la partie fœtale n'a pas franchi le col, doivent être conseillés, pendant la période d'expulsion. La femme en augmentera l'efficacité en donnant à ses mains et ses genoux de solides points d'appui.

Si l'engagement était arrêté par un épaississement de la lèvre antérieure de l'orifice, comment lèverait-on cet obstacle ?

En repoussant en haut le bourrelet avec le doigt pendant la contraction et le maintenant élevé jusqu'au retour de la douleur.

Pendant le dégagement de la partie fœtale à la vulve, quelle doit être la préoccupation de l'accoucheur ?

Celle de PRÉVENIR LA DÉCHIRURE DU PÉRINÉE, surtout s'il s'agit d'une primipare (voir accouchements vicieux, déchirures du périnée.)

Que doit-on se proposer alors ?

Un double but : celui d'augmenter la résistance du plan périnéal, et surtout de rendre pregressif et lent le dégagement de la partie fœtale poussée violemment par la contraction contre le plancher du bassin et l'ouverture vulvaire.

Comment obtenir ce double résultat ?

En appliquant la main — passée sous la cuisse droite de la femme — contre la région périnéale et en travers, de telle sorte que l'extrémité des doigts corresponde à la fesse gauche et le poignet à l'opposé ; puis en exerçant, pendant la contraction seulement, une pression dirigée à la fois de bas en haut et un peu d'arrière en avant. Dans certains cas d'expulsion trop rapide, il faut même s'opposer à la progression de la partie fœtale en appliquant la main à plat directement contre la vulve.

Si, malgré cette précaution, une déchirure éten-due était imminente, quel parti faudrait-il pren-dre ?

On pratiquerait sans hésiter les incisions postéro-latérales de Dubois (voir accouchements vicieux, résistance de la vulve).

Pendant la période d'expulsion ne pourrait-on pas soustraire la femme aux violentes douleurs, sans danger et sans nuire à la marche du tra-vail ?

Oui, par les inhalations de chloroforme, plus inof-fensives ici qu'en chirurgie et sans influence fâcheuse sur l'état de la mère et de l'enfant. Le sommeil anes-thésique soumis, du reste, ici aux contre-indications ordinaires, laisse toute son action à l'utérus qui se contracte comme auparavant. De plus, borné à la demi-résolution, il n'empêche pas les muscles abdo-minaux de se contracter et la femme faiblement en-dormie d'aider l'effort par sa volonté.

Quels sont les cas pour lesquels on réserve généra-lement, en France, l'anesthésie obstétricale ?

Certaines opérations longues et douloureuses, cer-taines embryotomies, l'opération césarienne etc., surtout chez les femmes nerveuses et irritables à l'excès.

Par quel agent a-t-on essayé de remplacer le chloroforme ?

Par l'hydrate de chloral (chloral) qui permettrait une anesthésie prolongée sans aucune crainte pour la mère et l'enfant. Mais les avantages de ce moyen n'ont pas encore été suffisamment établis par l'expé-rience.

SOINS PARTICULIERS SUIVANT LA PRÉSENTATION

Présentation du sommet

La tête sortie, quel est le premier devoir de l'accoucheur ?

Celui d'explorer avec le doigt le cou fœtal afin de s'assurer qu'il n'est pas entouré de circulaires du cordon, anomalie assez fréquemment observée. En même temps, il relèvera légèrement la tête pour éviter la pénétration dans la bouche ou le nez des liquides épanchés au dehors.

Que faire lorsqu'il existe un ou plusieurs tours de cordon autour du cou ?

On doit se hâter d'agrandir l'anse funiculaire en l'accrochant avec le doigt, et de la faire passer ensuite par-dessus la tête du fœtus.

Pourquoi cela ?

Parce que cette anse pourrait déterminer la strangulation du fœtus et arrêter l'expulsion.

Si, la tête hors de la vulve, l'utérus tarde à se contracter, doit-on intervenir ?

Oui, d'abord en engageant la femme à pousser et en cherchant à réveiller l'organe par des frictions sur l'abdomen. Si rien n'avance on saisit la tête avec les deux mains et on la tire modérément en avant et en haut tout en facilitant sa rotation extérieure. Enfin si cette traction ne réussit pas il ne reste plus qu'à accrocher avec le doigt porté dans l'aisselle, l'épaule postérieure qu'on attire au dehors tout en

l'abaissant vers le périnée pour compléter sa rotation
L'autre épaule se dégage d'elle-même aussitôt après.

*Au moment du passage des épaules, n'y a-t-il pas
à prendre une précaution importante ?*

Oui, celle de soutenir de nouveau le périnée parce
qu'une déchirure commencée par la tête, pourrait
alors s'agrandir.

*Les épaules sorties, faut-il tirer sur le tronc en
l'absence des douleurs ?*

Non ; car le placenta ayant déjà commencé à se
décoller, on s'exposerait, en vidant ainsi brusquement l'utérus, à arrêter le mouvement de rétraction,
et à déterminer une inertie suivie d'hémorrhagie.

*Faut-il s'effrayer d'une inspiration convulsive
faite par le fœtus contenu encore en partie dans les
organes maternels ?*

Non. Loin d'être un signe d'asphyxie, cette inspiration dénote au contraire que l'enfant est prêt à
respirer normalement aussitôt après son expulsion.

Présentation de la face

*Quel est le mode d'assistance qu'exige cette pré-
sentation ?*

Le même que celui de la présentation du sommet.
Seulement ici on devra ne pas appuyer trop fortement sur le périnée au moment du dégagement de
la tête, de peur de comprimer le cou fœtal contre
l'arcade pubienne et de déterminer une congestion
cérébrale par arrêt du sang veineux dans les grosses
veines cervicales.

Présentation de l'extrémité pelvienne

Que faut-il respecter avec plus de soin ici que dans les présentations précédentes ?

La poche des eaux, afin que pendant la durée assez longue de l'engagement, le fœtus reste plongé dans le liquide amniotique.

De quelle manière la femme doit-elle se placer sur le lit de travail pendant l'expulsion ?

En travers, le siége sur le bord, les membres inférieurs tout-à-fait en dehors et les pieds soutenus chacun par un aide ; afin que l'accoucheur puisse surveiller attentivement la dernière partie du travail et intervenir sans retard dès que c'est nécessaire.

Convient-il de tirer sur la première partie qui apparait à la vulve ?

Non. Ce serait s'exposer à redresser les bras dans l'excavation et à défléchir la tête, accidents qui arrêteraient l'expulsion spontanée. Il faut, au contraire, abandonner à la nature la sortie du tronc qu'on se bornera à soutenir, à moins de danger pour la vie du fœtus.

A quoi faut-il songer dès que le siége a franchi la vulve ?

A relâcher le cordon ombilical lorsqu'il est tendu et tiraillé, ce qu'on fait en glissant contre le ventre jusqu'à l'ombilic, d'abord l'indicateur puis le pouce d'une main, avec lesquels on saisit la tige funiculaire près de son insertion et on l'attire doucement au dehors jusqu'à former une anse.

Si on ne parvenait pas à dégager le cordon soit à cause de sa brièveté naturelle soit à cause de circulaires autour du cou ou du tronc, qu'y aurait il de mieux à faire ?

La section du cordon ainsi tendu, aussi loin que possible de l'ombilic. On devra aussitôt après pincer le bout ombilical avec deux doigts et terminer l'accouchement.

Enfin, si le cordon était engagé lâchement entre les cuisses du fœtus comment se conduirait-on ?

On le dégagerait de la même manière que dans le cas de circulaires autour du cou dans la présentation du sommet. Seulement on ferait passer l'anse pardessus la cuisse postérieure afin de porter le cordon vers le périnée où il sera pressé moins fortement.

Le siége dégagé, à quoi se reconnait tout de suite le danger pour le fœtus ?

A l'irrégularité et à la faiblesse des battements du cordon ; en outre, à l'issue d'une grande quantité de méconium, accident qui devient significatif surtout lorsque le ventre hors de la vulve n'est plus comprimé.

Que faire en pareil cas ?

On doit, sans tarder, achever le dégagement naturel du tronc, puis favoriser celui de la tête. Pour cela, après avoir saisi à pleines mains le siége ou les membres inférieurs enveloppés d'un linge, et non le bas du tronc, on exerce sur le corps fœtal des tractions modérées combinées avec un mouvement de rotation qui amène le dos en avant. Le tronc une fois sorti, on le relève vers le ventre de la mère, et la tête, restée fléchie, se dégage à la vulve conformément au mécanisme connu (page 312).

Si, pendant cette manœuvre, la tête tendait à se défléchir, comment empêcherait-on cet accident ?

En maintenant la flexion par l'action combinée des deux mains de l'accoucheur, l'une qui repousse l'occiput l'autre qui abaisse le menton ; procédé qui trouve surtout son application dans la déflexion céphalique de la version pelvienne avec laquelle il sera décrit.

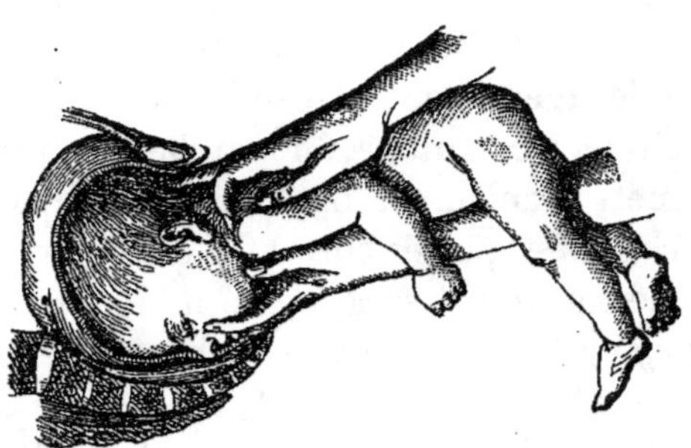

FIG. 73. — *Dégagement de la tête sur le point de se défléchir.*

Lorsque l'occiput s'est porté dans le sacrum et qu'il est urgent de dégager la tête, comment arrive-t-on à ce résultat ?

En imitant, comme précédemment, le dégagement naturel, dans l'une ainsi que dans l'autre des deux situations où peut se trouver la tête après sa rotation postérieure (pages 313, 314). Ainsi, lorsqu'elle est fléchie — ce qu'on reconnait en glissant le doigt le long du cou jusqu'au menton — on n'a pour faciliter ou opérer le dégagement, qu'à porter le corps du fœtus en arrière vers le périnée pendant que deux doigts d'une main appuyés sur les côtés du nez, maintiennent la flexion et abaissent la face sous les pubis.

C'est le grand mouvement de dos sur dos (Pajot).
Lorsque la tête est défléchie, on doit, au contraire,
relever le corps fœtal au devant des pubis, ce qui
constitue le grand mouvement de ventre sur ventre
(Pajot). En cas d'insuccès par les manœuvres précédentes, on se hâterait de recourir au forceps malgré
les difficultés de l'introduction de ses branches à travers la vulve obstruée par les épaules. Du reste, le
temps nécessaire à ces deux opérations successives
est ordinairement trop long pour pouvoir espérer le
salut de l'enfant.

Présentation de l'épaule

*Cette présentation reconnue, quel est le devoir de
l'accoucheur ?*

D'abord celui de tenter, au début du travail, la
version céphalique par manœuvres externes (voir cette
opération), et, en cas d'insuccès, de recourir, au
moment voulu, à la version pelvienne, opération qui,
dans la plupart des cas, est la seule sur laquelle il
faille compter.

*En résumé, quand commence l'intervention active
de l'accoucheur durant le travail ?*

Pendant la période d'expulsion et surtout à la fin.

Quels sont les actes essentiels dont elle se compose ?

Ce sont successivement : la protection du périnée ;
dans les présentations céphaliques, l'exploration du
cou fœtal et, au besoin, la réduction du cordon, puis le

dégagement des épaules en cas de nécessité ; dans la présentation pelvienne, le dégagement du cordon tiraillé et, s'il y a danger, des tractions modérées sur le tronc, suivies du dégagement de la tête conformément à sa situation.

Délivrance

Que reste-t-il à expulser après le fœtus ?

Les annexes appelés *arrière-faix* ou *délivre*, c'est-à-dire le placenta, le cordon ombilical presque entier et les membranes déchirées ; expulsion qui est précisément l'œuvre de la délivrance.

Que faut-il connaître au sujet de la délivrance ?
Trois points essentiels :

Les phénomènes de la délivrance ;
Le diagnostic du décollement placentaire ;
L'intervention dans la délivrance.

PHÉNOMÈNES DE LA DÉLIVRANCE

Quels sont les phénomènes successifs qui constituent la délivrance ?
Ce sont :

Le décollement du placenta ;
L'expulsion des annexes hors de l'utérus ;
L'expulsion des annexes hors du vagin et de la vulve.

Qu'est-ce que le DÉCOLLEMENT DU PLACENTA ?
C'est la rupture des adhérences du placenta à la paroi utérine.

A quel moment le décollement du placenta commence-t-il à s'effectuer ?

Ordinairement pendant l'expulsion des dernières parties du corps fœtal ; il se complète immédiatement après le travail.

Quelle en est la cause ?

Le retrait des parois utérines sous l'influence, d'abord des dernières contractions et de la rétraction qui l'accompagne , puis de la rétraction seule qui continue à s'opérer après l'accouchement.

Pourquoi ce décollement, au lieu de se faire pendant le travail, ne commence-t-il que dans sés derniers instants ?

Parce que tant que la cavité utérine reste spacieuse, le placenta conserve ses adhérences. Il se tasse et se plisse de plus en plus, surtout au moment de la contraction, et les liens qui l'attachent à la paroi utérine se serrent les uns contre les autres sans se déchirer. Mais, vers la fin de l'expulsion, l'utérus subit une réduction de paroi telle que le placenta ne peut plus y rester attaché. Les vaisseaux utéro-placentaires tiraillés à l'excès par le rapprochement des faisceaux musculaires, se rompent successivement de la circonférence au centre de l'organe, et le placenta devenu libre, tombe sur le col.

N'arrive-t-il pas que le décollement commence par le centre du placenta ?

Oui. Dans ce cas, il se forme tout d'abord entre le placenta et l'utérus une cavité ou s'accumule le sang.

Quelle est la conséquence immédiate et nécessaire du décollement ?

Un écoulement de sang par les orifices un instant

béants des innombrables vaisseaux utéro-placentaires déchirés. Ce sang s'échappe de l'utérus et s'écoule à l'extérieur jusqu'à ce que le placenta décollé s'applique sur l'orifice. A partir de ce moment, il s'accumule en grande partie dans la cavité utérine d'où il ne sort qu'à la suite du délivre.

Qu'est-ce qui arrête ou modère cette hémorrhagie?

La rétraction utérine qui continue à s'opérer et, tout en décollant le placenta, ferme en les pinçant les orifices des vaisseaux déchirés, en même temps qu'elle comprime ces mêmes vaisseaux dans l'épaisseur des parois de l'organe.

Quand s'opère spontanément l'expulsion des annexes hors de l'utérus ?

Quelquefois immédiatement, ordinairement vingt à trente minutes après l'expulsion fœtale. Mais cette expulsion peut se faire attendre une ou plusieurs heures.

A quels signes connait-on que l'utérus travaille à cette expulsion ?

A des contractions douloureuses que ressent la femme environ dix minutes après le travail.

Qu'est-ce qui détermine ce réveil des contractions ?

La pression exercée sur l'orifice par le placenta et le sang s'accumulés au-dessus.

Comment se fait l'expulsion spontanée du délivre hors de l'utérus ?

A la manière de l'expulsion fœtale. Ainsi, les contractions provoquent une nouvelle dilatation de l'orifice qui s'était retréci après le passage du fœtus. Le placenta se moule sur cette ouverture et, poussé par l'utérus, finit par la franchir en décollant les portions encore adhérentes des membranes, qu'il entraîne avec lui.

Quand s'opèrerait L'EXPULSION DES ANNEXES HORS DU VAGIN ET DE LA VULVE *si elle était livrée à la nature ?*

Au bout d'un temps fort long, une à deux heures et plus, parce que, dans le vagin, le délivre n'est plus guère poussé que par le sang accumulé derrière lui, les mouvements du corps et la contraction des muscles abdominaux.

DIAGNOSTIC DU DÉCOLLEMENT PLACENTAIRE

Quels sont les signes auxquels on reconnait le décollement du placenta ?

Ces signes sont : l'abondance du sang qui s'est écoulé immédiatement après l'expulsion fœtale, l'intensité des contractions douloureuses ; mais surtout, la rétraction de l'utérus et la présence du placenta sur l'orifice.

A quoi se reconnait la rétraction de l'utérus ?

A un signe que la femme est souvent la première à constater : la tumeur dure, globuleuse, semblable à une tête d'enfant, généralement assez élevée et portée à droite, que forme l'utérus rétracté, dans la cavité abdominale où on la sent distinctement grâce à la flaccidité des parois du ventre.

Comment reconnait-on la présence du placenta sur le col ?

En pratiquant le toucher, avec le cordon pour guide. On saisit celui-ci de la main gauche et on le tend légèrement. On conduit ensuite sur lui l'indicateur de la main droite qu'on fait glisser jusqu'à l'orifice. Là se rencontre le point d'insertion du cordon ainsi que la portion centrale du placenta, reconnaissables à la saillie des gros vaisseaux qui partent de cette insertion.

INTERVENTION DANS LA DÉLIVRANCE

L'accoucheur doit-il intervenir pendant la délivrance ?

Oui, mais seulement pour en abréger les dernières parties.

Pourquoi ne pas tout abandonner à la nature ?

Afin de ne pas laisser trop longtemps dans l'utérus le placenta devenu, après son décollement, un véritable corps étranger dont la présence peut entretenir les contractions douloureuses et l'hémorrhagie ; et dans le but de procurer au plus tôt à la femme la satisfaction d'en avoir fini avec l'accouchement.

En quoi consiste cette intervention ?

Elle consiste seulement à favoriser par des tractions convenables l'expulsion hors de l'utérus du placenta décollé, et à l'attirer ensuite au dehors.

A quoi s'exposerait-on si on pratiquait des tractions sur le placenta encore adhérent ?

A un décollement forcé non immédiatement suivi de rétraction, par suite à une hémorrhagie sérieuse ; et même à une invagination de l'utérus si les adhérences placentaires étaient trop résistantes.

Lorsque, au moment de la délivrance, on trouve l'utérus mou c'est-à-dire non rétracté, faut-il aider à la sortie du délivre ?

Non. On doit, avant tout, ranimer la rétraction par

des frictions légères pratiquées sur l'abdomen surtout au niveau du fond de l'organe.

Comment favorise-t-on l'expulsion du placenta hors de l'utérus ?

En exerçant des tractions convenables sur la masse vasculaire. Pour cela, on saisit, d'une main, le cordon dont on enroule la partie extérieure autour de plusieurs doigts afin d'éviter tout glissement ; puis on le tire à soi dans la direction des axes du bassin c'est-à-dire vers le périnée, mais modérément et d'une manière continue.

Si rien ne vient, faut-il persister ?

Oui, parce que le placenta devant se mouler sur l'orifice pour pouvoir le franchir n'avance pas tout d'abord, surtout lorsqu'il est volumineux.

A quoi reconnait-on pendant les tractions, que le placenta franchit le col ?

A une diminution de la résistance placentaire, lorsqu'elle n'est pas due à la déchirure du cordon, c'est-à-dire lorsque aucun craquement ne s'est fait sentir.

Le placenta hors de l'utérus, faut-il continuer les tractions ?

Oui, jusqu'à ce que la masse vasculaire apparaisse à la vulve.

Quelle est la précaution à prendre lorsque le délivre paraît à l'extérieur ?

Celle de saisir la masse placentaire avec les deux mains, et, tout en l'attirant au dehors, de la tourner plusieurs fois sur elle-même pour enrouler les membranes en corde, et n'en laisser aucune partie dans l'utérus.

Où doit se placer pendant les tractions, la main inoccupée ?

Sur l'abdomen, à la surface du globe utérin, pour en surveiller l'état et s'assurer que l'organe ne subit ni abaissement ni invagination.

Dans quel cas cette main devrait-elle contribuer aux tractions ?

Lorsque le col est porté en arrière. Alors, pour tirer dans une bonne direction, on doit, après avoir saisi le cordon d'une main, introduire deux ou trois doigts de l'autre le long et au-dessus de la tige ombilicale jusqu'à une certaine profondeur du vagin, puis la déprimer sur un point pour faire une poulie de renvoi pendant les tractions.

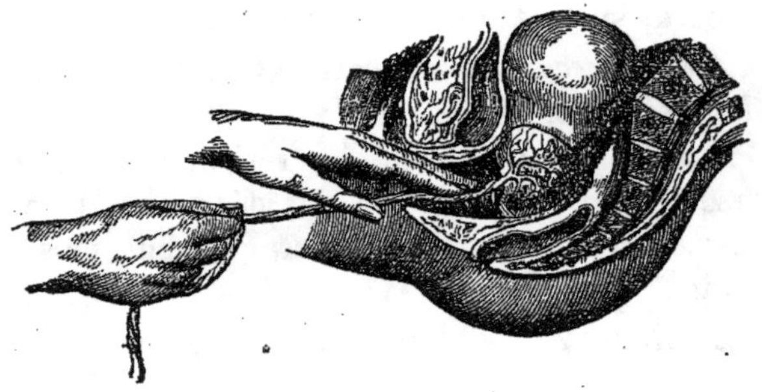

FIG. 74. — *Tractions avec poulie de renvoi.*

Qu'observe-t-on immédiatement après la sortie du délivre lorsque tout se passe bien ?

Un flot de sang noirâtre mêlé de caillots, suivi d'un suintement sanguin.

Faut-il s'occuper encore du placenta après l'extraction ?

Oui. On doit l'examiner rapidement pour s'assurer

qu'il est complet ; car, dans le cas contraire, il faudrait retirer la portion retenue, avec la main portée dans la cavité utérine.

Quel est le petit accident qui peut se produire pendant les tractions ?

La rupture du cordon près de l'insertion placentaire qui est son point le plus fragile. Cette rupture due soit à la fragilité plus grande de la tige ombilicale, soit à des tractions sur un placenta retenu, est annoncée par une série de craquements après lesquels on sent chaque fois le cordon céder.

Que faire en pareil cas ?

On doit aussitôt abandonner le cordon s'il n'est pas entièrement rompu ou, si la rupture est complète, le loger adroitement dans le vagin pour que personne ne se doute de l'accident, puis aller saisir le placenta à l'orifice, en l'accrochant au besoin avec deux doigts enfoncés dans son épaisseur, et l'amener à l'extérieur.

Si, une heure après le travail, malgré des tractions modérées mais renouvelées, le placenta n'avait pas encore franchi l'orifice, que faudrait-il en conclure ?

Que le placenta est retenu ; et on devrait aussitôt chercher la cause de cette anomalie. (Voir accouchements vicieux par accidents de la délivrance).

Accouchement gémellaire

Qu'est-ce que l'accouchement gémellaire ?
C'est l'accouchement double, et souvent préma-

turé, qui succède à la grossesse gémellaire (pages 126, 165).

Par quelles circonstances diffère-t-il surtout d'un accouchement simple ?

Par une dilatation plus lente en raison de la faible contractilité de l'utérus distendu ; de plus par l'expulsion rapide du second enfant à travers les voies génitales dilatées, et souvent des deux, surtout lorsqu'ils naissent avant terme.

Quelles sont ici les présentations les plus fréquentes ?

Ce sont, le sommet pour les deux fœtus, ou le sommet pour l'un et le siége pour l'autre. Quant à la présentation de l'épaule, elle est ici moins rare que dans l'accouchement simple.

Quelle précaution doit-on prendre immédiatement après l'expulsion du premier enfant ?

Celle de lier le bout placentaire du cordon divisé, pour éviter l'hémorrhagie au cas où il existerait une communication vasculaire entre les deux placentas.

Après le premier travail doit-on chercher à favoriser la délivrance ?

Non, parce que le placenta du premier fœtus ne se décolle d'ordinaire qu'après l'expulsion du deuxième.

Si, par exception, le premier placenta décollé venait s'offrir à l'orifice utérin, que faudrait-il faire ?

Il faudrait chercher à l'amener au dehors, par de douces tractions pour ne pas décoller l'autre, auquel il est souvent uni par des adhérences celluleuses.

Après l'expulsion du premier fœtus reconnaît-on facilement la présence de l'autre ?

Oui. Ainsi, on constate, à la palpation, le volume encore considérable de l'utérus, et des inégalités fœtales. De plus, on ne tarde pas à toucher une seconde poche des eaux.

Combien de temps après la naissance du premier enfant commence l'expulsion du second ?

Dix minutes, un quart d'heure ou demi-heure au plus. On a observé même, bien que rarement, un intervalle de plusieurs heures et même de plusieurs jours.

En quoi consiste le second travail ?

En une expulsion ordinairement rapide, la dilatation de l'orifice et celle du canal vulvo-périnéal étant déja opérées.

A ce moment n'y a-t-il pas lieu d'intervenir ?

Oui. On doit rompre la poche des eaux lorsque celle-ci est bien formée et que le travail languit ; puis, stimuler la contraction par des frictions sur le ventre et au besoin par un peu d'ergot de seigle.

Si le second enfant se présentait par l'épaule à quoi procèderait-on immédiatement ?

A la version, généralement facile dans de pareilles conditions.

Ce double travail achevé, doit on délivrer en exerçant des tractions sur les deux cordons à la fois ?

Non. On doit, après avoir attendu un peu plus longtemps que d'ordinaire pour donner le temps à l'utérus de se rétracter, commencer par tirer légèrement sur le cordon du premier placenta dont la sortie est suivie généralement de celle du second.

Que doit-on redouter à la fin et à la suite d'un accouchement gémellaire ?

L'inertie utérine, par suite l'hémorrhagie. Aussi est-il presque de règle, à la fin du travail, d'administrer à la femme un peu de seigle ergoté par mesure de précaution.

SITUATION DE LA MÈRE ET DE L'ENFANT AUSSITOT APRÈS L'ACCOUCHEMENT

Que doit-on entendre par là ?

Les conditions, surtout générales, dans lesquelles se trouvent la mère et l'enfant, la première, après le travail et la délivrance, le second immédiatement après sa naissance. Pour la femme cet état est le prélude de la période désignée sous le nom de *suites de couches.*

Situation de la mère et soins à lui donner

Que remarque-t-on chez la femme aussitôt après les derniers efforts expulsifs, pour peu que le travail se soit prolongé ?

Une excitation modérée traversée souvent par un

frisson et même un tremblement général, réaction qui d'ordinaire disparait promptement à la suite d'une infusion de tilleul ou de feuilles d'oranger qu'on administre quelques instants après l'accouchement, mais surtout sous l'influence d'un peu de sommeil.

Quelle est ensuite la sensation éprouvée par l'accouchée ?

Un accablement plus ou moins prononcé qui rend impérieux le besoin de repos.

Qu'observe-t-on du côté du pouls ?

A la suite d'une légère et courte excitation déterminée par les efforts expulsifs, un ralentissement à peu près constant qui se continue pendant quelques jours (voir direction et soins à donner à la femme en couches).

Ne voit-on pas des femmes rester surexcitées et dans un état presque fébrile ?

Oui, lorsque le travail a été long, difficile et que le système nerveux est irritable. Alors le sommeil, qui serait si nécessaire, semble fuir et le pouls conserve de la fréquence.

Cet état se calme-t-il ?

Oui, mais lentement et à la faveur d'un repos complet d'esprit et de corps.

Que se passe-t-il dans l'organisme maternel aussitôt après l'expulsion fœtale ?

Le retour à la liberté de toutes les fonctions qui étaient gênées par le développement de l'utérus (respiration, circulation...).

L'accouchement terminé, faut-il se hâter de transporter la femme sur le lit définitif ?

Non. On doit la laisser sur le lit de travail une

demi-heure environ, étendue horizontalement, les membres inférieurs allongés et rapprochés, dans le but de lui permettre immédiatement un peu de repos et surtout de donner le temps aux organes génitaux de se débarrasser du sang qui les a inondés aussitôt après le travail et la délivrance.

N'y a-t-il pas des cas qui exigent un séjour plus long sur le lit de travail ?

Oui, les accouchements qui se sont compliqués d'accidents sérieux et surtout d'hémorrhagie. C'est alors qu'on apprécie surtout l'avantage du lit ordinaire comme lit de travail.

A quoi faut-il veiller pendant le repos sur le lit de travail ?

A l'état de l'utérus et de la perte qui doivent être l'un rétracté l'autre médiocre (voir phénomènes de la délivrance).

De quoi faut-il s'occuper en même temps ?

De l'enfant et des soins divers qu'il réclame (voir ci-après).

Ce repos achevé, quels sont les soins qu'on doit donner encore à la femme avant de la transporter dans son lit ?

Ce sont, le nettoiement des parties extérieures salies par le sang, et le changement des linges de corps. On nettoiera la vulve et le haut des cuisses avec une éponge fine imbibée d'eau tiède. Quant aux linges de corps toujours plus ou moins souillés, ils seront retirés de haut en bas et remplacés par d'autres, chauffés si la saison l'exige, qu'on passera par la partie supérieure du corps en ne demandant à la femme pour cela que les mouvements absolument indispensables.

Peut-on permettre à l'accouchée d'aller à son lit elle-même ?

Non, à cause de la possibilité d'une syncope et des conséquences funestes que pourrait avoir un pareil effort sur l'utérus.

Comment s'opère ensuite le transport de la femme dans le lit des couches ?

De la maniére suivante : Les deux lits ayant été rapprochés et disposés de manière à faire correspondre la tête de l'un au pied de l'autre, l'aide chargé du transport — l'accoucheur de préférence — placé entre les deux, passe un bras sous les épaules de la femme qui en même temps s'accroche à son cou, l'autre par-dessous les cuisses, la soulève d'abord, tourne sur lui-même et la dépose doucement sur le lit de couches préalablement garni d'alèzes et chauffé. L'accouchée est ensuite couverte modérément, mais, plus ou moins selon la saison.

L'état de l'abdomen ne réclame-t-il pas une précaution importante ?

Oui, l'application d'un bandage de corps un peu serré autour de la partie inférieure du tronc, ou tout simplement l'application d'un drap de lit plié et déposé sur le ventre qu'il comprime par son propre poids.

Dans quel but cette compression de l'abdomen ?

Surtout dans celui de continuer encore pendant quelques jours la pression à laquelle les gros vaisseaux et les organes très vasculaires de l'abdomen étaient soumis pendant la grossesse et de prévenir ainsi une syncope par anémie cérébrale consécutive à l'afflux trop rapide du sang dans les vaisseaux abdominaux. En outre, cette compression extérieure maintient et favorise la rétraction utérine.

Doit-on alimenter la femme de bonne heure après l'accouchement ?

Oui. Après l'avoir transportée dans son lit, on lui présentera une petite tasse de bouillon qu'on pourra renouveler toutes les trois ou quatre heures pendant le premier jour.

Faut-il empêcher l'accouchée de dormir ?

Non. Seulement l'accoucheur ne pouvant compter alors sur les sensations de la femme, devra redoubler de surveillance relativement à la perte.

Combien de temps après la délivrance peut-on quitter la femme ?

Une heure après si tout va bien.

Quant sera-t-il permis à la femme qui doit nourrir, de mettre l'enfant au sein ?

Après un certain repos, c'est-à-dire 6 à 8 heures après l'accouchement.

Quels sont les avantages de cette succion précoce?

Ceux d'habituer l'enfant à téter avant que le gonflement du sein n'ait enfoncé le mamelon ; puis, de lui faire prendre le colostrum dont l'effet laxatif provoquera rapidement l'expulsion du méconium.

Situation de l'enfant et soins à lui donner

La situation de l'enfant nouveau-né et les soins à lui donner sont-ils les mêmes dans tous les cas ?

Non. Sous ces rapports on doit examiner séparément :

L'enfant bien portant ;

L'enfant en état de mort apparente ;
L'enfant faible.

ENFANT BIEN PORTANT

A quoi reconnait-on le bon état d'un enfant immédiatement après sa naissance ?

A l'énergie des cris qu'il pousse, à l'activité de sa respiration et au teint rosé de sa peau.

Cela constaté, quel est le premier devoir de l'accoucheur ?

Celui de séparer l'enfant de sa mère en liant le cordon ombilical. Cette ligature doit se faire à 6 centimètres ou près de 4 travers de doigt de l'ombilic, c'est-à-dire à une distance qui permettrait de faire une seconde section en cas de nécessité, et à l'aide d'un double nœud après lequel on peut, pour plus sûreté, retourner les fils et nouer une seconde fois à l'opposé. Le cordon est ensuite coupé à 2 ou 3 centimètres au-delà de la ligature.

Dans le cas de hernie ombilicale comment se conduirait-on ?

On ne manquerait pas de réduire la hernie avant de lier.

Y a-t-il nécessité de faire, avant la section du cordon, une ligature du côté de la mère pour couper ensuite entre les deux ?

Non, parce que, après la section, le bout placentaire non lié ne laisse échapper qu'une portion stagnante et inutile de sang fœtal. Néanmoins la ligature en question, est utile, d'abord comme mesure de propreté, puis pour conserver au placenta son poids et en faciliter par suite le décollement, double avantage qui doit engager à la pratiquer.

Dans quel cas la ligature placentaire est-elle indispensable ?

Dans celui d'accouchement gémellaire, après la ligature du cordon du premier enfant.

Lorsque le cordon est infiltré (cordon gras) faut-il prendre quelques précautions particulières ?

Oui. On doit amincir la partie de cordon à lier, en la pressant fortement avec deux doigts, puis, après la ligature et la section qui se fera à une certaine distance de celle-ci, retourner le bout pour le comprendre dans une seconde ligature faite avec le même fil et au niveau de la précédente.

Pourquoi ces mesures de précaution ?

Afin d'éviter le relâchement de la ligature par le déssèchement du cordon, par suite, la menace d'une hémorrhagie.

Le cordon lié, quels sont les soins dont l'enfant doit encore être l'objet ?

Ce sont :

    Le transport ;

    Le nettoiement ;

    Le pansement du cordon ;

    L'examen des orifices ;

    L'habillement ;

    Le coucher ;

    Les prescriptions hygiéniques relatives à la température, à l'alimentation et aux fonctions intestinales.

Comment saisit-on l'enfant pour le transporter sur le petit lit ou les genoux d'une garde ?

En passant sous les épaules, une main qui soutient

en même temps la tête, et l'autre sous les fesses, le pouce de celle-ci placé entre les deux cuisses. On le dépose ainsi sur des linges chauds avec lesquels on l'enveloppe immédiatement.

Pourquoi l'enfant doit-il être réchauffé avec soin?

Afin d'éviter les conséquences, quelquefois graves, d'une impression de froid, même d'un simple coryza qui empêcherait la succion.

Comment se fait le nettoiement du nouveau-né ?

De la manière suivante : Après avoir débarrassé, avec le doigt, la bouche de l'enfant des glaires qui l'encombrent fréquemment, on procède, soit à un simple lavage avec une éponge imbibée d'eau tiède lorsque, par exception, la peau n'est salie que par du sang et des mucosités glaireuses, soit à un nettoiement proprement dit lorsqu'elle est recouverte d'enduit sébacé. Dans ce cas, on frictionne d'abord la surface du corps avec de l'huile, du beurre ou un jaune d'œuf délayé dans l'eau, puis on l'essuie doucement avec un linge sec ou une pièce de laine fine, et cela devant un feu clair. Enfin on complète ce nettoiement en plongeant, pendant une ou deux minutes, dans un bain tiède, l'enfant qu'on tient par les aisselles et qu'on sèche après avec des serviettes chaudes.

Comment procède-t-on au pansement du cordon ?

Ainsi qu'il suit : on passe le cordon dans le trou central de la compresse ombilicale qu'on étale sur le ventre, la face cératée en haut. Puis, après l'avoir couché à gauche pour éviter la compression du foie, on ramène successivement par-dessus, les deux côtés du linge, et on maintient le tout par une bande assez longue pour faire deux fois le tour du corps, ou mieux encore par un petit bandage de corps qu'on arrête avec des cordons ou un point de fil.

Doit-on renouveler ce pansement le lendemain ?

Non. On n'y touchera que le cinquième jour. On retire alors le cordon qui s'est désséché et détaché en laissant, à son insertion, une petite plaie, qu'on panse avec un linge cératé pendant 4 ou 5 jours. Quant au bandage de corps, il sera maintenu encore pendant un mois.

Dans quel but est-il prescrit de visiter les orifices de l'enfant ?

Dans celui de s'assurer que la bouche, l'anus et le méat urinaire ne présentent aucun vice de conformation (bec-de-lièvre, division du palais, imperforation de l'anus, déviation du méat urinaire, etc...)

L'accoucheur doit-il habiller l'enfant ?

Non sans doute, mais, à cet égard, il peut avoir des conseils et une direction à donner.

Quelles sont les parties dont se compose un vêtement d'enfant nouveau-né ?

Ce sont : les pièces qui doivent recouvrir la tête ; celles qui sont destinées à la partie supérieure du corps ; enfin, celles qui doivent envelopper l'abdomen et les membres inférieurs. Les premières sont une *calotte en toile*, une *calotte en laine* si la saison est froide, et le *bonnet de mousseline* qui est l'enveloppe la plus extérieure. Les secondes pièces de l'habillement sont la *chemisette* et la *brassière* — toutes les deux ouvertes en arrière et emboitées à l'avance — qu'on passe ensemble et avec précaution par les bras. Enfin, les troisièmes pièces sont la *couche* et le *lange* qu'on applique et croise séparément par-dessus la brassière et dont on fait monter pour cela le bord supérieur jusque près de l'aisselle. La couche est ensuite relevée entre les jambes pour les séparer. Quant au lange, déjà fixé autour de la poitrine par des épingles, il est replié de bas en haut ; et sa partie inférieure, étalée en éventail au devant de l'enfant, est croisée et attachée en arrière.

N'y a-t-il pas un vêtement de nouveau-né préférable à celui-là ?

Oui le vêtement anglais. Il se compose 1° d'une chemisette de toile fine ; 2° d'une couche en toile de forme triangulaire passée sous le siège, la base en haut et la pointe en bas ; 3° d'une pièce carrée de feutre placée au-dessous de la précédente ; 4° de bas de laine et de chaussons tricotés ; 5° d'une longue robe de flanelle, véritable sac dans lequel l'enfant est chaudement enveloppé.

Quels sont les avantages de ce vêtement ?

Ce sont : une grande liberté de mouvements pour l'enfant ; de plus, la facilité de surveiller ses excrétions et de le tenir dans un état rigoureux de propreté. Seulement, le vêtement anglais ne soutenant pas le corps de l'enfant, oblige à le porter étendu sur un coussin.

Peut-on coucher l'enfant sur le dos ?

Non, il doit reposer sur l'un ou l'autre côté afin que les liquides qui pourraient être restés dans sa bouche, puissent s'écouler facilement.

Doit-on toujours le couvrir beaucoup ?

Non. Il faut, d'ailleurs, pour cela se régler sur la saison.

La chambre doit-elle présenter certaines conditions physiques particulières ?

Oui. Elle doit être chaude, modérément éclairée et suffisamment aérée.

Que doit-on prescrire relativement au régime alimentaire de l'enfant ?

Dans les premiers instants, un peu d'eau sucrée. Quelques heures après la naissance, on lui présentera le sein, qu'il devra prendre ensuite régulièrement (voir allaitement).

Faut-il se hâter de lui faire rendre le méconium ?

Non. Généralement cette matière est expulsée spontanément dans les 10 ou 12 premières heures lorsque l'enfant prend de l'eau sucrée et le sein de bonne heure. On ne donnerait une cuillerée à café ou deux de sirop de rhubarbe que si cette expulsion se faisait attendre plus de 24 heures.

Doit-on s'occuper de la bosse séro-sanguine ou de l'infiltration analogue de la face ?

Non, parce que ces tumeurs disparaissent d'elles-mêmes très rapidement.

Faut-il s'abstenir également dans le cas de CÉPHA-LÆMATOME ?

Non. Cet épanchement de sang sous-péricrânien, qui se distingue nettement de la bosse séro-sanguine par le cercle osseux qui l'entoure, exige, au contraire, des moyens résolutifs, en particulier la compression de la tumeur par des applications successives de collodion riciné.

ENFANT EN ÉTAT DE MORT APPARENTE

Quelles sont ces apparences de mort ?

Ce sont : l'immobilité de l'enfant, le défaut de cris et de mouvements respiratoires.

Pourquoi cependant la mort n'est-elle qu'apparente ?

Parce que malgré les conditions précédentes, le cœur continue à battre.

Quel est, par suite, le signe certain de la mort réelle ?

La cessation des battements du cœur, plusieurs fois constatée.

Dans l'état de mort apparente, l'enfant peut-il être sauvé ?

Oui, mais il est menacé de mort réelle et prompte si on n'intervient pas assez tôt.

Qu'est-ce qui détermine à peu près toujours cet état précurseur de la mort réelle ?

C'est l'asphyxie due tantôt à un arrêt de la circulation dans le cordon ombilical (compression prolongée), tantôt à un trouble de la circulation placentaire pendant le travail (décollement prématuré du placenta, rétraction énergique et prolongée de l'utérus).

Comment s'expliquent les effets si rapides de ces accidents ?

Par le défaut de réparation du sang fœtal et l'accumulation de l'acide carbonique dans ce liquide.

L'enfant asphyxié présente-t-il toujours le même aspect ?

Non. Tantôt il est violacé ; la face et le reste du corps sont tuméfiés. Tantôt il est pâle, décoloré et ses chairs sont flasques. La première forme, la plus fréquente, est due à l'asphyxie lente et s'appelle *asphyxie congestive*. La seconde déterminée par l'asphyxie rapide est dite *asphyxie syncopale*.

Quel est le plus grave de ces deux états ?

L'asphyxie syncopale.

Faut-il désespérer de l'enfant lorsque la mort apparente a déjà duré une demi-heure et plus ?

Non. On a vu des enfants asphyxiés, n'être rendus à la vie que plus d'une heure après l'expulsion. Tant que le cœur bat il faut agir, et se dire même que cet organe peut se mouvoir encore, bien que l'auscultation et la palpation ne révèlent plus de battements.

Quelle est la conduite à suivre dans L'ASPHYXIE CONGESTIVE ?

On coupe immédiatement le cordon, mais à 15 ou 20 centimètres de l'ombilic, et on laisse s'échapper une ou deux cuillerées de sang sans attendre cependant que cette saignée ait rendu immédiatement à l'enfant sa coloration normale ; puis on fait la ligature. Si cette déplétion opérée dans le but de décongestionner les centres nerveux et les poumons, n'amenait pas sur le champ une respiration franche, on placerait rapidement l'enfant à l'air frais devant une croisée, puis après avoir visité et au besoin désobstrué sa bouche on essaierait successivement : la flagellation légère sur les fesses et les épaules avec la main ou mieux avec un linge mouillé ; des frictions un peu fortes sur la surface du corps et particulièrement le devant de la poitrine avec la main ou un morceau de flanelle imbibée d'alcool ; une ou plusieurs aspersions d'eau froide suivies d'un bain chaud ; une douche même sur la région du cœur à l'aide d'un filet d'eau froide tombant d'un mètre de haut ; l'exposition enfin à la chaleur vive d'un feu de copeaux.

Faut-il consacrer beaucoup de temps à ces moyens?

Non. Après les avoir essayés rapidement, on doit,

si la respiration tarde à s'établir, eu venir promptement au meilleur de tous, l'insufflation.

Qu'est-ce que L'INSUFFLATION ?

C'est l'introduction artificielle dans les poumons
de l'enfant, d'un air oxygéné destiné à stimuler la
muqueuse bronchique et à provoquer la respiration.

Quel est l'air ordinairement insufflé ?

De l'air expiré que l'accoucheur fait passer de sa
poitrine dans les canaux bronchiques de l'enfant soit
de bouche en bouche soit à l'aide d'un tube.

L'air atmosphérique ne serait-il pas préférable ?

Oui, parce qu'il est plus oxygéné, mais il exigerait
pour l'insuffler un appareil spécial. D'ailleurs l'expérience a démontré l'efficacité très suffisante de l'air
revenu des poumons de l'opérateur, bien qu'une partie de son principe vivifiant y soit remplacé par de
l'acide carbonique.

Quel est le tube employé dans l'insufflation ?

Le tube laryngien de Chaussier modifié par Depaul et ordinairement garni, près du bec, d'une rondelle d'agaric ou d'un morceau d'éponge destiné à
fermer exactement l'entrée du larynx.

Comment l'introduit-on ?

De la manière suivante : l'enfant étant couché sur
le dos, le tronc relevé par un oreiller et la tête un
peu renversée en arrière, on fait d'abord pénétrer
l'index de la main gauche dans la bouche jusqu'à ce
que la pulpe arrivée sur la base de la langue, rencontre les bords cartilagineux de l'entrée du larynx.
Puis, le tube, tenu de la main droite, est glissé sur le
bord radial du doigt que suit le bec jusqu'au bout.
On en relève alors le pavillon en haut et un
peu à gauche du fœtus ; et, par ce mouvement qui

doit être court et un peu brusque, le bec s'engage dans le larynx.

Doit-on s'assurer que l'instrument se trouve bien dans le larynx ?

Oui, pour éviter l'insufflation de l'estomac. A cet effet, on n'aura qu'à imprimer au bec, de petits mouvements sur le côté qui devront se communiquer au larynx si le tube est à sa place.

Lorsque le tube ne porte ni rondelle ni éponge, comment empêcher l'air de sortir pendant l'insufflation ?

En pinçant, avec les doigts, le nez et la bouche qu'on aura recouverts d'une compresse.

Comment souffle-t-on dans le tube?

Le pavillon embrassé avec les lèvres, en poussant l'air *lentement, avec une certaine force, d'une manière soutenue* et pendant quelques secondes (3 ou 4), après quoi on retire sa bouche et on presse sur le thorax ou l'épigastre de l'enfant afin de faire sortir l'air introduit et d'imiter ainsi *l'intermittence de la respiration.*

Combien doit-on pratiquer d'insufflations par minute ?

Dix à douze.

Comment s'annonce le réveil de la respiration de l'enfant ?

Par une première respiration convulsive ; puis un repos prolongé ; une nouvelle inspiration suivie d'un repos moins long ; et, ainsi de suite, par une succession de respirations à intervalles de plus en plus courts jusqu'à l'établissement complet de la fonction,

Doit-on arrêter l'insufflation dès les premières inspirations ?

Non. On doit persister tant qu'elles présentent le caractère convulsif et irrégulier, car dans ces conditions l'enfant peut encore succomber. Pour pouvoir retirer le tube, il faut avoir obtenu au moins six à huit respirations par minute.

Si la respiration ne reprenait pas, faudrait-il continuer l'insufflation ?

Oui, jusqu'à la disparition des battements du cœur.

N'y a-t-il pas un moyen mécanique de favoriser la respiration chez l'enfant en état de mort apparente ?

Oui, le soulèvement rythmique et simultané des deux bras, suivi chaque fois de leur abaissement, d'où résulte un certain degré de dilatation intermittente de la poitrine.

Quelle est la conduite à suivre dans L'ASPHYXIE SYNCOPALE ?

La même que dans l'asphyxie congestive. Seulement on se gardera bien ici de recourir à la saignée du cordon. On pratiquera, au contraire, l'insufflation presque d'emblée.

ENFANT FAIBLE

A quoi se reconnait la faiblesse du nouveau-né ?

Au peu d'énergie de ses cris, à la pâleur de son corps et aux mouvements incomplets de sa respiration.

Qu'est-ce qui peut la déterminer ?

Tout ce qui, pendant la grossesse, arrête ou gêne

le développement des organes et fonctions du fœtus indispensables à sa vie extérieure. Ainsi une naissance avant terme, de décollement partiel ou les déchirures limitées du placenta, une dégénérescence de cet organe.

Dans ce cas, faut-il ajouter des précautions particulières aux soins que réclame l'enfant bien portant ?

Oui, en vue de conserver et d'accroître les forces du nouveau-né. Ainsi, après avoir lié le cordon avec un soin extrême, on stimulera la peau par l'administration d'un bain chaud vineux, des frictions avec un morceau de laine douce imbibé d'alcool. On entourera le petit être déjà chaudement vêtu, de sources de chaleur (bouteilles d'eau chaude placées sous des couvertures de laine) afin de l'exciter légèrement et d'éviter le plus possible toute déperdition de sa propre chaleur.

Comment doit-on l'alimenter ?

En lui donnant immédiatement un lait formé qu'il retirera lui-même du sein s'il a la force de têter, ou qu'on fera couler dans sa bouche, mais *sans donner trop ni trop souvent*, abondance et précipitation qui détermineraient des vomissements et la diarrhée auxquels l'enfant affaibli n'est déjà que trop disposé.

Malgré ces soins minutieux doit-on beaucoup compter sur le succès ?

Non. Le plus souvent l'enfant succombe après avoir fait espérer sa conservation pendant quelques jours.

ACCOUCHEMENTS VICIEUX

Comment se divisent les accouchements vicieux ?
En quatre catégories distinctes et naturelles
(p. 446) :

> LES ACCOUCHEMENTS VICIEUX PAR ANOMALIES DE
> LA FORCE D'EXPULSION ;
>
> LES ACCOUCHEMENTS VICIEUX PAR ANOMALIES DES
> VOIES D'EXPULSION ;
>
> LES ACCOUCHEMENTS VICIEUX PAR ANOMALIES
> FŒTALES ;
>
> LES ACCOUCHEMENTS VICIEUX PAR ACCIDENTS IM-
> MÉDIATEMENT GRAVES.

*Faut-il comprendre dans ces accouchements vi-
cieux ceux qui le sont par accidents de la délivrance ?*
Non. Ces accidents, à cause de leur importance et
de leurs caractères particuliers, doivent être exami-
nés à part et former, par suite, une dernière catégorie
d'accouchements vicieux :

> LES ACCOUCHEMENTS VICIEUX PAR ACCIDENTS DE
> LA DÉLIVRANCE.

Le mot DYSTOCIE *sous lequel on désigne parfois
les accouchements vicieux, s'applique-t-il à toutes
les catégories précédentes ?*
Non. En réalité, la dystocie ne comprend que les

accouchements difficiles ou impossibles et non ceux qui sont dangereux par accidents graves mais indépendants du mécanisme de l'expulsion.

ACCOUCHEMENTS VICIEUX PAR ANOMALIES DE LA FORCE D'EXPULSION

Quelles sont les principales de ces anomalies ?
Ce sont : L'inertie primitive de l'utérus, l'excès d'énergie et l'irrégularité des contractions.

Inertie primitive de l'utérus

Qu'est-ce que l'inertie primitive de l'utérus ?
C'est la faiblesse, l'éloignement ou l'arrêt des contractions utérines dans le cours du travail.
Pourquoi l'appeler inertie primitive ?
Pour la distinguer de l'inertie consécutive qui appartient aux accidents de la délivrance.
Quelle en est la conséquence nécessaire ?
Le ralentissement ou la suspension du travail.
Quelles sont les causes de l'inertie utérine ?
Ce sont :
La distension excessive de l'utérus, soit par la présence de deux fœtus soit par une trop grande quantité

de liquide amniotique, d'où résultent l'allongement forcé des faisceaux musculaires et l'affaiblissement de leur contractilité ;

La souffrance d'un organe ou une impression morale, qui font diversion à l'action utérine et arrêtent les contractions. Ainsi agissent, l'accumulation d'urine dans la vessie, les crampes, les vomissements, les névralgies, une nouvelle inattendue annoncée brusquement, la présence d'une personne antipathique ;

Les contractions énergiques provoquées par un obstacle, efforts dont la durée, l'uniformité et l'intensité amènent l'épuisement de l'organe au bout d'un certain temps. C'est ce qui se produit dans la rigidité du col, les rétrécissements du bassin, les présentations vicieuses ou l'excès de volume du fœtus, la résistance prolongée du périnée ;

La pléthore, cause rare d'inertie, mais qui ne doit pas moins être notée ;

Enfin, un affaiblissement de la contractilité utérine, anomalie fréquente qu'on doit admettre en l'absence de toute autre cause d'inertie, bien que la constitution de la femme ou l'état de l'utérus ne puissent le plus souvent en donner l'explication.

A quelle période du travail l'inertie utérine s'observe-t-elle le plus souvent ?

Pendant l'expulsion.

L'inertie utérine est-elle toujours un accident fâcheux pour la mère et l'enfant ?

Non. Pendant la période de dilatation, c'est-à-dire avant la rupture des membranes, elle est sans inconvénient notable pour le fœtus, et généralement peu à redouter pour la mère, à moins que le ralentissement des douleurs ne prolonge trop le travail. En pareil cas, il en résulterait pour la femme, mais dans la suite, de la fatigue, de l'inquiétude, de l'agitation, et même une prédisposition aux accidents puerpéraux. Au contraire, pendant la période d'expulsion, l'inertie utérine peut avoir les plus graves conséquences ponr la mère et l'enfant.

Quels sont les effets redoutables de l'inertie prolongée, pendant la période d'expulsion ?

Pour la mère, des désordres locaux dus à la pression exercée sur les organes pelviens par la tête arrêtée dans l'excavation : ainsi, l'inflammation et parfois la gangrène des cloisons vésico-vaginale ou recto-vaginale ; puis, une fistule vésico-vaginale, c'est-à-dire une dégoûtante infirmité ;

Pour l'enfant, l'asphyxie due soit à la compression du cordon, soit au trouble de la circulation utéro-placentaire, déterminés l'une et l'autre par la rétraction prolongée de l'utérus, resserrement qui se maintient, en effet, malgré l'affaiblissement ou l'arrêt des contractions.

A quel moment commence le danger pour les organes pelviens et pour le fœtus?

Après trois ou quatre heures de séjour dans l'excavation, et le péril devient menaçant après six ou huit heures.

Quelle doit être la première préoccupation de l'accoucheur en présenee d'une inertie utérine ?

La recherche de sa cause, pour pouvoir agir avec succès.

Comment remédier à l'inertie par distension excessive de l'utérus ?

En rompant les membranes dès que la dilatation est assez avancée pour cela.

En cas d'inertie par accumulation d'urine dans la vessie que ferait-on si la tête empêchait le cathétérisme ?

On recourrait au forceps, et non au seigle ergoté dont l'action violente pourrait déterminer la rupture du réservoir urinaire.

Comment se conduirait-on dans le cas d'inertie due à des crampes douloureuses et rebelles ?

On terminerait l'accouchement par une application de forceps si la tête se présente.

Qu'opposerait-on à l'inertie consécutive aux contractions énergiques provoquées par un obstacle?

D'abord les moyens destinés à lever l'obstacle lorsque c'est possible, et cela avant l'épuisement complet des contractions, sans chercher à réveiller l'utérus par le seigle ergoté qui serait ici très dangereux.

Dans le cas fort rare d'inertie due à la pléthore, faut-il saigner ?

Oui, mais avec une extrême réserve à cause de la perte de sang à venir.

Que doit-on opposer à l'inertie par affaiblissement de la contractilité utérine?

Pendant la dilatation : De légers fortifiants tels que du bouillon et du vin en quantité modérée, s'il y a faiblesse générale ; les promenades dans l'appartement ; des frictions sur le ventre ; les excitations légères du col, même les douches comme pour provoquer l'accouchement. Lorsque la dilatation est devenue complète ou à peu près, on en vient à des moyens plus décisifs ; la rupture de la poche ; l'administration d'une dose ordinaire de seigle ergoté, si rien ne doit empêcher sérieusement l'expulsion ; enfin, si le travail ne reprend pas suffisamment, l'application du forceps lorsque la tête se présente, de préférence à la version ici fort rarement indiquée.

ERGOT DE SEIGLE

Qu'est-ce que l'ergot de seigle?

C'est un petit corps allongé, en forme de croissant, d'un violet foncé, qui se développe à la place du grain de seigle dans certaines contrées humides et durant les années pluvieuses.

Quelle est la propriété du seigle ergoté, qui le rend précieux en obstétrique?

C'est son action spéciale sur la tunique musculaire de l'utérus dont il réveille les contractions suspendues ou affaiblies ainsi que la rétraction.

L'ergot de seigle fait-il naître des contractions?

Non, ou du moins la chose n'est pas suffisamment démontrée.

Combien de temps après son administration observe-t-on ses effets?

Dix ou quinze minutes après.

Quelle est la durée de son action?

Une heure à une heure et demie.

Qu'observe-t-on chez une femme en travail à la suite de l'administration de l'ergot de seigle?

Des contractions plus fréquentes et plus énergiques qui se succèdent bientôt sans interruption et dégénèrent en un resserrement permanent, particularités qui les distinguent des contractions naturelles de l'utérus.

Cette contraction continue est-elle redoutable pour le fœtus?

Oui, à cause de l'interruption prolongée et plus ou moins complète qu'elle fait subir à la circulation placentaire, et des menaces d'axphyxie qui en sont la conséquence.

Dans les conditions ordinaires, combien de temps après le réveil des contractions doit-on craindre pour l'enfant?

Trois quarts d'heure après ; à ce moment il est prudent de terminer l'accouchement.

Quels sont les effets du seigle ergoté lorsqu'il est donné pendant le travail à une dose élevée, surtout lorsque l'expulsion est arrêtée par un obstacle ?

Ce sont de violentes contractions capables de déterminer la rupture de l'utérus ; puis un resserrement tétanique de l'organe. La femme ne tarde pas alors à présenter une surexcitation générale avec rougeur de la face, yeux brillants et fréquence du pouls. Quant à l'enfant, il est promptement asphyxié, surtout lorsque le liquide amniotique s'est écoulé.

Quelle est la forme sous laquelle on donne l'ergot de seigle ?

Sous celle de poudre fraîchement préparée, à cause de son altérabilité. L'accoucheur, muni d'un flacon d'ergot en grains, peut lui même broyer ceux-ci dans un mortier ou entre deux fers à repasser, sachant que six grains pris au hasard représentent environ un gramme d'ergot (Verrier). Réduit en poudre très-fine et parfaitement suspendu dans l'eau, le seigle ergoté pourrait être donné en lavement dans les cas de vomissements. Quand à l'extrait alcoolique d'ergot de seigle, dit ergotine Bonjean, il est inférieur en activité à la substance elle-même, ce qui doit le faire rejeter dans les cas où il faut agir avec rapidité et énergie. L'ergotine se donne, du reste, à peu près aux mêmes doses que l'ergot et en potion.

Quelle est la dose d'ergot de seigle le plus souvent administrée ?

Un gramme et demi à deux grammes, en paquets de 50 centigrammes à faire prendre de dix minutes en dix minutes dans un peu d'eau sucrée, dose qu'on dépasse lorsqu'après l'accouchement il faut ranimer l'utérus tombé dans l'inertie. Du reste, on doit s'arrêter dès que l'effet est obtenu.

Quel est le cas dans lequel l'ergot de seigle rend des services inappréciables?

L'inertie utérine après la délivrance. Il peut alors sauver la femme en arrêtant une hémorrhagie menaçante.

Quel est le cas dans lequel il est d'un secours précieux?

L'inertie utérine pendant le travail.

Peut-on le donner alors sans conditions ?

Non. Il faut, au contraire, la réunion de plusieurs conditions essentielles :

1° Orifice complétement dilaté et membranes rompues ;

2° Présentation et position favorables ;

3° Bassin bien conformé et voies génitales libres.

Quelles sont les circonstances dans lesquelles on doit éviter de l'administrer ?

Ce sont : la primiparité, à cause du danger couru par le périnée contre lequel l'utérus excité par l'ergot, pousserait l'enfant avec trop de brusquerie et de violence ; une surexcitation du système nerveux ou des tendances congestives vers la tête ; enfin, une inflammation antérieure de l'utérus ou des annexes.

L'administration du seigle après la délivrance est-elle soumise aussi à certaines conditions ?

Non. Il faut seulement agir énergiquement et vite.

Excès d'énergie des contractions

Que faut-il entendre par là ?

Un excès de force et de fréquence des contractions utérines.

Que peut-il en résulter pour l'accouchement ?

Une expulsion trop prompte si le fœtus ne rencontre pas assez de résistances.

Doit-on redouter cette rapidité dans l'expulsion ?

Oui, presque autant qu'un travail trop lent, parce que les efforts violents peuvent produire la rupture de l'utérus, déchirer l'orifice, le vagin ou le périnée, et déterminer un ébranlement nerveux des plus graves, un décollement prématuré du placenta, une compression du cordon, la projection violente de l'enfant au dehors, enfin l'inertie consécutive de l'utérus.

Quelles sont les femmes particulièrement prédisposées à ces contractions excessives ?

Celles dont le système nerveux est irritable et les femmes atteintes de dysménorrhée.

Quelle est, en pareil cas, la conduite de l'accoucheur ?

Il doit tout d'abord modérer les contractions, et

pour cela, tenir la femme au lit, lui prescrire des lavements laudanisés, retarder le plus possible la rupture de la poche et interdire les efforts volontaires ; puis, ne pas manquer de soutenir le périnée, ou, ce qui est préférable, d'appliquer sa main contre la vulve pour s'opposer au dégagement trop rapide de la partie fœtale.

Irrégularité des contractions

Qu'appelle-t-on contractions irrégulières ?

On désigne ainsi les contractions qui sont excessivement douloureuses et ne laissent qu'un repos incomplet, ou celles qui affectent seulement une partie de l'utérus.

Qu'en résulte-t-il pour l'accouchement ?

Un ralentissement ou un arrêt du travail. Ainsi, la dilatation après avoir bien débuté, n'avance plus, malgré des contractions énergiques en apparence.

Que produisent sur la femme ces douleurs violentes et inutiles ?

De l'inquiétude, du découragement, et, quand elles se prolongent, une surexcitation poussée parfois jusqu'au délire.

A quoi se reconnaissent les contractions partielles de l'utérus ?

Au durcissement limité de l'organe, que perçoit la main appliquée sur la paroi abdominale.

Cet accident est-il grave ?

Non, parce qu'on en triomphe d'ordinaire.

Que doit-on lui opposer?

Les moyens capables d'arrêter les contractions irrégulières et d'amener un repos à la faveur duquel s'établira le véritable travail. Pour cela, on prescrit à la femme 20 à 30 gouttes de laudanum en lavement dans une très petite quantité d'eau ; un bain prolongé, s'il existe une grande surexcitation. Enfin, en cas de pléthore avérée, on a recours tout d'abord à la saignée qu'on fait suivre néanmoins d'un lavement laudanisé.

ACCOUCHEMENTS VICIEUX PAR ANOMALIES DES VOIES D'EXPULSION

Quelles sont les principales de ces anomalies ?

Ce sont : la rigidité de l'orifice, sa déviation, la tuméfaction de sa lèvre antérieure, le renversement du vagin, le thrombus du vagin et de la vulve, la résistance du périnée, la résistance de la vulve, l'ampleur excessive du bassin, les rétrécissements du bassin, les tumeurs et les oblitérations des voies génitales.

Rigidité de l'orifice

Qu'est-ce que cette anomalie ?

C'est le défaut d'extension des bords de l'orifice utérin, d'où résulte sa résistance à la dilatation.

Dans quel cas doit-on croire à la rigidité de l'orifice ?

Lorsque — le bassin étant bien conformé, la présentation favorable et les contractions suffisantes — la dilatation qui a commencé à se faire, n'avance plus.

La rigidité est-elle toujours de même nature ?

Non. Tantôt elle consiste dans un resserrement des fibres circulaires de l'orifice, qui après avoir subi un commencement d'extension, se contractent tout à coup et peuvent ainsi résister à l'effort utérin pendant plusieurs heures. Tantôt, mais bien plus rarement, la rigidité est due à l'inextensibilité organique du tissu de l'orifice sans qu'aucune altération puisse expliquer cette anomalie. Alors, le cercle utérin résiste passivement à l'action dilatante des contractions les plus énergiques et les mieux soutenues.

Quel nom porte chacune de ces sortes de rigidités?

La première, celui de RIGIDITÉ SPASMODIQUE ;

La seconde, celui de RIGIDITÉ ANATOMIQUE.

Peut-on les distinguer pendant le travail ?

Oui. Dans la rigidité spasmodique, les bords de l'orifice sont minces, très sensibles et le vagin est plus chaud qu'à l'ordinaire. Ce resserrement s'observe spécialement chez les primipares vigoureuses, pléthoriques, ou d'un tempérament lymphatique mais alors nerveuses et irritables. Au contraire, dans la rigidité anatomique les bords de l'orifice restent épais, peu sensibles et la chaleur du vagin n'est pas augmentée. De plus, cette inextensibilité — qui provoque ordinairement de violentes douleurs lombaires — semble particulière aux femmes très jeunes et surtout aux primipares d'un âge avancé.

La rigidité de l'orifice est-elle grave ?

Non, parce qu'elle ralentit ou arrête le travail alors que le fœtus est encore plongé dans le liquide amniotique. Néanmoins la prolongation de cet état, surtout à la suite de contractions énergiques provoquées par l'obstacle, finit par déterminer chez la femme une fatigue excessive.

Que doit-on opposer tout d'abord à la rigidité spasmodique ?

Un bain tiède prolongé ; au besoin une petite saignée si la femme est pléthorique. Quant à l'extrait de belladone — porté sur le col sous la forme d'une petite boulette tenue entre deux doigts — il est souvent inefficace et son absorption peut déterminer une intoxication atropique. Aussi faut-il éviter de recourir à cette application.

Si ces moyens étaient inutiles à quoi faudrait-il en arriver ?

Au débridement de l'orifice. Ici, presque toujours une seule incision suffit pour déterminer le relâchement du col et la reprise du travail.

Comment combattre la rigidité anatomique ?

En essayant d'abord d'un grand bain, pour avoir recours aussitôt après, si l'orifice reste étroit, au débridement de ses bords.

Comment se pratique le débridement du col ?

De la manière suivante : Le rectum et la vessie étant vidés, on saisit de la main droite un bistouri boutonné entouré d'une bandelette de diachylon jusqu'à un centimètre de son extrémité, et, après avoir appliqué fortement la lame à plat sur la face palmaire de l'indicateur gauche, on introduit le doigt et la lame pressés l'un contre l'autre, jusqu'à l'orifice. Là on fait sur le point le plus tendu de ses bords, de préférence à gauche, deux incisions d'un demi-centimètre chacune, qui suffisent pour le réveil des contractions et l'achèvement rapide de la dilatation.

Si après ce débridement, l'utérus fatigué par la durée des efforts inutiles, ne reprenait pas son énergie, que resterait-il à faire ?

L'application du forceps, dans le cas de présentation céphalique bien entendu. (P. Dubois, Depaul, Pajot).

Dans le cours de l'expulsion, . le resserrement brusque de l'orifice n'est-il pas quelquefois la cause d'une difficulté et même d'un danger ?

Oui ; soit, dans les présentations céphaliques, lorsque la tête a franchi l'orifice ; soit, dans la présentation pelvienne, quand le tronc est sorti et la tête se trouve encore dans l'utérus. Le cou est alors serré par le cercle utérin. En outre, dans ce dernier cas, il y a compression du cordon et menace d'asphyxie pour le fœtus.

Que faire alors ?

Le débridement rapide avec le bistouri boutonné, du point le plus accessible de l'orifice, après quoi on achève promptement l'accouchement.

Déviation de l'orifice

En quoi consiste cette anomalie ?

En un déplacement de l'orifice utérin qui s'est

porté en arrière et regarde la face antérieure du sacrum.

Ce déplacement s'opère-t-il toujours de la même manière ?

Non. Sous ce rapport on doit distinguer deux sortes de déviations :

La déviation de l'orifice par obliquité antérieure et extrême de l'utérus ;

La déviation de l'orifice par distension excessive de la partie antérieure du segment inférieur.

Qu'est-ce que la DÉVIATION DE L'ORIFICE PAR OBLIQUITÉ ANTÉRIEURE ET EXTRÊME DE L'UTÉRUS ?

C'est la déviation de l'orifice due au renversement en avant de l'utérus pendant la grossesse.

Quelle est la cause ordinaire de cette obliquité excessive ?

Le relâchement de la paroi abdominale par des grossesses antérieures.

Jusqu'à quel degré peut-elle être portée ?

Jusqu'au renversement de l'organe au devant des pubis à travers un écartement de la ligne blanche. C'est ce qu'on appelle *ventre en besace.*

Cette déviation de l'orifice est-elle préjudiciable au travail ?

Oui. La dilatation s'opère lentement et la partie fœtale tend à s'engager en poussant devant elle la partie antérieure amincie du segment inférieur, qui peut ainsi arriver jusqu'à la vulve pendant que le col reste en arrière très élevé. En outre, lorsque l'utérus et l'orifice ne sont pas réduits, l'organe fatigué tombe dans l'inertie.

Comment reconnaît-on cette espèce de déviation ?

En pratiquant le toucher et en palpant l'abdo-men.

Pendant la grossesse que prescrirait-on dans le cas d'obliquité antérieure et extrême de l'utérus ?

L'usage d'une ceinture destinée à renforcer la paroi abdominale et à soutenir l'utérus.

Pendant le travail, comment se conduit-on en pareille circonstance ?

On repousse l'utérus par un bandage de corps un peu serré et la femme est maintenue rigoureusement dans la position horizontale le siége relevé par un coussin.

Si, ces moyens ayant échoué, la femme était épui-sée et le travail arrêté, quelle serait la dernière ressource ?

L'hystérotomie vaginale, opération qui ouvre un passage au fœtus à travers une incision cruciale faite au segment inférieur qu'on découvre par un large spéculum.

Qu'est-ce que la DÉVIATION DE L'ORIFICE PAR DISTENSION EXCESSIVE DE LA PARTIE ANTÉRIEURE DU SEGMENT INFÉRIEUR ?

C'est la déviation de l'orifice due à l'accroissement en étendue de la portion antérieure du segment inférieur.

Cette déviation est-elle, comme la précédente, préjudiciable au travail ?

Oui. La dilatation est presque arrêtée et la partie fœtale s'engage en poussant devant elle la paroi utérine qu'elle peut faire descendre très-bas et amincir extrêmement, l'orifice restant toujours en haut et en arrière. De plus, lorsque l'orifice n'est pas réduit, l'utérus fatigué tombe dans l'inertie.

Lorsqu'arrivant auprès d'une femme en travail, on touche la tête ainsi coiffée, à quoi est-on exposé ?

A croire la dilatation complète. Il est même des accoucheurs qui, dans cette persuasion, ont appliqué le forceps sur la saillie céphalique recouverte par la paroi utérine !

Comment se reconnaît cette sorte de déviation ?

En pratiquant le toucher ; et la saillie de la tête coiffée se distingue d'une dilatation complète par les caractères déjà indiqués (p. 283).

La déviation modérée de l'orifice par distension du segment inférieur exige-t-elle toujours des moyens particuliers ?

Non. Sous l'influence seule des contractions la réduction s'opère spontanément et la dilatation reprend son cours.

Si dans le cas de déviation prononcée par distension excessive, l'orifice tardait à se replacer, que faudrait-il faire ?

On l'attirerait en avant en accrochant sa lèvre antérieure avec le doigt et on le maintiendrait dans cette situation pendant plusieurs contractions.

Si pourtant cette manœuvre était trop douloureuse ou impossible à cause de la profondeur du col, à quoi serait-on réduit ?

A prescrire le décubitus dorsal prolongé qui finit par rectifier l'orifice.

Tuméfaction de la lèvre antérieure de l'orifice

En quoi consiste cet accident ?

En une infiltration œdémateuse, parfois considérable, de la partie antérieure de l'orifice utérin, due à la compression de cette lèvre entre les pubis et la tête lorsque celle-ci s'engage avant la dilatation.

Ce gonflement s'oppose-t-il à la dilatation ?

Non, car l'agrandissement se fait par le reste de l'orifice. Mais il peut rendre la dilatation douloureuse et, pour ce motif, déterminer l'inertie.

Lorsqu'on voit le travail se ralentir par suite de cet accident, qu'y a-t-il de mieux à faire ?

On doit soulever avec le doigt le bourrelet œdémateux aussi haut que possible dans l'intervalle des douleurs, jusqu'à ce que la tête soit sur le point de le franchir.

Renversement du vagin

Qu'appelle-t-on renversement du vagin ?

On désigne ainsi le déplacement en bas de la muqueuse vaginale qui poussée par la tête, forme à la vulve un bourrelet violacé plus ou moins volumineux.

Que faut-il pour produire cet accident ?

Deux conditions essentielles : Un relâchement prononcé de la muqueuse vaginale et un volume très considérable de la tête.

Que faire en pareil cas ?

On doit, d'abord essayer de repousser la muqueuse ; puis, si la réduction est impossible, terminer l'accouchement par le forceps pour mettre fin à l'étranglement du bourrelet vaginal.

Thrombus du vagin et de la vulve

Que désigne-t-on sous ce nom ?

Un épanchement de sang qui dans certains cas, du reste assez rares, se fait, soit autour du vagin, soit surtout dans l'épaisseur de la vulve.

A quel moment d'ordinaire survient cet accident ?

Vers la fin du travail lorsque la partie fœtale distend et franchit les dernières portions du conduit vulvo-vaginal.

Comment s'explique-t-il ?

Par la rupture d'artérioles ou de veinules déjà variqueuses appartenant aux tissus tiraillés.

Cet épanchement sanguin peut-il être dangereux pour la femme ?

Oui, quand il est abondant, au même titre qu'une hémorrhagie grave.

Le thrombus est-il facile à reconnaître pendant le travail ?

Oui, lorsqu'il siége à la vulve, car alors l'épanchement forme une tumeur soudaine et rapidement volumineuse. Au contraire, on ne peut guère constater un thrombus exclusivement vaginal qu'après le travail, seul moment auquel se complète l'épanchement jusqu'alors empêché par la compression de la partie fœtale.

Cette tumeur vulvaire peut-elle arrêter la progression du fœtus ?

Oui, lorsqu'elle est trop volumineuse.

Quelle est la règle de conduite en pareil cas ?

Elle se résume dans les indications suivantes :

Terminer l'accouchement au plus tôt avant que le thrombus ait augmenté ;

Pendant le travail, si la tumeur vulvaire fait obstacle à la sortie du fœtus, l'inciser largement vers le bas malgré l'écoulement de sang consécutif. Terminer ensuite l'accouchement, s'il y a nécessité ;

Après le travail, si le thrombus est modéré (œuf de poule), attendre la résorption du sang épanché ; ouvrir, au contraire, la tumeur si elle est volumineuse pour éviter un abcès étendu, et déterger le foyer purulent dans la suite jusqu'à guérison, tout en soutenant les forces de la femme.

Résistance du périnée

A quoi est due cette résistance ?

Au défaut de distension du plancher périnéal, c'est-à-dire à la rigidité de ses couches musculo-aponévrotiques.

Cet accident est-il fréquent ?

Oui. C'est même le plus commun de tous ceux du travail, surtout chez les primipares fortement constituées.

Dans quelles circonstances la résistance du périnée devient-elle manifeste ?

Lorsque, malgré des contractions soutenues, la tête arrivée sur le plancher périnéal, n'avance plus et le périnée ne bombe pas.

Que provoque alors cette résistance dans la plupart des cas ?

Des contractions énergiques, même violentes, mais inutiles, qui peuvent épuiser l'organe et le faire tomber dans l'inertie.

Quels sont les dangers de cet arrêt du travail ?

Ceux qui ont été déjà signalés à propos de l'inertie utérine pendant la période d'expulsion (compression désastreuse des organes pelviens, asphyxie fœtale), page 384.

A quel moment faut-il commencer à les redouter ?

Comme il a été dit, après trois ou quatre heures de séjour de la tête sur le plancher périnéal.

Quand faut-il agir ?

Dès que la résistance du périnée et l'inefficacité des contractions sont suffisamment constatées.

Doit-on en pareil cas songer à l'ergot de seigle ?

Non, car on provoquerait des contractions dangereuses pour le périnée.

Qu'y a-t-il alors de mieux à faire ?

Une application de forceps si la tête se présente, précédée tout au plus, en cas d'épuisement utérin, d'une faible dose d'ergot pour prévenir une inertie consécutive.

L'extraction par le forceps est-elle soumise ici à certaines règles ?

Oui, à deux règles essentielles : L'accoucheur doit tirer très lentement pour donner aux tissus rigides le temps de se dilater, et éviter de faire porter les cuillers sur la partie postérieure de la vulve qui, sans cette précaution, pourrait être déchirée.

Résistance de la vulve

A quoi est due cette résistance ?

Au défaut de dilatation suffisante de l'anneau vulvaire, conséquence de son étroitesse et de sa rigidité.

Cette anomalie est-elle indépendante de la résistance périnéale ?

Habituellement non. La rigidité s'étend, en effet, à tous les tissus qui forment le plancher du bassin.

Que doit-on redouter ici ?

A peu près les mêmes conséquences de l'arrêt du travail, que lorsque le passage est barré par le périnée.

L'asphyxie du fœtus n'est-elle pourtant à craindre qu'au bout de plusieurs heures, comme précédemment ?

Non. Une heure après, ce danger devient menaçant.

Que faut-il redouter particulièrement lorsque des contractions énergiques poussent la partie fœtale contre la vulve étroite et rigide ?

La déchirure du périnée.

Quelle est la conduite à suivre en pareil cas ?

On attend sans perdre de vue la commissure vulvaire ; puis, lorsqu'elle est devenue rigide, luisante et sur le point de se fendre, on pratique sans hésiter, au moment de la contraction, les deux incisions *postéro-latérales* de Dubois. Pour cela, on enfonce successivement de chaque côté, entre la partie fœtale et la grande lèvre, à trois centimètres de la commissure vulvaire et à plat — une des lames de forts ciseaux mousses, jusqu'à un centimètre de profondeur. On la redresse ensuite de manière à présenter son bord effilé au cercle vulvaire qui est alors tranché d'un seul coup. Ces incisions, rarement douloureuses, s'agrandiront probablement au moment du passage de la tète, mais on aura évité ainsi les chances d'une division étendue et médiane du plancher périnéal.

Que faire lorsque, au contraire, les contractions se sont affaiblies et qu'il n'y a plus à attendre ?

On doit appliquer le forceps et tirer lentement, après avoir donné cependant un peu de seigle pour prévenir une inertie consécutive.

Si, pendant cette extraction, une déchirure était imminente, comment en réduirait-on l'étendue ?

En pratiquant les incisions postéro-latérales précédentes.

DÉCHIRURE DU PÉRINÉE

Quels sont les degrés que cette déchirure peut présenter ?

Ce sont : 1° La déchirure incomplète qui s'étend plus ou moins sur le périnée, quelquefois jusqu'au sphincter de l'anus, mais sans le comprendre. Ce premier degré, comme du reste le suivant, n'exige guère que le rapprochement des cuisses et des soins de propreté. Tout au plus devra-t-on stimuler la cicatrisation soit par des lotions astringentes soit par de petits attouchements avec le nitrate d'argent ;

2° La déchirure centrale qui est une perforation du périnée entre la vulve et l'anus dont les bords restent intacts, large boutonnière qui dans certains cas, fort rares, a pu donner passage au fœtus ;

3° La déchirure complète qui comprend le périnée tout entier et le sphincter de l'anus. C'est la plus grave de toutes parce qu'elle a pour conséquence forcée l'incontinence des matières fécales, et que la guérison, rarement spontanée, nécessite le plus souvent l'opération de la périnéoraphie vers la fin des suites de couches.

Ampleur excessive du bassin

Qu'est-ce que l'ampleur excessive du bassin ?

C'est l'agrandissement régulier et prononcé de la cavité pelvienne, dû à un allongement égal de tous ses diamètres, par suite sans altération de la forme normale du bassin.

Pourquoi un bassin vicié par amplitude n'est-il pas favorable à l'accouchement ?

Parce qu'il rend l'expulsion trop prompte, dangereuse pour le périnée, et qu'un accouchement aussi rapide expose à une inertie utérine consécutive.

Observe-t-on beaucoup de bassins de cette espèce ?

Non ; ces bassins — de cause inconnue — sont au contraire fort rares.

En pareil cas, que doit-on prescrire pendant le travail ?

Tout ce qui peut ralentir l'expulsion. Ainsi, la femme doit rester couchée dès le début et bien se garder de pousser. Enfin, on applique la main contre la vulve pour empêcher la sortie trop brusque de la partie fœtale.

Rétrécissements du bassin

Qu'est-ce qu'un rétrécissement du bassin ?

C'est une diminution de l'ampleur normale du petit bassin, due au raccourcissement de ses diamètres.

S'agit-il ici de rétrécissements légers ?

Non. Ce ne sont là que de faibles obstacles facilement surmontés par les contractions utérines, lorsque le fœtus est normalement développé.

Quelle est la première catégorie de rétrécissements qu'il faut noter en passant ?

Celle des BASSINS VICIÉS PAR ÉTROITESSE ABSOLUE, dans lesquels tous les diamètres sont également raccourcis et dont la forme, par suite, reste normale.

Ces rétrécissements rendent-ils l'accouchement bien difficile ?

Oui, quand ils sont prononcés. Alors ils peuvent s'opposer à l'expulsion bien plus que les rétrécissements très avancés mais limités à un seul diamètre.

Ces bassins présentent, du reste, les mêmes indications obstétricales que ceux de la catégorie suivante.

Quelles sont les femmes chez lesquelles on rencontre d'ordinaire cette étroitesse absolue ?

Les naines dont le squelette tout entier est de petite dimension. Ce rétrécissement existe quelquefois, mais bien rarement, chez des femmes de toutes tailles.

Peut-on soupçonner à l'avance ce vice de conformation ?

Non, à moins qu'il s'agisse d'une naine dont la petite taille est alors un signe révélateur d'étroitesse pelvienne.

Quelle est la seconde et la plus importante des catégories de rétrécissements pelviens ?

Celle des BASSINS VICIÉS PÀR ÉTROITESSE RELATIVE, dans lesquels un ou plusieurs diamètres —mais non tous également — sont raccourcis, ce qui entraîne leur déformation.

ESPÈCES DE RÉTRÉCISSEMENTS

Comment se divisent les rétrécissements pelviens avec déformation ?

En quatre espèces principales suivant le point d'application de la cause de déformation :

Rétrécissement pelvien par compression antéro-
    postérieure ;

Rétrécissement pelvien par compression oblique ;

Rétrécissement pelvien par compression transver-
    sale ;

Rétrécissement pelvien par compressions combinées.

*La compression du bassin suivant une seule direc-
tion, n'altère-t-elle sa capacité que dans ce sens ?*

Non. L'enfoncement de la paroi osseuse suivant
un diamètre, ne peut guère se produire, quand il est
notable, sans le déplacement simultané des points du
bassin où vont aboutir d'autres diamètres, d'où résulte une déformation plus ou moins étendue.

Qu'est-ce que le RÉTRÉCISSEMENT PAR COMPRESSION
ANTÉRO-POSTÉRIEURE ?

C'est la diminution de l'ampleur du bassin dans le
sens des diamètres antéro-postérieurs, par l'effet d'une
force qui l'a comprimé suivant cette direction.

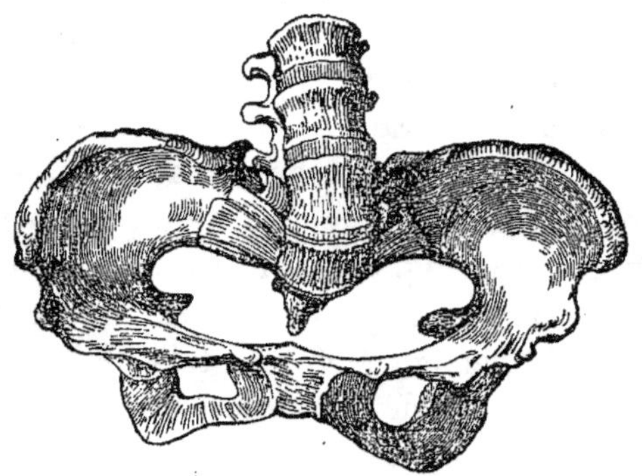

FIG. 75, — *Rétrécissement par compression antéro-postérieure
(bassin rachitique).*

Est-il fréquent relativement aux autres espèces ?

Oui. C'est le cas ordinaire, puisque sur 50 bassins
viciés on le rencontre 45 à 48 fois.

*En quoi consiste presque toujours ce rétrécisse-
ment antéro-postérieur ?*

En un raccourcissement du diamètre antéro-postérieur du détroit supérieur, dû à la saillie de l'an-

gle sacro-vertébral porté en avant soit par le déplacement des premières vertèbres sacrées soit par la
bascule du sacrum (Pajot). On constate en même
temps, tantôt l'agrandissement tantôt l'ampleur normale de l'excavation et du détroit inférieur.

*Jusqu'à quel point le diamètre sacro-pubien peut-
il être réduit ?*

Jusqu'à ne plus avoir que 5 centimètres et même
moins.

*N'y a-t-il pas des variétés fort rares de rétrécis-
sements antéro-postérieurs ?*

Oui. Le sacrum peut avoir perdu sa courbure,
s'être aplati, s'être même courbé en sens inverse ou
porté en masse en avant, d'où un rétrécissement antéro-postérieur du détroit supérieur et de l'excavation. Il peut, au contraire, s'être incurvé fortement
dans la direction de sa courbure naturelle, et avoir
déterminé un rétrécissement antéro-postérieur des
deux détroits avec agrandissement de l'excavation.
Enfin, la symphyse des pubis peut se trouver aplatie,
ce qui est extrêmement rare ; ou très oblique en bas
et en dedans vers le détroit inférieur qu'elle rétré-
cit ; ou allongée verticalement, ce qui constitue la
barrure.

Qu'est-ce que le RÉTRÉCISSEMENT PAR COMPRESSION
OBLIQUE ?

C'est la diminution de l'ampleur du bassin dans le
sens des diamètres obliques par l'effet d'une force
qui l'a comprimé suivant cette direction.

En quoi consiste-t-il ?

En un enfoncement de la paroi cotyloïdienne (an-
téro-latérale) soit d'un seul côté soit des deux côtés.
Dans l'enfoncement double, le diamètre antéro-pos-

térieur est réellement allongé par la projection en avant de la symphyse des pubis, mais la gouttière qui en résulte est trop étroite pour pouvoir loger le fœtus et favoriser ainsi l'engagement.

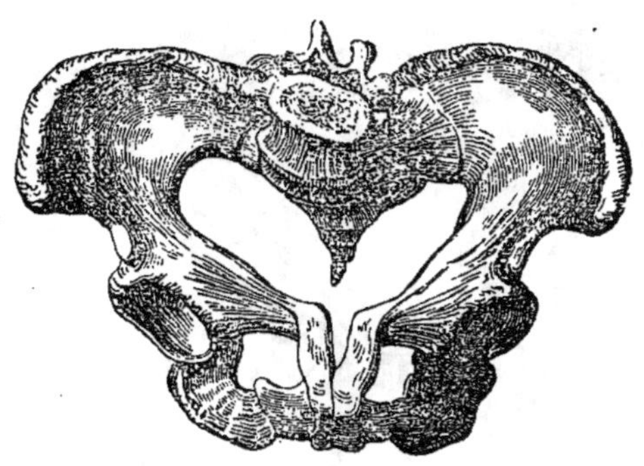

Fig. 76. — *Rétrécissement par compression oblique des deux côtés (bassin ostéomalacique).*

Quel est le bassin déformé qu'on doit rattacher au rétrécissement oblique ?

C'est le BASSIN OBLIQUE OVALAIRE de Nœgelé, dont les caractères principaux sont une atrophie de toute une moitié du bassin avec ankylose (non constante) de la symphyse sacro-iliaque du même côté : développement imparfait de la moitié correspondante du sacrum ; diminution d'étendue de l'os iliaque et de l'échancrure sciatique ; face antérieure du sacrum déviée et portée vers le côté atrophié ; symphyse pubienne portée, au contraire, vers le côté opposé et, par suite, ne correspondant plus directement à l'angle sacro-vertébral. Quant à l'autre moitié du bassin, bien que normale au premier abord, elle se trouve, en réalité, moins concave, déjetée en dehors et d'au-

tant plus large que l'aplatissement du côté atrophié
est plus prononcé.

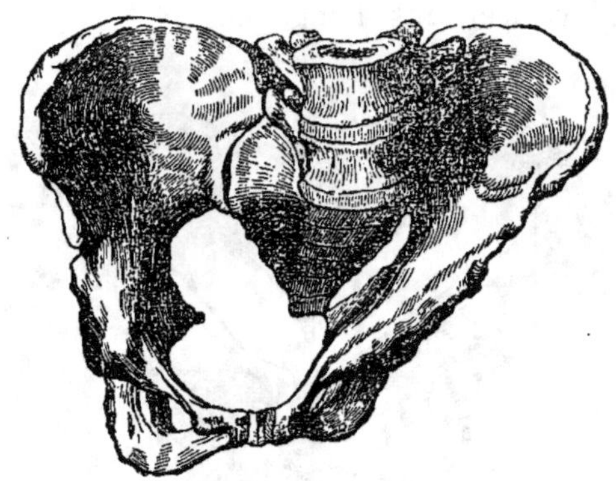

FIG. 77. — *Bassin oblique ovalaire.*

Qu'est-ce que le RÉTRÉCISSEMENT PAR COMPRESSION
TRANSVERSALE ?

C'est la diminution de largeur du bassin dans le
sens transversal par l'effet d'une force qui l'a comprimé suivant cette direction.

En quoi consiste-t-il presque toujours ?

En un rapprochement des tubérosités sciatiques et
des branches ischio-pubiennes, d'ou résulte un rétrécissement transversal du détroit inférieur, analogue à celui qu'on observe normalement chez certains
mammifères. Quant au rétrécissement transversal du
détroit supérieur et de l'excavation, il constitue la
plus rare des déformations du bassin.

Qu'est-ce que le RÉTRÉCISSEMENT PAR COMPRESSIONS
COMBINÉES ?

C'est le produit de plusieurs rétrécissements réunis et de leur influence réciproque, d'où résultent des

bassins aux formes plus ou moins singulières (triangulaires, bilobés, trilobés, réniformes, pyramidaux... etc.)

Le raccourcissement des diamètres du bassin résulte-t-il toujours d'un enfoncement des parois pelviennes ?

Non. Il peut être déterminé par des tumeurs développées dans le périoste ou le tissu osseux (tumeurs fibreuses, exoxtoses, enchondromes, ostéotéatomes, ostéosarcomes) qui obstruent le bassin comme les déformations et donnent lieu presque aux mêmes indications.

CAUSES DES RÉTRÉCISSEMENTS

Que faut-il pour produire un rétrécissement pelvien ?

Deux conditions : 1° Un ramollissement des os du bassin ou seulement la faible résistance qu'ils présentent chez l'enfant ; 2° l'application sur les parois pelviennes d'une force tendant à les enfoncer en dedans, représentée tantôt par la contraction des muscles qui s'y insèrent, tantôt, et surtout, par la pression que leur font subir, soit la colonne vertébrale, soit les fémurs, soit le plan du lit ou d'une chaise dans le décubitus ou la station assise.

Quelles sont les maladies qui déterminent le ramollissement des os du bassin ?

Ce sont le rachitisme et l'ostéomalacie.

Qu'est-ce que le RACHITISME *?*

C'est une maladie de l'enfant consistant dans le ramollissement et l'arrêt de développement des os du squelette.

A quel âge se déclare-t-il ?

Ordinairement à l'âge de deux ou trois ans, jamais avant la première année et très rarement après la dixième.

Le ramollissement rachitique suit-il une marche particulière ?

Oui. Il débute par les membres inférieurs, s'étend ensuite de bas en haut et envahit ainsi successivement le bassin, la colonne vertébrale et les membres supérieurs.

Les enfants rachitiques guérissent-ils ?

Oui, mais leurs os, qui prennent de la solidité, restent déformés et se développent imparfaitement.

Quelles sont les déformations extérieures observées chez une femme adulte qui a été rachitique ?

Ce sont : une petite taille, une grosse tête relativement au reste du corps, la colonne vertébrale plus ou moins déviée, les membres supérieurs parfois incurvés, les cuisses arquées, les jambes torses et les articulations volumineuses.

Quel est le RÉTRÉCISSEMENT DU BASSIN SPÉCIAL AUX RACHITIQUES ?

C'est une diminution d'étendue du détroit supérieur d'avant en arrière et quelquefois dans le sens oblique, avec amplitude normale ou même agrandissement de l'excavation et du détroit inférieur, ce qui correspond au rétrécissement par compression antéro-postérieure le plus souvent observé (fig. 75).

Qu'est-ce que L'OSTÉOMALACIE ?

C'est une maladie de l'adulte — heureusement assez rare — consistant dans un ramollissement extrême des os du squelette qui, dans cet état, peuvent céder et se rompre sous l'influence des pressions ou des contractions musculaires.

Le ramollissement ostéomalacique est-il plus prononcé que le rachitique ?

Oui. En outre, comme le poids des parties et les contractions musculaires sont aussi plus considérables, les déformations qui s'ensuivent peuvent être énormes.

Quelles sont les conditions qui favorisent l'ostéomalacie ?

Ce sont, les logements humides, sombres et étroits, une alimentation insuffisante, et des grossesses coup sur coup.

Par où l'altération osseuse débute-t-elle ordinairement ?

Précisément par le bassin, pour de là s'étendre à tout le squelette.

A quel moment l'ostéomalacie peut-elle particulièrement se développer ?

Dans le cours même d'une grossesse, après plusieurs accouchements heureux.

Comment se termine-t-elle ?

Le plus souvent par la guérison qui est toujours très lente, même incomplète ; quelquefois à la longue, par la mort.

Quel est le RÉTRÉCISSEMENT DU BASSIN SPÉCIAL AUX OSTÉOMALACIQUES ?

C'est une diminution d'étendue des deux détroits surtout dans le sens oblique et transversal, ce qui correspond aux rétrécissements par compression oblique et transversale, réunis et combinés (fig. 76).

Tous les rétrécissements du bassin supposent-ils le rachitisme ou l'ostéomalacie ?

Non. Chez l'enfant, en l'absence du rachitisme, par le fait seul de la faible résistance du système osseux, le bassin peut se déformer lorsque les deux membres inférieurs deviennent inégaux en longueur; ainsi, à la suite d'une *luxation spontanée, d'une fracture de cuisse avec raccourcissement,* ou d'une *luxation congénitale.* Le bassin supporte alors, pendant la marche, une pression brusque et intermittente par une des cavités cotyloïdes, d'où peut résulter l'aplatissement de l'os iliaque dans le sens oblique (compression oblique). Enfin, le bassin peut être rétréci par un simple arrêt ou vice de développement, comme on l'observe pour le bassin oblique ovalaire.

Les rétrécissements indépendants du rachitisme et de l'ostéomalacie sont-ils très prononcés ?

Non, à l'exception pourtant du rétrécissement oblique ovalaire qui peut réduire considérablement la cavité pelvienne.

DIAGNOSTIC DES RÉTRÉCISSEMENTS

Quel est le moyen par excellence de reconnaître avec certitude un rétrécissement et d'en apprécier le degré ?

La mesure du bassin ou pelvimétrie, surtout à l'intérieur.

Lorsque cette constatation directe est impossible, peut-on encore diagnostiquer une déformation pelvienne ?

Oui, d'après les antécédents de la femme et les déformations extérieures de son squelette. Ainsi, une femme qui a marché fort tard, par exemple à 4 ou 5 ans seulement, ou qui, après avoir marché, s'est affaiblie tout à coup, a dû garder longtemps le lit, et dont les articulations ont, pendant ce temps, augmenté de volume, doit être considéré comme rachitique, surtout si elle présente les déformations caractéristiques du squelette déja signalées. Par suite, son bassin ne peut être que vicié. Les antécédents d'ostéomalacie sont faciles à reconnaître et l'excès même des déformations osseuses sont un trait significatif attestant en même temps un rétrécissement pelvien, toujours très prononcé. Enfin, une claudication congénitale ou remontant aux premières années doit faire craindre une certaine déformation du bassin, tandis qu'on serait rassuré si, par une cause quelconque, la femme n'a commencé à boiter qu'après l'enfance.

Doit-on toujours supposer un rétrécissement pelvien chez une femme qui présente une saillie vertébrale (femme bossue) ?

Non, parce que les déviations vertébrales ne sont pas toujours la conséquence du rachitisme. Elles sont encore le résultat d'une maladie des muscles et des ligaments vertébraux sans altération des os (scoliose, cyphose, lordose), assez fréquente à l'âge de la puberté. Les femmes dont la colonne vertébrale est ainsi déviée, ont aussi, et pour cette raison, la taille petite, mais les membres et le bassin présentent le développement normal. La saillie vertébrale est donc une déformation isolée et de date plus ou moins récente. En outre, il n'existe dans les antécédents aucune trace de rachitisme.

Peut-on soupçonner le rétrécissement oblique ovalaire d'après les antécédents ou l'état du squelette ?

Non, parce que ce rétrécissement comme, du reste, tous ceux qui sont dus à un arrêt de développement, ne se révèle par aucune circonstance passée ni aucun signe extérieur bien évident.

Qu'est-ce que la PELVIMÉTRIE ?

C'est la mesure des diamètres du bassin soit à l'extérieur par la pelvimétrie externe soit à l'intérieur par la pelvimétrie interne.

Quel est l'instrument usité pour la pelvimétrie externe ?

Le COMPAS D'ÉPAISSEUR DE BAUDELOCQUE, véritable compas à branche d'abord droites, puis courbe, terminées par un bouton et traversées par une règle graduée qui permet d'en mesurer l'écartement.

Où s'applique le compas d'épaisseur ?

A l'extérieur, chaque bouton sur un point osseux superficiel correspondant à l'extrémité du diamètre pelvien à mesurer.

Que représente alors la mesure obtenue ?

Une longueur qui se compose du diamètre cherché et de l'épaisseur des parties osseuses embrassées par le compas, épaisseur à déduire de la mensuration totale pour avoir le résultat désiré.

A quoi se restreint, en pratique, l'emploi du compas de Baudelocque ?

A la mesure du diamètre sacro-pubien dont le raccourcissement constitue essentiellement l'étroitesse pelvienne ordinairement observée.

Quelle est, dans ce cas, l'épaisseur de parties osseuses qu'on doit retrancher ?

Celle de la base du sacrum (6 centimètres et demi)

et de la symphyse des pubis (1 centimètre et demi), c'est-à-dire 8 centimètres qu'on déduit de la longueur totale pour avoir la mesure approximative du diamètre raccourci.

Où se placent les boutons du compas d'épaisseur ?

La femme étant couchée sur le côté, un bouton se place contre la symphyse des pubis, l'autre sur la première apophyse épineuse du sacrum, ou, si celle-ci est difficile à sentir, à un centimètre au-dessous de l'apophyse épineuse de la dernière vertèbre lombaire. Puis, on lit sur la règle graduée l'écartement des boutons.

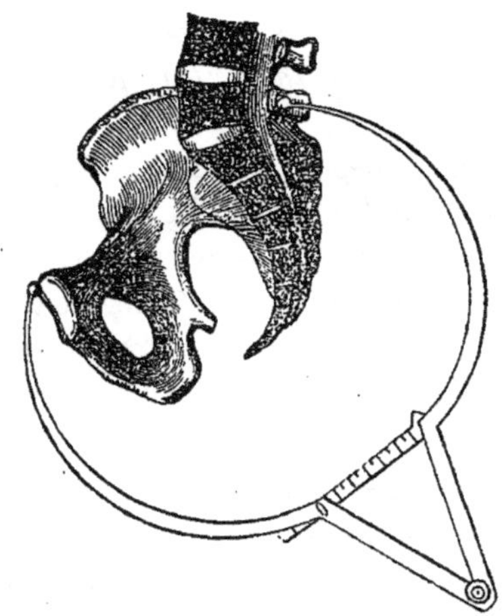

Fig. 78. — *Pelvimètre de Baudelocque appliqué à la mesure du diamètre sacro-pubien.*

Quel résultat donne cette mensuration à l'état normal ?

Une longueur de 19 centimètres de laquelle on retranche 8 centimètres d'épaisseur osseuse pour avoir 11 centimètres, longueur du diamètre sacro-pubien.

Quels sont les diamètres qu'on pourrait encore mesurer avec le compas ?

Les diamètres transverse et sacro-coccygien du détroit inférieur, mais sans aucune déduction.

La pelvimétrie externe donne-t-elle la longueur exacte du diamètre sacro-pubien ?

Non toujours, parce que l'épaisseur des os est souvent augmentée chez les rachitiques. Aussi doit-on préférer à cette mensuration, la pelvimétrie interne toutes les fois qu'elle est praticable.

N'y a-t-il pas certains procédés externes à l'aide desquels on constate la déformation oblique ovalaire ?

Oui, d'abord la mesure avec le compas d'épaisseur des dimensions extérieures du bassin dans le sens des diamètres obliques, distances qui, au lieu d'être identiques au même niveau, comme dans l'état normal, diffèrent d'un centimètre et demi à trois centimètres sur un bassin oblique ovalaire ; ensuite, le procédé des deux fils à plomb qu'on fait tomber, l'un de l'apophyse épineuse de la première pièce du sacrum, l'autre de la symphyse des pubis, et qui, au lieu de se recouvrir comme à l'état normal quand on se place en face de la femme, se trouvent écartés par la déviation de la symphyse pubienne à l'opposé de la symphyse sacro-iliaque ankylosée. Du reste, ces deux moyens de diagnostic s'appliquent encore aux rétrécissements obliques d'un seul côté.

Comment se pratique la pelvimétrie interne ?

A l'aide d'instruments divers dont le meilleur est,

sans contredit, le pelvimètre de Van Huevel, et surtout à l'aide du doigt de l'accoucheur.

Qu'est-ce que le PELVIMÈTRE DE VAN HUEVEL ?

C'est une sorte de compas métallique composé de
deux tiges : l'une, droite ou *vaginale* en forme de spa-
tule vers le bout; l'autre, extérieure, courbe près de
son extrémité qui porte une vis susceptible de l'allonger dans le même sens. Un arc gradué permet
de noter leur écartement.

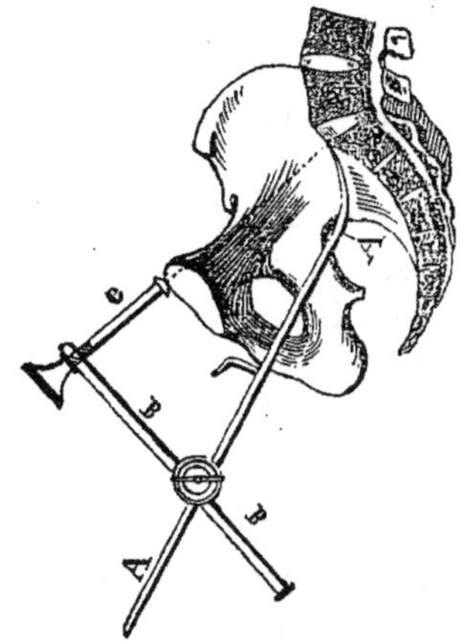

FIG. 79. — *Pelvimètre de van Huevel appliqué à la mesure du
diamètre sacro-pubien.*

*Comment mesure-t-on les diamètres du bassin
avec cet instrument ?*

De la manière suivante : La branche vaginale est
introduite doucement dans le vagin sur le doigt indicateur qui la guide, jusqu'à ce que son extrémité
élargie soit arrivée sur le point où aboutit en arrière
le diamètre à mesurer, l'angle sacro-vertébral par

exemple s'il s'agit du diamètre sacro-pubien. L'autre branche restée à l'intérieur est ensuite approchée et son extrémité mise en contact par quelques tours de vis avec le bord supérieur de la symphyse pubienne. On serre alors l'articulation, puis on retire l'instrument dont les branches sont ainsi immobilisées, et on note leur écartement sur la règle graduée. Les branches ayant été desserrées, on introduit de nouveau la tige vaginale, mais cette fois dans le but de placer son extrémité contre la face interne des pubis, et on applique la tige extérieure sur le point où elle se trouvait précédemment. L'écartement est de nouveau noté. On n'a plus alors qu'à retrancher cette dernière mesure de la première pour obtenir la longueur du diamètre sacro-pubien. On procéderait de la même façon pour mesurer les diamètres obliques et transverse, à la différence seule des points d'application des branches.

Pourquoi le DOIGT *est-il le plus précieux de tous les pelvimètres ?*

Parce qu'il permet de constater non seulement le raccourcissement des diamètres mais encore la forme générale du rétrécissement et les causes d'obstruction qui peuvent le compliquer.

Peut-on avec un doigt indicateur de longueur ordinaire, toucher l'angle sacro-vertébral ?

Non, parce que l'extrémité digitale ne peut guère, dans la direction du promontoire, arriver au-delà d'une profondeur de 8 centimètres et demi. Mais déjà ce fait seul indique que le diamètre sacro-pubien est normal ou faiblement raccourci. Au contraire, lorsque la pulpe digitale atteint l'angle osseux, c'est que ce diamètre a beaucoup perdu de sa longueur, et

il reste à mesurer le degré de ce raccourcissement
sans retirer le doigt du vagin.

*Comment s'y prend-on pour mesurer avec le doigt
le diamètre sacro-pubien notablement raccourci ?*

De la manière suivante : Après avoir atteint avec
l'extrémité du doigt l'angle sacro-vertébral facile à
reconnaître à son relief et à la dépression située au-
dessus, on relève la main jusqu'à la rencontre du
sommet de l'arcade sur laquelle le bord radial doit
exercer une certaine pression. Alors, sur ce point de

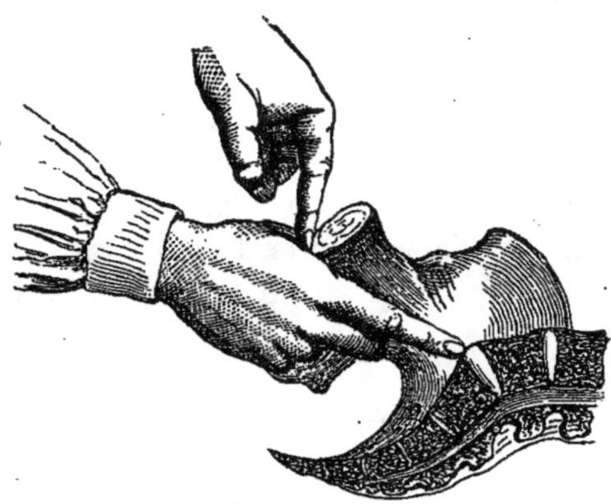

FIG. 80. — *Doigt appliqué à la mesure du diamètre sacro-pubien
d'un bassin rétréci.*

contact, une empreinte est faite avec un doigt de
l'autre main qu'on a glissé entre les grandes lèvres.
L'indicateur est ensuite retiré et l'intervalle compris
entre la pulpe et l'empreinte mesuré sur une règle
graduée. Cette mesure n'étant que celle de la distance sacro-sous-pubienne, pour avoir l'étendue réelle
du diamètre en question, il ne reste plus — lorsque
la symphyse pubienne n'est pas déviée — qu'à re-

trancher du chiffre obtenu, 1 centimètre et demi qui représente l'excédant de longueur de la distance mesurée, par rapport au diamètre sacro-pubien.

Quels sont les autres diamètres que le doigt peut servir encore à mesurer ?

Les diamètres du détroit inférieur et en particulier les diamètres coccy-pubien et transverse, sans rien défalquer ici de la longueur obtenue. On les mesure plus commodément encore en disposant l'indicateur et le pouce comme les branches d'un compas qu'on place sur les points extrêmes des diamètres et dont on porte l'écartement sur une règle graduée.

Pendant le travail, lorsque le sommet se présente, quel est le signe à peu près certain d'un rétrécissement pelvien au détroit supérieur?

L'excessive lenteur de la dilatation qui met plus de 48 heures à s'opérer, retard significatif lorsqu'il ne peut s'expliquer par aucune anomalie fœtale.

PRONOSTIC ET INDICATIONS DES RÉTRÉCISSEMENTS

Comment divise-t-on les bassins rétrécis par rapport au pronostic et aux indications qui dérivent de ces déformations ?

En quatre classes :

1° Bassins rétrécis dont le plus petit diamètre (ordinairement le sacro-pubien), inférieur à la longueur normale, a au moins 9 centimètres et demi ;

2° Bassins rétrécis dont le plus petit diamètre, inférieur à 9 centimètres et demi, mesure au moins 8 centimètres (rétrécissements moyens);

3° Bassins rétrécis dont le plus petit diamètre, inférieur à 8 centimètres, mesure au moins 6 centimètres et demi ;

4° Bassins rétrécis dont le plus petit diamètre est inférieur à 6 centimètres et demi (rétrécissements extrêmes).

Pourquoi 9 centimètres et demi et 8 centimètres sont-ils des degrés de rétrécissements qui servent spécialement à fixer le pronostic et les indications ?

Parce qu'ils représentent des limites au-dessous desquelles l'expulsion, dans le premier cas est rare, dans le second presque impossible. En effet, 9 centimètres et demi est la longueur normale du diamètre bi-pariétal, celui qui, dans la présentation du sommet, se met naturellement en rapport, à cause de son peu d'étendue, avec le plus petit diamètre d'un bassin rétréci. Le passage de la tête fœtale dépendant, par suite, du passage de ce diamètre au détroit, il s'en suit qu'à 9 centimètres et demi et au-dessus, la tête franchira celui-ci, au besoin en se réduisant un peu. Au-dessous de 9 centimètres et demi et jusqu'à 8 centimètres, la tête pourra encore passer, le diamètre bi-pariétal étant très réductible. Au contraire, au-dessous de 8 centimètres, longueur normale du diamètre bi-temporal, en admettant que le bi-pariétal se réduisit assez fortement pour franchir le rétrécissement, il resterait à faire passer le bi-temporal qui étant irréductible empêchera l'engagement.

D'après ces considérations et les résultats de l'expérience peut-on déterminer et prévoir les difficultés de l'accouchement correspondant aux divers degrés des rétrécissements ?

Oui. Dans le premier cas (de 11 centimètres à

9 1/2) l'accouchement se fait souvent sans le secours de l'art, bien que plus ou moins péniblement ; dans le second (9 centimètres 1/2 à 8) l'accouchement spontané est fort rare. et le forceps presque toujours nécessaire ; dans le troisième (8 centimètres à 6 1/2) l'accouchement spontané est à peu près impossible et le forceps ordinairement inutile ; dans le quatrième (au-dessous de 6 centimètres 1/2) il ne reste qu'une alternative : la mutilation du fœtus, ou l'opération césarienne.

N'y a-t-il pas des bassins très étroits qui n'entraînent pas cependant des difficultés d'accouchement ou d'intervention proportionnées au rétrécissement ?

Oui, le bassin oblique ovalaire par exemple, qui permettra l'accouchement si la grosse extrémité de la tête se trouve ou est amenée par la version vers le côté large du bassin. De plus, un rétrécissement par ostéomalacie — même très prononcé — serait moins grave si au moment du travail les os du bassin encore moûs, pouvaient être écartés par la partie fœtale.

Le siège du rétrécissement n'influe-t-il pas sur le pronostic ?

Oui. Ainsi, les rétrécissements du détroit inférieur sont moins fâcheux que ceux du détroit supérieur parce que si la mère et le fœtus ont tout à craindre quand la tête est arrêtée dans l'excavation, d'un autre côté l'intervention est rendue plus facile à ce niveau.

L'accouchement, ordinairement si difficile avec un rétrécissement du bassin, n'est-il pas quelquefois favorisé par certaines conditions particulières ?

Oui, par l'énergie des contractions, le petit volume

ou la réductibilité de la tête, qui peuvent compenser en partie l'étroitesse pelvienne lorsqu'elle est modérée. Mais ce sont autant de circonstances qu'on ne peut connaître à l'avance, contrairement aux rétrécissements et à leurs degrés.

INDICATIONS PENDANT LA GROSSESSE

A quelle indication capitale peuvent donner lieu certains rétrécissements pelviens, pendant la grossesse ?

A celle de provoquer l'accouchement à l'époque de la viabilité fœtale mais avant un trop grand développement du fœtus, c'est-à-dire de sept à huit mois, dans le but d'éviter à l'enfant et à la mère les dangers d'un accouchement à terme.

A quels rétrécissements peut s'appliquer l'accouchement prématuré provoqué ?

Aux rétrécissements des seconde et troisième classes (voir ci-dessus les classes de bassins viciés). Pour ceux de la seconde classe, P. Dubois exigeait qu'un accouchement antérieur eût démontré l'impossibilité de l'extraction à l'aide du forceps. Par suite, il réservait l'expulsion prématurée pour les multipares, règle aujourd'hui trop rigoureuse avec les procédés d'accouchement prématuré perfectionnés et presque innocents qui sont actuellement en usage.

En présence d'un rétrécissement extrême s'opposant à l'accouchement prématuré, qu'a-t-on proposé pour éviter à la femme les chances désastreuses de l'opération césarienne ?

L'avortement provoqué, détermination grave au sujet de laquelle les accoucheurs sont encore divisés.

INDICATIONS PENDANT LE TRAVAIL

Comment formuler méthodiquement ces indications ?

En les appliquant successivement aux quatre classes de bassins rétrécis, déjà énumérées.

Bassins de la première classe (9 centimètres et demi au moins)

A quel moment doit-on commencer à suivre une ligne de conduite particulière ?

Lorsque l'orifice est complètement dilaté.

Quel parti prendre alors, lorsque le SOMMET *se présente ?*

On doit d'abord s'abstenir de toute intervention et livrer l'expulsion aux efforts utérins.

Combien de temps doit durer l'expectation quand la tête est arrêtée au détroit supérieur ?

Six à huit heures après la dilatation complète (P. Dubois) ; cinq ou six heures, ou mieux : tant que les contractions se soutiennent et que l'état de la mère et de l'enfant ne périclite pas (Pajot).

A quoi se reconnaît le danger en pareil cas ?

Chez la mère, à la rougeur et à l'animation de la face, à la fréquence du pouls ; chez le fœtus, aux battements irréguliers et tumultueux du cœur, à l'issue du méconium.

Quand le moment est venu d'agir, à quoi faut-il avoir recours ?

A l'application du forceps. D'après quelques accoucheurs (Mme Lachapelle, Simpson, R. Barnes..)la version serait ici préférable et on n'aurait guère à redouter la déflexion de la tête. Mais cette opinion n'a pas prévalu en France où le forceps est considéré, surtout dans les étroitesses modérées, comme le moyen d'extraction le plus efficace et le plus favorable à l'enfant.

Quelle doit-être la durée de l'expectation lorsque la tête est arrêtée au détroit inférieur ?

Deux ou trois heures tout au plus (P. Dubois) et moins encore, afin de prévenir les conséquences désastreuses du séjour trop prolongé de cette partie fœtale dans l'excavation.

·Comment se conduit-on lorsque la FACE *se présente ?*

Comme pour le sommet. Seulement on doit agir plus promptement. P. Dubois voulait alors qu'on cherchât auparavant à convertir la présentation de la face en présentation du sommet à l'aide de la main. Mais cette substitution est le plus souvent impossible, surtout après l'écoulement des eaux. On en viendra donc tout d'abord au forceps. Seulement, à cause de ses difficultés d'application sur la face et après des essais infructueux, on peut se trouver dans la nécessité de recourir à la version pelvienne qui devient alors une précieuse ressource.

Comment se conduit-on dans le cas de PRÉSENTATION PELVIENNE ?

On attend encore ; puis, si la partie fœtale est arrêtée, on favorise l'expulsion par des tractions modérées et dirigées suivant les axes. Vers la fin, on facilite la rotation de la tête et on dégage celle-ci par les manœuvres connues (p. 351, 352), au besoin à l'aide du forceps.

Comment intervenir lorsque L'ÉPAULE *se présente?*

En essayant, avant la rupture de la poche, la version céphalique qu'on fait suivre, au besoin, d'une application de forceps. En cas d'insuccès, — avant toute tentative, d'après certains accoucheurs (Simpson, Barnes) — on pratique la version pelvienne avec tractions et dégagement céphalique convenables.

Bassins de la seconde classe (entre 9 *centimètres et demi et* 8 *centimètres inclusivement)*

Faut-il attendre tout d'abord, autant que précédemment ?

Non, parce que l'expulsion spontanée est chose fort rare. Elle exigerait des contractions énergiques, une très grande réductibilité de la tête qui lui permît de se mouler dans le vide rétréci du bassin, et surtout un temps fort long (48, 72 heures et plus après la dilatation) pendant lequel l'enfant succomberait infailliblement et la mère courrait de très grands dangers.

Quand et comment faut-il agir ?

Peu de temps après la dilatation, on applique le forceps si la tête se présente, et on tire sans violence.

Cette première application réussit-elle d'ordinaire ?

Non, malgré des efforts d'extraction convenables et suffisamment prolongés.

Quel parti doit-on prendre alors ?

Celui de ne pas insister d'avantage, de retirer l'instrument, et d'attendre deux ou trois heures après lesquelles on fait une seconde et même une troisième application de forceps séparées par le même intervalle. Il est fréquent, en effet, de voir l'extraction, d'abord infructueuse, réussir d'une manière surprenante à la seconde ou à la troisième tentative. Ces applications de forceps répétées constituent, par suite, la meilleure des méthodes à suivre dans les rétrécissements moyens.

Pourquoi cette méthode est-elle si avantageuse?

Parce qu'elle permet aux contractions utérines de contribuer à l'engagement. En effet, la tête poussée par l'utérus contre le rétrécissement, se réduit, se moule graduellement sur sa forme, et se prépare ainsi à le franchir sous l'influence de nouvelles tractions.

Lorsque les applications précédentes ont échoué, que faut-il tenter de plus?

Une nouvelle application de forceps, mais avec des tractions continues et énergiques faites au besoin par deux personnes tirant ensemble dans la direction de l'axe du détroit supérieur, afin de terminer l'accouchement en une seule séance (Depaul).

Lorsque ces tractions nouvelles sont sans résultat, que reste-t-il à faire?

La crâniotomie, qui permet une assez grande réductibilité de la tête et favorise, par suite, le succès de nouvelles tentatives d'extraction. En cas d'insuccès, on recourrait à la céphalotripsie.

Pourquoi, en pareille circonstance, peut-on en venir sans hésiter à l'embryotomie?

Parce que le fœtus a déjà succombé à peu près

sûrement aux conditions fâcheuses dans lesquelles il se trouve depuis un temps assez long. En cas de mort de l'enfant constatée de bonne heure, la perforation et la céphalotripsie devraient être pratiquées aussitôt après l'insuccès des premières applications de forceps.

Dans le cas de présentation autre que celle de la tête, comment se conduirait-on?

Comme dans les rétrécissements de la première classe. Seulement il faut s'attendre ici à des difficultés beaucoup plus grandes et à des résultats bien moins satisfaisants. On est souvent réduit à agir comme dans les rétrécissements de la classe suivante.

Bassins de la troisième classe (entre 8 centimètres et 6 centimètres et demi inclusivement)

Faut-il compter ici sur les efforts utérins et même sur le forceps ?

Non, bien que l'accouchement spontané ne soit pas absolument impossible et le forceps nécessairement inutile.

Dans cette situation délicate, quelle est la pratique des accoucheurs ?

Les uns (P. Dubois, Depaul...) se fondant sur certains cas heureux et voulant favoriser l'enfant dans la plus large mesure sans dépasser les bornes de la prudence, attendent tant que les contractions se soutiennent tout en surveillant l'état de la mère, recourent ensuite au forceps et n'en viennent qu'en désespoir de cause à la perforation du crâne, et à la céphalotripsie. D'autres (Pajot...) essayent tout au plus d'une application de forceps et pratiquent presque d'emblée la crâniotomie suivie de la céphalotripsie. Enfin, Stolz, en présence d'un fœtus vivant et en dehors des grands centres de population, donne la préférence à l'opération césarienne et ne pratique la perforation et la céphalotripsie qu'en cas de mort avérée de l'enfant.

Dans les présentations autres que celles de l'extrémité céphalique comment se conduirait-on ?

Dans la présentation pelvienne on ferait l'extraction, qui rencontre ici de grandes difficultés dues au redressement des bras et surtout à la déflexion de la tête. C'est en pareil cas que la décollation est souvent nécessaire pour pouvoir attaquer la tête séparément par la crâniotomie et la céphalotripsie. Dans les présentations de l'épaule on tenterait la version céphalique.

Bassins de la quatrième classe (au-dessous de 6 centimètres et demi)

Dans les rétrécissements extrêmes, mais non inférieurs à 5 centimètres, quelles sont les seules ressources qui s'offrent à l'accoucheur ?

L'opération césarienne et la céphalotripsie. C'est sur le choix de l'une ou l'autre de ces opérations que sont divisés les praticiens. Depaul, Stolz etc... regardent l'opération césarienne comme formellement indiquée dès le début, l'enfant étant plein de vie, parce qu'elle a alors plus de chances de succès (surtout à la campagne) et qu'elle trouve d'ailleurs la compensation de ses dangers pour la mère, dans la certitude d'extraire un être plein de vie ; tandis que la

céphalotripsie tue l'enfant et, dans un bassin très
étroit, ne peut que produire les plus graves désordres au sein de parties molles déjà si disposées à l'inflammation. Il n'y aurait d'hésitation possible que
lorsque l'enfant a succombé. Alors faudrait-il peut-
être pencher pour la céphalotripsie. M. Pajot donne,
au contraire, la préférence à la céphalotripsie, non à
l'opération ordinaire ici trop dangereuse, mais à sa
méthode de *céphalotripsie répétée sans tractions*,
qui, bornée seulement à des broiements successifs de
la tête dont l'expulsion est, dans leur intervalle, livrée aux efforts utérins, devient par là même bien
moins offensante pour les parties maternelles. Ce sa-
vant professeur déclare, en outre, cette méthode de
broiement applicable aux rétrécissements les plus
avancés tant que le céphalotribe peut passer. Dans
ces cas, après la sortie de la tête réduite en bouillie,
on se trouve dans la nécessité de broyer le tronc.

*Dans les rétrécissements extrêmes, inférieurs à 5
centimètres, quel est forcément le seul parti à prendre ?*

Celui de l'opération césarienne.

Tumeurs des voies génitales

Sont-elles variables ?

Oui. Les unes appartiennent aux organes génitaux,
c'est-à-dire au corps ou au col de l'utérus, au vagin,
à la vulve ; d'autres proviennent d'organes voisins et
font saillie dans le conduit vaginal. Parmi ces tu-

meurs, les unes sont solides, les autres liquides. Il
en est qui sont mobiles, par suite susceptibles d'être
repoussées au-dessus du détroit ou attirées à l'extérieur, d'autres qui fixées dans l'excavation ne peuvent
être déplacées.

*Quelles sont les tumeurs du corps utérin le plus
souvent observées ?*

Ce sont des fibromes. Les tumeurs de ce genre
siégent tantôt près du fond de l'organe ; dans ce cas,
elle en affaiblissent seulement la contractilité. Tantôt elles sont développées sur le segment inférieur et
elles deviennent alors un véritable obstacle à l'expulsion.

*Quelles sont les tumeurs observées sur le col de
l'utérus ?*

Ce sont parfois des excroissances fibreuses, ou bien
des tumeurs cancéreuses, ou même une simple hyp-
pertrophie du tissu utérin.

*Quelles sont celles qu'on peut rencontrer sur les
parois vaginales et vulvaires ?*

Des squirrhes, des polypes, des kystes de la grande
lèvre, enfin l'œdème de la vulve, conséquence de
certaines grossesses.

*Quelles sont, enfin, les tumeurs étrangères aux
organes de la génération qui peuvent faire saillie
dans les voies génitales ?*

Ce sont, outre les tumeurs osseuses des parois pelviennes dont il a déjà été question (p. 411), des
masses fibreuses ou cancéreuses, des abcès ou des
kystes siégeant dans le tissu cellulaire du bassin, la
hernie de la vessie ou cystocèle, un calcul vésical
volumineux, etc...

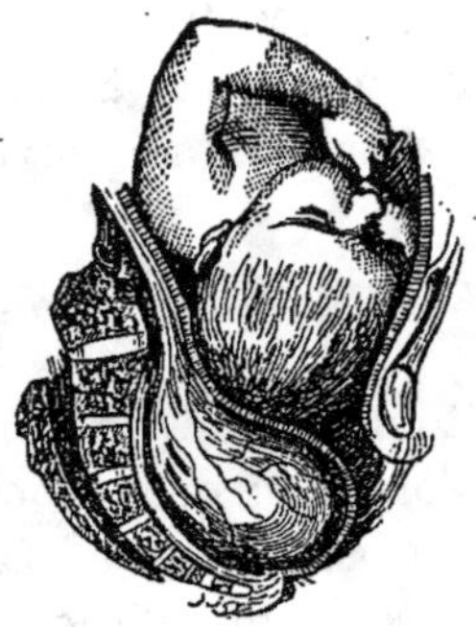

Fig. 81. — *Polype utérin*
(Rhambostham).

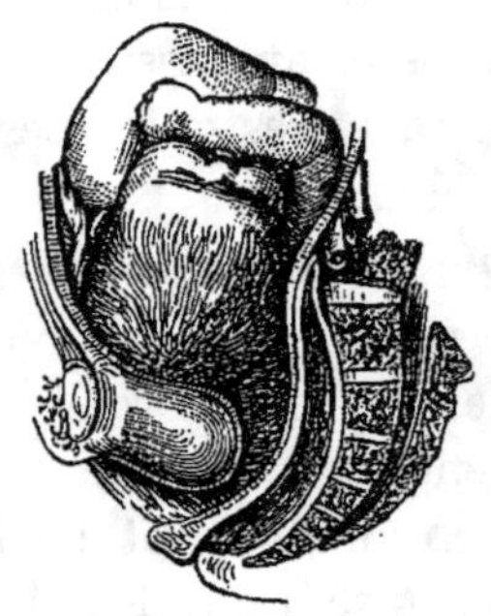

Fig. 82. — *Cystocèle vaginale*
(Rhambostham).

L'obstacle que ces tumeurs des parties molles apportent à l'expulsion est-il toujours proportionné à leur saillie dans le conduit génital ?

Non. Il est des tumeurs volumineuses qui s'effacent plus facilement que des saillies plus petites soit à cause de leur mobilité soit à cause de leur dépressibilité, circonstances parfois difficiles à connaître à l'avance de même que leur volume exact et leurs limites. Aussi peut-on plus aisément se prononcer sur l'issue de l'accouchement dans le cas de rétrécissement pelvien que lorsqu'il s'agit d'obstructions par des parties molles.

En général, quelle est la conduite à suivre en présence d'une tumeur des voies génitales ?

Contrairement au mode d'intervention dans les rétrécissements pelviens, on doit ici essayer tout d'abord de faire disparaître l'obstacle. Ainsi, on cherche premièrement à déplacer la tumeur pour en débarrasser l'excavation ; puis, en cas d'insuccès et après avoir attendu suffisamment, on se décide à l'attaquer, c'est-à-dire à l'enlever ou à la vider si elle est liquide. On termine enfin l'accouchement s'il y a lieu.

Comment chercherait-on à écarter une tumeur implantée sur le segment inférieur ?

En la repoussant au-dessus du détroit supérieur jusqu'après l'engagement de la tête.

Comment se conduire en présence d'une tumeur volumineuse du col ?

On attend tout d'abord. Le plus souvent la dilatation se fait, ce qui dispense d'incisions multiples qu'on pratiquerait dans le cas contraire. Puis, lorsque la tumeur parait s'opposer à l'expulsion, on s'efforce soit de la repousser en haut pour l'y maintenir jusqu'à l'engagement de la tête, soit de l'attirer au dehors, tout cela dans l'intervalle des contrations. On se déciderait à l'enlever si le déplacement était impossible et on terminerait ensuite l'accouchement. Il est même des tumeurs volumineuses qui ont nécessité l'embryotomie.

Lorsque les tumeurs du vagin ou de la vulve mettent obstacle à l'expulsion, qu'y a-t-il à faire ?

On doit les faire disparaître par la ponction ou l'ablation selon leur nature, et extraire ensuite le fœtus s'il y a lieu.

Comment se conduirait-on dans un cas de cystocèle vaginale ?

On commencerait par vider la vessie, puis on refoulerait et on maintiendrait la tumeur dans le vagin. En cas d'insuccès, on l'attirerait au dehors pour laisser passer le fœtus.

En présence d'un calcul volumineux faisant saillie dans l'excavation qu'y aurait-il à tenter ?

D'abord le refoulement de la pierre au-dessus du détroit supérieur et, si c'est impossible, l'extraction, séance tenante, par le bas-fond de la vessie.

Oblitérations des voies génitales

Où peut-on rencontrer ces oblitérations plus ou moins complètes ?

Sur le col, à la suite, par exemple, de cautérisations pratiquées pendant la grossesse ; dans le vagin qui peut être divisé congénitalement en deux conduits par une cloison longitudinale, ou barré transversalement par une ou plusieurs brides ; à la vulve qui peut être presque fermée par une membrane ou d'une étroitesse excessive.

Que faire en pareil cas ?

Après avoir attendu suffisamment pour être assuré que l'obstacle ne peut céder de lui-même : s'il s'agit du col, on en pratique le débridement ; si l'oblitération est vaginale, on incise les brides, au besoin la paroi du vagin, mais avec ménagement et sur les côtés afin de respecter le rectum et la vessie ; enfin, si la vulve est rétrécie, on débride soit la membrane soit le cercle vulvaire de chaque côté de la commissure inférieure. Dans toutes ces circonstances, on se trouve souvent dans la nécessité, après avoir levé l'obstacle, de terminer l'accouchement.

ACCOUCHEMENTS VICIEUX PAR ANOMALIES FŒTALES

Quelles sont ces anomalies ?

Ce sont : La présentation de l'épaule, les présentations inclinées persistantes, le défaut de rotation dans les positions occipito-postérieures, le défaut de rotation dans les mento-postérieures, certains accidents du mécanisme de l'expulsion dans la présentation pelvienne, la procidence de membres, l'engagement simultané de deux jumeaux, le développement excessif général ou partiel du fœtus et la brièveté du cordon ombilical.

Présentation de l'épaule

Quel est l'unique moyen de corriger cette anomalie ?

La version, surtout la version pelvienne, comme il a été déjà dit (p. 353).

Qu'observe-t-on d'ordinaire lorsque cette opération n'ayant pas été pratiquée, le travail dure depuis un certain temps ?

L'engagement profond de l'épaule et presque toujours la rétraction tétanique de l'utérus sur le corps fœtal arrêté au détroit supérieur, car rien n'est plus rare que l'évolution spontanée.

Que faire en pareil cas ?

On doit tenter néanmoins la version, mais en procédant avec douceur pour ménager l'utérus et éviter la rupture de cet organe. On agira surtout avec une certaine persévérance. Ainsi, il est nécessaire parfois de retirer la main fatiguée et engourdie pour la réintroduire après un instant de repos.

Si la version est impossible, plutôt que d'exposer la femme à une rupture utérine, quel parti doit-on prendre ?

Celui de combattre la rétraction tétanique par divers moyens : la saignée debout, s'il y a pléthore ; le tartre stibié à dose fortement vomitive ; les opiacés en petits lavements au nombre de trois, quatre et même cinq dans vingt-quatre heures, contenant chacun 10 à 15 gouttes de laudanum ; au besoin, le chloroforme dont on n'userait cependant qu'avec circonspection. En cas d'insuccès, on tenterait encore la version, toujours avec ménagement.

Si tout est inutile, quelle est la ressource extrême qui reste à l'accoucheur ?

L'embryotomie, c'est-à-dire la section du tronc fœtal, et non l'amputation du bras procident qu'on ne doit jamais se permettre. On ne devrait néanmoins se décider à la mutilation du fœtus — mort d'ailleurs depuis un certain temps — qu'après avoir tenté de l'engager et de l'extraire par une sorte d'évolution forcée à l'aide du crochet d'une branche de forceps avec lequel on va harponner le tronc. (Voir embryotomie).

Présentations inclinées persistantes

Qu'appelle-t-on de ce nom ?

On désigne ainsi les inclinaisons ou obliquités du sommet et de la face qui ne se corrigent pas d'elles-mêmes sous l'influence du travail.

Qu'observe-t-on alors ?

L'arrêt de la partie fœtale au détroit supérieur. Puis, la poche finit par se rompre, les eaux s'écoulent et, si on n'intervient pas, l'utérus se rétracte fortement sur le fœtus pour l'immobiliser encore davantage.

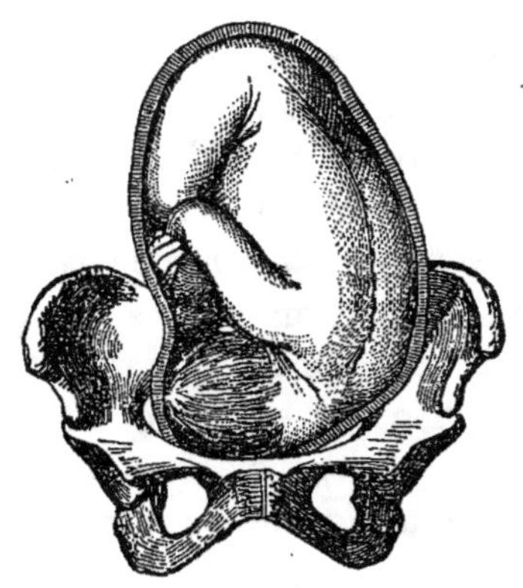

FIG. 83. — *Présentation inclinée pariétale.*

Comment se conduire en pareille circonstance ?

On doit chercher de bonne heure à ramener la partie fœtale avec la main, sans compter trop sur la version pelvienne en cas d'insuccès, à cause du peu de mobilité du fœtus. Le mieux est de faire alors une application de forceps.

Défaut de rotation dans les positions occipito-postérieures

Quelle est la conséquence ordinaire de cette anomalie ?

Le dégagement spontané de l'occiput à la fourchette, suivi de l'extension de la tête autour du périnée. (Voir ce mouvement, p. 300).

Que doit-on redouter pendant ce dégagement ?

L'épuisement des contractions, les dangers pour la mère et l'enfant, du séjour trop prolongé de la tête dans l'excavation (p. 384), et une déchirure étendue du périnée sur lequel la partie fœtale appuie fortement pour arriver à se dégager.

Quelle conduite faut-il tenir en pareil cas ?

Chez les multipares, on peut, si le fœtus ne souffre pas, livrer l'accouchement à la nature et laisser s'exécuter le le dégagement. Chez les primipares, au contraire, il est prudent d'appliquer le forceps, soit pour exécuter le dégagement périnéal soit pour produire la rotation non opérée.

Quel est celui de ces deux partis qu'il faut préférer ?

Le dégagement au périnée selon la plupart des accoucheurs. Quant à la rotation artificielle, on doit la réserver pour certains cas exceptionnels (tête volumineuse, bassin rétréci) et l'exécuter à l'aide de deux applicàtions de forceps courbe ou d'une seule avec le forceps droit, sans se dissimuler le danger pour le fœtus d'une pareille manœuvre.

Défaut de rotation dans les positions mento-postérieures

L'expulsion étant alors impossible (p. 305), quelle conduite doit tenir l'accoucheur ?

Il doit sans retard exécuter la rotation non opérée, à l'aide de deux applications successives du forceps courbe ou d'une seule du forceps droit, manœuvre hardie qui, malgré ses dangers, est ici l'unique moyen de délivrer la mère et la seule chance de salut pour l'enfant. En cas d'insuccès, il ne resterait plus qu'à pratiquer la céphalotripsie.

Accidents de l'expulsion dans les présentations pelviennes

Quels sont ceux qui doivent être rangés parmi les causes d'accouchements vicieux ?

Ce sont : La déflexion de la tête au détroit supérieur ou dans l'excavation (déjà indiquée p. 314, 352); un défaut de rotation interne de la tête et externe du tronc, les grands diamètres céphaliques se trouvant par suite dirigés plus ou moins transversalement.

Mais, ces deux accidents se produisant spécialement pendant la manœuvre de la version, l'intervention qu'ils réclament, sera décrite avec les complications et les difficultés de cette opération.

Procidence de membres

Qu'appelle-t-on de ce nom ?

On désigne ainsi l'engagement plus ou moins complet d'un ou de plusieurs membres à côté de la partie fœtale.

Toutes les procidences de membres sont-elles des accidents de travail ?

Non. Ainsi la chûte du bras dans la présentation de l'épaule est une circonstance favorable au début, parce que ce membre déjà sorti ne peut plus être ensuite un obstacle à la version. Quant à la déflexion et à la descente des membres inférieurs dans la présentation pelvienne, elle n'est qu'une variété de cette présentation.

Quelles sont les procidences plus ou moins fâcheuses ?

Ce sont les procidences des bras ou des pieds avec la tête.

PROCIDENCE D'UN BRAS OU DE DEUX BRAS AVEC LA TÊTE

La procidence d'un seul bras est-elle un accident sérieux ?

Oui, parce que ce bras peut mettre obstacle à l'engagement. En outre, il peut égarer le diagnostic et faire croire au début à une présentation de l'épaule.

Qu'observe-t-on cependant, dans la plupart des cas, lorsque le bassin n'est pas rétréci ?

L'expulsion simultanée de la tête et du bras, au bout d'un certain temps.

Quelle est néanmoins la conduite à suivre ?

On doit chercher d'abord à réduire la main ou le bras engagé, afin de favoriser la marche du travail. Pour cela, on repousse, après une contraction, le membre au-dessus de la tête où on le maintient jusqu'au retour de la douleur. On retire alors immédiatement la main pour laisser la partie fœtale s'appliquer sur le segment inférieur et empêcher ainsi le glissement du membre. Lorsque la réduction est impossible ou qu'après avoir refoulé le bras, celui-ci vient à retomber, le mieux est d'attendre et de livrer l'expulsion à la nature. Si l'engagement simultané de la tête et du bras ne peut se faire, ou une fois commencé s'il se trouve arrêté, il reste à appliquer le forceps avec la précaution de ne pas saisir le membre procident. Dans le cas dont il s'agit, il est des accoucheurs qui préfèrent la version lorsque la tête est encore mobile. Enfin, avec un bassin rétréci on pourrait se voir dans la nécessité de recourir à la crâniotomie et à la céphalotripsie.

La procidence des deux bras permet-elle l'accouchement ?

Non, dans la plupart des cas.

Quelle est alors la conduite à suivre ?

On doit tenter d'abord la réduction en commençant par le bras postérieur ordinairement le plus facile à repousser. Si, comme c'est l'ordinaire, on vient à échouer, le mieux est de recourir à la version de préférence à l'application du forceps qui est ici extrêmement difficile.

PROCIDENCE D'UN PIED OU DES DEUX PIEDS AVEC LA TÊTE

Ces cas sont-ils plus graves que les précédents ?
Oui, d'abord parce que le pied est une partie plus volumineuse, par suite un plus grand obstacle à l'engagement que le bras ; ensuite parce que la pression du fond de l'utérus porte directement sur les membres inférieurs et tend à les engager davantage.

L'expulsion simultanée de la tête et d'un pied procident est-elle possible ?
Non, ou du moins on ne doit pas compter sur un pareil engagement, à plus forte raison s'il s'agit des deux pieds.

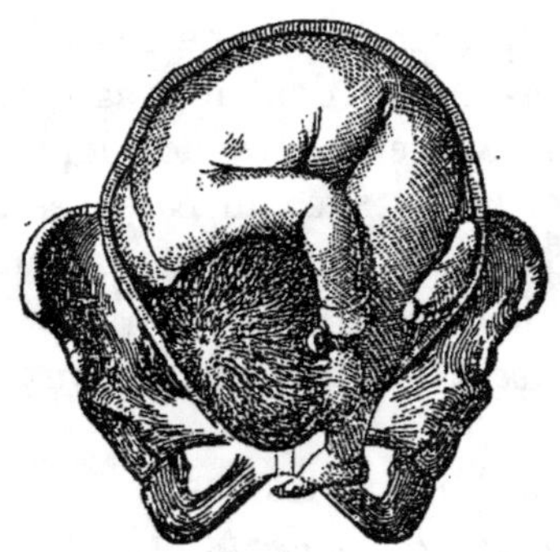

Fig. 84. — *Procidence d'un pied avec la face.*

Quelle conduite doit-on tenir en pareil cas ?
Lorsqu'un seul pied est procident, on doit d'abord

tenter la réduction comme pour la procidence d'un
bras. Si on échoue, après avoir placé un lacs sur le
pied, on procède à la version avec l'autre resté au
fond de l'utérus. Si on trouvait la tête et le pied déjà descendus mais enclavés dans l'excavation, après
avoir essayé inutilement d'un application de forceps,
il ne resterait plus d'autre ressource que la crâniotomie et au besoin la céphalotripsie.

Lorsque les deux pieds sont procidents, on doit
recourir d'emblée à la version avec un seul des pieds
descendus, après avoir retenu le plus engagé à
l'aide d'un lacs. Si la tête était descendue avec les
deux pieds, on tenterait une application de forceps
qu'on ferait suivre au besoin, comme ci-dessus, de
réduction céphalique par la crâniotomie ou la céphalotripsie, opérations presque indispensables lorsqu'il existe un rétrécissement du bassin.

Engagement simultané de deux jumeaux

*Cet accident de l'accouchement gémellaire se pro-
duit-il souvent ?*

Non. Il est heureusement fort rare lorsque les
fœtus sont arrivés au développement normal.

*Quels sont les principaux cas de ce genre qu'il
est arrivé d'observer ?*

Ce sont : 1° L'expulsion jusqu'au cou du premier
fœtus engagé par le siége, puis l'arrêt au détroit supérieur de sa tête accrochée à celle du second enfant

entrainée elle-même par ce mouvement de descente
(Calise, Carrière...) ; 2° l'engagement par le sommet
du premier fœtus dont le cou est embrassé en travers et arrêté par celui du second enfant qui se
présente par l'épaule (Jacquemier) ; 3° l'engagement
de plusieurs membres inférieurs appartenant aux
deux fœtus.

*Comment se conduire dans ces circonstances dif-
ficiles ?*

Dans le premier cas, on doit au début tenter de
réduire les pieds du premier fœtus qui commencent à
s'engager, pour en venir, si on échoue, à une application de forceps sur la tête du second, et, si rien de
tout cela ne réussit, faire descendre le plus possible
le premier enfant et pratiquer sa décollation pour
pouvoir extraire d'abord le second par le forceps,
puis la tête du premier restée seule dans l'utérus.
Dans le second cas, on doit essayer d'une application
de forceps avec tractions énergiques sur la tête engagée, puis en venir, au besoin, au broiement seul de
celle-ci pour faire un passage et pouvoir après retirer le second enfant par la version. Dans le troisième
cas, il ne faudrait exercer de tractions que sur un
seul pied pour ne pas s'exposer à entraîner les deux
fœtus à la fois.

Dans le cas fort rare de JUMEAUX ADHÉRENTS
*l'accouchement peut-il se faire sans leur engage-
ment simultané ?*

Oui. Les exemples connus (frères Siamois...) prouvent même que les accouchements dont il s'agit s'o-
pèrent presque toujours spontanément, grâce à la
laxité des adhérences fœtales.

Développement excessif du fœtus

Sous quelles formes peut se présenter ce développement?

Sous celles d'un développement général ou partiel.

Observe-t-on souvent le DÉVELOPPEMENT EXCESSIF ET GÉNÉRAL *du fœtus?*

Non. C'est un fait des plus rares.

A quel signe se reconnaît surtout cette anomalie?

A l'augmentation plus ou moins considérable du poids fœtal. Ainsi, on a rencontré des fœtus pesant un kilog. et même deux kilog. et demi au dessus du poids moyen. Quand aux observations de fœtus d'un poids supérieur a six kilog. on peut les considérer comme entachées d'exagération.

Peut-on constater ce développement avant le travail?

Non. Tout au plus pourrait-on le soupçonner. pendant le travail, lorsque l'expulsion est ralentie ou empêchée sans cause appréciable.

Quelles sont les conséquences de ce développement exagéré?

Ce sont : une difficulté d'expulsion proportionnée au degré du volume excessif, par suite tout-à-fait imprévue, et la nécessité d'une intervention semblable à celle que réclament les rétrécissements du bassin.

Quelles sont les maladies fœtales capables de déterminer le DÉVELOPPEMENT EXCESSIF ET PARTIEL?

Ce sont : l'hydrocéphalie, l'ascite, la rétention

d'urine, l'hypertrophie du foie ou des reins, le spina bifida avec hydrorachis, des kystes, des tumeurs diverses.

Ce développement partiel est-il toujours dû à une maladie?

. Non. L'excès de volume peut porter isolément sur la tête, sans hydrocéphalie, ou sur les épaules lorsque la partie supérieure de la poitrine est agrandie. Dans ce dernier cas, c'est par les aisselles et non en tirant sur la tête qu'il faut dégager le fœtus.

*Qu'est-ce que l'*HYDROCÉPHALIE?

C'est une accumulation de sérosité dans la cavité de l'arachnoïde, d'ou résulte la distension de la boîte crânienne et l'accroissement du volume de la tête.

La vie du fœtus peut-elle résister à cette maladie?

Oui, lorsqu'elle existe à un degré modéré. L'enfant naît alors vivant et viable. Au contraire, il succombe de bonne heure à une hydrocéphalie très prononcée.

Quelle est la conséquence de l'hydrocéphalie, pendant le travail?

Une difficulté d'expulsion proportionnée au volume de la tête.

A quoi se reconnaît alors cette anomalie?

A la réunion des circonstances suivantes : le travail n'avance pas malgré des contractions suffisantes, une bonne présentation et un basstn bien conformé; on constate au toucher, la largeur de la surface crânienne, l'écartement des os par de grandes sutures et de larges fontanelles, puis un phénomène particulier, la tension pendant la douleur des espaces membraneux qui deviennent alors durs et résistants pour se relâcher après et laisser quelquefois percevoir une certaine fluctuation.

Quelle conduite suivre en présence d'un cas d'hy-drocéphalie s'opposant à l'engagement?

Après avoir attendu suffisamment, on applique le forceps; puis, si on échoue, on se décide à la ponc-tion d'une suture ou d'une fontanelle avec un trocart qu'on enfonce avec précaution et oblique-ment pour ne pas atteindre le cerveau. Cette opération, généralement suivie d'un écoulement séreux, permet la réduction de la boîte crânienne sans compromettre la vie de l'enfant, puis son extrac-tion par le forceps. Si malgré cela, l'engagement était impossible on recourrait à la craniotonie, puis à la céphalotripsie. Dans le cas où le fœtus hydrocé-phale se présenterait par le siège, après l'avoir dégagé jusqu'au cou, on chercherait à ouvrir le canal verté-bral pour faire écouler le liquide et diminuer le volume de la tête.

Les AUTRES CAUSES PATHOLOGIQUES DE DÉVELOPPE-MENT PARTIEL *apportent-elles des obstacles sérieux à l'accouchement?*

Fort rarement, parce qu'elles déterminent générale-ment la mort du fœtus avant terme, c'est-à-dire avant son développement complet.

Quelle est la conduite à suivre dans ces cas?

Lorsque l'obstacle est dû au développement du ventre — ce qu'on ne saurait reconnaître qu'au mo-ment de l'engagement de cette partie du corps fœtal — on peut se voir obligé, après avoir constaté l'impuis-sance de la nature, de vider l'abdomen par une ponction en cas d'ascite ou de rétention d'urine, par l'éviscé-ration en cas de tuméfaction par un corps solide.

Lorsqu'il s'agit d'un spina bifida avec hydrorachis, on doit chercher à ponctionner la tumeur ou à l'attirer au dehors en même temps que le fœtus.

Brièveté du cordon ombilical

Combien faut-il en distinguer d'espèces ?

Deux bien différentes : la brièveté naturelle, c'est-à-dire par défaut de longueur ; la brièveté accidentelle, c'est-à-dire par circulaires ou nœuds du cordon.

A quel moment peut-on reconnaître cette anomalie ?

Vers la fin du travail seulement, surtout après la sortie d'une partie du corps de l'enfant.

Entend-on par BRIÈVETÉ NATURELLE *la diminutions légére de longueur du cordon ?*

Non. Il ne s'agit ici que des cordons mesurant moins de 35 à 40 centimètres, car c'est seulement dans ce cas qu'on peut observer certains accidents.

Quels sont ces accidents?

Ce sont : le ralentissement de l'expulsion, le décollement du placenta avec hémorrhagie, la rupture du cordon et la mort du fœtus, enfin l'invagination de l'utérus.

Quels sont les signes de la brièveté naturelle?

Ce sont : la progression de la tête au moment de la contraction, suivie de son ascension après la douleur, lorsque ce va-et-vient n'est dû, ni à une tumeur des voies génitales, ni à la résistance du périnée ; une douleur vive ressentie pendant l'effort au fond de l'utérus où se trouve l'insertion placentaire ; la

difficulté du dégagement du tronc fœtal après la sortie
de la tête ; enfin, dans la présentation pelvienne, la
tension du cordon à l'insertion ombilicale, qu'on peut
constater avec le doigt après la sortie du siège.

Que faire lorsqu'on reconnaît cette anomalie ?

On doit immédiatement appliquer le forceps s'il
s'agit de la tête, ou pratiquer l'extraction si le siège
se présente, couper le cordon à son insertion ombilicale dès qu'on peut l'atteindre, et terminer l'accouchement.

La BRIÈVETÉ ACCIDENTELLE PAR CIRCULAIRES
est-elle bien dangereuse ?

Oui, lorsque le raccourcissement qui en résulte est
très prononcé, parce que aux conséquences de la brièveté naturelle s'ajoute ici l'interruption de la circulation dans le cordon aplati par la tension. En outre,
la constriction du cou après la sortie de la tête, peut
déterminer la strangulation du fœtus.

*Comment reconnaît-on sûrement ce genre de
brièveté ?*

En passant le doigt autour du cou lorsque la tête
se présente. En outre, on constate les signes de la
brièveté naturelle un peu avant la fin du travail.

Que faire en présence de ce genre de brièveté ?

On doit essayer de dégager le cordon (p. 348, 351),
le couper si on n'y parvient pas, et, après avoir pincé
le bout ombilical, terminer l'accouchement. Si l'utérus était invaginé, on réduirait le fond abaissé, soit
avant la délivrance si le placenta n'est pas encore
décollé, soit après l'expulsion du délivre dans le cas
contraire (voir accidents de la délivrance).

ACCOUCHEMENTS VICIEUX
PAR ACCIDENTS
IMMÉDIATEMENT GRAVES

Quels sont ces accidents?

Ce sont : l'éclampsie, l'hémorrhagie, la rupture de l'utérus et la procidence du cordon.

Pourquoi forment-ils un groupe distinct?

Parce que dès leur apparition, en général brusque, ils menacent directement la vie de la femme et de l'enfant, ou seulement celle de ce dernier.

Éclampsie puerpérale

Qu'est-ce que l'éclampsie puerpérale?

C'est une maladie de la femme enceinte ou récemment accouchée, caractérisée par des accès de convulsions générales avec perte de l'intelligence et de la sensibilité.

Dans quelle proportion relative l'observe-t-on avant, pendant et après l'accouchement ?

Cette maladie — du reste peu commune, et presque inouïe avant les trois derniers mois de la grossesse — éclate le plus souvent pendant le travail et rarement après la délivrance. Ainsi sur 200 cas d'éclampsie, on en compté 100 pendant, 60 avant et 40 après l'accouchement.

CAUSES

Quelles sont les causes prédisposantes de l'éclampsie?

Ce sont :

La primiparité. L'éclampsie en effet ne se montre guère qu'à un premier accouchement, et sur dix éclamtiques on note huit primipares ;

L'albuminurie prononcée, surtout avec infiltration œdémateuse. On compte, en effet, une éclamptique sur cinq albuminuriques ;

Le tempérament nerveux avec une grande impressionnabilité morale ;

Une grossesse rendue douloureuse par le développement difficile de l'utérus, la distension excessive de cet organe ou la compression qu'il exerce sur les viscères et les nerfs de la cavité abdominale ;

Pendant le travail, des contractions violentes et très douloureuses, quelles soient spontanées ou provoquées par un obstacle à l'expulsion, et certaines manœuvres obstétricales.

Quelle est la cause essentielle de l'éclampsie?

Une altération du sang — provoquée par l'état de grossesse — dont la nature n'est pas encore suffisamment démontrée (ammoniémie, urinémie).

SYMPTOMES

Quels sont les signes précurseurs de l'éclampsie?
Ces signes — assez constants — sont : une cépha-

lalgie, ordinairement très-violente, quelquefois atroce, occupant le front ou la moitié de la tête ; une fatigue ou une diminution de la vue accompagnée parfois d'étourdissements, de vertiges et de tintements d'oreilles ; enfin, dans bien des cas, une douleur épigastrique avec vomissements et dyspnée.

Comment s'annonce ensuite l'accès?

Par de petites secousses convulsives de la face, des yeux et même des membres qui font place rapidement à des symptômes plus évidents.

L'accès d'éclampsie présente-t-il le même caractère pendant toute sa durée?

Non. Sous ce rapport, il se compose de deux périodes successives : une PÉRIODE D'EXTENSION, très courte, de quelques secondes, caractérisée par une extension ou roideur générale surtout marquée au tronc et aux membres, avec suspension de la respiration et immobilité de la femme qui n'a déjà plus l'usage de son intelligence et des organes des sens; une PÉRIODE DE CONVULSIONS — presque toujours la seule constatée — durant laquelle les facultés intellectuelles et la sensibilité restent abolies.

Qu'observe-t-on pendant la période convulsive?

Des contractions brusques et rapides de la face qui devient grimaçante, des secousses semblables du tronc et des membres, quelquefois bornées à une moitié du corps et prononcées surtout du côté des muscles extenseurs. En même temps, la face, d'abord pâle, devient bleuâtre, les veines du cou se gonflent et une écume sanguinolente s'échappe de la bouche. La respiration se trouble et se fait par saccades. La paroi abdominale est agitée de mouvements qui amènent parfois des vomissements, l'évacuation des fèces et des urines. Le pouls dur et plein au début, perd graduellement sa résistance jusqu'à devenir presque insensible. Puis, la peau, d'abord sèche, finit par se couvrir de sueur, ce qui annonce ordinairement le déclin de l'accès.

Que devient l'utérus au milieu de ce désordre ?

Lorsque l'accès survient pendant le travail, l'utérus se contracte avec plus d'énergie et expulse l'enfant, parfois avec une suprenante rapidité.

Quel est l'état qui succède toujours à l'accès d'é-clampsie ?

Le coma, variable de durée, après lequel, au début, les malades se réveillent hébétées, regardent autour d'elles sans se douter de ce qui s'est passé. Il se prolonge ensuite de plus en plus et la femme finit par ne plus revenir à elle dans l'intervalle des accès.

Quelle est la durée de l'accès d'éclampsie ?

Au début, quelques secondes à une ou deux minutes. Les accès se prolongent ensuite de plus en plus à mesure qu'augmente leur nombre.

Quelle est la durée de l'intervalle entre un accès et le suivant ?

Quelques minutes à plusieurs heures, même un jour, entier, c'est-à-dire un temps très variable.

Quel peut être le nombre de ces accès dans le cours de la maladie ?

Ce nombre, assez variable, est rarement inférieur à deux ; il peut arriver à soixante et dépasser même ce chiffre.

TERMINAISON

Comment finit l'éclampsie ?

Le plus souvent par la guérison, mais fréquem-

ment par la mort consécutive à la congestion cérébrale. Quelquefois la femme succombe à l'asphyxie
pendant l'attaque.

*A quels signes se reconnait la tendance à la
guérison ?*

A l'éloignement des accès et à la diminution de la
durée du coma.

*La guérison met-elle toujours la femme à l'abri
de tout accident?*

Non. L'éclampsie favorise et peut déterminer la
fièvre puerpérale, divers troubles de l'intelligence,
tels que la folie puerpérale, un affaiblissement et
même la perte de la mémoire, la mutité... etc...

*Quels sont, par suite, les signes d'une terminai-
son fatale ?*

Le rapprochement des accès et la prolongation du
coma.

PRONOSTIC

*D'après ce qui précède, doit-on considérer l'é-
clampsie comme extrèmement grave ?*

Oui, puisqu'il meurt une éclamptique sur trois.
Après la rupture de l'utérus et l'hémorrhagie de la
délivrance, c'est la plus grave des affections puerpérales.

Doit-on aussi craindre beaucoup pour le fœtus ?

Oui, encore plus que pour la mère. L'éclampsie
en tue en effet un sur deux.

*Après combien d'accès doit-on désespérer soit de
la mère soit du fœtus ?*

Pour la mère, généralement après vingt accès ;
pour le fœtus, environ après dix.

Que peut-on prévoir presque sûrement lorsque l'éclampsie éclate pendant la grossesse ?

La mort de l'enfant suivie d'un accouchement prématuré. Quelquefois pourtant le fœtus succombe et n'est expulsé que quelque temps après.

A quoi faut-il s'attendre lorsque l'éclampsie survient pendant l'accouchement ?

A l'accélération du travail et à l'expulsion rapide du fœtus mort ou vivant.

Y a-t-il une différence de gravité entre l'éclampsie avant et pendant le travail ?

Oui. L'éclampsie est plus grave avant le travail parce que l'expulsion ou l'extraction du fœtus qui en sont le meilleur remède, ne peuvent alors s'opérer que lentement et difficilement.

DIAGNOSTIC

Quelle est la maladie avec laquelle on peut confondre l'éclampsie ?

L'épilepsie. Mais les accès de cette dernière affection, bien que presque identiques à ceux de l'éclampsie, ne se répètent pas comme ces derniers en si grand nombre dans peu de temps. Ensuite les urines des épileptiques ne présentent généralement pas d'albumine, tandis qu'on la rencontre d'ordinaire chez les éclamptiques. Du reste, les attaques d'épilepsie diminuent de fréquence pendant la grossesse et n'éclatent jamais pendant le travail, circonstance qui déjà met sur la voie du diagnostic.

Est-il nécessaire de distinguer les deux maladies?

Oui. L'éclampsie est en effet une maladie aiguë

d'une extrême gravité, tandis que l'épilepsie est une affection chronique d'un danger moins pressant.

L'attaque d'hystérie offre-t-elle quelque ressemblance avec l'attaque d'épilepsie ?

Non. L'attaque de nerfs est ici précédée de la sensation du clou hystérique et de la boule. Elle s'accompagne de grands mouvements de déplacement surtout en avant, avec conservation des facultés intellectuelles et sensorielles. Après la crise on observe, au lieu de coma, des baillements, des pandiculations et souvent des pleurs.

TRAITEMENT

Peut-on agir avant que la maladie n'ait éclaté ?

Oui, en s'attaquant à ses causes prédisposantes. L'accoucheur doit dans ce but combattre l'albuminurie de la grossesse, et, chez la femme enceinte douée d'une impressionnabilité excessive, écarter avec soin tout ce qui pourrait éprouver sa sensibilité. Enfin, il est de son devoir, pendant le travail, d'apaiser les douleurs trop violentes et au besoin d'y mettre un terme en terminant l'accouchement.

Que doit se proposer l'accoucheur dans le traitement de l'éclampsie déclarée ?

Un double but : Combattre la maladie et chercher en même temps à faire cesser l'état de grossesse, cause première des accidents. L'expérience apprend, en effet, que l'expulsion du fœtus donne à la femme toute chance de guérison avant que des accès trop nombreux et trop violents n'aient déterminé des ravages irrémédiables. Par suite, le traitement de l'éclampsie se divise en deux parties : traitement médical; traitement obstétrical.

Quelles sont les indications à remplir dans le TRAITEMENT MÉDICAL *de l'éclampsie ?*

Ce sont les suivantes : dégager le cerveau et les poumons congestionnés par l'accès convulsif, apaiser directement l'excitation du système nerveux. On doit en même temps empêcher les lésions extérieures que pourraient déterminer les mouvements violents de l'attaque.

Quels sont les moyens qui permettent de satisfaire à la première indication ?

Ce sont, aussitôt après l'accès : d'abord les saignées générales qui, pratiquées de bonne heure et portées assez loin pour faire perdre aux malades dans l'espace de quelques heures, 1000, 1500 et même 2000 grammes de sang selon le cas et l'effet produit (Depaul), sont, d'après ce professeur, le meilleur mode de traitement de l'éclampsie ; 8 à 12 sangsues derrière chaque oreille, ou 24 le long de la colonne vertébrale, conformément à la pratique des accoucheurs belges ; la glace sur la tête ; les sinapismes aux extrémités inférieures ; puis, dès que la déglutition est possible, les purgatifs drastiques, par exemple 5 centigrammes de jalap et autant de calomel donnés toutes les demi-heures ou toutes les heures pendant 12 ou 24 heures ; les lavements purgatifs (décoction de séné et de sulfate de soude avec 15 grammes de chaque).

Comment doit-on essayer d'apaiser le système nerveux et d'agir directement sur les mouvements convulsifs ?

En recourant, pendant l'accès, aux inhalations de

chloroforme (P. Dubois, Pajot...) suivant les règles
et avec les précautions ordinaires. On pourrait peut-
être remplacer avantageusement cet agent anesthé-
sique par l'hydrate de chloral à la dose de 3 à 6
grammes en potion qu'on donne avant la crise si la
femme peut avaler (Bouchut).

*Quelles sont les précautions à prendre pendant
l'accès, pour éviter certaines lésions extérieures ?*

On doit contenir la femme sans user de violences,
et, pour préserver la langue des morsures profondes
auxquelles elle est exposée, ne pas oublier de placer
entre les machoires un coin de bois ou de liège retenu
par un fil fixé lui-même aux vêtements.

Quelle est l'indication à remplir dans le TRAITE-
MENT OBSTÉTRICAL *de l'éclampsie ?*

La suivante : favoriser ou provoquer l'accouchement au moment voulu, lorsque le nombre et l'intensité des accès mettent en péril la vie de la femme
(Stolz, Chailly..)

*Devrait-on pendant la grossesse, songer à provo-
quer l'accouchement prématuré chez une femme fortement prédisposée à l'éclampsie ?*

Non, parce que cette provocation ne s'obtient pas
sans une certaine violence exercée sur l'utérus, capable
elle-même d'exciter les convulsions éclamptiques.

*Comment hâter le travail lorsque l'orifice est di-
laté ou dilatable et la présentation reconnue bonne ?*

En rompant sans retard les membranes et au besoin en pratiquant des incisions sur les bords de l'o-
rifice.

*Si malgré l'écoulement des eaux le travail ne
marche pas, que reste-t-il à faire ?*

L'extraction du fœtus sans violence, par la version,

le forceps, ou de simples tractions manuelles, selon le cas.

Si l'éclampsie se manifestait ou réapparaissait immédiatement après l'expulsion du fœtus que faudrait-il pratiquer sans retard ?

L'extraction du placenta, mais toujours sans violence.

HÉMORRHAGIES PUERPÉRALES

Qu'appelle-t-on hémorrhagies puerpérales ?

On désigne ainsi des extravasations anormales de sang avec ou sans écoulement extérieur, provenant de l'œuf ou de l'utérus, chez la femme enceinte, pendant le travail ou après l'expulsion fœtale.

Sont-elles fréquentes ?

Oui, à cause du développement vasculaire et de l'activité circulatoire que la présence et l'organisation du fœtus déterminent dans l'utérus et le placenta.

L'hémorrhagie des six premiers mois de la grossesse doit-elle trouver ici sa place ?

Non, parce qu'on ne peut la séparer de l'avortement dont elle est un des phénomènes essentiels et avec lequel elle a été déjà étudiée.

L'hémorrhagie qui suit l'expulsion fœtale peutelle se confondre avec l'hémorrhagie de la grossesse et du travail ?

Non. Elle s'en distingue nettement surtout par ses

causes et son traitement. Aussi doit-on ne pas la distraire des accidents de la délivrance avec lesquels elle sera examinée.

Par suite, que reste-t-il à étudier ici ?

L'hémorrhagie des trois derniers mois de la grossesse et celle du travail.

Hémorrhagie des trois derniers mois de la grossesse et du travail

Pourquoi peut-on réunir dans un même chapitre l'hémorrhagie de ces deux périodes ?

Parce que l'hémorrhagie des trois derniers mois de la grossesse et celle du travail reconnaissent à peu près les mêmes causes et présentent les mêmes indications fondamentales.

CAUSES

Combien en distingue-t-on d'espèces ?

Deux : Des causes prédisposantes et des causes déterminantes, les unes déterminantes communes c'est-à-dire pouvant aussi produire l'hémorrhagie avant les trois derniers mois, les autres déterminantes spéciales c'est-à-dire ne s'observant que pendant les périodes dont il s'agit.

Causes prédisposantes

Quelles sont ces causes ?

Précisément les causes prédisposantes de l'avortement relatives à la menstruation, au tempérament et au genre de vie. On ne doit cependant leur attribuer que bien peu d'influence dans l'hémorrhagie des trois derniers mois et du travail, puisqu'elles ont été auparavant impuissantes à déterminer l'avortement, plus facile à produire que l'hémorrhagie de la fin de la gestation.

Causes déterminantes communes

Quelles sont ces causes ?

À peu près toutes les causes déterminantes à action rapide de l'avortement, c'est-à-dire celles qui ont pour effet immédiat un décollement partiel ou des déchirures du placenta.

Causes déterminantes spéciales

Quelles sont les causes déterminantes spéciales de l'hémorrhagie des trois derniers mois de la grossesse et du travail ?

Ce sont, pendant les derniers mois et le travail :
L'insertion vicieuse du placenta ;
Pendant le travail seulement :
La rétraction brusque de l'utérus ;
Le tiraillement des membranes ;
La brièveté du cordon ;
La rupture de l'utérus.

Toutes ces causes s'observent-elles avec une égale fréquence ?

Non. Celles qui appartiennent exclusivement au travail sont rares relativement à l'insertion vicieuse du placenta. Cette anomalie est, en effet, la cause à laquelle on doit rapporter presque toutes les pertes de sang abondantes et rebelles des derniers temps de la grossesse et du travail.

Qu'appelle-t-on INSERTION VICIEUSE DU PLACENTA?

On désigne ainsi l'insertion de cet organe sur le segment inférieur de l'utérus, soit sur les parties latérales de ce segment, soit sur l'orifice utérin lui-même auquel le placenta correspond alors, tantôt par son bord, tantôt par sa partie centrale (insertion centre pour centre).

Quelles sont les femmes les plus exposées à cette anomalie?

Les multipares. De plus l'insertion vicieuse peut se rencontrer plusieurs fois chez la même femme, ce qui indique une tendance à la récidive.

Qu'est-ce qui explique l'hémorrhagie par insertion vicieuse du placenta?

Le développement en surface, pendant les trois derniers mois, du segment inférieur sur lequel se trouve appliqué le placenta déjà entièrement organisé. En effet, lorsque le placenta est inséré à la place ordinaire c'est-à-dire au fond de l'utérus, il s'accroît librement et sans aucun tiraillement parce que la paroi utérine et le tissu placentaire se développent ensemble pendant les six premiers mois de la grossesse. Au contraire, lorsque le placenta est inséré sur le segment inférieur, son organisation est achevée quand cette portion de l'utérus, jusqu'alors (pendant les six premiers mois) presque immobile, commence à se développer. Cet élargissement de la surface d'insertion placentaire, ne peut alors que déterminer le tiraillement, puis la rupture de vaisseaux utéro-placentaires, c'est-à-dire une hémorrhagie pendant les trois derniers mois de la grossesse.

Ces déchirures intéressent-elles tous les vaisseaux utéro-placentaires à la fois ?

Non. Elles ne les atteignent que peu à peu sur une plus ou moins grande étendue.

L'hémorrhagie qui en résulte est-elle continue ?

Non. Elle se suspend lorsque les orifices provenant de déchirures précédentes se sont fermés par un caillot, pour recommencer à la suite de nouvelles ruptures vasculaires.

Qu'observe-t-on le plus souvent après quatre ou cinq reprises d'hémorrhagie ?

Un commencement de travail.

Pourquoi la RÉTRACTION BRUSQUE DE L'UTÉRUS *est-elle une cause d'hémorrhagie pendant le travail ?*

Parce que le resserrement rapide de l'organe subitement désempli par l'écoulement d'une très grande quantité de liquide amniotique (hydramnios) ou par la sortie du premier fœtus en cas de grossesse gémellaire, peut déterminer un certain décollement du placenta non suivi d'oblitération suffisante des vaisseaux divisés.

Pourquoi le TIRAILLEMENT DES MEMBRANES *est-il aussi une cause d'hémorrhagie ?*

En raison du décollement des bords placentaires que ce tiraillement peut produire lorsque la poche amniotique intacte s'engage à travers l'orifice et descend jusqu'à la vulve au-devant de la partie fœtale. (voir résistance des membranes p. 344).

Pourquoi la BRIÈVETÉ DU CORDON OMBILICAL *est-elle rangée parmi les causes précédentes ?*

Parce que cette brièveté, qu'elle soit naturelle ou

due à des circulaires, a pour conséquence, la tension du cordon pendant l'expulsion fœtale, le tiraillement des adhérences placentaires et souvent leur rupture (voir cette anomalie p. 450). Quelquefois, mais très rarement, c'est le cordon lui-même qui se rompt. Le sang se répand alors dans la cavité amniotique.

Faut-il insister ici sur la RUPTURE DE L'UTÉRUS *?*

Non, parce qu'on s'explique aisément l'hémorrhagie, ordinairement foudroyante, qui en est la conséquence nécessaire, et que cet accident mérite une étude spéciale à cause de son extrême gravité.

DIAGNOSTIC

Que doit-on se proposer ici ?

Un double but : La constatation de l'hémorrhagie et la recherche de sa cause.

Diagnostic de l'hémorrhagie

Dans quel cas l'hémorrhagie peut-elle être méconnue ?

Dans celui où le sang, au lieu de s'échapper par la vulve et de constituer L'HÉMORRHAGIE EXTERNE, s'accumule dans l'utérus et donne lieu à L'HÉMORRHAGIE INTERNE.

L'hémorrhagie interne est-elle toujours possible pendant la grossesse et le travail ?

Non, à moins de comprendre sous ce nom les épanchements sanguins avec décollement qui, pendant la grossesse, peuvent se faire entre le placenta et l'utérus, parfois avec trainées entre l'œuf et la paroi utérine, et les épanchements circonscrits qui se forment quelquefois dans la masse placentaire ellemême (voir décollement et déchirures du placenta p. 214, 216). En général, le sang ne saurait alors s'accumuler en quantité considérable dans l'utérus parce que celui-ci est rempli par l'œuf encore intact.

Donc, à partir de quel moment peut-on observer une véritable hémorrhagie interne ?

A partir du début de la période d'expulsion, c'està-dire du moment ou l'utérus commence à se désemplir, le corps fœtal continuant à fermer l'orifice jusqu'à la fin du travail. L'hémorrhagie interne peut se produire alors sous l'influence de la plupart des causes spéciales déjà signalées, surtout de la rétraction brusque de l'utérus. Mais, comme on le verra, c'est après le travail que l'hémorrhagie interne survient le plus ordinairement, lorsque l'inertie utérine coïncide avec l'obstruction de l'orifice, soit par le placenta, soit, après la délivrance, par des caillots.

Quels sont les SIGNES DE L'HÉMORRHAGIE INTERNE *abondante pendant le travail ?*

Ce sont : le développement brusque de l'utérus qui se remplit de sang, la sortie des caillots dans l'intervalle des contractions ; puis, les phénomènes généraux que produit toute perte excessive.

Ces signes permettent-ils de reconnaître à temps l'hémorrhagie interne ?

Généralement non, parce que le premier peut passer inaperçu et que l'apparition des derniers indique déjà un grand danger.

Quels sont les SYMPTOMES GÉNÉRAUX ET LES EFFETS D'UNE HÉMORRHAGIE EXCESSIVE ?

Ce sont : la faiblesse et l'irrégularité du pouls, la

pâleur subite de la face et des muqueuses, une sensation de malaise et d'oppression au creux épigastrique, l'obscurcissement de la vue, les bâillements, les tintements d'oreilles, le refroidissement de la peau et de la sueur qui la recouvre, les syncopes, les vomissements, puis l'anxiété, le délire et les convulsions qui annoncent la mort.

Diagnostic de la cause

Quels sont les SIGNES DE L'INSERTION VICIEUSE DU PLACENTA ?

Ce sont les circonstances suivantes :

L'*hémorrhagie* apparait particulièrement pendant les *six dernières semaines* et le plus souvent dans les quatre dernières de la grossesse ;

Elle se manifeste *brusquement* et sans cause apparente ;

Elle se montre ensuite à *plusieurs reprises,* et la perte va en augmentant d'abondance chaque fois, sans être précédée de coliques (*hémorrhagie à répétition*, Pajot) ;

Elle débute ou reprend *pendant le repos* de la femme, le matin au lit ou dans la nuit ;

Elle *augmente sous l'influence de la contraction*, pendant le travail, ce qui est l'inverse quand la perte provient d'un décollement du placenta inséré normalement ;

Au toucher, on peut nettement sentir le *placenta à travers le col*, lorsqu'il est inséré sur l'orifice. Dans les cas ordinaires d'insertion latérale, on ne trouve qu'un *épaississement du segment inférieur* et on constate, de plus, *l'épaississement et l'état tomen-*

teux des membranes, c'est-à-dire les modifications naturelles qu'elles présentent au voisinage du placenta ; puis, on remarque l'élévation de la partie fœtale. Le toucher enfin — qu'on doit ici pratiquer avec beaucoup de ménagements — augmente généralement la perte en détachant toujours un peu les caillots qui contribuent à la modérer.

PRONOSTIC

L'hémorrhagie des trois derniers mois et du travail est-elle un accident bien grave ?

Oui, un des plus graves soit pour la mère soit pour l'enfant. En effet, le décollement du placenta, cause ordinaire et immédiate de cette hémorrhagie, soustrait à l'une une partie de son sang et empêche l'autre de régénérer le sien en détruisant la fonction d'une portion plus ou moins étendue de l'organe vasculaire. Aussi, quand il y a deux victimes, la femme meurt exsangue, décolorée et le fœtus bleuâtre, cyanosé. Celui-ci serait pâle, au contraire, si, par exception, sa mort était due à une déchirure du placenta ou à une rupture du cordon, c'est-à-dire à une perte de son propre sang.

Quel est celui des deux êtres que l'hémorrhagie menace le plus tôt ?

C'est évidemment le fœtus.

Quelles sont les circonstances qui, chez la mère, influent le plus sur le pronostic de l'hémorrhagie ? Ce sont :

L'abondance de la perte. D'une manière générale,

le danger est proportionné au degré de cette abondance ;

L'impression produite sur l'organisme par l'hémorrhagie, souvent très différente suivant les sujets. En effet, contrairement à la règle précédente, on voit parfois une perte modérée devenir plus grave chez une femme qu'une soustraction de sang double chez une autre présentant en apparence les mêmes conditions de santé ;

L'extériorité ou l'intériorité de la perte. Dans ce dernier cas, l'hémorrhagie est beaucoup plus grave parce qu'elle est presque toujours reconnue trop tard, lorsque elle a déjà compromis gravement la vie de la femme.

La cause de l'hémorrhagie. L'insertion vicieuse donne lieu aux pertes les plus graves, puisque celles-ci, d'abord inévitables, surviennent de bonne heure et se répètent jusqu'à l'accouchement ;

Le moment de son apparition, circonstance des plus importantes pour le pronostic. En effet, plus on est éloigné de l'accouchement, plus difficilement on peut, en cas d'hémorrhagie grave et redoutable, traverser le col et pratiquer l'extraction du fœtus.

L'hémorrhagie arrêtée, la femme est-elle à l'abri de toute menace ?

Non ; Elle est encore sérieusement exposée aux inflammations puerpérales.

Les épanchements placentaires de la grossesse sont-ils redoutables ?

Généralement non pour la mère, à moins que le sang, abondamment épanché, ne dépasse les bords du placenta, puis, décollant les membranes jusqu'au col, ne se fasse jour à l'extérieur et ne donne lieu à une hémorrhagie externe.

Au contraire, ces épanchements sont toujours, pour le fœtus, des accidents fort dangereux ; à plus forte raison lorsque le foyer est étendu et le fœtus encore éloigné du terme de son développement. Cependant un seul foyer d'apoplexie placentaire peut ne pas empêcher les mouvements actifs, devenus rares ou nuls, de reprendre sensiblement et le petit être de revenir à la vie (voir p. 214, 216).

TRAITEMENT

Le traitement de l'hémorrhagie de la fin de la grossesse et du travail est-il le même quel que soit le cas ?

Non. Sous ce rapport il faut distinguer dans chacune de ces deux périodes :

La perte légère ;

La perte grave ;

La perte de cause accidentelle ;

La perte de cause spéciale et surtout par insertion vicieuse.

Hémorrhagie des trois derniers mois

Dans le cas d'hémorrhagie des trois derniers mois de la grossesse quelle est la conduite à suivre ?

Si l'hémorrhagie est légère, on doit recourir aux mêmes moyens que dans l'hémorrhagie modérée, d'un début d'avortement (moyens généraux) : position horizontale le siége élevé, repos absolu de corps et d'esprit, air frais, boissons froides et légèrement acidulées, évacuation de la vessie et du rectum, une petite saignée lorsque la femme est pléthorique.

Si l'hémorrhagie est grave, on a recours d'abord aux moyens généraux précédents sauf la saignée qu'on doit ici s'interdire, puis au froid local (compresses mouillées, tordues et renouvelées à tout instant, sur le bas-ventre, le haut des cuisses et la vulve). On prescrit ensuite l'ergot de seigle et mieux encore l'ergotine, comme hémostatique s'il n'y a pas de contractions (par exemple, 2 grammes en huit fois, une toutes les dix minutes) ; et en cas de persistance de la perte, on a recours au tamponnement vaginal (p. 235) après lequel on se conduit comme ci-après.

Dans le cas D'HÉMORRHAGIE PAR INSERTION VICIEUSE DU PLACENTA *comment se conduirait-on, vers la fin de la grossesse ?*

Si l'hémorrhagie était légère, comme précédemment, mais sans recourir à la saignée, ici sévèrement interdite à cause des pertes de sang qui se produiront inévitablement dans la suite.

L'hémorrhagie devenant grave, on se conduirait encore comme ci-dessus, et on compterait principalement sur le tampon dont on peut alors augmenter l'efficacité en trempant les premiers bourdonnets dans du perchlorure de fer.

A quoi faut-il s'attendre à la suite du tamponnement ?

A l'apparition de contractions provoquées par le caillot qui se forme dans la cavité utérine, effet désirable lorsqu'on prévoit que de nouvelles hémorrhagies mettront les jours de la femme en danger. Le travail déclaré, on se conduirait comme après le tamponnement pratiqué dans le cours du travail.

Hémorrhagie du travail

Dans le cas d'hémorrhagie pendant le travail, la conduite à suivre est-elle la même quel que soit le moment ?

Non. Elle doit tout d'abord différer suivant l'une ou l'autre des deux conditions suivantes :

Orifice peu dilaté (pièce de 1 fr.) ;

Orifice complètement dilaté.

Lorsque L'ORIFICE EST PEU DILATÉ *quel parti prendre ?*

Si l'hémorrhagie est légère, on doit recourir aux moyens généraux ci-dessus et, au besoin, exciter les contractions par un peu de seigle ergoté ;

Si l'hémorrhagie est grave, après avoir placé la femme dans la position horizontale, à l'air frais, et avoir rapidement essayé du froid local — la présentation reconnue favorable et les membranes intactes — on commence, à défaut de contractions suffisantes, par les réveiller en administrant 1 à 2 grammes d'ergot de seigle, puis lorsque le travail est franchement établi et la dilatation en voie de progrès, on procède à la rupture des membranes, conformément à la pratique de Dubois. Dans le cas où, malgré l'ergot, le travail serait resté languissant et l'orifice peu dilaté, on appliquerait le tampon, qu'on retire au bout de quelques heures, la dilatation étant alors suffisante pour rompre les membranes. Enfin, si l'écoulement des eaux et la rétraction utérine qui en résulte sont impuissants à arrêter l'hémorrhagie, on en vient à l'extraction du fœtus dès que l'état de l'orifice permet de l'opérer sans violences ;

Si avec une hémorrhagie grave et une dilatation encore peu avancée les membranes étaient déjà rompues, après avoir, au besoin, excité légèrement les contractions par une faible dose d'ergot de seigle, on devrait se décider à l'extraction forcée du fœtus (version précédée d'incisions multiples sur les bords de l'orifice) et renoncer au tamponnement qui pourrait ici transformer une hémorrhagie externe en hémorrhagie interne. Tout au plus pourrait-on essayer le tampon lorsque les contractions sont énergiques et qu'il s'est écoulé encore peu d'eau amniotique, mais alors avec la précaution indispensable de comprimer l'utérus par un bandage de corps un peu serré et de surveiller très attentivement l'état de la femme.

Lorsque, l'orifice étant encore peu dilaté, l'hémorrhagie grave tient à l'insertion vicieuse du placenta, y a-t-il lieu de modifier la conduite précédente ?

Oui. Il faut ici, les membranes étant intactes, procéder tout de suite au tamponnement comme pendant la grossesse. Au bout de 8 à 10 heures si les contractions se sont soutenues, la dilatation étant alors avancée, on retire le tampon ; on rompt ensuite la poche sans avoir donné l'ergot, dans l'espoir que la tête du fœtus en s'appliquant sur le segment inférieur comprimera les vaisseaux placentaires divisés (Dubois). Enfin, quand l'orifice est suffisamment dilaté on pratique l'extraction du fœtus en pénétrant dans l'utérus, soit comme à l'ordinaire, soit de la façon qui sera indiquée plus loin en cas d'insertion du placenta sur l'orifice.

Lorsque l'orifice est COMPLÈTEMENT DILATÉ *quel parti prendre ?*

Si l'hémorrhagie est légère, on doit, la présentation reconnue favorable et la poche intacte, la rompre, et, si la perte continue, accélérer le travail par l'ergot de seigle ; puis on l'abandonne à la nature, à moins d'inertie ou d'obstacle à l'expulsion. Dans le cas de présentation de l'épaule, on procèderait de bonne heure à la version ;

Si l'hémorrhagie est grave, après avoir rompu la poche et constaté néanmoins la lenteur de l'expulsion, on se hâte de terminer l'accouchement, par la version dans le cas de présentation du tronc ou si la tête est encore au détroit supérieur et n'a pas franchi l'orifice, par le forceps si elle l'a traversé, l'extraction simple s'il s'agit d'une présentation pelvienne.

Dans le cas d'hémorrhagie grave par insertion vicieuse avec oblitération de l'orifice par le placenta, comment pénétrer dans l'utérus pour faire la version ?

En écartant de l'orifice le placenta qu'on décolle sur un point déjà détaché ou sur un point quelconque de sa circonférence, pour aller à la recherche des pieds et amener rapidement le fœtus. Cette manœuvre est bien préférable à celle qui consiste à se frayer un passage à travers une perforation de la masse placentaire ou à arracher le placenta pour l'extraire tout d'abord (Simpson), ce qui entraîne inévitablement la mort du fœtus.

En résumé, quelles sont les ressources les plus précieuses du traitement de l'hémorrhagie grave des derniers mois de la grossesse et du travail ?

Ce sont : Avant la dilatation ou tout-à-fait au dé-

but du travail, le tamponnement ; lorsque la dilatation est encore peu avancée, la rupture des membranes qu'on fait précéder, au besoin, de contractions
suffisantes, puis l'extraction du fœtus dès que l'orifice le permet ; lorsque la dilatation est complète,
l'extraction du fœtus, c'est-à-dire la déplétion de l'u-
térus.

*L'ergot de seigle doit-il être administré dans le
cas d'insertion vicieuse ?*

Non, surtout au début, parce qu'il augmenterait
la perte sans produire assez rapidement la dilatation.

*Comment agit surtout la rupture des membranes
avec issue du liquide amniotique ?*

En provoquant la rétraction des parois utérines et
en déterminant par suite le resserrement des vaisseaux qui vont au placenta, d'où l'efficacité reconnue
de ce moyen dans les hémorrhagies de la grossesse
et du travail.

*Enfin, doit-on dans les hémorrhagies graves es-
sayer les hémostatiques internes ?*

Non. Ce serait une perte de temps sans le moindre profit.

Rupture de l'utérus

Qu'appelle-t-on rupture de l'utérus ?

On désigne ainsi toute solution de continuité des
parois utérines au-dessus de l'insertion vaginale.

*Pourquoi ne pas s'occuper ici des déchirures
sous-vaginales ?*

Parce que ces lésions du col, du reste très fréquentes, ne présentent aucun danger.

La rupture de l'utérus est-elle un accident bien grave ?

Oui, le plus grave de tous ceux qui peuvent s'observer chez la femme en travail.

Quelles sont les causes prédisposantes de la rupture de l'utérus ?

Ce sont toutes les altérations du tissu utérin qui diminuent sa résistance. Ainsi, des cicatrices provenant de déchirures superficielles dans un accouchement antérieur, une dégénérescence de l'utérus, un amincissement général des parois de l'organe comme on peut le recontrer chez les multipares.

Quelles sont les causes déterminantes de la rupture utérine ?

Ce sont, des violences extérieures ou intérieures ; des contractions excessives, surtout ergotiques, sur un fœtus plus ou moins immobilisé après l'écoulement des eaux.

Quelles sont les violences extérieures capables de déchirer l'utérus ?

Ce sont : Un coup de corne de taureau, un coup de pied de cheval, le passage d'une voiture sur le ventre... accidents assez rares, qui ne peuvent guère se produire que pendant la grossesse.

Quelles sont les violences intérieures dont il s'agit ?

Ce sont des manœuvres obstétricales brutales ou intempestives, et en particulier la version opérée sans ménagement dans le cas de rétraction tétanique de l'utérus, l'application forcée et maladroite des branches du forceps ou du céphalotribe, causes les plus fréquentes des ruptures utérines.

Sur quel point de l'organe se produisent les ruptures de l'utérus ?

Les ruptures par contractions excessives se font d'ordinaire sur le segment inférieur qui est la partie la plus tiraillée pendant l'expulsion, et le plus souvent en arrière, tandis que les déchirures déterminées par des manœuvres siègent d'ordinaire sur un point plus élevé.

Quelle est la conséquence immédiate et nécessaire de toute rupture utérine ?

L'hémorrhagie. Le sang se répand plus ou moins abondamment dans la cavité abdominale et d'ordinaire en faible quantité dans l'utérus.

Quels sont les premiers signes d'une rupture utérine ?

Ce sont : une douleur déchirante et soudaine sur un point de l'utérus, qui arrache un cri perçant à la femme ; l'affaiblissement puis la disparition rapides des douleurs du travail, remplacées par une sensation d'engourdissement.

Qu'observe-t-on immédiatement après, lorsque la déchirure est étendue ?

Des symptômes généraux d'hémorrhagie abondante et d'épuisement nerveux : visage pâle, altéré, extrémités froides, pouls petit et fréquent, respiration précipitée, prostration, syncopes, vomissements qui peuvent être suivis de convulsions, préludes de la mort.

Que devient le fœtus après la rupture ?

Lorsque la perforation est étendue, il passe plus ou moins rapidement dans la cavité abdominale sous l'influence des contractions dont l'effet, bien qu'affaibli, se partage entre deux ouvertures, l'orifice utérin et la déchirure, plus facile à franchir que celui-ci.

Que fait constater le palper lorsque le fœtus est passé dans le ventre ?

Les membres du fœtus et les mouvements convulsifs de son agonie.

Que reconnait-on au toucher ?

D'abord l'élévation inattendue et la mobilité de la partie fœtale auparavant fixée au détroit supérieur ; puis l'absence du fœtus, lorsqu'il s'est échappé par la déchirure ; souvent à sa place une portion d'intestin qui a pénétré et fait hernie dans la cavité utérine.

Les symptômes précédents sont-ils toujours aussi tranchés ?

Non, lorsque la rupture est de peu d'étendue ou quand elle se produit lentement. Alors l'accident peut passer presque inaperçu.

Quelle est la terminaison de la rupture utérine ?

Ordinairement la mort presque immédiate par hémorrhagie et épuisement nerveux si la rupture est étendue ; ou la péritonite suraiguë et mortelle si la femme résiste aux premières conséquences de ce terrible accident. La gastrotomie permet cependant de sauver quelques femmes. Quant au fœtus, il succombe à peu près toujours parce qu'on ne peut pas le retirer assez promptement.

L'intervention de l'accoucheur ne commence-t-elle jamais qu'au moment de l'accident ?

Non. Lorsque, au début du travail, on constate chez une multipare, un amincissement de l'utérus, ou qu'on suppose une altération du tissu de l'organe, il est prudent de faire coucher la femme, et d'exercer sur le ventre une compression méthodique à l'aide d'un bandage. S'il y avait obstacle à l'expulsion du fœtus, on se hâterait de le faire disparaître.

Quel que soit le cas, que doit-on toujours s'efforcer de faire en présence d'une rupture utérine ?

L'extraction rapide du fœtus. S'il se trouve encore dans la cavité utérine, on le retire par le forceps ou la version suivant la présentation ou le degré d'engagement. L'opération doit s'exécuter avec prudence et précautions pour ne pas agrandir la déchirure, et la délivrance se pratiquer aussitôt après.

Lorsque le fœtus est passé tout entier dans la cavité abdominale comment en opère-t-on l'extraction ?

D'abord en essayant de le saisir par les pieds à travers la déchirure utérine, et, en cas d'insuccès, surtout si l'enfant est encore plein de vie, en pratiquant la gastrotomie, c'est-à-dire l'incision les parois abdominales comme pour l'opération césarienne, opération qui exécutée à temps, peut sauver l'enfant et donner des chances de guérison à la mère. Le placenta est ensuite amené, de préférence par les voies naturelles, à l'aide du cordon qu'on fait descendre dans l'utérus et le vagin jusqu'à la vulve, au moyen d'une sonde à laquelle on l'attache.

Que faire après l'extraction ?

On doit combattre l'hémorrhagie (voir hémorrhagie de la délivrance) et prévenir la péritonite (repos, opiacés, frictions mercurielles...) Si une anse d'intestin s'était introduite dans la déchirure on se hâterait de la réduire immédiatement après la sortie du fœtus.

Rupture du vagin

Observe-t-on souvent la rupture du vagin ?

Non. C'est une lésion assez rare à cause de l'excessive dilatabilité de ce conduit.

Où siège-t-elle le plus fréquemment ?

A la partie supérieure du canal.

Quelles sont ses causes les plus ordinaires ?

Ce sont : le refoulement trop énergique de la tête ou d'une épaule déjà engagées, dans le premier temps de la version, surtout lorsqu'on néglige de soutenir le fond de l'organe ; l'introduction forcée de la main dans le col non dilaté ou rétracté ; enfin, la pénétration d'une branche de forceps ou de céphalotribe suivant une fausse direction et la pression exercée sur cette branche arrêtée par un obstacle, cause particulièrement signalée par le prof. Pajot.

La rupture du vagin est-elle d'un diagnostic facile ?

Généralement non. La douleur, moindre que dans la rupture utérine, se confond avec celle des contractions. Quant à l'hémorrhagie, elle est rarement assez abondante pour donner lieu à des symptômes généraux. Mais une anse intestinale peut s'échapper par la plaie ; le diagnostic devient alors certain.

Qu'est-ce qui rend les ruptures du vagin encore assez graves ?

La péritonite consécutive, surtout lorsque la déchirure est postérieure, et la tendance à une hernie intestinale qu'il n'est pas toujours facile de réduire ou de maintenir réduite.

Quelle est la conduite à suivre dans les cas de rupture du vagin ?

On doit extraire rapidement le fœtus. Si, par exception, il était passé en partie dans la cavité abdominale, on l'en retirerait comme dans le cas analogue d'une rupture utérine. On réduit ensuite la hernie si elle s'est produite. Enfin, la femme est soumise à un repos absolu, une diète rigoureuse et quelques injections émollientes, dans le but de prévenir la péritonite et de favoriser la cicatrisation des bords déchirés.

Procidence du cordon

Qu'est-ce que la procidence du cordon ?

C'est l'engagement d'une anse du cordon ombilical entre le segment inférieur et la partie fœtale.

Jusqu'où arrive ensuite le cordon procident ?

Au début, seulement jusqu'à l'orifice, à cause des

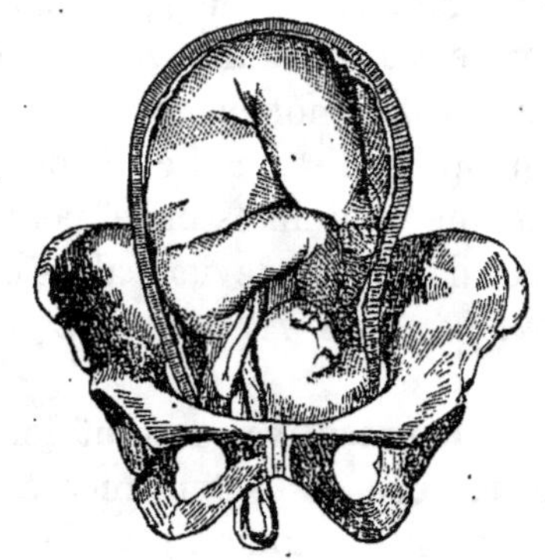

Fig. 85. — *Procidence du cordon.*

membranes qui le retiennent. Celles-ci rompues, il traverse le col et descend plus ou moins dans le vagin où on le trouve ordinairement. Il peut enfin se montrer à la vulve et même pendre au dehors.

Cet accident est-il fréquent ?

Non. On l'observe assez rarement (1 cas sur 300, Tarnier), bien que le cordon soit plus lourd que le liquide amniotique et toujours assez long pour dépasser l'orifice.

Pourquoi le cordon ne s'engage-t-il pas plus souvent ?

Parce qu'il est retenu par le segment inférieur de l'utérus, appliqué d'ordinaire assez exactement autour de la partie fœtale, surtout quand c'est la tête.

Quelles doivent être, par suite, les causes de la procidence du cordon ?

Toutes celles qui, empêchant cette application exacte du segment inférieur, laissent une voie ouverte à la tige ombilicale, surtout lorsque à ces circonstances s'ajoute un *excès de longueur du cordon.* Ainsi : les *rétrécissements du détroit supérieur,* qui maintiennent la partie fœtale élevée ; la *présentation du tronc, la présentation de l'extrémité pelvienne,* principalement lorsqu'elle est décomplétée par la chûte des pieds ; la *procidence d'un membre ; l'insertion vicieuse du placenta,* qui non-seulement s'oppose à l'application exacte du segment inférieur mais encore rapproche le cordon de l'orifice ; *la surabondance du liquide amniotique,* qui écarte le segment inférieur de la partie fœtale et surtout donne lieu, au moment de la rupture de la poche, à un flot de liquide amniotique capable d'entraîner le cordon à travers l'orifice ; enfin la *présence de deux fœtus* d'où résulte quelquefois la difficulté d'engagement du premier autour duquel se trouve alors une espace libre.

A quel moment du travail se produit la chûte du cordon ?

Naturellement avant que la partie fœtale ait franchi l'orifice où se soit engagée au détroit. Elle se fait souvent à l'instant même de la rupture de la poche et c'est alors que l'anse déjà prolabée peut descendre très bas dans le vagin.

La procidence du cordon est-elle difficile à reconnaître ?

Oui, avant la rupture de la poche. On sent alors plus ou moins distinctement, à travers les membranes, une corde molle, très mobile et battant sous le doigt avec la même rapidité que le cœur du fœtus, caractères qui deviennent très faciles à constater après la rupture des membranes, puisqu'on peut alors saisir l'anse prolabée.

Dans quelle partie de l'excavation l'anse se trouve-t-elle ?

Le plus souvent au-devant d'une symphyse sacro-iliaque, quelquefois derrière l'éminence ileo-pectinée, c'est-à-dire à une extrémité des diamètres obliques, où le cordon rencontre plus d'espace. Les branches de l'anse, au lieu d'être rapprochées, sont parfois séparées et passent par-dessus la tête comme les chefs d'une fronde.

La procidence du cordon est-elle un accident bien grave ?

Oui des plus graves, mais seulement pour le fœtus qui peut succomber rapidement à l'asphyxie par compression des vaisseaux ombilicaux.

Quand y a-t-il bien moins à craindre pour le fœtus ?

Avant la rupture de la poche.

Dans quelles circonstances y a-t-il danger imminent ?

Après la rupture des membranes, quand la partie fœtale s'est engagée dans le bassin et a franchi l'orifice, surtout lorsque l'expulsion se fait lentement comme chez les primipares. Le danger serait encore plus grand s'il y avait obstacle à l'accouchement. La compression serait cependant un peu moins à redouter si l'anse de cordon correspondait à la symphyse sacro-iliaque gauche (Nœgelé).

Quels sont les signes de la compression du cordon, c'est-à-dire d'un grand danger pour le fœtus ?

Ce sont la faiblesse, l'irrégularité, et, à plus forte raison, la disparition des battements du cordon prolabé. On peut considérer la mort du fœtus comme à peu près certaine lorsque les pulsations ont cessé depuis plus de 5 ou 6 minutes, et que cette disparition a été constatée à plusieurs reprises.

A quel moment faut-il interroger les battements du cordon ?

Dans l'intervalle des contractions, car pendant la douleur les pulsations peuvent cesser sous l'influence de la compression pour reparaître aussitôt après.

Pourquoi n'y a-t-il pas encore certitude absolue de mort après 5 ou 6 minutes d'absence de battements plusieurs fois constatée ?

Parce qu'on a vu, par exception, des fœtus résister à un quart d'heure de suspension des battements du cordon.

En présence d'une procidence du cordon, quelle est la CONDUITE A SUIVRE *avant la rupture des membranes ?*

On se borne à attendre, après avoir fait coucher la femme, le siége relevé fortement par des coussins. On n'interviendrait par la version qu'en cas de présentation du tronc, comme on le ferait, du reste, en l'absence de tout accident.

Quelle est la conduite à suivre après la rupture des membranes ?

Lorsque l'enfant est reconnu vivant — car s'il était mort on abandonnerait l'expulsion à la nature — on doit immédiatement essayer de réduire le cordon, puis, en cas d'insuccès, se hâter de terminer l'accouchement.

Comment se pratique la réduction du cordon ?

Comme on opèrerait celle d'un membre procident. Ainsi, on repousse le cordon avec les quatre derniers doigts de la main au-dessus de la partie fœtale et on l'y retient jusqu'au début de la douleur, c'est-à-dire jusqu'à l'application du fœtus contre l'orifice. A ce moment, la main est retirée brusquement pour permettre à la présentation de se fixer. Si l'anse vient à retomber, on recommence la manœuvre, qu'on peut au besoin répéter plusieurs fois. M. Tarnier, dans une circonstance, a pu, en maintenant seulement avec deux doigts l'anse assez élevée pendant plusieurs contractions, attendre une dilatation assez avancée pour pouvoir appliquer le forceps, et retirer ainsi un enfant vivant. Dans certains cas, lorsque la dilatation est suffisante et les tentatives ordinaires sont inutiles, on peut essayer, avec la main introduite toute entière, de porter hardiment l'anse du cordon jusqu'au fond de l'utérus où on la maintient jusqu'à ce qu'on se sente chassé par la contraction.

Pourquoi la réduction avec la main ne réussit-elle pas toujours ?

Parce que la main écarte trop la paroi utérine du fœtus et laisse aussitôt après sa sortie, malgré la contraction, une trop large voie ouverte au cordon qui s'y engage facilement et descend de nouveau.

Par quoi a-t-on songé alors à remplacer la main ?

Par une tige mince et rigide permettant de reporter l'anse de cordon au fond de l'utérus en l'absence de la douleur et de l'y maintenir jusqu'au retour de la contraction qui doit fixer la partie fœtale. Tels sont : la petite fourche de Depaul qu'on peut construire au moment même avec un morceau de bois ; *le porte-cordon de Schœller*, formé de deux tiges de baleine réunies et glissant dans la même gaine, dont l'une se termine par un crochet qu'on ferme avec l'autre et qu'on transforme ainsi en anneau après y avoir passé le cordon, pour l'ouvrir ensuite et dégager l'anse lorsque l'appareil l'a portée dans l'utérus ; une sonde en gomme n° 9 munie de son mandrin (Dudan), le meilleur de tous les instruments de réduction. On commence par passer derrière la partie de la tige métallique qui apparait dans l'œil de la sonde, un ruban dont les deux chefs flottants sont noués dans l'anse de cordon de manière à former un anneau qui embrasse et fixe lâchement celle-ci. L'appareil est ensuite porté dans l'utérus et avec lui l'anse funiculaire qu'on maintient au-dessus de la partie fœtale jusqu'à la contraction. On retire alors brusquement le mandrin d'abord, puis la sonde, sans se préoccuper de l'anneau de ruban qui reste attaché au cordon.

N'y a-t-il pas pour la femme une position parti-culière qui favorise la réduction ?

Oui. On trouve tout avantage à la faire mettre à genoux, le tronc incliné et reposant sur les mains (Barnes), afin que le fond de l'utérus soit plus bas que le col.

Réussit-on mieux par ces procédés qu'avec la main ?

Non, dans bien des cas. Il n'est pas aisé de pas-ser le ruban dans le cordon à moins que l'anse ne pa-raisse au dehors. De plus, celle-ci est lourde, glis-sante, volumineuse, par suite difficile à repousser.

En cas d'insuccès, si le fœtus est en danger, que reste-t-il à faire ?

La version, si la tête est encore mobile au détroit supérieur ; l'application du forceps, s'il y a engage-ment, en évitant de saisir le cordon entre la partie fœtale et les cuillers ; l'extraction simple, s'il y a présentation de l'extrémité pelvienne.

ACCOUCHEMENTS VICIEUX PAR
ACCIDENTS DE LA DÉLIVRANCE

Que faut-il signaler de particulier aux accidents de la délivrance ?

Leur gravité, puisqu'ils sont au moins aussi dan-gereux que les plus graves de l'expulsion fœtale ;

mais aussi, l'efficacité, dans la plupart des cas, des moyens qui leur sont opposés.

Quels sont ces accidents ?

Ce sont : L'inertie consécutive de l'utérus, l'hémorrhagie, la rétention du placenta, et l'invagination de l'utérus.

Quel est l'accident qu'il faut ajouter aux précédents ?

L'éclampsie, qui, après avoir éclaté soit à la fin de la grossesse soit pendant le travail, peut encore se montrer après l'expulsion du fœtus (p. 452 et suiv.).

Inertie consécutive de l'utérus

Qu'est-ce que l'inertie consécutive de l'utérus ?

C'est l'insuffisance où le défaut de rétraction de l'utérus après le travail.

Dans quel moment peut-elle se produire par rapport aux phénomènes de la délivrance ?

Elle peut se produire, soit avant la rupture des adhérences placentaires lorsque, par exception, celles ci sont douées d'une résistance anormale, soit lorsque le décollement est commencé, soit après le décollement du placenta tout entier, que celui-ci se trouve encore dans l'utérus ou qu'il en ait été expulsé.

Les conséquences sont-elles les mêmes dans ces divers cas ?

Non. L'inertie avec adhérence totale du placenta est un accident sans gravité, tandis que l'inertie après décollement partiel ou total détermine toujours une hémorrhagie menaçante.

Quelles sont les principales causes de l'inertie ?

Ce sont : la *distension excessive de l'utérus* durant la grossesse (hydramnios, grossesse gémellaire), distension qui a affaibli la contractilité de l'organe ; un *travail trop long,* qui l'a épuisé ; un *travail trop court,* qui l'a jeté dans la stupeur et le relâchement; de *nombreux accouchements antérieurs* qui ont fait perdre à l'utérus une partie de sa rétractilité. Enfin, il est des cas où l'inertie, à peu près inexplicable par les causes précédentes, doit être attribuée à une disposition particulière de l'organe.

Quels sont les signes de l'inertie consécutive de l'utérus ?

Ce sont : d'abord, à la palpation, la mollesse et la flaccidité du globe utérin qu'on a parfois de la peine à distinguer de la paroi abdominale, contrairement à ce qu'on observe à l'état normal (p. 357) ; puis, l'hémorrhagie, lorsque le placenta est décollé en partie ou en totalité.

L'inertie est-elle toujours complète ?

Non. Ainsi, l'utérus, après avoir commencé à se bien rétracter, peut s'arrêter et rester à demi resserré.

Quelle est la conduite à suivre en présence d'une inertie sans hémorrhagie ?

On doit se borner à solliciter la rétraction par quelques frictions sur l'abdomen et, au besoin, par l'application d'un bandage de corps un peu serré.

Au contraire, quelle conduite tenir dans le cas d'inertie avec hémorrhagie ?

Celle qui va être tracée en détail dans le chapitre suivant.

Hémorrhagie de la délivrance

Qu'est-ce que l'hémorrhagie de la délivrance?

C'est l'hémorrhagie qui se produit à la suite du travail, c'est-à-dire avant, pendant ou après l'expulsion du placenta.

CAUSES

Doit-on admettre ici des causes prédisposantes?

Oui. Ce sont à peu près celles de l'avortement et de l'hémorrhagie pendant la grossesse et le travail.

Quelle est la cause déterminante spéciale de cette hémorrhagie?

L'INERTIE UTÉRINE CONSÉCUTIVE, survenant après un décollement partiel ou total du placenta.

Comment produit-elle l'effusion de sang?

En laissant béants ou incomplètement fermés les orifices des vaisseaux placentaires déchirés par le décollement.

Que devient ensuite le sang extravasé?

Le plus souvent il s'écoule au dehors et donne lieu à l'HÉMORRHAGIE EXTERNE. Parfois le sang s'accumule dans l'utérus et produit alors l'HÉMORRHAGIE INTERNE, perte à peu près spéciale à la délivrance. Celle-ci mériterait plutôt le nom d'*hémorrhagie mixte* dans la plupart des cas, parce qu'elle s'accompagne presque toujours d'un certain écoulement extérieur (Joulin).

Dans quelle circonstance se produit l'hémorrhagie interne?

Lorsque l'orifice utérin est obstrué pendant que les

vaisseaux placentaires versent le sang dans la cavité de l'organe. Alors, ce liquide s'accumule dans l'utérus, qui, tombé dans l'inertie et encore souple, se laisse distendre, augmente de volume et peut s'élever aussi haut qu'avant l'expulsion.

Qu'est-ce qui peut déterminer l'obstruction de l'orifice?

Avant la délivrance, le placenta tombé sur le col. Après la délivrance, l'orifice peut être oblitéré par des caillots volumineux et résistants, surtout lorsque le col présente un certain degré de rétrécissement spasmodique, ou qu'il existe une obliquité utérine très prononcée.

DIAGNOSTIC

L'hémorrhagie externe est-elle facile à reconnaître?

Oui. Le lit est inondé de sang ; et, si rien n'arrête la perte, on ne tarde pas à observer les symptômes généraux de l'épuisement.

Peut-on prendre pour une hémorrhagie le flot de sang qui suit la délivrance?

Oui, au premier instant. Mais le flot de la délivrance est immédiatement suivi d'un simple suintement, tandis que l'écoulement reste abondant lorsqu'il y a hémorrhagie. Pour faire encore mieux la distinction, on n'a qu'à essuyer le périnée avec un linge. S'il n'existe qu'un suintement, celui-ci se suspend après le nettoiement et le périnée reste sec un instant, ce qui serait le contraire en cas d'hémorrhagie.

L'hémorrhagie interne possède-t-elle des signes aussi évidents?

Non, il n'y a pas ici de perte extérieure, mais si on

songe à palper l'abdomen, on trouve l'utérus élevé, volumineux et mou. La femme éprouve une sensation de chaleur dans tout le ventre, puis on observe très rapidement les symptômes généraux des hémorrhagies épuisantes (p. 467, 468).

A quel moment s'aperçoit-on souvent de la gravité de la situation?

Lorsque survient une syncope, c'est-à-dire lorsque l'hémorrhagie est devenue menaçante.

N'observe-t-on pas quelquefois certains phénomènes qui pourraient en imposer tout d'abord pour une hémorrhagie interne ?

Oui, l'accroissement subit du volume du ventre dû à une distension considérable des intestins par les gaz après le travail, ou bien une syncope, une crise hystériforme... etc... accidents qui, d'ordinaire, avec un peu d'attention, seront facilement distingués des signes d'une hémorrhagie interne.

Si pourtant on restait dans le doute comment devrait-on s'éclairer ?

En introduisant, sans hésiter, la main dans l'utérus, d'où, si le sang y est accumulé, on ne doit pas se retirer sans avoir détaché les caillots ou amené le placenta. Cette manœuvre, tout-à-fait inoffensive, serait, en outre, un excellent stimulant de la fibre utérine.

PRONOSTIC

L'hémorrhagie de la délivrance est-elle un accident bien grave ?

Oui, le plus grave de tous, après la rupture de l'utérus, puisque la femme peut, dans le cas de perte rapidement abondante, succomber au bout d'un quart d'heure ou seulement de quelques minutes.

Quelles sont les circonstances qui influent le plus sur ce fâcheux pronostic ?

Ce sont, comme pour l'hémorrhagie de la grossesse et du travail : l'abondance de la perte, l'impression produite sur l'organisme, enfin l'extériorité ou l'intériorité de l'hémorrhagie, la perte interne étant souvent reconnue trop tard, c'est-à-dire lorsqu'elle a déjà épuisé l'organisme (voir p. 470).

L'hémorrhagie arrêtée, tout danger est-il passé ?

Non. La femme est menacée d'inflammation puerpérale. Elle peut, en outre, rester affaiblie pendant longtemps et sa santé exiger des mois et même des années pour se remettre.

TRAITEMENT

Quelles sont les conditions essentielles du traitement de l'hémorrhagie de la délivrance ?

La promptitude et l'énergie, car la vie de la femme est rapidement et directement menacée. Il faut, par suite, avoir ce traitement bien présent à l'esprit pour pouvoir l'appliquer sans hésitation.

Quels sont les premiers moyens à employer dès qu'on s'aperçoit d'une hémorrhagie ?

Après avoir relevé le siége de la femme par des coussins et supprimé ceux de la tête, après avoir fait ouvrir les fenêtres de l'appartement pour donner accès à l'air frais, on administre 2 grammes d'ergot de seigle en deux doses à distance de cinq minutes ; en même temps on frictionne vigoureusement le globe utérin pour en réveiller la rétraction, et au besoin on applique sur le bas-ventre et le pli des cuisses, des compresses ou serviettes trempées dans l'eau froide, préalablement tordues et renouvelées toutes les trois ou quatre minutes.

Si néanmoins la perte continue, quels sont les meilleurs moyens à ajouter aux précédents en attendant la rétraction ergotique ?

D'abord un certain nombre de pressions énergiques sur le globe utérin à travers la paroi abdominale. Pour cela, on saisit l'organe à pleines mains et on le serre successivement plusieurs fois et sur plusieurs points comme pour le pétrir. Si cela ne suffit pas, on se hâte de porter la main dans sa cavité pour en retirer le placenta avec les caillots accumulés au-dessus ; puis on excite sa face interne, surtout en avant, pendant qu'on le frictionne vigoureusement à l'extérieur. Après l'expulsion du placenta on se bornerait naturellement à exciter l'utérus au dedans et au dehors.

Dans le cas d'hémorrhagie interne quel est le parti qu'il faut prendre immédiatement ?

Celui d'enlever l'obstacle à la sortie du sang et de transformer par suite la perte interne en hémorrhagie externe. Pour cela, on pénètre avec la main dans la cavité utérine où on trouve, soit le placenta qu'on extrait après avoir achevé de le décoller s'il y a lieu, soit des caillots qu'on retire après les avoir divisés s'ils sont trop volumineux. Puis, on excite, comme précédemment, la face interne de l'utérus pendant qu'on frictionne fortement l'organe à l'extérieur, en attendant l'heureux effet de l'ergot de seigle déjà administré.

Doit-on se contenter d'avoir obtenu par ces premiers moyens la diminution de l'écoulement sanguin, pour être entièrement rassuré sur le sort de la femme ?

Non. La femme, qui vient d'échapper à un grand danger, pourrait, dans l'état de faiblesse où elle est, succomber à une hémorrhagie même modérée si elle se prolongeait plusieurs heures. Aussi doit-on ne pas se borner au moyens précédents quand ils n'ont pas réussi à arrêter la perte.

Lorsqu'il faut agir plus énergiquement à quoi peut-on recourir ?

A l'introduction dans l'utérus d'un citron décorcé ou d'une éponge imbibée d'eau vinaigrée retenus par un fil, citron ou éponge qu'on exprime sur place pour en faire jaillir le liquide et exciter ainsi la rétraction ; à la compression énergique continue et prolongée du globe utérin avec des serviettes appliquées sur l'hypogastre en forme de pelote, mieux encore avec les mains, à travers la paroi abdominale ordinairement flasque et dépressible, compression qui supprime presque complètement la cavité où s'épanche le sang et provoque en même temps la rétraction. On doit pourtant ne se décider à cette manœuvre violente qu'en cas d'absolue nécessité à cause de la douleur et de l'irritation qu'elle détermine.

Quel est enfin le moyen prompt et sûr à opposer immédiatement aux hémorrhagies rapidement menaçantes ?

La compression de l'aorte abdominale (A. Baudelocque), par laquelle on diminue considérablement l'afflux du sang dans les vaisseaux de l'utérus, en attendant l'effet d'une dose élevée (2 à 4 gr.) d'ergot de seigle qu'on se hâte d'administrer.

Lorsque l'hémorrhagie est modérée peut-on encore recourir à ce moyen ?

Oui, si elle persiste malgré les moyens précédents et surtout si la femme commence à présenter les symptômes généraux de l'épuisement.

Comment s'opère la compression de l'aorte ?

Cette compression — en général d'une exécution facile lorsque les parois abdominales ne sont pas trop épaisses — se fait, en déprimant celles-ci avec les quatre derniers doigts de la main, immédiatement au-dessus du fond de l'utérus et un peu à gauche de la ligne médiane, jusqu'à la colonne vertébrale contre laquelle on sent les pulsations de l'aorte, puis en exerçant sur ce vaisseau une pression continue sans appuyer cependant avec trop de force.

A quel moment peut-on cesser la compression aortique ?

Lorsque, l'hémorrhagie arrêtée, la rétraction est assez énergique et soutenue pour ne plus inspirer de craintes. Aussi faut-il parfois la prolonger plusieurs heures. L'accoucheur se fait alors aider par une ou plusieurs personnes qui viennent successivement presser sur sa main.

Pourquoi, malgré cet arrêt de la circulation dans l'aorte, l'utérus reçoit-il encore du sang ?

Parce que des quatre artères qui alimentent l'organe (deux utérines et deux ovariques), les ovariques — à cause de l'élévation de leur point d'émergence — échappent aux effets de la compression Mais ces vaisseaux ne continuant à fournir qu'une quantité de sang relativement faible, n'empêchent pas l'efficacité remarquable du moyen dont il s'agit.

Quel est l'avantage que présente encore la compression aortique ?

Celui de faire refluer le sang vers le cerveau et d'entretenir, par suite, la vitalité dans cet organe duquel dépendent tous les autres.

Doit-on dans une hémorrhagie de la délivrance songer au tamponnement vaginal ?

Non, si ce n'est pour le rejeter absolument. Ici, l'occlusion du col produirait inévitablement une hémorrhagie interne.

Si la femme délivrée d'une hémorrhagie abondante, mais épuisée et disposée aux syncopes, était, par suite, gravement menacée, quelle serait la conduite à suivre ?

On se hâterait de relever les forces et de favoriser la reproduction du sang par l'administration de bouillons froids et de boissons alcooliques. Ainsi, conformément à la pratique anglaise, on peut donner, sans craindre l'ivresse, de l'eau-de-vie pure ou mêlée à de l'eau avec addition de jus de citron et à haute dose, même administrer, dans quelques heures, de 100 à 500 gr. d'eau-de-vie qu'on peut remplacer par le rhum ou un vin alcoolique. Dans le cas assez fréquent de vomissements on ferait avaler des fragments de glace avec le bouillon et les boissons ; et si néanmoins tout était rejeté, il resterait à essayer, malgré certaines objections physiologiques, les lavements avec un mélange de bouillon et de vin additionné de 15 à 20 gouttes de laudanum, moyen qui parait avoir donné d'excellents résultats (Charrier, Tarnier).

*Si malgré cela la vie de la femme restait grave-
ment menacée, quelle serait la ressource dernière à
laquelle on devrait recourir ?*

La TRANSFUSION, opération qui consiste à faire
passer une certaine quantité de sang d'un individu
bien portant dans les vaisseaux de la femme pour
remplacer celui qu'a soustrait l'hémorrhagie.

La transfusion du sang compte-t-elle des succès ?

Oui, des succès incontestables surtout en Angle-
terre où elle est, plus souvent qu'en France, pratiquée dans des cas non encore désespérés bien que
toujours menaçants.

Hémorrhagie tardive

Quelle est l'hémorrhagie dont il s'agit ?

C'est l'hémorrhagie, parfois abondante, qui se
produit quelques heures après le travail alors que
tout s'était passé normalement, ou pendant les premiers jours qui suivent l'accouchement.

Quelle est la cause spéciale de cette hémorrhagie ?

C'est encore l'inertie utérine, déterminée le plus
souvent par des caillots, quelquefois par un cotylé-
don placentaire ou des débris de membranes restés
dans l'utérus. Ainsi, la rétraction s'est faite convenablement pendant et après la délivrance ; mais tout à
coup l'organe se relâche et il se fait une perte soit
externe, soit interne si l'orifice est obstrué.

*Que présente souvent de particulier la marche de
cette hémorrhagie ?*

L'intermittence de l'écoulement, due à des alternatives de resserrement et de relâchement du tissu utérin. Ainsi, après s'être arrêtée, l'hémorrhagie peut se renouveler, puis cesser encore pour recommencer.

L'hémorrhagie tardive de la délivrance peut-elle devenir grave ?

Oui, presque aussi grave que la précédente, surtout si la perte étant interne vient à être méconnue.

Quelle doit être en pareil cas la conduite de l'accoucheur ?

La même que dans l'hémorrhagie de la délivrance.

Rétention du placenta

Dans quel cas y a-t-il rétention du placenta ?

Lorsque cette masse vasculaire est retenue dans la cavité utérine malgré les contractions aidées de tractions convenables.

Quelles sont les causes qui peuvent ainsi empêcher l'expulsion du délivre ?

Ce sont :

L'excès de volume du placenta ;

La rétraction spasmodique du col ou du corps de l'utérus ;

L'adhérence anormale du placenta.

Ces sortes d'obstacles, qui forment autant d'espèces de rétentions, nécessitent une étude particulière.

Quels sont les effets de la présence du placenta retenu dans l'utérus ?

Ce sont : des contractions utérines, qui indiquent les efforts de l'organe pour se débarrasser du corps étranger, et ordinairement une hémorrhagie due à l'insuffisance de la rétraction.

L'hémorrhagie est-elle constante ?

Non. Parfois elle manque, lorsque l'utérus, par exception, se rétracte complètement sur le placenta décollé, et dans le cas fort rare d'adhérence totale à la paroi utérine.

Lorsque l'hémorrhagie est nulle ou modérée faut-il en général se presser d'agir ?

Non. On doit attendre, car l'expulsion du placenta finit souvent par se faire spontanément au bout d'un certain nombre d'heures.

Lorsque, au contraire, l'hémorrhagie est abondante quel est le meilleur moyen à lui opposer ?

L'enlèvement du placenta.

Qu'observe-t-on dans le cas où le placenta décollé reste enfermé dans la cavité utérine ?

La persistance de l'hémorrhagie, puis la disparition du sang qui est remplacé par des lochies fétides indiquant la putréfaction du placenta, enfin les signes d'un empoisonnement appelé INFECTION PUTRIDE, dû à la résorption par la face interne de l'utérus, des produits liquides ou gazeux de la décomposition placentaire. Parfois une métro-péritonite foudroyante emporte la femme avant que les effets de la résorption se soient manifestés.

Quels sont les symptômes de l'infection putride ?

D'abord des frissons, puis une fièvre intense avec respiration fréquente, sécheresse de la langue, ballonnement du ventre et les signes d'une péritonite. On observe en même temps de l'agitation, des vomissements, une diarrhée abondante ; puis du délire, une prostration extrême et un pouls filiforme, qui annoncent la mort.

Dans quel cas peut-on, malgré la rétention pro-longée du placenta et la fétidité des lochies, espérer encore le salut de la femme ?

Lorsque au moment de l'extraction du placenta, on ne constate encore ni péritonite ni prostration extrême.

Que doit-on opposer à l'infection putride im-minente ou déclarée ?

Avant tout, l'enlèvement du placenta (voir ci-après les espèces de rétentions) ; puis : des soins rigoureux de propreté ; le renouvellement fréquent de l'air de la chambre ; des aliments réparateurs et légers (potages gras, vin généreux étendu d'eau) ; des injections intrà-utérines antiseptiques à l'aide d'une sonde à double courant (infusion tiède de camomille, solution phéniquée 2/100, solution de permanganate de potasse 10/100) continuées jusqu'à disparition de la fétidité des lochies ; des antiseptiques à l'intérieur (sulfate de quinine donné tous les jours à la dose de 50 centigrammes à 1 gramme, alcoolature d'aconit à la dose de 2 à 4 grammes et surtout l'acide phénique à la dose de 50 centigrammes à 1 gramme dans une potion).

RÉTENTION PAR VOLUME EXCESSIF DU PLACENTA

Qu'est-ce qui détermine le plus souvent le volume excessif du placenta ?

C'est l'accumulation de caillots au-dessus du placenta décollé, dans la cavité formée par les membranes de l'œuf retournées.

A quels signes reconnait-on cette espèce de rétention ?

A l'inefficacité des tractions ordinaires, alors que le toucher fait constater que le placenta repose sur l'orifice non rétracté.

Que doit-on faire en pareil cas ?

Il faut recommencer les tractions, mais les faire douces, continues et les prolonger. Elles sont alors rarement infructueuses. Si le cordon venait à se rompre on se conduirait comme il a été déjà dit à propos de ce petit accident (p. 361).

RÉTENTION PAR RÉTRACTION SPASMODIQUE DU COL OU DU CORPS DE L'UTÉRUS

Qu'est-ce que la rétraction du col ?

C'est le resserrement continu de l'orifice interne qui peut ainsi se transformer en un cercle dur et épais.

En quoi consiste la rétraction du corps ?

Le plus souvent en un resserrement partiel de l'organe, véritable étranglement circulaire qui divise l'utérus en deux cavités superposées, la supérieure (*arrière-boutique* de Peu) qui contient le placenta et le retient comme le chaton retient la pierre d'une bague, l'inférieure qui est traversée par le cordon ombilical. Au-dessous se trouve le col utérin qui a commencé à se reformer. On appelle spécialement cette rétraction partielle l'*enchatonnement* ou mieux le *chatonnement du placenta*.

Comment peut se produire encore la rétraction du corps ?

Sous la forme d'un resserrement de l'organe tout entier qui alors enferme et étreint le délivre.

Quelle est la plus fréquente des deux espèces de rétractions spasmodiques ?

Celle du col utérin.

Quelles sont les causes qui peuvent déterminer la rétraction du col ?

Surtout des tractions prématurées, maladroites ou violentes par le cordon ; parfois un toucher trop fréquent pendant le travail. Enfin, cette rétraction n'est, dans certains cas, que la reproduction de la rigidité spasmodique du travail.

Quelle est la circonstance particulière qui peut favoriser la rétraction totale du corps ?

La présence trop prolongée du placenta décollé dans l'utérus, lorsqu'on a précédemment administré l'ergot de seigle.

A quels signes, se reconnait la rétraction spasmodique du col ?

A l'étroitesse et à la rigidité de l'orifice interne au-dessus duquel on trouve le placenta. Parfois une partie de cette masse est déjà engagée à travers le col qu'elle obstrue. Ici, comme toutes les fois qu'on pénètre jusqu'à l'utérus avant la sortie du délivre, c'est le long du cordon comme guide qu'il faut faire avancer le doigt. On traverse ainsi le col reformé, mais encore mou, flasque et large.

A quels signes reconnait-on le chatonnement du placenta ?

A la forme de sablier ou de calebasse que présente l'utérus à la palpation ; à l'anneau dur qu'on sent au

toucher après avoir traversé l'orifice interne plus ou
moins relâché, étranglement au-dessus duquel le
doigt rencontre le placenta.

*Ces rétractions diverses persistent-elles indéfini-
ment ?*

Non. Elles cessent souvent d'elles-mêmes au bout
de quelques heures, une ou deux heures s'il s'agit
d'un resserrement du col, après lesquelles l'obstacle
disparait et le placenta est facilement expulsé. Tou-
tefois le resserrement peut persister 24 et même 48
heures.

*Cette rétention constatée, faut-il insister sur les
tractions ordinaires ?*

Non. On risquerait de rompre le cordon et de se
priver par là d'un guide sûr pour arriver au placenta
en cas d'extraction.

Faut-il alors se presser d'extraire le délivre ?

Non, s'il n'y a pas d'hémorrhagie ou si elle est
très modérée. Il serait alors inutile de pénétrer de
vive force dans l'utérus et de s'exposer par là à déchirer l'orifice ou le cercle de l'étranglement. De
plus, l'expectation donne le temps à l'organe de
revenir à sa disposition normale.

*En l'absence de tout danger, que doit-on prescrire
à la femme dans le but de combattre la rétraction
spasmodique ?*

Le repos absolu de corps et d'esprit, l'application
sur le ventre de linges tièdes renouvelés ; au besoin
des lavements laudanisés, surtout lorsque le resserrement a envahi la totalité de l'organe. Sous l'influence de ces moyens, il n'est pas rare de voir le
placenta s'échapper spontanément. On doit, en outre,
éviter de recourir davantage au toucher.

Dans quels cas doit-on pratiquer l'extraction du délivre ?

Dans les cas d'hémorrhagie, d'éclampsie, ou, en l'absence d'accident, après une expectation de quelques heures, à cause de la rapidité avec laquelle le placenta peut se décomposer.

Comment s'opère cette extraction ?

De la manière suivante : La main droite bien enduite d'huile et disposée en cône est introduite dans le vagin le long du cordon jusqu'à l'orifice utérin, pendant que l'autre appliquée sur le fond de l'utérus exerce une légère pression comme pour porter l'organe à la rencontre de la première. On dilate ensuite graduellement l'orifice en y engageant d'abord un doigt puis successivement tous les doigts de la main, qui peut alors pénétrer toute entière dans l'utérus. S'il s'agit d'une rétraction du col, on trouve tout de suite le délivre qu'on saisit pour l'amener au-dehors.

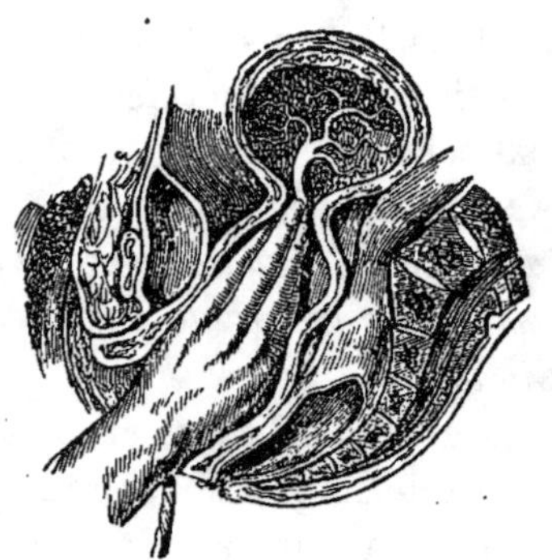

Fig. 86. — *Chatonnement du placenta. Extraction du délivre.*

Dans le cas de chatonnement, on doit, après avoir dépassé le col encore mou, pénétrer à travers l'étran-

glement jusque dans l'arrière cavité où se rencontre
le placenta qu'on retire en terminant son décollement
si la séparation n'est pas complète, manœuvre douloureuse qui, seule et tout d'abord, ramène quelquefois l'utérus à la rétraction normale. Enfin lorsqu'il
existe un resserrement général de l'organe, il faut
pénétrer assez profondément pour arriver au placenta.

RÉTENTION PAR ADHÉRENCE ANORMALE DU PLACENTA

Dans quel cas y a-t-il adhérence anormale ?

Lorsque, les adhérences du placenta étant trop
solides pour être brisées par le resserrement utérin,
l'organe vasculaire reste attaché en totalité ou seulement en partie à l'utérus.

Cette anomalie est-elle fréquente ?

Non. Elle est, au contraire, fort rare ; aussi, en
présence de tractions inefficaces sur le cordon, doit-
on songer tout d'abord aux autres causes de rétention.

Est-il facile de l'expliquer ?

Non. On doit se borner à considérer la solidité
des adhérences anormales comme l'exagération de la
résistance ordinaire des attaches placentaires.

*Quelle est d'ordinaire la conséquence de cette
espéce de rétention ?*

L'hémorrhagie, parce que l'adhérence anormale
est rarement totale et que la surface d'insertion résultant du décollement partiel ne peut se resserrer
suffisamment.

*Quels sont les signes d'une adhérence anormale
du placenta ?*

Ce sont : L'abaissement en masse de l'utérus et

la douleur vive vers le fond, que déterminent les tractions sur le cordon ; mais surtout, l'absence du placenta sur l'orifice interne, lorsqu'il n'existe pas de chatonnement du délivre. Du reste, pour mieux s'éclairer on n'aurait qu'à introduire la main dans l'utérus en suivant le cordon ombilical.

L'adhérence anormale constatée, quel parti prendre ?

S'il n'y a pas d'hémorrhagie (adhérence totale), ce qui est fort rare, on doit attendre et se contenter de revenir aux tractions de temps à autre. Sous leur influence et à l'aide de frictions hypogastriques, il n'est pas rare que le décollement vienne à s'opérer. Mais après deux ou trois heures d'expectation sans succès, il faut se décider à pratiquer le décollement artificiel, pour ne pas donner au col le temps de se rétracter trop fortement, ce qui rendrait ensuite l'opération difficile et dangereuse.

S'il y a hémorrhagie (adhérence partielle), ce qui est le cas ordinaire, et surtout lorsqu'elle est abondante, on doit sans retard recourir au décollement artificiel du placenta.

Comment se pratique le décollement artificiel du placenta ?

De la manière suivante : Pendant qu'un aide fixe l'utérus par l'abdomen, la main droite cératée et disposée en cône est introduite dans la cavité utérine jusqu'a la face fœtale du placenta en suivant le cordon qu'on tend de la main droite. Arrivé là, si l'adhérence est totale, on perfore le placenta à son centre avec un ou deux doigts, puis on l'accroche et on l'amène au-dehors. Si, comme d'ordinaire, l'adhérence est partielle, on commence par saisir la

portion décollée avec les quatre derniers doigts passés derrière et le pouce appliqué sur la face fœtale,
puis on l'attire peu à peu en l'embrassant de plus en
plus avec la main au fur et à mesure de son décollement, mais sans se servir de l'extrémité des doigts
comme d'un coin pour ne pas s'exposer à pénétrer
dans le tissu utérin.

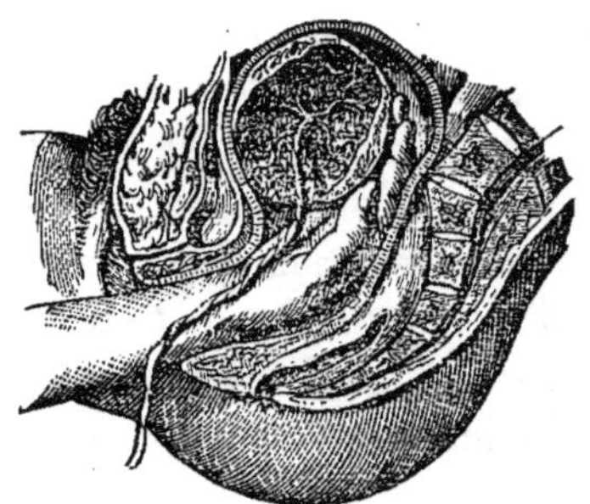

FIG. 87. — *Décollement artificiel du placenta.*

Quel est le danger particulier de cette opération ?
La déchirure de la paroi utérine dont on peut entraîner des lambeaux avec le placenta, et même la
perforation de l'organe. Aussi la manœuvre du décollement artificiel doit être pratiquée avec de grands
ménagements. On est quelquefois obligé de détacher
la masse placentaire par petites portions et avec le
bout des doigts. Dans tous les cas, il faudrait se garder d'arracher les débris de placenta qui résisteraient
à des tractions modérées. Ils sont souvent expulsés
dans les jours suivants, surtout lorsqu'on favorise
leur élimination par de fréquentes injections intràutérines d'eau tiède ou avec une solution désinfectante en cas de décomposition placentaire. Si néan-

moins l'infection putride venait à se déclarer, on la combattrait par la médication précédemment indiquée.

Que faut-il prescrire à la suite du décollement artificiel du placenta ?

Un repos absolu et un régime sévère dans le but de prévenir la métro-péritonite dont la femme est menacée.

Dans le cas où, certains débris placentaires ayant été forcément abandonnés dans l'utérus, une hémorrhagie grave viendrait à se produire dans la suite, pourrait-on encore aller extraire les lambeaux du délivre ?

Oui, mais avec des ménagements excessifs à cause de la susceptibilité extrême de l'utérus dans les jours qui suivent l'accouchement, surtout après une délivrance artificielle.

Invagination de l'utérus

Qu'est-ce que l'invagination de l'utérus ?

C'est le renversement de l'utérus dans sa propre cavité.

Dans quelles circonstances peut-on l'observer ?

Cet accident — du reste très rare — peut se produire lorsque le placenta étant anormalement adhérent et l'utérus incomplètement rétracté, on tire trop fortement sur le cordon, ou bien dans le cas de brièveté du cordon lorsque le fœtus est trop rapidement expulsé.

Quels sont les degrés d'invagination que peut alors présenter l'utérus ?

Ce sont : 1° la simple dépression du fond de l'organe ; 2° le renversement dans lequel une partie de l'utérus retourné franchit l'orifice ; 3° le renversement complet dans lequel l'organe est complètement retourné et sa face interne devenue externe. Dans ce dernier cas, l'utérus invaginé peut pendre entre les cuisses de la femme.

Le placenta se détache-t-il pendant ce déplacement ?

Non ; il reste habituellement fixé à la paroi utérine. Seulement comme il existe déjà un commencement de décollement et que la rétraction est toujours incomplète, on s'explique l'hémorrhagie ordinairement observée.

Est-il facile de reconnaître cet accident ?

Oui. Quand l'invagination se produit pendant les tractions sur le cordon, on sent à la palpation que le fond de l'utérus se déprime en godet au moment où le placenta semble être entraîné. En même temps, la femme ressent au bas-ventre une douleur qui persiste et peut devenir intolérable. Le fond de l'organe reste ensuite déprimé ou absent selon le degré du renversement, et, au toucher, on constate soit une simple tumeur contenue dans la cavité utérine, soit une masse arrondie, étranglée par le bourrelet du col utérin et remplissant le vagin. Enfin, lorsque le renversement est complet on voit à la vulve ou tout-à-fait à l'extérieur, l'utérus retourné sous la forme d'une tumeur rugueuse et noirâtre.

Quels sont les effets de l'invagination utérine ?

Ce sont : l'hémorrhagie, à moins d'adhérence totale du placenta ; puis, dans le second et surtout le troisième degré, des phénomènes généraux fort graves déterminés par la douleur et l'étranglement, tels que la pâleur, la syncope et la petitesse du pouls. Enfin, l'invagination peut produire l'inflammation et même la gangrène de la portion étranglée.

Quel parti prendre en présence d'une invagination de l'utérus ?

Lorsqu'une dépression du fond utérin vient à se produire pendant les tractions, on doit aussitôt les suspendre et pénétrer doucement avec la main dans l'utérus pour repousser la tumeur. Avant de se retirer, on complèterait la destruction des adhérences placentaires si le décollement était déjà très avancé. Dans le cas d'invagination aux deuxième ou troisième degrés, il faudrait réduire le plus tôt possible, avant la rétraction de l'orifice qui quelques heures plus tard rendrait cette réduction impossible. Si on se trouvait en présence d'un utérus invaginé depuis plusieurs heures, on commencerait par diminuer le volume de la tumeur par des pressions ménagées entre les doigts; puis, avec la main recouverte d'un linge, on la repousserait à l'intérieur, en s'aidant au besoin de fomentations émollientes, de frictions belladonées sur l'abdomen, d'un grand bain et même d'inhalations de chloroforme pour relâcher l'orifice.

Comment se conduire par rapport au placenta ?

S'il est adhérent en totalité ou s'il n'est que faiblement décollé, on réduit l'utérus avec le délivre pour se conduire après comme dans le cas d'adhérence anormale. Si au contraire on le trouve à moitié décollé, on doit d'abord compléter la séparation et réduire immédiatement après. En pareil cas, l'hémorrhagie est promptement arrêtée par la rétraction qui succède à la réduction.

SUITES DE COUCHES

Qu'appelle-t-on suites de couches ?

On désigne ainsi le temps — compris entre l'accouchement et le retour de la menstruation — pendant lequel s'efface le développement organique de la grossesse, et s'établit une fonction nouvelle, la lactation.

Quelle est la durée de cette période ?

Six semaines environ.

Quels sont les phénomènes qui caractérisent essentiellement les suites de couches ?

Ce sont :

Le RETRAIT DE L'UTÉRUS ;

Les LOCHIES ;

Les TRANCHÉES UTÉRINES ;

La FIÈVRE DE LAIT ;

La LACTATION.

Que faut-il examiner ensuite ?

La DIRECTION ET LES SOINS A DONNER A LA FEMME EN COUCHES.

Les suites de couches s'accomplissent-elles toujours sans accidents ?

Non. Les nouvelles accouchées sont au contraire prédisposées à des maladies, ordinairement graves, dites MALADIES PUERPÉRALES, dont l'étude doit suivre celle des phénomènes naturels que parfois elles viennent troubler.

Retrait de l'utérus

Qu'appelle-t-on retrait de l'utérus ?

On désigne ainsi la diminution de volume de l'utérus. En même temps s'opère la disparition de toutes les modifications que la grossesse lui avait imprimées, c'est-à-dire le retour complet de l'organe à l'état normal.

A quoi est dû ce retrait ?

A deux causes réunies : 1° La rétraction du tissu utérin qui, après s'être opérée très activement pendant l'expulsion et surtout immédiatement après le travail, continue à se faire, mais lentement, pendant les suites de couches ; 2° la résorption utérine surtout, c'est-à-dire la disparition des éléments musculeux de nouvelle formation et l'atrophie des fibres préexistantes de l'utérus.

Ce retour au volume antérieur est-il rapide ?

Non. Il se fait au contraire lentement, surtout chez les multipares, et d'une manière progressive. Ordinairement au bout de six semaines quelquefois d'un temps plus long, l'utérus est revenu complètement à l'état de vacuité.

Ce retrait de l'utérus est-il appréciable ?

Oui, à la palpation, d'après le niveau où se rencontre le fond de l'organe. Ainsi ce fond, qui, après la délivrance, était descendu au niveau ou un peu au dessous de l'ombilic, se trouve au bout de huit jours non loin du pubis au dessus duquel on le sent encore facilement. Quinze jours et surtout trois semaines après l'accouchement, l'organe se trouve entièrement contenu dans l'excavation et il n'est plus possible alors de l'atteindre avec la main.

Ce mouvement de retrait peut-il être entravé ?

Oui, par un état morbide quelconque. Ainsi la fièvre de lait le suspend. Mais il est surtout arrêté par les affections fébriles intenses.

Dans quel cas, en l'absence de toute maladie, l'organe reste-t-il plus élevé qu'il ne devrait l'être vu le temps écoulé ?

Dans le cas de rétention d'urine. La vessie fait alors remonter l'utérus, d'où le précepte de s'assurer, avant toute exploration, que la femme a uriné.

En même temps que s'opère le retrait de l'utérus qu'observe-t-on du côté du col ?

Sa reconstitution. Ainsi, le col se reforme en partie aussitôt après l'expulsion du fœtus. Mais il reste d'abord flasque, mou et large. Au bout de huit ou dix jours on lui trouve plus de consistance et le doigt traverse assez difficilement sa cavité. Six semaines après l'accouchement, il a repris sa forme et sa rigidité définitives.

Que se passe-t-il enfin du côté de la muqueuse nouvelle, pendant les suites de couches ?

Cette muqueuse, qui dès le quatrième mois de la grossesse est venu remplacer la caduque, poursuit son organisation et se trouve complète quatre semaines environ après l'accouchement. Quant à la muqueuse utéro-placentaire (moins l'épithélium) mise à nu par le décollement du placenta, elle forme une plaque saillante au fond de l'utérus. Mais ce relief — qu'il ne faudrait pas confondre au toucher avec un reste du tissu placentaire — diminue graduellement à mesure que se complète la muqueuse qui le constitue, et il n'en existe plus de trace à la fin des suites de couches.

Lochies

Qu'appelle-t-on lochies ?

On désigne ainsi les liquides divers qui, durant les suites de couches, se forment successivement dans la cavité utérine et s'écoulent par les voies génitales.

Sont-elles bien différentes de nature et d'aspect ?

Oui. Ainsi, immédiatement après la délivrance et pendant un ou deux jours, les lochies sont constituées uniquement par le sang qui s'écoule des orifices utéro-placentaires non exactement oblitérés. Elles se décolorent ensuite, et, pendant cinq ou six jours, le sang devenu séreux ne fait plus sur le linge qu'une tache rose au centre entourée d'un cercle grisâtre. Enfin, dès la seconde semaine, cet écoulement, jusqu'alors plus ou moins sanguinolent, est remplacé définitivement par un liquide d'un gris jaunâtre dû à la sécrétion de la nouvelle muqueuse et à la suppuration de la plaie utéro-placentaire.

Quels sont les noms qui répondent à ces diverses natures de lochies ?

Ceux de lochies *sanglantes, séreuses* et *muco-purulentes.*

L'écoulement lochial est-il abondant ?

Non, si on le compare à la perte normale qui accompagne la délivrance. Il ressemble plutôt à un suintement, qui va en décroissant jusqu'à la fin.

Le liquide lochial a-t-il une odeur particulière ?

Oui ; et cette odeur, qui se produit dès le début, se reconnaît facilement après l'avoir constatée une première fois.

Lorsque cette odeur est fétide que faut-il en conclure ?

Qu'il y a dans l'utérus quelque caillot, débris des membranes ou fragment de placenta en état de décomposition.

La production des lochies peut-elle être entravée ?

Oui, par les mêmes causes qui s'opposent au retrait de l'utérus. La fièvre de lait diminue la quantité du liquide lochial, et la fièvre puerpérale le supprime presque complètement après l'avoir rendu plus ou moins fétide.

Quelle est la durée ordinaire des lochies ?

Quatre ou cinq semaines. Elles disparaissent donc huit ou dix jours avant le terme des suites de couches.

Cette durée est-elle invariable ?

Non. Elle est plus courte chez les femmes vigoureuses que chez les femmes molles, lymphatiques, et surtout chez les nourrices plus que chez les nouvelles accouchées qui n'allaitent pas.

Quel est l'accident assez fréquent qui, à un moment quelquefois assez éloigné de l'accouchement, vient transformer les lochies muco-purulentes ?

C'est l'hémorrhagie des suites de couches.

HÉMORRHAGIE DES SUITES DE COUCHES

Quelles sont les causes qui peuvent la déterminer?

Toutes les circonstances capables de troubler subitement la circulation. Ainsi, un lever prématuré, des efforts pour soulever un poids, des mouvements violents, une indigestion, un retard dans l'émission de l'urine, une défécation difficile, etc.

Comment doit s'expliquer cette hémorrhagie?

Par l'arrêt subit qu'éprouve le sang dans les capillaires veineux de la noùvelle muqueuse utérine, arrêt suivi de la rupture de quelques-uns de ces vaisseaux encore incomplètement protégés (Joulin). Ces pertes de sang ne sont plus en effet le résultat de l'inertie utérine comme celles de la délivrance.

Cette hémorrhagie peut-elle menacer rapidement la vie de la femme?

Non, parce qu'elle n'est jamais immédiatement très-abondante, mais sa persistance et ses retours peuvent amener une diminution de forces considérable.

Quels moyens faut-il opposer à cette hémorrhagie?

D'abord la position horizontale et le repos absolu, qui seront gardés même un certain temps après la disparition de la perte ; en même temps, l'ergot de seigle, ou, comme hémostatique, l'ergotine à la dose de 1 à 2 grammes pendant plusieurs jours. On prescrirait, au besoin, des injections astringentes avec une solution saturée d'alun ou le perchlorure de fer à moitié. Enfin, on recourrait au tamponnement, si, par sa durée, l'hémorrhagie devenait inquiétante.

Tranchées utérines

Qu'appelle-t-on tranchées utérines?

On désigne ainsi les contractions utérines douloureuses qui reviennent après l'accouchement.

Quand apparaissent-elles?

Quelques heures après la délivrance.

Combien de temps persistent-elles?

D'ordinaire un ou deux jours seulement. Dans
quelques cas elles peuvent durer plus longtemps.

Quels sont leurs caractères?

Ceux des contractions utérines. Ainsi, elles sont
douloureuses, parfois à l'excès, intermittentes et séparées par des intervalles qui, d'abord de cinq minutes, se prolongent de plus en plus; elles partent
du fond de l'utérus et se portent vers le pubis ; enfin
les tranchées déterminent un durcissement très-pro-
noncé du globe utérin.

Qu'observe-t-on après chaque tranchée?

Un écoulement de sang plus abondant ou la sortie
d'un caillot.

A quoi sont dues les tranchées?

A la présence de caillots ou de débris de membranes, qui excitent l'organe et provoquent des contractions expulsives.

*Quelles sont les accouchées chez lesquelles on les
observe à peu près constamment ?*

Les multipares, celles surtout qui ont eu de nombreux enfants. Elles sont, au contraire, assez rares
chez les primipares.

Comment distinguer les tranchées, de la douleur d'une métro-péritonite à son début?

Par l'intermittence de la douleur qu'une pression modérée sur le globe utérin apaise au lieu de l'exaspérer comme dans le cas d'inflammation; par l'absence de frisson et de fièvre ; par la persistance enfin des lochies.

Fièvre de lait

Qu'est-ce que la fièvre de lait?

C'est la réaction fébrile qui accompagne d'ordinaire la lactation.

A quel moment se déclare-t-elle?

Du troisième au cinquième jour des suites de couches, habituellement quarante-huit heures après l'accouchement.

Quelle est sa durée?

Douze à vingt-quatre heures.

Comment débute-t-elle?

Par un frisson léger suivi d'un certain degré de chaleur fébrile avec fréquence de pouls, céphalalgie plus ou moins prononcée et sentiment de lassitude. La face s'anime, la langue devient blanchâtre et la peau, d'abord sèche, ne tarde pas à se couvrir de sueur, ce qui annonce le déclin de la fièvre.

Cette réaction est-elle intense?

Non, jamais. Ainsi, la chaleur ne dépasse guère 39°, 5 et le pouls 100 pulsations.

Qu'observe-t-on, en même temps, du côté des seins?

Un gonflement et un durcissement douloureux des

mamelles, avec développement des veines environnantes. Cette tuméfaction et la douleur, qui s'étendent parfois jusqu'aux aisselles, sont le signe de la lactation, c'est-à-dire de l'établissement de la sécrétion laiteuse, et de l'accumulation du lait dans les canaux de la glande.

Le gonflement des mamelles persiste-t-il dans la suite?

Non. Après la fièvre, les seins diminuent de volume et se ramollissent. En même temps, si la femme ne nourrit pas, ils laissent échapper du lait en abondance, écoulement spontané qui va en diminuant et ne dure guère plus de huit jours.

La fièvre de lait est-elle constante?

Non. Elle manque parfois, bien que dans ces cas la lactation s'établisse d'une manière normale. C'est ce qu'on observe souvent chez les primipares qui donnent le sein à l'enfant presque aussitôt après l'accouchement.

Dans quel cas, chez une nouvelle accouchée qui a de la fièvre, doit-on admettre autre chose qu'une simple fièvre de lait?

Lorsque la chaleur dépasse 39° 5, et le pouls 100 pulsations. Il y a lieu de songer alors, soit à une métro-péritonite d'emblée, s'il y a des vomissements et du ballonnement de ventre, ou à la possibilité d'une inflammation, même d'une gangrène du vagin ou des parties génitales externes; soit surtout à une fièvre puerpérale, s'il existe déjà une altération prononcée des traits et un certain embarras de parole.

Lactation

Qu'est-ce que la lactation ?

C'est la fonction des mamelles qui a pour objet la sécrétion du lait et sa conservation dans les canaux galactophores jusqu'au moment de l'excrétion.

Est-elle constante chez la nouvelle accouchée ?

Non. Il est des femmes dont les seins restent inertes après l'accouchement sans qu'on puisse le plus souvent expliquer une pareille anomalie.

Qu'est-ce que le LAIT ?

C'est un liquide blanc, sucré, alcalin, assez épais et constitué, à l'examen microscopique, par un grand nombre de globules ronds, transparents, réguliers, nageant dans une liqueur incolore.

A quel liquide succède-t-il dans le sein ?

Au colostrum, liquide jaunâtre, visqueux, de saveur fade, plus dense que le lait, dont la sécrétion, déjà provoquée par la grossesse, augmente aussitôt après l'accouchement. Le colostrum, contrairement au lait, est formé de globules irréguliers, plus petits que les globules laiteux et mêlés à des corpuscules granuleux.

Cette substitution se fait-elle brusquement ?

Non. Le lait des premiers jours ne possède pas encore sa constitution normale. Il contient d'abord une certaine quantité de colostrum, qui d'ordinaire disparait vingt jours environ après l'accouchement. Le lait devient alors chimiquement pur.

Quelle est la substance dont sont formés les globules du lait ?

Le beurre, qui les rend insolubles dans la liqueur incolore.

Quels sont les principaux éléments contenus dans le liquide incolore ?

Ce sont : le sucre, le caséum, des matières extractives et quelques sels.

Quels sont les signes manifestes d'un bon lait ?

Ce sont : d'abord et à première vue, la couleur blanche suffisamment prononcée du liquide en masse, et en particulier la teinte blanche un peu bleuâtre d'une goutte de lait déposée sur l'ongle ; la cohésion de cette goutte, qui la fait tomber lentement lorsqu'on penche le doigt ; puis, à l'examen microscopique, l'abondance et les dimensions satisfaisantes des globules. Sous ce rapport, on en distingue trois sepèces : les gros, moyens et petits. Un lait riche est celui qui ne contient qu'un petit nombre de petits globules relativement à la quantité des autres.

Mais à quoi se reconnaît surtout un lait riche ?

A la prospérité de l'enfant qui s'en nourrit exclusivement.

Pourquoi le lait produit-il ordinairement des effets de nutrition si merveilleux ?

Parce qu'il constitue un aliment parfait. Sa composition chimique le rapproche en effet du sang dont il dérive et qu'il doit facilement régénérer.

La lactation dépasse-t-elle la durée des suites de couches ?

Oui et de beaucoup. Chez une nourrice bien portante, la sécrétion du lait persisterait même fort longtemps si l'enfant continuait à téter comme au début. Mais à partir de 10 mois, l'enfant porté naturellement vers des aliments plus substantiels, retire moins de lait du sein maternel dont la sécrétion par suite s'amoindrit. Aussi un lait de 18 mois doit être considéré comme insuffisant à un enfant de cet âge.

La lactation suspend-elle la menstruation ?

Oui, bien qu'il y ait à cela de nombreuses exceptions.

Le retour de la menstruation pendant la lactation est-il fâcheux pour la sécrétion mammaire ?

Ordinairement non. L'enfant continue généralement à se bien porter.

La survenance d'une grossesse est-elle préjudiciable à la lactation ?

Oui, toujours. La gestation diminue la sécrétion mammaire et enlève au lait une partie de ses éléments nutritifs.

Direction et soins à donner à la femme en couches

Dans quelles circonstances l'accoucheur doit-il particulièrement donner cette direction et ces soins ?

Lors de ses premières visites, à propos du lever et de la première sortie de l'accouchée, à l'occasion enfin de l'allaitement.

PREMIÈRES VISITES DE L'ACCOUCHEUR

Après avoir laissé dans de bonnes conditions la femme qui vient d'accoucher, quand faut-il revenir auprès d'elle pour la première fois ?

Cinq ou six heures après l'accouchement, ou tout

au moins avant les huit ou douze premières heures. Ensuite, on la visitera, si c'est possible, trois fois dans les vingt-quatre heures pendant les premiers jours.

Pourquoi ces visites multipliées ?

Afin de pouvoir constater à leur début les accidents qui viendraient à se produire et leur opposer une prompte et énergique médication, seule manière parfois de les enrayer.

Quels doivent-être les sujets de préoccupation de l'accoucheur à ses premières visites ?

L'état du pouls, de la fonction urinaire, des lochies et de l'utérus. Il doit, de plus, régler les conditions et les précautions générales, le régime alimentaire surtout, auxquels la femme sera soumise dans la suite.

Dans quel état doit se trouver le pouls pour être satisfaisant ?

Il doit, si le travail n'a été ni trop long ni trop difficile, présenter, quelques heures après l'accouchement, soit la fréquence normale, soit, ce qui est bien plus commun, un ralentissement marqué. Le pouls peut en effet descendre à 45 pulsations et même au-dessous de ce chiffre, phénomène observé aussi à la suite de l'accouchement prématuré et de l'avortement d'une grossesse avancée.

Combien de temps peut durer ce ralentissement du pouls ?

Tantôt vingt-quatre ou quarante-huit heures seulement, parfois plus longtemps, même dix à douze jours. Dans ce dernier cas, le pouls s'élève un peu pendant la fièvre de lait pour retomber après à son état antérieur.

Le ralentissement du pouls est-il un signe précieux ?

Oui ; c'est le signe par excellence de l'état normal.

Que faut-il redouter relativement au pouls ?

Une fréquence continue et persistante, parce qu'elle annonce généralement quelque complication puerpérale, surtout lorsqu'elle a été précédée de frisson et qu'elle est accompagnée de chaleur. On ne doit pas oublier cependant qu'une fréquence passagère peut se produire sous l'influence d'une émotion ou de la présence de l'accoucheur, ce qu'il est facile de reconnaître en tâtant le pouls à divers moments.

Que faut-il désirer relativement à la FONCTION URINAIRE ?

Qu'elle s'accomplisse dans les premières douze heures après l'accouchement. Tout va bien sous ce rapport lorsque la femme a uriné peu de temps après sa délivrance.

Dans le cas contraire que doit-on supposer ?

Une rétention d'urine due à l'action paralysante, sur le col vésical, de la compression de la tête fœtale. La femme ne ressent plus alors le besoin d'uriner et la vessie se remplit d'urine.

N'arrive-t-il pas ici d'être induit en erreur par les réponses de la femme ?

Oui. L'accouchée peut affirmer avoir uriné, alors que le liquide n'a été rendu que goutte à goutte et d'une manière continue. Celui-ci, ne pouvant en effet s'accumuler davantage dans la vessie distendue à l'excès, sort par regorgement, en forçant le passage du col vésical.

A quels signes se reconnaît alors la rétention d'urine ?

A une douleur de ventre continue et plus ou moins vive, mais qui pourrait faire croire tout d'abord à une métro-péritonite ; à l'élévation de la vessie distendue et formant une tumeur molle et saillante au-dessus du pubis ; surtout à la hauteur de l'utérus entraîné par la vessie, dont le fond peut même dépasser l'ombilic.

Qu'y a-t-il de mieux à faire lorsque la femme ne peut uriner malgré ses efforts ?

Le catéthérisme, qu'on cherche d'abord à pratiquer sans découvrir la femme et de la manière suivante : après avoir porté le doigt indicateur jusqu'à l'entrée du vagin et mis sa pulpe en contact avec le tubercule médian qui termine en haut ce conduit, on fait glisser, sur la face palmaire de ce même doigt, comme sur une gouttière, la sonde, préalablement graissée, qu'on tient de l'autre main par le pavillon et dont le bec arrive ainsi jusqu'au méat urinaire. Il reste alors à la pousser doucement de bas en haut pour voir apparaître un jet d'urine au moment où elle plonge dans la vessie. Si on se trouvait dans la nécessité de découvrir le méat urinaire, après avoir écarté les lèvres et avoir placé le bec de la sonde à l'orifice uréthral, on n'aurait qu'à la faire pénétrer comme il vient d'être dit.

A quel signe se reconnaissent au début des LO-CHIES *satisfaisantes ?*

A l'intermittence de l'écoulement (sanguin). Ainsi, la femme sent qu'elle perd seulement par intervalle. Ce serait le contraire en cas d'hémorrhagie.

Dans la suite que doit-être l'écoulement lochial ?

Il doit, huit jours après l'accouchement, ne plus présenter de sang et surtout être dépourvu de fétidité. Dans ce dernier cas, on se hâterait de recourir aux injections vaginales désinfectantes (voir rétention du placenta par adhérence anormale).

Quel est le signe d'un bon état de L'UTÉRUS *?*

L'absence de douleur à la pression au niveau de l'organe et surtout dans les fosses iliaques où on la constaterait au début d'une métro-péritonite.

Lorsque les tranchées sont douloureuses comment les calme-t-on ?

Par de petits lavements laudanisés et des cataplasmes tièdes et légers appliqués sur le ventre.

Quelles sont les CONDITIONS *et les* PRÉCAUTIONS GÉNÉRALES *qui conviennent le mieux à la femme en couches ?*

Ce sont : une propreté minutieuse des linges de couche qui doivent être souvent renouvelés, mais avec précaution pour que la femme n'en éprouve pas de fatigue ; trois ou quatre lavages par jour de la vulve et des parties voisines avec une éponge souple et fine imbibée d'eau tiède ; le renouvellement fréquent de l'air de la chambre, surtout en été, et le maintien d'une douce chaleur ; le repos complet de corps et d'esprit, la suppression de toute visite, l'éloignement de l'enfant qu'on place dans une pièce voisine si ses cris sont de nature à troubler ce repos. Enfin, la constipation sera combattue par un lavement ou un laxatif.

Les seins ne doivent-ils pas être de bonne heure l'objet de soins particuliers ?

Oui. Il faut les couvrir convenablement et les suspendre, à l'aide de mouchoirs, chacun à l'épaule opposée afin d'éviter les tiraillements douloureux que détermine leur augmentation de poids surtout au moment de la fluxion laiteuse.

Quel est le RÉGIME ALIMENTAIRE *le plus convenable pour l'accouchée ?*

Un régime promptement réparateur. Ainsi, il doit se composer, le premier jour, de bouillon seulement, par petites tasses, toutes les deux ou trois heures ; le lendemain, de potages et même d'aliments solides légers (œuf, cotelette, poisson) qui seront continués jusqu'à la fièvre de lait pendant laquelle l'alimentation doit être réduite à du bouillon et des potages. Immédiatement après, la femme reviendra aux aliments solides précédents, puis à son régime ordinaire.

LEVERS ET PREMIÈRE SORTIE

A quel moment est-il permis de faire le lit pour la première fois à la nouvelle accouchée ?

Le lendemain de la fièvre de lait. A cet effet, la femme, convenablement couverte, est transportée sur un lit provisoire où, du reste, il lui est permis de passer plusieurs heures, puis reportée sur son lit de couches, sans l'obliger à aucun mouvement. On peut ensuite revenir à ce même déplacement tous les jours jusqu'au lever proprement dit.

Quand la femme peut-elle commencer à se lever ?

Le neuvième jour après l'accouchement, c'est-à-dire lorsque le fond de l'utérus est descendu jusqu'au niveau des pubis. Mieux vaudrait encore que la femme restât quinze jours au lit. En effet, les levers hâtifs exposent non seulement à l'hémorrhagie des suites de couches, mais encore aux congestions et surtout aux déplacements de l'utérus.

Dans le cas de prolapsus utérin antérieur à la grossesse que faudrait-il prescrire à la femme ?

Un repos au lit encore plus prolongé, de un à deux mois. C'est à peu près le seul moyen d'empêcher la reproduction du déplacement, au moins au même degré.

Quelle doit être la durée du premier lever et des suivants ?

Pour le premier, une heure, que la femme passera commodément assise dans un fauteuil. La durée des autres est ensuite augmentée graduellement ; et la femme finit bientôt par ne reprendre le lit qu'à la fin de la journée. Trois jours après le premier lever, on peut lui permettre quelques tours dans la chambre.

Combien de temps après l'accouchement la femme peut-elle faire sa première sortie ?

Vingt ou vingt-cinq jours après, un peu plus tard en hiver.

Quelles précautions réclame cette première sortie?

Toutes celles qui mettront la femme à l'abri du froid et qui préviendront la fatigue. Ainsi, les seins doivent être recouverts d'ouate, le corps tout entier mais surtout le ventre et les parties génitales, de vêtements chauds, particulièrement durant la saison froide. Enfin, la sortie à pied doit être préférée à la sortie en voiture, surtout sur un chemin raboteux.

Si à la suite des premiers levers le sang reparaissait dans les lochies, que devrait-on prescrire?

Le repos au lit jusqu'à disparition de l'hémorrhagie ; et au besoin les moyens déjà indiqués (voir hémorrhagie des suites de couches, page 518).

ALLAITEMENT

Les accouchées qui ne doivent pas nourrir sont-elles tenues à des précautions particulières ?

Oui. Il faut d'abord leur interdire de donner à téter, même passagèrement pour quelque motif que ce soit, car ce serait entretenir la sécrétion du lait et s'exposer même à l'inflammation du sein. Si la nourrice attendue n'est pas arrivée, il vaut mieux donner à l'enfant un mélange à parties égales de lait et d'eau tiède en se servant du biberon, et mieux encore emprunter momentanément un sein étranger. Dans ces conditions, lorsque la sécrétion mammaire est modérée, elle ne tarde pas à disparaître. Mais il n'en est pas toujours ainsi. Cette sécrétion, quand elle est abondante, doit être combattue par de légers purgatifs répétés à un ou deux jours d'intervalle. Ce sont les meilleurs et même les seuls anti-laiteux. On devrait cependant ne pas s'opposer à l'emploi de certaines tisanes réputées anti-laiteuses (pervenche, chiendent, canne de Provence) auxquelles on peut ajouter un peu de nitrate de potasse pour les rendre plus diurétiques.

Quel est l'accident souvent observé à la suite d'un excès de sécrétion mammaire chez une femme qui ne doit pas nourrir ?

L'engorgement du sein, qui doit être combattu par des cataplasmes, l'application d'un bandage sustenteur des mamelles et la continuation des purgatifs doux, tels que le petit lait de Weiss, la manne, etc.

Doit-on conseiller l'allaitement maternel ?

Oui, généralement. Il prévient d'abord l'engorgement des mamelles, puis il déplace graduellement la fluxion qui, pendant les suites de couches, tend à se porter vers les organes pelviens, et, d'après certains auteurs, il écarterait même la menace de maladies chroniques de l'utérus. Enfin, le lait maternel a l'avantage de fournir au nourrisson le colostrum dont les propriétés laxatives favorisent l'élimination du méconium.

Quelles sont, chez la mère, les conditions essentielles pour un bon allaitement ?

Ce sont : une bonne constitution ; une impressionnabilité modérée, des fonctions normales et en particulier des digestions faciles ; l'absence de germes héréditaires, de maladies consomptives (scrofules, phthisie...) ; une conformation satisfaisante du sein et du mamelon, c'est-à-dire des mamelles hémisphériques ou à peu près, parcourues de veines, avec un mamelon assez saillant pour que l'enfant puisse le saisir aisément ; enfin et avant tout, la sécrétion assez abondante d'un lait possédant les qualités voulues (voir lactation p. 522).

Quand doit-on commencer à donner le sein à l'enfant ?

Quelques heures après la naissance, lorsque la mère a pris un certain repos.

Quelles sont les causes capables d'empêcher le nouveau-né de téter convenablement ?

Ce sont : sa faiblesse congénitale, la mauvaise conformation du mamelon, ou la trop grande saillie du frein de la langue. On doit alors, dans le premier cas recourir à un sein dont le lait vienne presque

sans efforts de succion, dans le second former le bout
à l'aide d'une ventouse ou se servir d'un bout de sein
artificiel, dans le troisième cas faire la section du
filet.

Faut-il régler l'alimentation de l'enfant ?

Oui. La mère doit généralement donner à têter
toutes les deux heures le jour, et seulement toutes les
trois ou quatre heures la nuit. Si l'enfant était vigoureux, il faudrait même essayer de l'habituer à se passer de lait pendant une grande partie de la nuit, ce
qui s'obtient sans trop de difficulté. La mère et l'enfant y gagneraient un repos prolongé. Les deux
seins seront, du reste, donnés dans la même séance et
on laissera l'enfant s'en retirer lui-même. Si le sommeil qui succède au repas venait à se prolonger plus
de deux heures dans le jour, on ne devrait pas l'inter-
rompre pour donner à têter.

A quel moment peut-on sevrer l'enfant ?

Lorsque le travail de dentition est très avancé,
c'est-à-dire après l'apparition des douze ou seize premières dents et avant celle des dernières molaires qui,
du reste, percent avec la plus grande facilité. Le moment du sevrage est, par suite, compris entre douze
et dix-huit mois.

Comment doit-on préparer le sevrage ?

En donnant à l'enfant, vers la fin de la première
année, des potages légers faits avec du lait, du pain
blanc, du riz, des fécules. Il serait très dangereux,
au contraire, de lui faire prendre, surtout de bonne
heure, une nourriture solide : pain, gâteaux, viandes,
légumes, fruits. On pourrait cependant, à partir du
septième mois, commencer à donner les potages précédents, si le lait de la nourrice était insuffisant.

A défaut de lait de femme au début, comment pourrait-on y suppléer ?

En donnant le lait de vache ou de chèvre, tiède et coupé d'abord par moitié , puis, quelques semaines après, par quart d'eau légèrement sucrée qu'on fait prendre au biberon conformément aux règles ci-dessus. Cette alimentation exige une grande attention de la part de la mère. De plus, appliquée exclusivement, c'est-à-dire sans le secours du sein, elle augmente beaucoup les chances de maladie et de mort des enfants.

Maladies puerpérales

Quelles sont les principales maladies désignées sous ce nom ?

Ce sont :

La fièvre simple ;
La fièvre puerpérale ;
Le phlegmon des ligaments larges ;
La phlegmatia alba dolens.

FIÈVRE SIMPLE

Qu'est-ce que la fièvre simple des nouvelles accouchées ?

C'est une fièvre, d'intensité variable, consistant, tantôt en un accès isolé, tantôt en une véritable fièvre intermittente, mais sans localisation inflammatoire.

Quand apparait-elle ?

Ordinairement dans les premiers jours qui suivent l'accouchement ; souvent le lendemain ou le surlendemain.

L'utérus participe-t-il à la maladie ?

Non, bien que cet organe soit ordinairement sensible à la palpation.

Est-il toujours facile au début, de distinguer la fièvre simple de la fièvre puerpérale ?

Non. Mais alors, surtout dans le cas de fièvre intense avec sensibilité marquée de la région hypogastrique, on doit ne pas hésiter à agir énergiquement comme si on avait affaire à une véritable fièvre puerpérale.

Si tout soupçon de fièvre puerpérale devait être écarté comment se conduirait-on ?

Comme dans toute fièvre bénigne (diète, boissons chaudes, calme et repos complets) ; et, s'il y avait retour périodique de la fièvre, on donnerait le sulfate de quinine.

La fièvre simple est-elle la seule affection fébrile sans cause locale qui vienne troubler les suites de couches ?

Non. On peut voir survenir une fièvre éruptive (variole, scarlatine), et, dans certaines localités, la suette miliaire qui alors prend généralement son caractère le plus grave et le plus menaçant.

FIÈVRE PUERPÉRALE

Qu'est-ce que la fièvre puerpérale ?

C'est une affection, particulière aux suites de couches, caractérisée par une fièvre intense avec inflammation violente de l'utérus et des tissus voisins.

Quand éclate-t-elle ?

Ordinairement du premier au quatrième jour après l'accouchement, rarement au-delà du dixième. Dans certaines épidémies on l'a vue apparaître immédiatement après le travail.

L'observe-t-on partout avec la même fréquence ?

Non. Ainsi elle se produit assez rarement dans les petites localités, plus fréquemment dans les villes, plus souvent encore dans les Maternités où, à certaines époques, elle se déclare chez presque toutes les aceouchées et en emporte un très grand nombre.

A quelle CAUSE *doit-on l'attribuer ?*

Souvent, (particulièrement dans les Maternités) à un principe matériel, insaisissable, appelé miasme, qui, engendré par une femme déjà atteinte de fièvre puerpérale, se répand autour d'elle ou est transporté au loin, même par l'intermédiaire de personnes saines, et, pénétrant dans l'organisme de femmes nouvellement accouchées, reproduit la même maladie. D'autrefois, en dehors de toute infection, la fièvre puerpérale se développe spontanément sous l'influence seule des lésions traumatiques du travail et surtout de la délivrance, mais chez des sujets déjà fortement prédisposés à la maladie.

Quelles sont les conditions qui donnent plus d'activité à cette infection ou à cette prédisposition spéciale ?

Ce sont : un travail long et laborieux chez une primipare, une cause d'insalubrité (encombrement, air vicié), enfin l'épidémicité qui explique surtout le grand nombre de cas observés parfois en même temps.

Quels sont les premiers SYMPTÔMES *de la fièvre puerpérale ?*

Ce sont : un frisson, quelquefois violent ; une altération rapide et prononcée de la face où se remarque déjà la souffrance et l'anxiété ; un certain embarras de la parole ; en même temps, une fièvre intense avec soif, céphalalgie et sueurs ; enfin, une douleur plus ou moins vive à la partie inférieure du ventre, principalement sur les côtés de l'utérus et vers les fosses iliaques, douleur exaspérée par la palpation, la toux, les efforts et les mouvements quelconques, parfois même le simple poids des couvertures.

Qu'observe-t-on dans la suite lorsque la maladie se prolonge ?

Une altération de plus en plus frappante des traits, qui se tirent pendant que les yeux s'enfoncent, deviennent ternes, et s'entourent d'un cercle brun ; l'accroissement de la fièvre, avec un pouls qui en augmentant de fréquence devient petit et dépressible ; des vomissements tantôt spontanés tantôt provoqués par les boissons, mais toujours douloureux ; le ballonnement du ventre dû à la production de gaz intestinaux et accompagné ordinairement de constipation.

Qu'observe-t-on enfin lorsque la maladie marche vers une terminaison fatale et prochaine ?

La stupeur, les contractions fibrillaires de la face, la somnolence, quelquefois du délire, un pouls d'une fréquence et d'une petitesse extrême (140 à 160) ; en même temps, la diminution, même souvent la disparition de la douleur abdominale, signe d'une gravité extrême qui pourrait néanmoins en imposer pour une amélioration.

Que deviennent les lochies et la lactation pendant la fièvre puerpérale ?

Les lochies deviennent plus ou moins fétides et se suspendent presque complètement. Quant à la sécrétion du lait, elle diminue et finit par cesser complètement.

La fièvre puerpérale présente-t-elle toujours les mêmes caractères généraux ?

Non. Dans la plupart des cas, elle revêt la forme typhoïde. Mais celle-ci peut, au début, être remplacée par le caractère inflammatoire avec pouls résistant et turgescence générale, ou par la forme gastrique lorsque la langue est saburrale et les vomissements sont fréquents.

Quelle est l'inflammation locale qui caractérise d'ordinaire la fièvre puerpérale ?

La *métro-péritonite*, c'est-à-dire l'inflammation du tissu utérin et du péritoine environnant, dont la douleur hypogastrique et les troubles qui dépendent de cette localisation morbide, font partie du tableau général de la fièvre en question.

La métro-péritonite est-elle toujours liée à la fièvre puerpérale ?

Non. Parfois elle survient d'emblée et constitue toute la maladie, qui débute alors par des vomissements et le ballonnement du ventre. Puis, on observe la douleur hypogastrique précédemment indiquée.

Les vaisseaux veineux et lymphatiques de l'utérus ne sont-ils pas quelquefois le siège spécial de l'inflammation utérine ?

Oui. On observe alors les symptômes particuliers

d'une *phlébite* ou d'une *angioleucite utérine*, c'est-à-dire la répétition, tous les jours ou tous les deux jours, du frisson initial, signe de l'introduction du pus dans le sang, et une diarrhée persistante.

Que peut-on affirmer de plus général relativement au PRONOSTIC *de la fièvre puerpérale ?*

C'est qu'elle est toujours fort grave et l'accident le plus redoutable des suites de couches.

Quelles sont les circonstances qui diminuent cette gravité ?

Ce sont : le développement de l'affection en dehors de toute épidémie ; son invasion tardive, comme après le sixième ou le huitième jour ; une fièvre modérée avec troubles gastro-intestinaux légers ou nuls, et des phénomènes typhoïdes peu prononcés ; enfin, la localisation de la métro-péritonite dans le bas-ventre ou la région sous-ombilicale (péritonite sous-ombilicale de Beau).

Quelles sont, au contraire, les circonstances fâcheuses ?

Ce sont les conditions opposées : en particulier, le développement épidémique, l'invasion aussitôt après le travail, la forme typhoïde au début, la généralisation de la péritonite, une fréquence de pouls extrême et soutenue ; enfin, une profonde anémie, suite d'hémorrhagie abondante.

Quel sont les accidents qui pourraient égarer le DIAGNOSTIC *en simulant un début de métro-péritonite ?*

Ce sont : d'abord l'*endolorissement de l'utérus*, qui succède à un travail long et pénible, surtout s'il y a coïncidence d'une fièvre simple ou d'une fièvre de lait un peu intense, accidents qui n'offrent pourtant

pas les caractères véritables de la fièvre puerpérale
(voir fièvre de lait, fièvre simple) ; puis quelques
douleurs locales étrangères à l'utérus déterminées par
la *rétention d'urine*, ou *une déchirure plus ou moins
étendue du périnée*, surtout lorsqu'il s'y mêle une
certaine fréquence de pouls et de la chaleur, troubles
passagers facilement reconnaissables et qui ne présentent pas le frisson initial de la métro-péritonite.

Que doit se proposer le praticien relativement au
TRAITEMENT *de la fièvre puerpérale?*

Un double but : celui de prévenir le développement de la maladie et celui de la combattre lorsqu'elle
est déclarée.

En quoi consiste le traitement préventif?

Ce traitement, d'une importance majeure, consiste
d'abord dans des mesures générales — seulement
applicables aux Maternités — destinées à prévenir la
propagation du mal. Ainsi, on doit se hâter de transporter dans une infirmerie ou salle spéciale les
femmes atteintes de fièvre puerpérale et leur affecter
un personnel particulier ; en outre, dans des précautions individuelles afin d'écarter toutes les causes
d'insalubrité. Ainsi, l'altération des lochies sera soigneusement évitée par de fréquentes injections vaginales désinfectantes et des changements de linges
réitérés. En outre, l'air de la chambre doit être souvent renouvelé pour en maintenir la pureté, condition
que le séjour à la campagne permet de réaliser plei-
nement.

*Quel est le moyen appliqué avec succès au début
de la métro-péritonite?*

L'application du froid continu sur la région hypogastrique (Béhier). Ainsi, dès qu'un gonflement dou-

loureux se produit sur les côtés de l'utérus, une vessie remplie de glace est déposée sur ce point préalablement recouvert d'un linge mouillé, et la glace est maintenue jusqu'à disparition entière de la douleur.

Comment doit-on combattre la fièvre puerpérale?

En opposant à la maladie une médication à la fois prompte et énergique. Si la forme gastrique est nettement accusée, on débute par un vomitif et de préférence par l'ipécacuanha. Immédiatement après, 20 sangsues sont appliquées sur les points les plus douloureux de l'abdomen. En même temps, on prescrit des frictions mercurielles sur les autres parties du ventre, à renouveler plusieurs fois dans la journée, et le calomel à l'intérieur à dose fractionnée (un centigramme toutes les heures). Les vomissements seront combattus par la glace, et la douleur violente sera calmée par une potion opiacée. Il est des praticiens qui reviennent à l'ipéca et qui s'en trouvent bien ; d'autres se louent du sulfate de quinine administré à plusieurs reprises.

PHLEGMON DES LIGAMENTS LARGES

Qu'appelle-t-on phlegmon des ligaments larges?

On désigne ainsi l'inflammation du repli péritonéal de ce nom, et des parties ou organes qu'il enveloppe (tissu cellulaire, trompe et ovaire).

Quand l'observe-t-on d'ordinaire?

Du huitième au quinzième jour après l'accouchement.

A quelles causes doit-on l'attribuer?

D'abord aux influences qui engendrent la fièvre

puerpérale (infection, traumatisme de l'accouchement) et sont ici des causes prédisposantes ; puis et surtout, à un lever prématuré, particulièrement chez les primipares, ce qui explique l'apparition relativement tardive de cette inflammation.

Quels sont ses premiers symptômes ?

Ce sont : un frisson, suivi de fièvre et de vomissements ; une douleur locale plus ou moins vive sur un des côtés de l'utérus, le plus souvent à gauche, exaspérée par la pression, les mouvements et s'irradiant dans le voisinage ; un ténesme vésical qui tourmente les malades plus encore que la douleur.

D'autres fois, le mal commence sourdement. On observe alors une douleur vague et un malaise général avec manque d'appétit, frissons et fièvre vers le soir.

Qu'observe-t-on ensuite à peu près toujours ?

L'apaisement de la fièvre et de la douleur ; puis, on ne tarde pas à sentir dans la région du ligament large, une tumeur plus ou moins résistante, du volume du poing ou moitié moindre et rarement fluctuante, tumeur que le toucher vaginal permet aussi d'atteindre. On la trouve, en effet, à côté du col de l'utérus qu'elle immobilise après l'avoir plus ou moins dévié.

Que devient cette tumeur ?

Elle disparaît souvent, mais avec lenteur, sous l'influence d'une médication convenable et surtout d'un repos prolongé. Fréquemment aussi elle donne lieu à un abcès. La fièvre reparaît alors, reprend la forme intermittente avec frissons et sueurs ; on observe en même temps des vomissements, de la diarrhée et l'amaigrissement. Puis la tumeur, redevenue très douloureuse, augmente de volume et se ramollit. La collection purulente une fois formée tend à se faire une voie d'élimination, et vingt jours environ après avoir constaté la tumeur on peut s'attendre à une évacuation. Le plus souvent c'est dans le rectum que s'ouvre le foyer et le pus apparaît dans les selles. D'autres fois il se vide à l'extérieur par la paroi abdominale ou le vagin ; très rarement il s'épanche dans la vessie ou la cavité péritonéale. Dans tous les cas, l'abcès s'évacue après avoir contracté des adhérences avec les parois que le pus doit perforer.

Le phlegmon des ligaments larges est-il aussi grave que la métro-péritonite ?

Non. Il s'en faut beaucoup dans la plupart des cas, lorsque le traitement est convenable et bien suivi. Mais le pronostic peut devenir sérieux par la durée du mal, l'épuisement des forces et les chances, faibles il est vrai, d'épanchement du pus dans le péritoine.

Est-il facile de distinguer les deux maladies ?

Non, au début. La date de l'invasion aide cependant ce diagnostic. Puis, la tumeur latérale enlève tous les doutes.

Comment doit-on traiter le phlegmon des ligaments larges ?

Au début par l'application de sangsues sur l'abdomen, mais avec ménagements pour les forces, les cataplasmes et surtout les bains si utiles pour calmer le ténesme vésical. On combat la constipation par des laxatifs et le repos au lit observé rigoureusement. L'abcès constaté, on doit se préparer à le vider soit par le bistouri ou un large trocart si la saillie se prononce au-dessus de l'arcade crurale et si la peau devient rouge, soit par la potasse caustique ou une traînée de pâte de Vienne lorsque le foyer est moins superficiel et qu'on a lieu de craindre des adhérences insuffisantes avec la paroi abdominale. On traite après l'abcès comme à l'ordinaire en favorisant cependant le retrait de la poche par des injections iodées. Le foyer serait ponctionné par le vagin s'il proéminait dans ce conduit.

Quelle est l'inflammation analogue à la précédente qu'on peut observer à la place de celle-ci ?

Le phlegmon de la fosse iliaque, c'est-à-dire du péritoine et du tissu cellulaire qui la tapissent.

Quels sont cependant ses caractéres particuliers ?

Ce sont : une réaction fébrile modérée, le siége de la tumeur en dehors de l'utérus, l'irradiation de la douleur locale vers les organes génitaux et surtout le membre inférieur correspondant qui est parfois œdématié. Enfin, la suppuration est bien plus certaine à la suite du phlegmon de la fosse iliaque qu'après celui du ligament large.

PHLEGMATIA ALBA DOLENS

Qu'appelle-t-on de ce nom ?

On désigne ainsi une phlébite oblitérante des membres inférieurs, caractérisée par la transformation des veines en cordons noueux et un œdème douloureux du membre tout entier sans changement de couleur à la peau.

Quand se déclare cette maladie ?

Du huitième au quinzième jour après l'accouchement.

*Quelles sont les causes qui paraissent la provo-
quer ?*

Ce sont : un refroidissement, des mouvements
prématurés, un écart de régime et les troubles digestifs qui en résultent.

Comment s'annonce-t-elle ?

Le plus souvent par de la fièvre ; la femme ressent ensuite une douleur sourde avec engourdissement de tout le membre où s'aperçoit bientôt le gonflement œdémateux qui débute tantôt par l'extrémité
inférieure tantôt sur plusieurs points à la fois.

*Quelle est la terminaison ordinaire de la mala-
die ?*

La guérison, au bout de quinze jours, quelquefois
un mois et plus. Elle s'annonce par la diminution du
gonflement et de la douleur. Le membre reste néanmoins pendant quelque temps le siège d'un certain
empâtement.

*Qu'est-il arrivé cependant d'observer par excep-
tion très-rare ?*

La mort subite par embolie, c'est-à-dire par déplacement d'un caillot veineux qui, transporté dans
la veine cave puis dans le cœur, s'arrête dans l'artère pulmonaire.

*Que doit-on prescrire dans la phlegmatia alba
dolens ?*

D'abord, le repos au lit, le membre étendu, ponr
en favoriser la circulation veineuse ; des frictions
huileuses laudanisées sur les parties douloureuses
qu'on a le soin d'entourer d'ouate et de taffetas gom-
mé, pour y déterminer une transpiration permanente ;
puis, des onctions mercurielles belladonées qu'on ré-
pète plusieurs fois dans la journée ; et surtout de

légers purgatifs renouvelés tous les trois ou quatre jours si les forces le permettent. Le régime alimentaire doit être sévère au début et le bouillon n'être permis que lorsque la fièvre a diminué d'intensité. Vers le déclin de la maladie, il est nécessaire de tonifier l'organisme et le membre œdématié, et de prescrire, par suite, des aliments réparateurs, des frictions résolutives légèrement stimulantes sur la jambe et la cuisse. En outre, un des meilleurs moyens de combattre l'œdème consécutif est la compression à l'aide d'un bas élastique. Enfin, la femme doit être très sobre d'efforts et de mouvements tant que les veines sont engorgées, pour éviter la désagrégation des caillots.

OPÉRATIONS OBSTÉTRICALES [1]

Les opérations obstétricales à examiner ici sont :
L'accouchement prématuré artificiel ;
La version ;
Les applications de forceps ;
La crâniotomie ;
La céphalotripsie ;
La section du cou et du tronc ;
L'opération césarienne.

ACCOUCHEMENT PRÉMATURÉ ARTIFICIEL

L'accouchement prématuré artificiel est l'opération obstétricale par laquelle on provoque l'expulsion d'un fœtus viable, avant le terme ordinaire de la grossesse.

Contrairement à l'avortement provoqué et à la manœuvre, ordinairement mortelle pour l'enfant et fort grave pour la mère — de l'extraction plus ou moins forcée du fœtus que nécessite parfois l'hémorrhagie grave du travail, l'accouchement artificiel est une opération essentiellement conservatrice, puisqu'elle est entreprise dans le but de sauver les deux existences.

(1) Nous avons dû renoncer ici au mode d'exposition précédent, peu favorable à la concision avec laquelle nous voulions traiter cette partie de l'ouvrage.

INDICATIONS

L'accouchement provoqué peut devenir une ressource extrême et précieuse dans les vomissements graves de la grossesse, avant la période des syncopes et des accidents cérébraux (p. 193), ainsi que dans l'hydramnios. Mais les cas dans lesquels il est formellement indiqué et il offre le plus de chances de succès, sont les rétrécissements du bassin appartenant aux deuxième et troisième classes, c'est-à-dire les rétrécissements moyens et ceux qui viennent immédiatement avant les rétrécissements extrêmes. La mère et le fœtus se trouvent alors dans des bonnes conditions, et l'opération, pratiquée dans un moment convenable, peut faire naître un enfant suffisamment viable, tout en évitant à la femme une extraction dangereuse au terme naturel de la grossesse.

CONDITIONS

Pour qu'on puisse songer à l'accouchement prématuré, deux conditions sont nécessaires.

Il faut d'abord et dans tous les cas, que la viabilité du fœtus soit à peu près assurée, ce qui résulte de la constatation des mouvements actifs, de la régularité des battements du cœur, et de l'époque de la grossesse. Sous ce dernier rapport, l'expulsion est d'autant plus favorable à l'enfant qu'elle est provoquée plus tard à partir du début du huitième mois, c'est-à-dire pendant la période de la viabilité réelle.

Il faut ensuite, lorsqu'il s'agit d'un rétrécissement pelvien, que le fœtus, déjà assez avancé pour qu'on soit assuré de sa viabilité, ne le soit pas trop pour pouvoir traverser le bassin, point capital qui, pour être établi, exige : 1° la connaissance aussi exacte que possible du degré du rétrécissement (p. 414) ; 2° celle des dimensions de la tête du fœtus aux différentes dates de la viabilité fœtale, ou seulement la longueur du diamètre bi-pariétal, qui, dans les bassins étroits, se met presque toujours en rapport avec le diamètre sacro-pubien ; tout cela afin de savoir jusqu'à quel point on peut laisser cette tête se développer. Or, à la fin du septième mois de la grossesse, le bi-pariétal a 6 1|2 à 7 centimètres (Lachapelle, Stolz, P. Dubois) ; à sept mois, 7 centimètres ; à sept mois et demi, 7 centimètres 3|4 ; à huit mois, 8 centimètres 1|2 ; à huit mois et demi, 8 centimètres 3|4. D'ailleurs, lorsque le rétrécissement permet d'attendre jusqu'à cette dernière limite, on peut arriver jusqu'au travail sans avoir à craindre des difficultés beaucoup plus grandes.

Une tête non à.terme est-elle réductible? Oui, et même plus qu'à neuf mois. La compression du détroit ou du forceps peut en effet lui enlever plus d'un centimètre.

OPÉRATION

L'accouchement prématuré peut être provoqué par divers procédés qui tous ont pour but immédiat la production de contractions utérines, et dont les meilleurs sont : les procédés des douches vaginales et de l'éponge préparée, la dilatation intrà-utérine et la perforation des membranes.

Douches vaginales (Kiwisch). Ce sont des douches, d'eau tiède, d'une faible épaisseur, chacune de la durée d'un quart d'heure, au nombre de trois ou quatre par jour, une toutes les trois heures, dirigées sur le col à travers un spéculum, à l'aide d'un appareil à pompe.

Huit à dix douches suffisent ordinairement pour provoquer des contractions et voir se déclarer le travail qu'on livre alors à lui-même. Ce moyen est, de plus, d'une exécution facile et peu douloureux. Malheureusement les cas de mort subite qu'il a déterminés, ne permettent pas de l'employer sans une très grande réserve. On ne peut guère s'en servir sans danger que pour commencer à ramollir le col utérin.

Eponge préparée (Klugge). On commence par tailler un morceau de cette éponge (préparée à la ficelle) en cône long de 5 centimètres et épais de 1 centimètre 1[2 à la base qui est traversée par un fil. Après en avoir enduit le sommet seulement de cérat, on introduit le spéculum, et, le col bien découvert, on enfonce dans sa cavité, avec une certaine force, le cône d'éponge saisi à sa base par une pince à pansements longue et un peu courbe. On le soutient ensuite à l'aide d'une éponge ordinaire ou d'un tampon et d'un bandage en T ; puis, la femme étant maintenue au lit, on attend. Le cône ne tarde pas à se gonfler, par suite à dilater le col. En général, au bout de huit heures au plus on constate de véritables contractions utérines. Le tampon et l'éponge sont alors successivement retirés, celle-ci à l'aide du fil qui la traverse ; et on se comporte après comme dans l'accouchement spontané. Ainsi, la version, bien que très dangereuse ici, serait pratiquée en cas de présentation de l'épaule, et le forceps appliqué s'il était nécessaire.

Dilatation intrà-utérine. On l'obtient surtout avec le *dilatateur intrà-utérin* de Tarnier, par lequel on produit, en même temps que la dilatation, le décollement des membranes, autre moyen assez actif de provoquer les contractions. Cet instrument se compose de deux parties fondamentales : 1° un conducteur métallique analogue au cathéter utérin, courbe, cannelé sur le dos et percé de trois yeux, deux près du bec et rapprochés, le troisième près du manche ; 2° un tube de caoutchouc de la grosseur d'une plume d'oie, fermé à une extrémité qui est la seule partie dilatable, à laquelle est attaché un fil de soie long de 50 centimètres. Ce fil sert à entraîner et à coucher le tube dans la cannelure du conducteur, après l'avoir passé successivement dans l'œil de l'extrémité en allant de la cannelure à l'opposé, puis à l'inverse dans l'œil qui vient après, et l'avoir fait sortir enfin de la cannelure à travers l'œil du manche. On amorce d'abord le tube par une injection pour l'essayer et le purger d'air, et on ferme le robinet qui se trouve à son extrémité évasée. La femme étant alors placée comme pour une application de forceps, l'appareil tout monté et enduit de glycérine est conduit sur le doigt dans le vagin, puis enfoncé successivement à travers le col, entre l'œuf et la paroi utérine antérieure, à trois centimètres au-dessus de l'orifice interne, ce qui est indiqué par un petit relief placé sur le conducteur. Cela fait, on injecte dans le tube 50 grammes environ d'eau tiède qui suffisent à faire renfler en boule son extrémité logée dans la cavité utérine. Le robinet est aussitôt fermé, et, après avoir lâché le fil, on retire doucement le conducteur qui se sépare facilement du tube retenu par la boule intrà-utérine. Le travail se déclare généralement après huit heures de séjour du dilatateur dans l'utérus, et, au bout de dix ou douze heures environ, la boule tombe dans le vagin. Le *dilatateur* de M. Pajot est plus simple. Il se compose seulement d'un tube en caoutchouc, aminci, dilatable à son extrémité et maintenu rigide à l'aide d'une sonde métallique courbe introduite dans le tube, mandrin-creux qu'on retire un peu une fois l'appareil introduit comme le précédent, afin de permettre à la partie dilatable de recevoir l'eau qu'on y injecte et de se laisser distendre par le liquide.

Perforation des membranes. On excite ainsi la face interne de l'utérus (mise en contact avec les inégalités fœtales). Pour n'avoir pas à opérer en regard du col et éviter une évacuation trop abondante de liquide amniotique, on peut perforer l'œuf près du fond de l'utérus, soit à l'aide d'un trocart courbe passé le long de la paroi postérieure et muni, au moment de l'introduction, d'un mandrin à extrémité mousse auquel on substitue ensuite le stylet perforateur

(Meissner); soit, de préférence, avec le *perce-membranes* de M. Villeneuve, composé d'une canule courbe, avec un mandrin unique terminé par une pince à crochets qu'on fait sortir puis rentrer pour saisir et déchirer les membranes. On pourrait enfin perforer l'œuf par une ponction capillaire suivie d'aspiration.

CHOIX PARMI CES PROCÉDÉS

Dans la plupart des cas, la dilatation du col par l'éponge préparée suffit à provoquer l'accouchement, et ce procédé, à la fois simple et innocent, doit être généralement préféré. Mais il peut être insuffisant ; on a recours alors au dilatateur intrà-utérin de M. Tarnier ou à celui de M. Pajot.

VERSION

La version est une opération qui a pour but de ramener une des extrémités fœtales au détroit supérieur. D'après l'extrémité qui est ainsi ramenée au détroit on distingue deux espèces de versions : la version céphalique et la version pelvienne.

Version céphalique

Elle se pratique ordinairement par manœuvres externes, pendant le travail, avant la rupture des membranes.— La femme étant couchée sur le dos, faire basculer le fœtus avec une main sur la tête, l'autre sur l'extrémité pelvienne.— Commencer les pressions un peu avant la douleur, les continuer pendant la contraction.—La tête abaissée, rompre les membranes.— Quelquefois la pression de coussins sur lesquels se couche la femme et porte la tête fœtale, suffit à opérer la version.

La version céphalique par manœuvres internes consiste — l'orifice étant dilaté et la poche intacte — à pénétrer à travers le col pour refouler d'abord l'épaule et saisir ensuite la tête qu'on attire vers le détroit. Elle n'est guère indiquée que dans les présentations du tronc avec rétrécissement du bassin.

Version pelvienne

La version pelvienne, non-seulement ramène l'extrémité pelvienne au détroit, mais encore permet l'extraction immédiate du fœtus.

CONDITIONS [1]

« Pour qu'on puisse songer à pratiquer la version, il est indispensable : 1° que l'orifice soit dilaté ou dilatable ; 2° que la partie fœtale (surtout si c'est la tête) n'ait jamais franchi l'orifice.— Il est favorable que les membranes soient intactes.

INDICATIONS

« La version est indiquée toutes les fois qu'un accident grave menaçant la vie de la mère ou de l'enfant, le danger peut disparaître par la prompte terminaison de l'accouchement, les conditions précédentes (1° et 2°) existant.— Quand les circonstances permettent le choix entre la version et le forceps (la tête engagée dans le détroit supérieur), sauf exception, on donne la préférence au forceps.

SOINS PRÉPARATOIRES

« Faire placer la femme en travers d'un lit élevé, le siége débordant.— *Quatre aides.*— Vider la vessie et le rectum.— Reconnaître la présentation et la position.— *Choix de la main* (pour les extrémités céphalique et pelvienne : la main dont la face palmaire regarde le plan antérieur du fœtus ; pour l'épaule, le choix de la main est moins important).— Oter l'habit.— Graisser la face *dorsale* de la main choisie et l'avant-bras entier.— Placer la main qui n'opère pas ou celle d'un aide sur le fond de l'utérus.— Attendre l'absence de contraction.

(1) Nous ne saurions mieux faire ici que d'emprunter à M. le professeur Pajot son résumé si clair et si pratique des règles de la version pelvienne.

OPÉRATION

La version se divise en trois temps : 1° introduction et recherche ; 2° évolution ; 3° extraction.

« 1ᵉʳ TEMPS.— INTRODUCTION ET RECHERCHE.— Il ne doit s'exécuter que pendant l'intervalle des douleurs.— La main doit s'arrêter et se mettre à plat pendant les contractions.

«Introduire doucement la main en cône dans le vagin. — *à l'orifice utérin*, si les membranes sont intactes, les décoller le plus haut possible sans les rompre, ou les rompre en bas et entrer dans l'œuf.— Pénétrer *avec douceur* dans l'orifice utérin, mais *sans tâtonner* (P. Dubois). — Suivre le chemin *le plus court* pour aller aux pieds (la position est supposée connue). Saisir *solidement* le pied qu'on trouve (si l'on pouvait les prendre tous les deux, on le ferait, mais la version se fait souvent bien avec un seul pied).

« 2° TEMPS.— ÉVOLUTION.— On doit, comme le premier temps, l'exécuter dans l'intervalle des douleurs et s'arrêter pendant les contractions.

« Déplier lentement le membre saisi.— Attirer le pied vers la vulve en imprimant au fœtus un mouvement dans le sens de sa flexion naturelle, de manière à faire tourner l'extrémité céphalique de l'enfant vers le fond de l'utérus et à tourner le dos vers une des cavités cotyloïdes.

« 3° TEMPS.— EXTRACTION.— Il ne doit s'exécuter que pendant la contraction sauf le cas d'inertie ou d'accident pressant (hémorrhagie grave, etc).

« Entourer le pied ou les pieds d'un linge chaud.— Exercer des *tractions* et des mouvements de latéralité *suivant les axes*, d'abord en bas. Saisir *largement* les parties.— Les mains de l'accoucheur toujours près de la vulve, tant que le bassin du fœtus n'est pas dégagé.— Faire avec les mains des attelles aux articulations.— Veiller au cordon ombilical ; s'il est tendu, faire une anse. Laisser se dégager presque seul le reste du tronc, si rien ne presse et si les contractions sont suffisantes.— Si les bras se dégagent *seuls*, se contenter de soulever le tronc en engageant la femme à pousser pour le dégagement de la tête. (Il faut supposer l'occiput sous la symphyse des pubis, ce qui est la règle).

COMPLICATIONS ET DIFFICULTÉS DU 1ᵉʳ TEMPS

« 1° *La position est inconnue.*— On introduit la main droite ; si elle ne convient pas à la position du fœtus, on la retire et on se sert de l'autre.— 2° *Etroitesse de la vulve.*— Peu sérieux (doigt à doigt).— 3° *Bras dans le vagin* (dans l'épaule). Ne jamais amputer, à moins qu'on ne veuille pratiquer l'embryotomie : même alors le bras serait utile pour les tractions.— Combattre la rétraction par la saignée debout, lavements opiacés, tartre stibié, chloroforme.— Si la version devient possible, un lacs sur le poignet du fœtus (pour empêcher le bras de se relever sur les côtés de la tête), après avoir constaté par la main du fœtus quelle épaule se présente et parfois la position.— Si la version est impossible, embryotomie.— 4° *La partie fœtale gêne l'introduction de la main* au-dessus de l'orifice.— La repousser lentement dans la direction où tendra à l'entraîner le mouvement d'évolution.— 5° *On ne trouve pas les pieds.* On cherchera à suivre le plan latéral et postérieur de l'enfant. Si cela est impossible, porter hardiment, mais avec prudence, la main *jusqu'au fond de la matrice*, et là s'orienter (**P. Dubois**).

COMPLICATIONS ET DIFFICULTÉS DU 2me TEMPS

« Les difficultés que présente ce temps ne tiennent guère qu'à la rétraction utérine. Généralement ce temps se fait bien s'il y a encore du liquide dans l'œuf.— *Si la tête tendait à s'engager avec le ou les pieds*, un lacs sur les pieds et refouler doucement la tête avec une main, tout en tirant lentement sur le lacs au dehors.

COMPLICATIONS ET DIFFICUTÉS DU 3me TEMPS

« 1° *Si par des tractions modérées, il est impossible d'achever la version avec un seul pied*, un lacs sur le pied saisi et aller chercher l'autre.— 2° *Dans la version avec un seul pied*, si l'autre membre pelvien se relève au devant du tronc, un doigt en crochet dans l'aine, mais ne pas dégager ce membre (son volume est utile pour la sortie de la tête.— 3° *Quand le dos tourne en arrière*, léger mouvement de spirale allongée ; on tâtonne pour apprécier de quel côté le dos a le plus de tendance à tourner.— 4° *Redressement des bras sur les côtés de la tête*. Il faut les dégager. Commencer par le bras postérieur ou le plus facile. Relever le tronc diagonalement pour le bras postérieur, l'abaisser pour le bras antérieur, puis, l'indicateur et le médius de la main la plus commode sont glissés aussi loin que possible sur la face externe et antérieure du bras, le pouce dans l'aisselle (l'autre main soutient le tronc). Ramener toujours le membre vers la face antérieure du fœtus (1).— 5° *La tête n'a pas exécuté sa rotation.* Introduire l'indicateur et le médius de la main dont la paume embrasse le mieux l'occiput, les faire glisser sur la joue inférieure du fœtus et de là dans la bouche. Ramener l'occiput derrière les pubis. — 6° *L'occiput est dans la concavité du sacrum* (2). Tête fléchie. Porter le dos du fœtus vers le dos de la femme. Tête défléchie. Renverser le ventre du fœtus vers le ventre de la mère. Si le dégagement était impossible, *forceps.*— 7° *La tête est plus ou moins défléchie dans l'excavation ou aux détroits (3).* Tenter de refouler doucement le tronc, puis introduire deux doigts dans la bouche, deux doigts de l'autre main en fourche sur la nuque et renverser le dos du fœtus vers le ventre de la femme en l'engageant à pousser. (Si le dégagement est impossible, forceps ou crâniotomie, suivant le cas). »

APPLICATIONS DE FORCEPS

Le forceps est une grande pince à deux branches. Chacune de celles-ci se compose de trois parties : la *cuiller* avec ses courbures supérieure et interne, *l'articulation*, et le *manche* muni d'un *crochet.* On appelle les branches, l'une branche à pivot ou mieux *branche gauche*, l'autre branche à mortaise ou mieux *branche droite.*

Le forceps ne s'applique que sur la tête.

Sa concavité supérieure doit être toujours tournée en avant.

(1) *Redressement des bras (ordinairement d'un bras, l'antérieur) derrière la nuque.*

Ici, avant de réduire, s'assurer du chemin suivi par le bras lequel pourrait avoir passé devant la poitrine comme dans le cas ordinaire. Lorsque le redressement s'est fait par devant, l'angle inférieur de l'omoplate se trouve éloigné du rachis et peu saillant ; quand le redressement s'est fait par derrière, l'angle inférieur est très rapproché de l'épine dorsale et saillant (Stolz). Pour réduire, accrocher le coude avec un ou deux doigts et faire suivre au bras l'inverse du chemin parcouru. Si le bras du fœtus venait à se briser pendant la manœuvre, ce qui peut arriver avec un rétrécissement pelvien, réduire le bras fracturé qu'on entoure d'une gouttière de carton mouillé et d'un bandage roulé, appareil suffisant pour obtenir une consolation en dix ou quinze jours.

(2) C'est le cas qui a été déjà posé et résolu, p. 352, 353.

(3) L'occiput est supposé tourné en avant, comme d'ordinaire. C'est le cas qui a été posé, p. 352.

CONDITIONS [1]

« Pour qu'on puisse songer à appliquer le forceps, il est indispensable : 1° que l'orifice soit dilaté et les membranes rompues ; 2° que le bassin permette le passage de l'instrument.— Il est favorable que la tête soit engagée et fixée dans le détroit supérieur. »

INDICATIONS

« Le forceps est indiqué toutes les fois qu'un accident menace la santé ou la vie de la mère, ou de l'enfant pendant le travail, les conditions précédentes (1° et 2°) de l'application existant d'ailleurs (inertie, hémorrhagie, éclampsie, procidences, etc).

SOINS PRÉPARATOIRES

« Position de la femme comme dans la version.— Quatre aides.— Vider vessie et rectum.—Présentation et position reconnues.—Chauffer l'instrument dans l'eau tiède et le graisser sur sa surface externe. »

RÈGLE GÉNÉRALE

On doit autant que possible saisir la tête par l'extrémité du diamètre bi-pariétal. L'application est alors régulière. Pourtant cette règle ne peut être suivie dans les applications au détroit supérieur, forcément directes et par suite irrégulières, ainsi que dans les applications sur une tête (dans l'excavation) dont la position est restée incertaine, applications ici encore forcément directes qui, par suite, peuvent être irrégulières.

ESPÈCES D'APPLICATIONS

Il y en a deux : 1° *l'application directe* dans laquelle les branches sont placées directement sur les côtés du bassin et qui se fait, soit

(2) Nous empruntons ici à M. le professeur Pajot son résumé des applications de forceps, en intercalant dans cette exposition si claire et si pratique quelques alinéas destinés à la mettre encore plus complètement à la portée des élèves.

lorsque la tête est encore au-dessus du détroit supérieur (position transversale ou oblique), soit lorsque la tête, descendue dans l'excavation, a exécuté plus ou moins complétement sa rotation ; 2° *l'application oblique* dans laquelle les branches sont placées dans la direction d'un diamètre oblique, qui alors passe entre les deux. Elle se fait quand la tête, descendue dans l'excavation, n'a pas encore exécuté sa rotation.

Application directe

(PRÉSENTATION DU SOMMET)

Elle se divise en trois temps : 1° Introduction et placement des branches ; 2° articulation ; 3° extraction.

« 1° TEMPS. — INTRODUCTION ET PLACEMENT DES BRANCHES.— *Branche gauche* tenue de *la main gauche*, appliquée toujours à gauche de la femme, *et toujours la première*. Elle doit être tenue à pleine main ou comme une plume à écrire. La main droite de l'opérateur sera graissée sur ses deux faces ; deux doigts de cette main dans le vagin *et toujours dans l'orifice*, s'il est accessible, précéderont et guideront la branche. Les deux doigts de la main droite (et parfois toute la main sauf le pouce) étant introduits, branche gauche dirigée dans la direction de l'aine droite de la femme, le crochet en haut. Abaisser le crochet entre les jambes de la femme à mesure que la branche pénètre entre la main de l'accoucheur et la tête du fœtus. La branche introduite suivant les axes, placer le manche de la branche (introduite à gauche) parallèlement à la cuisse opposée ; la confier alors à un aide.— *Branche droite*, — règles inverses, — de la main droite, — à droite, — la seconde, etc.— La seconde branche s'applique dans tous les cas *par-dessus* la première.

« 2° TEMPS. — ARTICULATION.— Les deux branches ayant été placées sur le même plan, et la mortaise en face ou à côté (selon le genre d'articulation du pivot), on les rapproche doucement et l'on articule. Si l'on prévoit une extraction laborieuse, on peut enrouler une serviette autour des manches du forceps.

« 3° TEMPS. — EXTRACTION. — S'assurer positivement (avant tout) *que la tête est saisie et seule saisie*. Alors tractions et mouvements de latéralité avec une grande lenteur pendant les contractions, s'il y en a. On ne doit tirer qu'avec les bras et non avec le corps.

« Dans la position *occipito-publenne*, on tire *en bas*, puis, l'occiput dégagé, on *relève* le forceps.

« Dans la position *occipito-sacrée*, on tire *en haut*, puis l'occiput dégagé, *on abaisse*.

« Ces deux modes de dégagement sont les seuls ; toutes les positions primitives au détroit supérieur ou dans l'excavation (obliques), devant être ramenées soit en occipito-pubienne soit en occipitosacrée. »

Dans les applications directes au détroit supérieur, la tête, en position transversale ou oblique, tourne souvent dans les cuillers pendant l'extraction. Si ce mouvement n'avait pas lieu, on retirerait le forceps, et la tête, descendue dans l'excavation en position oblique, serait de nouveau saisie (voir application oblique), à moins de contractions suffisantes pour l'expulser.

PRÉSENTATION DE LA FACE

Mêmes règles que pour le sommet quand le menton est sous la symphyse.

TRONC AU DEHORS

Mêmes règles que pour le sommet.— Introduire les branches en passant sur le plan sternal de l'enfant ; ne passer sur le plan dorsal que lorsque l'occiput est en arrière et la tête défléchie. Du reste, les dégagements se modèlent exactement sur les dégagements spontanés.

TÊTE RESTÉE SEULE DANS L'UTÉRUS APRÈS LA DÉTRONCATION

Placement des branches comme dans une application directe, mais ici très-difficile à cause de l'élévation et de la mobilité du tronçon fœtal. Il y a avantage à transporter la première main introduite, d'un côté à l'autre, par derrière la tête, pour guider successivement les deux branches du forceps, sans désemparer (procédé **Hatin**).

Application oblique

(PRÉSENTATION DU SOMMET)

Toujours trois temps.

1e TEMPS.— INTRODUCTION ET PLACEMENT DES BRANCHES.—
« Pour saisir la tête par les extrémités du diamètre bi-pariétal
(les oreilles), *il faut toujours tourner la concavité du forceps du
côté de la région fœtale qu'il faut ramener derrière les pubis*. (la
région qu'il faut ramener derrière les pubis dans les positions antérieures, c'est l'occiput ; dans les postérieures, le front).

« *Occipito-iliaque gauche antérieure.* La région fœtale qu'on
doit ramener derrière les pubis, c'est l'*occiput :* il est à gauche et en
avant ; donc branche gauche en arrière de la tête du fœtus, la branche droite en avant (articulez l'instrument pour vous en rendre
compte).— *Branche gauche, de la main gauche, à gauche* et en
arrière, la première. La branche gauche s'applique tout de suite dans
le lieu qu'elle occupera définitivement. La branche droite s'applique
d'abord sur le côté droit du bassin, puis, par un mouvement de
*spirale (*Lachapelle), on l'amène à sa place définitive.

« *Occipito-iliaque droite postérieure.*— Mêmes règles que pour
la précédente (le front remplace l'occiput).

« *Occipito-iliaque droite antérieure.*— Mêmes règles que pour la
première, seulement l'occiput est à droite et en avant, et alors la
branche *gauche* est en avant de la tête du fœtus et la branche *droite*
en arrière (articulez l'instrument pour vous en rendre compte).

« *Occipito-iliaque gauche postérieure.*— Mêmes règles que pour
la précédente (le front remplace l'occiput). »

Dans les positions transversales le placement des branches se fait
comme dans les positions antérieures correspondantes.

2e TEMPS.— ARTICULATION.— Elle se fait comme dans l'application
directe.

3e TEMPS.— EXTRACTION. — « Dans les positions antérieures,
rotation de l'occiput derrière les pubis, puis dégagement comme en
occipito-pubienne (voir application directe).— Dans les positions
postérieures, *rotation dans le sacrum* et dégagement en occipito-
sacrée (voir application directe).

PRÉSENTATION DE LA FACE

« Pour les positions antérieures, comme dans le sommet (le menton remplace l'occiput). Pour les positions postérieures, deux applications de forceps pour ramener le menton en avant. »

Complications et difficultés du forceps

« 1ᵉ TEMPS.— 1° *La position est inconnue*.— Faire une application directe (si la rotation de la tête n'était pas effectuée, il arrive parfois qu'elle s'exécute aprés l'introduction d'une branche, ou entre les deux branches, ou encore la tête tourne et le forceps avec elle). Si le mouvement de rotation ne se produit pas, l'application directe sera irréguliére, mais, en général, le dégagement se fera même dans ce cas.— 2ᶜ *On ne peut placer la seconde branche*. Retirer la première et commencer par l'autre.— Dans les applications obliques, il y a toujours une branche plus difficile à placer : c'est l'antérieure (la droite dans les 1ʳᵉ et 2ᵉ positions, la gauche dans les 3ᵉ et 4ᵉ) ; on commence par celle-là, mais, pour articuler (la mortaise se trouvant sous le pivot dans les 1ʳᵉ et 2ᵉ positions, puisque la seconde branche s'applique toujours par-dessus la première), on est, dans ces deux positions, forcé de faire le *décroisement* des branches. 3° *L'extrémité d'une cuillère heurte contre un obstacle*. Retirer un peu la branche et la mieux diriger. *Ne jamais forcer une résistance.*— *Nota*. Ce temps ne souffre jamais l'emploi de la force ; la branche doit pour ainsi dire s'introduire par son propre poids, la main la guide seulement ; elle est bien placée quand, en la poussant avec douceur, on sent qu'elle pénétrerait plus profondément avec facilité.

« 2ᵉ TEMPS.— 1° *On ne peut articuler* : 1° parce que le pivot et la mortaise ne sont pas sur le même plan, tordre doucement les branches de manière à les amener (pivot et mortaise) en présence ; tâtonner ; 2° parce qu'une branche est plus enfoncée que l'autre. Retirer la plus enfoncée. Faire pénétrer l'autre un peu plus, tâtonner ; 3° parce que les branches sont trop écartées l'une de l'autre et qu'on ne peut les rapprocher. La tête est probablement alors saisie irréguliérement ou bien par l'extrémité des cuilliéres. Il faut introduire les deux branches plus profondément avec de grandes précautions *et selon les axes*. (Quand la tête est élevée, l'articulation du forceps doit parfois être portée jusqu'à l'entrée du vagin, le pivot et la mortaise se rapprochent alors facilement).

« 3ᵉ TEMPS.— 1° *La tête reste immobile malgré des tractions suffisantes* (cela ne s'observe guère que dans des bassins viciés ou avec des têtes très-volumineuses). Renoncer au forceps. Retirer l'instrument et recommencer quelques heures plus tard. (Voyez *Rétré-cissements du bassin*).— 2º *Le forceps lâche prise.* Se garder de tirer avec le corps, car l'instrument sortirait brusquement, on déchirerait les parties et on tomberait en arrière avec le forceps.— 3º *On n'était pas sûr de la position.* Chercher à la reconnaître quand la tête arrive à la vulve ; si le doute persiste, redoubler de lenteur pour le dégagement ; s'il y a des contractions, on pourrait retirer le forceps dans quelques cas ; si l'on s'apercevait que l'application est très irrégulière, la conduite serait la même.— 4º *Le périnée menace de se rompre malgré la lenteur et les précautions.* Diviser les côtés de la vulve inférieurement par deux petites incisions avec des ciseaux (il faut être sobre de cette pratique évidemment utile dans certains cas).— 5º *L'extrémité des cuillères est encore dans la vulve, la tête dégagée,* désarticuler et retirer les branches l'une après l'autre suivant les axes.— *La tête dégagée, il n'y a plus de contraction, l'enfant souffre.* Engager la femme à pousser, aller chercher les aisselles ne pas dégager les bras, exécuter la rotation des épaules et extraire le tronc en tirant en bas avec lenteur. »

CRANIOTOMIE

La crâniotomie est la perforation du crâne de l'enfant. On la pratique dans le but de donner issue à la matière cérébrale et de rendre ainsi la boîte crânienne plus réductible par compression.

INDICATIONS

(*Voir rétrécissements du bassin, p.* 429 *et suiv.*).

RÈGLES OPÉRATOIRES

« Position de la femme comme dans les autres opérations.— Introduire la main, sauf le pouce, glisser l'instrument jusqu'à la tête.— Relever la partie antérieure de l'orifice, s'il gêne.— Ne pas chercher de suture ni de fontanelle.— La pointe de l'instrument appliquée sur le crâne, *abaisser fortement le manche,* puis faire pénétrer (sang noir et matiére cérébrale). Agrandir suffisamment l'ouverture et retirer l'instrument avec précaution. » (Pajot).

Dans le cas de présentation de la face, on chercherait à pénétrer par l'orbite la plus rapprochée. S'il s'agissait de perforer le crâne par sa base, le mieux serait d'attaquer la voute palatine après avoir abaissé fortement la machoire inférieure.

La crâniotomie peut s'exécuter avec un bistouri simple, mieux encore avec un couteau ordinaire lorsque la téte est basse, avec les *ciseaux* de Smellie, enfin avec le perforateur de Blot, le meilleur de tous les perce-crâne (deux lames en fer de lance appliquées l'une contre l'autre, qu'on écarte une fois introduites, pour pouvoir diviser en tous sens la matiére cérébrale, et qu'on retire ensuite après les avoir laissées se rapprocher).

CÉPHALOTRIPSIE.

La céphalotripsie est l'opération par laquelle on pratique le broiement de la téte du fœtus pour en rendre l'extraction possible.

Elle s'exécute à l'aide du *céphalotribe*, sorte de pince puissante, à branches épaisses, étroites, terminées à une extrémité par des cuilers allongées, tantôt pleines (céphalotribe ordinaire) et alors concaves en dedans, tantôt fenêtrées comme celles d'un forceps (céphalotribe de M. Bailly) et dans ce cas plus larges que les précédentes. A l'extrémité opposée se trouve un mécanisme puissant (vis mobile avec écrou à volant) qui permet de rapprocher solidement les manches et par suite les cuillers.

INDICATIONS

(*Voir rétrécissements du bassin, p.* 430 *et suiv.*).

RÈGLES OPÉRATOIRES

« Avant de pratiquer la céphalotripsie il est utile de commencer par perforer le crâne (P. Dubois). Puis, mémes règles que pour les applications de forceps directes, — seulement redoubler de précautions en raison de la force de l'instrument.— Faire fixer la téte par un aide monté sur le lit.— Porter *autant que possible* le manche de chaque branche en arrière, vers le périnée.— La tête saisie, rapprocher les branches *complétemeut* avec la vis.— Extraire par des tractions parfois considérables *en tournant la concavité du céphalotribe un peu à gauche ou à droite* pour placer le sens aplati de la tête dans le sens *rétréci* du bassin. On tâtonne. » (Pajot). Ordinairement on réussit par des tractions modérées à faire descendre la tête dans l'excavation.— Au détroit inférieur, ramener la concavité du céphalotribe en avant pour placer le sens agrandi de la tête dans la direction du diamètre coccy-pubien.— L'instrument peut lâcher prise malgré toutes les précautions. Retirer alors le céphalotribe après l'avoir désarticulé, pour l'introduire une seconde et même une troisième fois séance tenante, et pratiquer ainsi des broiements successifs dans des sens différents, suivis de tractions, conformément à la pratique de P. Dubois.

Céphalotripsie sans tractions

Cette opération — dont M. Pajot est l'auteur et qui convient spécialement aux rétrécissements extrêmes du bassin (inférieurs à 6 1|2) dans lesquels la céphalotripsie ordinaire est dangereuse ou impraticable — s'exécute comme il suit : on fait, séance tenante, une, deux et même trois applications de l'instrument selon le pouls et l'état général de la mère, mais *sans exercer aucune traction* après chaque broiement. La femme est ensuite laissée au repos et on lui donne du bouillon coupé. Deux heures après, nouvelles applications comme les premières et suivies du même repos. On recommence de nouveau si c'est nécessaire, et on peut faire ainsi jusqu'à trois et même quatre séances de broiements espacées, bien que une ou deux suffisent généralement. Dans l'intervalle des séances, les contractions utérines adaptent à la forme du canal pelvien celle de la tête broyée qui s'engage sans le secours des tractions. Si, après la sortie de la tête, le tronc mettait obstacle à l'expulsion, on écraserait le thorax à l'aide de une ou deux applications du céphalotribe.

CÉPHALOTRIPSIE APRÈS LA SORTIE DU TRONC

Comme la céphalotripsie ordinaire. Passer au-dessous du tronc, excepté lorsque l'occiput est en arrière et la tête défléchie.

CÉPHALOTRIPSIE SUR LA TÊTE RESTÉE SEULE DANS L'UTÉRUS APRÈS LA DÉTRONCATION

Comme pour une application de forceps dans le même cas.— Faire fixer la tête par l'abdomen.

Céphalotomie

Ce procédé de réduction crânienne a été jusqu'ici peu employé en France. Il s'exécute à l'aide du *forceps-scie* de Van Huevel, qui divise la tête de bas en haut et permet d'en retirer les parties séparément et sans violence.

SECTION DU COU ET DU TRONC

SECTION DU COU

La section du cou, appelée DÉTRONCATION, ne se fait guère que lorsque, après la sortie du tronc, la tête se trouve retenue au détroit supérieur rétréci et que, par suite, l'application du céphalotribe est impossible. Elle s'exécute au moyen de ciseaux très solides à lames courtes et manches longs (ciseaux de Dubois), qu'on fait avancer par petits coups en les guidant avec la main gauche qui protège en même temps les parties maternelles. On retire ensuite la tête restée seule dans l'utérus avec le forceps ou le céphalotribe.

SECTION DU TRONC

La section du tronc, à laquelle plusieurs réservent spécialement le nom D'EMBRYOTOMIE, se pratique dans le cas de présentation de l'épaule avec engagement profond de celle-ci et rétraction irrémédiable de l'utérus (voir p. 437, 438). Elle s'exécute, comme la détroncation, à l'aide des ciseaux de Dubois qu'on fait avancer à petits coups, mais obliquement et de bas en haut, de l'aisselle du bras procident vers la partie supérieure de l'épaule opposée. La main gauche dirige la section et protége en même temps les parties maternelles. Le tronc étant ainsi divisé en écharpe, on retire l'un après l'autre les deux tronçons du fœtus (P. Dubois).

Avant d'en arriver à la section du tronc, on devrait essayer cependant d'un procédé d'extraction imaginé par Pamart. Il consiste à passer, derrière et jusque par-dessus le fœtus, le crochet d'une branche de forceps qu'on retourne après pour pouvoir harponner le tronc. On tire ensuite fortement en bas et on parvient ainsi à faire descendre le siége sans trop de difficulté lorsque le bassin est normal (1).

Enfin, M. le prof. Pajot a proposé un procédé de section du tronc, fort ingénieux, dit procédé du *fil à fouet*. L'extrémité d'un des crochets du forceps est pour cela creusée en cupule dans laquelle on loge une balle de plomb retenue par un fil tendu et couché le long d'une rainure pratiquée sur la convexité de la branche (2). Celle-ci armée, on insinue le crochet par-derrière le fœtus jusqu'au dessous de l'épaule supérieure, puis on lâche le fil. La balle tombe en avant. Si elle ne descend pas assez bas, on l'attire avec une pince à polype. Alors au fil de la balle est attachée une ficelle à fouet qu'on fait passer facilement par-dessus l'enfant et avec laquelle on le divise par de vigoureux mouvements de va-et-vient, après avoir pris la précaution d'introduire un spéculum pour protéger les parties maternelles.

OPÉRATION CÉSARIENNE

L'opération césarienne est l'extraction d'un fœtus vivant et viable à travers une incision de la paroi abdominale et du corps de l'utérus.

On peut avoir à l'exécuter dans deux conditions opposées : 1° sur la femme vivante ; 2° sur la femme qui vient de succomber.

(1) J'ai eu dernièrement l'occasion d'appliquer ce procédé avec succès.

(2) On pourrait, à défaut de manche de forceps ainsi modifié, se servir d'un tube recourbé en forme de crochet, dont le bec est rendu mousse par la balle de plomb que retient à l'ouverture un fil passé dans l'intérieur.

OPÉRATION CÉSARIENNE SUR LA FEMME VIVANTE

L'opération sur la femme vivante est indiquée dans les rétrécissements extrêmes, inférieurs à 5 centimètres. Elle l'est même (Depaul,
Stolz) dans des rétrécissements extrêmes moins avancés, l'enfant
étant plein de vie et la femme dans de bonnes conditions d'hygiène,
surtout à la campagne (p. 431, 432).

Cette opération — la plus grave de toutes les opérations obstétricales — doit s'exécuter au début du travail afin d'être assuré que
l'organe se rétractera et parce que la mère et l'enfant se trouvent
alors dans de meilleures conditions ; de plus, on doit attendre que le
col soit assez dilaté pour permettre l'écoulement des lochies, et opérer avant la rupture des membranes ou au moins peu de temps après
l'écoulement des eaux. Enfin, il est favorable que la tête ne soit pas
trop engagée avec le segment utérin dans l'excavation et qu'aucune
tentative d'extraction n'ait encore été faite.

PRÉPARATION. Outre les instruments des opérations ordinaires, il
faut avoir sous la main : deux bistouris, l'un convexe, l'autre droit
boutonné, des tuyaux de plume ou rouleaux de sparadrap pour la
suture enchevillée, de l'ergot de seigle et même un petit forceps. De
plus, on doit s'entourer de six aides : un pour l'anesthésie ; deux
chargés, l'un de présenter les instruments, l'autre d'éponger ; deux
autres employés à contenir la femme ; le dernier enfin qui remplira
le rôle le plus important, celui de maintenir — à l'aide de ses mains
appliquées à plat de chaque côté de la plaie — le parallélisme des
deux incisions et d'empêcher en même temps, soit une hernie intestinale soit l'épanchement des liquides dans la cavité péritonéale. Enfin,
avant d'opérer, on vide le rectum et surtout la vessie et on s'assure
qu'il n'existe pas d'anse intestinale entre l'utérus et la paroi abdominale.

OPÉRATION. Femme couchée sur un lit élevé, le dos et la tête soutenus par des oreillers et les jambes fléchies.— Diviser sur la ligne
blanche la peau et le tissu cellulaire sous-cutané en commençant à
3 centimètres au-dessus des pubis jusqu'à 2 c. au-dessous de l'ombilic ; prolonger au besoin l'incision à gauche de la cicatrice ombilicale.— Diviser ensuite, couche par couche, les aponévroses jusqu'au
péritoine qu'on perce en bas d'une boutonnière dans laquelle on engage l'indicateur et le médius.— Sur ces deux doigts comme sur une
sonde cannelée, faire avancer avec précaution le bistouri boutonné
ou les ciseaux et diviser ainsi la séreuse jusqu'en haut.— L'utérus

mis à nu, l'inciser couche par couche jusqu'aux membranes et sur le milieu.— Diviser les membranes, comme le péritoine, avec le bistouri boutonné.— L'œuf ouvert, extraire le fœtus par les pieds ou la tête, selon la partie qui se présente à la plaie.— **La rétraction de l'utérus décolle aussitôt après le placenta qui est poussé vers la plaie et qu'on retire en enroulant le délivre.— Se hâter d'enlever les caillots de la cavité utérine avec la main ou une éponge et s'assurer que le col est libre.— L'incision utérine se réduit promptement à 5 centimètres environ par la rétraction.— Faire la suture enchevillée qu'on renforce par des bandelettes agglutinatives, puis panser comme à l'ordinaire.— Pendant les premiers jours, prescrire l'immobilité, la diète, l'opium, les boissons délayantes et la glace sur l'abdomen.— Renouveler le pansement au bout de 4 ou 5 jours, s'assurer qu'il n'existe pas d'anse intestinale dans la plaie.— N'enlever les points de suture que 12 ou 15 jours après l'opération.**

OPÉRATION CÉSARIENNE *post-mortem*

L'opération *post-mortem* est indiquée toutes les fois que, le fœtus étant vivant et la grossesse arrivée au-delà du septième mois, la femme vient à succomber.

Elle doit s'exécuter dans les 10 ou 12 minutes qui suivent la mort de la mère, parce que le fœtus ne lui survit guère plus longtemps.

Si, après avoir perçu les battements du cœur fœtal à l'instant de la mort, on ne les constatait plus au bout de quelques minutes, on devrait considérer l'opération comme inutile et s'abstenir.

L'opération *post-mortem* doit se pratiquer, du reste, conformément aux règles de l'opération sur la femme vivante.

FIN

TABLE DES MATIÈRES

Draguignan. — Imprimerie P. GIMBERT FILS.

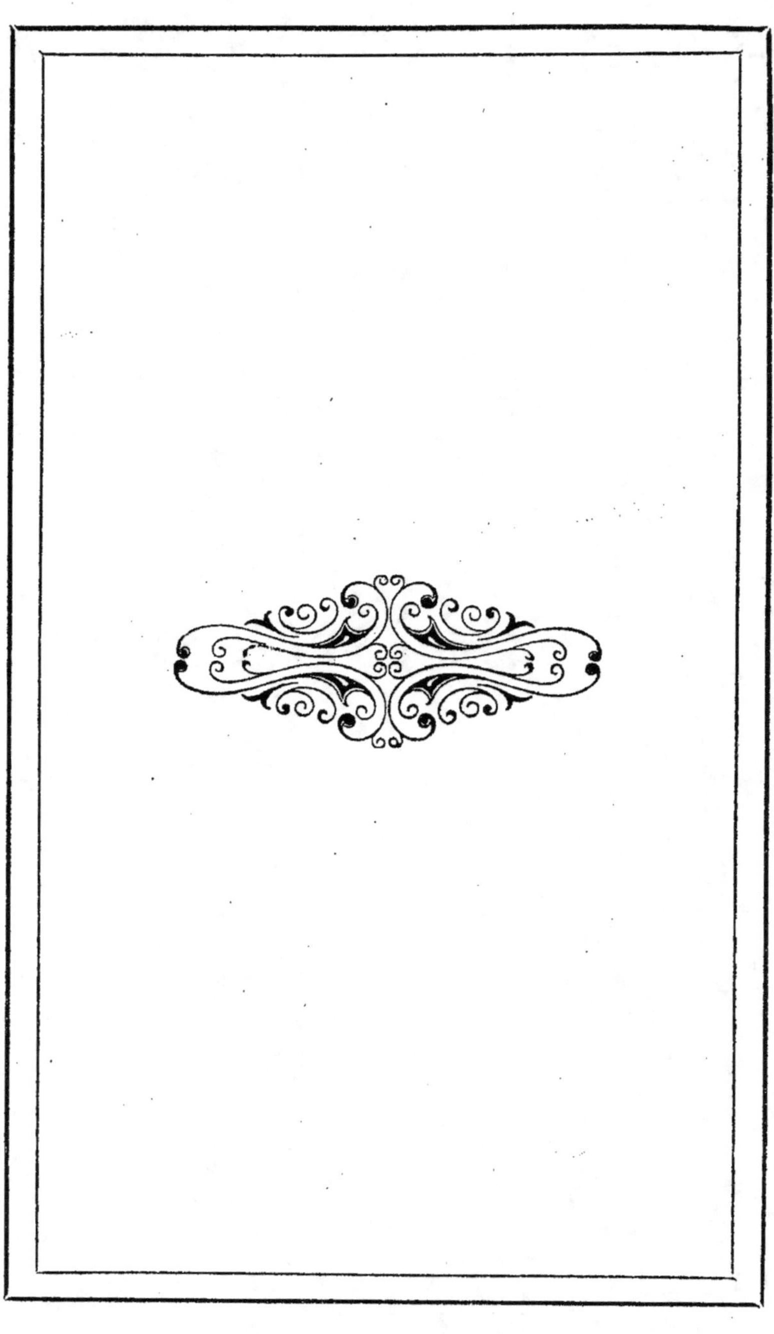

Piling and retaining walls

D. Beadman
Ove Arup & Partners

Introduction

The design process for piles and retaining walls may involve different specialists and is dependent on the construction methods adopted. The inter-dependence of the specialists requires a pro-active and knowledgeable overview to ensure the consistency of the end product.

The paper discusses the design process and considers the various specialist areas involved. It reviews the positive aspects and considers some of the limitations of the design and procurement methods that have evolved. A case history illustrates some fundamental concepts.

Geotechnical design process

A number of different specialist fields have evolved in Geotechnics. A typical team, which could be involved with the design and construction of an embedded retaining wall, is illustrated in Figure 1.

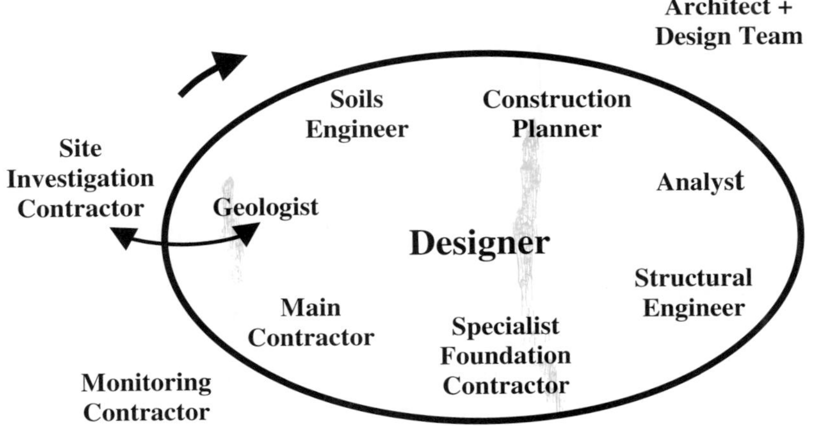

Figure 1 Embedded retaining wall design and construction team

Foundations: Innovations, observations, design and practice, Thomas Telford, London, 2003

Ideally the design process starts with a desk study, possibly carried out by a Geologist, leading to a site investigation. The other specialists, members of the design team, may be involved as the design progresses, moving in a clockwise manner around the chart. Any one of the specialists within the circle may undertake the whole design process, with assistance from other specialists as required.

Optimistic view

Consider the positive aspects of Geotechnics today in relation to piles and retaining walls.

Plant and equipment

The capabilities of plant and equipment have increased and development continues. Piles and embedded retaining walls can be constructed in many different ground conditions, allowing very difficult sites to be developed economically. The Jubilee line extension is a good example of this, as the first deep underground line constructed in the water-bearing cohesionless soils of the east of London, previously avoided by our forefathers. We have the ability to re-use sites, removing piles and drilling through old foundations. Some of these techniques are expensive, but in general the real cost of installing piles is reducing. Smaller, more powerful rigs enable larger piles to be installed on small inner city sites and within existing buildings.

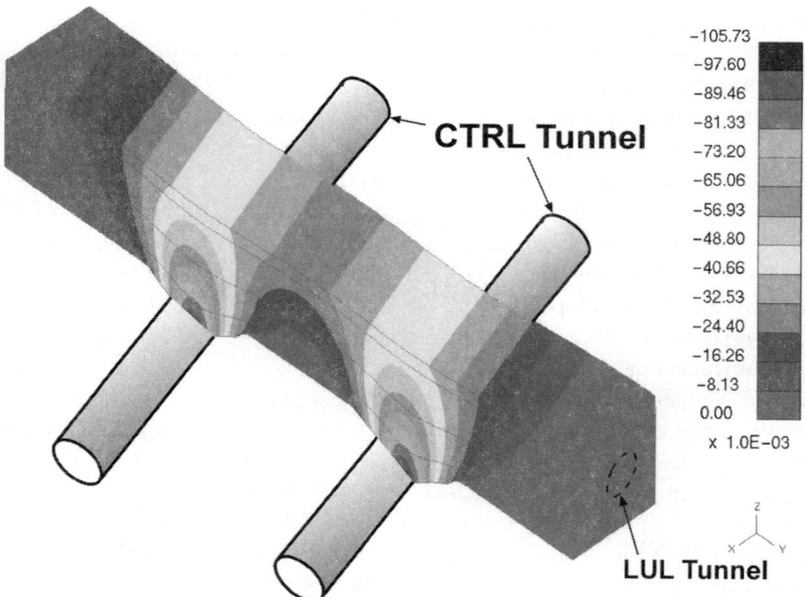

Figure 2 Three-dimensional analysis of two tunnels

Design progress
The power of computers is enabling us to model complex problems, allowing a deeper understanding of the likely effects. Software is developing to become much more user friendly and accessible to many more engineers. Three-dimensional modelling is gradually allowing a more refined analysis of real problems, which are hardly ever just two-dimensional (Figure 2). Laboratory and in-situ testing is allowing us to gradually understand the performance of soils, particularly at small strains.

All of these developments continue, increasing our ability and confidence to construct and predict the effects to protect the surrounding environment.

Potential limitations

It is useful to review the potential limitations to understand where the processes can be improved.

Design management
Consider again the design process as illustrated in Figure 1. There are many interfaces to be managed to ensure the consistency of the final design. For an embedded retaining wall design, we should ensure that

- the Geologist's assessment is relevant to the needs of the project
- the soil parameters are suitable for the strain levels to be experienced by the soil
- the planner's construction sequence is compatible with the preferred type of retaining wall and the chosen form of the substructure
- the installation method is suited to the site and the ground conditions
- the cost and complexity of the analyses are matched to the project
- the structural engineer's design is compatible with the specialist contractor's construction method

In an ideal world one person would have a continued involvement throughout the design stages to maintain continuity and consistency. The science of geotechnics has developed a long way in the last fifty years and it is certainly too far developed for one person to be a specialist in all aspects. The alternative of a 'Jack of all trades and master of none' would not give confidence in the final design. We have to accept that we have a number of specialists and ensure that they are managed properly to create a consistent design. One person should be in overall control of this process, the Designer, as the design leader with the task of managing interfaces. This individual is recognised in the British Standard for steel design, BS5950 (2000), as the individual responsible for overall stability. CIRIA C580 (2003) also discusses the need for a 'lead designer'. This is a vital role and demands some knowledge of all aspects of the design. Unfortunately this role often ends up in the hands of a project manager who has limited technical knowledge. Ideally a Geotechnical engineer should carry out this role.

Training of geotechnical engineers
To be able to take a leading role in projects, Geotechnical engineers must be suitably trained. Atkinson (2002) has discussed the needs for a basic understanding of soil mechanics. Langdon (2003) suggests that we are spending too much time teaching complex models rather than the simple principles. Experience confirms this; many graduate Geotechnical Engineers do not understand basic engineering concepts such as

- the difference between strength and stiffness
- the concept of effective stress
- the basic principles of bending moment design.

The evolution of computer methods of analysis and the increasing use of finite element models demands a review of the teaching methods. This debate is underway in the field of structural engineering; May et al (2003) discuss the need to teach the traditional methods of structural analysis in the light of the development of advanced computer methods and conclude that change is needed.

We should not rely on the educational establishments to provide all the necessary training for the Designer. Industry has an important role to play in basic training, by providing appropriate opportunities in a number of specialist areas. This can be disruptive and expensive to the design office, losing key team members, who are transferred to experience other areas of work. This is vital if we are to ensure that Geotechnical engineers in the future are able to operate as the Designer and not just as a specialist.

Procurement
The procurement method often leads to some difficulties with the design process. The specialist foundation contractor and the main contractor may not be involved in the process until the construction contracts are awarded, just before construction commences. It is rare for the specialist foundation contractor to be involved in the specification of the ground investigation. This illustrates the potentially fragmented nature of this process. Clearly things can and do go wrong. Early decisions made by the design team on the construction method may not suit the construction team; they may wish to adopt a different type of retaining wall or a different construction sequence. These may affect the start of the process, the ground investigation, necessitating deeper boreholes for example, or at the very least some redesign.

Choice of construction technique
Ideally the specialist foundation contractor is appointed and is part of the design team at an early stage. This ensures that the choice of retaining wall type,

methods and key dimensions suit the available plant and equipment. However, the early involvement of the specialist foundation contractor has the disadvantage that the choice of wall type is likely to be determined by the particular techniques offered by that company. All specialist contractors have their own preferred techniques. Human beings are naturally conservative and will tend to choose a technique with which they have had previous success. This applies to types of retaining walls as well as to construction techniques. One example on an international scale is the prevalence of diaphragm walls in France compared to piled retaining walls in the United Kingdom. In many situations, there is no absolute solution and therefore personal preference can be allowed to effect the choice, but this not always the case and the Designer should recognise when the situation dictates specific solutions.

Factor of safety
The use of the term 'Factor of Safety' by Geotechnical engineers causes confusion with other engineers, who have moved onto a more sophisticated way of representing design security. The concept of ultimate limit state design is here to stay and we cannot continue to ignore it for our work. Pile design is still largely based on factoring an estimated capacity at failure by a large number. This number is varied depending on the amount of pile testing carried out, but takes no account of the degree of uncertainty in the assessment of the design parameters. To a structural engineer, ultimate load means the serviceability load factored by about 1.5. To a pile designer, "ultimate load" means the working load factored by between 2 and 3. Confusion reigns. Control of pile settlements at working load is of far more interest to the structural engineer, but the pile designer often only makes fairly crude attempts to assess settlements.

The design of retaining walls is moving towards an ultimate limit state method as defined by Eurocode 7 (1995) and CIRIA 580 (2003). Stability against passive failure of the wall toe is ensured using ultimate factors on the soil strength. In simple terms the ultimate capacity of the structural element is designed to satisfy both the limiting stability case, using factored soil strength parameters and the serviceability limit case results factored with an ultimate load factor. The ultimate section forces are compatible with the structural design codes and readily understood by structural engineers.

Case Study – deep basement
This case study considers how the design team dealt with the discovery of un-expected ground water conditions and the effect on the design.

Ground and groundwater conditions
The location was a typical London inner city site, being predominantly flat and underlain by a sequence of Made Ground, London Clay, Lambeth Group, Thanet Sands and Chalk, as shown on the typical cross section (Figure 3). The

Lambeth Group consisted of a sequence of cohesive strata; the Upper Reading Formation, Woolwich Formation and Lower Reading Formation, overlying the non-cohesive Upnor Formation. The Upnor Formation consisted of silty clayey sands, often separated from the Thanet Sands by the Bullhead Beds, a cobble and gravel layer.

The regional ground water aquifer was contained within the Chalk and has been depressed due to historic abstraction to provide water for the population of London and the local industry. In more recent times, abstraction has reduced and the ground water levels in the Chalk are rising. The structure was designed to allow the ground water level to rise, almost to existing ground level.

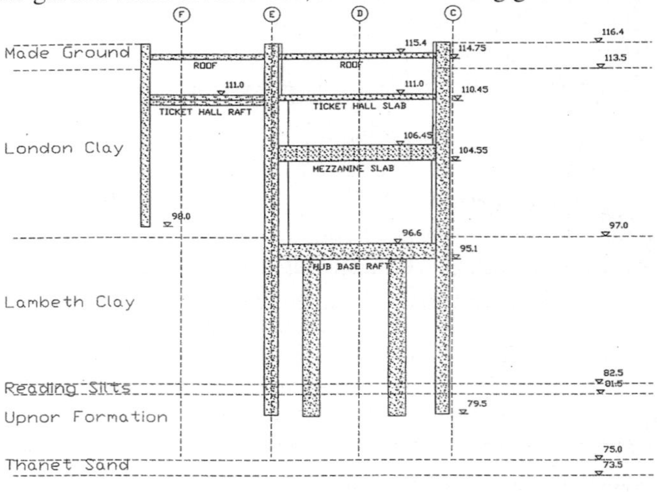

Figure 3 A typical cross-section as analysed, showing the strata.

The London Clay and the cohesive layers in the Lambeth Group acted as an aquiclude separating the regional aquifer from any perched ground water fed from local rainfall. The Thanet Sands and the lower coarse-grained soils of the Lambeth Group were considered to be in hydraulic continuity with the Chalk.

Basement design

The design criteria required the structure to be held down to resist ground water and heave uplift forces. Heavy tension piles were necessary in the absence of sufficient dead weight to counteract these forces.

Programme pressures lead to the preliminary design being carried out in advance of a ground investigation and the ground conditions were based on information from a nearby site, where under-ream piles were successfully built as the tension piles, founded in the top of the Upnor Formation. No significant water ingress was encountered in the under-ream piles on the nearby site, which was developed during the early 1980s. The preliminary design allowed for a full hydrostatic pressure through the London Clay, reducing to zero in the Upnor Formation, as shown on Figure 4.

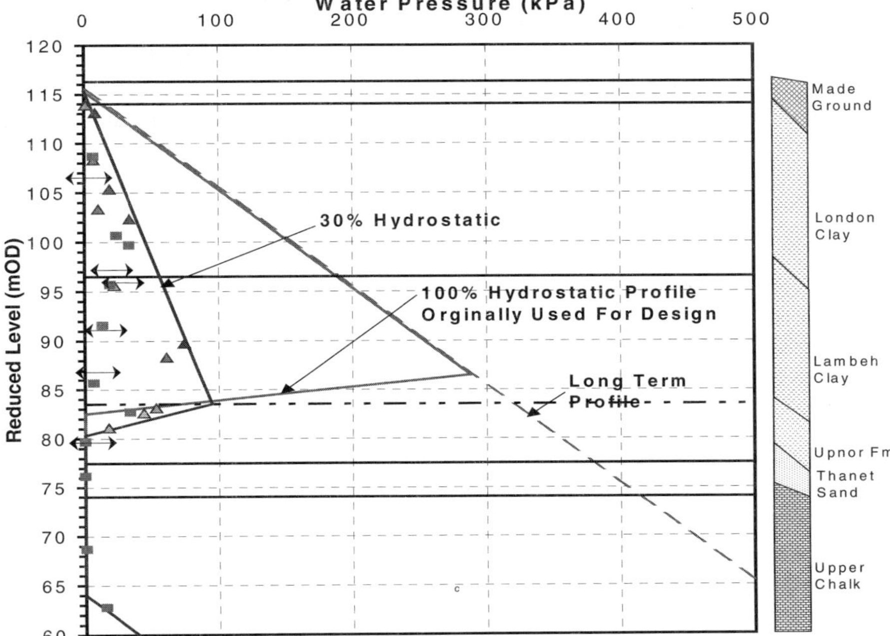

Figure 4 Ground Water Design Profiles

Ground investigation and piling trial

The ground investigation comprised deep boreholes, into which a combination of standpipes and piezometers were installed to record the ground water levels. Several of the boreholes collapsed due to water ingress while drilling through the Upnor Formation, necessitating the use of a full-length casing to support the bore. The piezometers indicated the presence of water under high pressure in the Upnor Formation.

The construction of under-ream piles was not possible in the Upnor Formation if ground water were present, due to the risk of collapse of the under-ream. The dewatering of the Upnor Formation was considered to be possible and the specialist foundation contractor undertook a trial dewatering and under-ream pile construction to test this approach. A combination of pumps and suction wells were used to attempt to dewater the Upnor Formation. The results were mixed, with some piezometers recording a suction to match the suction recorded in the nearby well while others continued to record an unaltered positive water pressure. The trial pile demonstrated that the presence of ground water within the Upnor Formation caused the pile bore to collapse. It was concluded that the water bearing layers within the Upnor Formation were discrete and not inter-connected. Dewatering would therefore have to rely on intersecting each discrete layer, which was not considered to be a practical solution. Under-ream piles were abandoned and the piling method was changed to straight-shafted piles without any dewatering, using bentonite to support the open pile bore though the water-bearing Upnor Formation.

The ground water pressure through the London Clay and through the Lambeth Group was measured at considerably below full hydrostatic pressure, closer to 30% of the hydrostatic pressure. This was considered to be largely due to the presence of the many tunnels in the area acting as drains within the London Clay. The effect of this lower ground water pressure upon the design of the structure also had to be investigated.

Implications of 30% hydrostatic ground water profile on design

For a current 30% hydrostatic ground water profile, the horizontal forces on and hence movements of, the basement walls would reduce and therefore the design was conservative in this respect. However, the combined heave and ground water pressure, the uplift pressure, on the structure would increase due to the change in the groundwater profile. Simple hand calculations assuming that there would be no heave of the soil beneath the structure showed that the uplift pressure would increase from 440kPa for the 100% profile to 580kPa for the 30% profile in the event of a 100% profile being reinstated in the long term; a 30% increase. This crude hand analysis did not take into account the effect of soil heave or soil structure interaction on the heave pressure and, therefore, a sensitivity analysis was undertaken using the OASYS finite element program SAFE to investigate this aspect of the design.

Finite element analysis

The analysis was carried out using the BRICK model for the London Clay and Lambeth Clay. This is a complex soil model that represents both the effects of stress history, stress path and level of strain upon the stiffness of a soil, see Simpson (1992). Two analyses were conducted, one with a current groundwater pressure profile of 100% and one with 30%. In the absence of a main contractor to advise on his preferred construction sequence, the designed sequence was as follows: -

- Initialisation and under-drainage to the current groundwater pressure profile.
- Construction of the structure by a modified top down construction sequence
- Application of minimum structural loads.
- Drainage to the current groundwater profile
- Drainage to the long-term groundwater profile.

The maximum uplift pressure beneath the structure was found to be 350kPa for the 100% initial groundwater profile and 370kPa for the 30% profile. This latter value was approximately 64% of the maximum possible value of 580kPa calculated by hand.

The stress path for one element immediately beneath the excavation, in terms of vertical and horizontal effective stress, was plotted for both the 30% and 100% hydrostatic analyses (Figure 5). During the under-drainage stage of the analysis (Stage 2 in figure 5) the stress path of the 30% hydrostatic analysis climbed to a higher vertical and horizontal effective stress than did the 100% analysis. This would be expected given that the pore water pressure was lower in the 30% analysis. The higher effective stress levels in the analysis meant that both the London and Lambeth Clays, which were modeled using the BRICK model, became stiffer in subsequent stages of the analysis. Therefore, as the excavation proceeded (up to Stage 8 in Figure 5), a greater proportion of the total stress release was taken on the soil skeleton, due to the higher stiffness, causing a greater drop in effective stress in the 30% case than in the 100% case. The result was that the effective stresses (and hence uplift pressures) at the end of the two analyses, once the 100% long-term pore water pressure had been established (Stage 17 in Figure 5), were similar, and therefore the uplift pressures were similar.

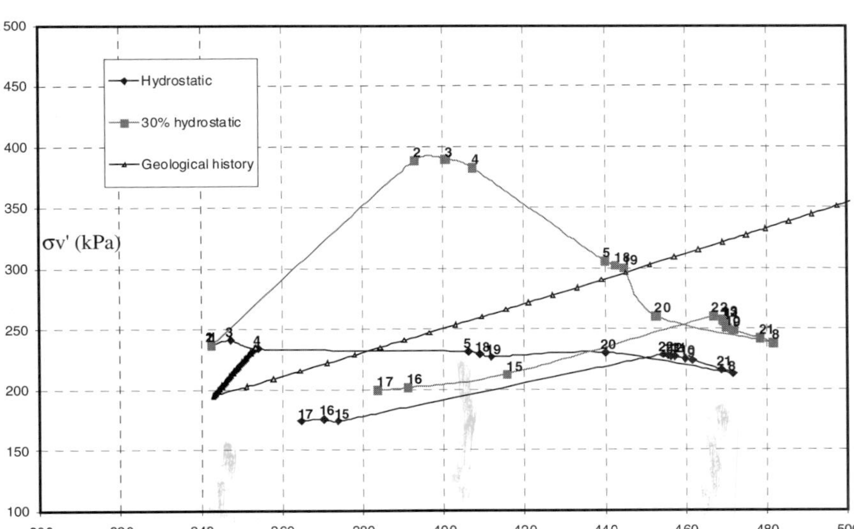

Figure 5 Stress path of soil element beneath excavation level for the 30% and 100% hydrostatic analyses.

Overall the work confirmed that the uplift pressure for this structure was not sensitive to changes in the current groundwater pressure profile. Therefore it was not necessary to redesign the tension piles and raft for the structure to cater for a higher uplift pressure due to the findings of the ground investigation, but this was a fortuitous result.

Conclusions

The ground investigation was carried out late in the design process, resulting in a change in the piling technique and redesign of the foundations. Advanced analysis facilities allowed what appeared to be a severe uplift problem to be resolved without the need for expensive works on site. The involvement of the specialist foundation contractor as part of the design team enabled the correct piling solution to be chosen and tested on the site. This case history also illustrates the importance of a full understanding of the ground water regime.

Ideally all specialists are in place at the start of the design process, properly managed and motivated to produce an economic well designed solution.

Acknowledgements

The author is grateful for the assistance of Philip Stephenson of Arup with the preparation of the case history.

References

1. Atkinson J. (2002) *What is the matter with geotechnical engineering?* Proceedings of the Institution of Civil Engineers Geotechnical Engineering, 155, No.3 155-158.
2. *BS 5950 Structural use of steelwork in building.* (2000) British Standards Institution.
3. CEN. *Eurocode 7. Geotechnical Design Part 1* General Rules. DD ENV 1997-1, 1995.
4. Gaba A., Simpson, B, Powrie W. and Beadman D.R. (2003) *Embedded retaining walls; guidance for economic design.* London. CIRIA C580
5. Langdon N. (2003) *Geotechnical engineering education and the lost 60,000; who mislaid them? A personal view.* Proceedings of the Institution of Civil Engineers Geotechnical Engineering, 156, No.1 5-6.
6. May I.M., Wood R.D., Beer G. and Johnson D. (2003) *The future of structural analysis teaching.* Structural Engineer Volume 81 No7 133-137
7. Simpson, B (1992). *Retaining structures displacement and design.* Geotechnique 42, No4, 541-576.

Modelling of shallow foundations for offshore structures

G.T. Houlsby
Department of Engineering Science, Oxford University.

Introduction and applications

This paper concerns the numerical modelling of shallow circular foundations. A summary of recent work in this area at Oxford University is presented. For design purposes it is almost always necessary to devise a numerical model of foundation behaviour, however simple that might be, and the principal focus of this paper is on appropriate numerical models for modern design methods. The basic principles of the models, which are based on work-hardening plasticity theory, are described, and some problems and pitfalls discussed. Future areas of development are mentioned, and example calculations are given to illustrate the application of the models to offshore foundations. Such models must, however, be validated, and the main means of doing this is by carefully controlled laboratory tests, so this paper makes extensive reference physical modelling, although there is not space to describe the details.

The motivation for this work comes principally from the offshore oil and gas industry, where a number of shallow foundation types are employed that can reasonably be approximated as circular footings (Figure 1). The spudcan foundations of a jack-up are typically shallow cones, 20m or more in diameter for a large jack-up. In firm soils they rest of the surface, but in soft clays can penetrate deeply into the seabed (say by 50m in some circumstances). The multicellular foundations of large gravity bases are much bigger, say 120m across, and often with concrete skirts cutting 15m or more into the seabed. The overall plan of the cellular structure is often roughly circular. Finally suction caisson foundations, which have been used for a small number of jacket structures, are large circular structures, say 12m to 20m in diameter, embedded by perhaps half their diameter. Each of these structural types may be treated as a circular foundation, subjected to cyclic horizontal forces and overturning moments from wind and waves. Although embedded by a fraction of a diameter, they are essentially shallow foundations in which the foundation itself is of high rigidity compared to the soil.

Foundations: Innovations, observations, design and practice, Thomas Telford, London, 2003

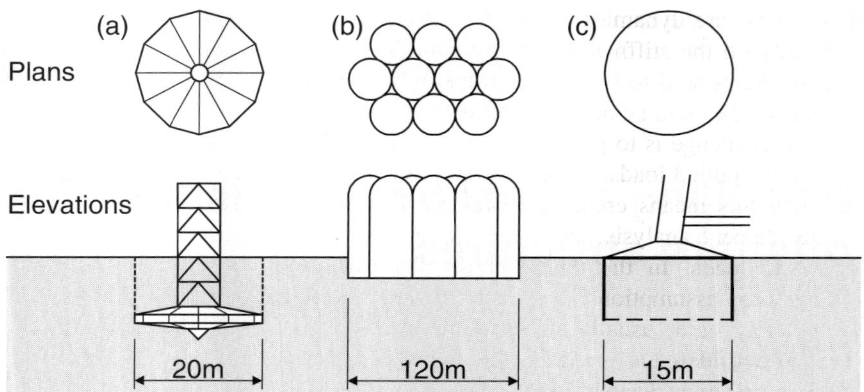

Figure 1: Shallow foundations for offshore structures (a) spudcan foundation of jack-up, (b) gravity base, (c) suction caisson

A more recent motivation comes from the emerging offshore wind power sector, in which suction caissons are being considered as an alternative to piled foundations. Two main alternatives are possible (Figure 2): a monopod foundation, which might be about 25m in diameter for a 3MW turbine, or a quadruped foundation, with each caisson perhaps 5m in diameter. The main novelty in the wind power case is that (compared to oil and gas installations) the vertical loads imposed by the structure are very low, but the horizontal load and overturning moment are much larger by comparison with the vertical load (Houlsby and Byrne, 2000, Byrne *et al,.* 2002).

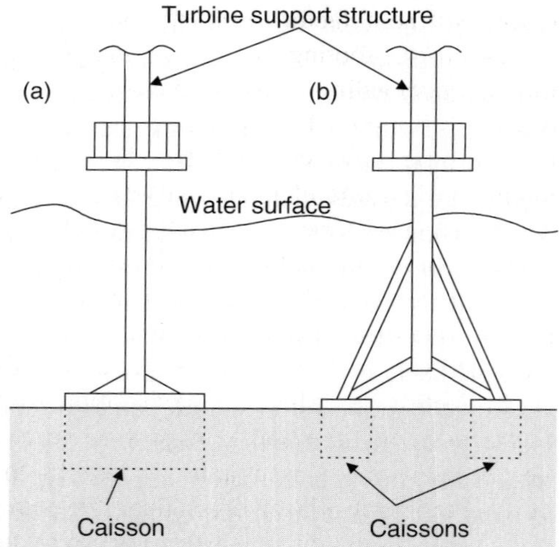

Figure2: Caisson foundations for wind turbines

Problem definition

We shall assume that the foundation has already been designed, and the purpose here is to study the interaction between the structure and foundation. This is important certainly for jack-up structures and for the wind turbine applications since these are dynamically sensitive structures in which the response depends critically on the stiffness of the structure/foundation system. Steel jackets and gravity bases tend to be less sensitive to dynamics since they are usually much stiffer, so they will be of less interest here.

The challenge is to provide a realistic modelling of the foundation, under all probable applied loads, so that it can be incorporated in a structural analysis. In practice this means creating a numerical model of the foundation for use in finite element analysis, since this is the way the structure is modelled under dynamic loads. In the past this has been achieved by making some gross simplifying assumptions: for instance the foundation may be assumed to be completely rigid (usually an unsafe assumption), or the spudcans of a jack-up may be considered as pinned to the seabed (an over-conservative assumption).

The first improvement is to treat the footing as a rigid circular foundation bearing on an elastic soil, and employ standard solutions to define stiffness factors relating the forces on the footing (Figure 3) to the corresponding displacements. Such an approach represents a considerable advance, and can be employed in finite element analyses in either the time or frequency domain. However, soil is not a linear elastic material, and modelling it as such is unrealistic, particularly under extreme load conditions.

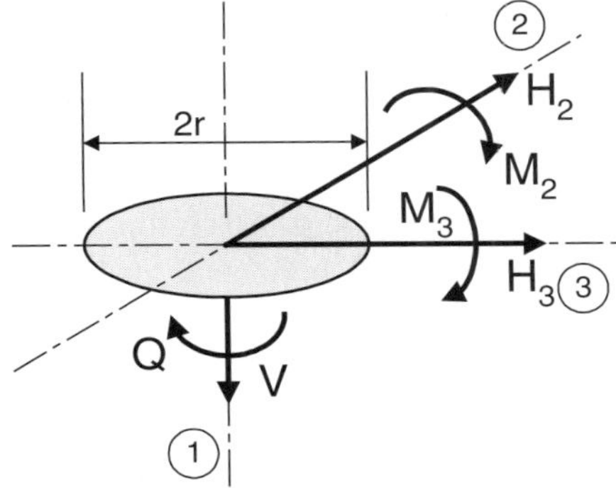

Figure 3: Forces on a circular foundation

This paper is therefore concerned with the next level of sophistication, in which the foundation itself is still treated as rigid, but the interaction with the soil is expressed in terms of the non-linear relationships between the force resultants applied to the foundation (Figure 3), and the corresponding displacements. Such "force resultant" models, which capture the non-linearities of the soil behaviour, play an important role in modelling soil structure interaction. They are usually expressed within the framework of plasticity theory, which is consistent with the way the structure is modelled. Because they involve non-linear behaviour, the analyses can no longer be carried out in the frequency domain, and full time domain analyses become necessary.

In the following we consider the key components of such models, their justification, limitations and some of the pitfalls that can be encountered. Finally we examine some future developments and give example applications of force resultant models. We do not consider here a further level of sophistication, which will be necessary in some cases, in which the soil and foundation are each discretised in a finite element analysis and a "complete" modelling of the problem is attempted. Although now possible, such analyses are too time consuming for routine work, and would only be employed in rather exceptional circumstances.

Force resultant models

The force resultant models are based on four components: a yield surface, hardening law, flow rule and elastic behaviour inside the yield surface. In developing expressions for each component, use is made of both theoretical solutions and of purely empirical data obtained in model tests. Some factors (especially relating to stiffness) are calibrated with reference to field data.

Yield surface

All geotechnical engineers are familiar with bearing capacity analysis, in which a rigid foundation "fails" at a certain vertical load. A slightly more sophisticated understanding of the problem is that, below the bearing capacity value, the foundation undergoes purely elastic (recoverable) deformation, whilst if the capacity is reached then plastic (permanent) displacement will occur. The bearing capacity value is therefore a "yield point" in plasticity theory.

If vertical load, horizontal loads and moments are applied to the foundation in some proportion, there will again be some value of load (a yield point) below which the behaviour is essentially elastic, and at which there will be the onset of plastic displacements. Traditionally this has been approached in geotechnical engineering by applying a series of reduction factors to the vertical bearing capacity, depending on the inclination and eccentricity of the load (accounting for horizontal load and moment respectively). This approach is epitomised by the work of Hansen (1970) and Vesic (1975). A more fruitful approach, which has its origins in the work of Roscoe and Schofield (1957) and later Butterfield and Ticof (1979), is to treat the yield points as defining a yield surface in load space. The surface encloses the combinations of loads which would cause only elastic displacements. The typical form of such a surface for planar loading only (*i.e.* $H_2 = Q = M_3 = 0$ in Figure 3) is shown in Figure 4. The apex of the surface on the V-axis represents the bearing capacity under pure vertical loading. It is empirically found that sections of the surface including the V-axis are approximately parabolic, and there is some theoretical justification for this. Sections normal to the V-axis are approximately elliptical. The equation of the surface can therefore be written (for in-plane loading):

$$f = \left(\frac{H_3}{h_0 V_0}\right)^2 + \left(\frac{M_2}{2Rm_0 V_0}\right)^2 - 2a\left(\frac{H_3}{h_0 V_0}\right)\left(\frac{M_2}{2Rm_0 V_0}\right) - 4\left(\frac{V}{V_0}\right)^2\left(1 - \frac{V}{V_0}\right)^2 = 0$$

The third term in this expression (involving the coefficient a) is important in that it allows the elliptical section to be rotated with respect to the H_2 and M_3 axes (Butterfield and Gottardi, 1994, Martin, 1994). For general loading this expression may be extended to:

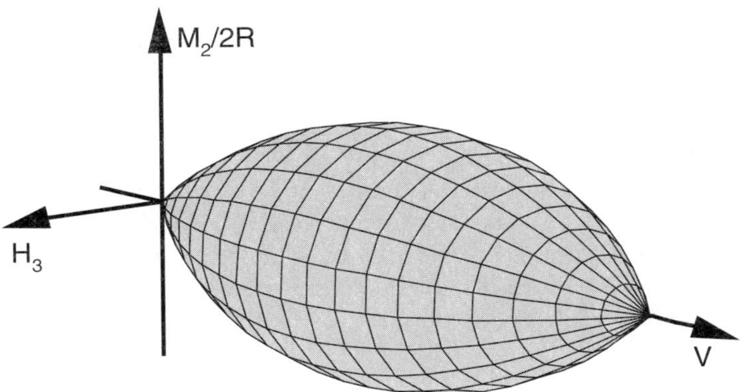

Figure 4: Yield surface for in-plane loading

$$f = h_2^2 + h_3^2 + q^2 + m_2^2 + m_3^2 + 2a(h_2 m_3 - h_3 m_2) - \beta_{12}^2 S\left(v^2\right)^{\beta_1}\left((1-v)^2\right)^{\beta_2} = 0$$

where $S = \text{sgn}[v_1(1-v_2)]$ is introduced to ensure consistency of the sign of the yield function, $\beta_{12} = (\beta_1 + \beta_2)^{(\beta_1+\beta_2)}\beta_1^{-\beta_1}\beta_2^{-\beta_2}$, $v = V/V_0$, $h_2 = H_2/h_0 V_0$, $q = Q/2Rq_0 V_0$, $m_2 = M_2/2Rm_0 V_0$ etc. The factors β_1 and β_2 (each close to, but just less than 1.0) are introduced to "round off" the pointed ends of the yield surface on the V-axis.

The appropriateness of the form of the above yield surface for planar loading has been confirmed by many tests carried out in a sophisticated computer-controlled loading rig at Oxford University, for a number of different footing geometries (including spudcans and caissons) and several soil types (soft clay, dense and loose sand). The main tests on clay are reported by Martin (1994) and Martin and Houlsby (2000). Those on sand are reported by Gottardi *et al.* (1999) and Byrne and Houlsby (2001). Tests involving combined vertical load and torsion have also been completed. This work is currently being extended to the full 6 degree-of-freedom

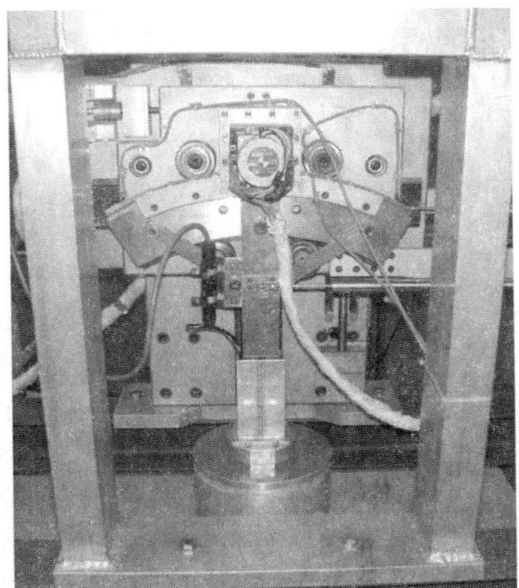

Figure 5: Computer-controlled loading rig

loading with a new, more versatile, apparatus. The principal means of verifying the yield surface shape is by "swipe tests" in which the footing position is locked vertically and the foundation rotated or translated sideways. Under these conditions the load point traverses across the yield surface, and relatively few tests are required to define its shape.

Confirmation of the overall shape of the yield surface has also been obtained by theoretical analysis (*e.g.* Houlsby and Puzrin, 1999) and by finite element analysis (*e.g.* Ngo Tran, 1996, Taiebat and Carter, 2000).

Hardening law

In bearing capacity theory, the capacity of the foundation is regarded as fixed, regardless of the deformation of the foundation (although see the discussion below). In reality, once plastic deformation occurs and the foundation is pushed further into the ground, the capacity of the foundation increases. Thus the size of the yield surface is not fixed, but increases as plastic deformation occurs. It is reasonable to link this increase only to further embedment, and not for instance to horizontal movement, since there is no reason to suppose that a horizontal movement increases the capacity. In simple force resultant models the size of the yield surface is therefore simply a function of the vertical plastic strain.

Experimental evidence is that this is satisfactory for most purposes, although in some cases there is evidence of a dependence on other plastic displacements (Cassidy, Byrne and Houlsby, 2002). The yield surface can also change in shape with vertical displacement (Byrne, 2000), although it is at present usual to neglect this effect.

The N_q term in the bearing capacity equation can be interpreted as giving an indication of the increase in bearing capacity as a foundation is pushed into the ground, since (for a cohesionless soil) one could adapt the equation $q = \frac{1}{2}\gamma B N_\gamma + \gamma D N_q$ to imply a linear increase of vertical bearing capacity with depth. In the terminology used above, with w_p as the vertical plastic penetration, this can be written $V_0 = \pi R^2 \left(\gamma R N_q + \gamma N_\gamma w_p \right)$. It should be noted though that this goes beyond the original intention of the bearing capacity formula, which was purely for the ultimate capacity of a foundation installed at a particular depth.

In practice models can be implemented either by constructing $\left(w_p, V_0 \right)$ curves from bearing capacity theory (Martin 1994), or by using empirical fits to observed data, for instance the curve which was used by Cassidy (1999) to describe the behaviour of a foundation on sand:

$$\frac{V_0}{V_{0m}} = \frac{\left(1 - f_p\right)\left(k w_p / V_{0m}\right) + f_p \left(w_p / w_{pm}\right)^2}{\left(1 - f_p\right)\left(1 - \left(2 - k w_p / V_{0m}\right)\left(w_p / w_{pm}\right)\right) + \left(w_p / w_{pm}\right)^2}$$

where k, w_{pm}, V_{0m} and f_p are constants. This provides an excellent fit to empirical data, see Figure 6.

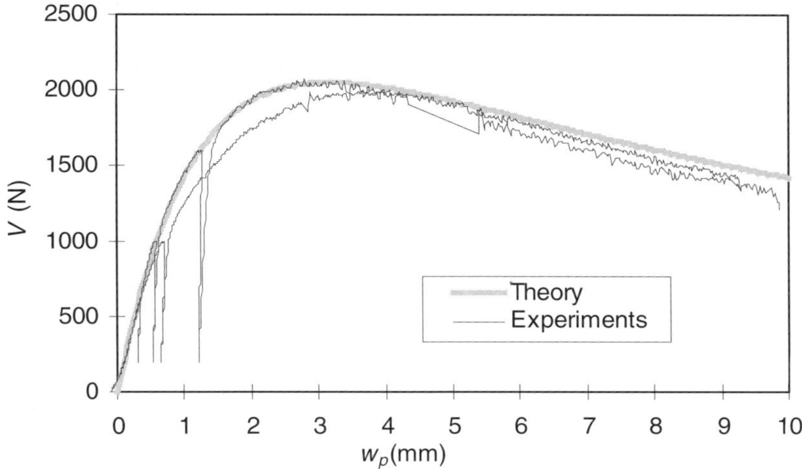

Figure 6: Comparison between empirical fit to load-displacement curve and experimental data

Flow rule

When yield occurs, the hardening rule determines the stiffness of the response, but under multiaxial loading it is the flow rule that determines the ratios between the (plastic) displacement components. The simplest form of flow is "associated flow" in which the yield surface acts also as a "plastic potential" and (in the planar loading case):

$$dw_p = \lambda \frac{\partial f}{\partial V}, \quad du_{3p} = \lambda \frac{\partial f}{\partial H_3}, \quad d\theta_{2p} = \lambda \frac{\partial f}{\partial M_2}$$

where λ is a factor that is determined by the hardening rule.

Although associated flow offers an attractive simplicity, in that no additional relationships need to be specified, unfortunately it is insufficiently realistic to be of practical use. Associated flow does give a reasonable prediction of the ratios between horizontal movement and rotation, but it gives a very poor prediction of vertical movements.

Martin (1994) introduced a simple modification which is satisfactory for foundations on clay. The vertical displacement is adjusted by a factor $0 < \zeta \leq 1$, so that we now have $dw_p = \zeta \lambda \, \partial f / \partial V$, while the other equations remain unaltered. A value $\zeta \approx 0.6$ gives realistic modelling.

However, Cassidy (1999) found that the picture for sands was rather more complex. He introduced instead a plastic potential which was in the same mathematical form as the yield surface, but with different constants. Even this was unsatisfactory in fitting all the data, and he found it necessary to introduce further relationships to alter the shape of the plastic potential, depending on the past history of movement. Such a development leads to rather complex models, and it is hoped that it can in due course be superseded by the use of multiple yield surfaces, which is discussed below.

Elastic behaviour

Within the yield surface it is assumed (at least for the time being) that the behaviour is elastic. For the 6 degree-of-freedom problem the elastic relationship between the loads and the corresponding displacements can be expressed in the following form:

$$
\begin{bmatrix} V/4GR^2 \\ H_2/4GR^2 \\ H_3/4GR^2 \\ Q/8GR^3 \\ M_2/8GR^3 \\ M_3/8GR^3 \end{bmatrix} = \begin{bmatrix} k_1 & 0 & 0 & 0 & 0 & 0 \\ 0 & k_3 & 0 & 0 & 0 & -k_4 \\ 0 & 0 & k_3 & 0 & k_4 & 0 \\ 0 & 0 & 0 & k_5 & 0 & 0 \\ 0 & 0 & k_4 & 0 & k_2 & 0 \\ 0 & -k_4 & 0 & 0 & 0 & k_2 \end{bmatrix} \begin{bmatrix} w/2R \\ u_2/2R \\ u_3/2R \\ \omega \\ \theta_2 \\ \theta_3 \end{bmatrix}
$$

where k_1 to k_5 are dimensionless factors which depend on the geometry of the foundation and on Poisson's ratio. Theoretical values for these factors may be derived for certain simple cases, but for more general cases they are best determined by finite element analysis (Bell, 1991, Ngo Tran 1996, Doherty and Deeks 2002). It is very important to note the role of the constant k_4, as this introduces a coupling between the horizontal and moment terms. In other words a pure horizontal load causes some rotation of the foundation as well as horizontal movement, and a pure moment causes horizontal movement as well as rotation. These phenomena can significantly affect the behaviour of the foundation, and should not be ignored; and yet (for instance) the API recommendations for offshore foundation design make no mention of them.

Complete models

Complete models based on the above principles include "Model B" (for footings on clay), Martin (1994), Martin and Houlsby (2001) and "Model C" for sands, Cassidy (1999), Houlsby and Cassidy (2002), Cassidy, Byrne and Houlsby (2002).

Problems and pitfalls

Load reference point

When the model for the foundation is connected to the rest of the structure in a finite element analysis, great care is required in the definition of the "Load Reference Point" (LRP), the point at which the loads are considered to act on the foundation. For instance if the LRP is moved upwards a distance d from

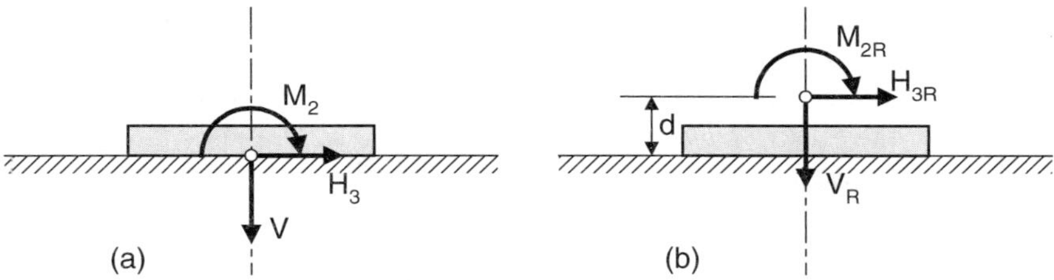

Figure 7: Load reference point

mudline level, as shown in Figure 7(b) as compared to 7(a), then for the two sets of loads to be statically equivalent we have $V_R = V$, $H_{3R} = H_3$, but $M_{2R} = M_2 - dH_{3R}$. Conversely the equivalent displacements are $w_R = w$, $u_{3R} = u_3 + d\theta_2$ and $\theta_{3R} = \theta_3$. Thus movement of the LRP changes the moment values and the horizontal displacements!

Consequences of these changes are:

- The values of k_2, k_3 and k_4 in the elasticity expressions change. There is a particular value of d for which $k_4 = 0$ and the horizontal movements and rotations are decoupled. This position of the LRP is referred to as the elastic metacentre.

- The values of h_0, m_0 and a in the yield surface expression change. Again there is a particular value of d for which $a = 0$, and the elliptical sections of the yield surface are symmetric about the H and M-axes. This again represents a type of decoupling of horizontal movement and rotation. This LRP is referred to as the plastic metacentre. There is no reason why the elastic and plastic metacentres should coincide.

Finally note that in some analyses (e.g. of jack-ups in soft soil) there may be large movements of the foundation with respect to mudline level, and in these cases particular care is needed in the definition of the LRP.

Elasticity and cyclic loading

The treatment of the behaviour within the yield surface as elastic can at best be seen as an interim measure until better approaches are available. Soil cannot be regarded as linear elastic except at the very smallest of strains, and this is in turn reflected in foundation behaviour. Tests on foundations which have been unloaded to well within the yield surface show significant amounts of nonlinearity, especially under horizontal and moment loading. At best the yield surface can only be treated as a boundary between load states for which the plastic deformations are relatively small, and those for which the plastic deformation dominates.

In many offshore problems, the dominant loading is cyclic in nature, and (except for a few extreme events) will involve loading within the yield surface. If realistic modelling of the system stiffness and damping is to be achieved, then the nonlinearity within the yield surface must be modelled. Several approaches have been suggested in the past, but the two main alternatives are (a) boundary surface models and (b) multiple yield surfaces. Although boundary surface models are attractive in some respects, they are incapable of capturing some of the effects of past history on the stiffness of the foundation, and so the preferred approach is use of multiple yield surfaces. Experimental evidence (Byrne, 2000) suggests that models based on this concept could capture most of the features of cyclic loading.

Although preliminary multi-surface models have been developed, and an example is given below, the most important developments in the near future are likely to be more rigorously calibrated multiple surface plasticity models to represent the nonlinearity at low loads. This will allow more accurate modelling of stiffness and damping at serviceability loads. This is important, both in estimating the displacements of dynamically sensitive structures, and in fatigue analyses. Work is in progress applying the "continuous hyperplasticity" approach (Puzrin and Houlsby, 2001a,b), which allows a compact mathematical representation of models with an infinite number of yield surfaces: thus modelling smooth changes of stiffness as loading amplitude increases.

Rate effects

One might reasonably expect that most practical loading cases on clay soils would be close to undrained conditions, but on sands one would expect partial drainage to be significant. Estimates show that typical loading periods for foundations on sand (mainly related to the period of large waves) may be broadly comparable with t_{50} drainage times for excess pore water pressures.

The experimental evidence (Mangal, 1999, Mangal and Houlsby, 1999, Byrne, 2000) is, however, that across a remarkably large range of loading rates there is little difference in the performance of the foundation under combined loads. There are some minor rate effects, which tend to increase the capacity by a few percent as the loading period changes from much longer than t_{50} to much shorter, but there is no dramatic change of response. A full explanation of the unexpected lack of sensitivity to loading rate is not yet possible, but it is probably related (at least for dense sands) to relatively small excess pore pressures being caused, even under undrained conditions.

Special cases

Although the force resultant models are able to capture many of the features of the behaviour of foundations under combined loads, it is important to realise their fundamental limitations. Because no attention is paid to modelling the detail of soil response, but this is lumped together into a "smeared" model, there are inevitably features of foundation behaviour that cannot be modelled. For instance, it is clearly not possible to capture effects such as scour. However,

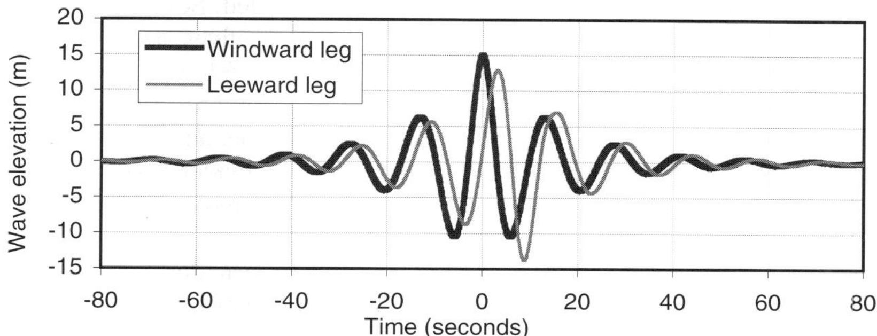

Figure 8: Time history of loading on legs of jack-up

some special aspects can be included in the models, and work is in progress on extending the models in certain areas.

Of particular interest at present are the special features of caisson foundations at low vertical loads (Byrne *et al.* 2003) and in particular the complexities of the behaviour at the tension/compression transition (see Byrne, 2000, Byrne and Houlsby, 2002). Both these issues are important in the application of caissons as foundations for offshore wind turbines.

Example analyses

Models of the type described above have been used to describe the response of the foundations of jack-up units in complete static analyses by Martin (1994), and under dynamic conditions by Thompson (1996), Williams *et al.* (1998, 1999), Cassidy (1999). Back analyses of case records of jack-ups on both clay and sand have been carried out to calibrate the most important parameter in the model, which turns out to be the chosen value of the shear modulus, G, Cassidy, Houlsby, Hoyle and Marcom (2002) By including modelling of the foundation in a unified way with the analysis of the complete unit, studies have been possible of the relative importance of assumptions made about the structure, foundation and wave loading, leading to an assessment of those parameters which most affect the reliability of jack-up units, Cassidy *et al.* (2001a,b), Cassidy, Taylor *et al.* (2002)

In the following we consider an example of a dynamic analysis of a jack-up unit subjected to a "NewWave" loading. In-plane loading only is considered, and for this simple example there is just one upwind and one downwind leg of the jack-up. The time history of the wave elevation on both the upwind and downwind legs is shown in Figure 8, where it can be seen that the wave, focussed on the upwind leg, arrives a little later and attenuated at the downwind leg. This induces a complex dynamic response within the jack-up, resulting in the load paths shown in Figure 9 on the windward and leeward legs. As moment

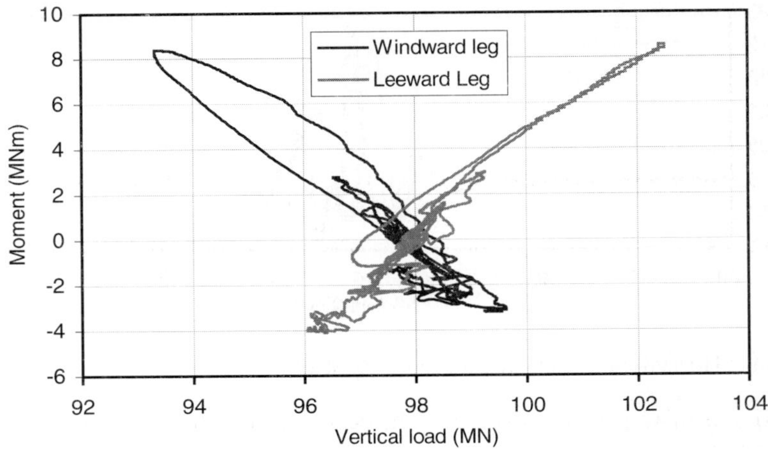

Figure 9: Load paths followed by windward and leeward footings of jack-up

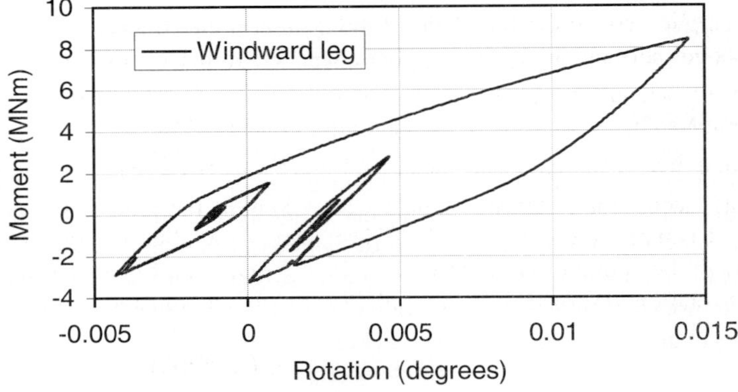

Figure 10: Moment rotation response of jack-up foundation

is applied to the foundations the vertical load on the windward leg reduces and that on the leeward leg increases.

The foundation is in this case modelled by a preliminary version of a multiple yield surface model, so it exhibits nonlinearity at small displacements. The moment-rotation response is shown in Figure 10, where it can be seen that non-linear behaviour is shown even at small moments. When the first small waves arrive at the jack-up the displacements are mainly (but not entirely) recoverable, but when the large NewWave passes through there is a permanent offset in the rotation of the spudcan.

The result in terms of horizontal movement of the deck of the jack-up is shown in Figure 11, although the permanent rotation of the foundation has

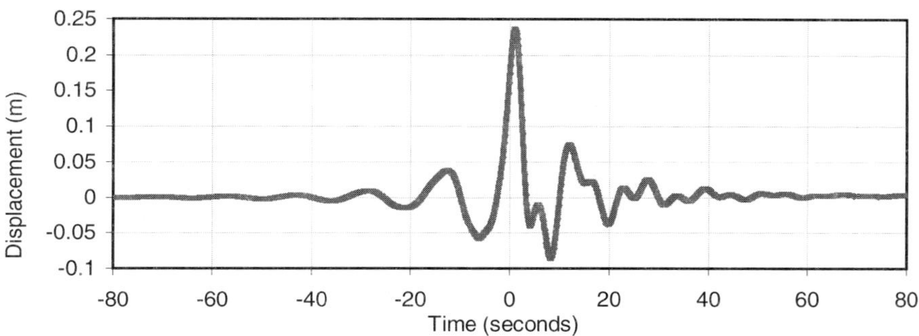

Figure 11: Horizontal displacement of jack-up deck

resulted in a small permanent offset in the deck position, this is not perceptible in the figure.

The second example concerns the use of full 6-degree-of-freedom analysis. A horizontal load is first applied to a circular foundation in the H_2 direction. The load is applied above the foundation level so that it also causes a moment M_3. A second horizontal is now applied, and we consider four different directions of the second load, ranging from parallel to the first load component to perpendicular to it, see cases A, B, C and D in Figure 12. The H_3 component of this second load also causes a (negative) moment M_2. Such a type of loading could occur, for instance, when the directions of the wind and waves acting on a structure were not coincident. The loadings applied are typical of those that might be applied to a large wind turbine foundation. Figure 13 shows the moment-rotation response in terms of (θ_2, M_2), demonstrating that the

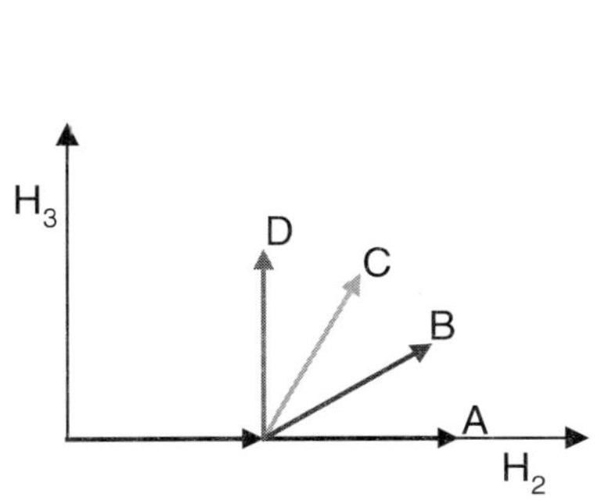

Figure 12: Load paths in 6 degree-of-freedom analysis

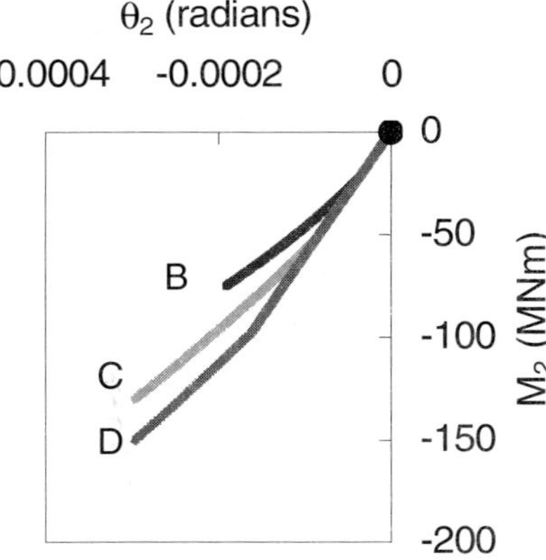

Figure 13: Moment rotation relationship

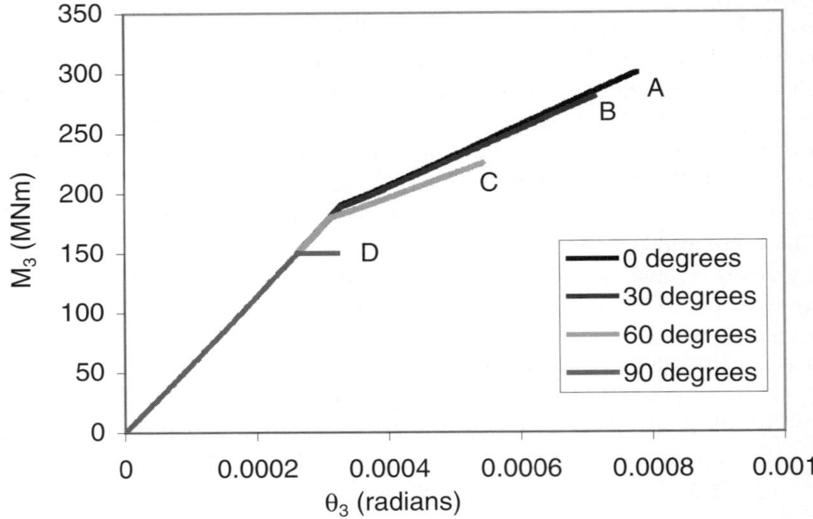

Figure 14: Moment-rotation relationship

more flexible response occurs for the cases where the new loading is approximately parallel to the original load. Figure 14 shows the equivalent moment-rotation response in terms of (θ_3, M_3). In this plot the stiffest behaviour is for the load path approximately parallel to the original load. This sort of complexity of behaviour could only be predicted by a relatively sophisticated model of this type.

Conclusions

Much progress has been made in the numerical modelling of shallow foundations on clay for the offshore industry. Force resultant models can be combined with structural analyses to predict the behaviour of the entire structure/foundation system under dynamic loading conditions imposed by waves. Further work is required, particularly on the modelling of realistic behaviour under cyclic loading, and on special applications such as caissons for offshore wind turbine applications.

Acknowledgements

The contributions to this research effort by numerous colleagues at Oxford University and elsewhere are gratefully acknowledged. The examples given here were computed in co-operation with Dr Mark Cassidy of the University of Western Australia.

References

1. Bell, R.W. (1991) *The analysis of offshore foundations subjected to combined loading*, M.Sc. Thesis, Oxford University
2. Butterfield, R. and Gottardi, G. (1994) *A complete three-dimensional failure envelope for shallow footings on sand*. Géotechnique, 44:1, 181-184
3. Butterfield, R. and Ticof, J. (1979). *Design parameters for granular soils.* 7th ECSMFE, Brighton, 4, pp. 259-261
4. Byrne, B.W. (2000). *Investigations of suction caissons in dense sand*. DPhil Thesis. Oxford University
5. Byrne, B.W. and Houlsby, G.T. (2001) *Observations of footing behaviour on loose carbonate sands*. Géotechnique, 51:5, 463-466
6. Byrne, B.W. and Houlsby, G.T. (2002) *Experimental investigations of the response of suction caissons to transient vertical loading*. Proc. ASCE, J. Geotech. and Geoenv. Eng., 128:11, 926-939
7. Byrne, B.W., Houlsby, G.T., Martin, C.M. and Fish, P.M. (2002). *Suction caisson foundations for offshore wind turbines*. J. Wind Eng. 26:3, 145-155.
8. Byrne, B.W., Villalobos, F., Houlsby, G.T. and Martin, C.M. (2003) *Laboratory testing of shallow skirted foundations in sand*, Int. Conf on Foundations, Dundee
9. Cassidy, M.J. (1999). *The nonlinear dynamic analysis of jackup platforms under random ocean waves*. DPhil Thesis. Oxford University.
10. Cassidy, M.J., Byrne, B.W. and Houlsby, G.T. (2002) *Modelling the behaviour of circular footings under combined loading on loose carbonate sand*. Géotechnique, 52:10, 705-712
11. Cassidy, M.J., Eatock Taylor R. and Houlsby, G.T. (2001a) Analysis of jack-up units using a constrained newwave methodology. App. Ocean Res., 23, 221-234
12. Cassidy,M.J., Houlsby, G.T. and Eatock Taylor, R. (2001b) *Application of probabilistic models to the response analysis of jack-ups.* 11th Int. Offshore and Polar Eng. Conf., Stavanger, paper 2001-JSC-153
13. Cassidy, M.J., Houlsby, G.T., Hoyle, M. and Marcom, M. (2002) *Determining appropriate stiffness levels for spudcan foundations using jack-up case records*. 21st Int. Conf. Offshore Mech. and Arctic Eng., Oslo, paper 28085
14. Cassidy, M.J., Taylor, P.H., Eatock Taylor, R. and Houlsby, G.T. (2002) *Evaluation of long-term extreme response statistics of jack-up platforms*. Ocean Eng., 29, 1603-1631
15. Doherty, J. and Deeks, A. (2002) *Elastic response of circular footings embedded in a non-homogeneous half-space*. Research Report C 1687, Dept. of Civil and Resource Eng., the University of Western Australia
16. Gottardi, G., Houlsby, G.T. and Butterfield, R. (1999). *The plastic response of circular footings under general planar loading*. Géotechnique 49:4, 453-470.

17. Hansen, B. (1970) *A revised and extended formula for bearing capacity.* Bulletin of Danish Geotechnical Institute, Copenhagen, No. 28, 5-11
18. Houlsby, G.T. and Byrne, B.W. (2000). *Suction caisson foundations for offshore wind turbines and anemometer masts.* J. Wind Eng. 24:4, 249-255
19. Houlsby, G.T. and Cassidy, M.J. (2002) *A plasticity model for the behaviour of footings on sand under combined loading.* Géotechnique, 52:2, 117-129
20. Houlsby, G.T. and Puzrin, A.M. (1999) *The bearing capacity of a strip footing on clay under combined loading.* Proc. Roy. Soc., 455(A):1983, 893-916
21. Mangal, J.K. (1999) *Partially Drained Loading of Shallow Foundations on Sand*, D.Phil. Thesis, Oxford University
22. Mangal, J.K and Houlsby, G.T. (1999) *Partially-drained loading of shallow foundations on sand.* OTC, Houston, paper 10991
23. Martin, C.M. (1994). *Physical and numerical modelling of offshore foundations under combined loads.* DPhil Thesis. Oxford University.
24. Martin, C.M. and Houlsby, G.T. (2000) *Combined loading of spudcan foundations on clay: laboratory tests.* Géotechnique, 50:4
25. Martin, C.M. and Houlsby, G.T. (2001) *Combined loading of spudcan foundations on clay: numerical modelling.* Géotechnique, 51:8, 687-700
26. Ngo Tran, C.L. (1996) *The analysis of offshore foundations subjected to combined loading*, D.Phil. Thesis, Oxford University
27. Puzrin, A.M. and Houlsby, G.T. (2001a) *A thermomechanical framework for rate-independent dissipative materials with internal functions.* Int. J. of Plasticity, 17, 1147-1165
28. Puzrin, A.M. and Houlsby, G.T. (2001b) *Fundamentals of kinematic hardening hyperplasticity.* Int. J. of Solids and Struct., 38:21, 3771-3794
29. Roscoe, K.H. and Schofield, A.N. (1957) *The stability of short pier foundations on sand, discussion.* British Welding J., Jan., 12-18
30. Taiebat, H.A. and Carter, J.P. (2000) *Numerical studies of the bearing capacity of shallow foundations on cohesive soil subjected to combined loading,* Géotechnique, 50:4, 409-418
31. Thompson, R.S.G. (1996) *Development of non-linear numerical models appropriate for the analysis of jack-up units*, D.Phil. Thesis, Oxford Univ.
32. Vesic, A.S. (1975) *Bearing capacity of shallow foundations, in "Foundation engineering handbook"* ed. Winterkorn, H.F. and Fang, H.Y., Van Nostrand, New York, 121-147
33. Williams, M.S., Thompson, R.S.G. and Houlsby, G.T. (1998) *Non-linear dynamic analysis of offshore jack-up units.* Comp. and Struct., 69, 171-180
34. Williams, M.S., Thompson, R.S.G. and Houlsby, G.T. (1999) *A parametric study of the non-linear dynamic behaviour of an offshore jack-up unit.* Eng. Struct., 21, 383-394

On the evolution from deterministic to reliability-based foundation design

F. H. Kulhawy
Cornell University, Ithaca, New York, USA

K. K. Phoon
National University of Singapore, Singapore

Introduction

The basis for geotechnical design is not as well studied or subjected to the same formal scrutiny as structural design. Goble (1999) noted that the "education of geotechnical engineers strongly emphasizes the evaluation of soil and rock properties" and "the design process does not receive the emphasis that it does in structural engineering education". Examination of current practice shows that procedures for selecting nominal soil strengths are not well-defined or followed uniformly. Some engineers use the mean value, while others use the most conservative of the measured strengths (Whitman, 1984). Different calculation methods are preferred in different localities or even by different engineers in the same locality (Goble 1999). Also, the manner in which the factor of safety is incorporated in the design equation is highly varied (Kulhawy 1984, 1996). Golder (1966) noted quite aptly in a discussion of the second Terzaghi Lecture by Arthur Casagrande that: "We do not know how we make a decision". This view is rarely acknowledged publicly in our profession. In fact, current views range from "If it is not broke, why fix it" (Green & Becker 2001) to a general feeling that conventional practice is perfectly adequate to do optimal design (Committee on Reliability Methods 1995, Kulhawy 1996).

Currently, the geotechnical community is struggling with the transition from working or allowable stress design (WSD/ASD) to Load and Resistance Factor Design (LRFD). The term "LRFD" is used in a loose way to encompass methods that require all limit states to be checked using a specific multiple-factor format involving load and resistance factors. This term is used most widely in the United States and is equivalent to "Limit State Design (LSD)" in Canada. Both LRFD and LSD are philosophically akin to the partial factors

Foundations: Innovations, observations, design and practice, Thomas Telford, London, 2003

approach commonly used in Europe, although a different multiple-factor format involving factored soil parameters is used. The emphasis in LRFD or its equivalent in Canada and Europe is primarily on the redistribution of the original global factor safety in WSD into separate load and resistance factors (or soil parameter partial factors). Unfortunately, strong analytical calibration and verification is absent in important codes such as Eurocode 7 (CEN/TC250 1994) and Ontario Highway Bridge Design Code (Ministry of Transportation Ontario 1992), as noted by DiMaggio et al. (1999). Paikowsky & Stenersen (2000) noted a similar lack of data supporting current AASHTO LRFD specifications. However, it must be noted that the loadings, calculation methods, and derivation of soil parameters must be made explicit and be calibrated together for the resistance factors to be really meaningful.

This paper focuses on basic design issues rather than the format of the design check and the way in which the original global factor of safety is rearranged. In fact, current geotechnical design could be improved significantly by integrating the various design components (loads, soil parameters, calculation models, and factors of safety) in a more logical and self-consistent way. Reliability-based design (RBD) is the only methodology available to date that can ensure self-consistency from both physical and probabilistic requirements, is capable of mitigating numerous logical inconsistencies inherent in current geotechnical design, and is compatible with the theoretical basis underlying structural design. The term "RBD" refers to any design methodology that is firmly founded on a rigorous reliability basis. It should be considered as a *necessary* theoretical basis for all geotechnical LRFD implementations. This basis is contrary to many current developments, in which LRFD is taken as a "given", while reliability calibration is relegated to a minor supporting role or even is optional.

In this short paper, it is not possible to cover the subject broadly or thoroughly. Therefore an overview is given of some key issues noted above, and references are given to specific works that expand on these issues in detail.

Foundation design process

Figure 1 shows the four basic components [loads, soil parameters, calculation model, and safety factors (FS)] that an engineer needs to design a foundation. A different design decision will be reached whenever one or more of the components are changed. For illustration, Kulhawy (1984, 1996) discussed the wide variability of practice using a simple example of a drilled shaft in clay in uplift loading. In this example, a group of experienced designers were given the component capacities (tip resistance, side resistance, weight) and the FS and were asked to compute the design capacity using their normal procedures. The results varied by about a factor of two, depending on how the component capacities were used and how the FS was applied. If the designers had been free to select the procedure for computing each component capacity, as well as the FS, then even more variability could ensue.

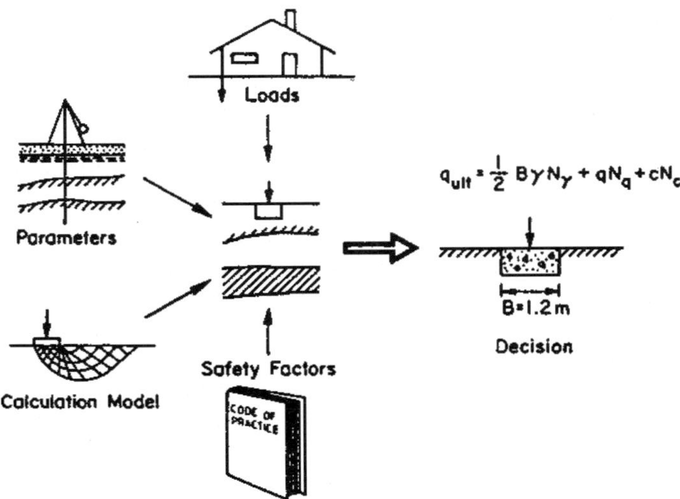

Figure 1 Components of foundation design (modified from Ovesen 1989)

Examination of most recent reference manuals and texts reveals no firm or rigorous advice on most of these component issues. First, the structural loads and load models are rarely addressed. Second, more often than not, several design equations are given to evaluate side resistance, a range of bearing capacity factors is cited, numerous lateral loading models are presented, etc. Third, a variety of ways are cited to evaluate the geotechnical input properties necessary to do these calculations. Finally, typical FS values are quoted, most commonly in the range of 2 to 3, which is essentially the same as was done fifty years ago. The integration and calibration of these components into a single, unified design approach is rarely done. Without this integration and calibration, there have to be differences resulting from different design engineers using different combinations of equations, property evaluation methodologies, and FS values. However, if there have been local calibrations of all of these factors with local load tests, then a sound design procedure could ensue. If not, then how sound is the design?

It is perhaps timely to pause and ask ourselves if a change in design format is a sufficiently strong reason to move away from a known WSD procedure to a largely untested LRFD procedure. If the theoretical reliability basis for code calibration remains relegated to a minor or optional role, no genuine compatibility with structural LRFD codes can be claimed, even if this is one of the major objectives in current geotechnical LRFD initiatives. Aside from prescribing resistance factors, the other design components are still essentially left to the discretion of the design engineers, which means that current geotechnical LRFD is subjected to the same inconsistencies inherent in WSD. If so, why change at all?

Geotechnical variability

The evaluation of soil and rock properties is one of the key design aspects that distinguishes geotechnical from structural engineering. None of the current geotechnical LRFD implementations consider this important issue explicitly. The purpose of this section is to highlight two important observations: (a) geotechnical variability is a complex attribute that needs careful evaluation, and (b) extensive statistical data are available for use as first-order estimates in RBD calibration and application.

There are three primary sources of geotechnical uncertainties: (a) inherent variabilities, (b) measurement uncertainties, and (c) transformation uncertainties (Phoon and Kulhawy 1999a). The first results primarily from the natural geologic processes that produced and continually modify the soil mass in-situ. The second is caused by equipment, procedural and/or operator, and random testing effects. Equipment effects result from inaccuracies in the measuring devices and variations in equipment geometries and systems employed for routine testing. Procedural and/or operator effects originate from the limitations in existing test standards and how they are followed. In general, tests that are highly operator-dependent and have complicated test procedures will have greater variability than those with simple procedures and little operator dependency, as described in detail elsewhere (Kulhawy & Trautmann 1996). Random testing error refers to the remaining scatter in the test results that is not assignable to specific testing parameters and is not caused by inherent soil variability.

The third component of uncertainty is introduced when field or laboratory measurements are transformed into design soil properties using empirical or other correlation models (e.g., correlating the standard penetration test N value with the undrained shear strength). Obviously, the relative contribution of these components to the overall uncertainty in the design soil property depends on the site conditions, degree of equipment and procedural control, and quality of the correlation model.

A comprehensive effort was undertaken to provide realistic soil statistics of sufficient generality to underpin current and future developments of practical RBD procedures (Phoon and Kulhawy, 1999a, 1999b; Kulhawy et al., 2000). Such an undertaking was ambitious, but it was absolutely necessary to support the new RBD methodology. Green & Becker (2001) shared the same sentiment that "calibration procedures must be used in which the variability of the soil is fully recognized". For each combination of soil type, measurement technique, and correlation model, the uncertainty in the design soil property was evaluated systematically by combining the appropriate component uncertainties using a simple second-moment probabilistic approach. These comprehensive analyses yielded useful guidelines on typical coefficients of variation of many common design soil strength properties. The results are evaluated and summarized by Phoon and Kulhawy (1999b).

Key reliability issues

A focus of most geotechnical LRFD calibration is to produce designs that are consistent with existing practice using WSD, at least for the present. Various approaches such as judgment, rearrangement of traditional factor of safety, simplified reliability analysis, or some combinations thereof, with limited statistical support, have been used to derive geotechnical resistance factors. Although the resulting geotechnical LRFD codes look like the structural ones, they are fundamentally incompatible with reliability-based structural codes because one or more of the following key elements are missing:

a. The primary objective in structural RBD is to achieve a minimum target reliability index across a specified domain of interest (e.g., foundation geometries and types, loading modes, soil conditions, etc.). Structural RBD requires deliberate and explicit choices for the target reliability index, scope of calibration domains, and representative designs populating each domain. This is philosophically different from the objective of achieving designs comparable to WSD.

b. The secondary objective in structural RBD is to increase uniformity of reliability across the domain of interest, which is rarely emphasized and verified in geotechnical LRFD. In fact, the typical use of a single resistance factor for each loading mode is not adequate for this task.

c. Soil variability is the most significant source of uncertainty, but it is not quantified in a robust way (if at all) and incorporated explicitly in the code calibration process.

d. Probabilistic load models compatible with the relevant structural codes are not spelled out clearly. It is unclear if the original structural load models have been used for code calibration. Load combinations definitely are not amenable to simplified reliability analyses.

e. Rigorous reliability analysis using FORM (first-order reliability method) is not used as the main tool to integrate loads, soil parameters, and calculation models in a realistic and self-consistent way, both physically and probabilistically.

f. No guidelines on selection of nominal or characteristic soil parameters are usually given. It is also unclear how resistance factors will be affected by the site conditions, measurement techniques, and correlation models used to derive the relevant design parameters.

Over a period of more than fifteen years, the first author supervised a major research effort that addressed the design models, soil property evaluation, and reliability issues. This work was sponsored by EPRI (Electric Power Research Institute) and focused on transmission line structure (TLS) foundations. The ASCE loading model was used for compatibility with the TLS design (Task Committee 1991). The culminating RBD report (Phoon et al. 1995) included the following contributions:

a. Resistance factors are based on rigorous FORM calibration, realistic geotechnical predictive models with known bias, and probabilistic load models compatible with the relevant structural code.

b. Deformation factors for the serviceability limit state (SLS) are calibrated in the same consistent manner as the resistance factors for the ultimate limit state (ULS).

c. The target reliability index for the ULS (3.2) was higher than that for the SLS (2.6). Both target reliability indices were selected based on extensive studies of existing designs and are applicable to a variety of loading modes that are common for transmission line structure foundations.

d. Uniformity of reliability is maximized by partitioning the domain of interest into several smaller sub-domains and using a more appropriate Multiple Resistance Factor Design (MRFD) format.

e. Specific guidelines on assessment of geotechnical variabilities are provided based on an extensive compilation and synthesis of available soil statistics and correlations.

f. Resistance factors are functions of the quality of soil data.

Most of this work has general applicability in practice, especially for the design models and property evaluation. It also can serve as a very useful framework for calibrations with other loading models and target reliability indices. However, it is believed that other calibrations will yield similar results.

The calibration process

The goal of RBD calibration can be illustrated qualitatively using Figure 2. It can be seen that the calibrated factors are used to ensure consistent separation between the probability density functions describing the uncertain load and capacity. Figure 2 also highlights the importance of defining the nominal (or characteristic) load and capacity precisely.

Two important conclusions can be drawn from this simple illustration:

a. It is imperative to define the nominal values in an unambiguous way *with reference to the probability distribution function.*

b. The definition of nominal values is unrelated to reliability analysis. However, practical issues, such as simplicity, familiarity, and compatibility with the existing design approach, are important considerations for implementing the simplified RBD design approach.

As far as RBD is concerned, nominal values must be definite only with reference to the probability distribution function (e.g., mean, mode, median, mean minus one standard deviation, etc.). There is absolutely no constraint on selecting representative geotechnical design parameters. For example, an engineer familiar with a particular site may elect to use soil strength from a weak layer for some limit equilibrium analysis because they are confident that the failure surface passes mainly through this layer. If the mean value is selected as the nominal value, the engineer is required to estimate the mean strength of the layer of concern, but he or she is not required to disregard good

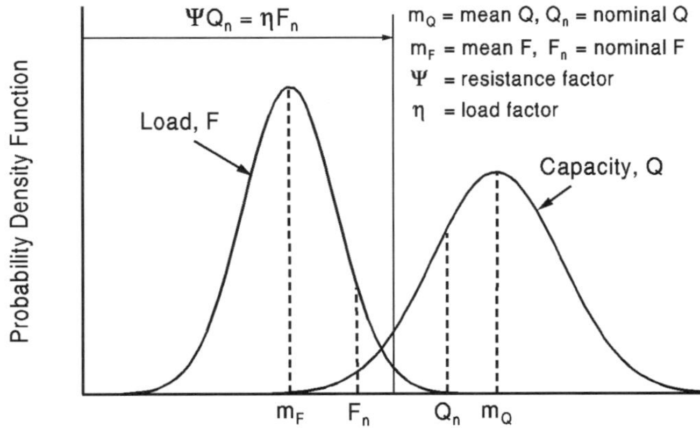

Figure 2 Simplified reliability-based design.

geotechnical sense and be forced to estimate the average strength of the entire soil mass. The key point is that the engineer is not allowed to introduce additional conservatism into the design by using, for example, some lower bound value, because the uncertainty in the design parameters already is built rationally into the RBD equations. The application of experience, sound judgment, and soil mechanics still is needed. Human intuition is not suited for reasoning with uncertainties and only this aspect has been removed from the purview of the engineer.

This discussion on nominal values further emphasizes the importance of allowing engineers to select resistance factors based on the quality of data at hand. The EPRI study clearly demonstrated that resistance factors can be calibrated for broad categories of data quality (e.g., COV of undrained shear strength = 10-30%, 30-50%, 50-70%) without compromising on the uniformity of reliability achieved. Experienced engineers should be able to choose the appropriate data quality category, even with limited statistical data supplemented with guidelines from tabulations by Phoon & Kulhawy (1999b) and/or engineering judgment. In the EPRI study, the decision was made to define nominal soil parameters at the mean.

Regardless of the choice, the location of the nominal values with respect to the probability distribution function (see Figure 2) must be specified if geotechnical LRFD were to be calibrated rationally using reliability analysis and if a prescribed target reliability were to be achieved consistently.

Design formats

Aside from achieving a prescribed target reliability level, it is also desirable to keep the actual reliability close to the target for reasons of economy. In the

EPRI study, this second RBD objective is realized by partitioning the design domains and using a Multiple Resistance Factor Design (MRFD) format.

Two simple design formats were selected for reliability calibration:

$$\text{LRFD:} \quad F_{50} \leq \Psi_u Q_{un} \tag{1}$$

$$\text{MRFD:} \quad F_{50} \leq \Psi_{su} Q_{sun} + \Psi_{tu} Q_{tun} + \Psi_w W \tag{2}$$

in which F_{50} = 50-year return period load, Q_{un} = nominal uplift capacity, Q_{sun} = nominal side resistance, Q_{tun} = nominal tip resistance, W = foundation weight, and Ψ_u, Ψ_{su}, Ψ_{tu}, and Ψ_w = resistance factors. The detailed calibration process is described elsewhere (Phoon et al. 1995, 2003 a,b, Phoon & Kulhawy 2002, Kulhawy & Phoon 2002). Typical results are shown in Table 1 for drilled shafts in undrained uplift.

The Multiple Resistance Factor Design (MRFD) format was recommended for achieving a more consistent target reliability (Equation 2). This format is a natural generalization of the LRFD format that involves the application of one resistance factor to each component of the capacity rather than the overall capacity. MRFD is more physically meaningful for foundation design because the variability of each component can be significantly different, and it achieves greater uniformity in reliability. This observation applies to all the loading modes and drainage conditions analyzed in the EPRI study.

Table 1. Undrained uplift resistance factors (ULS) for drilled shafts designed using MRFD format (Source: Phoon et al. 1995, pp. 6-7).

Mean s_u (kN/m^2)	COV of s_u (%)	Ψ_{su}	Ψ_{tu}	Ψ_w
25 - 50	10 - 30	0.44	0.28	0.50
Medium clay	30 - 50	0.41	0.31	0.52
	50 - 70	0.38	0.33	0.53
50 - 100	10 - 30	0.40	0.35	0.56
Stiff clay	30 - 50	0.36	0.37	0.59
	50 - 70	0.32	0.40	0.62
100 - 200	10 - 30	0.35	0.42	0.66
Very stiff clay	30 - 50	0.31	0.48	0.68
	50 - 70	0.26	0.51	0.72

Note: Target β = 3.2 for ULS

Closing thoughts

Although existing geotechnical LRFD codes look the same as their structural counterparts, they are fundamentally incompatible with reliability-based structural codes primarily because: (a) many design aspects, such as the choice of nominal values, still are left to the discretion of the design engineer, (b) the main source of uncertainty (soil variability) is not explicitly considered, and (c) rigorous RBD calibration is absent. While the objective of maintaining continuity with past practice is an important one, it is difficult to justify moving away from a known WSD procedure to a largely untested LRFD procedure solely on this basis.

This paper illustrates that the key components are in place for implementing rigorous RBD in foundation engineering. It is not true that statistics are difficult to develop because of the site-specific nature of soil variability. A simple second-moment probabilistic approach is available to combine uncertainties arising from site conditions, measurement techniques, and correlation models, in a general way. It also is not true that statistics are lacking. Extensive compilations and syntheses of available soil statistics and correlations are available for use as first-order estimates in RBD calibration and application. With these data, the appropriate strategy is to use a first-order, a priori, predictive methodology and to calibrate the resistance factors as functions of soil data quality.

An important advantage of RBD is that the reliability index provides a consistent measure of risk that can be compared across different foundation types and loading modes. This advantage has been exploited by structural RBD to produce more economical designs by ensuring that the actual reliability achieved using simplified RBD formats is close to the target. The prevailing practice of using a single resistance factor for each loading mode cannot perform this task adequately. The use of partitioning and MRFD are encouraged to achieve this important RBD objective for foundation design.

With a properly calibrated simplified RBD format, the geotechnical engineer can focus on ground and construction evaluation in rigorous fashion, without having to agonize over use of the "right" design equation, how to select the elusive factor of safety in a rational and defensible manner, or how much conservatism should be applied to design parameters with highly variable uncertainties that are site-dependent. Although there is much RBD research yet to be done for the full range of geotechnical design conditions, we are now at the point where it can be used in a rational and practical design mode.

References

1 CEN/TC250 (1994). *Geotechnical design - Part 1, General rules*, Eurocode 7, ENV-1997-1, European Committee for Standardization (CEN).

2 Committee on Reliability Methods for Risk Mitigation (1995). *Probabilistic Methods in Geotech. Eng.*, Natl. Academy Sciences, Washington.

3 DiMaggio, J, et al. (1999). *Geotech. eng. practices in Canada & Europe.* Report FHWA-PL-99-O, Federal Highway Admin. (FHWA), Washington.

4 Goble, G (1999). *Geotech. related development & implementation of LRFD methods.* NCHRP Synthesis 276, Trans. Research Board, Washington.

5 Golder, HQ (1966). *Discussion of "Role of the calculated risk in earthwork & foundation eng.".* J. Soil Mech. Fndn. Div., ASCE, 92(SM1): 188-189.

6 Green, R & Becker, D (2001). *National report on limit state design in geotech. eng.: Canada.* Geotech. News, 19(3): 47-55.

7 Kulhawy, FH (1984). *ASCE drilled shaft standard: University perspective.* Analysis & Design of Pile Foundations, ASCE: 390-395, New York.

8 Kulhawy, FH (1996). *From Casagrande's "Calculated Risk" to reliability-based design in foundation eng.* Civil Eng. Practice, BSCE, 1(2): 43-56.

9 Kulhawy, FH, Phoon, KK & Prakoso, WA (2000). *Uncertainty in the basic properties of natural geomaterials.* Proc. 1st Intl. Conf. Geotech. Eng. Education & Training: 297-302, Sinaia.

10 Kulhawy, FH & Phoon, KK (2002). *Observations on geotech. reliability-based design development in North America"* Fndn. Design Codes & Soil Investigation in View of Intl. Harmonization & Performance Based Design, Ed. Y Honjo et al., Balkema: 31-48, Lisse-Netherlands.

11 Kulhawy, FH & Trautmann, CH (1996). *Estimation of in-situ test uncertainty.* Uncertainty in Geologic Environment (GSP 58), ASCE: 269-286, New York.

12 Ministry of Transportation Ontario (1992). *Ontario Highway Bridge Design Code & Commentary* (OHBDC3), 3rd Ed, Downsview, Ontario.

13 Ovesen, NK (1989). *General report/discussion session 30: Codes & standards.* Proc 12th Int Conf Soil Mec Fnd Eng. 4, 2751-64, Rio de Janeiro.

14 Paikowsky, SG & Stenersen, KL (2000). *Performance of dynamic methods, their controlling parameters & deep foundation specifications.* Proc. 6th Intl. Conf. Appl. of Stress-Wave Theory to Piles: 281-304, São Paulo.

15 Phoon, KK, Kulhawy, FH & Grigoriu, MD (1995). *Reliability-based design of fndns for TLS.* Report TR-105000, EPRI, Palo Alto.

16 Phoon, KK & Kulhawy, FH (1999a). *Characterization of geotechnical variability.* Can. Geotech. J. 36(4): 612-624.

17 Phoon, KK & Kulhawy, FH (1999b). *Evaluation of geotechnical property variability.* Can. Geotech. J. 36(4): 625-639.

18 Phoon, KK & Kulhawy, FH (2002). *EPRI study on LRFD & MRFD for TLS foundations.* Fndn. Design Codes & Soil Investigation in View of Intl. Harmonization & Performance Based Design, Ed. Y Honjo et al., Balkema: 253-261, Lisse-Netherlands.

19 Phoon, KK, Kulhawy, FH & Grigoriu, MD (2003a). *"Development of RBD framework for TLS foundations",* J. Geotech. Eng. (ASCE), in press.

20 Phoon, KK, Kulhawy, FH & Grigoriu, (MD 2003b). *"MRFD for shallow TLS foundations",* J. Geotech. Eng. *(ASCE),* in press.

21 Task Committee on Structural Loadings (1991). Guidelines for electrical TLS loading. *Manual & Report on Eng. Practice 74,* ASCE, New York.

22 Whitman, RV (1984). *Evaluating calculated risk in geotech. eng.* J. Geotech. Engrg., ASCE, 110(2): 145-188.

Seismic uplifting of foundations on soft soil, with examples from Adapazari (Izmit 1999 earthquake)

G. Gazetas, M. Apostolou, and J. Anastasopoulos
National Technical University, Athens, Greece

Introduction

While in seismic analysis of structural response the foundations are considered firmly bonded to the ground, in reality uplifting from the supporting soil is often unavoidable during strong seismic shaking. This paper investigates some aspects of the rocking response of structures, the foundations of which are allowed to uplift from their base. The problem is of significant practical interest in association with the two particular cases portrayed in Figure 1 :

- the case of rocking and uplifting of a block-type structure in contact with a visco-elastic horizontally-oscillating supporting ground, and

- the case of a structure supported on soft soil which may undergo large plastic deformations and bearing capacity failure during rocking and uplifting of the structure, under horizontal excitation.

The paper at first outlines some of the key research findings on the above cases, and then highlights the observed behaviour of foundations in Adapazari during the 17-8-99 Izmit (Kocaeli) Earthquake. Settlement, tilting, and complete overturning of numerous buildings during this devastating earthquake are attributed to the interplay between the yielding/liquefying soil and the rocking/uplifting foundation, under large overturning inertial moments generated by the slender buildings. The paper aims at presenting the facts of these cases and outlining, in preliminary fashion, some plausible mechanisms of overturning.

Uplifting and overturning on a visco-elastic soil

Consider a foundation supported on a visco-elastic homogeneous half-space, with soil Young's modulus E_s and damping ratio ζ. Compared to the rocking response of a structure on perfectly rigid base, the compliance of supporting soil

Foundations: Innovations, observations, design and practice, Thomas Telford, London, 2003

introduces additional degrees of freedom. The structure can now sustain rotational motion (without uplifting) for amplitudes of rotation below the critical value. The (geometrically) nonlinear nature of the problem is evident even under the assumption of an elastic soil.

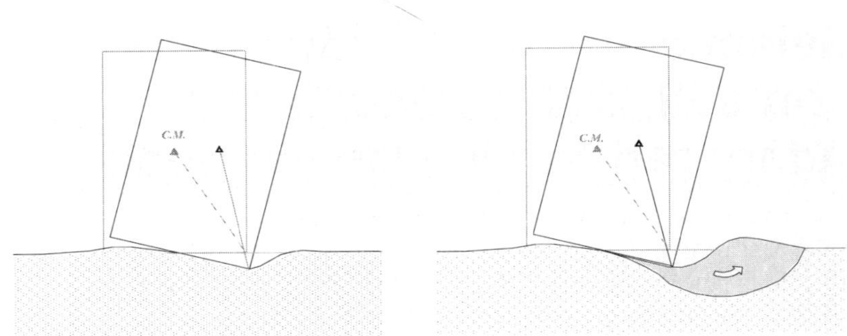

(a) Rocking on elastic, deformable soil   **(b) Rocking on yielding soil**

Figure 1   The two rocking problems studied in the paper

Several analytical studies have already been published investigating the effect of soil compliance on rocking response of structures with foundation uplift. In these early studies [1, 2, 3] the underlying soil was represented by distributed tensionless spring-dashpot elements. Recently, Crèmer and Pecker [4] also analysed a foundation on inelastic continuum and developed a constitutive law to represent the uplift mechanics in an elastic or elasto-plastic soil through a single macro-element.

In the present study the dynamic analysis of the rocking response is implemented with a finite element discretization using *Abaqus [5]*. The structure and the underlying soil are represented with plane-strain elements. An advanced contact algorithm has been adapted to incorporate potential slipping or uplifting of the foundation. For practical purposes the supporting soil is modeled as a homogeneous halfspace using 2D infinite elements.

We consider first a rigid rectangular structure with base width $B = 2\ m$ and height $H = 10\ m$ (aspect ratio $H / B = 5$) subjected to a base acceleration of $a = 0.30\ g$. Under static conditions the moment capacity of the foundation before it overturns is :

$$M_{ult} = N B / 2 \tag{1}$$

where N is the permanent vertical load. (The load eccentricity e corresponding to this moment is of course equal to the foundation half-width, B/2.) The maximum induced overturning moment arising from the inertial force is:

$$M_{max} = N \ (\alpha / g) \ H / 2 \tag{2}$$

where a is the peak ground acceleration. For the above-mentioned structure $M_{ult} \approx 490 \ kN$ and $M_{max} = 735 \ kN$, and therefore

$$M_{max} = 1.5 \ M_{ult} \tag{3}$$

In static terms, such an exceedance of the (ultimate) moment capacity of the foundation would have led to toppling of the structure (factor of safety $1/1.5 = 0.60$). This is not the case however under dynamic loading: the foundation can sustain rocking motion safely even for values of the moment much higher than M_{ult}. The reason: the short duration (usually a small fraction of a second) that the exceedance of the moment capacity lasts. After the uplift has started and the body is on the way to toppling, a reversal of ground acceleration makes the block decelerate, stop, and start rocking in the opposite direction. Since the natural period of a rocking block at incipient failure can be quite large, such a reversal in rocking is very likely to occur, especially with high-frequency excitation. In other words, the more "dynamic" the ground shaking the easier for a rocking structure to survive!

This paradoxical phenomenon is illuminated for the aforementioned block subjected to two different ground motions: (a) the accelerogram of Düzce (EW component, $a = 0.37 \ g$) recorded in the Izmit 1999 Earthquake, and (b) an idealized approximation in the form of the "Ricker wavelet", with $a = 0.30 \ g$ and dominant period $T_E = 1.3 \ sec$.

The angular displacement of the rocking foundation is computed initially for stiff supporting soil with Young's modulus $E_s = 100 \ MPa$ and the results are plotted in Figure 3a in terms of rotation–angle time-histories. Evidently, despite the fact that $M_{max} = 1.50 \ M_{ult}$, the structure undergoes rocking motion without toppling, with a maximum angle of rotation of about $0.08 \ rad$, which is substantially lower than the critical angle for overturning under static conditions: $\theta_c = \arctan (B / H) \cong 0.2 \ rad$. Furthermore, the two plots for the angle $\theta = \theta(t)$ are nearly identical, demonstrating : (i) that the simple pulse–type motion of a Ricker wavelet approximates remarkably well the essence of the Düzce accelerogram, and (ii) that the high–frequency spikes of the Düzce accelerogram do not affect the rocking response of the structure.

To investigate the effect of soil compliance on rocking response, the computed maximum angle of rotation, is plotted in Figure 3b for a range of E_s values ($5 \ MPa - 1000 \ MPa$). For very high values of the modulus of elasticity, the amplitudes of rotation converge to the limiting case of the amplitude on rigid base ($\theta_{rigid} = 0.032 \ rad$). Decreasing E_S the effect of soil deformability leads understandably to greater values of the maximum angle, which can go up to $2^1/_2$ times the rigid base value. For even smaller values of E_s, less than about $10\text{-}15 \ MPa$, the increased softening of the soil is beneficial, leading to smaller θ

values! In all these cases (E_s >5 *MPa*), the structure oscillates in rocking without overturning, despite the pseudo-statically–predicted toppling. However, for very small values of E_s, less than about 2 to 5 *MPa*, the trend changes again and θ increases with decreasing E_s. Failure is now possible.

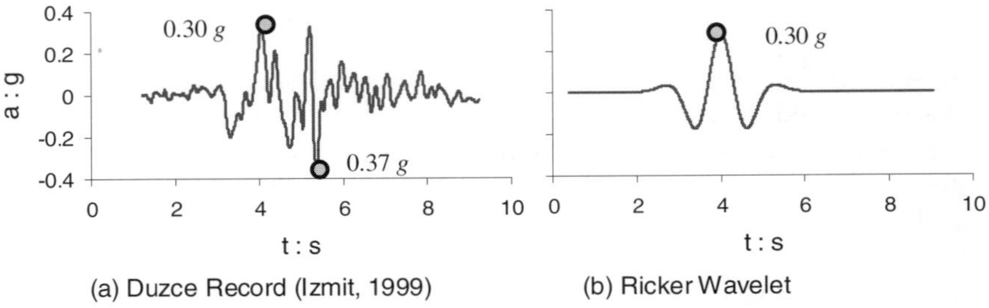

(a) Duzce Record (Izmit, 1999)   (b) Ricker Wavelet

Figure 2. (a) The record of Düzce (a = 0.37 *g*) from the 17–8–99 Izmit earthquake and (b) the Ricker wavelet pulse with a = 0.3 *g* and T_E = 1.3 *sec*.

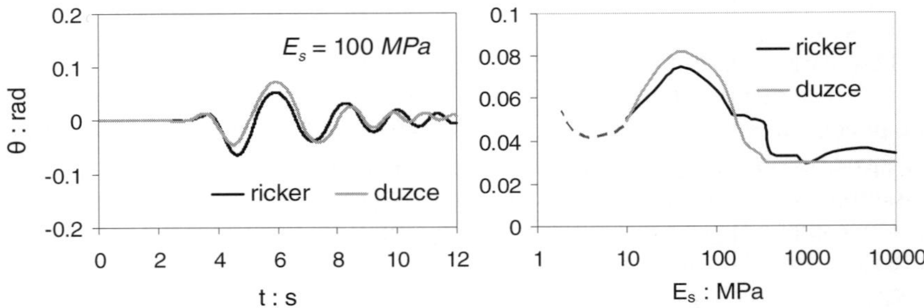

Figure 3 (a) Time-histories of rotation of a rectangular block–type structure with base width B = 2 *m* and height H =10 *m* on stiff elastic half-space, (b) Peak amplitude of the angle of rotation as a function of soil Young's models. (The critical angle for overturning under static conditions is about 0.2 *rad*, which is far greater than the maximum computed angle for all values of E_s, despite the "instantaneous" factor of safety of only 0.60.)

  A parametric study is now carried out with smaller–size structures. A quite interesting rocking behavior is revealed as shown in Figure 4. Two more blocks are taken into consideration with base width 1.4 *m* and 1.0 *m,* and height 7.0 *m* and 5.0 *m*, respectively, so that, the aspect ratio is the same, H / B = 5, and thereby the critical angle of rotation remains also constant. In this example, it is the dimensions of each block, described through the half-diameter R = $[(B/2)^2 +$ $(H/2)^2]^{1/2}$, that change (from 2.5 to 5.1 *m*). The following trends are worthy of note in this figure :

- the overall size of the block affects strongly its rotation ; the smallest of the three blocks undergoes the largest rotation for all values of E_s and it in fact overturns for $E_s \sim 15\ MPa$.

- the variation of θ_{max} with E_s is not monotonic ; it exhibits a peak at $E_s \approx 15\ MPa - 30\ MPa$ depending on block size, and again tends to become very large as $E_s \rightarrow 0$. A secondary peak is also noticed at $E_s \approx 150\ MPa - 200\ MPa$

Nevertheless, the maximum rocking angle in case of soft soil would in most cases be not more than 1.5 to 2 times the corresponding "rigid-foundation" value.

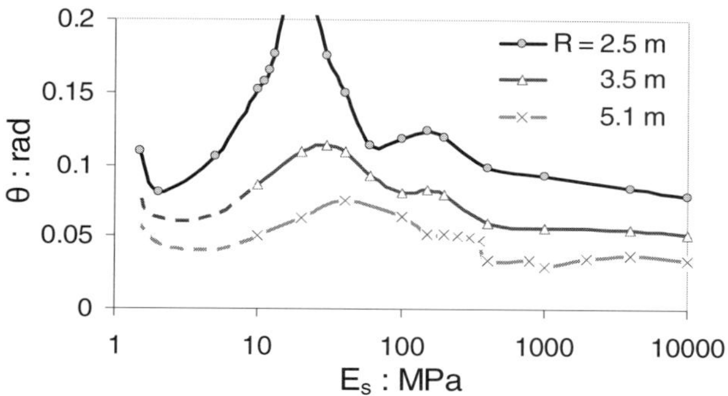

Figure 4   The peak amplitude of rotation of three rectangular block–type structures with constant aspect ratio H/B = 5 (equal critical overturning angle $\theta_c = 0.2\ rad$) . Excitation : Ricker 0.30 g and $T_E = 1.3\ sec$.

The effect of soil stiffness on rocking and especially on the overturning potential can be further illustrated using sinusoidal pulse type excitations. In Figure 5 we consider the smallest of the three studied rectangular blocks, which has a base width of 1.0 m and a height of 5.0 m (hence, $H/B = 5$, $\theta_c \approx 0.2\ rad$, and $R = 2.5\ m$) resting on a visco–elastic halfspace.

Under a one-cycle sinusoidal excitation of period $T_E = 0.8\ s$ uplifting on rigid base initiates when the ground acceleration exceeds the critical value ($\alpha_c = 0.20\ g$), but the structure overturns (after one impact in the opposite direction) only when a has increased up to $\alpha_{over} = 0.42\ g$.   However, for a soft soil, with Young's modulus $E_s = 10\ MPa$ the block rocks with uplifting but it does not overturn at $\alpha = 0.42\ g$. The time history of the response reveals the secret of the success : thanks to its compliance, the soil deforms due to moment loading during the first cycle of motion, leading to a much larger rotation ($\theta \approx 0.07\ rad$) of the block than the rotation ($\theta \approx 0.02\ rad$) on a rigid base. The next cycle is the fatal one for the block on rigid base (see the enlarged Figure 5b). For the block on soft soil, however, this strong-excitation cycle is consumed in first "arresting" the rotation towards the other side and, then, reversing the relatively large rotation (0.07 *rad*) ! Thus, it cannot make it to induce but a mere $\theta_{max} \approx$ 0.12 *rad*, which is only 60% of the required θ_c for overturning. In fact, α must increase to 0.84 g, i.e. to double the previous amplitude, for overturning to occur. Eventually, if we keep increasing α until reaches it and exceeds about 1 g, the block overturns after the very first impact.

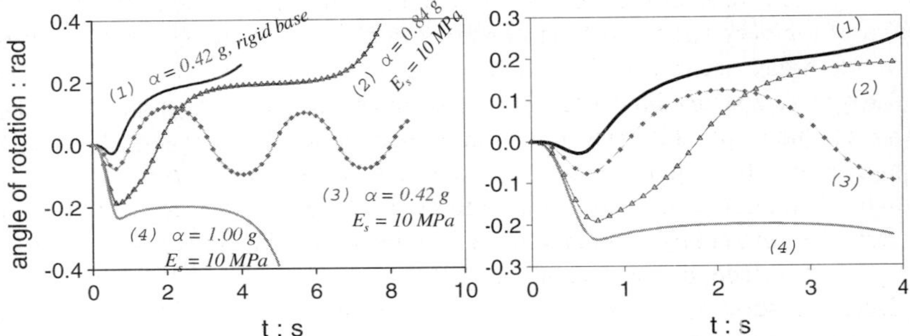

Figure 5   The time histories of rotation of a slender rigid block with $B = 1\ m$ and $H = 5\ m$ (critical angle $\theta_c \approx 0.2\ rad$ and $R = 2.5\ m$), supported on elastic soil with E_s as an independent parameter. The excitation is a one-cycle sinusoidal pulse with period $T_E = 0.8\ s$ but with different peak acceleration for each curve. (The right figure is merely an enlargement of the first 4 seconds of motion shown on the left figure.)

To further demonstrate that the role of soil compliance in overturning of a rigid block can range from very *detrimental* to very *beneficial,* we present Figure 6, which needs no further explanation.

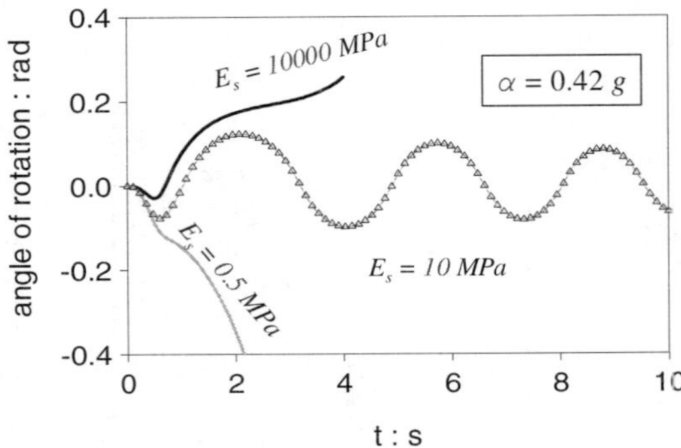

Figure 6   The time-histories of rotation of a slender rigid block with $B = 1\ m$ and $H = 5\ m$ (corresponding to a critical angle $\theta_c = 0.2\ rad$ and $R = 2.5\ m$), on elastic soil with E_s *as* the independent parameter. The excitation is a one-cycle sinusoidal pulse with period $T_E = 0.8\ s$ and constant peak acceler., $a = 0.42\ g$

Uplifting and overturning due to yielding / failing soil : Introducing the case of tilting and toppling of buildings in Adapazari

A most interesting extension of the rocking of foundations on deformable base is when the supporting soil is soft and weak, and may itself undergo significant deformation and bearing–capacity type failure as the structure is rocking and uplifting. The problem is becoming of increasing engineering interest in the realm of the very strong shaking observed in recent earthquakes and prescribed in modern-day seismic codes [4, 6, 7]. The well-known case of foundation failures in Adapazari during the M_s 7.4 Izmit (Kocaeli) Earthquake serves as an ideal example of this problem. Large settlements, permanent tilting, and complete overturning of numerous buildings, which otherwise retained their structural integrity, captured the attention of the world geotechnical and earthquake community. Liquefaction of shallow silty soil layers was evident in the ground surface, but not in abundance.

Detailed scrutiny of these "failures" showed that significant tilting and toppling were observed *only* in relatively slender buildings (with aspect ratio: $H / B > 2$), provided they were laterally free from other buildings on one of their sides. Wider and/or contiguous buildings suffered small if any rotation. Our (rather limited) observations are depicted in the graph of Figure 7, which plots the angle of permanent tilting as a unique function of the slenderness ratio H / B. Although this diagram is not of general applicability (it refers mainly to the district of Tigcilar), it does suggest that for the prevailing soil conditions and type of seismic shaking, most buildings with $H / B > 1.8$ overturned, whereas buildings with $H / B < 0.8$ essentially only settled vertically, with no visible tilting. (Note that several researchers [9. 10, 11], have attempted to correlate building rotation to a number of other problem parameters, but with limited success.)

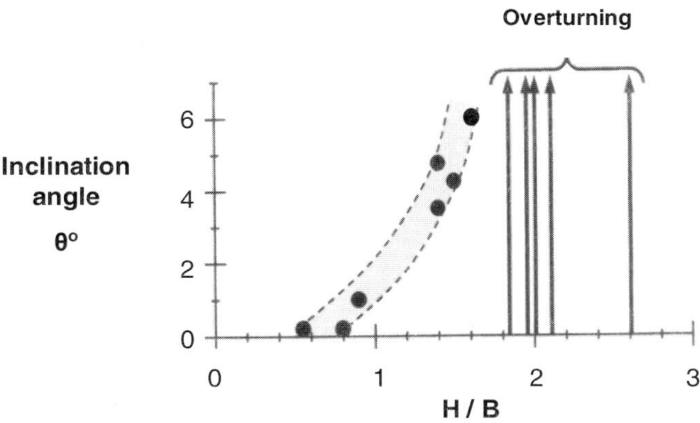

Figure 7   Empirical chart for the permanent tilting angle of buildings in the Tigcilar district (from Gazetas [6]).

The toppling of the "Terveler" building

To introduce the issues arising from the Adapazari failures, we outline the case of one of the buildings (named Terveler), which overturned onto the neighbouring building (named Yagcioglu). Terveler was back-in-back with another building, which also overturned in the opposite direction (see Figure 8).

Soil profiles, based on three SPT and three CPT data obtained from tests in front of each building of interest, reveal the presence of a number of alternating sandy-silt and silty-sand layers, from the surface down to a depth of at least 15 m. From empirically--interpreted CPT (q_c and f_s) results (Robertson & Wridle [12], the distribution with depth of Fines Content (FC) was found to fluctuate from less than 10 % to more than 60 % , with abrupt changes occurring nearly every 30 cm. The q_c values also fluctuate between about 0.40 and 5 MPa. This detailed picture from CPT is not quite matched by the Standard Penetration Test (SPT), the N values of which, $\approx 8-12$, seem to reflect the average behavior rather than the detailed layering of the soil deposit. Later measurements (Bray and co-workers June 2001 [13], Erken 2001 [14]) have generally confirmed these findings, although they have generally shown a larger percentage of fines. Seismic–cone measurements revealed wave velocities V_s less than 60 m/s for depths in meters: 1 – 2, 3 – 5, and 13 – 15, indicative of very soft soil profile.

The peak ground surface acceleration was not recorded in Tigcilar. Using in 1-D wave propagation analysis the EW component of the Sakarya accelerogram (recorded on soft rock outcrop, in the hilly outskirts of the city) leads to acceleration values between 0.20 – 0.30 g, with several significant cycles of motion. Dominant periods are in excess of 2 seconds. Even such relatively small levels of α would have liquefied at least the upper-most loose silty-sand layers of a total thickness 1–2 m , and would have produced excess pore-water pressures in the lower layers. The small amount of water expelled by such a small-thickness layer, covered by 2 m of fill, barely reached the surface; hence the scarcity of sand boils. But the effect on foundation stability is predicted to have been significant.

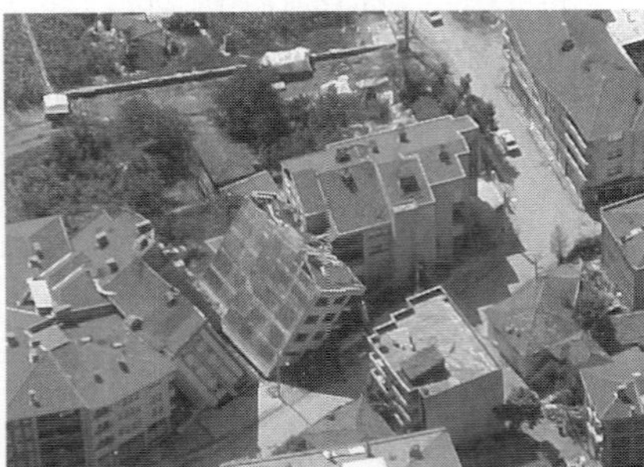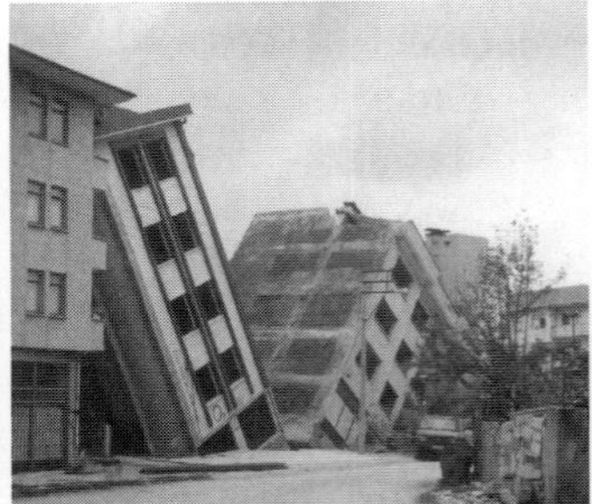

Figure 8 The overturning of two slender buildings in the Tigcilar district, Adapazari

The aforementioned three profiles (under each of the three buildings) were essentially identical. Building geometry and rotation was the only culprit for the different behaviour of the Terveler and Yagcioglu buildings. Indeed, Terveler had a base width $B = 7\ m$ and aspect ratio $H\ /\ B = \ $ 2.1 , while the Yagcioglu had $B = 12\ m$ ratio $H\ /\ B = \ $ 1.1. The only problem of the latter was only the post-seismic consolidation of the liquefied layers and the ensuing small settlement of the building. The problem with Terveler was a largely co-seismic bearing capacity failure under the rocking and uplifting structure. Our tentative analysis of its response comprises two consecutive steps:

(a) pseudo-static computation of the critical acceleration a_c applied at the effective center of mass of the building that would produce bearing-capacity failure of the foundation soil for the given static vertical load from the super-structure

(b) dynamic computation of the rocking response of the structure supported on elastoplastic springs consistent with the critical acceleration of step (a), and subjected to the acceleration time-history computed from the Sakarya rock–outcrop record with wave propagation filtering through the soil.

A set of typical results is summarized in Figure 9. Elasto-plastic finite-element analysis with *Mohr-Coulomb* plasticity gives the so-called *M–Q Interaction Diagram*, i.e., the combination of M and Q that led to bearing-capacity failure. The scatter reflects uncertainties in soil parameters. (See References 15–17 for similar types of analyses.) The intersection of the limiting $M–Q$ curve with the load path $M = Q\ h_c = (2/3)\ Q\ H$ gives the limiting shear force, whence the critical acceleration is obtained

$$a_c \approx 0.16\ g \tag{4}$$

(with some sensitivity to soil parameters, of course). The moment rotation diagram $M - \theta$ along the above loading path is also shown in Figure 9. The choice of hc = (2/3) H, rather than (1/2) H, reflects the additional contribution of the moment of inertial of the building, which of course behaves as a rigid block, in view of the flexibility of the supporting ground.

To visualize the second step of analysis we merely present the sketch of Figure 9. The reader may realize, in view of the results and arguments in the first part of this article, that even a long-period excitation with acceleration levels in the order of 0.20 g – 0.30 g would have not necessarily toppled this building.

Recalling for example the results of Figures 4 and 5, we see that even a slender block, with an aspect ratio $H/B = 5$, would not overturn under base acceleration levels of 0.30 g – 0.40 g or larger, when supported on soft soil (E_s in the order of 5–10 MPa). In the case of Teverler building the size parameter $R \cong 7.9\ m$ —— more favourable than the cases considered in Figures 5 and 6.

Thus an acceleration $\alpha_{max} \approx 0.25\ g$ would not easily have toppled a structure with $\alpha_c \approx 0.15\ g$.

Indeed, a preliminary analysis verifies this expectation. Sketched in Figure 10 is the result of a crude finite–element elastoplastic Mohr–Coulomb dynamic analysis, in the form of a snapshot at the time of the largest rotation of the building. The development of severe plastic deformation (max $\varepsilon_p \approx 2.5\%$) under

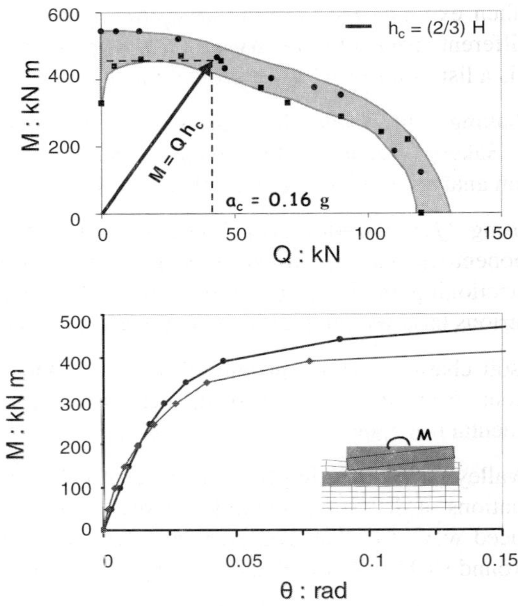

Figure 9   Ultimate moment–shear diagram and moment–rotation relation for the Terveler foundation. Soil is presumed to have fully liquefied from 1.5–2 m.

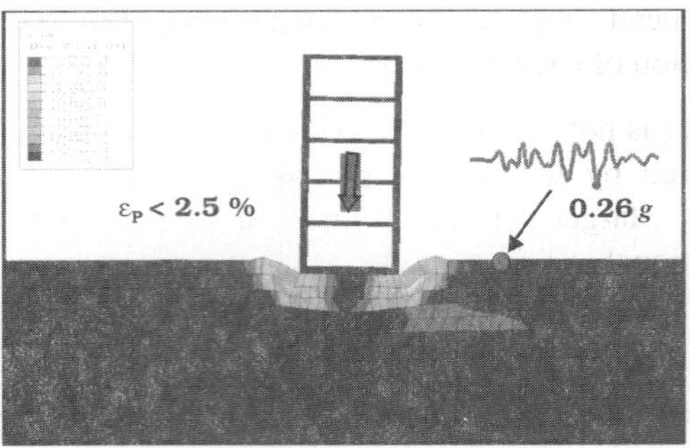

Figure 10   Snapshot of Terveler structure–soil system at the time of peak rotation.

the foundation edges is indicative of a partial mobilization of the maximum soil resistance (bearing–capacity failure mechanism). Under static conditions, development of this rotational mechanism on either side of the foundation would have led to toppling of the structure. Dynamically, each "side" of the rotational mechanism deforms plastically for a short duration, giving a limited inelastic rotation which is partially cancelled by the ensuing deformation on the opposite side. Hence, survival *is* possible.

How do we then explain this and other overturning failures in Adapazari? What may be different from what we have assumed in the above preliminary analysis ? Here is a list of potentially contributing factors:

(a)   Ground shaking could indeed have been more sever than that computed from the Sakarya record with the help of one–dimensional wave propagation analysis (which led to $a \approx 0.25\ g$). Three possible reasons :

- A strong *"forward–directivity"* effect in the "fault–normal" NS component of motion, (which by accident was not recorded due to malfunctioning in the Sakarya station) could have led to a more deleterious base ground shaking than the utilized EW component ;

- The soil characteristics especially at relatively large depths may be different from those assumed in our analysis, playing a more detrimental role ; and

- 2D "valley" effects arising from the (recently discovered [18]) rapid fluctuations of the alluvia depth to bedrock across the city may have produced wave focusing and diffraction effects, further aggravating the ground shaking to which the building was subjected.

(b)   The presence of the neighbouring (back–to–back) building could have worsened the performance of Terveler in a number of ways :

- The apparently out–of–phase motion of the two buildings may have produced impact forces, aggravating the tendency for outward rotation of each building.

- There is not a single M_{ult} value for each foundation; the confinement offered by the neighbour makes the ultimate moment towards it, M_{ult}^{+} , larger than the ultimate moment away from it, M_{ult}^{-} . Thus, rotational yielding of the foundation is asymmetric, and hence the aforementioned beneficial reversal of plastic deformation would be less effective than under conditions of symmetry.

To what, if any, degree each one of the above factors has contributed to the Adapazari overturning failures remains for the moment an unsolved mystery, despite the related substantial international research effort [6–7, 9–11, 18–20].

The answer to the question must respect, among other things, the following overwhelming evidence of a *low velocity impact* of the overturning Terveler onto the Yagcioglu building :

- the failed building was structurally and architecturally unscratched

- there were no fatalities (on either building)

- the "injuries" of Yagcioglu building revealed after demolition of Terveler were unbelievably minor

- in other overturned buildings, where no support were provided by a neighbour, the rotation continued slowly many hours after the earthquake — evidence of toppling cushioned by the reaction of the same soil that had initiated the failure in the first place.

References

1. Psycharis I. (1983) *"Dynamic Behaviour of Rocking Structures Allowed to Uplift"*. Journal of Earthquake Engineering and Structural Dynamics, No 11.
2. Chopra A., Yim S. (1985) *"Simplified Earthquake Analysis of Structures with Foundation Uplift"*. Journal of Structural Engineering, Vol. 114, No 4.
3. Koh A., Spanos P., Roesset J. (1986) *"Harmonic Rocking of Rigid Block on Flexible Foundation"*. Journal of Engineering Mechanics, Vol. 112, No 11.
4. Cremer C., Pecker A., Davenne L. (2002) *"Modeling of Nonlinear Dynamic Behaviour of a Shallow Strip Foundation with Macro-Element"*. Journal of Earthquake Engineering, Vol. 6, No 2.
5. Hibbitt, Kalsson, and Sorensen. (2001) *Abaqus* v6.1, Rhode Island.
6. Gazetas G. (2001) *"Foundation Failures in Adapazari during the 17–8–99 Izmit (Kocaeli) Earthquake"*. Proceedings of the 4th National Greek Conference on Geotechnical Engineering, Athens, Vol. 3, (*in Greek*).
7. Gazetas G., Makris N. (2002) *"Uplifting and Overturning of Simple Structures in light of the Athens, Kocaeli, and Düzce Earthquakes in 1999"*. Proceedings of the 4th Forum on Implications of Recent Earthquakes on Seismic Risk, Tokyo.
8. Apostolou M., Gazetas G., Makris N., Anastasopoulos J. (2003) *"Rocking of Foundations under Strong Seismic Excitation"*. Fib-Symposium on Concrete Structures in Seismic Regions, Athens.
9. Yasuda S., Irisawa T., & Kazami K. (2001) *"Liquefaction-Induced Settlement of Buildings and Damages in Coastal Areas during the Kocaeli and Other Earthquakes"*. Lessons Learned form Recent Strong Earthquakes, A.M. Ansal, editor, pp.33 – 42.
10. Yasuda S., Yoshida N., Irisawa T.. (2001) *"Settlement of Buildings due to Liquefaction during the 1999 Kocaeli Earthquake"*, Lessons Learned form Recent Strong Earthquakes, A.M. Ansal, editor, pp.77 – 82.

11. Yoshida N., Tokimatsu K., Yasuda S., Kokusho T., & Okimura T. (2001) *"Geotechnical Aspects of Damage in Adapazari City during 1999 Kocaeli, Turkey Earthquake"*. Soils and Foundations, Vol. 41, pp.25-45.

12. Robertson P.K. & Wride C.E. (1997) *"Evaluation of cyclic liquefaction potential based on the CPT"*. Seismic Behavior of Ground and Geotechnical Structures, P. S. Seco e Pinto, Ed., A. A. Balkema, pp. 269-279.

13. Bray J.D. et al (2001) *"Ground Failure in Adapazari, Turkey"*. Lessons Learned form Recent Strong Earthquakes, A.M. Ansal, editor, pp.19 – 28.

14. Erken A. (2001) *"The Role of Geotechnical Factors on Observed Damage in Adapazari during 1999 Earthquake"*. Lessons Learned form Recent Strong Earthquakes, A.M. Ansal, editor, pp. 29 – 32.

15. Poulos H.G., Carter J.P., Small J.C., (2001) *"Foundations and Retaining Structures–Research and Practice"*. Proceedings of the 15th International Conference on Soil Mechanics and Geotechnical Engineering, Vol. 4, pp.2527–2605, Istanbul.

16. Bransby M.F., & Randolph M.F. (1998) *"Combined Loading of Skirted Foundations"*. Geotechnique, Vol. 48, pp. 637–655.

17. Pecker A., (1997) *"Analytical Formulae for the Seismic Bearing Capacity of Shallow Strip Foundations"*. Seismic Behavior of Ground and Geotechnical Structures, P. S. Seco e Pinto, Ed., A. A. Balkema, pp. 261–268.

18. Komarawa M., Morikawa H., Nakamura K, Akamatsu J, Nishimura K., Sawada S., Erken A., Onalp. (2002) *"A. Bedrock Structure in Adapazari, Turkey—a Possible Cause of Severe Damage by the 1999 Kocaeli Earthquake"*. Soil Dynamics and Earthquake Engineering, Vol. 22, No 9-12.

19. Japan Society of Civil Engineers. (1999) *"The 1999 Kocaeli Earthquake, Turkey – Investigation into the damage to civil engineering structures"*. Report of Earthquake Engineering Committee.

20. Earthquake Engineering Research Institute. (2001) *"1999 Kocaeli, Turkey"*. *Earthquake Reconnaissance Report*, Special Issue of Earthquake Spectr

A proposed risk assessment model for geotechnical design

M.A. Abd Alghaffar, J. Oliphant and C. Dymiotis
School of the Built Environment, Heriot-Watt University, Edinburgh, Scotland

Introduction

In Geotechnics, a practising Engineer would usually take decisions regarding the overall behaviour of the material or structure under consideration, based on his/her experience and limited objective information. Once a soil profile has been defined, deterministic analysis is carried out using soil properties chosen to allow for a factor of safety. This method has satisfactorily served the profession for a long time, but cannot answer questions relating to the levels of risk or safety associated with the design.

Reliability theory has evolved as a systematic approach to characterise uncertainty and quantify the associated risk. It is concerned with finding the reliability of the structure or its "failure" probability. This satisfies the need for a consistent measure of the level of safety to be conveyed clearly to the public and regulatory authorities.

Uncertainty in geotechnical design, as in any other engineering design, is mainly attributed to load and strength parameters, and to the calculation model. The latter is sometimes termed system or model uncertainty. Other sources of uncertainty, such as human errors and poor workmanship quality, are usually difficult to quantify and include in the analysis, and may be addressed properly through quality control and assurance programmes.

In this paper, a generic reliability model for the calculation of the reliability or failure probability of a geotechnical structure will be developed. The model addresses some of the limitations of the traditional methods, such as parameter correlation, spatial variability and system uncertainty. Calculation of the failure probability is made using the first order reliability method (FORM) employing Low (1996) method and Monte Carlo Simulation. The software @Risk4.5 by Palisade is used for this purpose. The model will be used to calculate the failure probability associated with the design of embedded walls to BS8002 (BSI 1994) and Eurocode7 (BSI 1995). Comparison of deterministic design to both codes

Foundations: Innovations, observations, design and practice, Thomas Telford, London, 2003

has been carried out by Abd Alghaffar et al (2003) in a companion paper to the same conference.

Factors affecting the reliability model:

For a particular design, structural reliability or failure probability can be affected by:

- Model uncertainty
- Parameter uncertainty
- Parameter correlation

A reliability model should ideally address and adequately account for all of these issues. As evident from the following sub-sections, however, this is not always straightforward. Although most reliability studies consider parameter uncertainty, the correlation between the various parameters considered and the uncertainty inherent in the adopted model are often neglected, which may lead to a significant underestimate of the overall uncertainties and, thus, inaccurate results.

Model uncertainty

Formulating a limit state function for reliability analysis is based on a deterministic model for the analysis of the problem in question. This analysis model, however, is associated with uncertainties because of its imperfect representation of reality due to simplifications and idealisations that are necessary.

As application of modern reliability methods to geotechnical problems become more frequent, there is an increasing need to know how to properly represent model uncertainty in limit state functions when engineering models are included.

Model uncertainty may be defined as the ratio of the actual quantity to the quantity predicted by the model. It can be introduced through a random variable N that can be evaluated from at least one of the following:

- Comparisons between model test results and deterministic calculations
- Expert opinion and engineering judgement.
- Case studies of prototype and other model tests.

N is usually assigned a mean value of 1 (Alonso, 1976). There is little experimental evidence to assign a number to the standard deviation of N, but values between 10% and 15% are used in the literature (Alonso, 1976 & Low, 1996).

Parameter uncertainty

The limit state function is a function of soil parameters, thus, quantification of the uncertainty in these parameters is required in order to properly estimate the failure probability.

Parameter uncertainty is due to the lack of agreement between estimated geotechnical parameters and real values. This results from three major sources, which can be readily identified as:

- Natural heterogeneity or inherent variability resulting from the natural geologic processes that formed and has been continually modifying the soil mass. This uncertainties cannot be reduced but can be modelled probabilistically.
- Measurement errors arising from variations in the measured values from the actual field values due to sample disturbance, test imperfections and human factors. This kind of uncertainty can be reduced using quality control procedures.
- Limited availability of information about subsurface conditions. Soil parameters are estimated from field or laboratory tests involving a limited number of soil samples. Additional testing can eliminate this source of statistical uncertainty.

Soil properties vary from one point to another vertically and horizontally within a site. In geotechnical engineering, heterogeneous soil layers are assumed homogenous for the design, completely neglecting these variations. However, realistic estimates of the variability of the soil parameters are needed for the application of reliability analysis.

Soil parameters have been modelled in early reliability analyses as random variables with mean values and standard deviations. The mean and variance are one-point statistical parameters and cannot capture the features of the spatial structure of the soil. To overcome this difficulty, soil can be modelled as a random field (Vanmarcke, 1977) by decomposing the spatial variability into a smoothly varying trend [t(z)] and a fluctuation component [w(z)], as follows:

$$\xi(z) = t(z) + w(z) \tag{1}$$

Where ξ is the in-situ soil property and z describes the point in the layer under consideration.

Since performance of a structure is governed by the average soil property within a zone of influence, rather than at a single point, averaging the properties over the depth of the layer (Δz), the larger the depth the more the fluctuations (w) that cancel out in the process of spatial averaging. This tends to cause a reduction in the variance whereas the mean remains unchanged. The dimensionless ratio of the spatial average of a property to its average at a point z is given by:

$$\Gamma(\Delta z) = \frac{\xi(\Delta z)}{\xi(z)} \tag{2}$$

For zero depth of the layer Δz, the spatial average becomes just a point and $\Gamma(0)=1$. At larger Δz, $\Gamma(\Delta z)$ measures the decay in the standard deviation relative to the point, which represents a reduction factor for averages. The square of the reduction factor, Γ^2, is called the variance reduction function.

Another statistical parameter that is needed to describe inherent variability is the correlation distance or the scale of fluctuation, which provides an indication of the distance within which the property values show relatively strong correlation from point to point. When the soil property is being averaged over a large Δz, the variance becomes inversely proportional to Δz and the variance reduction function becomes:

$$\Gamma^2(\Delta z) = \frac{\delta}{\Delta z} \tag{3}$$

Where δ is the scale of fluctuation and no variance reduction takes place up to an averaging interval $\Delta z = \delta$.

Parameter correlation

Different soil parameters show some degree of correlation between them, and the effect of this correlation on the calculated failure probability of failure should be considered. This may be achieved by introducing the correlation coefficient ρ, which may assume values from -1 to $+1$. A value of 1 or -1 indicates perfect linear dependence. A positive value indicates direct proportion between the variables whereas a negative value indicates inverse proportion between the variables. A zero value indicates no correlation and the variables are therefore independent. As commented by Cherubini (2000), the angle of shear friction ϕ and the cohesion c have been previously found to be negatively correlated.

Reliability model

The capacity-demand model is a convenient means of accounting for uncertainties and associated risks in reliability analysis. A reliability index β is used as a relative measure of reliability or confidence of the structure to perform its function in a satisfactory manner.

In capacity-demand models, uncertainties in structural performance are taken as functions of the uncertainties in the values of individual parameters and in the calculation model used to calculate the performance measure. The capacity and demand can be combined in the performance function so that the limit state is attained when the capacity is equal to the demand. The probability of failure or unsatisfactory performance can be defined as the probability of the demand on the structure exceeding its capacity. The following sections address the various steps involved in reliability analysis using the capacity-demand model.

Random field

Due to the fact that soil parameters vary from point to point even within a homogeneous layer, soil should be modelled as a random field using the scale of fluctuation.

For a soil property x at two different locations, expected values should become similar as the distance between these locations approaches zero. On the other hand, correlation decreases as the distance becomes larger. This is because the fluctuations tend to cancel out in the process of spatial averaging. This causes a reduction in variance of the parameter σ^2 according to the following relationship defined by Vanmarcke (1977):

$$\sigma^2 = \sigma^2 \cdot \Gamma^2(Z) \tag{4}$$

The variance reduction coefficient, $\Gamma^2(Z)$, takes values between 0 and 1, which implies that the variance of the spatial average is less than the variance at a single point. $\Gamma^2(Z)$ can be calculated using equation (3).

Probability distribution

The probability distribution is the function that defines a continuous random variable. Two types of probability distributions are commonly used in geotechnical engineering, namely normal (Gaussian) and lognormal distributions. In line with previous research, these are therefore the distributions that are considered in the current paper.

Performance function and limit states

The performance function describes the limit state by combining the capacity of the system and the imposed demand. Even though for retaining walls different limit states can be defined, only overturning will be considered herein as it is the critical mode of failure for the stability of a wall. The limit state is described by:

$$Z = M_p - M_a \tag{5}$$

The failure surface is defined when Z=0 and the unsafe region corresponds to Z<0, whereas Z>0 implies safety.

Calculation of the reliability index

The reliability index can be estimated by integrating the performance function using methods such as those described below.

Monte carlo simulation

The performance function is evaluated for different combinations of simulated values of the random variables. A plot of the results produces approximation of the probability distribution. The reliability index can be calculated from the expected value of the performance function, whereas its standard deviation can be estimated from the plotted probability distribution.

Taylor series method

The moments of the performance function may be estimated by means of a Taylor Series Expansion at the expected values of the random variables. The expected value of the performance function is obtained by evaluating the function for expected values of the random variables. The variance of the performance function g(X) for independent variables is calculated from

$$Var[g(X)] = \sum \left[\left(\frac{dg}{dX_i} \right)^2 VarX_i \right] \tag{6}$$

For correlated variables, the variance is calculated as

$$V\,\mathrm{arg}(X) = \sum \left[\left(\frac{dg}{dX_i} \right)^2 VarX_i \right] + 2\sum \left[\frac{dg}{dX_i} \cdot \frac{dg}{dX_j} Cov(X_i, X_j) \right] \tag{7}$$

Point estimate method
An alternative way of calculating the moments of the performance function is based on the moments of the random variables (mean and variance). This overcomes the difficulty in evaluating derivatives, as the distribution is approximated by two point estimates of the mean performance function, at distances of one standard deviation on either side of the mean. For n variables, the procedure requires the evaluation of g (X) 2^n times in order to obtain the mean and standard deviation of g(X). Therefore, this becomes impracticable when n is large, which is the case when soil properties have to be modelled as a random field (Mostyn & Li, 1993).

Low's method
Low (1996) proposed a practical method for calculating the second moment reliability index using spreadsheets. The method is based on the perspective of an ellipsoid that just touches the failure surface in the original space of the variables. This provides a more intuitive definition of the Hasofer and Lind (1974) reliability index than the widely adopted perspective of a sphere in the space of the reduced variables. The method yields identical results as those calculated by the iterative method suggested by Rackwitz (1976) but it is simpler as no partial derivatives are required.

Low's method is adopted herein for the reliability analysis of sheet piles in ϕ and c-ϕ soils, as it is easier and provides a more consistent index utilising the method of Hasofer and Lind. Results from Low's method are compared to those from Monte Carlo Simulation.

Determining the probability of failure
If the calculated reliability index is assumed to result from a linear, normally distributed performance function, then the failure probability is equal to the standard cumulative normal distribution of minus the reliability index, so that:

$$P_f = \varphi(-\beta) \tag{8}$$

Monte Carlo Simulation can result in a direct estimate of the failure probability by calculating the ratio of the number of calculations for which the performance function is negative to the total number of calculations.

Application

Design of propped retaining walls was deterministically carried out according to BS8002 and Eurocode 7 (EC7), using the software REWARD 2.5 by Geotcentrix 2001 for calculating the depth of embedment and the moments for the layout shown in

Figure 1. It is assumed that $\phi=30°$ in ϕ-soil, whereas $c=10kN/m^2$ and $\phi=22°$ in c-ϕ soil.

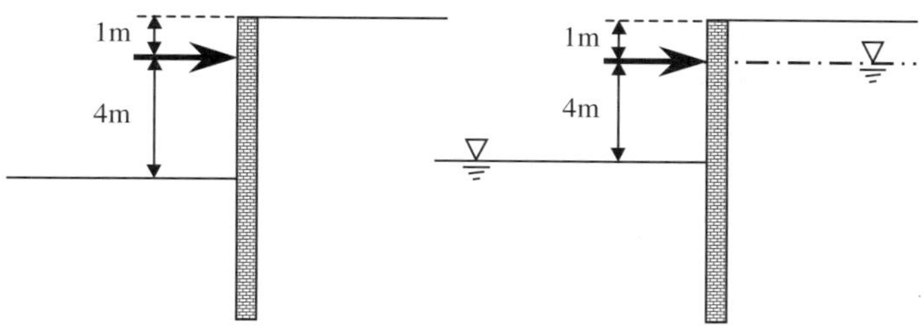

Figure 1. Geometry of retaining walls considered

Results and discussion

It can be seen from Figure 2 that Low's method for reliability calculation using Excel spreadsheets gives similar results to Monte Carlo Simulation, so curves for the two methods and for any one scenario coincide. Varying the coefficient of variation (COV) of ϕ from 5% to 20%, the resulting probability of failure increases as COV of ϕ increases. The failure probabilities are almost identical for BS8002 and EC7, case C when $\delta/\phi=1$ irrespective of the method used for evaluating the reliability, hence all four curves corresponding to $\delta/\phi=1$ almost coincide. Another observation is that the probabilities are higher for $\delta/\phi=0.67$ than for $\delta/\phi=1$. This is because the passive resistance increases with wall friction, whereas the active pressure reduces. When $\delta/\phi=0.67$, BS8002 gives a slightly lower probability than Eurocode7 in ϕ-soil, whereas the converse occurs in c-ϕ soil. To some extent, this may be in agreement with Schuppener et al (1998), who criticised EC7, case C for possibly yielding insufficiently safe solutions when only one partial factor is applied.

Introducing a model uncertainty parameter increases the probability of failure. As shown in Figure 3, a reduction in the passive model uncertainty from 15% to 10% reduced the failure probability by almost 50%.

When the soil is modelled as a random field by introducing the scale of fluctuation, as may be seen in Figure 4, the failure probability reduces. Similarly, doubling the value of δv from 0.5m to 1m, the failure probability increases by almost 30%. This is because as values increase, correlation decreases and variability increases.

In order to study the effect of using lognormal distributions, failure probabilities equivalent to those calculated assuming normal distributions are plotted in Figure 5. It is evident that the type of distribution in the examined cases has very little influence on the overall results. However, it is also noted that use of lognormal distributions consistently leads to slightly more conservative estimates.

The presence of a water table raises failure probabilities from a maximum of 4% to a maximum of 30%, as can be observed by comparing Figures 4 and 6. This is due to the increased active pressure and implies that proper drainage is needed in order to limit the likelihood of failure.

Finally, Figure 7 demonstrates that failure probabilities decrease as the correlation between ϕ and c increases.

Eurocode1 recommends a target probability of failure of 0.0001 for ultimate limit states and 0.1 for serviceability limit states, whereas no probabilities are recommended by BS8002. Probability recommended by EC1 is lower than the target for retaining structures recommended by Meyerhof 1970 of 0.001. The analysis carried out herein results in a probability closer to the one recommended by Meyerhof 1970 if the COVϕ is limited to 10% in dry conditions and less than 5% when water is present in a ϕ-soil when modelled as random field assuming model COV of 10%. This target probability of failure can be achieved when ρ =-0.4 for c-ϕ soil.

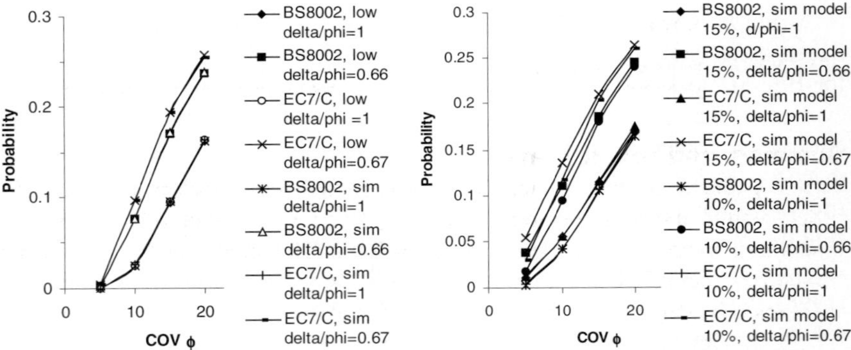

Fig 2. Calculated failure probabilities   Fig.3: Calculated failure probabilities considering model uncertainty

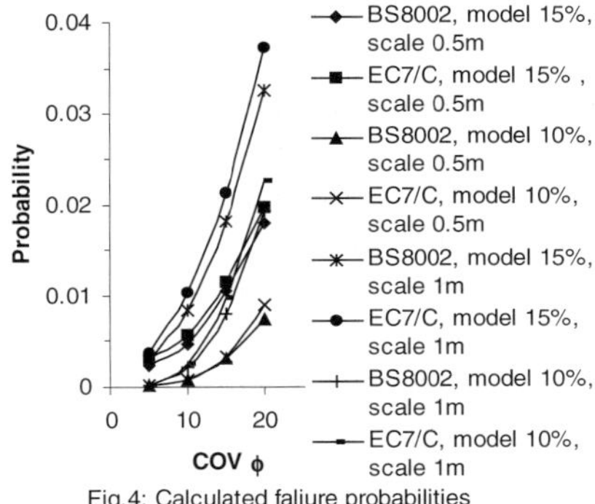

Fig.4: Calculated faliure probabilities considering model uncertainty and spatial variability

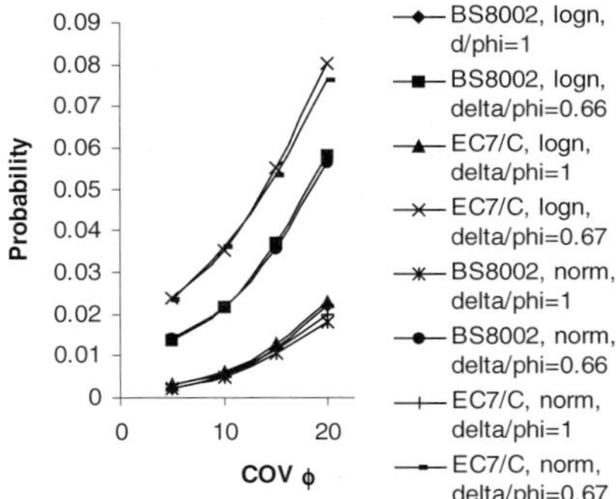

Fig.5: Effect of assumed statistical distribution on the calculated failure probabilities (Model Uncertainty=15%)

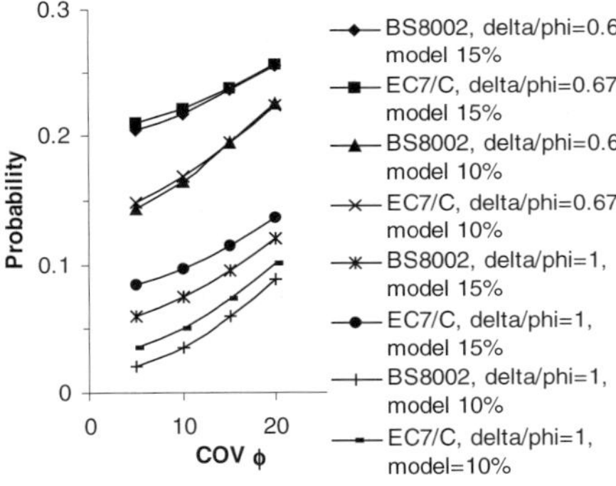

Fig 6. Effect of water table on calculated failure probabilities

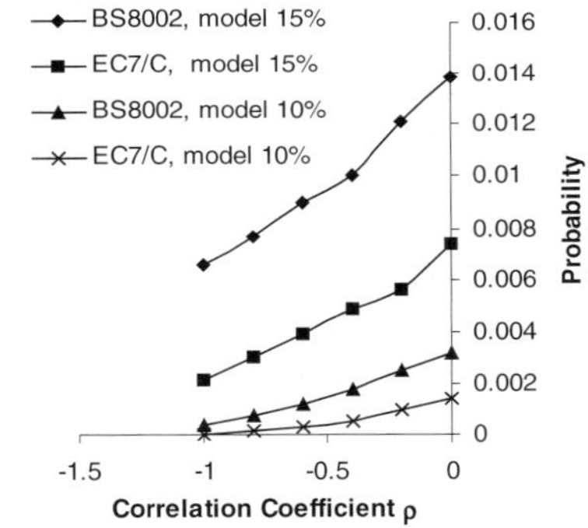

Fig 7. Correlation effect on calculated failure probabilities for propped cantilever in c-phi soil

Summary and conclusions

In this paper a generic reliability analysis model was developed using a first order second moment method, which employed Low's method (1996) and a simulation method using the software @Risk. The model addresses most of limitations identified in previously proposed reliability methods and therefore involves considerations such as parameter correlation and system uncertainty.

The model is used to evaluate the failure probability associated with the design of embedded retaining structures to BS8002 and EC7. The drawn conclusions are summarised below.

The margin of safety provided by EC7 is similar to the one provided by BS8002. However, EC7 leads to a more economical design as the calculated depth of embedment is less than that calculated according to BS8002. This could be considered when evaluating different design options in order to select the most optimum one.

Modelling the soil as a random field reduces the uncertainty and consequently the probability of failure. A reliability analysis that does not consider the effect of spatial variability of soil parameters is very likely to result in unrealistic results.

Finally, reliability analysis is a compliment to traditionally used deterministic methods of analysis. It provides a systematic approach for quantifying the uncertainties and associated risks in design. Nonetheless, reliability theory should not be viewed as a "killer " for engineering judgement, but as a tool aiding good experience and judgement in arriving at informed decisions, including the identification of the best design solution among the available alternatives.

References:

1. Abd Alghaffar, M., Oliphant, J., Dymiotis, C., (2003) ' *Design of Embedded Walls to BS8002 and Eurocode7- A Comparavtive Study'*, ICOF 2003
2. Alonso, E.E., (1976), '*Risk Analysis of Slopes and its Applicaton to Slopes in Canadian Senstive Clays'*, Geotechnique,26, No.3, pp 453-472, ICE.
3. BS 8002 (1994), '*Code of Practice for Earth Retaining Structures'*, London, British Standards Institution.
4. Cherubini, C., (2000), '*Probabilistic Approach to the Design of Anchored Sheet Piles Walls'*, Computers & Geotechnics, Vol. 26, pp 309 – 330, Elsevier Science Ltd.
5. *Eurocode 7 Geotechnical design-Part 1*, DD ENV 1997-1:1995, British Standards Institution.
6. Hasofer, A., & Lind, N., (1974), '*Exact and Invariant Second Moment Code Format'*, Journal of Engineering Mechanics Division, 100, EM1, pp 749-752, ASCE
7. Low, B.K., (1996), '*Practical Probabilistic Approach Using Spreadsheet'*, *In: Geotechnical Special Publications No.58: Uncertainty in the Geologic Environment: From Theory to Practice*, Proc. Of Uncertainty 1996, Edited by Charles D. Shackelford, Priscilla P. Nelson & Mary J.S. Roth, Volume 2, pp 1284-1302, ASCE.
8. Meyerhof, G.G., (1970), '*Factors of safety in Soil Mechanics'*, Canadian Geotechnical Journal, 7, pp 349-335, NRC Press, Canada.
9. Mostyn, G.R & Li, K.S., (1993), '*Probabilistic Slope Analysis- A State of Play'*, In: Probabilistic Methods in Geotechnical Engineering, edited by Li&Lo, pp 233-239, Balkema, Rotterdam.
10. Rackwitz, R. (1976), '*Practical Probabilistic Approach to Design'*, Bulletin No.112, Paris, France: Comité European du Béton.
11. Vanmarcke, E.H., (1977), '*Probabilistic Modelling of Soil Profiles'*, Journal of the Geotechnical Engineering Division, Vol. 103, No. GT11, PP 1227-1246, ASCE.

Design of embedded walls to BS8002 and Eurocode 7 – a comparative study

M.A. Abd Alghaffar, J. Oliphant and C. Dymiotis
School of the Built Environment, Heriot-Watt University,
Edinburgh, Scotland

Introduction

Embedded retaining structures are built of contiguous or interlocking individual piles, or diaphragm wall panels, to form a continuous structure capable of retaining soil and to some extent water. Piles can be made of timber, concrete or steel, whereas diaphragm construction is formed of reinforced concrete. Embedded walls may be either cantilevers, or anchored or propped walls. A cantilever wall would obtain its stability from the depth of embedment, whereas anchored or propped walls would obtain their stability partially from the depth of embedment and partially form the anchor or the prop, which support the upper part of the wall.

Free earth conditions are assumed in the design of the anchored or propped walls. In this approach, the pile penetration is designed so that passive pressures in front of the wall resist the forward movement instead of the rotation of the toe. In the fixed earth condition assumed for cantilever walls, further penetration of the pile is required in order to ensure that enough passive pressure in front of the wall is developed to resist both the movement and the rotation of the toe. The primary objectives of the design of retaining walls, as for any other engineering design are safety, serviceability and economy.

Traditionally, these objectives were achieved using the global safety factor (traditional CIRIA methods and CP2). With the evolution of limit state design (LSD) in geotechnical engineering, codes such as BS8002 and Eurocode 7 (EC7), which employ LSD have been developed.

This Paper makes a comparative study of the designs of retaining structures to BS8002 and EC7. The paper starts with an overview of the two codes, their features, advantages and limitations. Further comparisons are made using appropriate examples.

Foundations: Innovations, observations, design and practice, Thomas Telford, London, 2003

Design of embedded retaining structures to BS8002

BS8002 has been prepared under the direction of the Technical Sector Board for Building and Civil Engineering. The code is a complete revision of the Civil Engineering Code of Practice No 2 (CP2), which was issued by the Institution of Structural Engineers in 1951 on behalf of the Civil Engineering Codes of Practice Joint Committee. A draft of the code was published in 1988 for public comment, and in 1992 a new committee reviewed and revised the text. The main changes for the design of earth retaining structures in this code are:

- The recognition that effective stress analysis is the main basis for the assessment of earth pressures, whereas total stress analysis is important for some walls during or immediately after construction.

- The need to take the effect of movement on upon the resulting earth pressure on the wall.

For small wall movements, the mobilised shear strength of the soil is less than the ultimate strength, whereas for large strains the shear strength of the soil reduces to its residual value.

The code does not restrict designers from applying the results of research or from taking advantage of previous experience for decision-making in the design of retaining structures.

Limit state methods

The code adopts the philosophy of limit state design (LSD). Specifically, limit states are divided into the ultimate and serviceability limit states. The ultimate limit state (ULS) refers to conditions that may cause the collapse or rupture of the structure and may endanger property or people, or cause large economic loss. The serviceability limit state (SLS), on the other hand, refers to conditions under which the use of the wall is affected, its durability is impaired and its maintenance requirements are substantially increased. Therefore, whereas the ULS aims at ensuring safety, the SLS helps to ensure economic occupancy.

Calculations should consider all limit states so that the risk of attaining either the SLS or ULS is highly improbable. For most retaining structures, the SLS of displacement is the governing criterion for a satisfactory equilibrium and not the ULS of overall stability. Since displacement calculations are impractical, serviceability requirements are assured by limiting the portion of the available strength actually mobilised in service, through the concept of the mobilisation factor.

Design values

In LSD, calculations are carried out using design values for soil parameters. The design values are obtained from representative values divided by a mobilisation factor. The code states that the representative values should be a conservative estimate of the properties of the in-situ soil. These are estimated from results of soil tests or site investigations. In the absence of such results, tables 2, 3 and 4 of the code provide guidance on the representative values of the angle of the shearing resistance and the density based on empirical relationships for different soil classifications and index tests for clay and cohesion less soils.

Once the representative values are determined, design values are obtained through a division by a mobilisation factor. This is defined by the code as a factor that determines the proportion of the representative strength, which may be mobilised at a limit state. The mobilisation factor is selected to limit the deformation of the wall, such that the maximum deformation is less than or equal to 0.5% of the wall height. Moreover, the design value is selected to satisfy both SLS and ULS considerations, so that the design value is the lower of the peak value divided by the mobilisation factor or the critical state value.

Design method

Design calculations relate to a free body diagram of forces and stresses for the whole retaining wall. The calculations should demonstrate that there is global equilibrium of vertical and horizontal forces and moments. In checking for equilibrium and limiting soil deformation, all walls should be designed for a minimum surcharge loading of $10KN/m^2$ and a minimum depth of additional unplanned excavation in front of the wall. The amount of the unplanned excavation should be the greatest of 0.5m and 10% of the total retained height for a cantilever or the height retained below the lowest support level for a propped or anchored cantilever.

Concerns regarding BS8002 design

Puller and Lee (1996) criticised BS8002 for being somewhat prescriptive, leaving little flexibility for the designer. This is particularly the case in specifying the use of over-dig depths and a minimum retained surcharge irrespective of actual conditions and site control. Akroyd (1996) and Bolton (1996) justified the minimum surcharge requirements to account for loading due to, for instance, the ground, structures and cranes. Unplanned excavation was considered necessary in order to provide extra stability to the wall during its lifetime, taking into account the possibility of over-digging

Other concerns are raised regarding the application of a constant mobilisation factor for all conditions. Akroyd (1996) and Bolton (1996) argued that this is due to the fact that the code acknowledges that the design of retaining structures is controlled by the strain required to mobilise the soil strength. The design value of strength should exceed neither the critical state strength of the soil, nor the strength mobilised at a serviceable strain level, typically 1% of the shear strain, to produce a structure that is plastically ductile, even if subjected to excessive loading. This is achieved by dividing the peak strength by a mobilisation factor. For medium dense to firm soil, the factors are 1.5 for undrained cohesion and 1.2 for drained cohesion. For softer soil, the factor may be larger and should be determined from a stress-strain test mobilising 1% of the strain.

Design of embedded walls to Eurocode 7

In 1980, under agreement with the Commission of the European Communities (CEC), the international Society of Soil Mechanics and Foundation Engineering surveyed codes of practice for foundations, adopted in member states. This led to the publication of a draft for Eurocode 7 in 1987. The CEC sponsored further work on this draft until 1989/1990, when responsibility for it was transferred to the Comité Europeén de Normalisation (CEN). Subsequently, CEN established the technical committee TC250, to oversee the development of all Eurocodes. Subcommittee SC7 of TC250 was responsible for the development and publishing in 1994 of Eurocode 7, which generally refers to geotechnical design involving soil and rock, to provide a harmonised design code with structural design codes.

The code is based on the limit state philosophy, which requires the selection of characteristic values for ground properties and application of partial factors to loads and ground properties and, sometimes, to the geometry of the design. Furthermore, EC7 considers geotechnical categories based on high, low and normal level of risk, allowing the use of observational method in the design.

Load combinations in the Eurocodes consider transient, persistent and accidental situations. A transient situation refers to loads acting during a short period of the structural life and has a high probability of occurrence during, for instance, construction or repair. A persistent situation, on the other hand, is relevant during the working life of the structure and refers to conditions of normal use. An accidental situation is one that involves exceptional conditions such as fire, explosion, impact or local failure.

Calculations are normally used to check that the risk of failure, defined as the attainment of the ULS or SLS, is acceptably low for each design situation.

Design values

Design values used in the limit state method are derived from the characteristic values of the loads, ground properties and geometry, using partial factors. The characteristic values are obtained based on experience or judgement, as a cautious estimate of the values representing the occurrence of the limit states. When use of statistics is made, values with a probability of 5% of being exceeded are employed. Moreover, partial factors are applied to obtain the design values, taking account of unfavourable deviations from the characteristic values. Partial factors of unity are applied to loading and resistance parameters for serviceability analysis in order to ensure that excessive cracking and deflections do not occur.

Design cases and geometric factors

In geotechnical design to EC7, the following three design cases, with different features and material factors as shown in table 1 of the code, are introduced to ensure that the risk of failure is acceptably low for given combinations of loads and ground properties.

- Case A: Loss of static equilibrium.

- Case B: Failure of the structure or structural element.
- Case C: Ground failure.

In addition to partial factors on loads and material properties, EC7 includes allowance of a maximum of 0.5m in front of the wall or 10% of the retained height, accounting for site or construction conditions that are not covered by the partial factors.

Concerns regarding EC7 design

The code has been criticised for being based on the partial factor concept. The main criticisms are discussed in the following paragraphs.

EC7 adopts methods that are more complicated than other methods currently used. Furthermore, EC7 inhibits engineering judgement, it relies on statistics and probability theory and it results in long and complicated codes. Oliphant and Doughall (to be published) address these issues in more detail.

Bolton (1996) highlighted that the code is unclear on whether brittleness should influence the selection of the characteristic values of strengths, as, unlike BS8002, it does not directly state that the design strength should not be greater than the ultimate critical state strength. EC7, however, requires the characteristic value to represent the state of material in the ground that governs the occurrence of the limit state. Therefore, it could be concluded that brittleness should influence the selection of the characteristic value and the requirements of EC7 are compatible with those of BS8002 in this regard.

Akroyd (1996) argued that, although Eurocode7 states that all factors or variables that influence soil strength should be considered in the determination and selection of the characteristic strength values, no guidance on how to do this is provided. This is tenable, even though geotechnical engineers are expected to continue to use their judgement, hence current methods will continue to be applied.

Comparative study

In order to assess the provisions of BS8002 and EC7 for the design of embedded retaining structures (cantilever and singly propped walls), a series of calculations has been made using the software ReWaRD 2.5 by Geocentrix 2001. In these calculations, parameters relating to the height of embedment and the soil shear strength were varied. The results are presented below.

Propped cantilever

ϕ-Soil

Varying the height of the excavation (H) from 2.5m to 15m at ϕ =30°, the depth of embedment and moments increase with H, as shown in Figures 1 and 2. BS8002 gives the highest values. EC7, case C gives values that are close to those given by BS8002. Case A gives higher embedment than case B, even though moments calculated for case B are slightly higher than those for case A.

Varying the angle of shear resistance from 20° to 50° at H=5m, the calculated depth of embedment and moments reduce as ϕ increases, as presented in Figures 3 and 4. Again, BS8002 gives the highest values with the results of EC7, case C approaching those of BS8002, and with case A giving the lowest moments and case B giving the lowest embedment.

Introducing a water table at the level of 1m below ground and excavation level, similar trends are noticed, as shown in Figures 5 and 6, even though the calculated values of embedment depth and moments are increased due to the effect of water pressure.

In order to check that the high values given by BS8002 are due to the surcharge effect, a surcharge of 10kN/m^2 is introduced in the design to EC7. Nevertheless, BS8002 still gives higher values. As indicated by Figure 7, however, the values calculated for case C are almost identical to the values calculated using BS8002.

c-ϕ Soil

The above analyses are repeated for c-ϕ soil, where c=10KN/m^2 and ϕ=22°. Similar trends to those for ϕ-soil are noticed. As shown in Figure 8, when the wall is loaded by a surcharge of 10KN/m^2 and designed to EC7, the calculated values for case C are slightly higher than those calculated using BS8002.

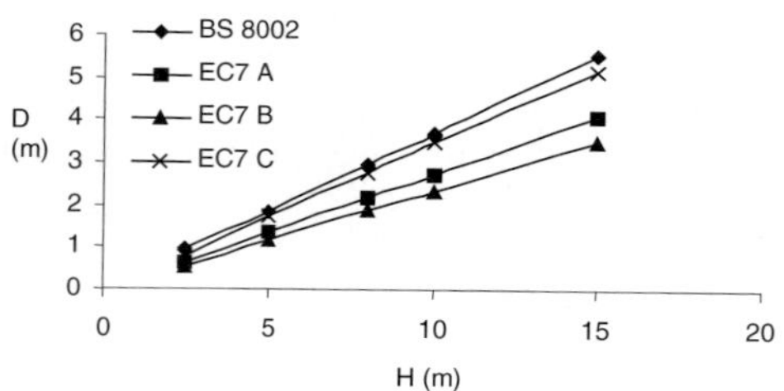

Fig 1. Depth of embedment vs height of excavation for propped cantilever in phi-soil when phi=30

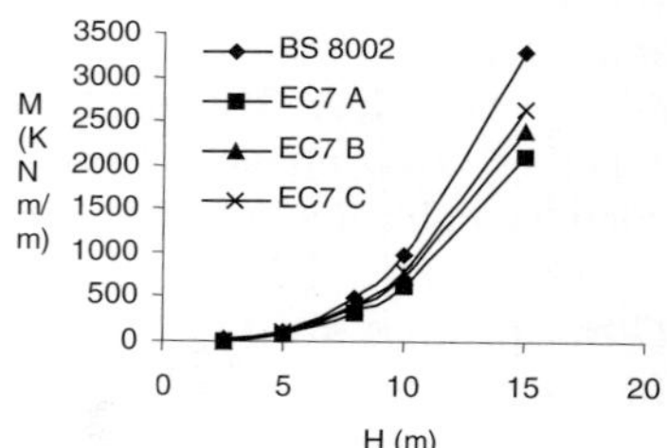

Fig 2. Moment vs height of excavation for propped cantilever in phi-soil when phi=30

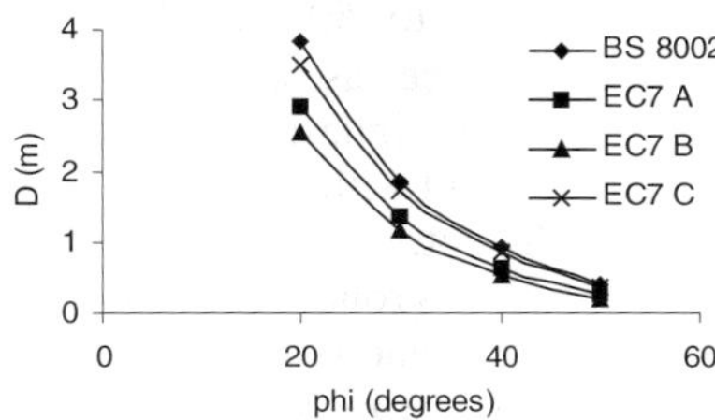

Fig 3. Depth of embedment vs phi for propped cantilever in phi-soil when excavation height=5 m

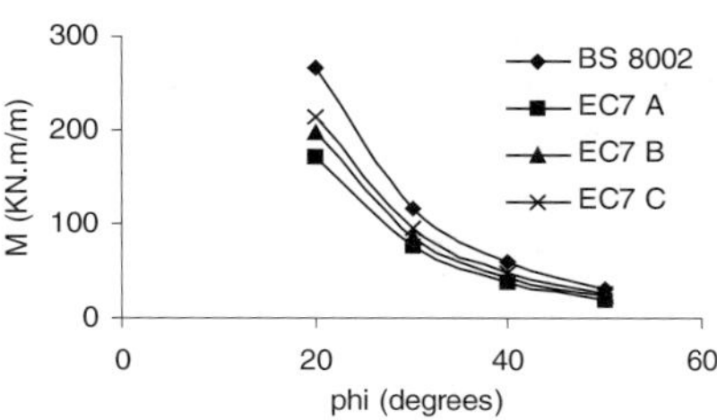

Fig 4. Moment vs phi for propped cantilever in phi-soil when excavation height=5m

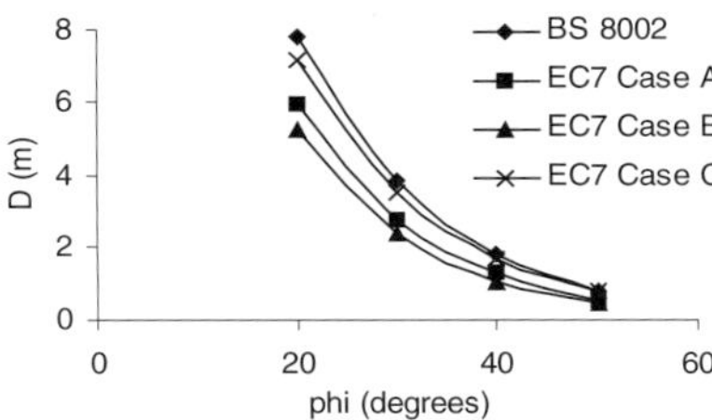

Fig 5. Water effect on depth of embedment vs phi for propped cantilever in phi-soil when excavation height=5m

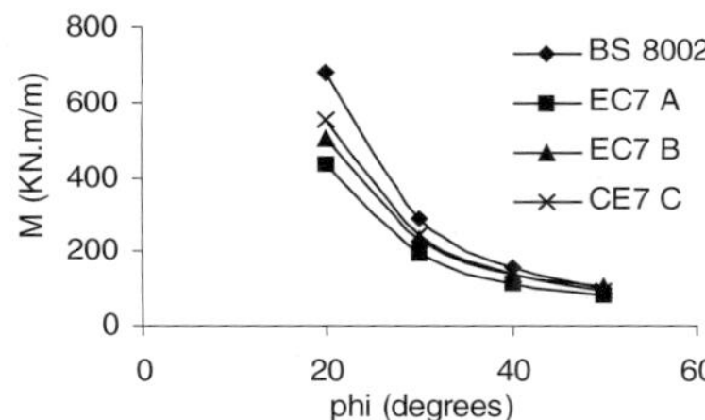

Fig 6. Water effect on moment vs phi for propped cantilever in phi-soil when excavation height=5m

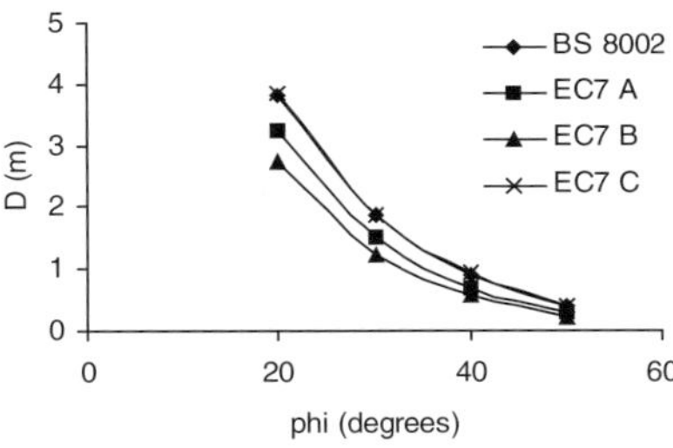

Fig 7. Surcharge effect on depth of embedment vs phi for propped cantilever in phi-soil when excavation height=5m

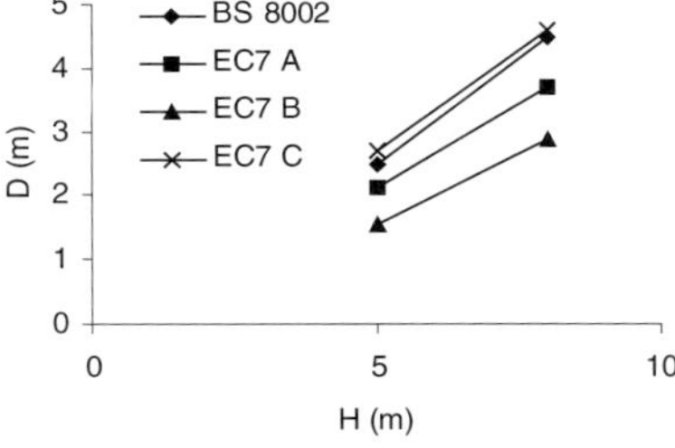

Fig 8. Surcharge effect on depth of embedment vs height of excavation for propped cantilever in c-phi soil

Embedded cantilever

φ-Soil
Similar trends as for the propped cantilever are noticed in Figure 9 for an embedded cantilever in φ-soil.

c-φ Soil

Carrying out the same analyses for c-φ soil, similar trends are again obtained, as illustrated in Figures 10 and 11. In this case, when the cantilever is loaded by a surcharge of 10KN/m^2 and designed to EC7, the calculated embedment depths and moments for Case C are slightly higher than for BS8002, as shown in Figure 12.

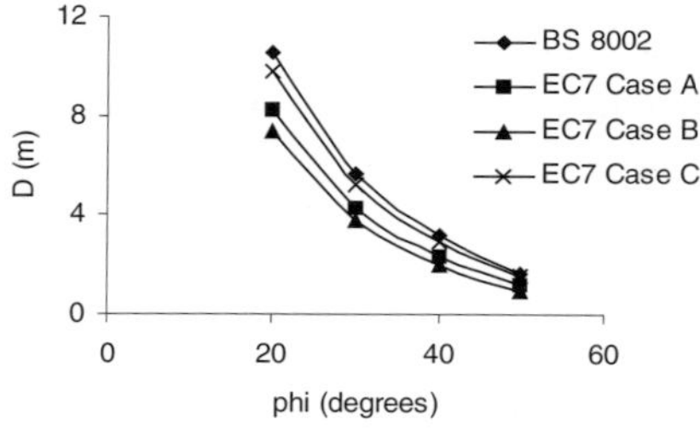

Fig 9. Depth of embedment vs phi for cantilever in phi-soil when height of excavation=5m

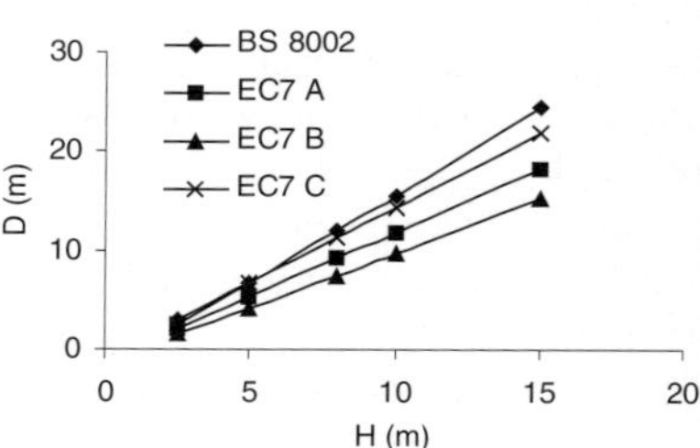

Fig 10. Depth of embedment vs height of excavation for cantilever in c-phi soil

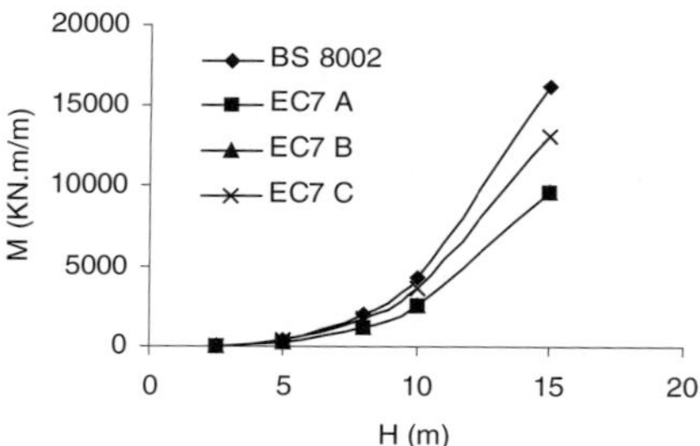

Fig 11. Moment vs height of excavation for cantilever in c-phi soil

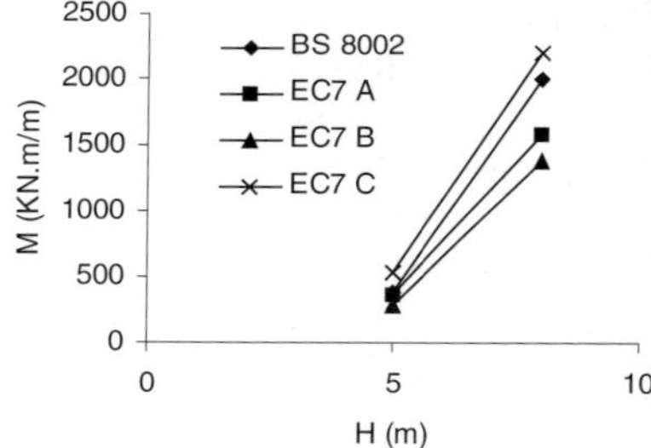

Fig 12. Surcharge effect on moment vs height of excavation for cantilever in c-phi soil

Summary and conclusions

In this paper an overview of both BS8002 and EC7 has been made. This overview discussed the history of the codes, the adopted design philosophies and the methods employed for determining the design parameters, as well as the overall features of the codes.

A comparative study between the design of embedded walls (cantilevered and propped) to BS8002 and EC7 has been carried out, whereby the height of the excavation and the shear strength were varied. The results show that BS8002 gives the highest values for the required embedment depth and the calculated moments. However, case C of EC7 gives values that are very close to BS8002.

The high values calculated using BS8002 are due to the effect of the surcharge requirements. This was proved by analysing EC7 designs using the amount of surcharge recommended by BS8002. This resulted in values calculated for the EC7, case 7 design, which were almost identical to the values corresponding to BS8002.

It has also been concluded that case C of EC7 gives comparable results to BS8002. Due to this finding, and since case C is the more relevant case for the design of retaining walls, Geotechnical Engineers in the UK should adopt EC7 as it presents a logical framework for the design of geotechnical structures and offers the prospect of a universal design approach based on sound engineering principles. The code is based on the partial factor of safety, which guarantees reasonable dimensions of the geotechnical structure, and a homogeneous safety level that cannot be achieved by using constant safety factors for all soil types. In addition, EC7 gives the Geotechnical Engineers the opportunity to talk with Structural Engineers in a common language and to apply their knowledge and experience in many different countries across Europe.

A further comparison considering the probability of failure in the design of embedded walls to both codes is made by Abd Alghaffar et al (2003), in a companion paper to the same conference.

References

1. Abd Alghaffar M., Oliphant.J, & Dymiotis C., (2003) *'A proposed Risk Assessment Model for Geotechnical Design'*, ICOF 2003
2. Akroyd, TNW, (1996), *'Earth-Retaining Structures: Introduction to the Code of Practice'*, The Structural Engineer, vol. 74, No. 21, pp 360-364.
3. Bolton, M.D., (1996), 'Geotechnical design of retaining walls', The Structural Engineer, 74, 21, 365-369.
4. BS 8002 (1994), *'Code of Practice for Earth Retaining Structures'*, London, British Standards Institution.
5. *Eurocode 7 Geotechnical design-Part 1*, DD ENV 1997-1:1995, British Standards Institution.
6. Oliphant and Dougall, (2003) *'A Case Study on the Design of Cantilever Embedded Retaining Walls'*, Submitted to Geotechnique.
7. Puller M. & Lee C. K. T., (1996), *'Comparative studies by calculation between design methods for embedded and braced retaining walls recommended by BS 8002: 1994 and previously used methods'*, Proc. Instn Civ. Engrs, Geotechnical Eng'g, 119, Jan., pp 35-48, ICE.

Reliability of different methods in estimating bearing capacity and stiffness of single piles

A. R. Ahmad,
Technical University Braunschweig, Germany

C. Madiai, G. Vannucchi
Università di Firenze, Italy

Introduction

The New Law Court complex in Florence, at present under construction, consists of buildings of different heights, with a maximum of 77 meters from g.l. It covers a surface of about 30,000 m^2 with a total volume of 750,000 m^3, about 550,000 m^3 of which is in elevation. The foundation soil is part of an alluvial deposit composed mainly of over-consolidated silty clay with local and frequent lenses and inclusions of pebbles, gravel and calcareous nodules in a clayey silty matrix. Numerous geotechnical surveys have been carried out, both in situ and in the laboratory.

The foundation of the New Law Court of Florence is a raft, 110 cm thick, resting on 1273 C.F.A. (Continuous Flight Auger) piles having a diameter of 80 cm and a length of 23.5 m. During the installation of C.F.A. piles, some parameters are recorded (grout pressure, grout volume, torque, etc.) which can be correlated with the integrity and the performance of the pile.

Sixteen static pile load tests were performed. In order to determine the separate values of the bearing capacity, pile base resistance and shaft friction, three piles were instrumented with a retrievable extensometer system, with which the pile deformations were measured at different depths and the piles were loaded to failure. The other thirteen tests were routine static loading tests with measurements taken at the pile head only and the maximum applied load was 1.5 times the design maximum load.

The bearing capacity and the stiffness of piles can be determined from analytical relationships based on results of laboratory and in situ tests, including the installation records, and from the results of pile load tests.

Foundations: Innovations, observations, design and practice, Thomas Telford, London, 2003

A lot of existing data has been used to compare and verify the reliability of different methods in estimating bearing capacity and stiffness of single piles using statistical and probabilistic data analysis methods.

Background

Reliability based design approaches are gaining momentum in Geotechnical Engineering practice in recent past and there has been an attempt to incorporate these methods into design codes in line with codes for concrete and steel structures (Load and Resistance Factor Design, LRFD, in U.S. and Limit State Design, LSD, in Europe).

The reliability of any given pile is described by its probability of failure P_f, defined as:

$$P_f = \text{Prob.(resistance} < \text{load effect)} = \text{Prob.}(R < S) = \text{Prob.}(Z < 0) \qquad (1)$$

where $Z = R - S$ is the performance function. Usually, reliability for a given performance function can be described by the reliability index β, defined as the ratio of the mean value of Z, μ_Z, to it standard deviation, σ_Z. For normally or lognormally distributed resistance and load effect, P_f at a given reliability index β can be calculated using the standard normal distribution function (Ang and Tang 1975):

$$P_f = 1 - \int_{-\infty}^{\beta} \frac{1}{\sqrt{2\pi}} e^{-\frac{x^2}{2}} dx \qquad (2)$$

If both R and S are statistically independent lognormal random variables then using first order second moment method, the probability of failure can be written in terms of reliability index β as (Halder and Mahadevan 2000):

$$P_f = 1 - \phi(\beta) = 1 - \phi\left(\frac{\mu_Z}{\sigma_Z}\right) = 1 - \phi\left(\frac{\ln(\mu_R / \mu_S)\sqrt{(1+\delta_s^2)/(1+\delta_R^2)}}{\sqrt{\ln(1+\delta_R^2)(1+\delta_S^2)}}\right) \qquad (3)$$

where ϕ is the cumulative distribution function of the standard normal variable.

With reference to the LRFD method, the performance function can be written, in its simplest form as:

$$\Phi R_n \geq \eta \sum \gamma_i Q_i \qquad (4)$$

where

R_n = calculated (nominal) resistance; Φ = resistance reduction factor; Q_i = nominal load effect; γ_i = load factor; and η = factor to account for effects of ductility, redundancy, and operational importance.

If only dead loads and live loads are considered and both load effects and resistance are assumed lognormal variables then the reliability index β corresponding to above mentioned linear performance function can be calculated using first-order second moment method (Zhang et al., 2001) as:

$$\beta = \frac{\ln\left(\dfrac{\lambda_R \, FS\left(\dfrac{Q_D}{Q_L} + 1\right)}{\lambda_{QD}\dfrac{Q_D}{Q_L} + \lambda_{QL}} \sqrt{\dfrac{1 + COV_{QD}{}^2 + COV_{QL}{}^2}{1 + COV_R{}^2}}\right)}{\sqrt{\ln\left[(1 + COV_R{}^2)(1 + COV_{QD}{}^2 + COV_{QL}{}^2)\right]}} \qquad (5)$$

where Q_D and Q_L = nominal values of dead and live loads, respectively; λ_R, λ_{QD}, and λ_{QL} = bias factors for resistance, dead load and live load, respectively; COV_R, COV_{QD}, COV_{QL} = coefficients of variation for resistance, dead load, and live load, respectively; FS = factor of safety in the traditional allowable stress design (ASD). Bias factor λ_R is the ratio of measured value of resistance to the predicted resistance; in this research work it is the ratio of measured bearing capacity from load test to predicted bearing capacity by different prediction methods.

In the following analysis both loads and bearing capacity are assumed lognormal random variables and further following statistical data has been assumed from LRFD bridge specifications (AASHTO, 1999) according to the suggestion of Zhang et al. (2001). $\lambda_{QD} = 1.08$; $\lambda_{QL} = 1.15$; $COV_{QD} = 0.13$; and $COV_{QL} = 0.18$. The ratio of dead load to live load Q_D/Q_L is taken as 6 for this project and factor of safety of 2 is used.

The project site

The study is performed on the data from the New Court building project in Florence (Italy). This building is being constructed on a level area averaging 44.5 m above sea level, north west of the historical city centre. It consists of buildings of different height, reaching a maximum of 77 meters from g.l. It covers an area of about 30,000 m^2, in the shape of an irregular pentagon, and has a total volume of 750,000 m^3, approximately 550,000 m^3 of which are above ground level. All the buildings have two storeys under g.l. while the total number of storeys varies from 3 to 18 in the different parts of this architectonic complex.

The foundation system of the building is a raft, 110 cm thick, resting on 1273 Continuous Flight Auger (CFA) piles having a diameter of 80 cm and a length of 23.5 m. The foundation soil is part of a very thick recent alluvial deposit (more than 80 m) consisting mostly of stiff and overconsolidated silts and clays, with local inclusion of pebbles, gravel and calcareous nodules.

Figure 1 shows plan of in situ geotechnical investigations performed at the project site. It consists of 6 geotechnical boreholes, 10 CPT, 5 CPTU and 5 DMT tests. The data from geotechnical boreholes and CPT/CPTU tests are used in the current study. Also shown in figure 1 are locations of 16 load tests performed on site to check bearing capacity of single piles.

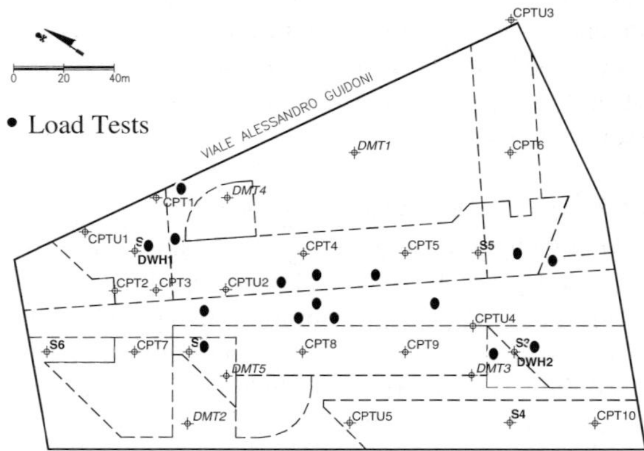

Figure 1 Location of the in situ tests

Reliability analysis of single piles

The reliability of eight prediction methods to compute bearing capacity of single piles has been checked and the results are shown in Table 1. Due to space limitations it is not possible to describe each method to calculate bearing capacity, the details of which can be found elsewhere (Titi et al., 1999 and Lunne et al., 1997). The first six methods are CPT based and remaining two methods are static methods based on effective stress analysis and total stress analysis using the laboratory test data obtained from six geotechnical boreholes. For each CPT test the bearing capacity is calculated by these six prediction methods and results are compared with the nearest load test available. Sixteen load tests are performed on the project site to date and three of the piles were instrumented to get separate values of end bearing and shaft friction of the piles. Some of the CPT tests were not carried out until the base depth of the piles, so they are not included in the analysis. Also shown in Table 1 are values of bias factor λ, coefficient of variation COV, reliability index β (using equation 5), and probability of failure P_f, for bearing capacity corresponding to different prediction methods.

The stiffness of single piles was calculated by the Randolph (1994) method and then the results were compared with the corresponding stiffness of single piles obtained from load tests.

The statistics of the ratio of limiting bearing capacity predicted by different methods to limiting bearing capacity obtained from nearest load test are represented graphically in the form of a box plot as shown in figure 2. Also shown in the box plot are the statistics of the ratio of predicted stiffness to measured stiffness from load test. The boundary of the box closest to zero indicates the 25th percentile, the solid line within the box marks the median, the dotted line within each box represent the mean value of the ratio and the boundary of the box farthest from zero indicates the 75th percentile. The whiskers represent 90th and 10th percentile values of the ratio for each method and the dots represent outliers.

Table 1: Results of the reliability analysis of single piles

| Method | Q_{LIM} Pred./Q_{LIM} Meas. | | λ_R | COV_R | β | P_f (%) |
	μ	COV				
Aoki and De Alencar	1.145	0.168	0.896	0.013	2.37	0.89
Bustamante and Gianeselli	0.796	0.188	1.290	0.082	3.77	0.01
de Ruiter and Beringen	1.070	0.193	0.960	0.085	2.50	0.62
ESA (β–Method)	1.050	0.166	0.979	0.200	2.00	2.28
Penpile	1.476	0.225	0.689	0.298	0.59	27.76
Schmertmann	0.712	0.158	1.439	0.041	4.45	0.0004
TSA (α–Method)	0.749	0.166	1.372	0.200	3.14	0.08
Tumay and Fakhroo	1.264	0.209	0.822	0.257	1.20	11.51

Box Plot

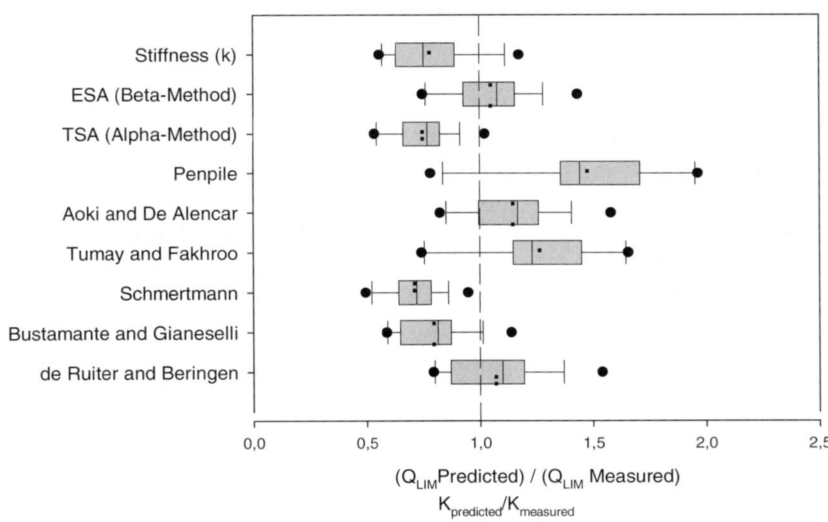

Figure 2 Box plot for $(Q_{LIM}$. Predicted)/$(Q_{LIM}$. Measured) and $k_{predicted}/k_{measured}$

Discussion

The statistics of different methods shown in the box plot of figure 2 and in Table 1 reveal that three methods (Schmertmann, Bustamante and Gianeselli and α-method) underpredict the bearing capacity thereby giving more conservative results; the associated reliability indices β are very high ranging from 3.14 to 4.45 (with probability of failure P_f from 0.08% to 0.0004%). The remaining methods overpredict the bearing capacity and thereby reliability indices are lower, ranging from 1.20 to 2.50 (with probability of failure P_f from 11.51% to 0.62%), with the exception of Penpile method, which yields exceptionally low reliability index of 0.59 with highest probability of failure P_f of 27.8%. This is due to very high coefficient of variation of predicted bearing capacity COV_R and with a very small bias factor λ_R (greatly overpredicts the bearing capacity). The variation of reliability index β with λ_R and COV_R is shown in figure 3, indicating that reliability index is very sensitive to bias factor.

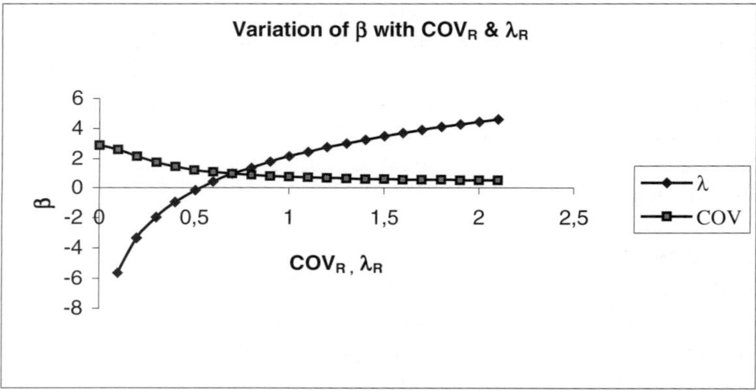

Figure 3 Variation of β with λ_R and COV_R

With reference to whole foundation system, it has been shown that the group and system effects increase the reliability of pile foundation significantly and probability of failure of pile groups was found to be one to four orders of magnitude smaller than that of single piles, depending upon the significance of group effects and system effects (Zhang et al., 2001). The target reliability index for single piles β_{TS} to achieve a target reliability β_{TG} of 3.0 for pile group varies from 2.0 to 2.8, if no system effects are considered. Moreover, Barker et al. (1991) and Withiam et al. (1997) recommended a target reliability index in the range of 2.0 to 2.5 for single piles. On these grounds, the methods de Ruiter and Beringen, Aoki and De Alencar, and β–method give most suitable predictions for bearing capacity of single piles with reliability indices 2.50, 2.37 and 2.00 (with associated P_f of 0.62%, 0.89% and 2.28%) respectively. The remaining two methods, Tumay and Fakhroo and Penpile, give reliability indices less than

2.0 and seem not good in predicting the bearing capacity in context with reliability based designs.

Another observation that can be deducted from the reliability analysis is that the methods which are based only on the cone tip resistance to predict both unit tip bearing capacity and unit skin friction of the pile give most suitable and reliable results (Bustamante and Gianeselli, de Ruiter and Beringen, Aoki and De Alencar), whereas the methods which predict unit skin friction of the pile from cone sleeve friction data give very low reliability indices (Tumay and Fakhroo and Penpile). Schmertmann method is an exception to it, which though based on sleeve friction data of cone to predict unit skin friction of pile gives the highest reliability index. Actually in the current study in all cases the upper limiting value of skin friction suggested by Schmertmann (120 kPa) controls the bearing capacity prediction calculations and this value is used in calculations instead of actual cone sleeve friction data.

The box plot of figure 2 also indicates that the examined stiffness prediction method for single piles underpredicts the stiffness with more conservative results. The mean and coefficient of variation of the ratio of predicted stiffness to measured stiffness are 0.782 and 0.245 respectively. Assuming both predicted and measured stiffness as lognormal random variables and using equation 3 for First-Order Second Moment Method (FOSM), the probability that the measured stiffness from load tests is less than the predicted values is 15% for the examined method.

Conclusions

Reliability of eight bearing capacity prediction methods and one stiffness prediction method has been examined. It is shown that the three methods Bustamante and Gianeselli, Schmertmann and α-method give very conservative results with associated higher reliability indices ranging from 3.14 to 4.45 and the methods de Ruiter and Beringen, Aoki and De Alencar and β−method give most suitable predictions for bearing capacity of single piles with reliability indices ranging from 2.00 to 2.50. The remaining two methods Tumay and Fakhroo and Penpile give reliability indices less than 2.0 and seem not good in predicting the bearing capacity in context with reliability based analysis.

The methods which are based only on the cone tip resistance to predict both unit tip bearing capacity and unit skin friction of the pile give most suitable and reliable results as compared to the methods which use cone sleeve friction data to calculate unit skin friction of piles, unless a certain upper limiting value is specified for unit skin friction as 120 kPa in case of Schmertmann method.

The reliability index of the examined stiffness prediction method of single piles is 1.05 with a probability of exceedance of predicted stiffness from measured stiffness of 15% .

The Authors wish to emphasize that the analyses presented in this paper are based on data of New Law Court complex in Florence; hence the results should be seen as specific to this project site.

References

1. AASHTO. (1999). *LFRD bridge design specifications.* Washington, D.C.
2. Abdrabbo, F. M., Mahmoud, M. A. (1988). *"A practical note on the evaluation of a pile load using cone penetration test results".* Penetration Testing 1988, ISOPT-1, De Ruiter (ed.), Balkema, Rotterdam.
3. Ang, A. H.-S., and Tang, W. H. (1975). *Probability concepts in engineering planning and design. I: Basic Principles,* Wiley, New York
4. Barker, R. M., Duncan, J. M., Rojiani, K.B., Ooi, P.S.K., Tan, C.K., and Kim, S.G. (1991). *"Load factor design criteria for highway structure foundations".* Final report, NCHRP Proj. 24-4, Virginia Polytechnic Institute and State University, Blacksburg, Va
5. Briaud, J. L. (1988). *"Evaluation of cone penetration test methods using 98 pile load tests".* Penetration testing 1988, ISOPT-1, De Ruiter (ed.) 1988 Balkema, Rotterdam.
6. Fenton, G. A. (1997). *"Probabilistic Methods in Geotechnical Engineering".* Workshop presented at ASCE GeoLogan' 97 Conference, Logan, Utah
7. Giasi, C.I., Cherubini, C., Rettati, L. (1993). *"The coefficients of variation of some geotechnical parameter".* Probabilistic Methods in Geotechnical Engineering, Li & Lo (eds) 1993 Balkema, Rotterdam.
8. Griffiths, D. V., Fenton, G. A. (2002). *"Probabilistic Geotechnical Analysis: How difficult does it need to be?".* International Conference on Probabilistics in Geotechnics; Technical and Economical Risk Estimation, September 2002, Graz, Austria. pp. 3-20.
9. Halder, A., Mahadevan, S. (2000). *Probability, Reliability, and Statistical Methods in Engineering Design,* John Wiley & Sons, Inc.
10 Lunne, T., Robertson, P.K., Powell, J.J,M. (1997). *Cone Penetration testing in Geotechnical Practice,* Spon Press.
11 Madiai, C., Vannucchi, G. (2002). *"A preliminary soil-raft-piles interaction analysis for the New Law Court in Florence".* Proc. 2nd Int. Conference on Soil Structure Interaction in Urban Civil Engineering. Zurich, March 2002.
12 Mandolini, A., Viggiani, C. (1997). *"Settlement of pile foundations".* Géotechnique, Vol 47 (4):791-816.
13 Robertson, P. K., Campanella, R. G., Davies, M. P., Sy, A. (1988). *"Axial capacity of driven piles in deltaic soils using CPT"* Penetration Testing 1988, ISOPT-1, De Ruiter (ed.) 1988 Balkema, Rotterdam.
14 Randolph, M.F. (1994). *"Design Methods for pile groups and piled rafts."* Proc. XIII ICSMFE, New Delhi, Vol 5: 61-82

15 Titi, H. H., Abu-Farsakh, M. Y. (1999). *"Evaluation of Bearing Capacity of Piles from Cone Penetration Test Data"* LTRC Project No. 98-3GT, State Project No. 736-99-0533

16 Whitman, R. V. (2000). *"Organizing and Evaluating Uncertainty in Geotechnical Engineering"*. Journal of Geotechnical and Geoenvironmental Engineering, ASCE, Vol. 126, July 2000.

17 Whitman, R. V. (1984) *"Evaluating calculated risk in geotechnical engineering"*. Journal Geotechnical Engineering, ASCE, Vol. 110, February 1984, 143-188.

18 Withiam, J.L., et al. (1997). *"Load and resistance factor (LRFD) for highway bridge substructure"*. FHWA Rep. DTFH61-94-C-00098, Federal Highway Administration, Washington, D.C.

19 Yoon, G. L., O'Neill, M. W. (1996*). "Design Model Bias Factors for Driven Piles from Experiments at NGES-UH"*. Uncertainty in Geologic Environment: from Theory to Practice. Proceedings of Uncertainty' 96, ASCE Geotechnical Special Publication No. 58, pp. 759-773

20 Zhang, L., Tang, W. H., Ng, C. W. W. (2001). *"Reliability of axially loaded driven pile groups"*. Journal of Geotechnical and Geoenvironmental Engineering, ASCE, Vol. 127, December 2001, pp. 1051-1060

Geotextile encased columns (GEC): load capacity & geotextile selection

D. Alexiew
Huesker Synthetic GmbH, Gescher, Germany

G.J. Horgan
Huesker Synthetic GmbH, Gescher, Germany

D. Brokemper
Huesker Synthetic GmbH, Gescher, Germany

Introduction

This paper summarises the analytical procedures used in the design of a new foundation system 'Geotextile Encased Columns' (GEC). Variations in the modulus and the tensile strength of the geotextile are presented to investigate their effect on the load capacity of the columns and overall settlement predictions. In addition, the selection of appropriate polymers and long-term design parameters for the geotextiles, compatible with the design life and performance of the columns, is discussed.

The design and construction of vibro-displacement columns of compacted sand, or stone, have been well established (Priebe, 1976). However the use of such techniques in very soft ground is limited because the horizontal radial outward stress in the columns must not exceed the horizontal support offered by the adjacent soils, hence such techniques are generally applied to soils with an undrained cohesion (c_u) greater than 15 kN/m^2.

The use of a geotextile around the column provides radial support and enables the columns to carry higher loads and extends the use of these load bearing columns to very soft soils, peats and sludges which offer negligible radial support, cu < 2 kN/m^2.

Development of the technology, design procedures, and appropriate geosynthetics went hand in hand throughout the 1990's. GEC have been employed on a number of projects to date, including for the foundation of a dyke on very soft soils for a reclamation project on the River Elbe in Germany,

Foundations: Innovations, observations, design and practice, Thomas Telford, London, 2003

(Kempfert et al, 2002) and more recently on construction of a rail embankment through a former municipal landfill cell in Holland, (Nods, 2002).

Geotextile encased columns

The general principal of GEC is similar to that of traditional piled embankments, in that they are designed to transfer the loading from the soil self weight, and imposed loadings on the embankment, and transfer them directly through the soft soil to a firm stratum beneath.

One important difference between conventional piled embankments, consisting of concrete, steel, wooden piles etc., is that these piles/bearing elements are more or less settlement-free, both during construction, and later under service loadings. If the design is appropriate, the compression stiffness of the piles is so high, that practically no settlement occurs at the top of the piles.

The vertical compressive behavior of the GEC is softer. The vertical sand or gravel column starts to settle under load, mainly due to radial outward deformation.

A confining radial inward resistance is then provided by the geotextile encasement (and to some extent by the surrounding soft soil), acting in a similar manner to the confining ring in an oedometer.

The mobilization of ring-forces requires some radial extension of the encasement (usually in the range of 2 to 5 % strain), leading to some radial "spreading" deformation in the sand (gravel) columns, and resulting, consequently, in vertical settlement at the top of column.

The GEC system cannot therefore be completely settlement free. Fortunately, most of the settlement occurs during the construction stage and can be compensated by some increase of embankment height. Finally a state of equilibrium is reached, ensured by the strength and stiffness of sand or gravel, soft soil radial counter-pressure and the confining ring-force in the encasement geotextile.

At present, both analytical design procedures and numerical solutions are available. Initial steps in the calculation process were first suggested by Van Impe, 1986, and numerical and analytical models developed by Raithel & Kempfert 1999, 2000. In order to enable comparison of results of the analytical procedures, an overview of the procedure is presented, see Figure 1; full details on the analytical procedures are available elsewhere (Raithel & Kempfert, 2000).

The GEC are arranged usually in a triangular grid pattern. Typical diameter of the columns is 800 mm and axial spacing of the columns is typically 1.7 to 2.4 m, hence the resulting area of treatment ranges from 10 to 25%.

The bearing behaviour of the GEC is complex. The bearing elements are significantly stiffer than the surrounding soil and therefore attract a higher load concentration from the overlying embankment. Conversely, the pressure acting on the adjacent soil is lowered with an overall reduction in the total settlement.

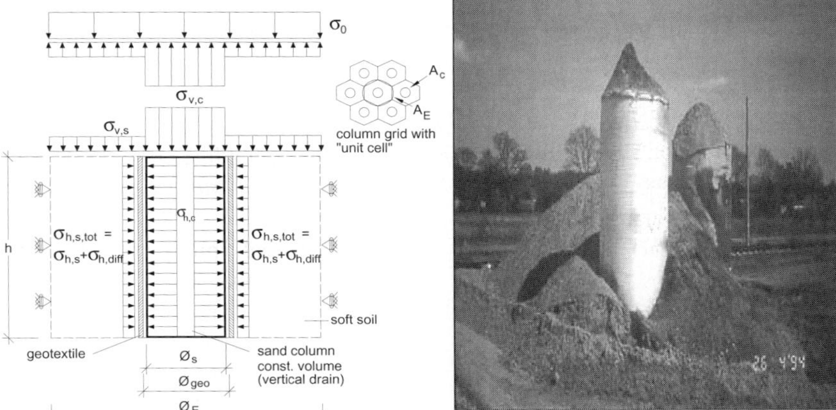

Figure 1. Analytical model for 'geotextile coated sand columns'. (Raithel & Kempfert ,2000)	Figure 2. A test column constructed in air from Ringtrac®

The design is based on the unit cell concept shown in Figure 1. The vertical stress from the overlying embankment σ_o acts over the hexagonal area of influence of a single column (unit area), A_E, and is equivalent to the loading on the sand column, $\sigma_{v,c}$ acting over the area of the column, A_C, plus the vertical load, $\sigma_{v,s}$ acting over the area of the adjacent soil, $(A_E\text{-}A_C)$. The variation in vertical stress concentration acting over the sand column, $\sigma_{v,c}$ and the adjacent soil, $\sigma_{v,s}$ creates a variance in the horizontal radial stresses in the column and adjacent soil and results in a ring tensile force, F_R in the geotextile.

From the point of view of design, there are two possible ways to reduce and control the settlement.

Firstly, increasing the column density per unit area of embankment foundation, say the "percentage" of columns in the base. Usual values range from 10 to 20 %. This can be achieved increasing the diameter of column (usual range 0.6 to 0.8 m) and/or decreasing the axial spacing (usual range 1.5 to 2.5 m).

Secondly, to increase the load capacity in each of the columns. The key parameters that affect the load bearing capacity of the GEC are the horizontal earth pressures mobilized by the sand or gravel fill placed within the columns, $\sigma_{h,c}$, the horizontal earth pressure mobilized by the adjacent soil, $\sigma_{h,s}$ and by the tensile stiffness of the confining geotextile. The higher the tensile module J (tensile stiffness), the less the ring-strain, the less the radial outward deformation and finally the lower the resulting vertical settlement of columns. The ring tensile stiffness and strength can therefore influence the behaviour of the system (e.g. the settlement) in a significant way. The geotextile is therefore required to support the horizontal stress variance for the design life of the structure.

Geotextile selection

In order to maintain this equilibrium state, designers need to have confidence in the long-term behaviour of the geotextile, which provides radial support to the columns, over the service life of the columns. In this regard, not only the design strength of the encasing geosynthetic is important, but also the short and long-term stress/strain behaviour. Partial loss of radial support would result in bulging of the columns, redistribution of the vertical stresses, resulting in a proportional increase in the vertical stresses acting on the adjacent soil, and hence lead to further settlement. Sudden or total loss of radial support would exacerbate this settlement, which could possibly lead to settlements exceeding serviceability limits, or even ultimate limit state conditions being reached.

One key step in the production of the support geotextile was the development of seamless weave technology enabling a seamless, supporting, circular geotextile to be created, Ringtrac®. Figure 2 shows a field trial of a test column

Prior to this development seams had to be incorporated, the efficiency of the sewn seam in transferring the tensile strength across the seam varied considerably, depending on the type of seam employed, yarn type and method of sewing. Typical values for strength transfer across the seam, range from 30-70% of the initial characteristic strength (BS 8006, 1995), and reliance on consistent seam strength requires good quality assurance procedures and rigorous testing.

The long-term behaviour of geotextiles has long been an issue with designers, however extensive research on their degradation effects, including creep strain, mechanical and environmental damage etc., have helped to allay most of these concerns, and indeed geosynthetics have become a part of mainstream Civil Engineering, offering practical solutions for geotechnical soil reinforcement applications.

The polymer employed largely determines the properties of Ringtrac®. The design engineer's ideal geosynthetic reinforcement would possess the following characteristics:

- high modulus (low, soil-compatible strain values, rapid mobilisation of tensile force)
- low propensity to creep (high long-term tensile strength, minimum creep extension, lasting guarantee of tensile force)
- high permeability (lowest possible hydraulic resistance and as a result, no increasing pressure problems)
- little damage during installation and compaction

- high chemical and biological resistance in all conceivable environments

The assumptions of a linear load/elongation relationship of the geosynthetic material warrants further clarification since all polymers are essentially non-linear visco-elastic materials and as such are load rate dependant. All engineering materials, including steel when subjected to constant stress, will exhibit the effects of creep. For most engineering metals, or glasses, creep is usually only significant at temperatures above about 300°C, however creep at ambient temperatures is normal for polymers.

Creep strain, is a well-documented characteristic of polymeric materials (Greenwood, 1990), therefore when quoting ultimate tensile strengths of geosynthetic, these need to be considered with respect to the rate of strain and ambient temperature.

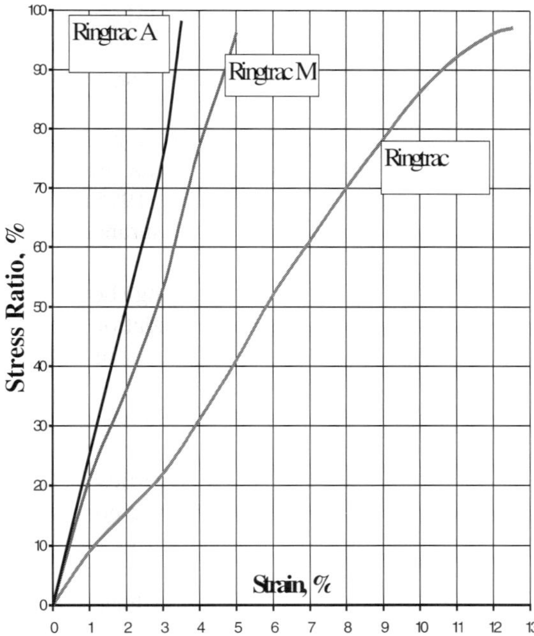

Figure 3. Initial Stress /Strain curves for different types of Ringtrac®

Fortunately, index property tests exist, EN ISO 10319 provides recommendations for the determination of index tensile properties for geosynthetic reinforcement, whereby the rate of elongation is in the range 20% ± 5%/min, and undertaken in controlled conditions with the relative humidity 65 ± 5% and standard temperature 20 ± 2°C. The yield point is normally used to define the limit of the materials performance. A minimum of five tests is performed and the mean yield stress and mean strain determined along with the standard deviation for each. Most manufacturers then quote the ultimate characteristic tensile strength as a 95% confidence limit equivalent to 1.64 standard deviations below the mean value.

The polymer used to produce Ringtrac® determines its properties. Standard Ringtrac is produced using high tenacity polyester (PET), Ringtrac® M is produced using Polyvinyl Alcohol yarns (PVA) and Ringtrac® A is produced using Aramid yarns (Figure 3). In controlling deformations in the column the designer needs to consider not only the initial tensile stiffness of the Ringtrac®, but also the stiffness relevant to the column's design life, and additional settlements due to creep strain of the column confinement. Real time creep data and accelerated creep testing can be used to generate a family of either isometric curves, presented as creep strain against log time, for a series of constant loads; alternatively this data can be used to generate the more familiar isochronous curves of stress against strain for a given/constant time. A family of isochronous curves is included for Ringtrac® M in Figure 4.

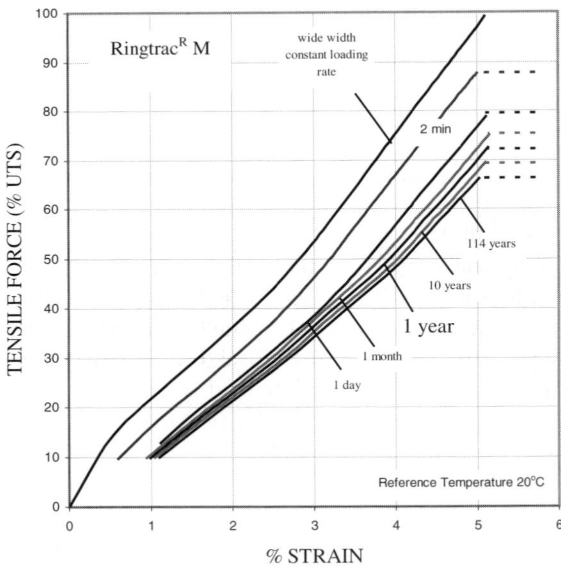

Figure 4. Isochronous curves for Ringtrac® M

By comparing the relevant stiffness of the Ringtrac® at the end of construction, (t1) and at the end of the service life (t2), the designer is able to predict post construction settlements related to creep strain of the Ringtrac®, see Figure 5. It should be pointed out that each of the three polymers used for the production of Ringtrac® (high tenacity Polyester, Polyvinyl Alcohol and Aramid) have a low propensity to creep.

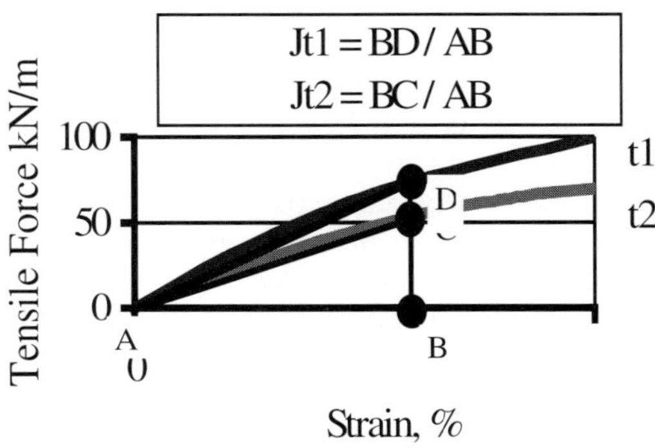

Figure 5. Example of assessment of time dependant tensile modulus

Comparative calculation
Based on the analytical procedures outlined earlier a study was undertaken to compare the settlement prediction, strain and Ringtrac® stress for differing circumferential stiffness, and area of columns in the foundation soil. The assumed loading consisted of 4, 8 &12 m high embankments with a bulk unit weight, γ, equivalent to 19 kN/m³, constructed on homogenous foundation soil, 10 m deep. The key deformation parameter of the soft subsoil, the oedometric module E, is assumed to be 0.5 MPa and 1.5 MPa (for a reference stress of 100 kPa) and Poisson's ratio, ν to be 0.4. Three different "percentages" of column foundation are analyzed: 10, 15 and 20 %. GEC 800 mm in diameter are installed in the foundation soil, filled with a sand with an effective $\varphi = 30°$ and bulk unit weight, $\gamma = 19$ kN/m³. A range of tensile stiffness moduli J, kN/m varying from 1000 to 4000 kN/m was checked. The soft soil is assumed to be homogeneous with depth and the diameter of encasement to be equal to the

diameter of the installation steel pipe for the purpose of simplicity. (More wide-range analyses including also FEM will be published separately).

Results and discussion

The results are shown as graphs in Figures 6 to 11. They are presented with the settlement s, in metres on top of GEC versus the tensile moduli J, kN/m with differing percentage of column area, group on the same graph. The results of the analytical comparison show that utilizing Ringtrac® with a greater tensile stiffness increases the load capacity of the GEC with an associated reduction in the overall settlement, and increase in circumferential stress.

The aims of the work was to provide a quick preliminary pre-design calculations for cases with only limited soils information available, to find out which data and parameters are critical for the design in a given case, and to show the influence of the typical variables affecting the system i.e. ring-tensile moduli, percentage of columns in the embankment base and soft soil oedometric moduli of the in-situ soil.

In the range of parameters on the graphs presented single and double interpolations are allowed with an acceptable loss of precision.

Conclusions

GEC have already proved a practical foundation system for embankments constructed on very poor soils (cu < 2 kN/m^2).

A series of design calculations were performed for dimensioning of Geotextile Encased Columns (GEC) beneath an embankment on soft soil. Two recent analytical procedures were used, which are believed to be precise enough. A "standard" case was analyzed, varying some important parameters in a typical practice-related range.

The results are presented as graphs which can be used in a simple way for rough pre-design calculation of settlements and/or required "percentage" of columns for determining the required tensile module in ring direction of the geotextile encasements (Ringtrac®).

The load bearing capacity of the columns can be optimized by the geotechnical engineer by varying the ring-tensile module and percentage area of columns in the embankment base. Additionally by selection of appropriate polymers with low creep propensity the post construction creep strain related settlements can be reduced to negligible levels.

The range of tensile moduli (from 1000 to 4000 kN/m) corresponds to the range of short and long-term moduli offered by the current Ringtrac® family of products.

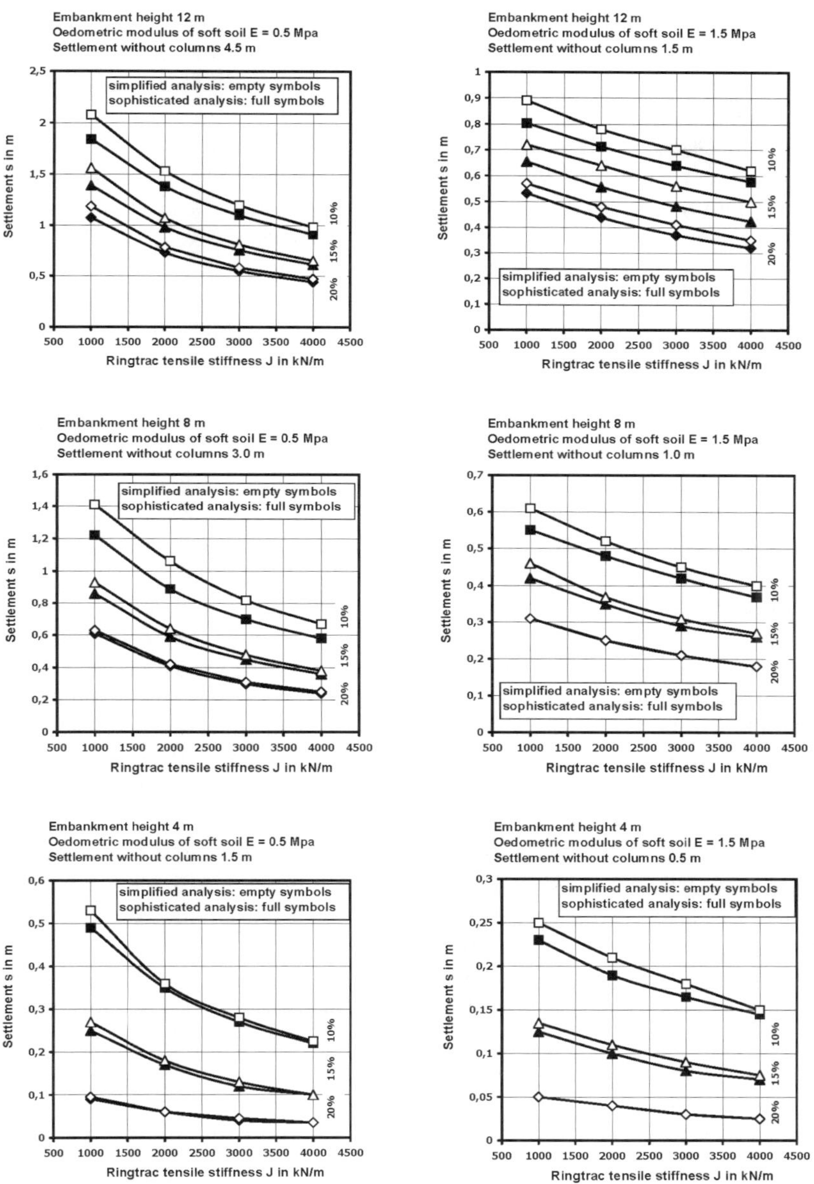

Figures 6 to11. Preliminary design charts for GEC system

References

1. British Standard Institution (1995). BS 8006. *Code of Practice for Strengthened/reinforced soils and other fills.* British Standards Institute. London.
2. EN ISO 10319: (1993); *Geotextiles: Wide Width Tensile Test*
3. Greenwood, J.H. (1990). *The creep of geotextiles.* Proceedings of the 4th International conference on geotextiles, geomembranes and related products, The Hague, ed. Den Hoedt G. Balkema, Rotterdam, Netherlands, pp.645-650.
4. Kempfert, H.-G., Möbius, W., Wallis, P., Raithel, M., Geduhn, M., McClinton, R.G., (2002) *Reclaiming land with geotextile-encased columns.* Geotechnical Fabrics Report, Vol. 20. No.6. pp34-39.
5. Nods, M. (2002) *Put a sock in it " geotextile encased sand columns are preventing settlement of a high speed railway embankment in the Netherlands.* Ground Engineering. December pp. 25.
6. Priebe, H. (1976). *Abschätzung des Setzungsverhaltens eines durch Stopfverdichtung verbesserten Baugrundes*, Die Bautechnik 53, H. 5.
7. Raithel, M., Kempfert, H.-G. (1999). *Bemessung von geokunststoffummantelten Sandsäulen.* Die Bautechnik 76, Nr. 12.
8. Raithel, M., Kempfert, H.-G. (2000). *Calculation models for dam foundation with geotextile coated sand columns.* Proc. International conference on Geotechnical & Geological Engineering GeoEng. Melbourne
9. Raithel, M., Kempfert, H.-G., Kirchner, A.; (2002). *Geotextile-encased columns (GEC) for foundation of a dike on very soft soils.* Proceedings 7th ICG International Conference on Geosynthetics, Nice, France, September, pp.1025-1028
10. Van Impe, W.F. (1986) *Improving of the bearing capacity of weak hydraulic fills by means of geotextiles.* Proc., 3rd International Conference on Geotextiles. Vienna, Austria, pp. 1411-1416

Centrifuge research on suction piles: installation and bearing capacity

H.G.B. Allersma
Delft University of Technology, Delft, The Netherlands

Introduction

Suction caissons are being applied increasingly often in offshore engineering. They are often used as an anchoring system for floating structures, where the ease with which they can be installed is seen as attractive. A caisson with a diameter of 9m and a height of 10m can be installed in a matter of hours using only a pump. In general, installing suction caissons causes few problems, so that there has been little motivation to make them the subject of experimental tests. Neither were problems experienced in estimating the bearing capacity sufficiently accurately, because of the similarity of many of the applications. The first time that the geotechnical laboratory was asked to perform tests on suction caissons was when a layered soil had to be penetrated. There was some doubt about successful installation after passing a clay layer two meters thick and three meters deep, because of fears that the clay layer would block the water flow through the sand column so preventing the necessary reduction in friction. Centrifuge tests demonstrated that installation under such conditions would pose no problems, and in the meantime the suction caissons have been installed successfully in the field. However, a significantly greater pressure difference was required than in the case of pure sand or clay.

Having developed a specific device to perform the test in the geotechnical centrifuge, an additional research programme was carried out to examine the installation behaviour of caissons in more detail in sand. The broader application area of the caissons has created a demand for new techniques for installation in soils that may be far from ideal, such as coarse materials, or clay over sand. Several test programmes were therefore devoted to examining new techniques.

In view of the large variety of loading conditions to which suction caissons are subjected, several tests were performed to examine the behaviour during loading. These included monotonic loading tests to find the optimum attachment point and cyclic loading tests to simulate the loading conditions of tension leg platforms. Other tests were carried out with active suction for short term

Foundations: Innovations, observations, design and practice, Thomas Telford, London, 2003

applications to examine the limits of the additional available uplift capacity. Finally, various new ideas were tested, such as suction caissons with their tops below the sea floor and devices that open like an umbrella. The centrifuge modelling technique proved to be most effective in examining the effect of new ideas.

Principle of suction caissons

A suction caisson is a large-diameter steel cylinder that is closed at the top either by a dome-shaped section or by a flat, stiffened plate. The caisson is open at the bottom. Pump inlets and relief valves are installed at the top, along with attachment lugs for the cables.

The caisson, which is commonly launched from an installation vessel, must be landed softly on the sea floor. The caisson is lowered to the sea floor with the valves open so that the enclosed air can escape rapidly. Once the caisson has penetrated the sea floor by its own weight, the relief valves are closed. Additional weights, which ensure sufficient penetration of the skirt into the soil, are usually needed in cohesionless soils, such as sand, to avoid piping when the pumps are started.

When the water is removed from the caisson by the top-mounted pumps, a difference is created between the external hydrostatic water pressure and the water pressure inside the caisson, which generates the driving force for soil penetration. In permeable soils, water will flow through the pores to the tip of the caisson, where local fluidization causes a significant reduction in friction. Under these reduced friction conditions, the driving force is sufficient to ensure penetration of the caisson. Commonly, pumping would be stopped after reaching the designed penetration depth, which would occur after some 1 to 3 hours, depending on the soil configuration, the pile dimensions and the pump capacity.

After installation, the pore pressures in the soil regain their initial values. The effect of friction of the soil on the loads is therefore similar to that of a conventional driven or drilled pile. Measures may be taken to ensure that the pump, the air valves and any measuring equipment mounted on top of the pile can be recovered after complete installation.

Active suction is achieved by equipping the caisson with pump units of unequal capacity. The full pump capacity is used during installation, after which pumps with a relatively modest capacity are sufficient to maintain the active suction pressure for the duration of the application.

Simulation of installation and loading in the centrifuge

In order to model the stress-dependent behaviour correctly, the test programme was carried out in the geotechnical centrifuge (Fig.1) of the University of Delft [1]. This centrifuge has a diameter of 2.5 meters, and can accelerate models

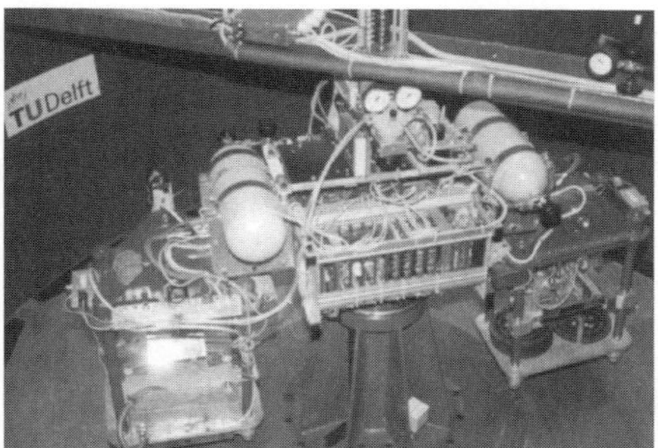

Figure 1 Geotechnical centrifuge of the University of Delft.

weighing 300N up to 300g. A variety of computer-controlled devices allows a spectrum of geotechnical problems to be simulated. This test programme used a air supply system to simulate the installation of a suction caisson. The loading tests were performed by an advanced computer-controlled loading system.

Simulation of installation

The tests were carried out in a vessel (Fig.2) to allow deep water to be simulated. The interior of the suction caisson was connected to atmospheric pressure through a flexible tube and an electro-pneumatic valve. A pressure difference could be created simply by opening the valve after increasing the pressure in the vessel. It was possible to simulate installation with both continuous pump and percussion techniques. The amount of water was estimated by measuring the hydrostatic pressure in a water storage container. The displacement of the caisson was measured electrically. Two sensors were used to measure the pressure difference during the installation process. A typical example of caisson installation in sand with continuous suction is shown in Fig.3a. The test was carried out at 50g with a model pile with dimensions of h=92mm, d=50mm and w=1.5mm. The measured parameters were plotted against time. A linear relationship can be observed between displacement (S) of the caisson, the water consumption (Vwd) and the pressure difference (dP). A step change in the pressure difference can be observed at the moment that full penetration is achieved. It was possible to distinguish the total water production (Vwd) and water that is extracted from the subsoil (Vwd-Vd), where Vd is the volume of the caisson that is filled with soil. A kink can be observed at full penetration, from which point Vd=0. It can be observed that a significant amount (more than twice the volume of the pile) of extra water has to be circulated during installation. A comparison with mechanical installation has shown that the seepage causes a friction reduction by a factor of 8. The linear relationship makes it possible to define the dimensionless equation [2] for a particular sand deposit, as follows:

$$\Delta Pd / \gamma hw = C \tag{1}$$

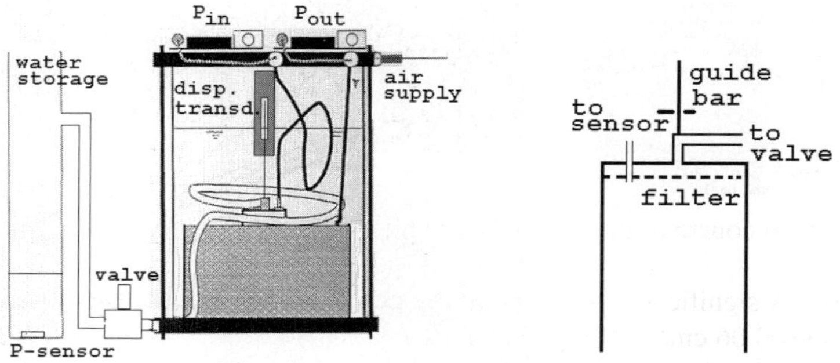

Figure 2 Diagram of in-flight test-setup and suction caisson.

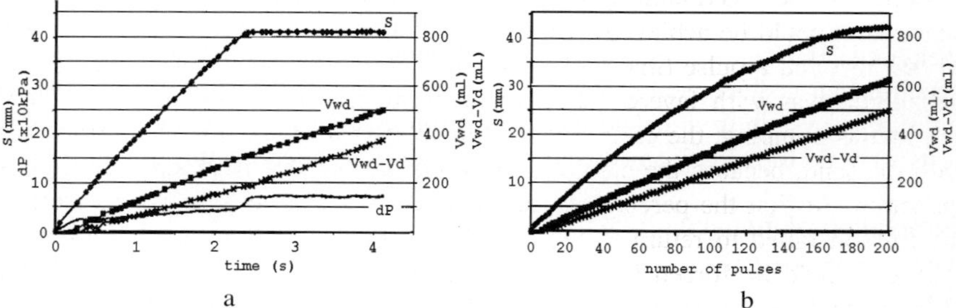

Figure 3 Parameters measured during installation with continuous pumping (a) and the percussion technique (b).

where: γ = volume weight of the soil used, h = caisson height, d = caisson diameter, w = wall thickness, C = constant.

In general, a small soil heave of 5-10% was found. The soil heave appeared to depend strongly on the wall thickness.

Fig. 3b shows the test parameters during installation by the percussion method in the same soil as the test in Fig. 3a. The horizontal axis shows the number of pulses. The pulse duration was approximately 50 ms and the time between the pulses 1s. A typical example of a pulse is shown in Fig. 4a. Second order effects prevent the pulse from having a well-defined square shape. At first valleys can be observed, indicating that the pressure in the caisson is lower that the outside pressure. The pressure increases as a result of the speed acquired by the pile at the moment of closing the valve. Fig 4b shows the settlement of the caisson per pulse, where the pulse time is varied. For short pulse durations the settlement increases with increasing pulse time. At pulse durations of more than 160 ms, however, little additional displacement is achieved, because the transition point to continuous pumping has been reached. For layers of fine sand, the percussion technique did show some slight advantages. A tendency was found for soil heave to be lower [3] and the installation less susceptible to piping (which is a serious problem when the sea floor is not flat) in the first stage of installation. However, a somewhat higher vessel pressure was needed and more water had to used for

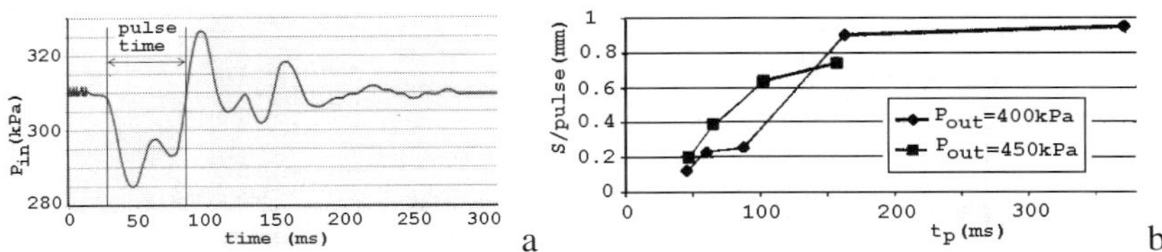

Figure 4 a) Typical course of a single pulse, b) pile settlement versus pulse.

full penetration. A significant advantage of the percussion technique was visible in course sand (k=0.06 cm/s). The pile could not be installed with the continuous pumping method because it was impossible to simulate sufficient pumping capacity at the maximum vessel pressure of P = 450 kPa. However, full penetration could be achieved with the percussion technique at a vessel pressure of 400 kPa and a pulse time of 50 ms. Another clear example of the success of percussion was with layered soil, in the form of clay overlaying sand. With continuous pumping, the caisson passes the clay layer but stops at the transition with the sand, because the clay plug prevents the seepage necessary for friction reduction. At first the percussion method did not work, because the pressure in the caisson failed to return to the outside pressure after a pulse. This pressure recovery could be forced by drilling a small hole in the dome of the caisson, after which the percussion method caused complete penetration of the caisson.

Bearing capacity

Several research projects have been carried out to examine the bearing capacity of suction caissons under different loading conditions. Furthermore, numerous innovative designs have been tested, and the effect of active suction has also been the subject of research. In order to reproduce the tests as accurately as possible, the caissons were not installed by suction but rather by raining the sand around the caisson. A two-dimensional loading system was used (Fig.5a) to perform the horizontal or vertical loading in flight. It was possible to apply either monotonic or cyclic loading.

Fig.5b shows the failure pattern in horizontal loading at 150g with different attachment points in a three-dimensional test in sand (D_{50}= 0.1mm). It can be seen that a larger soil volume is involved if the attachment point is lower. Fig. 6a shows that the bearing capacity increases if the attachment point is lower. This behaviour is confirmed by finite element calculations. For constructional reasons, an attachment height of 2/5 from the tip is usually opted for. The test results show a good fit with the API [4] (Fig.6b). The correction of 20% (based on FEM calculation) is made because API assumes a pure horizontal loading. A similar tendency was found in clay [5]. The behaviour under vertical uplift loading is shown in Fig.7a. Centrifuge tests at 150g and 1g test were compared, where the normalized maximum loads were typically in reasonable agreement, but the residual values were very different. The small scale tests make it possible

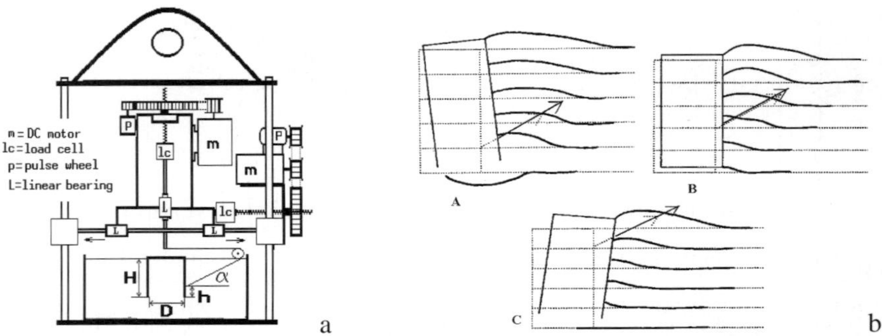

Figure 5 a) Diagram of in-flight loading system, b) visualized failure pattern.

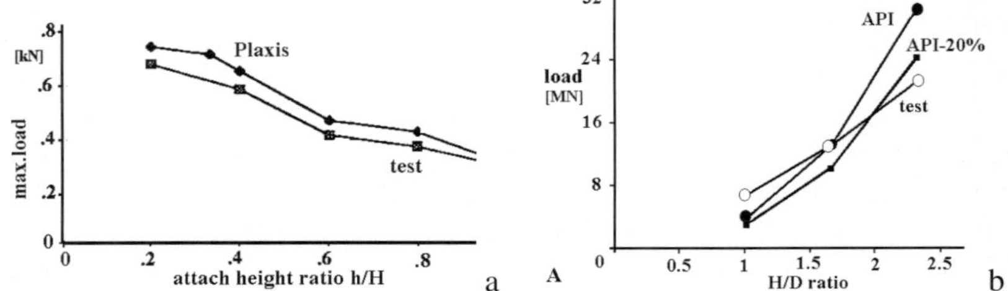

Fig.6 a) Bearing load versus attachment height, b) comparison with API.

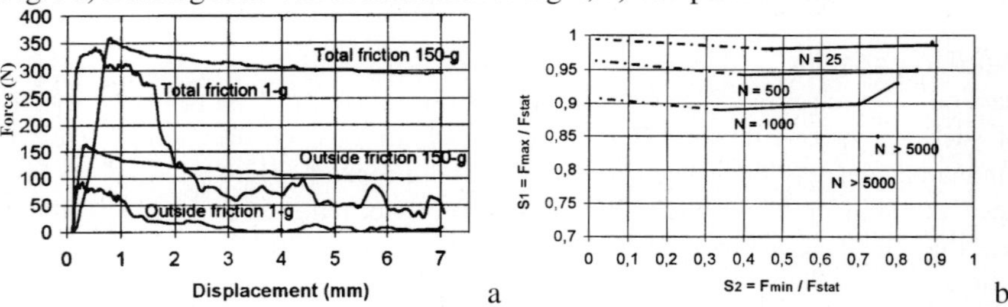

Fig.7 a) Vertical loading at 1g and 150g, b) uplift capacity versus cycles (N).

to show that the inside friction makes a significantly larger contribution to the uplift capacity than the outside friction (Fig.7).

Where suction caissons are used for anchoring tension leg platforms, wave action causes a cyclic loading and insight into the long term behaviour is required. Fig.7b shows the test results for the effect of cyclic loading on the ultimate pullout capacity. It appeared that cyclic loading causes failure only if the maximum value (F_{max}) is close (90%) to the monotonic uplift capacity. Below 85%, cycles do not lead to failure. The amplitude (F_{max}-F_{min}) affects the pullout capacity slightly. The long term loading tests show a similar behaviour to the cyclic tests [6]. Model tests can also be used to investigate new concepts. In Fig. 8a, the top section of the caisson is intended to be removed after installation. Surprisingly the horizontal bearing capacity in sand increases significantly with

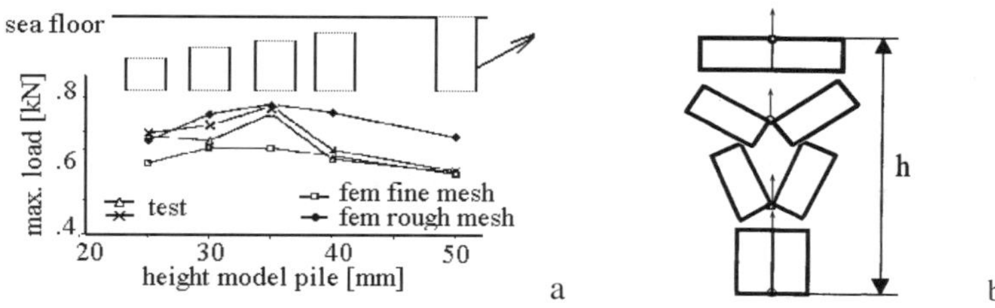

Fig.8 Improvement of pullout capacity: a) reducing height, b) umbrella caisson.

shorter caissons, where the maximum occurs when 30% is removed. This is also the case in pure vertical uplift loading. This tendency is confirmed by FEM calculations. The effect is less strong in clay, but the increase is still apparent. Fig.8b shows a new idea under test, in which a caisson segment is pushed to some depth by means of the suction pile principle. The top part was removed after installation. The remaining caisson segment was pulled up, causing an umbrella-like mechanism to fold out (open ring). Fig. 9a compares the vertical uplift capacity of the open and closed rings in sand. Since an appreciable height is required to open the pile, some shift in a horizontal direction is also required (dotted line). It was found that at shallow depths (up to 8 m) the umbrella caisson has no advantage because the additional uplift capacity is neutralized by the shallower position. However, advantages became apparent at depths greater than 8 m.

A method for improving the stability of a vessel equipped with cranes is to use pretensioned cables anchored to the sea floor with suction caissons. Active suction may be used as a means of increasing the uplift capacity. The additional effect of suction was investigated in 1 g tests and in centrifuge model tests (Fig. 9b) [7]. Some typical test results of a caisson with L/D=0.5 are shown in Fig. 10a. An element that was missing in earlier research [8] was the conversion of small scale results to prototype conditions. Centrifuge tests made it possible to show that the effect of suction is similar at different scales. This was evidence that the prototype uplift capacity could be found by extrapolation. Fig.10b shows the prototype uplift capacity as a pressure acting on the caisson surface.

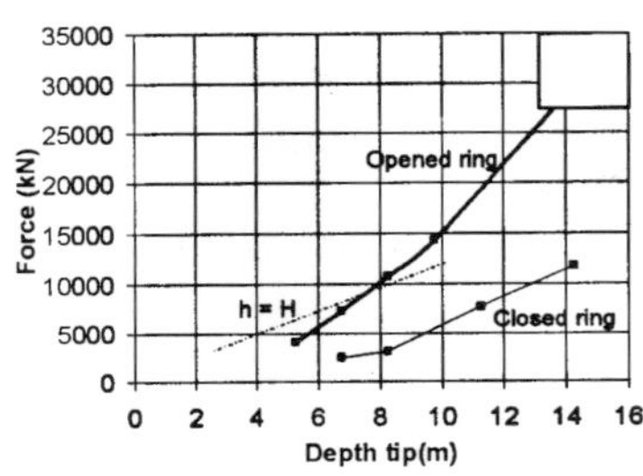

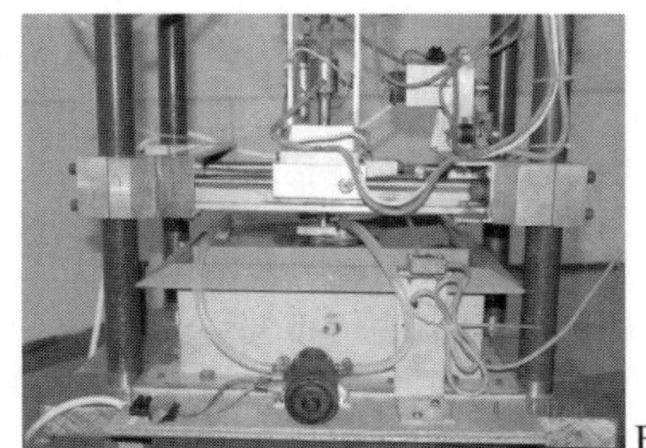

Fig.9 a) Uplift capacity of umbrella caisson, b) test with active suction.

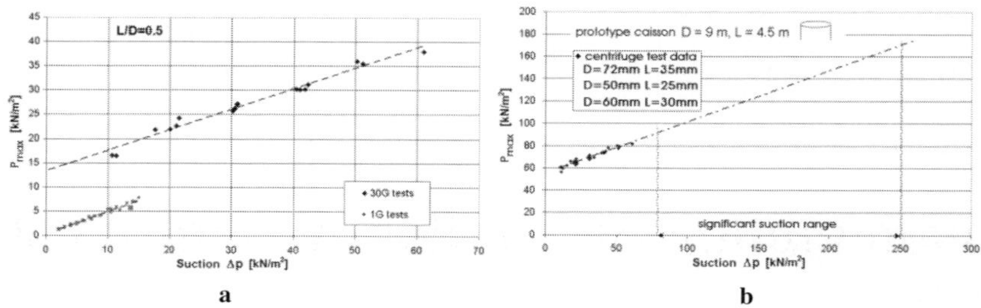

Fig.10 a) Uplift capacity at different g levels, b) conversion to prototype value.

Conclusions

The centrifuge modelling technique has proven to be very successful in examining the behaviour of suction caissons during installation and loading. The enormous size of prototype devices means that only small scale tests are practical. The centrifuge allows the prototype stress to be realized in small scale tests, resulting in a more reliable translation of the test results to prototype conditions. The tests results can occasionally be used directly in engineering practice, although in most cases the centrifuge allows tendencies to be visualized which are then used in a more indirect way.

References

1. Allersma, H.B.G. (1994), *The University of Delft Geotechnical Centrifuge.* Int. Conf. Centrifuge94, Balkema, Rotterdam, pp.47-52.

2. Allersma, H.B.G., F.J.A. Plenevaux, J.-F.P.C.M.E. Wintgens (1997), *Simulation of suction pile installation in sand in a geocentrifuge.* ISOPE97 Conference, Honolulu, pp.761-766.

3. Allersma, H.B.G., J.R. Hogervorst, M. Pimoulle (2001*), Centrifuge modelling of suction pile installation using a percussion technique.* ISOPE01 Conference, Stavanger, pp. 620-625.

4. API RP-2A (1991), *Recommended Practice for Planning, Designing and Constructing of Fixed Offshore Platforms.*

5. Allersma, H.B.G., R.B.J. Brinkgreve, T. Simon, A.A. Kirstein (2000), *Centrifuge and numerical modelling of horizontally loaded suction piles.* Int. Journal of Offshore and Polar Eng., Vol.10, no.3, pp.222-228.

6. Allersma, H.B.G., A.A. Kirstein, D Maes (2000), *Centrifuge modelling on suction piles under cyclic and long term vertical loading.* ISOPE00 Conference, Seattle, pp.334-341.

7. Allersma, H.B.G., J.A. Jacobse, R.J. Krabbendam (2003*), Centrifuge tests on uplift capacity of suction caissons with active suction.* ISOPE03 Conference, Honolulu, in press.

8. Wang, M.C., K.R. Demars, V.A. Nacci (1977), *Breakout capacity of model suction anchors in soil.* Canedian Geotechn. J. , Vol.14, no.2, pp. 246-257.

Investigation on suction pile retrieval

S. Bang and Y. Cho
South Dakota School of Mines and Technology, Rapid City, USA

Introduction

Suction piles typically have a large diameter with a relatively small length-to-diameter ratio. They are installed by applying a suction pressure inside the pile, which acts as an external surcharge to push the pile into the seafloor. They may be retrieved later by applying a positive pressure inside the pile. The details of the suction pile with regard to its use, mechanism, installation, and analysis and design methods can be found in references (3, 4, 8, 9, 10, 11).

The suction pile system has advantages over conventional underwater foundation systems due to its large bearing capacity, simplicity and efficiency. However, during installation and retrieval of suction piles in sandy seafloor, the soil inside or outside the pile may be loosened due to the water flow caused by the applied pressure inside the pile. This will obviously result in a reduction of the soil strength. To quantify this reduction in sand strength, the concept of the "mobilized effective soil friction angle ratio" has been introduced (1, 2). The mobilized effective soil friction angle ratio is the ratio between the mobilized effective soil friction angle and the fully available effective soil friction angle. The mobilized effective soil friction angle is the required soil friction angle so that the pile-soil system is in a balancing state having the factor of safety of 1.0. The fully available soil friction angle is the maximum friction angle value of the soil.

The mobilized effective soil friction angle varies along the pile length when the water flows upward during installation and downward during retrieval inside the pile. However, an analytical solution method that incorporates the variable mobilized effective soil friction angle ratio, which is a function of many parameters, will be extremely complicated. Instead, an approach has been taken to utilize the average mobilized effective soil friction angle ratio, i.e., a single representative value at a given state.

Previously, a series of experimental laboratory model tests, centrifuge model tests, and field tests were conducted to calibrate the mobilized effective soil friction angle ratio during suction pile installation (5, 6). This paper describes the calibration of the mobilized effective soil friction angle ratio during suction pile retrieval in sand. Details of the field tests including the suction pile

Foundations: Innovations, observations, design and practice, Thomas Telford, London, 2003

installation and retrieval procedures and the test results are also included.

Analytical solution for suction pile retrieval

An analytical solution that can estimate the correct suction pressure for safe penetration of suction piles into the seafloor soil has been made and published previously (1). Similarly, the analytical solution for suction pile retrieval should be capable of estimating the correct positive pressure that can safely retrieve the pile from the seafloor without creating any instability at a given pile penetration depth.

In order to retrieve the suction pile successfully from the seafloor, the soil resistance must be overcome. The resistance of the pile is the pile pullout resistance corresponding to the state of the pile embedment. The minimum required positive pressure inside the pile at given embedment depth can therefore be determined from the equilibrium. The equilibrium requires that the pullout resistance of the pile equal to the external forces including the weight of the pile, the applied surcharge, and the pressure inside the pile. When the positive pressure with the resulting total external force exceeding the pile pullout resistance is applied, the pile starts to move upward. However, as soon as the pile starts to move, the positive pressure inside the pile should be reduced to prevent a sudden pop-out of the pile. This procedure repeats until the pile retrieval is completed.

During the retrieval process, the density of the sand near the tip and outside the pile may be loosened due to the downward water flow caused by the positive pressure inside the pile. This will result in a reduction of the soil friction angle and the frictional coefficient between the soil and the pile. To quantify this reduction in frictional capacity, the concept of the "mobilized effective soil friction angle ratio," α, has been introduced. It is defined as

$$\alpha = \frac{\tan \phi'_m}{\tan \phi'} \tag{1}$$

where ϕ'_m = mobilized effective soil friction angle necessary for the equilibrium between the external force and the pile pullout resistance and ϕ' = fully available effective soil friction angle.

The variation of α can be determined from the results of experimental tests by matching the calculated pile embedment length with the observed pile embedment length at given conditions.

The total pile pullout resistance is the sum of the frictional capacity developed both inside and outside the pile plus the buoyant weight of the pile and the surcharge on top of the pile. The total pile pullout resistance, Q, therefore can be expressed as

$$Q = Q_{outside} + Q_{inside} + W_{pile} + W_{surcharge} \tag{2}$$

where $Q_{outside}$ = frictional capacity between the outside surface of the pile and the soil, Q_{inside} = frictional capacity between the inside surface of the pile and the soil, W_{pile} = buoyant weight of the pile, and $W_{surcharge}$ = effective weight of the surcharge on top of the pile.

Details of the estimation of the soil side frictional capacity are beyond the scope of this paper. They can be found in reference (7).

Field tests

The Daewoo E&C Co. conducted a series of field tests on suction pile installation and retrieval inside the Onsan harbor, near the city of Ulsan, located in southeastern Korea during the summer of 2001. The main objectives of the field tests are to provide data for (1) further validation of the mobilized effective soil friction angle ratio relationship during installation obtained from the small-scale laboratory model tests, centrifuge model tests, and field tests and (2) calibration of the mobilized effective soil friction angle ratio relationship during retrieval. To include the effects of the pile dimensions and the aspect ratio, piles with different diameters were utilized for the field tests. The piles were made of steel. Two to four nearly identical tests for each pile were conducted to reduce any potential error.

The soil condition at the site is predominantly silty sand. Preliminary soil index tests indicate that the soil is classified as SM based on the Unified Classification System. Laboratory tests indicate that the soil has the effective friction angle of approximately 30 degrees and the buoyant unit weight of 4.41 kN/m^3.

Four steel suction piles with dimensions of 5 meters in length and 0.5, 1, 1.5, and 2.5 meters in diameter were used. The thickness of the steel piles is 1.4 centimeters. Fig. 1 shows a photo of one of the steel suction piles used for the field tests.

The average water depth of the test site was approximately 10 m and the maximum height of the tidal variation was approximately 0.3 m. The water pressures were measured by piezometers (pluck-type vibrating wire sensor with built-in RTD temperature sensor) installed near the inside and outside top of each suction pile. Therefore, the water pressure difference between the outside and inside the pile could be instrumented directly from the water pressure measurements regardless of the height of the tide. A tiltmeter (Electro Level tiltmeter with biaxial electrolytic tiltsensors) was installed at the top of the pile, which monitored the inclination angles in two perpendicular directions. The pile penetration was measured by two wire crack-extensometers. The entire instruments were connected to a laptop computer through a data control box. Each set of data was recorded at every three seconds. Necessary suction pressure inside the pile for penetration into the seafloor was generated through

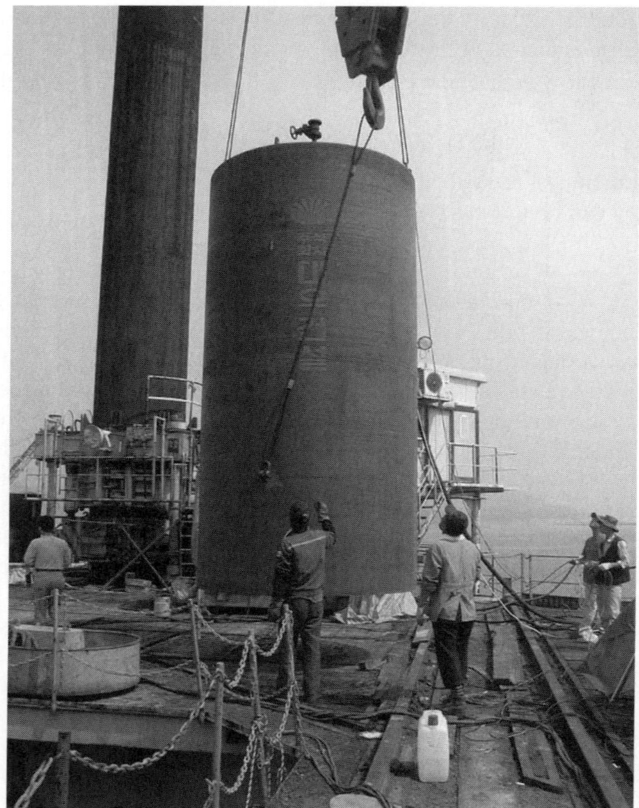

Figure 1 Steel Suction Pile for Field Test

a Venturi valve (driving capacity of 30 m³/hr and suction capacity of 20 m³/hr) attached at the top of the pile. A water hose was connected between the Venturi valve and a water pump (capacity of 24 m³/hr) located above the sea level. The suction pressure was controlled by the amount of water flowing through the Venturi valve. Fig. 2 shows a schematic diagram of the suction pile system with all instrumentation. For retrieval, the Venturi valve was bypassed, i.e., the water was directly pumped into the pile.

The entire field tests were conducted on a Self-Elevating Platform (SEP) type barge. It has a displacement tonnage of approximately 2,300 tons and dimensions of 39.5 m by 39.5 m with a 22.5 m by 22.5 m opening in the middle. The entire barge was completely fixed by hydraulically penetrating four steel piles (D=2.3 m) located at the corners into the seafloor. A 200 ton capacity self-crawling crane sitting on top of the barge was used for the storage,

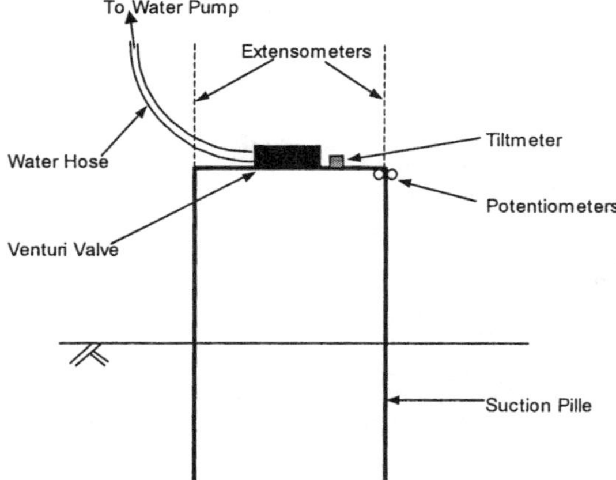

Figure 2 Suction Pile Test Set-up

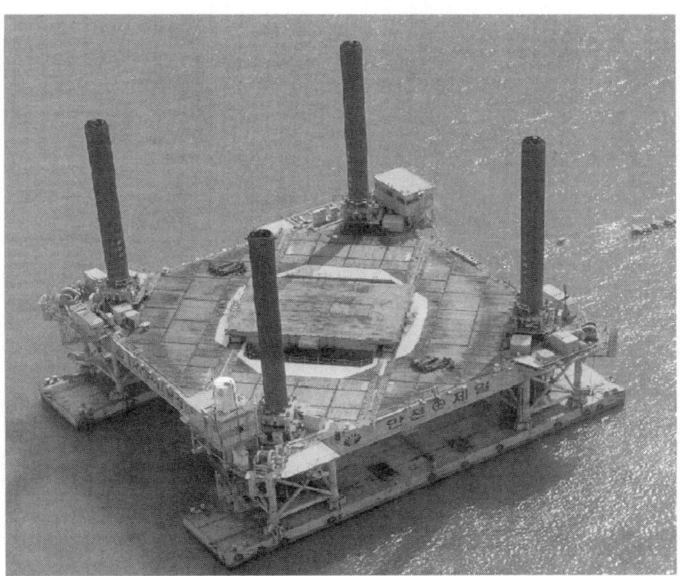

Figure 3 Photo of SEP Barge

transportation, and handling of suction piles. Fig. 3 shows a picture of the SEP barge.

When the suction pile was lowered to the seafloor, the divers read the initial pile penetration caused by the pile self-weight. Entire instruments were then re-set. Once the pile was placed on the seafloor, the water pump was started to send water to the Venturi valve. The amount of water that was sent to the Venturi valve increased until the pile penetration started. The amount of water was kept constant until the pile penetration almost stopped. Then, slightly higher suction pressure was applied by increasing the amount of water sent to the Venturi valve. This procedure was repeated until the pile penetration was completed.

All suction piles were installed successfully, i.e., the piles penetrated into the seafloor to their full lengths. Measurements by the tiltmeter indicate that the pile inclination angles during installation were no greater than 5 degrees from the vertical direction.

For each pile, after it was completely penetrated into the seafloor, the pile retrieval test was conducted by directly pumping the water into the pile. This created positive water pressure inside the pile whose magnitude was greater than the outside ambient water pressure and therefore worked as a pullout force. Again, the amount of water pumped into the pile was controlled rather than the pressure inside the pile. This worked extremely well as the water pressure automatically decreased as the pile was pulled out gradually.

Test results

Fig. 4 shows the measured relationships between the applied suction pressure and the resulting pile penetration and between the applied positive pressure and the resulting pile pullout for a steel suction pile with the diameter of 1 m and length of 5 m. As can be seen from the figure, higher suction pressure is needed as the pile penetration increases for installation, indicating that the soil resistance increases as the pile penetrates into deeper depths. Fig. 4 also shows the measured relationship between the applied positive water pressure inside the pile and the resulting pile pullout distance of the same pile. As expected, the positive water pressure decreases as the pile pullout distance increases. The pressure vs. pullout distance relationship is however convex, indicating that as the pile pullout distance increases the rate of the pressure reduction decreases at a constant amount of water flow. This indicates that the suction piles can be retrieved safely when the amount of water flow is controlled rather than when the water pressure inside the pile is controlled.

Results of suction pile installation and retrieval test for the pile with D = 1.5 m and L = 5 m are shown in Fig. 5. Fig. 6 shows a summary of the variations of the mobilized soil effective friction angle ratio during the suction pile installation and retrieval. Note that results of D = 0.5 m and 2.5 m suction piles are not included mainly because of the lack of and wide fluctuations of data points. The figure shows that during installation higher soil strength (higher α value) is needed as the pile diameter becomes smaller. For the pile

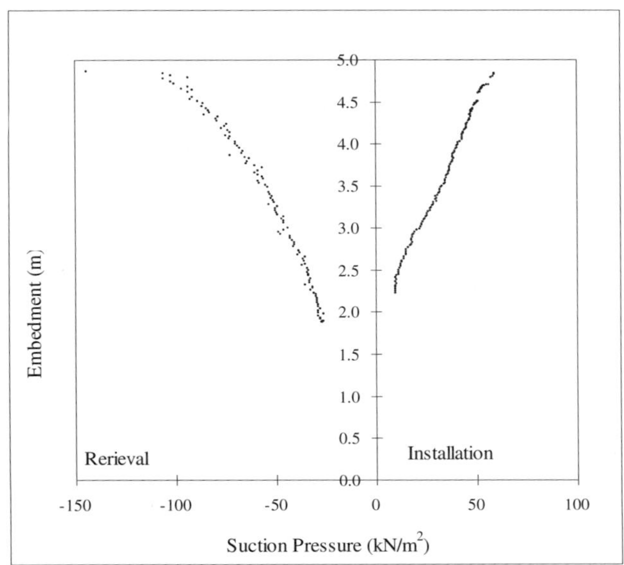

Figure 4 Steel Suction Pile Test Results (D=1 m, L=5 m)

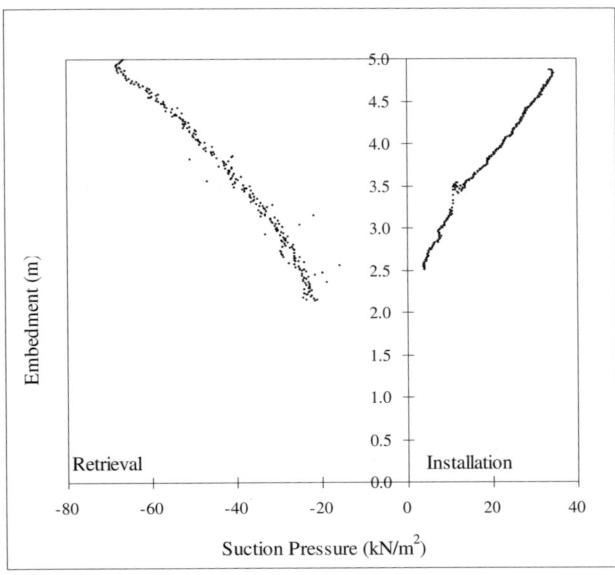

Figure 5 Steel Suction Pile Test Results (D=1.5 m, L=5 m)

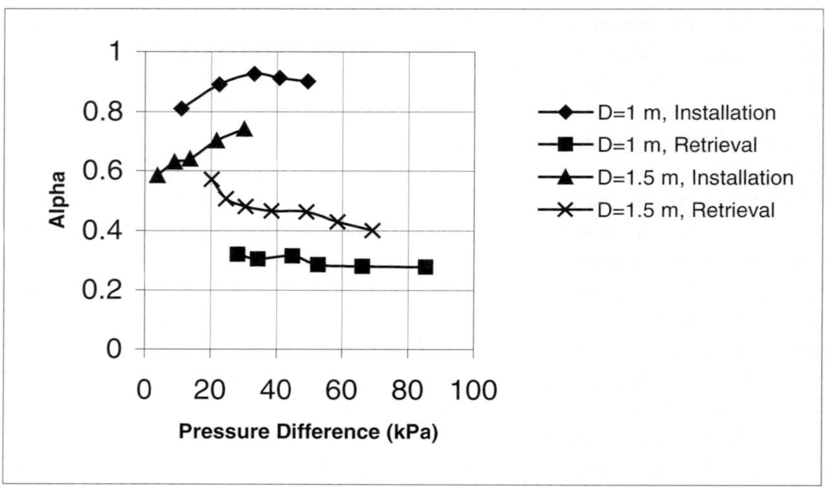

Figure 6 Variations of α during Installation and Retrieval

diameters of 1.0 and 1.5 m, suction pressures of approximately 59 and 34 kPa, respectively, were needed to complete the pile penetration. These correspond to the α values of approximately 0.90 and 0.74 near the end of full pile penetration for D = 1 and 1.5 m, respectively.

From the pile retrieval tests, it is observed that higher positive pressures are needed inside the pile to initiate the pile pullout as the pile diameter becomes smaller. Results indicate that the positive pressure of approximately 114 and 69 kPa were needed to initiate the pullout of steel piles with diameters of 1.0 and 1.5 m, respectively. These correspond to the α values of approximately 0.32 and 0.57 for D = 1 and 1.5 m, respectively. This implies that the description of the variation of the mobilized effective soil friction angle ratio must include the pile geometry. It is also observed that the magnitude of the positive pressure needed to initiate the pile pullout is higher than that of the suction pressure needed for full pile penetration. For instance, for the suction pile with 1.0 m diameter and 5 m length, 59 kPa of suction pressure was needed for complete pile penetration, whereas 114 kPa of positive pressure was needed to initiate the pile pullout, resulting in a ratio of approximately 1.93 in pressure magnitudes.

It is noted that the value of α generally increases as the pressure difference increases during the suction pile installation. However, completely opposite behavior is observed for the suction pile retrieval. This is obvious, since the pile resistance is directly proportional to the pile embedment length that increases during installation but decreases during retrieval. It is also noted that much lower soil strength is mobilized during retrieval because of the lack of the pile tip resistance.

Conclusions

A series of field tests on suction pile installation and retrieval were conducted in sandy seafloor. Measurements indicate that the installation and retrieval of suction piles can be achieved successfully through a careful control of the water flow rate instead of the pressure. Detailed analysis indicates that the soil strength reduction has occurred as expected during the suction pile installation and retrieval.

Field test results indicate that the positive pressure inside the pile should decrease as the pile is pulled out during retrieval. It is also observed that the magnitude of the positive pressure needed to initiate the pile pullout is higher than that of the suction pressure needed for full pile penetration. However, much higher mobilized effective soil friction angle ratios are necessary during installation than retrieval of suction piles.

The results of the field instrumentation have been used for the estimation of the mobilized effective soil friction angle ratios by equating the applied external loads with the pile pullout resistance at various embedment depths. With additional laboratory and field tests, the variation of the mobilized effective soil friction angle ratio for all sandy seafloor soils can be established and used for the design of safe retrieval of suction piles.

Acknowledgements

The authors are grateful for the technical and financial supports provided by the Daewoo E&C Co., Ltd., Seoul, Korea, for the field tests and instrumentation. The US Office of Naval Research and the Naval Facilities Engineering Service Center provided funding for the development of the analytical solution for the suction pile installation.

References

1. Bang, S., Preber, T., Cho, Y., Thomason, J., Gisi, B., Hodges, D., Boyle, S., Gould, J., and Park, K., (2000)*"Use of Suction Piles for Mooring of Mobile Offshore Bases – Task 4 Completion Report: Experimental Laboratory and Field Model Tests,"* Report for the Naval Facilities Engineering Service Center.

2. Bang, S., Preber, T., Cho, Y., Thomason, J., Karnoski, S.R., and Taylor, R.J. (2000) *"Suction Piles for Mooring of Mobile Offshore Bases,"* Journal of Marine Structures, No 13, pp 367-382.

3. Burgess, I.W. and Hird, C.C. (1983) *"Stability of Installation of Marine Caisson Anchors in Clay,"* Canadian Geotechnical Journal, Number 20.

4. Burgess, I.W., Hird, C.C., and Cuckson, J. (1981) *"Sinking Test Anchors in Clay,"* In Offshore Structures: The use of Physical Models in their Design, GST Arrner and Garas editors, Construction Press.

5. Cho, Y., Bang, S., Karnoski, S.R., and Taylor, R.J. (2002) *"Field Validation of Soil Friction Transition During Suction Pile Installation,"* International Journal of Offshore and Polar Engineering, Vol. 12, No. 4, pp. 311-315.

6. Cho, Y., Bang, S., and Preber, T. (2002) *"Transition of Soil Friction During Suction Pile Installation,"* Canadian Geotechnical Journal, Vol. 39, No. 5, pp. 1118-1125.
7. Das, B. (1999) *Principles of Foundation Engineering*, 4th Ed., PWS Publishing.
8. Hogervorst, J.R. (1980) *"Field Trials with Large Diameter Suction Piles"'* Offshore Technology Conference, Paper No. 3817.
9. Morrison, M.J. and Clukey, E.C. (1994) *"Behavior of Suction Caissons Under Static Uplift Loading,"* Centrifuge94, Leung, Lee and Tan editors, Rotterdam.
10. Senepere, D. and Auvergne, G.A. (1982) *"Suction Anchor Piles - A Proven Alternative to Driving or Drilling,"* Offshore Technology Conference, Paper No. 4206.
11. Tjelta, T.L., Guttormsen, T.R., and Hermstad, J. (1990) *"Large Scale Penetration Test at Deepwater Site,"* Offshore Technology Conference, Paper No. 5103.

Load-transfer method vs. continuum solution in pile group analysis and design

F. Basile
Halcrow Group Ltd, London

Introduction

The load-transfer method is widely adopted in pile analysis and design, particularly where non-linear soil behaviour is to be included and/or soil stratification is complex (e.g. the "t-z" or "p-y" curve methods of analysis). However, the method suffers from some considerable limitations, mainly associated with the rather empirical selection of soil parameters (e.g. the subgrade reaction modulus). These shortcomings become particularly significant when the single pile analysis is extended to pile group problems.

The above limitations may be removed by means of soil continuum based solutions, such as that provided by PGroupN (Basile, 1999, 2003), the calculation engine of the commercial software Repute (Geocentrix, 2002). The main differences between the continuum solution proposed by PGroupN and the load-transfer approach are discussed in this paper, including a comparison of results for the case history published by Huang *et al.* (2001).

Numerical analysis of pile groups

Many problems in pile group design are related to railways and road bridges; in these circumstances horizontal loads can be significant and associated with a range of vertical loading conditions. Estimation of the deformations and load distributions in a group of piles normally requires the use of computer-based methods of analysis. Numerical techniques for pile group analysis may be classified into two main categories:

    (a)   continuum-based approaches;
    (b)   load-transfer (or subgrade reaction) approaches.

The latter category, based on Winkler spring idealisation of the soil, makes use of load-transfer functions to describe the relationship between the load at any

Foundations: Innovations, observations, design and practice, Thomas Telford, London, 2003

point along the pile and the associated soil deformation at that point (e.g. the "*t-z*" or "*p-y*" curve methods of analysis). The computer codes FB-Pier (Hoit *et al.*, 1996) and GROUP (Reese *et al.*, 2000) are included in this category. This approach suffers from some significant limitations, including:

1. The modulus of subgrade reaction is not an intrinsic soil property but simply gives the overall effect of the soil continuum as seen by the pile at a specific depth, and hence its value will depend not only on the soil properties but also on the pile properties and loading conditions. Thus, no direct tests can be conducted to establish force-displacement relationships for that particular pile and soil type, and hence these curves have to be derived from the data obtained by conducting a field test on an instrumented pile. However, due to the high costs, such a test is rarely justifiable for onshore applications and hence standard load-transfer curves are usually adopted in practice. This implies that a significant amount of engineering judgement is needed when formulating these curves for site conditions which differ markedly from the recorded field tests. Murchison & O'Neill (1984) have compared four commonly adopted procedures for selecting *p-y* curves with data from field tests, and they have shown that errors in pile-head deflection predictions could be as large as 75%.

2. The load-deformation relationship along the pile is modelled using discrete independent springs and no information is available from the analysis regarding the deformation pattern around the pile. Disregard of continuity through the soil makes it impossible to find a rational way to quantify the interaction effects between piles in a group. Thus, in evaluating group effects, recourse is made to an entirely empirical procedure in which the single pile load-transfer curves are modified on the basis of small-scale and full-scale experiments performed on pile groups in different types of soil. Although Reese & Van Impe (2001) have reported some successful analyses of this kind for pile groups under lateral loading, the uncertainties on the general use of the approach in routine design remain (Rollins *et al.*, 1998, 2000; Huang *et al.*, 2001).

3. It is uncertain how the *p-y* curves are influenced by pile-head fixity. To date, this issue has hardly been addressed, although Reese *et al.* (1975) have shown that the *p-y* relationships are affected by pile-head fixity. The relevance of this aspect is obvious if the *p-y* curves from single pile tests are to be used for pile group predictions where the pile-heads are restrained by a cap.

In conclusion, the load-transfer approach may be regarded as a link between the interpretation of full-scale pile tests and the design of similar piles (in the same soil conditions) rather than a general design tool for pile group predictions.

The above shortcomings may be removed by means of soil continuum based solutions, generally based on the finite element (FEM), the finite difference (FDM), or the boundary element (BEM) methods. These solutions provide an efficient means of retaining the essential aspects of pile interaction through the soil continuum and hence a more realistic representation of the problem. Further, the mechanical characteristics to be introduced into the model have now a clear physical meaning and they can be measured directly.

While FEM and FDM are too complex and computationally expensive for routine design problems, BEM provides a more efficient and satisfactory solution (particularly if non-linear soil behaviour is to be considered). Indeed, BEM provides a complete problem solution in terms of boundary values only, specifically at the pile-soil interface. This leads to a drastic reduction in unknowns to be solved for, thereby resulting in substantial savings in computing time and data preparation effort. This feature is particularly important for three-dimensional problems such as pile groups.

The main feature of the PGroupN program lies in its capability to provide a complete non-linear BEM solution of the soil continuum while retaining a computationally efficient code. The choice of soil parameters for PGroupN is simple and direct: for a linear analysis, it is only necessary to define two soil parameters whose physical interpretation is clear, i.e. the soil modulus (E_s) and the Poisson's ratio (v_s). If the effects of soil non-linearity are considered, the strength properties of the soil need also to be specified, i.e. the undrained shear strength (C_u) for cohesive soils and the angle of friction (ϕ') for cohesionless soils. These parameters are routinely measured in soils investigation. This aspect represents a significant advantage over the t-z and p-y curve approaches which are based on empirical parameters which may only be derived by back-figuring from the results of pile load tests. However, in many practical situations it is not possible to carry out such testing, at least in the preliminary stages of design.

Load distribution in pile groups

The distribution of load between piles in a group is of basic importance in design. When a group of piles connected by a rigid "free-standing" cap (a common assumption for this kind of problems) is subjected to a system of vertical loads, horizontal loads and moments, the following features of behaviour play a major role in the prediction of the load distribution between the piles:

1. Pile-to-pile interaction

Due to pile-to-pile interaction, groups of piles tend to deform more than a proportionally loaded single pile. This is because neighbouring piles are within each others' displacement fields and hence the load per pile to generate a given displacement is reduced for the central piles and increased for the outer ones. Therefore, in a group of piles, the distribution of load is not uniform, i.e. the corner piles carry the greatest proportion of load, while those near the centre carry least.

2. *Group stiffening effect*

The simultaneous presence of all the piles within the soil mass has the effect of "stiffening" the soil continuum. Therefore, the central pile of a group (the most affected by the presence of the other piles) is subjected to a reduction of the head deformation due to the greater stiffness of the surrounding soil, "reinforced" by the presence of the other piles. This increased stiffness of the central pile results in a higher proportion of the applied load taken by the pile and hence the non-uniformity of load distribution resulting from pile-to-pile interaction (Feature No. 1) is reduced. It has been shown that these group stiffening effects are more marked in a laterally loaded pile group than in an axially loaded one (Burghignoli & Desideri, 1995; Basile, 1999), and they become more significant for increasing the number of piles in a group.

It is therefore important to recognise that each pile interacts with the surrounding soil with a twofold effect: on the one hand, the displacement of the other piles tends to increase as a result of the stresses transferred to the surrounding soil (Feature No. 1); this increase may be expressed in terms of "interaction factors". On the other, by reinforcing the continuum in which the piles are located, the effects of interaction with the other piles are decreased (Feature No. 2).

3. *Load-deformation coupling*

Pile-soil interaction is a three-dimensional problem, and each of the load components has deformation-coupling effects, i.e. there is an interaction between the axial and lateral response of the piles. Modelling of this aspect becomes important when a pile group is subjected to a combination of vertical and horizontal loads. In this case, only a proper consideration of the interaction between the axial and lateral response will lead to a realistic estimate of the loads acting on the piles, which will be increased for the piles in the leading rows and decreased for those in the trailing rows of the group. However, in current design practice, such interaction effects are not properly accounted for, and the axial and lateral responses of the piles are treated separately.

4. *Soil non-linearity*

A fundamental limitation of the linear elastic soil models is that they result in a considerable overestimation of the load concentration at the outer piles of the group, and this may lead to an overconservative design. Indeed, it has long been recognised that consideration of soil non-linearity results in a reduction of the stiffness of the piles, the reduction being greater for piles at a greater load level, i.e. for the corner piles. Consequently, as the total applied load increases, the share of load carried by the corner piles progressively decreases. This results in a redistribution of the loads in the individual piles, leading to a more uniform distribution than that predicted by linear elastic models (e.g. Basile, 1999, 2003).

5. Group "shadowing" effect

Under lateral loads, closely spaced pile groups are subjected to a reduction of lateral capacity. This effect, commonly referred to as "shadowing", is related to the influence of the leading row of piles on the yield zones developed in the soil ahead of the trailing row of piles. Because of this overlapping of failure zones, the front row will be pushing into virgin soil while the trailing row will be pushing into soil which is in the shadow of the front row piles. A consequence of this loss of soil resistance for piles in a trailing row is that the leading piles in a group will carry a higher proportion of the overall applied load than the trailing piles. This effect also results in gap formation behind the closely spaced piles and an increase in group deflection. It has been shown both theoretically and experimentally that the shadowing effect becomes less significant as the spacing between piles increases and is relatively unimportant for centre-to-centre spacing greater than about six pile diameters.

The above mentioned features and their effect on the prediction of load at group corners are summarised in Table 1.

Table 1: Features of group behaviour and their effect on corner loads

Features of group behaviour	Effect on corner load
(1) Pile-to-pile interaction	↑
(2) Group stiffening effect	↓
(3) Loading-deformation coupling	↑
(4) Soil nonlinearity	↓
(5) Group shadowing effect	↑

It is important to note that all of the above features are modelled by the PGroupN analysis in a rational way, as compared to the purely empirical approach adopted by load-transfer analyses (e.g. the "p-multiplier" concept). There are thus a number of compelling arguments for moving towards a design methodology which deals with group effects on a more fundamental basis.

Comparison with field test data by Huang *et al.* (2001)

As part of the design of the high-speed rail system in Taiwan, Huang *et al.* (2001) reported the results of lateral load tests on single piles and pile groups installed at a site located in Taipao Township. The bored cast-in-situ reinforced concrete piles are 34.9m long, 1.5m in diameter, with a Young's modulus of 27.6GPa. The group piles were connected by a massive reinforced concrete cap and arranged in a 2×3 configuration with centre-to-centre spacing of three pile diameters, as shown in the inset to Figure 2. The lateral load was applied at the level of the ground surface for both the single pile and the pile group. The soil was generally classified as silty sand or silt with occasional layers of silty clay. The water table is at approximately 1m below the ground surface.

The key soil parameters needed for the PGroupN analysis include a profile of the initial soil modulus of 77MPa at a depth of 1m (where the bottom of the pile cap was located), increasing linearly at the rate of 9.5MPa/m, as deduced from SCPT shear wave velocity measurements using a Poisson's ratio of 0.35. Based on the soil stratification derived from CPT, and for the purpose of evaluating the response to lateral loading (for which the soil properties in the top eight pile diameters are most relevant), it is reasonable to idealise the soil profile as a single cohesionless layer with a friction angle of 30°. This has been derived from the widely adopted correlation with SPT data reported in Tomlinson (1995), using an N value of 10 for the soil in the top eight diameters. A bulk unit weight of 20kN/m^3 has been assumed.

Figures 1 and 2 report the computed and measured pile head load-deflection response of the single pile and the 6-pile group, respectively. The agreement for the single pile results is favourable, whereas, for the 6-pile group, the deflections computed by PGroupN are slightly overestimated. These differences may partially be explained with the disregard of any shear resistance that might have developed along the base of the massive cap. In addition, other factors such as the cracking of the pile section and the rigidity of the connection of pile to pile cap can influence the lateral group response, particularly under large loads. These factors are not readily modelled in the PGroupN analysis.

Figures 1 and 2 also report the results obtained by Huang and colleagues using the computer program GROUP, based on the use of *p-y* curves. They have found that none of the *p-y* curves derived from the soil tests (Marchetti dilatometer tests) yielded reasonable predictions of pile deflection profiles of the single pile and the pile group. The *p-y* curves were then adjusted until a good match between the measured and computed load-deflection profiles was achieved.

A comparison between the bending moment profiles predicted by PGroupN and GROUP for the single pile and the 6-pile group is presented in Figures 3 and 4, respectively, showing a reasonable agreement between the analyses.

Overall, it may be concluded that the PGroupN results are of comparable accuracy to those obtained from GROUP. However, it should be emphasised that the PGroupN analysis is based on the assessment of intrinsic soil properties determined from the soil investigation, whereas the GROUP analysis made use of backfigured data from loading tests for both the single pile and the pile group.

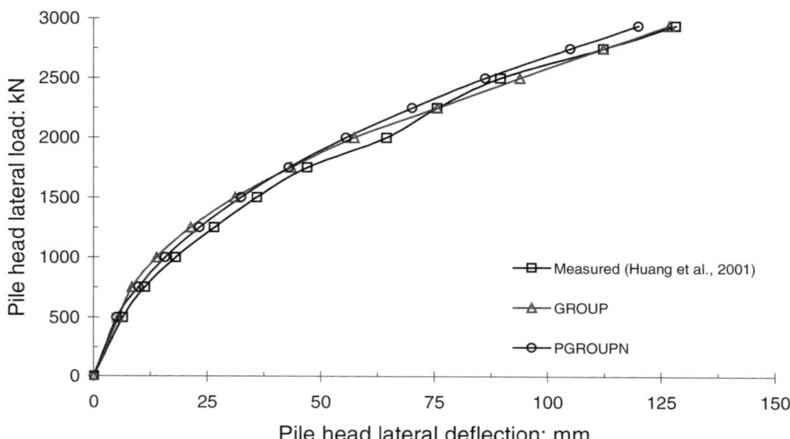

Figure 1. Comparison of load-deflection response for single pile

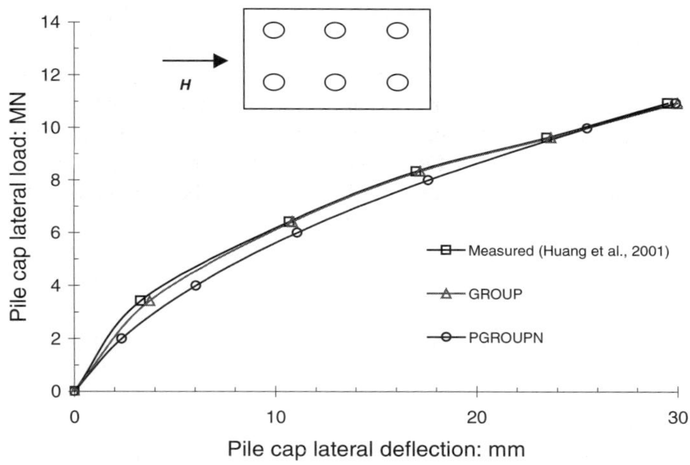

Figure 2. Comparison of load-deflection response for 6-pile group

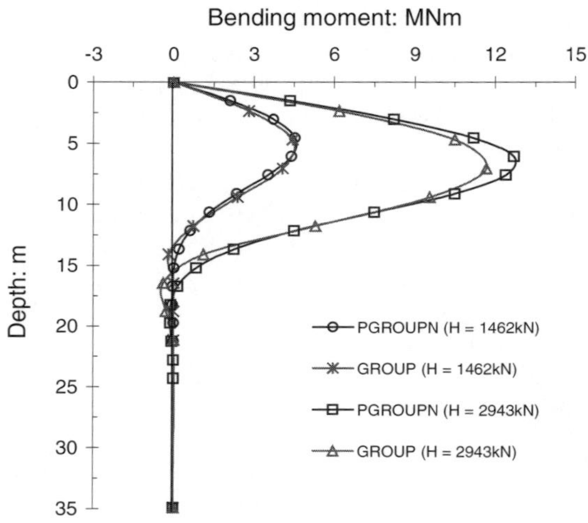

Figure 3. Comparison of moment profiles of single pile

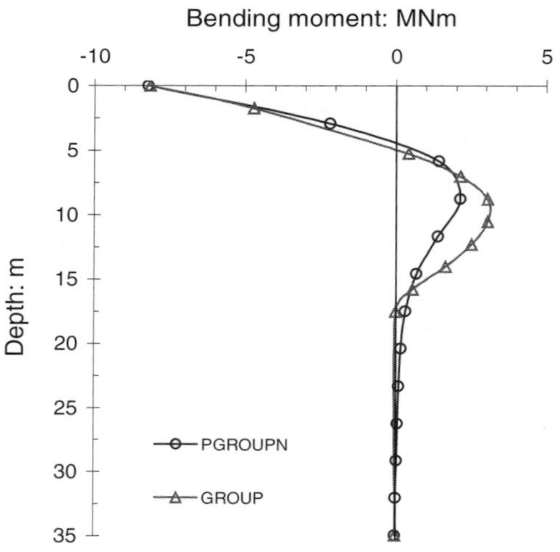

Figure 4. Comparison of moment profiles of leading row of piles in 6-pile group under the maximum applied lateral load $H = 10,948$kN

Conclusions

The main differences between the continuum solution of the recently developed pile group software PGroupN and the load-transfer approach were discussed in this paper. It has been shown that the proposed method, by taking into account the continuous nature of pile-soil interaction, reduces the uncertainty of empirical *t-z* and *p-y* approaches and provides a simple design tool based on conventional soil parameters.

It has also been shown that the PGroupN analysis is capable of modelling important features of group behaviour which are not properly considered by load-transfer approaches (such as group interaction effects, soil nonlinearity, load-deformation coupling). Consideration of such factors is essential in order to obtain a more realistic prediction of the deformations and load distributions in a group of piles, thereby leading to more effective design techniques.

Acknowledgements

The author is grateful to Dr Nick Burt, Halcrow Group, for his comments on this paper, and to the late Dr Ken Fleming, Cementation Foundations Skanska, for his invaluable advice and support throughout this project.

References

1. Basile, F. (1999). *Non-linear analysis of pile groups.* Proc Instn Civ Engng, Geotech Engng **137**, No. 2, April, 105-115.
2. Basile, F. (2003). *Analysis and design of pile groups.* In Numerical Analysis and Modelling in Geomechanics, E & FN Spon (eds J. W. Bull), Chapter 10, in press.
3. Burghignoli, A. & Desideri, A. (1995). *Analisi di un gruppo di pali sollecitati da forze orizzontali.* Riv. Ital. Geotecnica, No. 3, 163-178.
4. Geocentrix Ltd (2002). *Repute 1.0, Pile group design software,* <http://www.geocentrix.co.uk>.
5. Hoit, M. I., McVay, M., Hays, C. & Andrade, P. W. (1996). *Nonlinear pile foundation analysis using Florida-Pier.* J. Bridge Engng, *Am. Soc. Civ. Engrs* **1**, No. 4, 135-142.
6. Huang, A. B., Hsueh, C. K., O'Neill, M. W., Chern, S. & Chen, C. (2001). *Effects of construction on laterally loaded pile groups.* J. Geotech. and Geoenv. Engng, Am. Soc. Civ. Engrs **127**, No. 5, 385-397.
7. Murchison, J. M. & O'Neill, M. W. (1984). *Evaluation of p-y relationships in cohesionless soils.* In Analysis and design of pile foundations, Edited by Joseph Mayer, ASCE, New York, 174-191.
8. Reese, L. C. & Van Impe, W. F. (2001). *Single piles and pile groups under lateral loading.* Balkema, Rotterdam, pp 463.
9. Reese, L. C., Cox, W. R. & Koop, F. D. (1975). *Field testing and analysis of laterally loaded piles in stiff clay.* Proc. 7th Annual Offshore Technology Conf., Houston, 671-690.

10. Reese, L. C., Wang, S. T., Arrellaga, J. A. & Hendrix, J. (2000). *Computer program GROUP for Windows user's manual, version 5.0*. Ensoft, Inc., Austin, Texas.
11. Rollins, K. M., Peterson, K. T. & Weaver, T. J. (1998). *Lateral load behaviour of full-scale pile group in clay*. J. Geotech. and Geoenv. Engng, Am. Soc. Civ. Engrs **124**, No. 6, 468-478.
12. Rollins, K. M., Sparks, A.E. & Peterson, K.T. (2000). *Lateral load capacity and passive resistance of full-scale pile group and cap*. Transportation Research Record 1736, Paper No. 00-1411, Transportation Research Board, 24-32.
13. Tomlinson, S. J. (1995). *Foundation design and construction (6th edn)*. Longman, Singapore.

Model tests on ship impact in a revetment performed in a geotechnical centrifuge

A. Bezuijen, P.E.L. Schaminée
GeoDelft, Delft, the Netherlands

D. M. Lee
Ove Arup & Partners, Hong Kong, China

Introduction

The impact of a container vessel in a rip-rap revetment and the possible consequences for a bridge foundation, which is protected with that revetment are investigated. The bow of the ship and the revetment are modeled on a scale 1:200. The dynamic effect of the impact was modeled by scaling the mass of the ship according to the scaling rules. Combinations of two different revetments and two different foundations were tested. The penetration depth appeared to be proportional with the square of the impact velocity. An impact at a location slightly out of the center of the foundation leads to a rapid reduction of the impact forces on the foundation. An angled impact, up to 30 degrees from perpendicular, leads to insignificant reduction in impact loading.

A collision of a ship with a revetment can damage the revetment, but for large ships and certain sailing speeds, penetration can be so deep that there is also a risk the structures behind the revetment will be damaged.

In the past model tests have been performed (Brinck-Kjaer et al, 1983 and Denver, 1983) to investigate the damage that can be expected.

Scale model tests using Froude scaling can simulate the ship movements and the wave action. However, in such tests the stresses in the revetment are different from the stresses in the prototype. To model the soil mechanical properties of the revetment properly, a comparable stress situation in model and prototype is necessary. Therefore impact tests have been performed in a geotechnical centrifuge. In such a centrifuge the acceleration is increased with the scale (a 1:200 model is tested at 200 times the acceleration of gravity) resulting in similar stress situations in model and prototype.

Foundations: Innovations, observations, design and practice, Thomas Telford, London, 2003

This paper first describes the prototype, the scaling rules, the mechanical and geotechnical models applied, the tests performed, the results of these tests and ends with conclusions.

Prototype

The prototype under investigation is a bridge foundation protected with a rip-rap revetment. The revetments are different on the two tower locations of the bridge, which are referred as Container Terminal 8 & 9 (or CT8 & CT9 respectively). There were also 2 possible types of foundation considered at the early design stage for the bridge piers, a square, piled foundation and a circular foundation. The prototype vessel was a modern container vessel with a displacement of 155.000 ton, determined from a risk assessment. Essential for this type of vessels is the relatively slender bow. It was envisaged that such a bow could penetrate deeper into a revetment than the more bulky bows of large tankers. The maximum sailing velocity at impact was set to 6 knots, corresponding to approximately 3 m/s. It was realized that an impact as modeled in these tests, will also lead to bow deformation. However, to focus on the worst case situation this deformation was not included in the model.

Scaling rules

General

The scaling rules for dynamic tests have to be used, which leads to the relations as mentioned in Table 1. An important consequence of these scaling rules is that no Froude scaling is used, but that the velocity in the model has to be the same as the velocity in the prototype.

Table 1: Scaling rules for a scale 1:N model in a centrifuge, dynamic scaling.

Parameter	value in model assuming 1 in prototype	dimension
length	1/N	m
velocity	1	m/s
acceleration	N	m/s^2
time	1/N	s
volume	1/N^3	m^3
mass	1/N^3	kg
Force	1/N^2	N
pressure	1	kPa

Since the rip-rap revetment is placed on sandy subsoil, which obviously cannot be scaled for the model tests, the permeabilities in the model could not be equally scaled. The methodology adopted in scaling these materials is explained in the next section.

Scaling of the water flow through breakwater and sand

In the prototype the flow through the breakwater will be turbulent and the flow through the sand layer will be laminar.

In general the flow through granular material can be described with the Forchheimer relation:

$$i = av_f + bv_f^{\,2} \tag{1}$$

In which i is the hydraulic gradient and v_f the filter velocity. The terms a and b are the Forchheimer constants. a has the dimension (s/m) and b (s/m)^2. In case of granular material the parameters a and b can be approximated as:

$$a = 160\frac{\nu}{g}\frac{(1-n)^2}{n^3 d_{15}^2} \tag{2}$$

and

$$b = \frac{2.2}{gn^2 d_{15}}. \tag{3}$$

In which ν is the kinematic viscosity, n the porosity, d_{15} the diameter of the grains of the granular material with 15% (by weight) of the grains being smaller and 'g' the acceleration due to gravity.

The required scaling of the model can be approximated with this flow formula. Since the hydraulic gradient increases in proportion with the g-level, this means that the flow velocities in the model increase. There are two possible approaches to reduce the flow velocity: decreasing the permeability by scaling down the grains or increasing the viscosity of the liquid. The important characteristics of this prototype are: the flow in the rockfill is turbulent, in the sand laminar.

Ideally it is therefore necessary to use a high viscosity liquid for the sand and normal water in the rock fill. However, for these tests this was not a practical solution. Looking more in detail it appeared not necessary to use high viscosity liquid for the sand, since undrained conditions were expected in the sand, also in the model and thus no exact scaling of the permeability in the sand is necessary. However, partly drained conditions are anticipated in the rock fill since the permeability in this rock fill (0.6 m/s at a gradient of 1) is not that much lower than the anticipated impact velocity (3 m/s) and therefore the permeability should be scaled properly.

Therefore the armour layer and rockfill material will be scaled in the centrifuge. It appears from the Forchheimer relation that the turbulent term scales with the diameter of the grains. This means that the grain diameter can be scaled down with the length scale of the model. It is also clear that the viscosity has no influence on the turbulent term.

What is further of importance is whether or not the flow through the rock fill in the model is still dominated by the turbulent term. This appears to be the case when a scale 1:200 is used and the Cat. 1 rock fill (1-500 kg with a mean of 50 kg) is modeled with 2 mm stones.

The sand used in the model had slightly smaller grain diameter than the prototype material.

Test set-up

Mechanical model

The impact of a container vessel of 155.000 ton displacement into a rip-rap revetment was tested at various impact speeds. The main part of the test set-up is shown in Figure 1. Figure 2 shows an overview of the test set-up in the container of the geotechnical centrifuge and Figure 3 shows a detail of the set-up with the revetment, model ship, rail system and some instrumentation.

The ship model was made at MARIN from one piece of bronze. The lines were based on a modern container vessel, see Figure 4. It was obvious from the beginning that it was not possible to model the complete ship because this measures more than 300m. Even on a scale 1: 200 it would have impractical dimensions in a geotechnical centrifuge. Only the bow of the ship is modeled. Using bronze this solid bow has the same weight as the scaled 1:200 complete vessel. Since such a metal model will not float, a rail system was constructed to guide the ship model. The rail system was constructed to cope with the weight of the model at 200 g, approx. 5 ton. The carriage, with the ship underneath, appeared critical in the design: it has to be light yet strong. It was milled from 1 piece of high quality aluminum.

The ship model was accelerated by means of a hydraulic plunger. The plunger stops before the ship hits the revetment. The weight, shape and velocity of the ship determine the penetration. The velocity at the beginning of penetration should be the same in model and prototype (6 knots or approximately 3 m/s), so the expected duration of the test is very short. This means that high-speed registration was necessary (6000 samples/s was used).

It was first attempted to make a servo control loop for the plunger to have a fully controlled acceleration of the ship to the desired velocity. However, this appeared not possible within the short time the plunger acts on the ship. Therefore the plunger was accelerated to the maximum capacity of the hydraulic system and the stroke of the plunger was adapted to come to the desired velocity. This appeared to result in reproducible velocities.

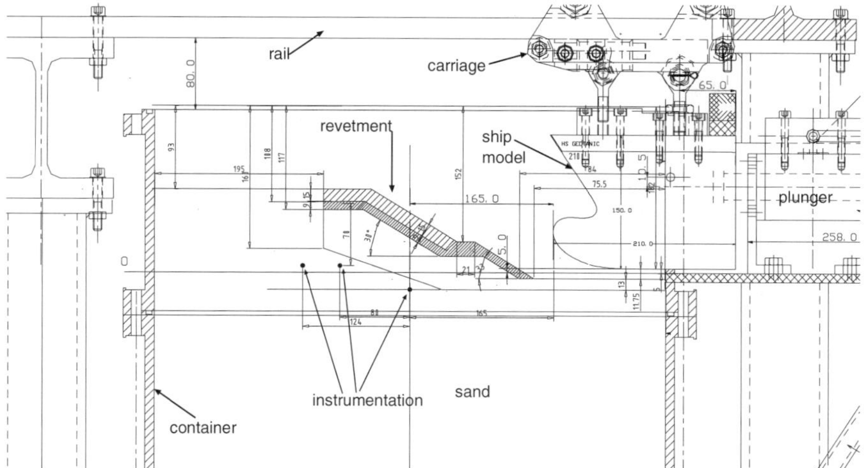

Figure 1: Drawing of a part of the set-up (for tests without a foundation). Parts of the rail system, the soil model, the plunger and the inner container are shown, as well as the model ship and one of the revetment types.

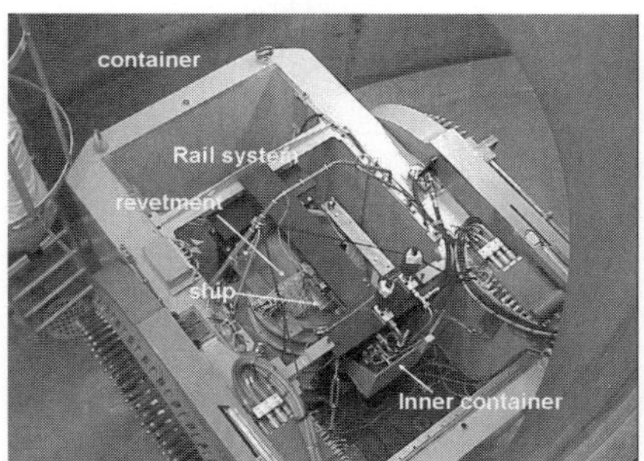

Figure 2: Overview of the model in the centrifuge.

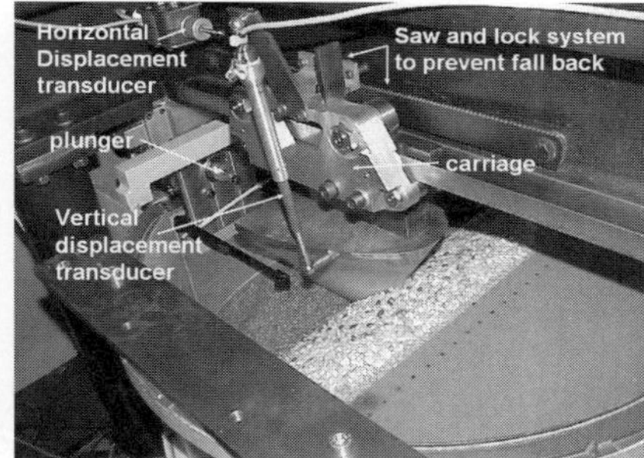

Figure 3: Detail of the model after a test.

Since the ship is free sailing over the rail, the angle of the container with respect to the g-field is very important. If the direction of the g-level is not exactly perpendicular to the model there will be an additional horizontal acceleration or deceleration. The g-pas (Bezuijen, 1998) was used to measure the exact angle of the container.

During a test the displacement of the plunger and the ship was measured. The velocities were calculated by taking the derivative of these displacements with time. A typical result is shown in Figure 5.

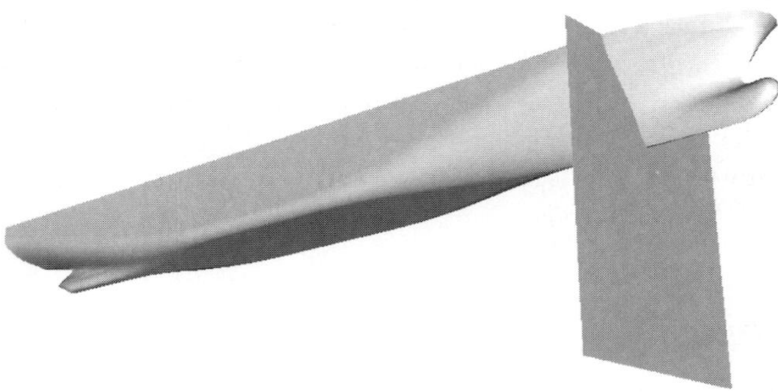

Figure 4: 3D picture of ship lines. The part of the bow that is modeled in these tests is the part in front of the plane.

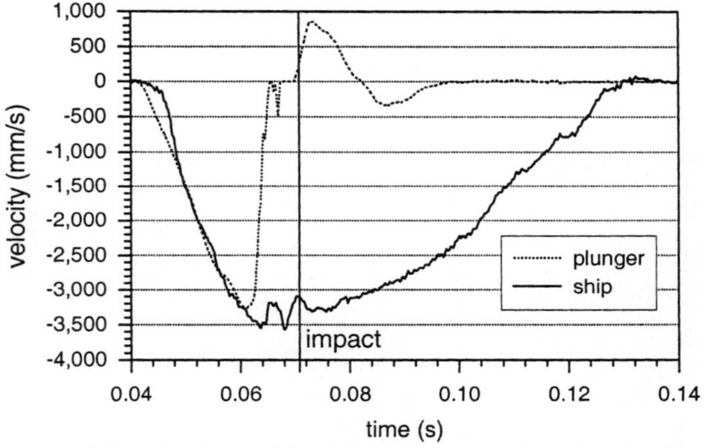

Figure 5: Result of one of the ship impact tests: the velocities (based on measured displacements) of the plunger and of the ship (choice of axis results in negative values).

Soil model

The sand model was made using the preparation technique developed by GeoDelft (Van der Poel & Schenkeveld, 1998). Dry sand was rained into water in the model container, in which the foundation structure to be tested already was placed. After reaching the desired height, the sand was densified by dropping the container on the ground from a height of a few centimeters. Then the water level was lowered to create capillary forces. This sand model can be shaped to create a sand-base for the revetment. The revetment was put on top of the model. The model revetments were a bit simplified compared to the real revetments, see Figure 6. Some filter layers were removed, because they were not important to model the prototype. The model foundations are shown in Figure 7 and Figure 8. The foundations were placed 64 mm behind the crest of the slope in the soil model for CT9 and both foundations, 69 mm behind the crest of the slope for the piled foundation and revetment CT8 and 54 mm for the circular model and revetment CT 8. See for an example a top view of the circular foundation in CT9 in Figure 9.

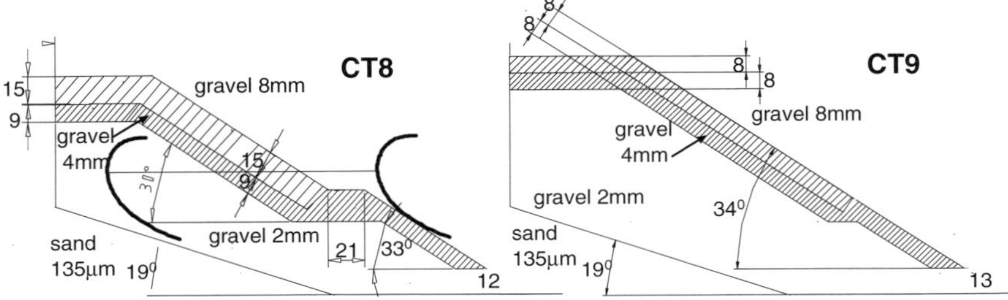

Figure 6: Revetments as used in the model tests. For CT8, the possible penetration of the bow into the model is shown.

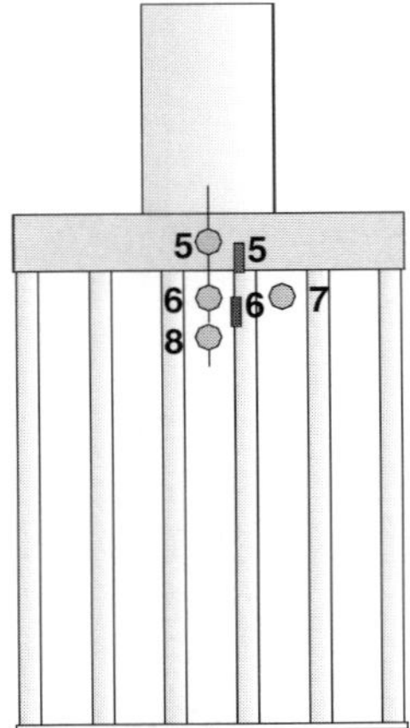

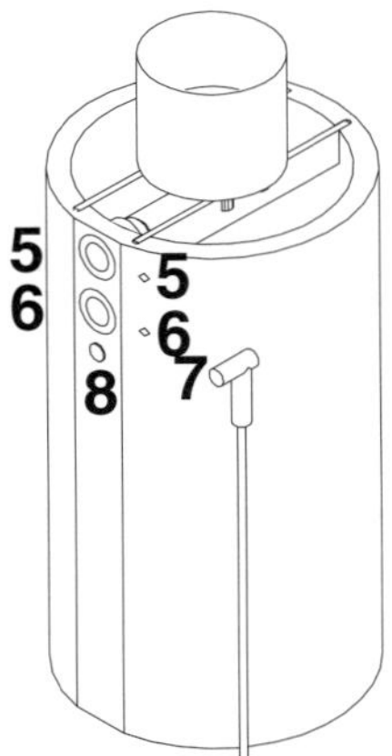

Figure 7: Pile foundation and the numbering of the instrumentation. The circles are total pressure transducers and the small rectangles are pore pressure transducers.

Figure 8: Circular foundation and the numbering of the instrumentation. The small holes 5 and 6 are pore pressure transducers. The other instruments are total pressure transducers.

Instrumentation
The displacement of the plunger and the ship were measured, as well as horizontal and vertical acceleration of the ship. The loading on the foundation was measured with pore and total stress transducer, see Figure 7 and Figure 8.

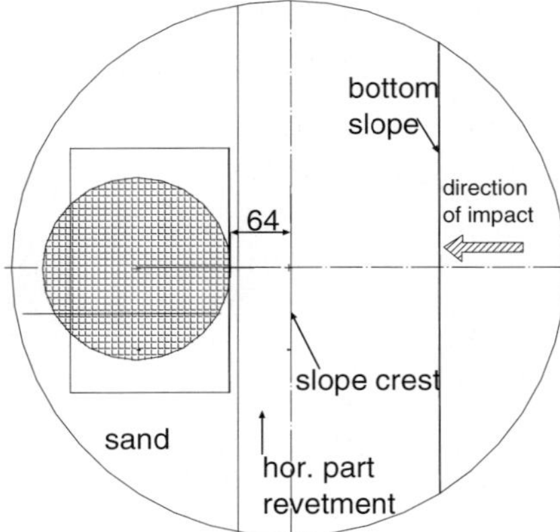

Figure 9: Top view model with revetment
and foundations (rectangular / circular) in model container.

Tests performed
16 tests were performed in total 4 tests without foundation and 12 with foundation. Apart from the 2 foundations and the 2 types of revetment also the influence of angled impact and impact out of the centre of the foundation were tested. All tests performed with a foundation are listed in Table 2.

Test programme and results

Penetration
The test programme started with 4 'proving tests' without the foundation. The remaining 12 tests, the 'impact tests' were performed after evaluating the results of the proving tests. The proving tests were performed with revetment CT9. Figure 10 shows the penetration that was measured in the proving tests. It appears to be roughly equal to the square of the velocity. Although there was some scatter in the individual tests, the same line was found when fitting the penetration to the velocity for the CT9 tests in the impact test programme. The angled tests and the test on the CT8 revetment have a higher penetration. The penetration for the angled tests was measured along the line of penetration. This means that when 1 cm of penetration is measured in a 30 degrees angled test, the penetration perpendicular to the revetment is only 0.87 cm. However, even when corrected for this difference it appeared that the penetration is quite large

for the angled tests. It was concluded that a different deformation pattern (compared with the perpendicular tests) dleads to relatively high penetration.

Table 2: Tests performed with foundation. In the configuration CT 8 or 9 indicates the type of revetment, C or P circular or pile foundation, 30 degrees angled tests and 10 and 20 m, 'o' the out of center tests, 10 and 20 m refer to prototype dimensions all other dimensions are model dimensions.

Name	configuration	hor. displ contact (mm)	angle container (deg)	start time impact (s)	impact velocity (m/s)	penetration (mm)	Tot. impact Force kN
E	CT 9 P	35.6	89.2	0.0607	3.45	108	3.12
E1	CT 9 C	47.5	88.9	0.0375	3.40	116.7	3.22
F	CT 8 P	39.1	89.1	0.0585	3.20	113.8	3.22
F1	CT 8 C	47.4	89.2	0.0659	3.30	121.9	2.79
G	CT 9 P 30deg	43	89.2	0.069	2.60	95.1	1.97
G1	CT 9 C 30deg	50.6	89.2	0.0708	3.30	117.86	2.72
H	CT 8 P 30deg	59.6	89.25	0.0542	3.15	139.98	2.37
H1	CT 8 C 30deg	66.8	89.2	0.0562	3.10	127.9	2.18
I	CT 9 C 20m o	67.5	89.2	0.068	3.10	98.38	2.66
J	CT 9 C 10m o	47.4	89.25	0.076	2.65	77.41	2.37
K	CT 9 P	48.9	89.2	0.0725	3.00	90.53	2.50
L	CT 9 P	49.3	89.2	0.681	2.64	82.69	2.37

Loading on foundations

The loading on the foundations increases with the penetration. A typical example is shown in Figure 11. The ship has to penetrate some distance into the revetment before the revetment will develop a resistance to penetration. Only then there is a high reaction force and only then large pressures can be expected on the foundation. The maximum pressure was found at the position where the bow penetrates the maximum distance into the revetment. No clear plastic deformation (failure zones displacements of more than 1mm in the model) in the sand was observed.

Conclusions

It has been possible to simulate the consequences of ship impact on a foundation in a geotechnical centrifuge. Penetration of the ship into the revetment and loading on the foundation could be investigated. Penetration of the ship into the revetment increases with the square of the impact velocity. An impact out of the center of the foundation leads to a rapid reduction of the loading on the foundation. An angled impact leads to hardly any reduction of the loading. No recordable permanent movement of the foundations due to impact was registered.

Acknowledgement

We acknowledge the Highways Department of the Hong Kong Special Administrative Region for their permission to publish the results of these tests.

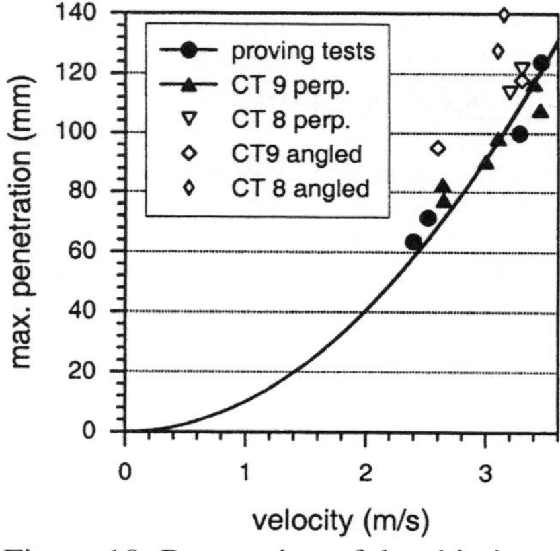

Figure 10: Penetration of the ship into the revetment as a function of the impact velocity (model dimensions).

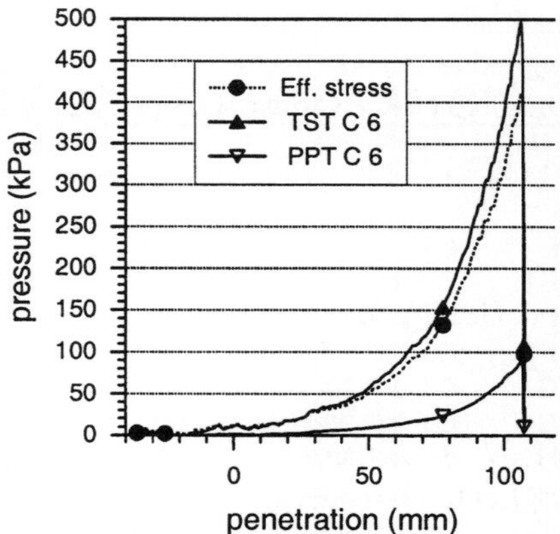

Figure 11: Example of pressures measured in one of the tests (test E) for revetment CT9, circular revetment as a function of the penetration.

References

1. Bezuijen A., (1998), *Measuring the direction of the acceleration forces,* Proc. Centrifuge 98, Kimura, Kusakabe & Takemura (eds), Rotterdam: Balkema Tokyo, 23 – 25 September.
2. Brinck-Kjaer O., F. P. Brodersen and A. Hasle Nielsen, (1983), *Modelling of Ship Collisions against Protected Structures*, IABSE Colloquium on Ship Collision with Bridges and Offshore Structures, Copenhagen Vol 41 pp147-164.
3. Denver H. (1983), *Geotechnical Model Tests for the Design of Protective Island,* IABSE Colloquium on Ship Collision with Bridges and Offshore Structures, Copenhagen, Vol 42 pp353-360.
4. Poel J.T. van der & Schenkeveld F.M. (1998). *A preparation technique for very homogeneous sand models and CPT research.* Centrifuge 98, Kimura, Kusakabe & Takemura (eds), Rotterdam: Balkema. Tokyo, 23 – 25 September.

Grout, the foundation of a bored tunnel

A. Bezuijen
GeoDelft

A.M. Talmon
WL\Delft Hydraulics

Introduction

Grout pressures are influenced by consolidation. A test method has been developed to measure the consolidation properties of grout and a calculation model to quantify the influence of consolidation on the grout pressures. The consolidation of the grout and the properties of the surrounding soil determine the grout pressure decrease during stand still of the TBM and the final pressures.

The foundation of bored tunnels is assured by grouting of the tail void surrounding the lining. The grouting determines the loading on the lining and is one of the influences that determine surface settlement. Looking at grout from a foundation point of view it is not a 'great' foundation material. Usually 30% more grout than the volume of the tail void has to be applied and after applying the grout its volume can be reduced with 5 to 10% due to bleeding caused by consolidation. Furthermore, the grout pressures as measured during grouting and afterwards are not very well understood.

Based on this situation it was decided by the COB (Centre of Underground Construction) in the Netherlands and Delft Cluster (a foundation in which the leading Delft Institutes on civil engineering co-operate) to perform field measurements and model tests on the grouting process.

Field tests were performed by instrumentation of one of the lining elements and measuring the grout pressures during boring and afterwards. The grout pressures during drilling could be explained by a flow model taking into account the Bingham flow properties of the grout and the hardening (Talmon *et.al.*, 2001). It was shown that the buoyancy forces can explain the distribution of grout pressure around the tunnel after boring (Bezuijen *et.al.*, 2002). When boring is halted, the grout pressures decay slowly due to fluid loss. Fluid loss and pressure decay are governed by consolidation. Remarkable is that the vertical gradient in the grout pressures decreases to values lower than the gradient in the pore pressures.

Grout consolidation tests, their results and interpretation are the subject of this paper.

Tests performed

Tests have been performed to investigate the hardening and bleeding of conventional grout, see Figure 1 and Figure 2. In this test a grout layer of 0.2 m is loaded mechanically with a constant load of 1 - 3 bar. The expelled water is a measure of the consolidation of the grout. After several minutes of consolidation the sample was unloaded and the shear strength of the grout was measured at different locations in the grout. An example of results of such a test is shown in Figure 3 and Figure 4. Figure 4 shows the amount of expelled pore water as a function of time and the applied pressure. In this test a pressure of 300 kPa was applied. Pressure was relieved several times to be able to take the vane tests. Figure 4 shows the measured shear strength after various times that pressure was applied. In this test it was focussed on the lower values of the shear strength. Therefore only shear strengths up to 6 kPa were measured and presented in the plot.

The type of grout tested here was tested before at atmospheric pressure (Bezuijen *et.al. 2002*). In that test it appeared that the measured shear strength remained more or less constant until 5.5 hours and after that time the hardening of the grout started.

Comparing the result from the test at atmospheric pressure with the results of the tests at 1 - 3 bar over pressure it became clear that the increase in strength in the over pressure case is caused by consolidation of the grout and not by the hardening of the grout. To understand the grout properties just after injection in the tail void it is therefore necessary to understand consolidation. If the grout layer is consolidated it will have certain strength to act as a foundation for the tunnel lining, even before hardening of the grout commences. If it is not consolidated it is possible that the shear strength is too low to counterbalance the buoyancy forces of the tunnel. Another important consequence of consolidation is an increase of flow resistance, which directly affects the pressure distribution behind the TBM when drilling.

Calculation model

General

During consolidation grout has a non-linear stress-strain curve. The curve as found in a standard oedometer test is shown in Figure 5. To implement such non-linear relations leads to a set of equations that can only be solved numerically, such a numerical simulation is described by Bezuijen (2003). Here we use a simplified approach, which appears within some limits suitable to describe the observed phenomena.

We assume that just after injection the grout behaves as a liquid. There will be no grain stress. Consolidation leads to the expelling of water and a decrease in porosity. It is assumed that the grain stress remains very small until a certain porosity. At that lower porosity the grains have contact with each other and the consolidation stops.

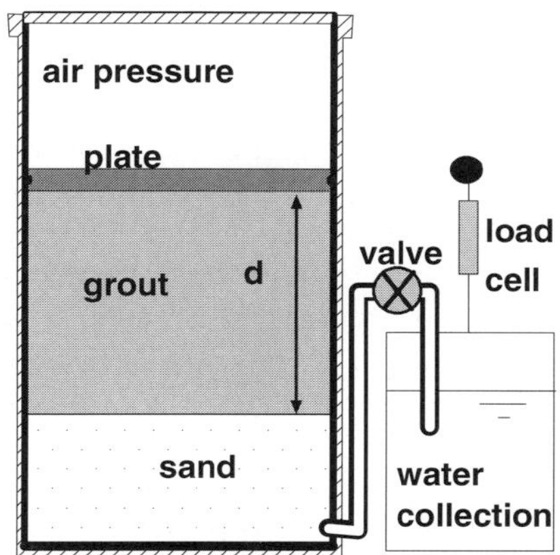

Figure 1: Measurement principle

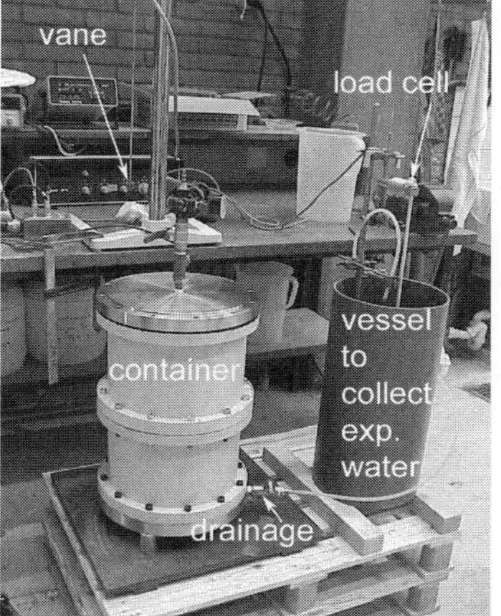

Figure 2: Experimental setup

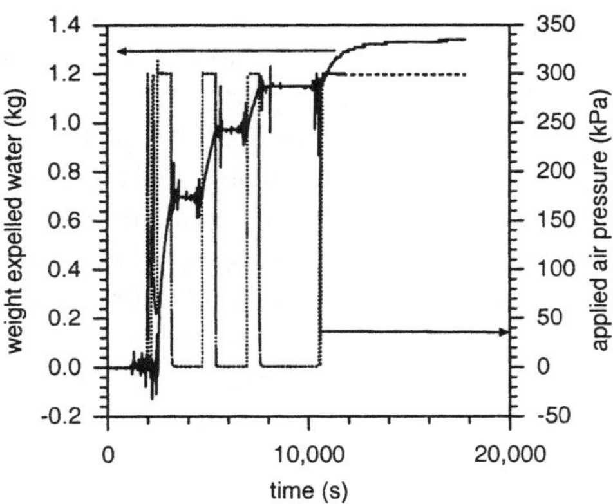

Figure 3: Test result expelled water as a function of time and applied pressure.

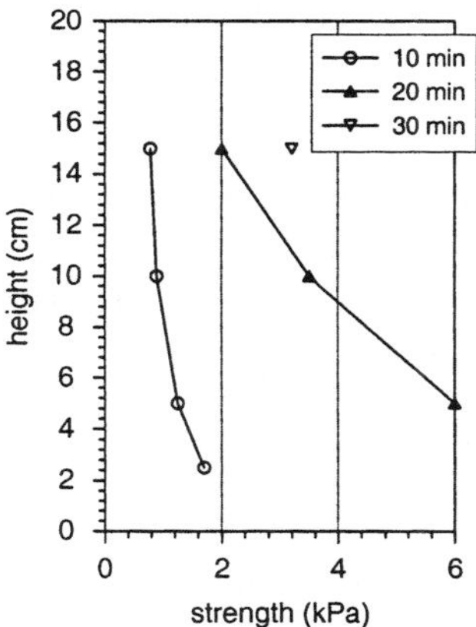

Figure 4: Strength development as measured with a vane.

Such a description will be quite accurate when the amount of fines is limited, but will be less adequate in case a lot of clay mineral is present in the grout.

When a material as described above is subjected to 1 side consolidation (grout can only lose water into the surrounding soil, not to the lining). There will be a front of consolidated grout that moves from the surrounding soil to the lining.

Description of model, grout tests.

Consider a part of the grout as it is applied around the tunnel, see Figure 6. Such a section is comparable with a section tested in the experiments described above. It is further assumed that the permeability of the sand is much larger

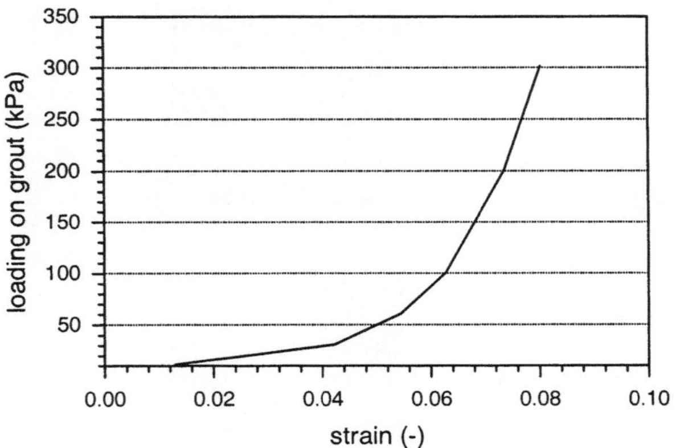

Figure 5: Example measured stress strain curve of grout in an oedometer test.

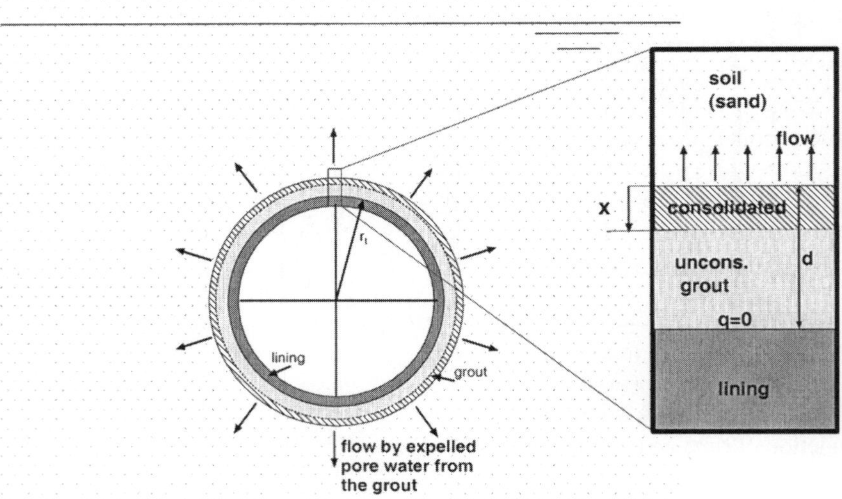

Figure 6: Sketch of consolidating grout around a tunnel lining and detail.

than the permeability of the grout (the consequences of this assumption were analyzed in Bezuijen 2003 and it was shown that this assumption was true for a subsoil of clean sand). For such a situation the flow through the grout can be written as:

$$q = k \frac{\Delta \phi_1}{x} \tag{1}$$

With q the specific discharge through the consolidated grout, k the permeability of the grout, x the thickness of the consolidated grout layer and $\Delta\phi$ the pressure head difference between the non consolidated grout and the soil. The change in thickness of the consolidated grout layer is governed by the continuity equation:

$$q = \frac{n_i - n_e}{1 - n_e} \frac{dx}{dt} \tag{2}$$

With n_i the initial porosity of the unconsolidated grout, n_e the final porosity of the grout (after consolidation). Combining these equations lead to the differential equation:

$$\frac{x}{k} \frac{dx}{dt} = \frac{1 - n_e}{n_i - n_e} \Delta\phi \tag{3}$$

With the boundary condition that x=0 at t=0 and constant $\Delta\phi$ the solution is:

$$x = \sqrt{2k \frac{1 - n_e}{n_i - n_e} \Delta\phi\, t} \tag{4}$$

In an experiment it is possible to determine the initial and final porosity and by fitting the results of measurements to the results of the equation it is possible to determine the permeability of the grout.

Description of model, field situation

When grout is injected into the tail void with an excess pressure compared to the hydrostatic pressure, the situation is comparable with the situation in the test. However, there is a difference: when the grout starts to consolidate this will lead to unloading of the surrounding soil, thus $\Delta\phi$ is not constant any more. Again the real situation is a bit simplified and a cylindrical symmetric elastic unloading is assumed around the tunnel. In such a situation the relation between deformation and stress reduction can be written as (Verruijt, 1993):

$$\Delta\sigma = 2 \frac{\Delta r}{r} G \tag{5}$$

Where $\Delta\sigma$ is the change in pressure Δr the change in radius, r the radius of the tunnel and the grout and G the shear modulus of the soil around the tunnel. In case of a consolidating grout, Δr will be equal to the thickness of the water layer that is expelled from the grout. Using equation (2) and (5) this leads to the following relation between the pressure that is exerted on the grout as a function of the thickness of the consolidating layer:

$$P = \rho g \phi_0 - 2 \frac{G}{r} \frac{n_i - n_e}{1 - n_e} x \tag{6}$$

Where ϕ_0 is the difference in piezometric head between the grout pressure and the pore pressure in the sand, ρ is the density of water and g the acceleration of gravity. Combining the Equations (1), (2) and (5) leads to the differential equation that is valid for the field situation:

$$\frac{x}{k} \frac{dx}{dt} + \frac{2}{\rho g} \frac{G}{r} x = \frac{1 - n_e}{n_i - n_e} \phi_0 \tag{7}$$

From this equation it can be concluded that consolidation can be limited by the stiffness of the soil. dx/dt=0 when consolidation stops. For that situation it can be written:

$$x = \frac{\rho g r}{2G} \frac{1 - n_e}{n_i - n_e} \phi_0 \tag{8}$$

Thus a high shear modulus of the subsoil will lead to only a limited consolidation because the driving force for the consolidation, the excess pressure disappears due to unloading of the soil and a low shear modulus will lead to more consolidation of the grout.

The solution for differential Equation (7) with the boundary condition x=0 at t=0 is less straightforward than for Equation (3). It can be written as:

$$\frac{x}{k} \frac{dx}{dt} + Bx = C \phi_0 \tag{9}$$

with

$$B = \frac{2}{\rho g} \frac{G}{r} \text{ and } C = \frac{1 - n_e}{n_1 - n_e}$$

The solution for Equation (9) and the boundary conditions mentioned before reads:

$$x(t) = \frac{-t\,k\,B^2 - C\,\Phi\,\ln\left(C\,\Phi\,\text{LambertW}\left(\dfrac{e^{\left(\left(-\frac{t\,k\,B^2}{C\,\Phi} + \ln(-C\,\Phi) - 1\right)\right)}}{C\,\Phi}\right)\right) + C\,\Phi\,\ln(-C\,\Phi)}{B} \tag{10}$$

Where Φ is used instead of ϕ_0.

The LambertW function in this solution is defined as:

$$LambertW(x).e^{LambertW(x)} = x$$

and the requirement that the function is analytical at x=0.

Comparison with measurement data

To compare the data from a grout consolidation test with the simulation, the measurement data without excess pressure (when the vane tests were taken) were removed from the data set. The remaining data were fitted to Equation (4). The results are shown in Figure 7.

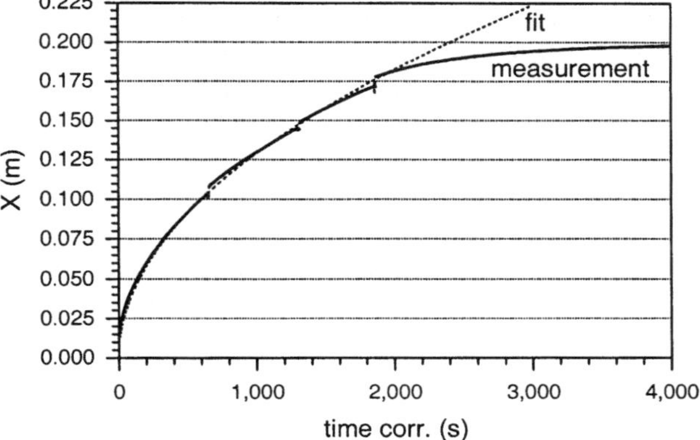

Figure 7: Experimental data on consolidation fitted to theory. x is the thickness of the consolidated layer.

It appears that in the beginning of the experiment the results fit quite well with theory. After approx. 2000 s a deviation starts, because x becomes comparable to the grout thickness in the experiment (all grout is consolidated). From this result it can be concluded that the theory developed, although it has some simplifications, can be used to describe the behavior of consolidating grout.

Consequences for field circumstances

Field measurements on grout pressures show an increase in pressure during boring and a decrease during stand still of the TBM. The rate of pressure decrease is different in different field situations, see Figure 8. In this figure the rate of decrease seems comparable over the measurement interval, but that is not the case. The pressure decrease is much faster for the Botlek tunnel, as can be seen just after the peak, but movements of the TBM cause additional rises in the grout pressure in the shown time period.

It is likely that this pressure decrease is caused by consolidation of the grout. If this is the case, the stiffness of the subsoil has an influence, as can be seen from Equation (7), (8) and (10). A calculation was run for the situation at the Botlek Rail Tunnel using the parameters as presented in Table 1. The permeability of the grout after consolidation and the initial and final porosity were determined form the consolidation test. The shear modulus of the subsoil is an 'educated guess'. Using these values we found that only 0.039 m of the grout layer of 0.2 m consolidates and then the driving force has stopped. The course of the consolidation front and the pressure drop due to consolidation after the boring has stopped according to the calculation model is shown in Figure 9. The calculated pressures show qualitatively agreement with the measured pressure.

Table 1: Parameters used in calculation.

Parameter	value	dim.
radius tunnel	5	M
ϕ_0	10	m
G (soil)	90	Mpa
k (grout)	$4.7*10^{-8}$	m/s
n_i	0.327	-
n_e	0.275	-

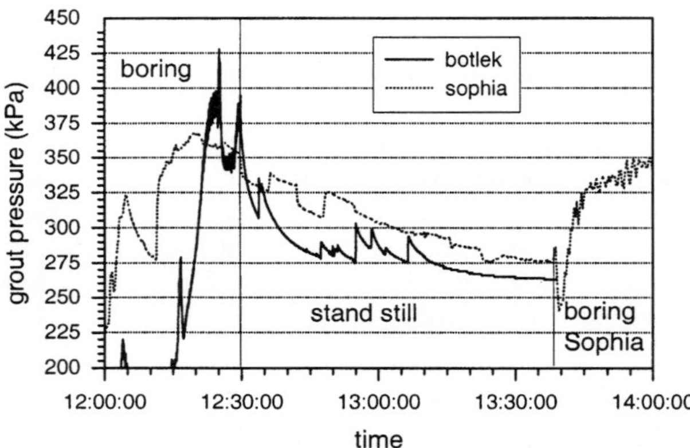

Figure 8: Grout pressure measured at the Botlek Rail tunnel compared with results from Sophia Rail Tunnel. Data is shifted so that drilling stops at the same point (first ring after the instruments came out of the lining). Pressure drop is about 10 times faster for Botlek.

The calculation was rerun with an much lower value of the shear modulus in the soil, 10 instead of 90 Mpa. In such a situation the grout pressure would remain more or less constant, which is obviously not in agreement with what is measured.

Discussion

Consolidation of grout influences the grout pressures and a model is described, which presents the possibility to quantify this influence. Although some simplifications were necessary, it appeared that the model can describe the behavior in a consolidation test quite well. However, it should be emphasized that reality is more complex than the model. It is possible that the permeability of the soil is that low that it prevents consolidation. This can be the case when a tunnel is bored in impermeable clay, but also when a subsoil of sand is polluted with bentonite from the tunnel face. A cylindrical symmetric unloading was assumed for the subsoil, but this will not be the case. Due to buoyancy forces the tunnel will be pressed against the upper part of bored hole. This will lead to a continuous consolidation of the upper part of the grout. There will also be some consolidation during boring, which is neglected in this calculation method.

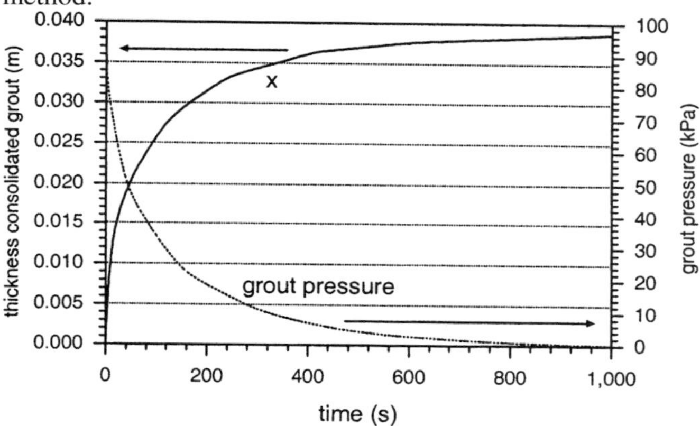

Figure 9: Calculated course of consolidation and pressure during stand still of the TBM. Parameters see text.

Consolidation will lead to a pressure decrease. In the calculations it is assumed that the pressures will decrease until the grout pressure is equal to the pore pressure in the soil. However, plastic deformation of the soil can prevent that such low pressures are reached. Low pressures are possible in case the subsoil consists of sand. Arching will then prevent a collapse. Low grout pressures were measured at the Sophia Rail Tunnel, see Figure 10. When boring stops, the pressures decrease to values very close to the pore pressure (the measurement at 16:59:52 in the plot). Values were closest to the pore pressure at the bottom of the tunnel.

Conclusions

A calculation model has been developed to quantify the influence of consolidation on the grout pressures. For conventional grout the consolidation determines the strength properties of the grout after injection. Increased flow resistance affects the pressure distribution around the tunnel lining and the increased strength of the grout reduces the stress in the tunnel lining due to buoyancy forces. The influence of hardening starts several hours after injection at a larger distance from the TBM.

The grout parameters necessary for the model can be measured with the consolidation test, as described. For a tunnel bored in sand the normal situation will be that only a part of the grout consolidates before the grout pressures come nearly equal to the pore pressure. In such a situation the final grout pressure and thus the stress situation in the soil is not determined by the injection strategy but by the properties of the grout and the soil around the tunnel.

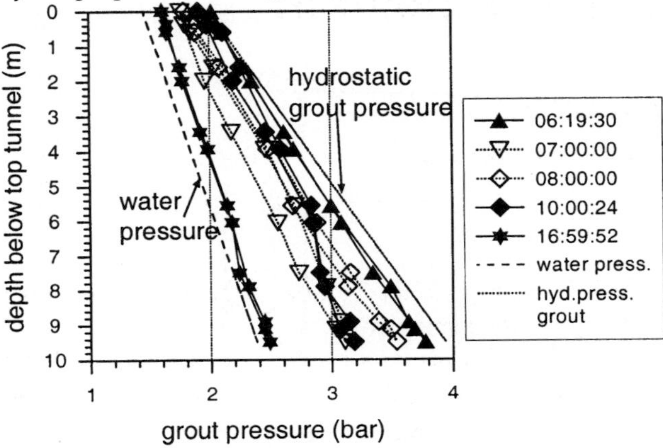

Figure 10: Measured grout pressures at the Sophia Rail tunnel. The pressure measured at 16:59:52 was measured several hours after boring has stopped.

Acknowledgement

Research was performed within the framework of the research on the Botlek and Sophia Rail Tunnel as initiated by COB (the Dutch center for underground construction). We acknowledge COB and its participants for their permission to publish the results and the members of the working groups for stimulating support.

References

1. Bezuijen A., Talmon A.M, Kaalberg F.J., R.Plugge, (2002), *Field measurements on grout pressures during tunnelling*, 4th Int. Symp. on Geotechnical Aspects of Underground Construction in Soft. Ground - IS Toulouse, 23-25 October.
2. Bezuijen A., (2003), *Consolidation of grout, Theory.* GeoDelft Report CO-403050/5, January.
3. Talmon A.M., Bezuijen A. Aanen L & W.H. van de Zon, (2001), *Grout pressures around a tunnel lining*, Proc. IS-Kyoto 2001 conference on Modern tunneling. Science and Technology, pp.817-822.
4. Verruijt, A., (1993), *Soil Dynamics*, Delft University of Technology, b28.

Influence of field modulus non-linearity on pile settlement

R. Bovolenta and R. Berardi
Dept. of Structural and Geotechnical Engineering - University of Genova (Italy)

Introduction

The evaluation of the load-settlement performance of a single pile is one of the main aspects in the design of piled foundations.

The settlements of an axially loaded pile can be evaluated by empirical and approximate approaches, load tests, analytical methods and by numerical methods too.

In general, the behaviour is influenced by a number of factors, such as the pile characteristics, the mechanical behaviour of soil, the non-linearity of soil stiffness and the influence of technological and installation factors.

An useful procedure for taking into account these and other factors is to back-analyse the results of static load tests performed on a single pile, starting from the knowledge of soil characteristics, in that an "overall" behaviour can be recognised and "operational stiffness" values can be assessed. Many approaches based on this procedure have been already proposed, one of them by one of the authors (Berardi,1998); in the paper this will be shortly reported. The so deduced stiffness values can be used in elastic approaches, taking into account the soil non-linear behaviour in the evaluation of the load-settlement performance of a single pile.

Pile settlements are often estimated by elastic solutions such as the method proposed by Randolph and Wroth (1978) and the method introduced by Poulos and Davis (1980). The former is completely mathematically expressed.

In the paper a new approach, based on the idea above and on the elastic solution of Randolph and Wroth (1978), is proposed. The main difference is that non-linearity is taken into account not resorting to a back-calculated "operational stiffness" but directly using a "typical" shear stiffness degradation curve, deduced from laboratory tests, and introducing "pseudo-strain" values to be used in accordance to the decay curve. The "pseudo- strain" is evaluated according to field performance: so it is possible to pass from a laboratory

Foundations: Innovations, observations, design and practice, Thomas Telford, London, 2003

modulus non-linearity to a field modulus non-linearity. The assumed "pseudo strain" is directly the ratio between the settlement w (at the head of the pile) and the diameter D (i.e. the relative settlement) or a shear strain γ, function of the pile settlement.

Starting from the knowledge of the soil initial stiffness and pile characteristics, a complete non-linear load settlement curve can be evaluated.

Stiffness values by back-analysis of large bored piles

Randolph & Wroth (1978) proposed a solution based on the separate treatment of the displacement along the pile shaft and at the base. For a compressible pile the load settlement ratio at the pile head is given by

$$\frac{Q_T}{w \cdot r_o \cdot G_L} = \frac{\dfrac{4\eta}{\xi(1-v)} + \dfrac{2\pi\rho}{\zeta}\dfrac{tanh(\mu L)}{\mu L}\dfrac{L}{r_o}}{1 + \dfrac{4\eta}{\xi(1-v)}\dfrac{1}{\pi\lambda}\dfrac{tanh(\mu L)}{\mu L}\dfrac{L}{r_o}} \tag{1}$$

where:

w= head settlement	r_o= pile radius
G=soil shear modulus	Q_T=applied load
v=Poisson's ratio	L=pile length
$\eta= r_b/r_o$(for underreamed piles)	$\xi=G_L/G_b$(for end-bearing piles)
$\rho= G/G_L$(var. of modulus with depth)	$\lambda=E_p/G_L$(pile-soil stiffness ratio)

$\zeta= \ln(r_m/r_o)$(measure of influence radius)

$\mu L = (L/r_o)\sqrt{2/\zeta\lambda}$ (measure of pile compressibility)

This approach, like other elastic solutions, is useful and rather simple, but the definition of suitable stiffness parameters, allowing to take into account the non-linear behaviour, could limit its applicability. The evaluation of these parameters (Berardi, 1998) has been accomplished starting from the back analysis of a number of load tests performed on large diameter bored piles, executed in predominantly coarse grained soils. The data base has been selected, to a large extent, by published and well documented case records for the tested pile as well as for the subsoil characteristics.

By considering a generic load test, and back-analysing the data by means of the elastic solution by Randolph and Wroth (iterative processes have been executed to get the stiffness values) it is possible to obtain the decay of the average modulus of deformability with relative settlement can be obtained. Performing this kind of analysis on several load tests, corresponding to rather homogeneous situations (pile type, geometry, soil conditions, etc.) it has been observed that the obtained results (stiffness decay curves) show a consistent and representative trend for the considered pile typology, to be used to compute the pile settlement, in conditions similar to those belonging to the data base.

In Table 1 reports some typical values regarding the considered cases.

Table 1: Data relative to the considered case records

N°	D	L/D	Test	Q_{lim}*	Q_{all}	Q_{max}**	w_{max}**	Soil Tests	G_{IN}	References
	(m)	(-)	Type	(MN)	(MN)	(MN)	(mm)		(MPa)	
8	1.0	22.4	SML	14	3.5	7	10.6	SPT/CPT	80	Gatti et al. (1989)
9	1.0	22.4	SML	12.6	3.5	7	13	SPT/CPT	80	"
10	1.2	24	SML	15.6	-	12.5	40.8	SPT/CPT	100	Rocchi et al. (1989)
23	1.5	28	-	15.7	-	15	111.5	CPT/CHT	80	Viggiani et al. (1983)
24	2.0	21	-	20.5	-	20	100	CPT/CHT	80	"
30	0.68	31	QUICK	3.5	-	3	47.1	SPT	70	Reese et al. (1988)
32	0.46	46	QUICK	1.8	-	1.6	15.3	SPT	85	"
35	1.2	28	-	16	4.3	6.4	4	SPT	155	"
36	1.2	28	-	16	4.3	6.4	4.4	SPT	155	"
37	0.8	29	-	6.5	2.8	3.8	12.5	SPT	139	Berardi (pers. comm.)
38	1.2	24	QUICK	14	-	11	77	SPT/CPT	87.5	Rocchi et al. (1989)
39	1.2	25	-	23	-	9.8	7	SPT	256	D'Appolonia S.p.A. (pers. comm.)
40	1.2	14	-	17.8	-	9.8	10.9	SPT	198	"
41	0.8	20	-	12.1	-	8.2	21.3	SPT	198	"
42	0.8	38	-	19.4	-	9.8	13.8	SPT	256	"

(* estimated ** from load test)

The normalised stiffness is expressed in terms of the current shear modulus G and initial shear modulus G_{IN}. Both are referred to the half length of the pile, (thus representing an *average* soil stiffness); the former is back-calculated by the iterative procedure, while the latter is evaluated by the soil characterisation and represents the *initial* stiffness before pile installation (see Table 1).

In the initial stiffness evaluation the accuracy and uncertainties related to the used approaches (e.g. empirical relationships) have been considered.

The data set used in the previously illustrated procedure has been sorted into two different groups, with the aim of obtaining the stiffness decay curves by the first group of piles and then using these results to simulate the experimental load-settlement curves of the second group, starting from the knowledge of the initial soil stiffness and of the pile characteristics.

The cases n°8÷36 belong to the first group; the remaining cases (37÷42) form the second group.

The analyses performed on the first group of piles have led to the results shown in Figure 1; it is possible to observe, notwithstanding the differences in the considered case records, a not significant scattering.

Considering the pile and the subsoil characteristics and by the knowledge of the initial shear modulus, it is quite easy, by using Equation (1) and the field stiffness decay curve in Figure 1, to obtain the couple (w, Q_T) for each considered strain level, which allows to get a non-linear load-settlement curve.

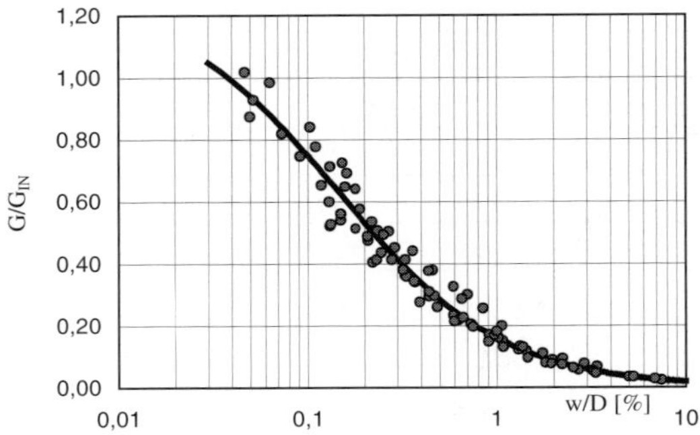

Figure 1 Stiffness decay curve (1st group)

By this procedure the behaviour of the second group of piles has been simulated, leading to encouraging results, as illustrated by one example in Figure 2.

As a final outcome all the load tests have been considered together, to have a more significant data base; the obtained stiffness decay curve is very similar to the one illustrated in Figure 1; the curve which fits the experimental values has the following expression:

$$\frac{G}{G_{IN}} = \frac{1}{5.81 \cdot 10^2 \, \dfrac{w}{D} + 0.80} \tag{2}$$

It is worth noting that the validity of the Equation (2) is limited to the range of $w/D \geq 0.0004$ As far as the accuracy and reliability of this procedure are concerned, the most accurate results have been undoubtedly gained before the reaching of an "yielding" point in the actual load-settlement curve; in few cases the real piles have shown a stiffer behaviour for high load levels, perhaps indicating a significant contribute of the pile base.

For all the case records Figure 3 reports the ratio w_c/w_m between the calculated and the measured settlement vs. the ratio Q/Q_{cr} (current/critical applied load). It is possible to note that, in correspondence of a generic allowable load $Q_{all} = Q_{cr}/(2.5 \div 3)$, the ratio $w_c/w_m \cong 0.8 \div 1.3$.

The results in Figure 3 show a slight dispersion as regards the mean trend; to account for this aspect an interval ranging between $\pm 2\sigma$ (standard deviation) has been found representative of this dispersion. For the above mentioned allowable applied loads the errors are of the order $\pm 20\%$ with respect
to the mean value. Due to the curvature of the stiffness decay curve larger differences are verified for higher load levels. The results gained by the outlined procedure seem to be in good agreement with the observations relative to the

actual pile-soil interaction phenomena. This is true, at least, for the considered pile type, i.e. large diameter bored piles in non cohesive soils.

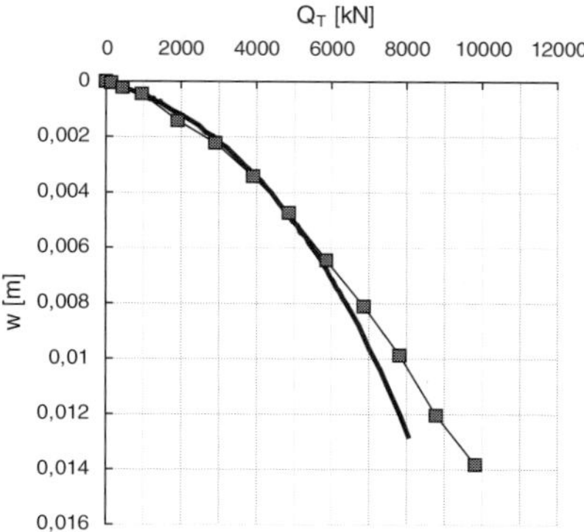

Figure 2 Predicted and measured load-settlement curves (pile n°42)

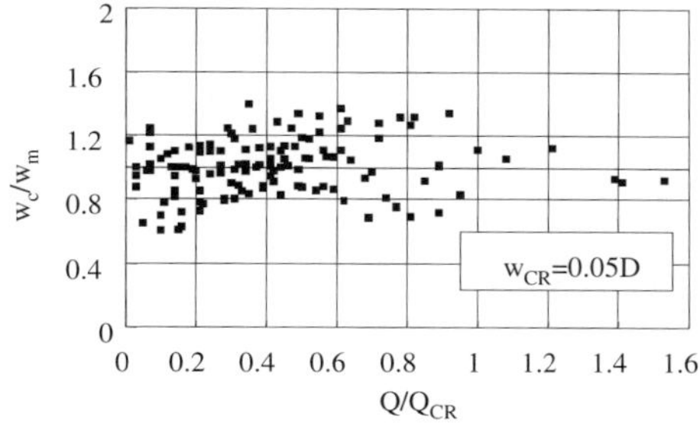

Figure 3 Predicted vs. measured settlements

Some differences arise at high load levels and this could be due to the choice of the parameters which appear in Equation (1):

- apart from η, ξ, λ, and ν, whose evaluation is quite undoubted and whose relative "weights" in the analyses are not so relevant, the main uncertainties can be associated to the choice of ρ and ζ (Figure 4 shows the influence of the factors on the analyses, considering three levels of w/D; the factors have been varied into plausible ranges).
- As far as the stiffness ratio $\rho=G/G_L$ is concerned, in the analyses here performed it varies between 0.5 and 0.8. These are the *initial* values, referred to the ratio $(G/G_L)_{IN}$; the stiffness decay curves and the predicted load-settlement curves have been obtained keeping ρ constant, which means that the average moduli along the shaft and at the base decrease simultaneously.

- The parameter ζ, which is a measure of the radius of influence r_m (Randolph & Wroth 1978), can also be thought as a geometrical factor relating the normalised displacement w/D to the shear strain adjacent to the pile.
- According to Randolph & Wroth (1978) and Baguelin & Frank (1979), it varies between 3 and 5, with an average value of about 4. It can be also determined by the following relationship (Fleming et al. 1992):

$$\zeta = ln\left\{\left[0.25 + \left(2.5\rho\left(1-v\right)-0.25\right)\xi\right]L\!\!\Big/_{\!r_o}\right\} \qquad (3)$$

- In the procedure here proposed for the load-settlement evaluation, it has always been assumed $\zeta=4$; it is worth noting that the use of Equation (3) leads, for $v=0.3$; $\xi=1$; $\rho=0.5\div0.8$; $L/r_o =30\div70$, to values of $\zeta=3.3\div4.6$.

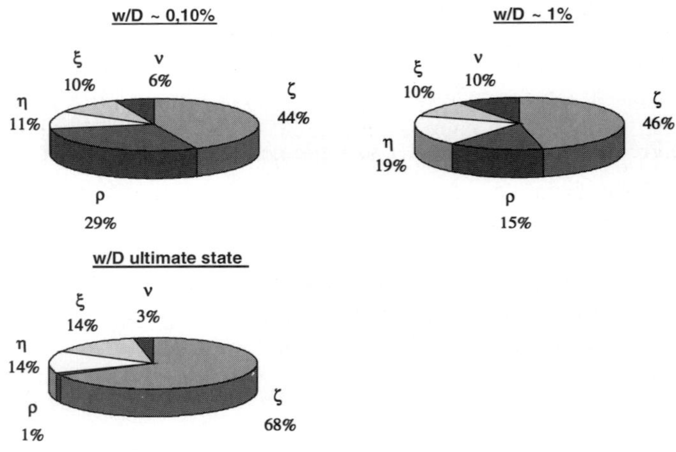

Figure 4 Analysis of the influence of the factors

Pile settlement from soil stiffness degradation curves

As mentioned before the evaluation of the soil deformation proprieties is probably the most delicate phase of the analysis of the load – settlement performance of a single pile. A new approach is described in the present work.

The main difference with the approach outlined in the previous paragraph refers to the use of a "laboratory" stiffness decay curve, obtained directly on the site specimens, or from literature. The proposed procedure allows to use the "laboratory" behaviour in terms of soil non-linearity, to assess the "field" modulus non-linearity referred to pile foundation behaviour (performance).

Generally the secant elastic stiffness values are presented as functions of the average shear strain γ, which is linked to the pile head settlement by the Equation (4):

$$\gamma = \frac{1}{L}\int_0^L \gamma(z, r_0)\,dz = w\,\frac{\tanh(\mu L)}{r_0(\mu L)}\,\frac{1}{\zeta} \tag{4}$$

It is worth noting that γ is a function of G, which depends on the shear strain level. This is why it is necessary to resort to an iteration process.

This new approach, adopting the elastic solution by Randolph and Wroth again, can be summarized in the following list:

1. Definition of the soil parameters (G_{IN} at the base and half length; ρ; ν);
2. Definition of the pile parameters (E_P; L; r_0; r_B);
3. Choice of the shear stiffness degradation curve;
4. Definition of the range of variability of r_m;
5. Choice of a suitable value of the pile head settlement w;
6. Iterative calculation of the soil shear stiffness by the use of (4) and the chosen stiffness degradation curve;
7. Evaluation of Q_T by the application of (1).

The influence radius r_m, defined as the radial distance from the pile at which the shear stress (mobilized along the pile shaft) is negligible, can be determined by different relationships (such as Baguelin and Frank, 1975; Randolph and Wroth 1978; Fleming et al. 1992) often obtaining quite different values. These equations have been considered in order to determine, for each analysis, possible ranges of variability of r_m and as consequence of ζ. The exposed procedure has been adopted for the analyses of many large diameter bored piles. A first set of piles is composed by all the piles considered in the previous paragraph. A second set (see Table 2) consists of piles, in cohesive soil or in sand but with slenderness ratios or situations, which are quite dissimilar to the previous ones.

Table 2: Data relative to the considered case records

N°	D (m)	L/D (-)	Test Type	Q_{lim}* (MN)	Q_{all} (MN)	Q_{max}** (MN)	w_{max}** (mm)	Soil Tests	G_{IN} (MPa)	References
5	1.5	7.3	QUICK	7.62	1.8	4.76	10.1	SPT	110	Collotta(1989)
6	0.6	23.3	-	2.07	1.0	1.5	9.7	CPT	38	Favaretti(1989)
7	0.6	23.3	-	1.92	0.87	1.3	5.8	CPT	38	"
16	2	20.0	-	47.6	-	40.7	206.3	SPT	110	Hirayama(1990)
43	1.2	62.5	-	42	-	30	15.6	SPT/PMT	90	Baker(1999)
44	0.76	30.3	QUICK	6.7	-	6.25	18.6	SPT	100	Reese(1973)
45	0.8	31.3	-	10.7	4.8	6.5	9.68	SPT	110	Bustamante(1990)
46	0.8	18.8	-	2.73	0.96	2.4	37.8	SPT	70	Bustamante(1990)
47	0.6	10.0	-	2.45	-	1.79	22.1	SPT/PMT	80	Chang (1988)
48	0.8	31.3	SML	13.7	-	4.8	6.42	SPT/CPT	55	Caputo (1989)
49	1.0	35.0	SML	7.2	-	6.2	39.2	SPT/CPT	70	"
50	1.0	40.0	SML	10.0	-	6.3	10	SPT	75	"
51	0.6	11.6	-	1.28	-	1.1	10.28	SPT/PMT	80	Chang (1988)

(* estimated   ** from load test)

When the pile is embedded in a prevalently sandy deposit the stiffness values can be deduced, by the use of a stiffness degradation curve, such as the one

introduced by Seed et al. (1986). For piles embedded in clay the degradation curves proposed by Matasovic and Vucetic (1993) have been adopted.
As far as the first set of piles is concerned, the load-settlement curves have been evaluated (for different plausible values of ζ) and compared with the real ones and with those obtained by the (2) (an example is shown in Figure 5).

The simulations of the load-settlement response of the second group of piles has given satisfactory results too. In Figure 6 the accordance between measured and computed loads, corresponding to a relative settlement $w/D=0.25\%$, is highlighted for both sets of piles. It can be noted that the best accordance is achieved for the lowest values of ζ (=2.0÷3.0). Increasing ζ the procedure underestimates the measured load. These differences are significant for settlements corresponding to $Q/Q_{lim}=0.6÷1$, while for $Q/Q_{lim}<0.4$ (serviceability state) the estimated values of loads are in good accordance with the real ones for any range of ζ..

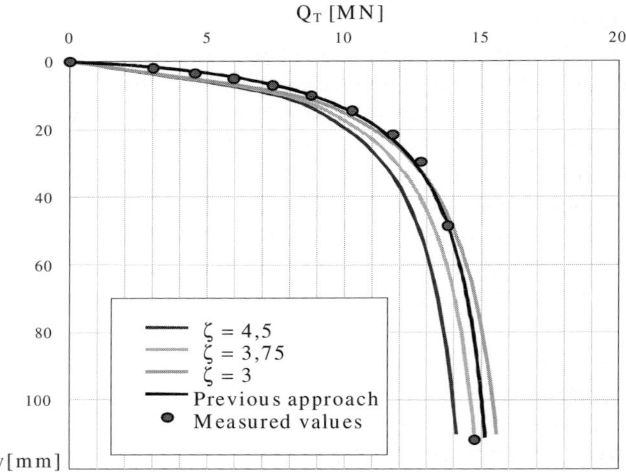

Figure 5 Predicted and measured load – settlement curves (Pile n°23)

Final remarks

The two procedures, discussed in the previous paragraphs, have been introduced in order to forecast the load-settlement curves of axially loaded piles.

The theory upon which the analysed methods are based, is the same, that is to say the elastic solution by Randolph and Wroth (1978).

In order to take into account the non-linearity, the stiffness modulus is not considered constant since it is strain dependent; accordingly a "pseudo-strain", defined as the ratio between the pile settlement and its diameter, has been introduced.

The two procedures evaluate the stiffness values differently. In fact, the first approach proposes a relationship (deduced by back-analyses of real cases),

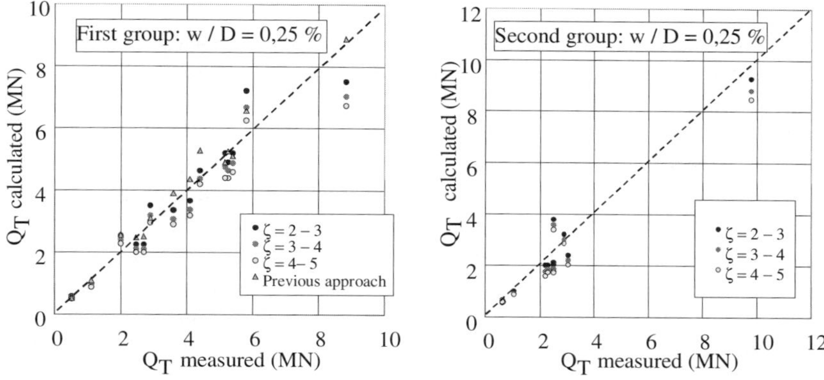

Figure 6 Comparison among measured and computed loads

which allows to estimate an average value of the shear stiffness, only assessing the value of the initial stiffness G_{IN}.

By this relationship and the already mentioned elastic solution, it is possible to define the load-settlement curve of the considered pile.

The deduced stiffness degradation relationship is valid for the study of problems, which are similar to those back-analysed, but it has the merit to take into account implicitly many factors, such as: the phenomena connected to the installation. Besides, the method can be totally implemented.

The second method has recourse to literature shear stiffness values, expressed by curves of G/G_0 as functions of γ. The suitable decay curve is chosen according to the soil type and by iterations the load-settlement curve can be found. The proposed methodology can be applied to different soil types (whose stiffness decay curves are necessary) but it can't take into account many factors occurring in situ.

Both methods capture the non-linearity and estimate quite accurate values, especially for small settlement levels.

References

1. Baguelin, F., Frank, R. (1979) *Theoretical study of piles using the finite element method.* Int.Conf. Num. Methods Offshore Piling, ICE, London,33-91.
2. Baker, C.N. et al. (1994) *Settlement analysis for 450 meter tall KLCC Towers.* ASCE Geotech. Eng. Conf. *"Settlement '94"*, College Station, TX (USA), 1650-1671.
3. Berardi, R. (1998) *Influence of non-linear behaviour of soil on the performance of bored piles.* Proc. 3rd Int. Geotech. Seminar Deep foundations in bored piles. *BAP III* Ghent, Balkema, 369-376.
4. Bustamante M., Gianiselli L. (1990) *Essais de chargement en vraie grandeur pour la centrale thermoelectrique de Sulcis* (Italie). LCPC.

5. Caputo, V., et al. (1989) *Pali trivellati di grande diametro nei terreni piroclastici del napoletano.* Proc. XVII Conv. Nazionale di Geotecnica, Taormina, 1989, 63–79, (in Italian).
6. Caputo, V., et al. (1991) *Settlement of a piled foundation in pyroclastic soils.* Proc. X ECSMFE, Balkema: 353-358.
7. Chang, M. F., Goh, A. T. C. (1988) *Performance of bored piles in residual soils and weathered rocks.* Proc. Int. Geotech. Sem. Deep foundation on bored and auger piles, Balkema Rotterdam, 303–313.
8. Collotta, T., et al. (1989) *Analisi dei risultati di prove di carico assiali su pali di grande diametro strumentati. Ass. Geotecnica Italiana,* XVII Conv. Nazionale di Geotecnica, Taormina, vol.I, 129–135, (in Italian).
9. Favaretti, M. (1989) *Analisi del comportamento di pali infissi e trivellati in prove di carico di collaudo.* Proc. XVII Convegno nazionale di Geotecnica, Taormina, vol .I, 199–207, (in Italian).
10. Fleming, W. G. K. (1992) *A new method for single pile settlement prediction and analysis.* Géotechnique 42 (3), 411-425.
11. Fleming, W. G. K., et al. (1992) *Piling engineering.* 2nd Ed. , Blackie A & P, John Wiley & Sons, Inc.
12. Gatti, G., Garassino, A.L. (1989) *Determinazione sperimentale della portata laterale di pali trivellati in terreno granulare.* Proc. XVII Conv. Naz. di Geotecnica, Taormina, 231-239, (in Italian).
13. Hirayama, H. (1990) *Load-settlement analysis for bored piles using hyperbolic transfer functions.* Soils and Foundations, 30(1): 55-64.
14. Matasovic, N., Vucetic, M. (1993) *Cyclic characterization of liquefiable sands.* ASCE Journal of Geotechnical Engineering, 119(1): 1805-1822.
15. Poulos, H. G., Davis, E. H. (1980) *Pile foundation analysis and design.* John Wiley & Sons.
16. Randolph, R., Wroth C. P. (1978) *Analysis of deformation of vertically loaded piles.* Journal of the Geotechnical Engineering *Div.* Vol. 104, No. GT12, 1465-1488.
17. Reese, L. C., O'Neill, M. W. (1988) *Field load tests of drilled shafts.* Proc. Int. Geotechnical Seminar Deep Foundations on Bored and Auger Piles, Balkema, Rotterdam.
18. Rocchi, F. et al. (1989) *Prove di carico strumentate a rottura su pali di grande diametro trivellati in sabbia.* Proc. XVII Conv. Naz. di Geotecnica, Taormina, AGI, 309-322, (in Italian).
19. Seed, H.B., et al. (1986) *Moduli and damping factors for dynamic analyses of cohesionless soils.* ASCE Journal of the Geotechnical Engineering, 112(11), 1016-1032, 1986.
20. Viggiani, C., Vinale, F. (1983) *Comportamento di pali trivellati di grande diametro in terreni piroclastici.* Rivista Italiana di Geotecnica, 17(2): 59-84, (in Italian).

A new interpretation of the compressibility of Venetian silty-clay soils

R. Butterfield[1], G. Gottardi[2], P. Simonini[3] and S. Cola[3]
[1] *Department of Civil and Environmental Engineering*
University of Southampton - UK
[2] *DISTART - Università di Bologna - ITALY*
[3] *Department IMAGE - Università di Padova – ITALY*

Introduction

Venice is underlain by some 800 metres of Quaternary soils, deposited over the past 2 million years at the northern end of the similar, but much thicker, Po basin sediments. By examining continuous cores from the boreholes VE1 (60–950 m depth below m.s.l.), VE1-bis (0–120 m depth) and the upper 100m of a further borehole VE2 (0-400 m deep), Rowe (1975) concluded that, within the upper 350m, the soils are essentially beds of sand (69%), silts (29%) and silty-clays (2%). The small quantities of clay (mean PI=28% on the A-line) and peat present are not considered to contribute significantly to the overall compressibility of the soil-column.

The soils have undergone continuous gravitational compaction with, more recently, phases of Continental sedimentation (42k-16k years BP) and erosion (16k-6k years BP) followed by re-immersion during the Flandrian transgression. During the emersion period the surface of the deposit was probably exposed and desiccated, such soils (*caranto*) are found in the city centre between 5 and 7 m below m.s.l, at greater depths near the shoreline.

Although the primary-consolidation phase of the gravitational compaction process is certainly complete (Ricceri & Butterfield, 1974) modern records show that the mean surface subsidence over the area of the lagoon continues to increase at about 1.0 mm/yr, due to a combination of secondary compression (creep) in the soil-column, sinkage of the periappenninic trough and tectonic movement in the northern Adriatic basin.

Foundations: Innovations, observations, design and practice, Thomas Telford, London, 2003

Anthropic subsidence

The common practice of extracting water from the shallower aquifers underlying Venice ceased in 1890, when the domestic water supply was switched to wells on the mainland some 25km to the northwest. However, as the Mestre industrial complex developed, large-scale water extraction from the deeper aquifers underlying Venice (up to 350m deep) ensued over the period (1932–1972). In these aquifers the piezometric levels were reduced by some 12m, generating ground-surface settlements of up to 150mm throughout Venice over the same period. Industrial water supply was switched to a purpose-built aqueduct in 1973. Thereafter, aquifer depletion was arrested together with the associated ground subsidence. Aquifer recharge took about 2 years, as did a recovery in ground level of around 20mm. Measured reductions in piezometric levels are reported over time and depth, together with mean surface settlements, in Serandrei Barbero (1972), Ricceri & Butterfield (1974) and Carbognin & Gatto (1984).

This paper is concerned with reconciliation the piezometric level reduction, via compressibility parameters obtained from oedometer tests on soil samples, with the measured mean surface-settlement record and Rowe's soil profile.

Previous surface settlement predictions

Both the piezometric level and surface settlement data are exceptionally good, as also is the information on a representative soil column and the oedometer-test compressibility parameters related to it. Since the ratio of the extent of the loaded soil area to its depth is very large it might be expected that settlement predictions (using the piezometric level changes and soil parameters) would agree closely with the measured settlements. This was not so, for example:

a. Based on the VE1/VE1-bis data and oedometer tests on 76mm rubber-sleeve samples, Ricceri & Butterfield (1974) found that, in order to reconcile the measured settlements with the known increase in vertical effective stress, their estimated mean compression index had to be halved. A suggested explanation of this discrepancy was that either the soil might be returning to virgin compression from an unloading/reloading excursion and/or that the laboratory determined compressibility parameters were perhaps too high due to sample disturbance during recovery.

b. To check the latter point, borehole VE2 was commissioned, in which 60mm diameter piston sampling to 100m depth recovered 14 samples for consolidation in 250mm 'Rowe cells'. The resulting compression curves were very similar to those determined on 76mm samples at the University of Padova (Ricceri & Previatello, 1972). Using parameters from these tests, Rowe (1975) made a settlement prediction. His data, shown in Table 1 (excluding the final 2 columns), suggested that the ground water level drawdown between 1938 and 1970 should have caused 205mm of settlement. He quotes 133mm as the measured value over this period although, from a number of

Table 1: Data and settlement predictions

Depth m	Mean p'_0 MN/m^2	Soil Type	Thick- ness m	m_v m^2/MN x 10^{-2}	Draw- down m	Settle- ment mm	m_v m^2/MN x 10^{-2}	Settle- ment mm
25-62	0.40	Silt	15.6	7.5	0.7	8.2	4.5	4.9
		Sand	21.4	0.09		0.1	0.09	0.1
62-112	0.81	Silt	1.3	4.7	2.7	1.6	4.5	1.6
		Sand	48.7	0.09		1.2	0.09	1.2
112-162	1.27	Si/Cl	4.2	3.2	6.8	9.1	3.0	8.6
		Silt	8.0	3.2		17.4	2.9	15.8
		Sand	37.8	0.09		2.3	0.09	2.3
162-238	1.86	Silt	24.3	2.4	9.55	55.5	2.0	46.4
		Sand	51.7	0.09		4.4	0.09	4.4
238-307	2.52	Silt	29.3	2.0	9.00	52.6	1.4	36.9
		Sand	39.7	0.09		3.2	0.09	3.2
307-334	2.97	Silt	11.0	1.9	7.5	15.7	1.2	9.9
		Sand	16.0	0.09		1.1	0.09	1.1
334-389	3.35	Si/Cl	10.0	1.7	3.5	5.9	1.1	3.9
		Silt	45.0	1.7		26.8	1.1	17.3
						Total 205.1		**153.2**

independent records, Ricceri & Butterfield (1974) estimated it to have been between 140 and 145mm. Nevertheless, Rowe's estimation was also much too high.

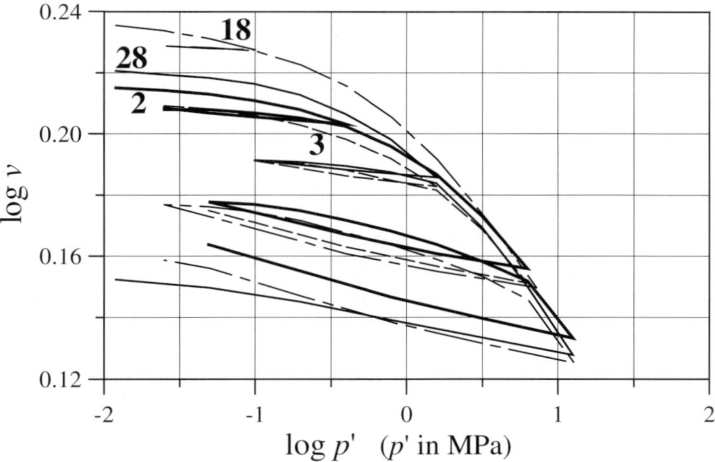

Figure 1. Typical oedometer test results for silt and silty-clay.

Soil compressibility parameters

More recently, samples have been recovered from boreholes at Malamocco, the central lagoon entrance. Typical oedometer-test results, which include unload-reload cycles within the test sequences, are shown in Figure 1. Samples 18 and 28, from 40m below m.s.l, typify the silt (LL=31%, PI=10%, mean D_{50} = 0.006mm) and samples 2 and 3, from 14m below m.s.l, typify the silty-clay deposits (LL=35%, PI=15%, mean D_{50} = 0.002mm).

This data has been interpreted in terms of compressibility parameters determined from $\log v$ vs. $\log p'$ diagrams in which $v = (1+e)$ and p' represents σ'_v. This model has several advantages over the conventional e vs. $\log p'$ plot (Butterfield, 1979, 2003; Butterfield & Baligh, 1996):

-   linearity of the virgin compression line and unloading lines is improved and the compression indices C'_C and C'_S, replacing the conventional indices C_C and C_S respectively, are not affected by the base of the logarithms used.
-   the definition of the coefficient of volume compressibility m_v becomes m_v = -(dh/dp)/h = -(dv/dp)/v, in which the initial sample height h_0, conventionally used, is replaced by the current sample height h, extending the applicability of m_v to large strains.

The assumed linearity of a $\log v - \log p'$ diagram means that on any C' line,

$$\log\frac{v}{v_0} = -C'\cdot\log\frac{p'}{p'_0} \tag{1}$$

where (p'_0, v_0) is any known point on the line. Differentiating equation 1 provides,

$$\frac{\mathrm{d}v}{v} = -C'\cdot\frac{\mathrm{d}p'}{p'} = -m_v\mathrm{d}p'$$

$$\text{whence} \quad m_v\cdot p' = C' \quad \text{or} \quad \log m_v = \log C' - \log p' \tag{2}$$

i.e. the C' parameters define lines sloping at $-45°$ in a $\log m_v - \log p'$ diagram.

Whereas the model proposed by Butterfield and Baligh (1996) could not reproduce an entire, curved reloading loop, this facility has now been included (Butterfield, 2003) leading to a major increase in the power of the model with only a minimal increase in its complexity.

The new model is summarised in the $\log v - \log p'$ diagram of Figure 2a in which the C'_C and C'_S indices are augmented by two other experimentally determined gradients C'_0 and C'_r (C'_r is the only addition to the original model). Figure 2b is the corresponding $\log m_v - \log p'$ plot where, from equation 2, the values of C'_C, C'_S, etc. are defined by the intersection of their lines with the $\log m_v$ axis.

A load/unload/reload cycle in the model, along the path (1, 2, 2', 3, 3', 4, 5, 6) in Figure 2a, follows the correspondingly numbered $\log m_v - \log p'$ path in Figure 2b. In this diagram the 'jumps' (2, 2') and (3, 3') occur at the slope discontinuities in the $\log v - \log p'$ plot. The reloading curve (3', 4, 5) in Figure 2a becomes, in Figure 2b, a straight line passing through X and inclined at θ to the

$\log p'$ axis (positive θ being counter-clockwise) such that,

$$\alpha = \tan \theta = \frac{\log\left(C'_0/C'_r\right)}{\log\left(p'_a/p'_b\right)} - 1 \tag{3}$$

Along this path,

$$m_v p' = C'_r \left(\frac{p'}{p'_b}\right)^{(\alpha+1)} \tag{4}$$

The heavy lines in Figure 3b are the experimental data for the unload/reload cycle of sample 2, marked E1 in Figure 3a. From Figures 3a-b, the best-fit parameters for this sample are $C'_C = 0.069$; $C'_s = 0.010$; $C'_0 = 0.0385$; $C'_r = 0.003$.

Once the four C' values have been found for a specific soil, and the C'_C line located in $\log v$-$\log p'$ space by a point (p'_0, v_0) on it, the response throughout

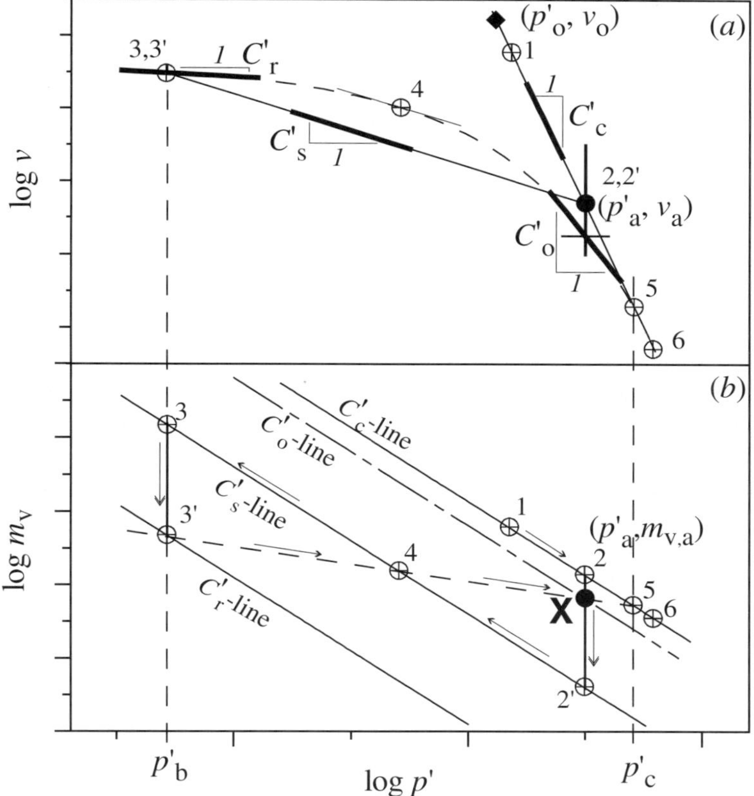

Figure 2a, b. Definition of the C' parameters.

any other unload/reload cycle can be calculated. Figure 3a shows (full lines) the model-predicted $\log v$-$\log p'$ results for the silty-clay sample 2 and (partially obscured dashed lines) the corresponding experimental data. It is particularly gratifying to note that the entire reloading curve (zone E2), subsequent to removing an undisturbed sample from its sample-tube and bringing it to equilibrium at a very low stress level in the oedometer, can be reproduced accurately.

Figure 4 shows the test-data for sample 18 on which the measured and model-predicted $\log v$-$\log p'$ curves have been superimposed similarly, using values of $C'_C = 0.063$, $C'_S = 0.011$, $C'_0 = 0.0364$ and $C'_r = 0.004$ determined from zone E1. The initial response (zone E2) is again predicted accurately.

To complete the record, the C' values for a clay sample (PI = 28%, LL = 62%) were: $C'_C = 0.133$; $C'_S = 0.020$; $C'_0 = 0.080$; $C'_r = 0.0035$. In all cases, and for numerous other clays (Butterfield, 2003), the fit of the model to experimental data is extremely good.

Revised surface settlement predictions

The key remaining question is: having established a reliable means of modeling the soils in an oedometer, what would be their m_v response in the field, i.e. from the E2 zone reload data and knowledge of the current effective vertical stress *in-situ*, can we make a reasonable estimate of where they lie in a $\log m_v$–$\log p'$ diagram and, thereby, a prediction of their compression behaviour under changes of *in-situ* vertical effective stress?

This will be an imprecise process since the answer will depend, amongst other things, on the overconsolidation ratio, defined here in the conventional way as the ratio between the current *in-situ* vertical effective stress p'_i to the historic maximum vertical effective stress p'_h on the C'_C line (i.e. OCR $= \eta = p'_h/p'_i$). However, p'_h is now located on the C'_C line at the intersection with the C'_S unloading line passing through the ultimate unloading point (p'_b, v_b), as in Figure 5a. This is a universal way of defining an "unloading ratio" which also encompasses η.

Consider a typical initial oedometer reload curve, Figure 5a, for a soil sample recently extracted from the sampling tube and in equilibrium at the known state (p'_b, v_b) (here $\eta = 64$). The line p'_h to p'_b represents the C'_S unloading line from a virgin loading state (p'_h, v_h) on the C'_C line, by which the sample might have arrived at (p'_b, v_b) – as shown at E2 in Figures 3a and 4.

Since both (p'_h, v_h) and (p'_0, v_0) lie on the C'_C line, and (p'_h, v_h), (p'_b, v_b) lie on a C'_S line,

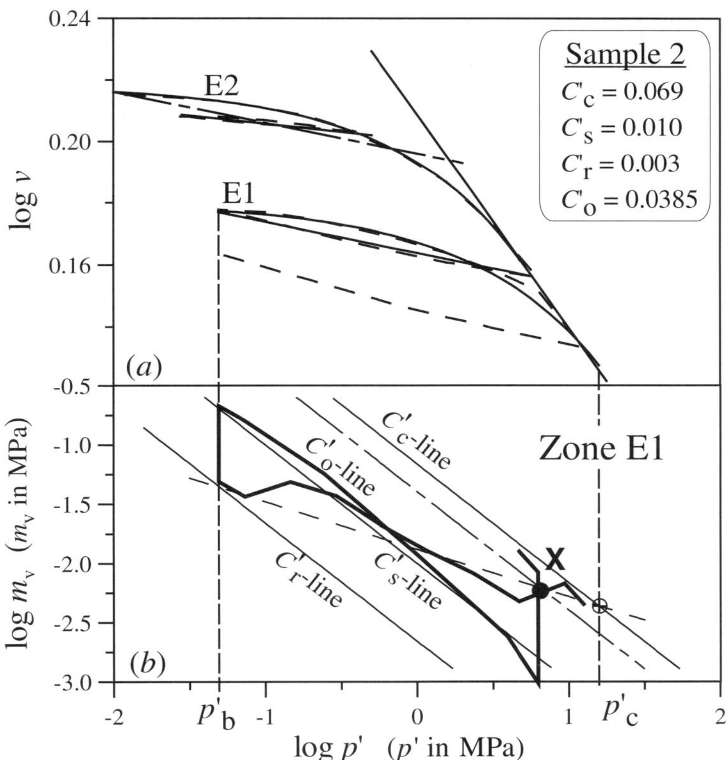

Figure 3*a, b*. Sample 2: model and oedometer test compression curves.

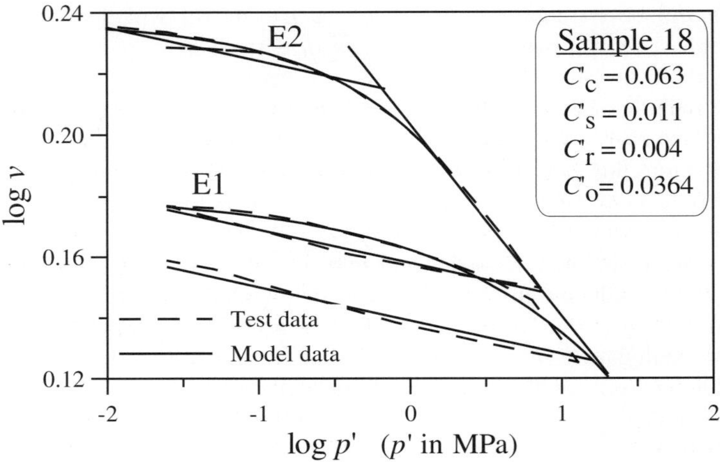

Figure 4. Superposition of model and test compression curves (sample 18).

$$\log\frac{v_0}{v_h} = -C'_c \cdot \log\frac{p'_0}{p'_h} \quad \text{and} \quad \log\frac{v_h}{v_b} = -C'_s \cdot \log\frac{p'_h}{p'_b}. \tag{5a,b}$$

Eliminating v_h between these two equations provides p'_h as,

$$p_h'^{(C'_c - C'_s)} = \frac{v_0}{v_b}\frac{p_0'^{C'_c}}{p_b'^{C'_s}} \tag{6}$$

If p'_d and p'_e are *in-situ* vertical effective stresses for two samples: one quite highly overconsolidated and one lightly overconsolidated then, for each sample:

(*i*)   (d_1, e_1) are a possible *in-situ* stress states lying on the C'_s unloading line from p'_h, which therefore represent minimum possible values of v_i, as explained more fully in Butterfield (2003).

(ii)   Conversely (d_2, e_2) represent maximum possible *in-situ* v_i values.

Figure 5*b* also shows the related $\log m_v$–$\log p'$ diagram in which the symbols (d, e) indicate the range of $\log m_v$ values spanned by the (d_1, d_2) and (e_1, e_2) points. Reloading m_v paths must then lie within the boldly outlined fans of lines emanating from (d, e), all of which necessarily pass through point X on the C'_0 line before meeting the C'_c line. Although it is not possible to determine the precise field-response to a load increase, it is evident that the m_v = constant line through X provides a reasonable and practically useful approximation to it. We therefore assume that, for any specific soil undergoing *in-situ* loading from p'_i back to the virgin line,

$$m_{\mathrm{v}} = \frac{C'_0}{p'_{\mathrm{h}}} = \frac{C'_0}{\eta p'_{\mathrm{i}}}. \tag{7}$$

To predict m_{v} for samples of a particular soil at different depths, either their specific p'_{h} value can be determined from equation (6) or, as below, η can be approximated, together with their *in-situ* effective stress p'_{i}, and equation (7) used to obtain m_{v}.

This has been done for both the silts and silty clays at the mean depths of the various strata defined in Rowe's Table 1. The $\log v$–$\log p'$ curves for six representative samples are shown in Figure 6, with crosses denoting the *in-situ* vertical effective stress level p'_{i} and round symbols the corresponding p'_{h} value. The silts at 34m and 40m are seen to be lightly overconsolidated ($\eta = 2$, 3.5) with η reducing to zero by 82 m depth below mean ground level. The two shallow (14m depth) silty/clay samples are from a thin, highly overconsolidated layer of *caranto* with $\eta > 12$ whereas, at other depths, the silty/clay η value will be similar to that in the silt (Cola and Simonini, 2002). In reworking Rowe's table, minimum estimates of $\eta = 2$ for the upper stratum and $\eta = 1$ elsewhere

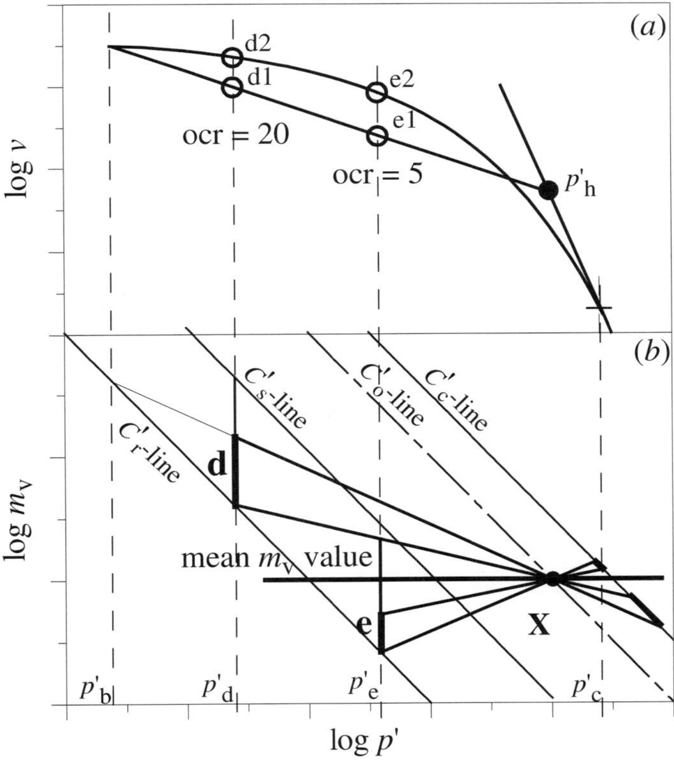

Figure 5*a*, *b*. Establishing the *in-situ* value of m_{v}.

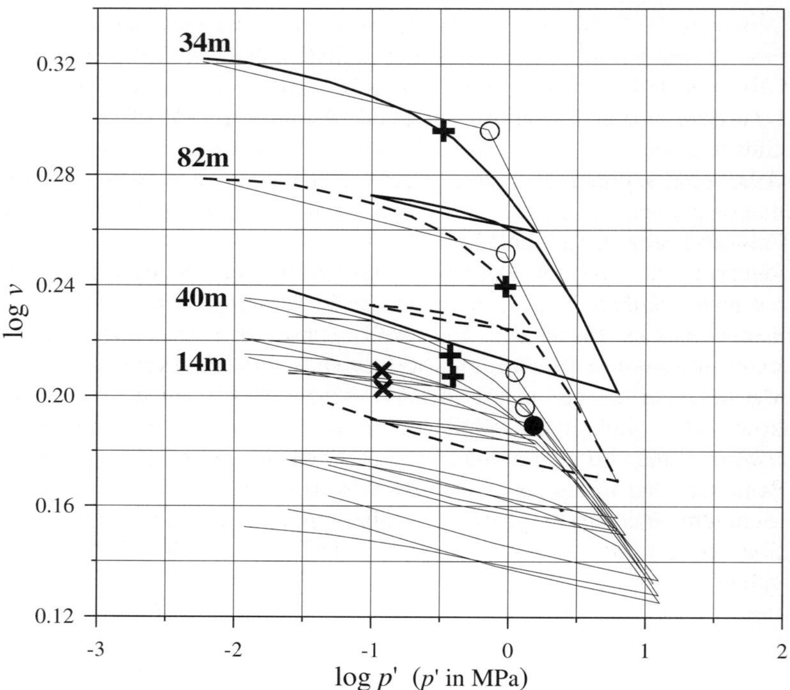

Figure 6. Typical overconsolidation ratios.

have been used. His values for the sand-compression contributions have been retained.

The calculations are summarised in the final two columns of Table 1, which provide a rationally supported settlement prediction of 153mm - much closer to the measured value than has been achieved previously. There is, of course, still lack of precision in the definition of the soil column, the oedometer data and the estimation of η and an investigation is underway to improve all of them. Nevertheless, it is suggested that the new method of interpreting soil compressibility data presented here is, in a number of ways, a useful advance on the conventional methodology.

References

1. Butterfield R. (1979) *A natural compression law for soils.* Géotechnique **29,** No.3, 469-480.
2. Butterfield R. & Baligh F. (1996) *A new evaluation of loading cycles in an oedometer.* Géotechnique **46,** No.3, 547-553.
3. Butterfield R. (2003) *An improved non-linear analysis of soil compression in an oedometer,* submitted for publication.

4. Carbognin L. & Gatto P. (1984) *An overview of the subsidence of Venice.* Proc. 3rd Int. Symp. on Land Subsidence, IAHS, No. 151, 321-328, Venice.

5. CNR. (1971) *Relazioni sul pozzo Venezia 1. Operazioni di cantiere e analisi delle carote, prima fase.* CNR-ISDGM Techn. Rep. 14 – 23, Venezia (in Italian).

6. Cola S. & Simonini P. (2002) *Mechanical behaviour of silty soils of the Venice lagoon as a function of their grading characteristics.* Canadian Geotechnical Journal, Vol.39, pp. 879-893.

7. Ricceri G. & Butterfield R. (1974) *An analysis of compressibility data from a deep borehole in Venice,* Géotechnique **24**, No.2, 175-192.

8. Ricceri G. & Previatello P. (1972) *Caratteristiche geotechniche del sottosuolo della Laguna Veneta,* Memorie e Studi dell'Istituto di Costruzioni Marittime e del Centro Geotecnico Veneto, No.93, (in Italian).

9. Rowe P.W. (1975) *Inherent difficulties in the application of geotechnical science,* Proc. Symp. on Recent Developments in the Analysis of Soil Behaviour, 3-29, Univ. New South Wales, Australia.

10. Serandrei Barbero R. (1972) *Indagine sullo sfruttamento artesiano nel Comune di Venezia, 1846-1970.* CNR-ISDGM Techn. Rep. 31, Venezia (in Italian).

Laboratory testing of shallow skirted foundations in sand

B.W. Byrne, F. Villalobos, G.T. Houlsby and C.M. Martin
Department of Engineering Science, The University of Oxford.

Introduction

Shallow skirted foundations are now considered to be a viable foundation option for a variety of offshore applications. One possible application may be as a foundation for offshore wind turbines, where the loading on the foundation is significantly different from that of more typical offshore structures. The vertical load is low, whilst the horizontal load and the applied moment are large compared with the vertical load. It is necessary to determine appropriate structural and foundation configurations that will allow these environmental loads to be transferred safely to the surrounding soil.

This paper presents results from a laboratory investigation of the monotonic loading response of skirted shallow foundations on sand, with particular emphasis on loads relevant to the wind turbine problem. The investigation includes varying the length of the skirt (L) compared with the diameter (D) of the foundation as well as varying the mineralogy and density of the sand deposits. Results from vertical bearing capacity tests are presented and compared with simple theoretical expressions based on standard bearing capacity formulae. Results from applied moment loading tests are also presented, from which it is possible to determine the limiting moment capacity for skirted foundations under very low vertical loads. This work forms part of a larger program of research at Oxford University aimed at defining guidelines for offshore wind turbine design (Byrne *et al.*, 2002).

The problem

Figure 1 presents a schematic of the problem. It shows a 95m high wind turbine with 96m diameter blades. This is representative of a 3MW wind turbine. The 9MN vertical force reflects the self-weight of the structure and foundation. The wind and waves combine to apply a net horizontal force of 6.2MN at a height of 31m above the mudline. This results in a net overturning moment at foundation level of 192MNm.

Foundations: Innovations, observations, design and practice, Thomas Telford, London, 2003

Figure 2 presents some typical structural configurations that could be adopted for these wind turbine structures (taken from Houlsby and Byrne, 2000). In considering shallow foundations there are two structural configurations that are possible. Appropriate designs must be developed in both cases. The first is a tripod or quadruped where the applied environmental loads are resisted by vertical reactions (compression and tension) at the foundations (Figure 2(b)). This problem has been studied by Johnson (1999), Byrne (2000), Byrne and Houlsby (2002) and Kelly *et al.* (2003) but will not be addressed specifically in this paper. The second option is a monopod where the applied environmental load is resisted by the moment capacity of the foundation (Figure 2(c)). This will be addressed here, and in particular a simple preliminary calculation procedure for estimating the ultimate moment capacity will be described.

Laboratory work

The laboratory studies are designed to provide input for the development of plasticity models to describe the response of offshore foundations. These theoretical models have been shown, in recent studies of footings subjected to combined loads, to provide a successful description of the elasto-plastic deformation behaviour of the footing, at least under monotonic loading conditions (Tan, 1990; Martin, 1994; Gottardi *et al.*, 1999; Byrne, 2000). This is useful in that the models can be incorporated within structural analysis packages, thus providing a realistic simulation of the foundation response. The postulate is that after a given footing penetration a yield surface is established within $\{V, M/2R, H\}$ space as shown in Figure 3; shown in Figure 4 is the sign convention that is used as defined by Butterfield *et al.* (1997). Any footing behaviour within this surface is assumed to be elastic; whilst elasto-plastic behaviour occurs once the load point reaches the yield surface. Four components are required for the development of these models: (a) a yield surface, (b) a plastic potential, (c) a hardening law, and (d) an elastic response. Roscoe and Schofield (1957) were the first to use elements of such an approach whilst Butterfield and Ticof (1979) were amongst the first to examine experimentally footing behaviour in this context. The results described in this paper cover aspects of hardening behaviour and the shape of the yield surface at low vertical loads, as these are critical for the wind turbine foundations.

Loading rig

A three degree-of-freedom loading rig has been developed at Oxford. This was initially designed to explore the behaviour of spudcan footings on clay (Martin, 1994). It has been modified several times and is adaptable to any soil medium. The unique feature of this apparatus is that an arbitrary displacement path can be applied to the model footing, using computer controlled stepper motors. The independent control of the three components of displacement is accomplished by using separate bearing arrangements, and by superposition of the different motion systems. The vertical, horizontal and moment displacement ranges are 300mm, 50mm and 30° respectively. The response of the footing is determined by measuring the resultant loads using a 'Cambridge' load cell, whilst foundation displacements are accurately measured using a system of LVDTs. The primary advantage of using this displacement-controlled apparatus is the ability to explore strain softening behaviour. Figure 5 shows the loading rig and the associated equipment.

Dry sand

Two different types of sand have been used during the testing described here. The sand was tested dry so that only drained behaviour was investigated.

(a) White and Yellow 14/25 Leighton Buzzard Sand (Palmeira, 1987; Schnaid, 1990): these are very uniform silica sands (coefficient of uniformity of 1.3) with an angular grain shape, and have been used in a number of experimental studies. The yellow sand is coloured due to iron staining.

(b) Dogs Bay Sand (Nutt, 1993): this is a carbonate sand from the west coast of Ireland and consists of a large proportion of skeletal mollusc fragments in the form of plates, hollow globules and tubes with the carbonate content ranging from 87% to 92%. The sand has a D_{50} of 0.24mm and a coefficient of uniformity of 2.75.

Figure 6 shows the grading curves for these sands.

The loose samples were prepared by carefully placing the soil within the sample container from a scoop. This method enables very loose sand samples to be prepared with relative densities of about 20%. To prepare denser samples of sand a vibration is applied to the tank until the appropriate density is reached (Byrne, 2000; Lau, 1988). The main parameter used to characterise the dry sand samples is the relative density.

Vertical loading tests

Vertical loading tests are essential for developing expressions to describe the hardening law within the plasticity models. Typically, as suggested by Martin (1994) and Cassidy (1999), the vertical load-displacement relationship can be used as the simplest description of the hardening law. Villalobos *et al.* (2003) describe a series of tests investigating the load penetration curves for various skirted footings on dry sand. The footings are all of diameter 51mm and wall thickness of 1.6mm but with skirt lengths varying from 0mm to 102mm. Five series of tests were carried out, including tests on loose and dense silica sand and tests on loose carbonate sand. The results from a series of tests on the dense Leighton Buzzard sand are shown in Figure 7. The relative density was 88%. Initially, the tests all follow a common load-penetration curve as the skirts are forced into the sand. Once the base makes contact with the surface of the sand the load increases quickly until a peak is reached. There is a small amount of post peak softening before the load again increases as the footing is pushed further into the sand. These results can be compared with standard bearing capacity calculations. For instance as the skirts are pushed into the sand the response would be calculated as the sum of the friction on the outside and inside of the caisson skirts and the end bearing on the annulus. The end bearing is the sum of an N_q and an N_γ term. The result is:

$$V = \frac{\gamma' h^2}{2}(K \tan \delta)_o (\pi D_o) + \frac{\gamma' h^2}{2}(K \tan \delta)_i (\pi D_i) + \left(\gamma' h N_q + \gamma' \frac{t}{2} N_\gamma \right)(\pi D t) \quad (1)$$

which can be simplified to (assuming that the internal and external friction is equal):

$$V = \gamma' (\pi D)\left(h^2 (K \tan \delta) + h t N_q + \frac{t^2}{2} N_\gamma \right) \quad (2)$$

The factor $K\tan\delta$ might be taken as 0.5, and N_q and N_γ are appropriate bearing capacity factors (strip footing factors). Although this provides a first estimate of capacity at shallow penetration, it is important that the enhancement of vertical stress within the caisson by the "silo effect" is accounted for at deeper penetrations. When the footing base makes contact with the sand the capacity of the foundation can be found using conventional bearing capacity theory:

$$V = \frac{\gamma' h^2}{2}(K \tan \delta)_o \pi D_o + \frac{\pi D^2}{4}\left(\gamma' L N_q + \gamma' \frac{D}{2} N_\gamma \right) \quad (3)$$

where the factors N_q and N_γ are bearing capacity factors as determined for circular footings (such as those given by Bolton and Lau, 1993 or Cassidy and Houlsby, 2002) and the friction is taken only on the outside skirt wall. Results using these expressions and appropriate soil parameters are presented on Figure 7, showing reasonable agreement with the data.

Moment loading tests

Moment loading tests were carried out to investigate the ultimate moment capacity of the footing under low vertical loads. The footing sizes were chosen so that the loads investigated were within the constraints of the loading rig. One footing was diameter 293mm and skirt length 150mm representing an L/D ratio of 0.51. The majority of the results presented in this paper relate to results from tests on this footing. A second footing of diameter 202mm and skirt length of 200mm (representing an L/D ratio of 1) was also tested. The control program for the loading rig incorporates feedback control routines that enable complex loading tests to be carried out. The tests described here are ones where the footing is rotated whilst the vertical load is kept constant. The horizontal load is controlled so that it represents a chosen ratio of the moment load. For instance a time history of a test is shown in Figure 8 (in this test H is simply a constant multiple of M/D). This shows the vertical load kept approximately constant at

20N whilst the horizontal load and moment are cycled. The load displacement response for this test is shown in Figure 9. The test comprises cycles of increasing amplitude. Clearly at small displacement the response is very stiff, but on increasing displacements the response softens considerably. There is also considerable hysteresis in the loading and unloading loops. This response is consistent with the results reported by Byrne (2000) and is typical of material behaving in accordance with Masing's rules (Masing, 1926; Pyke, 1979). Figure 10 shows the response in the ($M/2R$, H) plane and the ($2R\theta$, u) plane. These data can be used to determine the plastic potential as they give the incremental displacement vector direction for this particular ratio of loads in ($M/2R$, H) space.

The data shown here will be used to develop plasticity models, once sufficient data have been collected. In the first instance, however, it is useful to develop simple design calculations based on the results so that preliminary foundation designs can be assessed. These calculations should be developed such that they are consistent with the more complex procedures that are being developed, such as plasticity models of foundation response. To interpret the load-displacement response as shown in Figure 9 it is necessary to focus on the initial loading curve. This is shown in Figure 11. There is significant noise in the measurement of the very small foundation displacements. The response is initially stiff before yielding occurs, and a much softer response follows. This yield point can be calculated by looking at the intersection of the tangents to the initial stiff section and the softer plastic section; this is a reasonably simple but consistent method of determining a yield point. As shown in Figure 11 the representative yield point is deduced as 32.6N. A similar process is required for horizontal load, so that eventually a point in three dimensional (V, $M/2R$, H) space can be determined. By carrying out a number of such tests it is possible to define a surface bounding these points to be used in preliminary calculations.

As the number of possible combinations of loading is large it is important to investigate only quantities relevant to the wind turbine problem. Two such quantities are:

(a) $M/2RH$: This varies between 0.5 and 2 for the wind turbine problem. The test program therefore focussed on ratios of 0.5, 1 and 2.

(b) $V/\gamma D^3$: This varies from 0.01 to 0.5 for the wind turbine problem. The test program is therefore focussing on vertical loads of 0, 20, 50 and 100N on footings of diameter 293mm and 202mm.

The test results presented here are preliminary results which relate only to the footing of diameter 293mm and skirt length 150mm. The results are presented in Figure 12 in (V, $M/2R$) space. In the first instance a plane can be fitted through the points. Such a plane would have a form:

$$f_1 \frac{M}{D} + f_2 H = V + f_3 \gamma' \frac{\pi D^2 L}{4} \tag{4}$$

If we define the following quantities corresponding to the ratio of moment to horizontal load and the weight of the soil plug:

$$\frac{M}{DH} = k \quad \text{and} \quad W = \gamma' \frac{\pi D^2 L}{4} \tag{5}$$

We can therefore arrive at an expression for the moment capacity as:

$$\frac{M}{D} = \frac{1}{f_1 + f_2/k}(V + f_3 W) \tag{6}$$

The best fit parameters using a least squares regression of this preliminary data to the plane are $f_1 = 3.03$, $f_2 = 1$ and $f_3 = 0.64$. The third parameter represents proportion of the soil plug weight ($W = 154$N) 'mobilised' under the action of moment loading. The dotted lines represent lines of constant M/DH ratio and intersect the horizontal axis at -100N. An alternative way to view the data is in the ($M/2R$, H) plane and is shown in Figure 13. The dotted lines represent lines of constant vertical load corresponding to loads of 0, 20, 50 and 100N. The plane shows a good fit to the data. Also shown on the Figure are the incremental displacement vectors and their normals. For associated flow the displacement vector would be normal to the yield surface. At this stage the data are preliminary, and a number of further experiments are required to verify this approach. In particular the effect of skirt length, footing diameter and sand density are to be investigated.

Conclusions

A topical problem in civil engineering at present is the development of design calculations for wind turbines in the offshore environment. One area where cost-savings can be made is in the design of the foundations for these structures. To this end an experimental research project, as described by Byrne *et al.* (2002), is currently being carried out to develop designs for shallow skirted foundations. This paper presents some preliminary results from the early part of the project. In particular some vertical loading results are presented that could be used for developing installation calculation procedures. The last part of the paper presented some results for determining the ultimate moment capacity of a shallow foundation when the vertical load is very low. These results will contribute to the development of plasticity models that can be used within structural analysis packages.

Acknowledgements

The authors are grateful to the DTI and EPSRC for the generous funding of the research. The authors would also like to acknowledge the participants involved in the DTI research project: SLP Engineering Ltd, Shell Renewables Ltd, Enron Wind Overseas Development Ltd, Fugro Ltd, Aerolaminates Ltd and Garrad Hassan. The first author is also grateful for the generous support provided by Magdalen College, Oxford.

References

1. Bolton, M.D. and Lau, C.K. (1993). *Vertical bearing capacity factors for circular and strip footings on mohr-coulomb soil.* Canadian Geotechnical Journal **30**, pp. 1024 - 1033.
2. Butterfield, R. and Ticof, J. (1979). *Design parameters for granular soils* (discussion contribution). Proc 7th ECSMFE, Brighton, **4**, pp. 259-261.
3. Butterfield, R., Houlsby, G.T. and Gottardi, G. (1997). *Standardised sign conventions and notation for generally loaded foundations.* Géotechnique **47**, N° 4, pp 1051-1054, corrigendum **48** N° 1, p 157.
4. Byrne, B.W. (2000). *Investigations of suction caissons in dense sand.* DPhil Thesis. Oxford University.
5. Byrne, B.W. and Houlsby, G.T. (2002). *Experimental investigations of the response of suction caisson to vertical transient loading.* Proc. ASCE, Jour. of Geotech. and Geoenvironmental Eng. **128** N° 11, pp 926-939.
6. Byrne, B.W., Houlsby, G.T., Martin, C.M. and Fish, P.M. (2002). *Suction caisson foundations for offshore wind turbines.* Jour. of Wind Eng. **26** N° 3, pp 145-155.
7. Cassidy, M.J. (1999). *The nonlinear dynamic analysis of jackup platforms under random ocean waves.* DPhil Thesis. Oxford University.
8. Cassidy, M.J. and Houlsby, G.T. (2002) *Vertical bearing capacity factors for conical footings on sand.* Géotechnique **52** N° 9, pp 687-692.
9. Gottardi, G., Houlsby, G.T. and Butterfield, R. (1999). *The plastic response of circular footings under general planar loading.* Géotechnique **49** N° 4, pp 453-470.
10. Houlsby, G.T. and Byrne, B.W. (2000). *Suction caisson foundations for offshore wind turbines and anemometer masts.* Jour. of Wind Eng. **24** N° 4, pp 249-255.
11. Johnson, K. (1999). *Partially drained loading of shallow foundations.* Fourth Year Project. Depart. of Eng Science, The University of Oxford.
12. Kelly, R.B., Byrne, B.W., Houlsby, G.T. and Martin, C.M. (2003). *Pressure chamber testing of model caisson foundations in sand.* Proc. BGA Int. Conf. On Foundations, Dundee, UK.
13. Lau, C.K. (1988). *Scale Effects in tests on footings.* PhD Thesis, University of Cambridge.
14. Martin, C.M. (1994). *Physical and numerical modelling of offshore foundations under combined load.* DPhil Thesis. Oxford University.
15. Masing, G. (1926). *Eiganspannungen und Verfestigung beim Messing. Proc.* 2nd Int. Congress of App. Mech., pp 332-335.
16. Nutt, N.R.F. (1993). *Development of the cone pressuremeter.* DPhil Thesis, The University of Oxford.
17. Palmeira, E.M. (1987). *The study of soil reinforcement interaction by means of large scale laboratory tests.* DPhil Thesis, University of Oxford.

18. Pyke, R. (1979). *Non linear soil models for irregular cyclic loadings.* ASCE Journal of the Geotech Eng. Div. **105** GT6, pp. 715-726.
19. Roscoe, K.H. and Schofield, A.N. (1957). *The stability of short pier foundations on sand, discussion.* British Welding Jour., January, pp. 12-18.
20. Schnaid, F. (1990). *A study of the cone pressuremeter test in sand.* DPhil Thesis, The University of Oxford.
21. Tan, F.S.C. (1990). *Centrifuge and numerical modelling of conical footings on sand.* PhD Thesis, Cambridge University.
22. Villalobos, F., Byrne, B.W., Houlsby, G.T. and Martin, C.M. (2003). *Bearing capacity tests of scale suction caisson footings on sand : Experimental data.* Data Report FOT005/1, Civil Engineering Research Group, Department of Engineering Science, The University of Oxford.

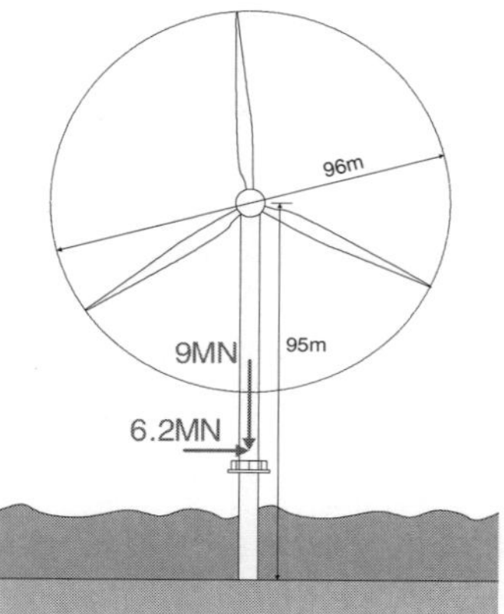

Figure 1 Schematic of wind turbine problem

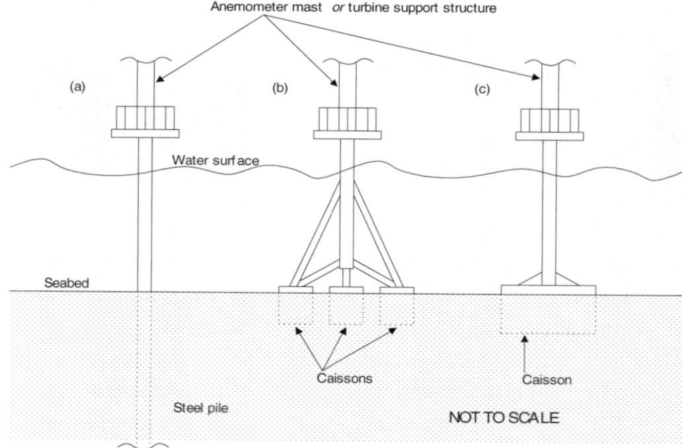

Figure 2 Different structural configurations (after Houlsby and Byrne, 2000)

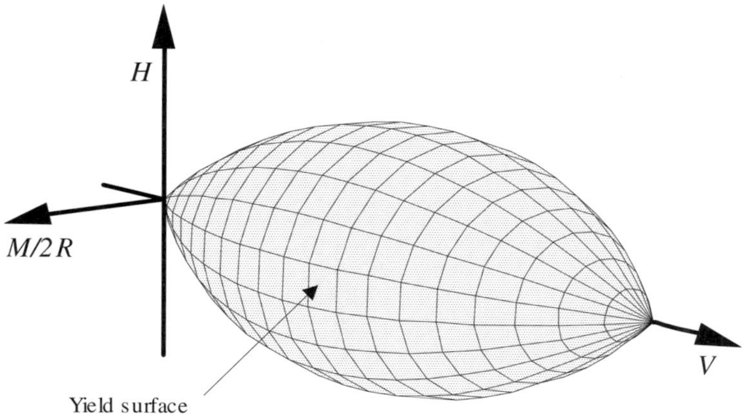

Figure 3 A typical footing yield surface

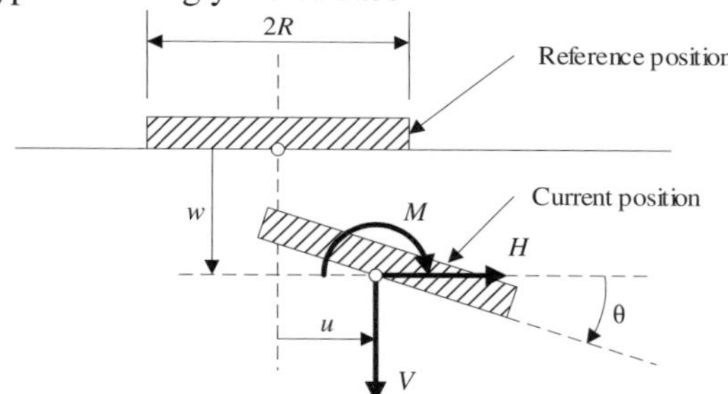

Figure 4 Footing sign convention after Butterfield *et al.* (1997)

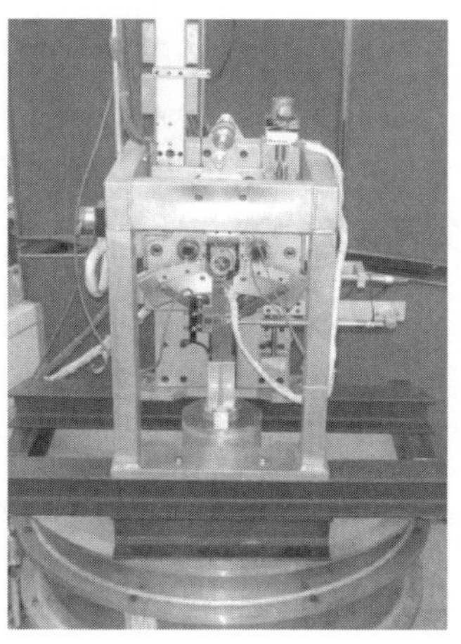
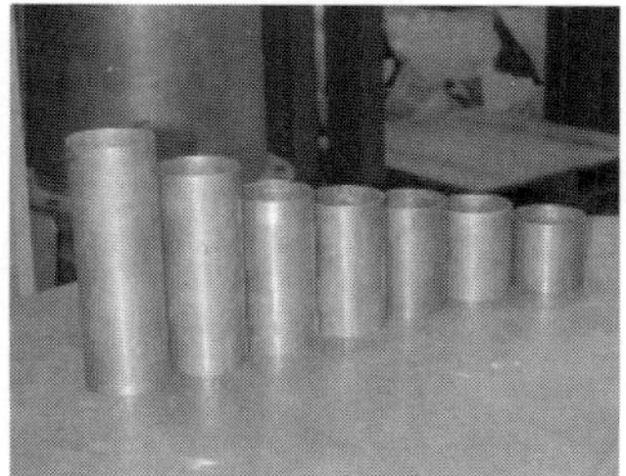

Figure 5 Experimental rig (left) and foundation models (right)

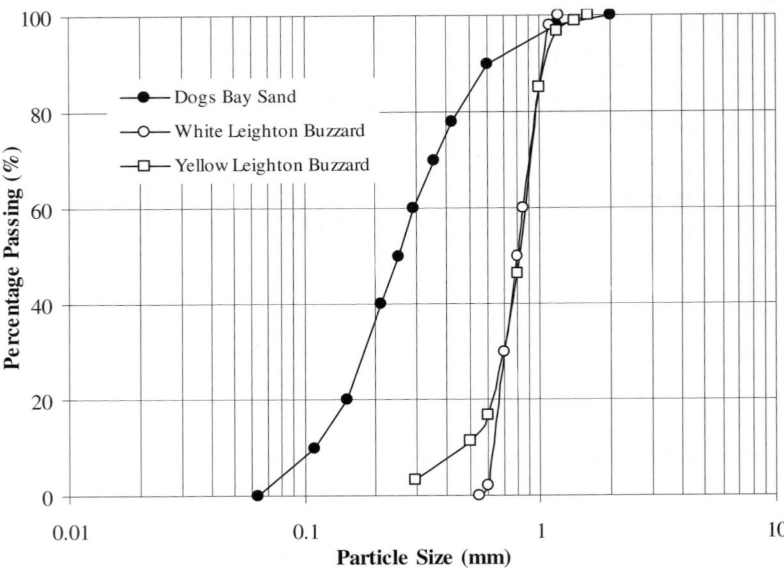

Figure 6 Grading curves for soils used during the experiments

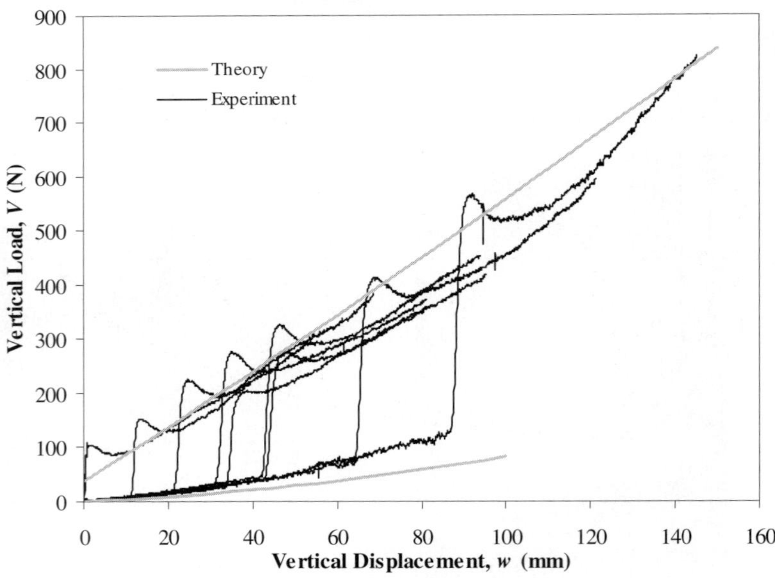

Figure 7 Vertical load-displacement response for different *L/D* ratios

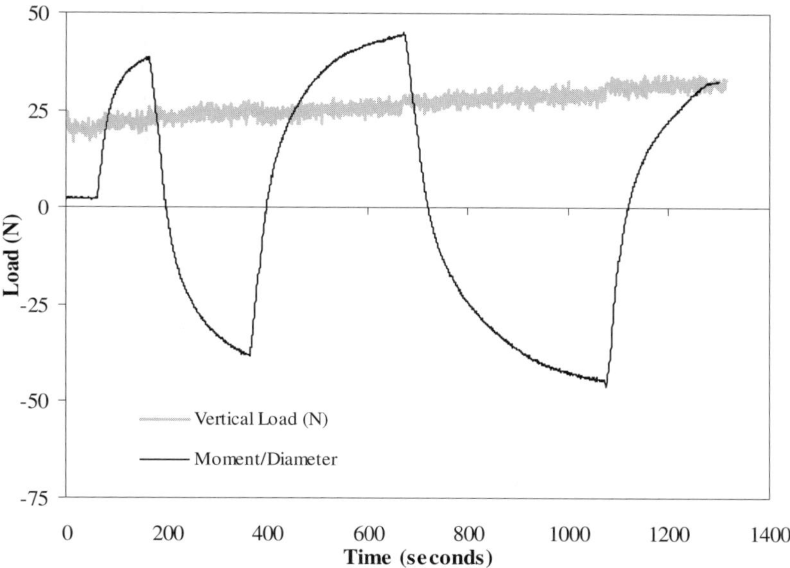

Figure 8 Time history of a typical moment loading test

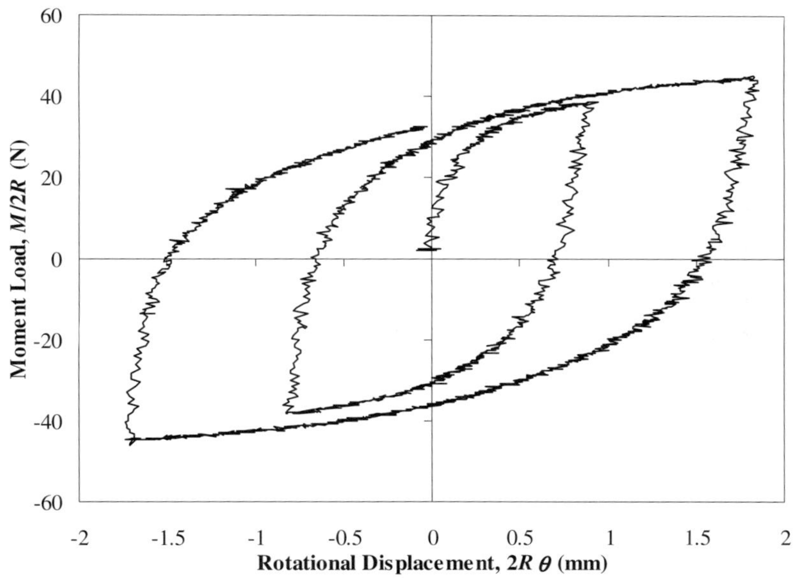

Figure 9 Load-displacement response for a typical moment loading test

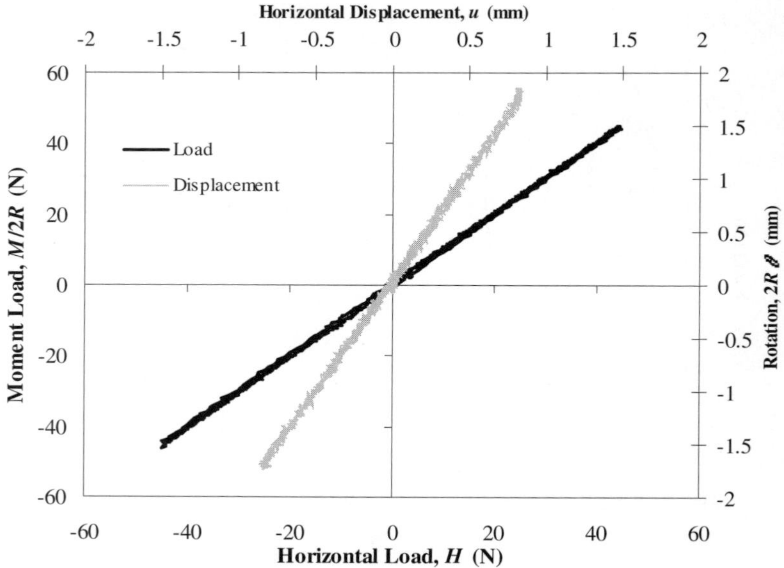

Figure 10 Load and displacement response in the $M/2R$:H and u:$2R\theta$ planes

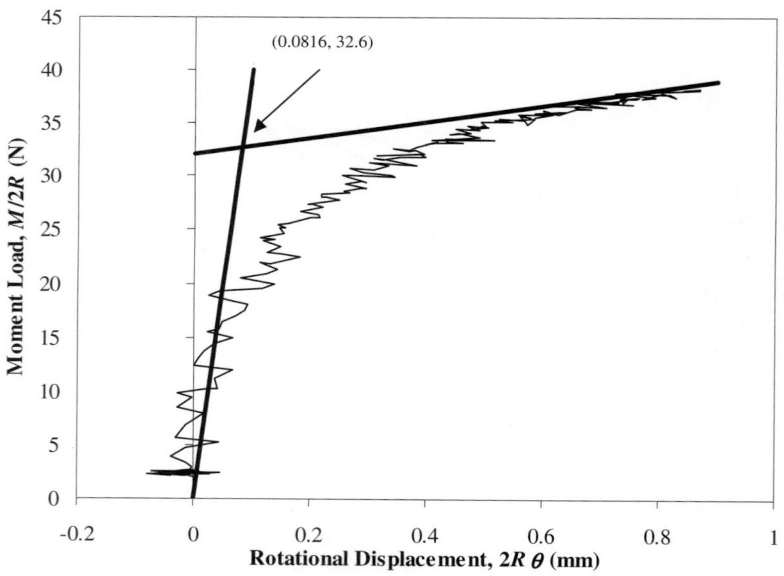

Figure 11 Initial yield of footing in load displacement space

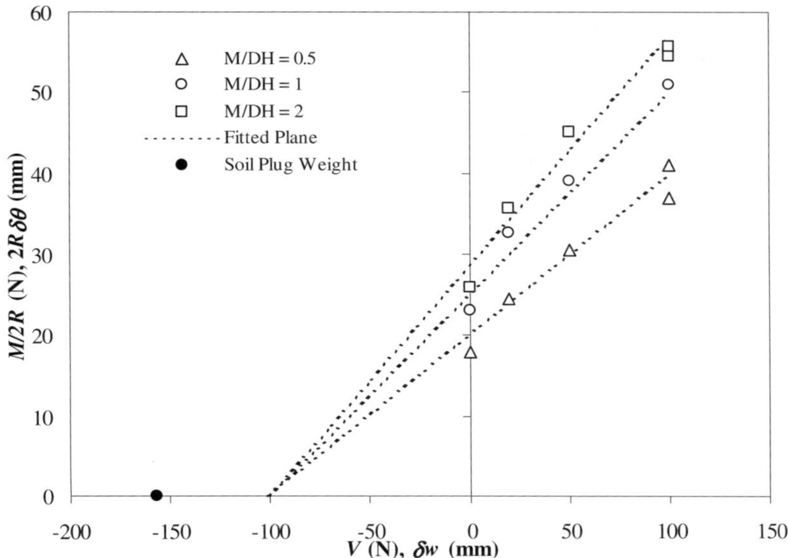

Figure 12 Ultimate moment capacity as a function of vertical load

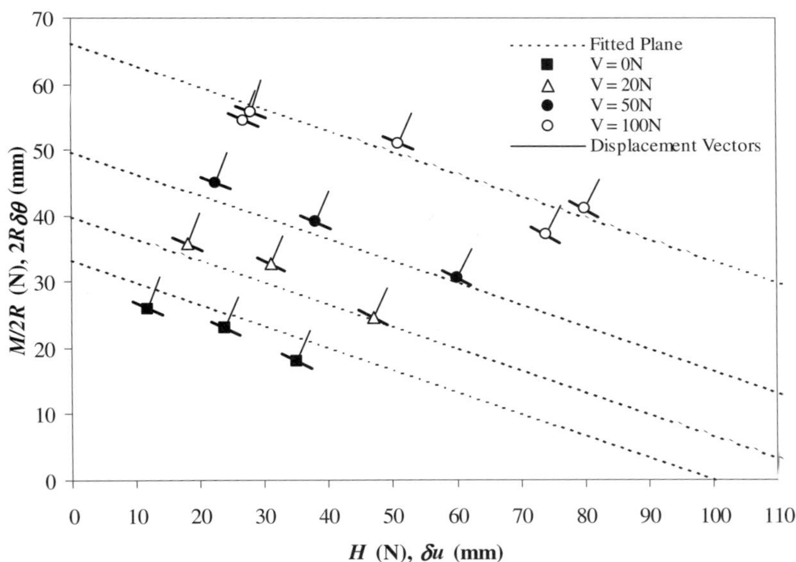

Figure 13 Yield points plotted in *M/2R:H* space

Design and performance of a large diameter shaft in Dublin Boulder Clay

Z. Cabarkapa, G.W.E. Milligan and C.O. Menkiti
Geotechnical Consulting Group, London

J. Murphy
Haswell Consulting Engineers, London

D.M. Potts
Imperial College, London

Introduction

The Dublin Port Tunnel is currently under construction to run from the M1 motorway north of Dublin to the port area on the east side of the city (see Figure 1). The central part of the project involves twin bored tunnels, of 12.5m external diameter and some 2.6km long. The contractors for the project, NMI (a consortium of Nishimatsu, Mowlem and Irishenco), elected to drive the tunnels simultaneously in both directions from a circular shaft part way along their length. This shaft has an internal diameter of 56.6m and a depth varying between 27 and 29m to accommodate the slope of the tunnel invert across its diameter.

Ground conditions comprised glacial tills overlying limestone; the tills were principally Dublin boulder clays with substantial lenses of sand and gravel. High groundwater levels were controlled by dewatering from wells around the shaft during excavation works.

Structural design of the shaft was carried out by Charles Haswell and Partners on behalf of NMI. Critical to the design was the interaction of the shaft structure with the ground, which was assessed using finite element analyses by the Geotechnical Consulting Group (GCG) as specialist advisors to Haswell. Design optimization took full advantage of the benefits of soil-structure interaction and the competent ground conditions.

During construction, monitoring was undertaken to measure the deformations and stresses developed in the shaft walls, using inclinometers,

Foundations: Innovations, observations, design and practice, Thomas Telford, London, 2003

electrolevels and strain gauges in combination with precise surveying. This paper describes the numerical modelling undertaken, including the determination of the ground stiffness and its variation with strain, and presents results from the site monitoring compared with the predicted behaviour, providing a useful case history for this glacial till. Monitoring results bear out the design assumptions and show that only small movements (less than 8mm wall deflection) were developed, despite the large size and depth of excavation.

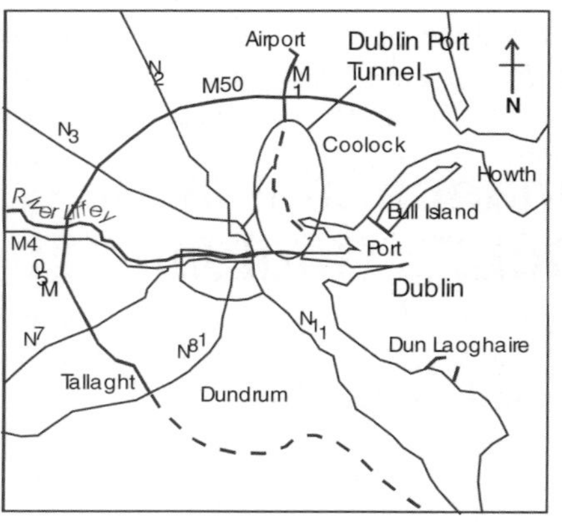

Figure 1 Layout and location of Project

Background and overview of design considerations

The internal diameter of the shaft was finally agreed to be 56.6m. At the time that this was decided, it was intended that this would allow for an internal lining to be placed in the lower section of the shaft if the calculations that were being undertaken for the tunnel eyes indicated that this was necessary. Early designs for the shaft involved a rather massive structure consisting of a 2.0m thick diaphragm wall, a 2.0m thick base slab and an inner reinforced concrete wall 3.0m thick. As the design developed, the thickness of the diaphragm wall was reduced, supported internally by first two then only one ring beam, the internal wall was replaced by local strengthening around the breakouts, and the base slab thickness was reduced (see Figure 2 for history of design changes).

The number of diaphragm wall panels used was twenty–six, each panel being slightly over seven metres in length and being reinforced by two cages each of length three metres. The depth of the panels was approximately 32.5 metres, the exact depth depending on how they were socketed into the rockhead, which was encountered at levels slightly higher than expected from the information available from the site investigation. The diaphragm wall thickness of 1.5 metres was dictated by the need to consider the effects of possible lateral instability between adjacent panels of the wall that resulted from potential misalignments. A verticality tolerance of 0.75% was assumed as the basis for these misalignments. The actual verticality that was achieved was 0.1% - 0.4%. Three types of panels were eventually provided: a typical panel, a moderately loaded panel (close to a single tunnel eye) and a heavily loaded panel (between two adjacent tunnel eyes). The steel requirements for these panels were 50, 130 and 175kg/m^3 respectively. The ring beam that stiffened the mid-level of the shaft was two metres square (steel requirement 90 kg/m^3). The base slab was one metre thick with two metre deep steps beside each pair of tunnel eyes. The lower areas of the slab were to accommodate the tunnel shields and their launching equipment. Both the ring beam and the base slab were secured to the diaphragm walls using resin anchors, and both were designed to accept loads from the ground. The base slab was also designed to take the loads, horizontal in plan, from the shield launching frames, using deep beam theory. It was assumed that no effective water pressure would act on the base slab, and a drainage system to relieve water pressure was designed. The slab was placed at the same slope as the tunnel alignment. The top of the shaft was secured with a nominally reinforced continuous capping beam, which carried a 1.2m high and 250mm thick safety wall. The capping beam was stepped to accommodate the rails for a gantry crane that ran across the shaft.

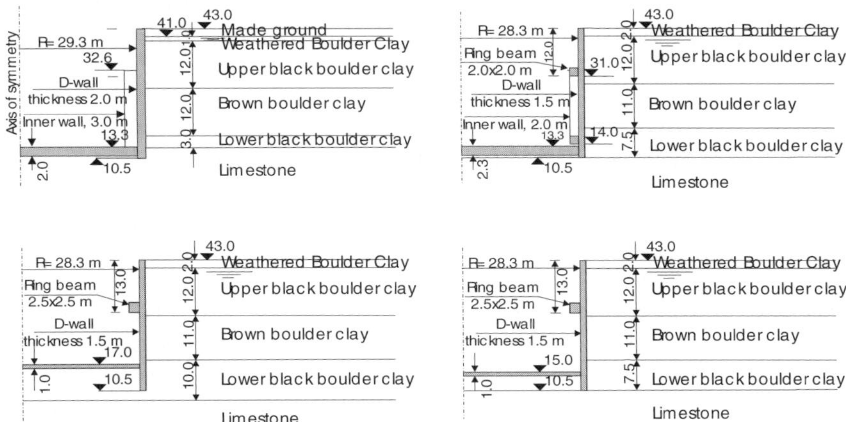

Figure 2 Cross-sections of the shaft

The analyses supporting the design were also developed through several stages. Initially estimates of likely ground pressures on the diaphragm walls were made by treating the shaft in plan as a circular opening in an elastic half-space and estimating the likely final inward movement of the ground around the shaft based on measurements from previous large shafts. Elastic theory was then used to calculate the reduction in lateral stress from the initial horizontal ground stresses due to such movement. This calculation could not take account of the support provided by the base slab, and led to the recommendation that finite element analyses should be undertaken to derive full benefit from the high stiffness and strength of the ground. Two stages of finite element analyses in relation to the shaft have been carried out: (a) class A prediction, prior to its excavation, to establish the feasibility of the construction of the shaft and to assist with optimisation during the design process (Figure 2); and (b) back-analysis of the shaft for one cross-section, to evaluate soil parameters and in-situ stresses which gave the best match to the observed behaviour (Cabarkapa et al.

2003). The first finite element analyses used a simple elastic-plastic soil model with constant elastic stiffness. As the structural design was refined, the soil model was also improved to take account of the important variation of stiffness with strain; this model is described in detail below. Although results from high quality laboratory tests were not available until most of the FE analyses had been completed, they confirmed later that the high stiffness used in the modelling was appropriate, and in fact probably still on the low side.

The analyses were axi-symmetric in nature. Due to variations in rock level and depth of diaphragm wall panels, two different sections were analysed corresponding to the north-south and east-west axes of the shaft. The results were very similar and it was not considered necessary to undertake a full 3-D analysis of the shaft and ground. However a full 3-D structural analysis was necessary to allow design of the supporting structures around the tunnel breakouts. This used structural finite element packages, with the ground represented by initial pressures and equivalent spring stiffnesses obtained from the axi-symetric analyses. This aspect is not considered further in this paper. The analyses followed the various stages of the proposed construction sequence: installation of diaphragm wall, reduction in ground water level; excavation to below ring beam level, addition of ring beam; excavation to formation level; construction of base slab; add internal structure; and in the long term allow the ground water to revert to its initial level.

Soil profile, soil model and model parameters

Following excavation of the shaft and other large cut and cover construction work, the encountered geology is much better understood than was the case from the initial borehole investigation. At the shaft location, the encountered geology comprised a 2m depth of brown weathered boulder clay overlying black boulder clay, with the base, i.e. rock level, taken to be approximately at a depth of 35m. Initial ground water conditions were taken to be hydrostatic pressure below a water table 2m below ground level, at the top of the black boulder clay. Surcharge loading of 20 kPa was included in the analyses to represent vertical loading from the roadway in the vicinity of the shaft.

For the main analyses, a non-linear elasto-plastic model with a Mohr-Coulomb failure criterion was used to model soil behaviour. Key values for the various soil parameters were as follows: zero effective cohesion in all materials; angles of shearing resistance of 30^0 and 35^0 in the weathered boulder clay and black boulder clay respectively and coefficients of permeability of 10^{-8} and 10^{-9} m/s in the brown (weathered) and black boulder clays respectively. The values of K_0, the coefficient of earth pressure at rest, were taken as 1.2-1.5 for different strata. It should be noted that the angles of shearing resistance used in the analyses are somewhat conservative; recent test results suggest that values of 35^0 and 36^0 might be used. A review of permeability data has shown that the permeability of 10^{-8} m/s adopted for the weathered boulder clay is also generally too low and therefore conservative. Derived soil parameters are listed in Table 1.

Table 1. Soil properties assumed (Mohr-Coulomb model).

Property	Weathered BC	Upper black BC	Brown BC	Lower black BC	Limestone
Bulk unit weight, γ (kN/m^3)	21.0	22.5	22.0	22.5	26.0
Effective cohesion, c' (kN/m^2)	0	0	0	0	50.0
Angle of shearing resistance, ϕ' (deg.)	30	35	32	35	45
Angle of dilation, ψ	15	17.5	16	17.5	22.5
Coefficient of earth pressure at rest, K_0	1.5	1.5	1.35	1.2	1.0
Young's modulus, E (MN/m^2)	50	*	*	*	3000
Poisson's ratio, μ	0.3	*	*	*	0.3

*   Small strain stiffness parameters used

To model the non-linear elastic response of the soils, a constitutive model of the form described by Jardine et al (1986) was used. The tangent stiffness expressions that describe this behaviour are as follows:

$$\frac{G^{\tan}}{p'} = \frac{A}{3} + \frac{B}{3}\cos\left\{\alpha\left[\log\left(\frac{E}{C\sqrt{3}}\right)\right]^{\gamma}\right\} - \frac{B\alpha\gamma\left[\log\left(\frac{E}{C\sqrt{3}}\right)\right]^{(\gamma-1)}\sin\left\{\alpha\left[\log\left(\frac{E}{C\sqrt{3}}\right)\right]^{\gamma}\right\}}{6.909} \quad (1)$$

$$\frac{K^{\tan}}{p'} = R + S\cos\left\{\delta\left[\log\left(\frac{|\varepsilon_v|}{T}\right)\right]^{\mu}\right\} - \frac{S\delta\mu\left[\log\left(\frac{|\varepsilon_v|}{T}\right)\right]^{(\mu-1)}\sin\left\{\delta\left[\log\left(\frac{|\varepsilon_v|}{T}\right)\right]^{\mu}\right\}}{2.303} \quad (2)$$

where $G^{\tan}$ is the tangent shear modulus, $K^{\tan}$ is the tangent bulk modulus, p' is the mean effective stress, E is the deviatoric strain invariant related to the principal strains ε_1, ε_2 and ε_3, ε_v is the volumetric strain and A,B,C,R,S,T, α,γ,δ and μ are all constants. The resulting variation of stiffness for Boulder Clay with strain is shown in Figure 3. Also shown in Figure 3 is the stiffness of London Clay. Comparisons of the two stiffness curves indicate much stiffer response of Boulder Clay.

Throughout the analysis the stiffness at a particular point is continually updated. It depends on the current strain (E), and the mean effective stress (p') at that point. Until a specified minimum strain (E_{min} or $\varepsilon_{v\ min}$) is exceeded, the stiffness varies only with p'. This condition also applies once a specified upper strain limit (E_{max} or $\varepsilon_{v\ max}$) is exceeded. In the analysis the calculated stiffness is prevented from falling below specified minimum values (G_{min} or K_{min}).

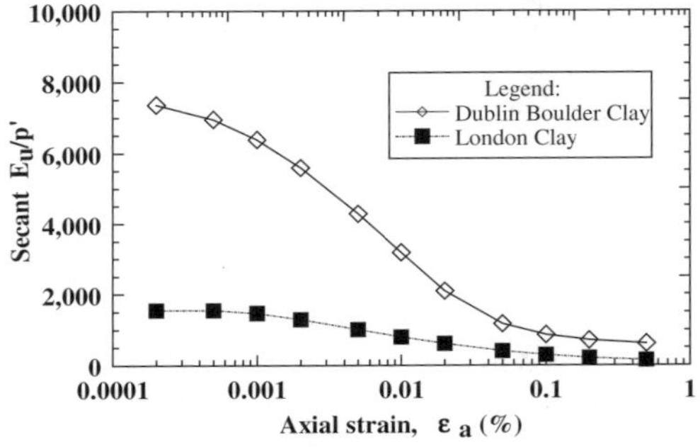

Figure 3 Shear stiffness of Dublin Boulder Clay and London Clay

Finite element analysis

The finite element modelling was carried out using the Imperial College Finite Element Program (ICFEP). The shaft was modelled as a circular structure with an outside diameter of OD=59.6m using axi-symetric FE. A typical finite element mesh is shown in Figure 4 with the displacement boundary conditions. The mesh was necessarily complex in order to model effectively the different soil strata, ring beam and diaphragm wall and various excavation stages. Axi-symetric, eight-noded isoparametric elements with reduced integration were used. Although all nodes of an element had displacement degrees of freedom, only the four corner nodes, had pore water pressure degrees of freedom. An accelerated modified Newton-Raphson scheme with a sub-stepping stress point algorithm was used to solve the non-linear finite element equations (Potts & Zdravkovic, 2001). The phased excavation was modelled and details of the construction sequence were followed as closely as possible. Time dependent pore water pressure changes were modelled using ICFEP's coupled consolidation option with reductions in the piezometric elevations to reflect dewatering being modelled in stages by applying specified pore pressure at the appropriate boundaries.

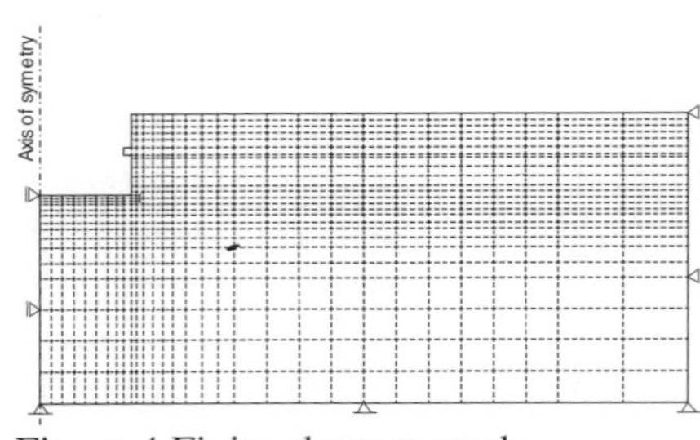

Figure 4 Finite element mesh

It is known from previous experience that circular shafts comprising relatively short diaphragm wall panels (in plan) do not develop the full stiffness of concrete in the hoop direction, due to the joints between the panels. Experience suggested that a reduction factor of 2.0 would be appropriate, and this was used for most analyses, although early analyses were undertaken with values between 1.0 and 10 to obtain bounds to likely results. The response of the concrete elements of the shaft structure was represented by a fully anisotropic model with linear elastic properties (the elastic parameters in all three coordinate directions were specified). An elastic modulus of 25 GN/m^2 in the r and z directions were used whereas the stiffness in the circumferential direction was lower, i.e. 12.5 GN/m^2. A Poisson's ratio of 0.15 was used in all directions.

Results of the analyses

Predictions of ground pressures and movements were obtained from the analyses, along with vertical and hoop stresses, bending moments and shear forces in the diaphragm wall panels. Figure 5 shows the anticipated bending moments and hoop stresses for the proposed 1.5m thick in-situ concrete diaphragm wall. This wall has been designed to accommodate these predicted

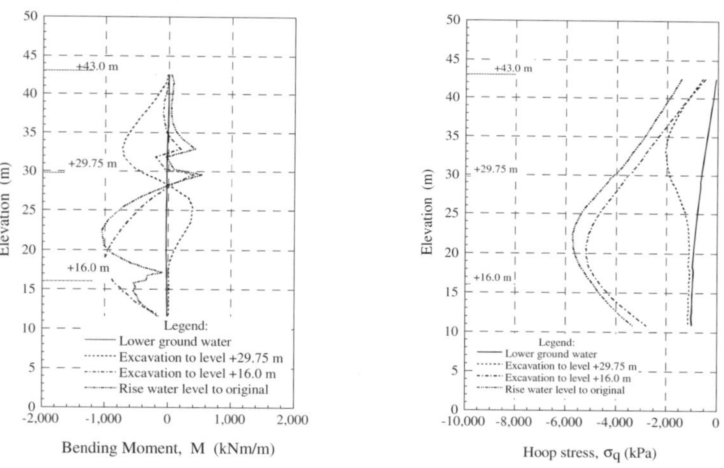

Figure 5 Predicted bending moment and hoop stresses

bending moments in the vertical plane and the associated hoop stresses developed in the horizontal plane due to the anticipated applied ground loading. The maximum predicted bending moment at the end of excavation was 1000 kNm/m at approximately +18m AOD which increases to 1050 kNm/m when the ground water rises to its original level. It can be seen that a maximum hoop stress of 5000 kN/m^2 was predicted at the end of excavation. This increased to 5700 kN/m^2 when ground water table rose. Comparison between measured and predicted wall movements is shown in Figure 7 and will be discussed later in the paper. Predictions for four stages of excavation are presented: (a) 5m deep excavation, (b) 11.5m deep excavation–underneath the ring beam, (c) 18m deep excavation and (d) 25m deep excavation, approximately when the formation level is reached.

Instrumentation and observed performance

Instrumentation was installed to monitor the shaft behaviour in order to verify the design assumptions and to demonstrate satisfactory performance. The data gathered was also useful for assessing minor design changes during construction. Instrumentation was installed as depicted in Figure 6, and comprised inclinometers (9 locations in the shaft wall and 1 behind the shaft) and electrolevels for horizontal deflections, strain gauges welded to the reinforcement cage and survey prisms mounted on the shaft wall. Settlement points were distributed within the zone of influence of the shaft and piezometers were used to monitor ground water levels in the boulder clay and the limestone, within and beyond the expected draw down cone.

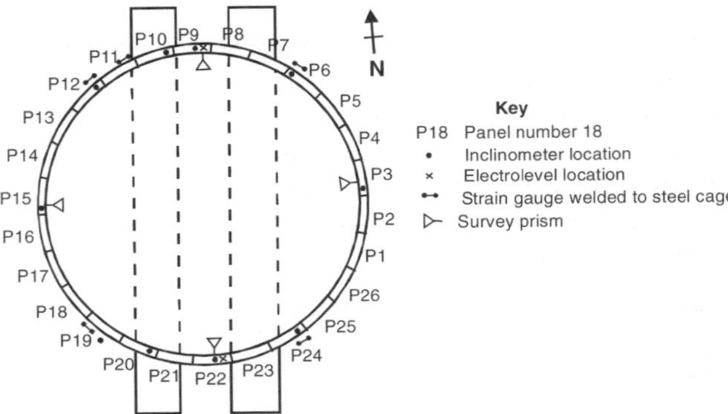

Figure 6 Shaft layout and instrumentation location

For brevity, only the results of the inclinometers are considered here in order to illustrate the behaviour of the shaft. Figure 7 shows the horizontal deflections observed during shaft excavation from all ten inclinomters. The scatter partly reflects the range of behaviour of the 9 panels monitored as well as achieved monitoring accuracy, given several personnel changes. The following can be observed:

- Wall deflections are small, being no more that 8mm maximum throughout the construction history
- Two phases of behaviour can be seen. In the initial phase, the shaft deflects as a cantilever, with each panel acting independently, until excavation has progressed to ring beam level. This is thought to correspond to closure of any gaps between the panels, with the shaft mobilizing a low hoop stiffness. Only small deflections are involved (maximum 3mm).

- Small creep and consolidation related movements occur during the 4 weeks pause for constructing the ring beam and commencing dewatering operations.
- In the second phase of behaviour of the shaft, bulging of the mid and lower portion of the diaphragm wall panels occur, with rotation about the ring beam. It is thought that a moderate hoop stiffness is mobilised by the shaft as the diaphragm wall panels lock up.
- Small creep and consolidation related movements accumulate during the pause periods of 15 weeks following completion of shaft excavation.
- Movement of the inclinometer in the ground outside the shaft is initially away from the excavation (by about 2mm) for reasons that are not fully understood but that may be related to tension crack formation in the very stiff Boulder Clay. As the excavation proceeds below mid-depth, and with the passage of time, the active side inclinometer deflects towards the excavation to a final profile that is very similar to that of the panels.

Observed wall deflections and predictions from the finite element analyses for lateral movement of the diaphragm wall for the east-west cross-section for four stages of excavation are presented in Figure 7. The comparison between observations and predictions for lateral wall movement warrant comment. Although the observed and predicted movements are of a similar magnitude, there is a degree of conservatism that does lead to some over-prediction, and this needs careful understanding.

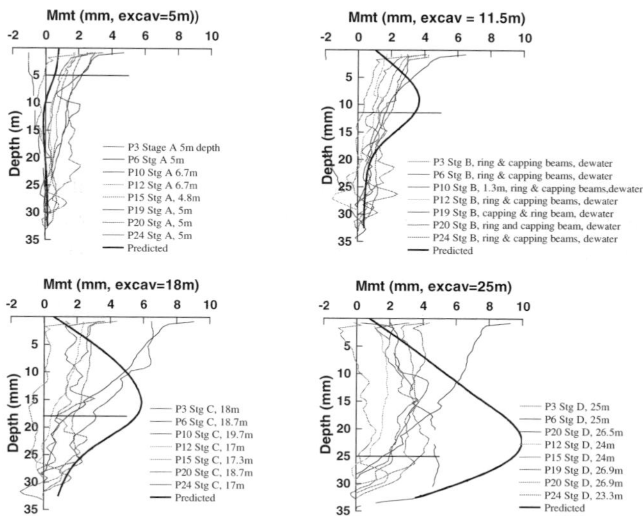

Figure 7 Comparison of predicted and observed diaphragm wall deflections

The critical parameters in the finite element analysis of the soil-structure interaction relating to the shaft construction are the stiffness of the ground and the hoop stiffness of the shaft. As mentioned earlier, the ground stiffness values used were based on the special laboratory testing at pre-tender stage. The tests were primarily aimed at tunnel design, so that none of the stress paths exactly matched those appropriate to the ground around the shaft during excavation. There was a considerable range of shear stiffness in the test results, but it was difficult to be sure how much of this related to the different stress paths and how much to the natural variability of the ground. A further ground investigation commissioned by the contractor was undertaken at the shaft location, and cross-hole seismic testing was included to check the small-strain stiffness in situ. The shear modulus G derived from the seismic velocity shows similar trends to, but significantly higher values than the results obtained from the special laboratory tests. The use of the pre-tender laboratory values has therefore been conservative, though the stiffness at larger strains is likely to be close to the values measured in the laboratory as the effect of sample disturbance decrease. In addition to soil stiffness the hoop stiffness of the shaft plays an important role in the mode of behaviour. It was assumed that a reduction factor of two would be appropriate to model stiffness of the wall in the hoop direction due to the joints between the panels. However measurements clearly demonstrated that further reduction in hoop stiffness at the early stage of excavation is required in order to match what was observed. Subsequently the hoop stiffness should be gradually increased, particularly after the ring beam was constructed, to the full stiffness of the wall. It is interesting to note that analyses using the higher soil stiffness and a gradual change in the wall hoop stiffness predicted the horizontal wall movements quite well. Full details of these analyses will be presented in Cabarkapa et al. 2003.

Conclusions

Small wall deflections of less than 10mm were mobilised during the construction of a 56.6m diameter 28m deep circular TBM launch and reception shaft for the Dublin Port Tunnel Project. A series of FE analyses were performed to predict wall behaviour during deep excavation. Initial shaft behaviour involved cantilever deflection of individual diaphragm wall panels as initial inter-panel gaps closed and a small hoop stiffness was mobilised by the cylindrical shaft structure. Subsequent excavation phases involved bulging of the mid and lower portions of the shaft as a higher hoop stiffness is mobilised by the structure and small rotations occur about the mid level ring beam. Small creep and consolidation related movements, no more than about 3mm, occurred during pause periods.

References

1. Cabarkapa, Z., Milligan, G.W.E., Menkiti, C.O. Murphy, J. and Potts, D.M. (2003) *A comparison between observed and predicted behaviour of a large diameter shaft in Dublin Boulder Clay*, In preparation, Geotechnique.
2. Jardine, R.J., Potts, D.M., Fourie, A.B. & Burland, J.B. (1986) *Studies of the influence of nonlinear stress-strain characteristics in soil structure interaction.* Geotechnique. 36(4): 377-396.
3. Potts, D.M & Zdravkovic, L. (2001) *Finite element analysis in geotechnical engineering: Application.* Thomas Telford, London.

Numerical analysis of piled raft foundations

F. Castelli and F. Di Mauro
Faculty of Engineering, University of Catania, Italy

Introduction

In the last years numerous analytical and numerical methods for the analysis of vertically loaded pile groups have been developed. A great number of these methods, used in engineering practice, ignore any contribution of the raft or pile cap, although it is known, that the raft plays an important role in the overall performance of the piled foundation.

The importance of considering the interaction effects has been demonstrated from various Authors. Poulos, in the report prepared on behalf of TC18 on piled foundations (Poulos 2001b), has analyzed, by a simplified method, three cases: *a*) considering the pile-soil-pile and the raft-pile interaction; *b*) considering only the interaction pile-soil-pile; *c*) without consideration of any interaction, but adding the stiffness of the raft and each of the individual piles. The results show that there is a significant effect in adding the stiffness of the raft.

Generally the recourse to a piled raft, take place when the raft has adequate capacity, but the total and differential settlements of the raft exceed the admissible values. This mainly occurs, when the soil foundation can be considered rigid, as example, in the case of over-consolidated clay or dense sand. In these cases, the raft can to support a meaning portion of the applied load, while the piles, giving they contribution, improve the performances of the foundation. Theoretical studies regarding these situations have been carried out by Sinha & Poulos (1999).

In the case of a piled foundation, the problem of the soil-structure interaction and the transfer mechanism of load from the piles to the adjacent soil can be studied by different approaches. The "boundary element methods" (*BEM*) proposed by Butterfield & Banerjee (1971), Kuwabara (1989), Mendoca & Paiva (2000), that suggested a rigorous solution for compressible piles embedded in an elastic half space. The "load-transfer method" proposed by Randolph & Wroth (1979) and the simplified methods proposed by Poulos & Davis (1980), Randolph (1983, 1994), Burland (1995), Horikoshi & Randolph

(1999), Poulos (2000, 2001a, 2002), that involve a number of simplifications in relation to the modelling of the soil profile and load conditions. The "a strip on springs" approach proposed by Poulos (1991), the "a plate on springs" approach proposed by Cooke et al. (1981), Burghignoli (1983), Poulos (1994), Kim et al. (2001) and the "hybrid method" proposed by Chow (1986), Franke at al. (1994), Clancy & Randolph (1996), Russo & Viggiani (1998), Viggiani (2001), El-Mossallamy (2002), that combine *BEM* for the piles and "finite element methods" (*FEM*) for the raft.

The "simplified finite differential methods" (*FDM*) or the simplified *FEM*, proposed by Mohamedzein et al. (1999), Prakoso & Kulhawy (2001), that involve the representation of the foundation system as a plane strain problem. The "three-dimensional *FEM*" proposed by Ottaviani (1975) and the variational approach proposed by Shen et al. (1997, 2000).

Generally, the application of these methods is limited to the routine design and computer codes are needed to carry out the analysis of pile group-raft interaction. In engineering practice, simplified solutions used to estimate the overall stiffness of the pile groups, without the recourse to a computer code, especially in the first stage of the design, are often proposed (Butterfield and Douglas, 1981; Fleming et al., 1992).

In this paper, the problem of the soil-structure interaction and the mechanism of the load transferred from the piled raft foundation to the neighbouring soil, are investigated through a finite differential method (*FMD*) by the geotechnical computer code FLAC^{3D} (Itasca Consalting Group Inc., 1996).

Three-dimensional numerical analysis

A complete three-dimensional (3D) analysis of a piled raft foundation system can be carried out by a finite differential analysis (*FDM*), using the geotechnical computer code FLAC^{3D} (Itasca Consalting Group Inc., 1996). The code FLAC^{3D} simulate the behaviour of a (3D) structure builds on soil or rock that undergo plastic flow when their yield limits are reached. The explicit Lagrangian calculation scheme and the mixed-discretization zoning technique is used.

This numerical method permits to analyse the essential aspects of the pile-soil-pile and raft-pile interaction and gives a more realistic representation of the mechanism by which the load is transferred from the piled raft foundation to the soil. The use of a computer code removes the need of approximate assumptions inherent the mechanical characteristics of the model. Some problems still remain in relation to the soil-pile interaction, that requires the use of interface element. In this case approximations are usually adopted in the piles geometry (square rather than circular) and the assignment of the interface properties.

Generally in the three-dimensional analysis the symmetry of the problem can be neglected, because it is possible to obtain reasonable numerical results also modelling a quarter of the problem. This permits a considerable reduction of the number of the elements in the mesh.

Materials are represented by polyhedral elements which a 3D mesh. The 3D mesh is defined by a global (x,y,z) coordinate system, this provides more flexibility in model creation and definition of parameters in a 3D space. The polyhedral brick shapes are built into the generator to expedite mesh generation for interaction soil-raft foundation problem. The brick polyhedral have eight nodes for each element.

Additionally an interface model is available to represent distinct frictional boundaries between two or more portion of the mesh. The interface are planes upon which slip are allowed, simulating pile-soil interaction. Interface elements can be located at any orientation in space. Coulomb sliding and/or tensile separation characterize the interfaces, by the well-knows relationship:

$$\tau = c + \sigma_n \tan \phi \tag{1}$$

- τ = limiting shear stress;
- c = cohesion;
- σ_n = normal stress calculated for the slip element;
- ϕ = friction angle.

Until the limit stress condition is reached, the slip element behaves as an elastic material governed by stiffness in the normal direction and shear modulus. If the shear stress calculated is greater of the limiting shear stress in all subsequent analysis, the interface permits relative slip between the soil and the pile. The FLAC^{3D} code (Itasca Consalting Group Inc., 1996) represents interfaces as collections of triangular planes (interface elements) and point in space (interface nodes). In the first stage of the numerical analysis the boundary stress condition corresponding to earth pressure at rest state must be specified.

Application to a case history

A case history concerning a full-scale load test on a three-by-three piled raft foundation with the raft in contact with the ground (Figure 1), reported by Koizumi and Ito (1967), was simulated by the geotechnical finite differential code FLAC^{3D} (Itasca Consalting Group Inc., 1996).

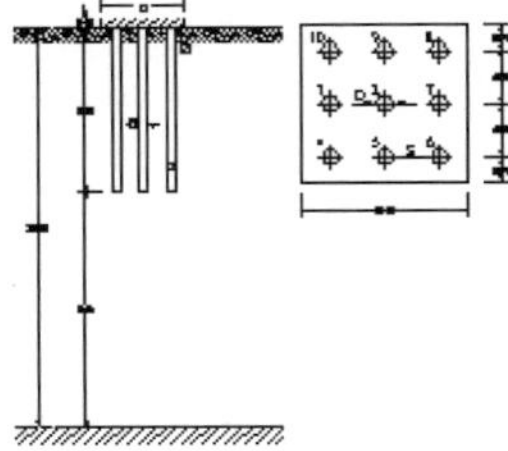

Figure 1 Full scale test reported by Koizumi and Ito (1967)

The piles had an outside diameter of 300 mm and embedded lengths of 5.55 m. The pile spacing was 900 mm with a cap overhang of 450 mm. The soil profile consists of slightly organic silty clay, which extends to a depth of about 13.5 m. The shear strength of the clay increases linearly with the depth, about 25 kN/m^2 at the foundation level and 40 kN/m^2 at the pile tip. The three-dimensional mesh used in the numerical analysis is reported in Figure 2.

The mesh, that is constituted by 10318 elements, contains three groups of elements which are constituted by the following material (Figure 2):
- the "raft-pile" group represents the reinforced concrete elements;
- the "soil" group represents the soil elements;
- the "load" group represents a block to simulate the load applied on the raft.

In Table 1 are reported the values of the mechanical parameters assumed in the numerical analysis. Each group has homogenous mechanical characteristics. The raft-pile group has been modelled as an elastic material, the group soil has been modelled as a Mohr-Coulomb material. The effect of the simultaneous presence of all the piles within the soil mass has been simulated assuming increased values of the stiffness of the soil-pile-raft system.

The numerical analysis has been carried out with the following assumption:
- the pile cross-sectional has been approximated square than circular;
- the extension of the soil around the raft has been limited to eight times the pile diameter;

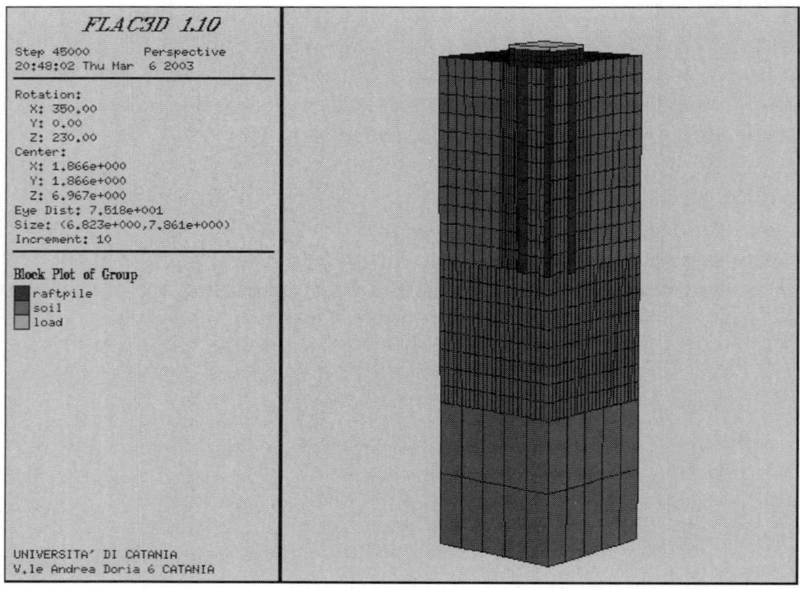

Figure 2 Three-dimensional mesh used in the numerical analysis

Table1 Values of the mechanical parameter assumed in the numerical analysis

Group	Bulk Modulus $[MN/m^2]$	Shear Modulus $[MN/m^2]$	Cohesion $[kN/m^2]$	Friction angle $[°]$
Raft-pile	13.5	11.4		
Soil	0.35	0.18	25 - 40	25
Interface			30	25

- the extension of the soil has been limited to the depth of the clay layer (13.5 m);
- the boundary stress conditions corresponding to earth pressure at rest state has been specified according to Jaky (1944).

The values of the cohesion for the interfaces was assumed equal to 2/3 of the value assigned to the same parameter of the soil. The computed displacement distribution is reported in Figure 3.

For the elements with plastic behaviour can be shown the zones in which the stresses satisfy the yield criterion. The shear and tensile failure mechanisms are indicated by the plasticity state. Each type is represented by a different colour in the Figure 4. Initial plastic flow can occur at the beginning of the simulation,but

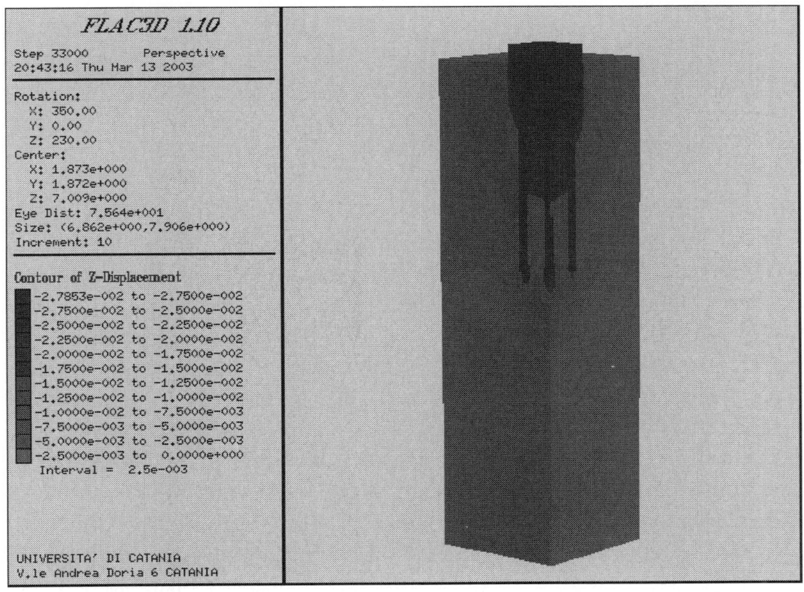

Figure 3 Computed displacement distribution

subsequent stress redistribution unloads the yielding elements, so that, their stresses no longer satisfy the yield criterion. A failure mechanism is indicated if they're a continuous line of active plastic zone that join two surfaces. At equilibrium, the algebraic sum of the forces acting in the nodes of each element is almost zero.

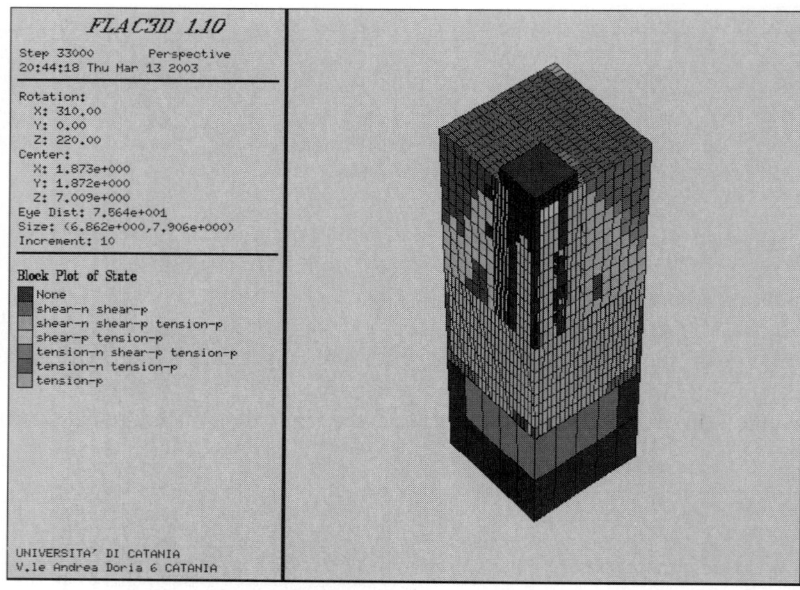

Figure 4 Elastic and plastic zones in the mesh

The magnitude of the unbalanced force (UF) is very important in assessing the state of the numerical model. It is necessary that the UF constitute a small force if compared with the magnitude of typical internal force acting in the mesh (Figure 5a). The variables that are of particular interest can be drawn in each region of the mesh. The history of the displacements computed at the centre of the raft foundation can be also shown (Figure 5b).

Finally the load transmitted to each pile of the piled foundation was determined according to the stress distribution computed in correspondence of the layer representing the contact between the raft and the piles (Figure 6).

The numerical analysis was also carried out, comparing the measured load-settlement relationship with those obtained by the proposed three-dimensional analysis and by the methods proposed by Randolph (1994) and Poulos (2000, 2001a, 2002). The comparison between measured and computed settlements is reported in Figure 7. The examined numerical methods predict the settlements in good agreement with the experimental load-settlement curve. For values of the applied load greater than about 1.2 MN, the FLAC^{3D} analysis gives a softer

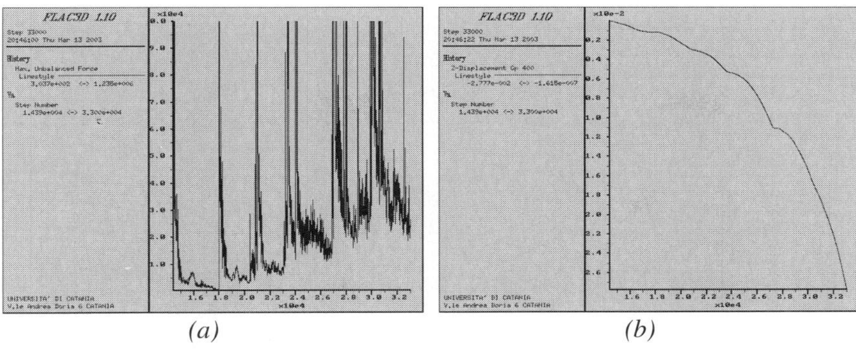

(a)   (b)

Figure 5 (*a*) Unbalanced force and (*b*) history of the displacement at the centre of the raft foundation

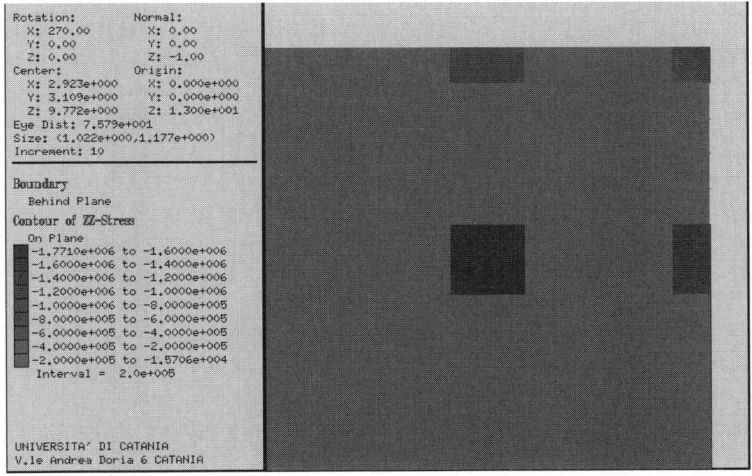

Figure 6 Computed stress distribution at the raft-piles interface

response with respect to the other methods, probably due to the progressive development of the plastic deformations.

Table 2 summarises the percentage of load transferred to the soil by the piles and raft, computed by the methods taken into consideration. All these methods indicate that the raft carry a considerable percentage of the applied load. In the numerical analysis a less percentage of load transmitted to the piles was found. Probably this is due to the earlier development of the full pile load capacity respect to other methods.

As concern the pile-soil interaction, in the three-dimensional numerical analysis interface elements have been used. The properties of the interface are

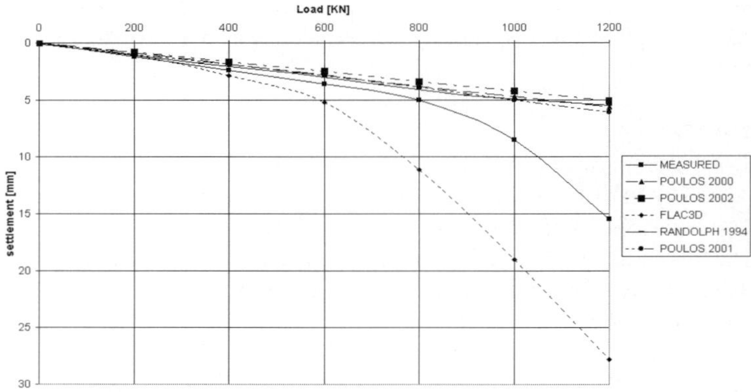

Figure 7 Comparison between measured and computed load-settlement curves

chosen to be that of a c' and ϕ' material. Generally the elastic parameters assigned to the interface elements are comparable as those of the neighbouring soil and these are expressed in terms of the normal and shear stiffness. In the proposed numerical analysis to simulate the slippage conditions at the soil-pile interface, the stiffness of the interface elements was assigned considerable greater of the stiffness of the elements representing the soil. Thus the interaction between pile and soil can be considered only of frictional type. A great problem was time requested in obtaining solution. A non-linear analysis must be carried out in several hours, even if a personal computer running at 2.5 GHz is used.

Conclusion

The considerable number of input data and the high computational cost, particularly if non-linear soil behaviour is considered, make often the 3D numerical analysis uneconomical. As example, after that the magnitude of the settlement has been obtained by means of a simplified method, the differential finite analysis can be used to obtain more information's on the stress and strain distribution in the soil, raft and along the piles.

Table2 Percentage of load transferred by piles and raft

Method	Percentage of load carried by raft for assigned load					
	200 kN	400 kN	600 kN	800 kN	1000 kN	1200 kN
Poulos (2000)	-	-	-	-	-	12.1
Poulos (2001b)	-	-	-	-	-	8.4
Poulos (2002)	-	-	-	-	-	16.8
Randolph (1994)	-	-	-	-	-	2.1
FLAC3D	2.1	4.2	8.4	12.1	16.5	20.3

All these methods analysed indicate that in a piled raft foundation a considerable percentage of the applied load is transferred to the soil foundation by the raft.

References

1. Burghignoli A. (1983) *Metodo dei coefficienti di influenza per l'analisi di alcuni problemi di interazione tra il terreno e le strutture.* Italian Geotechnical Journal, XXVII, n.2, 103-113.

2. Burland J.B. (1995) *Piles as Settlements Reducers.* Keynote Address, XVIII Italian Congress on Soil Mechanics, Pavia.

3. Butterfield R & Banerjee P. K. (1971) *The problem of pile group – pile cap interaction.* Geotechnique 21, n.2, 135-142.

4. Butterfield R. & Douglas R.*A* (1981) *Flexibility coefficients for the design of piles and pile groups.* CIRIA, Tech. Note 108.

5. Cooke R. W., Bryden Smith D.W., Gooch M. N., Sillet D. F. (1981) *Some observations on the foundation loading and settlement of a multi-storey building on a piled raft foundation in London.* Proc. Inst. Civ. Eng. 107, 433-460.

6. Chow Y. K. (1986) *Discrete element analysis of settlement of pile group.* Computer and structures, 24 (1), 157-166.

7. Chow Y. K., Teh C.I. (1991) *Pile cap – pile group interaction in nonhomogeneous soil.* ASCE, vol.117, N°11, pp.1655-1668.

8. Clancy P., Randolph M.F. (1996) *Simple design tools for piled rafts foundations* Geotechnique 46, n.2, 313-328.

9. El-Mossalamy Y. (2002) *Innovative applications of pile raft foundation in stiff and soft subsoil.* ASCE, Geotech. Spec. Publication n.116 (1), 426-440.

10. Fleming W.G.K., Weltman A.J. Randolph M.F., Elson W.K.. (1992) *Piling engineering.* 2nd Ed., Surrey Univ. Press, Glasgow and London.

11. Franke E., Lutz. B. El-Mossallamy Y. *Measurements and Numerical Modelling of High Rise Building Foundations of Frankfurt Clay.* (1994) Proc., ASCE Specialty Conference On Vertical and horizontal Deformation of foundation and Embankment, New York, 1325-1336.

12. Horikoshi K., Randolph M.F. (1999) *Estimation of overall settlement of piled rafts.* Soil and Foundation, 39, n.2, 59-68.

13. Itasca Consalting Group (1996), Inc. *FLAC^{3D} (Fast Lagragian Analysis of Continua in 3 Dimensions),Version 1.1.* ICG, Minneapolis.

14. Jaky J. (1944) *The coefficient of earth pressure at rest.* Journal of the Society of Hungarian Architects and Engineers, 355-358.

15. Kim K. N., Lee S. H., Kim K. S., Chung C. K., Kim M. M., Lee H. S. (2001) *Optimal pile arrangement for minimizing differential settlements in piled raft foundations.* Computer and Geotechnics, vol. 28, n.3, 235-253.

16. Koizumi Y, Ito K. (1967) *Field test with regard to pile driving and bearing capacity of piled foundation.* Soil and Foundation 7, n.3, 30-53.

17. Kuwabara F. (1989) *An elastic analysis for piled raft foundations in homogeneous soil.* Soil and Foundation, 29, n.1, 82-92.

18. Mendonca A. V., De Paiva J. B. (2000) *A boundary element method for the static analysis of rafts foundations on piles.* Engineering Analysis with boundary elements, vol. 24, n.3, 237-247.

19. Mohamedzein Y., Mohamed M. G., El Sharief A.M. (1999) *Finite element analysis of short piles in expansive soils.* Comp. & Geot., 24, n.3, 231-243.

20. Ottaviani M. (1975) *Three-dimensional finite element analysis of vertically loaded pile groups.* Geotechnique 25, n.2, 159-174.

21. Poulos H. G., Davis E. H. (1980) *Pile foundation analysis and design.* John Wiley & Sons.

22. Poulos H. G. (1991) *Analysis of Piled Strip Foundations*, Comp. Methods & Advances in Geomechs., ed Beer et al., Balkema, Rotterdam.

23. Poulos H. G. (1994) *An approximate numerical analysis of pile-raft interaction*, Int. J. NAM Geomechs, 73-92.

24. Poulos H. G. (2000) *Practical design procedures for piled raft foundations. Design applications of raft foundations*, Thomas Telford, London.

25. Poulos H. G. (2001a) *Piled raft foundations: design and applications.* Geotechnique 51, n.2, 95-113.

26. Poulos H. G. (2001b) *Methods of analysis of piled raft foundations.* Report Technical Committee TC18 on piled foundations, ISSMGE.

27. Poulos H. G. (2002) *Simplified design for piled raft foundations.* ASCE, Geotechnical special publication n.116 vol.1, 441-458

28. Prakoso W. A., Kulhawy F. H. (2001) *Pile cap-pile group interaction in nonhomogeneous soil.* J. Geotech. Eng., ASCE, vol.127, n.1, 17-24.

29. Randolph M.F., Wroth. (1979) *An efficient approach for settlement prediction of pile group"* Geotechnique, 29, n.4, 423-439.

30. Randolph M.F. (1983) *Design of piled raft foundation.* Cambridge University Engineering Department.

31. Randolph M.F. (1994) *Design for pile groups and piled rafts.* Proceedings, XIII ICSMFE, New Delhi.

32. Russo G., Viggiani C. (1998) *Factor controlling soil-structure Interaction for piled rafts.* Darmstadt Geotechnics, Darmstadt Univ., n.4, 297-322.

33. Shen W.Y., Chow Y.K., Yong K.Y. (1997) *A variational approach for vertical deformation analysis of pile group.* Int. Journal Numerical Analytical Meth. Geomech., 21, n.11, 741-752.

34. Shen W.Y. & Teh C.I., (2002) *Practical solution for group Stiffness analysis of piles.* J. Geotech. & Geoenvn. Eng., ASCE, (128), n.8,692-698.

35. Sinha J & Poulos H.G. (1999) *Piled raft systems and free-standing pile group in expansive soils.* Proc. Aust-New Zealand Cong. Geomech., 207-212.

36. Viggiani C. (2001) *Analisi e progetto delle fondazioni su pali.* Italian Geotechnical Journal, XXXV, n.1, 18-46.

A method for non-linear analysis of pile groups under vertical loads

F. Castelli and E. Motta
Faculty of Engineering, University of Catania, Italy

Introduction

The mechanism of load transfer in pile groups involves many interaction factors such as: soil properties, single pile and pile group geometry, pile cap, surrounding soil, single pile-soil interaction. In most of available prediction methods, the pile group settlement is related to the settlement of a single pile.

The *"hybrid"* approach (O'Neill et al., 1977; Lee, 1993), for example, models the single piles using the load-transfer (t-z) method, and the interaction between the piles, through the soil, is then evaluated using the Mindlin's solution (Mindlin, 1936).

The load-transfer curves for the individual piles are modified to take into account the group effects by *"stretching"* the curves, involving the displacement of a single pile and an additional induced displacement due to pile interaction.

The representation of a pile group by an equivalent pier (Randolph, 1994; Clancy and Randolph, 1996; Horikoshi and Randolph, 1999) for estimating the settlements behavior of pile groups has been adopted. Naturally, the equivalent pier approach furnishes an estimation of only the average settlement of the pile group.

A simplified non-linear method to predict the behavior of a pile group under vertical loads is presented in the paper. The model employs hyperbolic load-transfer (t-z) functions, by which the non-linear behavior of shaft and base resistance is simulated.

The load-transfer functions are then modified to simulate the behavior of a pile group in terms of settlements considering it as an equivalent pier. This allowed to utilize a simplified solution, taking into account the non-linearity of the soil-pile interaction.

The comparison between analytical results and those derived from full scale load tests on pile groups, shows that this simple procedure can be used successfully for an evaluation of non-linear pile group settlements, if model parameters are evaluated properly.

Foundations: Innovations, observations, design and practice, Thomas Telford, London, 2003

Pile group analysis

A procedure derived from a model analyzing the non-linear settlement behavior of a single pile subjected to axial load was applied (Maugeri et al., 1991; Castelli et al., 1992; Maugeri et al., 1993). The *"load transfer"* approach (Coyle and Reese, 1966; Kraft et al., 1981; Chow, 1986; Hirayama, 1990; Kuwabara, 1991; Fleming, 1992) has been simulated by load-transfer functions distributed along the pile shaft and at the base.

In a load transfer approach, the relationship between shaft and base mobilized stress, f and q respectively, with the pile vertical displacement w, are usually expressed in terms of Kondner-type (Kondner, 1963) hyperbolic curves:

$$f = \frac{w}{1/K_{si} + w/f_s.} \tag{1}$$

$$q = \frac{w}{1/K_{bi} + w/q_b} \tag{2}$$

where w is the corresponding displacement at a given depth z, f_s is the shear strength at the pile shaft and q_b is the limit unit load at the pile base. The initial stiffness for shaft and base load-transfer functions are indicated as K_{si} and K_{bi} respectively in (1) and (2).

For a practical estimation of a pile group settlement, a convenient procedure which can be applied is the *"equivalent pier"* method. It considers the region of soil in which the piles are embedded as an equivalent continuum, effectively replacing the pile group or the piled raft by an equivalent pier (Randolph, 1994). Thus methods of settlements prediction for pile groups can be derived from the case of single pile, and it is demonstrated that several of these methods give realistic results.

As suggested by Randolph (1994) the diameter of the equivalent pier D_{eq}, both for friction piles and end-bearing piles, can be taken as:

$$D_{eq} = 2 \sqrt{A_g}/\pi \tag{3}$$

where A_g is the plan area of the pile group as a block. The Young's modulus of the equivalent pier E_{eq} is then calculated as:

$$E_{eq} = E_s + (E_p - E_s) \frac{A_{tp}}{A_g} \tag{4}$$

where E_p is the Young's modulus of the piles, E_s is the average Young's modulus of the soil and A_{tp} is the total cross-sectional area of the piles in the group (Fig.1). The advantage of this approach is that the load-settlement response of the equivalent pier can be calculated using solutions for the response of a single pile.

For a square group on n piles with diameter D, at spacing s, and an embedded length L, the validity of the equivalent pier methods depends on a parameter defined by Randolph & Clancy, (1993) overall aspect ratio R and given by:

$$R = [(\sqrt{n} - 1)s + D]/L \tag{5}$$

Randolph and Clancy (1993) showed that the equivalent pier approach was suitable for R less than 4, and certainly for values less than 2.

Analytical solution for settlement prediction

To take into account the group action due to pile-soil-pile interaction, load transfer functions must be modified to relate the behavior of a single pile to that of a pile group.

A method to evaluate the pier settlement w is to assume two laws for the soil-pile interaction, respectively along the shaft and at the base, with different stiffness values (Fig.2.a).

For a homogeneous soil, according to Fig.2.b, this gives the following second order differential equation:

$$w'' - \alpha^2 w = 0 \tag{6}$$

where:

w = settlement at the depth z;

$$\alpha^2 = \frac{4\theta K_s}{E_{eq} D_{eq}} \tag{7}$$

$$\theta = \left(\frac{D}{D_{eq}} \right) \omega \tag{8}$$

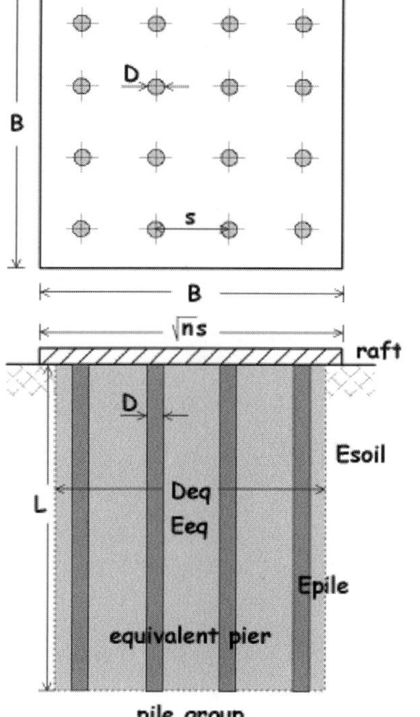

Figure 1 Replacement of pile group by equivalent pier

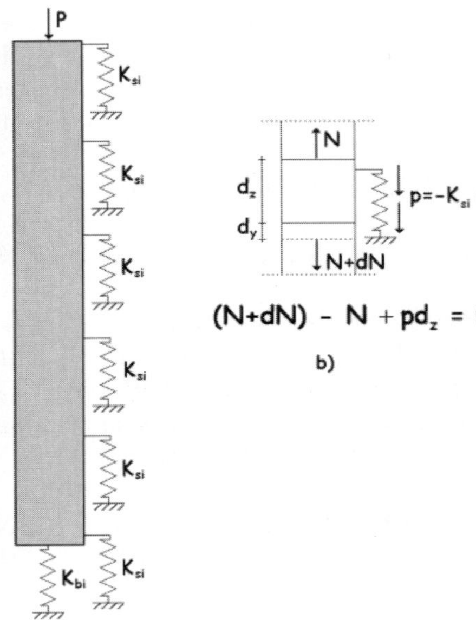

K_s = unit shaft stiffness of the equivalent pier $[FL^{-3}]$.

In this paper θ is an empirical parameter used to adapt the single pile analysis to the equivalent pier analysis.

Comparison with field test results suggest to adopt a value of the exponent ω ranging between 0.30 and 0.50 (Castelli and Maugeri, 2002).

The solution of the differential equation (6) is:

$$w = C_1 \cdot e^{\alpha z} + C_2 \cdot e^{-\alpha z} \quad (9)$$

Figure 2 Model to derive solution for pile settlement prediction

Thus with the following boundary conditions (Fig.2.a):

$$E_{eq} \frac{\pi D_{eq}^2}{4} w'(z = 0) = -P$$

$$\quad (10)$$

$$E_{eq} \frac{\pi D_{eq}^2}{4} w'(z = L) = -K_b\, w(L)$$

it is possible to derive the values of the constants C_1 and C_2 and then the following expression for the pier head settlement w due to an applied load P:

$$w = \frac{4C}{\pi \alpha E_{eq} D_{eq}^2} P \quad (11)$$

where C is expressed as:

$$C = \frac{e^{\alpha L}(1 + \beta) + e^{-\alpha L}(1 - \beta)}{e^{\alpha L}(1 + \beta) - e^{-\alpha L}(1 - \beta)} \tag{12}$$

and:

$$\beta = \frac{K_b}{\alpha E_{eq}} \tag{13}$$

being K_b the unit base stiffness of the soil-equivalent pier system $[FL^{-3}]$ and L the pier length. Since the stiffness at the shaft and at the base varies with the applied load, a suggested procedure is to compute the pier settlement in an incremental form, updating, on the basis of the load level η, the shaft and base stiffness according to the following formulas of the tangent stiffness:

$$K_s = K_{si}(1 - \eta_s)^2 \tag{14} \qquad\qquad K_b = K_{bi}(1 - \eta_b)^2 \tag{15}$$

where:

$\eta_s = R_s/R_{slim}$ = ratio between shaft reaction R_s and shaft resistance R_{slim}

$\eta_b = R_b/R_{blim}$ = ratio between base reaction R_b and base resistance R_{blim}

and

$$C_1 = \frac{(1 - \beta)}{(1 + \beta)\,e^{2\alpha L} - (1 - \beta)} \cdot \frac{\Delta P^i}{\alpha E_{eq} A_{eq}} \qquad C_2 = \frac{(1 + \beta)\,e^{2\alpha L}}{(1 + \beta)\,e^{2\alpha L} - (1 - \beta)} \cdot \frac{\Delta P^i}{\alpha E_{eq} A_{eq}}$$

being ΔP^i the ith incremental load.

The ultimate resistance R_{slim} and R_{blim} of the shaft and base respectively of the pile group, can be evaluated according to efficiency formulas for pile groups based on relating the group efficiency to: planar geometry, spacing between the piles, dimensions and number of piles in the group (Feld, 1943; Whitaker, 1957; Poulos and Davis, 1980; O' Neill et al., 1982; O' Neill, 1983; Sayed et al., 1992). Alternatively the equivalent pier can be assumed for the evaluation of the ultimate base and shaft resistances.

Obviously, the major difficulty of applying the proposed method is the appropriate evaluation of functions parameters for a realistic estimation of single pile or pile group settlements.

In a single pile-soil interaction, the initial slopes K_{si} and K_{bi} can be derived from elastic theory by the following relationships proposed by Randolph and Wroth (1978):

$$K_{si} = \frac{G_o}{R_o \, ln \, (R_m/R_o)} \qquad [FL^{-3}] \qquad (16)$$

$$K_{bi} = \frac{4G_o}{\pi R_o \, (1 - v)} \qquad [FL^{-3}] \qquad (17)$$

being R_o the radius of the pile shaft, G_o the initial shear modulus of soil and R_m the radial distance at which the shear stress becomes negligible.

According to Randolph and Wroth (1978) the radial distance R_m can be determined as:

$$R_m = 2.5 \, L(1 - v)\rho \qquad (18)$$

where L is the pile length, v is the soil Poisson's ratio and $\rho = G_{1/2}/G$ is the variation of soil shear modulus with depth (i.e. ratio of soil shear modulus at the pile mid-depth to at the pile base). Baguelin and Frank (1975) suggested for $ln(R_m/R_o)$ a value ranging from 3 to 5.

Comparing equations (16) and (17) it is possible to find:

$$\frac{K_{bi}}{K_{si}} = \frac{4 \, ln \, (R_m/R_o)}{\pi \, (1 - v)} \qquad (19)$$

For the usual values of $ln \, (R_m/R_o)$ and v, the ratio K_{bi}/K_{si} assumes values ranging between 4 and 10.

The initial slope K_{si} can be linked empirically also to the dimensionless flexibility factor M_s (Fleming, 1992):

$$M_s = \frac{f_s}{K_{si} \, D} \qquad (20)$$

in this way the values of K_{si} can be deduced as a function of the shear strength f_s along the pile shaft.

According to Fleming (1992), M_s would be expected to have values in the range 0.001 to 0.004, that is in agreement with the findings of Castelli et al. (1992; 1993), in which values of M_s varying between 0.001 to 0.005 were deduced. These results are also confirmed by pile loading tests analyzed by the authors and taken from the literature, as reported in Table 1, where the flexibility factor M_s is determined by full scale loading tests performed by several Authors.

Comparison with field tests

To check the reliability of the proposed method and the accuracy of the model parameters evaluation, the approach described in this paper was applied to analyze a load test reported in literature performed both on single pile and pile group.

The case history concerns the load test reported by Briaud et al. (1989) and performed on a five piles group loaded to failure in a medium dense sand together with a control single pile as a reference. The piles were closed-end steel piles, 273 mm in outside diameter and 9.3 mm in wall thickness, driven to a depth of 9.15 m below the ground surface. Being the average value f_s = 0.0185 MPa, from (20) and Table 1, the computed value of $K_{si}D$ is 6.23 MPa. The ratio K_{bi}/K_{si} was assumed equal to 10.

The comparison between measured and computed results for the single pile is reported in Figure 3, where the computed load-settlement behavior is shown to be in good agreement with the experimental curve.

To estimate the settlement of the pile group, the following procedure has been carried on: a) determine the total cross section area: A_{tp} = 0.295 m^2; b) determine the plan area of the pile group: A_g = 1.21 m^2; c) determine from (3)

Table 1: Essential features of the analyzed case histories

Author	L [m]	D [m]	$M_s = f_s / K_{si}D$
1) Whitaker & Cooke (1966)	15.20	0.94	0.00158
2) Whitaker & Cooke (1966)	12.20	0.78	0.0032
3) Calabresi (1968)	20.00	0.42	0.00476
4) Colombo (1971)	32.50	1.50	0.00083
5) Ottaviani & Esu (1973)	14.00	0.53	0.00216
6) Ottaviani & Esu (1973)	25.00	0.42	0.00433
7) Ottaviani & Esu (1973)	29.00	0.77	0.00216
8) Ottaviani & Esu (1973)	28.00	1.00	0.00135
9) Marchetti & D'Angelo (1976)	22.00	1.00	0.00164
10) Marchetti & D'Angelo (1976)	23.50	0.60	0.00132
11) O'Neill et al. (1982)	13.10	0.27	0.0024
12) Viggiani & Vinale (1983)	42.00	1.50	0.00165
13) Viggiani & Vinale (1983)	42.00	2.00	0.0013
14) Briaud et al. (1989)	9.15	0.27	0.00082
15) Caputo et al. (1989)	43.30	1.50	0.00113
16) Caputo et al. (1989)	35.00	1.00	0.00154
17) Caputo et al. (1989)	25.00	0.80	0.00153
18) Mandolini & Viggiani (1992)	48.00	0.39	0.00277
19) Maugeri et al. (1994)	20.00	0.50	0.0019

the equivalent diameter: $D_{eq} = 1.24$ m; *d*) assuming $\omega = 0.30$ determine from (8): $\theta = 0.635$; *e*) determine from (4): $E_{eq} = 51.25 \times 10^3$ MPa; *f*) determine α from (7) and finally determine the settlement w from (11) updating the values of α and β (eq.13) according to the load level (eqs. 14 and 15). The comparison between measured and computed settlements of the pile group is given in Fig. 4.

Concluding remarks

A method for the evaluation of the non-linear settlement of single pile and pile group based on the equivalent pier approach has been proposed.

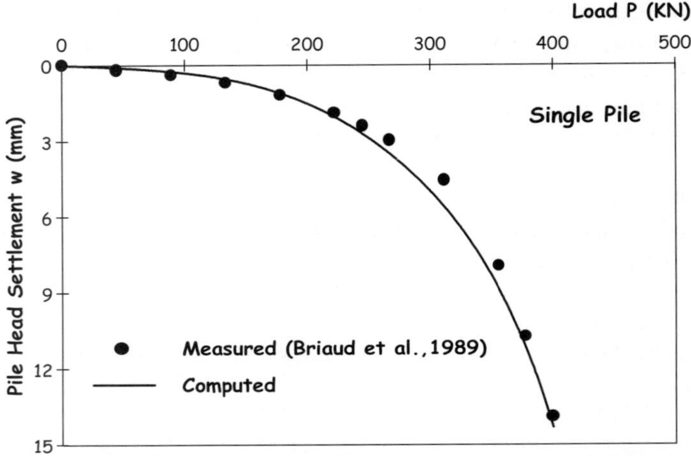

Figure 3 Measured and computed settlement for the single pile of the case study

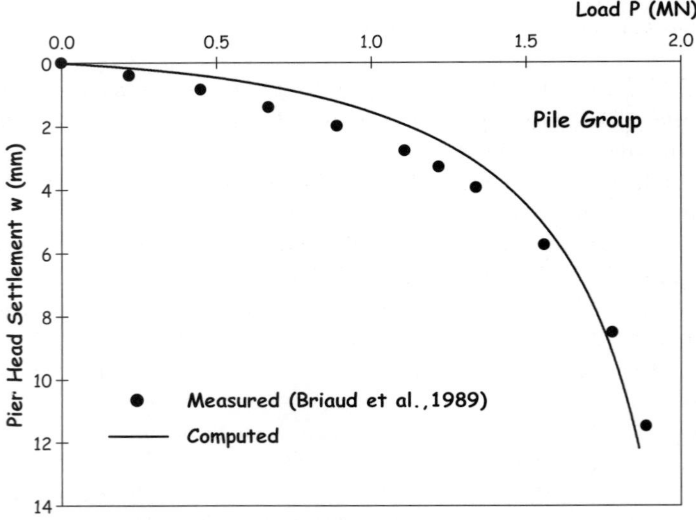

Figure 4 Measured and computed settlement for the pile group of the case study

The solution derived for the single pile was extended to the case of a pile group, introducing an equivalent pier interacting with the surrounding soil by means of hyperbolic load transfer functions. To take into account the group action due to the soil-pile interaction, the stiffness of the constitutive law has been modified to relate the behavior of the single pile to that of the group.

The evaluation of the stiffness for the single pile settlement analysis based on the flexibility factor M_s (Fleming, 1992) seems to give reasonable results also for pile group. To derive the stiffness of the equivalent pier from the single pile stiffness a simple expression was also proposed.

The numerical results obtained by the proposed method were compared with those derived from full scale load tests on single pile and pile groups. It has been shown that this procedure can be used successfully for a prevision of non-linear pile groups settlements. Thus reasonable prediction can be made without expensive and time-spending analyses.

References

1. Baguelin, F., and Frank, J. (1975) *La Capacitè Portante des Pieux*. Annales Institut Technique du Bàtiment et des Travaux Publics, Supplement 330, Serie SF/116.
2. Briaud, J.L., Tucker, L.M., and Ng, (1989) E. *Axially loaded 5 pile group and single pile in sand*. Proc. 12th Int. Conference on SMFE, Rio de Janeiro, 2, 1121-1124.
3. Castelli, F., Maugeri, M., and Motta, E. (1992) *Analisi non lineare del cedimento di un palo singolo*. Rivista Italiana di Geotecnica, XXVI, (2), 115-135.
4. Castelli, F., Maugeri, M., and Motta, E. (1993) *Modellazione del fenomeno di attrito negativo nei pali*. Rivista Italiana di Geotecnica, XXVII, (1), 11-27.
5. Castelli, F., and Maugeri, M. (2002) *Simplified non linear analysis for settlement prediction of pile groups*. Journal of Geotechnical and Geoenvironmental Engineering, ASCE, 128, (1), 76-84.
6. Chow, Y.K. (1986) *Analysis of vertically loaded pile groups*. Int. Journal For Num. And Analytical Meth. In Geomechs., 10, 59-72.
7. Clancy, P., and Randolph, M.F. (1996) *Simple design tools for piled raft foundations*. Geotechnique, 46 (2), 313-328.
8. Coyle, H.M., and Reese, L.C. (1966) *Load Transfer for Axially Loaded Piles in Clay*. Journal Soil Mechanics Found. Div., ASCE, 92 (SM2), 1-26.
9. Feld, J. (1943) *Discussion on friction pile foundations*. Trans., ASCE, 108, 143-144.
10. Fleming, W.G.K. (1992) *A new method for single pile settlement prediction and analysis*. Geotechnique, 42 (3), 411-425.
11. Hirayama, H. (1990) *Load-Settlement analysis for bored piles using hyperbolic transfer functions*. Soils and Foundations, 30 (1), 55-64.

12. Horikoshi, K., and Randolph, M. (1999) *Estimation of overall settlement of piled raft*. Soils and Foundations, 39 (2), 59-68.

13. Kondner, R.L. (1963) *Hyperbolic stress-strain response: cohesive soil*. Journal Soil Mech. and Foundations Div., ASCE, 89 (SM11), 115-143.

14. Kraft, L.M., Ray, R.P., and Kagawa, T. (1981) *Theoretical t-z Curves*. Journal Geotechnical Eng. Div., ASCE, 107 (GT11), 1543-1561.

15. Kuwabara, F. (1991) *Settlement behavior of non-linear soil around single piles subjected to vertical loads*. Soils and Foundations, 31 (1), 39-46.

16. Lee, C.Y. (1993) *Pile Group Settlement Analysis by Hybrid Layer Approach*. Journal Geotech. Engineering, ASCE, 119 (6), 984-997.

17. Maugeri, M., Castelli, F., and Motta, E. (1991) *Non-linear single pile settlements*. Proc. X European Conference on SMFE, Florence, May 26-30, 4, 1351-1352.

18. Maugeri, M., Castelli, F., and Motta, E. (1993) *Discussion on A new method for single pile settlement prediction and analysis*. Geotechnique, XLIII, (4), 616-619.

19. Mindlin, R.D. (1936) *Force at a point in the interior of a semi-infinite solid*. Physics, 7, 192-202.

20. O'Neill, M.W. (1983) *Group action in offshore piles*. Proceedings Conference on Geotechnical Practice in Offshore Engineering, 25-64.

21. O'Neill, M.W., Ghazzaly, O.I., and Ha, H.B. (1977) *Analysis of three-dimensional pile groups with non-linear soil response and pile-soil-pile interaction*. Proc. 9th Annual Offshore Tech. Conf., Houston, Paper OTC 2838, 245-256.

22. O'Neill, M.W., Hawkins, R.A., and Mahar, L.J. (1982) *Load Transfer Mechanism in Piles and Pile Groups*. Journal Geotech. Engrg., ASCE, 108 (GT12), 1605-1623.

23. Poulos, H.G., and Davis, E.H. (1980) *Pile Foundation Analysis and Design*. John Wiley & Sons Ed, New York.

24. Randolph, M.F. (1994) *Design method for pile group and piled raft*. Proc. 13th Int. Conf. on SMFE, New Delhi, 5, 61-82.

25. Randolph, M.F. and Clancy, P. (1993) *Efficient design of piled rafts*. Proc. of Deep Foundation on Bored and Auger Piles, Ghent, Belgium, 199-130.

26. Randolph, M.F., and Wroth, C.P. (1978) *Analysis of Deformation of Vertically Loaded Piles*. J. Geotech. Eng. Div., ASCE, 104 (GT12), 1465-1488.

27. Sayed, M.S., and Bakeer, R.M. (1992) *Efficiency Formula for Pile Groups*. Journal Geotech. Engineering Div., ASCE, 118 (2), 278-299.

28. Whitaker, T. (1957) *Experiments with model piles in groups*. Geotechnique, 7 (4), 147-167.

Validation of an analytical solution for settlement prediction of pile groups

F. Castelli and E. Motta
Faculty of Engineering, University of Catania, Italy

Introduction
In many practical situations a piled group foundation is needed. The use of piles, strategically located, may improve the ultimate load capacity, reducing, at the same time, the settlement of the foundation.

Because of the non-linearity of the load-settlement curve, the prediction of settlement in a pile group usually requires a sophisticated numerical analysis. Alternatively a method of analysis based on the representation of a pile group by an equivalent pier could be used (Castelli and Motta, 2003).

Here a validation of this method is presented through a comparison with full scale load tests taken from literature.

Method of analysis for settlement prediction of pile groups
A simplified non-linear method to predict the behavior of a pile group under vertical loads is presented by Castelli and Motta (2003) on the basis of the *"equivalent pier"* concept (Randolph, 1994).

To evaluate the non linear settlement, an incremental approach is adopted, according to the load level applied on the pile head. Here the main features of the suggested procedure are given.

The following hyperbolic load transfer functions have been assumed:

- for the shaft:

$$f = \frac{w(z)}{1/K_{si} + w(z)/f_s} \tag{1}$$

- for the base:

Foundations: Innovations, observations, design and practice, Thomas Telford, London, 2003

$$q = \frac{w(L)}{1/K_{bi} + w(L)/q_b} \tag{2}$$

where:
- z = depth from the ground surface;
- $w(z)$ = pile vertical displacement at a given depth z;
- f_s = shear strength along the pile shaft;
- $w(L)$ = vertical displacement of the base ($z = L$);
- q_b = limit unit load at the pile base;
- K_{si} = initial stiffness for shaft load-transfer function;
- K_{bi} = initial stiffness for base load-transfer function;
- L = pile length.

Making use of the load transfer functions the differential equation governing the load settlement of the pile is obtained:

$$w'' - \alpha^2 w = 0 \tag{3}$$

where, for a single pile, the expression of α is given by:

$$\alpha = \left(\frac{4 K_s}{E_p D_p} \right)^{0.5} \tag{4}$$

in which K_s is an average shear stiffness of the soil-pile interface along the shaft depending on the load level and E_p, D_p are the Young's modulus and the diameter of the pile respectively.

Assuming the load-settlement curve of a pile as a series of quasi-static sequences, the solution of equation (3) is the following:

$$\Delta w = C_1 \cdot e^{\alpha z} + C_2 \cdot e^{-\alpha z} \tag{5}$$

where Δw is the incremental settlement due to a small load increment and where C_1 and C_2 are given by:

$$C_1 = \frac{(1 - \beta)}{(1 + \beta) e^{2\alpha L} - (1 - \beta)} \cdot \frac{\Delta P^i}{\alpha E_P A_P} \tag{6}$$

$$C_2 = \frac{(1 + \beta) e^{2\alpha L}}{(1 + \beta) e^{2\alpha L} - (1 - \beta)} \cdot \frac{\Delta P^i}{\alpha E_P A_P} \tag{7}$$

In (6) and (7) $\Delta P^{\,i}$ the ith incremental load and:

$$\beta = \frac{K_b}{\alpha E_P} \tag{8}$$

Because the stiffness at the shaft and at the base decreases with the increasing of the applied load, a suggested procedure is to compute the pile settlement in an incremental form, updating on the basis of the load level, the shaft and base stiffness according to the following formulas of the tangent stiffness:

$$K_s = K_{si}\,(\,1 - \eta_s\,)^2 \tag{9} \qquad\qquad K_b = K_{bi}\,(\,1 - \eta_b\,)^2 \tag{10}$$

where:

$$\eta_s = R_s/R_{slim} = \text{ratio between shaft reaction } R_s \text{ and shaft resistance } R_{slim}$$

$$\eta_b = R_b/R_{blim} = \text{ratio between base reaction } R_b \text{ and base resistance } R_{blim}$$

The settlement prediction for a pile group can be derived from the solution of the single pile described above simply substituting the Young's modulus and the diameter of the pile with those of the equivalent pier. The diameter of the equivalent pier D_{eq} is:

$$D_{eq} = 2\,\sqrt{A_g/\pi} \tag{11}$$

where A_g is the plan area of the pile group as a block.

The Young's modulus of the equivalent pier E_{eq} is then calculated as:

$$E_{eq} = E_s + (E_p - E_s)\,\frac{A_{tp}}{A_g} \tag{12}$$

where E_p is the Young's modulus of the piles, E_s is the average Young's modulus of the soil and A_{tp} is the total cross-sectional area of the piles in the group. Furthermore, it as been observed (Castelli and Maugeri, 2002) that the unit stiffness of the equivalent pier is significantly less than that of the single pile. To take into account of this reduction the shear stiffness K_s^* of the equivalent pier is reduced according to the following equation:

$$K_s^* = \theta\,K_s \tag{13}$$

where:

$$\theta = \left(\frac{D}{D_{eq}} \right)^{\omega} \tag{14}$$

and ω a coefficient ranging between 0.3 and 0.5 (Castelli & Motta, 2003). Consequently we can assume for the pile group :

$$\alpha = \left(\frac{4\theta K_s}{E_{eq} D_{eq}} \right)^{0.5} \tag{15}$$

and

$$\beta = \frac{K_b}{\alpha E_{eq}} \tag{16}$$

being K_b the unit base stiffness of the soil-equivalent pier system $[FL^{-3}]$.
Equations (6) and (7) become:

$$C_1 = \frac{(1 - \beta)}{(1 + \beta)\, e^{2\alpha L} - (1 - \beta)} \cdot \frac{\Delta P^{\,i}}{\alpha E_{eq} A_{eq}} \tag{17}$$

$$C_2 = \frac{(1 + \beta)\, e^{2\alpha L}}{(1 + \beta)\, e^{2\alpha L} - (1 - \beta)} \cdot \frac{\Delta P^{\,i}}{\alpha E_{eq} A_{eq}} \tag{18}$$

The incremental head settlement (at $z = 0$) is given by:

$$\Delta w(0) = C_1 + C_2 \tag{19}$$

and the total settlement at the ith incremental step is:

$$w(0)^i = \sum_{j\,=\,1} \Delta w(0)_j \tag{20}$$

at the same way, the incremental base settlement is:

$$\Delta w(L) = C_1 \cdot e^{\alpha L} + C_2 \cdot e^{-\alpha L} \tag{21}$$

and the total settlement at the ith incremental step is:

$$w(L)^i = \sum_{j\,=\,1}^{i} \Delta w(L)_j \tag{22}$$

The incremental base ΔR_b and lateral reaction ΔR_s are respectively:

$$\Delta R_b = -K_b \, \Delta w(L) \qquad (23) \qquad\qquad \Delta R_s = \Delta P - \Delta R_b \qquad (24)$$

The flow chart illustrating the adopted procedure is reported in Figure 1.

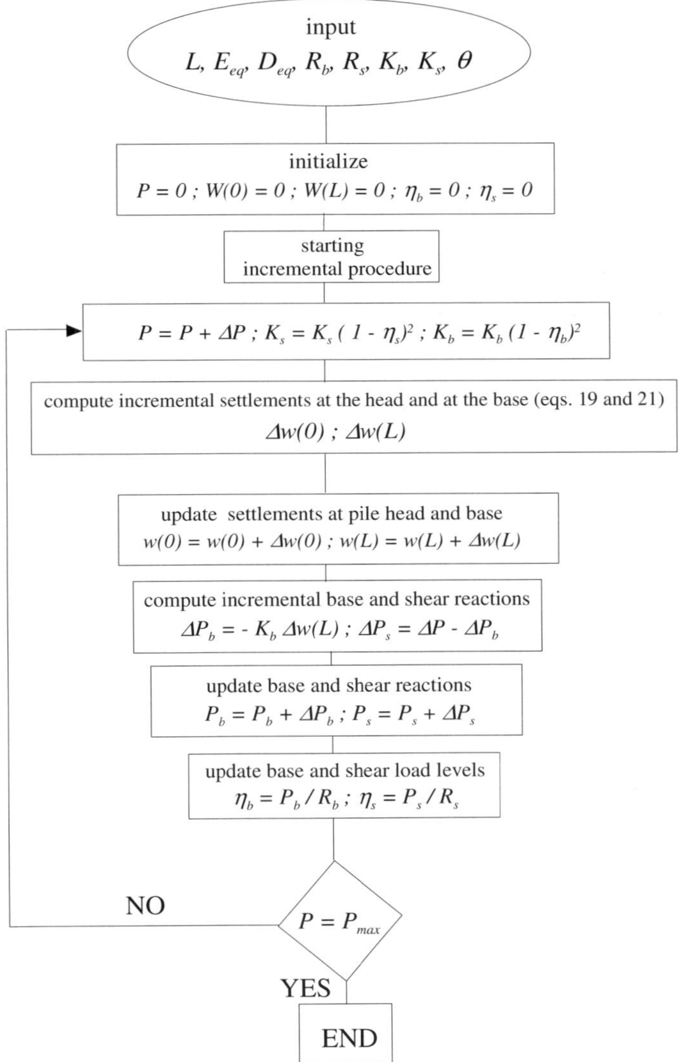

Figure 1 Schematic flow chart for the incremental procedure adopted

Validation from full scale load tests

To check the reliability of the proposed method, firstly an estimation of the stiffness of the load-transfer functions must be made.

According to Fleming, (1992) the initial stiffness K_{si} can be linked to the shear strength at the pile shaft through the dimensionless flexibility factor M_s. A series of 21 pile load tests and taken from the literature and analyzed by the writers, suggest that the relationship between f_s and $K_{si}D$ is non linear, as shown in Figure 2. To take into account of the non-linearity the following empirical expression can be utilized:

$$K_{si}D = 3.5 \ exp \ (31.15 f_s) \tag{25}$$

where f_s and the product $K_{si}D$ are both expressed in MPa.

For the evaluation of the initial base stiffness of the equivalent pier, considerations based on the theory of elasticity suggest to assume a ratio K_{bi}/K_{si} ranging from 4 to 10 (Castelli and Motta, 2003).

The validation of the proposed method for the settlement prediction of the pile groups, has been carried out comparing the numerical results with those measured in three load tests reported in literature, performed both on single pile and pile group.

Case A: Piles in over-consolidated clay (O'Neill et al.,1982)

The first case history analyzed regards the load test reported by O'Neill et al., (1982), on 11 closed-ended steel pipe piles in stiff over consolidated clays.

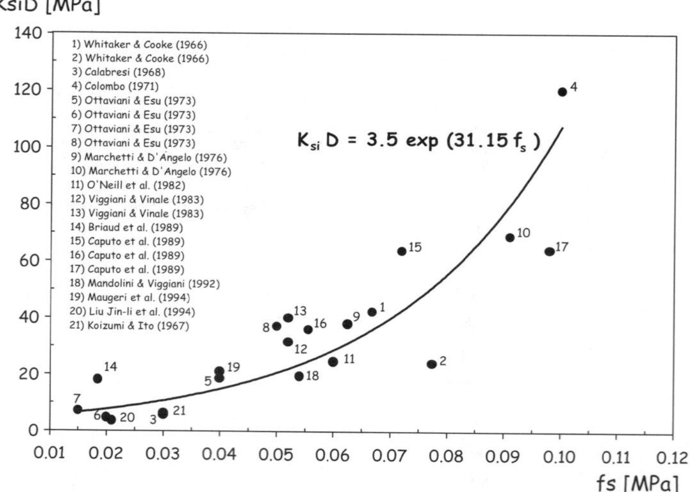

Figure 2 Fitting of $K_{si}D$ versus f_s

The piles had an external radius of 137 mm with a wall thickness of 9.3 mm and were driven to a depth of 13.1 m. A single pile, a 4-pile subgroup and a 9-pile group were loaded to failure in compression. The analysis of the single pile response was carried on assuming f_s = 60 kN/m^2, which is the average value between f_s = 19 kN/m^2 at the ground surface and f_s = 93 kN/m^2 at the pile base, as indicated by O'Neill et al., (1982).

From Figure 2, it is found a value of $K_{si}D$ equal to 24.7 MPa. The ratio K_{bi}/K_{si} was assumed equal to 10. The comparison between measured and computed results for the single pile is reported in Figure 3, where the computed load-settlement behavior is shown to be in good agreement with the experimental curve.

To estimate the settlement of the pile group, the following values of the model parameters were employed: A_{tp} = 0.236 m^2, A_g = 1.19 m^2, D_{eq} = 1.23 m, E_{eq} = 5.61 x 10^3 MPa for the case of 4-pile subgroup and A_{tp} = 0.531 m^2, A_g = 3.65 m^2, D_{eq} = 2.16 m and E_{eq} = 4.17 x 10^3 MPa for the case of 9-pile group.

The bearing capacity of the equivalent pier was taken as the sum of the capacities of the individual pile, while the pier-soil system stiffness was determined assuming a value ω = 0.50. The comparison between measured and computed settlements for both pile 4-pile subgroup and 9-pile group is given in Figure 4.

Case B: Pile groups in soft soil (Jin-Li et al.,1994)

Jin-Li et al., (1994) report a load test on steel pipe piles in soft soil. All piles had an external radius of 100 mm, with a wall thickness of 10 mm, and were 4.5 m in length with a closed taper in the bottom. The piles were connected by a rigid reinforced concrete cap and were installed in a 3x3 and 4x4 configuration with a centre-to-centre spacing ranging from s = 3D to s = 6D. The comparison here is limited to the 3x3 configuration and s = 3D. According to the experimental results, for the shaft and the base resistance, average values of 23 kN/m^2 and 25 kN/m^2 were taken respectively.

For this case from Figure 2 the value of $K_{si}D$ is 3.5 MPa and the ratio K_{bi}/K_{si} was assumed equal to 10. The comparison between measured and computed results for the single pile is reported in Figure 5.

To estimate the settlement of the pile group, the following values of the model parameters were employed: A_{tp} = 0.126 m^2, A_g = 1.0 m^2, D_{eq} = 1.13 m, E_{eq} = 5.10 x 10^3 MPa. The pier-soil system stiffness was determined assuming a value ω = 0.50. The comparison between measured and computed settlements of the pile group is given in Figure 6. Also in this case measured and computed results are very close.

Case C: Pile groups in clay (Koizumi & Ito,1967)

Koizumi and Ito, (1967) report the results of a load test on a group of piles in clay. All piles had a radius of 0.30 m and were 6.0 m in length.

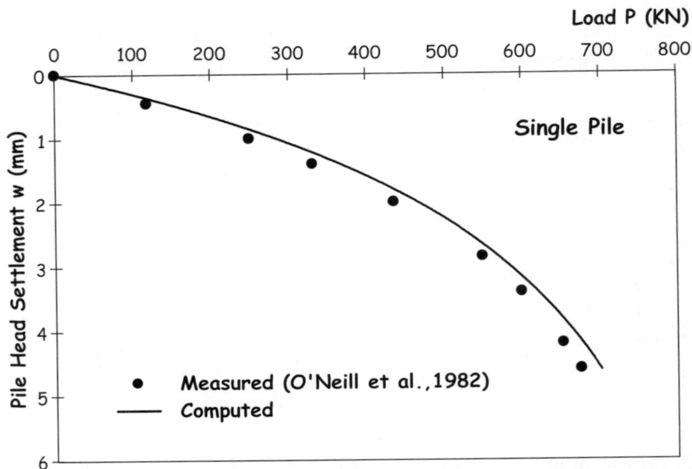

Figure 3 Measured and computed settlement for the single pile of Case A

The piles were connected by a concrete cap and were installed in a 3x3 configuration. According to the experimental results an average value $f_s = 30$ kN/m^2 and a Young's modulus of soil $E_s = 17200$ kN/m^2 were taken.

To estimate the settlement of the pile group, the following values of the model parameters were employed: $A_{tp} = 0.636$ m^2, $A_g = 4.41$ m^2, $D_{eq} = 2.37$ m, $E_{eq} = 3.92 \times 10^3$ MPa. The computed value of $K_{si}D$ is 5.4 MPa and the ratio K_{bi}/K_{si} was assumed equal to 10. The comparison between measured and computed settlements of the 9-pile group is given in Figure 7.

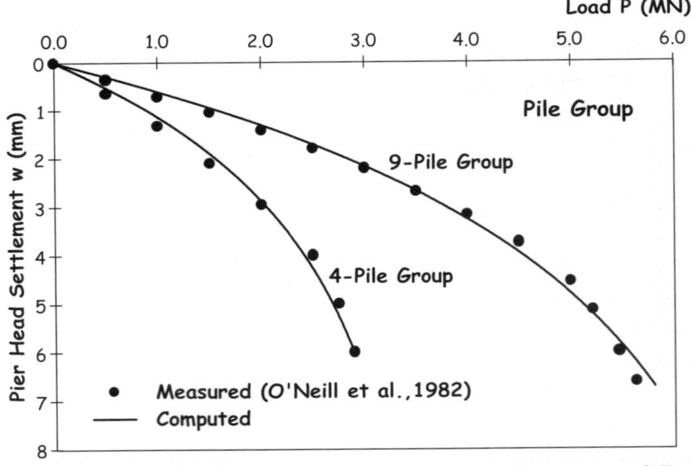

Figure 4 Measured and computed settlement for the pile groups of Case A

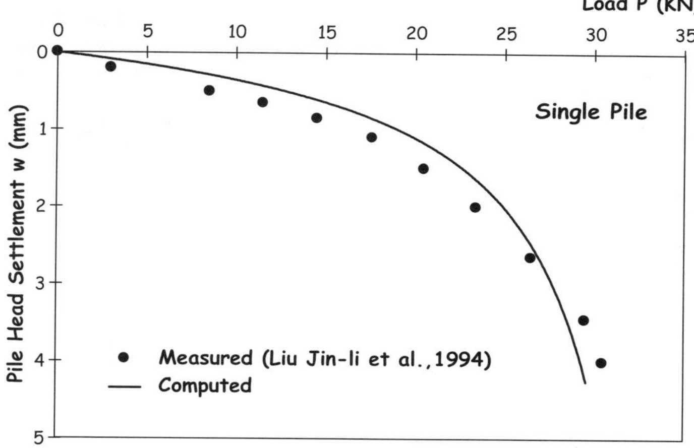

Figure 5 Measured and computed settlement for the single pile of Case B

Conclusions

A method for settlement prediction of pile groups based on an incremental procedure has been suggested taking into account the non linearity of the load-settlement behavior. To validate the proposed procedure the numerical results have been compared with experimental measures taken from full scale load tests reported in literature.

The analysis shows that the prediction of settlement of a pile group can be satisfactory carried out applying the equivalent pier approach, if appropriate

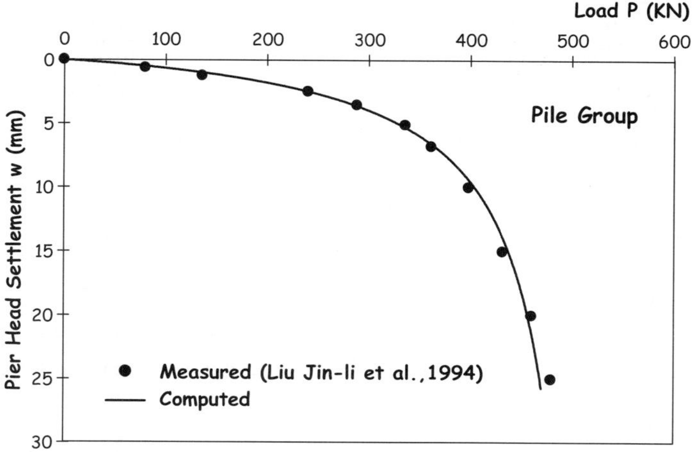

Figure 6 Measured and computed settlement for the pile group of Case B

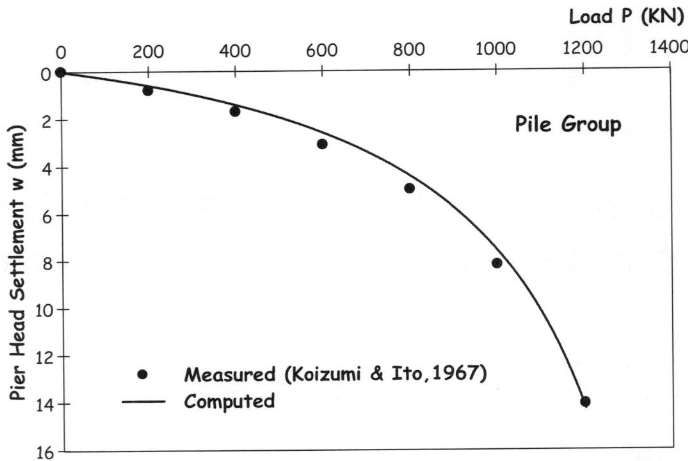

Figure 7 Measured and computed settlement for the pile group of Case C

model parameters are utilized. It has been shown that, in the equivalent pier approach, the shear stiffness of the load transfer function should be significantly reduced respect to those utilized for the single pile according to eqs. (14) and (15). Although specific studies for the estimation of the base stiffness in the equivalent pier approach has not been made, it seems that to adopt an initial ratio $K_{bi}/K_{si} = 10$ is reasonable. This has been confirmed by the numerical results of the case histories analyzed.

The method can be easily coded or solved with the aid of a computer spreadsheet.

References

1. Castelli, F., and Motta, E. (2003) *A method for non-linear analysis of pile groups under vertical loads.* Proceedings International Conference ICOF2003, Dundee, Scotland.
2. Fleming, W.G.K. (1992) *A new method for single pile settlement prediction and analysis.* Geotechnique, 42 (3), 411-425.
3. Koizumi, Y., and Ito K. (1967) *Field tests with regard to pile driving and bearing capacity of piled foundations.* Soils and Foundations, 7,(3) 30-53.
4. Liu Jin-Li, Huang Qiang, Li Xiong, and Hu Wen-Long. (1994) *Experimental research on bearing behavior of pile groups in soft soil.* Proc. 13th Int. Conf. on SMFE, New Delhi, 5, 535-538.
5. O'Neill, M.W., Hawkins, R.A., and Mahar, L.J. (1982) *Load Transfer Mechanism in Piles and Pile Groups.* Journal Geotechnical Engineering, ASCE,108, (GT12), 1605-1623.
6. Randolph, M.F. (1994) *Design method for pile group and piled raft.* Proc. 13th Int. Conf. on SMFE, New Delhi, 5, 61-82.

Scale effects of shallow foundation bearing capacity on granular material

A.B. Cerato and A.J. Lutenegger
University of Massachusetts, Amherst

Introduction

The bearing capacity of shallow foundations on granular material has been studied for years by many different investigators. Although many approaches and additional considerations to the governing criteria of bearing capacity have been presented, the calculation of the ultimate bearing capacity of a footing has changed very little since Terzaghi (1943) presented his general equation for ultimate bearing capacity, q_{ult}. However, current design of shallow foundations on granular soils does not account for the absolute size of the footing, or the scale effect between the soil and the foundation. This may result in an overly conservative design, which in turn results in excessive costs of foundations.

The bearing capacity factor, N_γ, is not a unique value, but depends on the unit weight, γ, and the friction angle, ϕ of the soil. In addition to these elements, there appears to be considerable evidence that for granular materials, the bearing capacity factor N_γ is dependent on the absolute width of the foundation, B; that is, there appears to be a scale effect such that the value of N_γ decreases as the footing width increases, all other variables being constant. Some researchers have suggested that this phenomenon may be related to grain size characteristics of the soil.

This paper presents and discusses the results of square and circular model footing tests conducted on two compacted sands to 1.) determine the influence of Relative Density on N_γ (i.e., for constant foundation width for a given sand while varying the density), and 2.) determine the influence of sand grain size on N_γ (i.e., for a constant foundation width and for different types of sand). The tests were conducted at the University of Massachusetts, Amherst.

Background

Coarse-grained granular soils have absolute scale, relative to the dimensions of most foundation elements. Fine-grained soils, by virtue of their small size, e.g., micron range, are unaware of the dimensions of a foundation element. Whereas

Foundations: Innovations, observations, design and practice, Thomas Telford, London, 2003

there may be millions of individual particles of clay under a footing, by comparison, there may only be a few hundred sand grains under the same footing. This makes the behavior of granular soils unique. Currently, the design techniques for determining the bearing capacity of deep and shallow foundations involving granular soils does not account for any scale effects between the soil and the foundation element. This can result in an overly conservative design, which in turn results in excessive costs of foundations. This scale effect was recognized as early as 1965 by DeBeer (1965). Based on additional observations over the past forty years, there is considerable evidence that for coarse-grained granular soils (i.e., sands and gravels), the bearing capacity factor N_g is dependent on the absolute width of the foundation, B, (e.g., Hettler and Gudehus 1988; Ueno et al. 1998; 2001; Zhu et al. 2001). This scale effect is illustrated in Figure 1.

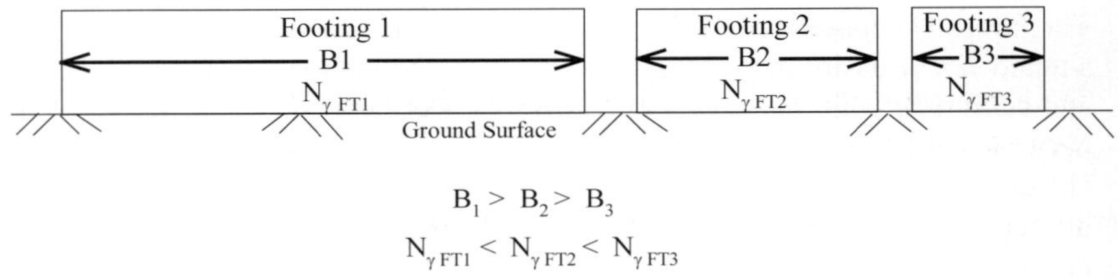

$$B_1 > B_2 > B_3$$

$$N_{\gamma FT1} < N_{\gamma FT2} < N_{\gamma FT3}$$

Figure 1. Observed Influence of Foundation Width on the Bearing Capacity Factor, N_γ

While this phenomenon seems to be fairly well recognized by a number of investigators, there is no provision in current design practice to take this behavior into account.

The traditional bearing capacity equation (e.g., Terzaghi 1943; Hansen 1970; Vesic 1973; etc.) for a centrally loaded surface footing on the surface of a granular soil with zero cohesion reduces to:

$$q_{ult} = 0.5\gamma B N_\gamma s_\gamma \tag{1}$$

where:

q_{ult} = ultimate bearing capacity
B = footing width
γ = density of soil
N_γ = dimensionless bearing capacity factor
s_γ = foundation shape factor

For model or prototype scale loading tests of known geometry, for which an assumed value of s_γ is used, the only unknown in Equation 1 is the bearing capacity factor, N_γ, which, according to all current textbooks, is only dependent on the friction angle, ϕ, of the soil.

Habib (1974) suggested that the value of N_γ be corrected to account for a scale effect and introduced a *modified* bearing capacity factor, N^*_γ, which was related to the number of grains under the footing as:

$$N^*_\gamma = N_\gamma + 400/n \tag{2}$$

where:
N^*_γ = Modified Bearing Capacity Factor
N_γ = Bearing Capacity Factor
n = number of grains under a footing (B/δ)
B = Footing Width (mm)
δ = Mean Grain Size (mm)

More recently, Shiraishi (1990) suggested that a *modified* bearing capacity factor could be expressed as:

$$N^*_\gamma = 0.71 N_\gamma / B^{0.2} \tag{3}$$

where:
N^*_γ = Modified Bearing Capacity Factor
N_γ = Reference Bearing Capacity Factor
B = Footing Width

This factor can be incorporated in the bearing capacity equation and expressed in general form as:

$$q_{ult} = 0.5 \gamma B N_\gamma s_\gamma (B/B^*)^{-\beta} \tag{4}$$

where:
B^* = reference footing width = 1.40 m
N_γ = Reference Bearing Capacity Factor
$\beta = 0.2$

The term $(B/B^*)^{-\beta}$ is in effect a dimensionless correction factor to the reference bearing capacity factor N_γ and increases N_γ for $B < 1.4$ m and decreases N_γ for $B > 1.4$m. The general shape of this correction factor for $\beta = 0.2$ is shown in Figure 2. The reference bearing capacity factors used by Shiraishi (1990) were the factors presented by Terzaghi (1943) and are available in most foundation engineering texts.

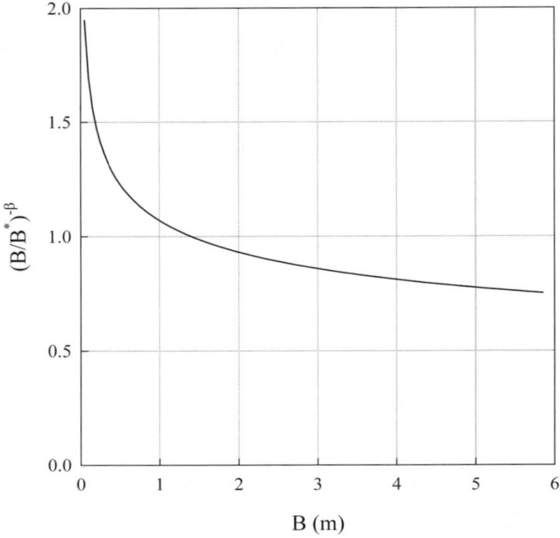

Figure 2. Shiraishi (1990) Bearing Capacity Factor Correction.

A number of bearing capacity studies have suggested different expressions for N_γ, (e.g., Caquot and Kerisel 1953; Lundgren and Mortensen 1953; Feda 1963; Meyerhof 1963; Krizek 1965; Hansen 1970; Vesic 1973; Michalowski 1997). Ingra and Baecher (1983) presented a compilation of model footing tests from the literature and give a recommended equation for determining N_γ from the friction angle of the soil. However, the model scale test results give N_γ values that are all on the upper bound of various proposed theoretical solutions, giving excessively high ultimate bearing capacities which would be conservative.

Current Investigation

In order to evaluate whether the bearing capacity factor N_γ is dependent on the absolute footing width, B, or the grain size, model scale square and circular footing tests were performed on two compacted sands having different characteristics; Brown Mortar Sand (G_s=2.69, ρ_{min}=1.41 Mg/m³, ρ_{max} = 1.70 Mg/m³, D_{50} = 0.6 mm, C_u = 2.1) and Winter Sand (G_s=2.69, ρ_{min}=1.61 Mg/m³, ρ_{max} = 1.96 Mg/m³, D_{50} = 1.6 mm, C_u = 4.5) (Figure 3). Circular and

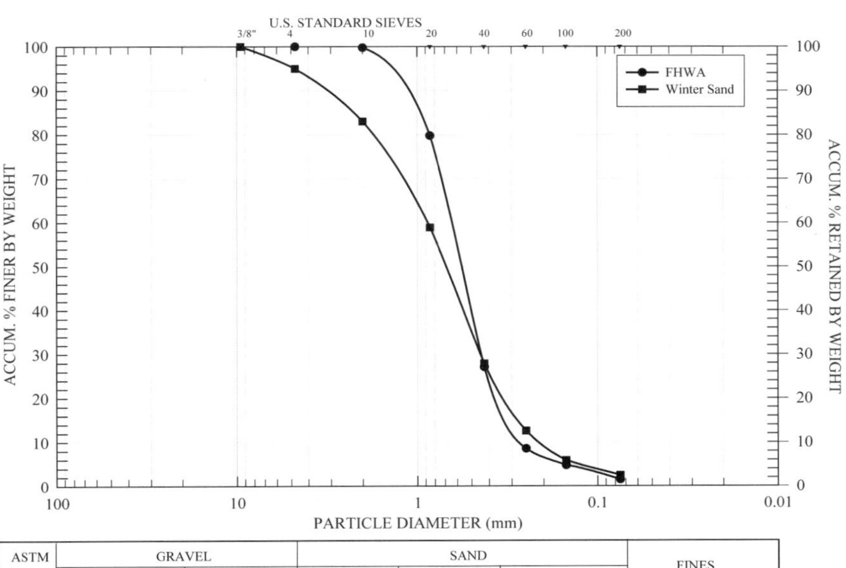

Figure 3. Grain-Size Distribution Curves for Two Test Sands.

square footings were tested to investigate if any difference might be observed relative to scale effects for different foundation shapes. Both slightly moist sands were hand compacted in lifts with a 0.152 m^2 steel tamper to 1.44, 1,52 and 1.60 Mg/m^3 (D_r = 12.6, 42.8, 69.9%) and 1.68, 1.79 and 1.91 Mg/m^3 (D_r = 23.7, 57.2, 86.8%) respectively. The dimensions of the model footings were 25.4, 50.8 and 101.6 mm square and in diameter. Larger footing tests (300 mm, 600 mm and 900 mm) were also performed on the Brown Mortar Sand.

The model footing tests were performed in a 0.762 X 0.762 X 0.305 m steel box with a concrete base (Figure 4). All tests were performed under saturated conditions and with the footings located at the sand surface (D_f = 0) to minimize the terms in the Terzaghi Bearing Equation to $q_{ult} = 0.5\gamma' B N_\gamma s_\gamma$ (Eq. 1). The steel footings were given a rough base by gluing sandpaper to the base and were loaded at a constant rate of 0.001 cm/sec with a Dayton DC Gearmotor until a settlement of at least 0.1 B occurred. The ultimate capacity was interpreted as the bearing stress which produced a relative settlement of 10% B, (i.e. s/B = 0.1). The bearing capacity factor, N_γ was back calculated and plotted versus footing size to attempt to observe the scale effect.

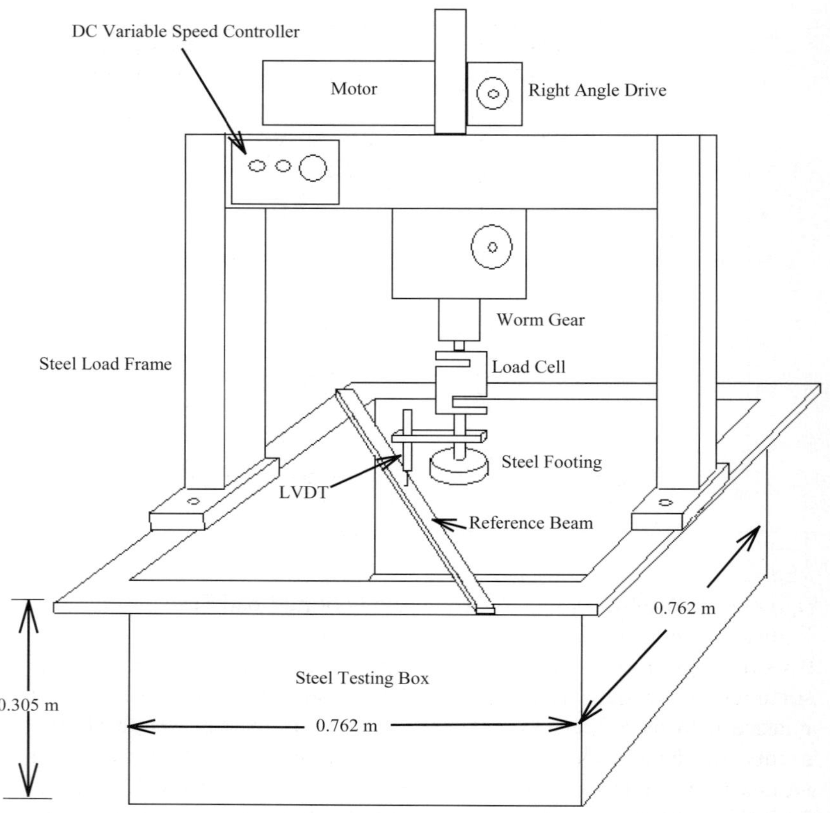

Figure 4. Test Set-up.

Results

Figure 5 presents typical results of load curves for the footing tests. These results are for bearing capacity tests on Winter Sand at a density of 1.91 Mg/m^3 (D_r = 86.8%). The failure modes for each of the footings varied depending on the sand type and density. These curves show that the square footings have a higher bearing capacity than circular footings, which is true for the tests on each sand and at each density. Terzaghi (1943) suggested shape factors of 0.6 for a circular footing and 0.8 for square footings, which indicates that a square footing will have a bearing capacity approximately 0.8/0.6 = 1.33 larger than a circular footing of the same width.

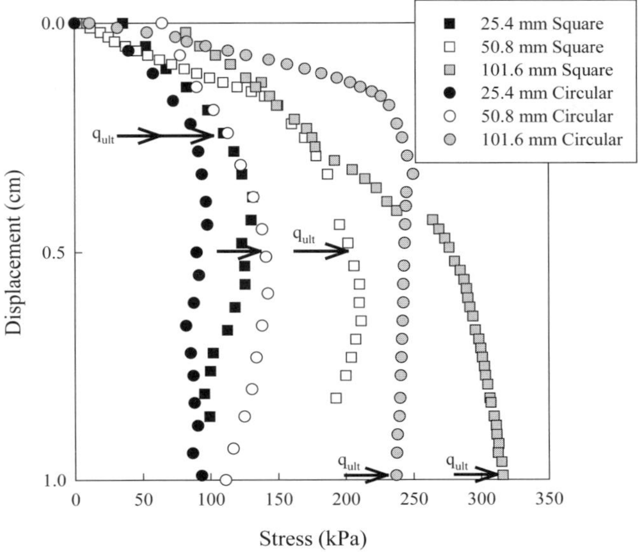

Figure 5. Typical Results of Model Scale Footing Load Tests.

Tests on larger footings (> 0.3 m) were performed in a large test pit. The results of the tests show that values of N_γ for both sands decrease with footing size and increase with increasing relative density. The results also suggest that relative density may have a more pronounced influence on N_γ than grain size (Figure 6). Results from the loose sands show a much less pronounced effect of scale than those from dense sands. However, the results shown in Figure 6 suggest a much more rapid increase in N_γ as the footing width decreases than previously noted.

Conclusions

Results of model scale footing tests on two compacted sands indicate that the bearing capacity factor, N_γ, is dependent on the absolute width of the footing for both square and circular footings. Caution must be used in applying the results of very small-scale model footing tests previously reported in the literature to full-scale behavior.

From the results obtained on different sands at three relative densities, it can be seen that values of N_γ for both sands decrease with footing size and increase with increasing relative density. The results also show that relative density may have a more pronounced influence on N_γ than grain size and the scale effect is more important for dense sands.

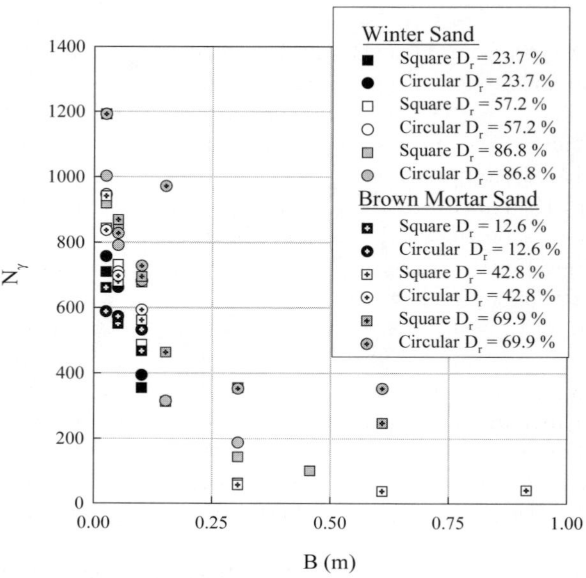

Figure 6. Results of Winter and FHWA Brown Mortar Sand Bearing Capacity Factor, N_γ, and Relative Density, D_r.

References

1. Caquot, A. and Kerisel, J. (1953). *Surle le Terme de Surface dans le Calcul des Fondations en Milieu Pulverulent.* Proceedings of the 3rd International Conference on Soil Mechanics and Foundation Engineering. Vol. 1, pp. 336-337.

2. DeBeer, E.E. (1965). *The Scale Effect on the Phenomenon of Progressive Rupture in Cohesionless Soils.* Proceedings of the Sixth International Conference on Soil Mechanics and Foundation Engineering. Vol. 2, No. 3-6. pp. 13-17.

3. Feda, J. (1963). *Discussion of the Bearing Capacity of Foundations.* (by Prakash, S, Ghumman, M.S. and Feda, J.). Journal of the Soil Mechanics and Foundations Division, ASCE. Vol. 89, No. SM3, pp. 171-176.

4. Habib, P.A. (1974). *Scale Effect for Shallow Footings on Dense Sand.* Journal of the Geotechnical Engineering Division, ASCE. Vol. 100, No. GT1. pp. 95-99.

5. Hansen, J.B. (1970). *A Revised and Extended Formula for Bearing Capacity.* Bulletin of the Danish Geotechnical Institute, No. 8, pp. 5-11.

6. Hettler, A. and Gudehus, G. (1988). *Influence of the Foundation Width on the Bearing Capacity Factor.* Soils and Foundations. Vol. 28, No. 4. pp. 81-92.

7. Ingra, T.S. and Baecher, G.B. (1983). *Uncertainty in Bearing Capacity of Sands.* Journal of Geotechnical Engineering. Vol. 109, No. 7. pp. 899-914.

8. Krizek, R.J. (1965). *Approximation for Terzaghi's Bearing Capacity Factors.* Journal of the Soil Mechanics and Foundation Division, ASCE, Vol. 91, No. SM2, pp. 1-3.

9. Lundgren, H. and Mortensen, K. (1953). *Determination by the Theory of Plasticity of the Bearing Capacity of Continuous Footings on Sand.* Proceedings of the 3rd International Conference on Soil Mechanics and Foundation Engineering. Vol. 1, pp. 409-412.

10. Meyerhof, G.G. (1963). *Some Recent Research on the Bearing Capacity of Foundations.* Canadian Geotechnical Journal, Vol 1. No. 1, pp. 16-26.

11. Michalowski, R.L. (1997). *An Estimate of the Influence of Soil Weight on Bearing Capacity using Limit Analysis.* Soils and Foundations. Tokyo, Vol. 37, No. 4, pp. 57-64.

12. Shiraishi, S. (1990). *Variation in Bearing Capacity Factors of Dense Sand Assessed by Model Loading Tests.* Soils and Foundations. Vol. 30, No. 1. pp. 17-26.

13. Terzaghi, K. (1943). *Theoretical Soil Mechanics.* John Wiley and Sons: New York, 510 pp.

14. Ueno, K., Miura, K., and Maeda, Y. (1998). *Prediction of Ultimate Bearing Capacity of Surface Footings With Regard to Size Effects.* Soils and Foundations. Vol. 38, No. 3. pp. 165-178.

15. Ueno, K., Miura, K., Kasakabe, O., and Nishimura, M. (2001). *Reappraisal of Size Effect of Bearing Capacity From Plastic Solution.* Journal of Geotechnical and Geoenvironmental Engineering, ASCE. Vol. 127, No. 3. pp. 275-281.

16. Vesic, A.S. (1973). *Analysis of Ultimate Loads of Shallow Foundations.* Journal of the Soil Mechanics and Foundations Division, ASCE. Vol. 99, No. SM1. pp. 45-73.

17. Zhu, F., Clark, J.I., and Phillips, R. (2001). *Scale Effect of Strip and Circular Footings Resting on Dense Sand.* Journal of Geotechnical and Geoenvironmental Engineering, ASCE. Vol. 127, No. 7. pp. 613-621.

On the use of densification as a liquefaction resistance measure

P.A.L.F. Coelho, S.K. Haigh, S.P.G. Madabhushi
Cambridge University Engineering Department, UK

A.S. O'Brien
Mott MacDonald, UK

Introduction

Liquefaction is one of the most challenging and controversial topics in earthquake geotechnical engineering, being a primary concern for engineers involved in foundation design in seismically active regions. Even though the issue of excess pore pressure generation in granular soils undergoing shear strains had been previously identified, liquefaction phenomena and their devastating effects were brought to the attention of engineers in 1964, through the Prince William Sound (Alaska) and Niigata (Japan) earthquakes, which caused widespread damage to foundations. In the last 4 decades, liquefaction has been studied extensively but its full understanding remains distant, current design being mostly based on empirical criteria deduced from case histories where essential initial ground and earthquake characteristics are poorly known.

Ground improvement techniques are often used to reduce susceptibility to earthquake-induced liquefaction and improve performance of foundations built on liquefiable soils. Densification has been used as a liquefaction resistance measure in loose deposits, attending to the fact that denser granular soils show higher shear strength and stiffness, as well as a lower tendency to generate excess pore pressures in cyclic loading. Avoiding collapse of the structure is usually the primary design concern when assessing the use of densification for ground improvement, but the need to limit ground deformations should not be disregarded. Recent findings have suggested that densification may result in higher seismic energy transmitted to structures, rendering design a compromise between acceptable ground deformations and tolerable structure accelerations during an earthquake. This paper presents the results of centrifuge modelling of earthquake-induced liquefaction on level sand deposits, aiming to provide

Foundations: Innovations, observations, design and practice, Thomas Telford, London, 2003

further insight into the use of densification to improve the performance of shallow foundations during seismic events.

Current understanding on the use of densification

Densification is one of the ground remediation methods most commonly used in current design practice in order to mitigate earthquake-induced liquefaction damage to shallow foundations built on loose granular deposits. Different techniques can be employed in order to induce densification of natural granular deposits, such as dynamic deep compaction, vibro-compaction or deep blasting. Vibro techniques can provide additional beneficial effects due to the drainage and enhanced stiffness effects of stone columns. This paper concerns itself solely with the effects of densification as a ground improvement technique.

General design considerations

The use of densification as a liquefaction resistance measure in loose granular deposits takes advantage of the well-known fact that denser granular soils show higher shear strength and stiffness, as well as a lower tendency to generate excess pore pressures during cyclic straining. However, as with other aspects of earthquake-induced liquefaction, research and scientific clarification of the use of densification for mitigation of soil liquefaction hazards is still required to clarify several fundamental issues which remain poorly understood.

When assessing the use of densification as a liquefaction resistance measure to improve the performance of shallow foundations during seismic events, the primary design concern is usually avoiding foundation failure. The settlement and tilting of the foundation are commonly considered as additional performance criteria, but due to considerable uncertainties in the prediction of foundation displacements during and after earthquakes are often not considered in detail by practitioners. The level of improvement necessary is essentially determined by the structural performance requirements and the characteristics of the design earthquake and by the soil characteristics and soil profile. Mitchell et al (1998) provide an inclusive description of design considerations regarding the use of ground improvement, including densification, for the mitigation of seismic risk. Mitchel's review highlighted the apparent success of ground densification, but also the lack of a reliable quantitative framework for cost-effective design.

Performance evaluation and prediction

Current understanding, derived from comparing the behaviour of natural and improved ground in past earthquakes, is that the densification of liquefiable ground provides protection against or significantly reduces liquefaction-related damage (Mitchell et al, 1995, Hausler and Sitar, 2001). Mitchell et al (1998) provide evidence that densification, like other ground improvement methods, results in satisfactory performance of ground and supported structures. But as settlement and lateral spreading are not completely eliminated, analytical methods for accurately predicting deformations are seen by the authors as very much needed.

Potential adverse effects of densification

The influence of local soil conditions on the intensity of ground surface shaking is widely recognized. There is clear theoretical evidence that, assuming a linear-elastic behaviour for the soil, the ground motion amplification depends on soil stiffness: softer soils tend to amplify low-frequency components of the earthquake, while stiffer soils amplify higher-frequency components. The influence of soil damping and cyclic stiffness degradation, especially close to the onset of liquefaction, significantly affects the propagation of motion through the deposit. Therefore, the characteristics of the ground surface shaking caused by an earthquake leading to soil liquefaction are complex and can vary significantly during the event, even if bedrock motion is relatively steady.

Mitchell et al (1998) state that, although not much information is available in respect to the influence of improved ground geometry and stiffness on ground motion propagation, earthquake-induced ground motion at the base of an improved block may be amplified towards the surface, resulting in more severe loading on the supported structure. Ignoring this fact when assessing ground improvement for new or old structures requiring retrofitting may seriously affect the gain in performance of the soil-structure system sought with the improvement, unless additional structural strengthening is carried out.

Centrifuge modelling of earthquake-induced liquefaction

Relevance and technique of centrifuge modelling of liquefaction

Centrifuge modelling is often seen as a useful complement to the observational method in investigating geotechnical problems (Schofield, 1998). Owing to temporal and geographical unpredictability, full-scale observations of earthquake-induced phenomena including detailed information on initial ground conditions and the characteristics of the seismic event are seldom available. Due to its ability to replicate field stress, which determines essential soil properties such as strength and stiffness, and to simulate seismic events with known amplitude and frequency in properly controlled boundaries, centrifuge modelling is a valuable research tool in earthquake geotechnical engineering.

Table 1 shows the most relevant scaling laws in centrifuge modelling, established in order to relate model and prototype observations. In centrifuge modelling of liquefaction-related problems where, during the period of shaking, dynamic and diffusion phenomena occur simultaneously, a time-scaling conflict arises if the same materials are used in the prototype and model. In order to overcome this inconsistency, the diffusion event in the model must be slowed through a reduction of the permeability of the model soil. This is usually achieved by using a pore fluid in the model N times more viscous (being N the centrifuge g-level) than the prototype fluid, which is usually water. As a result of the so-called viscosity scaling, time scales by a factor of $1/N$ for both seepage and dynamic phenomena (Table 1).

Table 1: Scaling laws in centrifuge modelling [a]

Parameter [dimensions]	Scale: model/prototype	Parameter [dimensions]	Scale: model/prototype
length [L]	$1/N$	seepage vel. $[LT^{-1}]$	N [b] or 1 [c]
mass [M]	$1/N^3$	acceleration $[LT^{-2}]$	N
time (seepage) [T]	$1/N^{2}$ [b] / $1/N$ [c]	frequency $[1/T]$	N
		force $[MLT^{-2}]$	$1/N^2$
time (dynamic) [T]	$1/N$	stress $[ML^{-1}T^{-2}]$	1
velocity $[LT^{-1}]$	1	strain [1]	1

[a] for a centrifuge g-level of N   [b] same model and prototype fluids   [c] using viscosity scaling

Centrifuge modelling of level ground-liquefaction at CUED

Two centrifuge tests were performed at Cambridge University Engineering Department (CUED) to evaluate the effects of earthquake-induced liquefaction on level uniform sand deposits. The models were prepared with two different relative densities intended to characterize the behaviour of natural and improved ground during seismic loading. Both tests were carried out at a centrifuge gravity of 50 g, calculated at the models' middle depth.

Models were prepared by dry air pluviation of Fraction E silica sand, which has a grain size distribution that renders it susceptible to liquefaction. The resulting dry models of level deposits were subsequently saturated under vacuum with a fluid (solution of hydroxypropyl methylcellulose- HPMC) of high-viscosity (50 cSt) to accomplish viscosity scaling. Models were tested in a deep Equivalent Shear Beam (ESB) container, which is expected to generate boundary conditions appropriately replicating an infinite stratum (Brennan and Madabhushi, 2002). Earthquakes were fired with the SAM actuator, able to generate a sinusoidal input of accelerations of predetermined frequency and amplitude in the base of the model (Madabhushi et al, 1998). Ground surface settlements, as well as accelerations and pore pressures in the model, were measured during the test by appropriate instrumentation.

Characteristics of tests performed

In order to compare the behaviour of natural and improved ground during earthquake loading, two centrifuge models were prepared and tested in the CUED 10 m beam centrifuge. The models were prepared with different relative densities: in the first model, the sand had a relative density of 50% after saturation and loading, while in the second model the deposit showed a final relative density of 80 %. In the first model, the relative density of the model after dry air pluviation was lower than 50 %, but significant settlement occurred during the operations of saturation and loading, due to the unstable structure of the sand at such high void ratio, which led to a relative density of 50% just prior to testing. Table 2 lists some of the characteristics of the centrifuge models.

Table 2: Characteristics of centrifuge models of level sand deposits.

| Model & test ID | | Model geometry | | Sand properties | | | |
Model	Test	$Depth^{(a)}$ (mm)	$Area^{(a)}$ (mm^2)	$Rel.\ density^{(b)}$ (%)	e	γ_d (kN/m^3)	γ_{sat} (kN/m^3)
Loose sand	PC02	344	673 ×253	50	0.812	14.4	18.8
Dense sand	PC03	360	673 ×253	80	0.695	15.4	19.4

[a] Model scale (1:50 of prototype scale)   [b] Considering e_{min}= 0.613 and e_{max}= 1.014

Both models were subjected to similar cyclic loading in the centrifuge intended to simulate seismic events. In order to replicate a prototype earthquake with a fundamental frequency of 1 Hz and lasting 25 s, the models at centrifuge acceleration of 50 g were submitted to cyclic loading with a frequency of 50 Hz and a duration of 0.5 s. Figure 1 shows the time histories of the events fired in each test, as measured at the base of the model, as well as the corresponding fast Fourier transforms relative to the period from 0.3 to 0.7 s, where the loading is more or less uniform. As shown in the figure, the cyclic loading induced in the two tests is similar. The major differences are the magnitude of maximum and minimum peak accelerations achieved, which are, respectively, about 20 and 10 % higher in test PC02, and the duration of the events (Figure 1-a). Because of momentary inefficiency of SAM's fast-acting hydraulic clutch in test PC02, loading in this test ended in a rather smooth way, prolonging the duration of shaking by about 0.1 s compared to test PC03. Apart from that, the fundamental frequency in both events closely matched the desired frequency of 50 Hz and, during the most significant part of the shaking that occurs between around 0.3 and 0.7 s, the Fourier amplitude spectra is almost identical (Figure 1-b). Considering the similarity of the seismic events fired, the influence of relative density on sand behaviour should arise from the experimental results.

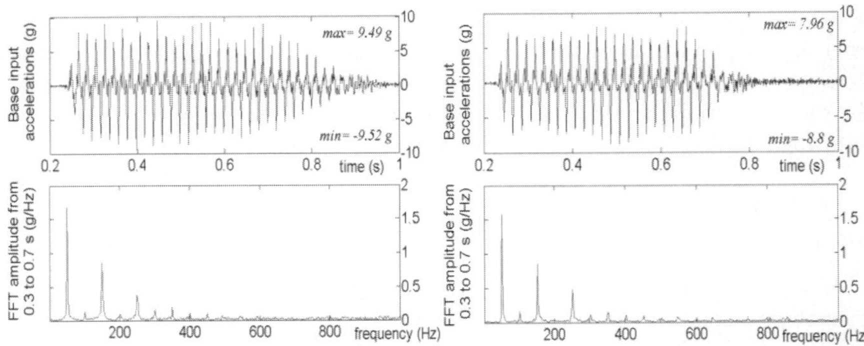

a) loose sand- test PC02 (model scale)   b) dense sand- test PC03 (model scale)

Figure 1: Time histories and FFT analysis of base input horizontal accelerations

Behaviour of level ground deposit of loose sand

Figure 2 shows the ground surface settlement of the model of level ground deposit of loose sand and compares the accelerations measured near the surface with the base input acceleration, during earthquake loading. All the results are expressed at model scale (prototype scale requires scaling laws from Table I).

The ground settlement occurs mainly during the seismic event but, as can be deduced from the figure, it keeps growing smoothly after the end of seismic loading. The final settlement of model ground surface, measured quite a long time after the end of shaking, was 8.6 mm, which corresponds to a prototype settlement of 430 mm. Taking into the account the model's depth, the observed value of settlement determines a post-liquefaction volumetric strain, ε_v, of 2.5 % and a final sand relative density of 62 %, as a consequence of the earthquake.

In terms of the propagation of accelerations in the deposit, measurements clearly show that severe attenuation of peak ground accelerations, starting from the first cycle of loading, occurs near the surface. After the first couple of cycles attenuation becomes even more pronounced and accelerations of small magnitude can then be observed near the surface. Initially, ground peak accelerations are reduced by at least 50 %, but as liquefaction approaches and the soil softens the reduction of ground peak accelerations reaches almost 90 %.

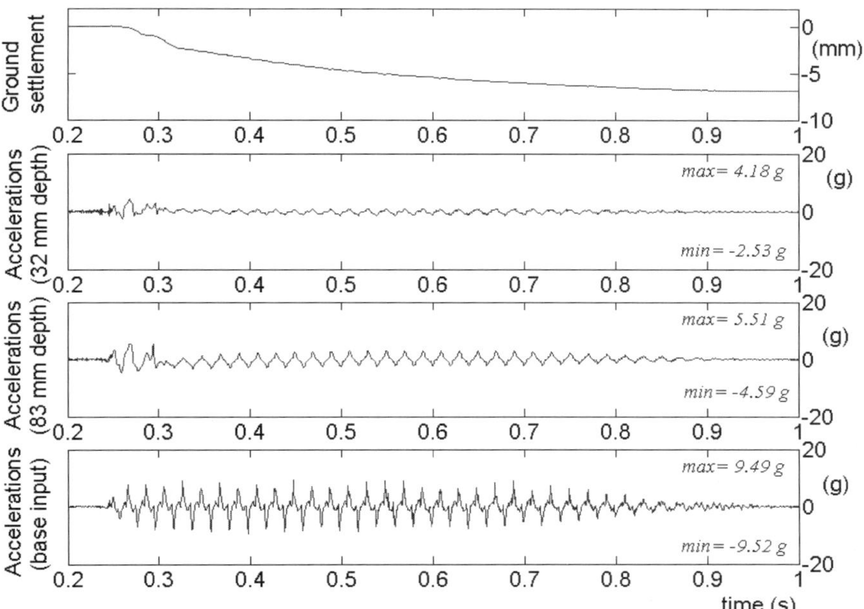

Figure 2: Ground settlement and accelerations measured in the model of level ground deposit of loose sand- test PC02 (model scale)

Behaviour of level ground deposit of dense sand

The behaviour of a level ground deposit model of dense sand during earthquake loading, namely the ground surface settlement as well as surface and base input accelerations, are shown, at model scale, in Figure 3. It should be noted that the accelerometer at 32 mm depth didn't work correctly.

As in the loose sand model, deformation occurs mainly during the period of shaking. Total settlement of the model ground surface, measured well after the end of the earthquake, was 3.1 mm, corresponding to a prototype settlement of 155 mm. In this case, the earthquake results in a post-liquefaction volumetric strain, ε_v, of 0.86 % and a final sand relative density of 83 %.

As shown in Figure 3, the propagation of accelerations in dense sand is very different from that observed in loose sand. At 83 mm depth, during the first few cycles, the dominant frequency component of the acceleration is slightly amplified, while after about 9 cycles accelerations become steady, showing an attenuation of around 75 % comparatively to peak input accelerations. Between these two periods, the time histories of accelerations are quite variable, including large magnitude short duration acceleration spikes that can amplify input accelerations by more than 100 %. Results suggest that nearer to the ground surface peak ground accelerations amplification could be even higher.

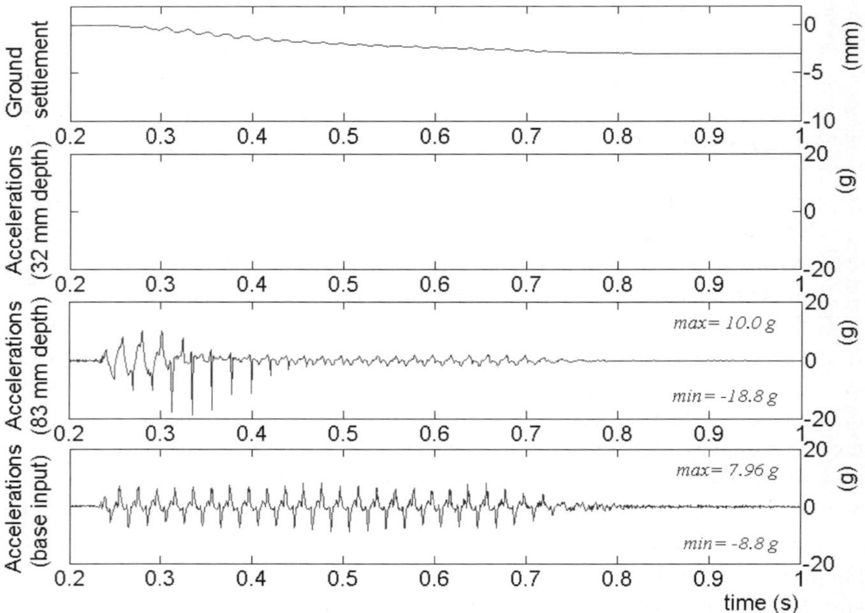

Figure 3: Ground settlement and accelerations measured in the model of level ground deposit of dense sand- test PC03 (model scale)

Influence of sand density on the behaviour of level ground deposit

The centrifuge tests performed clearly demonstrate that there are significant differences between the behaviour of level ground deposits of dense and loose sand during seismic loading leading to liquefaction.

The first major conclusion is that loss of soil stiffness can be achieved in both deposits. That explains the fact that large attenuation of ground surface accelerations occurs after some loading cycles, being the number of cycles needed to develop a reduction in soil stiffness higher in the case of the dense model. Excess pore pressure measured during the earthquake, which match initial effective stresses after some cycles, confirm these statements.

In respect to ground surface settlements, it is apparent that the denser deposit undergoes considerably smaller deformations, although these are not completely eliminated, even when sand relative density is as high as 80 %. The post-liquefaction volumetric strain, ε_v, in each test, is probably the most acceptable reference for comparison, as it takes into account not only the magnitude of settlement but also the initial deposit thickness. Comparison of the two test leads to the conclusion that a level ground deposit of sand with a relative density of 80 % experiences only about one third of the volumetric strain of a similar deposit where sand has a relative density of 50 %.

Propagation of accelerations in the deposit also exhibits considerable distinct features according to the relative density of the sand in the model. Figure 4 helps to clarify some of the differences observed between the behaviour of the loose and dense models during shaking, by showing FFT amplitude spectra of input and ground surface accelerations for three different periods of the shaking: the first couple of cycles, the period between 0.3 and 0.4 s and the final period between 0.5 and 0.7 s. In the loose model (Figure 4-a), the ground motion is considerably attenuated from the very first cycle of loading, but after the first couple of cycles every frequency is almost completely filtered by the liquefied deposit. The characteristics of ground surface shaking are very similar for every period considered after the first two cycles. In the dense model (Figure 4-b), the features of ground motion attenuation are distinct and three distinct periods can be recognized. During the first couple of cycles, the dense soil amplifies the fundamental frequency component of the earthquake and somewhat preserves higher frequency components. In the intermediate period between 0.3 and 0.4 s, the fundamental frequency component of the earthquake suffers some attenuation but higher frequencies, some of them almost insignificant in the base input acceleration record, are considerably amplified. In the last period, between 0.5 and 0.7 s, all the frequency components of the earthquake suffer considerable attenuation, being almost completely filtered by the softened deposit. The characteristics of ground surface shaking in this period are very similar to those observed in the loose model. Finally, it should be reminded that, apart from these differences, large amplitude and short duration acceleration spikes were observed in the ground surface of the dense model (Figure 3).

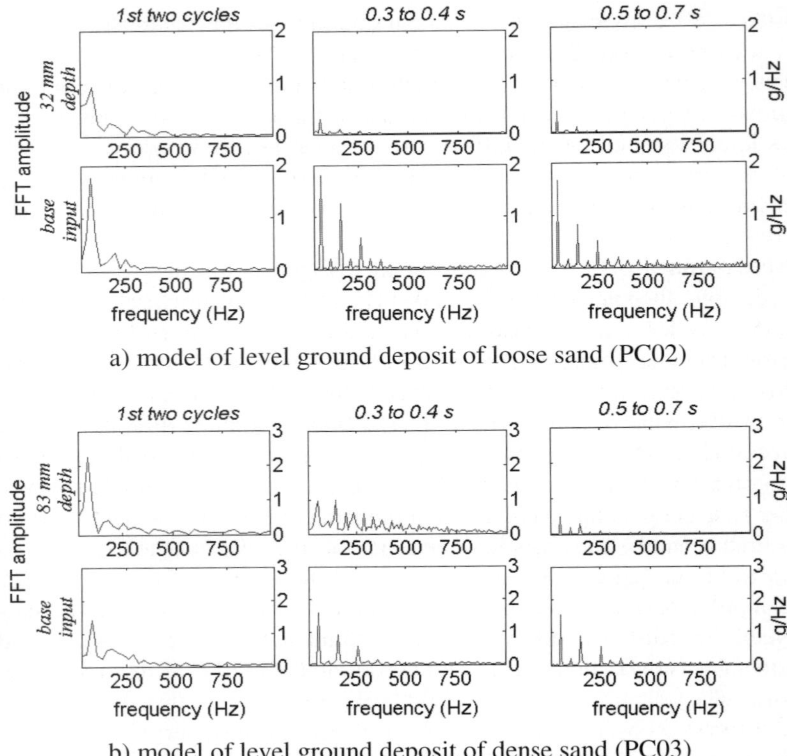

a) model of level ground deposit of loose sand (PC02)

b) model of level ground deposit of dense sand (PC03)

Figure 4: Comparison of Fourier amplitude spectra of input and ground surface accelerations for three different periods of the shaking (model scale).

Implications for the use of densification under shallow foundations

The results obtained at CUED with centrifuge modelling of level sand deposits with different relative densities under seismic loading suggest that, when considering the use of densification as a liquefaction resistance measure under shallow foundations, the following effects may be observed:

- the expected beneficial reduction of settlement may be achieved, but densification may not completely eradicate foundation deformation;
- the loss of stiffness and effective stress that occurs despite densification gives some concern about the magnitude of foundation deformations and the provision for adequate ground strength against foundation failure;
- large amplitude, though short duration, acceleration spikes may occur near the ground surface, notably amplifying input (bedrock) accelerations: other seismic events not presented in this paper show amplification factors in dense sand as high as 5.

Although the effect of structure on the ground stress state and the dynamic behaviour of the soil-foundation system has not been considered, the results suggest that densification under shallow foundations may result in significantly higher dynamic loading of the structure during earthquakes. This adverse effect of densification requires further investigation, once it indicates that structures with inadequate performance before the improvement may remain so after the treatment, unless supplementary structural strengthening is carried out.

Conclusions

Densification is commonly used under shallow foundations to improve their performance during earthquake loading in liquefiable deposits. Centrifuge tests of level ground deposits of sand with different relative densities under seismic loading confirm that densification considerably reduces the settlement of the improved ground, although it can still be relatively large (155 mm in real scale). On the other hand, densification seems to increase the dynamic loading transmitted to the structure and does not prevent considerable loss of soil stiffness, as soon as the cyclic loading is strong enough. Since the influence of the structure on the ground initial stress state and the dynamic behaviour of the soil-foundation system is expected to be important, future research is expected to include a foundation in the tests. This future research should clarify the potential benefits and drawbacks of densification, especially on the likely adverse effects of observed large acceleration spikes on shallow foundations.

References

1. Brennan, A.J. and Madabhushi, S.P.G. (2002) *Design and Performance of a New Deep Model Container for Dynamic Centrifuge Modelling*, Int. Conf. on Physical Modelling in Geotechnics, Newfoundland, Balkema, Rotterdam.
2. Coelho, P.A.L.F. (2003) *Densification as a Liquefaction Resistance Measure for Bridge Foundations*, 1st Year Report, Cambridge University, UK.
3. Hausler, E.A. and Sitar, N. (2001) *Performance of Soil Improvement Techniques in Earthquakes*, 4th Int. Conf. on Recent Advances in Geotechnical Earthquake Engineering and Soil Dynamics, San Diego, US.
4. Madabhushi, S.P.G., Schofield, A.N. and Lesley, S. (1998) *A new Stored Angular Momentum (SAM) based Earthquake Actuator*, Centrifuge'98, International Conference on Centrifuge Modelling, Tokyo, Japan.
5. Mitchell, J.K., Baxter, C.D.P., and Munson, T.C. (1995) *Performance of Improved Ground During Earthquakes*, ASCE Geotechn. Special Publication No. 49, Soil Improvement for Earthquake Hazard Mitigation, NY, US.
6. Mitchell, J.K., Cooke, H. G. and Schaeffer, J. (1998) *Design considerations in ground improvement for seismic risk mitigation*, Geotechnical Earthquake Eng. and Soil Dynamics III, ASCE Geotechnical Publication No. 75, Vol. 1.
7. Schofield, A.N. (1998) *Geotechnical centrifuge development can correct soil mechanics errors*, Int. Conf. Centrifuge 98, Tokyo, Balkema, Rotterdam.

Seismic design of anchored retaining walls – 2D finite difference analyses and practical design suggestions

T. Collotta, M. D'Angelantonio
SPEA Ingegneria Europea Spa – Milan (Italy)

Introduction

The paper deals with 2D finite difference analyses carried out to evaluate the anchored retaining walls behaviour under imposed ground motion accelerograms.

The aim of the study was to analyse the behaviour of different retaining wall features to individuate practical design rules to be adopted for the current design of a great number of structures, along an about 20 km new highway stretch. For this purpose, 2D finite difference analyses to simulate the excavation in static conditions and during a seismic excitation were carried out.

Numerical analyses

The analysed retaining walls consist of large diameter bored piles and multi level ground anchorage's.

The dynamic response of retaining walls is strongly influenced by the behaviour of soil-structure system. As the limit equilibrium approach (pseudo-static approach) does not simulate in a satisfactory way the dynamic soil-structure interaction, 2D difference finite analyses were carried out.

Structure features and soil profiles

The analyses have been performed considering:
- two different pile diameters;
- two different excavation depths;
- multi level ground anchorage's;
- two different soil profiles.

Table 1 shows the retaining walls features concerned in the 2D analyses.

Foundations: Innovations, observations, design and practice, Thomas Telford, London, 2003

Table 1: Retaining walls features

Type (-)	Excavation Depth (m)	Diameter (mm)	Length (m)	Spacing (m)	Anchorage orders
A	7.5	1000	17.0	1.15	5
B	7.5	1500	17.0	1.15	5
AA	15.0	1000	30.0	1.70	8
BB	15.0	1500	30.0	1.70	8

The reference soil profiles are typical of a structurally complex formation with a dominant clay component. Complex clay soils are geological formations of sedimentary origin and of Cretaceous-Miocene age. The pelitic component (70÷90% total volume) is generally a clay-shale, that may also have a fissile texture. The lapideous component is mostly limestone or marly limestone (D'Elia, 1991).

Most of natural slopes in these formations are unstable or marginally stable, so that relevant geotechnical engineering aspects, in such formations, are connected with unloading conditions.

The soil properties and the mechanical parameters are summarised in Table 2 and Table 3.

Table 2: Soil profile 1

	Upper Soil (layer 1)	Clay-shale (layer 2)	Clay (bed-rock)
Depth	0.0÷6.5 m	6.5÷10.0 m	10.0÷35.0 m
γ	20.5	20.5	20.5
E	10	95÷110	150
c'	0.0	10	20
φ_p	16	24	24
φ_r	7	16	16

Table 3: Soil profile 2

	Upper Soil (layer 1)	Clay-shale (layer 2)	Sandstone (bed-rock)
Depth	0.0÷6.50 m	6.5÷10.0 m	>10.0 m
γ	20.5	20.5	22.5
E	10	50÷70	>220
c'	0.0	10	80
φ_p	18	18	35
φ_r	7	7	-

where:

γ : natural unit weight (kN/m^3)   c' : cohesion intercept (kPa)

E: Young's modulus (MPa) $\varphi_{p,r}$: peak and residual friction angle (degrees)

Numerical modelling

Description

Numerical analyses were carried out by means of FLAC v. 3.4 (Fast Lagrangian Analysis of Continua) code, developed by ITASCA Inc..

FLAC is a finite difference code, which simulates the behaviour of structures built on soil, which may undergo plastic flow when yield limits are reached. Materials are represented by zones, which form a grid that is adjusted by the user to fit the shape and the object to be modelled.

Each zone behaves according to a prescribed linear or non-linear stress/strain law in response to the applied forces or boundary restraints.

The computation code has several built-in material models, ranging from the *null* model to the shear and volumetric yielding models, which include strain hardening/softening behaviour and represent non-linear, irreversible shear failure and compaction.

Besides, the code is based on a *lagrangian* calculation scheme, which is well suited for modelling large distortion as well as for reproducing near failure conditions.

In the analyses, *model null* zones model the excavation; while structural supports (piles, beams, anchorages, etc.) are modelled by one-dimension or two-dimension elements.

The analysis steps were the following:
- initial equilibrium state prior excavation;
- simulation of the retaining wall construction steps (piles execution, excavation and installation of the anchorage orders);
- dynamic analysis (seismic input).

Plane-strain conditions were taken into account in the analyses.

Mesh

The initial mesh was 150 zones wide by 60 zones high. The inclination slope up-hill structure was $15 \div 16°$.

For the model, boundary conditions were fixed in x-direction and y-direction at the bottom mesh, and only in x-direction at the left/right side mesh.

The left boundary was located approximately 8 times the excavation width away from the piles wall, in order to minimise boundary effects.

Constitutive laws

To simulate the soil behavior, the analyses were carried out referring to a *strain hardening* or *strain-softening* model. The assumed rupture criterion was the Mohr-Coulomb model, characterized by the following parameters, depending on deformation level:

φ_p peak friction angle

c' cohésion intercept

φ_{cv} constant volume angle
φ_r residual friction angle
ψ dilation angle $(=\varphi_p)$

All the above mentioned parameters agree with the parameters stated in Table 2 and Table 3.

Seismic input and dynamic boundary

Two design accelerometers recorded during Italian earthquakes (see Table 4 and Figures 2÷3) were considered in the analyses.

Table 4: Design earthquake

Name	a_{max}	Earthquake
(-)	(-)	(-)
U0859EW	0.18g	Lazio-Abruzzo (11/05/1984)
I0891EW	0.18g	Umbria (29/04/1984)

For both accelerograms, the maximum acceleration has been recorded within the first two second of time, but the shape of the two power spectral density curves is different (see Figure 4).

In the U0859EW seismic input there are three predominant frequencies (within 1.0Hz and 8.0Hz), while I0891EW seismic input shows a predominant frequency (8.0 Hz).

Reduced seismic input according to Euro-Code EC8 (appendix 2 A.1-A.2), was utilized to simulate temporary condition. Assuming a reference time of three years, the reduced maximum acceleration resulted of 0.09g.

Seismic accelerometer history was applied to the bottom model boundary.

The seismic input is normally represented by plane waves propagating upward through the underlying material. The dynamic boundary conditions at the sides of the model must account for the free-field motion (infinite model at the side); for this reason a *free-field* model boundary was applied at the left and right side boundary grid.

In the analyses a damping value for bed-rock (sandstone) equal to 5.0 % and equal to 1.0 % for other soils were assumed; besides, the predominant frequency was assumed equal to 5.0 Hz.

Dynamic soil profiles

Dynamic 2D finite difference analyses were carried out considering Young's modulus values higher than that ones adopted in static analyses (initial equilibrium state and steps of construction).

During a dynamic input, the bed-rock (sandstone) showed elastic behaviour, with shear strains minor than 10^{-5}; for this reason Initial Young's modulus values (E_o) were utilised (see Seed & Idriss, 1969). Vice-versa, the upper layer showed a dynamic behaviour during the seismic input.

Table 5 shows the Young's modulus values considered in the dynamic computation.

Table 5: Initial Young's modulus

Layer	Soil profile 1 E_o (MPa)	Layer	Soil profile 2 E_o (MPa)
Upper Soil (layer 1)	24	Upper Soil (layer 1)	24
Clay-shale (layer 2)	450÷550	Clay-shale (layer 2)	250÷350
Clay (bed-rock)	800÷1000	Sandstone (bed-rock)	>1500

Strength parameters and constitutive soil model adopted in static analyses were not changed in the seismic analyses.

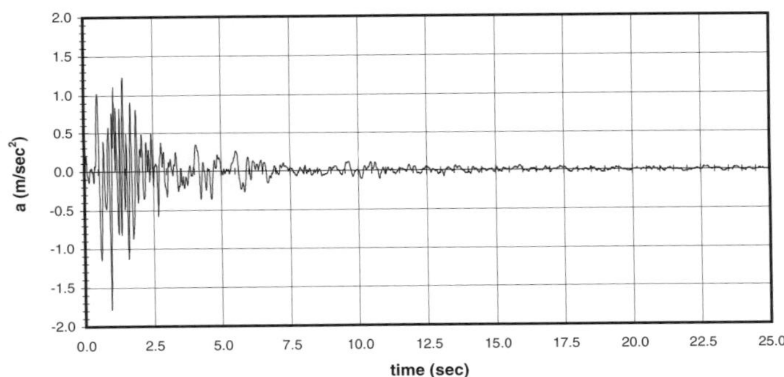

Figure 2: U0859EW – Recording of accelerometer

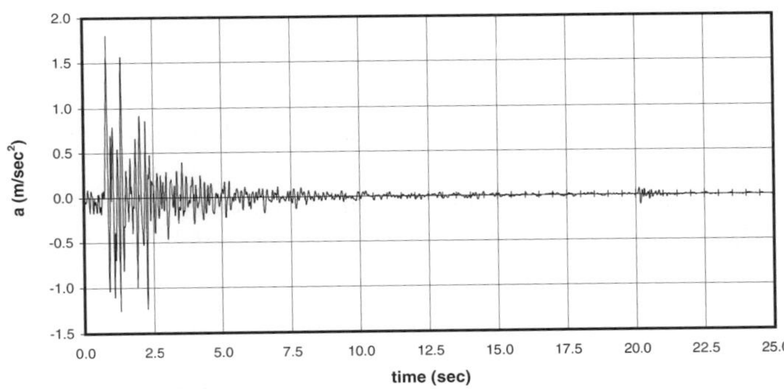

Figure 3: I0891EW – Recording of accelerometer

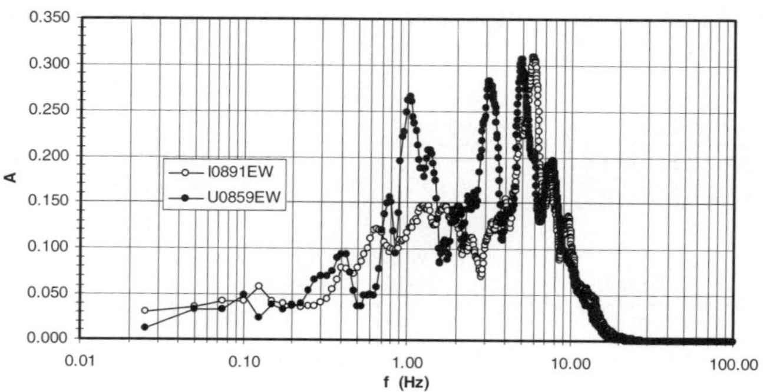

Figure 4: Power spectral density plot.

Results

The obtained results are summarised in Table 6.

Figure 5÷7show the ratio horizontal force history.

Figures 5 and 6 show, for all the analysed configurations, an increment of the horizontal force within a range of about 20÷30%. As shown in Figure 7, the increment is within a range of about 10÷15% for the reduced seismic input.

Figure 8 shows the active/passive earth pressure distributions along the wall for AA1 analysis.

Table 6: 2D finite analyses results

Type structure	Soil Profile	Seismic input	xd (cm)	ΔS (%)	ΔM (%)
A	1	U0859EW	<2.0	20	70÷80
		I0891EW	<2.0	22	35÷40
B	2	U0859EW	<2.0	25	45÷55
		I0891EW	<2.0	28	45÷60
AA	1	U0859EW	6.0÷7.0	30	90÷100
		I0891EW	4.0÷5.0	28	80÷100
BB	2	U0859EW	<3.0	28	50÷60
		I0891EW	<3.0	29	50÷60
AA	1	U0859EW-reduced	<2.0	16	55÷60
		I0891EW-reduced	<1.5	12	40÷45

where:

xd: horizontal displacement at the top of the pile

ΔS: increase of the static horizontal force, computed as difference between the shear force at the bottom excavation and axial loads in the bolts

ΔM: increment of the max static bending moment in the pile

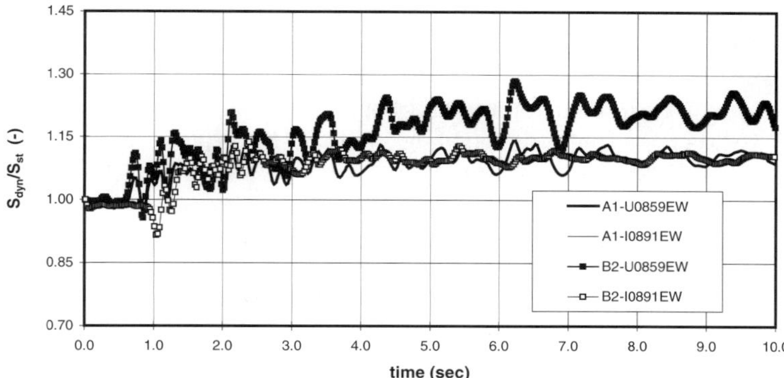

Figure 5: Ratio horizontal force history: depth excavation 7.50m (A1-B2)

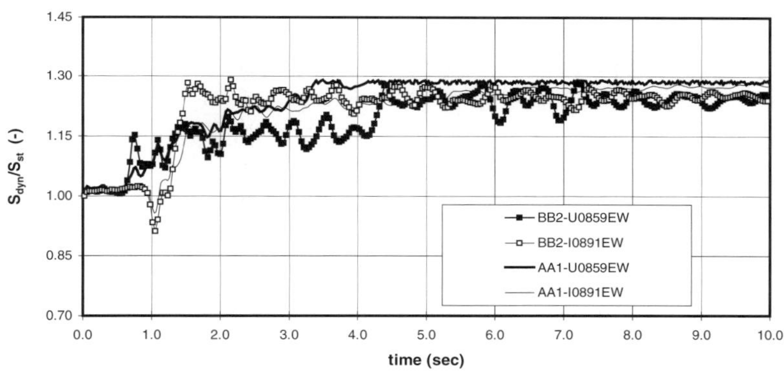

Figure 6: Ratio horizontal force history: depth excavation 15.0m (AA1-BB2)

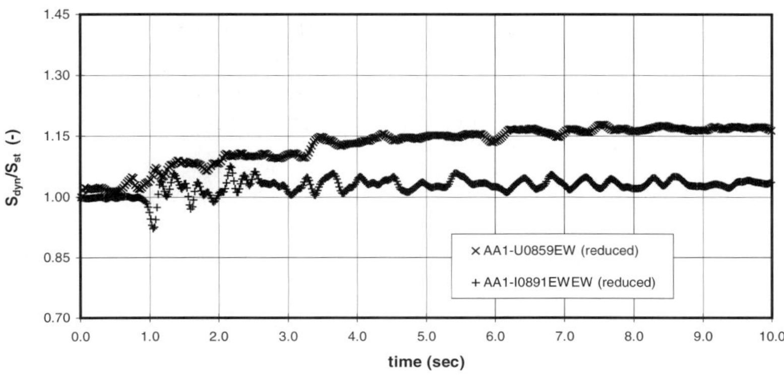

Figure 7: Ratio horizontal force history for temporary condition (AA1-BB2)

As shown in Figure 8:

- the active earth pressure distributions increase linearly with depth, up to a H* ≅ 1.2H, being H the excavation height;
- the seismic active earth pressure distributions show an increment of about 25÷30% between the top of the retaining wall and H* depth as regards static conditions; below H* the active earth thrusts can be conservatively assumed to be similar to the that one representative of static conditions;
- the seismic passive earth pressures distributions show a decrease of about 20÷30% as regards static conditions.

These above mentioned results were observed for all the analysed configurations.

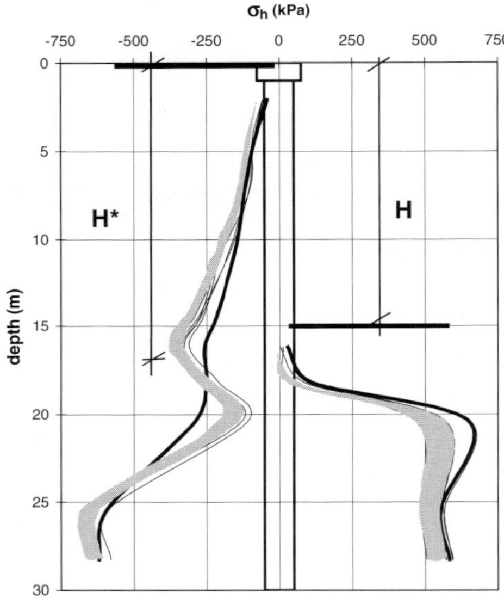

Figure 8: Active/passive earth thrusts distribution in the pile's wall

According to the study purposes, a second step of the analyses was performed to verify if the imposed seismic accelerograms, and the above mentioned pressure increments/decrements, could be simulated by an equivalent horizontal acceleration coefficient (k^*_h), or at least by a small range of (k^*_h) values.

To reach this aim, three steps were performed:

- *evaluation of the active thrust according to the pseudo-static approach* (limit equilibrium methods), assuming different k_h values; two instable wedge heights (H1=1.2×7.5 e H2=1.2×15) and two reference soil profiles were considered (see fig. 9). In Figure 9, we can observe that at the same k_h value corresponds a higher force ratio for "*soil 1*" profile, characterised by lower geotechnical parameters than "*soil 2*" profile.

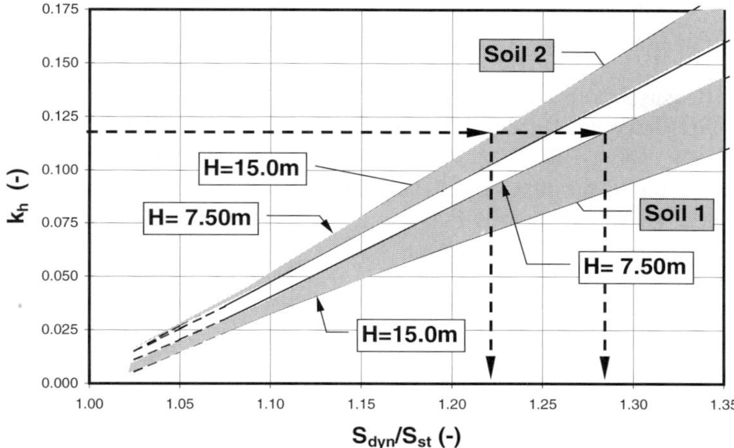

Figure 9: Ratio between dynamic and horizontal force corresponding to assigned horizontal acceleration coefficients (k_h) (pseudo-static approach)

- *"rigorous" evaluation of the S_{dyn} / S_{st} ratio, according to 2D finite difference analyses*; the active pressure thrusts are referred to the retaining wall stretch between the top and H*;
- *evaluation, according to Figure 9, of the k^*_h values corresponding to each S_{dyn}/ S_{st} ratio above calculated* (see Figure 10).

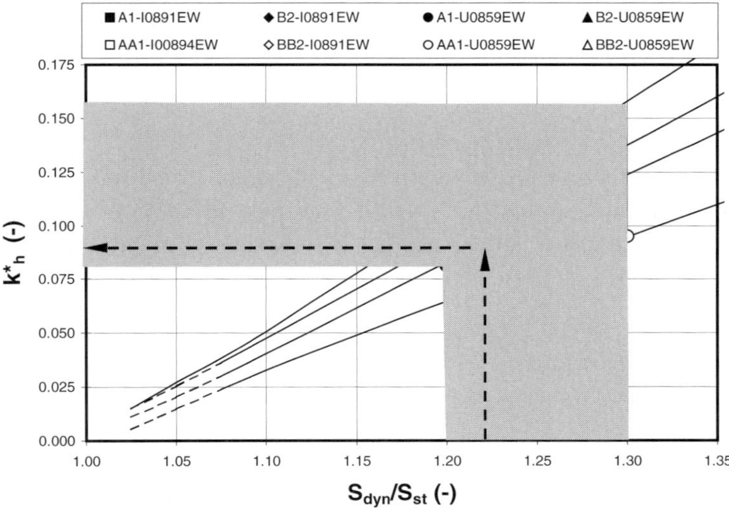

Figure 10: Equivalent horizontal acceleration coefficient (k^*_h) versus ratio between dynamic and horizontal force

As shown in fig. 10, the obtained k^*_h values present a relatively small variability only if a single soil profile is considered, despite the large excavation height range.

The k^*_h range becomes too large, for design purposes, if all the possible soil profiles encountered along the analysed 20 km highway stretch are considered; since "soil 1" and "soil 2" profiles are representative of the worst and the best geotechnical conditions, k^*_h values range between 0.08 and 0.15 g.

To overcome this uncertainty, the above mentioned observations may be assumed as design rules to be adopted in the current design, for the considered highway stretch.

Conclusions

The aim of the study was to define practical design rules for the current design of a great number of retaining walls, along a 20 km stretch of new highway, subjected to imposed ground motion accelerograms.

Different pile diameters, excavation depths, multi level ground anchorage's and two different soil profiles were analysed.

To take into account the effects of the imposed seismic input, the study suggests that the simplest design rule to be adopted in the routine seismic analyses consists of a percentage increment/decrement of the static horizontal thrusts.

For the assumed seismic input, the active earth thrusts show, up to a depth $H^* \cong 1.2 \times H$, where H is the excavation height, an increment of about $25 \div 30\%$ as regards static conditions; below H^* the seismic active earth thrusts can be assumed to be similar to the static active thrusts. The seismic passive earth pressure distributions show a decrease of about $20 \div 30\%$ as regards static conditions.

The search of an equivalent horizontal acceleration coefficient (k^*_h) to simulate ground motion accelerograms effects, leads to a large range of values, unsuitable for practical purposes.

References

1. D'Elia, B (1991) – *Deformation problems in Italian structurally complex clay soils* – Proc. 10th European Conference on Soil Mechanics and Foundation Engineering, Florence, Italy.
2. Seed, H.B. and Idriss, I (1969) – *The influence of soil conditions on ground motion during earthquake* – J. Soil Mech. Found. Div. ASCE 95.
3. Cundall, P.A. (1976) – *Explicit finite difference methods in geomechanics* – Numerical Methods in Engineering Proc. EF conference on Numerical Methods in Geomechanics, Blacksburg Virginia.

Semi-analytical infinite element for three-dimensional finite-element analysis

J.P. Doherty and A.J. Deeks
The University of Western Australia, Perth

Introduction

Three-dimensional finite-element analysis is commonly used to study the load-displacement behaviour and ultimate bearing capacity of foundations subjected to combined loading. Due to the computational expense of such analysis, the soil domain represented by finite-elements is often truncated and artificial boundary conditions introduced, or relatively inaccurate infinite-elements used (Wolf and Song (1996)). This may result in significant inaccuracies in the representation of the resulting stress field for problems involving deep soil deposits. Recently, a novel numerical technique, known as the *scaled boundary finite-element method*, has been developed. The scaled boundary finite-element method combines many features of the traditional finite-element and boundary element methods with unique features of its own, and is particularly well suited to modelling deep (unbounded) soil deposits. For elasto-static and elasto-dynamic problems, the scaled boundary finite-element method has been shown to out perform the traditional finite-element method in terms of both accuracy and computational efficiency.

This paper presents a brief introduction to the scaled boundary finite-element method for an infinitely deep (unbounded) axisymmetric domain subjected to general loading, using a Fourier series to model the variation of displacement in the circumferential direction (θ) of cylindrical coordinate system. The resulting stiffness of the domain is calculated relative to Fourier coefficients at nodes located on a two-dimensional boundary with respect to the cylindrical coordinate system r, z, θ. A technique is developed for combining these "Fourier degrees of freedom" of the unbounded domain with the Cartesian degrees of freedom of a bounded domain, discretised with conventional three-dimensional finite-elements. As the load-medium interface can be contained within the three-dimensional finite-element (bounded) domain, general loading

Foundations: Innovations, observations, design and practice, Thomas Telford, London, 2003

conditions can be imposed while still taking advantage of the efficient Fourier series approach in the far field. To demonstrate this, the computed solutions for a rigid square footing subjected to a vertical load are compared with analytical solutions.

The scaled boundary finite-element method

The scaled boundary finite-element method is a novel semi-analytical approach to continuum analysis developed by Wolf and Song (1996). The method combines many of the advantages of the standard finite element method and the boundary element method. In particular, unbounded problems may be handled with ease, as solutions are obtained analytically to infinity in the radial direction. The technique involves discretisation of the boundary of the solution domain, but does not require use of a fundamental solution. The method also allows shear modulus to be varied with depth (Doherty and Deeks (in pres)) and body loads (self-weight), elastic anisotropy and incompressibility can also be included (Wolf and Song 1996).

The scaled boundary finite-element method uses a coordinate system which scales the domain boundary relative to a scaling centre. The resulting domain is bounded by a discretised boundary and two radial side-faces (at $s=s_0$ and $s=s_1$) which are not discretised, as shown in Figure 1. To model an axisymmetric domain, the scaling centre and the first side-face s_0 are restricted to the axis of symmetry.

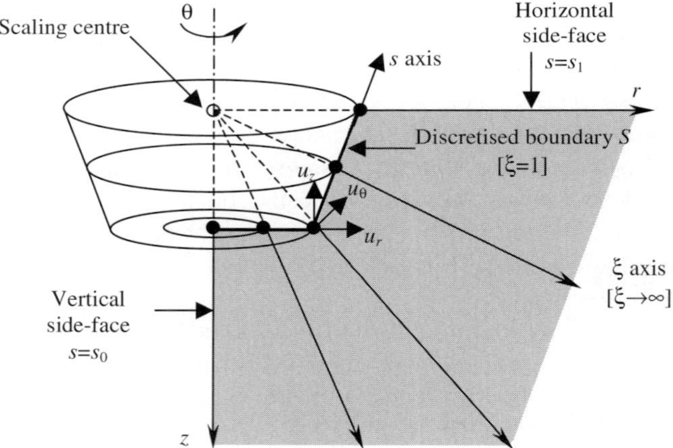

Figure 1: An infinitely deep axisymmetric domain discretised with two quadratic line elements.

The normalised radial coordinate, ξ, has a value of zero at the scaling centre and a value of one at the boundary. Each value of ξ defines a scaled version of the discretised boundary. The boundary S is represented by a set of points $(r_s(s),$

$z_s(s)$), where s is a boundary coordinate measuring the distance around the boundary to the point. An infinitely deep (unbounded) domain is described by $s_0 \leq s \leq s_1$ and $1 \leq \xi < \infty$ (Figure 1). The scaled boundary and cylindrical coordinate systems are related by the scaling equations

$$r = \xi\, r_s(s) \tag{1a}$$

$$z = \xi\, z_s(s) \tag{1b}$$

The scaled boundary finite-element method seeks an approximate solution for displacement in the form

$$\begin{Bmatrix} u_r(\xi,s,\theta) \\ u_z(\xi,s,\theta) \\ u_\theta(\xi,s,\theta) \end{Bmatrix} =$$

$$\sum_{n=0}^{\infty} \left\{ [F_u^{\,s}(n,\theta)][N(s)]\,\{u^s(\xi,n)\} + [F_u^{\,a}(n,\theta)][N(s)]\,\{u^a(\xi,n)\} \right\} \tag{2}$$

Here the displacements are approximated in the circumferential direction θ using Fourier series, where

$$[F_u^{\,s}(n,\theta)] = \begin{bmatrix} \cos n\theta & 0 & 0 \\ 0 & \cos n\theta & 0 \\ 0 & 0 & -\sin n\theta \end{bmatrix} \tag{3}$$

describes a symmetric variation of displacements about the r-axis at $\theta=0$, while

$$[F_u^{\,a}(n,\theta)] = \begin{bmatrix} \sin n\theta & 0 & 0 \\ 0 & \sin n\theta & 0 \\ 0 & 0 & \cos n\theta \end{bmatrix} \tag{4}$$

describes an anti-symmetric variation of displacements about the r-axis at $\theta=0$. $[N(s)]$ contains shape functions corresponding to the discretisation of S, and $\{u^s(\xi,n)\}$ and $\{u^a(\xi,n)\}$ contain nodal displacement functions for the symmetric and anti-symmetric Fourier terms respectively. These functions are found analytically in the solution process, and represent the variation of the solution in the ξ direction.

Based on equation (2), Doherty and Deeks (2002) obtain expressions for stress and strain, which are used to derive an expression for internal virtual work. This is equated to expressions for external work done by forces acting at nodes on the discretised boundary and the radial side-faces. The resulting set of equations reduces to a series of decoupled quadratic eigenvalue problems, one for each symmetric and anti-symmetric Fourier term, which are solved to form a stiffness matrix for the domain relative to degrees of freedom at nodes on the boundary of the domain. A linear equation of the form

$$\{f_f\}=[K_{sb}(n)]\{u_f\} \tag{5}$$

results for the symmetric and anti-symmetric component of each Fourier term n, where $\{f_f\}$ is vector of nodal force amplitudes, $[K_{sb}(n)]$ is the stiffness matrix and $\{u_f\}$ is vector of nodal displacement amplitudes.

Combining the scaled boundary finite-element method with three-dimensional finite-elements

In order to model a complete half-space, the unbounded scaled boundary finite-element domain must be combined with a bounded domain. The sub-structuring technique of combining unbounded and bounded scaled boundary finite-element domains to model a rigid circular footing on the surface of a half-space is described in Doherty and Deeks (2002). However, several significant advantages are gained if the bounded domain is discretised with conventional three-dimensional finite-elements. One advantage, demonstrated in section 4, is the ability to model problems involving a non-axisymmetric load-medium interface (such as a square footing) while utilising the efficient Fourier series approach to accurately satisfy the virtual work requirement in the far field.

The interface for the unbounded scaled boundary finite-element domain is axisymmetric, as each Fourier degree of freedom on the discretised boundary represents a continuous variation of displacement on an axisymmetric ring around the domain. Therefore, the external nodes on the bounded domain (i.e. the nodes which interact with the unbounded domain) must intersect these rings at discrete points around the domain, as shown in Figure (2).

In order to produce a continuity of displacement across the interface between the bounded and unbounded domain, the external degrees of freedom of the bounded domain must be constrained to deform compatibly with the Fourier series for the unbounded domain.

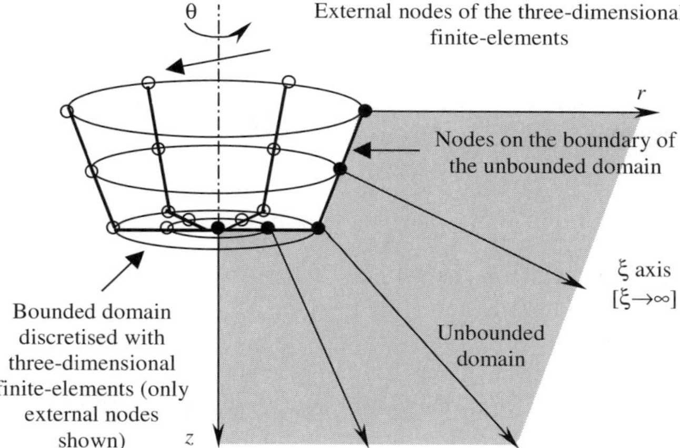

Figure 2: Scaled boundary finite-element unbounded domain discretised with two quadratic elements combined with three-dimensional finite-elements in the bounded region.

The stiffness matrix for the bounded domain, discretised with three-dimensional finite-elements, can be partitioned into internal, $[K_{ii}]$, external, $[K_{ee}]$ and interacting, $[K_{ie}]$, degrees of freedom, such that

$$\begin{Bmatrix} f_i \\ f_e \end{Bmatrix} = \begin{bmatrix} [K_{ii}] & [K_{ie}] \\ [K_{ie}]^{\mathrm{T}} & [K_{ee}] \end{bmatrix} \begin{Bmatrix} u_i \\ u_e \end{Bmatrix} \tag{6}$$

where $\{f_i\}$ and $\{f_e\}$ are the internal and external forces respectively, and $\{u_i\}$ and $\{u_e\}$ are the internal and external displacements respectively. The displacements at the external degrees of freedom are constrained to displace as the sum of a Fourier series by setting

$$\{u_e\} = [A]\{u_f\} \tag{7}$$

where $[A]$ is a transformation matrix, which converts r, z, θ Fourier displacements amplitudes, $\{u_f\}$, into a Cartesian (x, y, z) displacement components at a given external node. It follows that the Fourier forces amplitudes, $\{f_f\}$, and the external forces are related by

$$\{f_f\} = [A]^{\mathrm{T}}\{f_e\} \tag{8}$$

From equation (6), the external forces can be expressed as

$$\{f_e\}=[K_{ie}]^{\mathrm{T}}\{u_i\}+[K_{ee}]\{u_e\} \tag{9}$$

Multiplying equation (9) by $[A]^{\mathrm{T}}$ and substituting in equations (7) and (8), an expression for the Fourier force amplitudes can be obtained in terms of the internal displacements and Fourier displacement amplitudes

$$\{f_f\}=[A]^{T}[K_{ie}]^{\mathrm{T}}\{u_i\}+[A]^{T}[K_{ee}][A]\{u_f\} \tag{10}$$

From equation (6), the internal forces can be expressed as

$$\{f_i\}=[K_{ii}]\{u_i\}+[K_{ie}]\{u_e\} \tag{11}$$

Substituting in equation (7), the internal forces can also be obtained in terms of the internal displacements and Fourier displacement amplitudes

$$\{f_i\}=[K_{ii}]\{u_i\}+[K_{ie}][A]\{u_f\} \tag{12}$$

Equation (6), with the external displacements constrained to be the sum of a Fourier series, can then be written as

$$\begin{Bmatrix} f_i \\ f_f \end{Bmatrix} = \begin{bmatrix} [K_{ii}] & [K_{ie}][A] \\ [A]^{\mathrm{T}}[K_{ie}]^{\mathrm{T}} & [A]^{\mathrm{T}}[K_{ee}][A] \end{bmatrix} \begin{Bmatrix} u_i \\ u_f \end{Bmatrix} \tag{13}$$

The stiffness matrices for the bounded and unbounded domains can then be assembled to form the stiffness matrix for the entire domain.

$$\begin{Bmatrix} f_i \\ f_f \end{Bmatrix} = \begin{bmatrix} [K_{ii}] & [K_{ie}][A] \\ [A]^{\mathrm{T}}[K_{ie}]^{\mathrm{T}} & [A]^{\mathrm{T}}[K_{ee}][A]+[K_{sb}(n)] \end{bmatrix} \begin{Bmatrix} u_i \\ u_f \end{Bmatrix} \tag{14}$$

Equation (14) is solved in the usual manner and external displacements and forces are recovered through equations (7) and (9) respectively.

Square footing example

The Fourier series approach to continuum mechanics provides an accurate and efficient method for modelling elastic problems with an axisymmetric load-medium interface, with only a single explicitly defined component in the Fourier series required to model either vertical, horizontal, moment or torsional loads (Doherty and Deeks (2002)). With the above formulation, however, as the loaded region can be contained within the three-dimensional finite-element domain, loads can be imposed on non-axisymmetric regions and the resulting displacements in the unbounded axisymmetric domain can be approximated using one or more terms in the Fourier series.

In this example, a rigid square footing subjected to a vertical load is analysed. Comparisons between the computed solutions and an approximate analytical solution are made as the number of terms used in Fourier series is increased, with the number of degrees of freedom in the bounded domain kept constant.

The approximate analytical solution, presented in Poulos and Davis (1974), for the vertical displacement (u) of a smooth rigid rectangular footing, with dimensions B and L on the surface of a homogeneous elastic half-space, is given by

$$P = \frac{2G\beta_z(BL)^{1/2}}{1-\nu}\,u \tag{15}$$

where ν is Poisson's ratio, G is the shear modulus, β_z is a coefficient which depends on the ratio L/B (obtained from a chart) and P is the total force. For a square footing, $B=L$ and $\beta_z \approx 1.07$, so equation (15) becomes

$$P = \frac{2.14GB}{1-\nu}\,u \tag{16}$$

Both the geometry and loading conditions of the problem are symmetric about 2 axes (x and y), and as problem involves translation of an object in the vertical direction, only the symmetric components of the Fourier series are used. Therefore, the r axis at $\theta=0$ for the unbounded domain is aligned with the positive x-axis for the bounded domain and only half of the bounded domain is discretised, as shown in Figure 3.

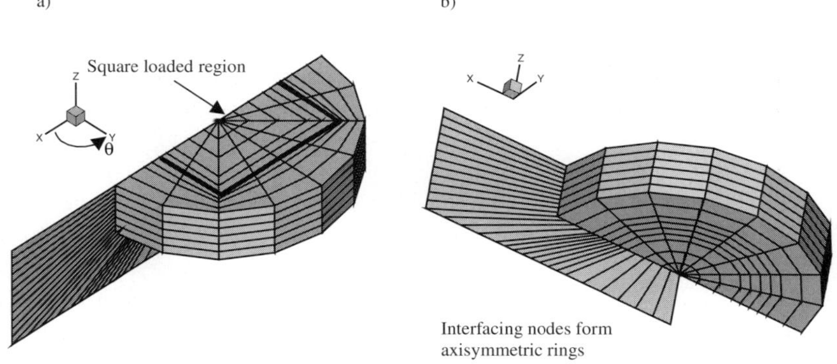

Figure 3: a) Top of finite-element mesh showing square load-medium interface b) Base of finite-element mesh showing axisymmetric interface between bounded and unbounded domain

The finite-element mesh consists of 48 15-noded isoparametric pentahedron elements with 9-point integration, and 384 20-noded isoparametric hexahedron elements with 27-point integration, with a total of 4885 degrees of freedom. The scaled boundary finite-element mesh has 31 nodes. The total number of degrees of freedom in the scaled boundary finite-element domain is equal to 2×31 for the term in the Fourier series with $n=0$ (as this represents an axisymmetric vertical displacement with only degrees of freedom in the r and z directions), plus 3×31 for every other term. As shown in Figure 3, the inner elements at the top of the mesh form a square (or half of a square) region, which gradually transforms to a circular region in both the radial (shown in Figure3 a) and vertical directions (shown in Figure3 b).

Each Fourier degree of freedom interacts with either 17 nodes on axisymmetric rings around the domain if connected to a corner node, or with 9 nodes if connected to a mid-side node. It should be noted that, in Figure 3 mid-side nodes are not shown in the finite-element domain, however the radial equations (represented by lines) passing through mid-side nodes are shown in the scaled boundary finite-element domain. With the external nodes of the three-dimensional finite-element mesh fully restrained, this mesh over predicts the analytical solution by 284%.

The difference between the computed solution and the analytical solution, as a percentage of the analytical solution, is shown in Figure 4 as additional terms are included in the symmetric components of the Fourier series, starting with only the $n=0$ term. It can be seen from Figure 4, that including only the term $n=0$ in the Fourier series, the computed solution is within +7.5% of the analytical solution. This is a vast improvement on the solution with fully fixed external conditions, with an increase of only 62 (2×31) degrees of freedom in the overall problem.

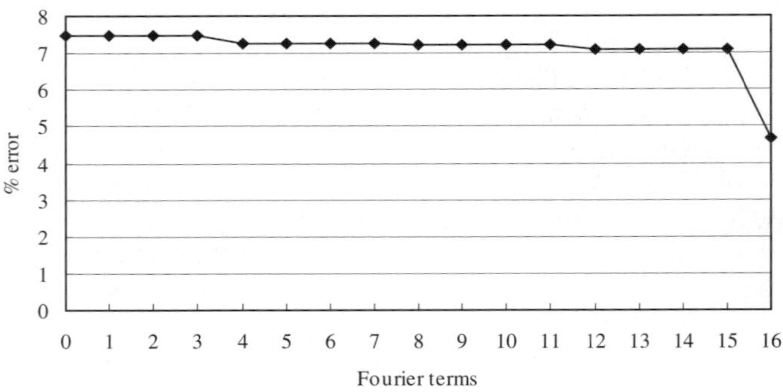

Figure 4: Effect of Fourier terms on accuracy

It can be seen in Figure 4 that as additional terms are included in the Fourier series, improvements in the solution are only obtained as the terms $n=4$, $n=8$, $n=12$ and $n=16$ are included. This is attributed to the fact that these are the only terms in the Fourier series which, like the geometry and loading conditions of the problem, represent displacements that are symmetric about both the x and y axes. Terms which are not symmetric about both the x and y axes do not contribute to the overall solution and can therefore be omitted from the Fourier series. The computed solution, with terms $n = 0$, $n = 4$, $n = 8$, $n = 12$ and $n = 16$, is within $+4.7\%$ of the analytical solution. The Fourier series is truncated at $n = 16$, as including terms beyond this will result in more degrees of freedom in the unbounded domain then on the outside of the bounded domain.

Conclusions

A method for modelling three-dimensional soil-structure interaction problems is presented, in which the unbounded soil domain is treated accurately and efficiently. The method combines conventional three-dimensional finite-elements in a bounded region near the load-medium interface, allowing general loading and non-linear material behaviour to be modelled, with the novel semi-analytical the scaled boundary finite-element method, which accurately satisfies the virtual work requirement in the far field.

It is shown that by using the scaled boundary finite-element method to model the far field a dramatic improvement in the accuracy of the elastic solution can be obtain with only a small increase in the number of degrees of freedom in the overall problem. It is also shown that only certain terms in the Fourier series, which reflect the geometry of the problem, will contribute to the overall solution, and only those terms need to be included.

References

1   Wolf JP, Song Ch. (1996). *Finite-Element Modelling of Unbounded Media*. John Wiley and Sons: Chichester,
2   Doherty JP, Deeks AJ. (2003). *Scaled boundary finite-element analysis of a non-homogeneous elastic half-space*. Int J for Numerical Methods in Engineering. (In press)
3   Doherty JP, Deeks AJ. (2002). *Scaled boundary finite-element analysis of a non-homogeneous axisymmetric domain subjected to general loading*. Research Report No C1686 , School of Civil and Resource Engineering, The University of Western Australia. Submitted for publication *Int J for Numerical and Analytical Methods in Geomechanics*.
4   Poulos HG, Davis, EH. (1974). *Elastic solutions for soil and rock mechanics*. John Wiley, New York

An approach for nonlinear contact surface analysis and application to pile installation

I. Einav
Centre for Offshore Foundation Systems, UWA, Australia

A. Klar
Technion, Israel Institute of Technology, Haifa, Israel

Introduction

The range of contact problems in geotechnical engineering covers many soil-structure interaction problems. Some of them involve large deformations and highly non-linear material behavior. Various problems concern with flexible structures, while in others the structure may be assumed to be rigid compared with the soil. In many cases, the shape of the contact surface between the soil and the structure is assumed to be linear, though in some cases the surface is non-linear.

One way of solving contact problems is to use the finite element or finite difference methods. When deformations are large, these methods usually consider either the Lagrangean updating of the mesh or the Eularian stream of material through a fixed mesh. Strictly speaking, the Eulerian method is very suitable for steady motion and when field properties are fixed in space, while in the contrast cases it should include some assumptions, e.g. disregarding the evolution process of contact separation between the bodies. In these cases, the Lagrangean formulation may be suitable, though it might introduce new problems associated with highly distorted grid. Another problem that happens when using the Lagrangean formulation is encountered once the contact surface is highly non-linear. In which case, the grid points that travel along the contact surface may form geometrical discontinuities (or fictional tension stresses if a dimensionless nodal point element layer is used) due to an "arm effect" as described in figure 1a. This phenomenon is associated with contact formulations which do not allow overlapping of the deformable body grid lines and the rigid

Foundations: Innovations, observations, design and practice, Thomas Telford, London, 2003

body non-linear surface. The phenomenon is accompanied by a non-smooth force distribution along interfaces (Hallquist et al. 1985).

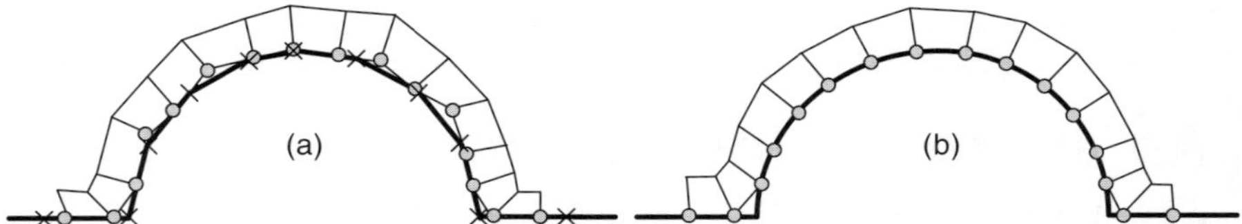

Figure 1 Typical picture of contact between deformable and rigid bodies. (a) using conventional interface, (b) using the new approach.

This paper suggests a rigorous and physical approach that allows avoiding the geometrical discontinuities, which are caused due to the "arm effect". At the current presentation we consider only the group of problems where one of the bodies is substantially rigid than the other, such that the contact surface could be represented by a traveling shape function. The basis of the approach is to impose the equation of motions on the deformable body grid points to follow a given shape function. Fictional gapping between the mesh and the shape function can still exist at concave surfaces. The "arm effect", however, is disappeared, since the formulation allows for the deformable body grid lines to cross the shape function, while keeping the grid point (from which the strains are obtained) in continues contact with the rigid body surface. If contact logic is applied, the deformable body may separate from the rigid body and deform independently. Criteria for such contact logic may be for example conditioned on tensile strength. As mentioned previously, avoidance of the "arm effect" results with smooth stress distribution along the contact surface, and thus it is believed that the solution is more reliable.

The applicability of the formulation to geotechnical engineering is demonstrated in the numerical simulation of pile installation where the tip is described by a nonlinear surface.

An approach to contact between deformable and rigid bodies

Rigid body motion

A body may be defined as rigid if the distance between any two points of it is constant with time. The motion of a rigid body can always be described by only two components: a rotation tensor $\tilde{\mathbf{R}}$ and translation vector $\mathbf{T}$. This can be formulated by a simple expression:

$$\mathbf{x} = \tilde{\mathbf{R}} \bullet \mathbf{X} + \mathbf{T} \tag{1}$$

where $\mathbf{x}$ and $\mathbf{X}$ are the current and initial position vectors, respectively, of a point on the rigid body in a fixed coordinate system, and the symbol "$\bullet$" denotes an inner product. Note that the translation vector $\mathbf{T}$ depends on the choice of the fixed origin, while the rotation tensor $\tilde{\mathbf{R}}$ does not. In order to relate eq. (1) to a function that describes the rigid body shape, a reference point to a moving local coordinate system is introduced by recognizing that eq. (1) holds for that point as for any other point on the rigid body. This implies that the reference point confirms to $\mathbf{x}_r = \tilde{\mathbf{R}} \bullet \mathbf{X}_r + \mathbf{T}$, which upon subtraction from eq. (1) gives:

$$\mathbf{x} = \mathbf{x}_r + \tilde{\mathbf{R}} \bullet \mathbf{X}_l \tag{2}$$

where $\mathbf{X}_l = \mathbf{X} - \mathbf{X}_r$ is the position vector of a point on the rigid body in a local coordinates system. $\tilde{\mathbf{R}}$ may be evaluated by Euler angles if the rotation are infinitesimal. Otherwise, it may be evaluated using equations such as the Argyris form of the Euler-Rodrigues formula (Argyris, 1982), which are valid for arbitrarily large rotation angles. Similarly, the velocity transformation may be calculated using:

$$\dot{\mathbf{x}} = \dot{\mathbf{x}}_r + \dot{\tilde{\mathbf{R}}} \bullet \mathbf{X}_l \tag{3}$$

Formulation

Assume a shape function given by $S(\mathbf{X}_l) = 0$, where $\partial S / \partial t = 0$ implies the rigidity condition. The algorithm starts by answering the question whether a point in the deformable body is in contact with the rigid body, i.e. if a tolerance equation $\left| S\left(\tilde{\mathbf{R}}^{-1} \bullet (\mathbf{x} - \mathbf{x}_r)\right) \right| \leq \varepsilon$ is satisfied. If the point is found in contact then an explicit finite difference approximation of the equation of motion along this shape function is:

$$\dot{\mathbf{x}}(t + dt) = \overbrace{\left(\dot{\mathbf{x}} - (\dot{\mathbf{x}} \bullet \mathbf{n})\mathbf{n}\right)}^{I} + \overbrace{(\mathbf{p}/m)dt}^{II} + \overbrace{\left\{\left[\dot{\mathbf{x}}_r + \dot{\tilde{\mathbf{R}}} \bullet \left(\tilde{\mathbf{R}}^{-1} \bullet (\mathbf{x} - \mathbf{x}_r)\right)\right] \bullet \mathbf{n}\right\}\mathbf{n}}^{III}$$
$$+ \underbrace{\left\{\left[\ddot{\mathbf{x}}_r + \ddot{\tilde{\mathbf{R}}} \bullet \left(\tilde{\mathbf{R}}^{-1} \bullet (\mathbf{x} - \mathbf{x}_r)\right)\right] \bullet \mathbf{n}\right\}\mathbf{n}dt}_{IV} \tag{4}$$

where m is the lumped mass of the nodal point and $\mathbf{p}$ is the total tangential forces acting on the nodal point calculated by:

$$\mathbf{p} = (\mathbf{r} - (\mathbf{r} \bullet \mathbf{n})\mathbf{n}) + \mathbf{f}, \tag{5}$$

while $\mathbf{f}$ is the friction force, $\mathbf{r}$ is the unbalanced force caused by the reaction from the deformable body and $\mathbf{n}$ is the norm to the rigid body in the global coordinate system which is extracted using:

$$\mathbf{n} = \tilde{\mathbf{R}} \bullet \left\{ \nabla S\left(\tilde{\mathbf{R}}^{-1} \bullet (\mathbf{x} - \mathbf{x}_r)\right) \Big/ \left\| \nabla S\left(\tilde{\mathbf{R}}^{-1} \bullet (\mathbf{x} - \mathbf{x}_r)\right) \right\| \right\} \tag{6}$$

In eq (4), terms I and II are the restrictions that prevent the deformable body from entering the rigid body, in accordance to a stationary rigid body; terms III and IV represent the additional restriction due to the rigid body motion. Term IV may be disregarded if the rigid body motion is prescribed and $\dot{\mathbf{x}}_r$ and $\dot{\tilde{\mathbf{R}}}$ in term III take the value of the following time step $t+dt$.

Eqs. (4) and (6) are simplified to:

$$\dot{\mathbf{x}}(t + dt) = (\dot{\mathbf{x}} - (\dot{\mathbf{x}} \bullet \mathbf{n})\mathbf{n}) + (\mathbf{p}/m)dt + (\dot{\mathbf{x}}_r \bullet \mathbf{n})\mathbf{n} + (\ddot{\mathbf{x}}_r \bullet \mathbf{n})\mathbf{n}dt \qquad (7)$$

$$\mathbf{n} = \nabla S(\mathbf{x} - \mathbf{x}_r) / \|\nabla S(\mathbf{x} - \mathbf{x}_r)\| \qquad (8)$$

if the rigid body is not rotating, which is the case in axis symmetric penetration problems.

If the point is not in contact with the rigid body, i.e. if some criterion is not met (say $\left| S(\widetilde{\mathbf{R}}^{-1} \bullet (\mathbf{x} - \mathbf{x}_r)) \right| \leq \varepsilon$ is not satisfied) then either eq. (4) or (7) is replaced by:

$$\dot{\mathbf{x}}(t + dt) = \dot{\mathbf{x}} + (\mathbf{r}/m)dt \qquad (9)$$

which should also be utilized if the point is in contact with the body, but when $\mathbf{r} \bullet \mathbf{n}$ acts in tension (i.e. condition of zero tensile strength between rigid and deformable body). In this case, however, if eq. (9) causes the point to move "into" the rigid body (due to the curvature and motion of the rigid body), i.e. if $\left| S(\widetilde{\mathbf{R}}^{-1} \bullet (\mathbf{x} - \mathbf{x}_r)) \right| \leq \varepsilon$ is still satisfied, the motion is recalculated using eq. (4) or (7).

The motion of the rigid body (in other words, the motion of the shape function) can be specifically controlled for certain problems, or can be governed by the equation of motion of a rigid body.

Finite element solutions for pile installation and contact problem

Many alternative techniques were developed for the simulation of pile installation or cone penetrometer problems. Early analyses involved applications of different cavity expansion solutions (e.g. Carter et al. (1986) and Yu and Houlsby (1991)), applications of the steady state approach of Baligh's strain path method (e.g. Baligh (1985), Teh (1987) and Gill and Lehane (2000)) and small strain finite element calculations (e.g. de Borst and Vermeer (1982)). These works are certainly valuable as they computational cost effective, but it seems that computations in large strain finite element give more accurate predictions. Many applications in that area employ the Lagrangean formulation (e.g. Kiousis et al. (1988) and Cividani and Gioda (1988)). Since the Lagrangean formulation involves the updating of a mesh it might result in irregularities along the contact surface and badly distorted mesh. Some applications of large strain finite element techniques to pile installation involve Eularian material streaming through and deforming relative to a fixed mesh (e.g van den Berg (1994)) or includes other kind of steady state deformation assumptions (see Yu e al. (2000)). These methods, however, have drawbacks in modelling the influence of the free ground surface and/or modelling the evolution of contact separation between the rigid-deformable bodies. The paper does not attempt to determine which of these methods is better; it simply tries to advance the Lagrangean approach a bit further.

Naturally, the format of this paper does not allow us to introduce an extensive review on the different approaches to contact problem, as they are attributed far back to Coulomb in 1779 and Hertz in 1881. This is why only approaches that were applied in the context of pile and penetrometer installation will be mentioned.

The representation of the contact surface in the Lagrangean methods followed different approaches. In the analyses of Kiousis et al. (1988) and Cividani and Gioda (1988), the tip shape of the pile was taken linear, while rollers represented contact; in this case their contact formulation may give comparable results to the current approach. The possibility, however, to model nonlinear contact surface was not mentioned. In fact, both works emphasized that their linear piecewise contact surface suffers from corners, which together implies that their formulation could not accommodate nonlinear contact surface.

Applications of nonlinear contact surface for the penetration problem are found in the work of Mabsout and Sadek (2003) and Lu et al. (2002). However, their approaches are significantly different than that presented here. Mabsout and Sadek based their analysis on a formulation that is referred to Hallquist et al. (1985). In this approach, piecewise linear segments represent the contact surface and it is based on relaxing 'penalty' segment springs that act in compression or introduces separation if tension occurs; "corners" are then not avoided. Lu et al. (2002) used a different formulation, which combines Lagrangean remeshing process and interpolation of the field quantities followed by few small strain steps. The contact is represented by dimensionless nodal joint elements that may again show deviations due to the problem in figure 1.

The finite element model

Large strain calculations, soil model and material properties

The utilization of the contact approach requires following the time during the installation. For that reason, we have decided to use the explicit Lagrangean large strain finite difference code FLAC (Itasca (2000)). Since FLAC is an open code, it was possible to incorporate the contact formulation within it. The model was axis symmetric, while grid was refined near the axis to capture the high gradients of field properties at that zone.

Although the proposed approach is, in principle, applicable to sand and clay and to any constitutive model, the main purpose of this present study is to test the contact formulation. Toward this end, we have decided to use a simple elasto-plastic constitutive model with von-Mises yield surface, which is adequate for the analysis of undrained clay soils. The undrained shear strength Cu of the clay was defined using $Cu(\sigma'_v) = 0.25\sigma'_v OCR^{0.95}$, where the over consolidation ratio OCR was taken as 2. Adhesion resistant of the pile shaft was calculated using $C_a = \alpha C_u$, where α is the adhesion factor. The shear modulus was taken by the formula $G(\sigma'_v) = \overline{G} \cdot Cu(\sigma'_v)$. The parameters α and $\overline{G}$ got different values for a small parametric study. The soil bulk modulus was specified to have constant Poisson's ratio of v=0.35, though this choice should not noticeably affect the solution if the water bulk modulus is substantially larger. This fact and since we used von-Mises material allowed us to simulate the wet problem by an equivalent dry analysis, which is more numerically stable, where an undrained effective bulk was defined by adding the water and the soil contributions $K_u = K_w/n + K_s$. Then, the excess pore pressure generation was extracted by calculating the Skempton's coefficient $B = 1 - 1/(1 + (K_w/n)/K_s)$, using the formula $\Delta u = B \cdot (\sigma_{ii} - \sigma^0{}_{ii})/3$, while the superscript 0 denotes initial state.

Far field conditions were specified by assuming that the cavity expansion solution of an incompressible elastic material supplies the reaction of the infinite soil; i.e. the external pressure acting on the mesh was defined by the analytical solution of the internal pressure of cavity expansion with a an identical radius to that of the outer boundary. The solution simplifies the actual state in penetration problems where each depth level is coupled to the adjacent ones. It was verified that the plastic zone did not reach the outer boundary, thus the elastic cavity expansion solution was chosen.

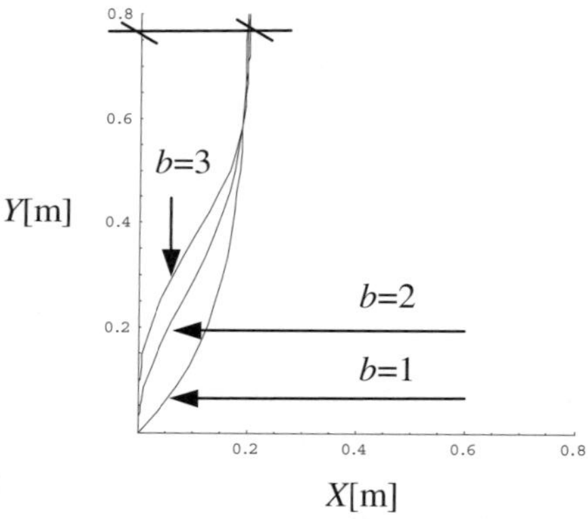

Figure 2 Three different shape functions

Penetration simulation

Installation started from the initial instant where the pile meets the ground surface; velocity of installation was constant 1 m/sec. In order to allow a broad range of pile tip shapes it was decided to define a special exponential shape function. The shape function was defined by:

$$S(\mathbf{X}_l) = X - r(1 - \exp(-a \cdot Y^b)) \tag{10}$$

where X and Y are the horizontal and vertical coordinates in the local coordinate system $\mathbf{X}_l$; r is the radius of the pile; a and b are parameters that controls the shape; in our study we defined a to give $X=0.95r$ at $Y=3r$, while r was 0.2m, such that $a=3/0.6^b$. For this paper, we analyzed the influence of the shape using $b=1,2,3$. Figure 2 shows the pile in the tip vicinity for this choice of parameters.

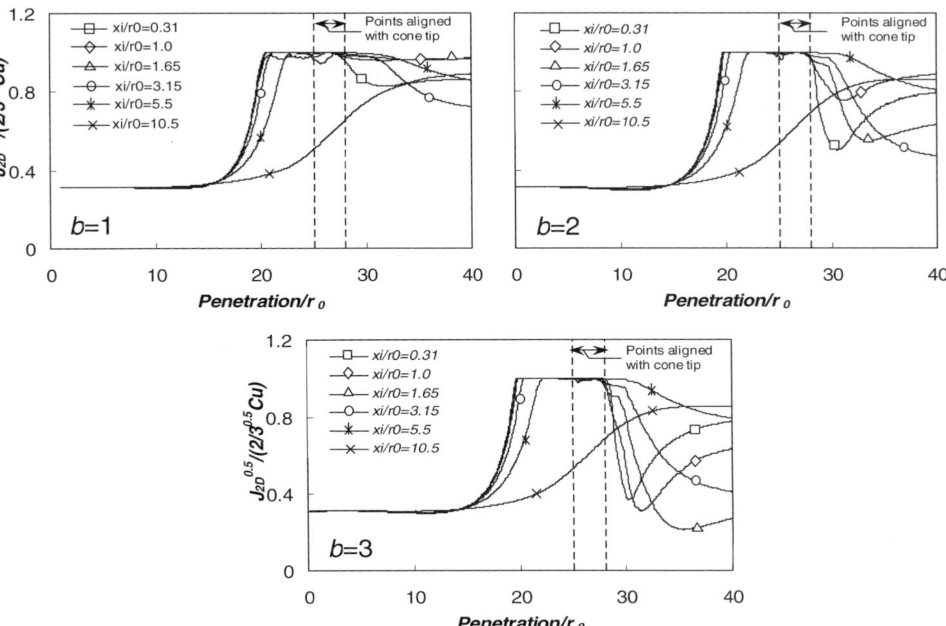

Figure 3 Effects of the different shape functions on shear behavior

Analyses and results

The effect of the shape function that represents the pile tip is apparent in figure 3. This figure shows the changes of the second invariant of the stress during the installation of the pile in certain depth and for different radial distances from the axis (xi/r0 is the normalized distance). The y-axis is normalized such that it gives maximum value of one, in accordance to the von-Mises yield surface radius. Initial K_0 conditions create initial value which is different than zero. Clearly, as the tip advances towards the checkpoints, the value of the second invariant increases until failure is reached; failure is reached quicker when the points are closer to the axis. Up to the situation when the upper end of the pile tip is aligned with the checkpoints, it seems that the pile tip shape has no affect on the response. However, beyond that point, the curves seem rather different.

Another factor that affects the response during installation is the adhesion factor α (see figure 4). This time the graph shows the excess pore pressure built up for only two elements (one adjacent and one far from the y-axis) for three values of adhesion factor (α=0,1/3,2/3). The influence of this factor is diminished in the radial direction.

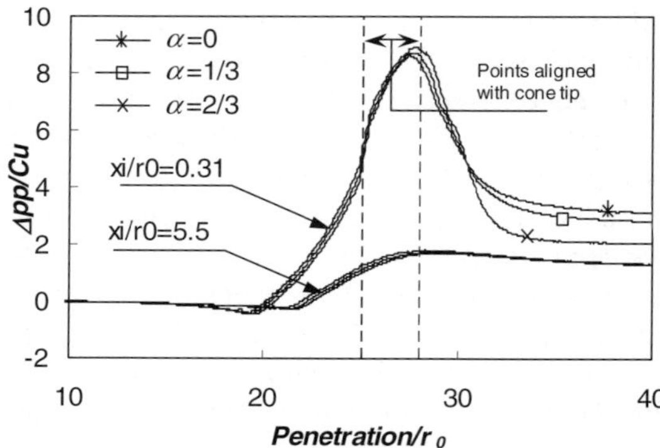

Figure 4 effects of adhesion on excess pore pressure built up (*b*=2).

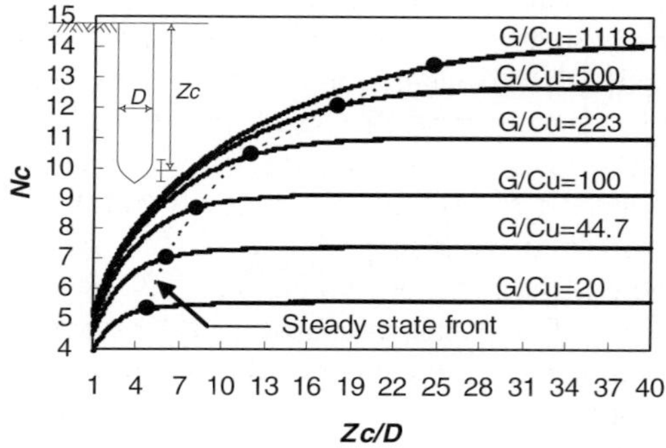

Figure 5 effects of G/Cu on Nc (*b*=2,α=0).

The next effect that was studied is the effect of the ratio between the shear modulus to the undrained shear strength $\overline{G} = G/Cu$. In our computations, this ratio remained constant with depth. Figure 5 shows the evolution of the Nc value during installation for different $\overline{G}$ values. The *Nc* factor was calculated by $Nc(Zc) = \left[F/\pi r^2 - \sigma_v^0(Zc)\right]/Cu(Zc)$, where *F* is vertical soil reaction exerted on the pile; *r* is the radius of the pile, $\sigma_v^0(Zc)$ and *Cu(Zc)* are the initial vertical stress and the undrained shear strength at depth *Zc* respectively; *Zc* is the depth of the cone middle point. Note that in figure 5 the horizontal axis *Zc/D* does not start at zero. This is due to the fact that the cone must be completely positioned inside the soil in order for the above relation of Nc to have a proper meaning. In Figure 5, the dashed line represents the required depth of penetration to obtain 95% of the maximum Nc value.

The required depth for a constant (or maximum) Nc is highly dependent on the ratio $\overline{G}$. Most striking evidence is that a steady state condition of the Nc value is attained much faster in soft clays, i.e. clays with relatively small shear modulus. This evidence could not be revealed by any of the steady state approaches for installation problems, such as the strain path method, Euler finite element analysis, or the steady state analysis by Yu et al. (2000), nor by limit analysis which inherently do not account the rigidity of the soil. However, the initial Nc value approximately tends to 5.0, as the ratio between G and Cu increases. This value was obtained by Koumoto and Houlsby (2001), based on limit state characteristics solution, for cones with similar apex angle and zero adhesion. The tendency towards this value with increasing G/Cu is compatible with the fact that the limit state solutions are for perfectly rigid plastic materials.

Conclusions

This paper presents a novel Lagrangean approach for the analysis of nonlinear contact surface for rotationally motioned rigid body to a deformable body. The approach is physically sound based, since it relies on the simple application of the equations of motion. Their integration forces the contact grid points to move along a predefined shape function that represents the contact surface, unless separation occurs. The success of the approach is examined for the installation of pile with nonlinear tip end. Overall, it is believed that this approach could be utilized for many other installation problems, including problems where the motion of the penetrating body is not defined in time.

In particular, it was found that the shape of the pile tip highly affects the resulted stress path in the soil domain when the upper end of the tip passes the depth of the adjacent points. There is some evidence that this effect influences even more than the friction properties along the shaft.

Even more important observation is that the required penetration depth that allows complete mobilization the Nc value, is highly dependent on the ratio between the shear modulus G and the undrained shear strength Cu. Stiffer clays require more depth to reach a steady state value of Nc. This evidence cannot be revealed by any of the steady state approaches for installation problems or by limit analysis which, inherently, do not take into account the rigidity of the soil. It is suggested that these methods will be applied for the pile installation method, only if the initial embedment of the upper end of the pile tip is deeper than the steady state front as designated in figure 5.

Acknowledgements

Prof. Samuel Paikowsky from the University of Massachusetts is mostly acknowledged for motivating the authors to study installation problems.

References

1   Argyris J. (1982) *An Excursion into large rotations.* Comp. Meth. in App. Mech. and Eng. 32:85-155.

2   Baligh M.M. (1985) *Strain path method.* J. Soil Mech. and Found. Div., ASCE, 111(9):1108-1136.

3   Carter J.P., Booker J.R. and Yeung S.K. (1986) *Cavity expansion in cohesive frictional soils.* Geotechnique. 36(3):349-358.

4   Cividini A. and Gioda G. (1988) *A simplify analysis of pile penetration.* Proc 6th Int. Conf. Num. Meth. in Geomech. A.A. Balkema, Rotterdam, The Netherlands, 1043-1049.

5   de Borst, R. and Vermeer, P.A. (1984) *Possibilities and limitations of finite elements for limit analysis.* Geotechnique. 34(2):199-210.

6   Gill D.R. and Lehane B.M. (2000) *Extending the strain path method analogy for modeling penetrometer installation.* Int. J. for Num. and Anal. Meth. in Geomech. 24:477-489.

7   Hallquist J.O., Goudreau G.L. and Benson D.J. (1985) *Sliding interfaces with contact-impact in large-scale lagrangian computations.* Comp. Meth. in App. Mech. and Eng. 51:107-137.

8   ITASCA. (2002) *FLAC User's Manual.* Itasca Consulting Group Inc. Minneapolis, Minnesota, USA.

9   Kiousis, P.D. Voyiadjis G.Z. and Tumay, M.T. (1988) *A large strain theory and its application in the analysis of the cone penetration mechnism.* Int. J. for Num. and Anal. Meth. in Geomech., 12:45-60.

10   Koumoto, T. and Houlsby, G.T. *Theory and practice of the fall cone test.* Geotechnique. 51, No. 8, 701-712

11   Lu Q., Randolph M.F., Hu Y. and Bugarski I.C. (2002) *A numerical study of cone penetration in clay.* Department of civil and resource engineering. COFS. Geomechnics Group. Research report No. C:1681. July.

12   Mabsout M. and Sadek S. (2002) *A study of the effect of driving on pre-bored piles.* Int. J. for Num. and Anal. Meth. in Geomech., 27:133-146.

13   Teh C.I. (1987) *An analytical study of the cone penetration test.* PhD thesis, Oxford University, U.K.

14   van den Berg P. (1994) *Analysis of soil penetration.* PhD thesis. Delft University Press, The Netherlands.

15   Yu H.S., Herrmann L.R. and Boulanger R.W. (2000) *Analysis of steady cone penetration in clays.* J. of Geotech. And Geoenv. Engnr. ASCE, 126(7):594-605.

16   Yu H.S. and Houlsby G.T. (1991) *Finite cavity expansion in dilatant soil: loading analysis.* Geotechnique. 41:173-183.

Deep footing solution for Eureka Tower Project, Melbourne, Australia

M.C. Ervin and J.E. Finlayson
Golder Associates Pty Ltd, Melbourne, Australia

Introduction

The Eureka Tower project in Melbourne is an 88 level (300 m high) residential development. The geology of the site is complex. Bored piled foundations were recommended, requiring socketing into very high strength basalt or high strength siltstone. For the piles proposed to be socketed into the basalt, the successful piling contractor proposed the alternative of Continuous Flight Auger (CFA) piles bearing directly on to the basalt rock. The design bearing stresses for both these CFA piles and the bored piles in siltstone exceeded previously adopted values in Melbourne. Statnamic and Dynamic testing was performed on the CFA piles. For the bored piles an extensive investigation programme provided confidence in the socket design, with the assumed conditions verified during construction.

Site history

The site is located on the south bank of the Yarra River, which flows on the southern side of Melbourne's CBD. This south bank area was originally swamp land, reclaimed during the early development of Melbourne in the mid 1800's. The area then became industrial land with manufacturing industries established. As Melbourne developed these industries were relocated and in the 1980's the concept of a South Bank development comprising commercial and retail property evolved.

The site was first proposed for re-development in about 1990, as a 30 level office development with two or three levels of basement. After extensive geotechnical investigations had been completed, this project was abandoned. The site then lay vacant for some years. A 40 level residential development was mooted, and some further geotechnical studies were undertaken before this project also was abandoned.

In 2000, after acquisition of the site by Tab Fried and Nonda Katsalidis, the Eureka Tower project was proposed, with an initial carpark and hotel

Foundations: Innovations, observations, design and practice, Thomas Telford, London, 2003

development, and the tower itself confirmed in 2001. The footprint of the initial commercial development differed to and was slightly larger than the Eureka Tower footprint.

Geology

The site lies in the upper reaches of the Yarra River delta area, where the typical subsurface sequence comprises Quaternary age sediments overlying Silurian Age siltstone and sandstone bedrock (the Melbourne Formation). Ervin (1992) describes this sequence in some detail, with a typical subsurface profile below the fill of soft clays, stiff clays and dense to very dense sands and gravels overlying the Melbourne Formation. However, this sequence is interrupted at this site by a relatively shallow Quaternary Age basalt layer and at depth by Tertiary age basalt. Neither of these basalt flows extends across the entire site.

Site investigations

Preliminary studies

Following a review of the limited available sub-surface information in the area, the initial site investigation for the 1990 development comprised four boreholes, 4 cone penetration tests and some test pits to assess excavation conditions for the proposed basements. These investigations revealed the complex nature of the geology, in particular the two basalt layers. On the basis of these initial studies it was determined that bored piles, socketed into either the very high strength lower basalt or into the siltstone basement rock would be used to support the building. However, considerable uncertainty existed as to the extent and thickness of the lower basalt. Nevertheless, tenders for piling works were called based on this limited information.

Detailed 1991 studies

At the same time it was recognised that more extensive investigations were required to limit the uncertainties which would be reflected in the above tenders. It was decided to drill a borehole at the actual location of approximately 50% of the proposed bored piles. Through the use of pressuremeter testing in the siltstone, combined with laboratory strength testing, both of the basalts and the siltstone, it was considered a socket design could be completed at each of these boreholes and, by interpolation, for the remaining piles. In this way, the piling contractors were not obliged to take on the risk of uncertain ground conditions.

Twenty-five boreholes were drilled for this second phase investigation, as a result of which it was considered the ground conditions had been very well characterised. Socket designs were prepared for each pile and piling contractors asked to re-bid the works. This resulted in a substantial reduction in the tendered piling costs. This saving was in excess of four times the investigation and design cost.

The locations of the boreholes drilled for this project are shown on Figure 1.

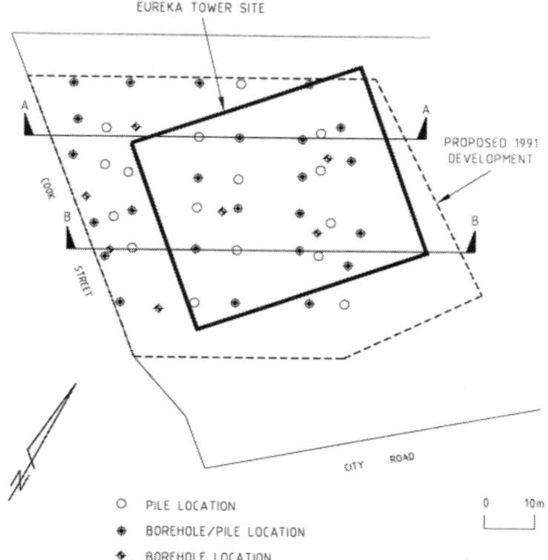

Figure 1 Proposed 1991 development. Location of piles and boreholes.

Figure 2 and 3 show the inferred subsurface conditions across the site, and indicate the variability in thickness and extent of the two basalt layers. The results of unconfined compressive strength testing performed on lower basalt and siltstone core samples are presented as Figures 4 and 5. Initial tangent Youngs Modulus values for the siltstone, interpreted from the pressuremeter testing are presented as Figure 6. (These data are plotted relative to depth, with the ground surface being approximately 2 m above sea level).

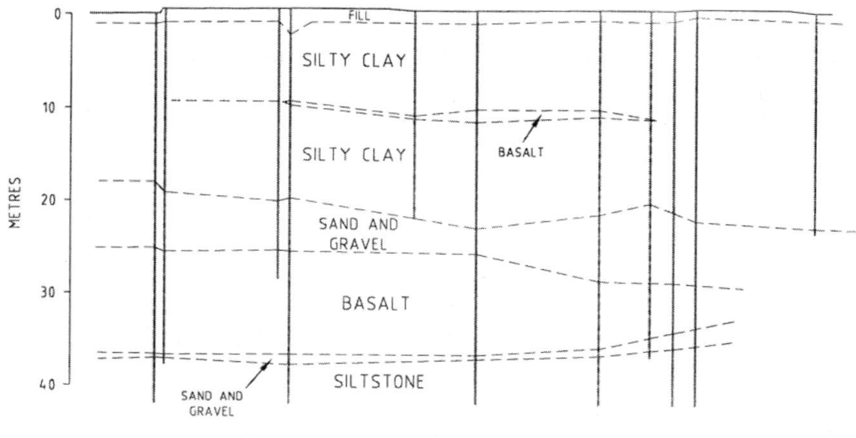

Figure 2 Stratigraphical cross section AA

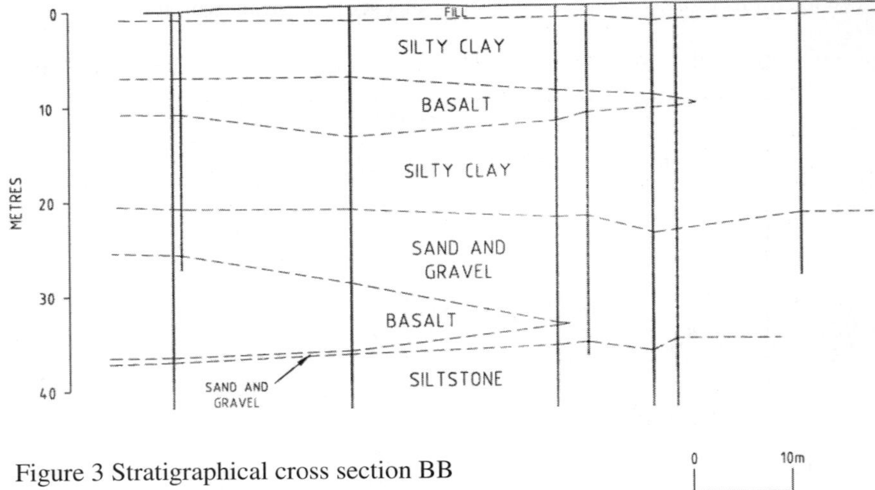

Figure 3 Stratigraphical cross section BB

As is evident from Figure 4, the lower basalt is of very high rock strength, with unconfined compressive strength (UCS) values in the range of 80 MPa to 250 MPa. Furthermore, the drilling in this basalt indicated it to have widely spaced jointing, at least in the vertical direction. Intact core up to 3 metres long (the length of the core barrel used) were regularly recovered.

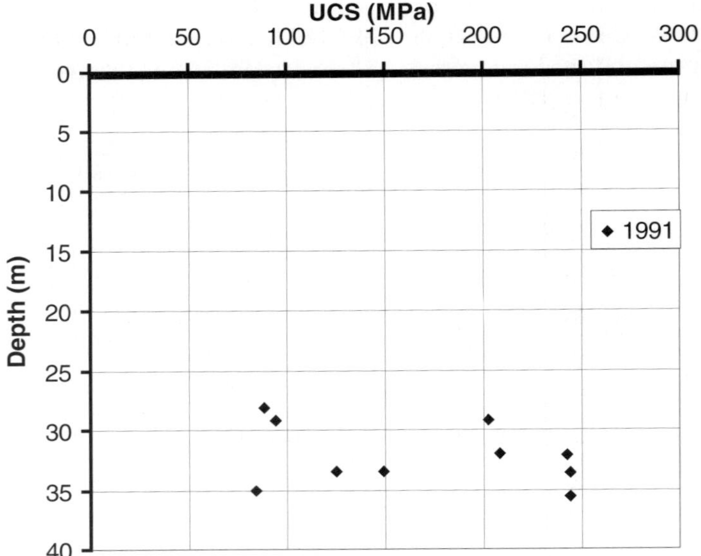

Figure 4 Unconfined compressive strength (q_u) of the lower basalt Vs depth (m)

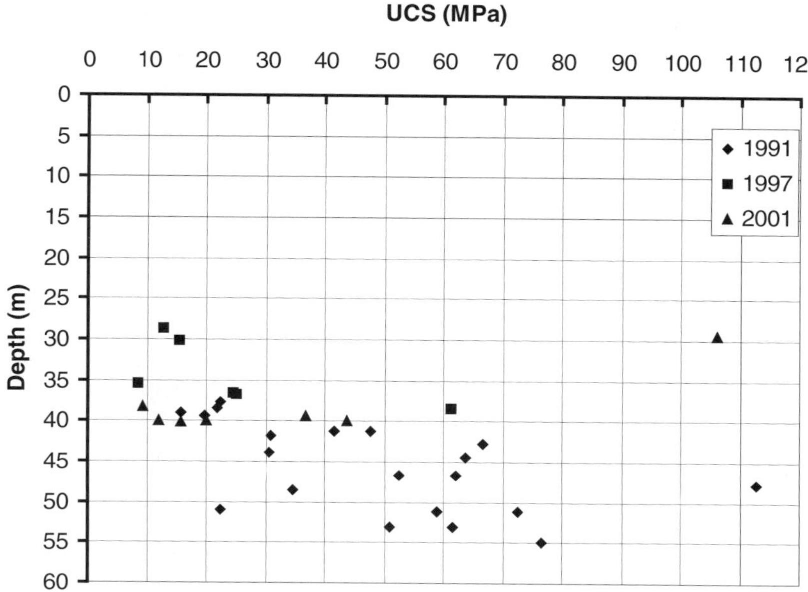

Figure 5 Unconfined compressive strength (q_u) of the siltstone Vs depth (m)

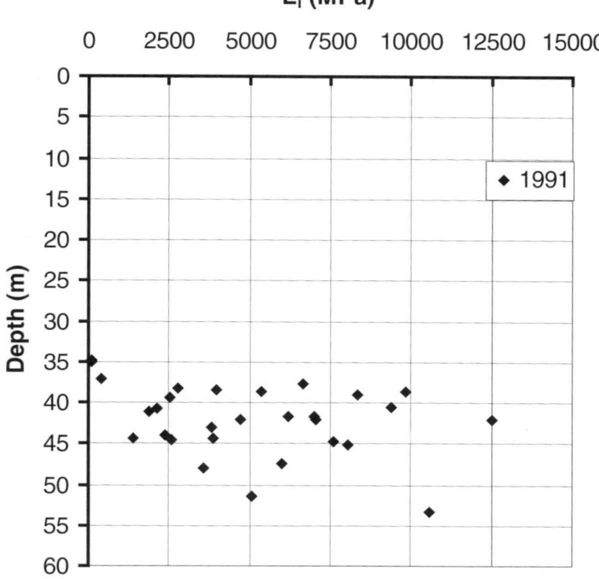

Figure 6 Initial Tangent Youngs Modulus (Ei) of the siltstone Vs depth (m)

The siltstone was also of high intact rock strength, with UCS values generally in the range of 10 MPa to 40 MPa, but often higher. One sample of fine grained sandstone tested had a UCS = 130 MPa. However, defects in the siltstone were relatively closely spaced in the upper 2 m to 3 m. This is reflected in the pressuremeter moduli. These moduli, although still high in comparison to most testing previously performed in the Melbourne Formation, are lower than would be inferred from established correlations for the Melbourne Formation (eg Chiu, 1981).

Eureka Tower investigation

Based on the extensive investigations previously completed, it was practical to develop a bored pile footing solution for the proposed tower structure. However, a number of these piles would be located near to the south-east edge of the lower basalt flow, and many would have to be drilled through the upper basalt layer. Figure 7 shows the inferred extents of both basalt flows, relative to the tower footprint.

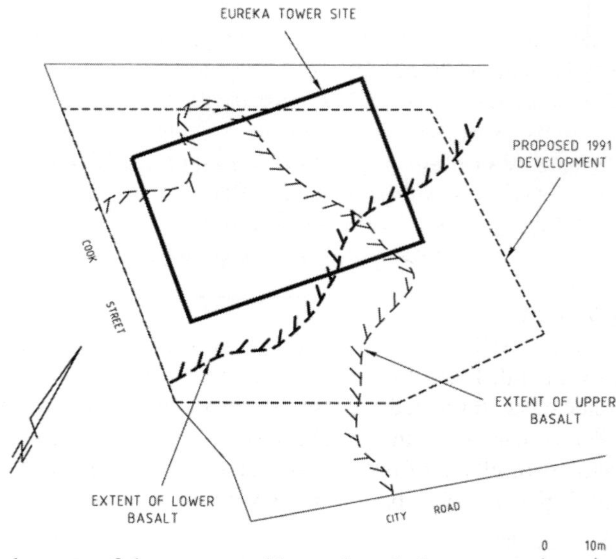

Figure 7 Inferred extent of the upper and lower basalt flows

Previous investigations had indicated the lower basalt thinned to the south east and no longer immediately overlies the siltstone. Concern existed regarding the possible presence of vertical cooling joints in the basalt and relatively more compressible material between the basalt and the siltstone in this area. That is, a pile founding on the basalt in this area could lead to unacceptable rotation (settlement) of the basalt. It was therefore considered necessary to drill a borehole at the location of each of the piles of concern, to allow assessment of whether the piles could found on the basalt or would need to be cored through the basalt and be founded in the underlying siltstone. The number and location of the boreholes was decided iteratively as data became available, until it was considered the limit of basalt sufficiently competent to support bored piles was established. Nine additional boreholes were drilled.

Some additional UCS testing was also performed on basalt and siltstone samples, as also presented in Figure 4 and 5.

Bored pile design philosophy

Historical

Australian Standard AS 2159-1978 provided guidance for the design of rock socketed piles. This was the relevant Australian Code in 1991. At that time, this Code allowed a permissible end bearing pressure of up to $0.3q_u$ (q_u = unconfined compressive strength) for piles bearing on rock. Where piles were to be socketed into such rock, a permissible shaft adhesion of $0.05q_u$ was allowed.

Conventional wisdom in Melbourne for proportioning rock sockets in the Melbourne Formation in the 1980's was to allow shaft adhesion of 10% of the permissible base resistance. This permissible base resistance varied from 1 MPa for highly weathered low strength rock to a maximum of 5 MPa for slightly weathered or fresh rock. Work performed at Monash University in the 1970's and 1980's (eg Williams et al. 1980, Donald et al. 1980) provided a more rational design basis for the design of rock sockets in weak rock, provided adequate strength and compressibility data was available.

1991 approach

Following the 1991 investigations, the Williams et al (1980) design method was adopted for the piles founding in siltstone, but with a minimum socket length of 2 pile diameters (assumed necessary to mobilise socket shear resistance independent of base resistance). This design method is settlement based, and a design settlement of 1% of the pile diameter was adopted, with the proviso that an overall factor of safety based on strength considerations of at least 3.0 was achieved. Ultimate socket shear resistance is based on the intact rock shear strength factored to allow for construction effects (similar to the conventional strength reduction factor used for design of piles in clay), and jointing (see Williams et al, 1980). An ultimate base resistance of $5q_u$ was adopted, as recommended by Williams et al (1980).

Using this approach, socket lengths varied from 2.4 m to 9 m, to accommodate design (working) loads of 15 MN to 53 MN on 1.2 m to 1.8 m diameter piles. This corresponded to socket shear stresses under working loads of 0.7 MPa to 1 MPa (a limiting value adopted) and corresponding base resistance of 3.2 MPa to 9 MPa.

Using this settlement based approach, the load taken by socket shear is proportionally higher than past conventional wisdom had suggested.

For the piles founding in the lower basalt, conventional wisdom also appeared excessively conservative for this very high strength essentially intact rock. The piles were documented on the basis of allowable (working load) socket shear and base resistances of 1 MPa and 10 MPa respectively. These values were twice what had previously been adopted in Melbourne.

Eureka Tower

Research into rock socketed piles continued at Monash University into the 1990's, and led to the development of a rational, theoretically based design method for such piles (Seidel and Haberfield, 1995). The resulting design program, ROCKET, requires basic rock and pile parameters. Input parameters include rock mass modulus, intact rock strength, residual friction angle of the rock, pile diameter and socket roughness.

For Eureka Tower, ROCKET was used to design the sockets founding in siltstone. A top of socket design settlement of 6 mm was adopted to provide compatibility with the estimated settlement of piles founding on basalt. Due to concerns expressed by piling contractors as to their ability to drill through the basalt overlying the siltstone at many siltstone pile locations, piles were standardised at 1.2 m diameter. Pile loads (working) of up to 25 MN were to be resisted, requiring the use of 70 MPa concrete. A pile socket length in siltstone of 4.5 m was adopted, to ensure effective socketing below an upper more fractured zone of about 2 m. This assumed satisfactory mechanical roughening of the socket wall could be achieved to allow mobilisation of the assumed socket shear resistance. The socket shear and base resistance calculated to be mobilised at 6 mm socket settlement were 1500 kPa and about 10 MPa respectively.

At this time it was considered the piles founding on the basalt could be designed for end bearing only. Given the very competent nature of the rock, an allowable base resistance of 20 MPa was considered reasonable (significantly less than, say, $2q_u$). However, to allow mobilisation of such stress in the pile shaft, confinement of the concrete was necessary. Whilst the steel reinforcing cage would provide this over the majority of the pile length, there was concern this would not be relied upon at the base of the pile, if bearing directly onto the basalt. Consequently it was decided to socket the piles a minimum of 0.8 m into the basalt, and thus provide the necessary confinement.

In all cases the upper basalt was ignored due to group effects and the relative compressibility of the underlying layer. For transient (wind) tension loads the resistance mobilised in the sediments overlying the rock was taken into account, and was sufficient to provide adequate capacity.

Contractor alternative

Piling tenders were called on the basis of the above, with 64 piles founding on basalt and 22 socketed into siltstone. The construction time, and costs, submitted by tenderers were incompatible with the Builder's program and expectations. As a result significant review of the adopted approach was embarked upon.

Out of this process, one of the tenderers offered the alternative of replacing the bored piles founding on the lower basalt with Continuous Flight Auger (CFA) piles founding on the surface of the basalt. This proposal offered 750 mm diameter piles constructed with 70 MPa concrete and designed for a working load of 6.5 MN (14.7 MPa end bearing stress).

This alternative was attractive to the builder from both program and cost considerations. However, given the proposed loads were significantly higher than previously adopted on CFA piles of this diameter, and that there was some concern as to whether the piles could satisfactorily seat into the basalt where the basalt surface was sloping (ie towards where it thinned), a test piling program was recommended before the alternative could be accepted.

In addition, provided the test piling programme demonstrated satisfactory pile performance, further testing of contract piles was also considered to be necessary, with this testing concentrated in the area where the basalt surface might be sloping.

The proposed, and subsequently adopted, pile layout, together with the additional boreholes drilled, is shown on Figure 8.

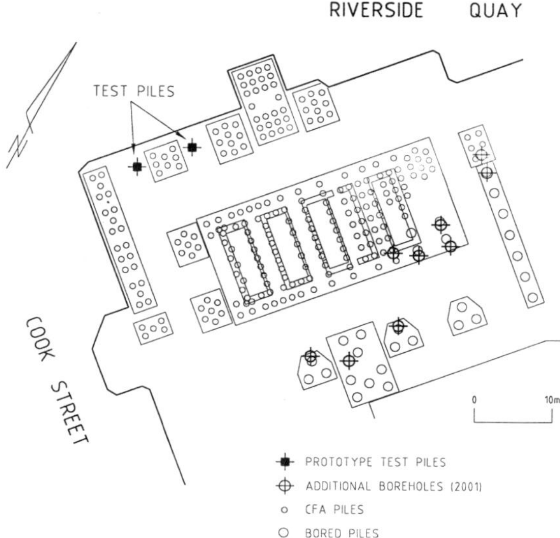

Figure 8 Final bored and CFA pile layout with the location of additional boreholes (2001) and prototype test pile locations

CFA piles

Test pile construction

Two prototype test piles were constructed. To simulate the possible effect of a pile not seating fully onto a sloping basalt surface, it was considered one test pile should be constructed after drilling until the pile auger "just touched" the rock (referred to here as the "soft toe" pile). The other pile was constructed as proposed by the Contractor for the contract piles:- that is drilled to effective refusal using tungsten carbide rock teeth on the auger tip.

Prior to constructing these two piles, a borehole was drilled immediately adjacent to each test pile location, with NMLC size coring commenced about 200 mm above the expected top of basalt level. This was to allow sampling of the material immediately above the rock, and also to accurately locate the top of rock, and so facilitate the effective construction of the first of the two piles. That is of the "soft toe" pile.

The test piles were located in an area where the upper basalt was known to be relatively thin (see Figure 8). The boreholes drilled at the test locations indicated it was absent, avoiding the need to isolate this rock from the test pile.

Statnamic testing

Statnamic Pile testing of the prototype piles was adopted to minimise possible rate effects and also provide a cost and time effective test procedure. Statnamic testing was developed in the late 1980's (Middenhorp et al., 1992). The test requires the mobilisation of a reaction mass which is typically 5% of the required test load, using solid pellet rocket fuel. This provides a "slow burn", applying the load over about 120 ms, compared to perhaps 4 ms for conventional dynamic test piling. The principle of loading the pile is simplistically a case of F = ma, with the reaction mass accelerated at 20g. Being a "slow burn", no tensile stress wave is typically generated, which might otherwise damage the pile.

Figure 9 illustrates the equipment and principles. The gravel is provided to allow a "soft landing" of the reaction mass, and thus avoid a dynamic impact onto the pile as the reaction mass returns.

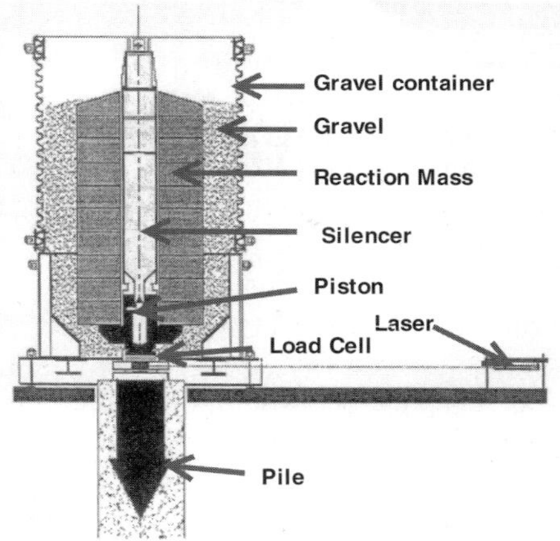

Figure 9 Schematic section of Statnamic testing equipment

The test equipment selected for this project was capable of applying a load to the pile of about 16 MN, or about 2.5 times the proposed design (working) load.

Notwithstanding the slow burn, there remain some dynamic effects which can be allowed for mathematically. Figure 10 shows the output provided for the test loading of the "soft pile". The load-displacement response captured in real time is shown as the Statnamic load curve, with the derived equivalent static load-displacement curve also shown.

In this test the residual displacement at the pile head is about 4 mm. For the pile drilled to refusal it was about 2 mm.

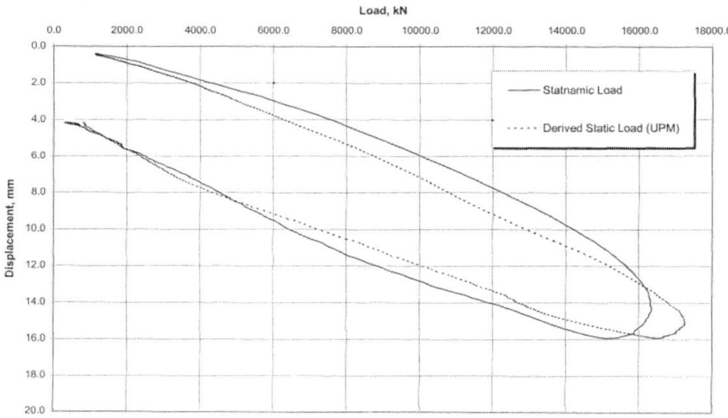

Figure 10 Load displacement response from Statnamic testing of the "soft-toe" prototype test pile

Dynamic loading of test piles

It was proposed that some contract piles be tested dynamically using a 20 tonne drop hammer. It therefore was desirable to try to obtain a correlation with the Statnamic test of dynamic testing, analysed using signal matching wave equation analysis (CAPWAP). It was initially proposed to dynamically load the prototype test piles to destruction. However, the vibration effects were significant and it became necessary to limit the test drop.

Initial testing of the "soft pile" (after Statnamic testing) was able to be completed with 3.0 and 3.5 m drops. This testing mobilised loads of up to 21 MN, with a cumulative residual settlement of about 7 mm. For the pile drilled to refusal, the hammer drop was limited to 1.4 m, with a mobilised pile load of 15.8 MN. At this load negligible additional residual settlement resulted.

The derived static load-displacement responses for the Statnamic and dynamic (CAPWAP) testing are shown on Figure 11. Of interest in these results is the derived dynamic load-displacement responses are shown to be softer than the Statnamic response. This is contrary to expectation, given that the shorter duration loading response would normally be expected to be stiffer, as would a repeat loading of the same pile. No satisfactory explanation for this has been established at the time of writing.

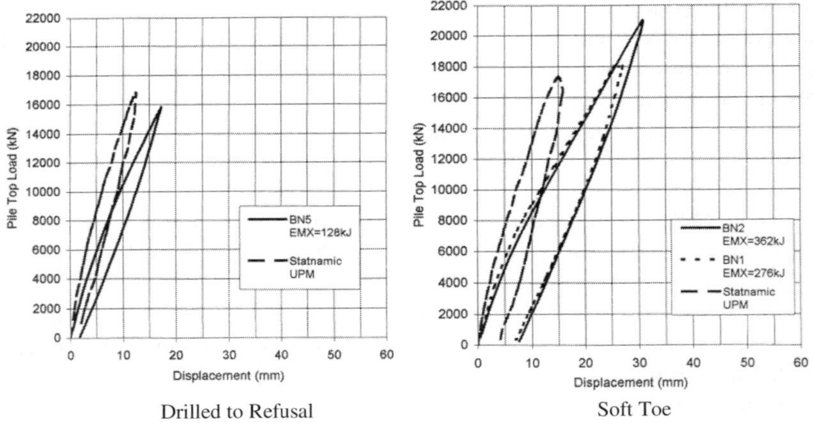

Figure 11 Load displacement response for prototype test piles from both Statnamic and dynamic testing

Contract pile testing

Twelve contract piles were test loaded using the 20 tonne hammer, dropping 1.4 m to 1.5 m. The corresponding mobilised pile head loads ranged from 14 MN to 19 MN. The CAPWAP analysis of the data captured in this testing indicated mobilised base resistances of 4.2 MN to 8.2 MN, with measured permanent sets of 0.5 mm to 3.7 mm.

This testing was considered to have satisfactorily proof tested the piles.

Conclusions

The Eureka Tower project is located on a site underlain by complex geology. The high strength of both the lower basalt present at the site, and the siltstone, required the development of special drilling tools and base cleaning methods, unable to be described here. The upper basalt present was simply a complicating nuisance.

A thorough site investigation programme allowed confident adoption of design stresses for rock socketed piles, significantly higher than previously used. Strong co-operation between the builder, piling contractor and the geotechnical consultant further allowed the introduction of the innovative alternative of highly loaded CFA piles founding directly onto very high strength basalt. The effectiveness of this alternative was proven through both test piles and dynamic proof testing of prototype piles.

Above all, it is considered this project demonstrated the importance and value of thorough and extensive site investigation. Without this level of investigation, the innovative and pioneering piling solutions would not have been possible. The savings made by having this data outweighed the cost of the investigation many fold.

Acknowledgements

This paper is presented with the kind permission of Grocon Constructors Pty Ltd and Eureka Tower Pty Ltd, whose co-operation and support during the project was appreciated.

References

1. AS2159-1978. *SAA Piling Code*. Standards Association of Australia.
2. Chiu, H.K. (1981) *Geotechnical properties and numerical analyses for socketed pile design in weak rock*. PhD Thesis, Dept. Civil Engg., Monash University, Melbourne.
3. Donald, I.B., Chiu, H.K. and Sloan S.W. (1980). *Theoretical analyses of rock socketed piles*. Intl. Conf. On Structural Foundations on Rock, Sydney. Balkema : 303-316.
4. Ervin, M.C. (1992). *Engineering properties of quaternary age sediments of the Yarra Delta*, Engineering Geology of Melbourne, Ed. Peck et al. AA Balkema, Rotterdam, pp. 245-259.
5. Middendorp, P., Bermingham, P. and Kuiper, B. (1992). *Statnamic loading test of foundation piles*. Proc. Fouth Int. Conf. Application of Stress-wave Theory to Piles, the Hague, pp. 581-588.
6. Seidel, J.P. and Haberfield, C.M. (1995). *The axial capacity of pile sockets in rocks and hard soils*. Ground Engineering, March, pp. 33-38.
7. Williams, A.F., Johnston, I.W., and Donald, I.B. (1980). *The design of socketed piles in weak rock*. Intl. Conf. On Structural Foundations on Rock, Sydney. Balkema : 327-347.

Optimisation of gravity based design for subsea applications

R. Fisher
Technip-Coflexip Group – Offshore Branch, Aberdeen, Scotland

D. Cathie
Thales Geosolutions (Belgium) SA/NV, Brussels, Belgium

Introduction

The various codes of practice (for example DNV, 1995; API, 2000) provide design guidance for gravity base structures. While the principles are also applicable to smaller subsea applications such as protection structures, riser bases, pipeline end manifolds etc., there are a number of geotechnical issues that arise which are particular to these smaller, less sensitive structures. Because they are smaller does not mean that the geotechnical issues are necessarily simpler. This paper sets out to highlight and propose solutions to some of the design issues related to the foundations of such structures.

Foundation design should never be separated from the overall design process except that it may require a geotechnical engineer to perform the work. The structure and foundation act together, not apart. To pass loads from one to the other without consideration of the overall behaviour of the system may not provide the best solution. This is particularly true for some subsea structures in which two or more separate bearing areas are involved.

This paper seeks to expand on previous work carried out by the authors (Fisher and Cathie, 2002), particularly concerning the issues of serviceability design for overturning and impact loading.

In order to provide practical advice, reference will be made to some actual projects. One example project – the design of a subsea intervention valve protection structure located under an existing North Sea platform, is shown schematically in Figure 1. The characteristics of a small structure are apparent – size, weight, more than one foundation mat, connectivity (or not) to pipelines or other rigid seabed structures, accessibility to survey, simplicity. These characteristics have an influence on the design process that must be complete but remain ***appropriate to the structure***.

Foundations: Innovations, observations, design and practice, Thomas Telford, London, 2003

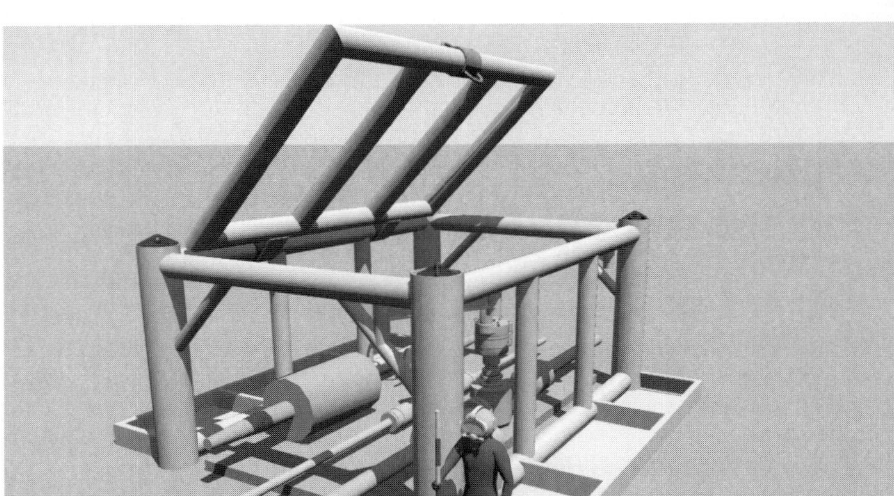

Figure 1 - Example subsea gravity base structure schematic

Design loads and load distribution

Most subsea structure foundations must be designed for a combination of vertical and horizontal loads. These loads can be generated from a variety of sources including self weight, environmental conditions, fishing gear interaction/snagging, impact (dropped object), etc. For many protection structures, environmental loads are often much less important than the snagging or dropped object load cases. How design loads are assessed and combined is outside the scope of this paper. However, the manner in which the loads are combined to define the load cases for individual footings or mudmats is discussed below.

Simple analytical approaches

Most foundation design calculations are performed based on the loading and capacity of individual footings even though the structure is supported on two or more mudmats. For structures comprised of a single base plate, a riser tether hold down clump weight for example, the design loads can be used directly. Where the footings are separated, as illustrated in Figure 1, or on a four point supported structure, the design loads must be distributed between each mudmat for each load case. In order to do this, some assumptions must be made about the structure and the foundation. Regarding the structure, it is normally reasonable to consider it rigid as far as overall foundation behaviour is concerned (all supports rigidly connected). However, settlement can still occur and the structural design of the mudmat itself may warrant the assumption of flexibility unless heavily stiffened.

For assessing the load distribution on the foundation, one method is to consider elastic soil behaviour. Figure 2 shows two methods of distributing the overall horizontal (above mudline) load to the footings while maintaining static equilibrium. In Figure 2b, the rotational stiffness of the foundation of each mudmat is ignored and the moment load on the structure is carried by the vertical component of the individual mat load. For widely spaced footings this is generally an adequate approach. In Figure 2c, the foundation is assumed to provide both vertical and rotational stiffness. As a first approximation, the distribution of load may be obtained using elasticity theory to compute the corresponding vertical stress on each footing as shown on Figure 2c. This may be integrated to provide the equivalent eccentric vertical load for bearing capacity assessment. This method can be generalised to four support point structures.

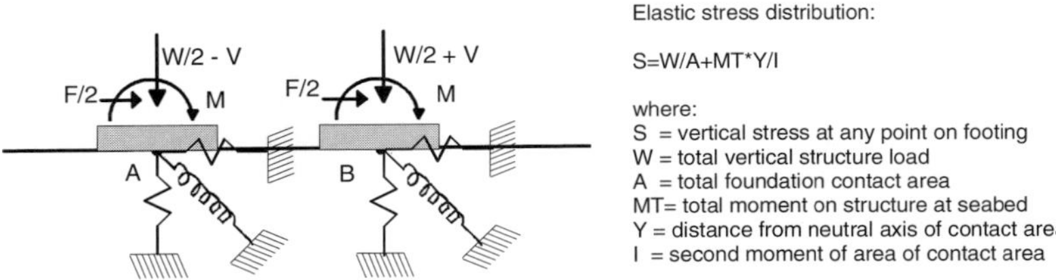

Figure 2 - Distribution of loads on structure with multiple supports

If the horizontal load does not act through the centre of area of the foundation it applies a torsional load. Generally, the best approach is to decompose the offset horizontal load to a horizontal load acting through the centre of area of the base and a moment acting at the same point. The load distribution arising from these horizontal and torsional loads can be estimated assuming the structure is rigid and that the stiffness of the foundation is identical at each footing. However, for long mudmats (such as shown in Figure 1) the load distribution is complex when all interacting components are considered with the torsional component applying a varying shear stress over the mudmat base.

Three dimensional soil/structure interactions

The simple analytical methodologies outlined in Figure 2 can be adopted to gain an initial estimation of the loads distributed around the foundation. For structures where the foundation size is critical, when splash zone deployment becomes a governing criteria for a given crane capacity for example, it may be prudent to undertake more detailed analysis. Realistically this can only be achieved using a general finite element analysis. Figure 3 illustrates the type of simplified structural model which is often developed for such an analysis. This particular example was developed for a suction pile design, although alterations for a gravity base foundation would be relatively straightforward. Once the structural elements are defined the soil response is modelled as a series of springs at the extremity of the structural members designed to interact with the soil, normally the mudmats in the case of a small gravity base foundation. Springs must be input for the vertical, horizontal, rotational and torsional stiffness responses. Spring stiffnesses appropriate for such foundations can be found in many publications, but the authors have found those developed by Cassidy et al (2002) to be most suitable.

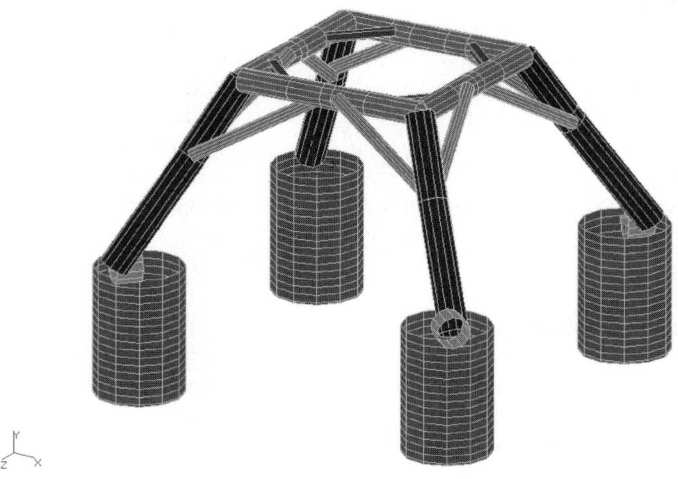

Figure 3 –Simple 3D Structure and Foundation Model for Interaction Analysis

This type of soil/structure interaction analysis yields two results which can help the foundation designer, assuming the spring stiffnesses adopted are representative. Firstly it provides realistic load distribution across the mudmats and secondly gives an indication of the likely deflections, induced by the applied loading. The latter can be very important if critical connections, such as pipeline terminations, form an integral part of the structure. Assessment of likely deflections can also be used to demonstrate that conventional factors of safety, which often result in conservative foundation sizing, can be modified to reflect serviceability rather than limit states.

Failure mechanisms and ultimate limit states

Design of most engineering structures includes verification that the resistance of the materials carrying the loads are greater than the applied loads to provide sufficient reliability (probability that loads will not exceed resistance). This evaluation is performed by assessing failure mechanisms or ultimate limit states. For the stability of gravity base structures, the foundation limit states must be identified and evaluated. For a rigid seabed structure, the limit states must take account of kinematic constraints for modes of failure of the foundation that are imposed by the structure. For example, an individual mudmat of a structure with four footings cannot slide by itself. All four mudmats must fail concurrently.

Therefore, the most important failure mechanisms to evaluate for ultimate limit state *of the whole structure* include (Figure 4):

- Horizontal translation (sliding)

- Vertical translation (bearing)

- Rotation (overturning and/or bearing capacity failure)

- Combined translation and rotation (about a horizontal axis)

- Horizontal translation and torsion (rotation about a vertical axis).

-

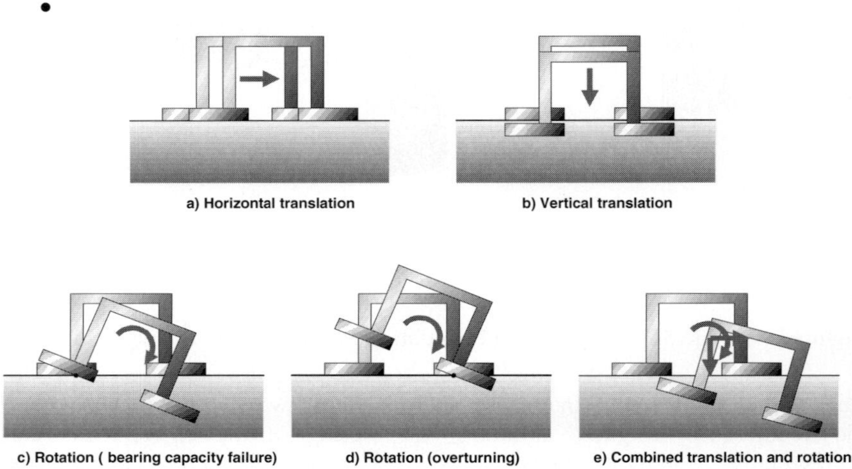

Figure 4 - Failure modes in translation and rotation (2D)

Failure to appreciate the kinematic constraints provided by a multiple-footing structure can lead to overdesign of foundation elements. If individual mudmats are designed for the loads defined by an elastic analysis (see previous section) and failure modes for that mudmat acting independently of the others are analysed, the controlling limit states may not be realistic. This is particularly true for structures with four footings but also applies to a lesser extent for those with two, such as the example shown in Figure 1.

The limit states for the capacity of the foundation in vertical and horizontal translation (Figures 4a,b) are straightforward as the load paths for both footings are the same and, providing the separation is sufficient, the overall capacity will be twice that of a single footing.

However, the rotational resistance of the structure (Figures 4c,d,e) will be a function of the footing separation, the individual footing vertical resistance, and the individual footing moment capacity. Figure 5 shows the collapse state for the structure shown in Figure 1 (soil is a soft clay) from a simple 2D FE plasticity analysis. In this case, the structure fails in the mode shown in Figure 4e with the heavily loaded footing failing in bearing and the other in pure sliding.

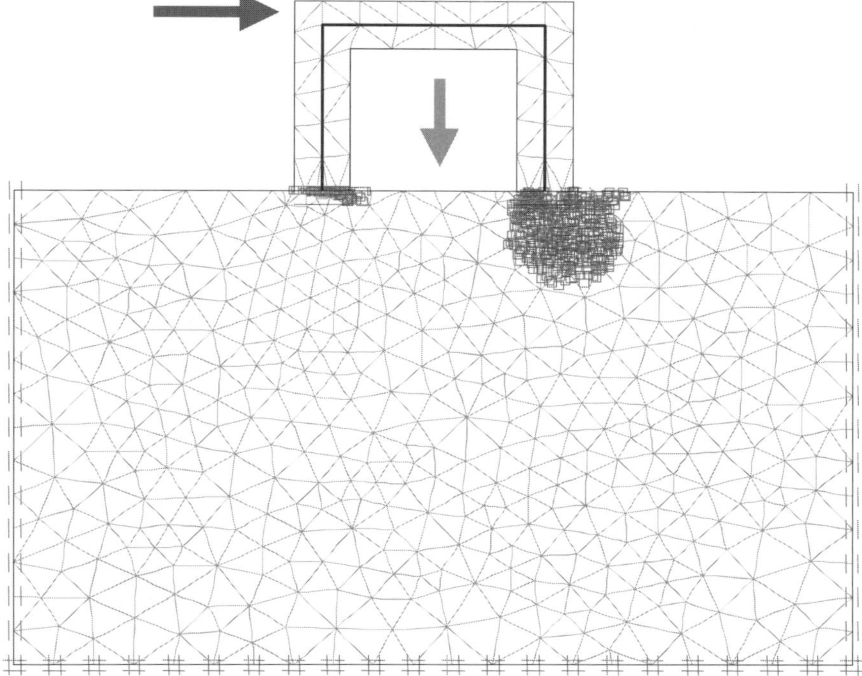

Figure 5 – A limit state of a twin footing structure

If this was the critical case, then the design could be improved by reducing the weight of the structure.

Rather than basing foundation loads in the limit state on elastic distribution of stresses, the preferred method of the authors is to use a generalised failure envelope. Figure 6 shows the normalised envelope proposed by Taiebat and Carter (2000) and the load paths for the structure shown in Figure 1 and analysed in Figure 5. The graphs in Figure 6 depict the vertical-horizontal load (V-H) and moment-horizontal load (M-H) space, with contours of moment and vertical load shown respectively. The collapse situation for footings A and B found in the FEA are shown as rings on the failure envelopes. Footing A is in the sliding regime on the envelope while footing B is mainly vertical deformation.

Generalised failure envelopes are available for other soil types, notably those produced by Butterfield and Gottardi (1994) and Houlsby and Cassidy (2002).

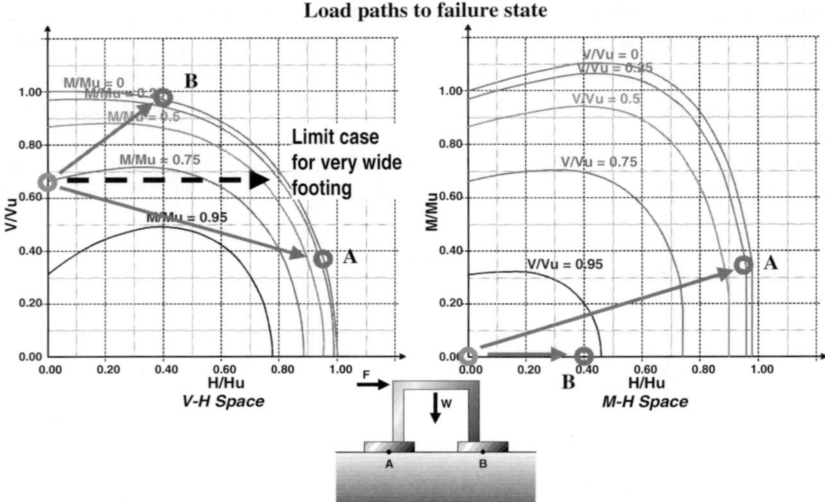

Figure 6 – Full failure envelope in V-H-M space and load distributions

The same concept can be extended to structures with four footings and loading other than along the axis of the supports. The envelopes should normally be developed with factored soil strengths and loads for Load Resistance Factor Design (LRFD).

In summary, the following conclusions are noted for multiple footing structures:

- Footings carrying high bearing loads will carry little moment loading in limit state

- Moment loading is carried mainly by vertical loads on both footings (depending on separation)

- Concurrent failure of both footings must occur - typically one in sliding, the other in bearing

- V-H-M failure envelope is best approach for good design

Impact loading

The sliding resistance and bearing capacity formulae discussed above are only appropriate for assessing resistance to sustained loading. However, the express purpose of many subsea gravity based foundations is to protect equipment from impact loads. Snagging and grappling of fishing gear may apply a sustained load but dropped objects and glancing blows from fishing gear are considered to be impact loads.

Impact loads are normally defined as impact energies derived from the mass and velocity (kinetic energy) of the object. Equivalent loads derived from the impact energy require assumptions about the elasto-plastic stiffness of the moving object and the structure. It is common for structural engineers to compute equivalent loads on foundations and then require the foundations to be designed accordingly. In the authors' experience, this can lead to oversized foundations for protection structures, as the dynamic nature of the impact load is not appropriately taken into account.

As with most loading scenarios the first requirement is to proportion the impact load appropriately between the mudmats. Figure 7 demonstrates the relative difference in deflection under impact loading that could occur depending on the location and inclination of the source of impact.

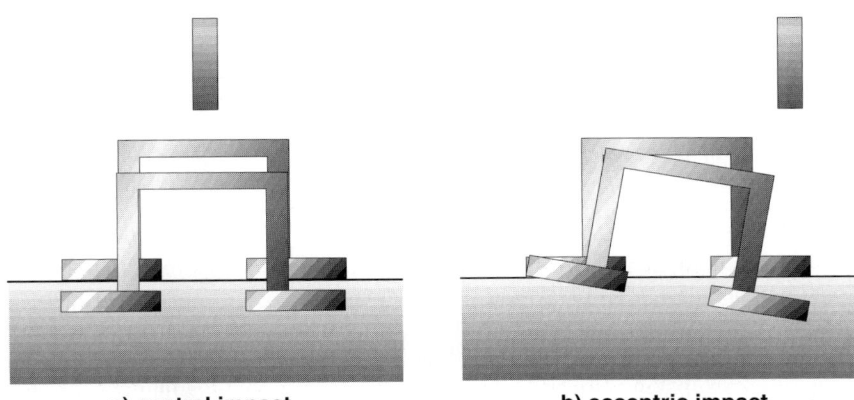

Figure 7 - Influence of different impact locations

If the dropped object must be assumed to impact centrally (Figure 7a) then it is reasonable to assume that the energy is distributed evenly between the mudmats, assuming homogeneous soil conditions under the separated footings. In this case further structural analysis may be required to determine the proportion of load dissipated within the structural members. Alternatively in the case of an eccentric impact (Figure 7b) judgement or the use of more refined analysis will be required to estimate the relative proportion of load on each mudmat. Since there are often numerous uncertainties associated with the foundation design for impact energy (fall velocity, predicted location of impact, soil behaviour under such rapid loading) a conservative energy distribution could be adopted. For example, assuming 100 % of the impact energy is resisted by the right hand footing in Figure 7b.

In order to assess the amount of deformation caused by the design impact energy, two approaches have been developed: energy dissipation and projectile methodologies. The methods avoid the artificial computation of impact loads, and thus the associated uncertainties, and consider the ultimate resistance of the foundation and the (plastic) displacement it would undergo to absorb a given impact load.

Energy dissipation method

A simple pragmatic energy balance approach is suggested as a first step to address the issue of impact loading on foundations. In this case, the effect of the impact energy is related to the ability of the foundation soils to resist applied load using standard bearing capacity theory. The impact energy is equated to the energy dissipation due to plastic deformation of the foundation only. This can be assessed from the area under an elasto-plastic foundation resistance versus displacement graph. If the ultimate resistance of the footing is Qu which is developed at a displacement of 0.1B (where B is the foundation width), and it undergoes a displacement δ (>0.1B) due to an impact of energy E then:

$$E = 0.5Qu(0.1B) + Qu(\delta - 0.1B) \tag{1}$$

Equation [1] neglects several aspects of the problem: post-impact energy of the moving object, energy required to accelerate the soil under the foundation, any elastic energy stored or radiated in the soil deformation, and material damping. However, all these assumptions will be conservative in respect of foundation deformations. Provided the deformations can be shown to be acceptable the foundation can be considered fit for purpose.

The soil resistance in bearing or sliding can be taken as the undrained capacity for both sands and clays for normal impact loading rates. Undrained strength of sand can be very high if it is medium dense to dense, but this can only be mobilised if drainage does not occur. If there is some doubt whether drainage could occur during impact loading, reference should be made to the work of Randolph and House (2001) where it is shown that loading is undrained if the dimensionless rate of penetration is greater than about 20 for a particular penetrometer, i.e. object moving through the soil. This is expressed for a given velocity of movement of the object, v (m/yr), diameter of object, d (m) and coefficient of consolidation c_v (m^2/yr):

$$\frac{vd}{c_v} > 20 \tag{2}$$

Undrained shear strength of clay soil generally increases by about 10% per log cycle of strain rate so adoption of "static" strength parameters would add another conservative aspect to the analysis.

This energy approach is the basis for all the simplified pile driving formulae such as the Hiley equation (see Craig, 1997). These methods take account of the mass of the hammer and pile, and elastic energy stored in the driving system, pile and soil. The Hiley formulae can be written in simplified form which reduces to Equation [1] if it is assumed that the dropped object transfers 100% of its energy directly to the foundation. Similar approaches are widely used for design of structures that must resist impact loading, including mooring dolphins and quay walls, and penetration of objects into the seabed for example. More sophisticated analyses based on force-time impact diagrams are necessary for more critical structures or compressible impacting objects.

Projectile method

An alternative to the energy dissipation method is to consider the relative momentum of the two bodies involved, e.g. the structure and the dropped object. Initially the dropped object of mass (m_1) falling at a velocity (V_1) has kinetic energy (E) and once impact occurs the combined momentum of the two bodies can be deduced (Figure 8).

$$E = 0.5m_1V_1^2 \qquad (3) \qquad m_1V_1 + m_2V_2 = (m_1 + m_2)U \qquad (4)$$

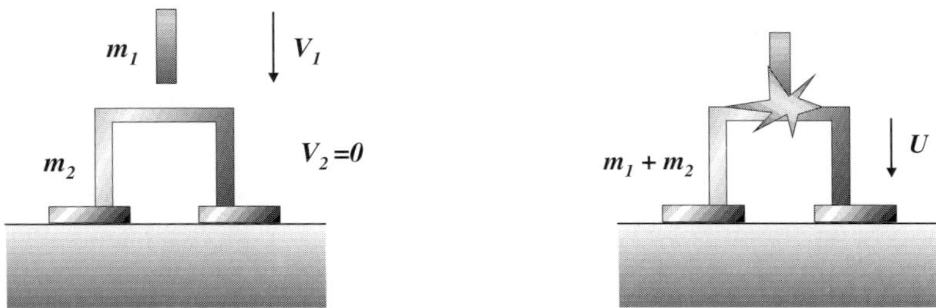

Figure 8 - Influence of different impact locations

Since the mudmats are supported by the soil, this momentum will be rapidly dissipated. The deceleration can be expressed as a distance travelled in a given time to reduce the combined speed of the bodies to zero. Therefore:

$$U_F^2 = U_I^2 + 2a\delta \qquad (5)$$

Where $\Delta\delta$ is the distance travelled in time Δt as outlined Figure 9.

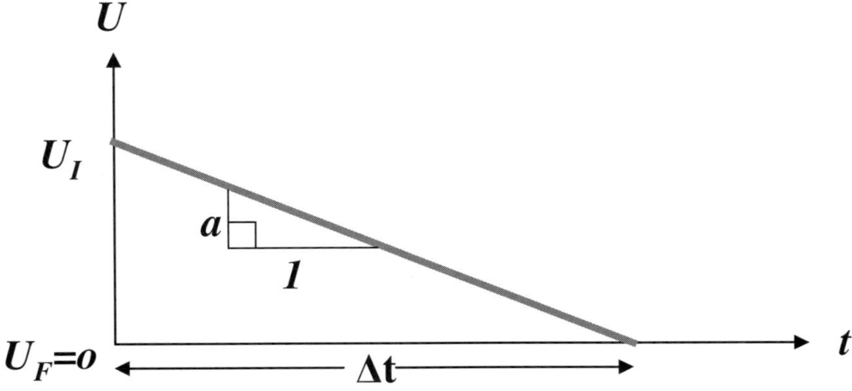

Figure 9 – Deceleration of combined body

Since $U_F = 0$, $a = \dfrac{-U_I^{\,2}}{2\delta}$ and force can be related to bearing

resistance $F = (m_1 + m_2)a = Qu$

These expressions can be rearranged to provide an equation to assess deformation under impact loading where the resistance term can also be enhanced as discussed in the previous section due to the dynamic nature of the impact load case:

$$\delta = \frac{-(m_1 + m_2)U_I^{\,2}}{2Qu} \tag{6}$$

Comparison of simplified methods

Clearly, the methods described above contain important simplifications of the actual physics, which should lead to an overestimation of the foundation deformations. Essentially, both methods are equivalent except that the structure mass is included and the elastic deformation of the soil has been ignored in the projectile method as described. Nevertheless, we consider that for small subsea structures, both direct impact and glancing blows can be considered using these approaches as first approximations. Figure 10 illustrates the likely deformations under a small lightweight structure on very soft clay using the two methods.

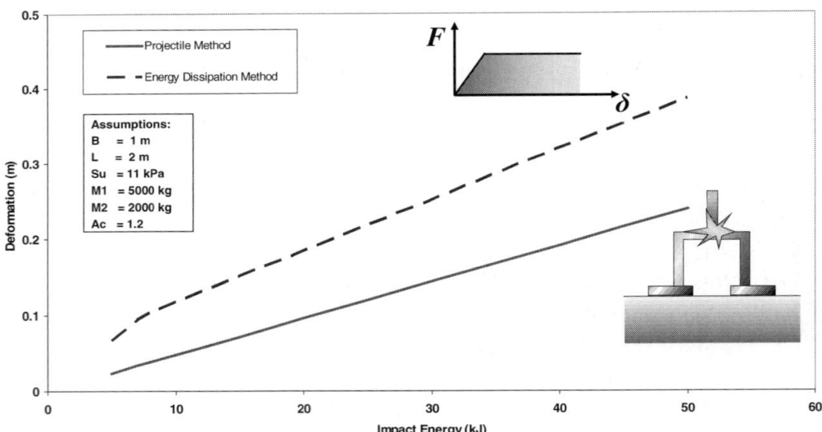

Figure 10 - Example deformation estimates

Note the reduction in deformation at low impact energies for the energy dissipation method. This region represents the elastic response. Deformations in excess of this level can be considered permanent. In the case of the projectile method all deformations should be treated as permanent. It may therefore be prudent to use the former method in cases where deformation of the foundation and consequently the structure are critical, e.g. where there are rigid connections such as spools or jumpers.

Conclusions

Subsea gravity based foundation design can be contentious because design methods are not yet standardised. The issues are as complex as for large gravity based foundations and can differ at certain points. Some aspects of foundation design have been discussed from a pragmatic standpoint and approaches to good practice for such structures have been proposed. It is considered essential to involve all parties and to agree non-standard approaches, such as those described in this paper, at an early stage in the design process.

Disclaimer

The concepts and views expressed in this publication represent those of the authors alone. Neither Technip-Coflexip nor Thales Geosolutions accepts any responsibility or liability for the views, concepts, ideas or recommendations expressed by the authors in this paper.

References

1. American Petroleum Institute (API). (2000) *Recommended practice for planning, designing and constructing fixed offshore platforms – working stress design.* API Recommended practice 2A-WSD (RP 2A-WSD), 21st Edition, December.
2. Butterfield, R. and Gottardi, G., (1994) *A complete three-dimensional failure envelope for shallow footings on sand.* Geotechnique, Vol. 44, No. 1, pp 181-184.
3. Cassidy, M.J., Houlsby, G.T., Hoyle, M. and Marcom, M.R., (2002) *Determining appropriate stiffness levels for spudcan foundations using jack-up case records.* Proc. 21st International Conference on Offshore Mechanics and Arctic Engineering.
4. Craig R.F. (1997) *Soil mechanics.* Spon Press, 6th Edition.
5. Det Norske Veritas (DNV). (1992) *Classification Notes No. 30.4, Foundations.* February.
6. Det Norske Veritas (DNV). (1995) *Rules for classification of fixed offshore installations, structures, structural design, general.* Part 3, Chapter 1, Section 5 F. Load Coefficients and Combinations for Design by the Partial Factors Method and Section 9 D. Design for Gravity Foundations, July.
7. Fisher, R. and Cathie, D., (2002) *Gravity based design for subsea structures.* International Conference on Site Investigation and Geotechnics.
8. Houlsby, G.T. and Cassidy, M.J., (2002) *A plasticity model for the behaviour of footings on sand under combined loading.* Geotechnique, Vol. 52, No. 2, pp 117-129.
9. Randolph M.F. and House A.R. (2001) *The complementary roles of*

physical and computational modelling. International Journal of Physical Modelling in Geotechnics, Volume 1, No. 1.

10. Taiebat, H.A. and Carter, J.P., (2000) *Numerical studies of the bearing capacity of shallow foundations on cohesive soil subjected to combined loading*. Geotechnique, Vol. 50, No. 4, pp409-418

The effect of eccentric loading on the bearing capacity of shallow foundations

M. Foundoukos and R.J. Jardine
Imperial College London

Introduction

This paper investigates the effect of eccentricity on the bearing capacity of shallow foundations on sand. Problems involving eccentric loading are common in offshore engineering and in applications such as wind generator foundations as well as retaining walls. A testing apparatus was set up to test foundations subjected to inclined and eccentric loading. The experiments were performed in medium loose sands only. The results indicated that the conventional Meyerhof (1982) bearing capacity, approach for dealing with eccentric loads is conservative. On the other hand, a more modern three-dimensional 'failure' surface theory proved to offer a flexible way of interpreting the data, (Butterfield and Gottardi (1994)). The experimental results support this theory, which should find more widespread application in the future.

Model test apparatus

A model foundation test rig was set up with a soil tank and a machine for applying constant rate of vertical displacement as shown in figure 1.

The apparatus had the following elements: a steel frame, a steel rod, a load cell to record the vertical load, two displacement transducers to measure the tilt of the footing on the surface of the soil sample, a steel ball to transfer the load from the footing to the steel rod, the footing, the soil tank and a motor-gearbox to apply a constant rate of displacement.

Foundations: Innovations, observations, design and practice, Thomas Telford, London, 2003

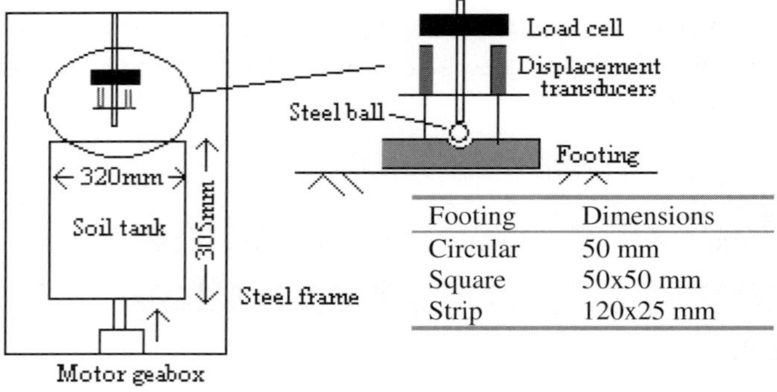

Footing	Dimensions
Circular	50 mm
Square	50x50 mm
Strip	120x25 mm

Figure 1 Model test apparatus and footing dimensions

Experiments were carried out on strip, circular and square shallow foundation shapes. During the testing procedure, the tank was lifted at a constant rate and load was applied on the footing by the fixed steel rod. The load and displacement was recorded every 1 to 5 seconds and the differential tilting of the footing was measured with the use of two local displacement transducers. The vertical load is referred to as V, the horizontal load as H, the moment as M (with reference to the center of rotation), the footing width as B and the eccentricity as e (given in mm). When M>0 and e>0 the loading was eccentric.

The experiments that were undertaken are split into four series, as outlined in Table 1.

Table 1: Loading combinations of different series of tests

Series	V	M	H	Footings used	Aim
A	yes	no	no	All	Determine bearing capacity with no e
B	yes	yes	no	All	Determine bearing capacity with e
C	yes	yes	no	All	Determine effective area shape
D	yes	yes	yes	Circular	Determine 3D yield surface

Sand preparation

A graded silica 16/30 sand was placed in a rigid box 320x320x305 mm in size. The average unit weight was measured as, γ=16.7 kN/m^3, a relatively low value. However the recorded value was a global average and γ may have been higher in the uppermost layers as a result of repeated testing. Had more time been available for this brief MEng project, a fresh tank would have been prepared for each test, so reducing any uncertainty in the soil density.

The angles of shearing resistance, φ', was investigated through a series of shear box tests. The initial unit weight of the sand in the shear box test as placed was 17 kN/m^3 to follow the conditions in the soil tank; other unit weights were assessed subsequently. The angle of shearing resistance was found to be equal to 30°-35° (with 100kPa $< \sigma'_v <$ 200kPa) varying with the unit weight of the sand.

Vertical loading Tests (H=0)

In the A and B series of tests, the footing was brought to failure by a vertical force created from the uplift of the tank. The failure load V_f was defined as the load at which either a peak vertical force is observed or, if no peak was observed, as the load when the axial displacement (d) reached 10% of the footing width, B.

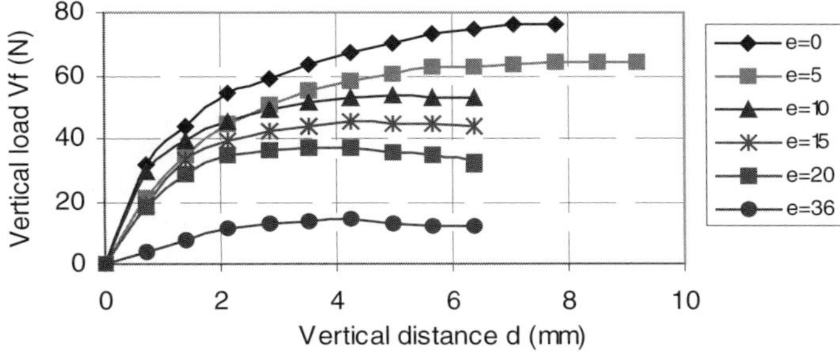

Figure 2 Circular footing response to eccentric vertical loading (H=0)

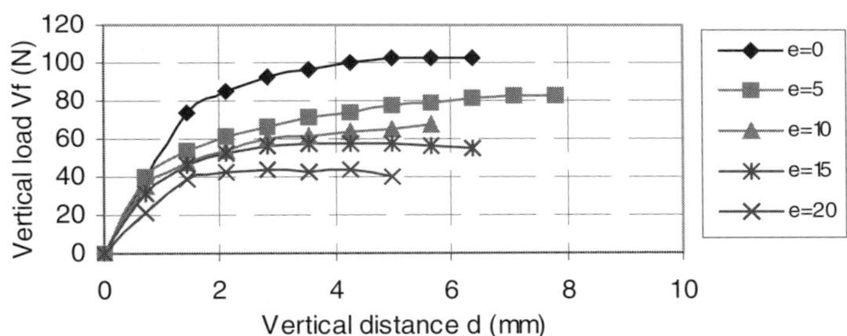

Figure 3: Square footing response to eccentric vertical loading (H=0)

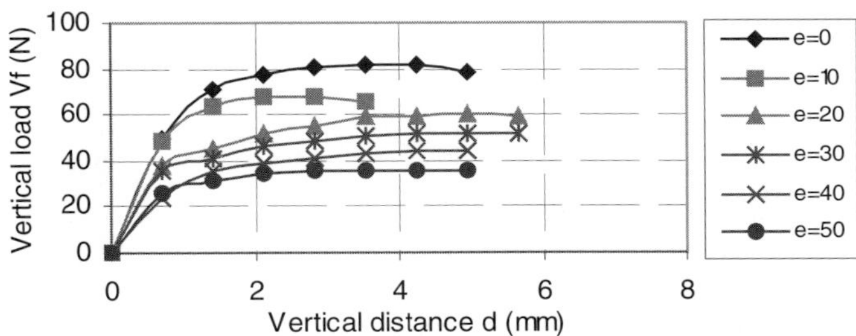

Figure 4: Strip footing response to eccentric vertical loading (H=0)

The overall bearing q_f capacity is calculated by dividing the vertical failure load (V_f) by the full area of the footing, $q_f = V_f / A$.

Conventional bearing capacity theory

Conventional bearing capacity theory describes the bearing capacity (q_f) of a centrally loaded surface footing on cohesionless soil as:

$$q = \frac{1}{2} \gamma B N_\gamma s_\gamma \qquad (1)$$

where s_γ is the shape factor, as given in Equation 2. (other terms are added if the footing is founded below the surface or if the soil has cohesion)

$$s_\gamma = 1 - 0.4 \frac{B}{L} \qquad (2)$$

The bearing capacity for the centrally loaded case of each footing can be found for a range of φ' values by evaluating Equations 1 and 2. The results are given in Table 2 and are compared with the experimental values.

Table 2: Comparison of theory and experiment for the centrally loaded case

Bearing Capacity (kPa)	$\varphi'=30$	$\varphi'=35$	$\varphi'=40$	Experimental
Circular	10.7	22.4	56.1	42.6
Square	10.7	22.4	56.1	43.9
Strip	9.5	20.5	46.7	31.3

By back calculating for the N_γ term for the experimental values, the operational angle of shearing resistance of the sand is found to be around $38°$. This value is higher than that measured in the shear box tests. This divergence might be attributed to several factors:

- The sand in the surface of the tank could have been denser than thought due to non-uniform compaction in the sample preparation and the effect of repeated testing.
- The stress level in the load displacement tests is much lower than the stress levels of the shear box tests, which could contribute to a higher φ' value.
- The anisotropy of sand and the different conditions in the shear box and the test tank. Indicative are the numbers given by Symes (1983) for loose Ham River Sand, which support that for triaxial compression $\varphi'=33°$, for plane strain compression conditions $\varphi'=36°$ and for the triaxial extension $\varphi'=38°$. The effects of principal stress (α) rotation should also be taken into account, since the angle of shearing resistance can change by at least $2\text{-}3°$ as α rotates from 0 to $90°$ for the same sand. Shear box tests involve failures under near plane strain conditions with b = $(\sigma_2\text{-}\sigma_3)/(\sigma_1\text{-}\sigma_3)$ =0.3and α up to $45°$. The footing tests would have involved a different range of α and b parameters

- The fact that shear box is subject to considerable stress concentrations, sample non-uniformities and uncertainties in its precise interpretation, Potts et al (1987).

In the theory of effective area proposed by Meyerhof (1982), the effective area is re-defined by new dimensions B' and L' according to the footing shape: B' = B − 2e and L' = L, provided only one axis of loading eccentricity applies. For a circle however, both L and B change as indicated by Brinch Hansen (1970). The values of B and L in Equation 1 are thus substituted by B' and L' respectively giving the following Equation 3.

$$\bar{q} = \frac{1}{2}\gamma B' N_\gamma s_\gamma \frac{B'L'}{BL} \qquad (3)$$

The experiments were then used to test the validity of Meyerhof's (1982) theory dealing with eccentric loading, by comparing the experimental values of V/A with the values found from Equation 3. The value of the N_γ was taken as the experimental value from Table 2, leading to the plots in Figures 5-7. Note that the experimental values accommodate the self-weight of the footings.

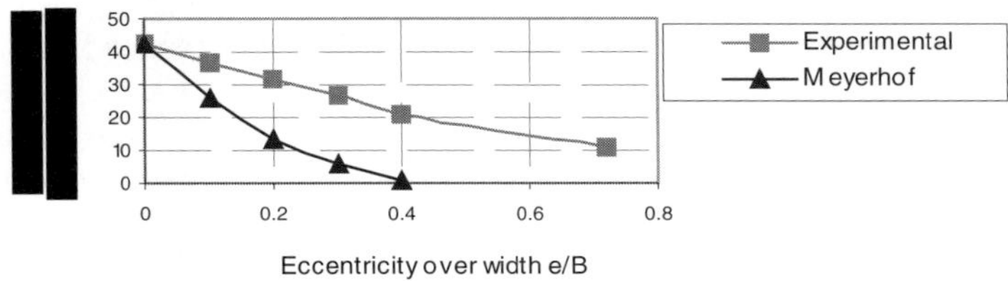

Figure 5: Experimental average bearing pressure of circular footing and Meyerhof prediction versus load eccentricities e/B

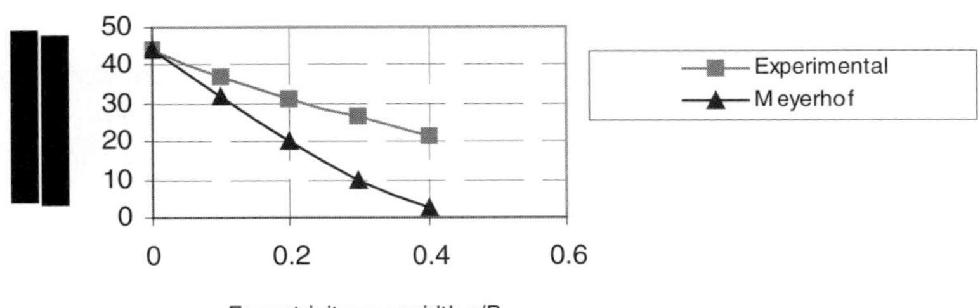

Figure 6: Experimental average bearing pressure of square footing and Meyerhof's prediction versus load eccentricities e/B

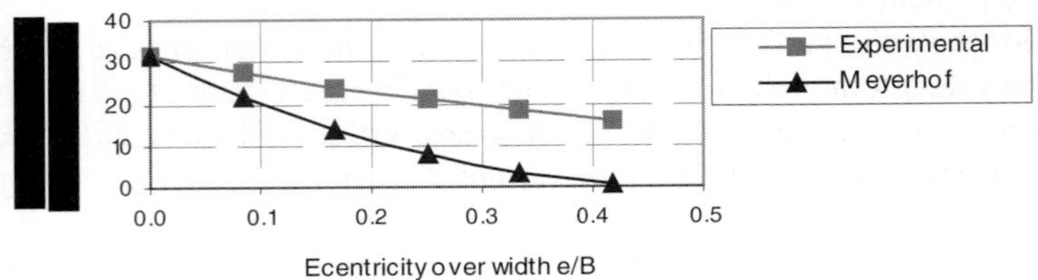

Figure 7: Experimental average bearing pressure of strip footing and Meyrhof's prediction versus load eccentricities e/B

From these graphs it is clear that Meyerhof's theory is conservative: it under predicts the bearing capacity of foundations once the eccentricity e/B exceeds 0.1. In particular the theory predicts a zero bearing capacity for the e/B value of 0.5, which is shown not to be true.

Effective area shape

A third series of tests, the C series, was executed to investigate the contact area geometry of the footing and the sand under eccentric loading. Strips of graph paper were inserted below the footing with a range of known end point locations. When the maximum vertical load had been applied a check was made as to which strips could be pulled out by a negligible force, so identifying the limits to the actual area of contact. In Figure 8 the dots represent the edges of the contact areas as found experimentally results for different values of eccentricity. The dashed line represents the effective area shape according to Brinch Hansen (1970) for each particular case.

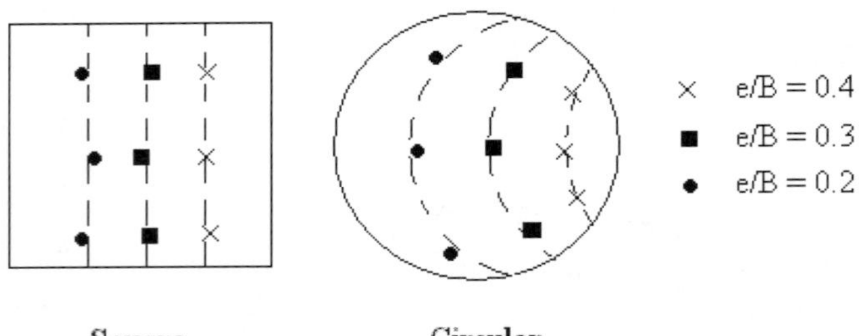

Figure 8: Experimental and theoretical area of contact

It was found that for the square footing the <u>shape</u> of the area of contact changed as eccentricity increased roughly in accordance with Brinch Hansen/Meyerhof. The experiments also confirmed that for circular footing the contact area shape is an ellipsoid, as expected by Brinch Hansen (1970), rather than the rectangular shape proposed by Meyerhof (1982).

Moment vs. vertical load

Butterfield and Gottardi (1994) proposed that there is a load path independent three-dimensional locus, which defines the failure of a surface footing on sand. This is a rugby football shape failure locus in a three dimensional graph of V, H, M/B, as shown in Figure 9.

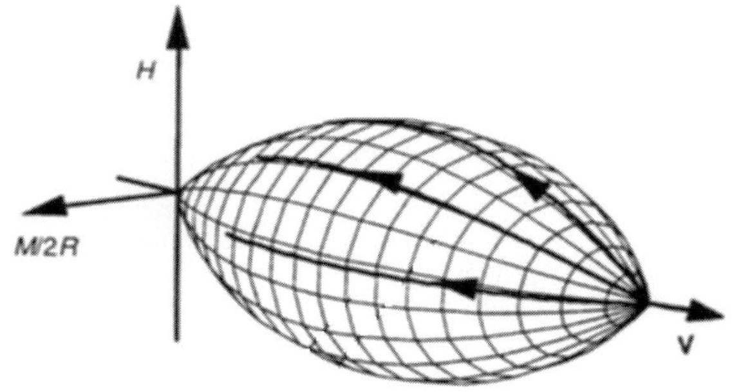

Figure 9: Three dimensional failure surface (after Butterfield and Gottardi, 1994)

Loading a footing eccentrically and applying no horizontal force, a cross-section of the surface with H=0 can be constructed. This is the plane of horizontal force equal to zero of the three-dimensional 'failure' locus. The value of the moment can be found by knowing the point of eccentricity of the application of the vertical force. The results of the loading tests can be plotted in a graph of M/B vs. V, as shown in Figure 10.

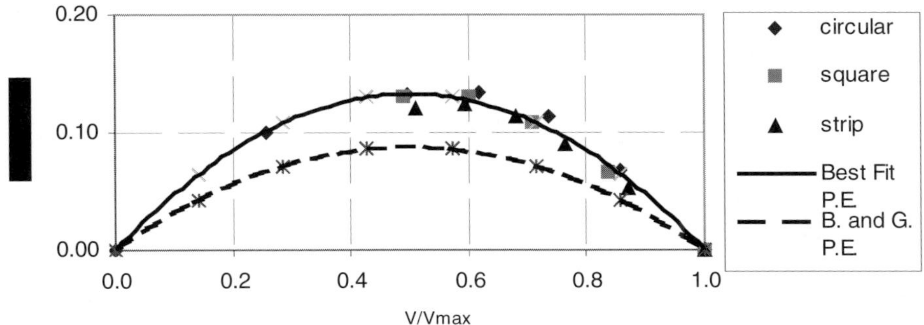

Figure 10: Experimental plane of M/B vs. V

A parabolic ellipsoid (P.E.) is then fitted to the data, following the form suggested by Butterfield and Gottardi (1996):

$$M/(B\, t_m) = V(V_{max} - V)/ V_{max} \qquad (4)$$

Where $t_m = \tan(\delta_m)$ and δ_m is an angle relating to the moment capacity that is analogous to the wall friction angle δ. The best fitting value of t_m found from the data is approximately equal to 0.53. Butterfield and Gottardi (1996) found a value equal to 0.35 for their experiments in dense sand and they suggest that δ_m should equal to $\phi/2$. In this series of experiments, this ratio is closer to $3\phi/4$ (since $\delta_m = 30^\circ$ and $\phi = 38^\circ$).

Constant rate of horizontal displacement tests (swipe tests)

The apparatus was also configured to apply horizontal loads. A stepper motor was mounted at the side of the tank, which was controlled to displace the footing at a pre-set rate of 0.81mm/s.

Another alteration that was introduced was the point of contact of the footing with the load cell. A steel ball was placed in a smooth, hard, steel plate, which rested on a plate of rollers to allow the footing to displace horizontally.

The circular footing only was placed on the surface of the sand and the tank was lifted until the vertical load reached a load between 0.3 to 0.75 of the failure load of the footing found in the previous series of experiments. The tank was then "locked" to this vertical position and time was allowed for displacements to stabilize. Horizontal displacement was then applied to the footing. As the eccentricity increased, the moment magnitude varied and the vertical load decreased. This procedure (series D) was followed for different initial vertical loadings.

The vertical force, multiplied by the increasing eccentricity, leads to an increasing and known moment on the footing. Normalizing this moment with the width of the footing led to Figure 11. The dashed curve represents the data from the A and B series (zero horizontal force) of tests for the circular footing that were discussed earlier (data points given in Figure 10).

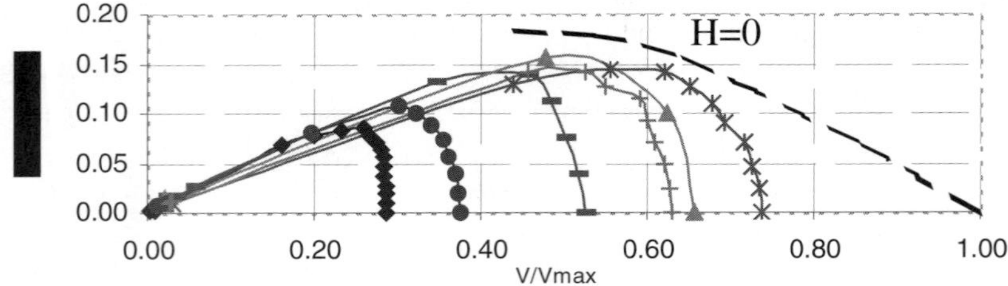

Figure 11: Normalised experimental values of the plane M/B vs. V from constant horizontal displacement tests

The main drawback of the swipe tests undertaken is that the horizontal force, H, could not be accurately measured. The plots can therefore only be made in two dimensions. One approximate measurement on the horizontal capacity was made by the author. The value obtained $H_{max} \cong 0.18V_{max}$ may be compared with the Butterfield and Gottardi (1994) result that $H_{max} \cong 0.12V_{max}$. The effect of the horizontal force is to reduce the size of the yield locus in the M/B vs V plane and therefore the test results appear to be well inside the failure 'envelope', determined with H=0. While H could not be measured accurately, the shape of the two-dimensional graphs is as expected by the three-dimensional yield locus theory.

Conclusion

1. Conventional bearing capacity dealing with eccentric loading is conservative. Figures 5-7 show that at e/B values larger than 0.1, the experimental results start to deviate significantly from Meyerhof's theory.

2. The concept of a three-dimensional failure envelope was also examined. The M/B vs. V plane (with zero horizontal load, Figure 10) was examined thoroughly for three different footing shapes, and the results could be mapped by a parabolic ellipsoid as proposed by Butterfield and Gottardi (1996).

3. The three-dimensional space was also checked by performing 'swipe' tests. While, the horizontal loads could not be measured accurately in these tests, two-dimensional representations could be plotted and these support the main features of the modern 'failure surface' theory.

References

1. Brinch Hansen, J. (1970) *A revised and extended formula for the bearing capacity*, Geoteknisk Institut, Bulletin No 28, Copenhagen

2. Butterfield, R., Gottardi, G. (1994) *A complete three dimensional failure envelope for shallow footings on sand*, Geotechnique, 44, 1, 181-84.

3. Butterfield, R., Gottardi, G. (1996) *Simplified Failure-Load envelopes for shallow foundations on dense sand,* International Journal of Offshore engineering and Polar engineering, Vol 6, No. 1, pp 62-67

4. Foundoukos, M., (2002) *The effect of loading eccentricity on the bearing capacity of shallow foundations*, MEng Project, Imperial College, London

5. Meyerhof, G.G. (1982) *The bearing capacity and settlement of foundations*, Canada, Tech-Press

6. Potts, D.M., Vaughan, P. (1987) *Finite element analysis of the direct shear box test*, Geotechnique, Vol 37, No. 1, pp 11-23

7. Potts, D.M., Zdravkovic, L. (2001) *Finite element analysis in geotechnical engineering application*, London, Thomas Telford Ltd.

Experimental study on behaviour of model piled raft foundations in sand using shaking table at 1-g gravitational field

K. Fukumura, T. Matsumoto, A. Ohno and Y. Hashizume
Kanazawa University, Japan

Introduction

Piled raft foundations have been widely recognized as an economical and rational type of pile foundations when they are subjected to vertical loading, because the vertical load is supported by the raft as well as the piles, resulting in smaller settlements with a reduced number of piles compared to pile groups (for examples, Poulos & Davis 1980, Randolph 1994, Horikoshi & Randolph 1999, and Katzenbach & Moorman 2001).

In highly seismic areas such as Japan, estimation of the behaviour of pile groups and piled rafts subjected to lateral loading or seismic loading becomes a vital issue in seismic design of pile foundations. Behaviour of model piled rafts and model pile groups subjected to static horizontal loads have been intensively investigated in 1-g field model tests (Pastsakorn, Hashizume & Matsumoto, 2002) and in centrifuge tests (Horikoshi, Watanabe, Fukuyama & Matsumoto 2002). These test results show that piled rafts are also economical and rational foundations even for static horizontal loading. Horikoshi *et al.* (2002) also conducted dynamic (seismic) loading tests of model piled rafts in centrifugal field. However, the number of the tests is limited, because the centrifuge test needs higher cost and time.

The authors conducted shaking table tests of model pile foundations at 1-g gravitational field in parallel with the above-mentioned tests. In this paper, the shaking table tests of a model piled raft and a model pile group at 1-g gravitational field were conducted to investigate the behaviour of those models subjected to dynamic (seismic) loads. Static horizontal load tests of the model piled raft and the model pile group were also carried out to compare the test results with the results of the shaking table tests.

Foundations: Innovations, observations, design and practice, Thomas Telford, London, 2003

Similitude for shaking table tests in 1-g gravitational field

It is important to take the similitude rule into account, to deduce the behaviour of a prototype structure from the behaviour of the corresponding model. Iai (1989) proposed the similitude rule for the shaking tests at 1-g field. His proposal is briefly reviewed below. Let λ be the geometrical scaling factor (prototype size / model size). Then, the scaling factor for stress, λ_σ, is given by the following relation in the case where the same soil as the prototype soil is used for the model ground, since the gravity accelerations in the prototype and the model are identical equal to 1-g:

Table 1. Similitude for model test (Iai, 1989).

Items	prototype / model	
	1-g filed	Centrifuge
Length (Size)	λ	λ
Density	1	1
Stress	λ	1
Strain	$\lambda^{1/2}$	1
Time	$\lambda^{3/4}$	λ
Frequency	$1/\lambda^{3/4}$	$1/\lambda$
Displacement	$\lambda^{3/2}$	λ
Velocity	$\lambda^{3/4}$	λ
Acceleration	1	λ
EI	$\lambda^{7/2}$	λ^4
EA	$\lambda^{3/2}$	λ^2

$$\sigma_p / \sigma_m = \lambda_\sigma = \lambda \tag{1}$$

where σ is the stress in the soil and subscripts 'm' and 'p' denote 'model' and 'prototype', respectively.

Many experimental results have shown that the stiffness of sands at small strain levels is approximately proportional to the square root of the confining pressure, $\sqrt{\sigma}$. Hence, the scaling factor for the strain, λ_ε, is given by

$$\varepsilon_p / \varepsilon_m = \lambda_\varepsilon = \sqrt{\lambda} \tag{2}$$

If the relation of Equation (2) is valid for the model soil, the similitude for model test at 1-g field can be summarized as shown in Table 1. The similitude for 1-g field model tests is rather complex compared to the centrifuge testing.

As described in detail later in this paper, dry Toyoura sand with a relative density, D_r, of 95 % was used for the model grounds throughout this study. One-dimensional compression tests of the Toyoura sand were conducted using an oedometer test device to confirm the one-dimensional modulus, E_c, of the sand is proportional to the square root of the vertical stress, σ_v', or not. A typical result of the compression tests is shown in Figure 1. The vertical stress, σ_v', was applied to a soil specimen of $D_r = 95\%$ in steps up to 2.43 MPa. The vertical strain, ε_a, of the specimen was plotted against σ_v' in Figure 1(a). The value of E_c at each loading step was calculated as $E_c = \Delta\sigma_v'/\Delta\varepsilon_a$ and was plotted against σ_v' in Figure 1(b). Fitting lines were calculated by means of the following equation:

$$E_c = E_{c0}\left(\sigma_v{}'/\sigma_{v0}{}'\right)^n \tag{3}$$

where E_{c0} is the value of E_c at a reference stress $\sigma_{v0}{}'$ (= 100 kPa in this paper).

It can be seen from Figure 1(b) that the measured values of E_c are fitted by Equation (3) with $E_{c0} = 35$ MPa and $n = 0.4$ to 0.6. For $\sigma_v{}'$ less than 0.3 MPa, the calculated line with $E_{c0} = 28$ MPa and $n = 0.5$ gave a best fit. Therefore, the similitude for 1-g gravitational field in Table 1 may be applicable to the tests in this study.

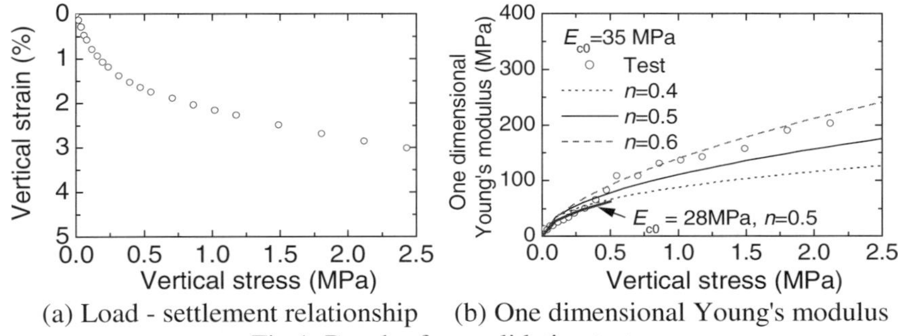

(a) Load - settlement relationship   (b) One dimensional Young's modulus

Fig 1. Result of consolidation test

Test description

Model foundation

Figure 2 is the plan and top views of the model foundation used in the experiments. The square model raft, with a width of 80 mm, was made of an aluminium plate with a thickness of 25 mm. The mass of the model raft was 0.4 kg (3.92N in weight). In order to increase the friction at the raft base, the base was roughened. The interface frictional angle between the raft base and the model ground was 30.5 degrees, i.e., the coefficient of frictional angle was 0.59.

Four model piles were connected to the model raft with a pile spacing of 40 mm. The head of each pile was rigidly connected to the raft.

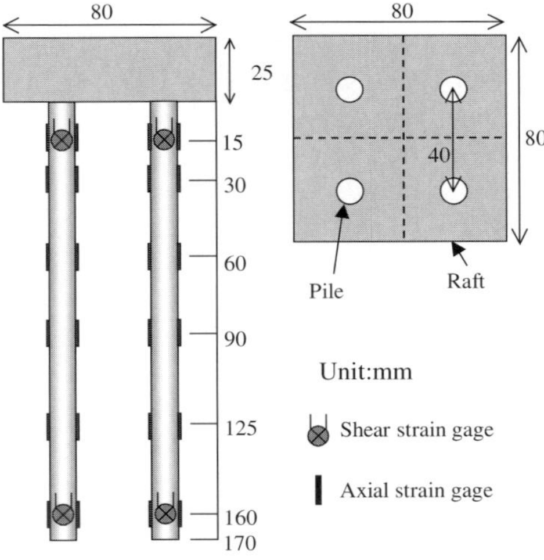

Figure 2. Plan and top views of the model foundation.

Aluminium pipes with an outer diameter of 10 mm, an inner diameter of 8 mm, and a length of 170 mm were used for the model piles. Each pile toe was capped with a thin aluminium plate. Young's modulus, E_p, and Poisson's ratio, v_p, were determined from bending tests of the model piles. Each pile was instrumented with foil strain gauges along the pile shaft as shown in Figure 2 in order to obtain the distributions of the axial forces, the shear forces, and the bending moments of the pile.

The geometrical and mechanical properties of the model pile are listed in Table 2. Table 2 also shows the properties of a corresponding prototype pile when the geometrical scaling factor, λ, is taken to be 50.

Table 2. Geometrical and mechanical properties of the model pile together with those of a prototype pile.

	Model	Prototype (λ=50)
Outer diameter (mm)	10	500
Wall thickness (mm)	1	50
Length (mm)	170	8500
Young's modulus, E_p (kPa)	6.71×10^7	6.71×10^7
Poisson's ratio, v_p	0.345	0.345
Bending rigidity, E_pI(Nm^2)	19.4	17.2×10^6
Longitudinal rigidity, E_pA (N)	1.9×10^6	670.8×10^6

Static horizontal load test

Figure 3 shows an illustration of the equipment of the static horizontal load test. First, the model foundation was set near the centre point of the model ground in order to minimize the effects of the sidewalls. Then dry Toyoura sand was slowly poured into the acrylic box with dimensions of 500 mm in width, 840 mm in length, and 300 mm in depth. The physical properties of the Toyoura sand are summarized in Table 3.

Table 3. Physical properties of Toyoura sand.

Property		Value
Density at test	ρ_t (t/m^3)	1.635
Density of soil particle	ρ_s(t/m^3)	2.661
Maximum density	ρ_{dmax} (t/m^3)	1.654
Minimum density	ρ_{dmin} (t/m^3)	1.349
Mean grain size	D_{50}(mm)	0.162
Relative density at test	D_r(%)	95
Internal friction angle	ϕ'(deg.)	44

The sand was compacted to nearly its maximum relative density by vibration and tapping for each sand layer of about 30 mm in thickness. This procedure was repeated until the model ground had a depth of 300 mm. The relative density of the model ground was 95 %. After the soil preparation was finished, all the instrumentation such as a dial gauge, two laser displacement transducers, a load cell and a pulling wire were arranged.

In the first step of loading stage, a loading mass (22kg) was placed on the top of the raft. Then the horizontal load was applied by pulling the raft by means of a winch and a wire at a slow displacement rate less than 1 mm/min. The raft displacement and the loads transferred to the whole foundation, the raft and the piles were monitored throughout the test.

The static horizontal load tests of the piled raft and the pile group were carried out separately. In the tests of the pile group, a gap of 5 mm between the raft base and the ground surface was made. Therefore, the embedment length of the piles in the test of the pile group was reduced to 165 mm.

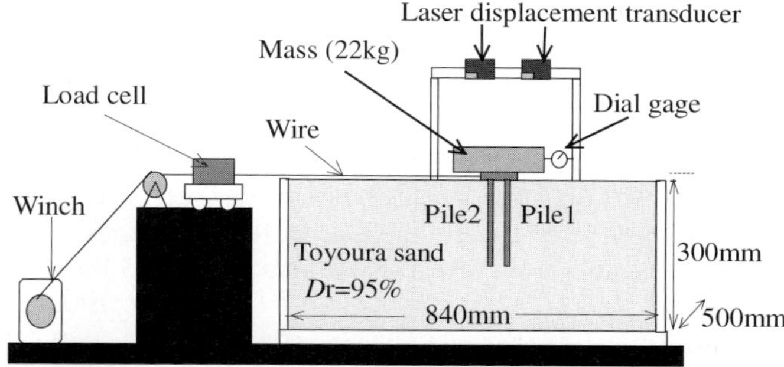

Figure 3. Illustration of the static horizontal load test equipment.

Shaking table test

Figure 4 shows an illustration of the final stage of the test set-up just before starting shaking test. The model foundation was set near the centre location of a laminar box with a special rig before making the model ground. The laminar box with dimensions of 210 mm in width, 560 mm in length, and 310 mm in depth was consisted of 16 layers of aluminium frames with a thickness of 20mm. Ball bearings were intercalated between the aluminium frame layers to minimize friction between them. The dry Toyoura sand was used again for the model ground.

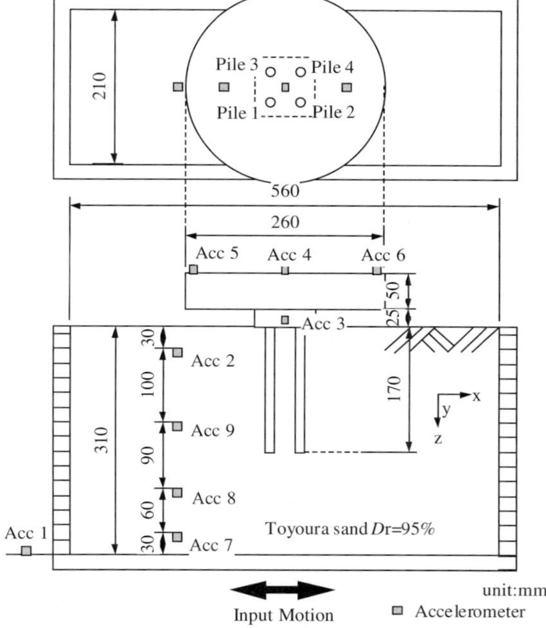

Figure 4. Illustration of the final stage of the test set-up in shaking table tests.

The sand was poured in the laminar box and compacted by applying small vibrations using the shaking table. The relative density of the model ground was 95% that is the same as in the static horizontal load test.

Accelerometers were embedded in the model ground (Acc. 2, 7, 8 and 9) and attached to the side and the top of the model foundation (Acc. 3 to 6). An accelerometer (Acc. 1) was placed on the shaking table to measure the input acceleration. After the completion of the preparation of the model ground, a loading mass of 22 kg (215.7 N in weight) was placed on the top of the raft and bolted to the raft. The total mass on the model piles was 22.4 kg, including the masses of the model raft (0.4 kg) and the loading mass (22 kg). The height of the centre of gravity is 49.3 mm from the ground surface in the case of the piled raft, and 54.3 mm in the case of the pile group.

In each case, two series of shaking tests were carried out with a target amplitude of 100gal. In the 1st series, sinusoidal input waves of the frequencies of 18.8 Hz, 37.6 Hz, 56.4 Hz and 75.2 Hz (1 Hz, 2 Hz, 3 Hz and 4 Hz at the prototype scale of $\lambda = 50$) were applied. In the 2nd series, sinusoidal input waves of the frequencies from 5Hz to 95Hz at intervals of 5 Hz were applied.

Test results

Shaking table tests

The shaking tests were conducted for the model ground alone, the piled raft and the pile group.

Figure 5 shows the transfer functions of the horizontal accelerations. In the figure, the vertical axis is the response factors that are the ratios of the response accelerations measured by Acc. 2 (the ground surface) and Acc. 4 (top of the loading mass) to the input acceleration monitored by Acc. 1 (the shaking table, see Fig. 4). It can be seen that the natural frequencies of the model piled raft and the pile group were 15 Hz and that of the model ground alone was 60 Hz.

Hereafter, the test results of the model piled raft and the pile group at the input frequency of 18.8 Hz (1 Hz at the prototype scale $\lambda =50$) are focused.

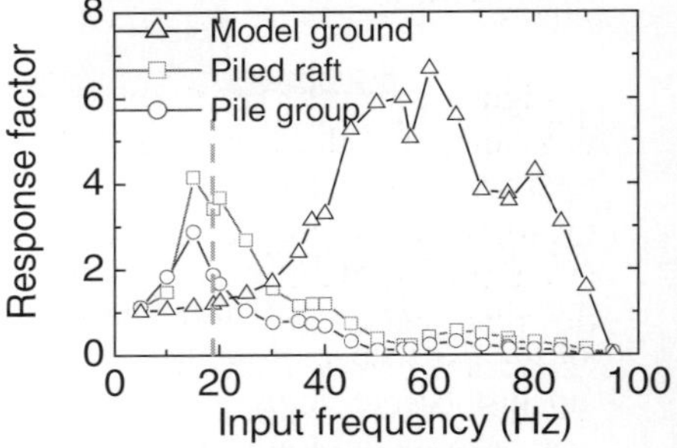

Figure 5. Transfer function of horizontal acceleration.

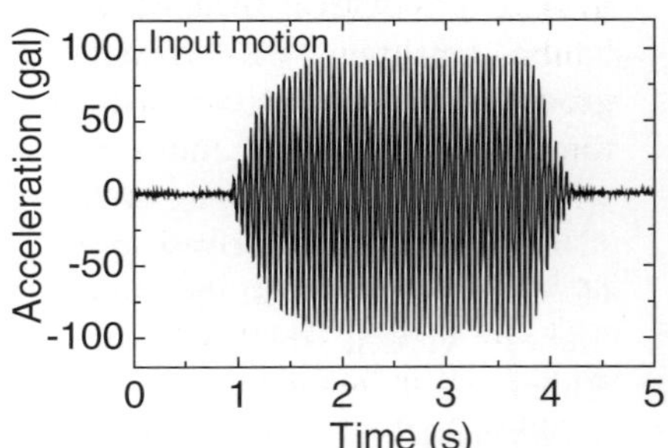

Figure 6. Input acceleration (18.8 Hz).

When the loading mass of a weight of 215.7 N was placed on the top of the raft of the piled raft prior to shaking test, the piles carried 62 % of the vertical load.

Figure 6 shows the input acceleration waves. The response horizontal accelerations on the top of the loading mass of the piled raft and the pile group are compared in Figure 7. At this input frequency, the amplitude of the horizontal acceleration of the piled raft was larger than that of the pile group. The response factor of the piled raft was 3.41 and that of pile group was 1.88, showing that the pile group was more stable against the input motion in respect of the horizontal movement.

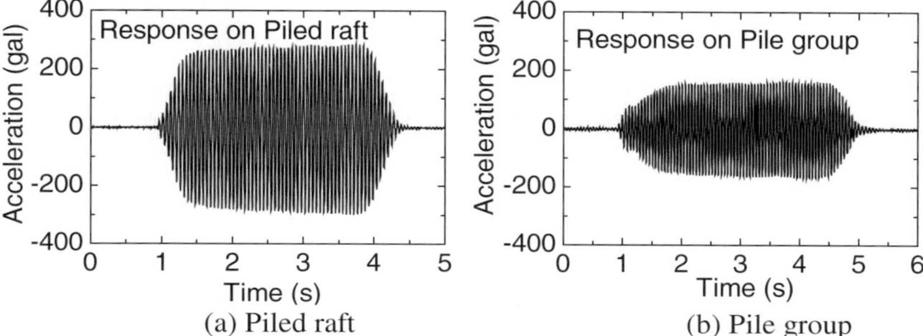

(a) Piled raft　　　　　　　　　　(b) Pile group

Figure 7. Response accelerations of the model foundations.

Figure 8 shows the time histories of the horizontal load, the horizontal pile resistance and the horizontal raft resistance in a loading cycle. The horizontal load was calculated as the product of the acceleration measured by Acc 4 and the total mass (22.4 kg) on the piles. The pile resistance was the total shear force at the pile heads of 4 piles, and the raft resistance was obtained by subtracting the pile resistance from the horizontal load, i.e. the negative value of the horizontal load was treated as the total resistance including the pile resistance and the raft resistance.

In the case of the piled raft (Fig. 8(a)), the mobilized pile resistance was higher than the mobilized raft resistance when the absolute value of the horizontal load was below 30 N. The pile resistance was about 30 N at peak and exhibited a softening behaviour after the peak resistance. On the other hand, the raft resistance continued to increase after the peak of the pile resistance and the horizontal load proportion carried by the raft became higher than the piles.

In the case of the pile group (Fig. 8(b)), the pile resistance was almost identical with the horizontal load until the horizontal when the absolute value of the horizontal load was below about 30 N. The pile resistance was about 30 N at peak and exhibited a softening behaviour after the peak resistance, as was seen in the piles in the piled raft.

Figure 9 shows the relationship between the horizontal resistance and the horizontal displacement of the raft. The horizontal displacement is the relative displacement between the horizontal displacements obtained from twice integration of the acceleration measured by Acc. 4 and Acc. 1 with respect to time. The pile resistance in the piled raft reached its peak at a horizontal displacement of 0.15 mm while that of the pile group reached its peak at a smaller horizontal displacement of 0.1 mm.

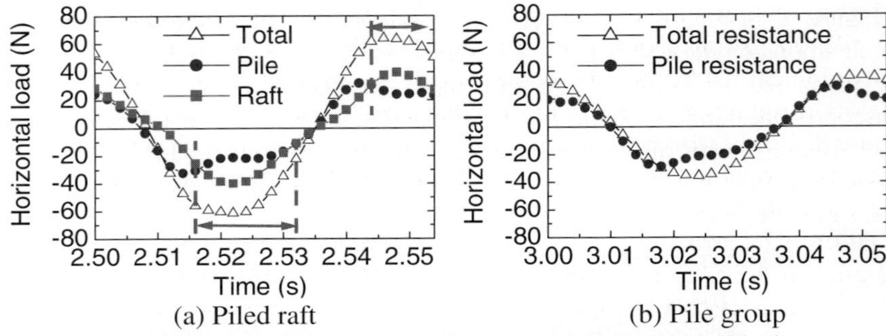

(a) Piled raft (b) Pile group

Figure 8. Time histories of the horizontal load and the horizontal resistance.

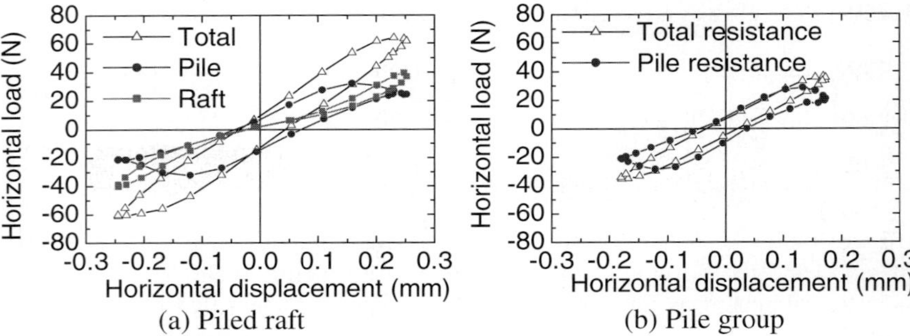

(a) Piled raft (b) Pile group

Figure 9. Horizontal load displacement relation.

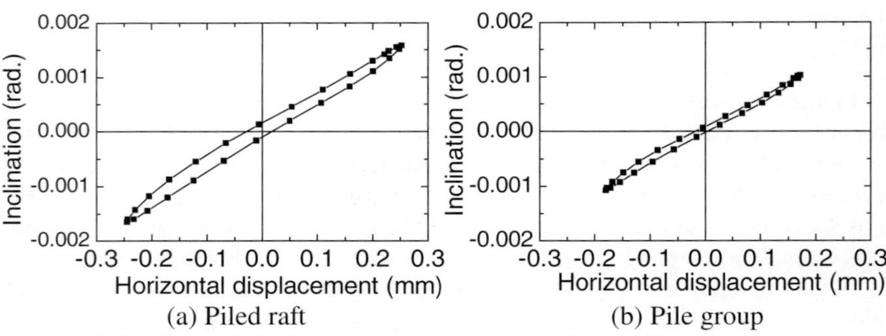

(a) Piled raft (b) Pile group

Figure 10. Horizontal displacement vs inclination of the raft.

It can be clearly seen from Figure 9(a) that the raft resistance was effectively mobilized in the piled raft even during seismic loading.

Figure 10 shows the relationship between the inclination of the raft and the horizontal displacement. The inclination of the raft tended to increase with increasing the horizontal displacement in both foundations. Comparing both figures, the ratios of the inclination to the horizontal displacement were comparable in both foundations.

Figure 11 shows the time history of the horizontal load proportion carried by the piles in the piled raft. It can be seen that the plots of the horizontal load proportion carried by the piles concentered in a range from 30 % to 50 %. This range corresponds to the range of time indicated by the double-headed arrows in Figure 8. The horizontal load out of this time range was small. Therefore, even when the proportion of the horizontal load carried by the piles become higher than 50 %, there may be no risk of pile failures.

Figure 12 shows the time history of the vertical load proportion carried by the piles in the piled raft. Although the vertical load proportion carried by the piles oscillated within a range from 50 % to 70 % during the shaking period, the vertical proportion carried by the piles did not change between before and after shaking. Similar result was reported by Horikoshi et al. (2002) where a shaking test of a piled raft was conducted in centrifuge of 50 g.

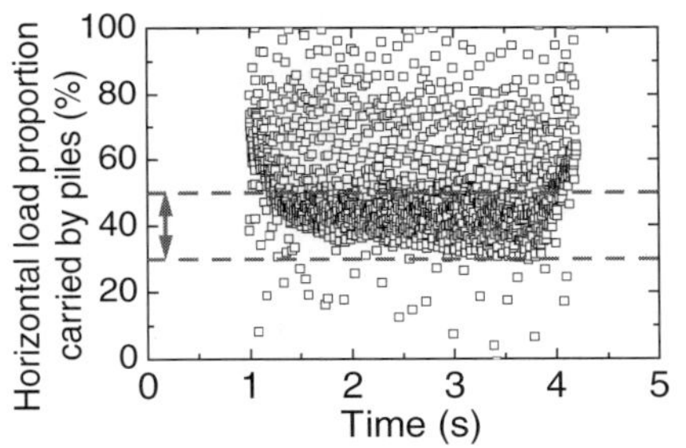

Figure 11. Proportion of the horizontal load carried by the piles in the piled raft.

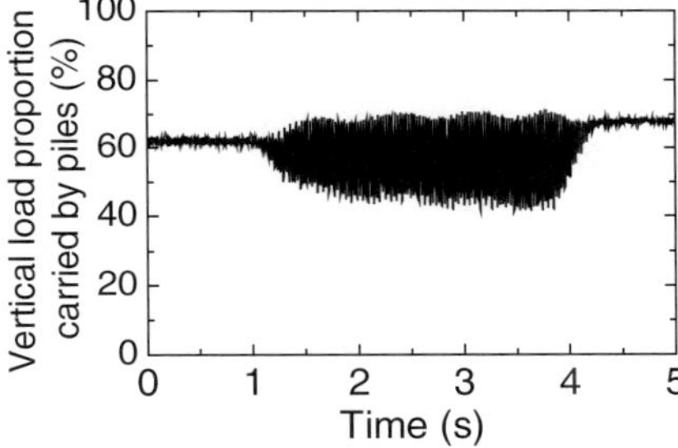

Figure 12. Proportion of the vertical load carried by the piles in the piled raft.

Figures 13 and 14 show the distributions of the bending moments and the shear forces along the pile shaft of each pile. For the positions of pile 1 and pile 2, refer to Figure 4. The horizontal displacement in the direction from the position of pile 1 to the position of pile 2 is taken as positive in this paper. The distributions at the horizontal load of 30 N are shown for the piled raft and the pile group for comparison. At this moment, the horizontal displacements of both foundations were 0.1 mm in the positive direction. It can be seen from both figures that the bending moments and the shear forces of the piles in the piled raft are smaller than those in the pile group. It is also seen that pile 2 (front pile at this moment) carried higher bending moments and shear forces, compared to pile 1 (back pile at this moment). However, the difference of load carrying between pile 1 and pile 2 was smaller in the piled raft.

Figure 15 shows the axial forces on the piles vs the horizontal displacement in the piled raft. The axial forces on piles 1 and 3 and on piles 2 and 4 are indicated in the figure. It can be seen that the piles 2 and 4 carried much load when the horizontal displacement was positive, while piles 1 and 3 carried much load when the horizontal displacement was negative. Figure 16 shows the shear forces at the pile heads vs the horizontal displacement in the piled raft. The horizontal resistance was mobilized in the piles 2 and 4 alone when the horizontal displacement was positive, while the horizontal resistance was mobilized in the piles 1 and 3 alone when the horizontal displacement was positive. Similar behaviours were observed also in the pile group.

The above results are important in the design of piled rafts and pile groups under seismic loading, because the piles do not necessarily carry even load, even though even load carrying is prescribed in some pile design codes in Japan.

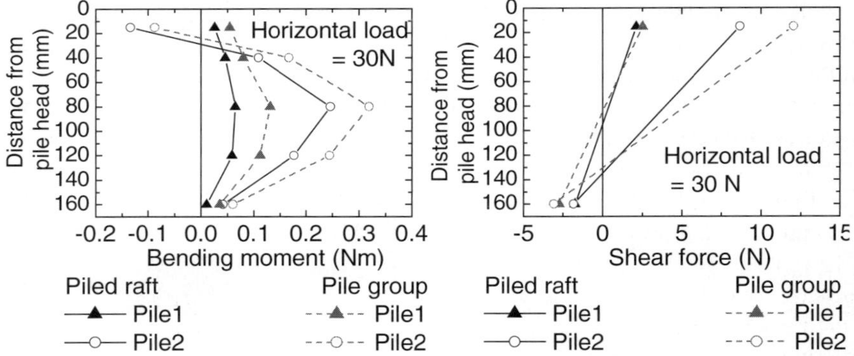

Figure 13. Distributions of the bending moments of the piles.

Figure 14. Distributions of the shear forces of the piles.

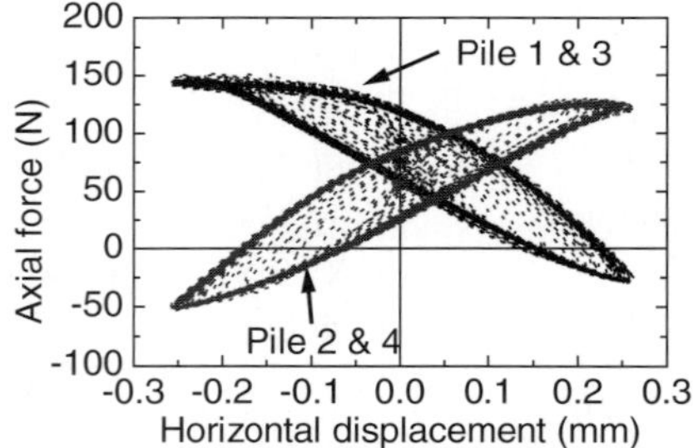

Figure 15. Axial force at the pile head vs the horizontal displacement in the piled raft.

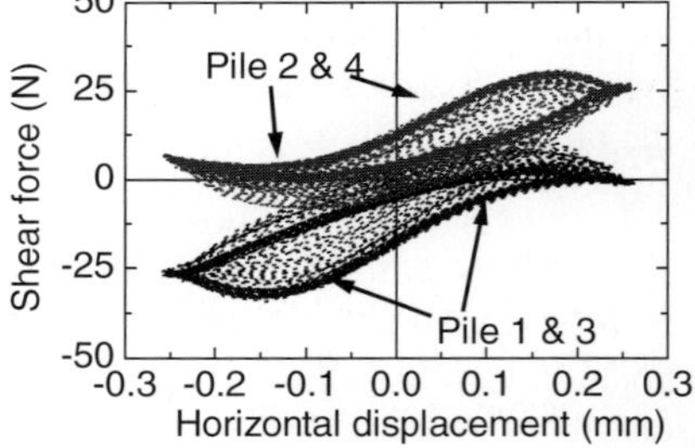

Figure 16. Shear force at the pile head vs the horizontal displacement in the piled raft.

Static horizontal loads tests

When the loading mass of a weight of 215.7 N was placed on the top of the raft of the piled raft prior to horizontal loading, the piles carried 75 % of the vertical load, which was 13 % larger than the case of the shaking test. It was thought that this difference was caused by the different soil containers used in both tests.

Figure 17 shows the relationships between the horizontal load and the horizontal displacement of the piled raft and the pile group. The pile resistances are also indicated in the figure. The raft base resistance was obtained as the difference between the horizontal load and the pile resistance in the case of the piled raft and indicated by the shaded area. The horizontal resistance of the piled raft was more than twice of that of the pile group. The pile resistance in the piled raft was increased compared to that in the pile group. It is thought that this increase was caused by the increase in the stiffness and the strength of the soil beneath the raft due to a vertical load transfer from the raft base to the soil. It should be noted that, as shown in Figures 8 and 9, the pile resistances in the piled raft and in the pile group were almost the same in the shaking tests.

Figure 18 shows the proportion of the horizontal load carried by the piles and the raft obtained from the static horizontal load test on the piled raft. The raft carried much of the load in the early loading stages, which contributed to a reduction of the horizontal displacement. The load carried by the raft significantly decreased as the horizontal displacement increased, and the levelled off at a horizontal displacement of 0.2 mm. The results of Figure 18 were completely different from the test results obtained from the shaking test of the piled raft. As shown in Figures 8(a) and Figure 9(a), the piles carried much of the horizontal load at small displacements.

Note here that the trend of the change with time in the horizontal displacement is identical with that of the horizontal load shown in Figure 8(a). Hence, it is seen from Figure

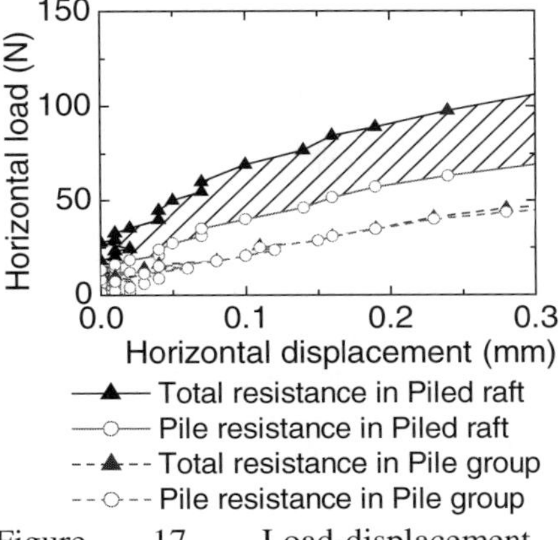

Figure 17. Load-displacement relationships of the piled raft and the pile group.

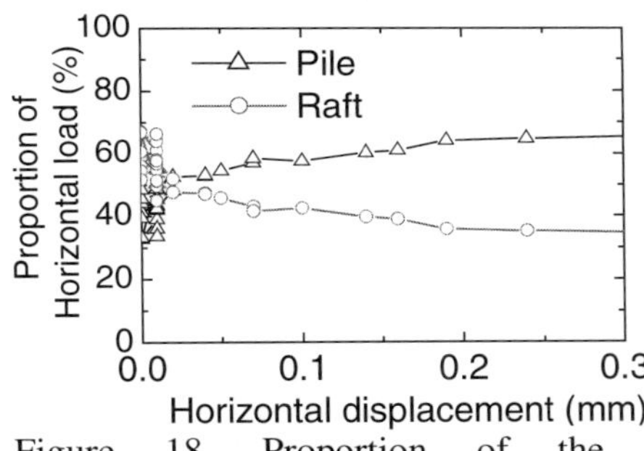

Figure 18. Proportion of the horizontal load obtained from the static load test of the piled raft.

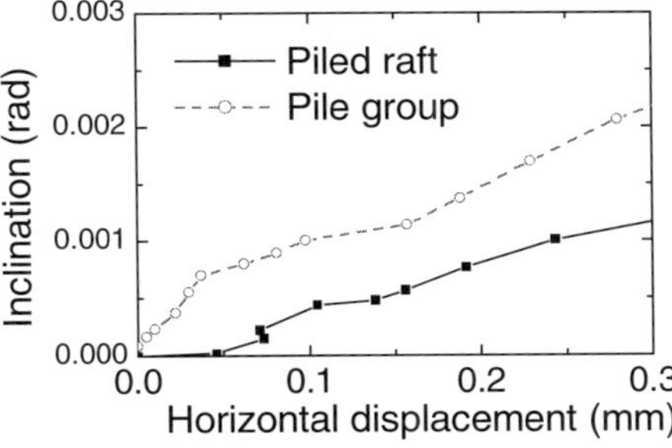

Figure 19. Inclination vs horizontal

8(a) that the piles carried much of the horizontal load at small displacements as mentioned, and that the raft resistance exceeded the pile resistance after the pile resistance attained to its peak values.

Figure 19 shows the relationship between the inclination of the raft and the horizontal displacement. In both foundations, the inclination tended to increase in proportion with the increase in the displacement. However, the inclination of the piled raft was smaller than that of the pile group, indicating a contribution of the raft to suppress the inclination.

Let us compare the results of Figure 19 with the results from the shaking tests (Figure 10). Although the slope of the inclination to the horizontal displacement of the piled raft during shaking was a little bit of smaller than that of the pile group (Figure 10), the effect of the raft to suppress the inclination is not expected as in the static horizontal load tests.

Figures 20 and 21 show the distributions of the bending moments and the shear forces along the pile shaft of each pile in the piled raft. For the positions of pile 1 and pile 2, refer to Figure 4. The distributions at a static horizontal load of 60 N are shown in the figure. Also shown are the distributions of the bending moments and the shear forces obtained from the shaking test of the piled raft at a horizontal load of 60 N. The horizontal displacements of the pile head were 0.07 mm and 0.15 mm in the static horizontal test and the shaking test, respectively. In the static load test, the distributions of the bending moments and the shear forces were very similar between pile 1 (back pile) and pile 2 (front pile), which is comparable to a result from deformation analysis for the piled raft in an elastic state considering interactions. On the other hand, the behaviours of pile 1 and pile 2 were completely different in the shaking test, as described in Figures 13 to 16.

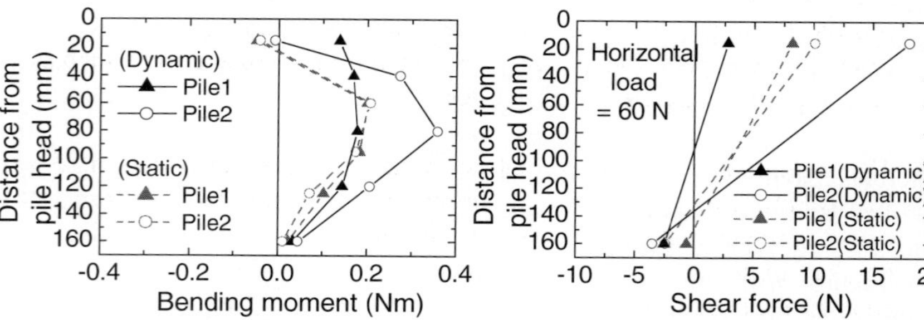

Figure 20. Distributions of the bending moments along the piles in the piled raft obtained from the static horizontal load test and the shaking test.

Figure 21. Distributions of the shear forces along the piles in the piled raft obtained from the static horizontal load test and the shaking test.

Conclusions

A series of static horizontal load tests and shaking table tests was conducted on a model piled raft and a model pile group at 1-g gravitational field. The behaviours of the model foundations under shaking at their natural frequencies were intensively investigated and compared with their behaviours under static horizontal loading.

Principle findings from the experiments in this study are summarized as follows:

The horizontal stiffness and the horizontal resistance of the piled raft in the static horizontal load test were larger than that of the pile group. Under seismic loading, the horizontal stiffness of the piled raft and the pile group were almost the same.

1. The pile resistance in the piled raft in the horizontal load test was larger than that in the pile group, due to the increase in the stiffness and the strength of the soil beneath the raft caused by a vertical load transfer from the raft base to the soil. Under seismic loading, the pile resistance in the pile group was the same as that in the pile group.

2. The inclination of the piled raft in the horizontal load test was reduced compared to the pile group, indicating a contribution of the raft to suppress the inclination. Under seismic loading, the raft did not contribute effectively to reduce the inclination of the piled raft.

3. The distributions of the bending moments and the shear forces along the pile shaft were similar in each pile in the static horizontal load test. Under seismic loading, the bending moments and the shear forces of the piles fronted to the direction of displacement at that moment were increased very much compared to the back piles.

4. The magnitude of the horizontal acceleration of the raft of the piled raft was about 2 times that of the pile group under seismic loading at near the natural frequencies of the piled raft and the pile group. Nevertheless, the bending moments and the shear forces of the piles in the piled raft were smaller than those in the pile group. This means that risk of structural failure of the piled raft is reduced compared to the pile group.

Many of the above findings in this study are conflicting with the results from Horikoshi et al.(2003). They concluded that the behaviour of the piled raft during seismic loading is comparable with the behaviour under static horizontal loading. In the centrifuge model tests by Horikoshi et al. (2003), the frequency of the input motion was about a half of the natural frequency of the model foundation.

Further experimental and analytical investigations on the behaviour of pile foundations under seismic loading at their natural frequencies will be required to establish a seismic design of pile foundations.

References

1. Iai S. (1989) *Similitude for shaking table tests on soil-structure-fluid model in 1g gravitational field*, Soils and Foundations; 29(1), 105-118.
2. Katzenbach, R and Moormann, C. (2001) *Recommendations for the design and construction of piled rafts*, Proc. 15th ICSMGE, Istanbul; 2, 927-930.
3. Horikoshi, K and Randolph, MF. (1999) *Estimation of overall settlement of piled rafts,* Soils and Foundations, 39(2), 59-68.
4. Horikoshi K, Watanabe, T, Fukuyama, H and Matsumoto, T. (2002) *Behaviour of piled raft foundations subjected to horizontal loads*, Proc. Int. Conf. on Physical Modelling in Geotechnics, St. John's, Canada, 715-721.
5. Horikoshi, K, Hashizume, Y, Matsumoto, T and Watanabe, T. (2003) *Performance of piled raft foundations subjected to dynamic loading,* Int. Jour. of Physical Modelling in Geomechanics (accepted)
6. Pastsakorn, K, Hashizume, Y and Matsumoto, T. (2002) *Lateral load tests on model pile groups and piled raft foundations in sand*, Proc. Int. Conf. on Physical Modelling in Geotechnics, St. John's, Canada, 709-714.
7. Poulos, HG and Davis, EH. (1980) *Pile Foundation Analysis and Design,* John Wiley and Sons, New York.
8. Randolph, MF. (1994) *Design methods for pile groups and piled rafts*, Proc. 13th ICSMFE, New Delhi; 2, 61-546.

End bearing of small pipe piles in dense sand

K. Gavin
Department of Civil Engineering, University College Dublin, Ireland

B. Lehane
Department of Civil & Resource Engineering, The University of Western Australia

Introduction

This paper presents results from field tests performed on pipe piles installed in a very dense overconsolidated sand and uses these results to examine the effect of the mode of installation (i.e. jacking or driving) on the pile base response. The effect of a residual base load on the base stiffness is investigated in a number of numerical predictions, and these predictions, coupled with the experimental results, are used to infer the observed effects of the installation mode on the pile base response.

Soil conditions

The fieldwork was carried out at the base of a quarry on the outskirts of Blessington, a small village located 25km to the south-west of Dublin. The area has a complex geological history and is part of an ice contacted delta sequence associated with a nearby large glacial lake (Philcox 1998). The water level in the lake was previously much higher and the test site would have been part of the now much smaller glacial lake. Sub-aquatic fans developed in this environment and led to the formation of horizontally bedded, uniformly graded sand and gravel beds. The particle grading between beds vary from silty to coarse sand depending on the lake level at the time of deposition. Periodic minor advances of the ice sheet, varying water table levels in the lake and the recent removal by quarrying of the upper 15m of sand/gravel have resulted in over-consolidation of the sand in which the pile tests were performed. The water table level in the test area was about 5m below piling platform level.

Foundations: Innovations, observations, design and practice, Thomas Telford, London, 2003

The results of Cone Penetration Tests (CPTs) performed in the area of the pile installations are shown in Figure 1. These reveal consistent soil conditions with an upper crust of gravely sand (100mm thick) underlain by overconsolidated sand with CPT end resistance (q_c) values typically in the range 15 – 20 MPa. Sand replacement tests, in addition to maximum and minimum void ratio determinations, indicated that the in-situ sand is at a relative density of close to 100%, has a bulk unit weight of 20.3 kN/m^3 and a degree of saturation of 71%.

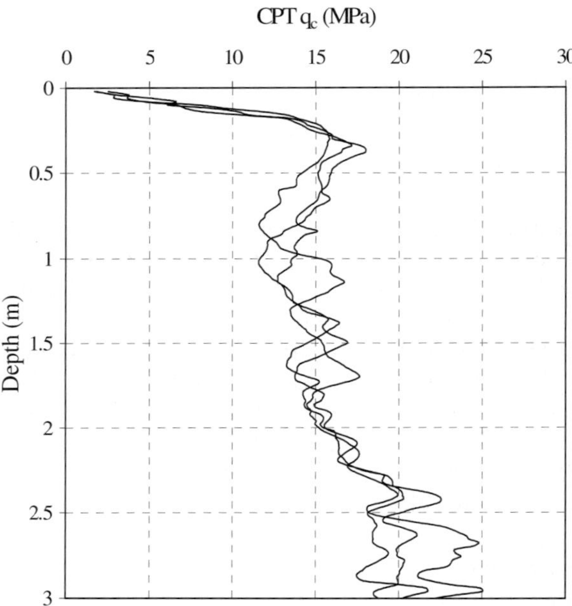

Figure 1 CPT profiles at test site

Test programme

The investigation described here involved installation and load testing of four relatively small diameter pipe piles. One of these piles was a 111mm diameter instrumented pipe pile, described by Gavin & Lehane (2003), and comprised two independently strain gauged pipes with annular end caps at the top and bottom so that the pipes behaved as a unit. This instrumented pile was jacked into place while the remaining three (un-instrumented) pipe piles employed were driven. The dimensions of the four test piles are summarised in Table 1. The pile notation adopted is evident from this table and comprises the mode of installation, jacked (J) or driven (D) and the piles' external diameter.

The instrumented pile was pushed into the ground using a 20 tonne CPT truck to provide reaction. Installation was carried out in 100mm jacking increments, during which strain gauge and load cell readings were recorded at a frequency of 2Hz. The plug height was measured at the end of each jacking increment and static load tests, involving compression followed by tension loading, were performed at pile penetrations of 1.1m and 2.0m.

Pile Designation	Installation Method	External Diameter (mm)	Wall Thickness (mm)
J-111	Jacked	111	8.3
D-114	Driven	114	6.8
D-100	Driven	100	4.7
D-75	Driven	75	3.8

Table 1 Test pile details

The un-instrumented piles were installed using a standard shell and auger (cable percussive) site investigation rig and the SPT 67.5 kg hammer (but with a drop height of 500mm). A pause period was allowed after each 100mm increment of penetration to allow measurement of the plug height. The piles were installed to variable depths corresponding to the point at which structural distress was evident in the pile wall due to driving stresses. The final penetration depths were 1.4m for the 75mm diameter pile and 1.8m for the 100mm and 114mm diameter piles. Compression tests followed by tension load tests were performed on these piles at their maximum penetration depth.

Experimental results

Plug Formation

The rate of soil intrusion that occurs during installation of a pipe pile has a significant effect on the pile stiffness and capacity observed during static loading. The incremental filling ratio (IFR) is an appropriate index to quantify such movement (e.g. see Brucy et al., 1991; Paik & Lee, 1993) and is defined as the ratio of the change in height of the soil core to the length of the jacking increment. IFR is zero when no soil plug movement occurs and is unity when the pipe pile is penetrating in a full coring mode. The incremental filling ratios (IFR) recorded during the installation of the jacked and driven piles are shown in Figure 2. Stark differences in behaviour can be seen with the jacked piles becoming fully plugged before a pile penetration of 1m , while the driven piles remained almost fully coring at their final penetration depths. The installation resistance, plugging response and shaft capacity of these piles are considered in more detail in Gavin et al. (2003) and attention is focused here on the observed end bearing characteristics in static load tests.

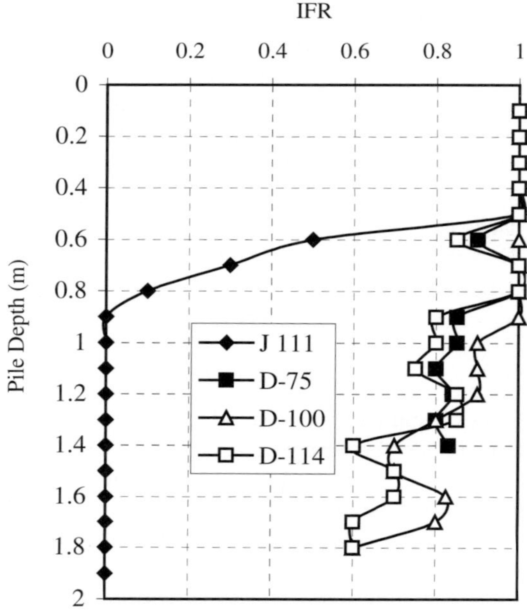

Figure 2 Soil core development during pile installation

Pile base response during static loading

Instrumentation on the jacked pile facilitated the direct measurement of base resistance mobilised during static loading. In contrast, only the overall load displacement response of the un-instrumented piles could be determined. The base response of these piles can, however, be approximated by using the shaft resistance measured during tension loading[1], and making appropriate assumptions regarding the response of the shaft and base resistance to pile head movement.

The pile base response recorded for the jacked pile and that estimated for the driven piles are shown on Figure 3. Static load tests were continued until plunging failure (i.e. continuous movement under constant load) for all piles except for the test on the instrumented pile at a penetration depth of 2m, which had to be curtailed when the total capacity reached 200 kN due to insufficient

---

[1] The shaft capacity in tension was assumed to be 80% of the compression shaft capacity e.g. see Jardine and Chow (1996).

test reaction. Piles were loaded in a series of load increments (typically of 5-10% of the assumed ultimate pile capacity) and adopted a pause period of 10 minutes between increments. Monitoring of the soil plug length in each pile during the pause periods indicated that all piles remained fully plugged throughout the load tests.

It is clear that the base stiffness of the jacked piles is significantly higher than that of the driven piles. This is despite the fact that the sand cores of both pile types remained fully plugged and that the compressibility of the core contributes in a relatively minor way[2] to the overall base stiffness, which is dominated by the sand stiffness below the level of the base (see Lehane & Randolph 2002). The observed stiffness differences may be at least partly attributed to the lower degree of soil displacement (i.e. lower IFRs) induced during installation of the driven piles. Given, however, that the sand relative density is close to ≈100% and hence that little additional densification can be induced by the installation process, it would appear that, as suggested by Randolph (1988), and others, the level of 'locked-in' or residual stress at the pile bases is the primary reason for the variations of pile base stiffness.

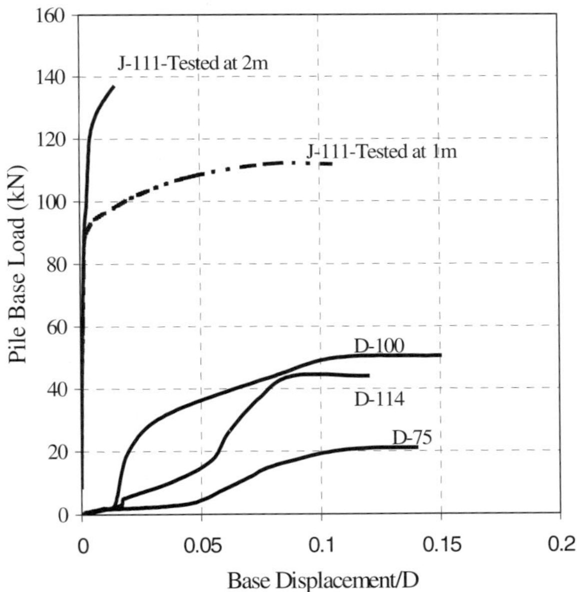

Figure 3   Pile base response during static loading

---

[2] Lehane & Randolph (2002) show that, even for a fully coring pile, the compressibility of the plug typically contributes only ≈20% to the overall pile base movement.

Effect of residual load on pile base stiffness

The settlement prediction method described in Lehane & Fahey (2002) is employed here to examine the effect of residual base load on a pile's base stiffness. This method, although adopting many simplifying assumptions, has been shown to capture the essential characteristics of spread foundation settlement at working loads. The assessment of the influence of 'locked-in' pile base stresses is made by assuming that the vertical stress distribution beneath the pile base operating under a residual base load of Q_{bres} is given approximately by that predicted using Boussinesq's equation for an elastic half space. Residual horizontal stresses induced below the pile base by Q_{bres} are likely to be higher than those given by Boussinesq's equations and, for simplicity, these are assumed equivalent to the computed residual vertical stresses. In addition, it is noteworthy that the sand beneath the base of a displacement pile is in an overconsolidated state as the soil unloads (and the pile heaves) following imposition of the base installation stresses.

The Lehane & Fahey (2002) approach characterises the sand stiffness as follows:

(i)   The very small strain (elastic) vertical Young's modulus (E_0) varies with the current vertical effective stress (σ'_v):

$$E_0/p_a = A_E \, F(e) \, (\sigma'_v/p_a)^{n_g} = D_E \, (\sigma'_v/p_a)^{n_g} \tag{1}$$

where A_E is a material constant, n_g is typically ≈ 0.5, $F(e)$ is a void ratio function, p_a is atmospheric pressure ($=100$ kPa) and $D_E = A_E \, F(e)$.

(ii)   The secant Young's modulus (E_{sec}) is represented as the following function of induced strain (ε):

$$E_{sec}/E_0 = 1/ \{ 1 + [(\varepsilon-\varepsilon_{el})/(\varepsilon_r-\varepsilon_{el})]^n \} \quad \text{for } \varepsilon > \varepsilon_{el} \tag{2}$$

where ε_{el} is the material's elastic limit (typically 10^{-5}) and ε_r and n are empirical constants used to alter the shape of the stiffness-strain relationship. ε_r may be assumed to vary with $(\sigma'_h)^{1-n_g}$:

$$\varepsilon_r = C_r \, (\sigma'_h/p_a)^{1-n_g} \tag{3}$$

where σ'_h is the current horizontal stress and C_r is a constant which depends on the values of A_E, $F(e)$ and the stress ratio mobilised at $\varepsilon=\varepsilon_r$.

(iii)   The tangent vertical Young's modulus (E_t) is derived from equation (2) for triaxial compression conditions as:

$$E_t = \frac{E_o \left[1 + \xi - n\varepsilon\xi/(\varepsilon-\varepsilon_{el})\right]}{[1 + \xi]^2 \left[1 - n_g (q-q_i)/\sigma'_v\right]} \tag{4}$$

where $\xi = (\varepsilon-\varepsilon_{el})^n/ (\varepsilon_r - \varepsilon_{el})^n$

On assigning parameters, D_E, n_g, n & C_r, the value of E_t at any given vertical stress level and strain level may be determined. This value of E_t is then employed in the following equation (for an elastic, isotropic soil) to calculate the vertical strain increment ($\Delta\varepsilon_v$) beneath the centre of the pile base (in an 'elastic', isotropic soil) :

$$\Delta\varepsilon_v = [\Delta\sigma'_v /E_t] - [2v\Delta\sigma'_h/ E_t] \tag{5}$$

where the Poisson's ratio (v) is assumed constant and equal to 0.4; this value has been shown by Lehane & Fahey (2002) to be representative of the average ratio operating within a foundation's zone of influence at typical working loads. As the pile base is loaded, the model derives the vertical and horizontal stress increments ($\Delta\sigma'_v$ and $\Delta\sigma'_h$) beneath the bases by integrating Boussinesq's equations for an isotropic elastic half space, assuming a uniform bearing pressure. The relative insensitivity of the vertical stress distribution (on which the vertical stiffness and hence settlement depend primarily) to the soil properties is the presumed basis for such a simplification e.g see Burland et al. (1977). An incremental analysis employing the tangent form of the Young's modulus (equation 4) is used so that ε_r can be increased progressively as horizontal stresses increase (in accordance with equation 3). Strains derived from equation (5) are summed from a distance of 10 pile diameters below the pile base to predict base settlement. The simple model also assumes that the soil plug is rigid and the base settlement may be estimated by factoring the settlement predicted at the centre of the loaded area by a rigidity factor of $\pi/4$. No attempt is made to model plastic flow and the calculations are simply terminated when the stress ratio at any point within the sand reaches a specified maximum value.

No small strain stiffness data are presently available for the Blessington sand. The parameters employed, which are summarised in Table 2, were therefore assessed on the basis of reviews of sand stiffness characteristics in Lehane & Cosgrove (2000) and Lehane & Fahey (2002).

$\varepsilon_{el} = 1 \times 10^{-5}$	$n_g = 0.5$	$n = 1$	$C_r=0.0006$	$D_E=4000$

Table 2 Parameters employed in prediction of pile base response

Apart from the value of D_E, these parameters are equivalent to those derived by Lehane & Fahey (2002) for triaxial stiffness data reported by Lo Presti (1994) for Toyoura sand with OCR=3. The value of D_E employed has been corrected from that deduced for the Toyoura sand to account for the lower void ratio of the Blessington sand (see Equation 1) using the void ratio function, $F(e) = (2.17-e^2)/(1+e)$.

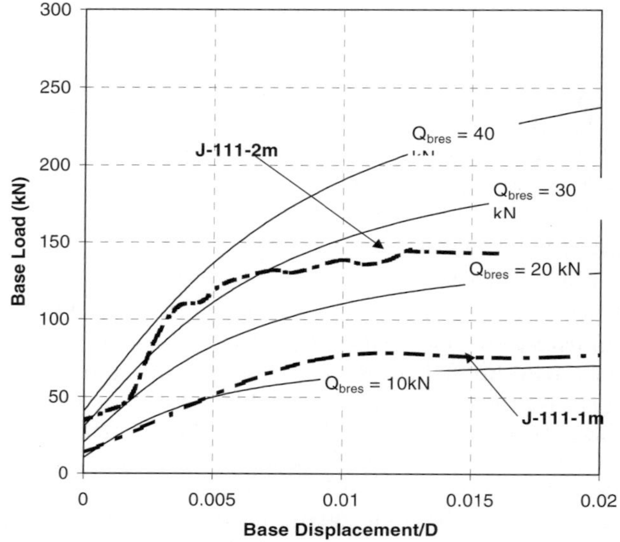

Figure 4   Predicted pile base response for various residual base loads

The base load-displacement responses predicted using this simplified approach are summarised on Figure 4 for a range of residual loads (Q_{bres}) at the base of a 111mm diameter pile with an embedment depth of 2m. These responses are compared with those measured in load tests on the jacked piles with embedment depths of 2m and 1.1m, for which measured values of Q_{bres} were 30 kN and 13 kN respectively. It is apparent that, despite the simplicity and the significant assumptions involved in the predictive approach, the measured base responses are in very good agreement with the predictions[3]. Although the level of agreement may be fortuitous, the analyses evidently confirm the marked influence on base stiffness characteristics of a residual base force. The relatively

---

[3] The effect of modelling an embedment depth of 2m in the predictions for Figure 4, rather than 1.1m for the pile with Q_{bres}=13 kN, is expected to be minimal.

low base stiffness of the driven piles apparent on Figure 3 can therefore be largely explained by the absence of significant residual loads at the base of these piles. The low levels of residual loads are presumably related to the high values of IFR recorded for these piles, which are a consequence of the mode of installation. The process of pile driving, even for closed-ended piles (i.e. with IFR=0), may also be expected to lead to lower residual base stresses than for jacked piles e.g. see Randolph (2003).

Conclusions

The pile tests in the dense sand at Blessington have indicated that the base stiffness of jacked piles is considerably larger than that of driven piles. This paper has shown that such a marked difference can be easily explained by the presence of residual base loads. It follows that greater consideration should be given to devising pile installation methods in sands that can lock in large stresses at the pile toe.

References

1. Brucy F., Meunier K. and Nauroy J.F. (1991). *Behaviour of pile plug in sandy soils during and after driving*, Proceedings of the 23rd Offshore Technology Conference, Houston, OTC 6514, 145-154.
2. Burland J.B., Broms B.B. and De Mello V.F.B. 1977. *Behaviour of foundations and structures*. Proc. 9th Int. Conf. on Soil Mech. and Fdn. Engng., *Tokyo*, 495-538.
3. Gavin, K.G. and Lehane B.M. (2003), *The shaft capacity of pipe piles in sand*. Canadian Geotech. Journal, 40 (1), 33-45.
4. Gavin K.G., Lehane B.M. and Prieto C. (2003). *The development of skin friction on pipe piles in overconsolidated sand*. Proc. XIII Eur. Conf. on Soil Mech and Fdn. Engng., Prague, 2003, (in press).
5. Jardine R.J. and Chow F.C. (1996), *New design methods for offshore piles*, MTD publication 96/103, Marine Technology Dept., London, UK.
6. Paik, K.H., and Lee S.R, (1993). *Behaviour of soil plugs in open-ended model piles driven into sands*. Marine Georesources and Geotech., 11, 353-373.
7. Philcox, M.E.(2000) *The glacio-lacustrine delta complex at Blessington, Co. Wicklow, and related outflow features*. In: Guidebook of the 20th Regional Meeting of Sedimentology, September 2000, Dublin, Ireland, 129-152.
8. Lehane B.M. and Cosgrove E. (2000). *Applying triaxial compression stiffness data to settlement prediction of shallow foundations on cohesionless soils. Geotechnical Engineering*, ICE, 143, 191-200.
9. Lehane B.M. and Fahey M. (2002). *Investigating a simple settlement prediction method for foundations on sand*. Canadian Geotechnical Journal, 39(2), 293-303.

10. Lehane B.M. and Randolph M.F. (2002). *Evaluation of a minimum base resistance for pipe piles in sand.* Journal of Geotech. & Geoenv, Engng. ASCE, 128 (3), 198-205.
11. Randolph M.F. (1988). *The axial capacity of deep foundations in calcareous soils.* Proc. Int. Conf. on Calcareous Sediments, Perth, 2, 837-857.
12. Randolph M.F. (2003). *Science and empiricism in pile foundation design.* 43rd Rankine lecture, Geotechnique 2003 (in press).

Study on the behaviour of shallow foundations during liquefaction and mitigation methods by means of 1G shaking table tests

A. Ghalandarzadeh and A.R. Khaki Khatibi
University of Tehran, Iran

Introduction

During recent earthquakes, it was observed that liquefaction can cause severe damages to buildings in the form of significant subsidence and shear failure of foundation soil. This damage is known to be due to a build up of pore water pressure and hence a reduction of soil strength. A very typical and historical case occurred in the Nigaata earthquake, Japan 1964. There are plenty of other cases, even in very recent eathquakes, which show that the problem still remains unsolved. Although many types of mitigation techniques are developed, the effectiveness of these methods are not well defined and understood.

All mitigation techniques, which are frequently employed to reduce large deformations and subsidences of buildings are based on the following philosophies:

- Reducing the build up of pore water pressure by means of quick drainage of water during and immediately after the earthquake
- Improving shear deformability of the soil skeleton to prevent large cyclic deformation during the earthquake
- Reinforcing the soil skeleton, which in turn can reduce both shear strain and generation of excess pore water pressure and increases the soil strength

Some aspects of the effectiveness of gravel columns and also the compaction method on the reduction of subsidence of buildings have been studied using 1g shaking table tests in the current study.

Testing method

A series of shaking table tests were conducted on model foundations. Figure 1 shows a three dimensional view of the model. Models were placed in a

Foundations: Innovations, observations, design and practice, Thomas Telford, London, 2003

transparent plexy glass container with dimensions of 180x50x70 cm. Firuzkooh sand is used as subsoil.

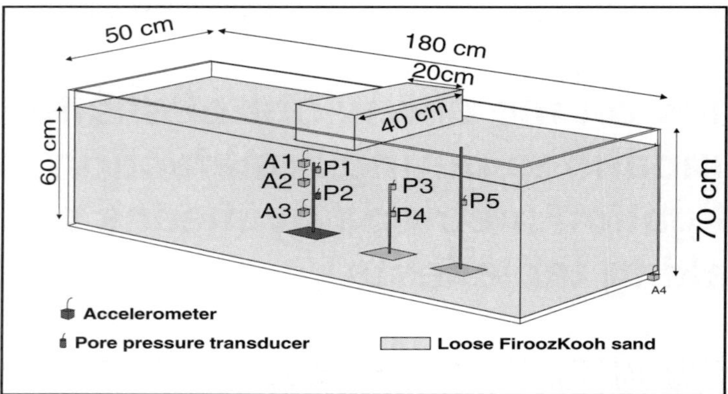

Figure1
Three dimensional view of the model apparatus

Table1 shows the physical properties of this sand, which can be compared to those of Toyoura sand and Sengenyama sand. A model foundation with dimensions of B=20 cm and L=40 cm is located on the saturated Firuzkooh sand.

Table 1 Physical properties of Firuzkooh sand and two other well known sands

Type of sand	Gs	e_{max}	e_{min}	$D_{50\,(mm)}$	%FC	Cu	Cc	k(cm / sec.)
Firuzkooh	2.658	0.943	0.603	0.3	0	2.58	0.97	0.0125
Toyoura	2.65	0.977	0.597	0.17	0	-	-	-
Sengenyama	2.72	0.911	0.55	0.27	2.3	-	-	-

Different types of transducers were employed to measure acceleration, pore water pressure and displacements at different positions as shown in figure2. Making controlled loose to dense deposit is possible using the wet tamping method, hence the Firuzkooh sand was mixed with 5% water. Wet Firuzkooh sand was poured inside the container and carefully tamped to the target void ratio. As is shown in Figure3 colored grid lines were created to make visible the behaviour of model ground. Input shaking in all tests was a harmonic wave. The frequency of shaking and amplitude of base acceleration were 3 Hz and 0.28g respectively. Table2 shows all of the characteristics of the conducted tests.

Table 2 Characteristics of conducted model tests

Test	B (cm)	Acceleration	Frequency	Submerged unit weight	Improving method
O1	40	0.28g	3 Hz	8.75 kN/m^3	No improvement
O2	20	0.28g	3 Hz	"	No improvement
G1	20	0.28g	3 Hz	"	Gravel drains in two rows
G2	20	0.28g	3 Hz	"	Gravel drains in one row
G3	20	0.28g	3 Hz	"	Gravel drains under 4 corners of foundation
C1	20	0.28g	3 Hz	"	Compaction in an area of 1B
C2	20	0.28g	3 Hz	"	Compaction in an area of 3B

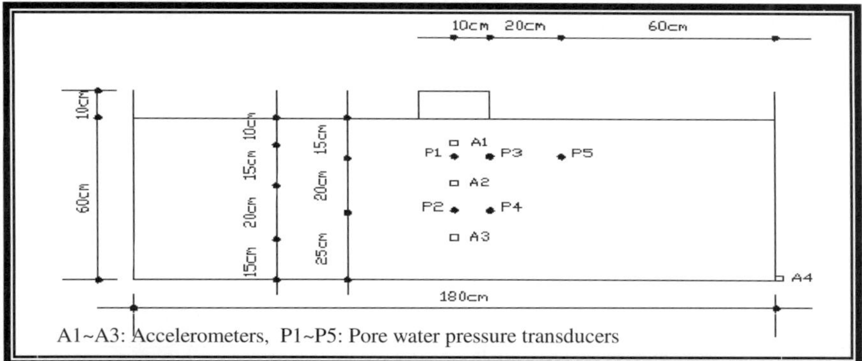

Figure 2 Schematic view of the model and transducers

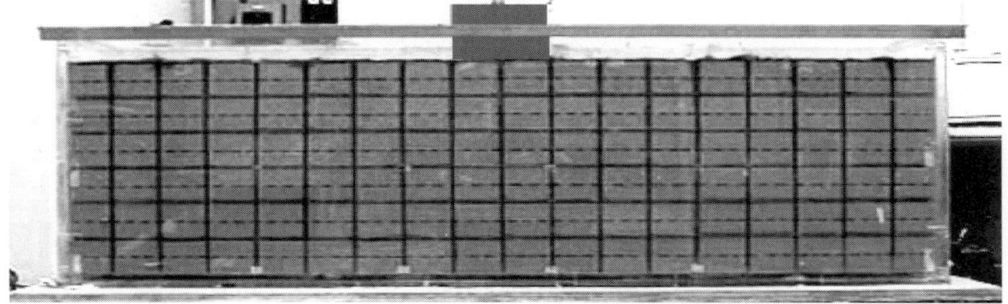

Figure 3 View of the model before application of base motion

In tests G1 to G3 the gravel columns, which are sandwiched by textile filter, were placed inside the model ground. Dynamic compaction in tests C1 to C2 was applied by dropping a 2.0 kg weight with a base area of 6 cm from a height of 30 cm ten times. The ground could be improved to a depth of almost 30 cm in model scale using this method. Figure 4 schematically shows different types of models as described above.

A dynamic data acquisition system was utilized to record the behaviour of model during the application of input shaking.

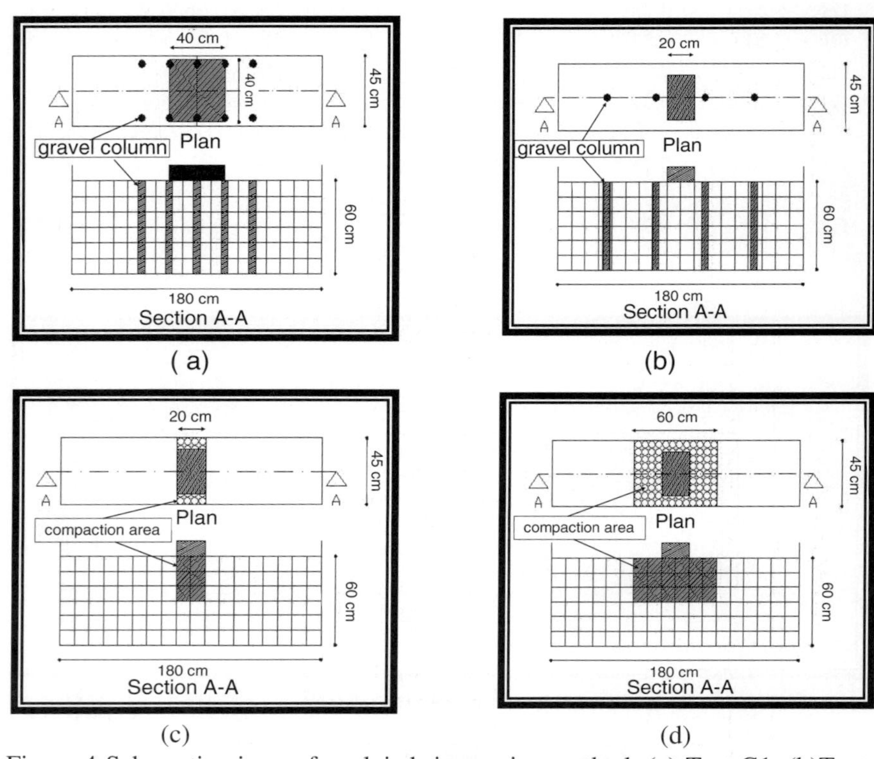

Figure 4 Schematic views of applyied improving method: (a) Test G1, (b)Test G2, (c) Test C1 and (d) Test C2

Test results

As it is shown in Table 2 three types of tests are carried out. Tests O1 and O2 were performed on model ground without any improvement. Whereas tests G1 to G3 and C1 to C2 were those with improvement applied by using gravel columns and dynamic compaction respectively. Figures 5 and 6 show typical test results. As it can be seen in these figures, acceleration time histories look different in various tests. A very clear reduction of acceleration after occuring the second cycle in test O2 shows very severe liquefaction and softening of the soil particularly at the positions of A1 and A2. Although this kind of behaviour is occurred in test G2, the start point of reduction at acceleration takes place at the seventh cycle. It can be concluded that the resistance to liquefaction has increased due to the presence of the gravel columns.

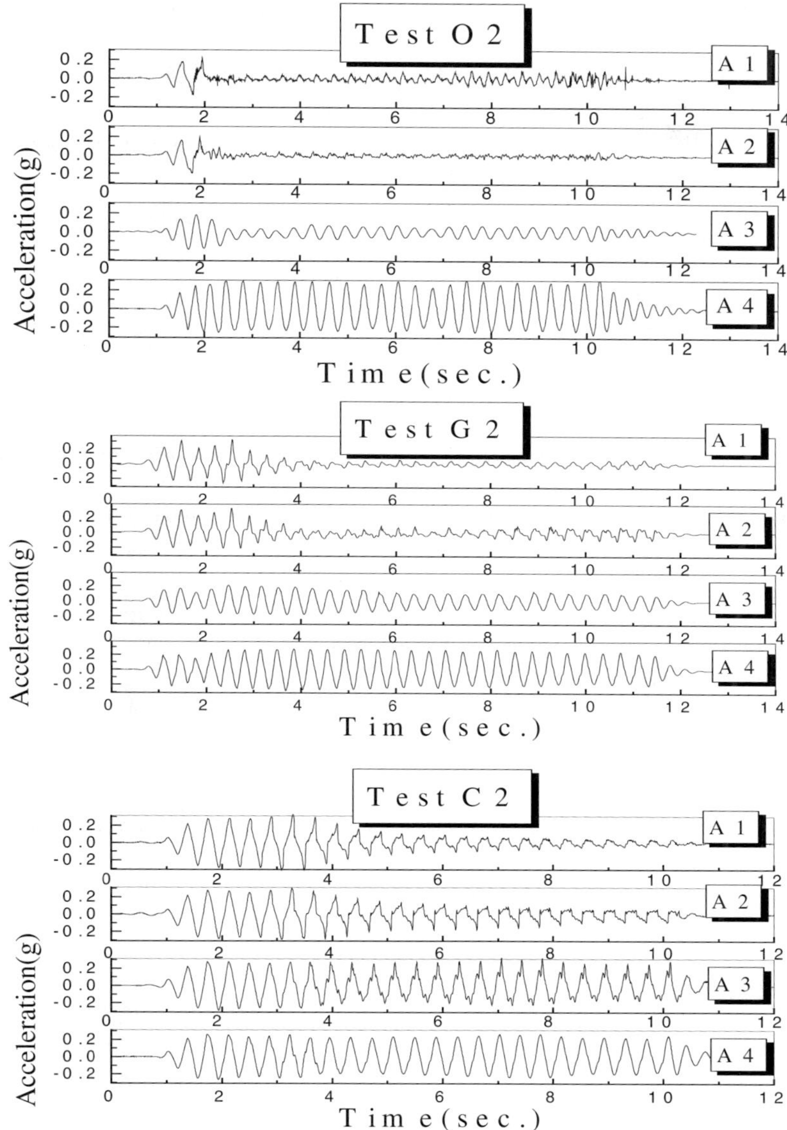

Figure 5 Time histories of accelerations recorded in different tests

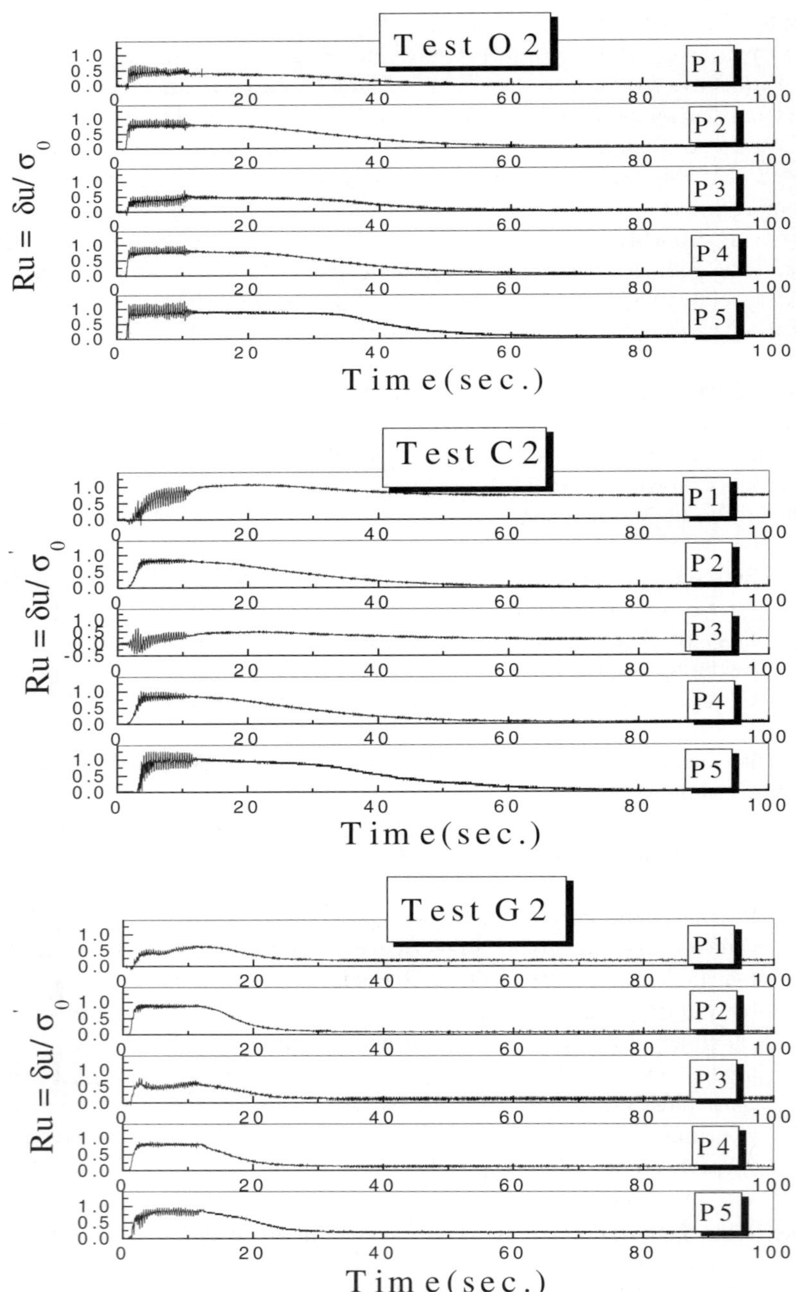

Figure 6 Time histories of excess pore pressure ratios in different tests

Soil in test C2 appeared to be stronger and degradation of its strength is not very predominant. This could be due to more dilative characteristics of compacted sandy soil. Spiky forms of accelerations recorded indicate dilative behaviour of soil beneath the model foundation. Figure 6 show the recorded time histories of normalized excess pore water pressure, Ru, at different locations. It can be observed that the excess pore water pressure ratio P1 and P2, right under foundation, never could reach to 100%. P3 also shows the same behavior in all tests. This is probably due to the presence of foundation, other wise the shaking intensity was enough to create complete liquefaction. Looking at the records of P4 and specially P5, which the later one is far from the effect of foundation, shows the achieving 100% of excess pore water pressure ratio was possible.

Comparison of different improvement methods

Different tests have been compared to study the failure mechanisms in each test. Failure in all tests appeared in the form of considerable subsidence of the model foundation as shown in Figure7. It is observed that the foundation subsides into the subsoil due to the following reasons:

- Softening of the subsoil, which causes lateral deformation in a curved form as shown in Figure7
- Loss of shear strength, which causes a punching settlement of the model foundation
- General settlement of subsoil following liquefaction

Among the mentioned reasons, the effect of the first and second mechanisms were more dominant.

Time histories of excess pore pressure ratio, Ru, recorded below the center of foundation are shown in Figure 8. The following important observations can be noted:

- In none of the tests the excess pore pressure ratio, Ru, reached to 100% right beneath the foundation. Deeper transducer recorded higher Ru that indicates the effect of overburden pressure caused by foundation has reduced in deeper levels.
- Maximum Ru was achieved during some initial cycles and remained almost unchanged within the shaking period. Dissipation of excess pore pressure started after a few seconds with a rapid rate at the beginning and slower rate at the later stage until the excess pore pressure completely dissipated.
- The maximum excess pore pressure ratio in all tests were almost the same. However, the number cycles causing this maximum Ru is not the same in different tests. The presence of gravel drains has increased the resistance against liquefaction. Ru has reached its maximum within a larger number of cycles. Similar trend can be observed in tests with

compacted subsoil. Compaction was able to increase liquefaction resistance more than the other method (see Ru time history for test C1).

- Despite that the gravel drains could not reduce maximum Ru, which means their function was not good during the shaking period, a fast dissipation of excess pore pressure shown in Figure8 (test G3) shows they work very well after shaking. Differences in dissipation rate in various tests are remarkable.

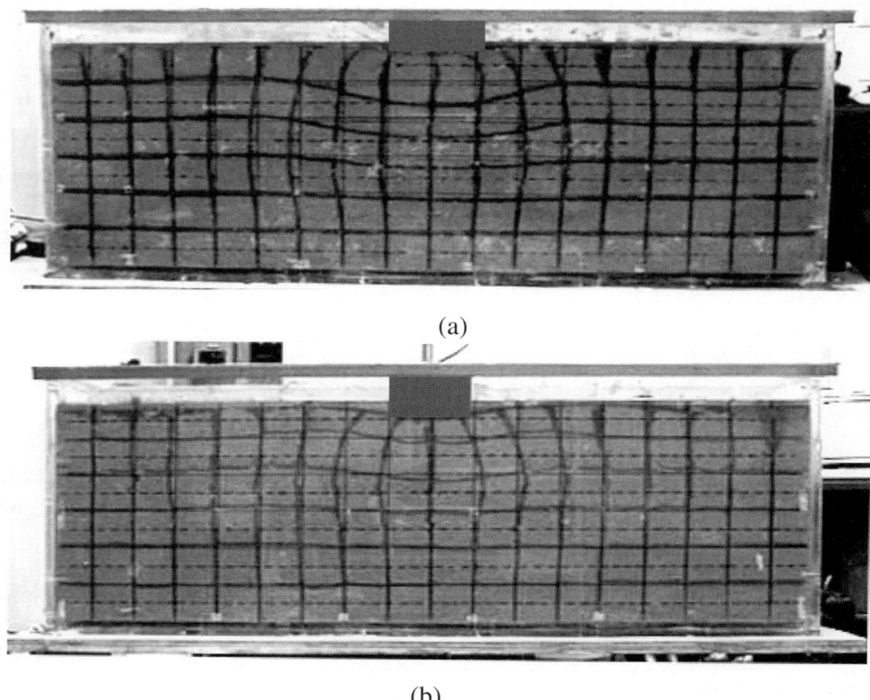

(a)

(b)

Figure 7 Failure patterns observed after the application of shaking; (a) Test O2, (b) Test G1

Figure 9 shows the recorded time histories of foundation settlement in six tests. As shown in this figure, at the beginning the velocity of the settlement in tests with no improvement of subsoil is more than other tests. The initial rapid settlement shows a very fast softening of subsoil. This observation is identical to the behaviour of the response acceleration that is described before. Generation of the maximum excess pore pressure at the early cycles is also in accordance to the explained behavior. Larger lateral deformation of the subsoil in these tests shows the dominancy of this mechanism in generating the large subsidence.

Although in tests with gravel drains the maximum settlement is not affected, the slower rate of early settlement is obvious. Smaller lateral deformation shows that the settlement probably was due to both shear failure and softening of the subsoil.

Settlement in tests C1 and C2 seems to be reasonably controlled. Compaction could reduce the rate of settlement and also the maximum settlement.

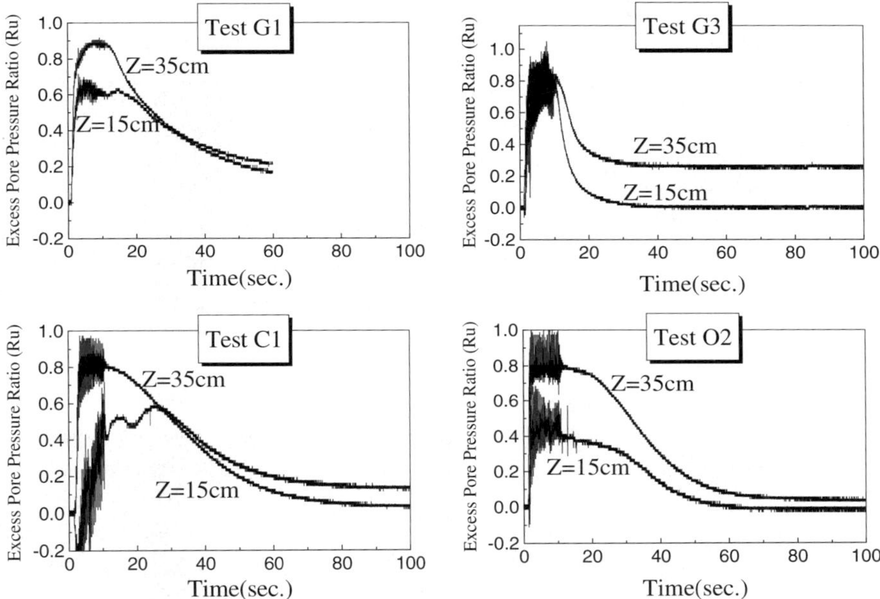

Figure 8   Time histories of excess pore pressure ratio under the centre of foundation

Conclusions

The following are some important observations in the current study:

- Recorded acceleration showed that the resistance to liquefaction could increase by means of compaction compared to the use of gravel drains. Compaction gives more dilatant and stiffer behavior to the subsoil.
- Although the intensity of shaking was enough to produce complete liquefaction, the excess pore pressure ratio never reached 100% under the center and edge of the foundation.
- Gravel drains are not very effective during the application of shaking, whereas they could well dissipate the excess pore pressure after the shaking.
- Settlement of the foundation has occurred due to the softening and also shear failure of the subsoil. Lateral deformation indicates that softening

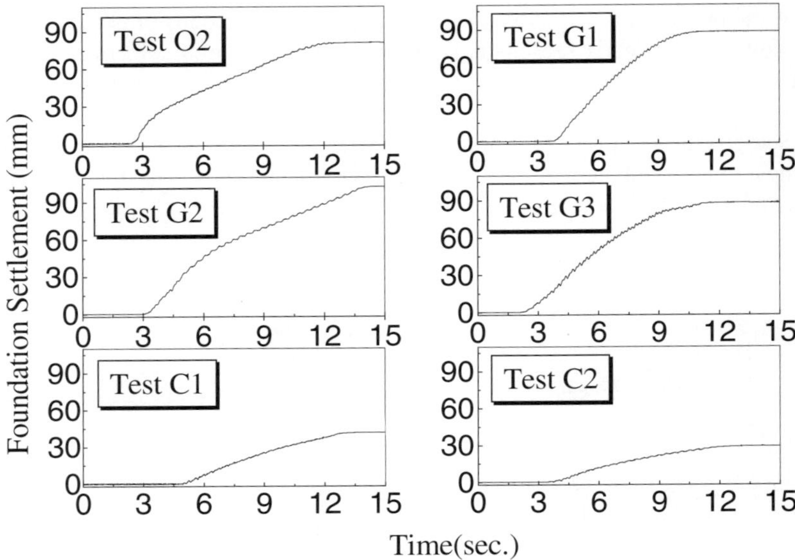

Figure 9 Settlement of foundation observed in different tests

and punching settlement represents the shear failure.

- Comparison between two methods of gravel drains and dynamic compaction shows that the compaction can reduce settlement better than gravel drains.

The results explained here are in the limit of the current study. The effectiveness of the improvment methods depends not only on the mechanism of its behavior but also on the quality and quantity of the employed techniques.

References

1. Hatanaka, M., Suzuki, Y., Miyaki, M., and Tsukuni, S., (1987) *"Some factors affecting the settlement of structures due to sand liquefaction in shaking table tests"* Soils and Foundations, JSSMFE, 27(1), 94-101.

2. Iai, S. (1989) *"Similitude for shaking table tests on soil-structure-fluid model in 1G gravitational field"* JSSMFE, 29(1), 105-118

3. Liu, L., and Dobry, R. (1997) *"Seismic response of shallow foundation on liquefiable sand"*, Journal of Geotechnical Engineering Division, ASCE,. 123(6), 557-567.

4. Rollins, Kyle M., and Seed, H. Bolton (1990) *"Influence of buildings on potential liquefaction damage"*, Journal of Geotechnical Engineering Division, ASCE, 116(2), 165-185.

5. Tokimatsu, K. and Seed, H. Bolton (1987) *"Evaluation of settlements in sands due to earthquake shaking"*, Journal of Geotechnical Engineering Division, ASCE, 113(8), 861-878.

Alternative design approach for skirted footings under general combined loading

S. Gourvenec
Centre for Offshore Foundation Systems, University of Western Australia.

Introduction

Industry guidelines for shallow foundation design are based on the theoretical bearing capacity solution for failure of a strip footing under uniaxial vertical load (Terzaghi, 1943). Alternative foundation geometry and/or non-verticality of load are accounted for by various modification factors (e.g. Brinch- Hansen, 1970; Vesic, 1975; Meyerhof, 1980). This method provides accurate predictions for the conditions on which it is based, i.e. vertical loading of a strip footing, and adequately predicts ultimate limit states under conditions of inclined or eccentric loading, compared with the solutions of Green (1954) and Meyerhof (1953) respectively. However, the approach becomes unreliable for conditions of inclined eccentric loading, i.e. when lateral and moment load components act together, even for the case of a strip footing (Ukritchon et al., 1998), which raises question over its applicability for three-dimensional foundation geometries.

The problem is particularly pertinent for offshore applications for which shallow foundations are typically of low aspect ratio, usually circular or quasi-circular, and are required to carry significant lateral and moment loads resulting from environmental forces, i.e. wind, wave and current forces, acting on the superstructure. Foundation loads typical of offshore conditions are illustrated in Figure 1.

Foundations: Innovations, observations, design and practice, Thomas Telford, London, 2003

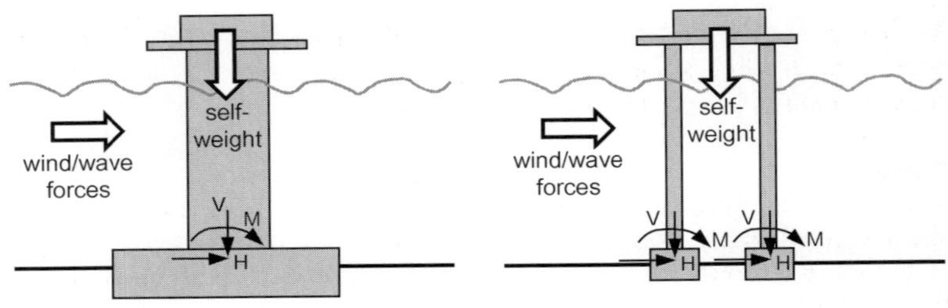

(a) Gravity based platform　　　　(b) Multi-legged platform

Figure 1 Typical loading conditions of offshore foundation systems

Additional problems arise in applying the traditional bearing capacity calculation to offshore situations as it does not account for enhanced moment capacity from foundation skirts common in offshore designs. Skirted footings are shallow foundations equipped with a thin circumferential skirt which penetrates the seabed during installation confining a soil plug within the cavity. (Skirted foundations have been referred to as bucket foundations because of their resemblance to an upturned bucket.) During undrained moment loading suctions develop within the skirt creating a pull on the underside of the footing enabling contact with the seabed to be maintained even under tensile loading (Figure 2). The traditional bearing capacity method does not represent this uplift capacity but assumes that the footing will separate from the soil surface under moment loading at low vertical loads, reducing the bearing area and hence bearing capacity.

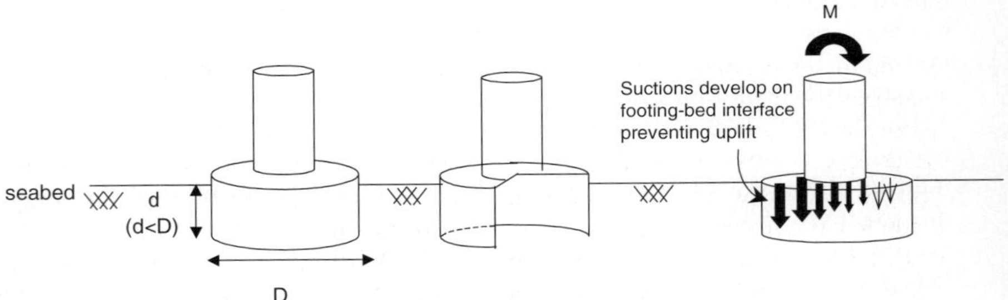

Figure 2 Geometry of a skirted footing and response to moment load

The results of the investigation presented in this Paper show that for foundation geometries and loading situations encountered offshore more rigorous theoretical solutions are required to predict foundation capacity.

Analyses

The undrained bearing capacity of a circular skirted shallow foundation subjected to combined vertical, horizontal and moment loading has been investigated. Results from a three-dimensional finite element model are compared with predictions from traditional bearing capacity theory. A comparative suite of two-dimensional plane strain finite element analyses was also carried out.

Finite element model

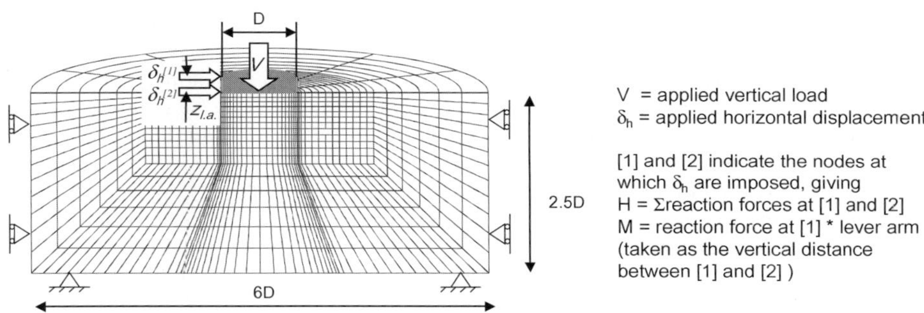

Figure 3 Finite element model

The three-dimensional finite element mesh is shown in Figure 3. It represents a semi-cylindrical section through a circular footing founded on the surface of a homogeneous Tresca soil. Pre-failure behaviour of the soil was represented with a linear elastic constitutive law with a stiffness to strength ratio E_u/s_u of 500 and a Poisson's ratio (ν) of 0.49. The foundation was assumed to be rigid and rough, modelled as a linear elastic material with a Young's modulus (E) of 10^7 greater than that for the soil and a Poisson's ratio (ν) of 0.15. Vertical loads were applied directly while lateral and moment loads were displacement controlled via horizontal displacements applied to the side of the footing as illustrated in Figure 3).

A skirt was not physically modelled in terms of embedment but full adhesion on the footing-bed interface was assigned giving the footing an uplift capacity, which in reality is due to suctions developed within the skirt during undrained moment loading. (Embedment was not physically modelled as the effect of adhesion at the footing-bed interface rather than the effect of the degree of embedment was under investigation. Restricting the study to a particular embedment ratio was considered unfavourable while expanding the study to various embedment ratios would detract from the aim of this investigation. A parametric study addressing embedment is being undertaken at COFS. Furthermore, overlooking the geometric component of skirt embedment enables established solutions for uniaxial limit loads of surface footings to be used as performance indicators for the finite element results.)

The plane strain model was constructed with the same geometry and discretisation as the diametrical plane of the 3-D mesh, with equivalent boundary conditions, element types, material properties and loading conditions.

Conventional calculation

For undrained conditions, the bearing capacity of a shallow foundation is typically expressed by:

$$Q_f = V_{ult}/A = N_c s_u \, F \tag{1}$$

Where

Q_f = ultimate bearing capacity

V_{ult} = applied vertical load

A = foundation plan area (over which load is carried)

N_c = bearing capacity factor for a strip footing on a uniform soil
  (taken as 5.14, after Prandtl, 1921)

s_u = undrained shear strength of the soil

F = correction factor to account for foundation shape and/or load orientation.

A shape factor of 1.2 (Brinch-Hansen, 1970) and a load orientation factor based on the solution for failure of a strip footing under inclined loading (Green, 1954) in conjunction with the effective width principle (Meyerhof, 1953) were adopted in line with the recommendations in the offshore industry design guidelines (ISO, 2002). Moment capacity was determined for a range of horizontal loads at intervals of constant vertical load using a built-in optimisation function in Excel.

Results

Ultimate limit states observed in the three-dimensional finite element results and calculated from the traditional bearing capacity equation are shown in Figure 4 as loci in horizontal and moment load space at intervals of constant vertical load. This representation was chosen as in reality the vertical foundation load is quasi-constant, largely due to the self-weight of the superstructure and the foundation system, while lateral and moment foundation loads are variable components resulting from the wind, wave and current forces acting on the superstructure.

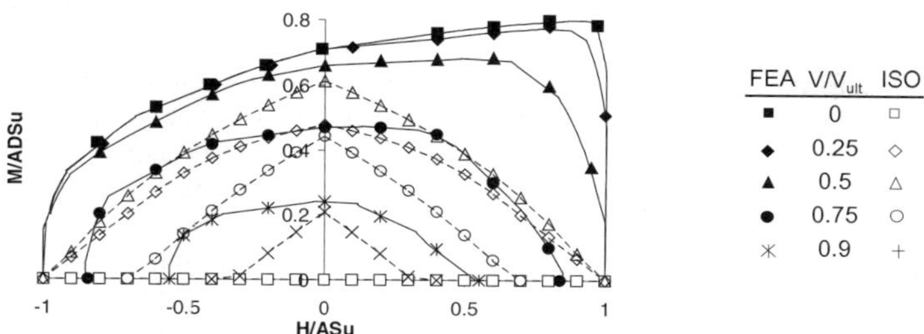

Figure 4 Ultimate limit states under VMH loading: FEA vs ISO predictions

The traditional bearing capacity method under-estimates the potential load capacity for a number of reasons:

- The traditional approach predicts maximum load capacity at a vertical load $V=0.5V_{ult.}$ With reducing vertical load the bearing capacity of the footing diminishes in line with the assumption of uplift of the footing under moment loading at low vertical loads. The tensile capacity represented in the finite element analyses (in reality due to suctions developed within the skirt) enables moment capacity to be maintained at low vertical loads and the maximum load capacity is mobilised in the absence of a vertical load component.

- The loci derived from the traditional bearing capacity equation are symmetrical about the moment axis as the method does not take account of the difference between H:M and -H:M loading exhibited by the finite element results. In reality a combined lateral load and moment acting in the same direction is not physically equivalent to the same loads acting in opposition to each other, and would be reflected as asymmetry of the failure locus. This feature of asymmetry is well reported in published literature (e.g. Ukritchon et al., 1998; Bransby & Randolph, 2000) and is not a new finding of this study.

- The finite element results show that the maximum moment capacity is mobilised in conjunction with a positive horizontal load. In other words additional load capacity is available when moment and horizontal loads act in the same direction (i.e. H:M) compared to the case when they act in opposition (i.e. -H:M). It is pertinent to note that for a foundation system with no vertical load eccentricity the moment carried by the foundation results from lateral forces acting on the superstructure such that horizontal load and moment will act in the same direction. In other words the load

> states represented in the H:M quadrant are those most likely to be encountered in reality.
> - The loci from the conventional method exhibit considerably less curvature than their finite element counterparts (in both the -H:M and H:M quadrants) resulting in considerable under-prediction of load capacity as the quasi-linear loci from the traditional method cut inside the arcs of the finite element loci.

The results presented in Figure 4 clearly show the traditional bearing capacity calculation is ill-suited to predicting the ultimate limit states of a circular skirted footing under general combined VMH loading. However, three-dimensional finite element analysis is not a practical design option, for example the run-time (i.e. excluding analysis set-up or processing results) to define the loci shown in Figure 4 was approximately 250 hours (on a 1.7GHz Pentium 4 pc with 0.5GB RAM). Two-dimensional finite element analysis is not nearly so prohibitive, a suite of equivalent plane strain analyses taking only 4 hours. Idealisation to plane strain conditions infers a strip footing and while this geometry is not applicable for offshore conditions this study shows that the loci from plane strain analyses can be simply scaled to agree well with those from the three-dimensional analyses.

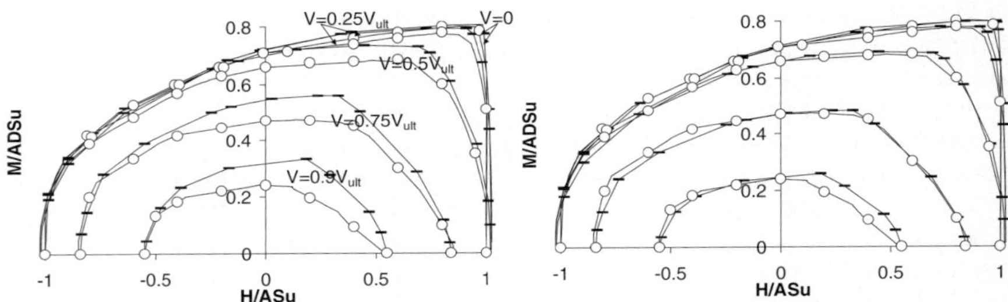

Circular data markers indicate loci for a circular footing, dash markers for a strip footing.

Figure 5 Failure Loci 3-D FEA vs 2-D FEA (a) before scaling and (b) after scaling

Figure 5a compares the failure loci from the two- and three-dimensional finite element analyses from which it can be observed that while not identical their shape is similar. Figure 5b shows the same comparison but with the loci from the two-dimensional analyses scaled such that M at H=0 is equal to that of the circular footing and shows the algebraic manipulation leads to good agreement between the two sets of loci.

In this investigation, three-dimensional finite element analyses have been carried out; therefore the factor by which to scale the results from the plane strain analyses could be calculated. If the scaling technique were to be employed in design, the moment capacity at H=0 of the circular footing for cases of non-zero vertical load would not normally be known.

An approximate expression for the ultimate limit state V:M relationship at H=0 for a circular footing with full bed adhesion founded on a homogeneous Tresca soil was proposed by Gourvenec and Randolph (2003) in terms of a simple power law $v=(1-m)^{0.27}$. Where v and m are the normalised vertical and moment loads given by $v=V/V_{ult}$ and $m=M/M_{ult}$. An exact solution exists for the uniaxial vertical bearing capacity of a rough circular footing given by $V_{ult}=6.05As_u$ (Shield, 1955), which along with $M_{ult}=0.67ADs_u$ from an optimal upper bound solution (Murff & Hamilton, 1993) defines all the parameters required to carry out the scaling procedure. It is important to recognise that the power law proposed by Gourvenec and Randolph is an algebraic curve fit, it has no physical basis and therefore should be applied with caution and within the range of conditions from which it was derived. If specific features of a design make application of the power law expression inappropriate, the analyst could carry out a single three-dimensional finite element analysis of a vertical and moment 'swipe' test (Tan, 1990) to define the VM relationship.

Comparison of 2-D and 3-D finite element analyses
The use of two-dimensional finite element analysis results with scaling has been shown to be a promising alternative to three-dimensional finite element analyses for predicting ultimate limit states of circular skirted footings for the conditions modelled in this study. The benefit of this approach in terms of a design option is briefly illustrated here by comparing some of the features of the two sets of analyses.

The two-dimensional model has approximately 27,000 degrees of freedom in total (1118 second order 8-noded continuum elements with 3 degrees of freedom at each node). The three-dimensional mesh has three times the number of elements and each element has 20 nodes resulting in over 200,000 degrees of freedom; more than a 7-fold increase.

The difference in model size is reflected in the run-time of the analyses, a three-dimensional analysis taking approximately 60 times as long as an equivalent two-dimensional analysis. The analyses for this investigation were carried out by a 1.7GHz Pentium 4 pc with 0.5GB RAM which completed a typical two-dimensional analysis in about 10 minutes compared to about 10 hours for a three-dimensional run. Each of the finite element loci shown in Figure 5 were derived from approximately 10 separate fixed displacement ratio analyses, translating to approximately 4 hours run-time for the two-dimensional case and about 250 hours for the three-dimensional case.

Making consideration for the fact that it would be unlikely that an analyst would be on hand 24 hours a day for the pre- and post processing associated with each analysis, the difference in carrying out a suite of two-dimensional analyses as opposed to three-dimensional analyses is a day's work compared to a month's work.

Conclusion

Results from the two and three-dimensional finite element analyses presented in this Paper show that conditions for failure of a skirted footing under general combined V:M:H loading is complex. It has also been shown that conventional bearing capacity theory, on which current industry guidelines are based, does not adequately represent the observed conditions resulting in an oversight of considerable potential load capacity. It is recognised that three-dimensional finite element analysis is not a practical design alternative and has been shown that a failure locus derived from two-dimensional finite element analyses can be simply scaled to agree well with results from analyses modelling full three-dimensional conditions for the conditions considered.

Current industry guidance for designing offshore foundations is taken from established guidelines for onshore foundation design and is therefore based on theory and empiricism relevant to onshore conditions. There are significant differences between the operating conditions of onshore and offshore foundations, particularly the substantial proportion of lateral load and overturning moment contributing to failure of an offshore foundation. As such it should ot be expected to apply onshore experience and design procedures to offshore conditions. The results presented in this Paper highlight various shortcomings of overlooking such differences and the necessity of utilising more fundamental analysis methods in the design of offshore foundation systems.

Acknowledgement

The work described here forms part of the activities of the Special Research Centre for Offshore Foundation Systems, established and supported under the Australian Research Council's Research Centres Program. This support is gratefully acknowledged.

References

1. Bransby, M.F. and Randolph, M.F. (1998). *Combined loading of skirted foundations*. Geotechnique **48**(5):637-655.
2. Brinch-Hansen, J. (1970). *A revised and extended formula for bearing capacity*. Danish Geotechnical Institute Bulletin No.28, pp 5-11.
3. Gourvenec, S. and Randolph, M. F. (2003). *Effect of strength non-homogeneity on the shape of failure envelopes for combined loading of strip and circular foundations on clay*. Geotechnique (accepted)
4. Green, A.P. (1954). *The plastic yielding of metal junctions due to combined shear and pressure*. J Mech. Phys. Solids **2**(3):197-211.

5. HKS (2002). *ABAQUS Users' Manual, Version 5.8*, Hibbit, Karlsson and Sorensen, Inc.

6. ISO (2002). *Petroleum and natural gas industries – Offshore structures. Part 4: Geotechnical and foundation design considerations*. International Organisation for Standardisation 19900.

7. Meyerhof, G.G. (1953). *The bearing capacity of foundations under eccentric and inclined loads*. Proc 3rd Int Conf SMFE,**1**:440-445.

8. Meyerhof, G.G. (1980). *Limit equilibrium plasticity in soil mechanics*. Proc. Application of Plasticity and Generalised Stress-Strain in Geotechnical Engineering, ASCE, 7-24

9. Murff, J.D. and Hamilton, J.M. (1993). *P-ultimate for undrained analysis of laterally loaded piles*. J. Geot. Eng. Div., ASCE **119**(1): 91-107.

10. Prandtl, L. (1920). *Eindringungsfestigkeit und festigkeit von schneiden*. Angew. Math. U. Mech **1**(15).

11. Shield, R.T. (1955). *On the plastic flow of metals under conditions of axial symmetry*. Proc. R .Soc. London (Ser A) 233:267-287.

12. Tan, F.S. (1990). *Centrifuge and theoretical modelling of conical footings on sand*. PhD Thesis, Cambridge University, UK.

13. Terzaghi, K. (1943). *Theoretical soil mechanics* Wiley, New York.

14. Ukritchon, B. Whittle, A.J. and Sloan, S.W. (1988). *Undrained limit analysis for combined loading of strip footings on clay*. J. Geot. and Geoenv. Eng., ASCE **124**(3): 265-276.

15. Vesic, A. S. (1975). *Bearing capacity of shallow foundations. Foundation Engineering Handbook*. Van Nostrand Reinhold, New York, N.Y., 121-145

Lateral dynamic response of single vertical piles

M. Houda Jadi and F. Shamsher Prakash
University of Missouri-Rolla, Rolla, Missouri-USA-65409

Introduction

Prediction of the lateral dynamic response is essential for the design of pile foundations subjected to dynamic forces. For predictions of lateral dynamic response of pile foundations, it is necessary to accurately evaluate the dynamic pile stiffness and damping. Discrete, continuous, and finite elements models have been used to simulate the soil-pile interaction and to generate numerical values for the dynamic stiffness and damping of the soil-pile system. Experimental investigations, however, have shown that the predicted dynamic response yields higher natural frequencies and lower resonant amplitudes than those measured in the field.

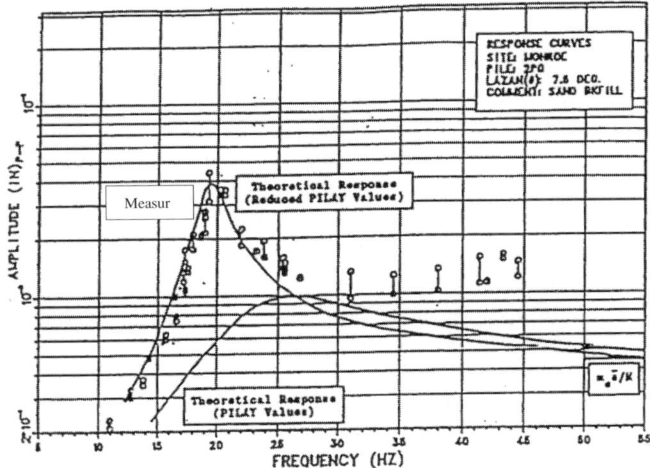

Figure 1 Typical Response Curve predicted analytically and measured in the field for a single pile (Gle, 1981)

Foundations: Innovations, observations, design and practice, Thomas Telford, London, 2003

Figure 1 shows a typical field measured response versus predicted response of a single pile (Gle1 1981). This mismatch is related to overestimated soil's shear modulus and radiation damping, which would respectively result in higher natural frequencies and lower resonant amplitudes. (Prakash and Jadi 2001). Several authors have attempted correction factors for single piles as well as for pile groups on hit and miss basis (Prakash and Sharma 1990). The purpose of this study is to evaluate appropriate reduction factors for stiffness and radiation damping determined using the analytical approach developed by Novak and El-Sharnouby (1983).

Experimental data

The experimental tests conducted by Gle (1981), on pipe-piles of 12.75 and 14 inch outside diameter have been used in this study. Gle tested four different single steel pipe piles at two different sites in Southeastern Michigan. The soil profile at these sites was predominantly clayey soils. Each pile was tested at several vibrator-operating speeds. A total of eighteen dynamic lateral tests were conducted in clayey and silty sand media.

The testing equipment consisted of a static weight attached to the pile head to reduce the frequency of the soil-pile system to measurable values, a lazan oscillator providing a sinusoidal forcing function, and velocity transducers to record the velocities of the mass at each frequency. Equipment to run seismic cross-hole tests for determination of soils dynamic properties consisted of geophones, oscilloscopes, a scope camera, a slope indicator, and a trigger circuit. For complete details, see Gle (1981) and Prakash and Jadi (2001).

Piles tested

At St.Clair site, the pile was designated as LF16, (127 feet long) and had 12.75 inches outside diameter with a 0.375-inch wall thickness.

At Belle River Site, three dynamic pile tests were conducted on three14 inch isolated pipe piles. The lower 60 ft section of the piles had a 0.375-inch wall thickness. The upper 100-foot section had a 0.188-inch wall thickness. The piles were installed in pre-drilled boreholes of 15.5 inch diameter and 140 to 150 feet deep. The three piles tested were designated as K16-7, GP13-7 and L1810. Pertinent information on all four piles is presented in Table 1.

Table 1 : Pile Data for St. Clair and Belle River Sites (After Gle, 1981).

Pile Designation	LF 16	K 16-7	GP 13-7	L1810
Site	St. Clair	Belle River	Belle River	Belle River
Outside Diameter(in)	12.75	14	14	14
Wall Thickness* (in)	0.375	0.188	0.188	0.188
Length (ft)	127	160	157	158
Pre-drill length (ft)	115	146	150	140
Weight on Pile (lbs)	2882	2880	2880	2880
Concrete filled	No	No	No	No
Number of tests conducted	4	6	3	5

Method of analysis

The method of analysis used in this study can be summarized by the following steps (Prakash and Jadi 2001):

Step 1. Field data from eighteen lateral dynamic tests on four full-scale single pipe piles of 14 and 12.75 inch outside diameter in clay by Gle (1981) was analyzed.

Step 2. Theoretical dynamic response was computed for the test piles, considering it as a 2-DOF system (Novak 1974) and using Novak and El-Sharnouby's (1983) numerical solution for stiffness and damping constants.

Step 3. Field test results were compared with the predicted response in terms of amplitude-frequency curves.

Step 4. The soil's shear modulus and radiation damping used for the response calculations were arbitrarily reduced, such that measured and predicted natural frequencies and resonant amplitudes matched.

Step 5. The soil shear strains were calculated at predicted peak amplitudes for each pile test, using Kagawa and Kraft's expression (1980).

$$\gamma = \frac{(1 + v)\,A}{2.5 * B} \tag{1}$$

Where,

v = Poisson's ratio

A = Computed resonant amplitude

B = Effective diameter of the pile

Step 6. The reduction factors obtained from step 4 were plotted versus shear strain computed in step 5. From the resulting plots, two quadratic equations were developed to determine the shear modulus reduction factor (λ_G) versus shear strain, and the radiation damping reduction factor (λ_C) versus shear strain.

Step 7. For all the pile tests considered in this study, the empirical equations determined in step 6 were used to calculate shear modulus and radiation damping reduction factors. Predicted responses before and after applying the proposed reduction factors were then compared to the measured response.

Comparison of experimental and analytical results

Figure 2, shows a typical computed amplitude-frequency curve and the corresponding measured response for Pile K16-7 ($\theta=5^0$). The predicted resonant natural frequency is 17.42 Hz compared with measured natural frequency of 12.5 Hz. Similar figures were developed for all the other piles tested at both the sites (Jadi 1999). Also, computed resonant amplitude is 0.001288 inches compared to the measured resonant amplitude of 0.0031 inches. Resonant amplitudes and natural frequencies of the measured and predicted lateral dynamic response of the St. Clair test pile (LF16) and Belle River Test Piles are presented in Tables 2, and 3, respectively.

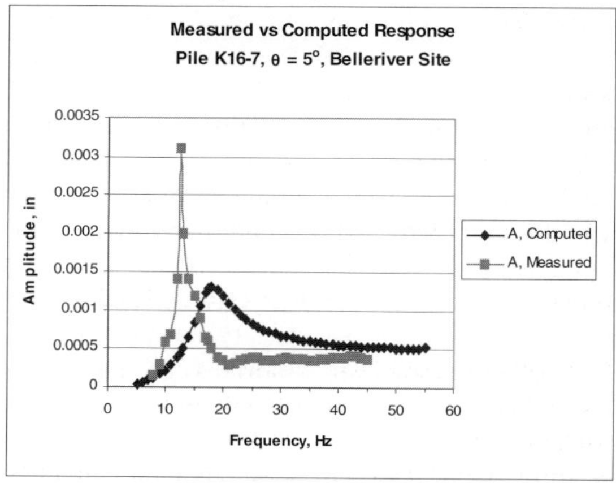

Figure 2 Measured Vs Predicted Lateral Dynamic Response of Pile K16-7 ($\theta = 5^0$)

The soil's shear modulus plays a key role in determining the lateral dynamic response. It is usually determined in the field or in the laboratory and corresponds to in-situ value, which may not be representative of the shear modulus in the vicinity of the pile, mainly due to soil disturbance in that area. Consequently, the stiffness values determined using the in-situ value of the shear modulus ("G_s") are often higher than the observed stiffness in the field. Similarly, large theoretical radiation damping results in lower predicted resonant amplitudes compared with measured values. The large values of the soil-pile stiffness result in a higher natural frequency value, than measured.

Table 2 : Measured and Predicted Resonant Amplitudes and Frequencies of Pile LF16 at St. Clair Site.

Pile	Lazan "θ"	Measured f_n (Hz)	Predicted fn (Hz)	Measured A_{max} (Inch)	Predicted A_{max} (Inch)
LF 16	5	21	17.22	0.0022	0.00104
LF 16	7.5	20	17.22	0.0016	0.00156
LF 16	10	20.5	17.22	0.005	0.0021
LF 16	15	19	17.22	0.01	0.00311

Application of arbitrary reduction factors

Arbitrary correction factors were applied to the soil's shear modulus and radiation damping, for each individual pile response such that predicted and measured amplitude-frequency curves match. First, the soil's shear modulus was reduced such that observed and predicted natural frequencies tallied within 0.0001 %. Radiation damping, including all three damping constants (translational, rotational, and coupled translational-rotational) were then equally reduced. Reduction was gradually applied until predicted resonant amplitudes agreed with the measured resonant amplitudes within 0.01 %. This procedure was performed for all dynamic tests considered (Jadi 1999).

Correlation of obtained reduction factors with shear strain

Shear strain corresponding to the resonant amplitude was calculated for each test pile. The computations of shear strain values were based on the predicted dynamic response, using the expression by Kagawa and Kraft,1980.

The reductions factors obtained were then correlated to calculated shear strain values at predicted resonant amplitudes; shear modulus correction factors "λ_G" were plotted versus the corresponding shear strain values (Figure 3). Similarly, plots of radiation damping correction factors "λ_C" versus shear strain were constructed Figure 4. Quadratic equations defining λ_G and λ_C as a function of shear strain were developed using the least squares parabola method for polynomial fitting using 14 data points for λ_G and 11 data points for λ_C.

Table 3 : Measured and Predicted Resonant Amplitudes and Frequencies for the Test Piles at Belle River Site

Pile	"θ"	Measured f_n (Hz)	Predicted f_n (Hz)	Measured A_{max} (Inch)	Predicted Amax (Inch)
K16-7	5	12.5	17.42	0.0031	0.001288
K16-7	7.5	12	17.42	0.008	0.00193
K16-7	10	11.5	17.42	0.01	0.0026
K16-7	15	11	17.42	0.0160	0.00384
K16-7	20	10.5	17.42	0.02	0.00513
K16-7	30	10.5	17.42	0.0240	0.00765
GP 13-7	2.5	11	17.42	0.0012	0.000642
GP 13-7	5	11.5	17.42	0.0013	0.001285
GP 13-7	7.5	11	17.42	0.002	0.00193
L1810	2.5	12.5	17.42	0.0012	0.000643
L1810	5	13	17.42	0.0011	0.001285
L1810	7.5	12	17.42	0.0018	0.00193
L1810	10	12	17.42	0.0024	0.00257
L1810	15	11	17.42	0.0034	0.00385

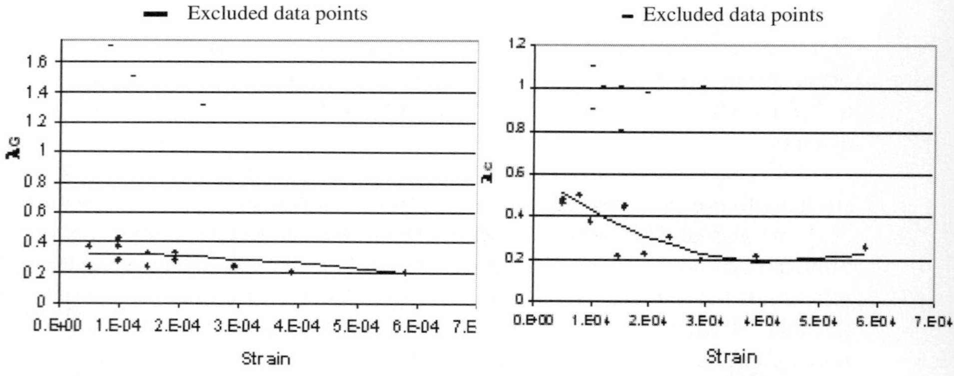

Figure 3 Shear Strain Vs Shear Modulus Correction Factor

Figure 4 Shear Strain Vs Radiation Damping Correction Factor

These equations are:

$$\lambda_G = -353500\gamma^2 - 0.00775\gamma + 0.3244 \qquad (2)$$

$$\lambda_c = 2176000\gamma^2 - 1905.56\gamma + 0.6 \qquad (3)$$

Where shear strain γ is less than 10^{-3}.

Measured and predicted response before and after applying suggested corrections

At this point, it was necessary to check equations (2) and (3) for all pile tests. The predicted response of the test piles was modified using shear modulus and radiation damping reduction factors as computed from proposed equations. Figure 2, showed the predicted versus measured lateral dynamic response of pile K16-7 ($\theta = 5$ °). Figure 5(a), shows the predicted response of pile K16-7 ($\theta = 5$ °), but with applied arbitrary reductions factors, whereas Figure 5(b) presents the predicted dynamic response of the same pile K16-7 ($\theta = 5°$) only, with reduction factors determined from equations (2) and (3).

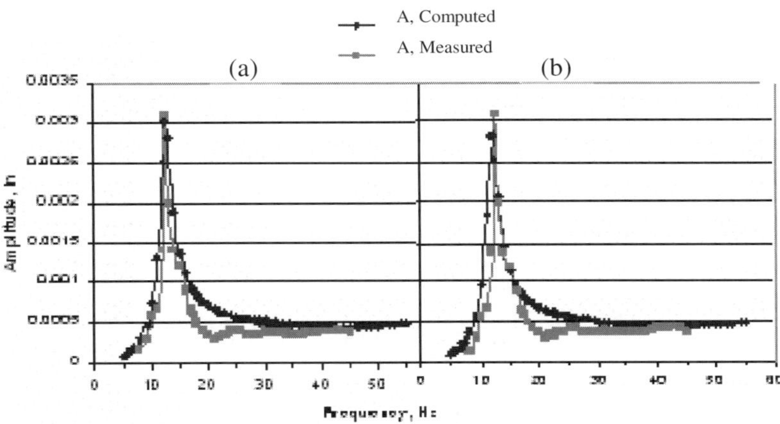

Figure 5 Measured Vs Predicted Lateral Dynamic Response of Pile K16-7 ($\theta=5^0$) (a) with Arbitrarily Reduced Factors (b) with proposed Reduction Factors.

These figures demonstrate that a very good agreement was reached between measured and predicted response when appropriate reductions to the soil's shear modulus and radiation damping were applied. Similar analyses were performed for all pile tests considered in this study (Jadi, 1999).

Table 4, presents measured and predicted natural frequency values for all test piles. This table also shows, for the same piles, the values of natural frequencies as computed with arbitrary shear modulus reduction factors, and those computed with using Equations 2 and 3. Similarly, Table 5 presents resonant amplitude values, including measured resonant amplitudes, predicted resonant amplitudes, with arbitrary reduction, and predicted resonant amplitudes calculated with Equations 2 and 3.

Table 4 : Natural Frequencies Determined by Measurement and Prediction with Arbitrary, and Proposed Shear Modulus Reduction Factors

Pile	"θ"	Measured fn (Hz)	Predicted fn (Hz)	Predicted fn with arbitrary reduction factor (Hz)	Predicted fn with proposed reduction factor (Hz)
K16-7	5	12.5	17.42	12.5	11.9
K16-7	7.5	12	17.42	12.04	11.89
K16-7	10	11.5	17.42	11.5	11.66
K16-7	15	11	17.42	11.0	11.5
K16-7	20	10.5	17.42	10.5	11.1
K16-7	30	10.5	17.42	10.5	10.51
GP 13-7	2.5	11	17.42	11.0	11.66
GP 13-7	5	11.5	17.42	11.5	11.88
GP 13-7	7.5	11	17.42	11.0	11.66
L1810	2.5	12.5	17.42	12.5	12.0
L1810	5	13	17.42	13.0	12.0
L1810	7.5	12	17.42	12.0	11.9
L1810	10	12	17.42	12.0	11.89
L1810	15	11	17.42	11.0	11.54
LF 16	5	21	17.22	21.0	17.22 [*]
LF 16	7.5	20	17.22	20.0	17.22 [*]
LF 16	10	20.5	17.22	20.5	17.22 [*]

[*] Shear modulus has not been reduced because predicted natural frequency was lower than measured, i.e opposite to the general observations (Predicted are generally higher than measured).

As can be seen from these tables, the measured and predicted natural frequencies using arbitrary reduction factors tallied within 0.1 to 4 %. Likewise, the measured and predicted resonant amplitudes using proposed reduction factors (Equations 2 and 3) tallied within a minimum of 0% to a maximum of 8 %.

Table5 : Resonant Amplitudes Determined by Measurement, Prediction, and Prediction with Arbitrary and Proposed Radiation Damping Reduction Factors for all Test Piles

Pile	"θ"	Measured A (inch)	Predicted A (inch)	Predicted A with arbitrary reduction (inch)	Predicted A with proposed reduction factor (inch)
K16-7	5	0.0031	0.00128	0.003021	0.002833
K16-7	7.5	0.008	0.00193	0.00765	0.00672
K16-7	10	0.01	0.0026	0.00964	0.00797
K16-7	15	0.016	0.00384	0.0161	0.0165
K16-7	20	0.02	0.00513	0.019155	0.02
K16-7	30	0.0240	0.00765	0.0237	0.0272
GP 13-7	2.5	0.0012	0.00064	0.00118	0.00112
GP 13-7	5	0.0013	0.00128	0.00124	0.0022
GP 13-7	7.5	0.002	0.00193	0.00204	0.00193[*]
L1810[1]	2.5	0.0012	0.00064	0.001195	0.0011
L1810	5	0.0011	0.0013	0.00107	0.00114[*]
L1810	7.5	0.0018	0.00193	0.00171	0.00172[*]
L1810	10	0.0024	0.00256	0.00232	0.0023[*]
L1810	15	0.0034	0.00384	0.0033	0.00335
LF 16	5	0.0022	0.00104	0.00219	0.0022
LF 16	7.5	0.0016	0.00156	0.00162	0.00156[*]
LF 16	10	0.005	0.00207	0.00482	0.0054
LF 16	15	0.01	0.00311	0.0102	0.0106

[*]Radiation damping has not been reduced because predicted resonant amplitude was higher than measured opposite to the general observations (Predicted are generally lower than measured).

Conclusions

The predicted response considered the soil-pile-mass system as a two degrees of freedom system, using the Novak and El-Sharnouby's (1983) numerical model for stiffness and damping calculations, the following conclusions were drawn:

1. A simple method, based on the analysis of actual dynamic field tests data, is proposed to provide the appropriate shear modulus and radiation damping reduction factors. These reduction factors were related to the shear strains at predicted resonant amplitudes (Equations 2 & 3).

2. The proposed reduction factors were verified through their use with the field tests considered in this study (Gle, 1981).
3. The proposed reduction factors have proven to be efficient for more accurate predictions of lateral dynamic response of single piles, embedded in clayey or silty sandy soils, and thus provide the practicing engineer with a quick and efficient tool to better predict the field's response of piles under lateral dynamic loads.
4. Further validation with more field data is recommended to further refine this analysis.

Acknowledgement

The paper was typed with great effort by Bonita Bhaskaran.

References

1. Gle, D. R., (1981). *The Dynamic Lateral Response of Deep Foundations*, Ph.D. Dissertation, University of Michigan, Ann Arbor, Michigan.
2. Jadi, H., (1999), *Prediction of Lateral Dynamic Response of Single Piles Embedded in Clay*, M.S. Thesis, University of Missouri-Rolla, Rolla, Missouri.
3. Kagawa, T., and Kraft, L. M., Jr., (1980). *Lateral Load-Deflection Relationships for Piles Subjected to Dynamic Loadings*, Soils and Foundations, Japanese Society of Soil Mechanics and Foundation Engineering, Vol. 20, No. 4, December, pp. 19-36.
4. Novak, M., (1974). *Dynamic Stiffness and Damping of Piles*, Canadian Geotechnical Journal, Vol. II, No. 4, pp. 574-598.
5. Novak, M., and El-Sharnouby B., (1983), *Stiffness Constants for Single Piles*, J. Geotechnical Engineering ASCE, Vol 109, No., pp 961-974, July
6. Prakash, S., and Jadi, H., (2001), *Prediction of Lateral Dynamic Responses of Single Piles Embedded in Fine Soils* Paper No. 6-50, Proc. Fourth Internal Conference on Recent Advances in Soil Dynamics, San Diego (CA) MARCH, CD ROM
7. Prakash, S., and Sharma, H.D, (1990). *Pile Foundations in Engineering Practice,* John Wiley and Sons, Inc.

Estimation of pile lengths of a failed school block using the parallel seismic logging method

A.N. Hussein and K.B. Jaafar
Geotechnical Section, Road Design Unit, Roads Branch
Public Works Department Malaysia

Introduction

In November 2001, an investigation was carried out on a three-storey school block, which have settled and cracked. The school is located in Section 24, Shah Alam in the State of Selangor, which is located about 30km from Kuala Lumpur, the capital city of Malaysia. The school site consists of three blocks, each three-storey high. Failure investigation was carried out on Block C to determine the pile lengths as the building, which was constructed on piled pad footings eight years ago did not have the proper piling records to confirm the length of the piles installed. The assumed length of the piles installed was 30m based on the design recommendations given for the building.

Details of the investigation

The investigation was carried out in three parts namely geotechnical failure mapping, site investigation and parallel seismic logging.

Geotechnical failure mapping

Geotechnical failure mapping carried out on the three-storey Block C shows that settlement has taken place on both ends of the building with End B having the larger settlement.

From the failure mapping, the following type of cracks was observed.
i.   large cracks (larger than 4mm in width) at the wall, between wall and beam and between wall and column, Fig. 1(a)
ii. cracks that run diagonally across the wall, Fig. 1(b)
iii. cracks near the external staircase
iv. cracks at the apron of the building

Foundations: Innovations, observations, design and practice, Thomas Telford, London, 2003

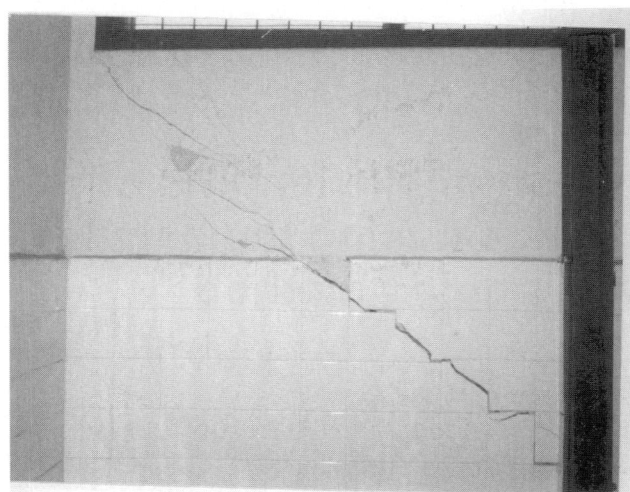

Fig. 1(a): Large cracks between wall and column at 1st Floor Toilet

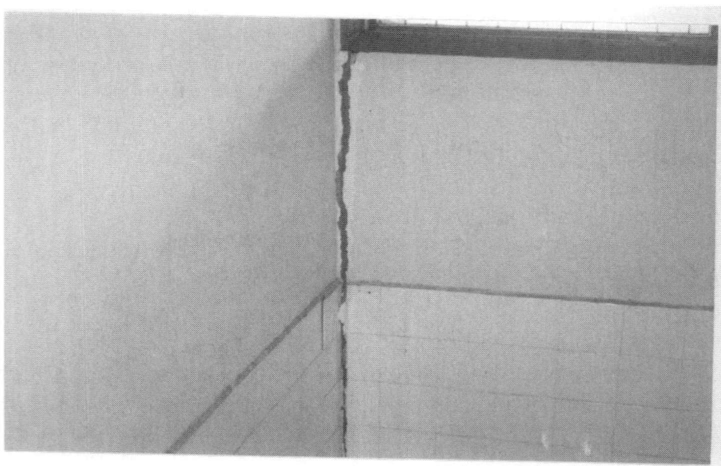

Fig. 1(b): Cracks that run diagonally across the wall at 1st Floor Toilet

Site investigation

A total of three boreholes were sunk to determine the subsoil profile of the area. Two of the boreholes were carried out at End B while the third borehole at End A. The soil borings show that the subsoil at the site consists of 0.15 to 3m of loose brown clayey silty sand or sandy silty clay underlaid by soft grey clayey silt to depths of 15 to 18m. This was followed by medium dense fine to coarse-grained sand with variable amounts of gravel up to depth 36m for BH2. For BH3 and BH1, weathered fractured granite with RQD of about 55% were found at depths of about 25m.

A summary of SPT (N) values with depth for the three boreholes is shown in Figure 2.

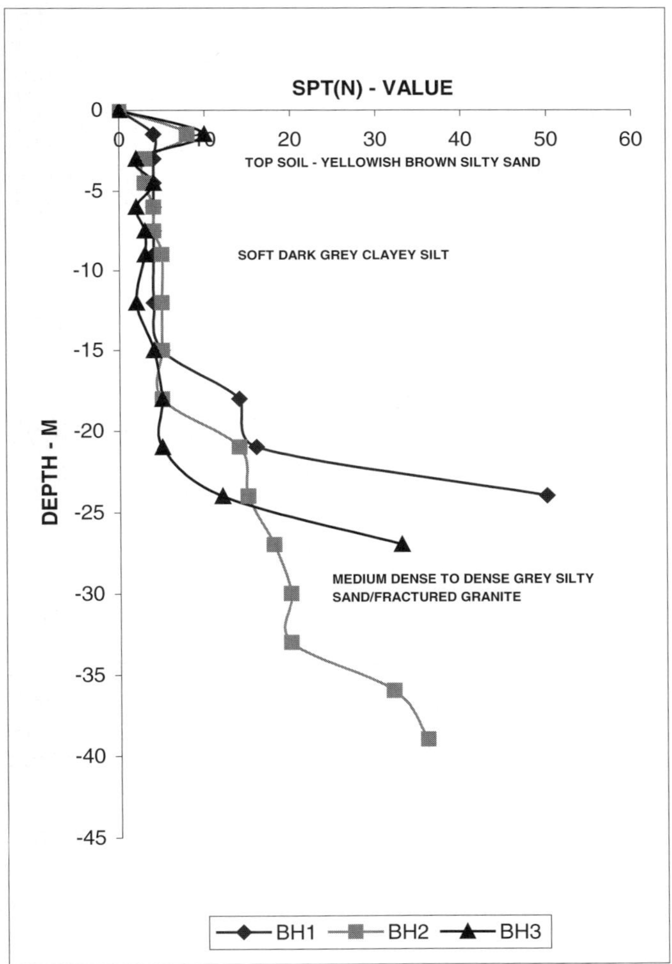

Figure 2: SPT (N) values with depth

Logging of the bedrock were also carried out on the eight-drilled holes, which was used for the parallel seismic logging tests. The results from the drilled eight holes are shown in Table 1.

Location	Termination Depth (m)	Remarks
PS-1	35.50	-
PS-2	35.00	-
PS-3	29.50	Top of bedrock
PS-4	24.00	Top of bedrock
PS-5	21.40	Top of bedrock
PS-6	25.00	Top of bedrock
PS-7	34.80	Top of bedrock
PS-8	35.00	-

Table 1: Subsoil logging from seismic logging drilled holes

Parallel seismic logging tests

Initially a total of eight parallel seismic logging or PS test was carried out at eight locations to determine approximately the length of the piles installed. A further eight PS tests was then carried out to confirm the initial eight tests. Location of the tests is shown in Figure 3.

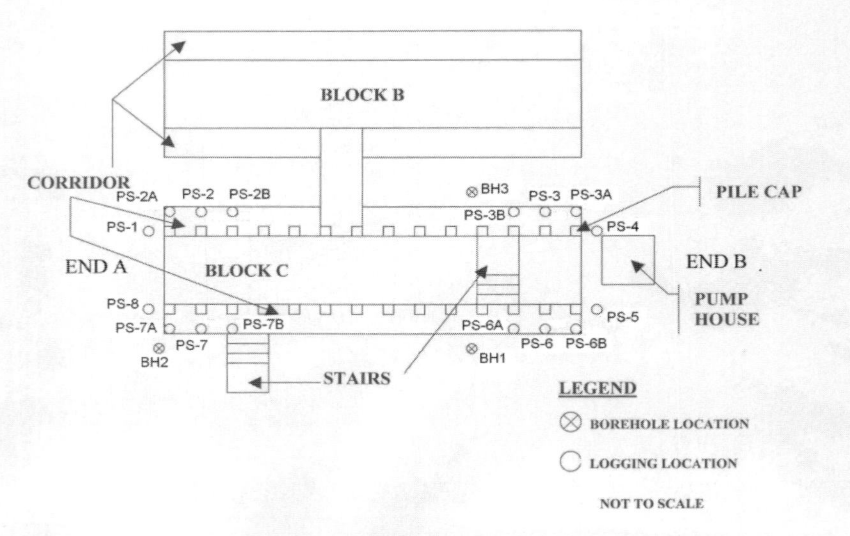

Figure 3: The location of seismic logging (PS) tests and soil boring (BH)

The tests were carried out about 1 to 1.5m from the foundation pile cap. Holes of about 89mm were drilled and the drilling terminated at a depth of 35m or when bedrock was encountered. This was because the piles were supposed to be driven to a depth of 30m according to the design recommendations by the consultant. PVC pipes of 50mm diameter were then inserted into the holes to prevent collapse of the drilled hole. The PVC pipe were then grouted and allowed to set for at least 3 days. The PS tests were then conducted by hitting the hammer close to the location of the foundation. This then generates compression and shear waves, which travel down the pile and are refracted to the surrounding soil. The set up of the test is shown in Figure 4. The refracted wave arrival time is measured at regular intervals using hydrophones or a three-component geophone receiver, which was installed at 1m intervals in the cased borehole. The borehole was filled with water prior to start of the test for better transmission of the refracted waves. The velocities of the material were then calculated from the first wave arrival time.

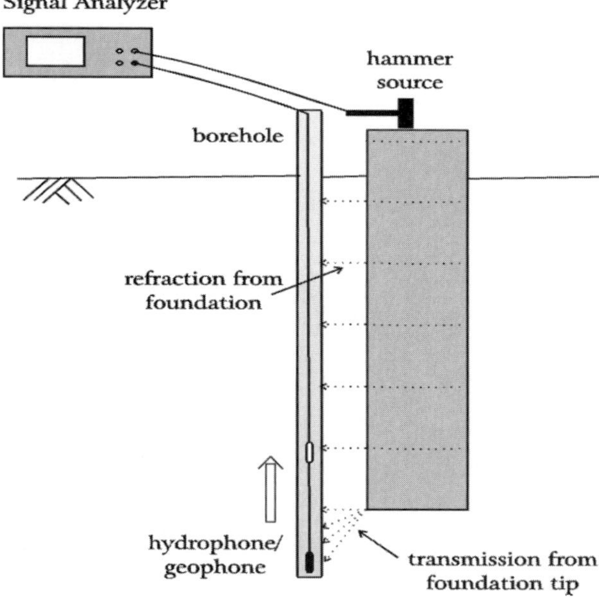

Figure 4: The schematic set up of the parallel seismic logging test

Findings of the investigation

Analysis was carried out interpret the seismic first arrival data and translate these results into velocities zone. Those with velocities ranging from 3,000 ~ 4,500 m/s is considered to be concrete material while velocities between 1,500 ~ 2,000 is assumed to be soil material. As the soil is not uniform, the speed of elastic wave depends greatly on the stiffness of the soil.

An example of the interpretation of the pile length of the foundation is shown in Figures 5 and 6. Figure 5 shows the typical first arrival of waves obtained from the parallel seismic logging tests while Figure 6 shows the bottom of the concrete pile, which was identified at 22 m, which is distinguished by the change in gradient between the concrete material and the soil.

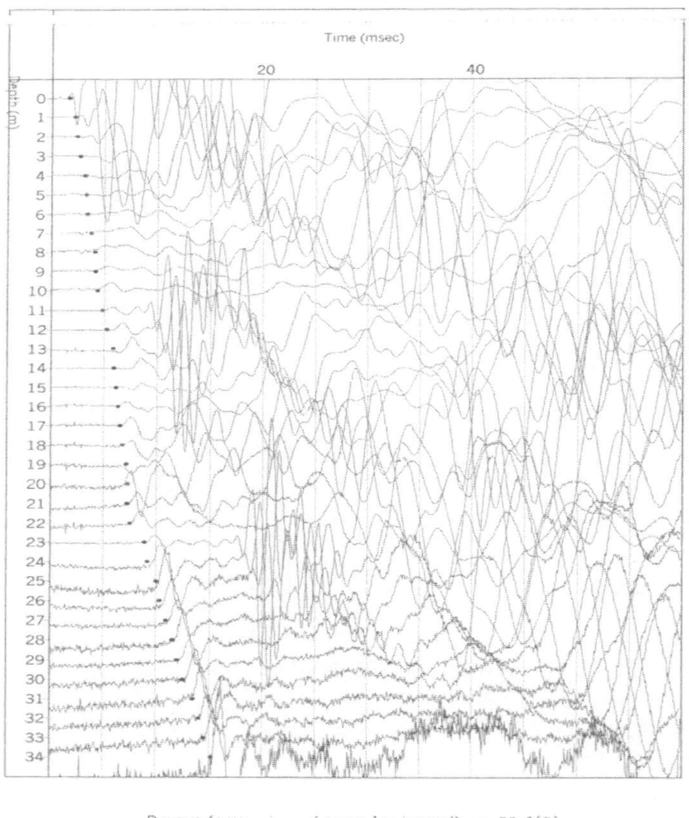

Figure 5: Seismic wave record for location PS-2B

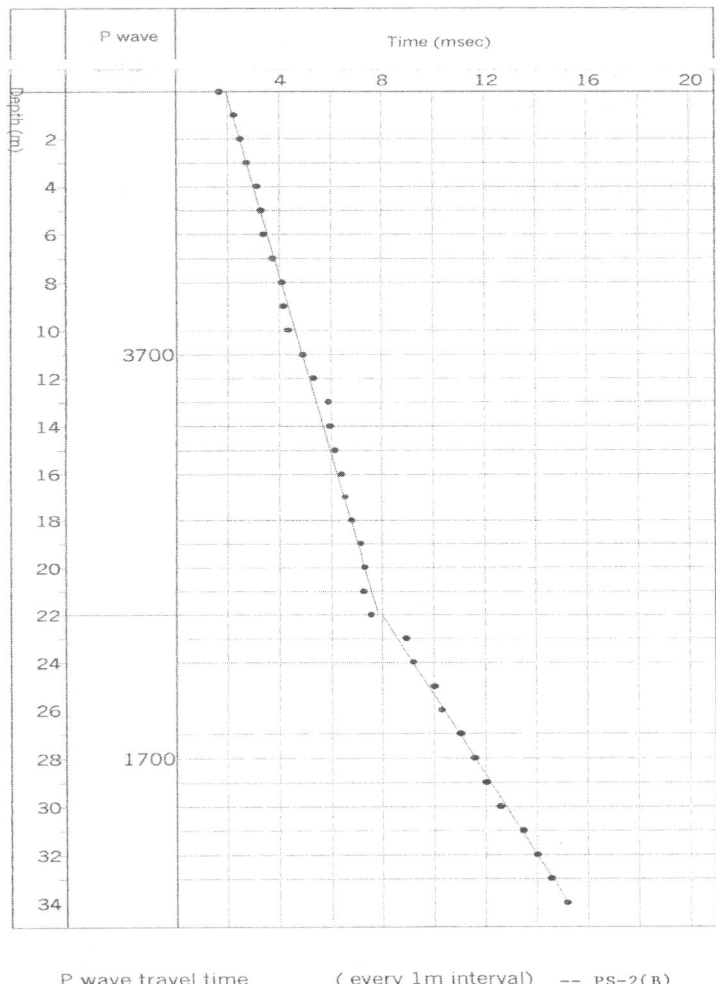

Figure 6:   Estimation of pile length at D=22m (change in gradient)

The results of the parallel seismic logging tests are shown in Table 2.

Location	Column Velocities (m/s)	Soil Velocities (m/s)	Estimated Foundation Depth	Depth of Bedrock	Remarks
PS-1	5,000	2,100	27.3	>33.0	-
PS-2	4,000	1,700	20.0	>33.0	-
PS-2 (A)	4,300	1,700	23.0	>33.0	-
PS-2 (B)	3,700	1,700	22.0	>33.0	-
PS-3	4,000	1,700	18.5	29.7	-
PS-3 (A)	3,400	-	>28.0	29.7	Pile on bedrock
PS-3 (B)	3,500	1,800	22.0	29.7	-
PS-4	4,700	-	>23.0	29.7	Pile on bedrock
PS-5	4,800	-	>20.0	25.0	Pile on bedrock
PS-6	4,400	1,800	>18.6	25.0	-
PS-6 (A)	3,400	-	>24.0	25.0	Pile on bedrock
PS-6 (B)	3,700	-	>24.0	25.0	Pile on bedrock
PS-7	3,200	1,700	24.7	>33.0	-
PS-7 (A)	4,200	1,700	22.0	>33.0	-
PS-7 (B)	3,200	1,800	24.0	>33.0	-
PS-8	3,500	1,600	27.5	>33.0	-

Table 2: Results of parallel seismic logging tests

Bedrock was detected for five locations while for the rest no bedrock were detected for the assumed length of the driven pile, which was approximately 35m.

Remedial measures

Micro piles of 300mm in diameter were used as underpinning of the affected foundation of the building. The micro piles were socketed 2.5m deep into the bedrock to stabilize the condition and halt any further settlement. The depth of the micro piles installed was about 33m.

Conclusions

The following conclusions can be made for the investigation

i. Most of the driven pile lengths were found to be less than the recommended design length of 30m. Some of the short piles were also found to be on bedrock.

ii. At the settled locations, the lengths of the piles were found to be short and installed in the medium dense sand layer.

iii. PS tests can be a useful tool to determine approximately the lengths of driven piles in a failure investigation.

Acknowledgement

The authors would like to thank Pacific Geoscience (Malaysia) Limited formerly Oyo International (Malaysia) for their contribution in the preparation of this paper.

References

1. Oyo International (Malaysia). (2001) *Report of Parallel Seismic Logging for Piling Length Detection at Seksyen 24*, Shah Alam. December.

Improving the lateral stability of monopile foundations

J.H. Irvine, P.G. Allan, B.G. Clarke and J.R. Peng
SEtech (Geotechnical Engineers) Ltd & The University of Newcastle upon Tyne.

Introduction

The UK, along with several other nations, has pledged to generate at least 10% of its electricity from sustainable sources by 2010 (*Rowley et al, 2002*). From the current range of renewable technologies, offshore wind has the potential to deliver the greatest quantities of energy, meaning that offshore windfarms are likely to provide a significant contribution to meeting non-fossil fuel obligations.

Locating windfarms offshore is appealing because wind velocities are generally higher over open water and there is less turbulence. The greater wind speeds mean more energy is produced. The offshore turbines at Tuno Knob, West Coast of Denmark, produce 38% more energy than an equivalent onshore windfarm at Fjaldene, inland Denmark, (*Pedersen, 1998*). The two windfarms are almost identical in terms of size, technology, tower height, age and ownership. Furthermore developers are finding it increasingly difficult to find suitable onshore sites for windfarms because of planning objections due to concerns over the visual and aural impact on the environment.

Any offshore construction is expensive compared to that of the equivalent onshore construction. This is due to the difficulties of access, depth of water, delays due to bad weather and the need to 'marinise' the components to protect them from the corrosive offshore environment. Despite the fact that an offshore windfarm can generate more energy than an onshore windfarm, the electricity they generate is still slightly more expensive than that from onshore windfarms.

A major component of the initial cost of an offshore wind turbine is the foundation. Currently the preferred foundation option in the UK is the monopile. The monopile foundation, illustrated in Figure 1, is simply a large diameter pipe, which is hammered or drilled into the seabed. The monopile effectively extends the turbine tower under the water and into the seabed. They are relatively quick to install, require minimal seabed preparation, are

Foundations: Innovations, observations, design and practice, Thomas Telford, London, 2003

inexpensive and simple to produce and once installed are largely scour resistant. Importantly they also have a proven track record in the hostile, UK North Sea having been used successfully in the UK's first development at Blyth and in the world's largest offshore windfarm at Horns Rev, West of Denmark. At this stage it is likely that monopiles will be used in at least fourteen of the proposed windfarm developments in the UK.

Alternative foundation types include multipile, gravity base and suction caisson foundations (Figure 1). A multipile foundation consists of a steel frame emanating from the base of the tower; the steel frame holds three or more small piles, which are driven into the seabed. Gravity base foundations rely on their mass and gravity to keep the structure in place. A large steel or concrete structure is positioned on the seabed and filled with heavier ballast material to keep it in place. A suction caisson is basically an upturned steel bucket. The caisson is lowered to the seabed and then water is pumped out creating negative pressure inside. This suction pulls the caisson into the seabed and helps hold it in place.

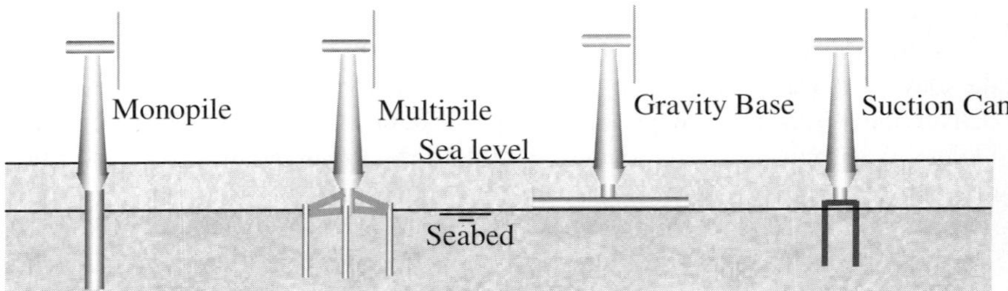

Figure 1: Wind Turbine Foundation Types

The loading on offshore wind turbine foundations is comprised of a relatively low vertical load due to the weight of the turbine, blades, gearing and mast, and a large lateral overturning moment due to wind, wave and current forces. However monopiles are the least stiff of the foundation types available for offshore turbines. This has led to concerns about lateral movement at the pilehead causing soil degradation and 'potholing' around the pile.

This paper describes how the addition of vertical fins to a monopile enhances the lateral load capacity and increases stiffness therefore reducing the horizontal movement at the pilehead. The following sections describe the theoretical benefits of a finned pile, the computer simulations carried out and the results of small-scale laboratory tests. The results are then analysed, conclusions drawn and plans for future research outlined.

The finned pile concept

Figure 2 shows the arrangement of vertical fins attached to a straight-shafted pile. The fins are located just below the soil surface. There will be an effective increase in pile diameter over the length of the fins. This effective increase in diameter will result in a greater holding capacity for the foundation.

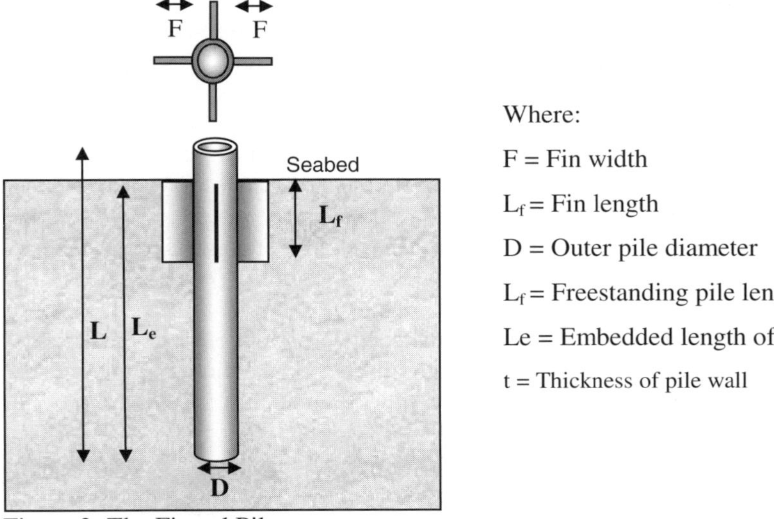

Where:

F = Fin width

L_f = Fin length

D = Outer pile diameter

L_f = Freestanding pile length

Le = Embedded length of pile

t = Thickness of pile wall

Figure 2: The Finned Pile

The fins may also transfer the failure plane from around the side of the pile, where the resistance is dependant upon soil-steel friction (Figure 3a), to the soil at the edge of the fins, where greater resistance is mobilized due to the soil-soil friction (Figure 3b).

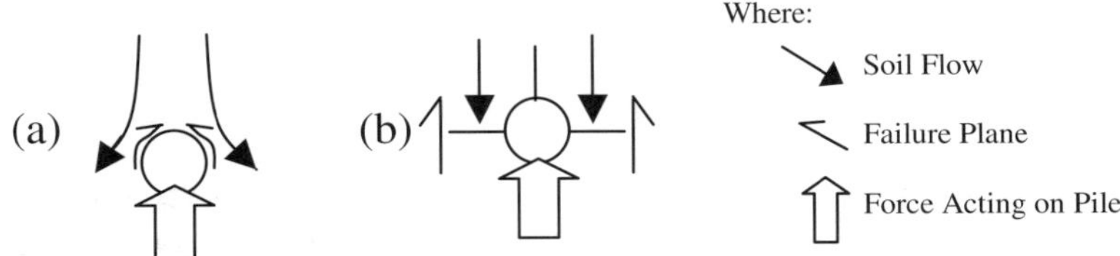

Figure 3: Pile Failure Mechanisms

Pile installation is not likely to be excessively effected by the addition of fins to a pile. The fins are located at the top of the pile and the majority of the pile will have been driven before the fins penetrate the ground. There will however be an increase in driving resistance once the fins penetrate the seabed.

This study investigates the four-fin layout shown in Figure 2, where the four fins are arranged at 90° intervals around the pile circumference. The only load case under consideration at this stage was a static lateral load, which was applied at the pile head and was orientated perpendicularly to one of the fin pairings.

Computer modeling

Evaluation of the potential benefits from the addition of fins was undertaken by computer modelling using Oasys ALP (Analysis of Laterally Loaded Piles). The aim of this modelling was to verify that the addition of the fins would have a beneficial effect on lateral load capacity and foundation stiffness. The modelling also allowed the effectiveness of varying fin sizes to be identified.

Oasys ALP predicts lateral soil pressures, horizontal movements, shear forces and bending moments induced in a pile subject to lateral loads, bending moments and/or soil displacements. ALP models the pile as a series of elastic beam elements. The soil was modeled using p-y curves (*Oasys ALP Manual, 2001*).

The finned section of the pile was modeled as a diameter equivalent to the span of the fins and the same sectional stiffness as the finned cross section. Three different fins widths were considered with fin lengths ranging from 0% to 60% of pile length.

The pile dimensions analysed in ALP were based upon the dimensions of monopiles currently used to support offshore wind turbines. Two soil models were considered; medium dense sand and soft clay. These soil types are considered to be typical of the soils present at the windfarm sites.

The loading was based on the maximum environmental load calculated by *Watson (2000)*. This load is the combined wind, wave and current forces acting over the entire turbine however for this model the load is simply applied at the pilehead.

ALP calculated the resulting displacement at the pilehead. This value is then used to compare the lateral load capacity of the various piles, i.e. the greater the capacity the less the displacement. The results from the modeling are plotted below in Figures 4 and 5 as pilehead displacement / pile diameter against the fin length / pile length.

The results for finned piles installed in soft clay (Figure 4) were encouraging, as the fins greatly decreased the lateral displacement at the pilehead, therefore indicating an increase in lateral capacity and/or increasing stiffness.

The piles in sand also indicated reduced pilehead displacement therefore implying an increase in lateral capacity and foundation stiffness.

The degree of movement in sand was less than for the same pile size in soft clay but the relative reduction in displacements is similar. For example comparing the pile with a fin 30% of the pile length and a fin width equal to ½ of the pile diameter against the non-finned pile; in sand the finned pile displacement is 13% less than the plain pile and similarly in clay the finned pile displacement is 15% less.

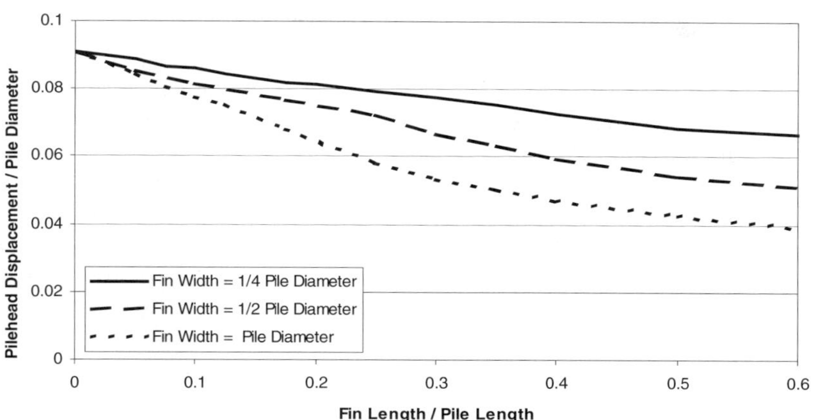

Figure 4: Lateral Displacement in Soft Clay

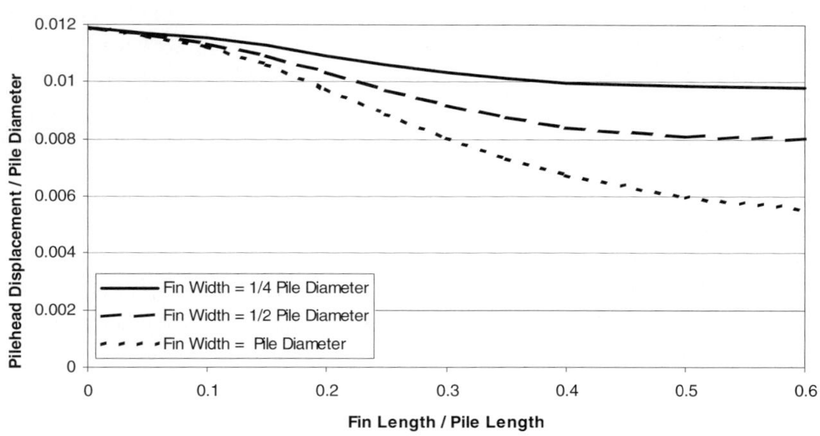

Figure 5: Lateral Displacement in Sand

The results of the computer modeling indicate that the addition of fins to piles has a beneficial effect in terms of lateral capacity and foundation stiffness. This justified further investigation by small scale laboratory testing.

Laboratory testing

A programme of laboratory testing was undertaken to validate the results of the design analysis. The tests were performed on small-scale model piles. The tests were carried out in the Soil Mechanics Laboratory at the University of Newcastle upon Tyne.

The test procedure was based on previous research carried out into the laboratory testing of tapered pile foundations in test chambers (*Wei & El Naggar, 1998* and *El Naggar et al, 1999, 2000*).

A steel test chamber with inner dimensions of 1m wide, 1m long, 1m high was used for the tests. The chamber was filled with a dry dense sand ($\emptyset = 32°$, $\gamma=15.2$ kN/m^3). A series of piles were manufactured. A selection of them is shown in Figure 6a below. The piles were of standard length, diameter and wall thickness and all but one of the piles were fitted with fins of varying sizes. The piles were approximately one hundredth of full scale, they were 430mm long, had a diameter of 44.5mm and an embedded length of 400mm.

To allow comparisons to be made between individual tests, care was taken to ensure that the pile installation method was repeatable. Before the piles were installed, the chamber was emptied and the pile was then fixed in position using a beam running across the top of the tank. The beam, shown in Figure 6b below, held the pile in position as sand was 'rained' evenly into the chamber. This ensured that pile placement and ground conditions were similar for every test.

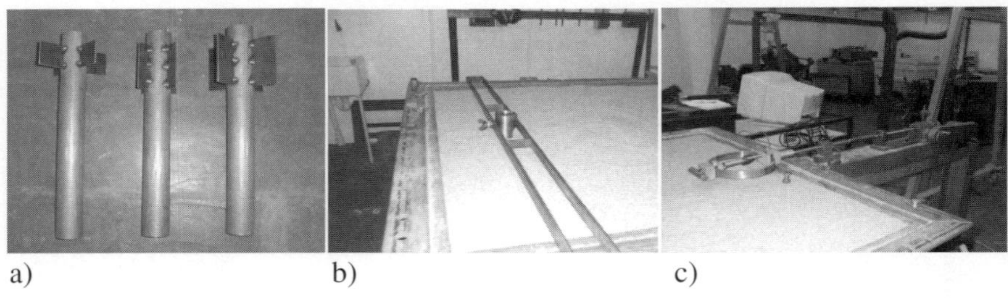

a)   b)   c)

Figure 6 The model piles (a) and the testing chamber showing the Installation Beam (b) and the Loading Mechanism (c)

Once the pile had been installed a displacement transducer was mounted on a beam behind the pile, the transducer was positioned so that it was in contact with the pile and a computer linked to the transducer was used to record the displacements throughout the tests. A load cell was located between the loading mechanism (6c) and the loading point on the pile; this was also connected to the computer. The computer was used to record the load and the displacement at regular intervals.

The loading mechanism, displayed in Figure 6c above, comprised a modified shear box motor, as it was capable of applying a steadily increasing lateral load.

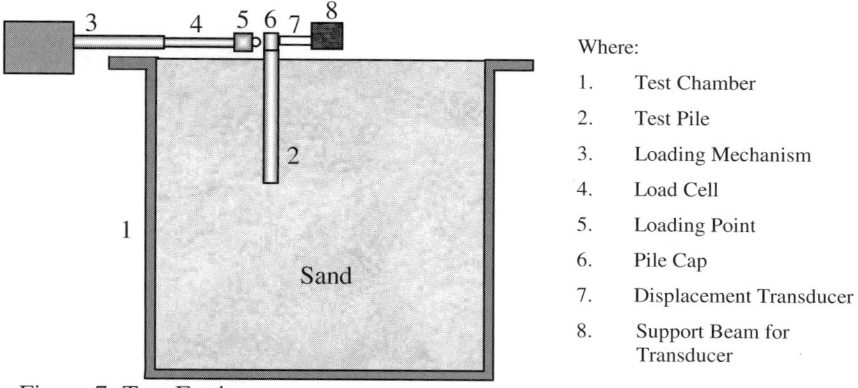

Figure 7: Test Equipment

Figure 7 above illustrates the test set up. At the beginning of the test there is no load on the pile. When the test begins the loading mechanism drives the loading arm forward onto the pile cap; the load cell will monitor the load applied to the pile whilst the displacement transducer records the pilehead movement.

Each pile was tested several times to ensure that the results were consistent. Each test was performed in freshly prepared sand.

Figures 8 and 9 compare the results of the pile tests. Each curve represents the average of several tests on one type of pile.

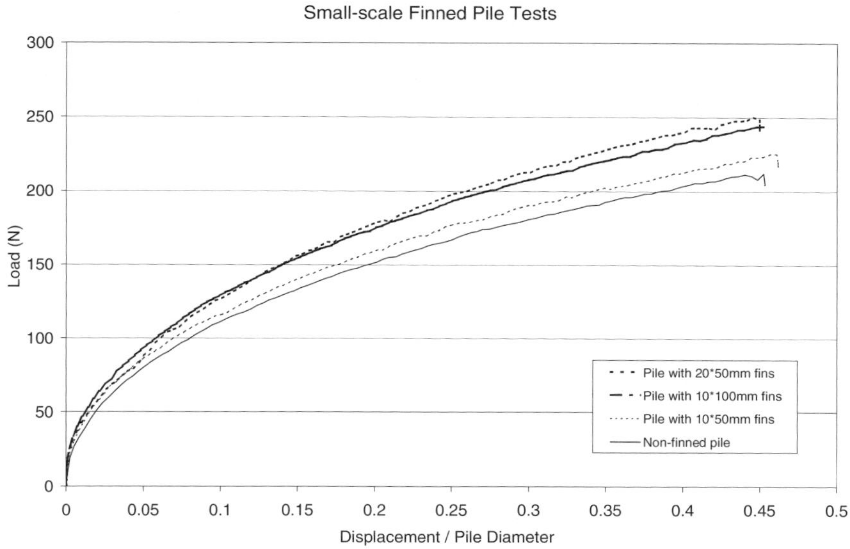

Figure 8: The effects of fin size on displacement for a given load

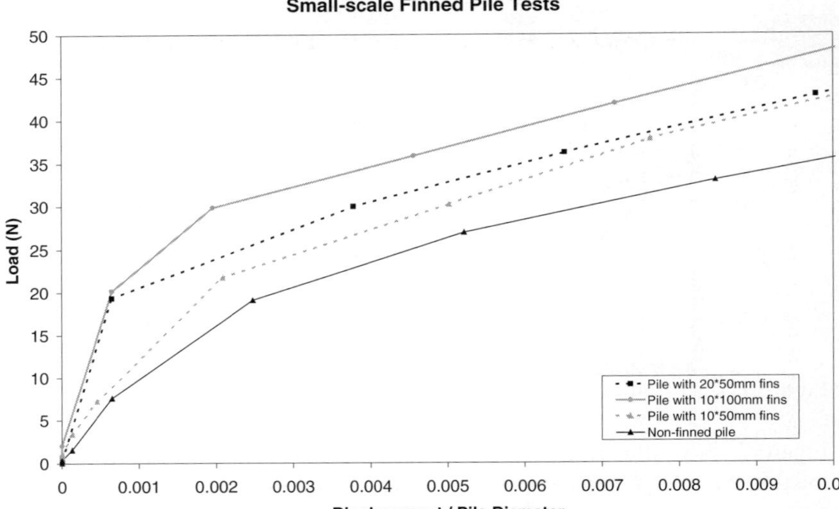

Figure 9: Small Strain Loading

Figure 8 clearly demonstrates that the finned piles have greater lateral capacity than the non-finned pile for a given load. The results indicate that piles with the 10*100mm and 20*50mm fins require approximately 20% more load to reach the same displacement as the non-finned pile.

The initial response of the piles to loading is important as this gives information about the small strain stiffness of the soil surrounding the pile.

The displacements from the initial loading are plotted in Figure 9; the initial stiffness of the pile is indicated by the gradient of the slope, the steeper the line the stiffer the foundation. Figure 9 shows that the stiffnesses of the finned piles are greater than that of the non-finned pile.

The results from the small scale testing indicate that finned piles have a superior lateral capacity for a given displacement than conventional piles as well as having greater stiffness.

In order to compare the small scale modeling with the computer modeling, the pilehead displacement was divided by the pile diameter and the fin length was divided by the embedded length. This allowed the results of the small scale model testing to be plotted against the results of the computer modeling; the resulting graph is shown in Figure 10 below.

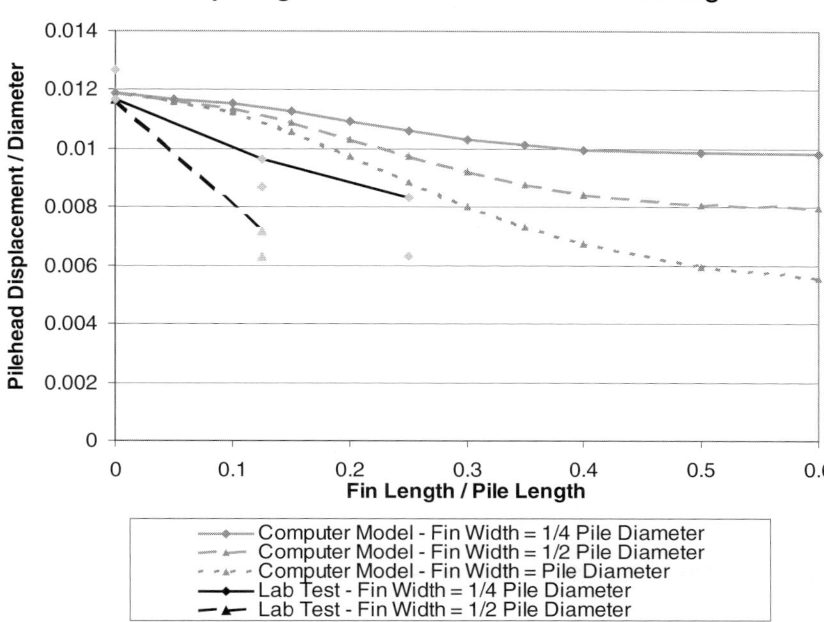

Figure 10: Comparison of Results

Figure 10 shows that the results from the laboratory tests are less than those predicted in the computer modeling. The difference between predictions from the computer modeling and the results of the laboratory tests need to be investigated but will include differences in soil parameters between the two methods, the approximation used to model the pile and the relative size of particles to the fin sizes

Conclusions

A simple model of finned piles showed that the fins would produce a stiffer response in soft clays and sands. Tests on one hundredth scale monopiles in sands showed this to be the case, giving encouragement to further explore this type of pile.

Improved modeling, cyclic loading, prototype tests and tests in different materials are now planned.

Acknowledgements

The authors would like to acknowledge the support of the staff at Newcastle University, in particular Chris Hunt.

References

1. Rowley W. et al, (2002), *"The World Offshore Renewable Energy Report 2002-2007"*, DTI Report.
2. Pedersen T. K., (1998), *"Offshore Wind Power – The Operational Aspects"*, Proceedings of the 1998 Twentieth BWEA Wind Energy Conference.
3. Watson G., (2000), *"Structure & Foundations Design of Offshore Wind Installations"*, OWEN Workshop Final Report, http://www.owen.eru.rl.ac.uk/workshop_3/ws3_final.pdf.
4. *Oasys ALP Manual*, (2001)
5. El Nagger, M. H. and Wei, J. Q., (1999). *"Response of tapered piles subjected to lateral loading"*, Canada Geotechnical Journal, NRC, Vol.36, pp. 52-71.
6. El Nagger, M. H. and Wei, J. Q., (2000[1]). *"Cyclic Response of Axially Loaded Tapered Piles,"* Geotechnical Testing Journal, GTJODJ, Vol. 23, No. 1, pp. 100-115.
7. El Nagger, M. H. and Wei, J. Q., (2000[2]). *"Uplift behaviour of tapered piles established from model tests,"* Canada Geotechnical Journal, NRC, Vol. 37, pp. 56-74.
8. El Nagger, M. H. and Bentley, K. J., (2000[3]). *"Dynamic analysis for laterally loaded piles and dynamic p-y curves"*, Canada Geotechnical Journal, NRC, Vol. 37, pp. 1166-1183.

Centrifugal simulations of vertical vibration of shallow foundation on sand

K. Itoh
National Institute of Industrial Safety, Tokyo, Japan
(formerly at Tokyo Institute of Technology, Tokyo, Japan)

M. Koda & O. Murata
Railway Technical Research Institute, Tokyo, Japan

A. Takahashi
Imperial College London, London, UK

O. Kusakabe
Tokyo Institute of Technology, Tokyo, Japan

Introduction

A major concern in the field of soil dynamics is the response of soil structure interacting system subject to the vertical vibration caused by machines, high-speed trains, or lorries. The predominating frequencies of these sources have a wide range from 1 Hz to 60 Hz. Especially, when constructing a high-speed railway system in urban areas, reduction of ground vibration of nearby structures generated by passages of high-speed train is of vital importance for environmental considerations. A typical prototype condition is ground vibration transmitted through a series of foundations of viaduct. Numerical prediction methods of the response of foundations subjected to cyclic loading in elastic media are well developed. The analysis of layered media or media having variation of properties with depth is not completely developed, and the correlation between experimental results and numerical results are not easily constructed in the full scale. Experimental results can be obtained in the laboratory using a centrifuge to give gravitational simulation on a small-scale model test bed for these cases.

The vertical vibration of shallow circular foundation is taken as an example of modelling vibration in the centrifuge. The energy transmitted to the ground from the footing undergoing a vertical vibration travels away from the source by a combination of compression, shear, and Rayleigh waves. The modelling of the cyclic loading on the surface ground in the centrifuge model test was first studied by Cheney et al. (1988, 1990). The system developed by them induced vertical dynamic cyclic loads on circular bearing plate (ϕ = 2.54, 3.56, 4.57 mm) on a body of dry Monterey sand of unit weights γ_d = 16.5, 15.7, and 14.8 kN/m^3. They employed the use of Duxseal in treating the boundaries of their container and evaluated its effectiveness of alleviating the reflection problem for a class of foundation vibration problems. However this experiment did not measure the wave propagation itself. This paper focuses on the development of the new system which can simulate the vertical vibration of shallow circular foundation on sand and the measurement of wave propagation over the ground surface.

Experimental setup

All the tests described here were conducted on the Tokyo Tech Mark III Centrifuge (Takemura et al., 1999). The space available for the whole test system is 0.9 x 0.9 x 0.9 m. The container was a steel cylindrical tub of 455 mm in diameter and 400 mm in height. One of the common problems encountered in physical modelling of vibration problems is that the walls of the container are rigid relative to the prototype ground systems and almost total reflection of the body waves would occur. Prevost and Scanlan (1983) and Cheney et al. (1990) recommended the use of Duxseal for an effective method of wall treatment for

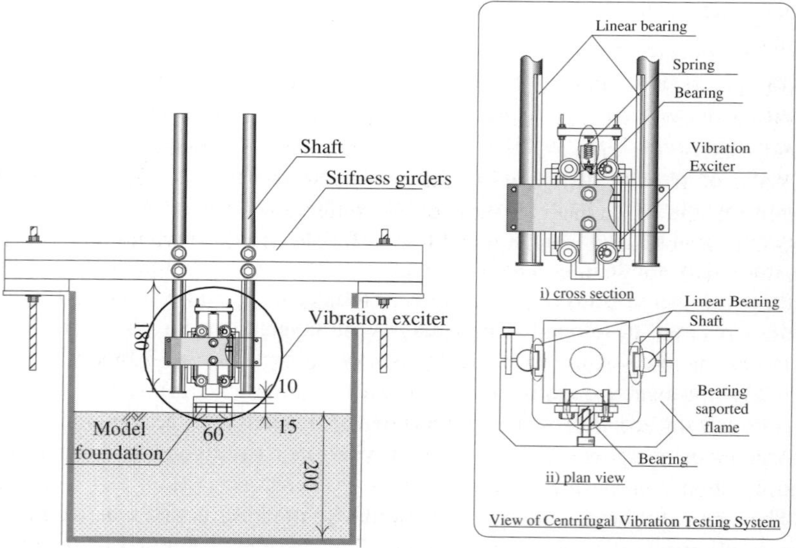

Figure 1 System of Centrifugal Vibration Testing

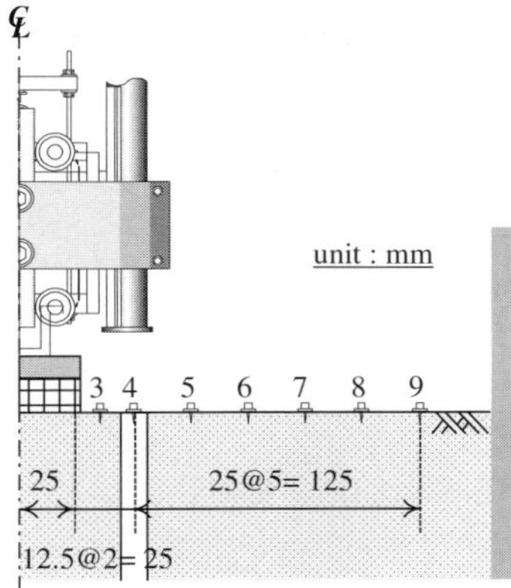

Figure 2 Location of accelerometers

Table 1 Material properties of Toyoura sand

Density of solid particles,	ρ_S (g/cm^3)	2.645
Maximum void ratio,	e_{max}	0.973
Minimum void ratio,	e_{min}	0.609
Coefficient of uniformity,	U_C	1.56
Mean particle diameter	D_{50} (mm)	0.19

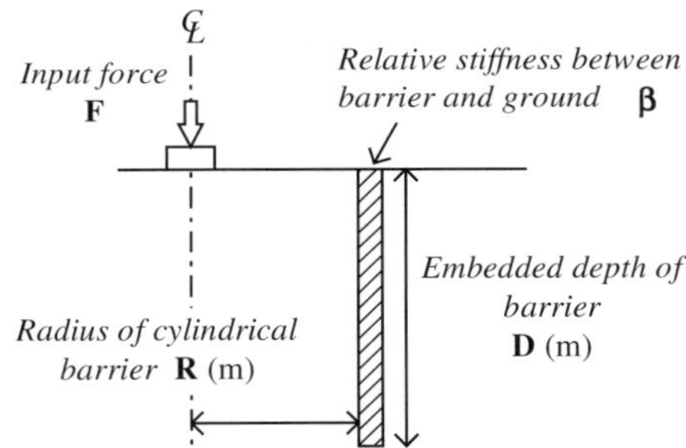

Figure 3 Schematic diagram of vibration isolation

Figure 4 The definition of wave impedance *A*

absorbing stress waves in the soil. Davies (1994) used a 12 mm thick polystyrene sheet to reduce the reflection of stress waves which reached the boundaries of the model. In this study, a sheet of sponge rubber, with a thickness of 10 mm, was glued to the internal surfaces of the sidewalls and the bottom of the container to reduce the reflection waves. As a result, the maximum acceleration was reduced to 60-80 % of the case where the container was lined with the sponge rubber.

The Centrifugal Vibration Testing System was designed with the aims of
1)   controlling the input frequency,
2)   working load is below an allowable level of bearing capacity,
3)   measuring input acceleration, and
4)   the vertical amplification is dominated by the horizontal one.

A general arrangement of the model is presented in Fig. 1. The source of the exciting supply used an electronic vibration testing machine in this study. The mass of the machine is 1.0 kg which is the lightest available. This exciter can supply frequencies in the range from 50 to 12000 Hz. When this system

Table 2 Experimental program for vibration testing using cylindrical barrier

		Radius of cylindrical barrier R (m)	
			2.5
Embedded depth of barrier D (m)	2.5	-	O
	5.0	O	O
	10.0	O	O

Table 3 Mechanical properties of cylindrical barrier and Toyoura sand

	Dry unit weight γ_d (kN/m^3)	Shear modulus G (MN/m^2)	Wave impedance A	Relative shear modulus between barrier and soil β
Aluminium	26.5	25.6 3 10^3	49.6	about 1400
EPS	0.12	11.1 3 10^{-1}	0.007	about 0.10
Toyoura sand (Dr=80%) at ground surface	15.4	17.9	1	-

operated under 50 G acceleration, it is possible to generate the frequency of 240 Hz at prototype scale. In order to generate vertical vibration mainly, this exciter was supported by two linear bearings and one bearing. The stiffness girders which supported two linear bearings were connected by the model container, as shown in Fig. 1. The model foundation was made of an aluminium cylinder of 30 mm in diameter, 25 mm in height, and 41.42 g in mass, housing a built-in piezo-electric accelerometer in order to measure the input acceleration in the vertical direction. Input frequency, which is modulated by a function synthesizer, and input amplitude, which is controlled by an amplifier, excited the vibration machine through the slip ring. In this study, input frequencies were 5, 10, 15, 20, 25, 30, 35, and 40 Hz at prototype scale, respectively.

The soil used was air-dried Toyoura sand. The fundamental material properties are listed in Table 1. The sand was poured from a certain height for consistent production of uniform deposit with an average dry unit weight γ_d of 15.4 kN/m^3, and a targeted relative density of 80%. In this series of the test, the thickness of layer was 200mm in model scale (10m in prototype scale). The ground surface was leveled by vacuuming.

The motions of the ground were recorded by the piezo-electric accelerometers which provided data on the vertical accelerations on the ground surface, as shown in Fig. 2. In addition, the vertical movement of the foundation exciter was recorded by the piezo-electric accelerometers.

The effects of an isolation method of cylindrical barrier were examined by using various barrier conditions such as embedded depth of the barrier D, wave impedance A, as illustrated in Fig. 3. Wave impedance A is given by

$$A = \frac{\rho_2 V_2}{\rho_1 V_1} \quad\text{...} \quad (1)$$

where ρ_1= density of the soil, V_1= shear wave velocity of the soil, ρ_2= density of the barrier, V_2= shear wave velocity of barrier mentioned above in Fig 4. The experimental conditions are listed in Table 2. Selected stiffer materials than soil (A<1, stiffer barrier) are aluminium, while a softer material (A>1, softer barrier) is Expanded Poly-Styrol (EPS). These mechanical properties are listed in Table 3.

All the tests were carried out under the 50 G acceleration. Hereafter, all the results are presented at prototype scale.

Experimental results and discussions

Performance of vibration testing system

In order to confirm the performance of this system, some proof tests were carried out under the 50 G acceleration. Input frequencies were 5, 10, 15, 20, 25, 30 and 40 Hz at prototype scale, respectively. In the proof test, three piezo-electric accelerometers were housed into the model foundation to measure horizontal and vertical accelerations. As for the Fourier spectrum in the input frequency, vertical spectrum was compared with horizontal one. Figure 5 shows the comparisons of the maximum Fourier spectrum between horizontal and vertical amplitude in each input frequency. Except for the case of 25 Hz, Fourier spectrum in the vertical direction is larger than that in the horizontal direction by over three times. From the result of this test, the performance of this system, was confirmed to dominate the vertical movement over the horizontal movement.

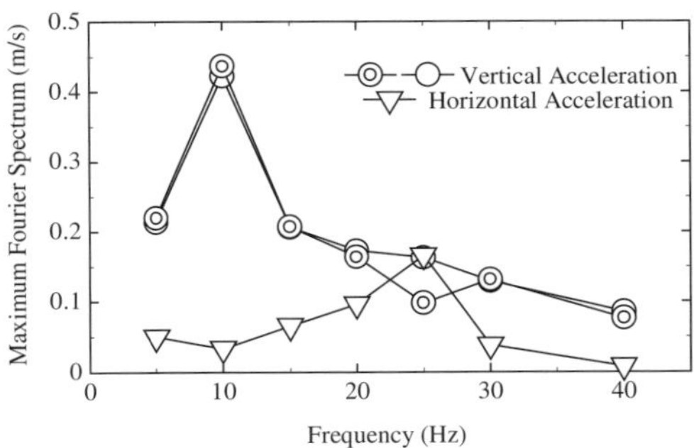

Figure 5 Schematic diagram of vibration isolation

Characteristics of Wave Propagation

Figure 6 shows the typical examples of time histories and FFT results for location No. 2, 4, and 8 in the case of 15 Hz. No. 2, 4 and 8 are the locations on the vibration source, near the vibration source and near the sidewalls, respectively. As for this figure, it is observed that not only input acceleration but also response acceleration has dominated input frequency.

Figure 7 shows attenuation of the root-mean-square acceleration with distance from vibration source. The root-mean-square acceleration, A_{RMS} , is given by

$$A_{RMS} = \sqrt{\frac{1}{T} \int_0^T a^2(t)\, dt} \quad \dots\dots\dots\dots\dots\dots\dots\dots\dots (2)$$

where $a(t)$ = acceleration time history at time t , T = the number of data. The root-mean-square refers to the most common mathematical method of defining the effective magnitude. For a sine curve, the root-mean-square value is 0.707 times the peak value, or 0.354 times the peak-to-peak value. These figures show the theoretical attenuation line predicted by Bornitz (1931) together with the experimental data. His equation includes geometrical and material damping as follows;

$$A(r) = A(r_1)\left\{\frac{r_1}{r}\right\}^n \times \exp\left[-\alpha(r-r_1)\right] \quad \dots\dots\dots\dots\dots\dots (3)$$

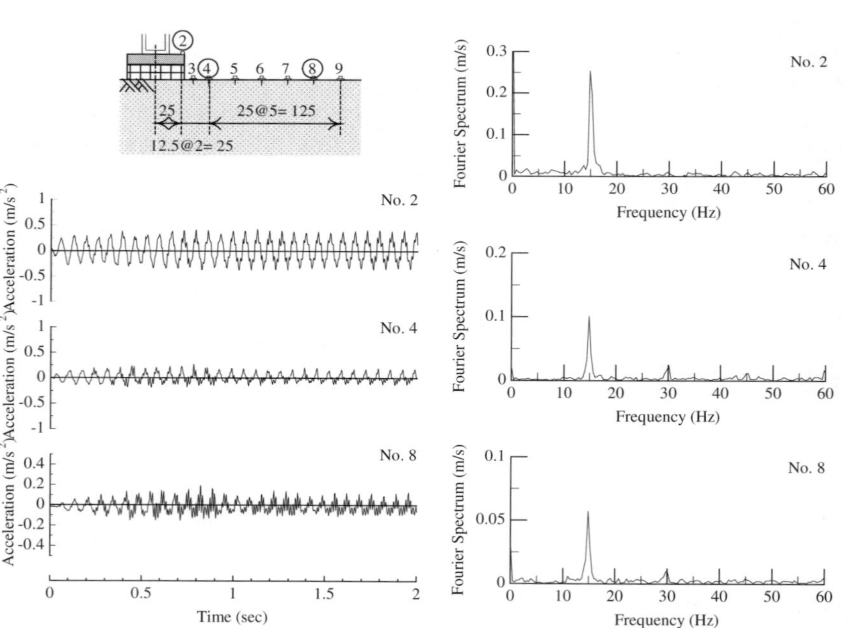

Figure 6 Typical examples of time histories and FFT results isolation in the case of 15 Hz

with, $\alpha = \dfrac{2\pi f h}{V}$

where $A(r)$ = amplitude acceleration at distance r from source, $A(r_1)$ = amplitude acceleration at distance r_1 from source, r = distance from source to point in question, r_1 = distance from source to point of known amplitude, and n = wave type (n = 0.5 mean surface wave, n = 2 mean body wave at surface of the half-space), f = input frequency, V = wave velocity, h = damping ratio. The solid black line represented attenuation of surface wave (n = 0.5) and the dashed and single-dotted gray line represented attenuation of body wave (n = 2). These figures show some interesting associations that the theoretical attenuation line represented of surface wave fit each experimental data. It appears that the major tremor at the ground surface is the type of surface wave

Effect of cylindrical barrier on the reduction of vibration

Figure 8 presents how the root-mean-square acceleration decreases with distance from the vibration source for two barrier materials, which are the aluminium (Fig. 8 (a)) and the EPS (Fig. 8 (b)), with different embedded depths, and also includes data for the case without barrier in the typical examples of input frequencies of 15 and 35 Hz.

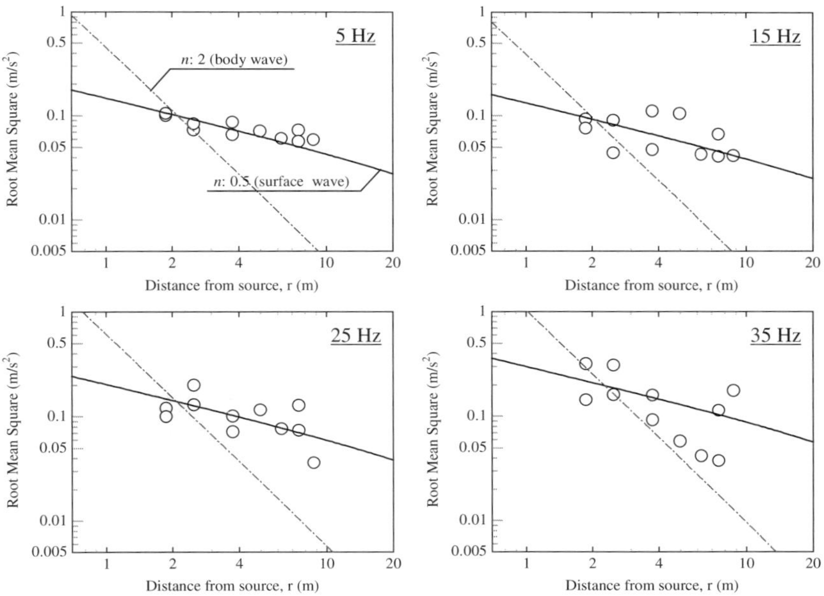

Figure 7 Typical examples of Attenuation of the root-mean-square acceleration with distance from vibration source (log-log scale)

The first argument concerns the effect of the aluminium barrier on the reduction of vibration. In the case of input frequency of 15 Hz, the aluminium barrier seems to be the ineffective in reducing vibration, except for the case of embedded depth of 5 m at 7.50 and 8.25 m from source. On the other hand, in the case of input frequency of 35 Hz, a marked effect of the barrier becomes evident for the case of embedded depth of 10 m, in which a sharp drop in the root-mean-square acceleration is observed on the barrier and after which the level of the acceleration remains much smaller than the case of embedded depth of 5 m. From the viewpoint of the relationship between embedded depth D and layer thickness H, the case of embedded depth of 10 m is the condition like installing wave barrier at the bottom of container (D/H = 1). This condition does not take influence of diffraction wave, which propagates from the end of wave barrier, to the amplification of vibration. The case of aluminium barrier has a tendency to reduce vibration in front of and on the barrier (See above Fig. 8 (a)).

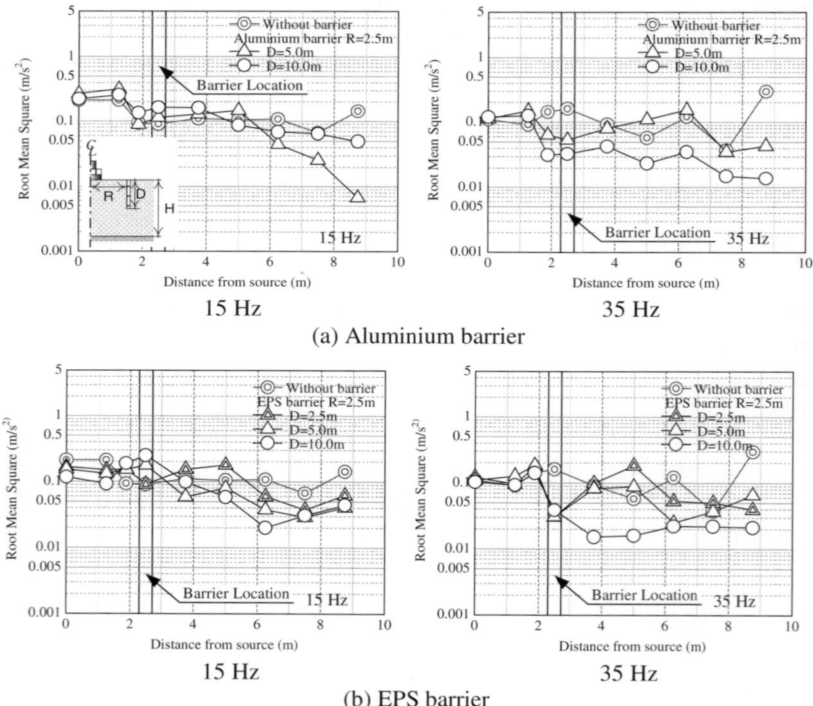

Figure 8 Typical examples of Attenuation of the root-mean-square acceleration with distance from vibration source for various embedded depths

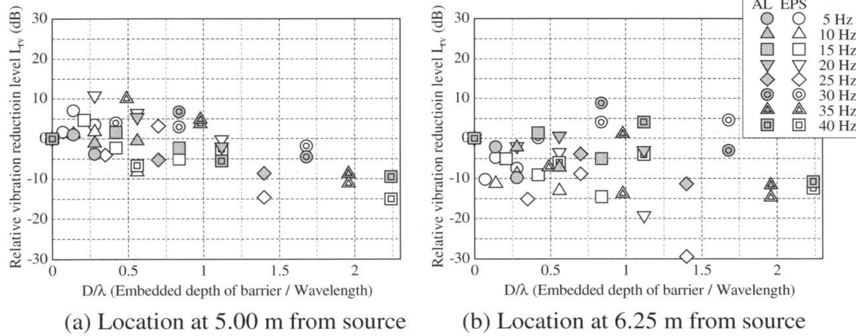

(a) Location at 5.00 m from source   (b) Location at 6.25 m from source

Figure 9 Changes in relative vibration reduction level L_{rv} to embedded depth of barrier / wavelength D/λ for different barriers

In the case of EPS barrier (Fig. 8 (b)), the screening effect continues to remain effective behind the barrier ever for the case of embedded depth of 10 m, the same as the case of the aluminium barrier. However some cases such as input frequency of 15 and 40 Hz have an effect of wave barrier on reduction of vibration in the case of embedded depth of 5 m. In the case of EPS barrier, it appears that the behavior of vibration around the barrier has a close relation to input frequency. In the case of input frequency of 15 Hz, the magnification of vibration on the barrier is observed. This was also observed with the input frequencies of 5 and 10 Hz. On the other hand, in the case of which input frequency over 20 Hz the magnification of vibration in front of the barrier and the reduction of vibration on the barrier are observed. According to the results of previous work (Itoh et. al., 2003), the first dominating frequency of EPS barrier material is around 8.5 Hz. The different behavior caused by input frequency appears to have a profound effect on the dominating frequency of wave barrier materials.

The influence of normalized depth D/λ and various barrier materials on relative reduction vibration level, L_{rv}, are presented in Fig 9 (a) and (b) for location at 5.00m and 6.25 m from source, respectively. The reduction effect is expressed by the parameter L_{rv} (relative reduction vibration level):

$$L_{rv} = 20 \times \log\left(\frac{\text{Normalize Amplitude with barrier}}{\text{Normalize Amplitude without barrier}}\right) \ (dB) \ \ldots\ldots\ldots\ldots (4)$$

As Fig. 9 clearly indicates, the aluminium barrier becomes effective only when D/λ is greater than unity, whereas the EPS barrier is more effective for a wide range of D/λ values. However, L_{rv} value in the range under 1 wave length ($D/\lambda = 1$) depth varies widely. It is likely that these results have something to do with some factors, such as input frequency, distance from source to wave barrier, dynamic interaction between ground and wave barrier.

Conclusions

This paper describes an experimental investigation of wave propagation using the Centrifugal Vibration Testing System, which can simulate the vertical vibration of shallow circular foundation on sand. In this paper, centrifuge model test results on wave propagation by various frequencies and some cases of its vibration reduction method were described. The following conclusions are derived;

1) From the point of the measurement of wave propagation on the surface ground, it was found that this system can generate mainly surface wave.

2) As for the influence of stiffer and softer wave barriers and different embedded depths of wave barrier on the reduction of vibration, it was found that the range over one wave length depth $(D/\lambda > 1)$ had effectiveness in reducing vibration in both wave barrier materials. In addition, the range under one wave length depth had effectiveness in reducing vibration with softer barrier by the input frequency according to the case.

Acknowledgments

This research was partially funded by the Grant-in-Aid for Scientific Research, Japan (Scientific Research (B) No. 14350253). The support is gratefully acknowledged.

References

1. Bornitz, G. (1931): *Uber die Ausbreitung der von Grozklolbenmaschinen erzeugten Bodenschwingungen in die Tiefe*, J. Springer (Berlin)

2. Cheney, J. A., Brown, R. K., Dhat, N.R. and Hor, O. Y. Z. (1990): *"Modeling free-field conditions in centrifuge models,"* J. Geot. Engng, ASCE, Vol. 116(9), pp. 1347-1367.

3. Cheney, J. A., Hor, O. Y. Z., Brown, R. K. and Dhat, N.R. (1988): *"Foundation vibration in centrifuge models,"* Proc. Int. Conf. on Centrifuge Modelling-Centrifuge 88, Balkema, Paris, pp. 481-486.

4. Davies, M. C. R. (1994): *"Dynamic soil structure interaction resulting from blast loading,"* Proc. Int. Conf. on Centrifuge Modelling-Centrifuge 94, Balkema, Singapore, pp. 319-324.

5. Itoh, K., Zeng, X., Murata, O., and Kusakabe, O. (2003): *"Centrifugal simulation of vibration reduction generated by high-speed trains using rubber-modified asphalt foundation and EPS barrier,"* International Journal of Physical Modelling in Geotechnics, (accepted)

6. Prevost, J. H., and Scanlan, R.H. (1983): *"Dynamic soil-structure interaction: Centrifuge modeling,"* Soil Dynamics and Earthquake Engineering, 2(4), pp. 212-221.

7. Takemura, J., Kondoh, M., Esaki, T., Kouda, M. and Kusakabe, O. (1999): *"Centrifuge model tests on double propped wall excavation in soft clay,"* Soils and Foundations, Vol. 39, No. 3, pp. 75-87.

Sand flow failure of anisotropic ground bearing structure and its countermeasure method

S. Kawamura
Muroran Institute of Technology, Japan

S. Miura
Hokkaido University, Japan

Introduction

It has well known that bearing capacity of sand deposits varies with the change in depositional condition such as fabric anisotropy. Through the effort of previous researchers (e.g. Oda and Koishikawa, 1979, Kimura et al, 1985, Tatsuoka et al, 1991), the anisotropy effect on mechanical behavior of ground under static central loading condition has been clarified and has been evaluated quantitatively. However, the effect on that in cyclic loading field seems to have not been well understood.

In this study, therefore, mechanical behavior of anisotropic sand ground bearing structure subjected to cyclic loading was examined, hereby characteristics of sand flow failure, for example, dependence of the anisotropy on direction of lateral flow deformation of ground was clarified.

Furthermore, applicability of countermeasure method used by installing of side wall beneath structure was also investigated on several anisotropic grounds.

Test apparatus

Figure 1 shows the whole view of the soil box apparatus developed by Miura et al (1995). The monotonic and cyclic loads can be given on a model structure through the vertical rams.

The soil container was 2000mm in length, 700mm in depth and 600mm in width, and its front wall was made of a reinforced glass to observe deformation of sand bed with motion of model structure. To examine deformation of model structure, transducers of displacement were also set up, as illustrated in Figure 1.

Foundations: Innovations, observations, design and practice, Thomas Telford, London, 2003

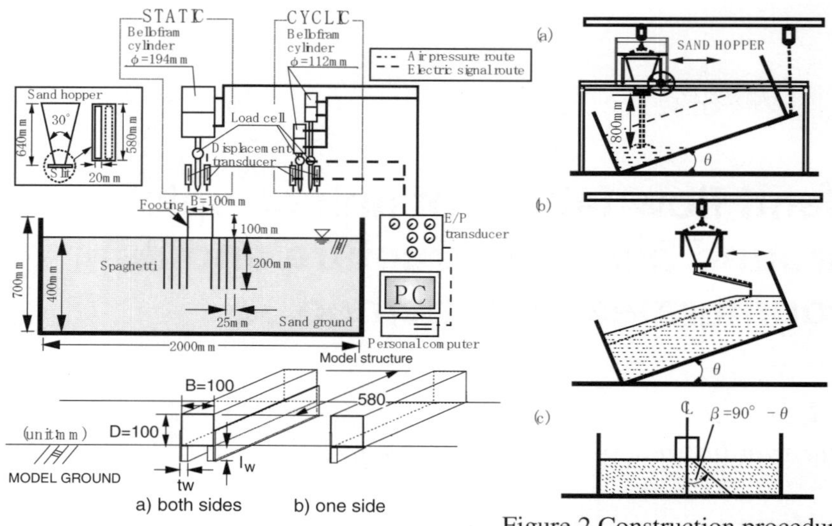

Figure 1 Test apparatus

Figure 2 Construction procedure of model ground

Model grounds were constructed by using a sand hopper with various slits that can easily control the density of ground (Miura et al., 1984). In the present study, anisotropic grounds were adopted to reveal effect of fabric anisotropy on cyclic strength-lateral flow deformation of sand bed beneath structure. The construction procedure of their grounds is as follows;

a) The soil container was inclined at θ to the horizontal (see Figure 2 (a)).

b) Toyoura sand (ρ_s =2.65g/cm^3, ρ_{dmax}=1.648g/cm^3, ρ_{dmin}= 1.354g/cm^3 and D_{50} =0.18mm) was pluviated through air into the inclined soil box to a depth of 400mm (see Figure 2 (b)). The height of fall was around 800mm. In the corner of soil box (about 200mm from the right end of soil box), the sand was also pluviated by controlling the slit width to retain the desired density. Because the height of fall dose not satisfy 800mm. Therefore, a series of model tests was carried out by moving model structure from the center to the left side by 100mm in order to cover the plastic flow area estimated by the Terzaghi equation (Kawamura et al., 2003).

c) After the soil box was returned to the level state (θ being 0°), water was permeated into the ground from eight porous disks on the bottom at a small differential head (4.9kPa) so as to free from disturbance of initial fabric. Water level was raised to 5mm from the ground surface (see Figure 2 (c)).

Angle of bedding plane to vertical axis was defined as β (counterclockwise being positive) and was taken as 90, 75, 60, 55, 45°. Relative densities adopted were Dr=50 and 80%.

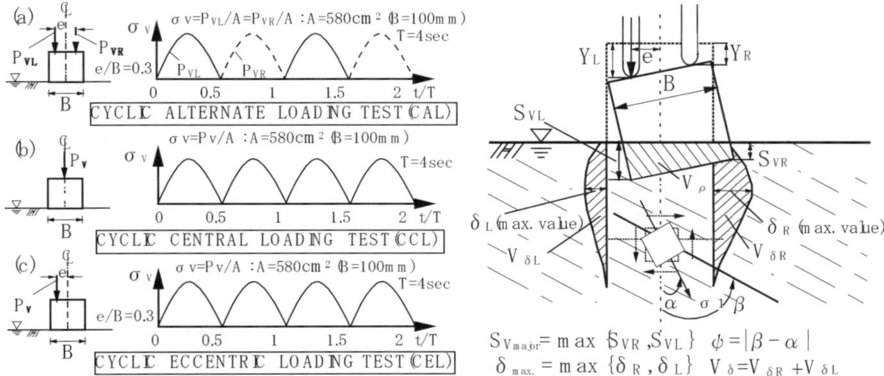

Figure 3 Test procedure   Figure 4 Deformation of definition

Model rigid footing was 100mm in width, 580mm in length, 100mm in height and 0.127kN in weight, and its base surface was made rough by attaching the sand paper (G120).

In previous study, a method of countermeasure used by installing of various side walls beneath structure has been proposed and has been recognized to have a resistant effect on lateral flow deformation (Miura et al., 1995). The applicability of side wall against failure for anisotropic ground was investigated in this study. The side wall of stainless steel was 50mm in height (=l_w), 3mm in thickness (=t_w) and 580mm in length, as shown schematically in Figure 1 (Miura et al., 1995; Kawamura et al., 1999). A series of model test was conducted by using the model structure that side wall was installed at one-side or both sides, as illustrated in Figure 1.

Test procedure

A series of cyclic loading tests were carried out to examine fundamentals of mechanical behavior of structure-ground system subjected to cyclic loads. In cyclic alternate loading test (CAL), cyclic loads (P_{VL}, P_{VR}) were given alternately to the model structure with a period of 4 sec (see Figure 3 (a)). For CAL test, two kinds of model test which was that first loading was applied the structure through the right ram (CAL-R) or from the left ram (CAL-L) were also performed to reveal effect of loading pattern on anisotropic ground. Figure 3(a) illustrates the typical loading pattern for CAL-L.

On the other hand, for cyclic central or eccentric loading test (CCL or CEL), cyclic central or eccentric load P_V with a period of 4 sec was applied to the model structure, as shown in Figures 3 (b) and (c). The eccentricity e/B for CAL or CEL test is 0.3.

Definition of deformation

Settlement (S_{VL}, S_{VR}) illustrated schematically in Figure 4 was derived geometrically from measurement (Y_L, Y_R) on the model structure. The major value between S_{VL} and S_{VR} was defined as S_{Vmajor}. Lateral deformation (δ_L, δ_R) in the ground was measured by using eight strands of spaghetti (diameter is 1.9mm) vertically inserted at 25mm intervals in the ground (Kawamura et al.,1997). δ_{max} is the maximum value between δ_L and δ_R.

On the basis of above measurement, volumes of deformation V_δ and V_ρ depicted in Figure 4 were also calculated. V_δ and V_ρ are the lateral deformation area of spaghetti deformed and the settlement area of model structure, respectively (see the shaded area in Figure 4).

The angle of vertical axis to maximum principal stress σ_1 was defined as α. (counterclockwise being positive), and the difference between β and α was used as ψ. For eccentric loading test, α at depth of 100mm in ground beneath structure was regarded as the typical value, which was derived from the Boussinesq solution. This reason is that the top of plastic wedge zone in the ground appears at the depth of about 100mm when ultimate bearing capacity is mobilized (Kawamura et al., 2003).

These parameters were conveniently used to evaluate of the mechanical behavior of ground.

Test results and discussions

Cyclic mechanical behavior of anisotropic ground

It is important for accurate estimation of bearing capacity under static loading condition to grasp fabric anisotropy effect (e.g. Oda and Koishikawa, 1979, Kawamura et al., 2003). In this study, the effect of anisotropy on cyclic mechanical behavior of ground was discussed.

Figure 5 shows typical relationship between cyclic loading stress σ_V ($=P_V/A$) and number of loading cycles Nc required to S_{Vmajor}/B of 3, 5 and 10% for CEL tests. It can be seen from the figure that cyclic strength for $\beta=90°$ is considerably higher than other ones. Variation in cyclic strength with the change in β is also similar to those of static strength behavior reported by Kawamura et al. (2003), although drawing is omitted here. Thus, the fabric anisotropy affects not only bearing capacity in static loading field but also strength behavior in cyclic loading field.

Variation in cyclic strength for CCL and CEL test was evaluated quantitatively, comparing with the behavior observed in the static loading test reported by Kawamura et al. (2003) (see Figure 6). This figure illustrates the relationship between ratio of cyclic strength $\sigma_{VU}/\sigma_{VU\beta=90°}$ and angle of bedding plane to the maximum principal stress ψ. The value σ_{VU} converged at DA=10% is determined as the cyclic strength required to ground failure, as shown in Figure 5. $\sigma_{VU\beta=90°}$ denotes also the cyclic strength of ground having $\beta=90°$ for

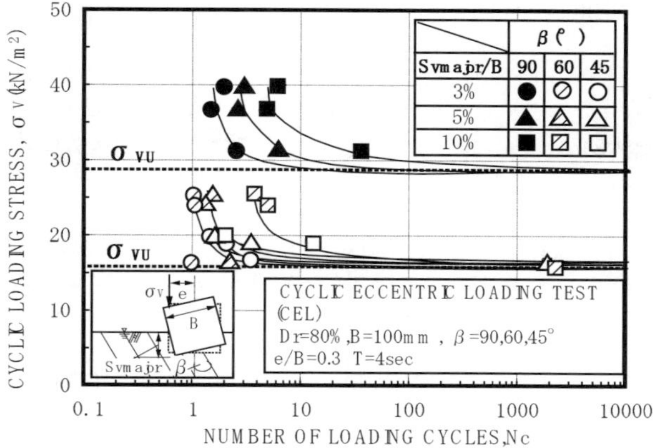

Figure 5 Cyclic strength for CEL test

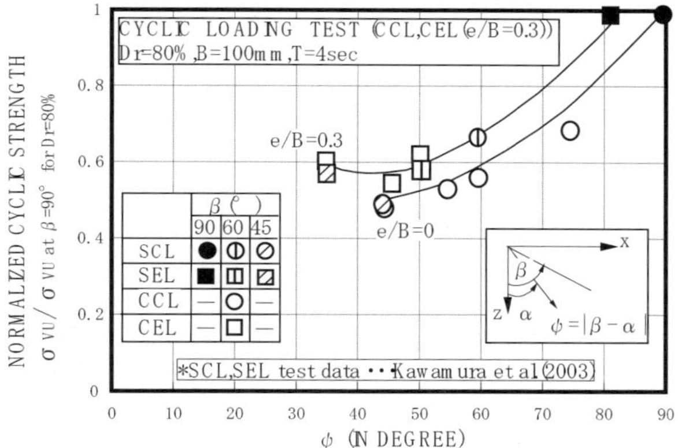

Figure 6 Variation in cyclic strength due to anisotropy
(Kawamura et al., 2003)

each test. The tendencies of decrease in strength are almost the same as those of static loading tests (SCL and SEL tests). Particularly, the normalized strength is minimized at about ψ=40°, and thereafter increases with the decrease in ψ for e/B=0.3. Therefore, it is possible to estimate cyclic strength of anisotropic ground under any deposition conditions if the angle of bedding plane to the maximum principal stress ψ can be grasped.

Figures 7 (a) and (b) depict lateral deformation of sand deposits with movement of model structure at S_{Vmajor}=10 and 20mm for CEL test. Similarly, the pattern of lateral flow deformation varies also with the change in anisotropy.

Based on test data obtained from Figures 7, lateral deformation behavior was investigated detailedly. Relationship between soil volume ratio V_δ/V_ρ and $S_{Vmajor}/$ B for Dr=80% for each test is shown in Figure 8. It must be noted from the figure

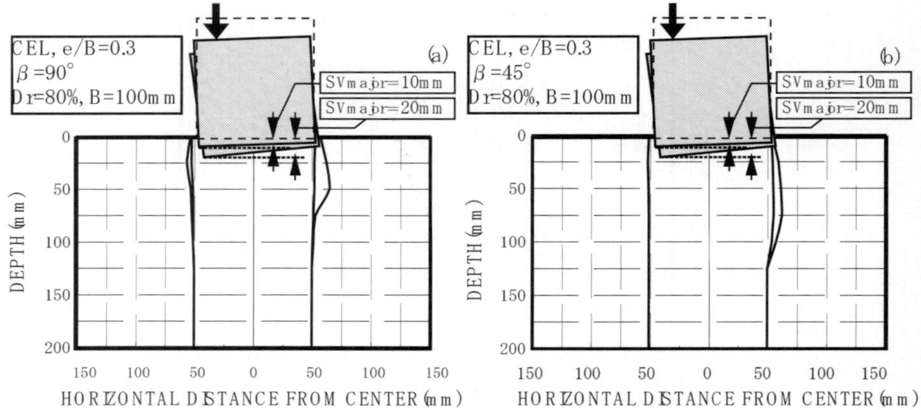

Figure 7 Lateral deformation for CEL test: (a)β=90°, (b)β=45°

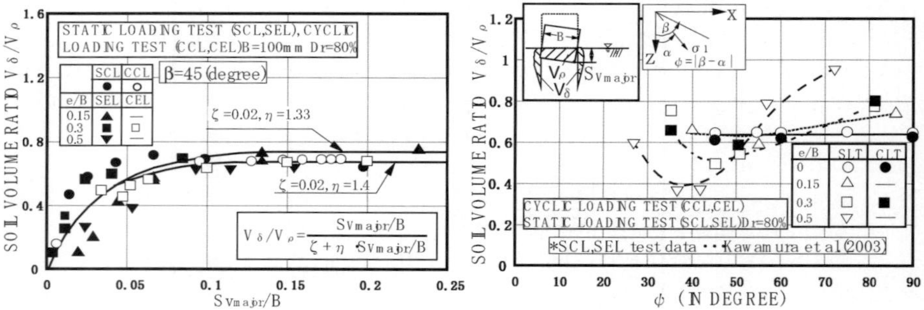

Figure 8 V_δ/V_ρ - S_{Vmajor}/B relationship

Figure 9 V_δ/V_ρ - ψ relationship
(Kawamura et al., 2003)

that there are hyperbolic relationships between V_δ/V_ρ and S_{Vmajor}/B. In spite of the difference of fabric anisotropy, V_δ/V_ρ increases until S_{Vmajor}/B reaches to around 0.15, and thereafter becomes a constant. Such relation is expressed as follows;

$$V_\delta/V_\rho=(S_{Vmajor}/B)/(\zeta+\eta\ S_{Vmajor}/B) \tag{1}$$

where ζ and η mean the inverse of V_δ/V_ρ at initial and at infinity of S_{Vmajor}/B, respectively.

Miyaura et al. (2001) have clarified that the deformation parameter V_δ/V_ρ is useful for estimating the degree of development of bearing capacity and the deformation behavior of ground without scale effect of structure.

In order to understand mechanical behavior of the soil volume ratio, anisotropy effect on the soil volume ratio was shown in Figure 9. The result is plotted in addition to the results of static loading test (SCL, SEL) in the

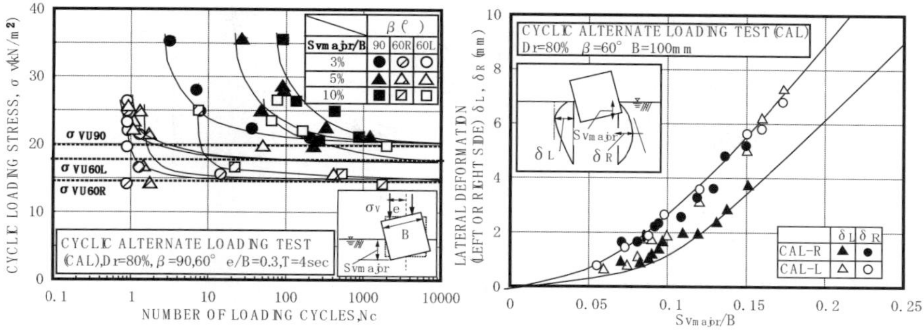

Figure 10 Cyclic strength for CAL test   Figure 11 lateral deformation for CAL test

previous study (Kawamura et al., 2003). The tendency in variation of V_δ/V_ρ with the decrease in ψ coincides with that in cyclic strength except for CCL and SCL tests. Although this reason for CCL and SCL tests is not clear, variation in cyclic strength with fabric anisotropy may be explained well based on relation between the soil volume ratio and the angle ψ, and this relation may be an effective index for evaluation of mechanism of cyclic strength or bearing capacity of anisotropic ground.

Next, mechanical behavior of structure-ground system subjected to cyclic loadings such as sea wave force and traffic vibration was also made clear.

Figure 10 illustrates strength behavior for CAL test to examine effect of difference in loading pattern on cyclic mechanical behavior of anisotropic ground. In comparison with cyclic strengths having β=90 and 60°, cyclic strength for β=60° is considerably different from that of β=90°.

On the other hand, for ground with β=60°, difference in cyclic strength due to loading pattern is remarkable irrespective of the same ground condition. For instance, cyclic strength having β=60° for CAL-L test indicates higher value than that of CAL-R. This explains that effect of loading direction on cyclic strength is significant on anisotropic ground beneath structure with rocking motion.

To more clarify the strength variation, δ_R and δ_L-settlement relationship was examined in Figure 11. Development of δ_L for CAL-R is smaller than that of CAL-L, and δ_R is almost the same value for each test. The difference in development of lateral deformation due to anisotropy effect exerts an influence on the strength variation.

Deformation behavior of ground-structure system was also investigated. The relationship between differential settlement at Nc=2000 and cyclic strength for each ground is depicted in Figure 12. It is obvious from the figure that differential settlement develops with increasing in cyclic strength for β=60° despite of difference in loading pattern, especially for CAL-R. On the other hand,

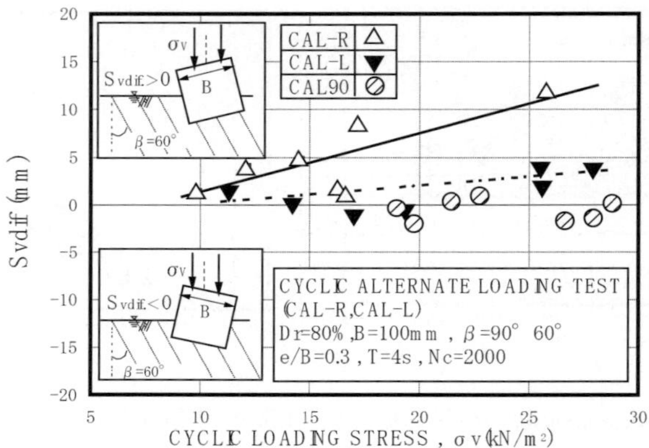

Figure12 Differential settlement-cyclic stress relationship for CAL

differential settlement scarcely appears for β=90°. The development direction seems depend strongly on the direction of bedding plane β. From the results, it may be said that sand flow deformation is dependent strongly on fabric anisotropy of ground.

Effect of installing of side wall on cyclic strength behaviour

As described in the above results, if ground beneath structure with rocking motion becomes a progressive flow deformation, and if the deformation direction depends on the direction of bedding plane of ground, a method used by installing of side wall beneath structure will be available as a countermeasure against ground failure. In the present study, effect of difference in installation of side wall on cyclic strength was also investigated.

Figure 13 shows strength behavior of ground having β=60°. The model structure that side wall is installed at both sides (CAL-SW) or one side (CAL-LW) is adopted in this study. Still, direction of first loading is the left side. In the model test for side wall at one side, side wall is installed at the left side of model structure to prevent development of lateral deformation. In the figure, the strength with side wall is apparently higher than that without side wall. This indicates that installation of side wall has advantageous as countermeasure method against ground failure. However, the prevention effect varies by the difference in installation pattern of side wall. Figure 14 represents relationship between soil volume ratio V_δ/V_ρ and S_{Vmajor}/B for each test. The tendency of variation of soil volume is also similar to the cyclic strength variation, as shown in Figure13. Namely, decrease in soil volume ratio attributed to the decrease in lateral deformation may lead to be increased cyclic strength.

To more clarify the deformation behavior, differential settlement-cyclic strength relationship is plotted in Figure 15. Difference in differential settlement by installing of side wall is hardly recognized in this figure, although deformation

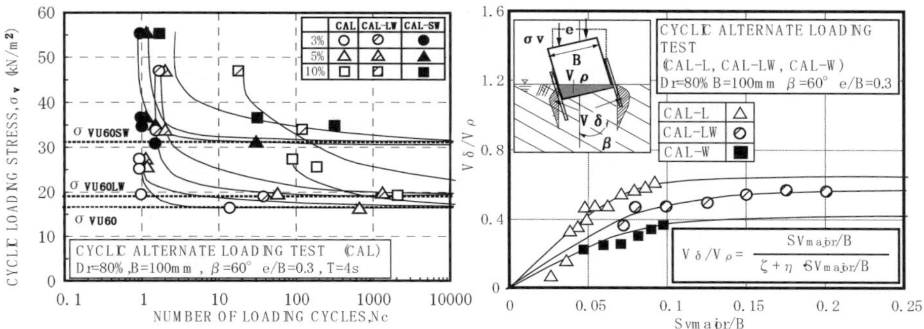

Figure 13 Cyclic strength with side wall

Figure 14 V_δ/V_ρ - S_{Vmajor}/B Relationship

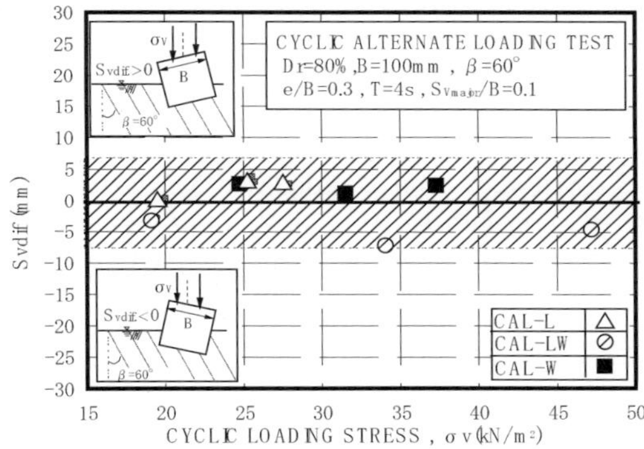

Figure 15 Differential settlement-cyclic stress relationship for CAL with side wall

direction differs for each test condition. The difference of deformation direction may be due to the difference in structure base shape (difference between side wall at one side and at both sides). At any rate, as mentioned above, it is certain that installation of side wall leads to be increased cyclic strength of ground although there is difference in prevention effect due to the installation condition of side wall.

From the results above mentioned, the increase of cyclic strength can be sufficiently expected by installation of side wall irrespective of installation pattern of side wall.

Conclusions

On the basis of the limited number of model tests, the following conclusions were derived;

1. Fabric anisotropy of sand ground affects remarkably cyclic strength-lateral deformation behavior.
2. It is possible to evaluate cyclic strength of the ground under any deposition condition, if angle of bedding plane to maximum principal stress ψ can be estimated.
3. Flow deformation direction of sand ground beneath structure with rocking motion depends strongly on the direction of bedding plane.
4. Installation of side wall beneath the model structure has advantageous as a countermeasure against flow deformation of anisotropic ground.

References

1. Kawamura, S., Miura, S., Yokohama, S. and Hagihara, Y. (1997) *Wave-induced flow deformation of seabed bearing structures*. Proc., Int. Symp. on Deformation and Progressive Failure in Geomechanics, pp.571-576.
2. Kawamura, S., Miura, S., Yokohama, S. and Miyaura, M. (1999) *Model experiments on failure of sand bed beneath a structure subjected to cyclic loading and its countermeasure*. Jour. of Geotech. Eng., JSCE, III-47/ No.624, pp.77-89 (in Japanese)
3. Kawamura, S., Miura, S. and Yokohama., S. (2003) *Anisotropy in bearing capacity-lateral deformation behavior of sand ground*. Proc.of Int. symp. on Deformation Characteristics of Geomaterials, IS-Lyon (submitted)
4. Kimura, T., Kusakabe, O. and Saitoh, K. (1985) *Geotechnical model tests of bearing capacity problems in a centrifuge*. Geotechnique, Vol.35, No.1, pp.33-45.
5. Miura, S., Toki, S. and Tanizawa, F. (1984) *Cone penetration characteristics and its correlation to static and cyclic deformation-strength behaviors of anisotropic sand*. Soils and Foundations, Vol.24, No.2, pp.58-74.
6. Miura, S., Tanaka,N., Kondo, H., Sato, K. and Kawamura, S. (1995) *Sand flow failure induced by ocean wave and oscillation of coastal structures*. Proc., First Int. Conf. on Earthquake Geotechnical Engineering, Vol.2, pp. 743-748.
7. Miyaura, M., Miura, S., Kawamura, S. and Yokohama, S. (2001) *Lateral flow deformation evaluation of ground-structure system under various cyclic conditions*. Proc., Fourth Int. Conf. on Recent Advances in Geotechnical Engineering and Soil Dynamics, Paper No.628 (CD-ROM).
8. Oda, M. and Koishikawa, I. (1979) *Effect of strength anisotropy on bearing capacity of shallow footing in a dense sand*. Soils and Foundations, Vol.19, No.3, pp.15-28.
9. Tatsuoka, F., Okahara, M., Tanaka, T., Tani, K., Morimoto, T. and Siddiquee, M.S.A. (1991) *Progressive failure and particle size effect in bearing capacity of a footing on sand*. Proc. of Geotech. Eng. Cong., Special Publication, ASCE, No.27, Vol.2, pp.788-802.

Static and dynamic analysis of an offshore mono-pile windmill foundation

L. Kellezi and P. B. Hansen
GEO - Danish Geotechnical Institute, Lyngby, Denmark

Introduction

Different foundation concepts have been presented and applied to offshore windmill turbines designed and constructed all over the world. The advantages and disadvantages of different concepts are already outlined and research from universities and private companies continues with this respect.

The choice of the foundation concept for an offshore windmill turbine is governed by several factors, which include soil conditions, the water depth at the location, the scour and erosion, the capacity of the turbines, the foundation cost etc. It is investigated that for offshore windmill turbines the foundation costs are approximately 25% of the total cost [1].

There are basically three types of foundations applied to different windmill parks. These are: gravity based, skirted and piled foundations.

Piled foundations are the most common foundations for offshore structures. Driving the piles into the seabed is the standard method of installation [2].

Considering the soil conditions and other factors the mono-pile foundation concept was chosen for the windmill park at Horns Rev, Denmark. Such concept is also applied at Utgrunden and Bockstigen in Sweden and other places. Large diameter mono-piles are generally used for offshore windmill turbines placed at shallow water.

A lot of progress has been made in the last decades towards the development of engineering methods for the static and dynamic analysis of the pile foundations.

Different approaches can be adopted in solving the problem. The p-y approach or Winkler model, [3-5] has been widely used to design piles subjected to lateral static or dynamic loading. Based on this approach the lateral soil-structure interaction can be modeled using empirically derived nonlinear springs and dashpots.

Foundations: Innovations, observations, design and practice, Thomas Telford, London, 2003

More rigorous finite element methods (FEM), which allow application of soil constitutive modeling and soil-pile nonlinear interaction, have been developed lately. Some representative FEM applications regarding pile foundation design are given by [6-9] where a series of 3D FEM studies were conducted on the behavior of piles under static loads.

For dynamic loads the problem can be considered as viscous-dynamic with material damping included, [10-11], or nonlinear-dynamic depending on the current situation. A structure resting on pile foundations and subjected to dynamic vibrations with small amplitudes can be analyzed as a viscous-dynamic problem. However piles under earthquake excitations or pile driving analysis, which is associated with large amplitudes of vibrations and penetration, should be considered as a strongly nonlinear-dynamic problem, [12-13].

The mono-pile windmill foundation at Horns Rev is analyzed here for maximum static and dynamic loads. 3D nonlinear FEM design is carried out for static loads employing ABAQUS program. 3D axisymmetric viscous-dynamic analysis is carried out for dynamic loads as small vibration amplitudes are expected for a windmill turbine foundation structure. Self developed FEM programs are used in this case.

Description of the static model

The approaches based on FEM analysis have the advantage of taking into account the initial conditions, nonlinear pile-soil interaction and nonlinear soil behavior.

In the current analysis the model is composed of two 3D parts named respectively. 'Soil' and 'Pile'. Each of the parts is partitioned creating different layers for the soil and different sections for the pile.

The material properties for the soil are assigned based on the offshore geotechnical investigation carried out at Horns Rev. The geometry and material properties for the pile are based on a preliminary pile design which consists of a 4 m diameter and 22 m pile length.

The initial conditions of type stress are defined before the pile is installed The effective body forces are calculated to account for geostatic equilibrium before the loads at the top of the pile are applied.

Taking into account the symmetry half of the model is considered. Elementary and symmetry boundary conditions are applied.

The extreme static horizontal load H = 2503 kN and the bending moment M = 84983 kNm, act at the seabed level. Because of symmetry the horizontal force is applied as a concentrated force with value H = 1251.5 kN and the moment is applied as a set of two vertical concentrated loads with opposite signs and value respectively. V = 10622.9 kN at the pile top;

In the 3D analysis the stiffness of the elastic-plastic surrounding soil is well accounted. In addition, the limiting pressure either due to wedge failure or full flow around the pile is modeled correctly.

The finite element mesh is designed and generated using isoparametric brick elements with reduced integration for the soil and the pile. The 3D model shown in Figure 1 is asymmetric because of the asymmetric loads applied and it has the corresponding size to reach an accurate modeling of the infinite layered soil domain.

Pile modeling

The pile is modeled from the tip elevation -32.9 m to the top elevation -10.9 m above the seabed. The part over the seabed (1 m long) is needed in the model as otherwise the soil will go over the pile violating ultimate state which does not correspond to the real situation. The weight of this part is neglected.

The steel pile tube is considered to behave linearly elastic and modeled as a cylindrical structure. Different elastic parameters are assigned along the pile length because of thickness variation with depth. These parameters are calculated making sure that the modeled pile has the same rigidity as the real one.

Considering the weight, the pile is assumed completely filled with soil of the same profile as out of the pile. The material properties are given in Table 1.

Table 1 Mechanical data for the pile

	Depth (m)	E (kN/m^2)	γ_{eq} (kN/m^3)	ν
Section 1	1.4	2.02E7	22.95	0.3
Section 2	9.1	2.18E7	23.17	0.3
Section 3	12.4	2.02E7	22.94	0.3
Section 4	14.7	1.63E7	19.47	0.3
Section 5	22.0	1.23E7	20.31	0.3

Soil modeling

The layered soil conditions at the location are modeled using design parameters with partial coefficients 1.0 based on the data derived from CPT tests, vibrocoring, geotechnical borings and laboratory tests. The data show sand profile from the seabed to a depth of 13.75 m, following with organic sand to a depth of 21.75 m and continuing with sand deeper on.

The data derived correspond to every 0.5 m depth. When the soil parameters are very close to each other some of these 0.5 m thick layers are merged into one layer with average values of the material parameters. So in all, the soil profile is approximated with 13 different layers with derived designed parameters taken as average values as shown in Table 2.

From the soil profile it can be noted that at depth 13.5 m to 20 m a layer of organic sand is located having rather low value of the friction angle.

Mohr-Coulomb (MC) constitutive model is applied first combined with MC Hardening in ABAQUS. This is an extension of the classical MC failure criterion. It is an elastic-plastic model that uses a yield function of the MC form. This yield function includes isotropic cohesion hardening/softening.

Table 2 Geometric and mechanical data for the soil

Soil Layers	Name	Depth (m)	E kN/m^2	γ/γ' kN/m^3	φ grade	ψ grade	ν
Layer 1	Sand	1.0	31800	20/10	42.0	12.0	0.3
Layer 2	Sand	3.5	57100	20/10	43.5	13.5	0.3
Layer 3	Sand	5.5	52534	20/10	42.5	12.5	0.3
Layer 4	Sand	6.5	44100	20/10	41.7	11.7	0.3
Layer 5	Sand	7.0	58200	20/10	43.2	13.2	0.3
Layer 6	Sand	8.5	72170	20/10	44.3	14.3	0.3
Layer 7	Sand	10.0	52950	20/10	43.1	13.1	0.3
Layer 8	Sand	11.5	35400	20/10	40.3	10.3	0.3
Layer 9	Sand	12.5	23530	20/10	37.2	7.2	0.3
Layer 10	Sand	13.5	13600	20/10	33.8	3.8	0.3
Layer 11	Org. sand	20.0	3135	17/7	21.6	0.0	0.3
Layer 12	Org. sand	21.04	12950	17/7	31.2	1.2	0,3
Layer 13	Sand	41.8	36800	20/10	37.8	7.8	0.3

Alternatively Drucker-Prager material model with non-associated flow rule was used with parameters derived from the MC model as referred to [14]. Based on the available soil design parameters dilatancy angle ψ is calculated as a function of the friction angle, [15]. Some sensitivity analyses related to soil material modeling are carried out as well. Dilatancy angle $\psi = \varphi$ was used as an alternative for each layer. It seems that this doesn't effect pile deformation considerably.

Soil-pile contact modeling

'Contact pair' models nonlinear behavior in the soil-pile interface. The pile outer surface is chosen as a 'master surface' and the soil surface in contact with the pile as a 'slave surface'.

The contact-definition between the pile and the soil is divided into two parts: radial contact direction and axial direction. Zero friction is assumed in the initial step. Another step is added for initial loading when friction is activated.

'Small sliding' contact of two bodies with respect to each other is employed based on the engineering judgment. The small sliding capability can be used to model the interaction between two deformable bodies or between a deformable body and a rigid body in 3D.

An elastic-plastic model is used to describe the behavior at interfaces. The Coulomb criterion is used to distinguish between elastic behavior and plastic behavior or slip.

As a final reasonable choice the friction = 0.67 with a slip tolerance of 0.005 for sand –steel contact was employed.

Calculations and results

The calculation procedure consists of several steps. It starts with the initial state, which is carried out in the geostatic equilibrium calculations.

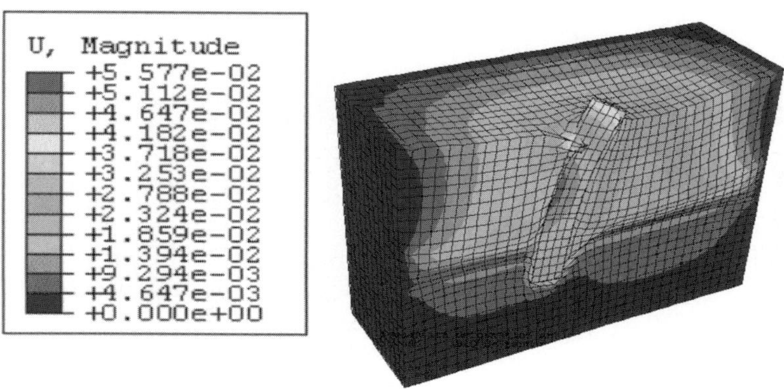

Figure 1 Total model deformations

Then the combined static load H and momentum M are applied starting from zero to the maximum value giving the maximum elastic and plastic pile deformation. After that the unloading is carried out inactivating the combined loads. At the end of this stage the plastic pile deformation can be investigated.

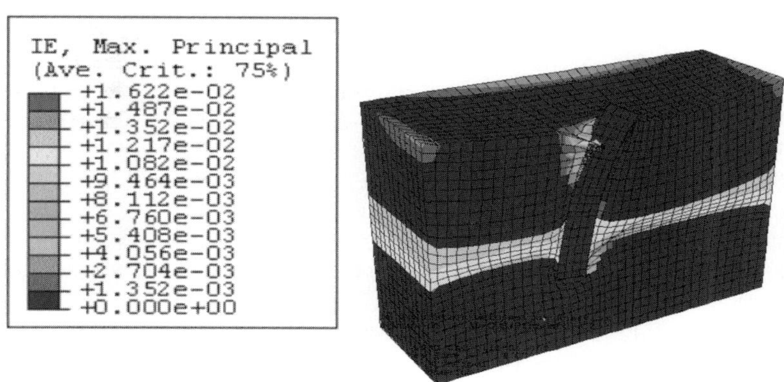

Figure 2 Inelastic maximum principal strain.

Results concerning total deformations during loading are given in Figure 1. The inelastic maximum principal strain component for the whole model is given in Figure 2.

The loading and unloading curves of force-displacement relationship at the pile top are given in Figure 3.

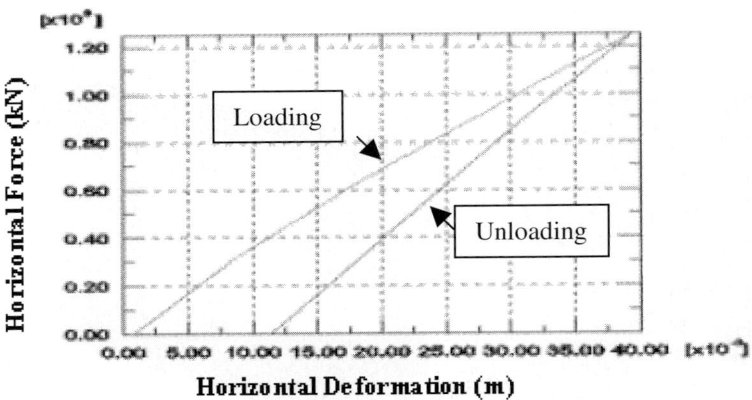

Figure 3 Horizontal deformation-force curves during loading and unloading.

As a conclusion, for the 22 m pile length the maximum horizontal deformation at the seabed level is evaluated to be 35 - 40 mm and the rotation angle 0.37 - 0.38°. The plastic horizontal deformation is evaluated to be 10 - 12 mm with a rotation angle quite under 0.25°.

Different FEM meshes were used during the calculation as a sensitivity analysis. It seems that the pile behavior is not sensitively differing for finer meshes especially near the pile. So the model accurately simulates the flow around the pile and gives a realistic estimation of the soil-pile elastic-plastic deformation.

Description of the dynamic model

During the operation phase, the mono-pile windmill foundation is expected to vibrate with small amplitudes. So a 3D viscous-dynamic problem is appropriate in this case.

The sequence of development from one time step to the next or the time domain concept is considered more appropriate in this analysis as the dynamic loads are given as time series, transient functions.

The pile and the soil are modeled in one dynamic model employing solid finite elements in axisymetric conditions different from the previous static analysis where a full 3D modeling was employed.

The axisymmetric modeling is a semi-analytical FEM process The analysis is 3D with 3DOF at each node, however it is only necessary to discretize the problem in a radial plane. A further development of the model described in detail in [16] is used in the current analysis for layered soil conditions.

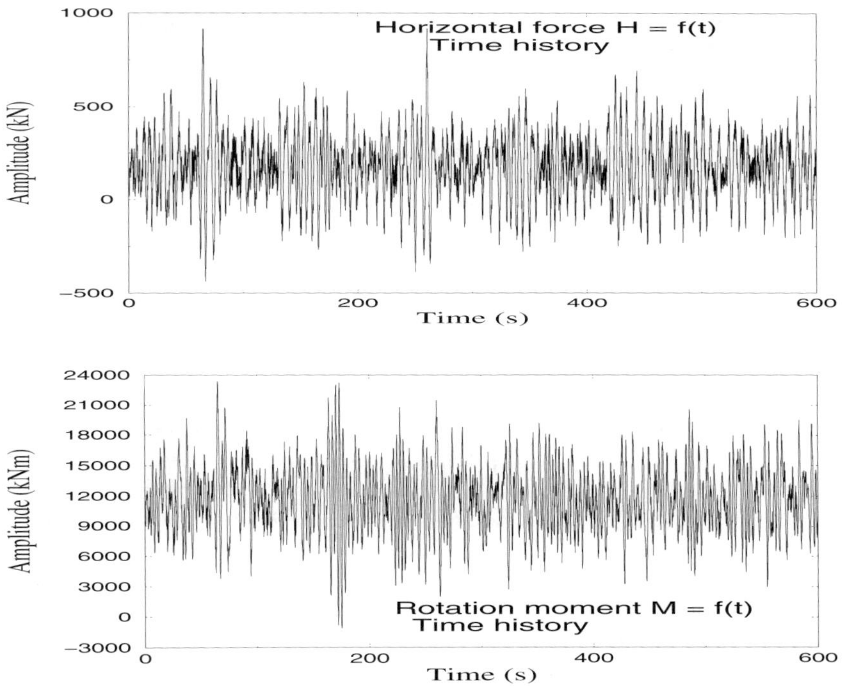

Figure 4 Dynamic loads applied at the top of the mono-pile windmill foundation

The mono-pile windmill foundation is considered to be subjected under the design horizontal vibration load H = f(t) and the rotation moment M = f(t) as given in Figure 4. These loads simulate the dynamic effects of wind and water waves at the pile top.

The calculations start by carrying out a spectrum analysis or Fourier analysis of both those loads [17]. A predominant frequency f = 0.25 Hz or a predominant period T_p = 4 s is chosen to define the size of the FEM model.

Absorbing boundary conditions

In the Direct Method of analyzing dynamic soil-structure-interaction problems the FEM model is terminated by transmitting boundary conditions. These boundary conditions must simulate the unbounded soil domain.

The rigorous boundary is global both in time and space and is described through differential and integral operators with respect to space and time. As this is computationally expensive different local schemes are developed.

These 'mechanical devices' are formulated using only differential operators with respect to space and time. A state of the art of different schemes is given in detail in [16]. A main characteristic of these formulations is that they are independent of the frequency of excitations. This advantage makes them applicable for time domain transient analysis, which corresponds to the current situation.

The formulation given from [16] is used in the current analysis. The boundary conditions are designed to handle different types of waves at different incidences encountered in halfspace or layered soil conditions. They are accurate for low and high level of vibration frequencies.

A consistent formulation of the boundary is adopted here taking into account the angle of wave incidence. A sensitivity analysis varying the shear wave velocity of the top layers and the material damping in the soil is carried out too as a continuation of [17] where a lumped formulation of the boundary was applied.

Calculations and results

The calculations start directly with the embedded pile and the layered soil. The weight of the windmill superstructure is neglected. The pile is modeled as a solid material as in the static calculation. The soil is also modeled as for the static calculation but using only the elastic parameters.

The initial conditions are ignored as they are not important for the current dynamic system.. The horizontal load and vertical load are applied in discretized numerical form for time duration of 200 s.

In a time interval shorter than 4 s the deformations of the boundary nodes are almost zero. After this time interval deformations or velocities increase as the waves are continuing their way towards the far field.

When stress free boundary conditions or fixed boundary conditions were implemented, after almost 10 s the solution for the pile dynamic is spoiled and for 200 s no results could be derived. The reason for that is that the waves reaching the boundary after almost 4 s will return back in the model changing the dynamic of the pile-soil system.

The results from the numerical calculations are given in Figure 5, 6. A maximum pile top horizontal deformation of 6.7 mm is noted from this viscoelastic-dynamic calculation with a maximum horizontal velocity about 9 mm/s. The rotation angle resulted to be very small.

Conclusions

A three-dimensional (3D) elastic-plastic and viscodynamic FEM of the mono-pile windmill foundation at Horns Rev in Denmark is carried out employing ABAQUES FEM and self-developed Axisymmetric FEM programs.

The static calculations are carried out for extreme static horizontal loads and rotation moment. Mohr-Coulomb constitutive soil behavior with some hardening, based on the available design parameters derived from CPT and other tests is employed. Drucker-Prager model is implemented as an alternative too.

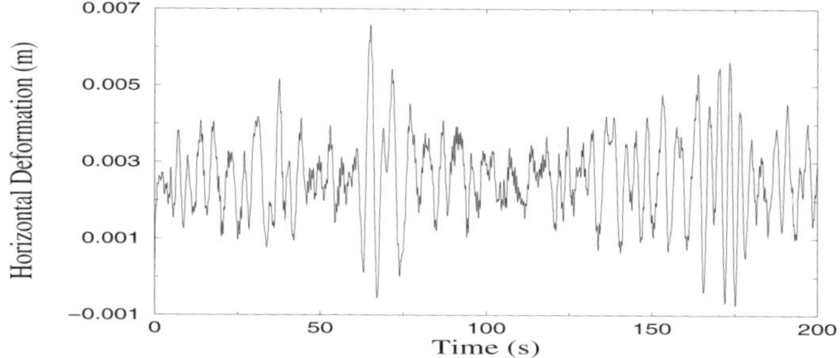

Figure 5 Horizontal deformation time variation at the top of the mono-pile.

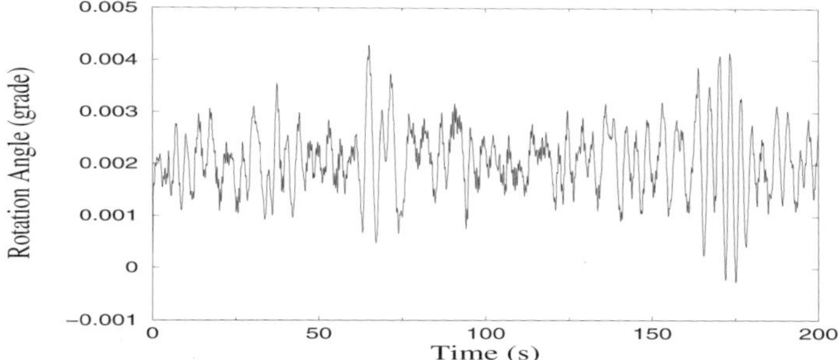

Figure 6 Rotation angle time variation at the top of the mono-pile.

Pile-soil interface is modeled. Different properties of the pile-soil contact were considered, as a sensitivity analysis. For the 22 m pile length the maximum horizontal deformation at the seabed level is evaluated to be 35 - 40 mm and the rotation angle 0.37 - 0.38°.

To investigate the dynamic of the mono-pile foundation a 3D axisymmetric dynamic FEM is carried out in time domain. Radiation damping is modeled employing consistent absorbing boundary conditions. Sensitivity analyses are carried out. The maximum amplitude for the horizontal deformation at the pile top is evaluated to be 6.7 mm and maximum velocity 9 mm/s during 200 s.

The static and dynamic analyses fulfill the requirements given at [18].

Acknowledgment

The current work is carried out at GEO-Danish Geotechnical Institute. The authors are grateful to Tech-wise A/S, Fredericia, Denmark for supplying with the data for the applied loads and Fem-tech AB in Sweden for their support.

References

1. Feld, T. (2001) *Suction buckets, a new innovative foundation concept applied to affshore wind turbines.* Ph.D thesis ATV Project EF675, Aalborg University, Denmark

2. Strandgaard, T. and Vandenbulcke, L. (2002) *Driving mono-piles into glacial till.* IBC's Wind Power Europe, 1-15

3. Garassino, A. L. (1994) *Some developments on laterally loaded piles with particular references to p-y subgrade reaction method.* 4rth International DFI Conference, 759-770

4. Naggar, M. H. EI. and Novak (1995) M. *Nonlinear lateral interaction in pile dynamics.* Soil Dynamics and Earthquake Engineering 14, 141-157

5. ReeseL, L. C., Wang, S. T., Isenhower, W. M., and Arrellaga, J. A. (2000) LPILE plus 4.0, Technical manual, version 4.0 ed. ENSOFT, INC., Oct.

6. Brown, D. A. and Shie, C. F. (1990) *Three dimensional finite element model of laterally loaded piles.* Computers and Geotechnics 10, 59-79

7. Brown, D. A. and Shie, C. F. (1991) *Some numerical experiments with a three-dimensional finite element model of laterally loaded piles.* Computers and Geotechnics 12, 149-162

8. Trochanis, A. M., Bielak, J. and Christiano, P. (1991) *Three-dimensional nonlinear study of piles.* Journal of Geotech Engineering.117, 3, 429-447

9. Yang, Z., and Jeremic, B. (2002) *Nonlinear analysis of pile behavior under lateral loads in layered elastic-plastic soil.* International Journal for Numerical and Analytical Methods in Geomechanics, 1-31

10. Sen, R., Davis, T. G. and Banerjee, P. K. (1985) *Dynamic analysis of piles and pile groups embedded in homogeneous soil.* International Journal of Earthquake Engineering and Structural Dynamics, 13(1), 53-65

11. Kuhlemeyer, R. L. (1979) *Static and dynamic laterally loaded floating piles.* Journal of Geotechnical Engineering Division, ASCE 105(GT2), 325-330,

12. Randolph, M. F. and Simons, H. A. (1986) *An improved soil model for one-dimensional pile driving analysis.* Proc.. 3rd International Conference on Numerical Methods in Offshore Piling, Nantes, 1-17

13. Cai, Y. X., Gould, P. L. and Desai, C. S. (2000) *Nonlinear analysis of 3D seismic interaction of soil-pile-structure system and application.* Engineering Structures, 22(2), 191-199

14. Hibbit, Karlsson and Sorensen, Inc. ABAQUS User Manual, Version 6.2.

15. Li, X. S. and Dafalias Y.F. (2000) *Dilatancy for cohesionless soils.* Geotechnique 50, No 4, 449-460

16. Kellezi, L. (2000) *Transmitting Boundaries for Transient Elastic Analysis.* Journal of Soil Dynamics and Earthquake Eng, Vol. 19, No. 7, 533-547

17. Kellezi, L and Hansen, P. B. (2002) *Dynamic transient analysis of a mono-pile windmill foundation.* EURODYN2002 proceedings, 1315-1320

18. American Petroleum Institute Recommended practice for planning, designing and constructing fixed offshore platform. API (RP-2A), 1991

FEM analysis of jack-up spudcan penetration for multi-layered critical soil conditions

L. Kellezi and H. Stromann
GEO - Danish Geotechnical Institute, Lyngby, Denmark

Introduction

Mobile jack-up drilling platforms are used extensively in offshore exploration of oil and gas at water depths up to 150 m. The foundation at the seabed level of this kind of offshore structure can be based on the plate, single foundation concept, or independent (normally three) footings foundation concept.

The first type is usually used when very soft soil conditions dominate in the seabed and the second type when there are varying soil conditions. In the last situation, the footings of the single jack-up rig legs, which approximate inverted cones, are called spudcans. Sometimes skirt structures are mounted at the outer perimeter of the spudcans to avoid scour and erosion potential.

Prediction of the amount of spudcan penetrations with the varying loads are an important issue in the process of jack-up rig installation. Unexpected sudden and rapid penetrations or severe differential spudcans settlements can be of major risk for the stability and equilibrium of the jack-up rig structure.

Initially classical conventional analyses [1-4], which are applications of bearing capacity equations for homogeneous soil conditions and modified procedures for layered soil conditions, are normally used for penetration prediction.

However, for multilayered critical soil profiles the modified conventional procedures seem to be generally unrealistic. It is well-known that these analytical procedures have several limitations.

For these reasons alternative analyses based on numerical modeling, [5-7] are investigated and presented. Spudcan penetration analyses are carried out and presented here analytically and numerically for a jack-up rig structure founded in multi-layered critical soil conditions in the North Sea.

The conventional analysis is based on classical plasticity for sand, clay or combined soil profiles at different levels of spudcan penetration. The numerical

Foundations: Innovations, observations, design and practice, Thomas Telford, London, 2003

analyses are based on finite element method, FEM, (Abaqus, Elfen) and consist of large deformation analyses, [8-11].

Conventional spudcan penetration predictions often carried out by the authors have shown to be in good agreement with observations during rig loading in case of rather homogeneous soil profiles. However when complicated multi-layered profiles are encountered FEM modeling has been needed.

Large deformation analyses in which no assumptions have to be made about the failure mechanism, are carried out using Abaqus Standard and Explicit and Elfen FEM programs.

Considering the available soil parameters different constitutive soil models are used. Effective stress analyses are carried out. The spudcan foundations are modeled based on the real geometry and the non-linear soil-spudcan-interaction during penetration is modeled. Abaqus Explicit and Elfen, which have the capability of mesh adaptivity, are used when large penetrations are expected.

Our FEM design procedure is verified by classical plasticity solutions for rather homogeneous soil conditions and by monitoring results for complicated multi-layered critical profiles. Possible punch through, rapid penetration or squeezing failure is investigated based on the failure mechanism.

Conventional spudcan penetration analysis

The interaction between jack-up spudcans and the seabed soil are commonly analyzed on the basis of assumption of the application of a static vertical load at the centre of an idealized footing.

All shallow foundation design is based on 2D analysis considering the 3D effect by including empirical shape factors derived from model tests and practical experience. Our conventional analysis is based on [12] which for multilayered soil conditions is further developed based on the new experiences. This analysis satisfies regulations given in [13].

In assessing the performance of the spudcan in layered soil strata where punch-through might be a possibility, two methods of analysis are commonly employed. The projected area method which uses the concept of an imaginary footing of increased size at the interface between a strong stratum (sand) and a weaker one beneath. However a near vertical punching shear mechanism might dominate for a strong clay stratum over a soft clay layer.

The conventional methods take no account of the geometric distortions of the soil layers during substantial penetration. Soil hardening/softening and remoulding are ignored. The initial stress conditions with penetration increase is also not considered.

For layered soil profiles there are generally two main situations: soft soil over stiff soil, stiff soil over soft soil or a combination of more than two layers alternating stiff and soft soil.

In the first case the mechanism involved is generally the lateral squeezing of the confined weaker layer. In the second case the punch through potential is involved associated with sudden rapid increase in spudcan penetration. when the bearing capacity is dominated by the weaker layer.

For the present spudcan-soil model described in the following section, analytical solution is derived first. The penetration versus vertical load curve is given in Figure 1 together with the results of the numerical analyses. From the penetration curve the conventional analysis shows a potential for punch through for the current situation.

Abaqus FEM analyses of spudcan penetration

FEM analyses are carried out for a typical spudcan foundation during rig preloading at an oil field in the North Sea, British Sector.

First a soil profile at the actual location is determined from the relevant boreholes, CPT's and laboratory tests. The analysis was considered necessary as the above conventional analysis showed critical and possibly conservative results. An upper bound and a lower bound soil profile were considered. Only the results of the lower bound profile are presented in this paper.

An axisymmetric model for the soil and the spudcan, which for vertical loading can accurately represent the 3D problem, is used. Large penetrations are modeled in Abaqus Standard and Abaqus Explicit, which take into account geometrical non-linearity and the last one in some way mesh adaptivity.

Soil modeling

The soil conditions at the location are determined from two boreholes with CPT's, nine CPT's and triaxial laboratory testing. The investigations show rather uniform profiles with an upper layer of very soft clay. Below this at depths between 6.8 and 9.8 m medium dense to dense sand is found. The sand layer, which has a thickness between 5.9 and 10.8 m, is at depths varying between 13.7 and 17.6 underlain by firm to stiff clay until approximately 37 m below seabed.

Among other profiles the soil profile given in Table 1 is derived from the results of the geotechnical investigations and considered with respect to spudcan penetration. The elastic parameters for sand and clay are derived based on our experience. At this location the water depth is about 119 m. An effective stress analysis is carried out and effective unit weight of the layers is used.

The penetration through the first, very soft clay layer of 7.0 m thickness at the seabed is calculated first and when the foundations touch the second layer, the sand layer, the top clay layer is excluded from the FEM model and replaced by a distributed load over the sand.

The reason for this modification is that the strength of the top clay layer is very small and rapid penetration occurs for small preload values. This gives extremely distorted finite elements, which can no longer model the field. So in the second-phase the model contains three different soil layers, which are sand - clay - clay.

Table 1 Calculation soil profile

Soil Type	Depth of Layer (m)	Unit Weight γ (kN/m^3)	Angle of internal friction φ (°)	Undrained shear strength c_u (kN/m^2)
CLAY, very soft	0 - 7.0	7	-	5
SAND, medium dense to dense	7.0 - 13.7	10	33	-
CLAY, firm to stiff	13.7 - 22.5	8	-	50
Clay, stiff to very stiff	22.5 -30.0	8	-	100

As a first order approximation and considering the available soil parameters a Mohr Coulomb (MC) elastic-plastic constitutive soil model was formulated for sand and clay layers. Based on the same parameters extended Drucker Prager (DP) parameters for sand and von Mises (Plastic) parameters for clay were derived and used in the final FEM calculations. The MC model assumes that failure is independent of the value of the intermediate principal stress, but the DP model does not.

The DP model is used to model frictional materials, which exhibit pressure – dependent yield, (the material becomes stronger as the pressure increases). This allows the material to harden and volume change with inelastic behavior. The flow rule defining the inelastic straining gives simultaneous inelastic dilation and inelastic shearing.

The E-modulus for clay is taken approximately $E = 200*c_u$ where c_u is the undrained shear strength. Poisson's ratio $v = 0.495$ is used. For sand $E = 4*q_c$, where q_c is the tip resistance from the CPT data, and Poison's ratio $v = 0.3$. The dilatation angle for sand is calculated $\psi = \varphi - 30°$ for $\varphi > 30°$ and $\varphi = 0°$ for $\varphi < 30°$ for the MC models, where φ is the friction angle. The DP model was derived from the MC model, [14-15]. Elementary boundary conditions are placed far enough from the foundation not to effect its plastic behavior.

Spudcan modeling

The spudcan foundation is modeled based on the real geometry. It consists of an approximated inverted cone with maximum diameter about 18.0 m and height of tip to full base 1.6 m. It is considered to behave elastically and high values of E-module, steel material, is assigned.

The two axisymmetric parts (the 'soil' and the 'spudcan'), are modeled first separated and then assembled together in the initial phase. In this phase the spudcan is considered weightless and is placed over the top clay layer, level 0.0 m, with the spudcan tip in contact with this layer.

Spudcan-soil interaction modeling

'Contact pair' models the non-linear soil-spudcan-interaction during penetration. The bottom spudcan area is modeled as 'Master Surfaces' and the sea bottom area is modeled as 'Slave Surface'.

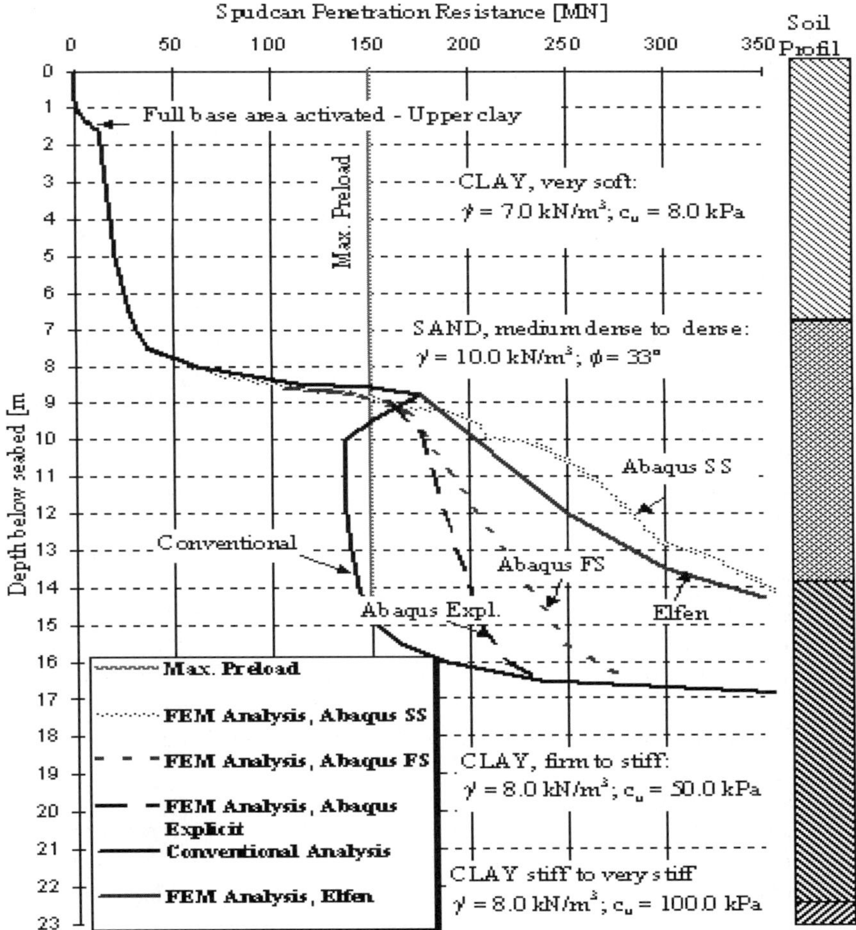

Figure 1 Soil resistance versus penetration, conventional and FEM solutions

For Abaqus Standard calculations 'Small Sliding, SS' formulation was used first, followed by the 'Finite Sliding, FS' formulation, [14]. 'FS' formulation allows for arbitrary separation, sliding and rotation of the surfaces in contact. The 'SS' formulation assumes that the surfaces may undergo arbitrary large rotations but that a 'Slave Node' will interact with the same local area of the 'Master Surface' throughout the analysis.

A friction coefficient with value f = 0.6 is used for the tangential behavior between the spudcan contact surface and soil, based on the parameters of the soil layer in contact. An elastic slip of 0.005 m is defined.

Calculations and results

To accurately investigate large deformation effects on the amount of penetrations different models were built up in Abaqus Standard, which take into account geometrical nonlinearity.

As an alternative, Abaqus Explicit, which except geometrical nonlinearity has also some capabilities of, 'Mesh Adaptive Techniques', [15], is used as well when the solutions given by Abaqus Standard differ for different contact modeling.

Adaptive meshing is a tool that makes it possible to maintain a high quality mesh throughout an analysis even when large deformations occur, by allowing the mesh to move independently of the material, [8-11].

This technique in Abaqus Explicit combines the features of pure Lagrangian analysis (in which the mesh follows the material) and Eulerian analysis (in which the mesh is fixed spatially and the material flows through the mesh).

This type of adaptive meshing is often referred as Lagrangian-Eulerian (ALE) analysis. ALE can be applied to the entire model or to the individual parts of the model, as for example only to the first layer of the soil. For the current analysis ALE was applied to the sand and the underlying clay layer.

Calculation with Abaqus Standard model is a general static calculation. It starts with the initial state where the initial stress field is determined. Then it continues with the loading steps. The load is applied as a concentrated force at the spudcan axis of symmetry.

Abaqus Explicit calculation model is based upon the implementation of an explicit integration rule together with the use of diagonal 'lumped' element mass matrices. The equations of motion are integrated using the explicit central difference integration. Mass scaling, in the entire model is used for computational efficiency, as the current analysis is a quasi-static one.

The results of the Abaqus calculations showed no risk of punch through. The spudcan penetration curves are given in Figure 1. Standard calculations with 'SS' and 'FS' differ much from each other at high load levels. For this reason Explicit calculations, which use balanced contact, are carried out as well. Standard calculation with 'SS' might underestimate the amount of penetration for load levels over the preload. However Standard 'FS' and Explicit calculations seems to give a more similar prediction for large vertical loads. So a penetration of 8.6-8.8 m is expected for maximum preload, however a rapid penetration should be expected for slightly increase of the preload.

The total amount of penetrations is calculated directly from the penetration curves. Results of the deformations given in meters, (U2 deformation in the z-direction) and equivalent plastic strain (PEEQ) for the whole model, at different levels of the applied loads are given in Figures 2-5.

Considering some possible uncertainties in defining the soil profile and Abaqus varying results with respect to interface modeling, calculation of the same model in Elfen was considered.

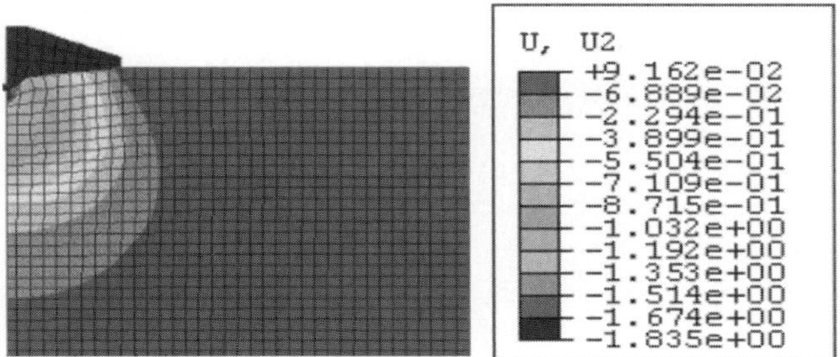

Figure 2 Spudcan penetration at maximum preload (ABAQUS)

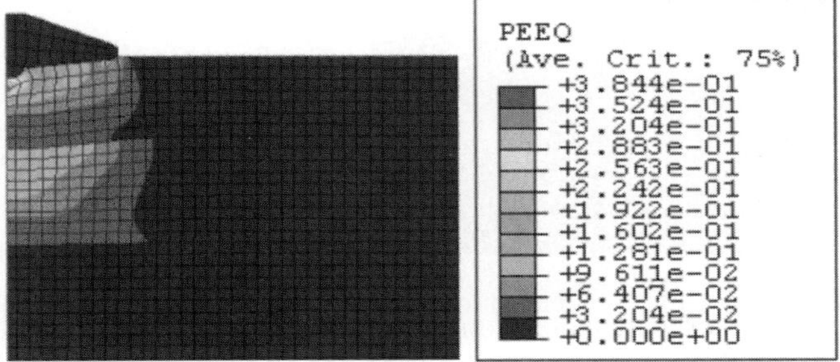

Figure 3 Equivalent plastic strain at maximum preload (ABAQUS)

Elfen FEM analysis of spudcan penetration

The following analysis methods were used in Elfen for the same spudcan and soil profile as in the previous Abaqus calculations.

Implicit large strain elasto-plastic analysis was chosen first associated with incremental large strain analysis, [16]. Mohr-Coulomb material model was used. Adaptive re-meshing which is a powerful tool of Elfen is incorporated to avoid excessive element distortion. An error indicator based on stress norm projection ("L2 Zienkiewicz-Zhu projection type) is applied. Additional re-meshing regions in critical areas (outer & inner corner on the bottom of the spudcan and its outside edge) are applied.

A Coulomb friction contact between foot and soil is modeled. An updated penalty method was used to solve the contact interaction forces. A friction coefficient of 0.6 was chosen.

Surface pressure on the top of the sand layer is applied to take into account the 7 m soft clay layer at the seabed. Gravity loading is applied in the same way as in the Abaqus analyses.

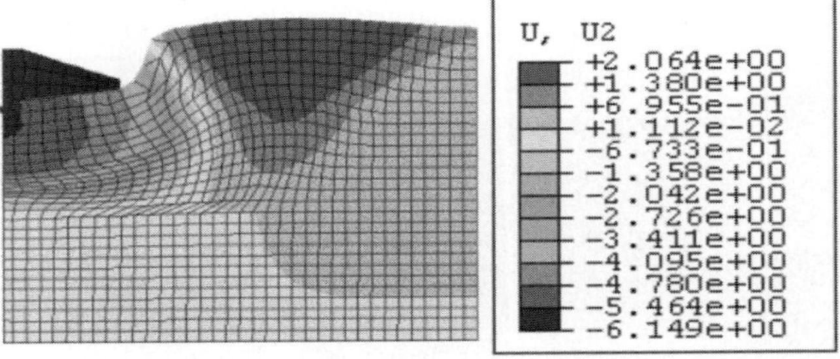

Figure 4 Spudcan penetration at double preload (ABAQUS)

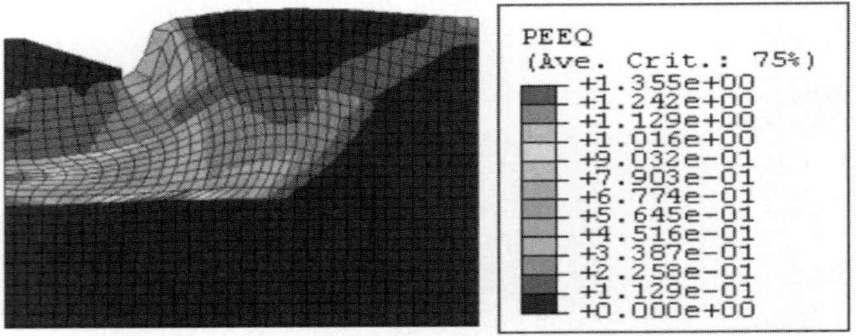

Figure 5 Equivalent plastic strain at double preload (ABAQUS)

Instead of a vertical load, an axial deformation is applied to the spudcan axis of symmetry and the reaction force at the spudcan-soil interface is recorded.

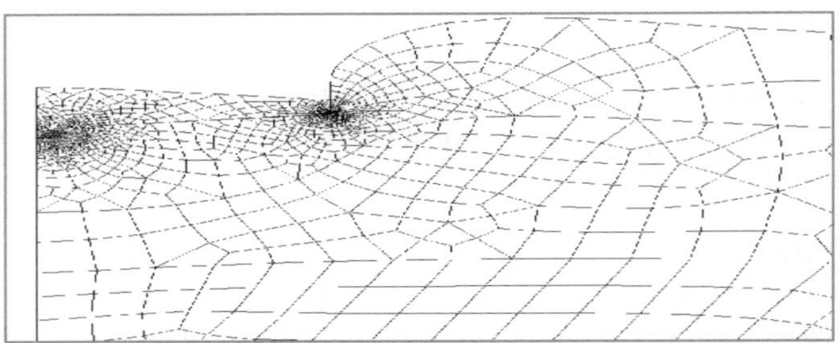

Figure 6 Spudcan penetration and adaptive mesh pattern at double preload (ELFEN)

Some of the results consisting of deformation pattern evolution, adaptive mesh design, principal stress, effective stress distribution and soil resistance versus penetration were investigated. The penetration curve is given in Figure 1 to be able to compare the results with conventional and Abaqus FEM calculations. Other results are given in Figures 6 and 7.

In Figure 6 the adaptive mesh pattern at a reaction equal to double preload is given. The remeshing capability of Elfen makes possible to eliminate numerical instability at the spudcan soil interface. In Figure 7 the principal stress distribution at double preload is given too.

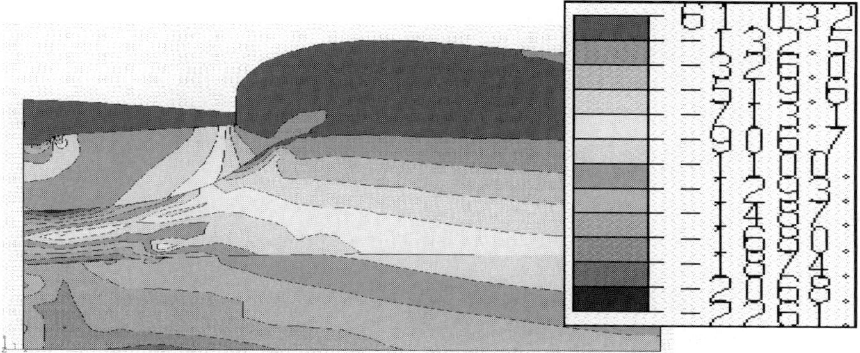

Figure 7 Principal stress distribution at double preload (ELFEN)

Conclusions

The results from FEM modeling with Abaqus or Elfen show that there is no punch through potential at the current location. The result from Abaqus Explicit shows a risk of rapid penetration for larger preload however Elfen results stand between the Abaqus results.

The conventional analysis modified for the current layered soil profile shows a punch through risk close to the maximum preload. Although this analysis was modified based on our FEM experiences and field observations, it still gives a conservative evaluation of the current situation.

The numerical results, combined with the visual evidence from the centrifuge testing [17-18] and field monitoring allows for reassessment of the conventional methods of analysis.

Acknowledgment

The current work is carried out at GEO-Danish Geotechnical Institute. The authors thank Maersk Contractors A/S for supplying with the necessary data, Fem-tech AB for Abaqus technical support and Rockfield Software Ltd for Elfen technical support.

References

1. Hanna, A. M. and Meyerhof, G. G. (1980) *Design charts for ultimate bearing capacity of foundations on sand overlying clay.* Canadian Getech. Journal, Vol. 17, 300-3003
2. Georgiadis, M. and Michalopoulos, A. M. (1985) *Bearing capacity of gravity bases on layered soil.* J. of Geotech. Eng. Vol. 111, No. 6, 712-727
3. Florkiewicz, (1989) A. *Upper bound to bearing capacity of layered soils.* Can. Geotech. J. Vol. 26, 730-736
4. Michalowski, R. L. and Lei S. (1995) *Bearing capacity of footings over two layer foundation soils.* ASCE, J. of Geotech. Eng. Div., Vol. 121, No. 5, 421-427
5. Griffiths, D. V. (1982) *Computation of bearing capacity on layered soils.* Proc. 4th Int. Conf. On Num. Meth. In Geomechanics, Vol. 1, 163-170
6. Sloan, S. W. and Randolph, M. F. (1982) *Numerical prediction of collapse loads using finite element method.* Int. J. Num. Analy. Meth. Geomech. Vo. 6, 47-76
7. Merifield, R.S., Sloan, S.W. and Yu, H.S. (1999) *Rigorous plasticity solutions for the bearing capacity of two-layered clays.* Geotechnique, Vol.49, No. 4, p. 471-490
8. Ghosh, S. and Kikuchi, N. (1991) *An arbitrary Lagrangian-Eulerian finite element method for large deformation analysis of elastic-visco-plastic solid.* Comp. Meth. Appll. Mech. Eng., Vol. 86, 127-188
9. Hu, Y. and Randolph, M.F. (1996) *A practical numerical approach for large deformations problems in soil.* Int. J. Analy. Meth. Geomechanics, Vol. 22, 327-350
1. 10.Hu, Y. and Randolph, M.F. (1998) *Deep penetration of shallow foundations on non-homogeneous soil.* Soil and Found. Vol. 38, NO. 1, p. 241-246
2. 11.Wang, C. and Carter, J. (2001) *Deep penetration of strip and circular footings into layered clays.* Research Report No. R807 Centre for Geotechnical Research. The Univ. of Sydney.
3. 12.Hansen, J. B. (1970) *A revised and extended formula for bearing capacity.* Danish Geotechnical Institute, Bull. 28
4. 13.TR Bulletin 5-5A. (1994) *Site specific assessment of mobile jack-up units.* 1st Edition. The society of Naval Architects and Marine Engineers
5. 14.Hibbitt Karlsson and Sorensen, *Abaqus Standard*, User Manual, Vol. 1.
6. 15.Hibbitt Karlsson and Sorensen, *Abaqus Explicit*, User Manual, Vol. 1
7. 16.Rockfield Software Ltd. *ELFEN User Manual,* Version 3.0
8. 17.Craig, W. H. and Chua, K. (1990) *Deep penetration of spudcan foundations on sand and clay.* Geotechnique Vol. 40, No. 4, 541-556
9. 18.Craig W.H. and Chua K. (1991) *Large displacement performance of jack-up spudcans,* Centrifuge 91, Balkema, Rotterdam, ISBN 906191931

Pressure chamber testing of model caisson foundations in sand

R.B. Kelly, B.W. Byrne, G.T. Houlsby and C.M. Martin
Department of Engineering Science
University of Oxford

Introduction

Within the next few years a number of wind farms will be constructed around the coast of the United Kingdom. In the first instance many of the wind turbine structures will be founded on piles. These foundations, although simple to design as they are a well-established technology, are a significant proportion of the overall installed cost for these structures; of the order of 30%. Various options are being investigated that may reduce the installed cost, and therefore increase the economic viability of these wind-farm developments. One possibility is to use skirted shallow foundations installed by suction either as a single foundation (*i.e.* monopod structure) or as a multi-foundation system (*i.e.* quadruped/tripod structure). For the monopod, the key issue is the performance of the foundation under the large moments applied by the wind and wave loads on the structure. For the multi-footing case the applied moment loads from the wind and waves will largely be reacted as vertical compression and tension loads on the individual foundations. Both these loading cases are being investigated at the University of Oxford in laboratory scale tests. This paper concentrates on the tensile vertical capacity of the caisson foundation. A companion paper by Byrne *et al.* (2003) covers the moment loading case.

There is little previous research on the vertical cyclic loading of skirted foundations in sand. Most recent research has been carried out at the University of Oxford (Byrne, 2000; Johnson, 1999). The research carried out by Byrne (2000) involved vertical loading experiments on skirted foundations in an oil-saturated sand. These indicated that significant tensile capacities are possible and are limited by cavitation of the pore fluid. There is also evidence that the stiffness of the response changes when the load applied to the foundation changes from compression to tension (Byrne and Houlsby, 2002; Johnson, 1999). These experiments were carried out on the laboratory floor, where the

Foundations: Innovations, observations, design and practice, Thomas Telford, London, 2003

ambient fluid pressure is very low. A central issue is therefore that, since the available suction pressure is limited by cavitation of the pore fluid, the maximum available suction is much lower on the laboratory floor as compared with the offshore case. To investigate the effect of water pressure, and therefore cavitation, on the behaviour of suction caissons, a pressure chamber has been developed. This can simulate water pressures corresponding to depths of up to 20m. This paper describes the pressure chamber and presents data from a commissioning test conducted at atmospheric pressure.

A model caisson having a diameter of 280mm and a skirt depth of 180mm was used in the experiment. A waterproof load cell was constructed in order to measure the axial load on the caisson and any moment loads that may have occurred during loading. The displacement of the caisson and the water pressure beneath the caisson base plate were recorded. A fast-acting 100kN Instron actuator applied the loads.

Pressure chamber

A diagram of the pressure chamber is presented in Figure 1. The pressure chamber comprises a watertight cylindrical vessel one metre in diameter and one metre in height. A saturated sand sample, described below, was placed inside the pressure chamber to a height of about 560mm above a perforated false floor. The false floor was constructed to provide a void beneath the sample. The water in the void space could be pressurised in order to fluidise the sand and thus loosen it. The water level inside the pressure chamber was about 100mm above the top of the sand sample. The Instron actuator was fixed to the lid of the pressure chamber to provide vertical load to the model caisson. The model caisson and a waterproof load cell were suspended beneath the lid of the pressure vessel and attached to the actuator via a stainless steel rod, which penetrated through the lid of the pressure chamber via a gland. Sensors near the top and the base of the cylinder monitored pressure within the chamber. A pore pressure sensor was also placed within the base plate of the model caisson. The waterproof load cell measured the axial and moment loads applied to the caisson. The load applied by the actuator was also measured by a 100kN capacity load cell fixed to the ram of the actuator. The displacement of the caisson during loading was measured by an LVDT attached to the rod fixing the actuator to the caisson. During installation, the air within the caisson was vented through a tube from the caisson to the outside of the pressure vessel. Once the caisson had been installed, a slight pressure was applied within the chamber in order to force water through this tube and remove all of the air within it. Signals from the instrumentation were filtered and amplified. The data was recorded by a PC-based system incorporating a Computerboards data acquisition card.

Sand properties and sample preparation

The sand used to create the test bed in these tests was Redhill 110. This is a commercially available fine-grained, poorly graded silica sand. The average particle size of the sand was about 0.1mm.

The test bed was prepared by first placing a filter layer of Leighton Buzzard 16-30 sand to a thickness of about 80mm. About 700kg of the Redhill 110 was then placed dry on top of the filter layer. The pressure chamber was then sealed and a vacuum applied within it. Carbon dioxide gas was introduced to the base of the chamber and allowed to flush through the sand for a period of time. De-aired water was then introduced to the base of the evacuated chamber until the test bed was entirely submerged. Carbon dioxide gas was again flushed through the sample then the vacuum was gradually released. At this stage any small amounts of carbon dioxide were expected to have dissolved in the water.

The test bed was made dense through the use of a vibrating motor strapped to the side of the pressure chamber.

Test results

The sand bed used in the caisson test was prepared to a relative density of 80%. The initial penetration of the caisson into the sand was conducted at a rate of 0.2mm per second, then vertical load cycles of increasing amplitude were applied at a rate of 1Hz. The final pullout of the caisson from the sand was conducted at a rate of 5mm per second.

The method for conducting the test was as follows:

- Calibrate the Instron load cell
- Position the test caisson above the soil
- Penetrate the test caisson into the sample until a load of 10kN was reached. The feedback control response of the actuator was then optimised by cycling at a rate of 5Hz with a load amplitude of ±1kN
- Continue penetration of the caisson until a load of about 30kN was reached
- Apply 10 cycles, at 1Hz, with amplitudes of ±5kN, ±10kN, ±20kN and ±30kN. The pore pressure beneath the base plate of the caisson was allowed to dissipate between each set of cycles.
- Apply 5 cycles, at 1 Hz, with amplitudes of ±35kN and ±40kN. The pore pressure was again allowed to dissipate between tests.
- Pull the caisson out of the sand.

The Instron load cell was used to control the applied loads, whereas the waterproof load cell inside the chamber measured the load data reported below.

Caisson installation

Load-penetration data during the installation of the caisson are presented in Figure 2. The load increased non-linearly with depth while the skirts were being penetrated. The shear stress mobilised on the skirts of the caisson can be estimated as $\sigma'_v.K\tan\delta$. This can be integrated over the depth of the skirt, h, to produce an expression for the total friction on the skirt. The bearing on the annulus of the caisson skirt, of width t, is given by a standard bearing capacity expression where N_q and N_γ are bearing capacity factors for a strip footing. The expression for the penetration resistance is therefore given by:

$$V = 2\left(\frac{\gamma'h^2}{2}(K\tan\delta)\pi D\right) + \left(N_q\gamma'h + N_\gamma\frac{\gamma't}{2}\right)\pi Dt \qquad (1)$$

The estimated penetration resistance from this expression is shown on Figure 2 superimposed over the data from the test. The resistance was computed taking $K\tan\delta = 1.15$ and the friction angle to be 45°. During the first 70mm of penetration, the expression above closely predicted the penetration resistance. The resistance was under-estimated on further penetration. Once the base of the caisson came into contact with the sand the load increased rapidly. The stiffness of the foundation increased from about 10N/mm during skirt penetration to about 1,700N/mm on contact of the base plate with the sand.

Cyclic loading of the model caisson

Load-displacement data measured during the cyclic phase of the model caisson test are shown in Figure 3. The mean vertical load was about 35kN. The data show that as the cyclic load amplitude increased so did the displacement of the caisson into the sand. The data also showed that the caisson was unable to sustain significant tensile loads during the ±40kN cyclic load set. The maximum tensile force recorded during the ±40kN cyclic load set was about −1kN.

The load, pressure beneath the base plate of the caisson, displacement of the caisson and velocity of the caisson during the 4th cycle of the ±20kN load set are shown in Figure 4. The data show that the load and the displacement of the caisson are related to each other, as are the pressure and velocity of the caisson. The load/displacement data are about a quarter of a cycle out-of-phase with the pressure/velocity.

The loads during the 4th cycle in each set are plotted against re-zeroed displacement in Figure 5. As per Figure 3, the loads increased with penetration into the soil. It can also be seen that the stiffness of the foundation reduced rapidly towards zero as the load moved from compression to tension and remained low upon reloading the caisson for a significant displacement prior to a rapid increase in stiffness as the compressive load increased.

Although the positive and negative excess pore pressures immediately below the base plate of the model caisson increased in magnitude as the cyclic load amplitude increased, the excess pressures did not increase as the load increased. The excess pore pressure increased with load amplitude because the Instron actuator had to displace the caisson at an increasing rate to achieve the target load amplitude within the load period of 1 second. Excess pore pressures are plotted against the velocity of the caisson during the 4th load cycle in each set in Figure 6. While the loads were compressive, during cyclic amplitudes of ±5kN to ±30kN, the excess pore pressures were linearly related to the velocity of the caisson, at least to a first approximation. After the loads became tensile, the excess pressures were unable to be directly related to the velocity of the caisson.

At no time during the test did the excess water pressures beneath the base plate of the caisson approach the cavitation pressure of –100kPa.

Pullout of the model caisson

The maximum tensile load on the model caisson during its pullout is shown in Figure 3 and was –2.1kN. The corresponding suction pressure beneath the base plate of the model caisson was –17kPa and is shown in Figure 4. A soil plug was observed to remain inside the skirts of the caisson after the caisson had been fully extracted from the sand. The computed load equivalent to the suction pressure, measured under the base plate, was –1.1kN and the saturated weight of the soil plug was estimated to be 0.2kN. It was inferred that the remaining tensile load was generated on the outer surface of the skirt of the caisson.

As the maximum suction pressure during pullout of the caisson was less than that observed during cyclic loading it was inferred that the pullout rate of 5mm per second was insufficient to generate an undrained response in the sand. The rate of loading required to produce cavitation beneath the base plate of the caisson can be estimated from extrapolation of a trend line fitted through the 'linear' pressure-velocity data in Figure 6. It was estimated that the caisson would have to be displaced at a rate of 55mm/s for cavitation beneath the base plate to occur.

Discussion

It has been argued that structures built on shallow foundations resting on the seabed can resist uplift forces greater than their own self weight (Tjelta, 1994). This idea led to caissons replacing piles as foundations for the Europipe 16/11-E jacket. In contrast to jacket structures, offshore wind turbines are extremely lightweight, must resist large overturning loads and are founded in relatively shallow water. If a multi-caisson foundation were to be used to support the wind turbine it would be a great advantage if the tensile capacity of the upwind leg(s) were significantly greater than the drained frictional capacity of the foundation i.e. that a suction could be relied upon for capacity calculations. Two important questions are therefore:

1. What is the ultimate tensile capacity of a caisson foundation in sand?
2. At what displacement is the ultimate tensile capacity mobilized?

There is a contrast between the data in Byrne (2000) and the results presented here regarding the ultimate tensile capacity of a caisson foundation. Byrne's data, obtained from tests conducted in an oil-saturated fine silica sand, suggest that the ultimate tensile capacity is quite large and is governed by cavitation of the pore fluid. The results presented above, for a test conducted in water-saturated silica sand, suggest the ultimate tensile capacity is low and that cavitation of the pore fluid does not occur. The contrasting results occur because the suction pressure beneath the caisson depends on a complex interaction between the permeability of the soil, the length of the drainage path and the rate of loading. A faster rate of loading than that in the test presented here is likely to produce results more reminiscent of those observed by Byrne (2000). The effect of loading rate on stiffness and tensile capacity can be found in Bye *et al.* (1995), and in particular presented in their Figures 2.6 and 2.7. Loading rates applied to a 550mm diameter caisson with 210mm skirts were varied from 0.1 mm/s to 50 mm/s and the tensile load response varied accordingly. In addition, the small-scale laboratory test data need to be appropriately scaled in order to assess the ultimate tensile capacity of a field scale caisson. Work in this area is ongoing and plans are being made to conduct field trials using a 1.5m diameter caisson.

The data from Byrne (2000) and the test data reported in this paper suggest that the vertical stiffness of a caisson foundation reduces significantly as the loading changes from compression into tension, and that displacements in the order of 10-20% of the caisson diameter are required to mobilize the ultimate tensile capacity. The magnitude of these deformations would be unacceptable for the operation of a wind turbine. The low stiffness as the loads become tensile may limit the serviceability design of an upwind leg of a multi-caisson foundation to zero tensile load. This condition may be required in order to prevent the caisson from ratcheting into or out of the ground, depending on the mean vertical load applied to each caisson. The laboratory-scale data suggests that the maximum tensile load possible before a caisson undergoes significant upward displacement is limited to the self-weight of the caisson, the weight of the soil plug and the external skin friction acting on the caisson's skirts.

The effect of increasing the ambient pressure in the chamber on the load capacity of the caisson foundation may depend on whether the minimum excess pore pressure of −27.7kPa measured in this test can be exceeded or not. The pore pressure of −27.7kPa is sufficiently remote from the cavitation pressure of −100kPa (relative to atmospheric pressure) to suggest that cavitation did not occur in any part of the sand. It would be expected that increasing the ambient water pressure would only affect the capacity of the caisson foundation if cavitation occurred in the sand during tests at atmospheric pressure. Otherwise, the rules of effective stress will govern the foundation response. However, the suction pressure beneath the base of the caisson may be dependent on the rate of loading and may approach the cavitation limit more closely as the rate of loading is increased. Further tests are planned to investigate the effect of loading rate on the pressure response.

Acknowledgments

The authors are grateful to the DTI and EPSRC for the funding of this research. The authors would also like to acknowledge the industrial participants to this research project: SLP Engineering Ltd, Shell Renewables Ltd, Enron Wind Overseas Development Ltd, Fugro Ltd, Aerolaminates Ltd, HR Wallingford and Garrad Hassan. The second author is also grateful for the support provided by Magdalen College, Oxford.

References

1. Bye, A., Erbrich, C. and Rognlien, B. (1995), *"Geotechnical Design of Bucket Foundations"*, OTC Offshore Technology Conference, Paper OTC7793
2. Byrne, B.W. (2000) *"Investigations of suction caissons in dense sand"*, DPhil thesis, University of Oxford
3. Byrne, B.W. and Houlsby, G.T. (2002) *"Experimental investigations of the response of suction caissons to transient vertical loading."* Proc. ASCE, Journal of Geotechnical Engineering, Vol. 128, No. 11, Nov., pp 926-939.
4. Johnson, K. (1999). *"Partially drained loading of shallow foundations"*. Fourth Year Project. Department of Engineering Science, The University of Oxford.
5. Tjelta, T.J. (1994), *"Geotechnical aspects of bucket foundations replacing piles for the Europipe 16/11-E jacket"*, OTC Offshore Technology Conference, Paper OTC7379
6. Byrne, B.W., Villalobos, F., Houlsby, G.T. and Martin, C.M. (2003), *"Laboratory Testing of Shallow Skirted Foundations in Sand"*, ICOF'03, Dundee, September.

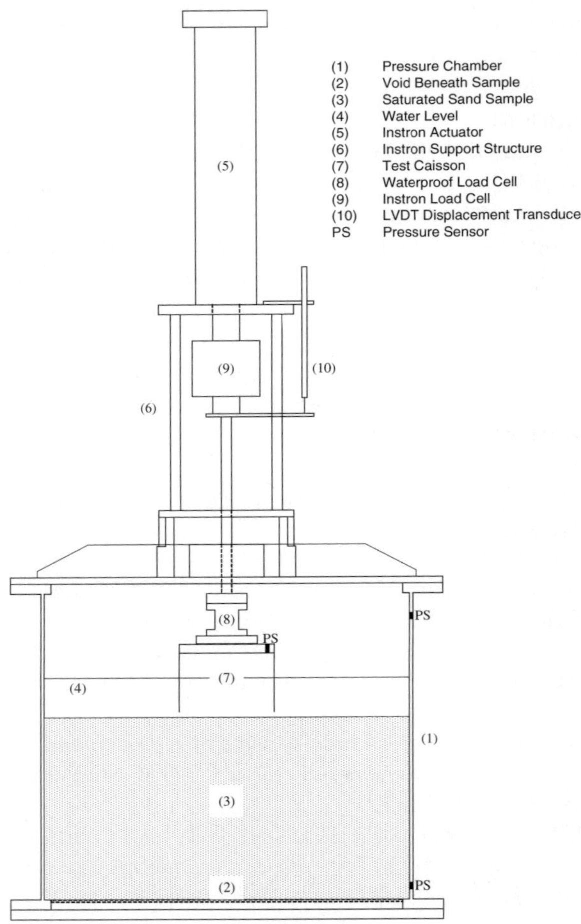

Figure 1   Pressure chamber apparatus

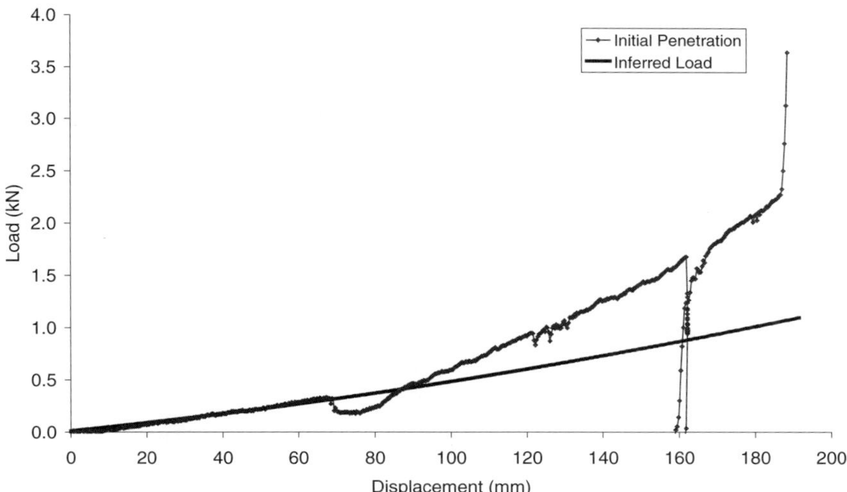

Figure 2   Caisson installation

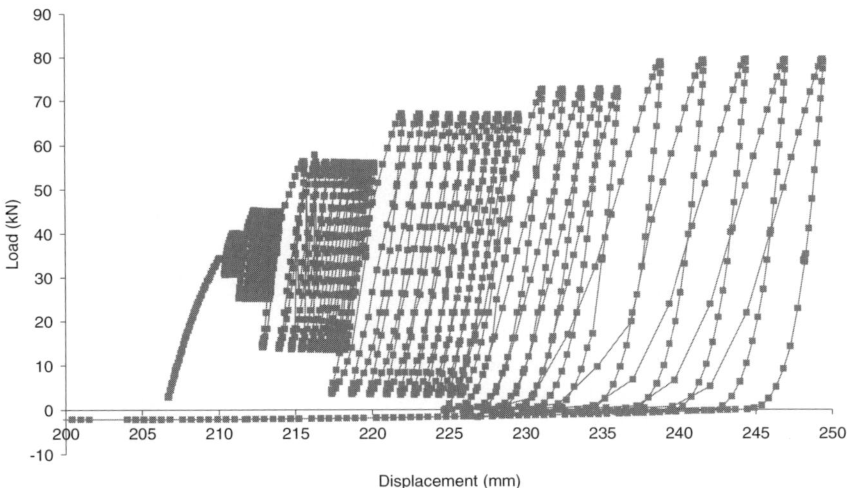

Figure 3   Cyclic loading of caisson

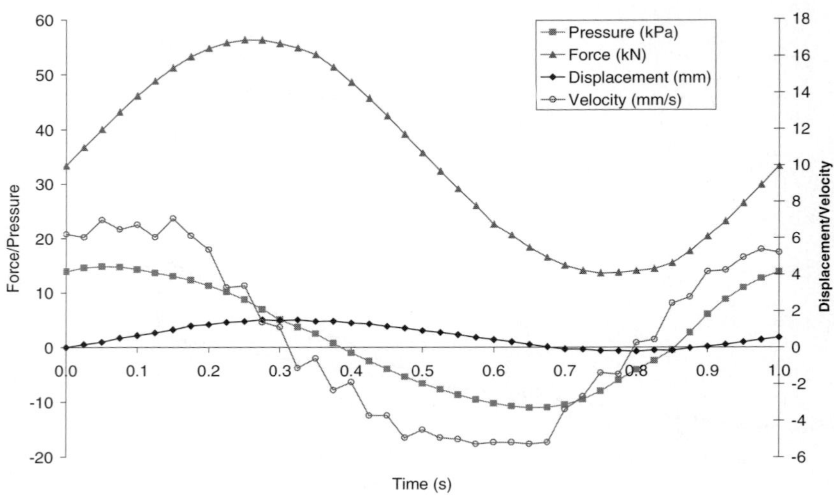

Figure 4   Force, pressure, displacement and velocity during 4th cycle of ±20kN load set

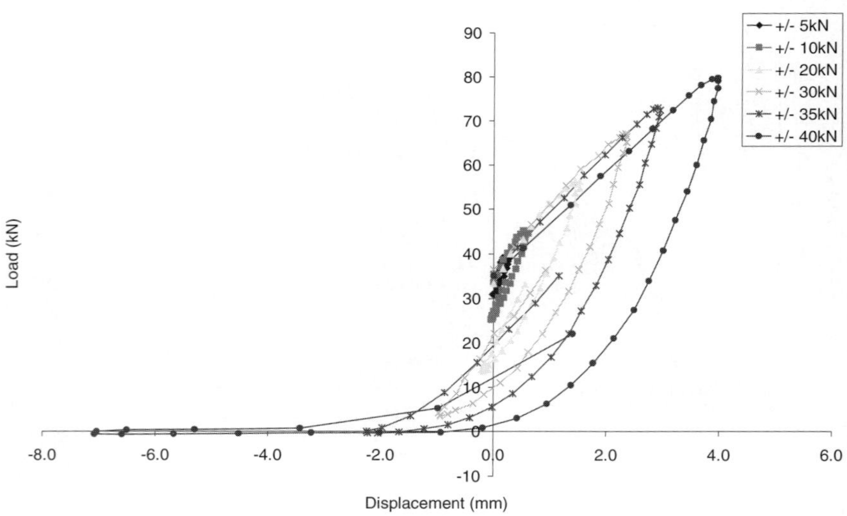

Figure 5   Displacement during the 4th load cycle of each set

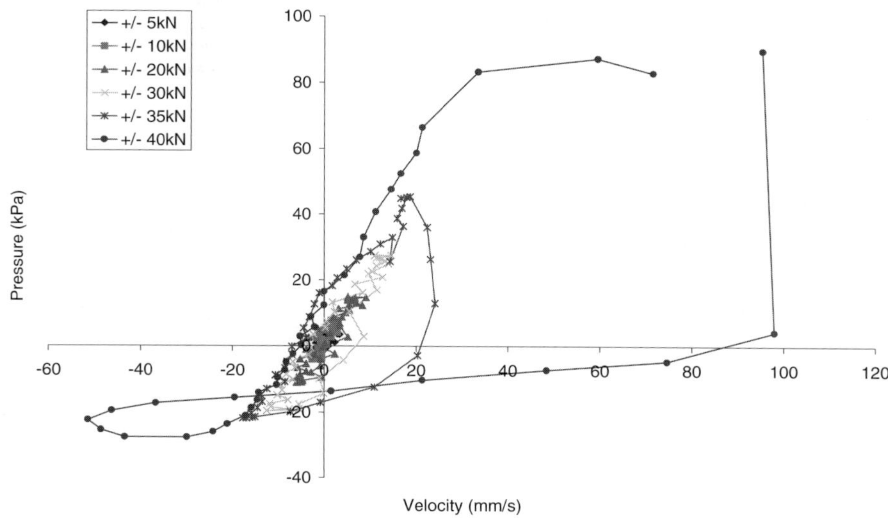

Figure 6   Excess pressure vs rate of caisson displacement during the 4th cycle of each set

Continuous flight auger boring in sandy soils

M.J. Kenny, S. Guasti, P. Zsak
University of Strathclyde, UK

Introduction

The continuous flight auger (CFA) piling technique has now become well established as a fast, low cost and low vibration method of pile installation. However, augering practice varies widely with different rotational speeds and vertical penetration rates used. Furthermore, these two parameters are rarely co-ordinated in order to produce the optimum pile installation.

Building on the development of CFA piles, a number of new piling techniques, which can be generally categorised as displacement auger or screw piles, have been recently introduced. Various types are described by Bustamante and Gianeselli (1998), including the Atlas screw pile, the Omega pile, the DeWaal pile and the SPIRE pile. In general, these piling systems consists of a short flight auger or boring head of complex helical geometry, attached to a hollow shaft of reduced diameter through which concrete is pumped during extraction of the boring head to form the pile. The main function of the boring head is to displace the soil within the bore into the surrounding ground, thus increasing the soil stiffness around the pile shaft. A similar system is described by Massarsch et al. (1988) which uses a continuous flight auger with a large stem diameter of about 80% of the auger diameter. A further claimed benefit of these new piling systems is their limited ability to excavate soil so that the possibility of soil decompression and disturbance is minimised. This is in contrast to the CFA pile, in which the continuous flight auger has the ability to transport soil up its flights to the ground surface, such that there is a risk that the installation procedure will loosen cohesionless soils and therefore reduce the bearing capacity of the pile. This is a particular risk for low-powered augers operating at low penetration rates (Thorburn et al.,1993, Fleming, 1995).

The torque capacity of the piling rig is considered to be one of the most important factors in producing well-formed displacement screw piles and rig manufacturers have been steadily increasing the torque capacity of machines in recent years. This is also the case with CFA piling rigs where the aim is to minimise the possibility of ground disturbance and also to develop augers with

Foundations: Innovations, observations, design and practice, Thomas Telford, London, 2003

the ability to displace soil, thereby producing a pile with the characteristics of a small displacement pile. In addition, there is the potential to correlate the power supplied to the system with the load carrying capacity of the completed pile (Bustamante and Gianeselli, 1998). This could allow a reasonable estimate of the pile load capacity to be made either before or during construction, depending on the information known about the ground conditions. However, merely providing an over-supply of power produces the risk of excessive wear or damage to the boring head or auger when piling in very stiff or dense soils. Rather, it would be useful to provide an assessment of the power requirements for the various categories of pile types under different soil conditions to produce a well-executed pile and an estimate of the pile capacity.

The purpose of the present study is to investigate the power and torque requirements for augering in different soil conditions and to compare the radial pressures in the soil produced during augering with those of similar laboratory studies of conventional displacement piles. The study is restricted to continuous flight augers at present but the intention is to extend the study to other piling systems in the future. The observations are made from a programme of laboratory experiments using small augers.

Background

The function of the piling auger is to bore to the required depth, during which time disturbed material is contained within the auger flights. The auger consists of a continuous helical flight, as shown in Figure 1, with a cutting blade arrangement at the boring tip. The auger can be penetrated into the ground by applying a torque as well as an axial force, usually from the weight of the turntable.

During boring, if the rate of penetration of the auger v (m/min), is such that it equals the rate of revolution of the auger n (revs/min), multiplied by the pitch length p (m) (i.e. v/np = 1.0), then the auger would penetrate the ground in the manner of a screw with the helical flight always following the same path. The soil within the bore would be displaced into the soil surrounding the auger. If the rate of penetration of the auger is lower (i.e. v/np < 1.0), the soil is cut by the blades at the tip of the auger and taken onto the flights in a disturbed state. As a result, there is a tendency for the flights to push against the soil ribbon and hence for the soil either to rotate with the auger or to be transported upwards relative to the auger, depending on the forces mobilised around the soil ribbon. These cutting and transporting actions need to be kept in balance so that the auger flights remain full during boring, preventing ground disturbance.

According to Fleming (1995), a penetration rate of about v/np = 0.5 should be sufficient to prevent ground disturbance. In contrast, other authors propose a much faster rate of advance (Massarch, 1988, Viggiani, 1993) up to and exceeding v/np = 1.0. This is a function of the different models used by these authors to describe the auger boring action. It can also be expected that as the rate of penetration increases, the torque required to advance the auger also increases since the auger will be less able to transport soil and will need to

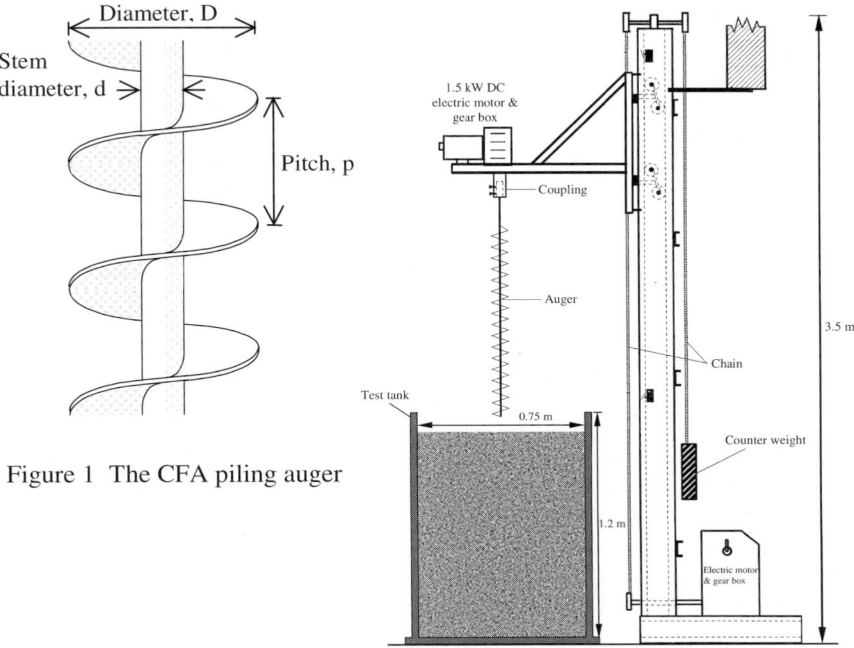

Figure 1 The CFA piling auger

Figure 2 The experimental set-up

displace more soil into the surrounding ground. This was observed experimentally by Kenny et al. (1997).

The experimental set up

In order to investigate the power and torque requirements of continuous flight augers, a programme of laboratory tests using small augers was carried out by the authors. The experimental set up, shown in Figure 2, consisted of a test tank of 0.75 m diameter and 1.2 m height into which coarse Leighton Buzzard sand was placed at a uniform density using the sand raining technique described by Rad and Tumay (1987). Three different relative densities were used; loose (D_r = 0.40), medium-dense (D_r = 0.65), and dense (D_r = 0.95). The properties of the sand are given in Table 1. An auger of diameter D = 62 mm, stem diameter d = 14 mm and pitch length p = 40 mm was used. For the auger, p/D = 0.65 and d/D = 0.23 which is typical of a narrow stem auger with shallow flights. The auger was penetrated into the sand at a constant rate v/np to the required depth H, normally 1.1 m (H/D = 17.7). Three different penetration rates were used (v/np = 0.9, 0.75, 0.5).

Table 1   The properties of Leighton Buzzard sand

Property	Values		
Mineral composition	Quartz		
Specific gravity	2.65		
Particle size range (mm)	0.3 - 2.0		
Uniformity coefficient, d_{60}/d_{10}	1.1		
Relative Density, D_r (%)	40	65	95
Unit weight (kN/m^3)	17.0	16.1	15.4
Friction angle, ϕ'	49°	42°	36°

The power required to rotate the auger was supplied by a 1.5 kW DC electric motor operating through a gear box. A separate electric motor and gearbox controlled the vertical penetration of the auger. The torque supplied to the auger during installation was measured using a torque cell and cross checked against the power supplied to the electric motor. The two measurements correlated well, although the torque calculated from the motor power was found to be slightly higher than that measured from the torque cell, which was attributed to power losses in the gear box. The radial pressures in the sand bed during auger penetration were measured using Sensit P341 pressure cells. Four cells were installed flush with the sides of the test tank at depths of 0.25m, 0.51m, 0.78m and 1.05m below the surface of the sand bed, which is a distance of about 24d from the auger stem. Relating the distance to the auger stem diameter is more analogous to a displacement pile since the auger flights displace very little sand volume. Further tests were carried out with pressure cells embedded in the sand at a distance of 12d from the auger stem at depths of 0.35m, 0.62m and 0.87m below the sand surface. These gave higher pressure readings than the cells located at 24d although the trends in the readings were similar.

Experimental results

The torque supplied to the auger during installation is shown in Figures 3–5 for the various penetration rates and initial sand densities. From Figures 3 and 4, it can be seen that for each test the torque increases with penetration depth. In addition, the torque at any depth increases as the relative density of the sand increases. It can also be seen from Figure 5 that the torque increases as the penetration rate increases.

The radial pressures produced during auger penetration are shown in Figures 6–8. The figures show the change in radial pressures from the very small initial values. The data from the cells at 12d from the auger are shown and are representative of the trends in the readings for all of the cells. Figure 6 shows the radial pressures recorded for a fast auger penetration rate, v/np = 0.9 in medium dense sand. The level of each cell is also shown. It can be seen that the cell pressures increase from their initial values to a maximum value as the auger tip approaches the level of each cell, after which the pressures tend to reduce as the auger passes further below the cell. A similar trend was observed by

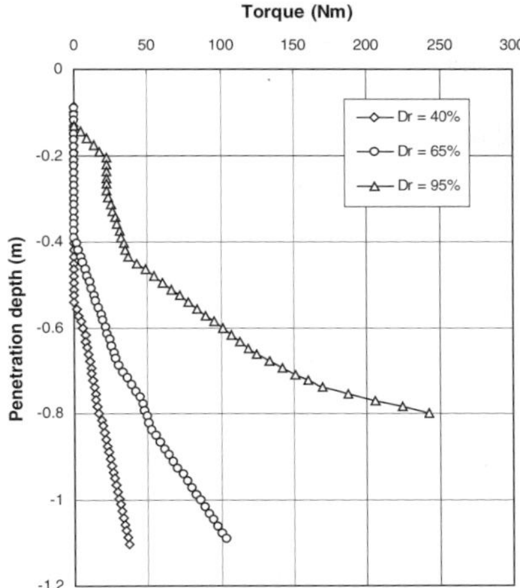

Figure 3   Effect of sand density on installation torque, for v/np = 0.9

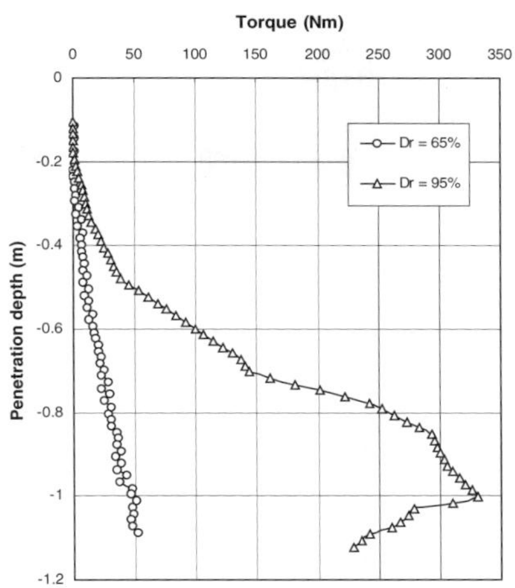

Figure 4   Effect of sand density on installation torque, for v/np = 0.75

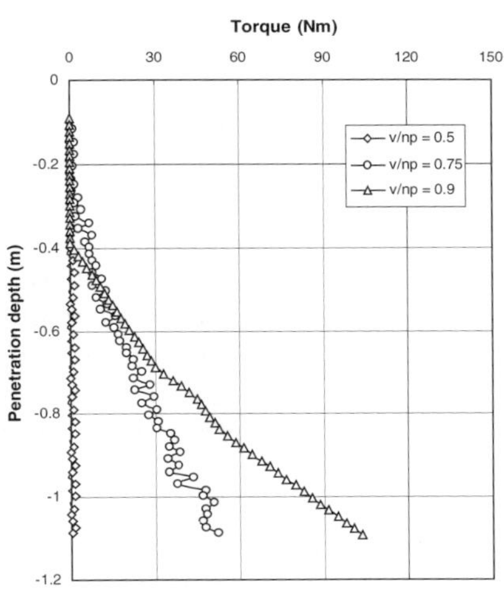

Figure 5   Effect of penetration rate on installation torque, for D_r = 65%

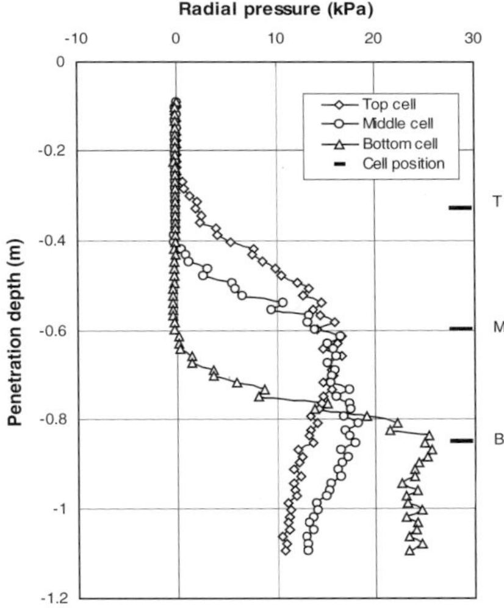

Figure 6   Radial cell pressures for D_r = 65%, v/np = 0.9

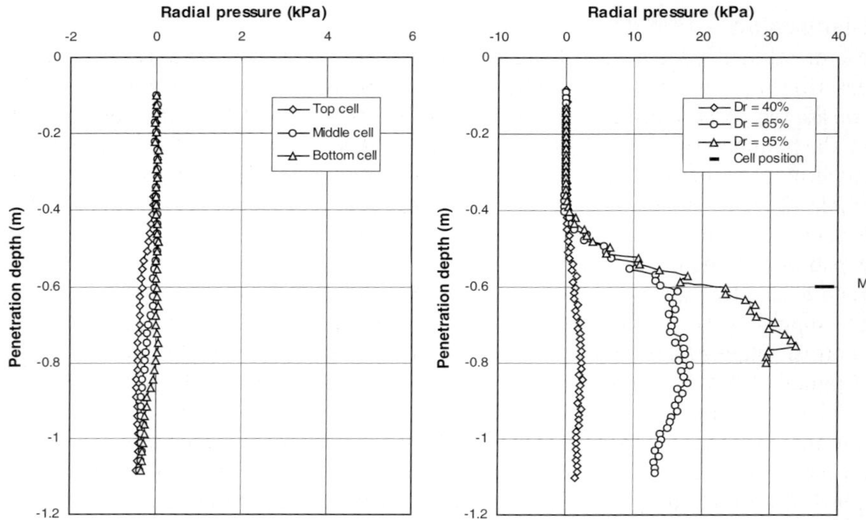

Figure 7   Radial cell pressures for $D_r = 65\%$, v/np = 0.5

Figure 8   Effect of sand density on radial cell pressures, for v/np = 0.9

Aboutaha et al. (1993) for model displacement piles. In contrast, Figure 7 shows the same cell pressure readings for a slow auger penetration rate in the same medium-dense sand. In this case the radial pressures reduce from their initial values indicating a loosening or disturbance of the sand. This is consistent with observations made by Kenny et al. (1997) of reductions of sand density under these augering conditions. Figure 8 shows the effect of varying the relative density on the radial pressures around the auger, for the cell at 0.6 m depth. It can be seen that the radial pressures are sensitive to the initial relative density of the sand.

The radial pressures recorded in the present investigation are compared with those of Aboutaha et al. (1993) for model displacement piles in Figure 9. The fast penetration rate of v/np = 0.9 is the only valid comparison since the auger is operating in a similar manner to a displacement pile. The pile diameters used were 42–60 mm and the pressure cells were located a distance of 8D–11.5D from the pile, compared with about 12d for the present investigation. The cells were positioned at similar levels. Despite the differences in the test methods used, the radial pressures recorded are reasonably consistent when the variation in the relative density of the sand is taken into account. The results show that the auger, when penetrating at a fast rate, produces radial pressures similar to those of an equivalent sized displacement pile.

Discussion

As mentioned previously, different models are used by previous authors to describe the auger boring action. This depends on whether the auger is considered to be cutting and transporting soil (Fleming, 1995) or is penetrated in the manner of a screw and is therefore displacing soil (Viggiani, 1993). According to Fleming (1995), there is a limit to the penetration rate of the auger, beyond which the auger would generate high torques exceeding the capacity of conventional machines. Fleming also showed that the transporting capability of an auger is extremely low so that an auger acting as a screw would need to displace the excess soil into the surrounding ground. These observations are supported by previous experiments by the author (Kenny et al., 1997). In contrast, other authors propose a much faster rate of advance (Massarch, 1988, Viggiani, 1993) up to and exceeding v/np = 1.0. Viggiani (1993) analysed the mechanics of the auger and produced a torque prediction for an auger screwed into the ground (i.e. v/np = 1.0). It is recognised that this is an upper limit on the torque since the penetration rate is usually less than this. However, the penetration rates proposed by Viggiani to ensure no disturbance are extremely high (v/np > 0.9) for conventional augers as used in the present study. In the present study, a penetration rate of v/np = 0.75 produced no disturbance even in loose sand.

It useful to compare the results of the present investigation with the torque predicted using the method of Viggiani (1993). This is only possible for the tests with a fast rate of penetration, v/np = 0.9, which is close to screwing the auger into the soil. The upper limit of the torque, T, is given by the expression:

$$T = \frac{D+d}{2} \frac{\pi D \tan \phi - 1}{\pi D - p \tan \phi} \pi DH \left(K \tan \phi \gamma H/2 \right) \qquad (1)$$

where K is an earth pressure coefficient, H is the depth reached by the auger, and $tan\phi$ is the coefficient of friction between the auger and the soil.

There is no indication of the values which should be used for the earth pressure coefficient K for each sand density. However, Ghaly and Hanna (1991) in a study of the installation torque of screw anchors, suggest using a modified coefficient of passive earth pressure, the values being 0.4-0.5 K_p for dense sand and 0.2-0.3 K_p for loose sand. Using the ϕ values for the sand given in Table 1 gives the earth pressure coefficients for each sand density given below in Table 2. These values seem reasonable when compared with the lateral earth pressures measured at 12d from the auger.

Table 2 Earth pressure coefficients for Viggiani's analysis

Relative Density, D_r (%)	40	65	95
Friction angle, ϕ'	49°	42°	36°
Modified K_p values	3.58	2.20	1.16
Measured K_p values at 12d from auger	2.5	1.4	0.2

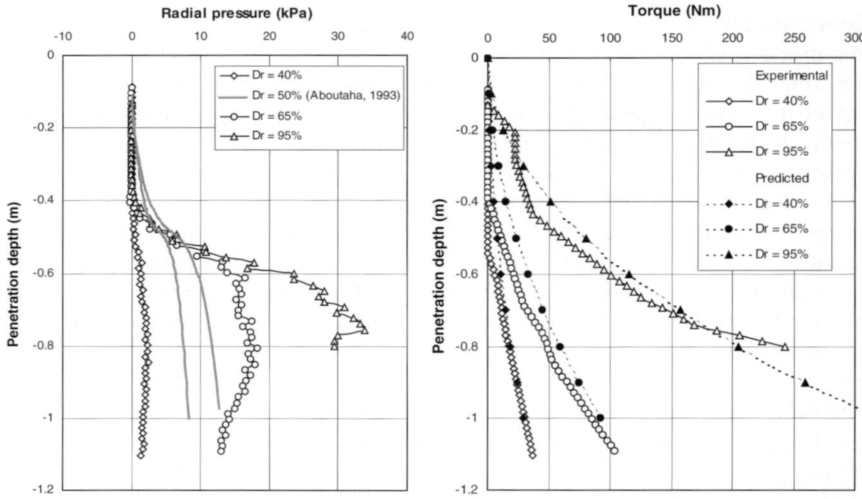

Figure 9   Comparison of experimental results with those of Aboutaha et al. (1993)

Figure 10 Comparison of experimental and predicted (Viggiani, 1993) installation torque

The experimental results for v/np = 0.9 are compared with the values predicted by Viggiani's analysis in Figure 10, where it can be seen that there is a good agreement between the experimental and predicted results. However, it should be noted that the predicted values are very sensitive to the earth pressure coefficients assumed in the analysis. In addition, high values were used for the coefficient of friction which may be unrealistic despite the low confining pressures in the experiments. The analysis cannot be readily applied to slower penetration rates since in these cases the auger will transport soil rather than displace the soil, which requires a different analytical model.

Conclusions

From the experimental results and analysis, the following conclusions can be drawn.

1. Continuous flight augers can be penetrated into soils under a wide range of torques. However, the effect on the ground varies from soil compression similar to an equivalent sized displacement pile to soil disturbance. The experimental results show that soil disturbance can be avoided even when augering at penetration rates lower than commonly recommended.

2. A good agreement was obtained between the experimental results and the torque analysis for the auger penetrating as a screw, although there is a high level of uncertainty concerning appropriate input parameters for experiments conducted at such low confining pressures. However, models used to describe the boring action of an auger and predict the installation torque are highly

dependent on the assumptions made concerning the auger boring rate. A complete model should take the auger penetration rate into account, although this would be difficult to achieve due to the complexity of the behaviour of the soil in the auger flights. This would be a useful step towards estimating the power requirements of boring equipment in different soil conditions and the likely capacity of the completed pile.

3. The recently developed rotary displacement pile types should require less power to operate as a displacement pile than a continuous flight auger operating as a screw. However, the CFA auger has the advantage of allowing soil transportation by reducing the boring rate, thereby ensuring the auger doesn't stall or become damaged. This may give the CFA pile greater flexibility to operate effectively in a wider range of soil conditions.

References

1. Aboutaha, M., De Roeck, G. & W.F. Van Impe, (1993). *Bored versus displacement piles in sand – experimental study*. Deep Foundations on Bored and Auger Piles, 2nd Seminar: 157-162. Balkema: Rotterdam.

2. Bustamante, M. & L. Gianeselli (1998). *Installation parameters and capacity of screwed piles*. Deep Foundations on Bored and Auger Piles, 3rd Seminar: 95-108. Balkema: Rotterdam.

3. Fleming, W.G.K. (1995). *The understanding of continuous flight auger piling, its monitoring & control*. Proc. of the Institution of Civil Engineers, Geotechnical Engineering, 113, July: 157-165.

4. Ghaly, A. & A. Hanna, (1991). *Experimental and theoretical studies on installation torque of screw anchors*. Canadian Geotechnical Journal, Vol. 28: 353-364.

5. Kenny, M.J., Canakci, H., & K.Z. Andrawes, (1997). *Densification of granular soils during CFA pile augering*. Ground improvement geosystems :densification and reinforcement, Davies & Schlosser (eds.), Thomas Telford, London, pp. 134-140.

6. Massarsch, K.R., Tancre, E. & W. Brieke (1988). *Displacement auger piles with compacted base*. Deep Foundations on Bored and Auger Piles, 1st Seminar: 333-342. Balkema: Rotterdam.

7. Rad, N.S. & M.T. Tumay (1985). *Factors affecting the sand specimen preparation by raining*. American Society for Testing & materials, 10 (1): 31-37.

8. Thorburn, S., D.A. Greenwood & W.G.K. Fleming (1993). *The response of sands to the construction of continuous flight auger piles*. Deep Foundations on Bored and Auger Piles, 2nd Seminar: 429-443. Balkema: Rotterdam.

9. Viggiani, C. (1993). *Further experiences with auger piles in the Naples area*. Deep Foundations on Bored and Auger Piles, 2nd Seminar: 445-455. Balkema: Rotterda

Offshore construction of bulkhead waste facilities by H-joint steel pipe sheet piles

M. Kimura, J. K. Arap Too, K. Isobe
Dept. of Civil Eng. Kyoto University, Kyoto 606-8501, Japan

Y. Nishiyama
Data-too Ltd, Tokyo, 105-0012, Japan

Introduction

The small land area in Japan coupled by strict environmental requirements has pressured most municipalities to use offshore space for the disposal of municipal and hazardous industrial waste. Tokyo metropolitan city, for instance, disposes 84.7% of its waste into bulkhead waste facilities in the sea and man-made islands. Bulkheads can be built in three basic types of design, namely, rubble mound seawall (Fig.1 (a)), caisson wall (Fig.1 (b)) and double wall steel pipe sheet piles (SPSP) (Fig.1 (c)).

The rubble mound is usually used in the construction of stable (non-toxic) waste disposal bulkheads but can suffer loss of riprap; this successively leads to erosion of the toe of the structure by subsequent wave action and later to undermining the base. Caissons mainly used in the construction of bulkhead disposal facilities for toxic waste material has shallow penetration depth. A geotextile membrane is, thus, used as a measure against leakage along the interface of the embedded caisson-wall and the ground, however, the membrane

Foundations: Innovations, observations, design and practice, Thomas Telford, London, 2003

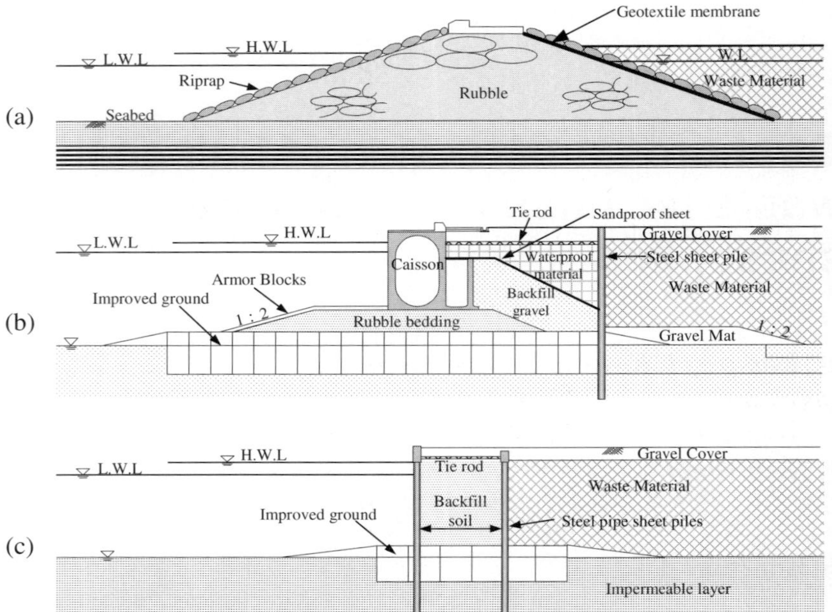

Fig.1 Types of bulkheads currently in use in Japan

deteriorates with age and is subject to puncturing. The soil forming the floor of the facility must undergo massive improvement, an operation which is extremely expensive. Although doubles wall SPSP are used in the construction of toxic waste facilities, however, there is a risk of horizontal leakage of waste material across the wall and leakage under the base of the wall. These occur because of problems in the construction methods and unsuitable joints in SPSP.

In this study, the H-joint is introduced to alleviate joint problems in SPSP. Centrifugal model tests were done to grasp the mechanical behavior of the H-joint structures against traditional P-P joint under lateral loading. A more suitable construction method of offshore bulkhead toxic waste disposal facilities is proposed and a brief introduction of yet another new H-H joint which is in development stage and aimed at alternating in series with the H-joints is given.

Steel pipe sheet piles
Traditional joints
Steel pipe sheet pile consists of a steel pipe and two couplings as shown in Fig. 2, one coupling is welded on either side of the steel pipe. The steel pipe with welded couplings is connected to the next steel pipe by interlocking their couplings, the interlocked couplings form a joint. A number of traditional joints exist namely L-T, P-P, and P-T joints. Mortar is used to seal the joints and

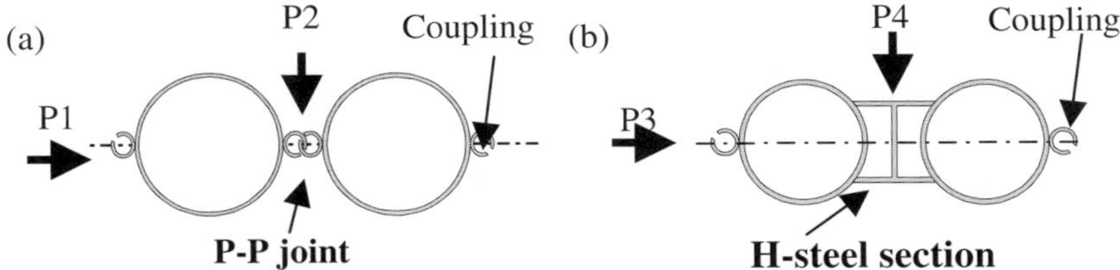

Pile diameter 700 mm; thickness 9 mm; Joint diameter 165.2 mm; thickness 9 mm; Moment of inertia per unit length: 1.23×10^{-3} m^4/m in P2 direction

(a) P-P joint

Pile diameter 600 mm; thickness 9 mm; H 400x400 mm, Flange 21 mm, Web 13 mm; Moment of inertia per unit length: 1.23×10^{-3} m^4/m in P4 direction

(b) H-joint

Fig.2 Joints

increase the strength of the structure. The P-P joint shown in Fig. 2 (a) is the most widely used.

The traditional joints, however, must be grouted, have low bending rigidity; it is difficult to ensure the verticality of the installed piles; and only one pile is installed at a time. A number of attempts have been made to increase the load bearing strength and to improve waterproofing capabilities of the traditional joints. Katayama et al. (1994) attempted to improve the bonding between the joint pipes (couplings) with the mortar by increasing the internal surface area of the P-P joints; however, this could not eliminate the vertical shear movements which occur at the joints when lateral load is applied and the need for grouting.

The H-joint

Kimura *et al.* (2002) developed the H-joint from a simple idea in which two steel pipe piles are connected by H-steel section welded on them as shown in Fig.2 (b), the welding process is done in a steel factory. The H-steel section is what is referred to as the H-joint and will alternate in series with the traditional joints. The H-joint is aimed at increasing the bending rigidity of the SPSP bulkhead structures, it is expected that the increased bending rigidity will mean reduced distance between the main parallel walls of the bulkhead structures. The two parallel walls are usually linked by short SPSP walls perpendicular to this main walls and are spaced to form partition within the double walls. Kimura et al. (2002) tested model P-P and H-joints in the directions designated P1, P2, P3 and P4 in Fig.2 under lateral load in centrifugal model tests to determine their bearing capacities. They found that the bearing capacities were in the order P3>> P4 >P2$\geq$ P1 and concluded that the capacity of the H-joint sheet piles is dependent on the loaded face.

Characteristics of the H-joint are as follows;

1. The H-joint increases strength per unit length, less amount of steel material is used hence smaller foundation dimensions.

2. H-joint sheet piles have a bigger bending rigidity than the traditional joints because H-steel section is welded against two pipes, Kimura et al. (2002).
3. Lateral bearing capacity is dependent on the loaded face, Kimura et al. (2002).
4. Any foundation shape can be constructed and precision of construction is high therefore good verticality of the installed piles is achievable.
5. The H-joint is completely water-proof .
6. The use of the H-joint reduces the number of grouted joints by half.
7. Construction of the H-joint sheet piles has been shown, by field tests, to be practical; two connected piles are driven simultaneously thus reducing the number of driven piles. The benefits are shortened construction period and reduction in cost of renting offshore construction equipment among others.

Description of the centrifuge tests
Model foundations

Two models were tested: rectangular P-P joint and H-joint foundations designated Case-1 and Case-2 respectively. Case-1 had P-P joints only as shown in Fig.3; due to difficulties in the fabrication of a P-P joint in a model scale, a free to slide joint, as shown in Fig.4, was used to model it. Case-2 had 8 H-joints in the side parallel to the loading direction and only P-P joints in the side perpendicular to the loading direction as shown on Fig.5. The models were free to rotate at the heads but fixed at the bases. The properties of the models and their prototypes are given in Table 1. The model piles and their joints were made from brass whose modulus of elasticity (E) is 1.1×10^8 kN/m^2.

Table 1 Properties of the models

Test	Scale	Length L(mm)	Diameter D (mm)	Thickness t (mm)	Foundation size (m)	Flexural rigidity, EI (kN.m^2)
Case-1	Model	540	25.4	1.0	0.275 x 0.168	1546 (μ=1)
	Prototype	16200	762	30	8.25 x 5.04	1.3×10^9
Case-2	Model	540	25.4	1.0	0.275 x 0.168	1700 (μ=1)
	Prototype	16200	762	30	8.25 x 5.04	1.4×10^9

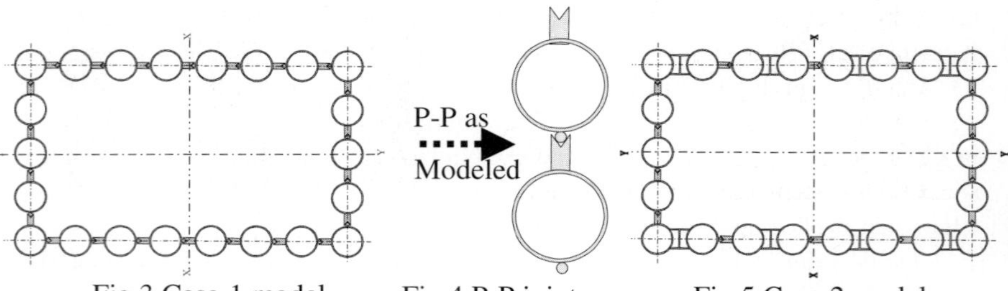

Fig.3 Case-1 model   Fig.4 P-P joint as modelled   Fig.5 Case-2 model

Model ground

Standard dry Toyoura sand was used to make the model ground, its properties are: specific gravity, $G_s = 2.64$, dry unit weight, $\gamma = 16.11$ kN/m^3 , void ratio, e $= 0.638$, $e_{min} = 0.540$, $e_{max} = 0.982$, internal angle of friction $\phi = 30°$, and Poisson's ratio, $v = 0.3$. A line pouring hopper was used to form the model ground achieving a homogeneous ground with a relative density of 88 %. 490 mm of the foundation length was embedded in the ground leaving a free length of 50 mm above the ground surface while the applied lateral point load was at 35 mm from the ground surface as shown in Fig.6 (b).

Test procedure

The sheet pile foundations were fixed at the base using a base plate and loosely confined at the head. At a centrifugal acceleration of 30 g, lateral load was applied at a speed of 1 mm/minute; the load was maintained for 15 seconds at normalized pile-head displacements of 1, 2, 3, 4, 5, 6, 7, 8, 9 and 10 %, where normalized displacement is the measured foundation head displacement, δ, multiplied by 100 and divided by the diameter, D, of the single piles making the foundation. Unload-reload cycle and unloading cycle was at normalized displacements of 5 % and 10 % respectively. Two tests were done on each of the foundations under the same test conditions. Fig.6 (a) shows the loading system as mounted on the test chamber; the electric motor generates a lateral force transmitted by a gear system through the loading frame to the model. The LVDT 1, LVDT 2 and the laser displacement gauge measured pile head displacements while the applied lateral load was measured by the load cell shown in Fig.6 (a). The displacement results reported were from the laser displacement gauge.

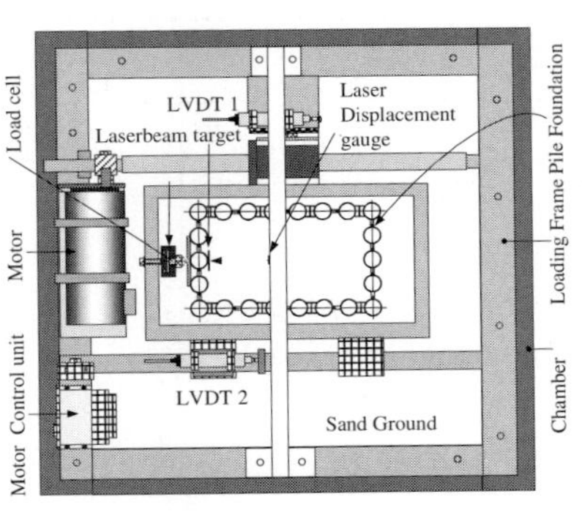

(a) Plan view

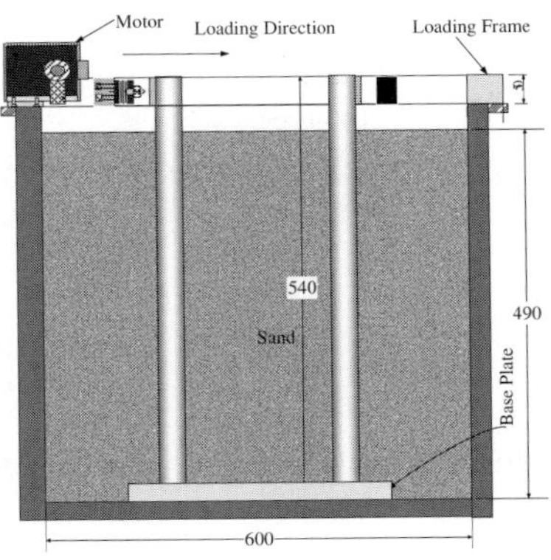

(b) Cross section

Fig.6 Foundation loading system

Experimental results

The lateral bearing capacities of the foundations will be defined as the load taken by the respective foundation at a normalized displacement of 10 %. Results are presented in prototype scale. The results from the two tests carried out on each of the foundations were repetitive as shown in Fig.7 and their averages are shown in Fig.8. An inspection of the unloading cycles in the load-displacement curves of both cases suggest that Case-1 underwent larger plastic deformation despite supporting smaller lateral load compared to Case-2.

The lateral bearing capacity for Case-1 and Case-2 was 4413 kN and 6332 kN respectively which represents a 40 % capacity difference. It is thought that Case-2 derived its superior strength properties from the welded H-joints whereas Case-1 was weaker due to relative shear movements of piles at the P-P joints.

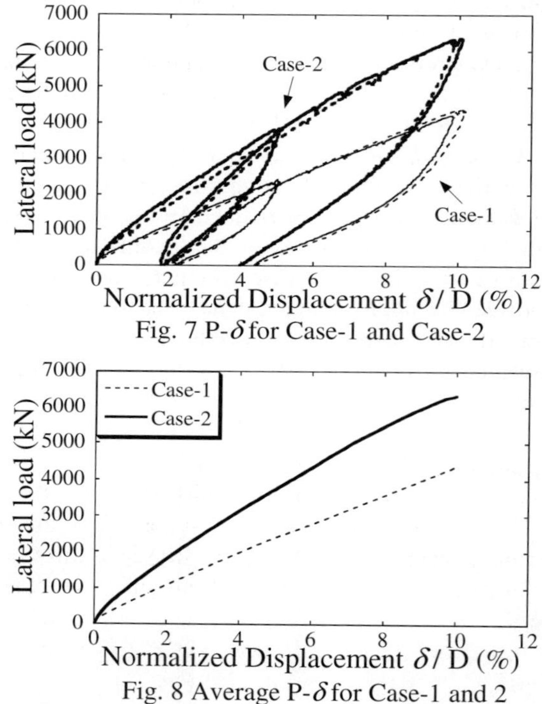

Fig. 7 P-δ for Case-1 and Case-2

Fig. 8 Average P-δ for Case-1 and 2

SPSP in bulkhead waste facilities

Current construction procedure

Double wall construction of SPSP bulkhead toxic waste disposal facilities is currently used as shown in Fig.9. The structure may be rectangular, square, circular etc. Improved soil is filled between the two SPSP walls besides grouting the joints to curb leakage, however, problems of stability of SPSP structure and the reliability of pile installation methods still prevail.

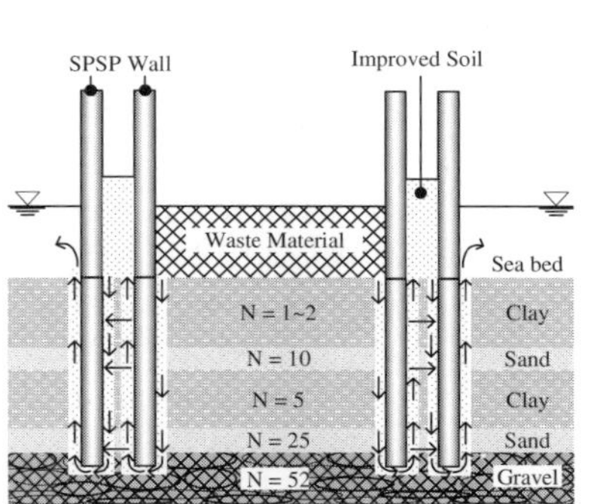

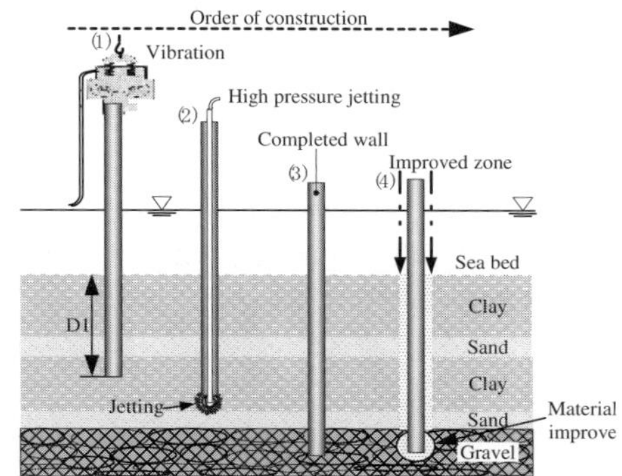

Fig.9 Double-wall offshore Steel pipe sheet pile waste disposal facility

Fig.10 (1) Drive pile to D1 (2) Jetting applied (3) Installation complete (4) Grouting & Soil improvement

In a ground with alternating clay and sand of low SPT values as given in Fig. 9, long piles have to be driven until they have enough ground support to ensure the stability of the structure, this type of ground is found at the shore bottom of the seas surrounding Japan. To install steel pipe sheet piles in these grounds, the first pile segments are driven by a vibro-hammer to a depth, D1 shown in Fig. 10, at which the use of a vibro-hammer becomes uneconomical because of the pile-soil friction resistance that increases with depth. Hammer driving or jetting methods are adopted to drive the piles beyond D1. These methods disturb soil around the pile causing lose of most of the bearing capacity of the immediatesoil and thus necessitating stabilization of the soil around the sheet pile wall after pile installation is complete.

It is difficult, however, to control the quality and check the uniformity of the improvement; this suggests that there is a high possibility for toxic chemicals to seep along the inside walls of the storage facility down to the base of the wall and permeate under the toe of the wall and out along the outside wall into the sea as illustrated by the arrows in Figure 9. A geo-textile lining is used to enhance the waterproofing performance of SPSP structures but geo-textile membranes deteriorate with time from effects of chemicals in the waste. The uncertainty of the condition of the foundation of the facility after completion has made most authorities reluctant to extensively use steel pipe sheet piles in the construction of waste disposal facilities despite its cost effectiveness. It is, therefore, against this background that the authors wish to introduce a more simple and effective method of construction of SPSP structures.

Proposed construction procedures

It is hoped that the introduction of the H-joint and its installation technique will provide an environmentally preferred solution to the problem of leaking of toxic waste materials from storage facilities. The installation sequence will be illustrated using the simple steel pipe sheet pile wall shown in Fig.11.

All Piles will be driven to depth D1, at which the piles have sufficient support to stand on their own, using the conventional vibro-hammer method as shown in Fig.12. The vibro-hammer method is preferred because it is possible to easily set and align the piles. The installation sequence is 1, 2, 3 and then 4 as shown in Figs 11 and 12.

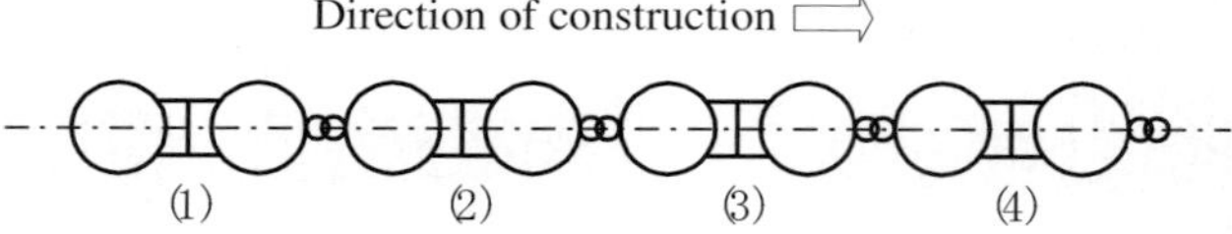

Fig.11 The 4 sets of piles used in phase one driving

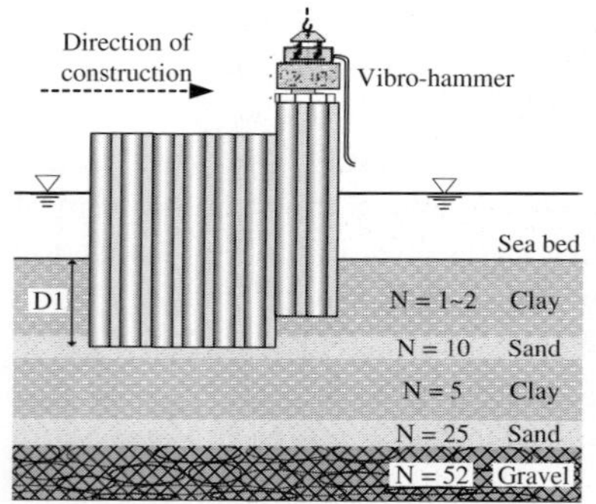

Fig.12 Piles are driven to D1

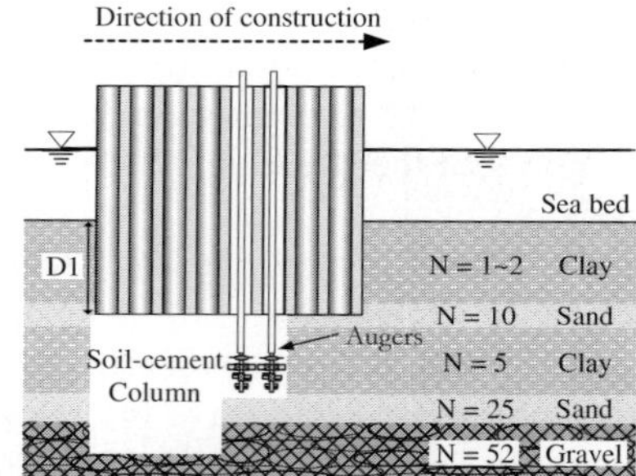

Fig.13 Augering cement milk injection and churning to form soil-cement

Once all the required number of piles has been installed, the ground underneath a selected set of piles, say 4, is stabilized. Auger machines will be lowered from within the piles to the tip since steel pipe sheet piles are driven open-ended. The auger is slowly rotated into the ground. As the auger advances, cement milk is pumped through the hollow stem of the shaft(s) feeding out at the tip of the auger. Multiple shafts of augers and mixing paddles will be used to perform mechanical soil-cement mixing as shown in Fig.13. Mixing paddles are arrayed along the shaft above the auger to provide mixing and blending of the cement milk and soil. After final depth is reached, the tools continue rotating for about 0.5 to 2 minutes for complete mixing at the bottom. The tools will then be withdrawn while continuing to pump the cement milk at a reduced rate.

The lengths of the installed pile sections are extended by welding additional H-jointed steel pipe piles as shown in Fig.14. Mixed soil-cement will remain soft for sometime hence eliminating the need to bring in a heavy driving machine, a vibro-hammer will suffice; the piles are easily driven into the soft soil-cement mix to the bearing layer as shown in Fig.15. After pile installation is completed, the hardening soil-cement will bond with the steel pipe to form a composite pile (Kimura & Matsuura, 2002), as shown in Fig.16. The composite pile has increased bearing capacity than the parent/base pile and has enhanced water proofing characteristics. The soil-cement also aids in the protection of steel material.

The same procedure will be repeated in the installation of the subsequent steel pipe piles.

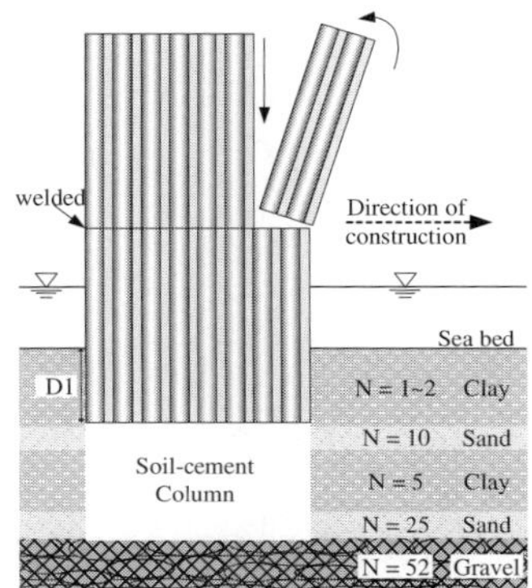

Fig.14 Extension of pile lengths by welding additional sections on site

Fig.15 Piles are driven through the soil-cement to the design depth

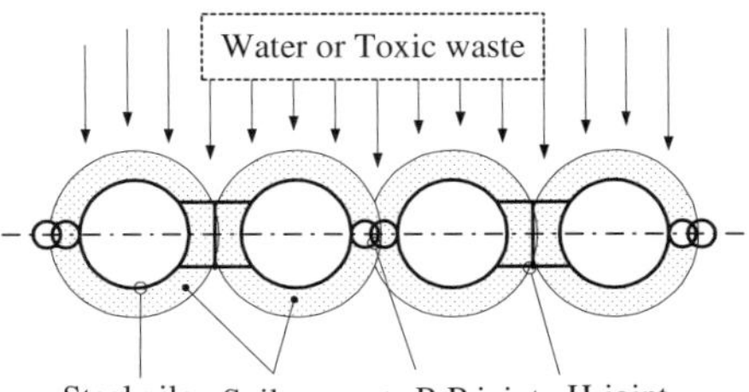

Fig.16 Composite sheet pile wall

The H-H joint

The H-joint has been introduced and found to be a possible solution to inherent problems of the traditional joints, however, it cannot be more emphasized that it will still alternate in series with the traditional joints. In an attempt to revitalize and enhance suitability of steel pipe sheet piles in offshore toxic waste disposal facilities, another joint shown in Fig.17 referred to as the H-H joint is proposed to alternate with the H-joint. A hydrophobic chemical is applied in the position shown in Fig.17 (c) as a water sealant at the H-H joint. Recent tests by the authors on the performance of the joint under pressure showed that the joint can withstand pressure of upto 0.5 MPa an equivalent of a water depth of 50 m. Research is still underway to determine the best chemical combination in the hydrophobic chemical and the most suitable thickness of the chemical applied at the joint.

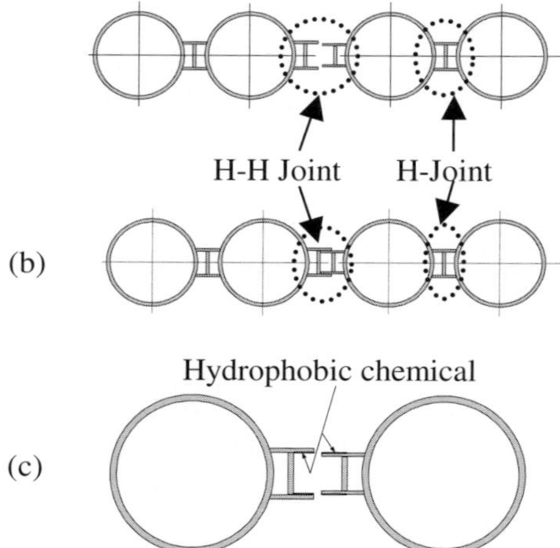

Fig. 17 **(a)** H-joint sheet piles with H-couplings **(b)** H-couplings are interlocked to form H-H joint **(c)** A thick hydrophobic material applied during manufacture of sheet pile is used to seal the H-H joint

Conclusions

1. The H-joint increases the bending rigidity of steel pipe sheet pile structures and hence reduced size of the bulkgead toxic waste desposal fucility.
2. The proposed construction method for bulkhead waste disposal facilities into soft ground is simple and comes with a wide range of advantages; it is economical, reliable and environmentally responsive.
3. The H-H joint is expected to enhance structural and environmental performance of steel pipe structures.

References

1. Katayama, T., Morikawa, T., Yoshida, E. and Hirakata T. (1994). *Experimental research on a strong joint for steel pipe sheet piles*, The Proc. of the 49th JSCE Annual Meeting, pp.1018-1019, (in Japanese).
2. Kimura, M., Too, J.K.A., Isobe, K. and Nishiyama, Y. (2002). *Behaviour of H-joint steel pipe sheet pile foundation under lateral loading.* Proc. of 15th KKCNN 2002 Symposium on Civil Eng., Singapore, pp.G115-G120.
3. Kimura M. and Matsuura Y. (2002). *Centrifugal model tests on laterally loaded steel pipe and soil-cement composite pile.* Proc. of Intl Conf. on Physical Modelling in Geotechnics, NewFoundland, Canada, pp.619-624.

Effects of reaction piles in static axial pile load tests

P. Kitiyodom, T. Matsumoto and N. Kanefusa
Kanazawa University, Japan

Introduction

Many forms of the axial pile load test are conducted in practice with the aim to obtain a load-settlement relationship of a pile, from which the pile capacity and the pile head stiffness can be estimated. Among them the static vertical load test is the most fundamental. In the test, because heavy loads have to be applied to the test pile, a reaction system which transfers the applied load to the surrounding soil is required. So, the test may take a variety of forms depending on the means by which the reaction for the loading applied on the test pile is supplied. For example, a test setup in which the reaction is supplied by kentledge, reaction piles, or ground anchors (vertical or inclined) is employed in practice.

In Japan, most static vertical load tests are conducted using reaction piles as the reaction system. The static vertical load test has been regarded to be the most reliable test method, since it is generally believed that the 'true' load-settlement relation of the pile can be directly obtained from the test. It is stated in JGS 1811-2002 (Standards of Japanese Geotechnical Society for Vertical Load Tests of Piles, 2002) that as a general rule, the distances between the centers of the test pile and the reaction piles shall be more than 3 times the maximum diameter of the test pile, and also more than 1.5 meters, so that the influence of the reaction piles may be negligible. However, the authors have a question to this common belief, as the interaction between the reaction piles and the test pile may influence the measured pile settlement during the test even for the case where the distances between the centers of the test pile and the reaction piles are greater than 3 times the test pile diameter, as pointed out also by Latotzke et al. (1997), Poulos & Davis (1980) and Poulos (1998).

In this paper, the influence of the load transfer by reaction piles to the soil on the load-settlement behaviour of the test pile is investigated using a computer program PRAB (Piled Raft Analysis with Batter piles). A parametric study of the influence of reaction piles on the test pile is carried out to investigate the effects of factors such as the pile spacing ratio, the pile slenderness ratio, the pile-soil stiffness ratio, and the soil profile. The correction factors for the initial pile head stiffness obtained from static pile load tests with the use of reaction piles are given in charts.

Analysis procedure

The problem is solved using a simplified deformation analytical program PRAB that has been developed by Kitiyodom & Matsumoto (2002, 2003). This program is capable of estimating the deformation and load distribution of piled raft foundations subjected to vertical, lateral, and moment loads, using a hybrid model in which the flexible raft is modeled as thin plates and the piles as elastic beams and the soil is treated as springs (Figure 1). Both the vertical and lateral resistances of the piles as well as the raft base are incorporated into the model. Pile-soil-pile, pile-soil-raft and raft-soil-raft interactions are taken into account based on Mindlin's solutions for both vertical and lateral forces. When using PRAB to analyze the problem of group of piles without a cap, the soil resistance (soil spring value) at the raft base is set to zero and the stiffness of the raft is set to be very small nearly to zero.

In the method, the considered soil profile may be homogeneous semi-infinite, arbitrarily layered and/or underlain by a rigid base stratum. Although the method can easily be extended to include nonlinear response, the emphasis of this paper is placed on the load-settlement relationship of a pile foundation under the serviceability limit load region where subsoil still behaves linearly elastically.

In static axial pile load tests, reaction piles are needed to transfer the load applied to the test pile to the surrounding soil. Since the soil is a continuous material, the load transfer of reaction piles to the soil causes an upward movement of the test pile because of interaction. As a result, if the settlement of the test pile is measured from a remote point of reference, the measured settlement will be less than the true settlement. In this work, in order to investigate the influence of reaction piles, two types of analysis are carried out. In the first type of analysis, only a test pile is pushed down by an applied force, P, without influence of reaction piles (see Figure 2(a)). The test pile in the first type of analysis is referred to as 'non-influenced test pile' hereafter. The second type of analysis is an idealized in-situ test procedure in which a test pile is pushed down by an applied force, P, while four reaction piles were pulled up by four reaction forces with a magnitude of $P/4$ as shown in Figure 2(b). The test pile in the second type of analysis is referred to as 'influenced test pile' hereafter.

The influence of reaction piles will be presented in terms of correction factor, F_c, that is defined as the ratio of the initial pile head stiffness of the test pile with the use of reaction piles, K_G, to the initial pile head stiffness of non-influenced axially loaded single pile, K_i (see Figure 3). This correction factor can be applied to the measured settlement to obtain a truer estimate of the actual settlement of the influenced test pile. The larger value of F_c means that more serious errors arise in the measured settlement of the test pile. The case of $F_c = 1$ means that the measured settlement is equal to the true settlement of the test pile without influence of the reaction piles.

Parametric solutions

Analyses were conducted for single piles and groups of piles embedded in semi-infinite soil, finite depth soil and multi-layered soil. The ranges of the dimensionless parameters were set as 2 to 10 for the pile spacing ratio s/D, 5 to 50 for the pile slenderness ratio L/D, 10^2 to 10^4 for the pile soil stiffness ratio E_p/E_s, 0.2 to 1.6 for n which is the ratio of the length of reaction piles to the length of the test pile in the case of pile foundations embedded in semi-infinite homogeneous soil, and 1 to 5 for the soil layer depth ratio h/L in the case of pile foundations embedded in finite depth soil. The Poisson's ratio of the soil was set at 0.3.

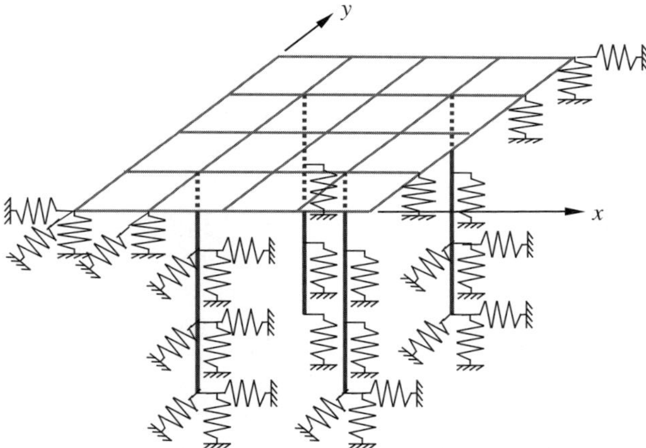

Figure 1. Plate-beam-spring modeling of a piled raft foundation.

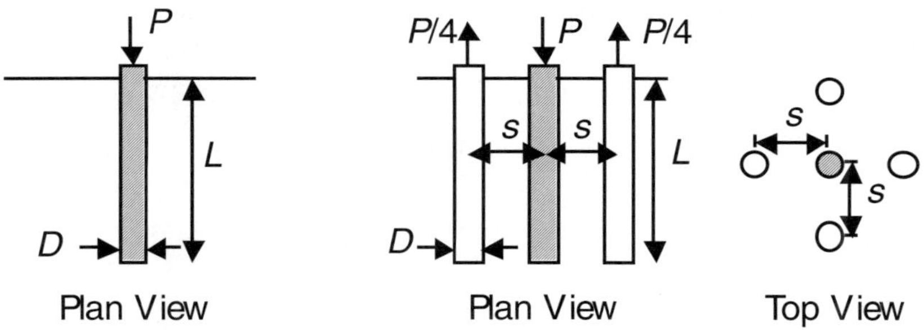

(a) First (non-influenced test pile)   (b) Second (influenced test pile)

Figure 2. Two types of analysis.

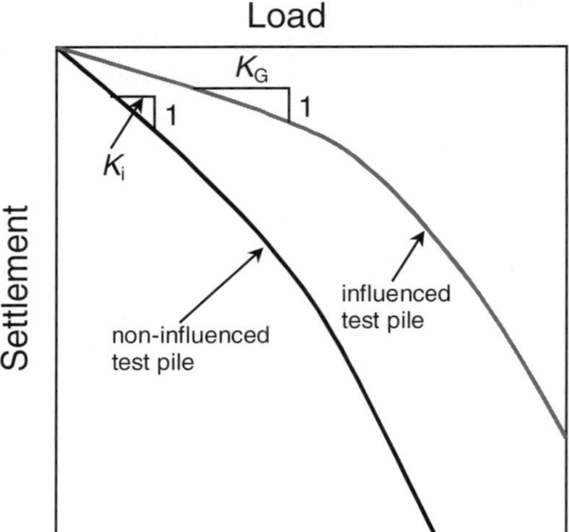

Figure 3. Illustration of typical load-settlement relations of 'non-influenced test pile' and 'influenced test piles', together with definitions of K_i and K_G.

Semi-infinite soil

Figure 4 shows the correction factor $F_c = K_G/K_i$ for the case of floating piles embedded in semi-infinite soils. It can be seen that even for the cases of a pile spacing ratio of 3 which is recommended in the JGS standards, the correction factor may be greater than 2. This means that the measured settlements in these cases may be less than one half of the true settlements. This can lead to great over-estimation of initial stiffness of the test piles. Figure 4 also shows that the calculated value of F_c decreases and the distribution of the values becomes narrower as the pile spacing ratio increases, or as the pile-soil stiffness ratio decreases. For small values of the pile-soil stiffness ratio, the value of F_c increases as the pile slenderness ratio decreases. The opposite trend, the value of F_c increases as the pile slenderness ratio increases, can be found for large values of pile-soil stiffness ratio where $E_p/E_s \geq 5000$.

There is a belief in Japan that the use of reaction piles with a length shorter than that of the test pile can reduce the influence of reaction piles on the load-settlement behavior of the test pile. In this work, the length of reaction piles was varied in terms of a parameter n which is defined as the ratio of the length of reaction piles to the length of the test pile. Figure 5 shows the calculated correction factor for the case of floating piles embedded in semi-infinite soils with different values of n, while the pile spacing ratio was set constant at 3. The results of the case of $n = 1$, where the length of reaction piles and the length of the test pile are equal, are also shown in the figures. It can be clearly seen from the figures that the belief is not correct. The value of F_c increases as the length of reaction piles decreases. Even though the values of F_c decreases as the length of reaction piles increases, the use of reaction piles that are longer than the test pile seems to be uneconomical. The figures show also that the values of F_c do not always increase with the pile slenderness ratio, as shown in the cases of $E_p/E_s \leq 1000$.

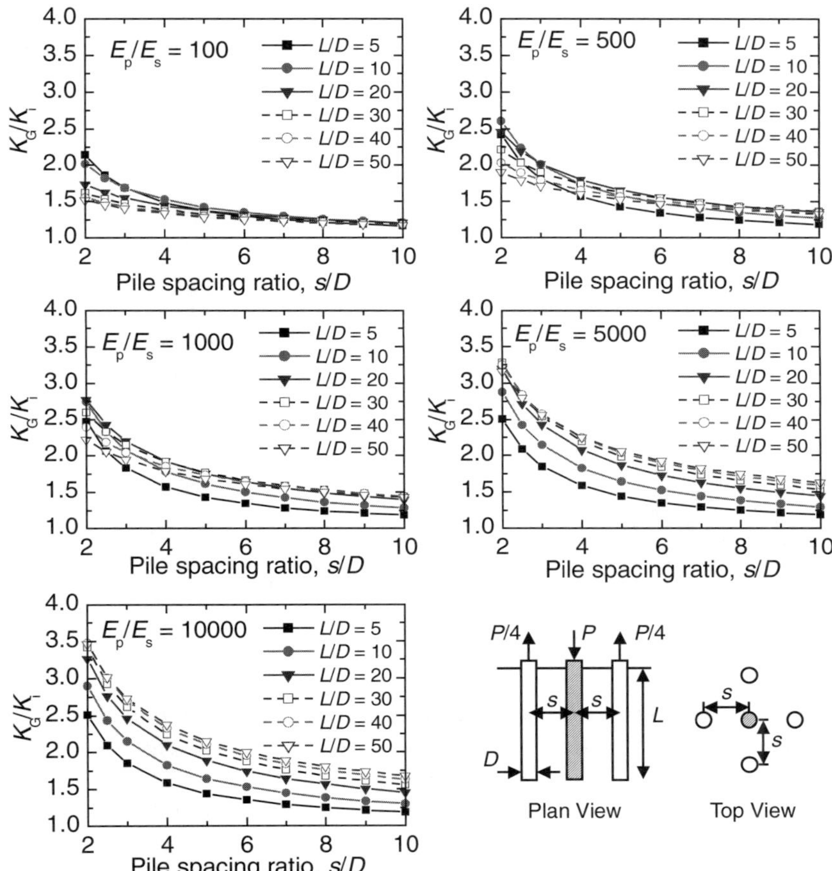

Figure 4. Correction factor for floating piles embedded in semi-infinite soils.

Finite depth soil

In the previous section, the calculated values of F_c were presented for floating piles embedded in semi-infinite homogeneous soils. In practice, soil profiles may be underlain by a stiff or rigid base soil stratum. In this section, the calculated values of F_c for floating piles and end-bearing piles embedded in finite homogeneous soil layers are presented.

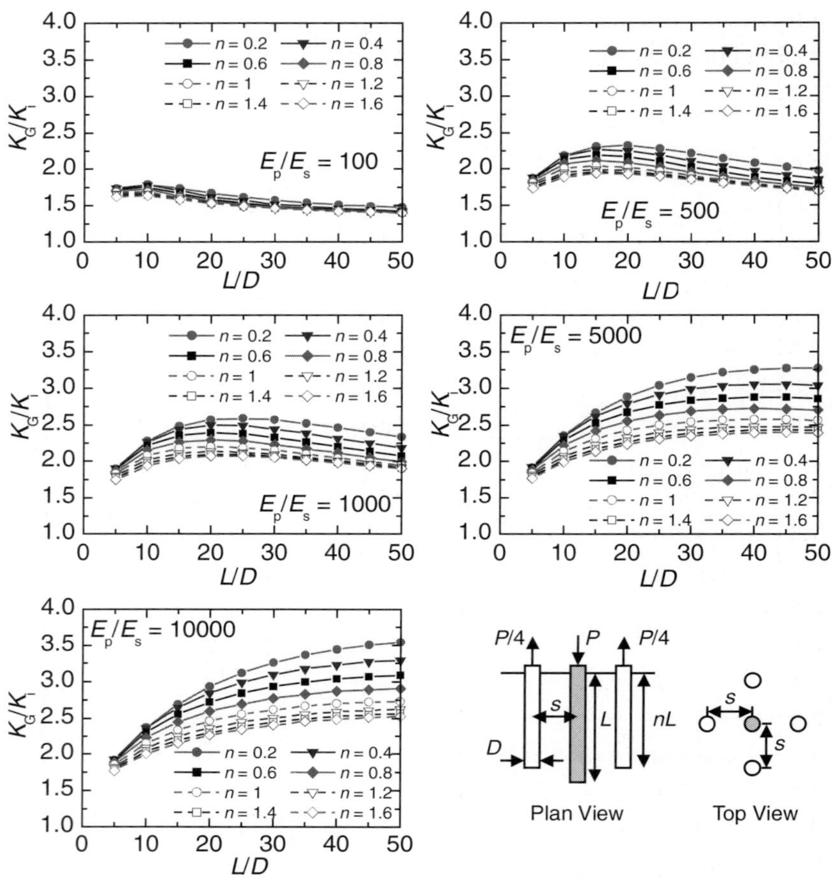

Figure 5. Correction factor for floating piles embedded in semi-infinite soils with difference in the length of reaction piles (pile spacing ratio $s/D = 3$).

The calculated values of F_c for floating piles embedded in finite homogeneous soil layers are shown in Figure 6. The pile slenderness ratio, L/D, for all cases was set constant at 25. In the figures, the value of F_c for floating piles embedded in semi-infinite soils is also shown. It can be seen that for all cases, the values of F_c for a floating pile embedded in the semi-infinite soil are greater than that of a floating pile embedded in the finite homogeneous soil layer. It can be also seen that the trend in the value of F_c for both cases is the same. That is the calculated value of F_c increases and the distribution of the values becomes wider as the pile spacing ratio decreases, or as the pile-soil stiffness ratio increases. The figures also show that the calculated value of F_c for floating piles embedded in finite soil layers decreases as the soil layer depth ratio, h/L, decreases.

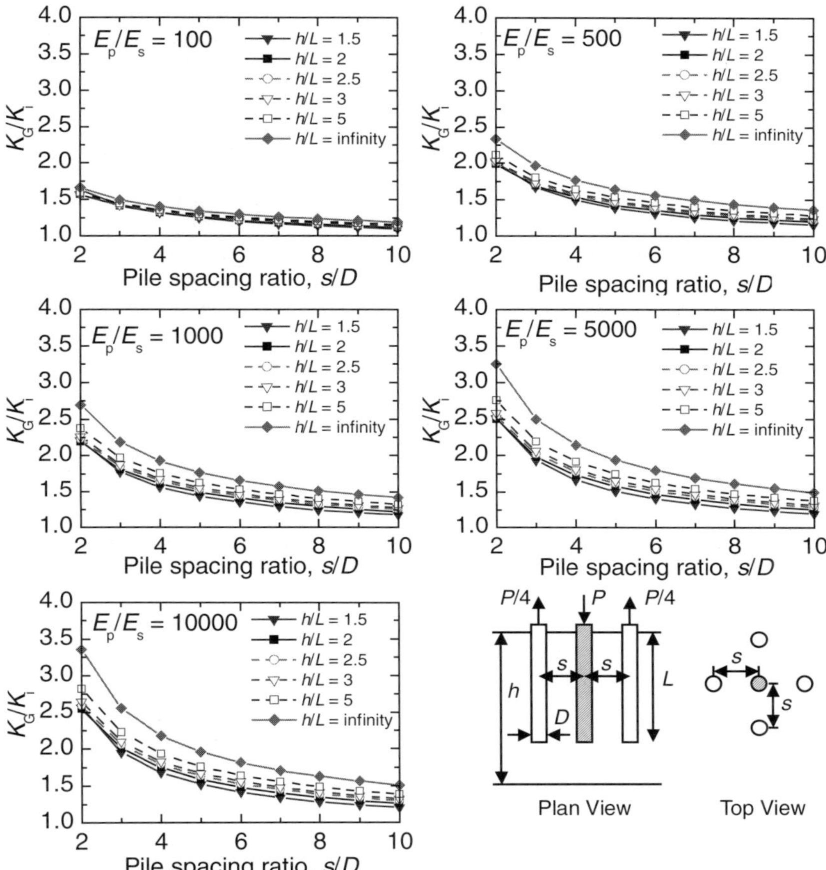

Figure 6. Correction factor for floating piles embedded in finite depth soils with difference in the soil layer depth ratio, h/L (pile slenderness ratio $L/D = 25$).

Figure 7 shows the values of the correction factor, F_c, for the case where the soil layer depth ratio of $h/L = 1$ which is the case of end-bearing piles resting on a rigid base stratum. Compared with the value of for the corresponding floating piles embedded in semi-infinite soils or finite homogeneous soil layers, the values of F_c for the case of end-bearing piles resting on a rigid base stratum are smaller. From the figures, it can be seen that the value of F_c for the case of end-bearing piles decreases as the pile spacing ratio increases, which is a similar trend to the case of floating piles embedded in semi-infinite soils or finite homogeneous soil layers. However, in the case of end-bearing piles, the value of F_c increases as the pile-soil stiffness ratio increases, which is the opposite trend to that of the calculated results for the case of floating piles. Moreover, the value of F_c increases as the pile slenderness ratio increases.

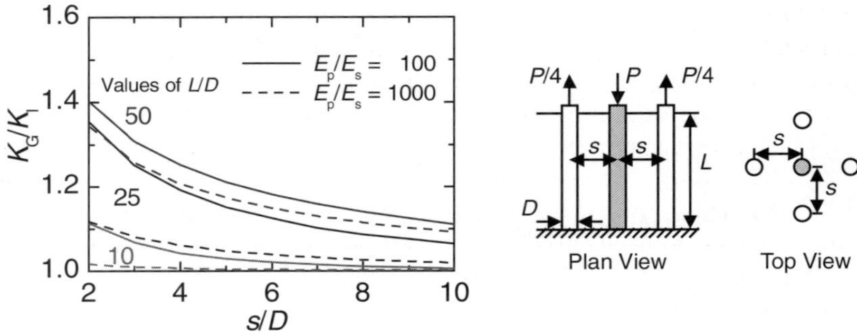

Figure 7. Correction factor for end-bearing piles on rigid base stratum.

Multi-layered soil

Figure 8 shows the calculated values of F_c for the case of floating piles embedded in multi-layered soils. The two soil profiles considered are also indicated in the figure. Compared with the corresponding cases of floating piles embedded in the finite homogeneous soil layers which have been shown in Figure 6, the values of F_c for the case of floating piles embedded in multi-layered soils are smaller, but the general characteristics of variation of F_c with pile spacing ratio and pile-soil stiffness ratio remain the same.

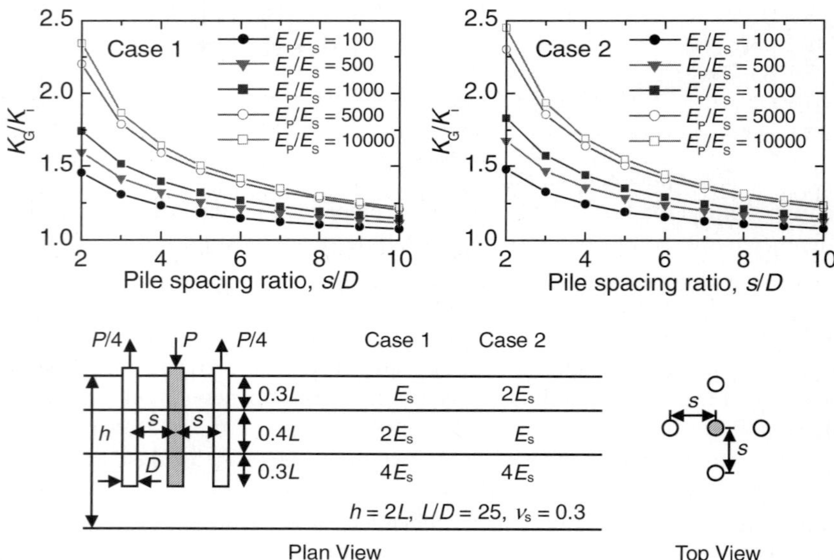

Figure 8. Correction factor for floating piles embedded in multi-layered soils (pile slenderness ratio $L/D = 25$).

Conclusions

The influence of reaction piles used in the static axial pile load test on the load-settlement behaviour of the test pile was investigated through a series of parametric study using a simplified analytical method. Workable design charts were given for the value of the correction factor, F_c, for many cases of floating piles and end bearing piles embedded in semi-infinite soils, finite homogeneous soil layers and multi-layered soils. These charts may be applied to the measured settlement obtained from the test to estimate the true settlement of the influenced test pile. It was found that the value of F_c decreases as the pile spacing ratio increases, or as the pile-soil stiffness ratio decreases. Compared with the case of semi-infinite soils, the value of F_c becomes smaller for the case of finite homogeneous soil layers and multi-layered soils.

Acknowledgements

This study was supported by Grant-in-Aid for Scientific Research (Grant No. 12450188) of Japanese Ministry of Education, Culture, Sports, Science and Technology.

References

1. Kitiyodom P, Matsumoto T. (2002) *A simplified analysis method for pile raft and pile group foundations with batter piles.* International Journal for Numerical and Analytical Methods in Geomechanics; **26**, 1349-1369.
2. Kitiyodom P, Matsumoto T. (2003) *A simplified analysis method for piled raft foundations in non-homogeneous soils.* International Journal for Numerical and Analytical Methods in Geomechanics; **27**, 85-109.
3. Latotzke J, König D, Jessberger HL. (1997) *Effects of reaction piles in axial pile tests.* Proceedings of 14th International Conference on Soil Mechanics and Foundation Engineering, Hamburg; **2**, 1097-1101.
4. Poulos HG, Davis EH. (1980) *Pile Foundation Analysis and Design.* John Wiley, New York.
5. Poulos HG. (1998) *Pile testing - From the designer's viewpoint.* Proceedings of 2nd International Statnamic Seminar, Tokyo; **1**, 3-21.
6. The Japanese Geotechnical Society. (2002) *Standards of Japanese Geotechnical Society for Vertical Load Tests of Piles.* The Japanese Geotechnical Society, Tokyo.

Soil structure interaction of circular footings on layered soil: first results

J. Laue, P. Nater, R. Herzog
*Institute for Geotechnics, Swiss Federal Institute of Technology,
Zürich (ETH)*

Introduction

Civilisation and migration result to the exploration of new construction areas to meet the needs of society for housing and other infrastructure and lifelines. Due to diminishing resources, problematic sites in terms of geotechnics are increasingly used for construction. In an Alpine environment these problematic sites are often located in deposits of former glacial lakes. Due to glacial and postglacial sedimentary deposition processes, soil frequently consists of layers of granular materials of varying elevation and soft clays. The uncertainty in design of geotechnical structures on those soil strata leads to the use of high factors of safety in the design work. It is obvious, that the design methods in use do not comply with reality. For example the method of calculating the ultimate limit state is not suitable for the specific circumstances of layered soil strata. Also, well-known stress distribution assumptions are valid for the homogeneous half space only and little is known about the background of determining the serviceability state. In consequence only rough assumptions are being done and a resulting design will be too safe and thus expensive - or even worse - failure occurs.

For these reasons research has been started at ETH on the bearing behaviour of shallow foundations, still the most prominently used foundation system, and studies on shallow foundations are the base of the most common solutions in geotechnical engineering. A system of granular layers of varying stiffness with weak, almost normally consolidated clay layers have been chosen. The study is conducted with both numerical and physical modelling in well-specified boundary conditions. The interpretation of the results of those modelling procedures will lead to the formulation of analytical solutions, which in the long run may be used in design methods. In this paper, first results will be given on systems containing a single layer of clay embedded between two granular layers of sand. A summary of how those systems are usually dealt with is given in the

Foundations: Innovations, observations, design and practice, Thomas Telford, London, 2003

following chapter. The physical and numerical modelling will be explained and first results are given. The results are commented and the future work is outlined. First recommendations or suggestions for solutions are also given.

Background of research on foundations on layered soils

The design of foundations is based on a separated view on ultimate limit and serviceability limit state. Aside from numerical calculations, which are usually only conducted for complex and high-risk systems, classical analytical solutions are used. A detailed study on the influences of layering on the bearing behaviour of shallow foundations is, to the knowledge of the authors, not published yet.

Ultimate limit state

The calculation of the ultimate limit state is based on ideal plasticity solutions based on the early work of Prandtl (1920), which is later on applied to shallow foundations and soil mechanics in general as described e.g. in Terzaghi & Jellinek (1959). This well known bearing capacity equation, which will not be repeated here, is based on three terms: the influences of the width, the embedding depth of a strip foundation, and the cohesion of the soil. The bearing capacity is then calculated using different bearing capacity factors. The factors N_γ and N_q are usually derived from tables or formulas dependent on the angle of friction ϕ', while N_c depends on the cohesion. A large number of studies starting with Meyerhof (1951) have been carried out to describe various influencing factors of geometric boundary conditions as well as soil properties on the bearing capacity. These factors were applied to the classical equation by giving revised, mostly empirical solutions for the different factors N_i. The differences in the results for those solutions have been shown in various publications. Sieffert & Bay-Gress (1998) found a variation of almost 100% in the bearing capacity for shallow foundation using the calculation methods given by the codes of 11 European countries.

The geometrical influence is dealt with in a similar way. The bearing capacity equation, derived for a two-dimensional strip footing is extended by additional factors for each of the three terms to take into account the true shape of the foundation. Again the derivation of these factors is empirical or based on analysis stating the validity of the bearing capacity mechanism.

In terms of calculation of the ultimate limit state for layered conditions, bearing capacity factors are not suitable though they are used. One method used in practice (currently in Switzerland) is to average all soil layers to derive average input parameters for the angle of friction in a drained analysis. In other countries (e.g. Austria or Germany) this procedure is limited to differences of maximum 5° in angle of friction by the local codes (e.g. DIN 4017). Other ways of dealing with layered conditions might include the development of a revised bearing capacity mechanism, taking into account the change of the spreading angles in deriving the three (active, fan and passive) bodies of the plasticity mechanism. Those solutions allow calculating a value, which might be used, but there is still no guarantee, that these results will represent reality. Failures (Franz, 2003) proof that those calculations are in some cases dangerous even though high factors of safety are used.

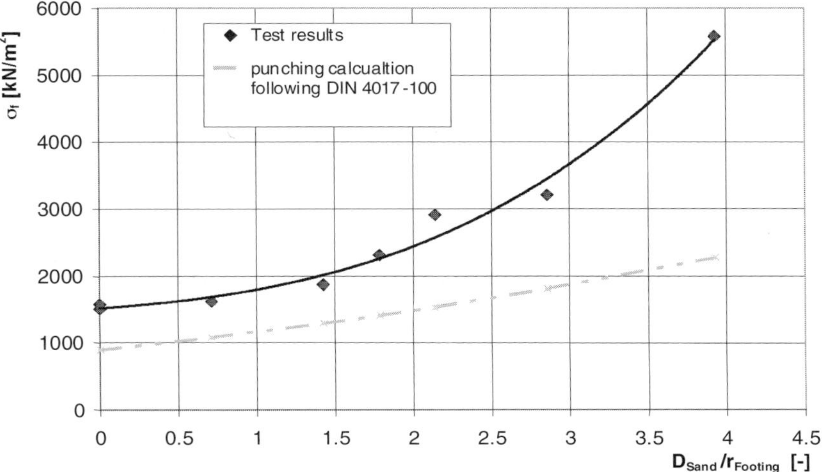

Figure 1: Comparison of bearing capacity from centrifuge model tests (Hartmann, 1997) and calculations following DIN 4017-100 for one layer. D_{Sand} represents the thickness of the top sand layer above clay, $r_{Footing}$ is the radius of the foundation.

The only real improvement in current design methods is the introduction of a punching failure (DIN 4017-100, 1995). Punching failure is considered only for the case of a thin stiff layer on top of a weak clay layer of large thickness.

The proposed procedure of calculating punching failure is to increase the width of the foundation with increasing depth by an angle of $\phi'/4$ and then perform a classical bearing capacity analysis. This solution is used for depths of the stiff top layer to 4 times of the radius of a circular foundation, even if preliminary tests (Hartmann, 1997) show, that this is just another method to be able to apply the classical bearing capacity solution (Figure 1). The values of these calculations might fit model test results only up to $D_{Sand}/r_{Footing} = 2$.

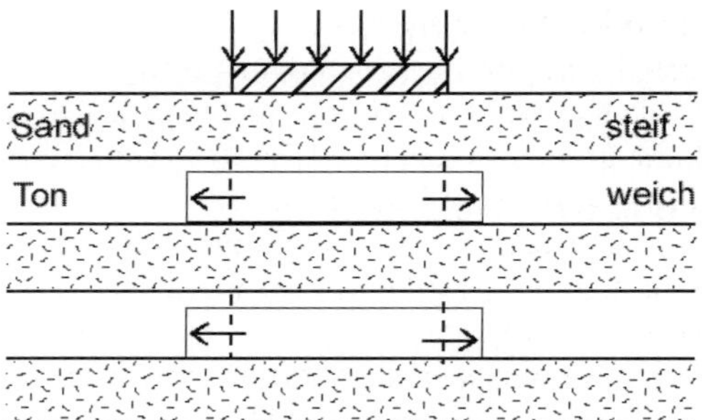

Figure 2: Extrusion mechanism of weak layers between stiff soils

For undrained layered soils, a squeezing mechanism based on a layered column may also be taken into account (Figure 2).

The derivation of the bearing capacity for this mechanism follows a plasticity solution taking into account the rotation of additional stress from vertical to horizontal. The procedure is described in Nater et al. (2001). The bearing capacity in these cases can be derived as a constant (the solution of this procedure) multiplied by the undrained shear strength s_u.

Serviceability limit state

Methods for calculating the serviceability limit state are based on stress distribution underneath a foundation in a homogeneous half space. Underneath a foundation, additional stress is distributed from the foundation load and several solutions exist (e.g. Fröhlich, 1934, Grasshoff, 1955) to solve the equations derived from Hook's law. The soil is introduced into this calculation using an equivalent modulus usually derived by oedometric tests in the laboratory or by a certain range of field tests (plate bearing tests, pressiometer). Layering is taken into account by changing the range of applicability from the value of a single stiffness parameter. The influence of the stiffness on the stress distribution is neglected.

Even though it is obvious, that the knowledge of stress distribution in the subsoil is crucial, it is not included into a more realistic design and calculation procedure. By means of numerical modelling it is possible to get a first insight of this influence. However, the stress distribution is difficult to measure and solutions of numerical modelling are highly influenced by the features of the different soil models introduced into specific calculations. Recent developments of physical modelling made it possible to measure the change of stress distribution at the foundation – soil interface for vertical loads by means of pressure pads (Paikowsky & Hajduk, 1997 and Springman et al., 2002). The change of stress distribution shows that those solutions and the Boussinesq (1885) approach are only compatible along small strains.

Test methods and idealised system

The results presented here are based on physical model tests conducted in the drum centrifuge of the Institute of Geotechnics at ETH Zürich. For the numerical model, the finite difference code FLAC 2D has been used.

The features of the drum centrifuge in Zurich are described in Springman et al. (2001). First test have been conducted in tubs with a diameter of 0.4 m and a maximum depth of 0.2 m. A layered soil model is built using an external oedometric device for consolidating the clayey layer. The difficulties of creating a layered model are discussed in Nater (2002), and the method used for the first tests is described in detail in Laue et al. (2002).

As it has been obvious that the ratio of the footing diameter to the thickness of the subjacent layers influence the bearing behaviour of the soil, a variaty of foundation diameters relative to the layer thickness has been chosen. An idealised figure of the test set-ups is shown in Figure 3. The thickness of the topmost two layers is identical in each configuration but changes to give ratios of $D_{Footing}/D_{Sand}$ (diameter of foundation / thickness of topmost sand layer) of 1, 2 and 4 respectively.

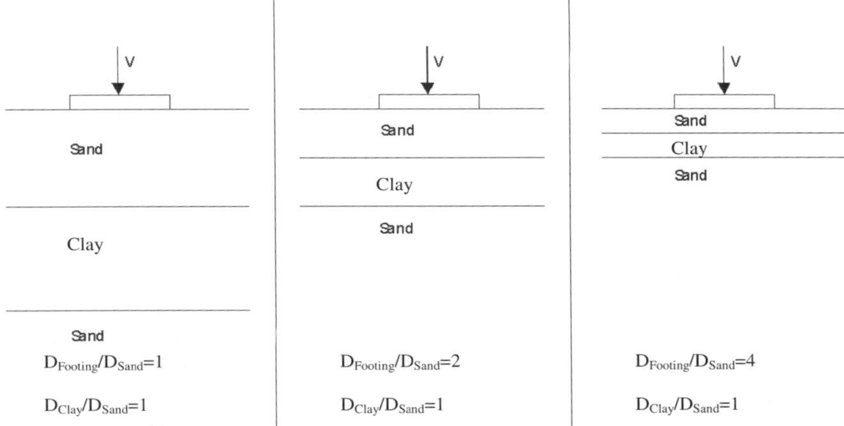

Figure 3. Three layer systems used in the study (Herzog 2002)

The problem has been modelled in two different ways. First a set of centrifuge model tests with a three-layer system (sand-clay-sand) has been conducted (Herzog 2002), which were compared to the results of the numerical model. With the knowledge of the three layer systems, physical and numerical tests were carried out with five layers (Glanzmann 2003). This second set of tests however is not discussed in this paper.

Centrifuge modelling

Models were built in circular strongboxes with 0.4 m diameter and 0.2 m height. Sand and clay were poured into the box outside the centrifuge and consolidated under a load frame up to an initial stress state. The sand is a well-graded fine laboratory sand of Australian origin. The clay is glacial lake clay from Birmensdorf near Zürich. Parameters of both soils are summarized in Table 1. After consolidation to the minimum stress of the clay layer in the centrifuge model the strongboxes were placed into the drum centrifuge and accelerated to the test levels of 25 g or 50 g respectively for the final consolidation. The progress of the consolidation was controlled by a laser distance measurement system scanning the model surface. The inlet, standpipes and valves on the outlet side of the strongboxes, controlled the water level. Deformation was applied with a rigid circular foundation, which was pressed in by a step motor at a speed of 0.02 mm/s measuring the reaction force with a load cell. The speed of the step motor had to be slow to obtain enough data using a measuring frequency of 1 Hz. At both acceleration levels the loading of a 1.4 m diameter footing was modelled. The sample quality (density and homogeneity) was controlled with in-flight CPT (cone penetration test). Due to model building the ratios of the foundation diameter and the layer thickness may be slightly different than aimed for.

Table 1: Parameters of the soils used in the described test series, derived under normal consolidation conditions and low confining stresses.

Material	ϕ'_{crit}	ϕ'_{ult}	c'	G	K	k
Sand	33°		0°	2.2E3kPa	6.5E3kPa	5E-5m/s
Clay	24°	15°	4.8kPa	0.2E3kPa	0.4E3kPa	2E-9m/s

Numerical modelling

Numerical modelling was conducted with the aim of reproducing the trends of the centrifuge prototype. An axisymmetric 2-D calculation corresponds to the boundary conditions of the centrifuge tests in circular strongboxes. Mohr-Coulomb was chosen as constitutive model for both sand and clay, defining the sand as drained with an angle of friction and no cohesion. Clay was modelled undrained with no friction and the undrained shear strength s_u as cohesion. It was estimated that the influence of the weak layers on the overall system behaviour is so high that there is no need to use one of the existing more sophisticated constitutive soil models. All parameters were set depth dependent for the initial state. The elastic shear modulus was modified strain dependent during the calculation.

FLAC allows fully coupled analysis allowing mechanical and pore fluid processes. Pore water pressure in the different layers can be observed. The deformation velocity was modelled in prototype scale and the time frame of the consolidation process followed the applied intrinsic permeability. Input parameters were taken out of several master theses (Fauchère 2000, Züst 2000, Herzog 2002, Glanzmann 2003), as well as from lab tests on the original material and post-test investigation of the centrifuge models. Coupled calculations tended to cause numerical instabilities after footing intrusions of more than one percent of the diameter.

Results

Load-settlement curves

The resulting load-settlement curves of layered soil systems are situated between those of their homogeneous components (pure sand, pure clay) for a similar circular footing at 25g (Figure 5).

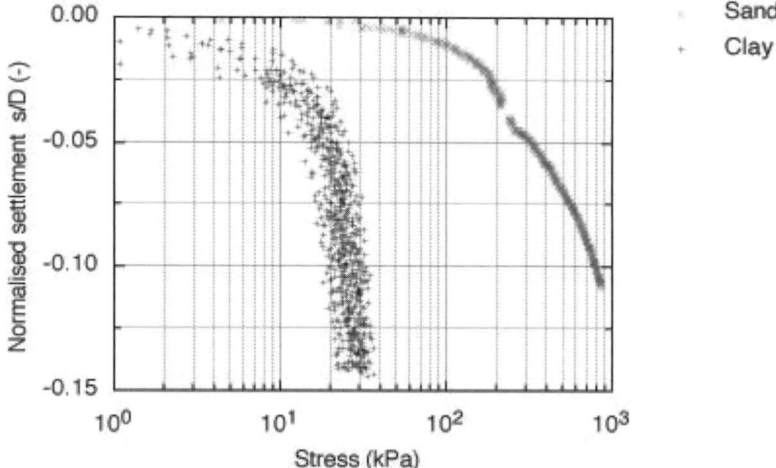

Figure 4: Load settlement curves for systems without layers

Compared to a homogeneous granular material, the bearing capacity of a layered soil with a single clay layer between two granular soils tends to decrease with a higher ratio of foundation diameter to layer thickness (Figure 5).

If more clay layers are present in the stratum, then the tendency shown in Figure 5 is far less accentuated. The ultimate limit load even seems to increase slightly with an increasing ratio of foundation diameter to soil layer thickness in the experimental results. However, this was not observed in the numerical modelling.

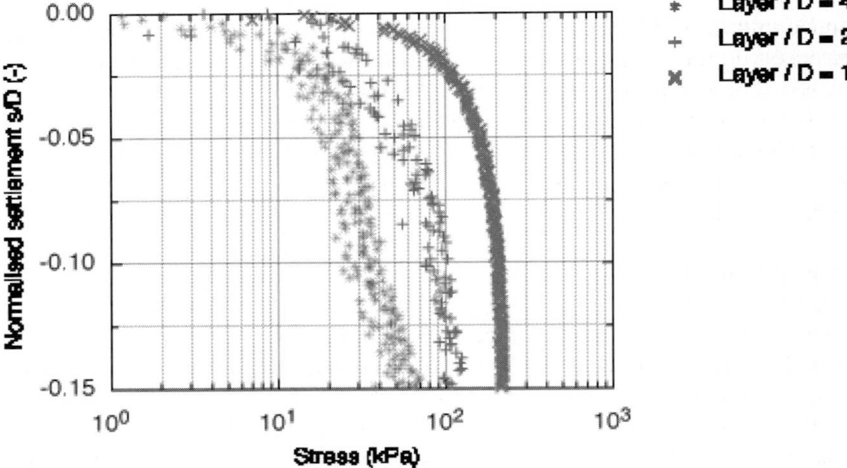

Figure 5. Load settlement relation for layered conditions

Shear strain and displacement plots

The results generated from numerical calculations show shear strains mainly in the weak layer. For thin top layers a punching mechanism can be found. The plot of deformation calculated with the numerical model is shown in Figure 6 together with the equivalent excavated centrifuge model. A good agreement of both modelling methods can be found showing horizontal displacements inside the clay layer. Heave appears outside the foundation due to the clay bulking up.

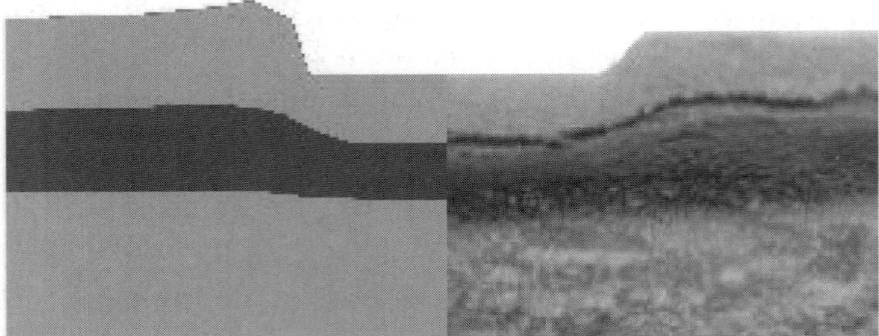

Figure 6. Comparison of numerically calculated deformation with the centrifuge model after the test

Interpretation

A clay layer in a mostly granular soil has a weakening effect on the whole stratum obstructed to a vertical footing load. An increasing thickness of the topmost granular layer increases the bearing capacity of the foundation. This due to the fact that the mechanism leading to failure involves mainly the topmost sand layer. First centrifuge tests with a multilayered system show similar results. The bearing capacity increases with increasing thickness of the topmost sand layer, while the load settlement curve is becoming less steep. This is due to the stress redistribution from the first to the second weak clay layer, which then may act as a second extrusion zone depending of the ratio of foundation diameter and layer thickness. Granular soil acts as transition material for stress and strain. Parameter distribution with depth has an impact on the system behaviour.

Conclusion and outlook

Regarding the results of the physical model tests as well as the adopted numerical model it is visible, that the classical solutions described in chapter 2 for both ultimate as well as serviceability limit state are not suitable to describe the measured and calculated results for single layered systems. It can be seen, that the greatest part of movement and finally a "failure" takes place in the weak zone underneath the granular topping. Stress distribution based on elasticity will definitively not be suitable for a solution, so that for the serviceability state a warning must be given not to rely on the classical methods. For those cases numerical modelling alongside with probable field tests or appropriate physical models might be the best idea to establish a deformation-based analysis. In terms of ultimate limit state, tests are currently conducted on the behaviour of 2-layered systems. With these results it might be possible to decide if an extrusion mechanism or a mechanism based on a punching failure is still valid.

References

1. Boussinesq, I. (1885). *Applications des potentiels à l'étude de l'équilibre et du mouvement des solides élastiques*. Paris: Gauthier-Villars.
2. DIN 4017-100 (1996). *Baugrund, Berechung des Grundbruchwiderstandes von Flachgründungen*. Bauen in Europa. Geotechnik. Berlin, Wien, Zürich: Beuth.
3. Fauchére, A. (2000). *Vorstudien zur Simulation einer Fundation eines Brückenwiderlagers auf Seebodenlehm in der geotechnischen Zentrifuge Zürich*. Diploma Thesis at the Institute for Geotechnics. ETH Zürich.
4. Franz , A. (2003). *Westumfahrung Zürich - Dreieck Zürich West, Rückrechnung eines Grundbruches im Seebodenlehm*, unpublished, Zürich
5. Fröhlich, O.K. (1934). *Druckverteilung im Baugrund*. Wien: Springer.
6. Glanzmann, P. (2003). *Fundamentbelastungen auf Mehrschichtmodellen*. Diploma Thesis at the Institute for Geotechnics. ETH Zürich.

7. Grasshoff, H. (1955). *Setzungsberechnung starrer Fundamente mit Hilfe des "kennzeichnenden Punktes"*. Bauingenieur 30. Heft 2: .53-54.

8. Hartmann, A. (1997). *Untersuchungen zum Durchstanznachweis mit Hilfe der geotechnischen Zentrifuge*. Diploma Thesis. Ruhr-Universität Bochum

9. Herzog, R. (2002). *Fundamentbelastungsversuche auf geschichtete Böden in der Zentrifuge und numerische Modellierung*. Diploma Thesis at the Institute for Geotechnics, ETH Zürich.

10. Laue J., Nater, P., Springman, S.M. & Grämiger, E. (2002). *Preparation of soil samples in drum centrifuges*. Proceedings of the International Conference of Physical Modelling in Geotechnical Engineering, Philips et al. (eds), Rotterdam, Balkema. pp. 143-148.

11. Meyerhof, G.G. (1951). *The ultimate bearing capacity of foundations*. Geotechnique 2. 227-242.

12. Nater, P., Laue, J. & Springman, S. (2001). Physical modelling of shallow foundations on homogeneous and layered soils, *XV International Conference on Soil Mechanics and Geotechnical Engineering*, Balkema, Rotterdam. Vol. 1, pp. 755 - 760..

13. Nater, P. (2002). *Building of Models in the Drum Centrifuge of the ETH Zurich*. Workshop on constitutive and centrifuge modelling: two extremes. Monte Verita. Ed. Springman, S. M. Rotterdam: Balkema.

14. Paikowsky S. G. & Hajduk, E. L. (1997). *Calibration and use of grid based tactile pressure sensors in granular material*. Geotechnical Testing Journal, Vol. 20, No.2: 218-241

15. Prandtl L. (1920). *Über die Eindringungsfestigkeit (Härte) plastischer Baustoffe und die Festigkeit von Schneiden*. Zeitschrift für angewandte Mathematik und Mechanik. Band 1, Heft 1: 15-20.

16. Sieffert, J. G. & Bay-Gress, C. (1998) *Comparison of European bearing capacity calculation methods for shallow foundations*. Int. Conf. on Soil-Structure Interaction in Urban Civ. Eng. Darmstadt: 477-498.

17. Springman, S.M., Laue, J., Boyle, R., White, J. & Zweidler, A. (2001). *The ETH Zurich Geotechnical Drum Centrifuge,* International Journal of Physical Modelling in Geotechnics. Vol 1(1), pp. 59-70.

18. Springman, S. M., Nater, P., Chikatamarla, R. & Laue, J. (2002). *Use of flexible tactile pressure sensors in geotechnical centrifuges*. Proceedings of the International Conference of Physical Modelling in Geotechnical Engineering, Philips et al. (eds), Rotterdam, Balkema. pp. 113-118.

19. Terzaghi, K. & Jellinek, R. (1959). *Theoretische Bodenmechanik*. Berlin. Springer.

20. Züst, Y. (2000). *Vorstudien zur Simulation einer Dammschüttung als Strassendamm auf Seebodenlehm in der geotechnischen Zentrifuge Zürich,* Diploma Thesis at the Institute for Geotechnics. ETH Zürich.

A 3D finite difference analysis of pavements over pile-reinforced soft soil

Y. Laurent and B. Simon
TERRASOL, Montreuil, France

D. Dias and R. Kastner
URGC Géotechnique, INSA-Lyon, Villeurbanne, France

Introduction

The reinforcement of soft soils by vertical rigid elements is used more and more frequently, mostly under industrial and commercial pavements, but also under earth fills, storage reservoirs and industrial facilities. Its concept is to transfer the load to rigid vertical elements in order to partially unload the soft soil, and transfer some part of the surface loading to the substratum (fig. 1). The reinforcement makes it possible to homogenize and effectively reduce the settlements at the soil surface, and consequently control the induced effects on nearby existing constructions.

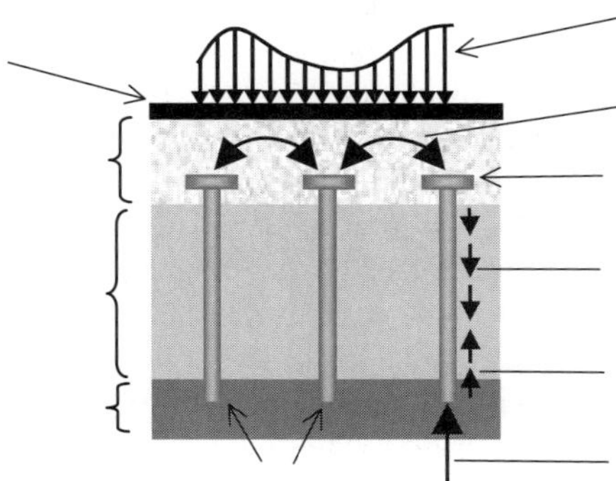

Figure 1 : Vertical pile reinforcement and mechanisms of the load transfer

Foundations: Innovations, observations, design and practice, Thomas Telford, London, 2003

This process of reinforcement presents many benefits in comparison with more traditional methods: faster construction, simplification of the connection between the foundations and surface structures (role of the granular earth platform), use in seismic zones, possibility of avoiding soil excavation and replacement. Moreover a wide range of techniques are available today to carry out the soil reinforcement: including bored or driven piles, jet grouting, soil mixing.

However, this vertical reinforcement by piles involves complex and closely dependent mechanisms, above the pile caps and in the soft soil (fig. 1). Many geometrical and mechanical parameters must be taken into account. The complete analysis of the soil-pile structure behaviour can only be achieved by numerical simulations taking into account the individual components and their interactions.

The existing numerical studies are often based on simplified assumptions : two-dimensional simulation, soft soil layer and its participation in the load transfer not taken into account, absence of friction interfaces. Moreover, the influence of many parameters on the reinforcement effectiveness is not known precisely : ratio between the inclusion width and the spacing between two piles, relative soil/inclusions rigidity, mechanical characteristics of the earth platform, load intensity. Thus, in order to study this problem in a realistic way with all its complexity, it is necessary to use three-dimensional numerical studies.

This paper presents a three-dimensional numerical study [Laurent, 2002], undertaken by using the FLAC 3D software (explicit finite differences) and carried out within the framework of the French National Project "Rigid Inclusions". It relates to a fictitious case but with realistic conditions for the pavement loading. Starting from the reference case, a parametric study on several parameters was carried out in order to observe their influence on the settlements and on the distribution of load between soil and reinforcing pile.

Numerical model, simulations and analyses

Generic case study

The case considered is a pavement of 0.20 m thickness on top of a 0.5 m thick granular earth platform (fig. 2). The earth platform is laid on a 5 m thick soft soil layer, covering a rigid substratum.

The soft soil is reinforced by vertical rigid piles of 5 m height, founded on the substratum. The piles with a circular section of 0.5 m in diameter, are laid out following a square grid ($s = 2.5$ m). The pavement is loaded by a distributed uniform load q_0. Consideration has only been given to the final settlements, the pore pressures and their dissipation with time are not taken into account.

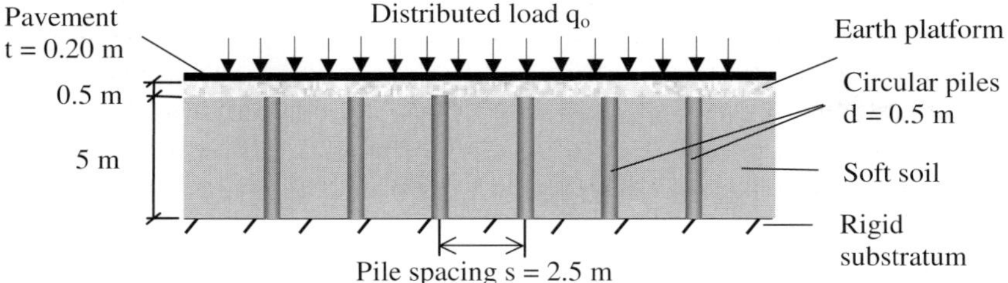

Figure 2 : Transverse view of the simulated construction

Behaviour and mechanical properties of soils

Table 1 summarizes the constitutive models and the mechanical parameters adopted for the materials used in the reference case. The selected mechanical properties correspond to common soil conditions for sites where this technique is used.

Table 1 : Materials mechanical properties, reference case

Material	Rheological model	E (MPa)	ν	c (kPa)	φ (°)	ψ (°)	γ (kN/m³)
Soft soil	Elasto-plastic Mohr-Coulomb	5	0.3	0	30	0	18
Piles	Elastic	(E_P) 10000	0.2	-	-	-	18
Earth platform	Elasto-plastic Mohr-Coulomb	(E_M) 50	0.3	0	40	10	20
Pavement	Elastic	12000	0.2	-	-	-	25

Model, grid, boundary and initial conditions

The vertical piles and the soft soil are set up in only one phase, which constitutes the initial state. Due to the symmetry of the problem, only a quarter of a pile is simulated (fig. 3).

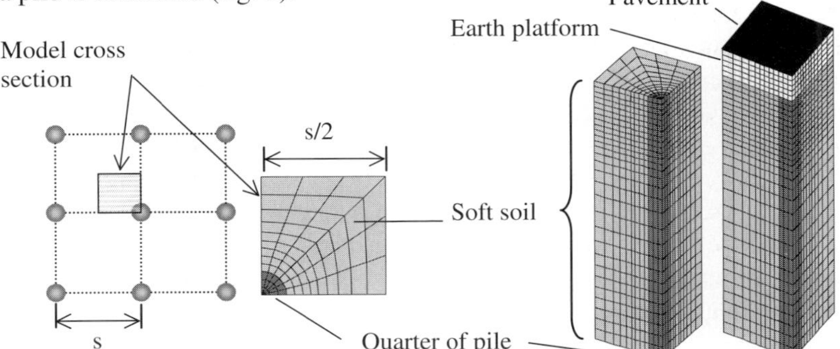

Figure 3: Model and grid

The soil and the piles are modelled by volume elements. The pavement consists of structural shell elements. The grid comprises 2500 zones and 140 structural elements.

The lateral sides of the numerical model are fixed in displacement along the direction perpendicular to their normal axes. The substratum is considered rigid. The initialization of the initial stresses is carried out by taking into account a coefficient of soil at rest K_0 of 0.7.

Loading stages

The earth platform is set up in only one phase before the pavement. Then the load q_o is applied by steps of 5 kPa to cover the range 5 to 50 kPa. A complete numerical simulation represents 12 calculation phases.

Results and analysis

Focus is placed on the evolution of the settlement and the vertical stress distribution at the boundary between the earth platform and the soft soil during the loading. For each calculation phase, the settlement of the nodes along the horizontal line AC (fig. 4), and the vertical stresses in the elements located above the boundary along the line A'C' are followed.

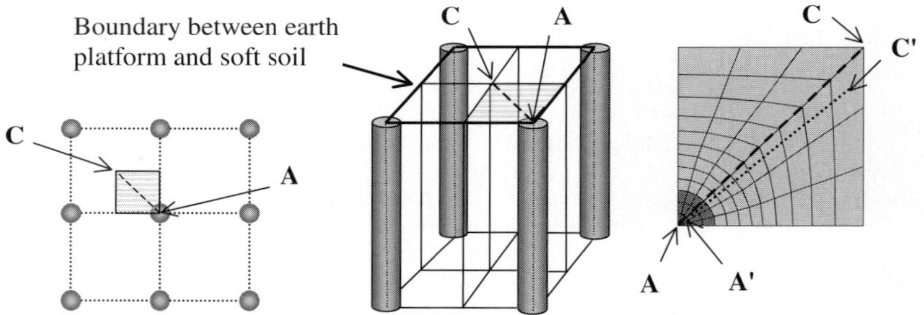

Figure 4 : Analysis of the results along the boundary earth platform/soft soil

The load transfer to the pile caps is quantified by the Stress Reduction Ratio parameter (SRR) [Low, 1994]. The SRR is the relationship between the average vertical stress which really applies on the soft soil q_s, and that which would apply if there was no load transfer on the pile caps q* (Equation 1).

$$SRR = q_s / q^* \qquad \text{where } 0 < SRR < 1 \qquad (1)$$

Parametric study

The results obtained for 7 different cases of reinforcement by vertical piles, from CD1 to CD7, where CD1 is the reference case, are presented. CD0 corresponds to the case without reinforcement. The parameters of the various cases are summarized in table 2.

The parametrical study relates to the contribution of the reinforcement by vertical rigid piles, and the influence of : the Young's elastic modulus for pile (E_P) and earth platform (E_M), the spacing between piles (s). The effect of inserting a Mohr-Coulomb interface in the numerical model has also been considered.

Table 2: Parametric study

Case	Piles spacing s (m)	Pile area coverage α (%)	E_M (MPa)	E_P (MPa)	Characteristics
CD0	-	-	50	-	No pile
CD1 (ref.)	2.5	3.1	50	10000	-
CD2	2.5	3.1	50	500	-
CD3	2.5	3.1	50	2000	-
CD4	2.5	3.1	100	10000	-
CD5	2.5	3.1	50/400	10000	-
CD6	2.5	3.1	50	10000	Interface
CD7	3	2.2	50	10000	-

Contribution of the reinforcement by rigid piles

In this section the results obtained for the configurations CD0 (without reinforcement) and CD1 (reference) are compared.

Figure 5 illustrates the settlements obtained at the boundary between the earth platform and the soft soil, along the line AC (fig. 4), for the maximum load q_o of 50 kPa.

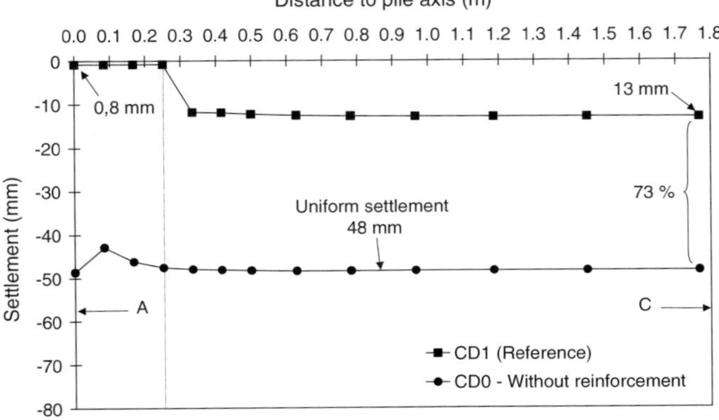

Figure 5: Settlements at the boundary along the line AC, for q_o = 50 kPa

The reinforcement by vertical rigid piles makes possible to reduce the settlements in the soft soil by 73 %. For CD0, settlements are logically uniform, except a slight disturbance due to the grid effects in the zone where the reinforcement will be simulated. For CD1, it appears a relative settlement of 12.2 mm between the pile cap (point A) and soft soil (point C). Moreover, the soft soil settlement decreases closer to the piles.

Figure 6 presents the stresses obtained at the boundary between the earth platform and the soft soil, along the line A'C' (fig. 4), for $q_o = 50$ kPa.

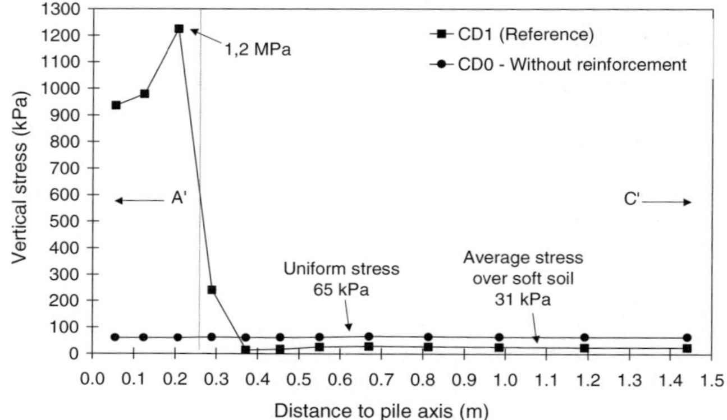

Figure 6: Vertical stresses at the boundary along the line A' -C ', for $q_o = 50$ kPa

The reinforcement by vertical piles makes possible to reduce by 52 % the average vertical stress on the soft soil, which explains the lesser settlement (fig. 5). The loads concentrate on the pile caps, especially at their edge.

Figure 7 presents the orientation of the principal stresses near the boundary between the earth platform and the soft soil, for $q_o = 50$ kPa.

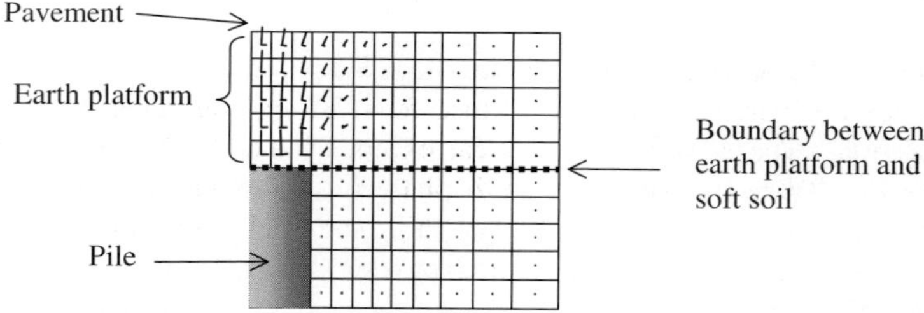

Figure 7: Orientation of the principal stresses near the boundary, for $q_o = 50$ kPa

In the earth platform, an arching effect is observed with the principal stresses rotating towards the pile caps.

Influence of pile elastic modulus

In this part the results obtained for CD1 (reference), CD2 and CD3 configurations are compared. All three configurations are identical except the pile elastic modulus E_P (Table 2). For q_o = 50 kPa and E_P = 500 MPa, the soft soil settlement is equal to 21 mm at the boundary (point C). When E_P = 2000 MPa, the settlement reduces to 15 mm, and finally, for the reference case (E_p = 10000 MPa) a settlement of 13 mm is obtained. So, increasing E_P from 500 to 10000 MPa allows a 38 % settlement reduction for the same level of loading.

Figure 8 presents the evolution of the Stress Reduction Ratio with the level of loading. The equivalent load corresponds to the weight of the earth platform and the pavement, which is added to the load q_o.

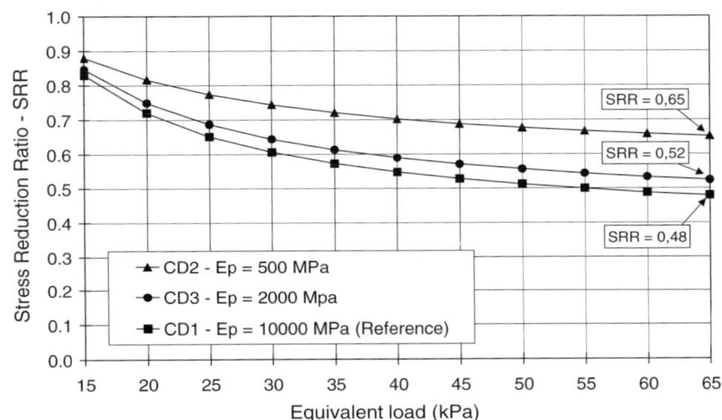

Figure 8: SRR evolution with the level of loading

It appears that the load transfer to the pile caps increases with the pile modulus, especially when surface load is high. When the total load equals 65 kPa (q_o = 50 kPa), the SRR decreases from 0.65 to 0.48 while E_P increases from 500 MPa to 10000 Mpa : the average vertical stress on the soft soil decreases by 26 %.

Influence of the earth platform elastic modulus

Now are compared the results obtained for CD1 (reference), CD4 and CD5 configurations. These cases are identical except for the earth platform elastic modulus E_M (Table 2). The CD5 earth platform configuration comprises two superimposed layers, each of 0.25 m thickness and with different elastic modulus. The upper layer has a module E_{M1} equal to 400 MPa, which stands as a typical value for such a compacted soils. The modulus E_{M2} of the lower layer is taken equal to 50 MPa.

For q_o = 50 kPa and for the reference case (E_M = 50 MPa), the soft soil settlement is equal to 13 mm at the boundary (point C). Increasing E_M from 50 to 100 MPa leads to a settlement reduction of 20 %. In the case CD5, adding a stiff soil layer (E = 400 MPa) of 25 cm has no significant effect on the settlement which is almost the same as in the CD4 case (11 mm). Figure 9 presents the SRR evolution with the level of loading.

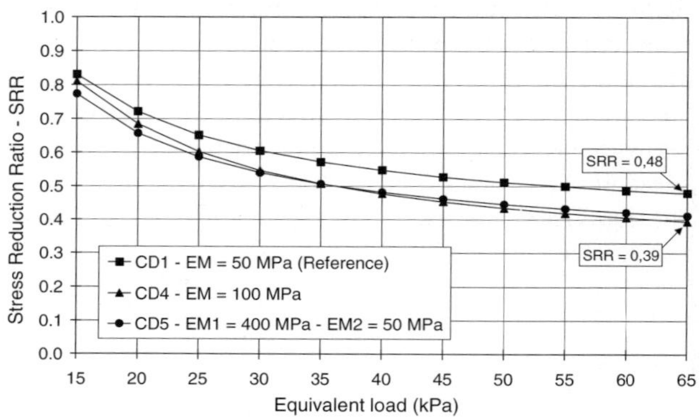

Figure 9 : SRR evolution with the level of loading

It appears that increasing E_M improves load transfer onto the pile caps, especially for higher level of loading. For a load of 65 kPa, the average vertical stress on the soft soil decreases by 19 % when E_M increases from 50 MPa to 100 MPa.

Moreover, for lower levels of loading, CD5 is more effective than CD4. But for loads greater than 35 kPa, the tendency is reversed, thus confirming the observations made on settlement.

Influence of the inter-pile spacing

This parameter is studied in the CD7 configuration, identical to the reference case (CD1) except the inter-pile spacing s (Table 2).

For q_o = 50 kPa and when s = 3 m, the soft soil settlement is equal to 17.4 mm at the boundary (point C) while it is equal to 13 mm when s = 2.5 m (reference). Reducing the inter-pile spacing from 3 to 2.5 m reduces the settlement at the soft soil surface by 25 %.

For the same level of loading and by reducing the spacing s, the average vertical stress on the soft soil decreases by 8 %, SRR varying from 0.52 to 0.48 (reference). This indicates that the reduction of s favours the load transfer to the pile caps.

Influence of interface properties

In the CD6 case, a Mohr-Coulomb type interface has been introduced around the reinforcement piles with an interface friction angle equal to 27° on the pile caps, and 30° along the pile itself. When compared to the results obtained for the reference case CD1, it can be noted that the introduction of this interface into the numerical model does not lead to significant variations of the final results : for q_o = 50 kPa, the settlement of the soft soil at the point C increases by 2.5 % and the average vertical stress on the soft soil decreases by 4 %.

Nevertheless, introducing these frictional interfaces gives easy access to the value of the shear stress along the pile (fig. 10).

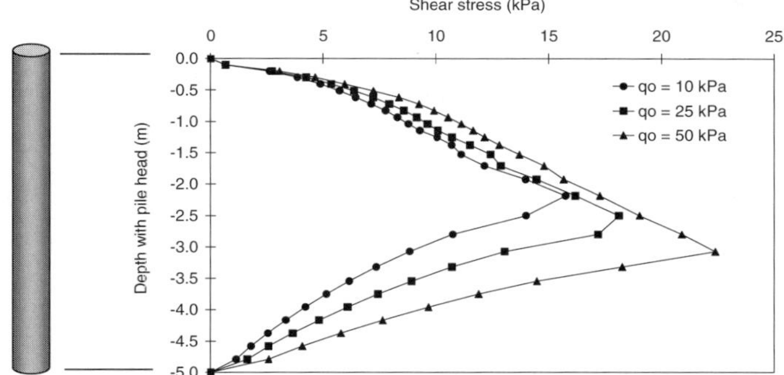

Figure 10 : Shear stress evolution along the pile barrel.

As the piles are founded on the rigid substratum, the settlement of the soft soil layer induces negative skin friction on the whole pile length. It is noticed that the depth of maximum friction increases with the surface loading.

Conclusions

The present numerical study enables some conclusions to be drawn about the influence of various test parameters on the effectiveness of vertical rigid pile reinforcement in soft soils under loaded pavements.

Firstly, the pile-reinforcement makes it possible to considerably reduce the load on the soft soil and to decrease settlements under the pavement. It was noted that increasing the pile elastic modulus or increasing the earth platform elastic modulus improves the load transfer onto the pile caps. Moreover, the closer the inter-pile spacing, the more the soft soil is unloaded.

Finally, the introduction of a frictional interface between the piles and the soil in the numerical model generates only slight variations of the results concerning the settlements and the load transfer. However it does give easier access to the value of the shear stress along the piles.

In the future, it would be interesting to be able to simulate the actual construction process of the piles which, in practice, are carried out either by excavation, or by compaction of the soil around the piles. This influences the soil mechanical properties and consequently the interactions between the soil and the piles.

It should also be interesting to take into account the actual rheological behaviour (such as the dilatancy caused by shear) of the soils most commonly used to build the earth platform (treated or coarse granular material), in order to study more precisely the transfer mechanism of the surface load to the pile cap..

Finally, in order to validate this numerical simulation approach, comprehensive *in situ* observations and model experiments, in calibration chambers or centrifuge tests are needed.

References

1. Briançon L. (2002) *Renforcement des sols par inclusions rigides – Etat de l'art en France et à l'Etranger.* Paris : IREX, Novembre, 185 p.
2. Demerdash M.A. (1996) *An experimental study of piled embankments incorporating geosynthetic basal reinforcement.* Thesis, University of Newcastle Upon Tyne, Department of civil Engineering, 196 p.
3. Han J. (1999) *Design and construction of embankments on geosynthetic reinforced platforms supported by piles.* In: ASCE/PaDOT Geotechnical Seminar in Hershey, PA, USA, 14-16 April.
4. Han J. and Gabr M.A. (2002) *Numerical analysis of geosynthetic reinforced and pile-supported earth platforms over soft soil.* Journal of Geotechnical and Geoenvironmental Engineering, January, pp. 44-53.
5. Jones C.J.P.F., Lawson C.R. and Ayres D.J. (1990) *Geotextiles reinforced piled embankments.* In: 4th Intern. Conf. on Geotextiles, Geomembranes & Related Products, The Hague, Netherlands. Vol. 1, pp. 155-160.
6. Itasca Consulting Group. *FLAC³D - User's guide.* (2002).
7. Kempton G., Russel D., Pierpoint N. and Jones C.J.F.P. (1998) *Two and three dimensional numerical analysis of the performance of piled embankments.* In : 6th International Conf. on Geosynthetics, pp. 767-772.
8. Laurent Y. (2002) *Renforcement des massifs de fondation par inclusions rigides verticales – Etude bibliographique et numérique.* Mémoire de DEA Génie Civil. Lyon : Ecole Doctorale MEGA, INSA de Lyon, Unité de Recherche en Génie Civil, Laboratoire Géotechnique, Septembre, 142 p.
9. Low B.K., Tang S.K. and Choa V. (1994) *Arching in piled embankments.* ASCE Journal of Geotechnical Engineering. Vol. 120, pp. 1917-1938.
10. Rogbeck Y., Gustavsson S., Södergren I. and Lindquist D. (1998) *Reinforced Piled Embankments in Sweden – Design Aspects.* In : 6th International Conference on Geosynthetics, pp. 755-762.
11. Russel D. and Pierpoint N. (1997) *An assessment of design methods for piled embankments.* Ground Engineering, November, pp. 39-44.
12. Simon B. (2001) *Méthode intégrée pour dimensionner les réseaux d'inclusions rigides en déformation.* In : 15th International Conference on Soil Mechanics and Geotechnical Engineering, 27-31 August, Istanbul. Vol. 2, pp. 1007-1011.

Pile response due to nearby tunneling

C.J. Lee, C.M. Kao, and K.H. Chiang
Department of Civil Engineering, National Central University, Chungli, 32054, Taiwan, Republic of China.

Introduction

Shield tunneling has become more and more widely used to subway construction in soft ground. However, subway authorities have also been forced to make use of a limited public area (i.e. beneath streets or buildings) to build tunnels because of the high density of development and the difficulty on land expropriation in crowed cities. When a tunnel is excavated, the ground around the tunnel inevitably moves towards the tunnel opening. Consequently, a tunnel driven close to or beneath a building that founded on pile foundations in a soft ground may cause to damages of nearby building (Lee et al., 1994). The load transfer mechanism of a pile embedded in the moving soils resulted from tunnel construction is considerably complex and needs to study in detail. Geotechnical centrifuge modeling has been frequently used to study the tunneling-induced problems (Lee et al.,1999; Bezuijen & Schrier, 1994; Loganathan et al.,2000; Jacobsz et al.,2001). In the study, a series of centrifuge model tests were performed to assess tunneling-induced ground deformations and their detrimental effects on adjacent pile foundations in saturated sandy ground.

Centrifuge modeling

This experimental work was undertaken in the geotechnical centrifuge at the National Central University (NCU). The layout and dimensions of the models are described in model units; however, the test results are presented in terms of prototype units.

Model tunnel and instrumented model piles

The model tunnel was a 1.5 mm thick cylindrical rubber bag on which a sheet of 0.1 mm thickness overlapping filament tape was pasted to enhance tunnel stiffness, in an attempt to ensure tunnel diameter equal to 60 mm during increase of supporting pressure, representing a 6 m diameter tunnel at prototype

Foundations: Innovations, observations, design and practice, Thomas Telford, London, 2003

scale. Four deformation gages were put inside the rubber bag. The deformations of the crown, invert, and two sidewalls of the tunnel can be measured during the subsequent tests. Two instrumented model piles were constructed using aluminum tubes of 9.6 mm outer diameter and 8.6 mm internal diameter (Fig. 1). The model piles were designed to replicate 0.96 m diameter circular concrete pile at prototype scale. Strain gauges were placed externally at seven locations to measure lateral response on the bending pile and at six locations to measure axial response on the axial pile.

Preparation of saturated sand bed

The test setup is illustrated in Fig. 2. The axial pile and the bending pile were installed at either side of the tunnel and at the locations having equal distance from the tunnel axis to the piles in the tests. After the model piles and the model tunnel were set on the predetermined positions, Quartz sand was pluviated into the strongbox with a regular path from a hopper at a falling height of 70 cm and at a constant flow rate. A fairly uniform sand bed ($D_r=65\pm2\%$) was achieved and its friction angle is around 38°. The raining process was interrupted as needed to rain a layer of colored sand at specified elevations. Finally a row of marked spaghetti was vertically implanted on the surface along the central line of the model at a regular interval and at predetermined positions. The colored sand layers (2 mm in thickness) used together with the vertical marked spaghetti are good indicators of the deformations of the sand ground.

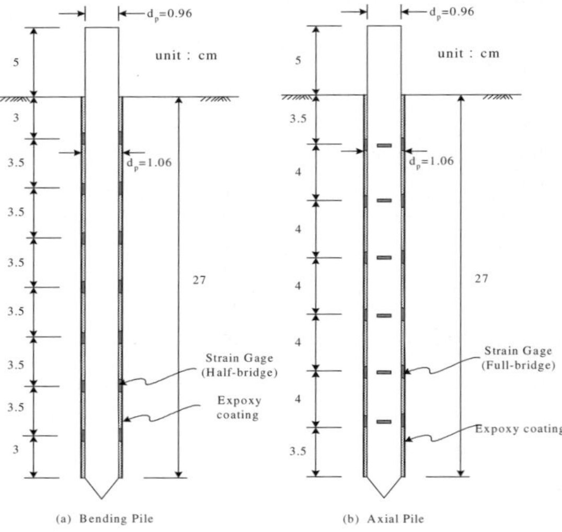

Figure.1 Configuration of bending pile and axial pile

After completion of model preparation, an acrylic plate was tightly covered on the strongbox. Simultaneously and continuously vacuumed the air both in the strongbox and in the model tunnel out and at the same time de-air water was carefully dripped into the strongbox to saturate the sand bed. A total five LVDTs were attached to a mounting unit to measure the surface settlements. In addition, two LVDTs mounted on the pile at the different elevations were used to measure the lateral displacement and rotation angle of the pile and one LVDT fixed on the top of the pile to measure the vertical settlement.

Test procedures

The model tunnel was connected with an air pressure line and the centrifuge was then accelerated in 5 g step by step until it reached 100 g. The air pressure was cautiously regulated to balance the overburden pressure so that no crown settlement allowed during the acceleration of the centrifuge. The tunnel diameter was reduced by gradually lowering the air pressure to zero at an decrement of 10 kPa each 30 seconds. The deformation of tunnel, the surface settlement and the deflection of pile, and the axial forces and the bending moments on the piles were continuously measured.

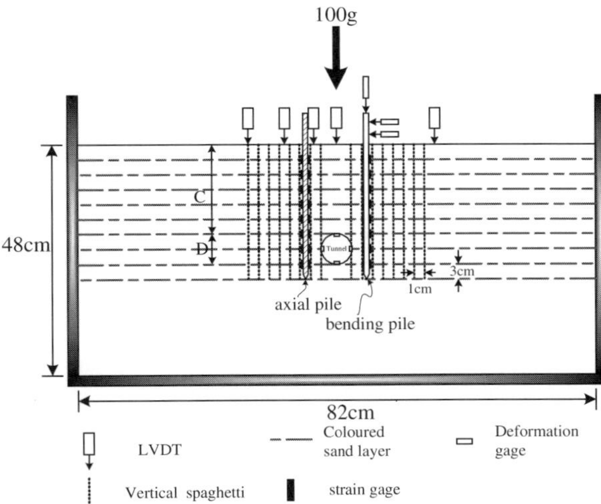

Figure 2 Test setup and instrumentation configuration

Two series of tests were conducted. In Test series A, the green field ground deformations induced by tunneling without neighboring to a pile in sandy ground were firstly investigated. In Test series B, a pair of instrumented model piles in a penetration depth of 27 m located at either tunnel side and at various distances from a tunnel embedded in depths of various cover-to-diameter ratios (C/D=1, 2, 3 and 4, C= thickness of cover, D=tunnel diameter) were used to investigate the mechanism of load transfer and the pile head deformation during the tail voids closure of tunnel. Details of test arrangements are given in Table 1.

Test results and discussion

Tunneling-induced pile behavior

As is listed in Table 1, all the tests were conducted using the pile, having the embedment depth of 27 m but located at various distances away from a new driven tunnel, to discuss the impact on the pile resulted from adjacent to tunneling at various depths. The notations of bending moment and deformation on the pile head are shown in Figs. 3-a and 3-b.

Table 1 Test Arrangements and Test Conditions

Test Series	Test No.	C/D	Tunnel depth, z_o (m)	Embedment depth of pile, L_p (m)	Distance between tunnel center to pile center, x (m)	Test conditions
	STest1	1	9	-	-	
	STest3	3	21	-	-	Tunnel
A	STest4	2	15	-	-	without pile
	STest5	4	27	-	-	
	PTest1	3	21	27	4.5	Single pile
	PTest2	1	9	27	4.5	located at
	PTest3	2	15	27	4.5	various
B	PTest4	2	15	27	4.5	lateral
	PTest5	1	9	27	4.5	distances
	PTest6	3	21	27	4.5	from tunnel
	PTest7	2	15	27	3.5	centerline
	PTest9	4	27	27	4.5	

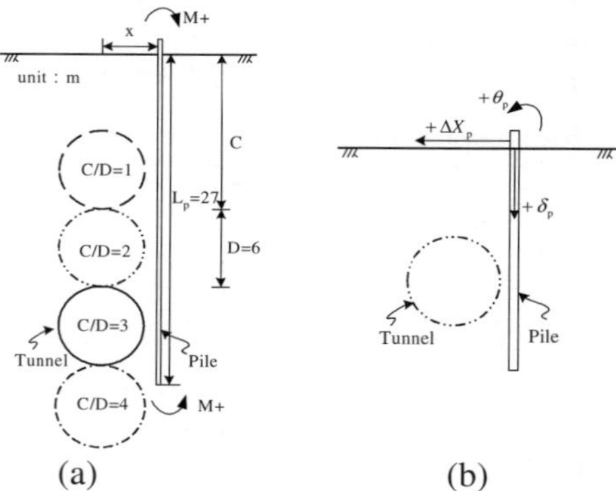

Figure 3-a Notations on bending moments; 3-b Notations on pile deformations

Figure 4 shows the history of the tunnel-induced bending moments and axial forces at various depths during the supporting pressures were gradually reduced to zero in PTEST7. It may be observed that the bending moments and axial forces at different depths increased with a decrease of the supporting pressure before tunnel collapse. The measured values of bending moment almost reached peaks around the tunnel collapse and kept nearly constant values until supporting pressure reducing to zero. The pile located more distant from the tunnel axis will experience the smaller bending moments and axial forces, as indicated in Fig. 5. However, the distributions of bending moment along depths on a pile, which was 27 m in length and located near a tunnel embedded in a depth of C/D=2 but in various distances from it, were considerably different.

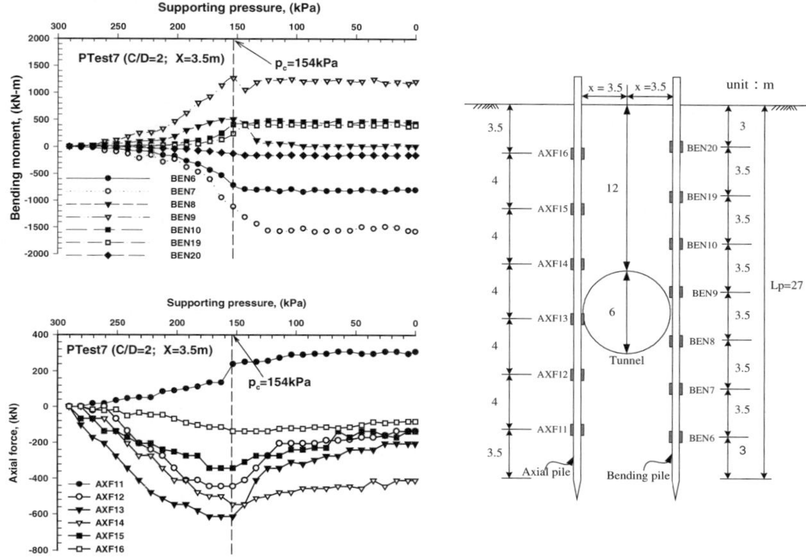

Figure 4 Evolution of bending moment & axial force on pile during reducing supporting pressure for PTEST7 (C/D=2 & X=3.5m) (a) bending moment; (b) axial force

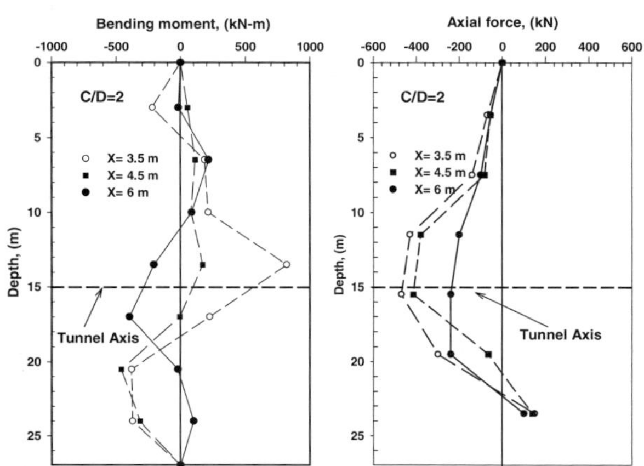

Figure 5 Distributions of bending moments and axial forces along depths for a pile located various distances from the tunnel axis

Figure 6 displays the velocity field recorded from the marked spaghetti after the test (STEST4) and three locations (3.5, 4.5, and 6 m) where piles installed in the tests. The area that dash lines confined was the zone of influence due to tunneling in which a larger displacement occurred. The pile installed in the zone of larger displacement would experience the larger lateral earth pressures on the pile and developing the larger deformations including the vertical settlements, the horizontal displacements, and the rotation angles on the pile heads, as indicated in Fig. 7. The larger deformations would develop on the pile head if the pile were located nearer to the tunnel. The pile installed at 6 m away from the tunnel axis had a large portion of pile body embedded in the less movable zone in which can provide the larger constraint on the pile tip. Consequently the pile had smaller pile deformations and produced the less bending moment and axial force. Figure 8 depicted the extents and magnitudes of settlement troughs induced by new tunneling nearby piles and in the free field. Test results showed that the existing piles nearby a new driven tunnel would effectively diminish the extent of settlement trough, however, the maximum surface settlement above the tunnel would increase.

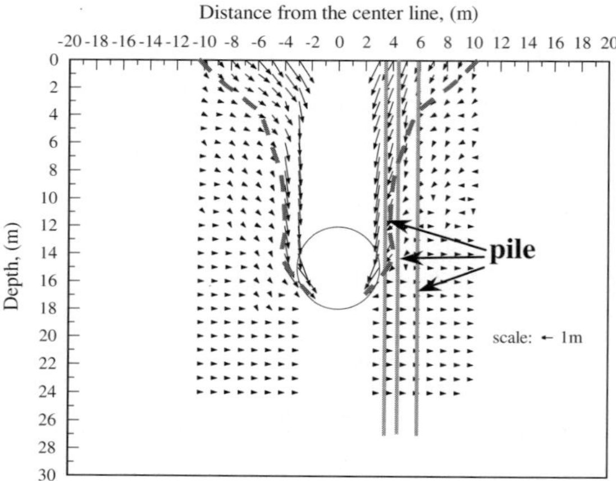

Figure 6 Velocity fields around a tunnel and pile locations (C/D=2)

Figure 9 illustrated the distributions of the measured bending moment and axial force along depths for a pile 27 m in length installed located at 4.5 m from a tunnel embedded in the various cover-to-diameter ratios (C/D=1 to 4). Shallow tunneling nearby a long pile (pile tip located below a tunnel invert) produced the positive and negative bending moments while deeper tunneling (pile tip located above a tunnel invert) only produced the negative bending moments. The more deeply tunneling but keeping the tunnel invert above the pile tip produced the larger negative bending moments on the pile. The magnitudes of axial force mobilized on the pile body were dependent on the relative displacement between the soil and the pile.

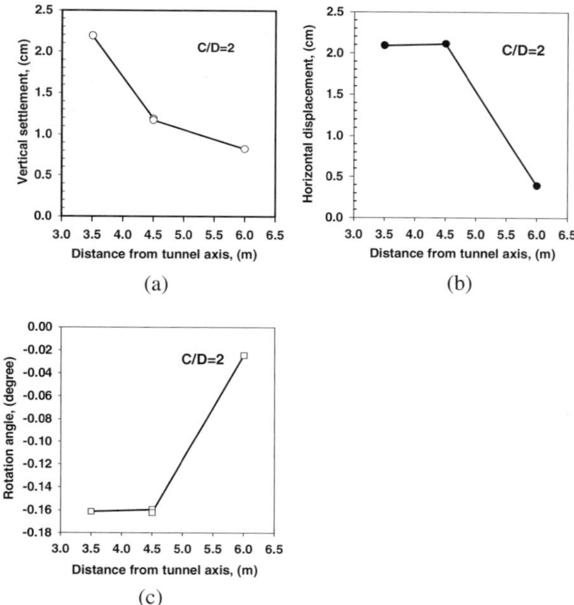

(a)

(b)

(c)

Figure 7 Pile head deformations at tunnel collapse for the pile in various distances from the tunnel axis, (a) vertical settlement; (b) Horizontal displacement; (c) Rotation angle

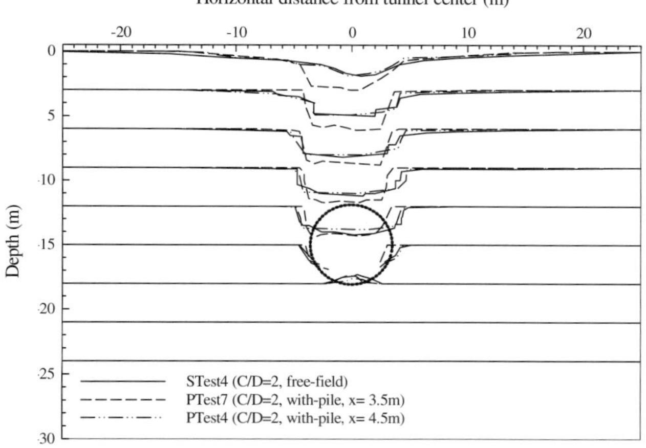

Figure 8 Comparison of the extent and magnitude of settlement trough with a pile and without a pile

In the present studies, no axial load was applied on the pile so that the measured axial forces mainly attributed to soil movements due to nearby tunneling and not to bearing failure on the pile tip. Consequently the magnitudes and the distributions of mobilized axial force were considerably different for a pile subject to tunneling in various depths. For a shallow tunneling, the pile body above the tunnel invert was subject to the axial compressions while that below the invert was subject to the axial tensions, as indicated in Figure 9-b. For a deep tunneling but pile tip still locating below the tunnel invert, the full pile body was subject to axial compression because of mobilization of negative skin friction. However, a pile having the tip above the tunnel invert would lose a large amount of point bearing during tunneling and it would experience the axial tensions if no axial compression were already on the pile.

Figure 10 displays the pile head deformations, including the vertical settlement, horizontal displacement, and rotation angle, at tunnel collapse in various cover-to-diameter ratios in the study. The vertical settlements increased with an increase of C/D ratios on the pile head while both the horizontal displacements and the rotation angles decreased with an increase of C/D ratios. Figure 11 is the velocity fields around a deeper tunnel (C/D=4). The pile 27 m in length installed at 4.5 m away from the tunnel axis was laid in the movable soils, therefore, a larger vertical settlement was expected.

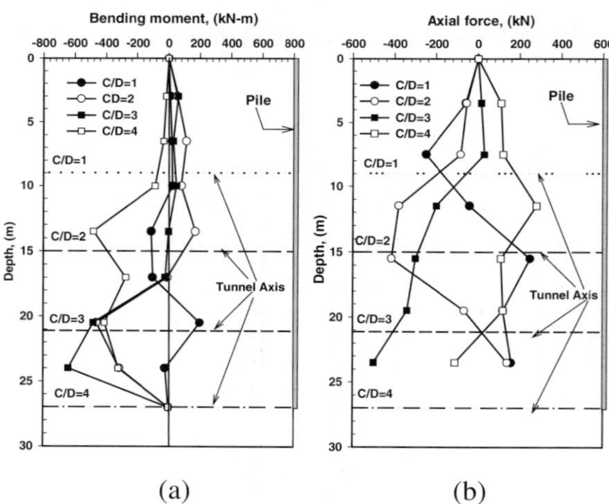

Figure 9 Distributions of bending moment and axial force along depths for a pile installed at 4.5 m from tunnels that were embedded in the various cover-to-diameter ratios (C/D=1 to 4)

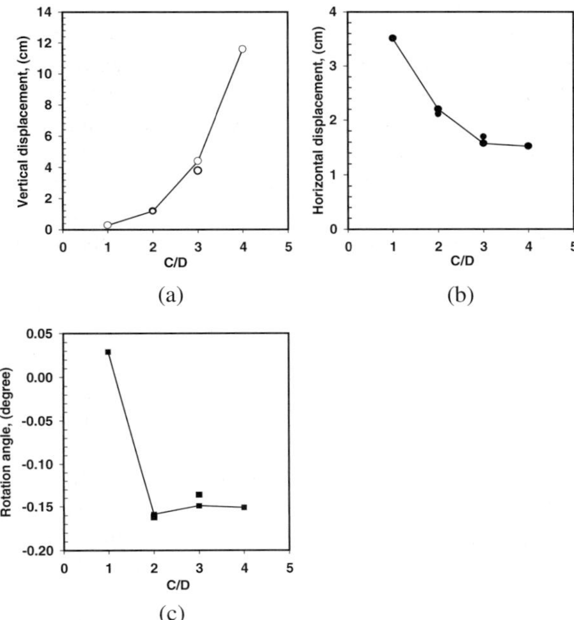

(a)

(b)

(c)

Figure 10 Pile head deformations at tunnel collapse in various cover-to-diameter ratios, (a) vertical settlement; (b) Horizontal displacement; (c) Rotation angle

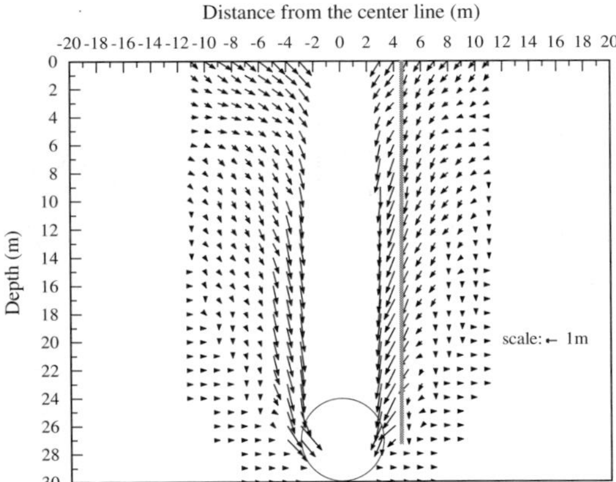

Figure 11 Velocity fields around a tunnel and pile locations (C/D=4; X=4.5 m)

Summary and conclusion

The ground movements around a tunnel embedded in saturated sandy soils have been carefully investigated by conducting a series of tunnel model tests in centrifuge. In addition, a series of centrifuge model tests were performed to assess the tunneling-induced ground deformations and their detrimental effects on the adjacent pile foundations in saturated sandy ground. Test results show that existing piles nearby a new driven tunnel will effectively diminish the extent of settlement trough, however, the maximum surface settlement above the tunnel axis increased. The maximum bending moment and maximum axial force on the pile increased rapidly until ground loss reached 3-3.5%. The relative elevations of the pile tip and the tunnel burial depth dominated the distributions of bending moment and axial along the pile depths. A new shallow tunnel driven nearby an existing long pile produced the larger bending moment and axial force but less vertical deformation of the pile head. In contrast, a deeper tunnel produced the less bending moment and axial force but the larger vertical settlement. Hence the constructor must take the measures preventing the damage from both bending failure on a pile and foundation settlements into consideration during tunneling adjacent to the existed pile.

Acknowledgements

Financial support provided by the National Science Council of the Republic of China under the Grant NSC 89-2211-E-008-101 is gratefully acknowledgement.

References

1. Bezuijen, A. and Schrier Van der, J. (1994). *"The influence of a bored tunnel on pile foundations,"* Centrifuge 94 (eds. Leung, Lee and Tan), pp.681-686.
2. Jacobsz, S.W., Standing, J.R., Mair, R.J., Soga, K., Hagiwara, T., and Sugiyama, T. (2001). *"The effects of tunneling near single driven piles in dry sand."* Proc. Of Asian Regional Conference on Geotechnical Aspects of Underground Construction in Soft Ground, Shanghai, pp.29-35.
3. Lee, R.G., Turner, A.J., and Whitworth, L.J. (1994). *"Deformation caused by tunneling beneath a piled structure."* Proc. XIII Int. Conf. Soil Mech. Found. Engrg., New Delhi, pp.873-877.
4. Lee, C.J., Wu, B.R, and Chiou, S.Y. (1999). *"Soil movements around a tunnel in soft soils,"* Proceedings of the National Science Council, Part A: Physical Science and Engineering. Vol.23, No.2, pp.235-247.
5. Loganathan, N., Poulos, H.G., and Stewart, D.P. (2000). *"Centrifuge model testing of tunneling-induced ground and pile deformations."* Geotechnique, Vol.50, No.3, pp.283-294.

One-way axial cyclic tension loading of driven piles in clay

B. M. Lehane
Department of Civil & Resource Engineering, The University of Western Australia

R. J. Jardine
Department of Civil Engineering, Imperial College, London

B. A. McCabe
Department of Civil Engineering, National University of Ireland, Galway

Introduction

Piles subjected to cyclic tension loads are generally designed without explicitly addressing the effects of cyclic loading. Offshore foundation engineers normally consider that a design is adequate if the estimated static tension pile capacity ($Q_{s\text{-design}}$) is greater than the applied peak (dynamic) cyclic load times a factor of safety (FOS). A FOS of about 1.5 is generally used when the design incorporates historical practice for site investigations, cyclic environmental load estimation and static pile design procedures. The negative effects of cycling on shaft capacity are often thought to be counteracted by the positive rate effects on dynamic capacity e.g. Ridgen & Semple (1983). However, it is not clear whether the degree of safety has been eroded by improvements in load estimation, site investigations, pile design methods and the structural efficiency of modern offshore platform design (Jardine 1991). In addition, the standard practices do not make any assessment of whether unacceptable displacements might build up gradually under high level cyclic loading.

The high levels of uncertainty associated with the prediction of stress changes that occur during driven pile installation and subsequent equalisation and cyclic loading have meant that most numerical predictions of pile response to cyclic loads, when performed, adopt simplified models involving user-specified shear stress-displacement (t-z) curves to represent a soil horizon at any given level e.g. Matlock and Foo (1979) and St John et al. (1983). The RATZ

Foundations: Innovations, observations, design and practice, Thomas Telford, London, 2003

computer code (Randolph 1994) is a popular design program employing the *t-z* approach and predicts various patterns of displacement accumulation during cycling, depending on the form of the (non-linear) *t-z* relationship employed. Such programs are useful in providing an indication of the likely range of responses that may be encountered under cyclic loading. The predictive accuracy, however, relies heavily on the selected *t-z* relationships; these, unfortunately, depend on empirical parameters that are not related to basic soil properties and cannot be measured in laboratory tests.

It is therefore evident that there remains considerable scope for improvement in our predictive capabilities for piles subjected to cyclic loading, both in terms of capacity change and the accumulation of cyclic displacements. As shown in a particularly comprehensive set of field and supplementary laboratory experiments reported by Karslrud & Haugen (1985), piles can fail at relatively low loads when subjected to high level cyclic loading and can develop considerable permanent displacements even if they do not fail. The greatest scope for improvement lies in the understanding and quantification of relationships between pile performance and cyclic soil characteristics. This paper examines the cyclic displacement relationships for cyclic tension tests performed on driven piles in Belfast clay-silt; the associated changes in pile capacity are discussed by Lehane *et al.* (2003).

Soil properties at test site

As part of a UK Health & Safety Executive (HSE) funded research project examining the response of pile groups to cyclic loading (Lehane *et al.* 2003*)*, two cyclic tension tests were performed on 6m long precast concrete piles that were driven into soft clay-silt at a site 10 km north of Belfast city. The general ground properties at the site have been described by Lehane (2003) and Lehane *et al.* (2003) and attention is focused here on describing laboratory test data with direct relevance to interpretation of the cyclic pile tests.

Fill comprising top-soil, gravel and old brick rubble is present to a depth of ≈1m and is underlain by ≈0.7m of fine silty sand. Most of the test pile shafts were within the soft estuarine lightly overconsolidated organic clay-silt that underlies this silty sand and extends to a depth of ≈8.5m. Typical properties for this material, which is referred to locally as '*sleech*', are summarised in Table 1.

Clay fraction (primarily illite & chlorite)	$20 \pm 10\%$
Fines content	$90 \pm 5\%$
Organic content	$11 \pm 1\%$
Water content (w)	$60 \pm 10\%$
Liquidity index (I_L)	0.8 ± 0.1
Vertical yield stress (σ'_{vy})	55 ± 5 kPa
Overconsolidation ratio (OCR)	1.1 to 2
Peak vane strength (s_{uvane})	22 ± 2 kPa
Friction angle in triax. comp.(φ' with c'=0)	33.5 ± 2°

Table 1   Average soil properties between 1.7m and 6m

Rate effects and the potential for sliding at the pile soil interface were examined in a laboratory testing programme at Trinity College Dublin. These indicated that:

(i)   The triaxial compression undrained strength of normally consolidated *sleech* samples increases by $\approx15\%$ for each log cycle increase in axial strain rate between 0.001% and 1% per minute. Crooks & Graham (1976) measured a lower rate dependence (of as low as 7% per log cycle) for overconsolidated samples of *sleech*.

(ii)   The soil's residual friction angle (φ'_{res}) was measured in a Bromhead ring shear apparatus, employing the procedures set out for displacement pile design purposes by Ramsey *et al.* (1998). The tests indicated that φ'_{res} was comparable to the triaxial compression friction angle for samples to a depth of 3m i.e. a turbulent shearing mode predominates. However, samples from below 3m indicated φ'_{res} angles between 19° and 25°, indicating that both turbulent and sliding shear take place within the shear zone (e.g. Lupini *et al.* 1981). The residual interface friction angle between the soil and the concrete piles considered in Belfast has yet to be checked, but it might be expected to be comparable to φ'_{res}.

Undrained monotonic and cyclic simple shear tests were performed on the *sleech* using the University of Western Australia (UWA) 'Berkeley type' simple shear apparatus[1]. 50mm diameter, 20mm high samples were cored from rectangular prisms that were initially cut from along the longitudinal axis of 54mm diameter 'Geonor' piston samples. Simple shear was therefore imposed to the *sleech* in the same direction as that imposed to the soil adjacent to a vertically loaded pile. The testing programme involved four monotonic (SS) tests and three one-way load controlled cyclic (CSS) tests; all samples were retrieved from between 4m and 5m depth.

After consolidation to normal stresses in the range 20kPa to 100 kPa, the cyclic experiments attempted to partly replicate the strain history of elements adjacent to a pile by initial pre-shearing and subsequent re-consolidation of the specimens prior to cycling (to mimic the pile installation and equalization processes respectively). The pre-shearing comprised five one-way cycles (which induced a permanent shear strain of $0.8 \pm 0.5\%$) and samples were reconsolidated to the initial normal consolidation stress employed. Stress controlled cycling at a rate of 1 cycle per minute was imposed from a minimum shear stress of ≈1 kPa to a maximum shear stress of τ_{pcy} for 300 cycles. The findings from the monotonic and cyclic tests are summarized as follows:

---

[1] The cylindrical sample employed is confined within a membrane, hence facilitating application of a range of radial consolidation stresses and continuous monitoring of radial effective stress; lateral stresses equivalent to K_o conditions are usually applied for the consolidation stage. During shear, the sample height and total vertical total stress are held constant by adjustment of the radial stress.

(i) The monotonic SS tests, which were performed at a rate of 0.5% shear strain per minute, indicated a much higher than expected ratio of peak monotonic shear strength (τ_f) to the normal consolidation stress (σ'_{nc}). For example, normally consolidated samples gave τ_f/σ'_{nc} ratios of 0.42 ±0.05 compared to a more typical ratio of 0.23 ±0.02 (Ladd *et al.* 1977). Such anisotropy is also evident on Figure 1, which presents the results from SS tests conducted on vertically oriented *sleech* samples from between 4 and 4.5m in a 'Wykeham Farrance (WF)' simple shear apparatus at Trinity College Dublin (TCD). It is not clear whether the same anisotropy would be preserved close to the shaft in the field after the intense distortion associated with installation.

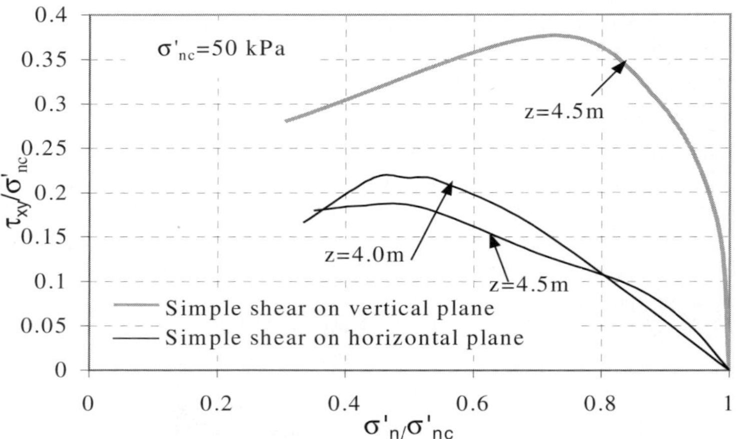

Figure 1 Effects of anisotropy in simple shear tests in WF apparatus, OCR=1

(ii) Pre-shearing slowed the rated of accumulation of average shear strain (γ_{acc}) with the number of cycles (N). This is illustrated on Figure 2 which plots the γ_{acc}-N relationships for a sample tested during initial 'virgin' cycling and subsequently during cycling after re-consolidation at the same τ_{pcy}/τ_f ratio of 0.33 (where τ_f is the monotonic strength $\approx 0.42\ \sigma'_{nc}$).

(iii) The pre-sheared samples did not exhibit any change in shear strain amplitude (or cyclic stiffness) during the stress controlled tests but showed a steady accumulation of mean shear strain which was a function of the imposed cyclic stress level (τ_{pcy}/τ_f); variations of γ_{acc} with N for the three tests performed are plotted on Figure 3 and indicate that after the first cycle, γ_{acc} varies approximately with the logarithm of N.

The data on Figure 3 may be compared with corresponding one-way CCS test results on Figure 4, which were measured by Mao (2000) for intact normally consolidated calacareous silt and clay from Australia's North Western Shelf. It is evident that, in keeping with the data on Figure 3 and unlike trends observed in (more severe) two-way cycling, there is no tendency for an increase in shear strain amplitude with N. It is noteworthy, however, that the relatively linear variation of γ_{acc} with log N over the earlier stages of cycling does not persist for all N and that γ_{acc} varies almost directly with N as shear failure is approached.

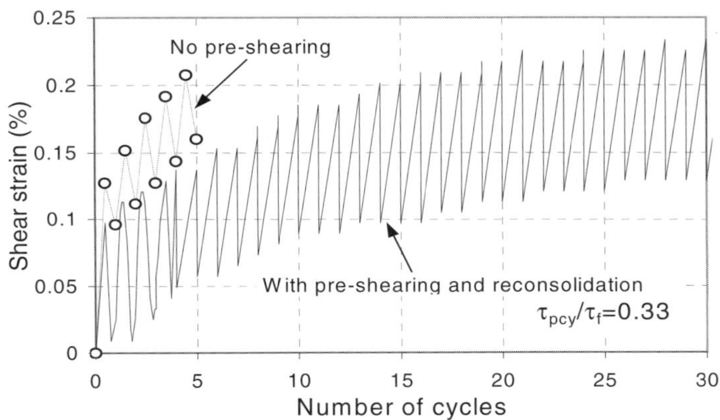

Figure 2 Effect of pre-shearing on accumulation of strain in CSS tests

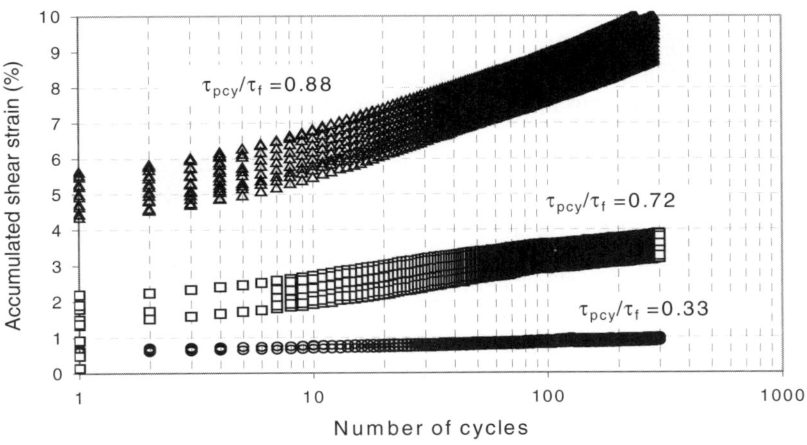

Figure 3 Accumulation of shear strain of pre-sheared sleech in CSS tests at various (one-way) cyclic stress levels

The normal effective stress changes recorded during such CCS tests can also be fed into effective stress models to show how the local shaft capacity of piles degrades during cycling (Jardine 1991).

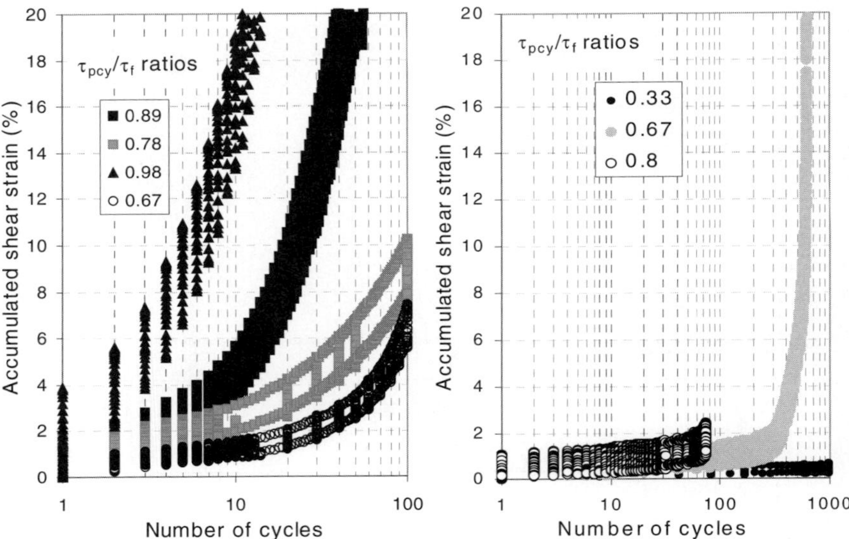

Figure 4   Accumulation of shear strain (%) in CSS tests on normally consolidated calcareous silt (left) and clay (right); Mao (2000)

Cyclic tension pile tests

The 25 tonne Trinity College Dublin cone truck was employed to perform cyclic tension tests on two 250mm square precast concrete piles driven to 6m depth at the Belfast site. Dywidag bars were cast in drilled holes to protrude 100mm from the pile heads and these bars were coupled to a further length of Dywidag bar that passed into the truck through the hole normally used for lowering the cone rods. The jack and pile head load cell were both located within the truck. A petrol-driven pump with manual valve control was used to regulate load levels. Excellent control was achieved with near sinusoidal load cycles being applied with a period of 60 seconds by controlling the valve through manual feedback from a digital load cell display and a stop-watch.

The first pile tested, designated *S1*, was load tested to failure in compression 88 days after being installed and its cyclic tension test took place 270 days later. The second pile, designated *S2*, had not been pre-tested and the (virgin) cyclic tension test commenced 142 days after its installation. Cyclic failure was deemed to have occurred once the accumulated mean pile head displacement reached 25mm. The applied tension load cycles and the corresponding range of pile head displacements measured in both cyclic tests are plotted on Figure 5.

It is evident on Figure 5 that the cyclic displacement amplitudes did not increase appreciably during cycling and that significant accumulation of pile head displacements occurs at applied peak pile head tension loads (Q_{pcy}) of

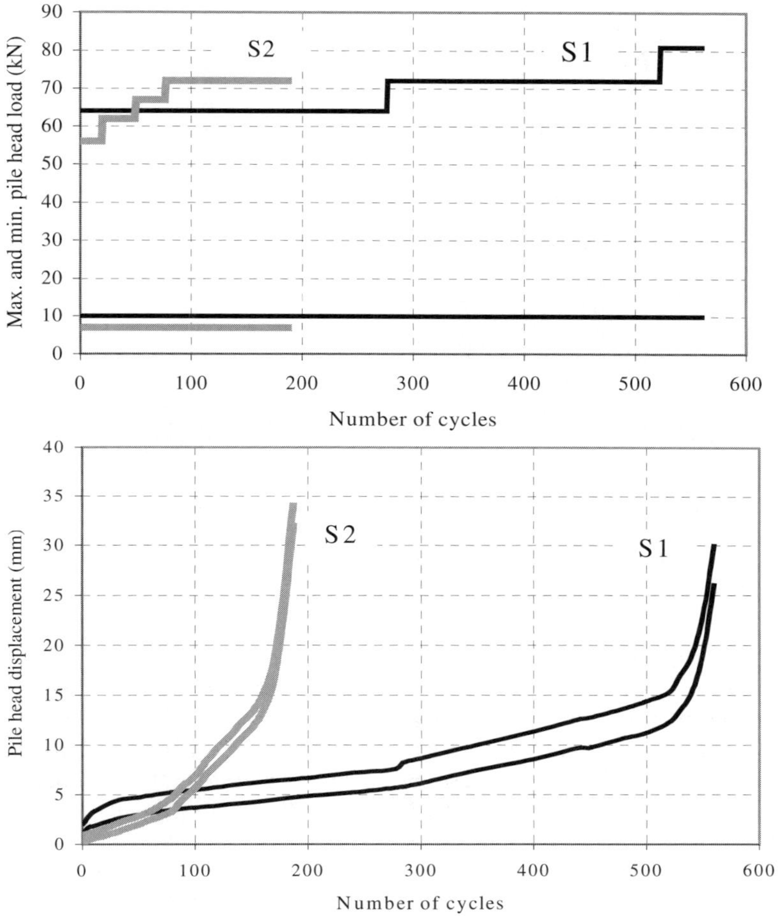

Figure 5 Cyclic loading schedule and response of piles S1 and S2

82kN for pile *S1* and 72 kN for pile *S2*. Based on a review of static load test data from the Belfast site, Lehane *et al.* (2003) show that these loads are, in fact, almost identical to the estimated *static* shaft capacity of the respective piles just before cyclic loading, Q_s (where static capacity is defined as the load at a pile displacement equal to 10% of the pile width at a creep rate of 0.25mm/hour).

The higher static capacity of pile *S1* at the time of cyclic loading arose because of the positive effects on shaft capacity of pre-failure followed by an extended period of re-equalisation. The applied peak dynamic loads of 82 kN for *S1* and 72 kN for *S2* are also shown by Lehane *et al.* (2003) to amount to approximately 75% of the dynamic pile capacity just prior to the cyclic testing. This percentage was derived by comparing the displacement rates of the cyclic and static pile tests and assuming an increase in shaft capacity of 12% for each log cycle increase in displacement rate; the value of 12% falls between the rates assessed from laboratory tests of 15% for normally consolidated *sleech* and 7% for overconsolidated *sleech*.

As noted by Lehane *et al.* (2003), the slow static shaft capacities of *S1* and *S2* were degraded by $\approx$15% by the applied cyclic loading schedules.

Prediction of accumulated strain in one-way CSS tests

Analysis of the CSS data for the pre-sheared *sleech* (Figure 3) showed that the accumulated shear strains (γ_{acc}) depend principally on τ_{pcy}/τ_f and the logarithm of the number of cycles (N). The following equation is representative of the trends observed when $N > 1$:

$$\frac{d\gamma_{acc}}{dN} = \frac{C_1(\tau_{pcy}/\tau_f)}{[1-(\tau_{pcy}/\tau_f)]}\frac{1}{N} \quad \text{for } \gamma_{acc} < \gamma_{threshold} \tag{1}$$

Statistical analyses confirm the suitability of Equation (1) for the *sleech* and it was found that the data for all three CSS tests at all N values could be represented by the equation with the constant, C_1, equal to 0.0013 $\pm$0.0003. Equation (1) predicts a linear variation of γ_{acc} with log N, where the slope of this variation increases in a hyperbolic form with the magnitude of the cyclic shear stress level. However, as sample failure is approached, as indicated by the data of Mao (2000) on Figure 4, γ_{acc} varies more strongly with N. It is proposed here that, at this stage after a certain critical/threshold shear strain accumulation ($\gamma_{threshold}$), γ_{acc} varies linearly with N and:

$$\frac{d\gamma_{acc}}{dN} = \frac{C_2(\tau_{pcy}/\tau_f)}{[1-(\tau_{pcy}/\tau_f)]} \quad \text{for } \gamma_{acc} \geq \gamma_{threshold} \tag{2}$$

No data exist for pre-sheared *sleech* to allow derivation of the constant C_2, but the data of Mao (2000) indicate that a typical value for normally consolidated calcareous silt and clay is $\approx$ 0.0003. These data also suggest a $\gamma_{threshold}$ value of $\approx$2% may be appropriate.

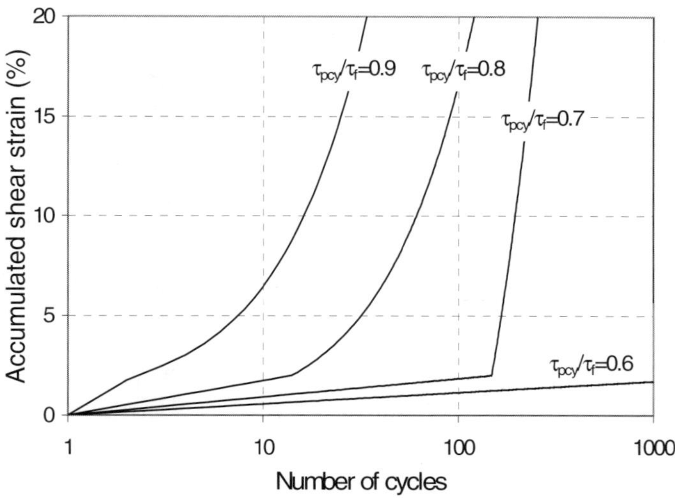

Figure 6 Predicted accumulation of shear strain with N for various τ_{pcy}/τ_f values

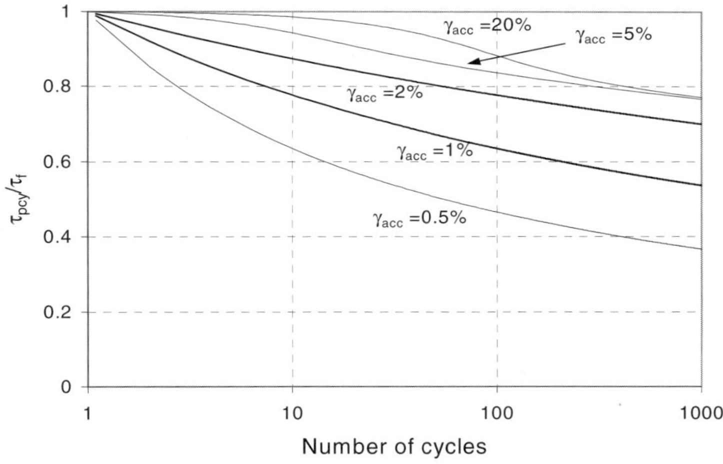

Figure 7   Predicted accumulated strain contour diagram (one way cycling)

Equations (1) and (2) are evaluated for various γ_{acc} , N and τ_{pcy}/τ_f values in Figure 6; the corresponding predicted (accumulated) strain contour diagram is plotted on Figure 7. The general form of these figures, which assume $\gamma_{threshold}$=2%, C_1= 0.0013 and C_2=0.0003, is compatible with that derived in simple shear testing programs by others (e.g. for Drammen clay, Andersen

1991), although the authors have not been able to source directly comparable plots for one-way simple shear tests on pre-sheared clays.

Prediction of pile displacement response in cyclic tension tests

It is well established that, prior to slip occurring at the pile shaft-soil interface, a simple shear mode of deformation is imposed on soil surrounding a pile shaft under axial load e.g. Randolph & Wroth (1981). Furthermore, Whittle & Baligh (1988) argue that the response of clays (of low and intermediate OCR) in the immediate vicinity of the shaft of a driven pile during shear (and after full equalization) is comparable to that of an intact sample with OCR=1.2 tested in simple shear. It is therefore reasonable to expect that the response of soil tested in cyclic simple shear bears similarities with that observed in cyclic pile tests. A comparison of Figures 3 and 5 confirms such parallels, indicating that:

- Under one-way uniform cyclic loading, pile displacement amplitudes and the shear strain amplitudes measured in CSS tests both remain relatively constant with N.

- Accumulated pile head displacements and accumulated shear strains in CSS tests build up with N in a similar fashion

A prediction of the response of the Belfast test piles may be obtained using equations (1) and (2) and making the following assumptions:

(i)   There is no slip between the soil and pile shaft

(ii) The stress and displacement regime can be idealised as involving only concentric vertical shear stressing and shear straining. In this case vertical equilibrium requires that the peak cyclic shear stresses at any radius (r) from the pile is given as:

$$\tau_{\text{pcy}}(r) = \tau_{\text{pcy-s}}\, R_{\text{eq}}/r \tag{3}$$

where $\tau_{\text{pcy-s}}$ is the peak cyclic shear stress at the pile shaft and R_{eq} is the equivalent radius of the square concrete piles (=$B/\pi^{0.5}$, with B=250mm).

(iii) The effective stresses and soil strengths surrounding a driven pile are acknowledged to vary significantly in both the vertical and radial directions, leading to variations in both τ_f and shear stiffness characteristics. However, the normalised forms of equations (1) and (2), which relate γ_{acc} to imposed levels of mobilised strength, are assumed to remain approximately valid and independent of position within the soil mass.

(iv) Equations (1) and (2) may be applied to piles *S1* and *S2*, which have different loading histories prior to cycling, by assuming that the ratio of the applied peak shear stress to the available shear strength at the pile shaft $(\tau_{\text{pcy-s}}/\tau_f)$ is equivalent to the overall ratio applying to each complete pile Q_{pcy}/Q_s, where Q_{pcy} is obtained from Figures 5 and Q_s is the (slow) static pile shaft capacity.

(v) The changes in pile capacity and τ_f values that take place during cycling may be neglected for present purposes (although the analysis could be extended to take account of such changes)

(vi) The stepped increase in Q_{pcy} applied to the test piles (see Figure 5) can be accommodated in Equation (1) by replacing N with N_{eq}, where N_{eq} is the equivalent number of cycles at the current level of cycling that would lead to accumulation of shear strain induced by previous cycling; this approach is referred to as the 'strain accumulation' procedure by Andersen (1983).

(vii) Progressive failure and pile compressibility are ignored.

The displacement accumulated (w) after N cycles is obtained by summing the displacements accumulated by all annuli of width (dr) and radius r from the piles during each cycle:

$$w = \int_{N=1}^{N} \left(\int_{r=R_{eq}}^{r=r_m} \frac{d\gamma_{acc}}{dN} dr \right) dN \qquad (4)$$

where $d\gamma_{acc}/dN$ is derived with $\tau_{pcy}/\tau_f = [Q_{pcy}/Q_s]\,(R_{eq}/r)$. The value of r_m, which is the radius from the pile beyond which no settlement occurs, may be taken as $\approx 12m$ for the Belfast test piles following the recommendations of Randolph (1994).

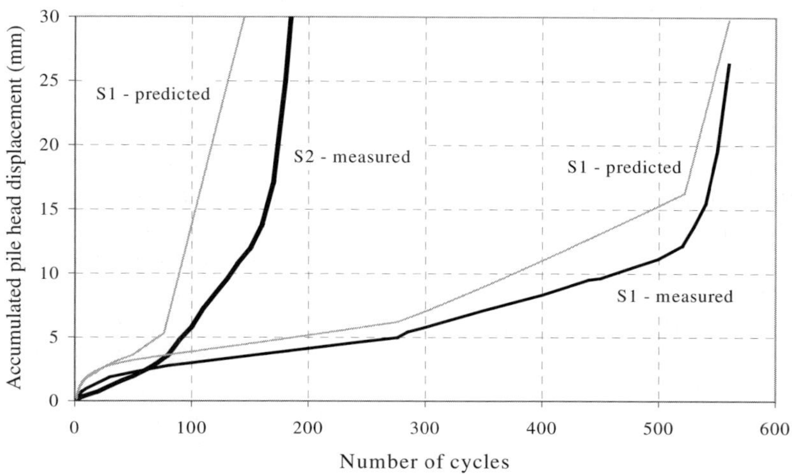

Figure 8 Predicted and measured pile response

Equation (4) was solved numerically for pile tests *S1* and *S2* in a short computer program, assuming the C_1, C_2 and $\gamma_{threshold}$ values employed to produce Figures 6 and 7. The predictions of accumulated displacements, which are plotted on Figure 8, are seen to compare favourably with the measured response, both in terms of their magnitudes and their trends with N at various stages of cycling. Although the agreement in terms of displacement magnitudes may be fortuitous, Figure 8 confirms that the results of CSS tests on pre-sheared soil are directly applicable to pile response to cycling loading and may be used, at least in a qualitative way, to assess pile displacement performance under cyclic load. Significant changes in static capacity are likely to accompany the process of permanent displacement accumulation; see Lehane et al. 2003.

Conclusions

1. Monotonic undrained simple shear tests performed on horizontally oriented samples of an estuarine clay-silt indicated that significantly higher strengths can develop when shearing in a direction orthogonal to the bedding plane (as in the case of a axially loaded vertical pile) rather than parallel to the bedding plane.
2. There are clear parallels between the displacement response of piles subjected to undrained cyclic tension loading and the shear strain development observed in undrained cyclic simple shear (CSS) tests.
3. Cyclic tension pile tests indicated that the initiation of a rapid accumulation of pile head displacement with N only began when the applied peak cyclic tension load was close or equivalent to the piles' (slow) static tension capacity.
4. The results of CSS tests on pre-sheared soil are directly applicable to pile response to cycling loading and may be used, at least in a qualitative way, to assess the displacement performance of piles subjected to axial cyclic loading.
5. Static capacity changes take place in addition to the described permanent displacement accumulation.

References

1. Andersen K.H. (1983). *Strength and deformation properties of clay subjected to cyclic loading.* Norwegian Geotechnical Institute, Report No. 52412-8.
2. Andersen K.H. (1991). *Foundation design of offshore gravity structures.* Cyclic loading of Soils, Ed. M.P. O'Reilly & S.F. Brown, 122-173, Blackie.
3. Crooks J.H.A. and Graham J. (1976). *Geotechnical properties of the Belfast estuarine deposits.* Geotechnique 26(2), 293-315.
4. Jardine R.J. (1991). *The cyclic behaviour of large piles with special reference to offshore structures.* Cyclic loading of Soils, Ed. M.P. O'Reilly & S.F. Brown, 174-248, Blackie.

5. Karlsrud K. and Haugen H. (1985). *Behaviour of piles in clay under cyclic axial loading –results of field model tests*. Proc. Conf. Behaviour Offshore structures, Delft, Elsevier, Amsterdam, 589-600.

6. Ladd C.C., Foott R., Isihara K., Schlosser F. and Poulos H.G. (1977). *Stress-deformation and strength characteristics*, Proc. 9th Int. Conf. Soil Mech. Fd. Eng, Tokyo, 2, 421-494.

7. Lehane B.M. *Vertically loaded shallow foundation on soft clayey silt.* Geotechnical Engineering, ICE, 2003, 156, 17-26.

8. Lehane B.M., Jardine R.J. and McCabe B.A. (2003) *Experimental investigation of pile groups subjected to cyclic tension loading.* UK Health and Safety Executive research report, (in press).

9. Lupini J.F., Skinner A.E. and Vaughan P.R. (1981). *The drained residual strength of cohesive soils.* Geotechnique, 31(2), 181-213.

10. Mao X (2000). *The behaviour of three calcareous sediments in monotonic and cyclic loading.* PhD Thesis, Univ. of Western Australia.

11. Matlock H. and Foo S.H. (1979). *Axial pile analysis using a hysteretic and degrading soil model.* Proc. Conf. Numerical methods in offshore piling, London, 127-133

12. Ramsey N., Jardine R.J., Lehane B.M. and Ridley A. (1998). *A review of soil-steel interface testing with the ring shear apparatus.* Proc. VI Conf. on Offshore site investigation and foundation behaviour, Soc. for Underwater Technology, London, 237-258.

13. Randolph M.F. (1994). *RATZ program manual: Load transfer analysis of axially loaded piles.* Dept. of Civil & Resource Engineering, University of Western Australia.

14. Randolph M.F. and Wroth C.P. (1981). *Application of the failure state in undrained simple shear to the shaft capacity of driven piles.* Geotechnique 31 (1), 361-393.

15. Ridgen W.J. and Semple R.M. (1983). *Design and installation of the Magnus foundations: predictions of pile behaviour.* Design in Offshore structures, Thomas Telford, London, 29-43.

16. St. John H.D., Randolph M.F., McAnoy R.P. and Gallagher K.A. (1983). *Design of piles for tethered platforms.* Design in Offshore structures, Thomas Telford, London, 53-64.

17. Whittle A.J. and Baligh M.M. (1988). *The behaviour of piles supporting tension leg platforms.* Final report Phase III to sponsors, Dept. of Civil Engineering, Massachusetts Inst. of Technology, USA.

New approach of using jacked anchors as reinforcements in soil stabilisation works for a cut-and-cover tunnel with 17m deep excavation

S.S. Liew, Y.C. Tan, H.B. Ng and P.T. Lee
Gue & Partners Sdn Bhd, Malaysia

Introduction

This paper presents the design, installation and performance of a proprietary SGE jacked anchor* system supporting both the contiguous bored pile (C.B.P.) wall and soldier pile wall for a cut-and-cover tunnel construction with a successful excavation depth down to about 17m. The design technique used in this stabilizing system lies in between the reinforced soil theory and the conventional prestressed ground anchorage design with Rankine or Coulomb earth pressure theory. As such, finite element program, PLAXIS, is deployed to model the soil-structure interaction of the jacked anchors and the overall stress and strain distribution of the retained soil mass. From the analyses, it is observed that the jacked anchor, in fact, stiffens and reinforces the retained soil mass to behave as semi rigid gravity structure, which is fairly similar to the conventional gravity wall. The shear strain distribution of the finite element mesh also indicates higher shear strain behind the reinforced soil mass. The instrumentation scheme has yielded some useful information revealing the actual behaviour of the reinforced soil mass in terms of wall movements, and the load transfer between the jacked anchor and the surrounding soil during jacking, pull out tests and excavation in front of the wall. Comparisons of this support system with the adjacent prestressed anchor wall are also presented.

The project details

To improve the infrastructure facilities, Malaysian government is constructing the Light Rail Transit (LRT) for the new government administrative centre, namely Putrajaya, in phases. Most of the LRT routes are very close to the

* *Jacked anchor is a patented technology by Specialist Grouting Engineers Sdn. Bhd.*
Foundations: Innovations, observations, design and practice, Thomas Telford, London, 2003

existing buildings and often require temporary shoring system to protect the neighbouring structures during excavation. This project involves construction of a temporary shoring system for a 17m deep excavation using ϕ750mm and ϕ900mm contiguous bored pile (CBP) wall and soldier pile (SP) wall with maximum five rows of prestressed ground anchorage support in the original design. Due to the close proximity to the buildings, the designed ground anchorages are inclined at steep angle with relatively short anchor length to avoid hitting the building foundation, which are only 8m away from the wall. Figure 1 shows the plan view of the CBP wall.

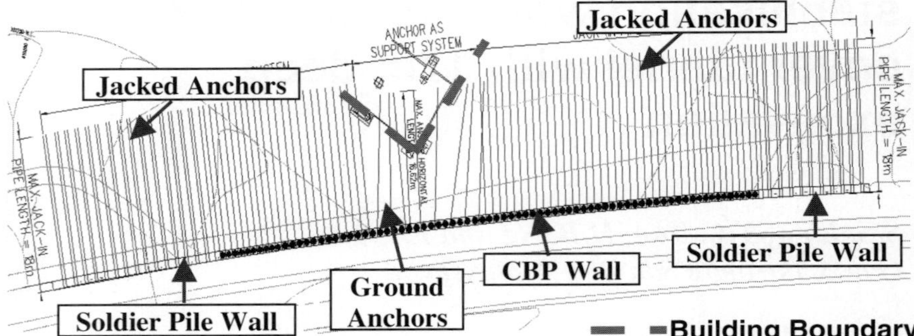

Figure 1 Layout Plan of CBP Wall with Two Different Support Systems

However, due to the difficulties and slow progress in constructing these prestressed ground anchors using full casing method as specified, an alternative proprietary jacked anchor system was then proposed at areas where there is no encroachment of the alternative support system to the building foundation. The alternative support system consists of upper 7 rows of 18m long and lower 2 rows of 12m mild steel pipes as jacked anchors respectively spaced at 850mm to 1000mm centre-to-centre lateral spacing. These steel pipes were laterally installed by hydraulic jack in between the gaps of CBP wall and SP wall. Liew et al. (2000) and Cheang et al. (1999) have presented the details of the installation process for the same type of jacked anchor in two Malaysia sites.

Site geology and subsoil conditions

The project site was initially an undulating palm oil estate underlain by meta-sedimentary Kajang formations and some alluvial deposits consisting of sandy clayey silts at low-lying areas. Subsequent earthwork operation has deposited a fill of about 10m thick with SPT'N values ranging from 5 to 13. Beneath the fill is the sandy/clayey silt with average SPT'N values of 20. Slightly weathered schist is found at the depth of about 40m. It is also expected that shale with intercalation of foliated phyllite, graphitic schist, sandstone and quartzite can be found within this meta-sedimentary formation.

The engineering properties of the subsoil are summarised in Figure 2 and Table 1 respectively. The Young's modulus profile of subsoils interpreted from pressuremeter test results is also presented in Figure 2. The groundwater as measured from the standpipe and during subsurface exploration was about at level RL21.8m, which is 12m below the retained ground level of RL34m.

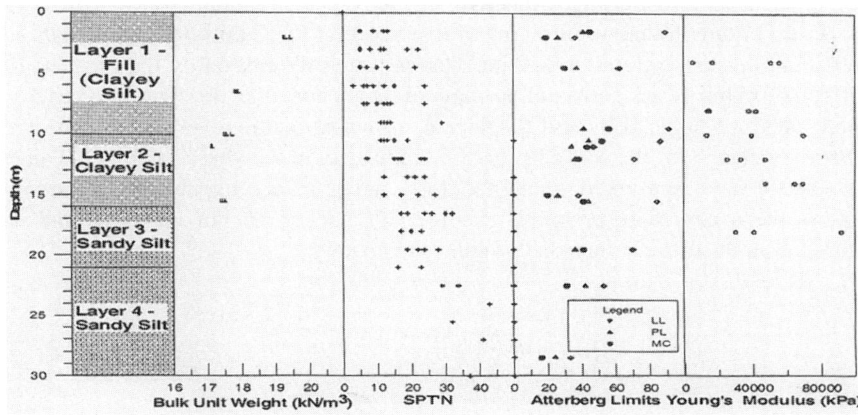

Figure 2 Interpreted Subsoil Profile

Table 1 Engineering Properties of subsoil

Layer	γ_{bulk} (kN/m^3)	γ_{dry} (kN/m^3)	ϕ' (°)	c' (kN/m^2)	ψ (°)	E' (kN/m^2)	E'_{ur} (kN/m^2)	υ_{ur}
1	18.0	14.0	30	4	0	11,130	33,380	0.2
2	18.0	14.0	32	4	2	24,500	73,500	0.2
3	18.5	14.5	32	4	2	45,390	136,170	0.2
4	19.0	15.0	34	5	4	133,500	400,500	0.2

Structural details

For the purpose of FEM analyses, the structural properties of CBP wall, jacked anchor and ground anchor are tabulated in Table 2.

The maximum tensile and compressive structural working capacity of the jacked anchor is about 180kN whereas the structural working capacity of the prestressed ground anchor is 125kN per PC strand (Grade 270 and 15.24mm).

Table 2 Engineering Properties of Structural Elements

Structural Elements	Axial Stiffness, EA	Flexural Stiffness, EI
φ900mm CBP wall	1.78×10^7 kN/m-run	9.018×10^5 kN-m^2/m-run
Mild Steel Jacked Anchor (φ114mm, 4.5mm thk.)	3.173×10^5 kN/m-run	5.367×10^2 kN-m^2/m-run
Ground Anchors	2.718×10^2 kN/PC strand	-

Test results

Pull-out tests have been carried out at different time intervals after installing the jacked anchors to verify the development of shaft resistance with time. These pull-out test results are presented in Figure 3. Not all pull-out tests have mobilised the ultimate capacity as they were only tested to 2.2 times the designated working pull-out capacity.

From Figure 3, the mobilised shaft resistance of these pull-out tests shows an obvious increasing trend with time. This is primarily caused by the increase of effective radial stress surrounding the jacked anchor after dissipation of excess pore pressure induced by soil displacement during jacking. It is also expected that the stiffness of the soil will increase indirectly in the similar manner. Tan et al (2001) have presented a methodology using cavity expansion method to assess the excess pore pressure response of a jacked anchor inclusion and its dissipation resulting in increase of pull-out capacity.

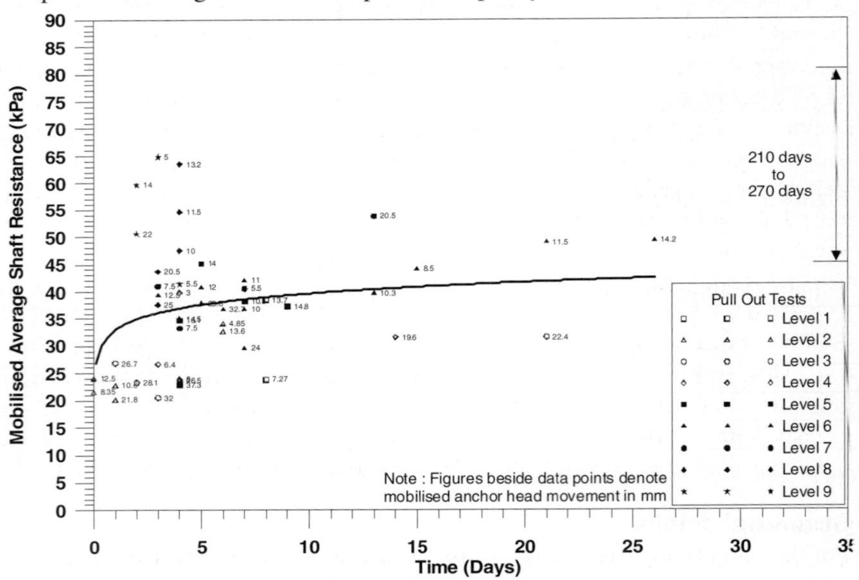

Figure 3 Mobilised Average Shaft Resistance with Time

Instrumentation

In order to verify the design performance of both the alternative and compliance support systems, the following instruments as tabulated in Table 3 have been installed. Two instrumented sections have been installed at CBP walls with jacked anchor and prestressed ground anchor respectively for performance comparison.

Table 3 Instrumentation Details

Wall Type	Instrument	Location
φ900mm CBP Wall with Jacked Anchors	Inclinometer	I2 in CBP Pile A48 I3 at 1m behind jacked anchors
	Load Cell	LC3, LC5, LC7 and LC9 at anchor levels L3, L5, L7 and L9
	Strain Gauge	Vibrating wire strain gauges along L4 and L7 jacked anchors
	Settlement Marker	1m behind CBP wall
φ900mm CBP Wall with Ground Anchors	Inclinometer	I1 in CBP Pile A13
	Load Cell	LC2, LC3, LC4 and LC5 at anchor levels L2, L3, L4 and L5
	Settlement Marker	1m behind CBP wall

Mobilised shaft friction on jacked anchors during pull-out tests

Strain gauges have been installed on the two selected jacked anchors at levels L4 and L7 to monitor the load transfer behaviour of the mobilized shaft resistance during jacking process and pull out test at various time intervals after installation as shown in Figure 4. As only one strain gauge was installed at each section of L4 jacked anchor, significant flexural effect can be expected to affect the strain gauge reading during jacking process. This has been verified during jacking the L7 jacked anchor, in which the coupled pair of strain gauges has indicated significant flexural effect in the jacked anchors. However, the flexural effect is much minimized during pull-out test. It was also observed that lower shaft resistance has been mobilised at the L4 jacked anchor as compared to the L7 jacked anchor. For the two instrumented jacked anchors, higher mobilized shaft resistance is observed at the middle segment of the anchor during pull out test. Most instrumented segments of jacked anchor indicate ultimate shaft resistance has been achieved when the head displacement of jacked anchor reaches 5mm to 10mm. Generally, the pull out load of the two instrumented jacked anchors show increasing trend with time indicating stiffer behaviour.

Load cells

It is observable that the jacked anchor loads at the anchor-to-wall connection increase drastically from the nominal lock-off load with the excavation depth except the lowest jacked anchor, in which there is no significant excavation after installation of the lowest jacked anchor as compared to other jacked anchors at higher levels. Another reason for that could be due to relatively stiff soil stratum at lower level. The average excavation depth at each excavation stage is about 1.8m. Figure 5 shows the variation of jacked anchor load with time.

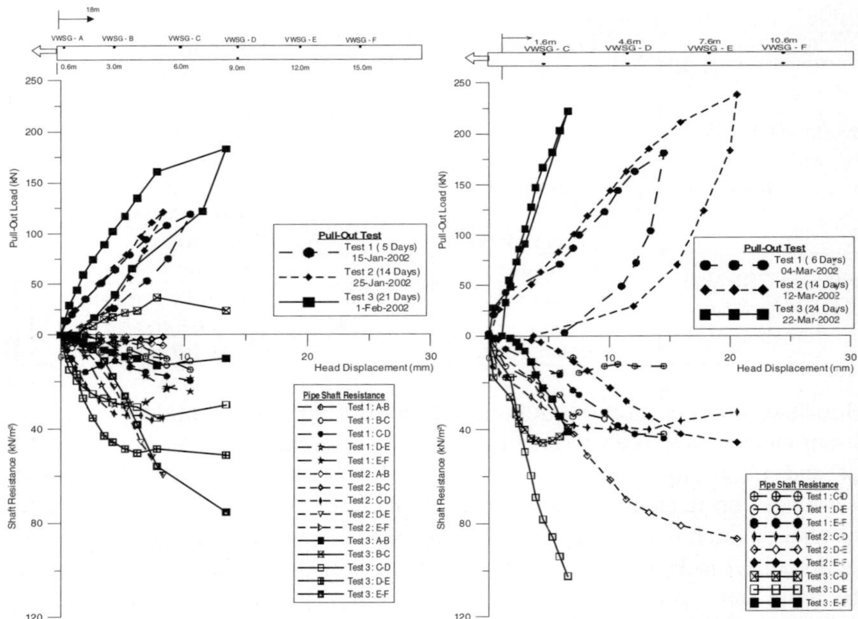

Figure 4 Pull Out Test Results for Instrumented Jacked Anchors L4 and L7

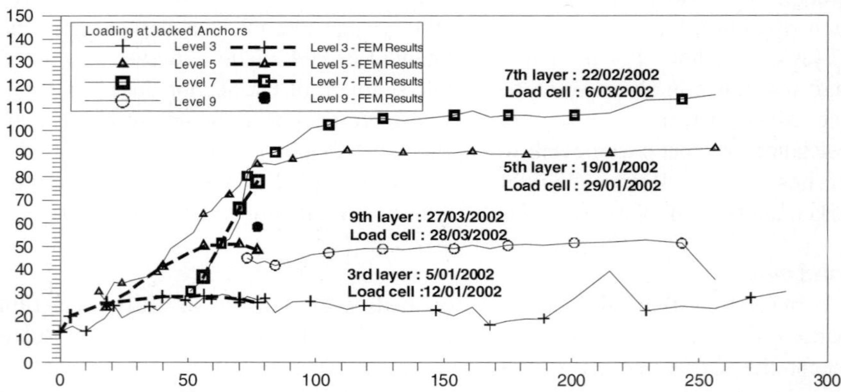

Figure 5 Jacked Anchor Load with Time

As for the prestressed ground anchor, designated prestress loads have been applied to the respective ground anchors during lock-off. However, some ground anchors have shown reduction of prestress as in Figure 6, which could be due to creeping of the relatively short fixed anchor length and potential relaxation of prestress as a result of vertical movement of CBP piles under high vertical load component from the prestressed ground anchor.

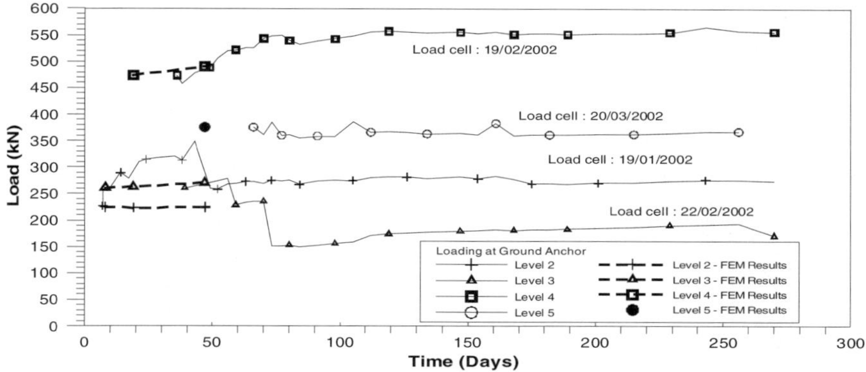

Figure 6 Prestressed Ground Anchor Load with Time

Wall movements

The wall movements at both the jacked anchors and prestressed ground anchor walls have been monitored using the inclinometers installed inside the CBP wall. Figure 7 shows the monitored wall movements during various excavation stages at both walls. The jacked anchor wall has moved about 35mm at the final excavation with relatively fixed toe embedment, whereas the prestressed ground anchor wall has moved about 46mm with the wall toe rotated, which implies the overall wall movement could be more and the more passive resistance at the wall embedment has been mobilised to maintain overall wall stability.

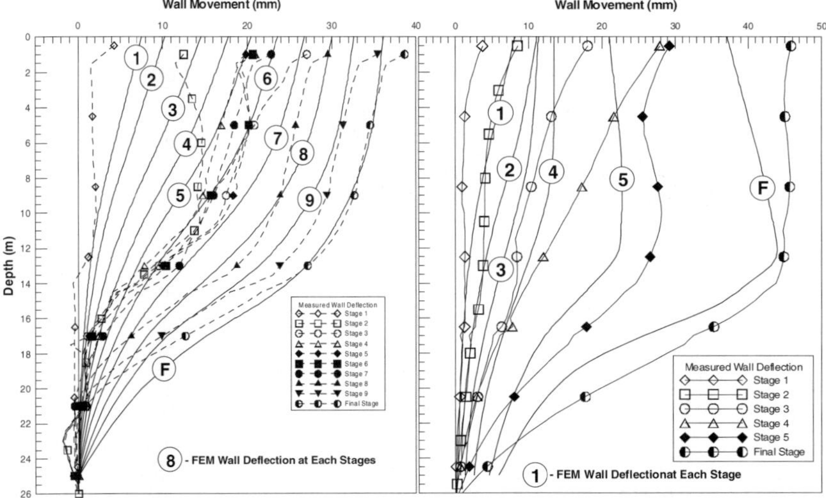

Figure 7 Wall Movements at Jacked Anchor Wall and Ground Anchor Wall

Settlement markers

The ground settlement behind the CBP wall at various construction stages is shown in Figure 8. The ground settlement results indicate the performance of jacked anchor support system is far better than the prestressed ground anchor system. Generally, the ratios of ground settlement to wall movement of jacked anchor wall and ground anchor wall are 1.57 and 3.37 respectively.

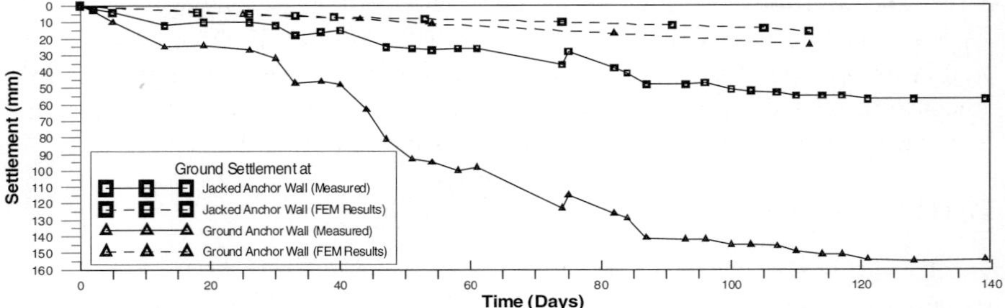

Figure 8 Ground Settlement behind the CBP Wall

FEM modelling

Two dimensional finite element method (FEM) with 6-node elements was used to model and back-analyse the performance of the CBP wall supported by both jacked anchors and prestressed ground anchors. "Hardening Soil" model (Brinkgreve, 2002), which is suitable for residual soil, was used as soil model. The input parameters for the "Hardening soil" model are summarised in Table 1. The ϕ900mm CBP wall and jacked anchors were modelled as beam element whereas the prestressed ground anchors were modelled as elastoplastic spring node-to-node element for the free length and geotextile interface element for the fixed length. Interface elements were also applied to the wall-soil and anchor-soil contacts. In numerical modelling, the CBP wall was assumed as "wished-in-place" condition before the excavation started, and the undrained analysis incorporated with groundwater calculation was performed under 2-D plane strain condition for the expected short construction period.

Back-analyses and discussions

Figure 7 shows the lateral wall movements of the CBP wall supported by jacked anchors and prestressed ground anchors. In general, reasonably close agreement in the lateral wall movement profile of jacked anchor wall and prestressed ground anchor wall has been achieved during the back-analyses except at the final stage of excavation for the prestressed ground anchor wall where the wall movement is slightly underestimated. This could be due to the load relaxation and creeping of some prestressed ground anchors with time, particularly those at levels 2 and 3 as shown in Figure 6, that are not taken into account in the FEM modelling. Generally, the FEM results match well with the measured lateral wall movement profile in most excavation stages for both jacked anchor and ground anchor walls. On the other hand, ground settlement markers installed at about 1m behind the CBP wall indicate larger settlement magnitude compared to the FEM results as shown in Figure 8. Figure 9 shows the dimensionless plot of the analysed and measured ground surface settlement profiles as recommended by Clough & O'Rourke (1990). The maximum wall movement of CBP wall at final excavation is about 0.002H, which is tally well with the average maximum movement of cast-in-situ rigid wall on hard clay and sandy soil layers presented by Clough & O'Rourke (1990). However, Ou et al (1993) has also presented the ratio of maximum wall deflection to excavation depth in the range from 0.002 to 0.005 in numbers of deep excavation in Taipei basin.

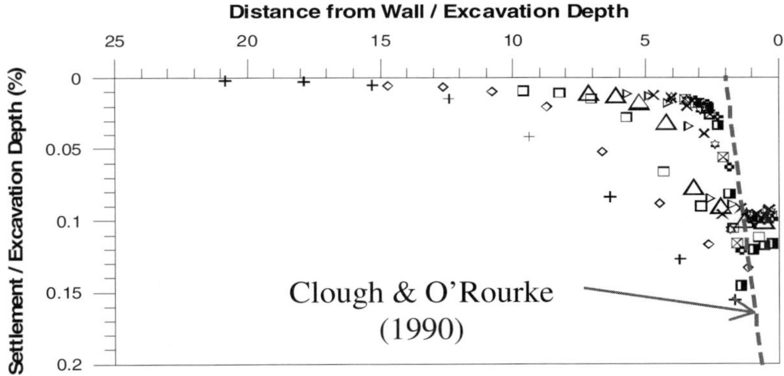

Figure 10 Dimensionless Ground Surface Settlement Profile.

In Malaysia, it is a common practice to use correlation of Standard Penetration Test (SPT) to obtain both strength and stiffness parameters of the residual soils for geotechnical design, despite some researchers disagree one in-situ test can derive both parameters simultaneously. In this case study, the FEM back-analysis results show that effective Young's modulus (E′) of the upper clayey silt and lower sandy silt subsoils are about 2150×SPT'N and 2600×SPT'N respectively. The first correlation agreed well with the correlation as proposed by Tan et al. (2002) for 27m deep excavation in the weathered meta-sedimentary Kenny Hill formation. The suggested unloading/reloading stiffness (E′$_{ur}$) used in the 'Hardening Soil' Model is about three (3) times of effective Young's Modulus (E′). Figure 10 shows the back-analysed effective Young's Modulus in the FEM analysis for the prestressed ground anchor wall superimposed over the interpreted effective pressuremeter (PMT) stiffness modulus, in which the back-analysed E′ is generally at lower bound of the interpreted pressuremeter stiffness modulus. Whereas the back-analysed E′ for the jacked anchor wall is generally about 30% more than that for the prestressed ground anchor wall.

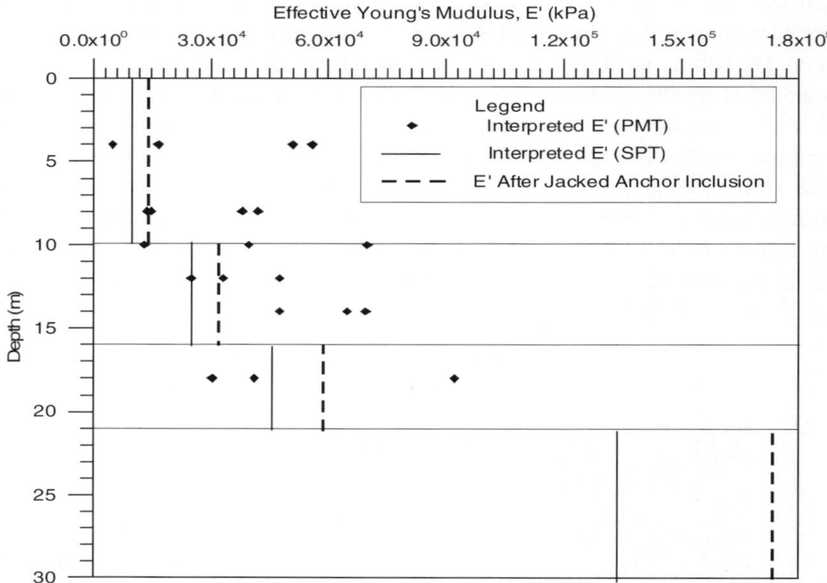

Figure 10 Interpreted E′ from SPT'N and Pressuremeter Test (PMT)

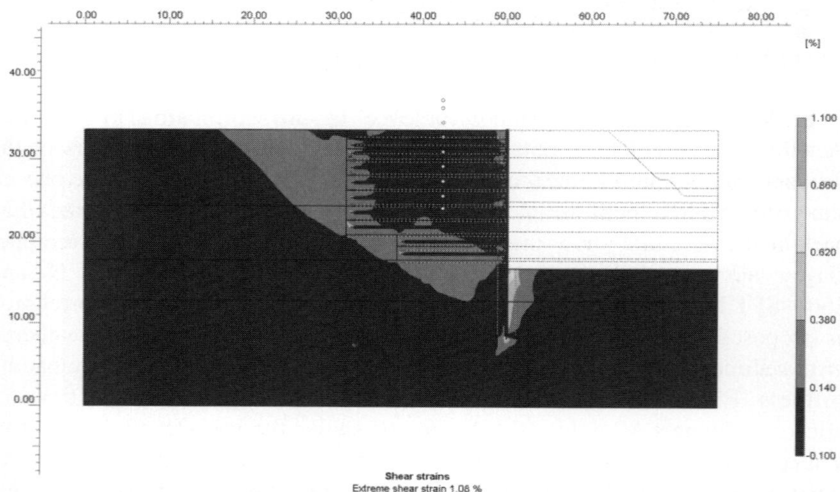

Figure 11 Soil Shear Strain within the Jacked Anchor Retaining System

From Figure 11, the shear strains within the reinforced soil mass as a result of jacked anchor inclusion are mostly less than 0.15%. There is a relatively larger shear strains ranging between 0.26% and 0.38% developed along the potential slip surface of the active zone behind the reinforced soil mass. This potential band of slip surface appears to suggest that the reinforced soil mass tends to slide laterally along the base under the huge active earth pressure behind the reinforced mass. The inclusion of jacked anchors has restricted the development of active zone within the reinforced soil mass. In accompany to the wall geometry and the potential failure mechanism, it is expected that huge shear force and flexural stresses would be induced at the embedded wall and the passive zone will be highly mobilized, particularly at the excavation level. In fact, the highest shear strain in the FEM analysis is actually located at the passive zone in front of the wall embedment.

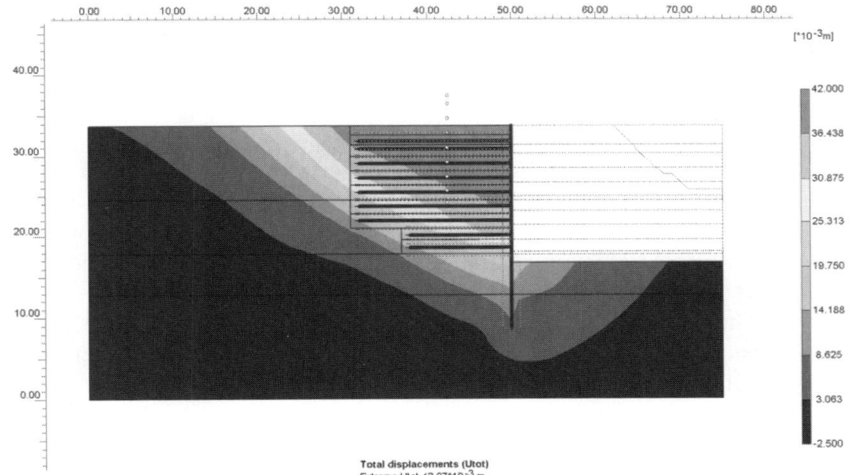

Figure 12 Total Ground Displacement of the Jacked Anchor Retaining System

From the total ground displacement contour as shown in Figure 12, it can be observed that the reinforced soil mass has more displacement at the upper portion with gradually reduced trend towards the lower portion, in which the displacement is cumulative.

Conclusions and recommendations

Based on the discussions in the earlier sections, the following conclusions can be made:

i. The jacked anchor wall behaves as a semi reinforced soil wall with better overall performance as compared to the prestressed anchored wall. Intensive soil-structure interaction can be observed between the soil and the jacked anchors. As a result, earth pressure immediately behind the jacked anchor CBP wall is much less as compared to the one with prestressed ground anchors. This is because part of the resistance to the active zone within the reinforced area has been provided through the interfacial resistance of the jacked anchors before it is fully transferred to the wall. Therefore, it is conservative to use conventional Rankine or Coulomb earth pressure for assessing the bending stresses of the wall.

ii. Observable shearing zone, which could be developed into slip surface defining the failure mechanism of the retaining system forming the active wedge, has occurred behind the jacked anchor wall.

iii. From the observation of the initial pull out test results, the pull out capacity of the jacked anchor does not appear to be related to the effective overburden stress at the initial stage, rather its mobilised shaft resistance is constricted to a narrow range from 20kPa to 30kPa. However, the thixotropy effect of soil has shown increased pull out capacity of the jacked anchor with time, but remains constant after probably 120 days. The effective increase of pull out capacity is generally in the range of 70% to 90%.

iv. There is also significant stiffening effect after the jacked anchor installation, which significantly improve the overall performance of the wall. In this case study, there is an increase in stiffness by about 30%. Therefore, selection of design parameters shall take into consideration of such effect.

v. The backed-calculated engineering parameters between the ground anchor wall and the jacked anchor wall can give indication of the stiffening effect.

vi. The instrumentation and back-analyses have yielded very useful information in this study.

vii. Finite element method can be successfully deployed to analyse the complicated interaction of the entire soil-structure system and therefore to assess the ultimate and serviceability conditions of the retaining system.

There are also recommendations for the future research of this support system as follows:

i. Strain gauges shall be installed in pairs at the jacked anchor section to avoid flexural effect in the interpretation.

ii. Settlement profile behind the wall and even behind the end of jacked anchors shall be monitored to confirm the settlement trough above the active wedge, which could be a concern to the structures sit on top of the active wedge.

iii. More inclinometer results are needed behind the jacked anchors to indicate the formation of the active wedge.

iv. More researches on the generation of excess pore water pressure and its dissipation around and along the jacked anchor during inclusion to the retained soil shall be carried out to assess the set-up of interfacial resistance.

References

1. Brinkgreve, R.B.J. (2002) *Plaxis- Finite Element Code for Soil and Rock Analyses- Version 8*, A.A.Balkema.
2. Cheang, W.L., Tan, S.A., Yong, K.Y., Gue, S.S,, Aw, H.C., Yu, H.T., Liew, Y.L. (1999) *Soil Nailing of a Deep Excavation in Soft Soil*, Proceedings of the 5th International Symposium on Field Measurement in Geomechanics, Singapore, Balkema.
3. Clough, G.W. and O'Rourke, T.D. (1990) *Construction-induced Movements of In-situ wall*, Proceedings, Design and Performance of Earth Retaining Structures, ASCE Special Conference, Ithaca, New York.
4. Liew S. S., Tan Y. C. & Chen C. S. (2000) *Design, Installation and Performance of Jack-in-Pipe Anchorage System for Temporary Retaining Structures.* GEOENG 2000, Melbourne, Australia.
5. Ou, C.Y., Hsieh, P.G. and Chiou, D.C. (1993) *Characteristics of Ground Surface Settlement During Excavation,* Can. Geotech. J., Vol.30. No.5.
6. Tan S. A., Cheang W. L. Yong K. Y. & Dasari G. R. (2001) *The resistance of jacked-in pipe inclusions in soft soil.* International Symposium on Earth Reinforcement, IS Kyushu 2001, Fukuoka, Japan 14-16 Nov.
7. Tan Y. C., Liew S. S., Gue S. S. & Taha M. R. (2002) *A Numerical Analysis of Anchored Diaphragm Walls for a Deep Basement in Kuala Lumpur, Malaysia.* 14th South East Asia Geotechnical Conference, Hong Kong.

Bearing response of shallow foundations on structured soils

D.S. Liyanapathirana, J.P. Carter, D.W. Airey and M.D. Liu
University of Sydney, Australia

Introduction

The accurate assessment of bearing capacity is an important step in the evaluation of stability and economy of structures. Although most structures are founded on footings resting on structured soils, relatively little is known of the influence of soil structure on the bearing capacity of footings. In classical bearing capacity theories (e.g., Terzaghi, 1943) and cavity expansion theories (e.g. Vesic, 1972 and Carter *et al.*, 1986), which are commonly used by practicing geotechnical engineers, the influence of soil structure on the bearing capacity is not taken into account.

Due to the structure possessed by natural soils, they behave differently from the same material in a reconstituted state. Significant difficulties have been encountered in cases where the structural features of the soil dominate its engineering behaviour. Recently, there have been important developments in understanding the mechanics of structured soils. At a fundamental level, there have been useful advances in formulating constitutive models incorporating the influence of soil structure, such as those proposed by Gens and Nova (1993), Whittle (1993), Rouainia and Muir Wood (2000) and Liu and Carter (2002).

In this paper, a new constitutive model for structured soils proposed by Liu and Carter (2002) has been applied to study the long-term (fully drained) bearing response of surface circular footings resting on structured soils. Numerical simulations are carried out by incorporating the Structured Cam Clay model (Liu and Carter, 2002) into the finite element program AFENA (Carter and Baalam, 1995) developed at the University of Sydney. The finite element formulation of this constitutive model is given by Liyanapathirana *et al.* (2003).

The influence of soil structure on the predicted load-displacement response has been investigated for a range of model parameters, which govern the structural features of the soil. Guidelines are given to identify the level of significance of the soil structure on the bearing capacity and a method is presented to obtain the fully drained load-displacement response of a surface

Foundations: Innovations, observations, design and practice, Thomas Telford, London, 2003

circular footing resting on a structured soil deposit. This method requires knowledge of the reconstituted soil parameters and two additional parameters that describe the soil structure.

Parameters defining soil structure

In the Structured Cam Clay model (Liu and Carter, 2002), four additional parameters are used to introduce the structural features of the soil into the Modified Cam Clay model developed originally by Roscoe and Burland (1968). The destructuring index, b, defines the rate at which the soil structure is lost during the process of destructuration. The size of the initial yield surface, p'_{c_o}, defines the mean effective stress at which yielding or the destructuration of the structured soil begins. The additional voids ratio sustained by the structured soil at the time yielding begins is Δe_i and the influence of soil structure on the plastic potential is described by another parameter, ω.

The yield surface of the Structured Cam Clay model in $p'-q$ space is elliptical and passes through the origin of the stress space, similar to the Modified Cam Clay model, but non-associated plastic flow is assumed. In what follows, all properties of the same soil at the reconstituted state are denoted by the superscript *.

Mode of bearing capacity failure

The bearing capacity of a footing is often mobilised as shear failure occurring within the soil supporting the footing. It is generally recognized that there are three principal modes of shear failure: general shear failure, local shear failure and punching shear failure. Numerical analyses have been performed to investigate the possible modes of failure for structured soils and some typical results are shown in Figures 1 and 2. These show respectively the cumulative displacement vectors of a particular structured soil predicted beneath a rough circular footing at a displacement of 6% relative to the footing diameter under drained and undrained conditions. The specific details of this case are included in Table 1.

According to Figure 1, for the drained case, the displacement vectors are predominantly in the direction vertically downward and confined largely to a zone beneath the footing. Although a few vectors are at an angle to the vertical, they do not show a flow pattern in a radial shearing zone. No visible collapse is observed and a continuous increase in vertical load is needed to maintain footing movement in the downward direction. Therefore, it can be concluded that the deformation of the structured soil beneath the footing occurs as punching shear failure under drained conditions.

Figure 2 shows the cumulative displacement vectors for soil beneath the footing under undrained conditions. It can be seen that a slip surface originating at the edge of the footing extends towards the ground surface, as assumed in the general and local shear failure modes. However, the bearing pressure under the footing continuously increases with footing displacement without reaching an ultimate load as in the general shear failure, but the rate of load mobilization is slower than that observed for the drained case. Therefore, it can be concluded that under undrained conditions, bearing capacity failure probably occurs predominantly as a local shear failure.

Table 1. Properties of structured soil assumed for typical example (Figures 1 and 2).

Property	Value
λ^*, gradient of the normal compression line in e-$\ln(p')$ space	0.16
κ^*, gradient of the unloading and reloading line in e-$\ln(p')$ space	0.06
M^*, aspect ratio for the yield surface	1.2
v, Poisson's ratio	0.25
b, destructuring index	1
Δe_i, additional voids ratio sustained by soil structure	0.15
P'_{co}, size of the initial (structural) yield surface at ground surface	100 kPa
dp'_{co}/dz, gradient of p'_{co} with depth below the ground surface	10 kPa/m
ω, parameter defining the plastic potential	1
γ, bulk unit weight of soil (water table assumed at ground surface)	20 kN/m^3

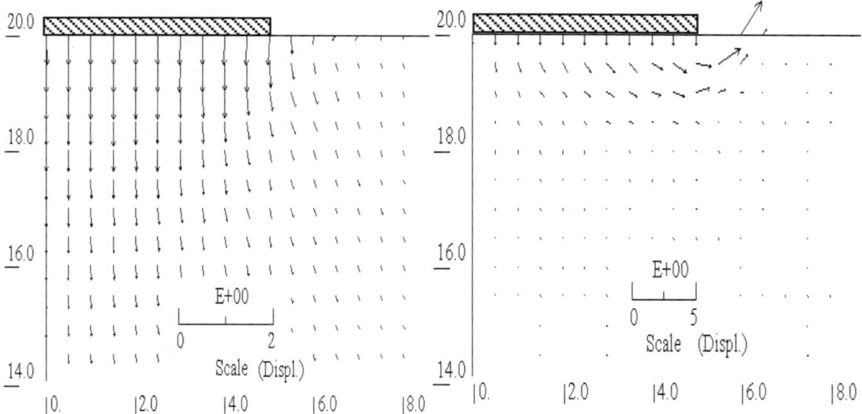

Figure 1. Cumulative displacement vectors beneath the footing at a displacement of 0.06B (drained).

Figure 2. Cumulativedisplacement vectors beneath the footing at a displacement of 0.06B (undrained).

Parametric study

In the parametric study, the influence of soil structure on the long-term (fully drained) bearing response is studied by varying the footing diameter and model parameters which govern the structural features of the soil, i.e. b, Δe_i, ω and p'_{co}.

As shown in Figure 3, for a given structured soil the size of the yield surface, p'_{c_o}, varies with $\Delta e_i/(\lambda^*-\kappa^*)$. Hence, the parameter $\Delta e_i/(\lambda^*-\kappa^*)$ takes into account the combined influence of both Δe_i and p'_{c_o} for a particular soil and can be used to define the degree of soil structure with respect to the reconstituted state.

The finite element analyses carried out by varying ω show that its influence on the bearing capacity is not significant. Therefore, in this section, the influence of soil structure on the bearing response of a particular footing is studied by varying only $\Delta e_i/(\lambda^*-\kappa^*)$ and b. The values of other parameters used for this study are the same as those given in Table 1.

Figure 4 shows the influence of $\Delta e_i/(\lambda^*-\kappa^*)$ on the bearing capacity for a 10 m diameter footing. As $\Delta e_i/(\lambda^*-\kappa^*)$ increases, the soil shows a much stiffer response. For example, when $\Delta e_i/(\lambda^*-\kappa^*)$ changes from 1.5 to 3, the bearing pressure at 15% relative displacement nearly doubles. When $\Delta e_i/(\lambda^*-\kappa^*)$ is 2.5, if the soil structure is not taken into account the predicted bearing capacity is nearly half of that of the structured soil.

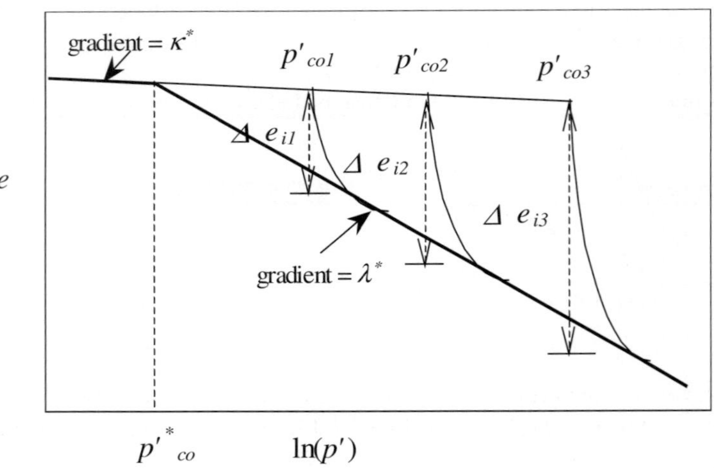

Figure 3. Variation of p'_{c_o} with Δe_i in the Structured Cam Clay Model.

Figure 5 shows the influence of the destructuring index, b, on the bearing capacity when $\Delta e_i/(\lambda^*-\kappa^*)$ is 1.5. The rate of reduction of additional void ratio sustained by the structured soil increases as b increases and the soil becomes more compressible. Hence, the mobilized bearing pressure reduces with increasing b.

According to Figures 4 and 5, the relationship between the bearing capacity and the footing settlement is approximately bilinear with a "point of inflection", which is referred to as the "yield pressure" in following sections. Although both sections of the bearing response curve involve elastoplastic behaviour, the first section of the curve shows predominantly elastic behaviour and the subsequent section shows predominantly plastic behaviour.

Prediction of the bearing capacity curve

Since failure of the soil beneath the footing occurs as punching shear, the mobilized bearing pressure continuously increases with the footing movement, apparently without reaching an ultimate bearing capacity. For punching shear, the bearing pressure mobilized at a displacement of 10% of the footing diameter is often defined as the "bearing capacity". However, this is an arbitrary value. If the gradient of the elastic and plastic parts and the yield pressure are known, the bearing pressure versus displacement curve can be predicted. Hence, the bearing pressure can be obtained for any vertical movement of the footing instead of assigning an arbitrary value for the bearing capacity.

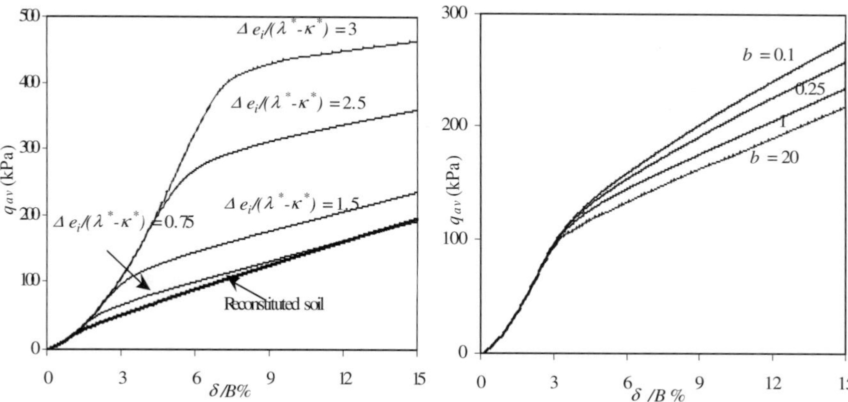

Figure 4. Bearing pressure curve for different $\Delta e_i/(\lambda^*-\kappa^*)$ ($\gamma B/p'_{co} = 4.48$ and $b = 1$).

Figure 5. Bearing pressure curve for different b ($\gamma B/p'_{co} = 4.48$ and $\Delta e_i/(\lambda^*-\kappa^*) = 1.5$).

In this section, a method is outlined to obtain the fully drained bearing response of circular footings resting on structured soils, if the bearing response of the reconstituted soil is known. The bearing response of the reconstituted soil can be numerically simulated using the Modified Cam Clay model, which is widely used today in Geotechnical engineering software packages. Of the four additional parameters used to define the structural features of a particular soil, Δe_i and p'_{co} are inter-related, as indicated previously, and ω does not have any significant influence on the bearing response. Hence, only Δe_i and b, which can be conveniently identified from an isotropic compression test, must be known in order to include the structural features of the soil when predicting its bearing response.

For reconstituted soils, it was found that for a unique value of the combined parameter $\gamma B/p'^*_{co}$, curves of the non-dimensional bearing pressure q_{av}/p'^*_{co} plotted against the non-dimensional footing settlement δ/B were almost the same, irrespective of the individual values of each variable. q_{av} is the average applied footing pressure, δ is the footing settlement, B is the footing diameter and γ is the effective unit weight of the soil. Therefore, the influence of soil structure on the bearing response is studied for different values of the parameter $\gamma B/p'^*_{co}$.

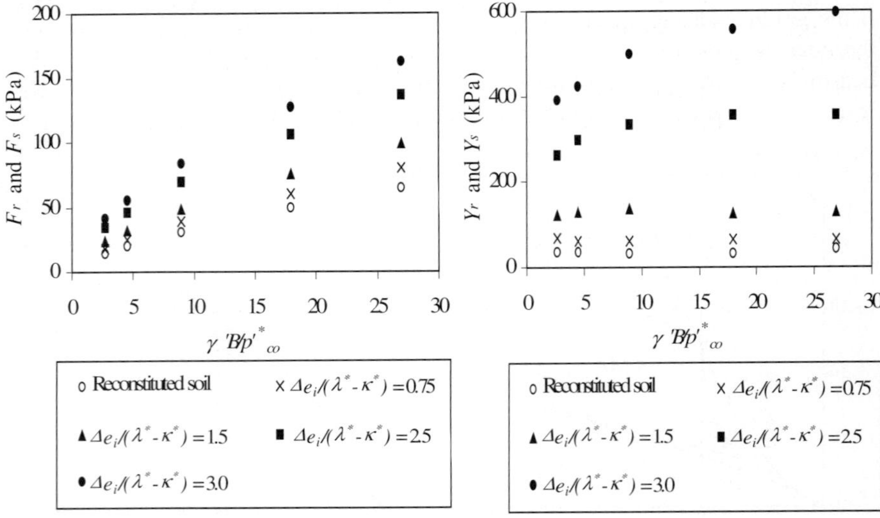

<table>
<tr><td>

Figure 6. Elastic gradient of the bearing pressure curve for different $\gamma B/p'^*_{co}$ and $\Delta e_i/(\lambda^*-\kappa^*)$.

</td><td>

Figure 7. Yield pressure of the bearing pressure curve for different $\gamma B/p'^*_{co}$ and $\Delta e_i/(\lambda^*-\kappa^*)$.

</td></tr>
</table>

According to Figure 4, the gradient of the elastic part of the bearing pressure curve and the yield pressure increase with $\Delta e_i/(\lambda^*-\kappa^*)$. As shown in Figure 5, the destructuring index, b, does not have any influence on either the yield pressure or the elastic gradient. However, the plastic gradient of the bearing pressure curve changes with both $\Delta e_i/(\lambda^*-\kappa^*)$ and b. With increases in b and $\Delta e_i/(\lambda^*-\kappa^*)$, the plastic gradient of the mobilized bearing pressure decreases, as shown in Figures 4 and 5. However, the influence of $\Delta e_i/(\lambda^*-\kappa^*)$ on the plastic gradient is very small and for simplicity can be ignored, in order to establish the proposed method for predicting the bearing capacity curve.

Figure 6 shows the variation of elastic gradient of the bearing pressure curve with $\gamma B/p'^*_{co}$ and $\Delta e_i/(\lambda^*-\kappa^*)$ for a structured soil and for the same soil at the reconstituted state. For the data points in Figure 6, obtained from the finite element analyses, the elastic gradients for the structured and reconstituted soils, F_s and F_r, can be related as follows:

$$\frac{F_s}{F_r} = exp\left(\frac{0.4\Delta e_i}{\lambda^* - \kappa^*}\right)\left(\frac{\gamma B}{p'_{co}}\right)^n \tag{1}$$

where $n = 0.025\Delta e_i/(\lambda^*-\kappa^*)$. If the elastic gradient of the bearing pressure curve, F_r, is known for the reconstituted soil, that of the structured soil, F_s, can be calculated using Equation (1).

Figure 7 shows the influence of $\gamma B/p'^*_{co}$ and $\Delta e_i/(\lambda^*-\kappa^*)$ on the yield pressure, Y. The influence of $\Delta e_i/(\lambda^*-\kappa^*)$ on the yield pressure increases with $\gamma B/p'^*_{co}$. When $\Delta e_i/(\lambda^*-\kappa^*) \leq 1.5$, the yield pressure varies with only $\Delta e_i/(\lambda^*-\kappa^*)$ and it does not vary with $\gamma B/p'^*_{co}$. Hence, when $\Delta e_i/(\lambda^*-\kappa^*) \leq 1.5$, the yield pressures for the structured and reconstituted soils, Y_s and Y_r, respectively, can be related by:

$$\frac{Y_s}{Y_r} = exp\left(\frac{0.9\Delta e_i}{\lambda^* - \kappa^*}\right) \tag{2}$$

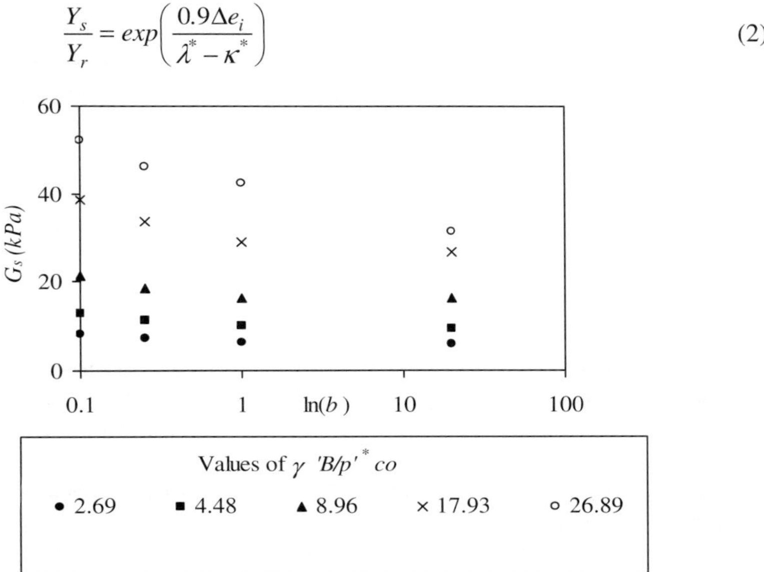

Figure 8. Plastic gradient of the bearing pressure curve for different b and $\gamma B/p'^*_{co}$.

When $\Delta e_i/(\lambda^*-\kappa^*) > 1.5$, the yield pressure varies with both $\gamma B/p'^*_{co}$ and $\Delta e_i/(\lambda^*-\kappa^*)$, and the values of Y_s and Y_r obtained from the finite element predictions can be fitted to the following equation:

$$\frac{Y_s}{Y_r} = \frac{1}{1.75}\left(\frac{\Delta e_i}{\lambda^* - \kappa^*}\right)^{1.4}\left(\frac{\gamma B}{p'^*_{c_o}}\right)^m \tag{3}$$

where $\quad m = 0.004\left(\dfrac{\Delta e_i}{\lambda^* - \kappa^*}\right)^{3.5} - 0.016$

The plastic gradient of the bearing pressure curve varies significantly only with the destructuring index, b. The finite element results show that when $b = 1$, the plastic gradients of structured and reconstituted soils are nearly the same. When b is greater than one, the plastic gradient of the structured soil is less than that of the reconstituted soil. When b is less than one, the plastic gradient of the structured soil is greater than that of the reconstituted soil. The reason is the slow destructuring process that occurs in structured soils with lower values of b. Hence, the structured soils characterized by low values of b tend to show much stiffer footing response compared to the reconstituted soil.

According to Figure 5, as b increase the plastic gradient reduces. Figure 8 shows the variation of plastic gradient with b and $\gamma B/p'^*_{c_o}$. As explained previously, the plastic gradient for $b = 1$ shown in Figure 8 represents the plastic gradient of the reconstituted soil. Hence, the plastic gradients of structured and reconstituted soils, G_s and G_r, can be related as follows:

$$\frac{G_s}{G_r} = \frac{1}{b^p} \tag{4}$$

where $\quad p = 0.04\left(\dfrac{\gamma B}{p'^*_{c_o}}\right)^{0.03}$

If the bearing pressure curve for the reconstituted soil is known, based on $\Delta e_i/(\lambda^* - \kappa^*)$, b and $\gamma B/p'^*_{c_o}$, the bearing pressure curve for the structured soil can be produced using Equations 1, 2 (or 3) and 4.

Application of the new method

In this section, the new method has been applied to predict the bearing pressure curve for a 30 m diameter footing resting on a structured soil deposit. The properties of structured soil used for the analysis are given in Table 2. Figure 9 shows the bearing pressure curves obtained from the finite element analysis for both structured and reconstituted soils and the bilinear approximation of the bearing pressure curve for the structured soil predicted from the method proposed in this paper.

According to Figure 9, the bearing pressure curve of the reconstituted soil has an elastic gradient of 25 kPa, a yield pressure of 60.5 kPa and a plastic gradient of 18.33 kPa. Using Equation 1, F_s/F_r can be calculated and is equal to 1.8. Hence the F_s is 45 kPa.

For the properties given in Table 2, $\Delta e_i/(\lambda^*-\kappa^*) = 1.33$, i.e., it is less than 1.5. Therefore, Equation 2 is used to obtain the Y_s/Y_r, giving a yield pressure of 201 kPa for the structured soil.

Table 2. Properties of structured soil.

Property	Value
λ^*, gradient of the normal compression line in e-$\ln(p')$ space	0.25
κ^*, gradient of the unloading and reloading line in e-$\ln(p')$ space	0.1
M^*, aspect ratio for the yield surface	1.2
ν, Poisson's ratio	0.25
b, destructuring index	0.15
Δe_i, additional voids ratio sustained by soil structure	0.2
P'_{co}, size of the initial (structural) yield surface at ground surface	189.7 kPa
dp'_{co}/dz, gradient of p'_{co} with depth below the ground surface	10 kPa/m
ω, parameter defining the plastic potential	1
γ, bulk unit weight of soil (water table assumed at ground surface)	20 kN/m^3

The plastic gradient of the bearing capacity curve for the structured soil depends only on the destructuring index, b and the $\gamma B/p^*_{co}$. According to Equation 4, the value of G_s/G_r is 1.1. The plastic gradient for the reconstituted soil is 16.66 kPa. Hence, according to the proposed new method, the plastic gradient for the structured soil is 18.33 kPa.

Using the calculated elastic gradient, yield pressure and plastic gradient, the bilinear approximation of the bearing pressure curve can be plotted for the structured soil as shown in Figure 9. It can be seen that the bilinear approximation predicted for the structured soil from the new method agrees well with the bearing pressure curve obtained from the finite element analysis.

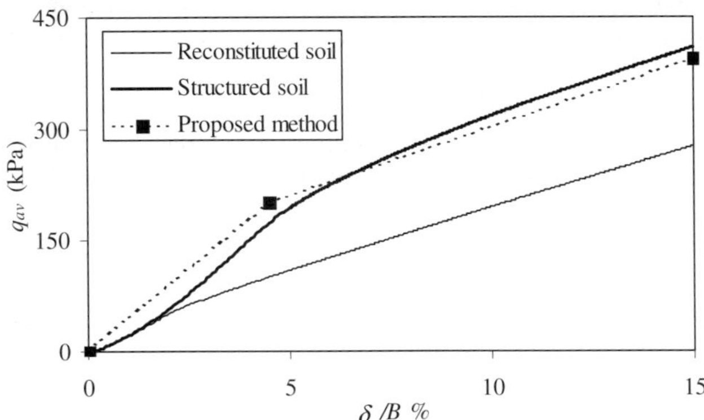

Figure 9. Bearing response for the structured and reconstituted soils from the finite element simulation and the bilinear approximation for the structured soil based on the proposed method.

Conclusions

The influence of soil structure on the bearing response of circular footings has been investigated using the Structured Cam Clay model. It was found that under drained conditions, failure of the soil beneath the footing occurs as a punching shear failure and under undrained conditions, failure occurs as a local shear failure. A parametric study has been carried out by varying the parameters which characterise the structural features of the soil. A method was presented to obtain the relationship between the bearing pressure and footing displacement for a circular footing resting on a structured soil deposit, provided the response of the same soil in the reconstituted state, is known. Application of the new method to a practical problem has been demonstrated. The bilinear bearing pressure curves predicted using the new method shows very good agreement with the finite element simulations.

References

1. Carter, J.P. and Balaam, N.P. (1995). *AFENA User Manual*, Version 6, Centre for Geotechnical Research, University of Sydney.
2. Chen, W.F. (1975). *Limit Analysis and Soil Plasticity*. Elsevier, Amsterdam, The Netherlands.
3. Gens, A. and Nova, R. (1993). *Conceptual bases for a constitutive model for bonded soils and weak rocks*. Proceedings of the International Symposium on Geotechnical Engineering of Hard Soils – Soft Rocks, 485-494.
4. Liu, M.D. and Carter, J.P. (2002). *A structured cam clay model*. Canadian Geotechnical Journal, 39(6), 1313-1332.
5. Liyanapathirana, D.S., Carter, J.P. and Airey, D.W. (2003). *Non-homogeneous behaviour of structured soils during triaxial testing*. Submitted to International journal of Geomechanics.
6. Roscoe, K.H. and Burland, J.B. (1968). *On the generalised stress-strain behaviour of wet clay*. Engineering Plasticity, Ed. J. Heyman and F.A. Leckie, Cambridge University Press, Cambridge, 535-609.
7. Rouainia, M. and Muir Wood, D. (2000). *A kinematic hardening model for natural clays with loss of structure*. Geotechnique, 50(2), 153-164.
8. Terzaghi, K. (1943). *Theoretical soil mechanics*. John Wiley and Sons Inc. New York.
9. Vesic, A.S. (1973). *Analysis of ultimate loads of shallow foundations*. Journal of Geotechnical Engineering, ASCE, 99(1), 45-73.
10. Whittle, A.J. (1993). *Evaluation of a constitutive model for overconsolidated clays*. Geotechnique, 43(2), 289-314.

The use of settlement reducing piles to support a flexible raft structure in West London

J. P. Love

Geotechnical Consulting Group Ltd, London

Introduction

The concept of settlement reducing piles (SRPs) is relatively novel. Although little used to date, the technique is both powerful and straightforward. It has the potential to reduce costs considerably in certain ground conditions (eg London Clay) by significantly reducing the number of piles required and the raft thickness necessary. The raft and piles work together in an optimised manner because the piles are only used where they are genuinely needed for displacement control. Soil structure interaction effects which occur between piles and ground bearing slabs is classically a difficult area for engineers. This paper describes a relatively simple method whereby settlement reducing piles can be incorporated into a flexible raft analysis confidently. Pile assisted rafts, or yielding piles, are alternative names for this technique.

Settlement reducing piles are used at selected positions under a building or a structure in order to limit otherwise excessive local settlements, for example beneath heavily loaded areas. The principal desirable qualities of settlement reducing piles are that firstly, ultimate shaft resistance is fully mobilised in the working condition. Secondly, that there is very little increase in capacity of the pile with continued settlement, which effectively means that the piles do not mobilise any significant end-bearing. If this can be achieved then pile-raft interaction analysis may be greatly simplified, since a constant pile reaction may be applied in the raft analysis at the pile location irrespective of the actual settlement of the raft at that point within certain limits.

The paper briefly describes the case history of a residential and retail development in west London built on a raft supported locally by SRPs.

Foundations: Innovations, observations, design and practice, Thomas Telford, London, 2003

Soil-structure interaction theory

Interaction effects between piles and rafts is a classically difficult area for most practising engineers, both structural and geotechnical, since it represents the interface between the two disciplines. It also requires a change of focus from thinking in terms of ultimate limit state, to thinking in terms of displacement controlled design and relative stiffnesses.

Often the contribution of ground bearing slabs will be ignored in a piled building, but the proportion carried by the slab can be significant. It is unnecessary for the entire building load to be carried on piles if the raft can sensibly take some load.

In geotechnical engineering, elements of a substructure seldom act entirely independently. Interaction and load-sharing usually occurs between the individual parts. The case of a piled basement slab where the slab is in contact with the subsoil is a typical example. As the piles settle under the building's column loads, the slab also inevitably picks up some load due to the settlement of the piles. The proportion of load carried by the piles and the slab respectively depends on the respective magnitudes of the pile settlement and the stiffness of the slab and the subsoil. Because it is numerically complex to calculate the slab's contribution, however, this soil-structure interaction effect is often conservatively ignored and the piles designed to carry the full building load.

Rafted buildings are often designed with relatively thick slabs in order to cope with locally high shear forces and to limit differential settlements, when perhaps a small number of locally placed piles could help to reduce the locally high shear forces and the differential settlements, thereby allowing a thinner raft slab.

The area of interest of this paper is therefore in providing the designer with a relatively straightforward method of incorporating pile-reactions into raft analyses, which would otherwise be too numerically complex for the size of the project being undertaken.

The key is to construct the pile in such a way that its response may be considered virtually constant, irrespective of the actual settlement it is subjected to. In this way, the raft analysis may be carried out simply by inputting the *net* column loads (ie. the column loads minus the individual pile reactions wherever a pile exists).

In order to satisfy vertical equilibrium, the pile loads should then be applied to the underlying clay at depth along the shaft of the pile. In the first instance, however, a reasonable preliminary estimate of behaviour may be obtained by simply using net column loads and undertaking the raft analysis as if there were no piles present.

Concept of SRP's

Settlement reducing piles (SRPs) are not required from a bearing capacity standpoint. The piles are merely employed at selected locations to limit otherwise excessive local settlements and/or shear forces and bending moments in the slab. This allows savings in raft slab thickness to be made. The concept of SRPs is relatively novel and little used. The method of action is demonstrated in Figures 1 and 2.

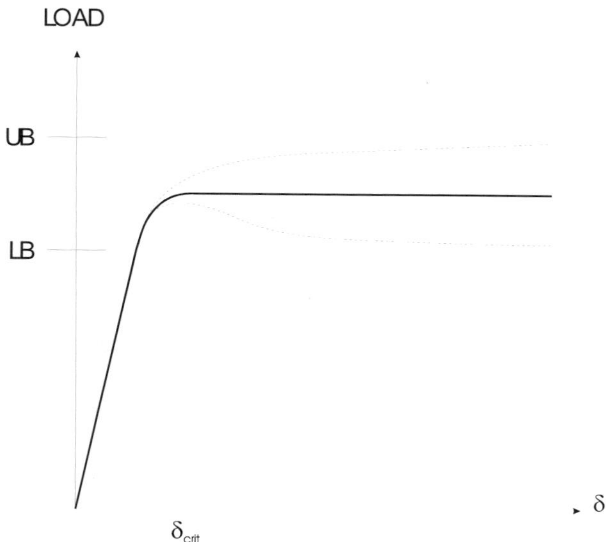

Figure 1   Ideal SRP load-deflection response shown by solid line

SRPs differ from other types of friction pile in that they operate at settlements in excess of that required mobilise ultimate shaft friction, δ_{crit}. Beneath a raft slab, SRPs mobilise full shaft friction along the length of the shaft where relative movement between shaft and soil exceeds δ_{crit}, as shown on Figure 2. Provided that the SRP post-yield behaviour is reasonably constant and the raft displacement $>> \delta_{crit}$, the SRP reaction will be effectively independent of raft displacement. This makes SRPs a useful design tool.

A consequence of SRPs operating at ultimate shaft friction in their working condition and having little or no end bearing capacity is that, viewed in conventional terms, the Factor of Safety (FOS) on the piles is unity. This is acceptable since the piles are not required from a conventional bearing capacity point of view, only as settlement limiters or stress reducers.

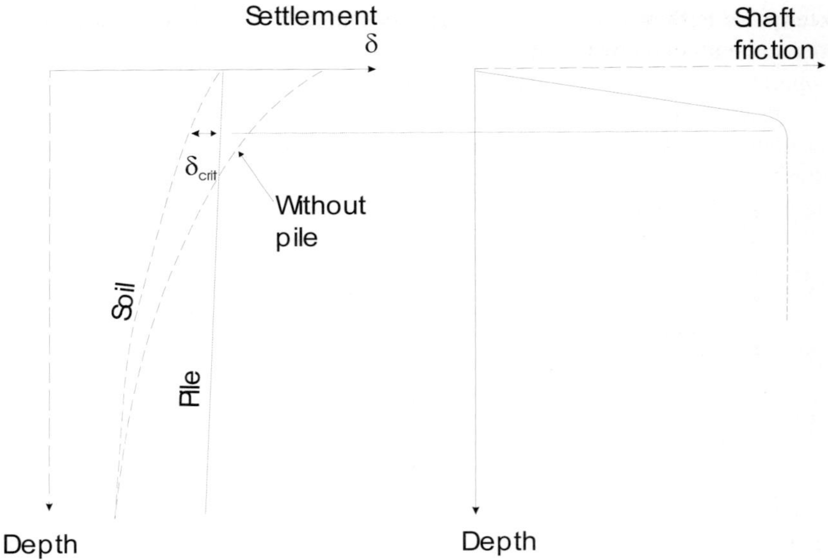

Figure 2   Concept of SRPs

The load deflection behaviour of a SRP should be as near to that shown by the solid line in Figure 1 as possible. In practice, the actual load deflection of a SRP will not be perfectly uniform, but is likely to deviate either up or down from the ideal, as shown by the dotted curves in Figure 1. Unlike other types of pile, over capacity is as much of a problem as under capacity. Thus the SRP must be designed to lie within upper and lower bounds, and the raft checked for both of these extremes.

If the pile reaction may be assumed to be effectively constant irrespective of the actual raft displacement at the pile position, then numerical analysis of the raft, superstructure and subsoil will be significantly simplified, because the pile reaction may then be simply subtracted from the column load.

As stated earlier, in order to satisfy vertical equilibrium in the analysis, the pile loads should then be transferred to the clay at depth. This may be done by applying the load to the soil at discrete points down the pile shaft. The process is greatly simplified by the fact that these forces may be assumed to be constant throughout the analysis, irrespective of raft settlement.

Case history

Settlement Reducing Piles have been used to locally support a raft structure for a residential and retail development in West London, an RC framed structure up to 7 storeys high plus basement car park. A small number of 600mm diameter bored piles were used at selected locations to support a relatively thin (thickness = 0.5m approx) ground bearing basement slab raft. A plan view of the development is shown on Figure 3. The site is underlain by London Clay and measures approximately 60m by 100m in plan.

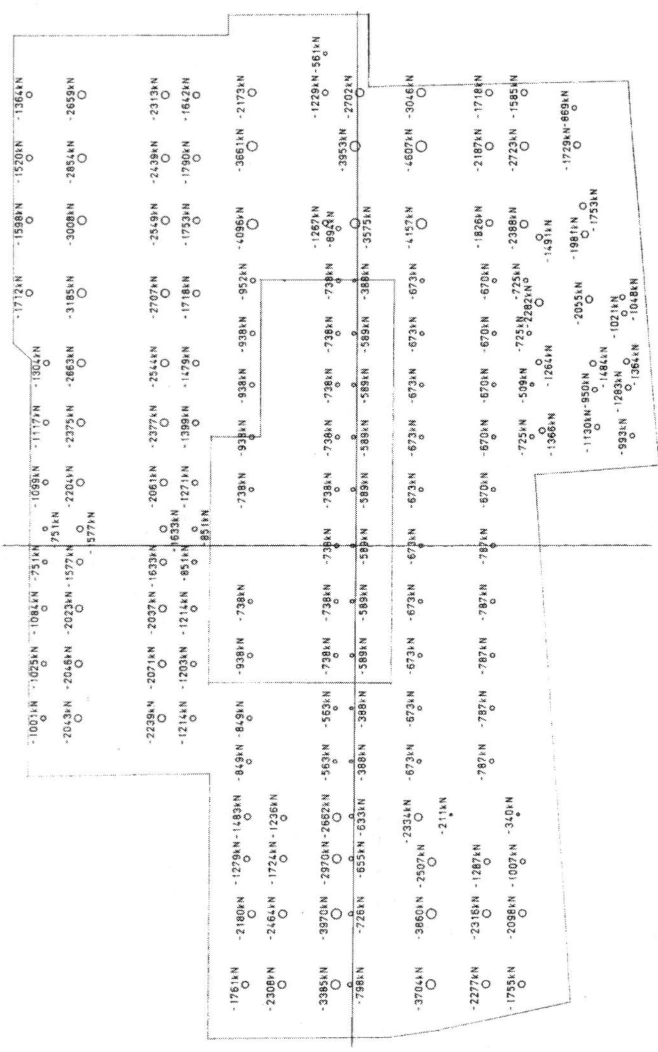

Figure 3   Site layout showing column loads

The column loads are shown on Figure 3 (downward loads are shown as negative values) and the SRP layout with lower bound pile loads is shown on Figure 4.

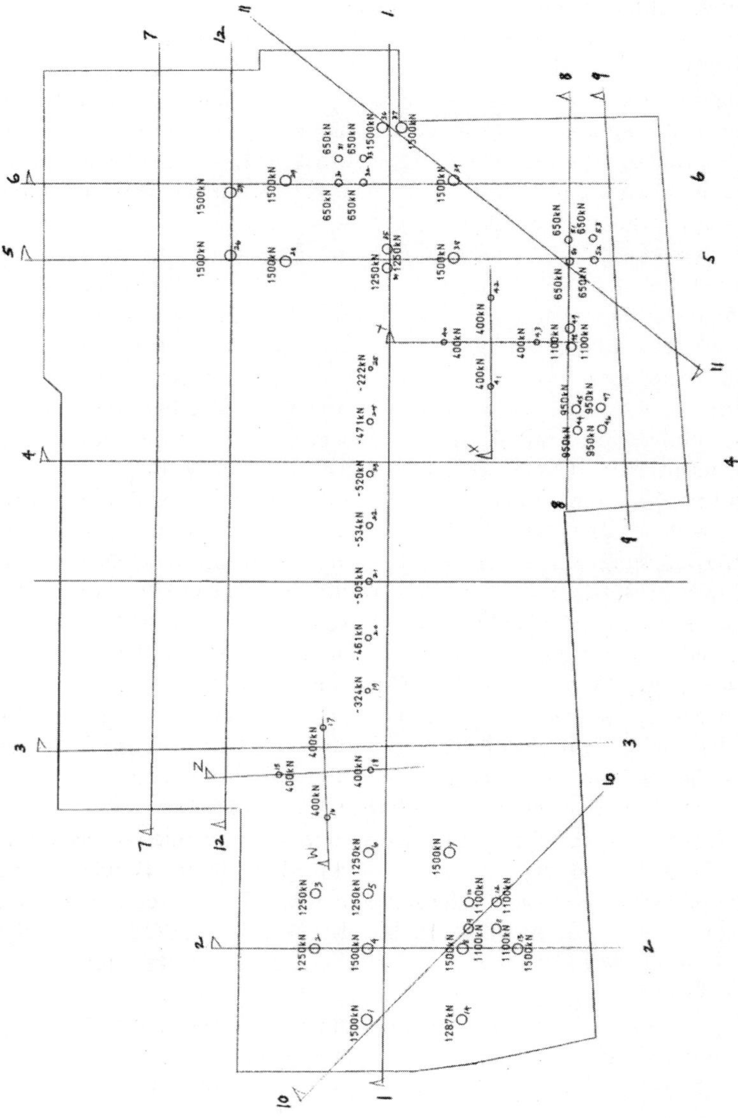

Figure 4   Layout of SRPs required

It may be seen that the SRPs cover only a small proportion of the plan area of the slab. Some of these SRPs were designed to act in tension, in order to cope with the local heave effects caused by a locally deepened section of basement for a health club and swimming pool.

The behaviour of the pile-raft system was analysed using the computer programs FEPB and PROFIL (Padfield and Sharrock, 1983). FEPB is a finite element program used to model the stiffness of the building and PROFIL is a boundary element program used to model the stiffness of the ground. The two programs were run together interactively so that the stiffness of the building was taken into account when calculating raft settlements. A linear elastic model for the London Clay was employed (Burland and Kalra, 1986) .

The piles were modelled by applying an upward force to the slab at pile positions equal and opposite to the pile load. In most instances piles were positioned beneath column loads, so that in effect column loads were simply reduced by the pile load. In order to satisfy equilibrium, the load carried by each pile was transferred into the ground along its shaft at depth. It was found in the analyses that the raft settlements were always greater than the amount required to mobilise full shaft friction on the piles, save in the area of the tension piles where more detailed modelling had to be undertaken.

Settlement profiles were drawn up for 12 sections through the development. The profiles with and without the SRPs are compared in Figure 5 for four typical sections through the development. The design had to consider both upper and lower bound estimates of pile capacity, as shown on Figure 5. An iterative process was adopted, adding and subtracting piles, until sufficient piles had been placed in suitable positions to bring the differential settlement of the slab within acceptable limits both for LB and UB pile capacities.

Two serviceability criteria were adopted, as follows. For load-bearing walls directly on the slab, a limiting strain criterion of $\epsilon_{lim} = 0.1\%$ was applied. For column positions the relative rotation between any three neighbouring column positions was required to be less than 1/300 (Burland et al, 1977).

Initially, it was considered desirable to use one standard pile size as far as possible for the SRPs and this was set at 1500kN (LB value). However, fine tuning of the pile scheme to satisfy the settlement criteria required the use of a broader range of pile sizes, namely 1100kN, 1250kN and 1500kN. The pile diameter was set at 600mm diameter and pile lengths lay in the approximate range 11m to 15m.

In practice, in order to ensure that the piles did not generate any end bearing capacity, a thin layer of clay cuttings were end-tipped back into each pile bore, plus a nominal thickness of granular material to act as a blinding layer, before the pile was concreted (Figure 6).

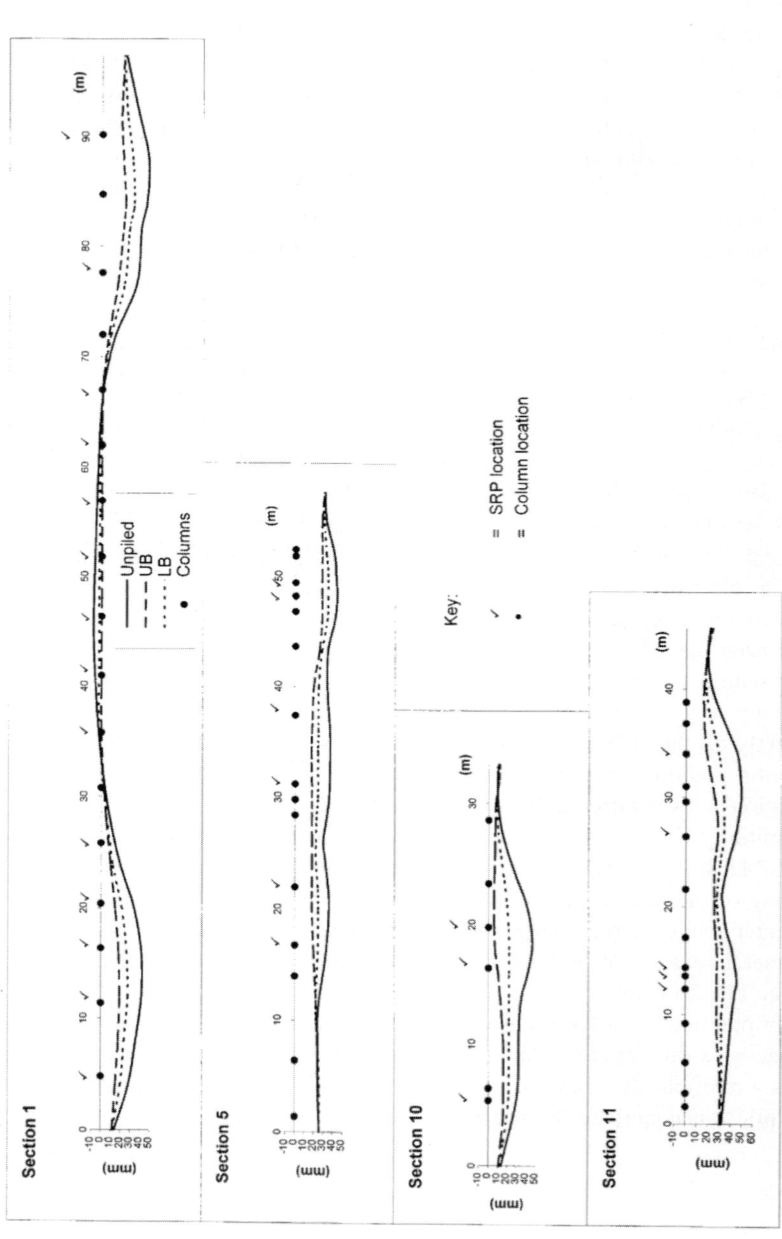

Figure 5 Raft settlement profiles

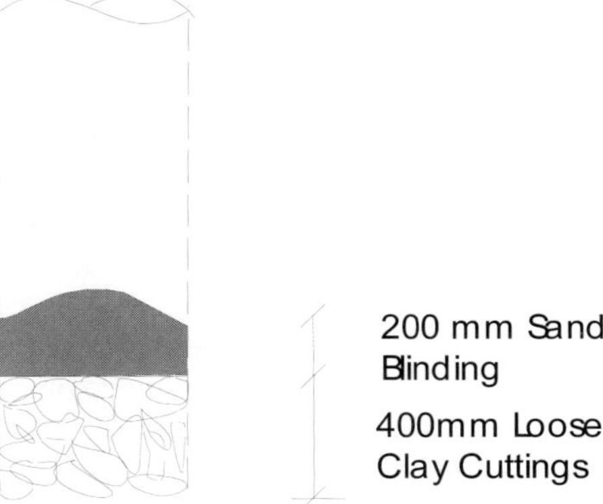

Figure 6   Spoiling the SRP end bearing capacity

Three pile load tests were then carried out. The pile responses were required to pass above point "1" and below point "2" (Figure 7). A generous ratio of UB = 1.6 LB was allowed in the design and all the pile tests proved satisfactory on this basis. In order to capture the post peak behaviour of the pile, the load test was run as a load controlled test up to yield and as a displacement controlled test thereafter. A constant rate of penetration of about 2mm/minute was adopted for the latter.

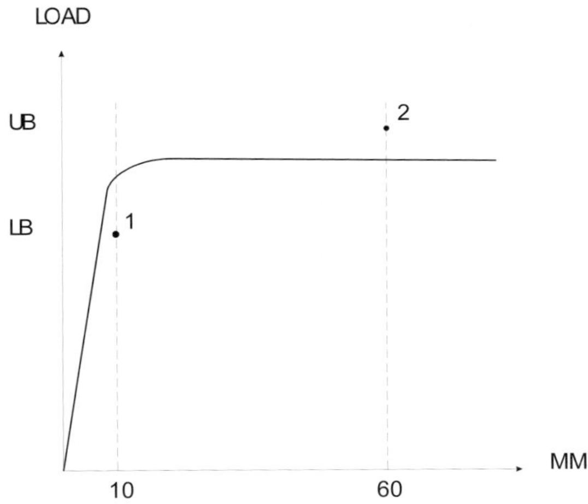

Figure 7   Specified SRP load-deflection requirement

It was confirmed in the pile tests that the end-bearing component of pile capacity had been successfully removed, since the load did not rise with continued penetration after initial yield.

Back-analysis of the pile test indicated a shaft "α" factor of 0.63 based on an average line drawn through the middle of the U100 data on the c_u plot. The increased rate of penetration (0.05mm/half-hour to about 2mm/min, a factor of about 1000) in the CRP phase of the test gave rise to a temporary increase in load carrying capacity of approximately 15% ie. about 5% per log cycle.

The foundation scheme adopted on this project allowed a considerable saving in numbers of piles and raft thickness, when compared against a conventional design based on a fully piled rigid raft. The structure has performed satisfactorily over several years now.

Acknowledgements

The author is indebted to Dr H St John and Prof R Mair at Geotechnical Consulting Group Ltd and Mr J Horgan at Cameron Taylor Bedford for providing the initial concept and to Mr M Sharrock for undertaking the computer analyses. The author would like to thank Gable House Estates for permission to publish this paper.

References

1. Padfield C J and Sharrock M J. (1983) *Settlement of structures on clay soils.* CIRIA Special Publication 27, Storey's Gate, London.
2. Burland J B and Kalra J C. (1986) *Queen Elizabeth II Conference Centre: Geotechnical Aspects.* Procs ICE, Pt 1, v.80, pp1479-1503.
3. Burland J B, Broms B B and de Mello V F B. (1977) *Behaviour of foundations and structures.* Procs 9th ICSMFE Tokyo, Vol II, pp495-546.

Assessing pile driving risks in carbonate soils and rocks

A.J. Maconochie and R. Fisher
Technip-Coflexip, Aberdeen

M. Finch
Hydrosearch Associates, Aberdeen

Introduction

Installation of large diameter mooring piles in carbonate soils and rocks using impact hammers presents significant challenges and risks. Potential problems include:

- Ensuring vertical stability of the pile/follower/hammer combination where initial self weight penetration is limited.
- Hammer selection to overcome driving through cemented sediments.
- Pile stresses during driving and pile fatigue issues.
- Reducing the risk of pile free fall.

A key step to addressing these problems is appropriate predictive pile drivability analyses combined with geotechnical risk assessment. The degree of confidence in this predictive analysis is a function of both the quality and interpretation of the site investigation data and the analysis methods adopted. Geotechnical risk assessments carried out using such predictive analysis must also consider other factors such as health and safety issues, cost, installation vessel capacity and location.

The installation of a large mooring system has recently been completed, at a remote location, in carbonate soils and rocks. Prior to the installation phase an extensive predictive study was carried out into both the pile driving behavior and installation stability. The results of this study were used to recommend pile installation equipment, based on risk assessment.

The paper will compare both the data and decisions taken prior to the offshore works with the actual installation experience, including presentation of pile driving records. A discussion outlining the possible reasons for differences between predicted and actual performance will also be provided to highlight the relationship between perceived risk and practical experience. The paper will

Foundations: Innovations, observations, design and practice, Thomas Telford, London, 2003

conclude with recommendations for pile drivability analyses for future projects where carbonate soils and rocks are anticipated.

Background

The Soekor Sable Field Development is located approximately 120km west of Mossel Bay and 80km south of the existing Mossgas facilities offshore South Africa (Figure 1).

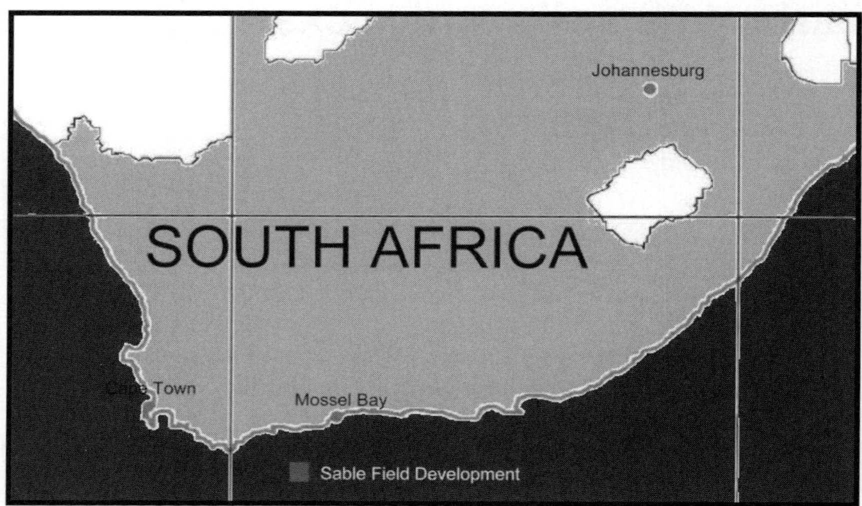

Figure 1 Sable Field Location

The field development consists of a central Floating Production Storage and Offloading (FPSO) vessel connected to six satellite wells via a system of flexible risers, flowlines and umbilicals in a water depth of approximately 105m. Technip-Coflexip were sub-contracted to Bluewater, the FPSO providers, to undertake the offshore works. These tasks ranged from management of a comprehensive site investigation through to the hook up of the FPSO and final commissioning of the subsea systems. Of particular note was the need to install large diameter steel piles to form the anchors of the FPSO mooring system.

Previous experience at Mossgas and in-house knowledge of the region indicated at an early stage that the installation of the mooring piles would be a key design consideration. Drilled and grouted pile options were ruled out at an early stage due to constraints imposed by the harsh offshore environment for large diameter drilling operations. Gravity based solutions would have been too large and suction caissons unfeasible given the presence of near surface calcaranite layers. Driven steel piles were therefore adopted.

This paper outlines the predictive pile drivability analyses carried out and the risk factors considered as part of the hammer selection process. The actual pile driving behaviour observed offshore is also reported.   In conclusion, recommendations have been made, based on back analysis of the driving data for future drivability analyses in similar soil conditions.

Sable Field anchor monitoring system

The mooring system to permanently moor the Glas Dowr, FPSO, in the Sable Field comprises a conventional layout with nine anchor legs in three clusters at 120° apart (Figure 2).

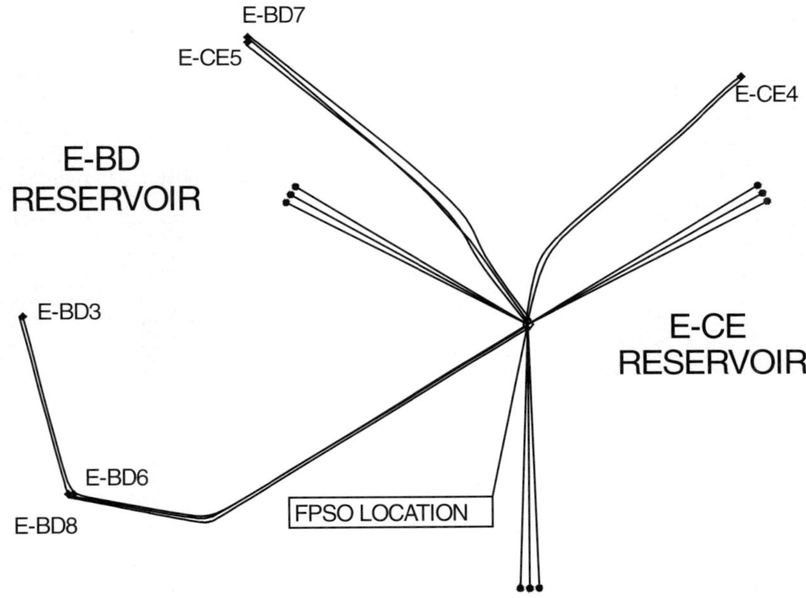

Figure 2 Sable Field Layout

Each anchor leg from the FPSO comprises 1600m of chain and anchor wire attached via a pad eye at the top of a 72" Ø steel pile between 40m to 45m in length (Figure 3).

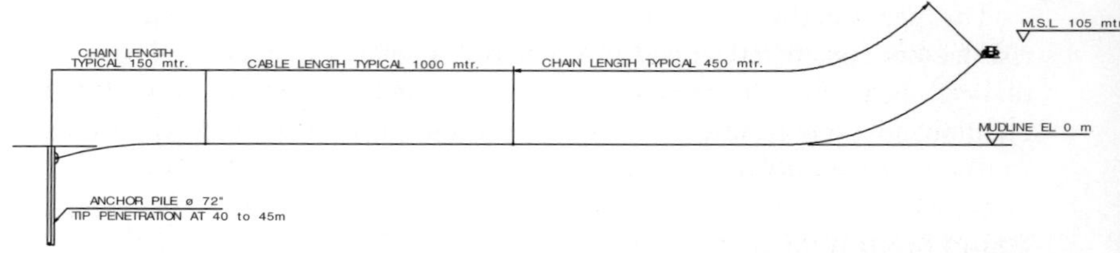

Figure 3 Anchor Leg Layout

The anchor leg design and mooring pile design was undertaken by Bluewater based on available geotechnical survey data[4]. The variability encountered in the deposits between clusters led to a separate pile design for each cluster. Details of the final pile design for each cluster are summarized in Table 1.

Table 1: Pile dimensions

Cluster Pile No's		1 1,2,3	2 4,5,6	3 7,8,9
Section **(Top)**	**Wall Thickness** **(mm)**	**Length** **(m)**	**Length** **(m)**	**Length** **(m)**
A	63	18	18	18
B	50	6	6	6
C	38	18	13	15
D (Bottom)	50	3	3	3
Total Length (m)		45	40	42
Weight in Air (Te)		105.3	96.9	100.2
Weight in Water (Te)		91.1	84.3	87.2

Anchor pile drivability assessment

Philosophy

The main purpose of the predictive drivability assessment was to define the impact hammer energy required to drive the piles effectively to terminal penetration. It was recognized at an early stage that the remote location of the Sable Field and the harsh installation conditions necessitated a drivability analysis which assessed worst case scenarios as well as best estimate predictions. This was particularly relevant when considering pile self weight penetration and potential runaway during driving since problems had been experienced at other locations with similar soil conditions, notably Mossgas in South Africa.

Site investigation data and interpretation

Offshore South Africa and elsewhere around the world generally between latitude 30° south and 30° north the seabed sediments typically comprise of calcareous/carbonate deposits[1]. Whilst the Sable Field in the Bredasdrop Basin lies marginally to the south of this range, the sediments across the site are predominantly carbonate and of a cohesionless / granular nature.

Due to the bioclastic origins of the siliceous carbonate and carbonate sands[2] that comprise these deposits they typically contain highly angular particles and exhibit a wide range of interparticle cementation. As a consequence, carbonate sands tend to exhibit characteristic high void ratios associated with low submerged unit weights and high peak internal angles of friction, $\emptyset'_{peak}$ in the natural state. However, on reworking or disturbance by activities such as pile driving the cementation between particles and even the particles themselves can be broken down resulting in significant reduction in void ratios and a considerable reduction of strength to characteristically low residual angles of friction $\emptyset'_{res}$. These significant variations in characteristic properties of carbonate sands, depending on the degree of cementation, stress history and load application complicates any geotechnical design in these materials compared to the design for more common silica sands found elsewhere.

It is therefore fundamental to any design under these conditions that the underlying seabed deposits are fully assessed and characterized in order to have confidence in both the geotechnical design parameters and analysis algorithms selected.

In the summer of 2001 an extensive geophysical and geotechnical survey[3,4] was conducted to establish the nature and profile of the geotechnical conditions across the Sable Field. The main objective of the geotechnical survey was to collect data for use in the design of the FPSO mooring system.

At each of the anchor cluster locations two boreholes were drilled, incorporating sampling and in-situ CPT testing to depths of approximately 60m. The borehole records obtained and the results of subsequent laboratory testing were assessed and used to derive soil design profiles for adoption in the pile design and drivability analysis for each cluster.

In general the deposits at each of the anchor locations could be broadly divided into three main stratigraphical units:

i.   An upper stratum, approximately 40m thick, of siliceous carbonate SAND with layers of poorly cemented to well cemented siliceous CALCARENITE.

ii.   A middle stratum, approximately 10m thick of calcareous silica SAND with layers of calcareous SANDSTONE.

iii.   A lower stratum, in excess of 10m thick, of siliceous sandy CLAY.

Within the upper stratum, the majority of which the mooring anchor piles penetrate, the deposits encountered exhibited various degrees of cementation ranging from very weakly cemented to moderately strong (calcaranite). It must be noted however that the strength classifications adopted by the site investigation contractor (and used in the engineering analyses described in this paper) are based on very few data points and a significant amount of engineering judgement and field interpretation of drilling parameters. It is this facet of the site that presented significant challenges in selecting appropriate installation equipment for the anchor pile locations.

Between pairs of boreholes at each cluster location, reasonable correlation of these substrata were observed (Figure 4), allowing confidence in the adoption of single soils profile for each anchor cluster. However, between clusters there were obvious variations in depth, persistence and degree of cementation of these substrata.

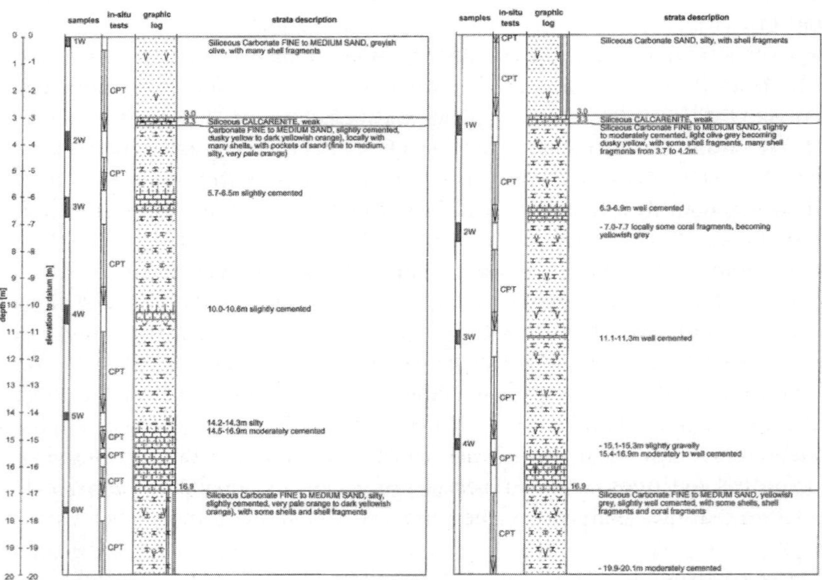

Figure 4 Comparison of borehole records 0 – 20 m for cluster 1

Selection of soil resistance to driving algorithm

The remote location of the Sable Field development dictates that any remedial offshore installation works are likely to be costly and time consuming. As a result the basic philosophy of the pile drivability assessment was to ensure that the hammers mobilised to drive the anchor piles were able to overcome the maximum expected (or upper bound) Soil Resistance to Driving (SRD) presented by the soil strata at the cluster locations.

As noted above, the driving of the piles at the anchor locations was expected to be governed by the *in situ* strength of the cemented layers within the soil profiles. During the offshore geotechnical site investigation the *in situ* strength of the cemented layers was generally measured using standard Cone Penetration Tests (CPT's). The resulting measure of the *in situ* strength of the cemented materials was thus the cone tip resistance, q_c. The adoption of CPT methods to assess the (in-situ) strength of the cemented layers presented a significant uncertainty - and therefore risk – to the assessment of SRD.

The majority of CPT tests within the cemented soil layers had been terminated at nominal refusal of approximately 40 to 45 MPa in order to prevent damage to the CPT equipment. Therefore, in the cemented layers in which the CPT test were terminated, the only conclusion that could be drawn with any certainty was that the layers exhibited q_c values in excess of 40 to 45 MPa. Further, the ultimate q_c values attributable to these cemented layers could not be accurately defined.

As a result of the uncertainty in the q_c values of the cemented soils – the critical strata when assessing pile drivability – significant thought and discussion went into the selection of an appropriate algorithm with which to derive the SRD at the anchor cluster locations. A very limited number of samples had been recovered from the cemented strata during the geotechnical site investigation with a total of seven Unconfined Compressive Strength (UCS) tests on these samples being undertaken by the site investigation contractor. Given the known uncertainty of the *in situ* CPT data it was decided that, in order to predict the SRD with an acceptable level of certainty, an algorithm based on UCS of the cemented layers was preferable to one based on the q_c values from CPT tests. It must be stressed that the paucity of UCS data was acknowledged at this stage of the analysis. As previously stated, the basic purpose of the pile drivability assessment was to ensure – as far as was reasonably practical – that the hammer selected for the pile driving would be able to install the piles to target penetration given the potential variation of cementation that may exist within the cemented soil strata at the anchor cluster locations.

Following a review of available SRD algorithms, the method proposed by Stevens *et al*[6], 1982, was adopted. The Stevens *et al*[6] algorithm was chosen for a number of reasons:

- The algorithm is specifically based on pile driving in cemented carbonate soils in the Persian Gulf (albeit the limitations of the database and the paucity site-specific UCS data are acknowledged).
- The method does not rely on CPT q_c values, thus eliminating the inherent uncertainty in the site investigation data for the anchor cluster locations.

A number of more recent studies into SRD algorithms – particularly Alm and Hamre, 2001[7] – have noted that the Stevens *et al*[6] algorithm tends to be conservative. This inherent conservatism was thought to be beneficial given significant risk associated with the remote location of the Sable Field.

In line with the Stevens *et al* algorithm, upper and lower bound SRD profiles were developed for each of the anchor pile locations. The essential difference between the two profiles being the UCS strength of the cemented strata. The UCS strength of the strata could be varied within the algorithms with ease until it was considered that a reasonable upper and lower bound SRD estimation had been reached.

Pile drivability performance

The majority of the mooring system installation works were undertaken during November 2002 with all nine piles deployed and driven to full depth during one programmed mobilization of the CSO Constructor, Plate 1, from Cape Town, South Africa.

IHC Hydrohammer (IHC) were subcontracted to supply the pile driving equipment spread including hammers, power packs, umbilicals and control

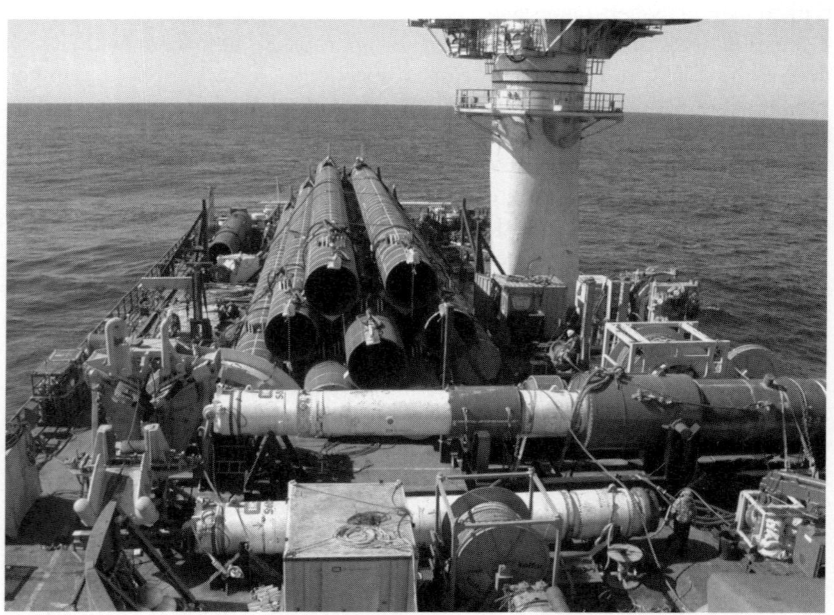

Plate 1 Mobilisation of Piling Spread Onboard CSO Constructor

cabins. Followers were utilized from previous Technip-Coflexip projects. In addition IHC were subcontracted to provide all personnel required to operate and control the pile driving operations on board the CSO Constructor. In recognition of the remoteness of the site two hammers and followers were mobilized, the second acting as backup in the event of equipment failure of the primary hammer or damage to the follower. The primary driving hammer mobilized by IHC was an IHC S500, the closest available from their rental fleet to match or better the suggested hammer requirements assessed in the drivability study which indicated a hammer energy requirement of 400 KJ minimum.

During driving of each pile, salient data including hammer energy, blows and penetration were recorded at regular intervals as the pile penetrated the seabed. The data was later collated and processed to produce a continuous pile driving record for each pile cluster (Figure 5).

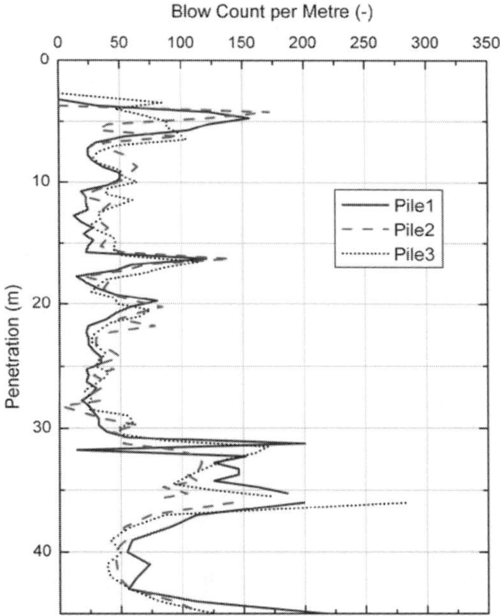

Figure 5 Driving Records For Cluster 1

All the anchor piles were driven to target penetration successfully using the IHC S500 hammer. In general, the pile driving performance proved less onerous than predicted. The major conclusions drawn from a review of the piling records were as follows:

- Self-weight penetration of the piles, including the additional weight of the follower and hammer, prior to commencement of driving, was between 1.25m to 3.75m and limited by the underlying shallow cemented calcaranite horizon at each cluster location as expected.

- The risk of pile freefall, particularly during breakthrough of the harder cemented substrata in the near surface deposits was mitigated by careful control of hammer energy through these zones.

- As anticipated the driving records typically reflected the interpolated soil profile for each cluster, with blowcounts increasing and decreasing where the pile tip penetrated stronger or weaker soils respectively. In particular the cemented soil layers were the governing factor for the pile driving, suggesting that the original focus on the *in situ* strength of the cemented layers was correct.

- At the initiation of driving applied hammer energies were kept low and increased as the pile resistance increased. Hammer energies of typically 20% full capacity (100 KJ) were adopted for approximately the first 20m of penetration and 60% full capacity (300 KJ) thereafter until full penetration.

- Removal of the follower from the anchor piles proved problematic at those locations where the well cemented substrata horizons fell within the depth of penetration of pile follower at full penetration.

Comparison of predictions and field experience

Direct comparison between predicted driving values and actual driving values was difficult as the predictive analysis was limited to the use of a smaller hammer, IHC S400, and assumed that 90% of the total hammer energy, equivalent to 360 KJ, was applied throughout the driving process. In practice, due to operational constraints, a slightly larger hammer was employed, an IHC S500, and hammer energies of 20% and 60% were applied for shallow and deeper deposits respectively. Taking into account these differences, comparison of actual blowcount and upper bound Stevens predictions[5], Figure 6, indicated that the actual blowcounts were considerably less. In particular, through the harder cemented substrata a marked difference was observed.

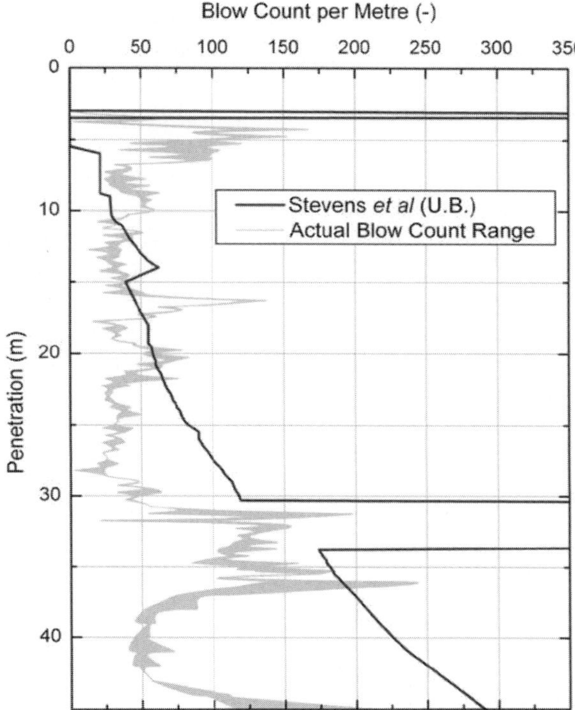

Figure 6 Predictive Performance after Stevens *et al* (Upper Bound) compared to actual blowcount

As expected and evident from above, adopting the Stevens *et al*[6] SRD model, was conservative for the driving conditions encountered. However, the result was in line with the basic purpose of the predictive analysis and serves to demonstrate the difficulties in providing accurate driveability predictions through isolated cemented strata – particularly when *in situ* strength data (in this case the CPT data) is inherently uncertain.

As an alternative approach, consideration was given to adopting the Alm and Hamre[7,8] SRD model, which relies on direct measurement of the soil properties through CPT's. Again, selecting cluster 1 and utilizing the available CPT data from the two boreholes in this cluster a simplified cone resistance, q_c profile was derived (Figure 7), for use in the Alm and Hamre[7] SRD model.

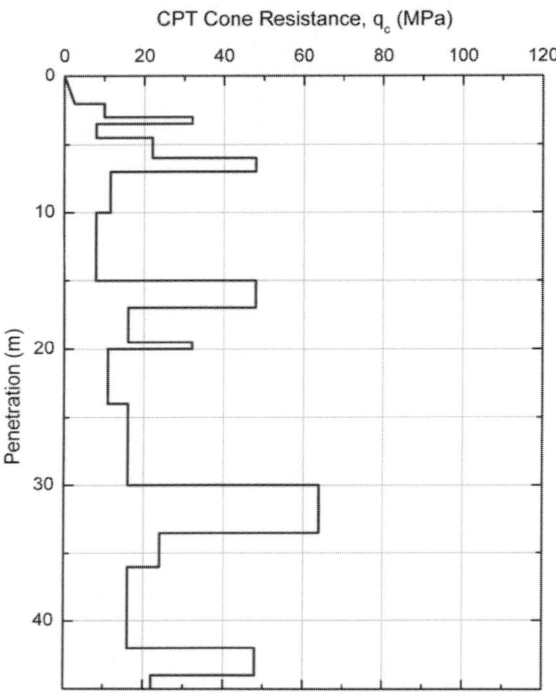

Figure 7 Simplified Cone Resistance Profile, Cluster 1

The predictive blowcount calculations using GRLWEAP[8], alternative SRD model and actual hammer energies were carried out and the results plotted against actual blowcounts for cluster 1. Comparison of the two sets of data indicated very good correlation with depth in the non-cemented strata. However, predicted versus actual blowcounts through the cemented substrata tended to be on the high side but proved a better estimate than previously using the Stevens *et al* model, as would be expected.

As noted previously, the early terminations of CPT's to avoid equipment damage as a rapid increase in cone resistance within the cemented substrata made the selection of appropriate cone resistances, q_c, within these materials subjective. However, where appropriate, an estimate based on two thirds the maximum recorded cone resistance within the sub strata was adopted. These factors alone do not account for the over estimate in blowcounts from the predictive analysis and a further possible explanation which needs to be taken account of is the influence of the weaker materials underlying the stronger cemented materials.

The presence and influence of weaker materials below the pile tip are accounted for in design methods such as API[9] Toolan and Fox[10] and Alm and Hamre[7] by averaging the soil parameters, typically over several pile diameters above and below the pile tip. However, taking into account the large pile diameter and that the piles drove unplugged it was considered that as a first estimate an weighted average over one pile diameter may be more appropriate. The weighted average applied to the interpolated cone resistance at the base of each cemented layer under consideration was defined as follows:

$$q_{cwa} = \tfrac{1}{3}\, q_{cupper} + \tfrac{2}{3}\, q_{clower}$$

q_{cwa}	weighted average cone resistance
q_{cupper}	average cone resistance in upper cemented material over D/3
q_{clower}	average cone resistance in underlying weaker material over 2D/3

Where necessary the cone resistances, q_c, within the cemented substrata were reviewed, a weighted average applied accordingly and the predictive analysis re-run. As demonstrated by Figure 8, the comparison of the post installation predicted and actual blowcounts indicates a very strong correlation, suggesting that this alternative modified approach in this instance proved effective.

Currently revised predictions are being prepared for the remaining two clusters to enable comparison with recorded data to give a degree of confidence and reliability in the approach for this particular site. It is noted however, to merit the adoption of this approach for future predictive driveability studies in similar soil conditions then the approach needs to be further validated against driving experience at other sites.

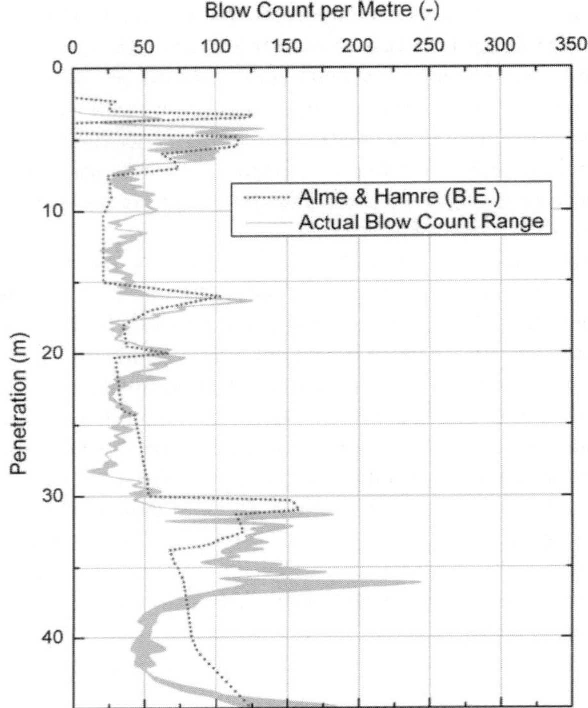

Figure 8 Modified Predictive Model Versus Actual Blowcount

Conclusions and lessons learned

The anchor pile installation at the Sable Field proved to be a success with driving conditions proving less onerous than first anticipated. The success of the operation is attributed in part to the detailed drivability study undertaken, not only to determine an appropriate hammer size and corresponding performance prediction but to identify possible driving risks in the anticipated complex carbonate soil conditions.

The field experience has demonstrated in this particular case that the adopted model (Steven *et al*) used in the drivability performance predictions was conservative as expected. The results of a preliminary post prediction analysis indicates that the adoption of the Alm & Hamre SRD model in the performance prediction using a wave equation method, GRLWEAP, gives a better and more realistic prediction. In addition it was considered that by modifying the assumed CPT profile, which is fundamental to the Alm & Hamre model, to take account of the influence of underlying uncemented weaker strata, an improved prediction of performance through the cemented carbonate strata could be achieved. A suggested possible solution was to take a weighted average over one pile diameter about the base of the cemented strata.

Whilst it is possible in retrospect to re-evaluate the driving conditions and evolve analysis techniques to fit recorded data sets, the objectives of the original drivability study should not be forgotten. The main objective of this study, without hindsight or any strong empirical evidence, was to select the most appropriate hammer size to minimize the risks in driving all the anchor piles to full penetration within the difficult driving conditions associated with carbonate deposits. Critical to the choice of model and assumptions applied in the drivability study were the confidence in the available geotechnical data and the engineering judgment in the selection of geotechnical parameters. Other factors including site location and environmental constraints also were important considerations within the drivability study.

Unless confidence in site specific geotechnical data can be ascertained and the subjectivity in selection of geotechnical parameters reduced or alternatively a degree of empiricism for carbonate deposits can be derived the further development of less conservative and more reliable drivability analysis approaches will remain limited.

References

1. Poulos, H.G. (1998) *Marine Geotechnics,* Unwin Hyman.
2. Jewell, R.J. and Andrews, D.C. (1988) *Engineering for Calcareous Sediments* Volume 1 Proceeding of International Conference on Calcareous Sediments, Perth, Australia.
3. Underwater Survey Pty Ltd. (2001) *On pre-design geophysical survey, Sable Field, South Africa* Report No. MSA226 Rev 3, September.
4. Fugro Engineers B.V. (2002) *Geotechnical Survey Report and Mooring Pile Assessment, Sable Field, Offshore South Africa* report No. N4063/01 Rev 4, Volume 1 & 2, January.
5. Hydrosearch Associates Limited (2002) *Sable Field Development, Pile Drivability   Analyses* Report No. 0426, rev 4.
6. Stevens, R.S., Wiltsie, E.A., Turton, T.H. (1982) *Evaluating Pile Drivability for Hard Clay, Very Dense Sand and Rock* Proceedings, Offshore Technology   Conference, Paper No. 4205, Houston.
7. Alm, T. and Hamre, L. (1998) *Soil Model for Drivability Predictions* Procedure Offshore Technology Conference, Paper No. 8835, Houston.
8. GRLWEAP Program, (1998) *"Procedures and Models"*, Globle Rausche Likins and Associates, Inc.

9. "Recommended Practice for Planning, (2000) *Designing and Constructing Fixed Offshore Platforms*" API RP 2A-WSD 21st Edition.

10. Toolan, F.E, and Fox, D.A. (1978) *"Geotechnical Planning of Piled Foundations for Offshore Platforms"*, Fugro Technical Report.

Suction piles for subsea structures – adapting design conventions

A.J. Maconochie, J. Oliphant and R. Fisher
Technip-Coflexip, Aberdeen

Introduction

The selection of an appropriate foundation concept for small subsea structures, e.g. wellhead protection structures, to be placed on soft clay can be problematic, particularly when lateral loading is significant. Mudmats of gravity based structures can become very large, resulting in installation difficulties. Conventional driven piles can become long, increasing the installation risks when often only shallow soils data is available. On soft clay the adoption of suction piles can offer significant commercial savings including site investigation, fabrication and installation costs. However, the design of such foundations is not straight forward. Several issues must be addressed to ensure safe and economic design:

- Extrapolation and interpretation of available site investigation data;
- Selection of appropriate design methods;
- Modelling of soil / structure interaction using conventional structural analysis packages;
- Installation.

This paper will provide guidance on these key issues facing the design of subsea structures with suction piles on soft clay.

Background

The presence offshore of extensive soft cohesive deposits presents difficulties to foundation design and selection of appropriate foundation type for small subsea structures. The foundation design can be further complicated when the main function of the structure is to provide protection either from dropped objects, fishing gear or a combination of both e.g. well head protection structures (WHPS). Typically the worst loading cases on WHPS are the horizontal loads applied as a consequence of fishing gear interaction. While the loading

Foundations: Innovations, observations, design and practice, Thomas Telford, London, 2003

conditions in these circumstances may be mitigated by the adoption of over trawlable structures, such as the 'Anchortech'® WHPS, Plate 1, the horizontal loads are still significant. In addition, the contribution of environmental loads should not be overlooked, for example hydrodynamic loads can be the dominating driving force in shallow water depths.

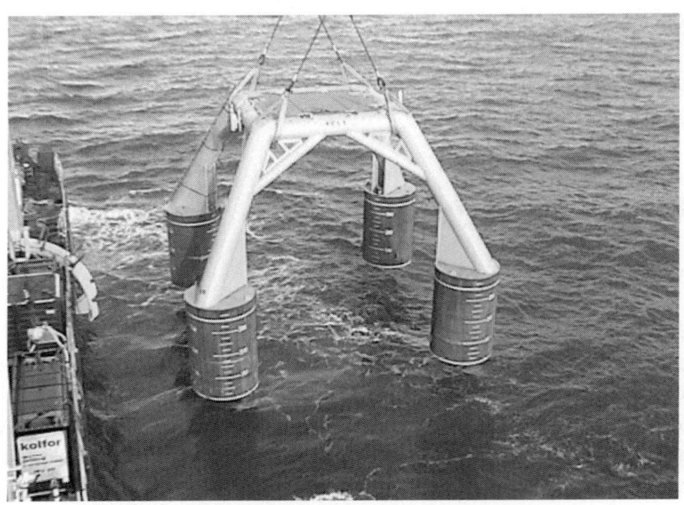

Plate 1 Example of overtrawlable 'Anchortech'® WHPS

These large lateral loads needed to be carried by the structure and ultimately the foundations which can prove problematic in soft cohesive deposits.

Gravity base foundations on soft deposits can be potentially very large in an attempt to distribute the loads across the foundation, without inducing bearing failure or excessive settlement. Further, the size of the gravity base required makes installation difficult or impractical without the use of specialist heavy lift cranes and equipment barges.

Alternatively, piled foundations can become long in an attempt to either reach a competent horizon or generate sufficient capacity within the soft deposits. In addition, pile plan dimensions can also be significant to reduce excessive deflections due to lack of lateral support within the near surface materials.

The adoption of suction piles as foundations in soft soil conditions can provide a viable commercial alternative which, if appropriately designed can satisfy installation constraints and reduce fabrication and installation costs.

There are a number of industry standard codes of practice such as API-2A-WSD[1] and DNV No. 30.4[2] which provide guidance for both the design of piles and gravity base foundations. However, there is an absence of such generic industry standards for the design of suction piles. This leaves the design of suction piles open to interpretation of the available published data and subject to engineering judgement. This can result in the adoption of differing design philosophies for the design of subsea structures subjected to similar loading criteria and founded within comparable soil conditions, where suction piles are used as a foundation option.

The use of detailed finite element analysis (FEA) of suction pile response is one approach often employed to model the soil structure interaction. However, to model the piles correctly requires an in depth knowledge of soil structure interaction issues and comprehensive understanding of FEA limitations. The size and relevance of the subsea structures, or where a development comprises a number of similar but unique structures may not warrant this more complex approach and a more simplified approach, discussed as follows, is desired to expedite the design process.

Design philosophy and approach

General

In order to standardise and simplify the design of suction piles as a foundation option for small subsea structures in soft cohesive deposits the following approach has been adopted to confirm both suction pile capacity and overall structure stability. Reference is also made to installation issues which are an integral part of the design process.

The general approach adopted relies on the creation of a non-linear soil structure interaction model, to which the design load cases are applied and resultant foundation design loads can be obtained. The most onerous of these foundation load cases are then checked individually against static foundation analysis calculations, assessed by conventional methods, to verify that adequate factors of safety for each static condition are attained.

In addition, the global displacement of the structure and foundations can be predicted from the soil structure interaction model.

Further static analyses, adopting industry design guidelines including API 2A-WSD[1] and DNV No. 30.4[2], can be undertaken to estimate settlements and installation requirements. The analyses required for installation include assessment of likely maximum driving resistances and confirmation that there are adequate factors of safety between required under pressures for driving and critical under pressures against soil heave.

The general approach is summarised in Figure 1 which also indicates the geotechnical and structural design aspects of the overall design.

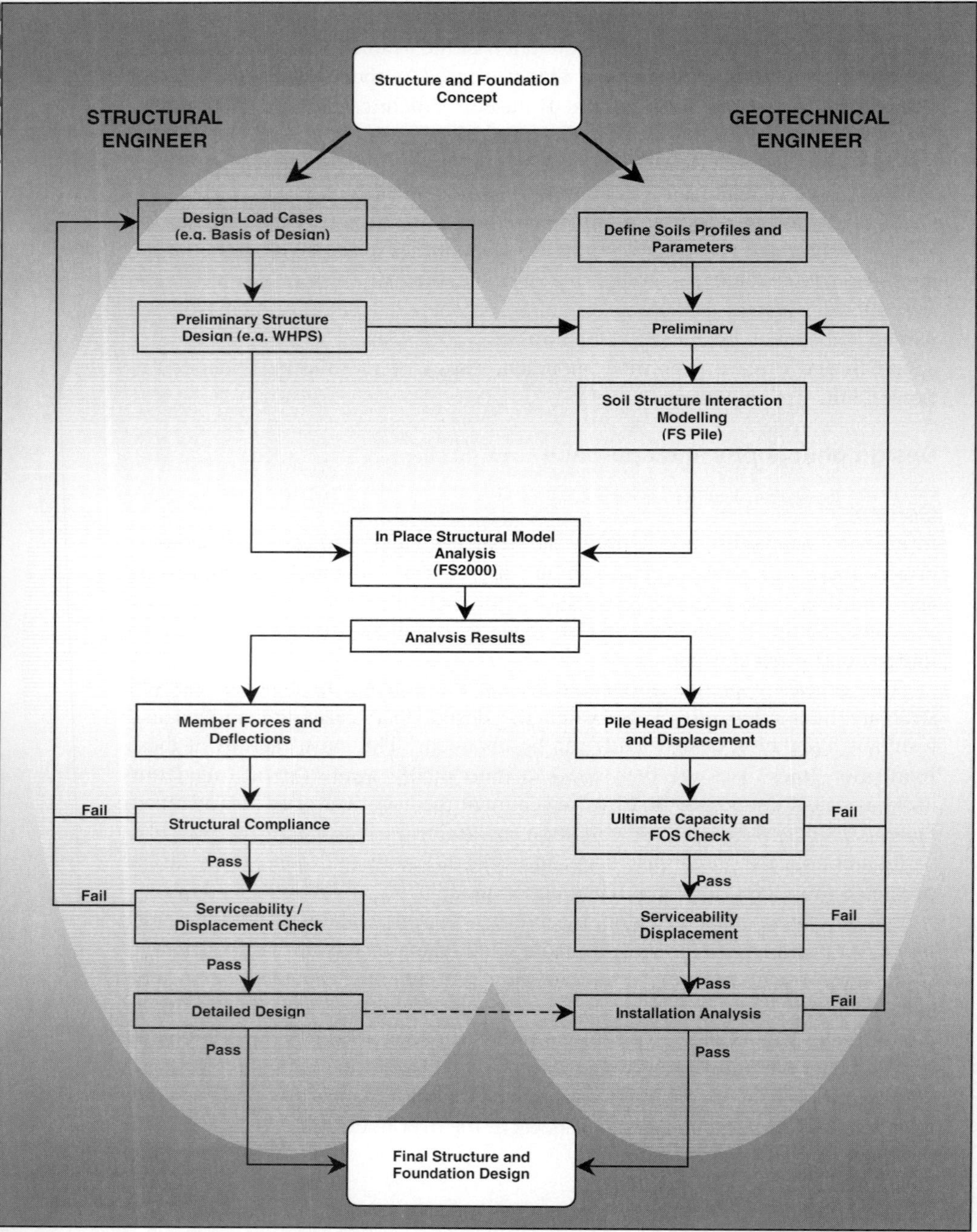

Figure 1 Idealised approach to suction pile design for WHPS

Design loads

In general, subsea structures are designed for a combination of load cases including environmental and applied loads. For many small protection structures, e.g. WHPS, imposed loading and in particular fishing gear interaction / snagging often proves to be the most onerous design load cases. Table 1 provides an example of design loads considered for fishing gear interaction on an over trawlable WHPS in an area associated with heavy beam trawling. These fishing gear interaction design loads are based on NORSOK[3] and were overtrawlability not to be ensured the quoted loads could increase by a factor of 2 as a result of snagging.

Table 1: Examples of fishing gear interaction loads

Description	Design Load	Angle	State
Trawl Net Friction	2 x 200 KN	0 – 20 Deg Vert	ULS
Trawl Board Overpull	300 KN	0 – 20 Deg Vert	ULS

Typically the conditions and load cases considered most detrimental for the proposed structure and location will be defined in some form of 'basis of design' prior to undertaking the foundation design[4].

Design soil parameters

Essential to any foundation design is the selection of representative soil profiles and other geotechnical parameters required in the design process. The selection of profiles and parameters is usually based on available geotechnical survey data. Depending on the confidence in quality and reliability of these data the selection of profiles and parameters may be optimised accordingly.

In soft cohesive deposits the adoption of in-situ testing methods, e.g. CPT, combined with gravity coring to obtain samples for laboratory testing can prove effective means to profile and characterise the near surface deposits, Figure 2. The depth of these conventional offshore geotechnical techniques is limited at most to 5 m, which is normally adequate for the foundation design / suction pile design requirements for small subsea structures.

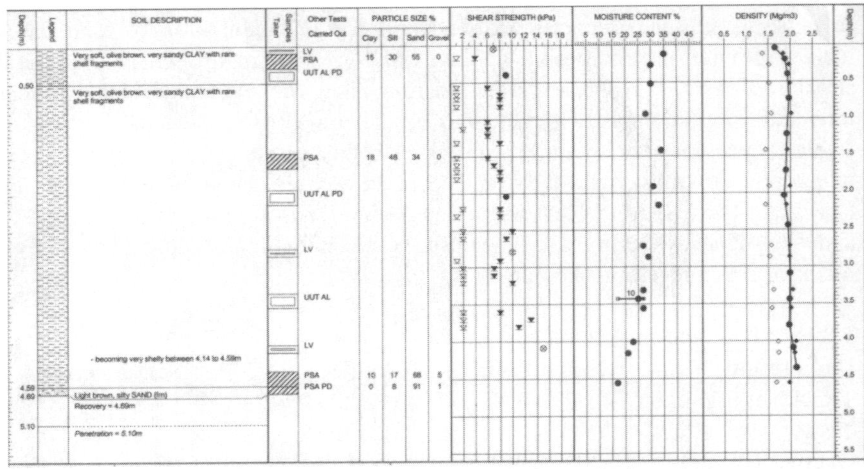

Figure 2 Examples of vibrocore and CPT records for soft clay site

If appropriate geophysical data is also available and can be ground truthed against the geotechnical intrusive data, then this can also be used to assess both vertical and lateral persistence of sub strata across a site. The importance of such data is significant where geotechnical data is sparse or there is considerable variability between test locations.

In the design approach presented within this paper for suction piles the soil parameters considered necessary for design and how these may be assessed, are summarised in Table 2.

Table 2: Geotechnical design parameters required for small suction caisson design

Required Parameters / Properties	Method of Assessment
Lower Bound Profile, γ', c_u	CPT, shear vane, UU, AL
Upper Bound Profile, γ', c_u	CPT, shear vane, UU, AL
Sensitivity	Remoulded shear vane or UU, AL
Soil Stiffness (Secant Modulus)	UU
Coefficient of Consolidation	Oedometer, CRS

Soil structure interaction model analysis

With careful consideration it is suggested that the majority of structural frame analysis software packages, which offer some form of soil structure interaction modelling, may be utilised to assess foundation design loads used in pile stability calculations, Figure 3.

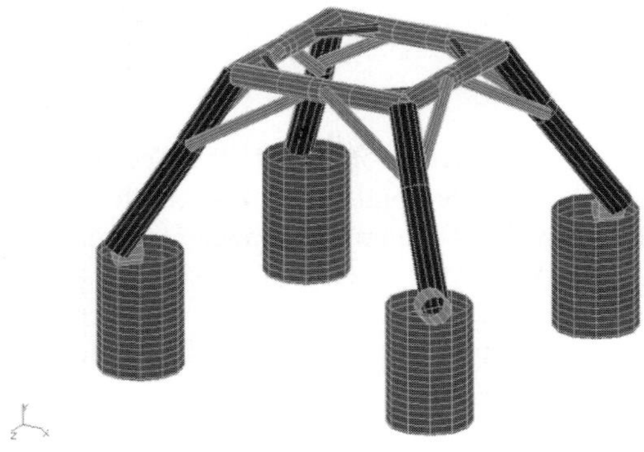

Figure 3 Example of FS2000[5] WHPS and foundation model

In this approach the software package FS2000[5] has been successfully employed to model and analyse the soil structure interaction of WHPS with suction pile foundations. In order to generate a non-linear soil structure interaction response model using FS2000[5], the FS Pile[6] module of FS2000[5] software is invoked. The FS Pile module facilitates the incorporation of the pile details along with soil stiffnesses and uses these data to generate p-y, t-z and q-z stiffness responses for the pile. However, given that the relative proportions of suction piles for these small structures have length to diameter ratios typically less than 2, it is necessary to account for bearing and shearing resistance at the base of the suction pile, which are considered to influence the behaviour of the piles themselves. There are no direct methods within FS Pile[6] to include for these potential influences therefore a number of modifications to the stiffness data at the base of the piles can be made when necessary prior to analysis under design load cases.

Lateral load deflection

The non-linear lateral load capacity and deflection behaviour of a pile in soft clay is modelled within FS Pile in accordance with API-2A-WSD[1]. The code defines the shape of the lateral soil resistance, p-y curves, for any given depth based on the ultimate lateral resistance at that depth and the anticipated / measured strain at half the maximum applied stress. As suction piles are of a large diameter the shear resistance across the base of the pile in lateral translation, is also considered to contribute to the lateral resistance of the pile. To account for this in the FS2000 model consideration is given to the modifications of the load deflection p-y curve at the pile tip by increasing the ultimate lateral capacity proportionally to the lateral shear resistance across the base.

Axial load deflection

Within the FS Pile module, axial deflection of the pile is based on the resistance of non-linear springs applied at discrete points along the length of the pile. The shape of these non-linear curves are again in general accordance with the approach adopted in API-2A-WSD[1] for pile side resistance, t-z and base resistance q-z.

These q-z calculations are based on the undrained shear strength of the soil at the pile tip and a bearing capacity factor, N_c. An $N_c = 9$ is normally adopted for pile design. However, for suction piles, recognising the low L/D ratios, the adoption of conventional bearing capacity formula is considered more appropriate to generate the q-z curve used in the FS Pile model where;

$$q_c = N_c c + \gamma' z \tag{1}$$

Based on published research[7,8] covering suction pile design under combined loading an $N_c = 7.5$ is adopted to account for the bearing load resistance at depth below mud level. However, in order to include the soil self weight proportion of the above equation within the FS Pile module and hence the FS2000 analyses it is necessary to further factor the applied N_c value. The deviation of t-z curves is unaltered.

Site specific considerations

In addition to the direct modifications made to the soil stiffness to take account of the suction pile behaviour as indicated above, it is also important to consider the site specific factors which may contribute indirectly to the soil structure interaction. Some examples of site specific factors which can impact both on the structure and in particular influence the foundation analyses are;

- Static / dynamic load application – depending on dominating load effects, either static or hydrodynamic, adoption of cyclic degraded load curves may be necessary in the soil structure interaction model.
- Local or global scour – the potential for scour will influence both the derivation of load deflection curves and reduce the lateral support available.
- Rate of load effects on soil stiffness – depending on the considered load cases it may be necessary to modify the soil response / stiffness where appropriate to account for possible rate of load effects, e.g. either drained or undrained behaviour under sustained or impact loading respectively. In the latter case the response can be deduced by factoring the static undrained capacity[4].

Suction pile stability checks

Once the soil structure model has been formulated for the suction pile size being considered the analyses of the in place structural model for the design load cases can be undertaken within FS2000.

The result of the analyses for each pile head element can then be compared and a factor of safety calculated against the ultimate capacities for the suction piles as assessed by conventional static analyses.

In this approach it is assumed that the piles will fail in sliding, compressive bearing, tensile pull-out or by a combination of these mechanisms. Failure by rotation of the pile about a point below the mudline is not considered as the piles are assumed to be effectively restrained at the head of pile by the structure.

The static calculations and assumptions adopted to assess the ultimate capacities for the individual mechanisms are summarised in Table 3.

Table 3: Summary of static calculation for ultimate suction pile capacity

Mechanism	Ultimate Capacity Calculation	Assumptions / Comments
Sliding	$$Pu = c_u A + (3c_u + \gamma'X + J\frac{c_u X}{D})D$$	Based on API-2A-WSD[1] and DNV[2] modified to include base shear
Compressive Bearing	$$Q_u = (N_c c_u + \gamma z)A + \alpha c_u A_s$$	Modified bearing capacity to include additional resistance of external skin resistance $N_c = 7.5^{(7,8)}$ to account for combined loading α in accordance with API-2A-WSD except $\alpha = 1.0$ in under consolidate deposits
Tensile Pull Out	$$Q_f = fA_{se} + fA_{si}$$ $$Q_f = fA_{se} + W_{plug} + N_{ct} cA$$	$fA_{si} < W_{plug}$ $fA_{si} > W_{plug}$ $fA_{si} > N_{ct} cA + W_{plug}$

Installation analysis

A further crucial part of the suction pile design is the installation analysis. It may be possible to prove through the soil structure interaction modelling that an effective pile size has been determined however, it may be impossible to drive it to full penetration.

The installation analyses carried out for the suction pile design usually assumes an upper bound soils profile and comprise three calculation stages as defined in Table 4.

Table 4: Installation analyses calculations

Description	Calculation	Assumptions / Comment
Penetration Resistance	$Q_{tp} = Q_{side} + Q_{tip}$ $A_{se}\alpha_e c_u + A_{si}\alpha_i c_u + (N_c c_{u\,tip} + \gamma' z) A_{tip}$	Skin friction factors[9] based on $\alpha = \dfrac{1}{S_t} = \dfrac{c_{u\,r}}{c_u}$
Required Under Pressure	$U_p = (Q_{tp} - W'_{pile}) / A_i$	
Allowable Under Pressure	$U_a = N_{ct}\, c_{utip} + (A_{si}\,\alpha_i c_u) / A_i$	

Provided water depths are sufficient to allow suction pressures to be applied, a factor of safety (FOS), not less than 1.25, between the allowable under pressure and required under pressure at all depths of penetration is generally accepted as satisfactory. However, should the FOS fall below 1.25 then the pile design should be reviewed.

It is important that all installation analyses include or make allowances, for additional internal / external plates and furniture which may be required to structurally stiffen the pile. The addition of such items, even in limited proportions, can significantly increase the penetration resistance and consequently the required under pressure. This can make the difference between a viable and non viable suction pile design.

Conclusion

The use of suction piles as a foundation option for small subsea protection structures founded in soft cohesive deposits can prove a viable foundation option. However, the absence of industry generic design guidelines from which to form a basis of design for suction piles allows the design to be open to interpretation and subjective to engineering judgement. Many approaches in the past have relied heavily on detailed FEA and required expert input. The approach presented illustrates how conventional industry standard structural analysis software may be utilised. With careful consideration and modification of model parameters this software can be used to effectively model soil structure interaction and obtain foundation loads and displacement required for the design. In addition, some of the other design aspects that are essential to suction pile design are considered and analysis methods presented.

Nomenclature

A	=	Total base area (m^2)
A_i	=	Internal cross section area (m^2)
AL	=	Atterburg limits
A_{se}	=	External surface area (m^2)
A_{si}	=	Internal surface area (m^2)
CPT	=	Cone penetration test
CRS	=	Controlled rate of strain test
c_u	=	Undrained shear strength (kN/m^2)
c_{ur}	=	Remoulded shear strength (kN/m^2)
D	=	Pile diameter
J	=	Lateral capacity coefficient
N_c	=	Dimensionless bearing factor
N_{ct}	=	Dimensionless reverse bearing factor
P_u	=	Ultimate lateral capacity (kN)
q_c	=	Bearing pressure (kN/m^2)
Q_f	=	Ultimate tensile capacity
Q_{tp}	=	Penetration resistance (kN)
Q_u	=	Ultimate compressive bearing capacity (kN)
S_t	=	Sensitivity
U_a	=	Allowable under pressure
U_p	=	Required under pressure
UU	=	Immediate undrained triaxial test
W_{plug}	=	Weight of internal soil plug (kN)
W'_{pile}	=	Submerged weight of pile (kN)
X	=	Depth below mudline (m)
γ'	=	Soil submerged unit weight (kN/m^3)
z	=	Depth (m)
α	=	Dimensionless friction factor[1]

References

1. *"Recommended Practice for Planning, Designing and Constructing Fixed Offshore Platforms"*, (2000) API RP 2A-WSD, 21st Edition.
2. "Foundations", Classification Notes, No. 30.4 Det Norske Veritas.
3. NORSOK U-002, Rev 2, *Subsea Structures and Piping Systems.*
4. R. Fisher and D. Cathie (2002), *"Gravity Based Design for Subsea Structures"*, Offshore Site Investigation and Geotechnics – Diversity and Sustainability', SUT International Conference, London, 26 – 28 Nov.
5. FS2000, *Structural Analysis for Windows*, AES Ltd, 1988 – 2000, Ver 8, Rev. 8.4.
6. FS Pile, *Structural Frame Analysis for Windows*, AES Ltd, 1988 – 2001, Ver 8, Rev. 4.
7. P.G. Watson, M.F. Randolf & M.F. Bransby, (2000) *"Combined Lateral and Vertical Loading of Cassion Foundations"*, OTC 12195.
8. J.D. Murff, J.M. Hamilton, (1993) *"P-Ultimate for Undrained Analysis of Laterally Loaded Piles"*, J of Geo Eng, Vol 119, No. 1.
9. K.H. Andersen, H.P. Jostad (1999) *"Foundation Design of Skirted Foundations and Anchors in Clay"*, OTC 10824.

Bearing capacity of shallow foundations considering inclinations of load and bearing stratum

Y. Maeda
Kyushu Kyoritsu University, Japan

H. Ochiai and N. Yasufuku
Kyushu University, Japan

Y. Yokota
Oita Prefectural Office, Japan

Introduction

Generally, inertia force during earthquake varies with time and place. However, it is known that an equivalent dynamic model can be made by considering inclined ground, which corresponds to degree of inertia (i.e. seismic intensity in seismic coefficient method). That is, if the inertia acting on bearing stratum of foundation is uniform during earthquake.

On the other hand, it is general to consider inclined loads only for inertia force of superstructure in seismic load-capacity problem of shallow foundation. This is based on the assumption that the inertia of superstructure is dominant and the influence of bearing stratum is comparatively small[1]. However, this is valid for relatively small horizontal seismic coefficient of about 0.2[2]. Moreover, the range of horizontal seismic coefficient where bearing stratum can be ignored is never been studied. The seismic design of foundation is shifting to performance-based-design-method in consequence of recent major earthquakes. Safety is checked for two earthquake levels, i.e., the ordinary earthquake and the rarely occurred earthquake. Therefore, it is very important to study the effect of inertia force of bearing stratum to bearing capacity of foundation.

The authors have already proposed a multi-usable bearing capacity formula that considers inclination of load and ground[3]. It uses the dynamic model of seismic coefficient method and applies the admissible velocity field method in

Foundations: Innovations, observations, design and practice, Thomas Telford, London, 2003

upper bound theory of plasticity. In this paper, the applicability of the proposed formula, and the influence of load and ground's inclination to bearing capacity are examined by comparing the formula with bearing capacity test results of two-dimensional plastic laminated body.

Bearing capacity of shallow foundation according to admissible velocity field method[3]

An equivalent dynamic model of ground when inertia force in supporting ground is uniform and failure is determined by horizontal seismic coefficient due to maximum inertia force of superstructure is shown in Fig. 1. A ground can be assumed inclined when the inertia force acts opposite to earthquake direction. Under such condition, failure mechanism of shallow foundation shown in Fig. 2 can be obtained. Here, it is assumed that ab and cd are straight lines and bc is logarithmic spiral line. Thus, the bearing capacity, which considers inclinations of load and ground at the same time, can be determined.

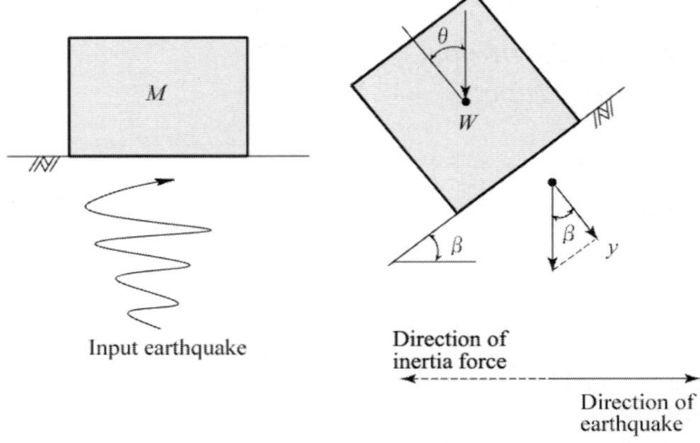

Figure 1 Input earthquake and equivalent dynamic model

Here, the inclination angles of superstructure load and ground varies according to degree of seismic response (i.e., vibration mode, response magnification, etc). The inclinations of load (θ) and ground (β) can be express by the following equations where g is acceleration of gravity and, α_s and α_f are response accelerations of load and ground, respectively.

$$\tan\theta = \alpha_s / g \tag{1}$$
$$\tan\beta = \alpha_f / g \tag{2}$$

Moreover, in the case of $\alpha_s = \alpha_f$, responses of superstructure and bearing stratum are equal, and $\theta = \beta$.

In the failure mechanism illustrated in Fig. 2, upper limit of bearing capacity is found by equating internal dispersion energy and external work. Also, the admissible velocity field method in this paper assumes associated flow rule (ν

$= \phi$) where yield condition of soil is defined by compatibility of Mohr-Coulomb's failure criterion and plastic flow.

Internal dispersion energy can be computed as illustrated in Fig. 2. The straight-line part is the product of adhesive strength and discontinuous quantity of admissible velocity. Its sum with dispersion energy of internal area represents the transition zone[3].

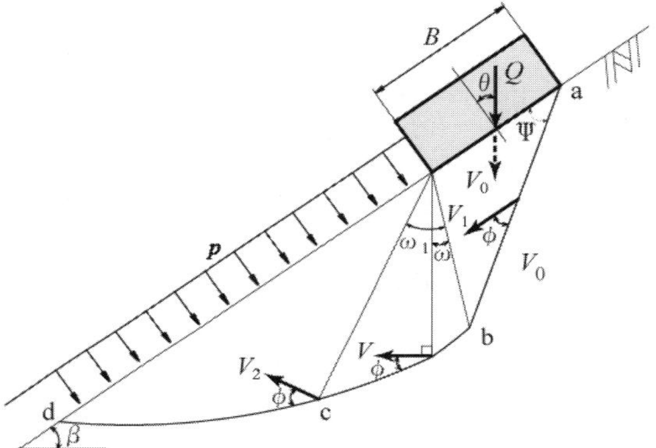

(a) Failure mechanism of whole body

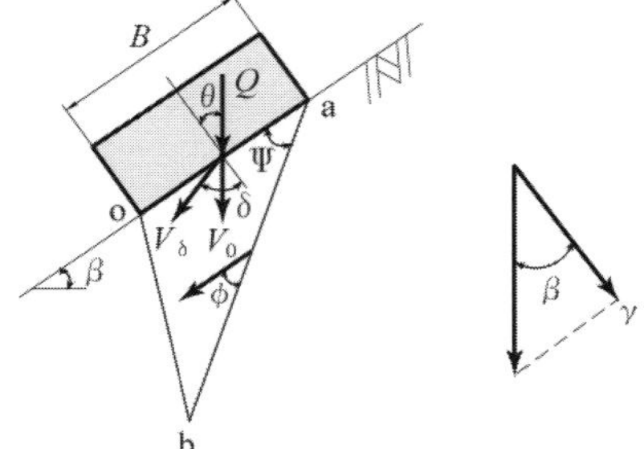

(b) Relationship of inclined load and active wedge oab

Figure 2 Failure mechanism considering inclinations of load and ground

External work is the sum of works due to weight of ground, inclined load Q ($q=Q/B$) and surcharge load p, where the ground consists of active wedge zone, transition zone and passive soil pressure zone.

Inclined load q is expressed in eq.3 that is obtained by equating the total internal dispersion energy and the total external work.

In these equations, η is the correction factor for ground weight, where the component of bearing capacity that is perpendicular to earth surface is expressed in eq.7.

In relevance to eq. 6, it is known that the general bearing capacity equation based on Prandtl's failure mechanism over evaluates the bearing capacity coefficient for weight of ground, compared to precise values determined by stress characteristic curve methods[5]. This is confirmed in this paper even in the case for Prandtl's failure mechanism when $\beta = 0$. Here, correction factor is applied to eq. 6[3].

$$q = cN_c + pN_q + \frac{1}{2}\gamma BN_\gamma \tag{3}$$

$$N_c = \frac{1}{\cos(\delta - \theta)} \times$$
$$\left(\frac{\cos\delta}{\tan(\psi - \phi)} + \frac{\sin\psi\cos\delta\{\exp(2\omega_1\tan\phi) - 1\}}{\sin\phi\sin(\psi - \phi)} \right.$$
$$\left. + \frac{\sin\psi\cos\delta\exp(2\omega_1\tan\phi)}{\sin(\psi - \phi)} \right) \tag{4}$$

$$N_q = \frac{1}{\cos(\delta - \theta)} \times$$
$$\frac{2\exp(2\omega_1\tan\phi)\sin\psi\cos\delta\cos^2\left(\frac{\pi}{4} - \frac{\phi}{2}\right)}{\cos\phi\sin(\psi - \phi)} \tag{5}$$

$$N_\gamma = \eta \cdot \frac{1}{\cos(\delta - \theta)} \times$$
$$\left(-\frac{\sin\psi\cos\delta\sin(\beta + \psi - \phi)}{\cos\beta\cos\phi\tan(\psi - \phi)} \right.$$
$$-\frac{\sin^2\psi\cos\delta}{\cos\beta\cos^2\phi\sin(\psi - \phi)}I$$
$$\left. -\frac{\sin^2\psi\cos\delta\sin\left(\frac{\pi}{4} - \beta + \frac{\phi}{2}\right)\exp(3\omega_1\tan\phi)}{\cos\beta\cos\phi\sin(\psi - \phi)} \right) \tag{6}$$

$$q_v = q \cdot \cos\theta \tag{7}$$

Figure 3 shows a comparison of proposed equation and Japanese practical standards for road[6] and railroad[7] in the case of horizontal ground. Researches of Komada[8] and Meyerhof[9] are applied for road and railroad, respectively, and its bearing capacity characteristics almost agree with the calculation results herein.

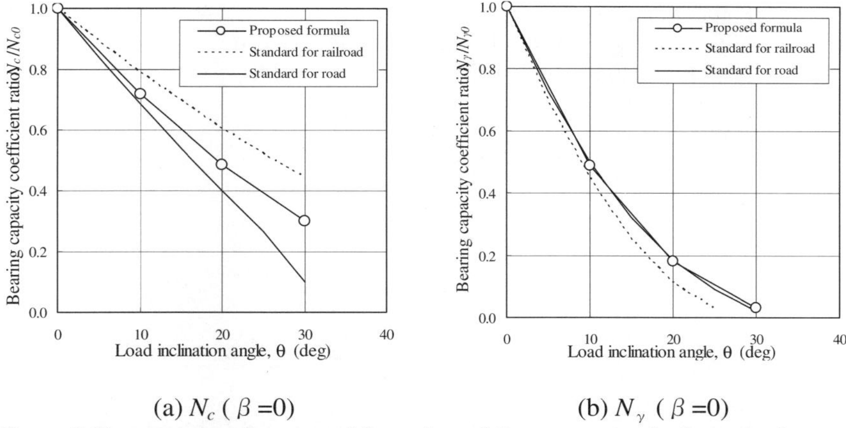

(a) N_c (β =0)   (b) N_γ (β =0)

Figure 3 Comparison of proposed formula and Japanese practical standards

Laboratory test on bearing capacity

Experiment outline

Laboratory test on bearing capacity uses a plastic rod, build-up in a two-dimensional soil layer with dimensions of W=150cm wide, H=50cm high and L=23cm deep as shown in Fig.4. The loading apparatus and ground are can be rotated which makes possible to combine arbitrary inclination angles of ground (β) and load (θ). The footing is B=10cm wide and L=20cm deep. The load position is adjusted so that the resultant of applied load acts at the center of footing's base for all load inclination angles θ , as illustrated in Fig. 5. In order not to restrain displacement on right angle of load axis, a load is set beforehand to balance the weight of apparatus for load inclination adjustment. The displacements taken at point of measurement δ_{V0}, δ_{H0}, and at base of footing δ_V, δ_H are expressed in the following equations with reference to Fig. 5.

$$\delta_V = \delta_{V0} \cdot \cos\theta - \delta_{H0} \cdot \sin\theta \qquad (8.1)$$
$$\delta_H = \delta_{V0} \cdot \sin\theta + \delta_{H0} \cdot \cos\theta \qquad (8.2)$$

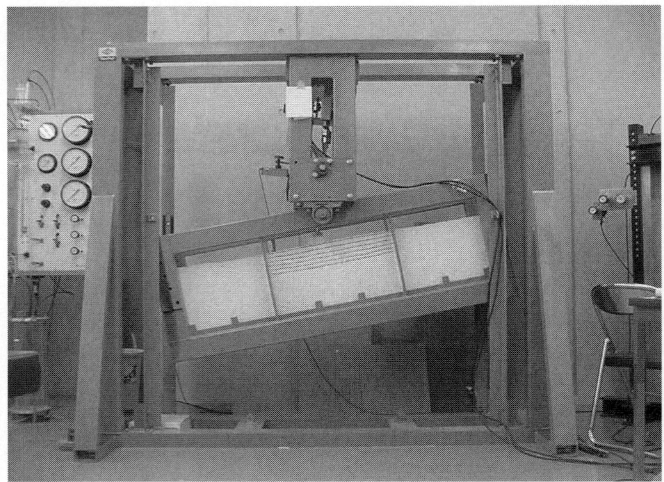

Figure 4 Bearing capacity test apparatus

The plastic rod has a diameter of 1.6mm, length of L=20cm and unit weight of γ_d=11.5kN/m^3. Its internal friction angle and adhesive strength determined from laboratory shearing test are ϕ =21° and c=0kN/m^2, respectively. A displacement control system using screw jack is applied where speed of inclined load is set to 2.5mm/min.

There are 25 cases of tests performed which are combinations of β =0°, 5°, 10°, 20° and θ =0°, 10°, 20°, 30°, 40°.

The evaluation method of bearing capacity in this paper is shown in Fig. 6. In this figure, bearing capacity is defined as the intersection of fit curve and the line that bisects the angle of intersection of two lines tangent to the curve.

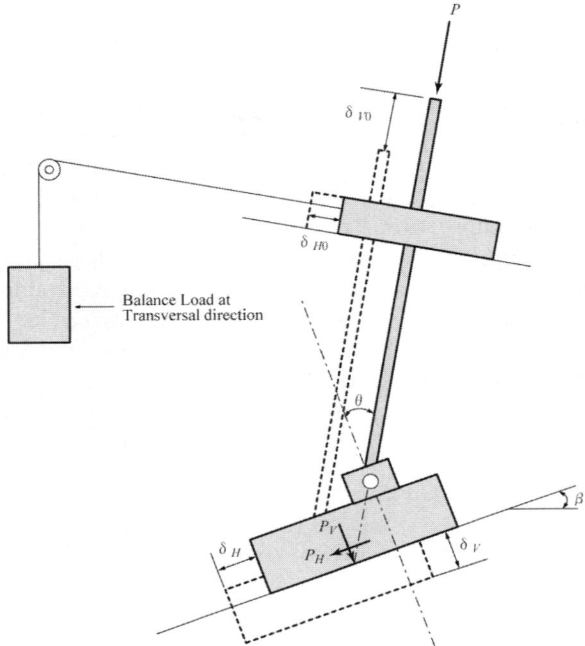

Figure 5 Illustration of loading apparatus

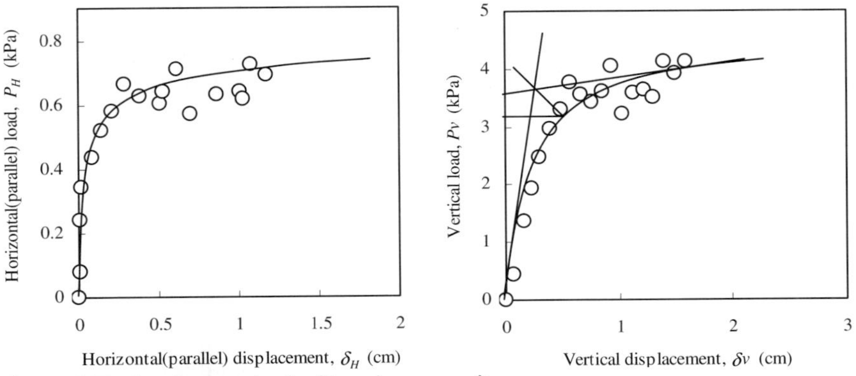

Figure 6 Evaluation method of bearing capacity

Comparison of experimental results and proposed formula

In this experiment, the bearing capacity coefficient corresponds only to weight of ground N_γ, since the dry plastic rod is set without embedment. Therefore, comparison according to weight of ground N_γ is carried out as follows.

Figures 7a, 7b and 7c show the influence of load and ground's inclinations to bearing coefficient N_γ. The vertical axis represents the ratio of bearing capacity coefficient $N_{\gamma I}$ corresponding to load inclination angle θ and bearing capacity coefficient $N_{\gamma 0}$ when $\theta =0$. Figure 7a illustrates the variation of bearing capacity coefficient with respect to load inclination angle θ where ground inclination angle is $\beta =0°$. It is clear from the figure that bearing capacity decreases as load inclination angle increases. In addition, the figure shows the test values, computed values according to the proposed equation and prescribed values in Specifications for Highway Bridges. Comparison reveals that these three values coincide when $\theta =10°$ and less. For $\theta =20°$, test values exceed computed values and prescribed values. It is conceivable that the reason for this is the unstableness of foundation. Since the internal friction angle of plastic is $\phi =21°$, the foundation will starts to slide at $\beta =20°$. The prescribed value is slightly greater than the computed value, which implies that Specifications for Highway Bridges gives safer values of bearing capacity coefficient. This may be explained by the difference in slip planes.

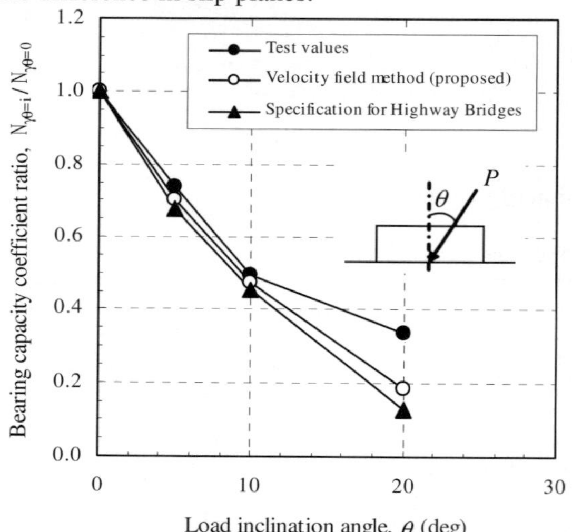

Figure 7a Influence of load inclination to N_γ ($\beta =0°$)

Figure 7b illustrates the variation of bearing capacity coefficient with respect to ground inclination angle β where load inclination angle is $\theta =0°$. It shows that bearing capacity coefficient decreases as ground inclination angle β increases. This suggests that the influence of ground's inertial force is well evaluated. The reduction rate of bearing capacity coefficient due to ground inclination angle β is small compared to that of load inclination angle θ. Moreover, the test and computed values coincide well, except when $\beta =20°$.

Figure 7c illustrates the variation of bearing capacity coefficient when $\theta = \beta$. It is clear from this that bearing capacity decreases in the case where inclination angles of load and ground are allowed to increase independently. Moreover, reduction ratio of bearing capacity coefficient ratio increases compared in the case where load and ground are allowed to vary independently. This is because the bearing capacity coefficient, which is reduced according to inclinations of load and ground, is a summation of results. Moreover, test value agrees with computed values well.

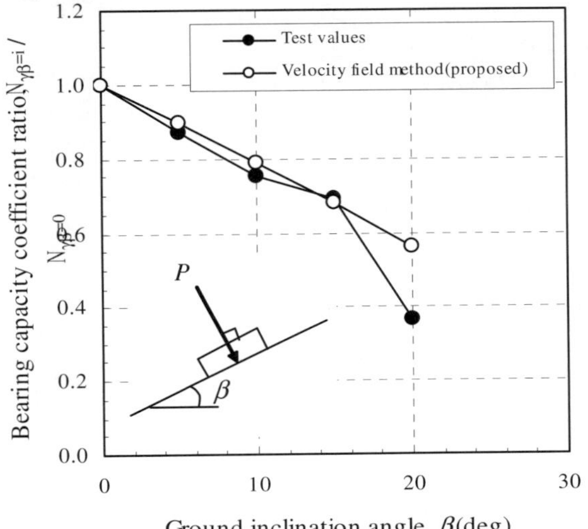

Figure 7b Influence of ground inclination to N_γ ($\theta = 0°$)

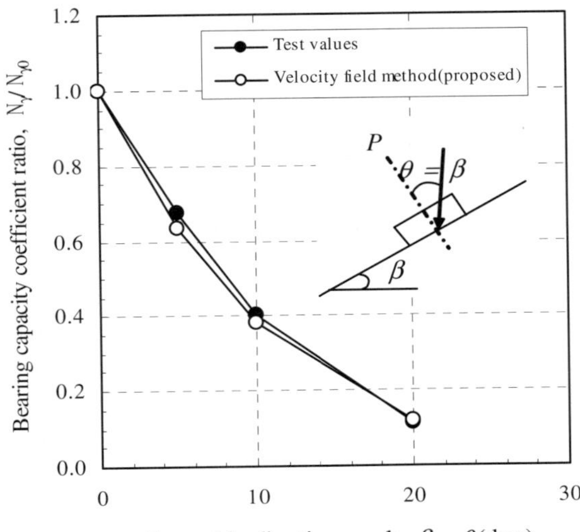

Figure 7c Influence of load and ground inclinations to N_γ ($\beta = \theta$)

Figure 8 shows failure condition of ground when load inclination angle θ $=10°$ is and ground inclination angle is $\beta=10°$ as a sample of test result. This explains that the load due to active wedge zone acts in the direction of ground inclination.

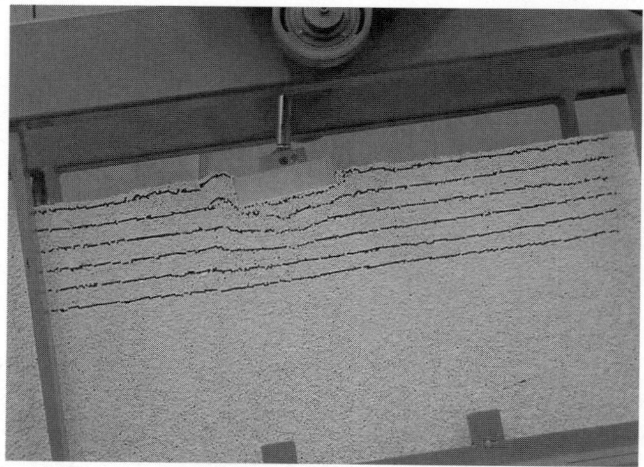

Figure 8 Condition of ground failure ($\theta=0°$, $\beta=10°$)

Figure 9 shows the bearing capacity envelope curve for $\theta=\beta$, where load P is reduced to its vertical and horizontal components (i.e., normal load P_V and horizontal load P_H). The figure reveals that bearing capacity envelope curve becomes small when inclination angles of load (θ) and ground (β) become large, and that bearing capacity is dependent on these two factors.

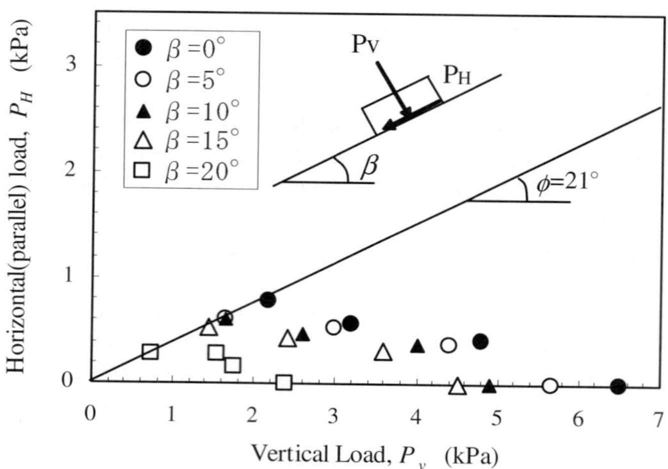

Figure 9 Bearing capacity envelope curve

Conclusions

In this paper, the property and applicability of bearing capacity equation are investigated in order to evaluate the bearing capacity characteristics of shallow foundation during earthquake. It uses dynamic model for seismic coefficient method and failure mechanism according to admissible velocity field method. Results are summarized as follows.

1) A multi-usable bearing capacity equation is proposed. It assumes failure mechanism that considers inclinations of load and ground, and applies admissible velocity field method. Using this equation, evaluation of bearing capacity becomes possible, considering the degree of inertia force acting on superstructure and bearing stratum.

2) Based on bearing capacity test results of two-dimensional model, bearing capacity coefficient N_γ decreases according to inclinations of load and ground, similar to results of past studies. The rate of decrease becomes large as inclination angle increases.

3) The usability of proposed equation is confirmed since the decrease of bearing capacity coefficient due to the equation agrees with that of test.

4) In regards to reduction rate of bearing capacity N_γ, the effect of load inclination is greater than that of ground inclination. Furthermore, reduction rate becomes slight bigger in the case when inclinations of load and ground are both considered, compared to the case when only inclination of load is considered.

References

1. Yamaguchi H. (1984) *Soil mechanics (revised edition)*. Gihodo Publication, p.390.
2. Japan Road Association (1996) *Specifications for highway bridges (e.g. Part IV Substructure, Part V Seismic Design)*.
3. Maeda Y., Ochiai H., Yokota Y. (2002) *Bearing capacity equation for shallow foundation considering inclinations of load and ground*. JSCE No.715/III-60.
4. Yamaguchi H. (1976) *Mechanics of soil*. Kyoritsu Publication, pp.96-97.
5. Ministry of Construction Public Works Res. Inst. (1981) *Study on ultimate bearing capacity of shallow rigid foundation*. Public Works Res. Inst. Material No.1611.
6. Japan Road Association (1996) *Specifications for highway bridges Part IV Substructure*.
7. Railway Technical Res. (2000) Inst. *Railroad structural design standards*.
8. Komada K. (1969) *Calculation diagram of soil bearing capacity under two-dimensional inclined load*. Public Works Res. Inst. Report No.135.
9. Meyerhof G. (1953) *The bearing capacity of foundation under eccentric and inclined load*s. Proc. 3rd Int. Conf. Soil Mech. and Found. Eng., pp.2-24.

New software for rigorous bearing capacity calculations

C.M. Martin

Department of Engineering Science, Oxford University

Introduction

Engineers frequently need to calculate the bearing capacity of strip and circular foundations on soil idealised as a perfectly plastic cohesive-frictional (c-ϕ) continuum. The usual N_c-N_q-N_γ approach, first advocated by Terzaghi (1943), involves the superposition of three separate bearing capacities arising from cohesion, surcharge and self-weight. It is well known that this approach is conservative, but not particularly accurate. For example Davis & Booker (1971) calculated exact collapse loads for a strip footing on homogeneous c-ϕ-γ soil and concluded that superposition could give (conservative) errors of up to 30%. Note that these checks were performed using accurate N_γ values derived from the method of characteristics, whereas many current design methods rely on an approximate formula for N_γ as a function of ϕ (Sieffert & Bay-Gress, 2000), thus introducing a further inaccuracy.

When dealing with circular or quasi-circular footings, errors associated with superposition and the chosen value of N_γ are generally compounded by the widespread practice of introducing multiplicative shape factors s_c, s_q and s_γ. Unfortunately the accuracy of these semi-empirical factors is questionable and their range of validity is uncertain, as evidenced by the numerous different shape factor formulae used in practice (Sieffert & Bay-Gress, 2000). A direct, axially symmetric calculation of circular footing bearing capacity is clearly preferable, at least from a theoretical viewpoint (Bolton & Lau, 1993).

In an effort to make case-specific bearing capacity calculations using the method of characteristics available to a wider audience, a computer program called ABC (Analysis of Bearing Capacity) has been written. It can calculate the bearing capacity of strip and circular footings – smooth or rough – on a general cohesive-frictional soil with surcharge and/or self-weight. The standard linear, isotropic Mohr-Coulomb yield criterion is adopted, with c allowed to vary linearly with depth but ϕ assumed constant. Formally, within the framework of rigid–plastic limit analysis, the stress field solutions computed by ABC

Foundations: Innovations, observations, design and practice, Thomas Telford, London, 2003

represent incomplete lower bound collapse loads (Bishop, 1953). There are, however, several strong precedents suggesting that these solutions are likely to be exact for the case of an associated flow rule (Cox et al., 1961; Davis & Booker, 1971; Martin & Randolph, 2001). The effect of non-association on bearing capacity has been studied both theoretically (Davis & Booker, 1971; Drescher, 1972; Michalowski, 1997) and numerically (e.g. de Borst & Vermeer, 1984; Frydman & Burd, 1997; Erickson & Drescher, 2002). For high friction angles ($\phi \geq 40°$) it appears that the bearing capacity with $\psi < \phi$ becomes significantly less than that with $\psi = \phi$, but further consideration of this still-controversial issue is outside the scope of the present paper.

Program ABC runs on any Windows PC and is available as 'freeware', downloadable from the author's homepage. This paper covers some essential theoretical background, describes how the program works, and illustrates the types of calculation that can be undertaken. A separate manual (Martin, 2003) gives details of the user interface. There are, no doubt, several similar programs in existence, but none appears to be freely available in the public domain.

Governing equations

For cohesive-frictional bearing capacity problems of the type considered here, the theoretical basis of lower bound limit analysis using the method of characteristics is well established (see e.g. Cox et al., 1961; Houlsby & Wroth, 1982; Salençon & Matar, 1982). For completeness, however, the equations governing the plastic stress field are summarised below.

Plane strain

It is first assumed that the soil is everywhere at yield within the region of interest. At any point, therefore, the stress components in the (x, z) plane can be expressed in the form

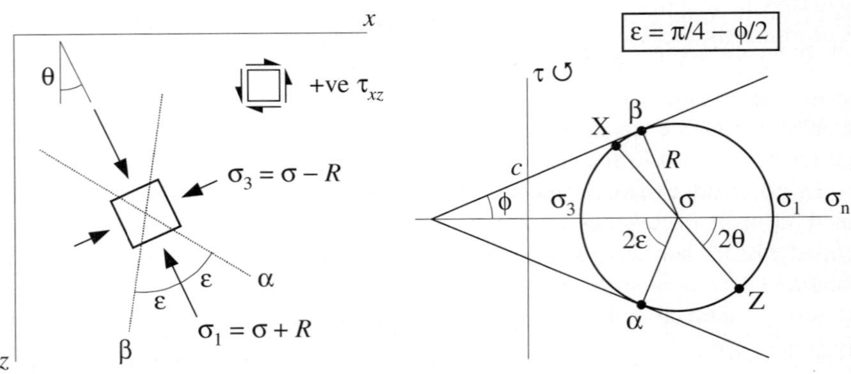

Figure 1 Notation and sign conventions

$$\sigma_{xx} = \sigma - R\cos 2\theta \quad ; \quad \sigma_{zz} = \sigma + R\cos 2\theta \quad ; \quad \tau_{xz} = R\sin 2\theta \tag{1}$$

where σ is the mean normal stress, θ defines the orientation of the major principal stress (Figure 1) and R is the radius of the Mohr's circle of stress that just touches the soil failure envelope. For the linear Mohr-Coulomb criterion considered here, the failure envelope is straight and

$$R = c\cos\phi + \sigma\sin\phi \tag{2}$$

Note that the out-of-plane stress σ_{yy} is assumed to be the intermediate principal stress, and does not enter into the plane strain analysis.

The stresses-at-yield given by equations (1) and (2) are now substituted into the equilibrium equations,

$$\frac{\partial\sigma_{xx}}{\partial x} + \frac{\partial\tau_{xz}}{\partial z} = \gamma_x \quad ; \quad \frac{\partial\tau_{xz}}{\partial x} + \frac{\partial\sigma_{zz}}{\partial z} = \gamma_z \tag{3}$$

to give two partial differential equations (PDEs) in two unknowns, i.e. σ and θ. For simplicity it is assumed that there is no spatial variation of the strength parameters c and ϕ, except for a possible linear increase of c with depth:

$$\frac{\partial c}{\partial x} = \frac{\partial\phi}{\partial x} = \frac{\partial\phi}{\partial z} = 0 \quad ; \quad \frac{\partial c}{\partial z} = k \tag{4}$$

The two PDEs can then be expressed in matrix form as follows, together with two further equations defining the spatial variations of σ and θ:

$$\begin{bmatrix} 1 - \sin\phi\cos 2\theta & \sin\phi\sin 2\theta & 2R\sin 2\theta & 2R\cos 2\theta \\ \sin\phi\sin 2\theta & 1 + \sin\phi\cos 2\theta & 2R\cos 2\theta & -2R\sin 2\theta \\ dx & dz & 0 & 0 \\ 0 & 0 & dx & dz \end{bmatrix} \begin{Bmatrix} \partial\sigma/\partial x \\ \partial\sigma/\partial z \\ \partial\theta/\partial x \\ \partial\theta/\partial z \end{Bmatrix} = \begin{Bmatrix} \gamma_x - k\cos\phi\sin 2\theta \\ \gamma_z - k\cos\phi\cos 2\theta \\ d\sigma \\ d\theta \end{Bmatrix} \tag{5}$$

Standard procedures for the analysis of quasi-linear PDEs (see e.g. Ames, 1992) can now be followed to show that the system is hyperbolic, with two distinct characteristic directions given by

$$\frac{dx}{dz} = \tan\left(\theta \pm \left(\frac{\pi}{4} - \frac{\phi}{2}\right)\right) \tag{6}$$

along which the variations of σ and θ are

$$d\sigma \pm \frac{2R}{\cos\phi}\,d\theta = \left(\gamma_x \mp \gamma_z\tan\phi \mp k\right)dx + \left(\gamma_z \pm \gamma_x\tan\phi\right)dz \tag{7}$$

The upper and lower signs in equations (6) and (7) refer, respectively, to the characteristic directions denoted here as α and β. As shown in Figure 1, these 'slip line' directions indicate the planes on which the Mohr-Coulomb yield criterion is satisfied. For non-seismic problems, as here, $\gamma_x = 0$ and $\gamma_z = \gamma$.

Axial symmetry

Development of the theory for axial symmetry proceeds along similar lines, the x direction now being understood to be radial. The most important difference is that the out-of-plane (now hoop) stress σ_{yy} does enter into the analysis, by virtue of its appearance in the first of the equilibrium equations:

$$\frac{\partial \sigma_{xx}}{\partial x} + \frac{\partial \tau_{xz}}{\partial z} + \frac{\sigma_{xx} - \sigma_{yy}}{x} = \gamma_x \quad ; \quad \frac{\partial \tau_{xz}}{\partial x} + \frac{\partial \sigma_{zz}}{\partial z} + \frac{\tau_{xz}}{x} = \gamma_z \tag{8}$$

This is resolved by adopting the Haar-von Karman hypothesis and setting σ_{yy} equal to the minor principal stress in the (x, z) plane, i.e.

$$\sigma_{yy} = \sigma_3 = \sigma - R \tag{9}$$

As pointed out by Houlsby & Wroth (1982), the Haar-von Karman hypothesis is in fact a natural consequence of adopting the Mohr-Coulomb yield criterion for an axially symmetric bearing capacity problem, and should not be regarded as an additional arbitrary assumption. Authors including Shield (1955), Cox et al. (1961) and Martin & Randolph (2001) have conducted rigorous checks for a range of circular footing problems, and the correctness of the Haar-von Karman hypothesis has always been confirmed (it gives a lower bound stress field solution that coincides with the exact collapse load).

Equation (6), giving the directions of the α and β characteristics in the (x, z) plane, remains valid in axial symmetry. It can be shown that it is also possible to retain equation (7) for the variations of σ and θ along the characteristics, provided the body force terms are modified to the fictitious values

$$\gamma_x^* = \gamma_x + \frac{R(\cos 2\theta - 1)}{x} \quad ; \quad \gamma_z^* = \gamma_z - \frac{R \sin 2\theta}{x} \tag{10}$$

These terms clearly become singular on the axis of symmetry ($x = 0$) and this can lead to numerical difficulties when constructing the stress field for a circular footing, an issue revisited later in the paper.

Numerical solution

Boundary conditions

The equations governing the stress field must be solved subject to the boundary conditions shown in Figure 2. On the horizontal surface Ax adjacent to the footing there is assumed to be a uniform surcharge $q_0 \geq 0$, but no shear stress. Also, the soil elements along Ax are in a state of passive failure (major principal stress horizontal, minor principal stress vertical and equal to q_0). A simple construction on the Mohr diagram shows that this implies

$$\sigma_{Ax} = \frac{q_0 + c \cos \phi}{1 - \sin \phi} \quad ; \quad \theta_{Ax} = \pi/2 \tag{11}$$

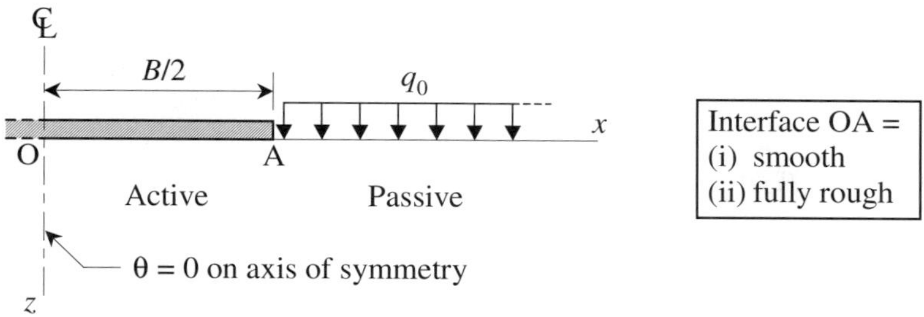

Figure 2 Boundary conditions

The soil directly underneath the footing is in a state of active failure. If the interface OA is smooth then the major principal stress must be vertical:

$$\theta_{OA} = 0 \qquad \text{(OA smooth)} \qquad\qquad (12a)$$

If the interface is fully rough (and full roughness is mobilised, see below) then the β characteristic direction becomes aligned with OA, so that

$$\theta_{OA} = -\frac{\pi}{4} - \frac{\phi}{2} \qquad \text{(OA fully rough)} \qquad\qquad (12b)$$

Cases where the interface OA is of intermediate roughness can also be handled in a straightforward manner, but these will not be discussed here.

The stress field must also satisfy the global boundary condition dictated by the symmetry of the vertical bearing capacity problem, namely that the major principal stress must be vertical ($\theta = 0$) on the axis of symmetry ($x = 0$). Equation (12a) ensures that this condition is automatically satisfied by the stress field for a smooth footing, referred to here as solution type 1. On the other hand equation (12b) is clearly incompatible with the global symmetry requirement, and this means that the 'potential roughness' of a fully rough interface is never mobilised over the whole of OA. Depending on the problem being considered, full roughness is either mobilised over part of OA (solution type 3) or it is not mobilised at all (solution type 2). Typical characteristic meshes for the three solution types are shown in Figure 3. Figures 3(a) and (b) are recognised as the familiar Hill- and Prandtl-type stress fields. In Figure 3(c) the full roughness of the footing is only mobilised over segment CA; if the stress field is extended into the 'false head' region OEC (though this is not necessary to calculate the bearing capacity) it is found that the stresses acting on OC plot inside the Mohr-Coulomb envelope.

Finite difference formulation

To generate solutions of the type shown in Figure 3, the auxiliary stress field variables σ and θ must be determined throughout the plastic region. This is most

(a) Solution type 1 (smooth footing)
    All α characteristics progress to OA

$c = 0$, $\phi = 32°$, $\gamma = 20$ kN/m^3
Plane strain, $B = 1$ m, $q_0 = 10$ kPa

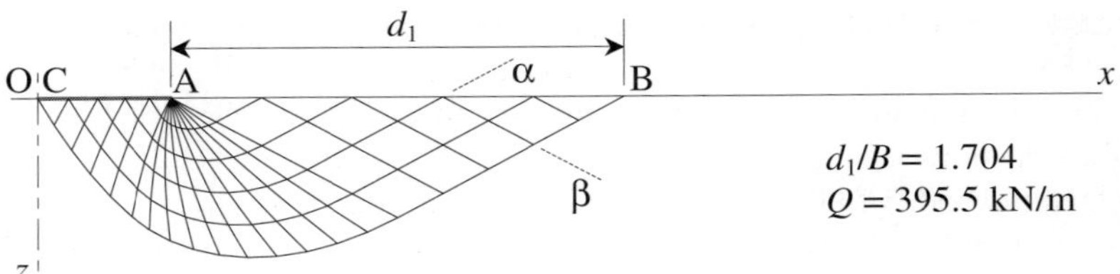

(b) Solution type 2 (rough footing)
    No α characteristics progress to OA

$c = 0$, $\phi = 32°$, $\gamma = 20$ kN/m^3
Plane strain, $B = 1$ m, $q_0 = 10$ kPa

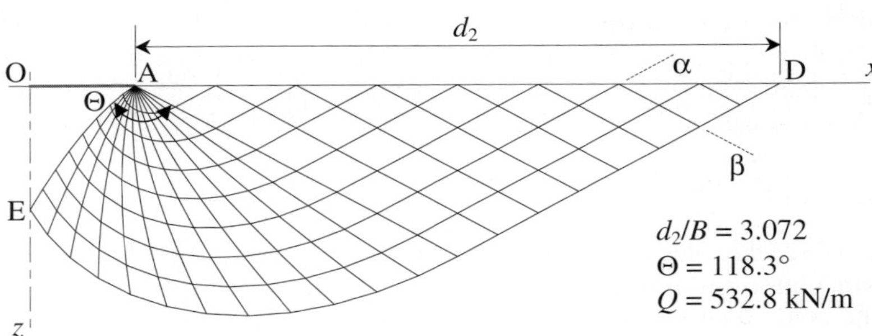

(c) Solution type 3 (rough footing)
    Some α characteristics progress to OA

$c = 1+1.5z$ kPa, $\phi = 0$, $\gamma = 18$ kN/m^3
Plane strain, $B = 2$ m, $q_0 = 0$

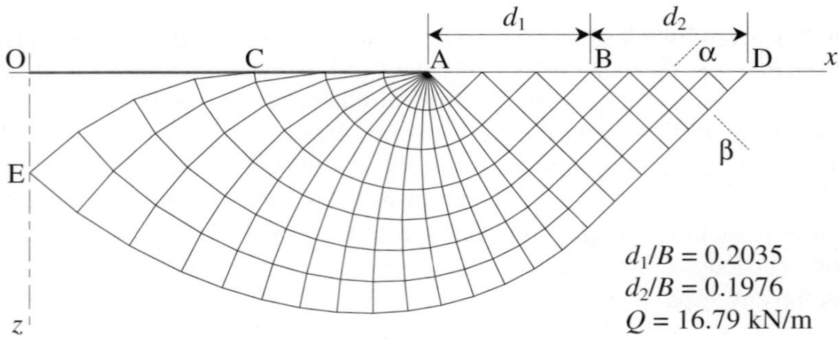

Figure 3 Typical meshes of stress characteristics

readily accomplished by numerical integration along the characteristics, approximating equations (6) and (7) – and, if applicable, equation (10) – using finite differences. The simplest formulation is a midpoint scheme: over any segment of α or β characteristic, local values of θ, R and (if applicable) x are determined by taking the mean of their values at the endpoints of the segment, and all infinitesimal quantities $d\bullet$ are replaced by their finite changes $\Delta\bullet$.

Two versions of the finite difference calculation are needed. New solution points in the body of the soil are located by determining successive intersections between α and β characteristics. A new solution point on the underside of the footing is located by determining where the relevant α characteristic intersects OA. In both cases there are four unknowns to be found, namely x, z, σ and θ at the new solution point. The α-β calculation requires an iterative solution of the four equations (6α), (7α), (6β) and (7β). The α-only calculation requires the (non-iterative) solution of equations (6α) and (7α), the geometrical condition $z = 0$ and the boundary condition $\theta = \theta_{OA}$ from equation (12a) or (12b). The algorithm used for the iterative α-β calculation is based on that of Cox et al. (1961), though in ABC the procedure is continued to convergence rather than being terminated after two iterations. Possible singularity problems with the tan function in equation (6) are avoided by implementing the equivalent form

$$dx \cos\left(\theta \pm \left(\frac{\pi}{4} - \frac{\phi}{2}\right)\right) = dz \sin\left(\theta \pm \left(\frac{\pi}{4} - \frac{\phi}{2}\right)\right) \tag{13}$$

Stress field construction

The calculation of a stress field commences with the degenerate α characteristic located at point A. Because this characteristic occupies a fixed point in the (x, z) plane, equation (7) simplifies to

$$d\sigma \pm \frac{2R}{\cos\phi} d\theta = 0 \tag{14}$$

Here R is given by equation (2), with c evaluated at $z = 0$. Equation (14) can be integrated in closed form, giving

$$\sigma_{degen} = \sigma_{Ax} + 2c\left(\theta_{Ax} - \theta_{degen}\right) \tag{15a}$$

when $\phi = 0$ and

$$\sigma_{degen} = \left(c \cot\phi + \sigma_{Ax}\right)\exp\left(2\tan\phi\left(\theta_{Ax} - \theta_{degen}\right)\right) - c \cot\phi \tag{15b}$$

when $\phi > 0$. For solution types 1 and 2, equally spaced values of θ_{degen} are taken between the initial value $\theta_{Ax} = \pi/2$ (see equation (11)) and the final value θ_{OA} given by equation (12a) or (12b). For solution type 3, the final value of θ_{degen} lies somewhere between the extremes of equations (12a) and (12b), the exact value being determined as part of the adjustment process detailed in the next subsection. Having established a sequence of θ_{degen} values, the corresponding σ values are calculated by applying equation (15a) or (15b); the degenerate characteristic is then fully defined. The remainder of the stress field is built up by initialising new α characteristics at regularly spaced intervals along the soil surface Ax and extending them in a clockwise direction by repeated applications of the α-β finite difference calculation described above. The α-only calculation is used to step new characteristics onto the interface OA, when required (note that in solution types 2 and 3 there are α characteristics that terminate in mid-soil without proceeding to the footing).

Adjustment of mesh size parameters

The overall dimensions of a calculated stress field are determined by the need to satisfy the global boundary condition ($\theta = 0$ on $x = 0$). For solution type 1 (Figure 3(a)) the distance d_1 must be adjusted until the final α characteristic BC intersects the footing at O (to within some small tolerance). For solution type 2 (Figure 3(b)) the distance d_2 and the aperture of the fan Θ must be adjusted until $x = 0$ and $\theta = 0$ at the innermost solution point E. For solution type 3 (Figure 3(c)) the distances d_1 and d_2 must be adjusted until, again, the conditions $x = 0$ and $\theta = 0$ are satisfied at point E.

The adjustment of the mesh size parameters can be viewed as requiring the numerical solution of one nonlinear equation in one unknown (solution type 1) or two nonlinear equations in two unknowns (solution types 2 and 3). In ABC this process is performed automatically using the procedure HYBRD from the open-source Fortran library MINPACK (Moré et al., 1980). Although renowned for its robustness, HYBRD will fail to converge if the initial user-supplied estimates of the roots are sufficiently poor. For this reason it is first advisable to perform some manual trial-and-error solutions to estimate the mesh size parameters pertaining to a particular problem. ABC does offer assistance with this 'pre-adjustment' task, but the code for this facility is still under development at the time of writing. For rough footings it will usually be clear whether solution type 2 or solution type 3 is applicable, but inevitably there will be certain problems for which the correct solution falls close to the transition. Following the HYBRD adjustment a warning is issued if the incorrect choice has been made, i.e. if solution type 2 involves a fan aperture Θ exceeding $3\pi/4 + \phi/2$, or if solution type 3 involves a negative distance d_2.

Circular footing problems generally take a little longer to solve than strip footing problems because equations (10) become highly nonlinear in the vicinity of the axis of symmetry. This means that the HYBRD adjustment routine (a) requires a greater number of iterations, and (b) is more sensitive to the accuracy of the initial guesses for the mesh size parameters. If persistent difficulties are encountered it is possible to accelerate the convergence by excluding a small region around the axis of symmetry, i.e. changing the global boundary condition from ($\theta = 0$ when $x = 0$) to ($\theta = 0$ when $x = x_0$), where x_0 is a small distance, say 0.001 of the footing radius $B/2$. This obviously affects the calculated bearing capacity, but the error is on the safe side and is usually negligible because the *area* being excluded is such a small fraction of the total footing area. Physically this procedure can be interpreted as placing the circular footing on a smooth, slender skewer of radius x_0.

Calculation of bearing capacity

Once the mesh size parameters have been adjusted using HYBRD, the net available bearing capacity Q is calculated as follows:

$$Q = 2\oint_C \sigma_{zz}\,dx - \gamma_z z\,dx - \tau_{xz}\,dz \qquad \text{(plane strain)} \qquad (16a)$$

$$Q = 2\pi\oint_C \sigma_{zz}\,x\,dx - \gamma_z z\,x\,dx - \tau_{xz}\,x\,dz \qquad \text{(axial symmetry)} \qquad (16b)$$

The contour of the integration surface C depends on the solution type: $C = CA$ in Figure 3(a)), EA in Figure 3(b), and ECA in Figure 3(c). Note that $dx > 0$ and $dz \leq 0$ when C is traversed in the specified direction. At each solution point on C, the stresses σ_{zz} and τ_{xz} are recovered from the calculated values of σ and θ using equations (1) and (2). The numerical integrals are most easily evaluated using the trapezoidal rule, and this is the approach adopted in ABC.

Solution refinement

For each of the mesh size parameters d_1, d_2 and Θ, the number of subdivisions can be controlled by the user. This allows the creation of a mesh of characteristics that is aesthetically pleasing and close to optimal, in the sense of providing the most accurate answer for a given number of solution points. As far as accuracy is concerned, the selection of the subdivision parameters it is not actually as crucial as might be imagined. This is because once an initial trial solution has been obtained and adjusted using HYBRD, it is a simple matter to repeat the calculation with successively finer characteristic meshes until the calculated bearing capacity becomes constant (to within some target precision). A convenient approach is that of 'doubling up', in which all of the subdivision counts are doubled for each new calculation (see Figure 4). Computer memory requirements and execution time both increase exponentially when doubling up, so there are practical limits to the process. In most cases, however, the bearing capacity will only be required to about three significant digits, and this can usually be achieved within seconds on contemporary machines. Note that there is no question of the method of characteristics only being accurate to 1 or 2%, as is sometimes suggested in the literature when bearing capacities obtained by different authors are compared. Given sufficient mesh refinement, and assuming of course that no gross mathematical or programming errors have been made, all calculations performed using this method should approach the same (unique) bearing capacity when used to analyse the same problem.

(a) Initial solution – trial

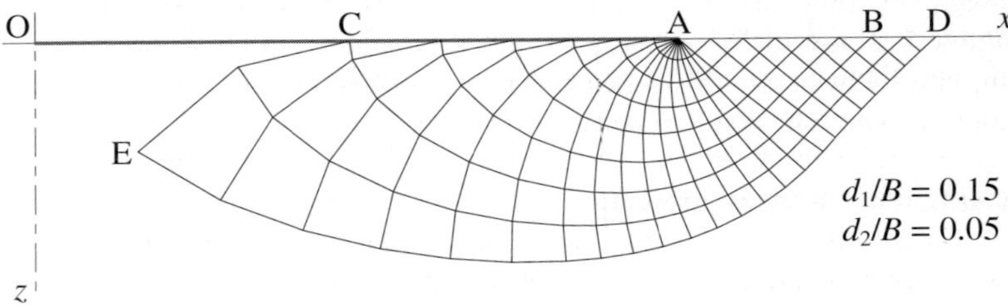

(b) Initial solution – adjusted

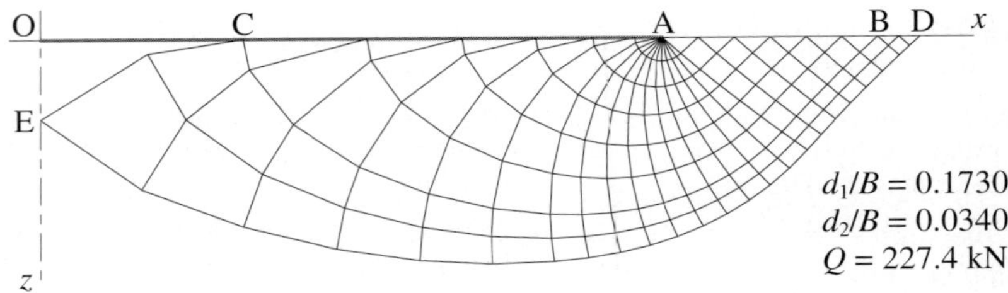

(c) First refined solution

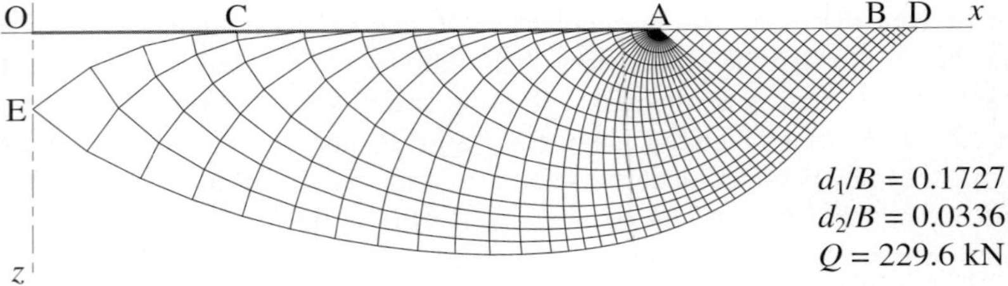

(d) Second refined solution

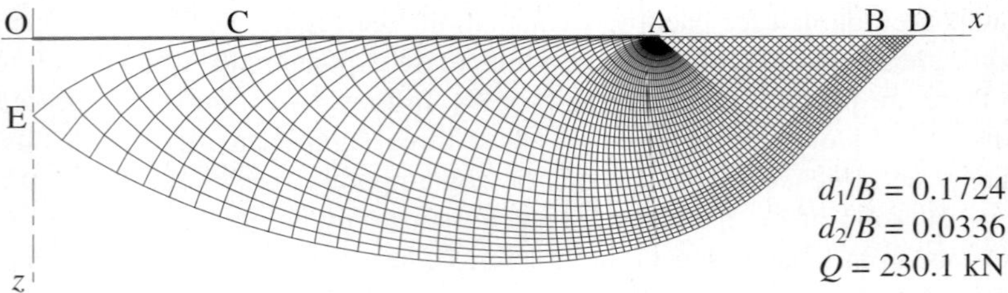

Figure 4 Example problem

$c = 1+2.5z$ kPa, $\phi = 4°$, $\gamma = 16$ kN/m^3
Axial symmetry, $B = 4$ m, $q_0 = 0$
Rough footing

Example calculation

The example problem solved in Figure 4 is identical to one considered by Salençon & Matar (1982). The footing is circular (diameter $B = 4$ m) and fully rough, and there is no surcharge on Ax. Soil properties are given in the box in Figure 4, z being measured in metres in the expression for c.

Figure 4(a) shows the initial guessed solution, obtained through trial runs indicating that solution type 3 is required, with distances d_1 and d_2 of the order of $0.15B$ and $0.05B$. These distances (AB and BD) are initially split into 6 and 2 subdivisions respectively, with 10 fan subdivisions at the degenerate point A. The HYBRD routine is now invoked, and after a few iterations (each one involving recalculation of the whole mesh with new values of d_1 and d_2) the adjusted solution is obtained as shown in Figure 4(b). This stress field now satisfies the global boundary condition ($x = 0$, $\theta = 0$ at E) and the calculated bearing capacity is $Q = 227.4$ kN. The subdivision counts are now doubled (to 12, 4 and 20) and the HYBRD routine is invoked again, this time using the adjusted d_1 and d_2 values from the previous solution ($0.1730B$ and $0.0340B$) as initial guesses. The adjusted values of d_1 and d_2 for the doubled-up mesh are slightly different ($0.1727B$ and $0.0336B$), and the new (and more accurate) bearing capacity is slightly higher at 229.6 kN. After a second application of the refinement strategy, Figure 4(d), the bearing capacity is calculated as 230.1 kN. If the process is continued a converged value of $Q = 230.3$ kN is obtained, corresponding to an average bearing pressure of $q = 18.33$ kPa. The value of $q = 17.7$ kPa obtained by Salençon & Matar (1982) is some 3.5% too low, but this small discrepancy is not surprising given that their calculation procedure involved the reading of values from several different curves. Numerous other published results from the literature have been used to conduct a thorough validation of program ABC. Several of these analyses are presented as additional example problems in the user manual (Martin, 2003).

Conclusions

This paper has introduced a new computer program, ABC, for calculating the vertical bearing capacity of strip and circular foundations on weighty Mohr-Coulomb (c-ϕ-γ) soil using the method of characteristics. A linear variation of c with depth is catered for. The governing equations and boundary conditions have been described in detail, as have the procedures used to construct 'incomplete' lower bound stress fields for both smooth and rough footings. Previous research suggests that for the classical case of associated flow ($\psi = \phi$) a collapse load calculated in this manner is in fact exact, i.e. the incomplete stress field can be extended throughout the soil mass in a statically admissible manner, and a coincident upper bound collapse load can be obtained. ABC allows fast, semi-automated refinement of a mesh of characteristics, and it can therefore be used to produce highly accurate benchmark solutions as well as 'coarse' bearing capacities for routine analysis and design.

References

1. Ames, W.F. (1992). *Numerical methods for partial differential equations.* Boston: Academic Press.
2. Bishop, J.F.W. (1953). *On the complete solution to problems of deformation of a plastic-rigid material.* J. Mech. Phys. Solids **2**, 43-53.
3. Bolton, M.D. & Lau, C.K. (1993). *Vertical bearing capacity factors for circular and strip footings on Mohr-Coulomb soil.* Can. Geotech. J. **30**, 1024-1033.
4. Cox, A.D., Eason, G. & Hopkins, H.G. (1961). *Axially symmetric plastic deformation in soils.* Proc. R. Soc. London (Ser. A) **254**, 1-45.
5. Davis, E.H. & Booker, J.R. (1971). *The bearing capacity of strip footings from the standpoint of plasticity theory.* Proc. 1st Australia-New Zealand Conf. on Geomech., Melbourne, 276-282.
6. de Borst, R., & Vermeer, P.A. (1984). *Possibilities and limitations of finite elements for limit analysis.* Géotechnique **34**(2), 199-210.
7. Drescher, A. (1972). *Some remarks on plane flow of granular media.* Arch. Mech. **24** (5-6), 837-848.
8. Erickson, H.L. & Drescher, A. (2002). *Bearing capacity of circular footings.* J. Geotech. Geoenviron. Eng., **128**(1), 38-43.
9. Frydman, S. & Burd, H.J. (1997). *Numerical studies of bearing-capacity factor N_γ.* J. Geotech. Geoenviron. Eng., **123**(1), 20-29.
10. Houlsby, G.T. & Wroth, C.P. (1982). *Direct solution of plasticity problems in soils by the method of characteristics.* Proc. 4th Int. Conf. on Num. Meth. in Geomech., Edmonton **3**, 1059-1071.
11. Martin, C. M. (2003). User *guide for ABC (Analysis of Bearing Capacity).* OUEL Report No. 2261/03, Oxford University Engineering Laboratory.
12. Martin, C.M. & Randolph, M.F. (2001). *Applications of the lower and upper bound theorems of plasticity to collapse of circular foundations.* Proc. 10th IACMAG Conf., Tucson **2**, 1417-1428.
13. Michalowski, R.L. (1997). *An estimate of the influence of soil weight on bearing capacity using limit analysis.* Soils Found. **37**(4), 57-64.
14. Moré, J.J., Garbow, B.S. & Hillstrom, K.E. (1980). *User guide for MINPACK-1.* Technical Report ANL-80-74, Argonne National Laboratory.
15. Salençon, J. & Matar, M. (1982). *Bearing capacity of circular shallow foundations.* In Foundation Engineering (ed. G. Pilot), 159-168. Paris: Presses de l'ENPC.
16. Shield, R.T. (1955). *On the plastic flow of metals under conditions of axial symmetry.* Proc. R. Soc. London (Ser. A) **233**, 267-287.
17. Sieffert, J-G. & Bay-Gress, Ch. (2000). *Comparison of European bearing capacity calculation methods for shallow foundations.* Proc. Instn Civ. Engrs Geotech. Engng. **143**, 65-74.
18. Terzaghi, K. (1943). *Theoretical soil mechanics.* Wiley: New York.

Application of granulated blast furnace slag in the sand compaction pile method

H. Matsuda
Yamaguchi University, Ube, Japan

N. Kitayama
Fukken Co. Ltd., Hiroshima, Japan

H. Shinozaki
Nippon Steel Cooperation, Tokyo, Japan

K. Takamiya
Yamaguchi University, Ube, Japan

Introduction

The Sand Compaction Pile (SCP) method is one improvement method for soft clay ground. In this method, many compacted sand piles are penetrated into the soft clay ground. When a overburden load is applied to the ground improved by the SCP method, the clay layer is consolidated and the discharged water is drained through the sand pile. When a low sand replacement area ratio is applied to the SCP method, a part of the overburden load is sustained by the sand piles and the other part is sustained by the clay layer, then the shear strength of clay increases by the consolidation. The sand pile is required to have high shear strength and high permeability and until now a natural marine sand was mainly used as a pile material. In the SCP method, a large amount of sand with high permeability and high shear strength has been used, but from an environmental point of view, an alternative material to a marine sand should be developed.

On the other hand, Granulated Blast Furnace Slag (GBF-slag) generated in the manufacture process of pig-iron has high shear strength and high permeability, which are higher than those to natural marine sand. Therefore, it is considered that the GBF-slag is used as alternative material to marine sand in the SCP method. Furthermore, the GBF-Slag has latent hydraulic properties,

Foundations: Innovations, observations, design and practice, Thomas Telford, London, 2003

where the shear strength increases and the permeability decreases with time (Matsuda et al.1998, Nippon Slag Association 1999).

When a low sand replacement area ratio is applied to the SCP method, the water discharged from a clay layer around the sand pile should be drained through the sand pile and a well-permeability should be preserved. When GBF-slag is used in the ordinary SCP method, compaction of the sand pile will decrease the permeability of the sand pile considerably. Therefore, to keep the permeability of the sand pile, a new method should be developed.

Based on a large number of laboratory tests including long term curing tests, a new method applying the GBF-slag to the SCP method with low sand replacement area ratio was proposed, where the GBF-Slag is installed in the soft ground without the compaction. In this case, although the installation method of sand columns is almost the same as in the sand drain (SD) method, due to the latent hydraulic property of GBF-slag, the shear strength of sand column increases gradually and high permeability of the pile is also kept to drain the discharged water from the clay layer.

In this study, the effect of seepage on the latent hydraulic properties of GBF-slag, the settlement-time relations, the distribution of overburden load on the sand pile and the clay layer were observed by using a newly developed test apparatus.

The latent hydraulic properties of the GBF-Slag under seepage condition

When GBF-Slag is used in the SCP method with low sand replacement area ratio, sand piles are under a "seepage" condition because of the drainage of the discharged water from the clay layer. So, to investigate the effect of seepage on the latent hydraulic properties of GBF-slag, a new apparatus was developed.

The outline of the test apparatus

Figure 1 shows the outline of the test apparatus. The specimen is 50 mm in diameter and 100 mm in height, and the loading plate with the perforations is placed on the top of specimen. To reduce the friction between specimen and the mold, the top and bottom loading plate is unfixed to the mold and inside of the mold is lubricated by a thin rubber membrane with grease.

A de-aired specimen of GBF-slag (ρ_s=2.624g/cm^3, e_{max}=1.521, e_{min}=1.043) with relative density of 80% was prepared in the mold and the vertical load of 50 kPa was applied to the top plate. The specimen was cured under the steady seepage condition by flowing sea water from the top of the specimen. The rate of flow was predetermined as 0.8 cm^3/min and 0.03 cm^3/min. The curing duration was changed from 0 day to one year. The constant head permeability tests and the consolidated drained triaxial tests were performed after curing.

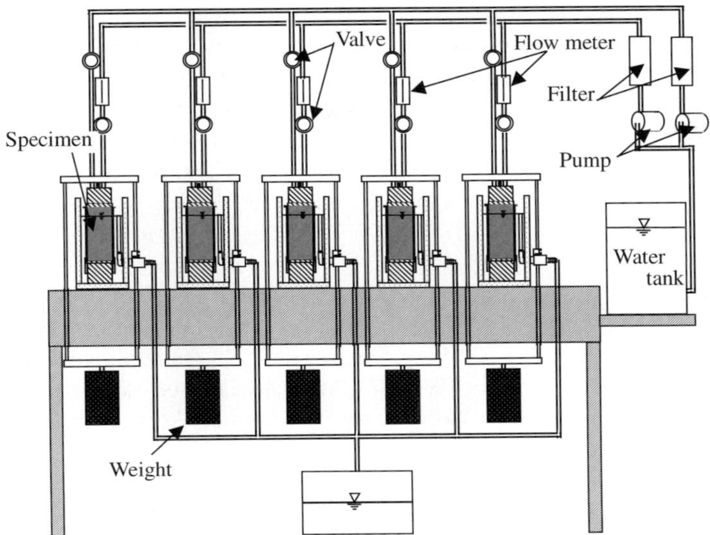

Figure 1 GBF-slag was cured in the mold under the constant flow of water.

Change of shear strength and permeability due to the curing under the seepage condition

Figure 2 and Figure 3 show a change of cohesion (c_d) and the internal friction angle (φ_d) with elapsed time under the flow rate of 0.8cm^3/s and 0.03cm^3/s, in which the results obtained under the non-flow condition are also included. The cohesion increases to 15 or 20 kPa under the flow condition, and after one year of the curing under the non-flow condition, higher solidification of GBF-slag is obtained. As for the change of internal friction angle, φ_d also increases when the non-flow condition is maintained. Under the flow condition, however, φ_d is

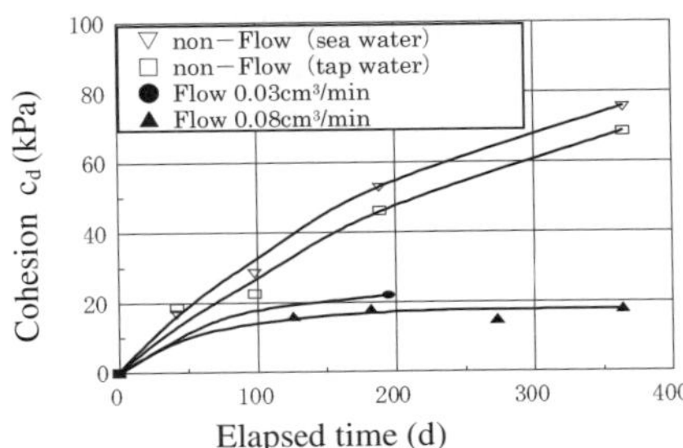

Figure 2 Changes of cohesive strength.

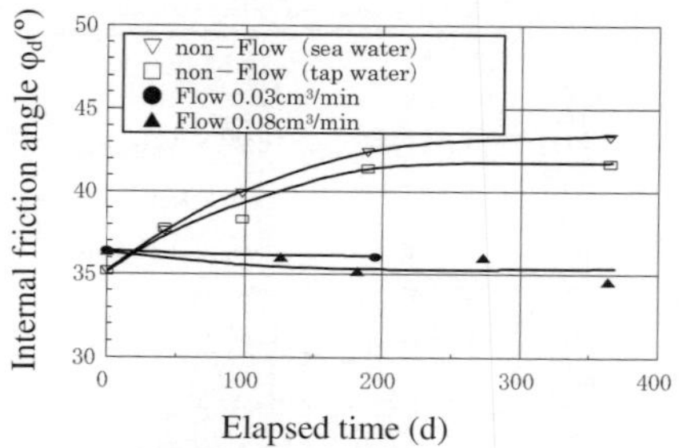

Figure 3 Changes of internal friction angle.

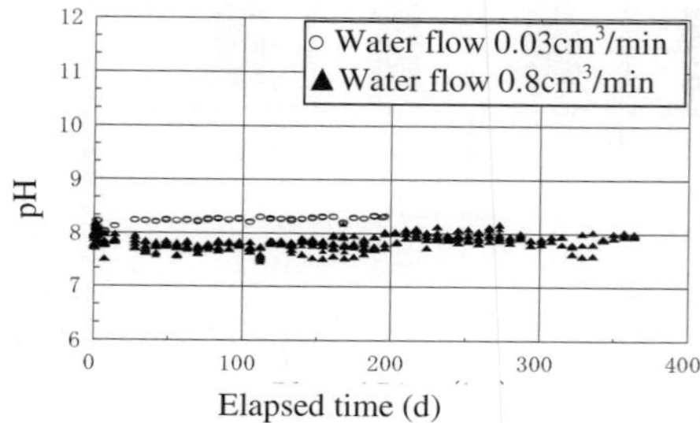

Figure 4 Change of pH-value of water discharged from the GBF-slag.

almost constant, irrespective of the curing duration.

The pH-value of water discharged from the GBF-slag specimen was also measured during the flow test. In Figure 4, the change of pH-value with curing duration is shown and it is seen that pH-value is almost constant in the range from 7.5 to 8.2. The latent hydraulic property of GBF-slag is caused by the elution of Ca^{2+} ion from a GBF-slag particle, then the pH-value of the sea water

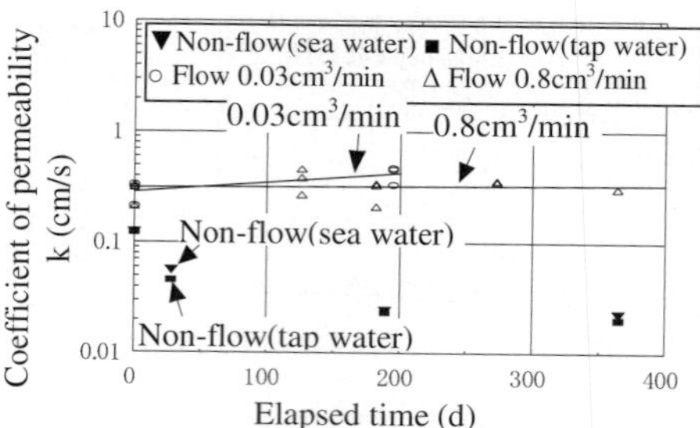

Figure 5 Coefficient of permeability.

around the particle increases. When the sea water flows between the GBF-slag particles, Ca^{2+} ion is diluted and the pH-value is considered to be prevented from increasing.

Figure 5 shows a change of permeability with the curing duration. It is well known that the permeability decreases by the latent hydraulic property and in Figure 5 the decrease in the permeability is seen in the case of non-flow of sea water. For the case of sea water flow, however, the decrease of permeability is not seen.

The settlement-time relation of composite model ground with clay and sand pile

When a sand pile which is composed of GBF-Slag is installed into a soft clay ground without the compaction, the shear strength of the pile is not so large immediately after the pile installation. However, the permeability is large enough to drain the discharged water from the clay around the sand pile. Then the consolidation of clay occurs by the horizontal drainage in the clay layer. After the end of consolidation of clay, the shear strength of sand pile gradually increases by the latent hydraulic property of GBF-slag and the permeability decreases. Even if the sand pile is solidified, the permeability of about an order of 10^{-3} cm/s is maintained and therefore, the effectiveness of sand pile is as

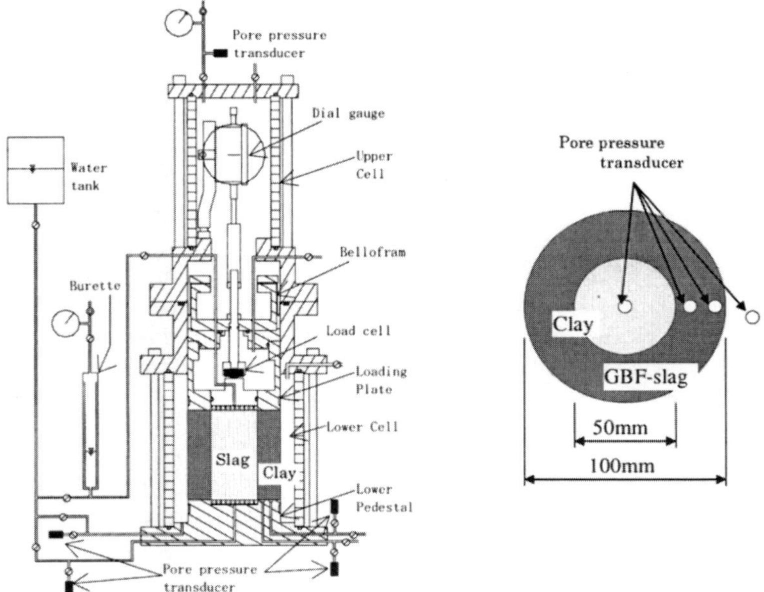

Figure 6   A new apparatus which can measure the surcharge load applying to the sand pile and the clay, separately.

same as that of natural marine sand. To observe the settlement-time relationship of the composite ground with sand pile (GBF-slag) and clay, a new apparatus which can measure the surcharge load acting on the sand pile and the clay layer separately, was also developed.

Outline of the test apparatus

Figure 6 shows the outline of the test apparatus. The specimen is composed of a cylindrical sand pile (50 mm in diameter and 100 mm in height) and the hollow cylinder of clay (100 mm in height, 100 mm in outer diameter and 50 mm in inner diameter). The sand pile of GBF-slag is installed in the center part of the clay layer. In this case, the sand replacement area ratio of the ground is 25%.

The specimen is covered with a thin rubber membrane and the upper pedestal (which diameter is the same as that of the specimen) is loaded by pneumatic pressure applied to the upper cell. The lower cell is filled with de-aired water and therefore, the horizontal deformation of the specimen is restricted. This means that the specimen is loaded under the Ko condition.

Since the upper pedestal is separated into two parts and the load transducer is placed at the inner part of the pedestal, the surcharge loads working on the sand pile and on the clay are measured separately. The pore water pressures were measured at the three positions placed on the lower pedestal.

The clay used in a series of tests was taken from Yokohama Bay, Japan (ρ_s=2.757 g/cm^3, w_L=93.1%, I_p=53.1, C_c=1.0) and was once remoulded and also de-aired in the vacuum cell. Then the clay sample was consolidated under the vertical load of 50 kPa in a large scale oedometer which is 300 mm in diameter and 400 mm in height. After the consolidation of one month, the clay sample was trimmed to 100 mm in diameter and 100 mm in height, the hole with a diameter of 50 mm was drilled out at the center of the specimen.

The GBF-slag used as a sand pile in the model test is GBF-slag(1) and GBF-slag(2). The physical properties are shown in Table 1. GBF-slag(1) is under un-solidified condition and GBF-slag(2) is solidified by curing in the sea water for 20 months. GBF-slag(1) was pored into the mold which was filled with de-aired water and then the specimen was frozen by the liquid nitrogen. The diameter and the height of specimen are 50 mm and 100 mm, respectively and the relative density of specimen was 60%.

Table 1 Physical properties of GBF-slag

Sample	ρ_s(g/cm^3)	e_{max}	e_{min}
GBF-slag(1)	2.694	1.396	1.014
GBF-slag(2)	2.720	1.416	0.937

Each solidified specimen was inserted into the bore hole at the center of the clay specimen, as mentioned above.

In the model test, the consolidation pressures of 30 kPa, 50 kPa, 100 kPa and 200 kPa were applied to the specimen, stepwise and for each step loading the consolidation was continued until the excess pore water pressure at the outer part of clay was dissipated. During each consolidation process, the settlement, volume change, pore water pressure and the load which was applied to the sand pile were measured. The back pressure of 100 kPa was applied to the specimen during the consolidation.

Settlement-time relations of clay-sand pile composite layer under Ko condition

Figure 7 shows the relationships between the volumetric strain ε_v and axial strain ε_a for the consolidation pressure of 200 kPa. Since $\varepsilon_v = \varepsilon_a$ is almost satisfied for the GBF-slag(1) and GBF-slag(2), it is considered that the specimen is under the Ko condition during the consolidation process. In Figure 8, the relationships between the axial strain and elapsed time are shown and larger axial strain is observed for the unsolidified specimen.

Figure 9 shows the vertical stresses σ_s and σ_c for the consolidation pressure of 200 kPa which is working on the sand pile and clay layer, respectively. It is seen that the vertical stress σ_s gradually increases with time for both cases of solidified and unsolidified GBF-slag and that the stress concentration to the

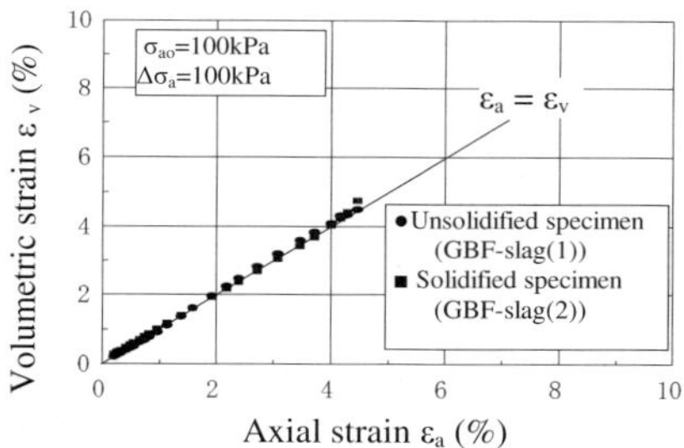

Figure 7 Relationships between volumetric strain and axial strain.

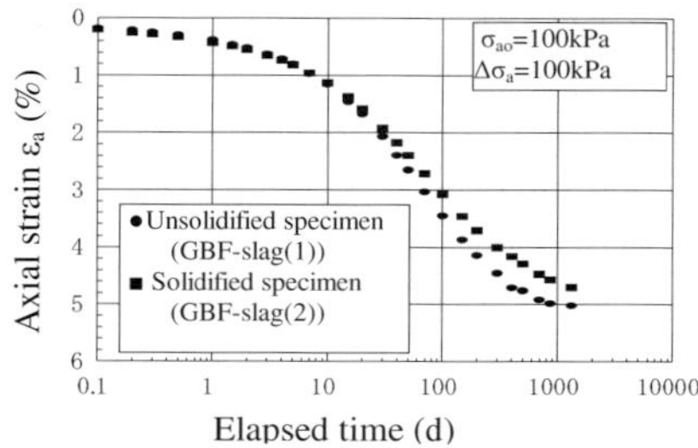

Figure 8 Axial strain-time relations for the composite layer of clay and GBF-slag.

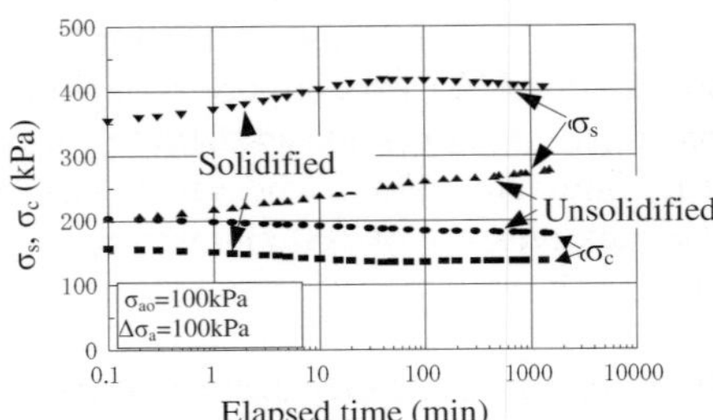

Figure 9 Vertical stresses σ_s and σ_c which are working on the sand pile and clay layer, respectively.

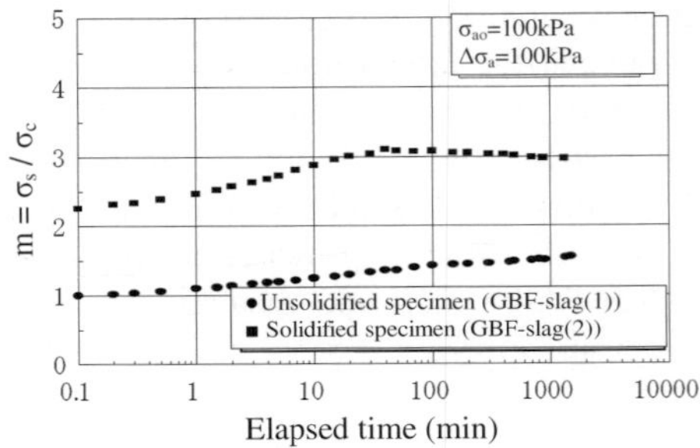

Figure 10 Stress ratio m which is defined as m=σ_s / σ_c .

sand pile is much larger than that of unsolidified slag. Then there is a tendency that the stresses working on the clay layer decrease.

Figure 10 shows a change of stress ratio (m= σ_s/σ_c) with time for the case of consolidation pressure of 200 kPa. In the case of unsolidified slag, m=1.0 is obtained at the initial condition. Then m gradually increases and reaches about m=1.5. For the case of the solidified GBF-slag, however, m≈2.3 is obtained at the initial consolidation stage, and m gradually increases and reaches m=3.0 at the end of consolidation. This value of m=3.0 is also obtained in the standard SCP method and therefore, this means that when the GBF-slag is solidified in the clay layer the same effects as the SCP method would be obtained; nevertheless the sand pile is not compacted.

Conclusion

To apply the Granulated Blast Furnace Slag (GBF-slag) to the Sand Compaction Pile (SCP) method with low sand replacement area ratio, the effect of seepage on the latent hydraulic properties of GBF-slag was observed. Then, the settlement-time relationships and the stresses working on the sand pile and clay layer were also measured by the newly developed consolidation apparatus, in which the specimen is composed of the clay and sand pile.

In conclusion, following results were obtained.

(1) The cohesion increases to 15 or 20 kPa even under the flow condition.
(2) The internal friction angle φ_d increases when the non-flow condition is maintained. Under the flow condition, however, φ_d is almost constant, irrespective of the curing duration.
(3) In the flow-condition, the pH-value is almost constant in the range from 7.5 to 8.2.
(4) The vertical stress σ_s which is working on the sand pile gradually increases with time for both cases of solidified and unsolidified GBF-slag.
(5) The stress concentration to the sand pile is much larger than that of unsolidified slag. Then there is a tendency that the stresses working on the clay layer decrease.
(6) When the GBF-slag is solidified in the clay layer without the compaction, the same effects as the standard SCP method is obtained.

References

1. Matsuda, H., N. Kitayama, Y. Ando, & Y. Nakano, *Effective utilization of granulated blast furnace slag in geotechnical engineering*, Ground Engineering, Vol.16, pp.33-40, 1998. (in Japanese)
2. Nippon Slag Association, (1998) *Statistical yearbook on iron and steel slag.* (in Japanese)

Application of granulated blast furnace slag to light weight embankment

H. Matsuda, N. Ohira and K. Takamiya
Yamaguchi University, Ube, Japan

H. Shinozaki
Nippon Steel Cooperation, Tokyo, Japan

N. Kitayama
Fukken Co. Ltd., Hiroshima, Japan

M. Murakami
Ube Municipal Office, Ube, Japan

Introduction

In port and harbor area in Japan, a thick soft clay layer is usually piled up and when constructing structures like an embankment on it, a light-weight material is effectively used. On the other hand, a granulated blast furnace slag (GBF-slag) produced in manufacturing process of pig iron has properties such as light-weight, high internal friction angle and high permeability. Furthermore, GBF-slag has a latent hydraulic property by which GBF-slag is solidified.

Detailed study on the light-weight embankment using GBF-slag has been performed by Kono[1] et al., where the GBF-slag was placed by compacting every 1.0m of thickness. However, the change of wet density, shear strength and the influence affecting the surrounding ground environment have not been clarified.

In this study, the effectiveness of using GBF-slag for embankment as a light weight material was observed by constructing a test embankment of 10mW×20mL×2mH on a soft ground.

Geotechnical properties of GBF-slag

GBF-slag is produced in a process of manufacturing the pig iron and the amount of production of GBF-slag is about 170,000MN in Japan. Chemical components of iron slag are shown in Table 1.

Foundations: Innovations, observations, design and practice, Thomas Telford, London, 2003

Table 1 Chemical components of iron slag[2] (%)

Chemical content	CaO	SiO_2	Al_2O_3	MgO	T-Fe	MnO	S
GBF-slag	41.7	33.8	13.4	7.4	0.4	0.3	0.8

GBF-slag is a granular material having open pores on its surface and closed pore inside the particle as shown in Figure 1. As a geotechnical material, GBF-slag has such properties as light weight, high internal friction angle and high permeability. In Japan, a manual on the application of GBF-slag for port constructions[3] was published in 1989 and evaluated as a useful recycle material[3].

When GBF-slag contacts with water, ions such as Ca^{2+}, SiO_4^{2-}, $Al_2O_3^{2-}$ dissolve and form hydrates around each grain. Then hydrates connect grains and form an aggregate as illustrated in Figure 2. This is a typical characteristic of GBF-slag and called as a latent hydraulic property.

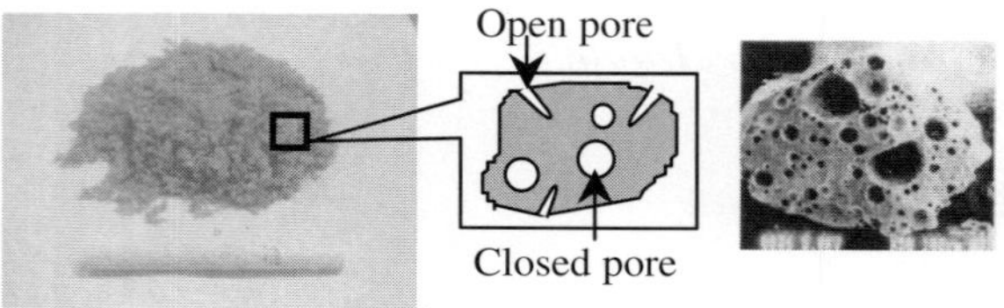

Figure 1 Granulated blast furnace slag with open pores.

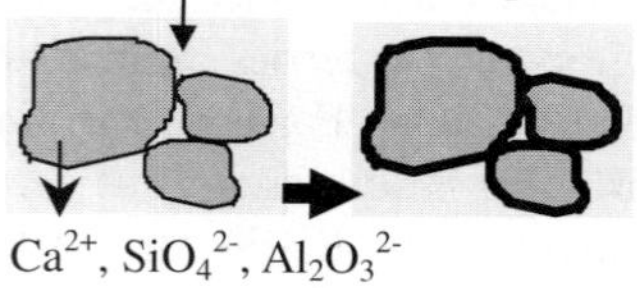

Figure 2 Solidification mechanism of GBF-slag.

Table 2 Comparisons of density, maximum and minimum void ratio.

	ρ_s (g/cm^3)	e_{max}	e_{min}
T-slag	2.766	1.445	0.893
N-slag	2.624	1.521	1.043
Genkai sand	2.661	0.802	0.493

Table 2 shows comparisons of particle density ρ_s, maximum and minimum void ratio e_{max} , e_{min} between GBF-slag and natural sand obtained from Genkai sea in the Japan Sea. In Table 2, results for two types of GBF-slag as T-slag and

N-slag are shown. T-slag which was used in the field tests was prepared by crushing a lightly solidified slag which was cured for 4 months in a slag yard and N-slag is a fresh slag produced in the same plant as T-slag.

Although each material has almost the same particle density, the maximum and minimum void ratio of GBF-slag are larger than those of Genkai sand. This is due to the effect of open pores in GBF-slag. When comparing T-slag and N-slag, the particle density of T-slag is larger than that of N-slag and the void ratio of N-slag is a little larger than T-slag. It is considered that the closed pore in N-slag was exposed and the grain surface became smoother by the particle crushing. Figure 3 shows grain size distribution curves for respective materials. N-slag and Genkai sand have the same grain size distribution, but it is seen that T-slag is finer than N-slag.

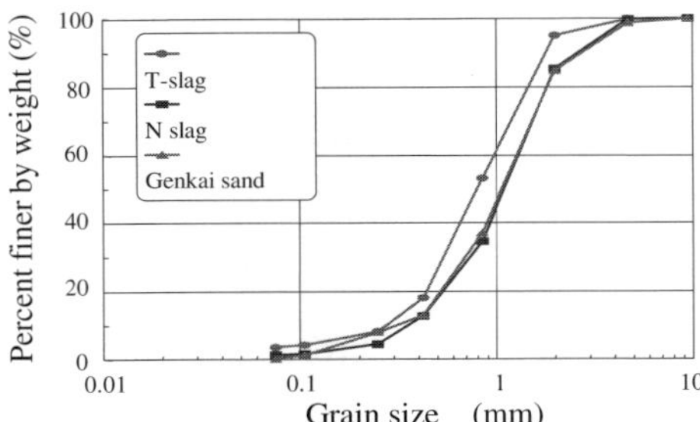

Figure 3 Grain size distribution curves.

Consolidated and drained tri-axial compression tests were carried out on each sample shown in Table 2. Relationships between deviator stress and axial strain and Mohr's stress circles for relative density of 80% are shown in Figures 4(a), 4(b), 4(c) and 5(a), 5(b), 5(c).

In N-slag as shown in Figure 4(b), the deviator stress increases with axial strain. The deviator stress of Genkai sand and T-slag reached the peak value at relatively small strain. The result of N-slag shows a similar tendency as seen in the crushable material. This tendency is also seen in Mohr's stress circle as shown in Figure 5(b). Where the internal friction angle decreases with the consolidation stress.

Table 3 shows the coefficient of permeability k for each material. The permeability of T-slag is 1/10 of N-slag and almost the same as that of Genkai sand. This means that when the GBF-slag is cured in the yard, the permeability

Table 3 Permeability of specimens.

	Dr (%)	k (cm/s)	Dr (%)	k(cm/s)
T-slag	50	5.4×10^{-2}	80	2.5×10^{-2}
N-slag	65	$2.5\sim3.2\times10^{-1}$	82	$1.7\sim2.2\times10^{-1}$
Genkai sand	62	$6.1\sim7.3\times10^{-2}$	83	$3.3\sim3.9\times10^{-2}$

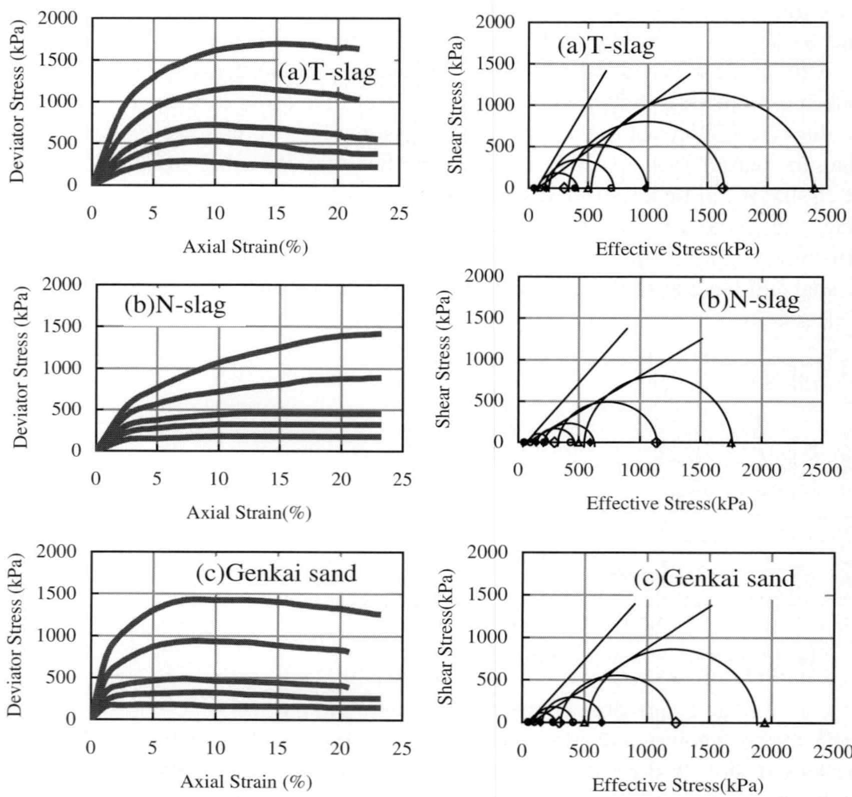

Figure 4 Relationships between deviator
stress and axial strain.

Figure 5 Mohr's stress circles.

decreases but the shear strength increases.

Field test of GBF-slag as a light-weight embankment

Outline of the embankment

Figure 6 shows the outline of test field and embankment. The dimension of embankment is 10mW×20mL×2mH and the original ground of the site is composed of loose sand of 5m in thickness which is underlain by a soft alluvial clay of 6m. The embankment was constructed by compacting the T-slag to the predetermined density which is larger than 90% of maximum density.

In general construction of the roadbed or embankment by using natural soil, the spreading depth is determined as 0.3m/layer. On the other hand, when using

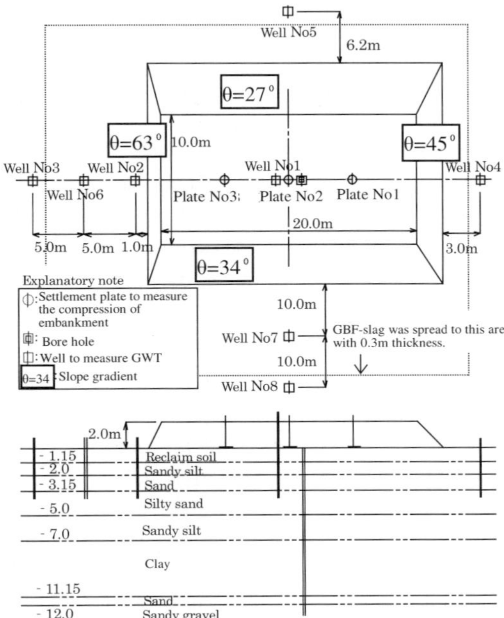

Figure 6 Outline of test field and embankment.

GBF-slag a spreading depth is considered to be increased up to about 1.0m/layer because of the interlocking effect of GBF-slag. So, in the field test the spreading depth was set as 0.3m/layer and 1.0m/layer. Furthermore, to investigate the stability of slope, the gradient of slope was changed as 63°, 45°, 34°, and 27°.

In the case of slope gradient of 63° and 45°, the slopes were collapsed during the construction and became as 36°. Until now at 13 months after construction, the slope has been stable even under heavy rainfall.

Unit-weight of embankment was also observed to investigate the influence of solidification of GBF-slag. On the other hand, GBF-slag doesn't contain heavy metals and organic chlorate compounds but alkali component such as Ca^{2+}, Mg^{2+} dissolves in the process of solidification. So, the change of pH of the ground water was also measured.

Changes in density, water content and compressibility

Figure 7 shows the distribution of particle density at the initial state and at 8 months after construction. When the sample was obtained from embankment at 8 months, GBF-slag was solidified. Then the particle density was measured with a care not to crush the original grain. During 8 months after construction the particle density decreased 0.05-$0.1g/cm^3$ from the initial state.

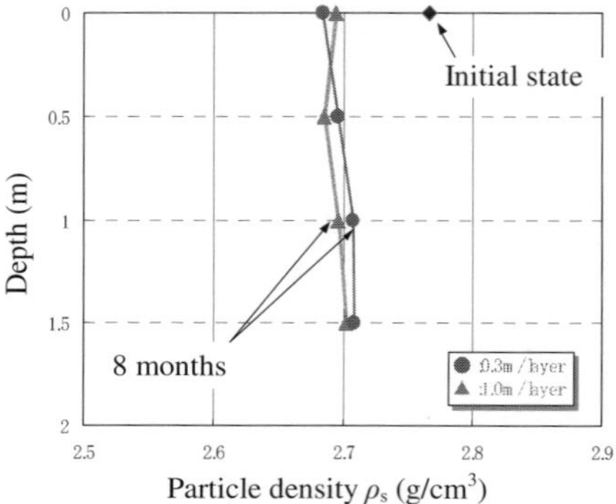

Figure 7 Changes in particle density.

The changes of dry density and wet density are shown in Figures 8 and 9. The volume used in the calculation of dry or wet density at the initial state was measured by the sand replacement method and at 30 days after construction the volume was measured for the solidified sample. Both the dry density and wet density decreased until 30 days, then they became stable. Dry density is in the range from $10kN/m^3$ to $12kN/m^3$ and the wet density is from $12kN/m^3$ to $14.5kN/m^3$. When comparing the spreading depth, the dry and wet densities for 0.3m/layer are a little larger than those of 1.0m/layer. This might not be due to looseness of embankment but to the consolidation settlement of alluvial clay layer. The influence of spreading depth on the density, however, is not seen in Figures 7, 8 and 9.

Figure10 shows the distributions of water content. The water content increases with time. This is due to that the grains are difficult to release the adsorbed water by the hydrate gel such as C-S-H.

The compression of the embankment itself was measured by the difference

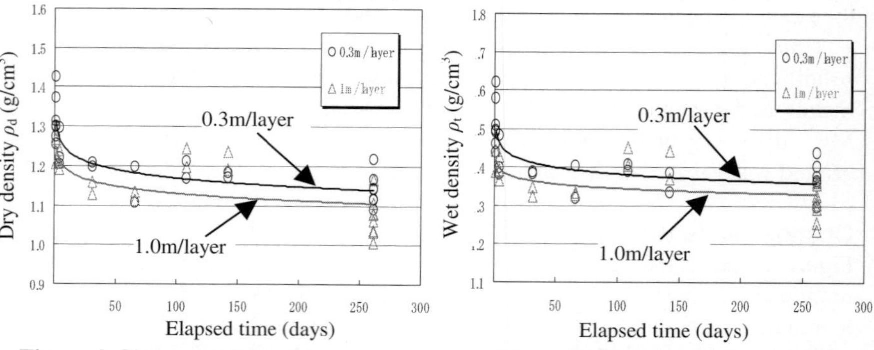

<table>
<tr><td>Figure 8 Changes of dry density.</td><td>Figure 9 Changes of wet density.</td></tr>
</table>

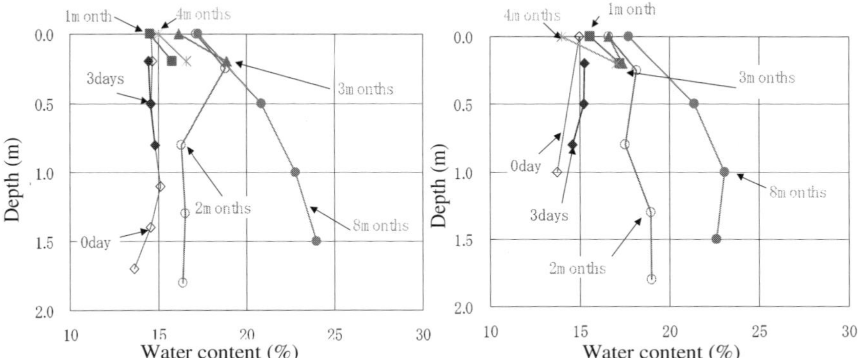

(a) Spreading depth of 0.3m/layer.   (b) Spreading depth of 1.0m/layer.

Figure 10 Distributions of water content in the embankment.

between the elevation of the upper and lower settlement plate which were placed in the embankment as shown in Figure 6. The compression of the embankment is as small as about 0.45% at the maximum.

Shear strength and unconfined compression strength

Figures 11 and 12 show changes in the cohesion and internal friction angle obtained by the consolidated drained tri-axial compression test on undisturbed samples which was taken from the test embankment. Cohesion increases with time due to the solidification induced by the latent hydraulic property of GBF-slag. At 8 months after construction, the cohesion in the area of spreading depth of 0.3m/layer was about 150kPa which is higher than those in the area with spreading depth of 1.0m/layer. On the other hand, the internal friction angle is over 35 ° and is almost constant with depth and also for each spreading depth.

Although the unconfined compression strength is not shown in this paper, the tendency is almost the same as the cohesion. At 8 months after construction, the unconfined strength in the area of spreading depth of 0.3m/layer is about

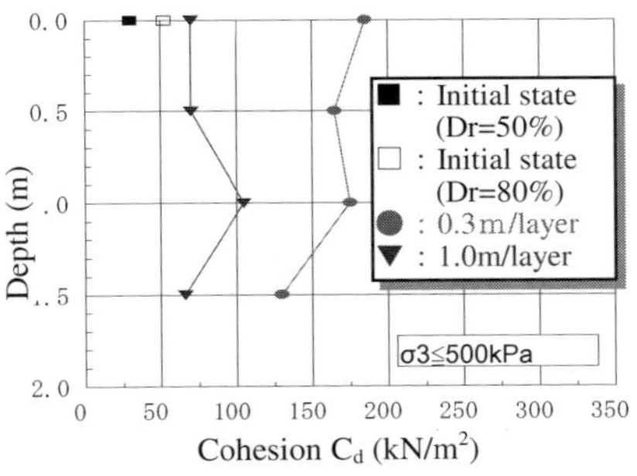
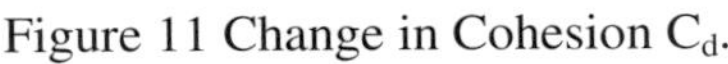

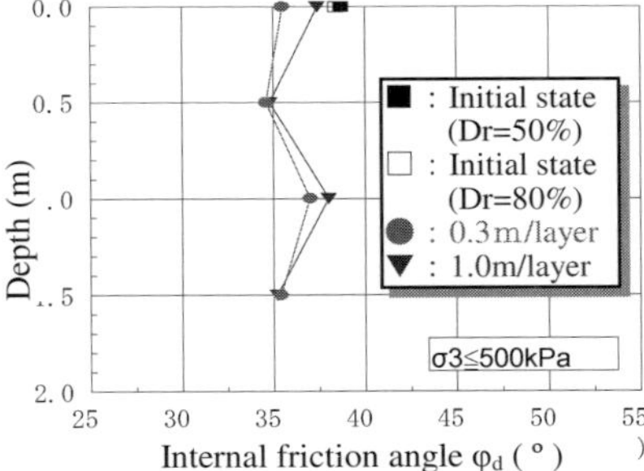

Figure 11 Change in Cohesion C_d.   Figure 12 Change in internal friction angle.

700kPa and 300-500kPa in the area of spreading depth of 1.0m/layer.

Changes of the coefficient of permeability and pH in the ground.
The coefficient of permeability decreases down to about 1/10 of the initial value as shown in Figure13.

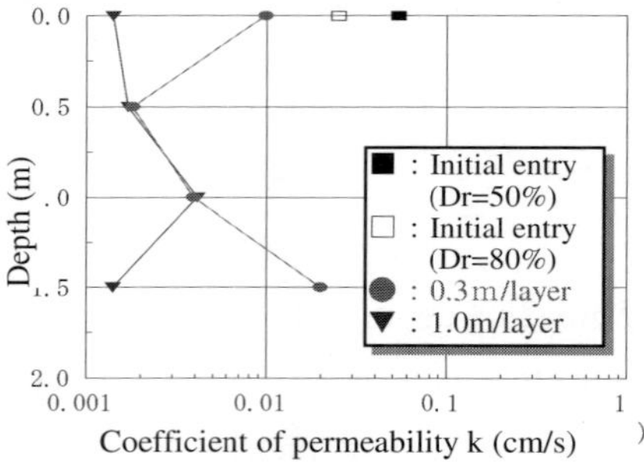

Figure 13 Coefficient of permeability.

The flow direction of ground water and the changes of pH were observed in the wells as shown in Figure 6. The values of pH at Well No.1 just under the center of embankment and Well No.2 just under the slope of embankment reached 12 at maximum, however, the values of pH in another points outside the embankment are almost pH=8. From this observation, the influence of pH on surrounding ground water is limited within just under embankment.

Conclusions
Conclusions obtained from field tests are as follows.
(1) The maximum gradient of slope by which the construction is performed is 36° and the slope is stable even under the heavy rainfall condition.
(2) The settlement of embankment itself is negligible.
(3) Particle density, dry density and wet density decrease due to the solidification induced by the latent hydraulic property of GBF-slag.
(4) The wet density varied in the range of 1.3-1.4 kN/m^3.
(5) Latent hydraulic property appeared 2 months after construction work.
(6) Cohesion and unconfined compression strength increased with curing duration.
(7) Although the coefficient of permeability decreases down to about 1/10 of the initial value by the solidification of GBF-slag, that value is still as same as the natural sand.
(8) The influence of pH on the surrounding ground water is limited within just under the embankment.

References

1. Kono I., Mouri, H., Kanbara, K., Nimachi N., and Saito T., (1977) *Granulated slag as a embankment material,* Material, Vol.26, No.290, pp.23-29.
2. Nippon slag association. *The properties and effectiveness of iron slag.*
3. Coastal Development and Institute of Technology and Nippon Slag Association. (1989) *Guideline of granulated blast furnace slag for port construction.*
4. The Japan port and harbor association, (1999) *Technical standards and commentaries for port and harbor facilities in Japan.*

Comparative analysis of static load testing and rapid load testing

T. Matsumoto, F. W. Wang and P. Kitiyodom
Kanazawa University, Japan

Introduction

Various types of pile load test methods, such as the static load test (SLT), the dynamic load test and the Statnamic load test (Bermingham & Janes, 1989) which is a type of rapid pile load testing, are conducted in practice. Among them, a static vertical load test with the use of reaction piles and reaction beams is the most fundamental one in Japan, because the static load test is believed to be the most reliable method to obtain the load-settlement curve of a pile.

It has been stated in the Standards of Japanese Geotechical Society for Vertical Load Tests of Piles (JGS 1811-2002) (The Japanese Geotechnical Society, 2002) that as a general rule, the distances between the centers of the test pile and the reaction piles shall be more than 3 times the maximum diameter of the test pile, and also more than 1.5 meters. However, the interaction between the reaction piles and the test pile may influence the measured pile settlement during the test even for the case of the distances between the centers of the test pile and the reaction piles are greater than 3 times the diameter of the test pile, as pointed out by Latotzke et al.(1997), Poulos (1980, 1998) and Kitiyodom, Matsumoto & Kanefusa (2003b). Kitiyodom et al. (2003b) demonstrated that settlement of a test pile from static load test with the use of reaction piles is less than a true settlement of the isolated pile.

Rapid pile load testing such as the Dynatest (Gonin et al., 1984), the Statnamic testing and the Pseudo static load testing (Schellingerhout & Revoort, 1996) have been included in JGS 1811-2002. In the rapid pile load testing, reaction piles are not required. Hence, in the rapid pile load testing, there is no influence from the reaction piles. Currently only the Statnamic testing is mainly used, so more economical and speedy rapid load test methods and more reliable interpretation method are sought for.

In this paper, a rapid pile load test method using a falling mass that is attached with springs and a dashpot on its bottom (called "falling mass rapid pile load test", FMRPLT, hereafter) is proposed, and a hybrid analysis of the hammer-pile-soil system is presented. And, comparisons between static load testing of a pile with the use of reaction piles, static load testing of the isolated pile and the rapid load testing of the isolated piled are carried out numerically. It is shown that the load-settlement behavior of a pile directly obtained from the rapid load testing with adequate loading durations is comparable to that obtained from the static load testing with reaction piles. Furthermore, a simplified interpretation method for estimation of a load-settlement relation of the isolated pile is proposed, based on the numerical results.

Modeling of rapid pile load test method using a falling mass-spring-dashpot system

Figure 1 shows the modeling of rapid pile load testing considered in this study. The hammer system is modeled as a rigid mass having a mass of M_H attached with hammer spring 1 in parallel with hammer spring 2 connected with a hammer dashpot in series. The stiffness of the hammer springs 1 and 2 is denoted as K_{H1} and K_{H2}, and the damping constant of the dashpot as C_H. This hammer system falls onto the pile head with a falling velocity of V_0. Basically, this testing method is similar to the Dynatest and the Pseudo static load test. A new idea in the proposed method is that the dashpot is attached to the hammer. If $C_H = 0$, the total hammer spring stiffness is equal to K_{H1}. And, if the value of C_H is sufficiently large, the total hammer spring stiffness becomes the sum of K_{H1} and K_{H2}. Hence, the loading duration and the maximum load on the pile head can be easily controlled in a wide range by only adjusting the value of C_H.

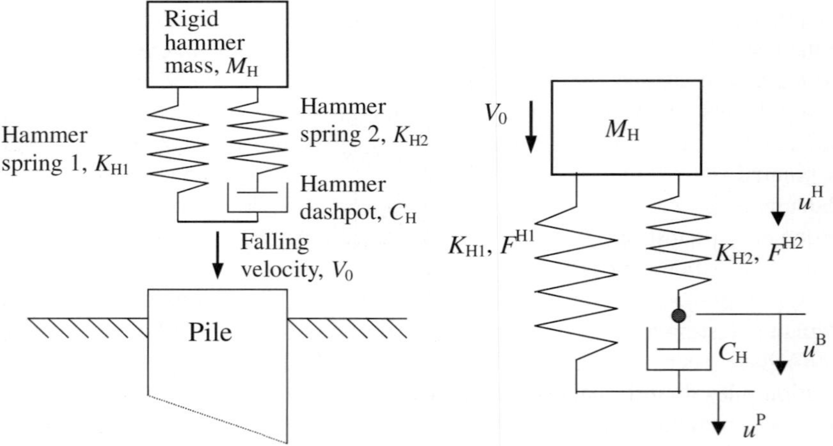

Figure 1.   Rapid pile load testing considered in this study.

Figure 2.   Notations used in the analysis of the falling hammer-pile-soil system.

Figure 2 shows the notations used in the analysis. The forces in the hammer springs 1 and 2 are denoted as F^{H1} and F^{H2}, the hammer displacement as u^H, the pile head displacement as u^P, and the displacement of the bottom of the hammer spring 2 as u^B. Note that the displacements are taken as zero at the instance when the hammer system touches the pile head.

Figure 3 shows the hammer-pile-soil system employed in this study. The pile is modeled as an elastic bar attached with the soil resistance model on each pile node. The motion of the hammer system is calculated using a finite difference scheme, while the motion of the pile is calculated based on the characteristic solutions of the one-dimensional stress-wave theory.

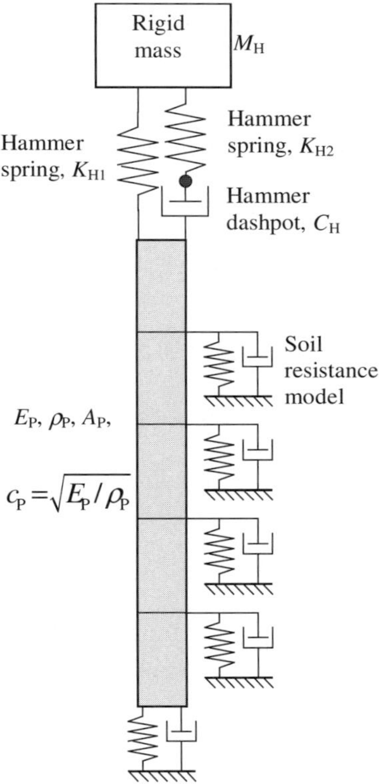

Figure 3. Hybrid system of falling hammer-pile-soil.

The governing equations for the hammer-pile-soil system are given as

$$M_H \ddot{u}^H + K_{H1}\left(u^H - u^P\right) + K_{H2}\left(u^H - u^B\right) = 0 \qquad (1)$$

$$C_H \left(\dot{u}^B - \dot{u}^P \right) = K_{H2} \left(u^H - u^B \right) \tag{2}$$

Finite difference approximations for Equations (1) and (2) lead to the following equations:

$$u_{j+1}^H = A_2 u_j^H + A_3 u_{j-1}^H + A_4 u_j^B + A_5 u_j^P \tag{3}$$

$$u_{j+1}^B = B_2 u_j^B + B_3 u_j^H + B_4 \dot{u}_j^P \tag{4}$$

In the above equations, the subscript 'j' denotes the calculation step with a time interval of Δt. The coefficients, A_1 to A_5 and B_1 to B_4, are given as follows:

$$A_1 = \frac{M_H}{(\Delta t)^2}, \quad A_2 = \left\{ \frac{2M_H}{(\Delta t)^2} - K_{H1} - K_{H2} \right\} \bigg/ A_1, \quad A_3 = -\left\{ \frac{M_H}{(\Delta t)^2} \right\} \bigg/ A_1,$$

$$A_4 = K_{H2} / A_1, \quad A_5 = K_{H1} / A_1 \tag{5}$$

$$B_1 = \frac{C_H}{\Delta t}, \quad B_2 = \left(\frac{C_H}{\Delta t} - K_{H2} \right) \bigg/ B_1, \quad B_3 = K_{H2} / B_1, \quad B_4 = C_H / B_1 \tag{6}$$

The analysis described in the above is performed with the following initial conditions:

$$u^H = u^B = u^P = \dot{u}^P = 0 \ \text{ at } j = 0 \ (t = 0) \tag{7}$$

$$\dot{u}_j^H = \frac{u_{j+1}^H - u_j^H}{\Delta t} = V_0 \ \text{ at } j = 0 \tag{8}$$

Then,

$$u_1^H = V_0 \Delta t \tag{9}$$

The velocity of the pile head, $\dot{u}_j^P$, in Equation (4) is calculated based on the characteristic solutions of the one-dimensional stress-wave propagation in the pile. The computer program KWAVE, which has been developed by Matsumoto & Takei (1991), is used for the calculation of $\dot{u}_j^P$. The finite difference scheme was implemented in KWAVE for this study. In KWAVE, the shaft resistance model proposed by Randolph and Simons (1986) and the base resistance model proposed by Deeks and Randolph (1993) are used.

Figure 4 shows the shaft resistance model. The values of the shaft spring, k_s, and the radiation damping, c_r, per unit area are approximately obtained from the work of Novak et al. (1978) as follows:

$$k_s = \frac{2.75G}{\pi d}, \quad c_r = G / V_s \tag{10}$$

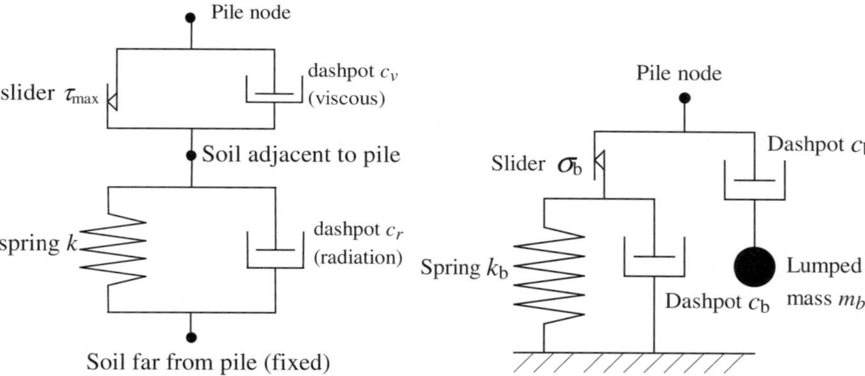

Figure 4. Shaft resistance model (after Randolph & Simmons, 1986)

Figure 5. Pile base resistance model (after Deeks & Randolph, 1993)

where G and V_s are the shear modulus and the shear wave velocity of the surrounding soil respectively, and d is the outer diameter of the pile.

The soil spring in the shaft model under static loading, $k_{s(static)}$, is estimated following Randolph & Wroth (1978):

$$k_{s(static)} = 2G/(\zeta d), \ \zeta = \ln(r_m/r_o), \ r_m = 2.5L(1-v_s) \tag{11}$$

in which r_o is the outer pile radius, L the pile length, r_m the influential radius, and v_s is the Poisson's ratio of the soil.

Figure 5 shows the pile base resistance model. The values of the soil spring, k_b, the damping, c_b, and the lumped soil mass, m_b, per unit base area can be estimated as follows:

$$k_b = \frac{2G}{\pi d(1-v_s)}, c_b = \frac{3.4}{\pi(1-v_s)}\frac{G}{V_s}, m_b = 16r_o\rho_s\frac{0.1-v_s^4}{\pi(1-v_s)} \tag{12}$$

in which ρ_s is the soil density.

Applicability of the soil resistance models shown in Figures 4 and 5 to the analysis of a Statnamic (rapid) load test was examined by Matsumoto et al. (1999) through comparison of one-dimensional stress-wave analysis and dynamic FEM analysis of the Statnamic load test on a cast-in-situ concrete pile.

Parametric studies of rapid pile load tests on friction piles
Analytical conditions
Rapid load tests on concrete piles embedded in a homogeneous soil were analyzed in this parametric study. The falling hammer system was simplified as a hammer attached with one spring having the stiffness of K_{H1}. This hammer

system is the same as the Dynatest and the Pseudo static test. The Young's modulus E_p and the density ρ_p of the piles were set at 3.0×10^7 kPa and 1.88 t/m^3, resulting in the bar wave velocity $c_p = 4000$ m/s. The hammer mass M_H, the falling velocity of the hammer V_0, the hammer spring stiffness K_{H1}, the pile diameter d, and the pile length L were varied as summarized in Table 1. The uniform maximum shaft resistance τ_{max} of 60 kPa and the end bearing resistance q_b of 95 kPa were used throughout. The corresponding values of the total pile capacity, Q, are listed in Table 1. The viscous effect on the maximum shaft resistance (c_v in Figure 4) was not considered. For each case listed in Table 1, the Young's modulus of the soil, E_s, was set as $E_p/E_s = 100$, 1000 and 10000 corresponding to hard, medium and soft soils. The Poisson's ratio of the soil, v_s, was set at 0.3 throughout. Note that T^* and F_{max}^* in Table 1 are the theoretical values of the loading duration and the maximum load on the pile head for a particular condition that the vertical pile head stiffness is infinitely large, i.e. no vertical displacement of the pile head occurs.

Table 1. Parameters used for the parametric study.

Case	M_H (ton)	V_0 (m/s)	K_{H1} (kN/m)	d (m)	L (m)	T^* (s)	F_{max}^* (kN)	Q (kN)
1	20	5.0	3158.3	0.5	10	0.250	1256.6	1000
2	20	5.0	12633.2	0.5	10	0.125	2513.2	1000
3	10	5.0	6316.6	0.5	10	0.125	1256.6	1000
4	5	5.0	12633.2	0.5	10	0.063	1256.6	1000
5	40	5.0	1579.2	0.5	10	0.500	1256.6	1000
6	10	10.0	6316.6	0.5	20	0.125	2513.2	1943
7	10	20.0	6316.6	0.5	40	0.125	5026.4	3828

Analytical results

The analytical results for $E_p/E_s = 1000$ are mainly presented.

Figure 6 shows the analytical results of case 1. The pile head force increases smoothly with time and attains its peak of 1158 kN at $t = 0.108$ s, and thereafter the pile head force decreases smoothly to zero. The loading duration, T, is 0.240 s (Fig. 6(a)). This value is very close to T^* indicated in Table 1. Note that the range of the values of T^* listed in Table 1 is typical for Statnamic load tests except for case 5. The pile head displacement attains its peak at $t = 0.179$ s (Fig. 6(b)), delaying behind the peak of the pile head force, which indicates dynamic effects are not negligible. The hammer jumps up from the pile head at the end of the loading (at $t = 0.240$ s) with an upward velocity of 3.78 m/s which is 76 % of the falling velocity $V_0 = 5$ m/s (Fig. 6(c)). The pile head velocity is less than 0.1 m/s until the pile head load increases to near the pile capacity (Fig. 6(d)).

In Figure 6(e), the pile head force F vs the pile head displacement u and the soil resistance F_{soil} vs u are shown. The soil resistance, F_{soil}, was calculated by means of Equation (13), following the single mass modeling of the pile and the soil proposed by Middendorp et al. (1992).

$$F_{soil} = F - M_P \alpha \tag{13}$$

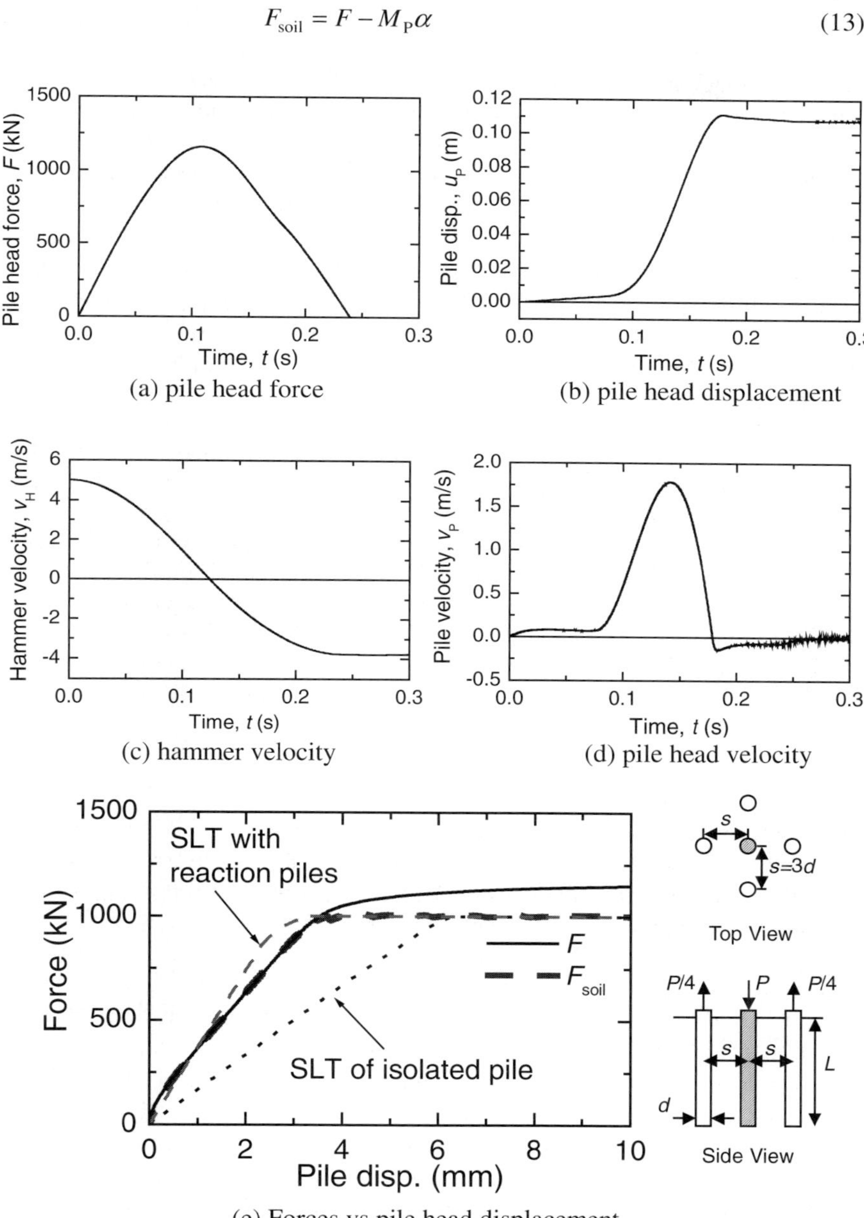

(e) Forces vs pile head displacement

Figure 6. Analytical results of case 1 with $E_p/E_s = 1000$.

in which M_P is the pile mass and α is the pile head acceleration. The soil resistance, F_{soil}, is thought to be the sum of the static resistance and the dynamic resistance (radiation damping). It is seen from Figure 6(e) that the maximum value of F_{soil} is almost equal to the static pile capacity. In the figure, two static load-settlement curves are also shown. One of them is the load-settlement curve obtained from the analysis of the isolated pile without the influence of reaction piles (isolated SLT curve). This load-settlement curve of the isolated pile is referred to a 'true load-settlement curve' hereafter. The other is the load-settlement curve of the pile with reaction piles. In the latter analysis, 4 reaction piles having the same geometry as the test pile were located at a distance of 3 times the pile diameter from the test pile as shown in Figure 6(e), and the interaction between the piles was taken into account. Fore more details of this analysis, refer to Kitiyodom et al. (2003b) and Kitiyodom & Matsumoto (2002, 2003a). It is noted that F_{soil} vs u from the rapid load test is very comparable to the load-settlement curve obtained from the static load test with the use of reaction piles. The same results were obtained from all the analytical cases listed in Table 1. Therefore, it may be concluded that the rapid load test is a reliable alternative to the conventional static load test with the use of reaction piles, when creep settlement or settlement of consolidation of the ground is out of concern. However, the true pile head stiffness (load / settlement) of the isolated pile is much less than that obtained from the static load test with the use of reaction piles. That means that the static load testing with reaction piles as well as the rapid load testing overestimate the pile head stiffness of the isolated pile.

The rapid pile load testing seems to have advantages, such as shorter test time and lower cost, compared to the conventional static load testing. Furthermore, in order to estimate the true load-settlement curve from the rapid load test, a simple interpretation method is developed below. A procedure to estimate the true load-settlement curve from the rapid load test is shown in Figure 7. The pile compression, u_1, is the axial deformation of the pile body (the difference between displacements at the pile head and at the pile toe). Therefore, the pile settlement, u_2, due to the soil deformation is approximately obtained by subtracting u_1 from the (measured) pile head displacement. As mentioned in Equations (10) and (11), the spring stiffness, k_s, of the soil surrounding the pile shaft during rapid loading is different from that, $k_{s(static)}$, under static loading. Hence, the pile settlement, u_3, due to the soil deformation under static loading is approximately estimated by means of Equation (14).

$$u_3 = u_2 \times \frac{k_s}{k_{s(static)}} \tag{14}$$

Finally, the total pile settlement, u_{static}, at any pile head force under static loading is obtained by

$$u_{static} = u_1 + u_3 \tag{15}$$

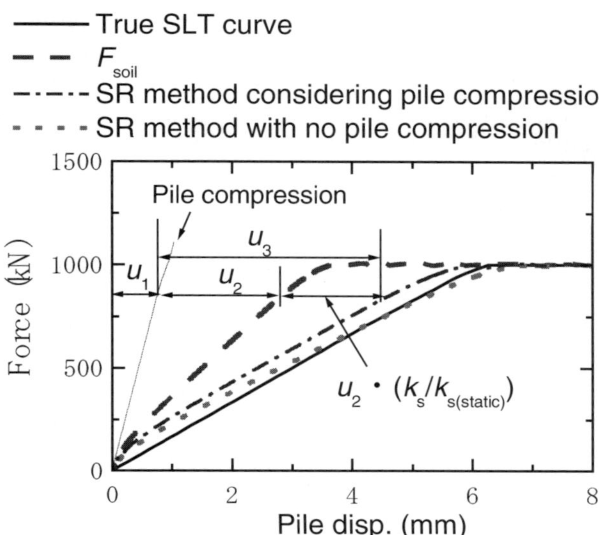

Figure 7. Procedure to estimate the true load-settlement curve.

The load-settlement curve thus obtained is a good approximation of the true curve as shown in Figure 7. The proposed method is named "Stiffness Reduction method (SR method)". It is noted that dynamic effect due to the radiation damping is not corrected for by using the SR method, and that the SR method is applicable to friction piles. Considering difficulty to obtain the pile compression in practice, the load-settlement curve obtained from the SR method with no consideration of the pile compression is also shown in Figure 7. This curve is also a good approximation of the true curve, because the pile compression is much smaller than the pile settlement due to the soil deformation ($u_1 \ll u_2$) in this particular case.

The applicability of the SR method was also examined through the analysis of a more slender pile of case 7. The analytical results of case 7, in which the pile length, L, is 40 m, the pile diameter, d, is 0.5 m and the aspect ratio, L/d, is 80, are shown in Figure 8. The loading duration, T, and the maximum pile head force, F_{max}, are 0.126 s and 4800 kN (Fig. 8(a)) which are comparable with T^* and F_{max}^* listed in Table 1. The relative wave length, $\Lambda = c_p T/2L = T/(2L/c_p)$, which was proposed by Holeyman (1992) as a measure for classification of pile load test methods, is 6.3 in this case. He suggested $\Lambda \geq 10$ for rapid pile load testing. F_{soil} vs u from the rapid load test is comparable to the load-settlement curve from the static load test with the use of reaction piles, even though Λ is less than 10 in this case. It is seen again that the rapid pile load test is a reliable alternative to the conventional static pile load test with the use of reaction piles, even though F_{soil} fluctuates around the pile capacity due to relative large cyclic axial deformation of the slender pile.

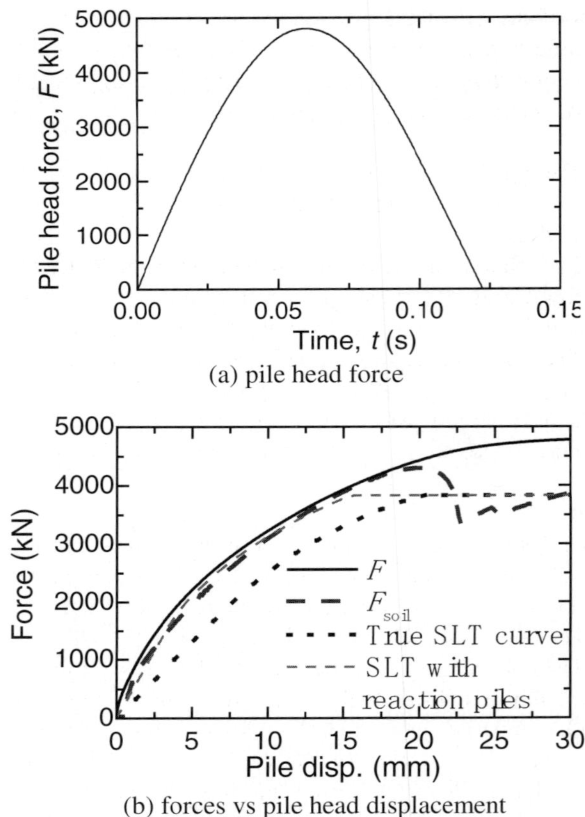

(a) pile head force

(b) forces vs pile head displacement

Figure 8. Analytical results of case 7.

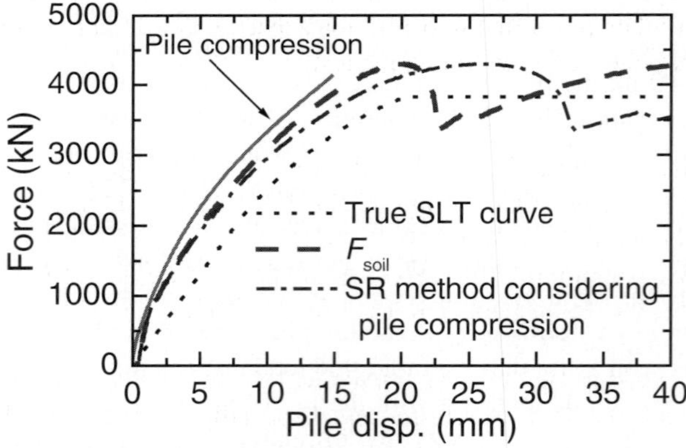

Figure 9. Results of the SR method for case 7.

The results of the SR method are shown in Figure 9 together with the true curve and the pile compression from the analysis. Although the dynamic effect due to the radiation damping is not corrected for by using the SR method, the estimated curve seems to be a good approximation for the true load-settlement curve.

Although the results are not indicated in this paper, the SR method is applicable to rapid pile load tests with small values of Λ, compared to proposals by Holeyman (1992).

A practical problem in applying the SR method is difficulty of obtaining the pile compression during rapid loading. It was confirmed from the analyses that the pile compression during rapid loading is very close to that under static loading, and that the compression of a friction pile in a uniform ground is roughly estimated as a half of the compression of the pile with no shaft resistance. The pile compression thus estimated would be used for the pile compression during rapid loading, if the pile compression is not available.

Conclusions

A new hammer system which contains two springs and a dashpot connected to the bottom of the hammer mass was proposed for the rapid pile load testing. In this hammer system, the maximum load on the pile head and the loading duration can be easily controlled in a wide range. by only adjusting the damping value of the dashpot. A rapid pile load test method using this hammer system was proposed, and a hybrid analysis of the hammer-pile-soil system was presented. And, comparisons between static load testing of a pile with the use of reaction piles, static load testing of the isolated pile and the rapid load pile testing of the isolated pile were carried out numerically. It was shown that he load-settlement behavior of a pile obtained from the rapid load testing is comparable to that obtained from the static pile load test with the use of reaction piles. A simplified interpretation method for estimation of a true load-settlement relation was proposed, based on the numerical results. The SR method is applicable to other types of rapid pile load test methods such as the Dynatest, the Pseudo static test and the Statnamic test.

References

1. Bermingham P, Janes M. (1989) *An innovative approach to load testing of high capacity piles*. Proceedings of the International. Conference on Piling and Deep Foundations: 409-413.
2. Deeks, AJ, Randolph MF. (1993) *Analytical modelling of hammer impact for pile driving*. International Journal for Numerical and Analytical Methods in Geomechanics, **17**: 279-302.
3. Gonin H, Coelus G, Leonard (1984) MSM. *Theory and performance of a new dynamic method of pile testing*. Proceedings of the 2nd International Conference on Application of Stress-Wave Theory on Piles: 403-410.

4. Holeyman AE. (1992) *Technology of pile dynamic testing.* Proceedings of the 3rd International Conference on Application of Stress-Wave Theory to Piles: 195-215.

5. Kitiyodom P, Matsumoto T. (2002) *A simplified analysis method for pile raft and pile group foundations with batter piles.* International Journal for Numerical and Analytical Methods in Geomechanics; **26**, 1349-1369.

6. Kitiyodom P, Matsumoto T. (2003a) *A simplified analysis method for piled raft foundations in non-homogeneous soils.* International Journal for Numerical and Analytical Methods in Geomechanics; **27**, 85-109.

7. Kitiyodom P, Matsumoto T, Kanafusa, N. (2003b) *Effects of reaction piles in static axial pile load tests.* Proc. of BGA Int. Conf. on Foundations: Innovations, observations, design and practice, Dundee, Scotland (submitted).

8. Latotzke J, König D, Jessberger HL. (1997) *Effects of reaction piles in axial pile tests.* Proceedings of 14th International Conference on Soil Mechanics and Foundation Engineering, Hamburg; **2**, 1097-1101.

9. Matsumoto T, Asai Y, Hayashi, T. (1999) *Comparative study of one-dimensional stress-wave analysis and FEM analysis of Statnamic load test on cast-in-situ concrete pile.* Proc. 11th Asian Regional Conf. on Soil Mech. and Geotechnical Eng., Seoul, Korea: 265 - 268.

10. Matsumoto T, Takei M. (1991) *Effects of soil plug on behaviour of driven pipe piles.* Soils and Foundations; **2**: 261-266.

11. Middendorp P, Bermingham P, Kuiper B. (1992) *Statnamic load testing of foundations piles.* Proceedings of the 4th International Conference on Application of Stress-Wave Theory to Piles:581-588.

12. Novak M, Nogami T, Aboul-Ella F. (1978) *Dynamic soil reactions for plane strain case.* Journal of Mechanical Engineering Division, ASCE; **104**(EM4): 953-959.

13. Poulos HG, Davis EH. (1980) *Pile Foundation Analysis and Design.* John Wiley, New York.

14. Poulos HG. (1998) *Pile testing-From the designer's viewpoint.* Proceedings of 2nd International Stanamic Seminar, Tokyo; **1**, 3-21.

15. Randolph MF, Wroth CP. (1978) *Analysis of deformation of vertically loaded piles.* Jour. of Geotech. Eng. Div., ASCE, **104**(GT12): 1-17.

16. Randolph M and Simons HA. (1986) *An improved soil model for one-dimensional pile driving analysis.* Proceedings of the 3rd International Conference on Numerical Methods in Offshore Piling: 1-17.

17. Schellingerhout AJG, Revoort E. (1996) *Pseudo static pile load tester.* Proceedings of the 5th International Conference on Application of Stress-Wave Theory on Piles: 1031-1037.

18. The Japanese Geotechnical Society. (200) *Standards of Japanese Geotechnical Society for Vertical Load Tests of Piles.* The Japanese Geotechnical Society, Tokyo (in Japanese).

Experimental evaluation of the settlements of a full scale shallow foundation in a cohesive soil

M. Maugeri, D. Novità
University of Catania, Department of Civil and Environmental Engineering, Catania

Introduction

The evaluation of foundation settlement is a problem of common interest between geotechnical and structural engineering and represents one of the fundamental topic of soil-structure interaction since a careful SSI analysis must take into account the complex nature of the soil as well as the foundation and the superstructure behaviour.

Such a problem is generally carried out under two different aims, i.e. the evaluation of the forces and stresses that take place in the structure and in the soil and the prediction of the vertical displacements and of the rotation of the foundation, which can often cause serious problems to the whole superstructure in terms of serviceability and stability. The study of foundation behaviour is one of the most important links between structural and geotechnical engineering since possible foundation movements can cause severe damages connected to the safety of the building itself .

A basic step in analysing the behaviour of shallow foundations is to collect full-size structure data in order to check the actual methods of evaluating displacements and carry out settlements predictions, not neglecting the important role played by the soil deposit. In soils characterised by high value of permeability, immediate settlement can occur (Maugeri et al, 1998). In cohesive deposits the total settlements include not only the immediate settlements, but also the volumetric settlements, due to the consolidation process and the secondary settlements, that take place under constant effective stresses.

In the present work the foundation settlements induced by the construction of a 5 storey R/C residential building with a mesh of shallow foundation and based on a cohesive soil has been monitored and analysed both in terms of absolute and differential settlements and in terms of foundation movements. Due to the complex SSI problem, firstly, a comprehensive laboratory tests has

Foundations: Innovations, observations, design and practice, Thomas Telford, London, 2003

been perform to evaluate the soil properties, secondly, settlement and rotation analysis has been carried out following two different steps: the monitoring of the full-size residential building has been performed by means of an accurate levelling survey equipment; then, in order to verify the possible damages that could occur in the structure, the observed measurements have been compared with the allowable values proposed in literature (Polshin and Tokar, 1957; Grant et al, 1974; Holtz, 1991) and with the admissible values suggested by the guidelines related in Eurocode 1 (EC1, 1994) and Eurocode 7 (EC7, 1994). In such a way, the behaviour of the full- scale building, both in a serviceability limit state and in a ultimate limit state have been analysed.

Site characterization

The analysed building is located in the town of Mineo (Fig.1b), in a central area of Sicily close to the city of Catania (Fig.1a), Italy. The subsoil beneath the building has been characterised by means of static laboratory tests, including shear tests, triaxial tests and oedometer tests. A focal point for a comprehension of the soil-foundation-structure system and for any further numerical and/or theoretical simulation is represented by the geotechnical characterisation of the soil which interacts with the foundation itself.

The deposit mainly consists of a hard-stiff, normal consolidated clay, and in particular, grey clay all along the left side of the area and brown clay all along the right side (Fig.2). To take into account the possible heterogeneity of the soil, three different boreholes have been drilled, two of them vertical, i.e. P_1 and P_2, set on the foundation layer, whereas the third one, i.e. borehole P_3, has been drilled horizontally at 70cm above the foundation layer, on the sloping ground at the South-East side of the foundation. The area is characterised by the geotechnical index parameters reported in Table1. Laboratory tests have been also performed in undisturbed samples taken from boreholes.

The oedometer tests were performed with different value of applied load, i.e. for normal stress ranging from $\sigma=0{,}2 \div 0{,}4 \div 0{,}8$ N/mm^2, in order to draw the log(t) -w curve (Fig.3a) and hence the primary consolidation coefficient C_v evaluated for T=0,197. By way of example, the results for sample P_1 , are reported in Table 2. Such tests have been useful to find out the pre-

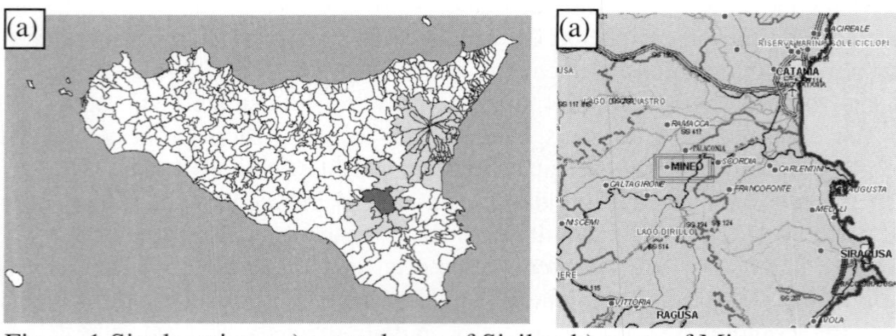

Figure 1 Site location : a) central part of Sicily ; b) town of Mineo.

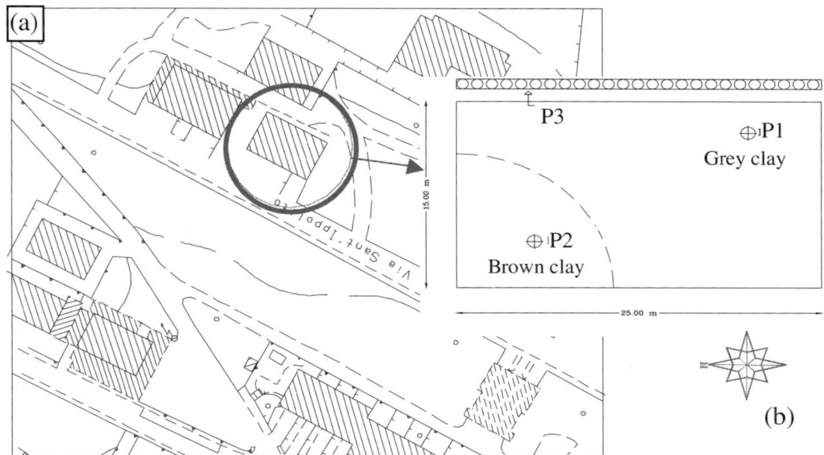

Figure 2 a) Building plan location; b) boreholes location and border of clay deposits.

consolidation stress σ'_p (Fig.3a), and the overconsolidation ratio (OCR) ranging from 1,19 for the grey clay to 1,05 for the brown one, as well as the compressibility coefficient m_v, the oedometer modulus E_d, the filtration coefficient k (Table 2). The compression index C_c evaluated from the equation of the Normal-Consolidated Line NCL (Fig.3b) and so the slope λ of the NCL for both kind of clay deposit, i.e. $\lambda_g=0,0782$ and $\lambda_b=0,070$ with $C_c=2,303\lambda$.

In Table 3, the most significant results of the shear tests and of the U-U triaxial tests have been summarised. The triaxial tests are in fact the most useful test since they allow to reproduce the deformation existing in situ and to make a correlation between the deformation of the sample and the rupture condition. In reality the undrained cohesion c_u cannot be considered an intrinsic property of

Table 1: Geotechnical index parameters for sample n.1 taken from borehole P_1 and for sample n.1 taken from borehole P_2

	Grey clay	Brown clay
Water content (w)	32,32%	29,15%
Void index (e)	0,852	0,805
Porosity (n)	46%	45%
Total unit weight γ [kN/m^3]	19,00	19,10
Dry unit weight γ_d [kN/m^3]	14,35	14,97
Solid unit weight γ_s [kN/m^3]	26,57	26,70
Liquidity limit w_L	56,85%	47,50%
Plasticity limit w_P	21,31%	18,10%

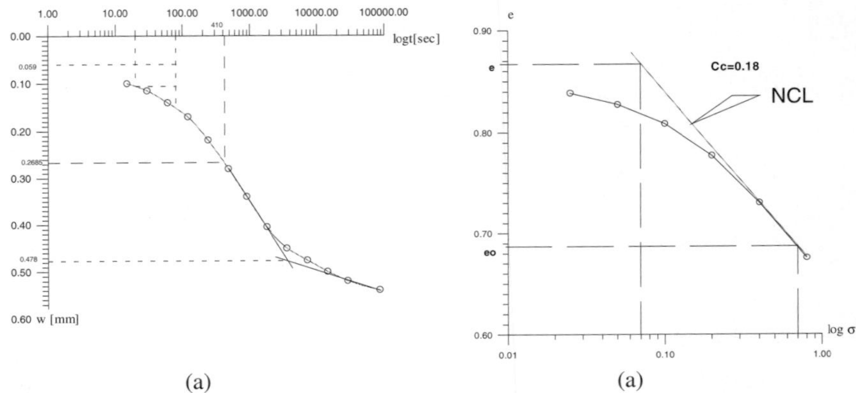

(a)   (a)

Figure 3 Results of oedometer tests for the sample n.1 taken from borehole P_1: a) w-log t path for $\sigma1=0,8$ N/mm²; b) e-log σ' curve.

Table 2: Consolidation coefficients for sample n.1 from borehole P_1

$\Delta\sigma$	σ	$\Delta h/h$	Δe	t_{50}	$C_v = \dfrac{T \cdot h^2}{t_{50}}$	$m_v = \dfrac{\Delta h}{h}$	$E_d = \dfrac{1}{m_v}$	$k=C_v{\cdot}m_v{\cdot}\gamma_w$
[N/mm²]	[N/mm²]			[sec]	[mm²/sec]	[mm²/N]	[N/mm²]	[cm/sec]
0,025		0,007	0,013	-		0,280	3,570	/
0,025		0,006	0,011	-		0,242	4,140	/
0,050		0,010	0,019	-		0,208	4,810	/
0,100	0,2	0,017	0,031	400	0,195	0,170	5,880	3,31E-08
0,200	0,4	0,025	0,047	370	0,213	0,127	7,870	2,70E-08
0,400	0,8	0,029	0,054	410	0,192	0,074	13,610	1,41E-08

Table 3: Mechanic properties of clay deposit for sample n.1 from borehole P_1 and for sample n.1 from borehole P_2

	Grey clay (P_1)		Brown clay deposit (P_2)	
Shear Test	c' [kPa]	φ' [°]	c' [kPa]	φ'[°]
	21	18°	15	18°
U-U Triaxial Test	cu [kPa]	φu [°]	cu [kPa]	φu [°]
	91	0	91	0
Edometric Test	kx_P3 [m/sec]	Ky_P1 [m/sec]		
	4,46E-10	2,47E-10		

the soil, as well as c' and ϕ', but represent a way of illustrate the soil resistance in relation to its total tensional state.

Monitoring of the building and experimental observations

A full-scale 5 storeys R/C residential building, having in plan a total dimension of 25,00m by 19,00m (Fig.4) has been monitored in order to study, both in

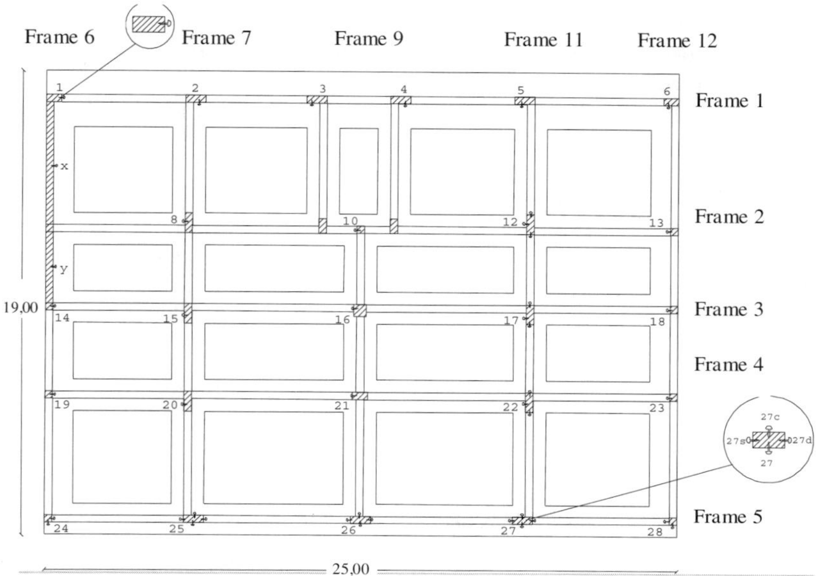

Figure 4. Foundation mesh with location of measured points.

terms of absolute and differential settlements and in terms of rotations, the behaviour of the full-scale shallow foundation, made up of a mesh of tie-beams. The foundation has a "T" shape, with an embedment of 1,50m and a width ranging from 1,30 to 2,30m. The structure presents a symmetrical geometry both in plan and in height with reference to frame 9. In fact, while the ground floor has been built between columns 1-6-28-24, with an height of 4,00m, the other storeys have been built only in the central part, i.e. between columns 2-5-27-25, with an height of 3,00m.

The monitoring of the foundation movements of the structure has been performed during its construction, starting from the 13th of July, 1996. Each column of the structure has been monitored for about 7 months both along the X-Y direction, putting 44 measured points in the bottom of each columns, at the foundation level. Settlements measured in presence of the only mesh foundation and of the columns of the ground floor have been considered as a starting point for the evaluation of the displacement ("zero settlement").
To take into account settlements due to the applied loading, building movements have been measured at four different survey steps (Tab.5) by means of a Wild NA2 precise leveling instrument and a precise invar rod with double gradation with an accuracy of 0,1mm.

The data of structured movements depending on the time and level of the applied load have been analyzed. By way of example, the absolute final settlements monitored along the X direction have been reported in Figure 5.
In Figures 6, the increasing of settlements in the time-domain as well as the

load-settlements curves have been reported only for three columns subjected to different loads and located respectively in the external frame n.6 with reference only to the first floor (column 19) and in the external frame n.7, for all the stories (column 26) and in a center position within the mesh foundation

Table 5: Applied loading during the building construction.

Load step	Date	Load q [kPa]	Incremental loading Δq [kPa]	Loading type
0		15,50	15,50	Found. & ground floor columns
1	31/08/96		6,20	1st storey
2	26/10/96		6,10	1th floor columns, 2nd storey, 2nd floor columns
3	12/11/96		4,40	3rd storey
4	22/02/97		8,00	Structure completed

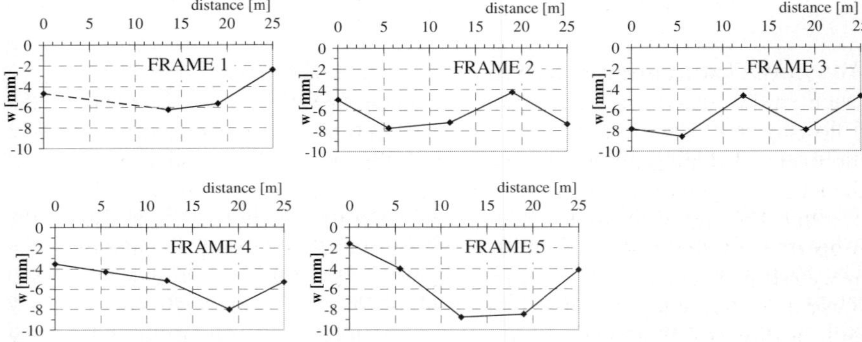

Figure 5 Absolute settlements monitored along the X direction

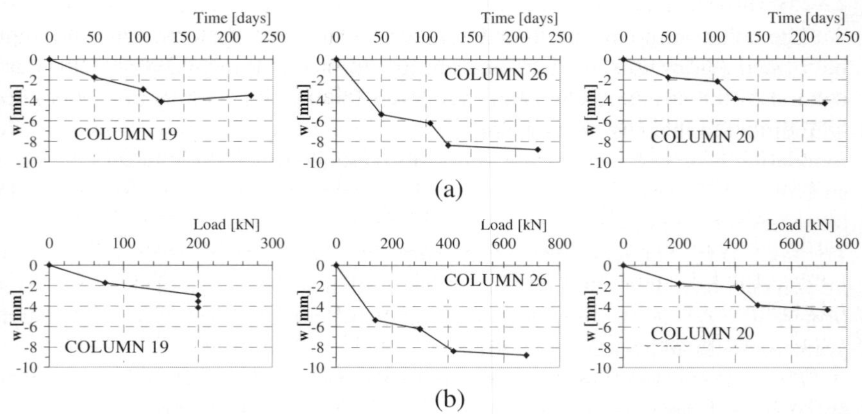

Figure 6 Absolute settlements: a) Time vs settlements; b) Load vs settlements.

(column 20).

Even though the structure and the mesh foundation present a symmetric geometry, it was observed the non-symmetrical behaviour of the mesh foundation due to the soil heterogeneity (Tab.6). Total settlements assumed bigger values on the upper part of the left side, frames 6-7, compared to the symmetric frames, 12-11, and vice versa in the lower part. Non uniform settlements have been also evident along the central frame 9.

Table 6: Absolute settlements refereed to symmetric frames

Absolute settlements [mm]									
Frame 6		Frame 12		Frame 7		Frame 11		Frame 9	
col.1	4,67	col.6	2,39	col.8	7,74	col.12	7,36	col.10	4,26
col.14	7,85	col.18	4,67	col.15	8,59	col.17	7,93	col.16	4,64
col.19	3,54	col.23	5,30	col.20	4,32	col.22	8,03	col.21	5,16
col.24	1,58	col.28	4,12	col.25	4,00	col.27	8,50	col.26	8,78

Allowable foundation movements

Once settlements have been evaluated along every tie-beam foundation, the following step was to verify if those movements were allowable, and to analyse the eventual damages that the structure could suffer. To establish the level of damages is quite difficult since different parameters have to be taken into account. By way of example, the following elements have to be considered: the properties of the soil beneath the foundation; the type of foundations; the analysed over-structure; the material type; the R/C frames or masonry or steel frames; the presence of panel or partition walls in the structure; the modality and the time of construction; the real distribution of the applied loading; the mode of deformation; the proposed use of the structure (Massimino, 1999).

So, starting from 1950s, in order to overcome the problem of the subjective way of establishing the maximum allowable settlements and so the structural damages that could occur in the foundation-structure system, many attempts have been made and some formulations, based on experimental observation, has been developed to find an objective relationship between foundation displacements and structural damages.

Bjerrum (1963) has defined the allowable and differential settlements of structure, whereas Burland et al. (1977) described the structural movements by the means of the following parameters (Fig.7): absolute settlements s of a particular point of the shallow foundation; differential settlements Δs of any two points; rigid foundation rotation ω, slope α between two successive points; relative rotation β between to points i and j, distant lij, defined as $\beta = \Delta s_{ij} / l_{ij}$; relative deflection Δ, i.e. maximum movement from a straight line joining two reference points and finally the curvature Δ/L which represents the ratio between the relative deflection and the reference stretch examined.

Among all such parameters, certainly the absolute settlements and the relative rotation can be estimated easily and with a bigger accuracy. Grant et al.

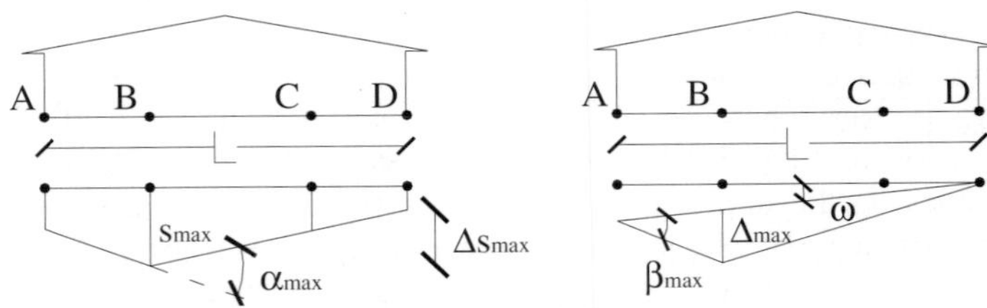

Figure 7. Structure movements (Burland et al., 1977)

(1974) have introduced the relationship between s_{max}/β_{max} ranging between 15.000 and 18.000 for granular soil and between 30.000 and 35.000 for cohesive soil respectively for individual footings or mat footings.

As regards the other two parameters s and Δs, the last studies are referred to Holtz (1991) and to the EC1 (1994) and the EC7 (1994). For traditional R/C frame structures, Holtz defined the allowable value to be equal respectively $s=5\div10$cm and $\Delta s= 0,0025L\div0,004L$. On the other hand, the EC1(1994) gives simple guidelines and in particular, for serviceability limit state, the limiting values are $s=25\div50$mm for isolated or raft foundations, $\Delta s=5\div20$mm for frames with rigid cladding or open frames, whereas $\beta= 1/500$.

Otherwise, according to EC7 (1994), for normal structures with isolated foundations, total settlements up to $s=50$mm and differential settlements between adjacent columns up to $\Delta s=20$mm are considered acceptable; larger total and differential settlements are considered acceptable if do not cause problems with the services entering the structure. The maximum acceptable relative rotations for open frames range from $\beta= 1/2000 \div1/300$ to prevent the occurrence of the serviceability limit state in the structure, even though a maximum relative rotation of $1/500$ is considered acceptable for many structures, whereas a rotation of $\beta= 1/150$ can cause an ultimate limit state.

Concerning the allowable values of the curvature Δ/L, not many relationships have been proposed in literature, so that the ratio proposed by Polshin and Tokar (1957) have been used, i.e. $\Delta/L=1/3500\div1/2500$ for $L/H<3$, being H the height of the building.

Tables 7-8 show the comparison between the observed structure movements parameters, evaluated along all the X and Y frames, and the allowable values reported in literature. In every single frame, the measured displacements and rotations appear much lower than the advised values, underling the good grade of safety of the structure.

Conclusions

The experimental data, collected during the construction of a residential building have been used to analyse how far the full-scale R/C structure was from the ultimate limit state, and so how far it was from the failure due to loss of overall stability, or to the serviceability limit state. Foundation displacements

Table 7: Comparison between measured and allowable absolute and differential settlements.

Frame	$s_{meas.}$ [cm]	$s_{all.}$ (Holtz, 91) [cm]	$s_{all.}$ (EC1-7, 94) [cm]	Δs_{meas} [cm]	Δs_{all} (Holtz, 91) [cm]	$\Delta s_{all.}$ (EC1-7, 94) [cm]
1	0,624	5,10	5,00	/	6,25-10,00	2,00
2	0,774	5,10	5,00	/	6,25-10,00	2,00
3	0,859	5,10	5,00	/	6,25-10,00	2,00
4	0,803	5,10	5,00	0,319	6,25-10,00	2,00
5	0,878	5,10	5,00	0,588	6,25-10,00	2,00
6	0,785	5,10	5,00	0,474	4,75-7,60	2,00
7	0,859	5,10	5,00	0,425	4,75-7,60	2,00
9	0,878	5,10	5,00	0,167	3,05-4,88	2,00
11	0,85	5,10	5,00	0,086	4,75-7,60	2,00
12	0,574	5,10	5,00	0,046	4,75-7,60	2,00

Table 8: Comparison between measured and allowable rotations and curvature values

Fr.	$\beta_{meas.}$ [rad]	β_{SLS} (EC7,94) [rad]	β_{ULS} (EC7, 94) [rad]	$\left(\dfrac{s}{\beta}\right)_{meas}$	$\left(\dfrac{s}{\beta}\right)_{all.}$ (Grant.et al, 74)	$\left(\dfrac{\Delta}{L}\right)_{meas.}$	$\left(\dfrac{\Delta}{L}\right)_{all.}$ (Polshin & Tokar, 57)
1	0,00039	$(3,3\div5)\cdot10^{-3}$	0,00667	1600	35.000	/	$(2,9\div4)\cdot10^{-4}$
2	/	$(3,3\div5)\cdot10^{-3}$	0,00667	/	35.000	/	$(2,9\div4)\cdot10^{-4}$
3	/	$(3,3\div5)\cdot10^{-3}$	0,00667	/	35.000	/	$(2,9\div4)\cdot10^{-4}$
4	0,00045	$(3,3\div5)\cdot10^{-3}$	0,00667	1705	35.000	0,00013	$(2,9\div4)\cdot10^{-4}$
5	0,0007	$(3,3\div5)\cdot10^{-3}$	0,00667	1254	35.000	0,00025	$(2,9\div4)\cdot10^{-4}$
6	0,00067	$(3,3\div5)\cdot10^{-3}$	0,00667	1171	35.000	0,00028	$(2,9\div4)\cdot10^{-4}$
7	0,00063	$(3,3\div5)\cdot10^{-3}$	0,00667	1363	35.000	/	$(2,9\div4)\cdot10^{-4}$
9	0,00033	$(3,3\div5)\cdot10^{-3}$	0,00667	2660	35.000	0,00014	$(2,9\div4)\cdot10^{-4}$
11	0,00018	$(3,3\div5)\cdot10^{-3}$	0,00667	4722	35.000	0,00005	$(2,9\div4)\cdot10^{-4}$
12	0,00024	$(3,3\div5)\cdot10^{-3}$	0,00667	2391	35.000	0,00003	$(2,9\div4)\cdot10^{-4}$

caused by the superstructure have been considered both in terms of displacements of the entire foundation and in terms of differential displacements. The allowable movements have been analyzed according to the relationships proposed by Polshin and Tokar (1957), Grant et al (1974), Holtz (1991) and by the EC1 (1994) and EC7 (1994).

The experimental results appeared much smaller than the allowable settlements and rotations suggested for R/C frame structure, due to the strict rules adopted in design according to the Italian rules (Ministero dei Lavori results confirm that the indications reported in EC1 (1994) and EC7 (1994) represents a good guidelines to predict and avoid structural damages, both in terms of no visible cracking, and in terms of tolerable criteria based on structural safety and serviceability and finally in terms of ultimate state.

Acknowledgments

The authors are grateful to Eng. Musumeci Giovanni, for the help in monitoring the building.

References

1. Bjerrum, L. (1963) *Allowable settlements of structures.* Proc. Euro Conf. on Soil Mech. And Found. Engrg., ASCE, 115 (7), 33-37
2. Burland, J.B., Broms, B.B., De Mello, V.F. B. (1977) *Behavior of foundations and structures*, Proc. 9th Int. Conf. Soil Mech. Found Engrg, Tokyo, Japan, 2, 495-546.
3. EC1. (1994) *Basis of design and actions on structures.* European Committee for Standardization, Brussels, Belgium.
4. EC7. (1994) *Geotechnical design, general rules-Part1.* European Committee for Standardization, Brussels, Belgium.
5. Grant, R., Christian J.T. and Vanmarcke E. H. (1974) *Differential settlement of buildings.* J. Geotech. Engng. Div., ASCE, 100(9), 973-991.
6. Holtz, R. D. (1991) *Stress distribution and settlement of shallow foundations.* Foundation engineering handbook, Fang, ed. Van Nostrand Reinhold, New York, N.Y., 166-216.
7. Ministero dei Lavori Pubblici. (1988) *Norme tecniche riguardanti le indagini sui terreni e sulle rocce, la stabilità dei pendii naturali e delle scarpate, i criteri generali e le prescrizioni per la progettazione, l'esecuzione ed il collaudo delle opere di sostegno e delle opere di fondazione.* Official Gazette of the Italian Republic, No.127, June1.
8. Massimino, M.R., (1999) *Non-linear analysis of soil-foundation-superstructure interaction by means of a new FEM code.* PhD Thesis, University of Catania (in Italian).
9. Maugeri, M., Castelli, F., Massimino, M.R., Verona, G. (1998) *Observed and computed settlements of two shallow foundations on sand.* J. Geotech. And Geoenv. Engng. Div., ASCE, 124(7), 595-605.
10.Polshin, D.E., and Tokar, R.A. (1957) *Maximum allowable non-uniform settlement of structure.* Proc.4th Int. Conf. Soil Mech. Found Engrg, London, U.K., 1, 402-406.

Influence of tunnelling on the behaviour of existing piled foundations

A.M. McNamara, R.N. Taylor, S.E. Stallebrass and M.C. Romano
Geotechnical Engineering Research Centre, City University, London.

Introduction

In London, the Jubilee Line extension has been recently completed whilst the Channel Tunnel Rail Link is currently under construction. The likely future development of the CrossRail link means that tunnelling will be carried out in London, more or less continuously, for at least the next twenty years. Whilst tunnelling activities play an important role in most urban infrastructure development the associated ground movements can cause significant building damage. Empirical methods, that permit prediction of the pattern and magnitude of movements associated with tunnelling, have been established over the years based on field observations and extensive centrifuge model testing. Research and technological advances have given confidence to undertake increasingly ambitious projects. The development of techniques such as compensation grouting, which help to mitigate against the effects of tunnelling induced settlement, have provided sufficient assurance to have recently enabled tunnel construction near to important and historic buildings such as the Houses of Parliament.

Whilst the prediction and control of surface ground movements is now arguably reasonably well understood the influence of tunnelling activities on deep foundations has received little attention. Most buildings constructed in London since 1960's are founded on piles installed through made ground and terrace gravel into London Clay. The effect of tunnelling near to such foundations causes changes in the in situ stresses that can affect the behaviour of the piles.

A series of centrifuge tests will be described that explore the influence of tunnelling activities near to piled foundations in clay. The tests were undertaken as a scoping study for a major research project. Three rows of

Foundations: Innovations, observations, design and practice, Thomas Telford, London, 2003

straight-shafted piles were located with their bases at three different horizons relative to a tunnel. In this way zones of influence of tunnelling induced ground movements on rows of piles could be determined.

Centrifuge testing

A series of plane strain model tests was carried out at 100g using the Acutronic 661 geotechnical centrifuge at the London Geotechnical Centrifuge Centre, City University. Schofield and Taylor (1988) describe the centrifuge in detail. Models were made from speswhite kaolin mixed in a slurry with a water content of 120% prior to being consolidated to achieve a vertical effective stress, σ'_v, of 500kPa and subsequently swelled to 250kPa.

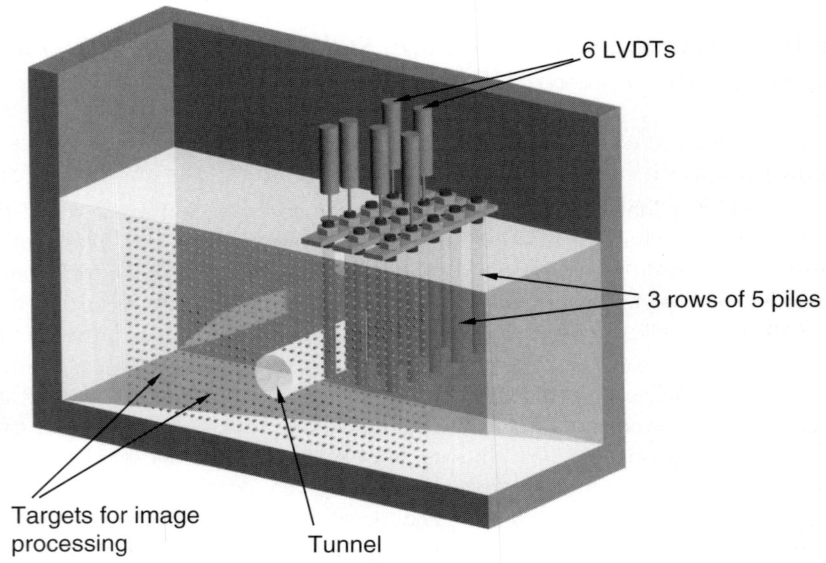

Figure 1   Schematic view of the model

The model (Figure 1) was designed to represent the stress changes associated with the construction of a 5m diameter prototype tunnel excavation adjacent to existing piled foundations. Five tests were conducted. A datum test, in which no piles were installed, sought to establish the magnitude and pattern of displacements that may be expected without piles. Four further tests were then undertaken in which three rows of 12.7mm diameter steel piles were installed in the positions shown in Figure 2. The total load carried by each pile remained constant for all tests thus the factor of safety varied from an estimate of 1.7 for shallow embedment to 2.3 for deep embedment (Table 1).

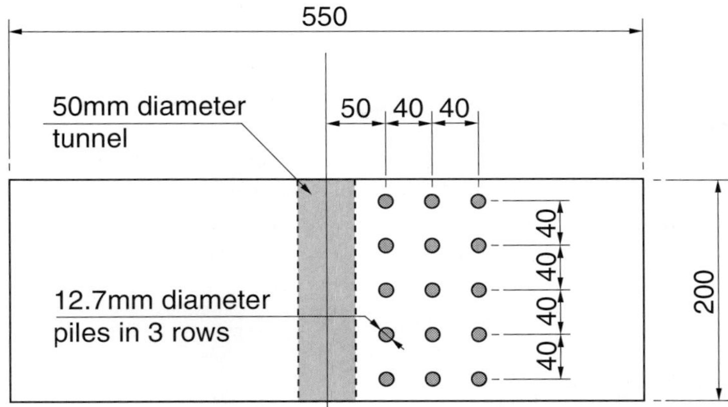

Figure 2   Plan of the model

The piles were made from threaded steel studding. This was chosen so as to allow good development of shaft friction along the model piles whilst their self weight would simulate an appropriate building load on a foundation of such depth. In each of the three reported tests that included piles the depth of pile embedment was varied although the load on the pile group remained approximately the same. Therefore the theoretical pile capacity increased with increasing pile depth. A summary of the tests undertaken is shown in Table 1.

Table 1 Summary of tests

Test	Pile embedment depth	Estimated factor of safety of piles
MR1	No piles	
MR2[*](see note below)	(Tunnel axis level)	2
MR3	(Tunnel axis level)	2
MR4	(Tunnel invert level)	2.3
MR5	(Tunnel crown level)	1.7

[*]Note: Poor contact between piles and clay near to ground surface. Test repeated in MR3.

Model making involved trimming the top surface of the clay and forming the pile bores and the tunnel. The pile bores were augured using a thin walled stainless steel tube guided by a purpose made template and the piles placed into the bores with a thin coating of kaolin slurry to ensure good shaft contact. A template was bolted to the front of the strongbox to enable the tunnel bore to be formed using a 50mmϕ thin walled tube. A latex bag was fitted into the tunnel bore and secured through the rear wall of the strongbox where a compressed air supply was connected. Around 450 image processing targets were embedded in the front clay face, to monitor displacements throughout the model, prior to the Perspex window being bolted into position. A rack with 6 LVDTs was used to measure pile settlement as well as ground surface settlement on the tunnel centreline. Two pore pressure transducers were used mainly to determine when conditions of pore pressure equilibrium were established.

The model was placed on the centrifuge and accelerated to 100g at which the model represented a prototype tunnel of 5m diameter with 12.5m of soil cover above the tunnel crown. Air pressure in the tunnel cavity was adjusted during spin up to provide the increase in stress appropriate to increasing gravity. The model was left at 100g for about 24 hours prior to testing. The test consisted of reducing the air pressure to atmospheric in the tunnel cavity over a period of 2-3 minutes resulting in approximately undrained loading conditions in the clay.

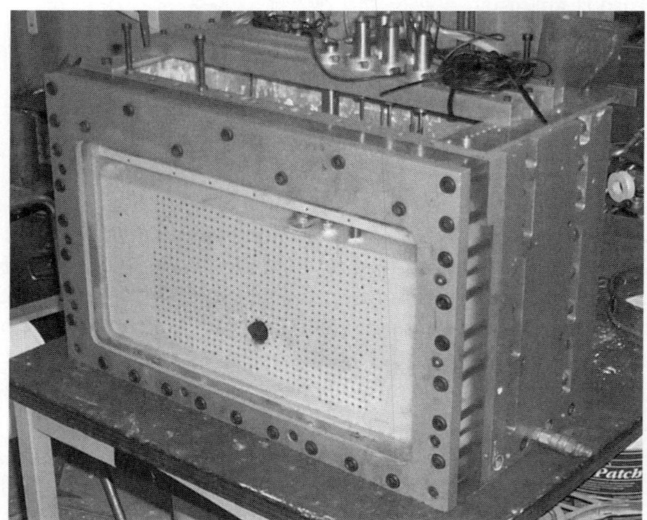

Figure 3   Centrifuge model immediately after test

Image processing

Taylor et al (1998) and Grant (1998) describe in detail the image processing system used to determine patterns and magnitude of displacements in conjunction with the tests. The system relies on the capture of images using CCD (charge coupled device) cameras and tracking the movement of targets in the image plane on the pixel board of the cameras. The video output from each camera was relayed through the slip rings and discrete images were grabbed and stored at 5 second intervals, during spin up of the centrifuge, and at 20 minute intervals during re-consolidation prior to the simulated excavation. Images were grabbed at 1 second intervals in the period during which air pressure inside the tunnel was reduced. A completed test is shown in Figure 3.In order to relate correctly the sequence of images to the corresponding points in the test the epoch numbers of selected individual images were manually recorded against, and subsequently matched to, the sample count recorded by the data logger used to record information from the pore pressure transducers and LVDTs. This system, although laborious, has been found to be reliable. Figure 4 shows a typical image grabbed during a test.

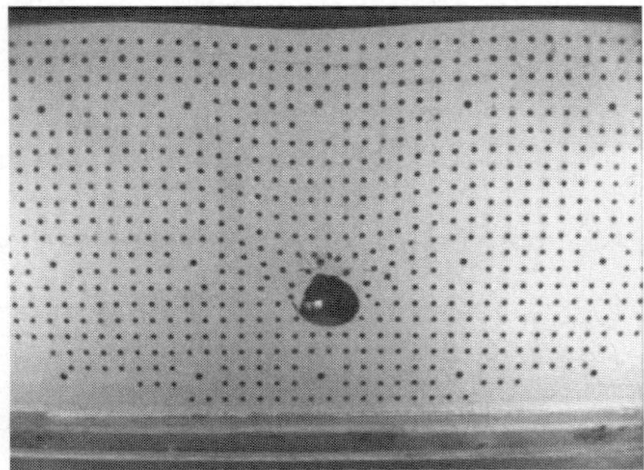

Figure 4   Image grabbed towards end of test MR1 in which piles were not used

The relatively small magnitude of displacement that would normally be associated with a volume loss of around 2% in a typical prototype tunnel is difficult to measure with accuracy at model scale in the centrifuge. The accuracy of the City University image processing system has been estimated at about ±25μm for a model at 100g (McNamara and Taylor 2002). This is equivalent to ±2.5mm at prototype scale. Displacements associated with larger volume losses than would normally be expected in the prototype enable easier comparison of test results although it is important to ensure that the overall model behaviour remains representative of the prototype. Comparison made between patterns of displacement associated with 5% and 10% volume losses indicated a clear trend and gave confidence that extrapolation of data was justified. Displacements at the ground surface at 5% volume loss were near to half of the values associated with 10% volume loss and the distribution of movements were of similar proportions. This suggests that for smaller volume losses the magnitude and distributions of ground movements could be assumed to be proportionally less.

Results

Displacements of arrays of image processing targets 50mm from the tunnel centreline at a volume loss of 5% indicate the general pattern of movements in Figure 5. In test MR1, where no piles were used, there was little variation in vertical displacement above the tunnel crown (Figure 5a). In contrast, the magnitude of displacement for all tests in which piles were installed increased gradually, and approximately linearly, with depth, to the tunnel crown. Below this level the vertical displacements decreased rapidly as horizontal movements became dominant (Figure 5b). Both vertical and horizontal movements reduce below the tunnel invert. Overall, there was more similarity between patterns of horizontal movements associated with the installation of piles and the greenfield condition than that of vertical movements. This can be seen by comparing the relative position of the array of image processing targets representing movements in the tests with and without piles in Figure 5a. In all tests where piles were installed the magnitude of vertical displacement is broadly similar. However, these displacements are all greater than test MR1, which excluded the use of piles. Conversely, when horizontal displacements are considered in Figure 5b the magnitude of displacement for all tests is similar.

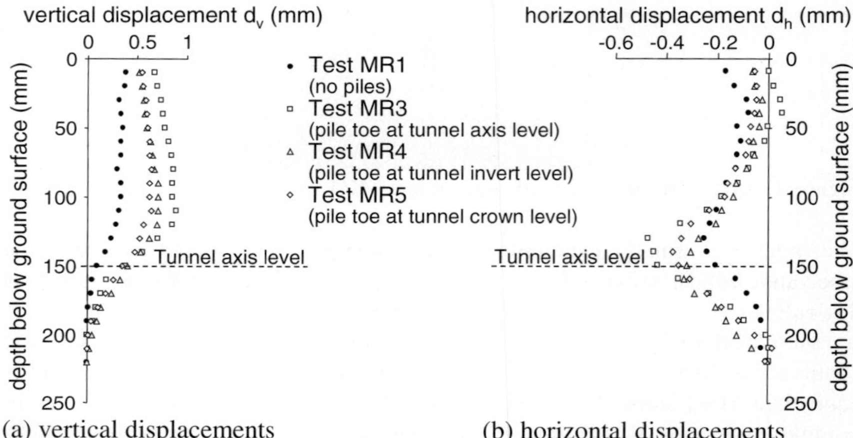

(a) vertical displacements   (b) horizontal displacements

Figure 5 Variation of vertical and horizontal displacement with depth, 50mm from tunnel centreline, at 5% volume loss determined using image processing data.

Contours of horizontal and vertical displacement were plotted for tunnel volume losses of 5% and 10% for test MR1 in Figure 6. In the plots of horizontal displacements (Figures 6a and 6b) the 0.1mm and 0.3mm contours, at a volume loss of 5% in Figure 6a, can be compared with the 0.2mm and 0.6mm contours respectively at a volume loss of 10%. The contours show remarkable similarity in the distribution of the relative displacements suggesting that it would be reasonable to assume that the patterns of movement for smaller volume losses would also be similar. The same relationship is seen in the comparison of the relative vertical displacements for test MR1 in Figures 6c and 6d and also in the tests in which piles were used, although the results are not presented here. It therefore seems reasonable that the same distributions of movement at realistic prototype volume losses can be observed in an exaggerated form at the greater volume losses that are necessary for accurate measurement using image processing.

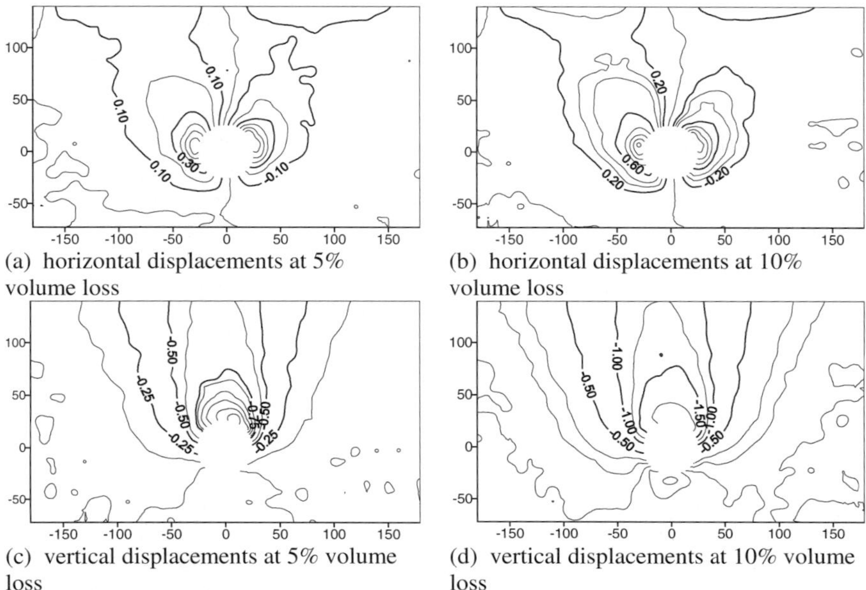

(a) horizontal displacements at 5% volume loss

(b) horizontal displacements at 10% volume loss

(c) vertical displacements at 5% volume loss

(d) vertical displacements at 10% volume loss

Figure 6a-d   Comparison of relative distribution of horizontal and vertical displacements for 5% and 10% volume losses in test MR1 in which piles were not used. (Displacements in mm at model scale).

In Figure 7 the contours of horizontal displacement resulting from 5% volume loss in all tests are presented. Where no piles were installed (Figure 7a) the distribution of displacements is broadly symmetrical. The slightly greater magnitude of movement to the right of the tunnel may imply frictional effects at the window although the difference is also within the accuracy of the image processing system. Figures 7b-d show movements associated with the range of pile groups considered and indicate a fairly consistent spread of horizontal movements around the piles regardless of pile depth. This can be seen by comparing, for instance, the relative proximity of the ±0.1mm contour line. (Horizontal movements are in general towards the tunnel and thus are positive to the left of the tunnel and negative to the right). Where the piles are founded at the tunnel invert the spread of movements is slightly less and this is almost certainly attributable to the greater factor of safety associated with the increased length. Overall the effect on the piles is to increase horizontal movement especially in the vicinity of the tunnel. It could thus be interpreted that the piles did not restrain horizontal movement and by comparing events at a common volume loss movements to the left of the tunnel were of a smaller magnitude than in the test without piles.

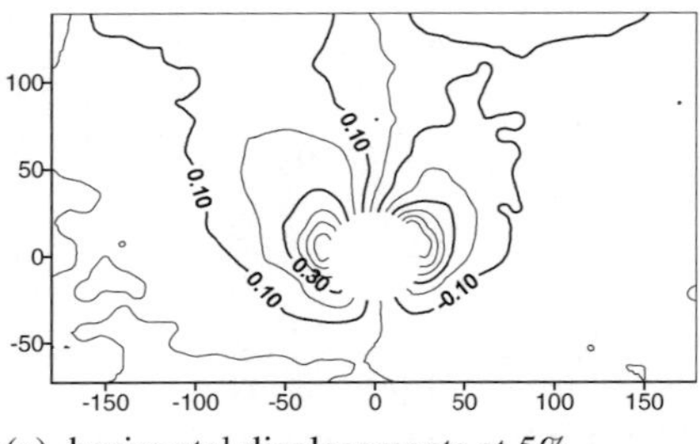

(a) horizontal displacements at 5% volume loss without piles (test MR1)

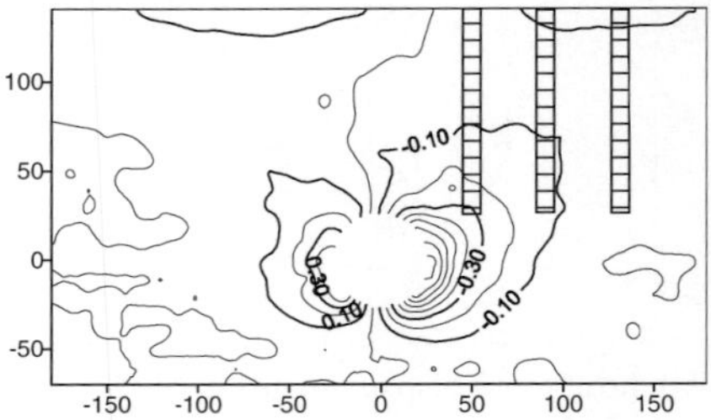

(b) horizontal displacements at 5% volume loss with pile bases at level of tunnel crown (test MR5)

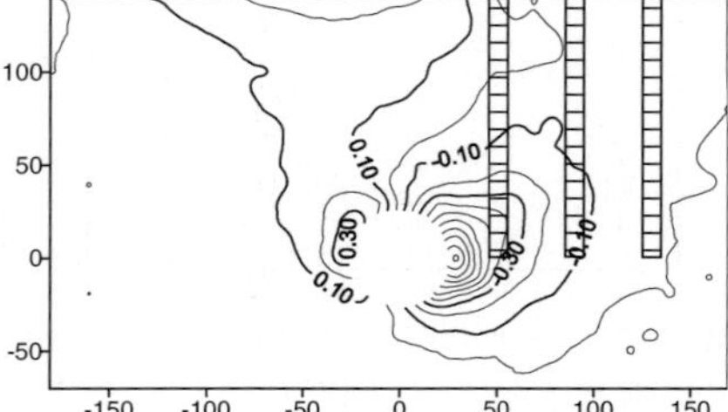

(c) horizontal displacements at 5% volume loss with pile bases at level of tunnel axis (test MR3)

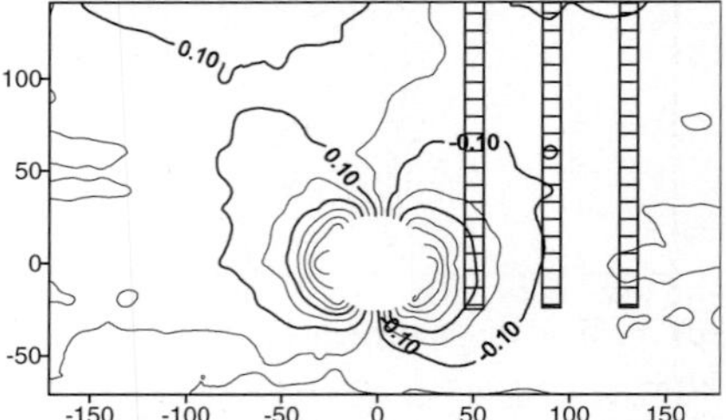

(d) horizontal displacements at 5% volume loss with pile bases at level of tunnel invert (test MR4)

Figure 7a-d   Comparison of relative distribution of horizontal displacements for 5% volume losses in all tests. (Displacements in mm at model scale).

In Figure 8 the contours of vertical displacement resulting from 5% volume loss in all tests are presented. Where no piles were installed (Figure 8a) the distribution of displacements is symmetrical. Figures 8b-d show vertical movements associated with the range of pile groups considered and indicate a shift of the settlement trough towards the pile group. The shift is most marked in test MR5 in which the piles were founded at tunnel crown level and can be seen by comparing the relative proximity of the -0.5mm contour line for each test.In test MR3 and MR4 the greater depth of the piles appears to have reduced the influence to some extent although, without instrumenting the piles it is difficult to know whether this is a result of increased factor of safety on shaft capacity or end bearing. Overall the effect on the piles is to introduce asymmetry into the patterns of settlement although there appears not to be local increases in magnitude of settlement.

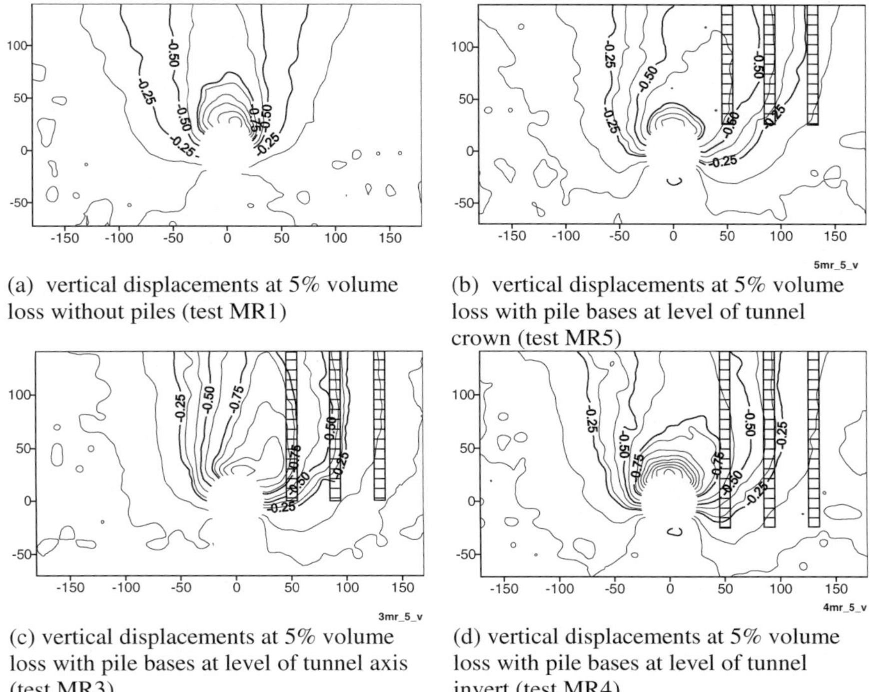

(a) vertical displacements at 5% volume loss without piles (test MR1)

(b) vertical displacements at 5% volume loss with pile bases at level of tunnel crown (test MR5)

(c) vertical displacements at 5% volume loss with pile bases at level of tunnel axis (test MR3)

(d) vertical displacements at 5% volume loss with pile bases at level of tunnel invert (test MR4)

Figure 8a-d   Comparison of relative distribution of vertical displacements for 5% volume losses in all tests. (Displacements in mm at model scale).

Conclusions

The short series of tests undertaken appears to indicate that piles in close proximity to tunnelling activities may impose a greater magnitude of displacement than would normally be expected during tunnelling in a greenfield site. The contour plots give clear evidence of a shift in the settlement trough away from the tunnel centreline and towards the pile group. The piles therefore appear to contribute to the destabilising effect of the stress changes associated with tunnelling. This is perhaps a little surprising given their stiffness in relation to the soil but the reason for this was probably due to fact that they were carrying axial load and, with a relatively low factor of safety, were relying heavily on the surrounding soil for support. The influence of the depth of pile embedment is difficult to determine from the limited number of tests undertaken especially given that the theoretical pile capacity would have increased with increasing pile depth. This implies that longer piles should be less susceptible to the effects of tunnelling although, from the limited number of tests undertaken, this is difficult to determine.

As might be expected, the effect of tunnelling was least for the most distant row of piles. With the shorter piles, founded at tunnel crown level, all of the piles were affected by the tunnel (Figure 8b). For the longer piles, movements were concentrated in the 2 rows of piles nearest these, within a distance of about D (equal to the tunnel diameter) from the edge of the tunnels (Figures 8c and 8d). This is in contrast to the third row of piles, located at a distance 2D from the edge of the tunnel where movements were much smaller.

References

1. Grant RJ, (1998). *Movement around a tunnel in two-layer ground.* PhD Thesis, City University.
2. McNamara AM, Taylor RN, (2002). *Use of heave reducing piles to control ground movements around excavations.* Proceedings of International Conference on Physical Modelling in Geotechnics, St John's, Newfoundland, pp 847-852.
3. Schofield AN, Taylor RN, (1988). *Development of standard geotechnical centrifuge operations.* Centrifuge 88, Ed Corté, Balkema, Rotterdam, pp 29-32.
4. Taylor RN, Grant RJ, Robson S, Kuwano J, (1998). *An image analysis system for determining plane and 3-D displacements in soil models.* Centrifuge 98, Kimura, Kusakabe and Takemura (Eds), Balkema, Rotterdam, pp 73-78.

Construction and first measurements of a 36 m high geosynthetic reinforced soil structure

N. Meyer, F. Bussert
Technical University Clausthal, Institute for Geotechnical
Engineering and Mine Surveying

H. Obermeyer
CERES, Geological Services, Staffort

Introduction

The quarry Werk Karl Majer of the bmk Steinbruchbetriebe GmbH & Co. KG is located next to Gundelsheim, a small town in the southern part of Germany next to the river Neckar.

In the quarry rocks of the Upper Muschelkalk, middle trias, are exploited for the mining of gravel, mainly used for the local road construction. Keuper layers, upper trias, of low thickness, which are lying over the Upper Muschelkalk have to be removed before exploitation. They have to be redeposited in the quarry.

Per year 400,000 to 600,000 tons of chalkstone are exploited. Dependent on the condition 20–30% of the material cannot be used and has to be redeposited as well. Due to this large amount of material and the limited space available a special method of redepositing is used. To be able to reduce the required space for redeposition large rock bars behind which the material is filled remain in the quarry. The rock bars are also used as roads for quarry workings as well as material transportation.

Original situation

In the northeastern part of the quarry working panel one rock bar is located next to the western quarry border. This 150 m long rock bar has a height of 33 to 35 m above extraction level. The base width is 10 to 12 m, top width 6 m respectively (Figure 1).

Foundations: Innovations, observations, design and practice, Thomas Telford, London, 2003

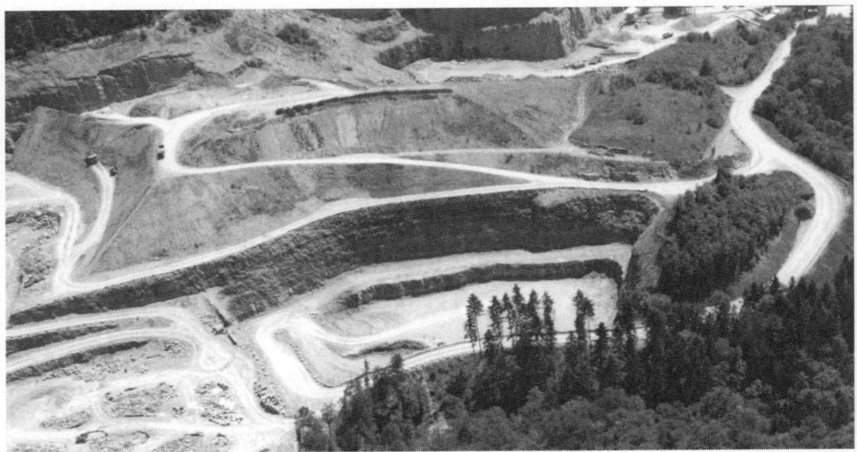

Figure 1: Rock bar next to quarry border

In July 1999 fissures have been detected on top of the deposited material as well as the rock bar. They indicated destrengthening and associated mass movement of the material behind.

The rock bar was observed by geodetic surveying, inclinometers and crack monitoring to observe the movement and possible failure mechanism (tilting, overthrow, sliding).

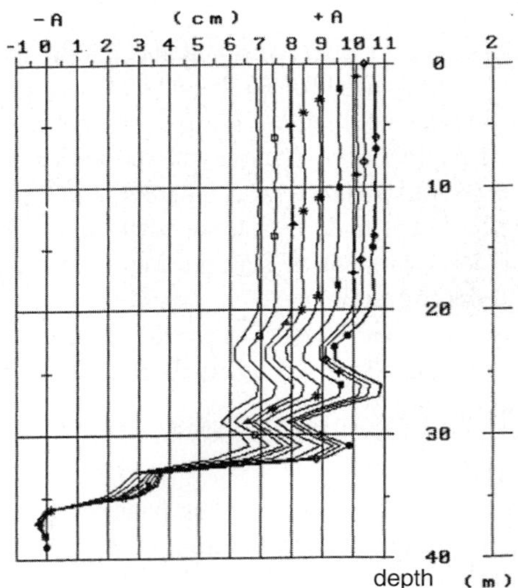

Figure 2: Result of inclinometer measurement

Measurements indicated a steady movement rate of 2 to 5 mm/ day. Due to the measurements it became clear that the rock bar was moving on a nearly horizontal joint plane with reduced shear parameters, 36 m below the rock bar crest (Figure 2). This joint plane is located 3 m below the depositing level behind the rock bar and 3 m above the actual excavation level in the berm. In this height the rock bar width is around 20 m.

Even no increase in crushed stone activity was observed, it was obvious that the rock bar was about to fail. It was expected that even small changes in weather conditions (rainfall) would increase the moving rate and would lead to failure.

To ensure mining work and to reduce the potential of seismic risk, it was decided to partially blast the rock bar and to initiate a controlled slope failure.

After blasting a 20 m translatory movement of the remaining rock bar into the excavation level occurred, while the deposited material moved downwards by 19 m (Figure 3). Foresets were raised in front of the remaining rock bar to increase stability.

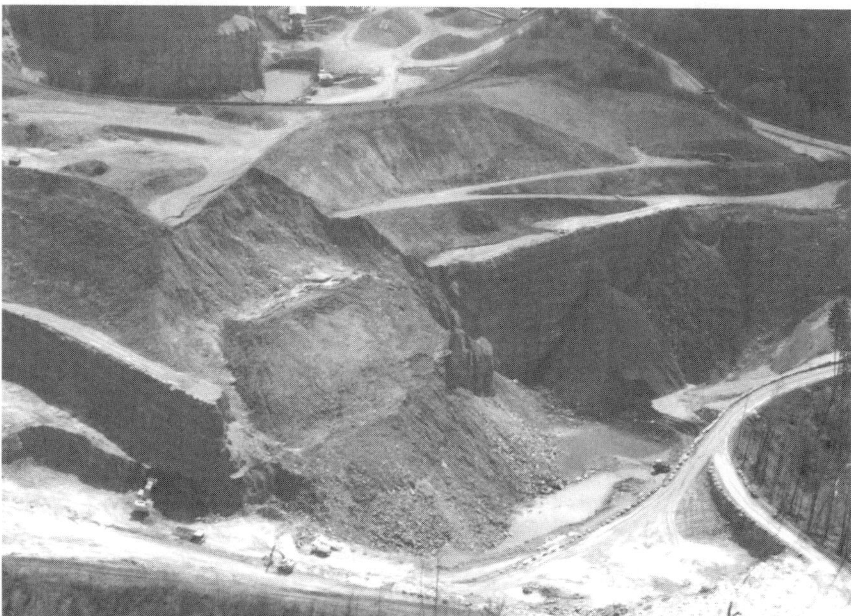

Figure 3: Rock bar after blasting with foresets

Stability concept

Due to the observations made, it was possible that the following rock bar, representing the western quarry border, would not have sufficient stability either and may fail as well (road on the right side, Figure 3). To reduce the earth pressure on the rock bar two solutions were possible. A very shallow slope (a lot of space for depositing material would have been lost) or the deposited material had to stabilise itself. As space for deposition is limited, the second solution was preferred.

Demand by the quarry owner was a safe and economical construction, deformations even within decimetre range was not of interest.

A geosynthetic reinforced soil structure (GRSS) behind the rock bar was chosen. This structure was built to retain forces by self weight of the deposited material. Due to the GRSS the slope above the rock bar can be build steeper and more material can be deposited.

The rock bar representing the quarry border is thought to act as a retaining wall and is due to its self weight able to resist a limited earth pressure. For the slope stability determination the joint with the lowest shearing parameters (horizontal boulder clay seam) was taken as potential failure plane.

The additional weight of the deposited material has to be retained by the GRSS itself.

Between the rock bar and the GRSS a fill of loose material was placed as a deformation layer. Due to large pore space in this layer, deformation of the GRSS does not increasing earth pressure on the rock bar (Figure 4).

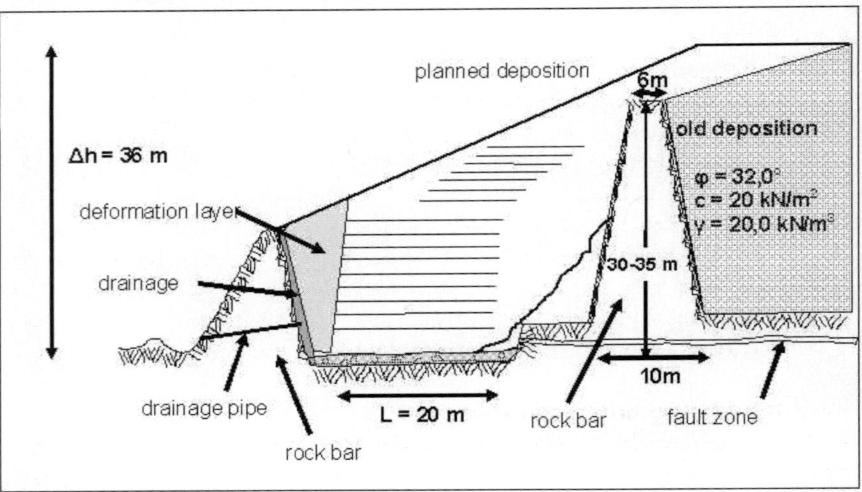

Figure 4: Stability concept

On the backside of the rock bar a 1 m thick drainage layer was placed to ensure that no water pressure increases acting force on the rock bar. Present water can be drained normally through the jointed rock. Additional drainage pipes (d = 100 mm) where drilled through the rock bar to ensure enduring drainage of the construction. Until now, probably due to the jointed rock, no additional water was observed.

Dimensioning of the 90 m long GRSS was done according to BS 8006 as well as the German suggestions given by EBGEO. All possible failure mechanisms were observed. As a result, in the lower part geogrids with a short time strength of 180 kN/m where used, 90 kN/m in the upper part. The length was chosen to 20 m. Distance between the layers was calculated as 1 m, no secondary reinforcement was used. With this layout an economical utilisation of the geosynthetics under working load was expected. According to the codes of practice some of the layers where overstressed. As the design of a knock over was not necessary a further increase in economical design was achieved by simply placing the geogrids on the ground by the local workers.

The front slope of the GRSS is 75°, the final slope of the upper part is planned with 30°, clearance with the local authorities is still required.

The excavation level where the reinforced slope is build on was due to the debris mass, softened clay stone and rainfall of very low bearing capacity and not stable enough to act as a sound working level. To stabilise this layer, a geosynthetic mattress of one layer non-woven geotextile and three layers geogrid with a short time strength of 180 kN/m were placed with 0.4 m distance. These layers where not considered in the stability analysis.

Construction

Construction of the GRSS started in September 2002. Fill material was placed and compacted in layers of 0.5 m thickness. Topsoil, material which doesn't fulfil the requirement as well as all materials that cannot be sold (dust) are used as fill material. Therefore the material is very inhomogeneous, ranging from dust to stones with 30 cm diameter. Fill material is placed with local water content, no quality control according to the German standard (ZTVE-StB 94/ 97) has been carried out. Compaction is done by sheepsfoot and smooth-wheel roller without a special amount of passes. In February 2003 the GRSS had a height of around 18 m, nearly the same height as the rock bar that needs to be prevented from failure. Until now no unplanned deformations occurred.

Instrumentation and Measurements

As the GRSS is higher than normal structures and the geosynthetics are chosen on a very economical basis, a monitoring concept according to German standard DIN 1054 to prove security and stability of the structure was installed.

To measure the stress- strain behaviour of the structure two instrumented sections are installed. In each layer one inclinometer and in two different heights vibrating wire strain gauges were installed as a redundant system to measure strain distribution over the whole length of the geotextiles and overall deformation of the structure (Figure 5).

Vibrating wire strain gauges where chosen as they proved signal stability in other projects over a long time. They are resistant against mechanical and chemical degradation and are very useful by taking continuous measurements over a long time. This is extremely important, as long term behaviour of the geosynthetic (creep) wants to be observed.

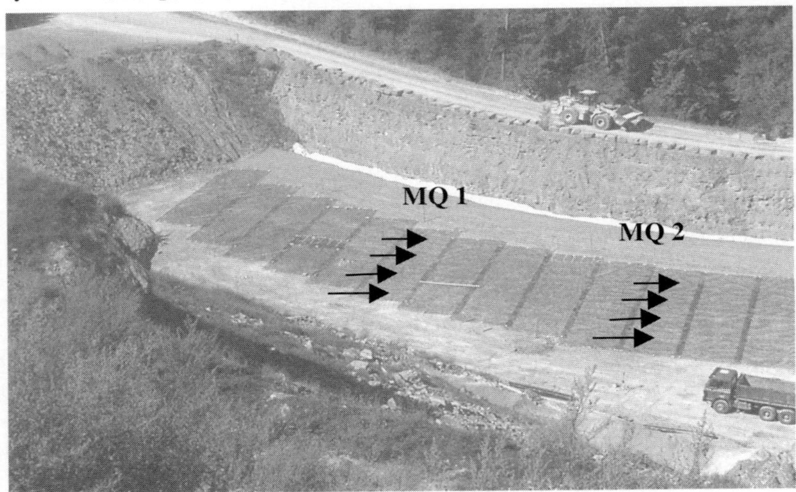

Figure 5: Plan view on Instrumented sections, 1st level

Data collection started immediately after strain gauge installation using a stationary data collector. Since installation data is collected every two hours. Due to the continuous measurements data can be analysed and compared with the height of the structure. Increase in strain with following construction sequence is observed and a direct correlation is achieved.

Preliminary tests were conducted in the laboratory to prove that the instrumentation of strain gauges doesn't influence stress- strain behaviour of the geosynthetic. Strain gauges were connected to the geotextiles and loaded axially. Deformation and force were measured using calibrated load cell and position encoder. As a result of these laboratory tests strain gauges where not glued directly on the geosynthetic as the connection was not stable enough to resist even small strains and strain gauges flaked. Strain gauges were welded on thin steel plates and force-fit connected to the geosynthetic. Laboratory tests showed less influence of the different stiffness of steel plate and geosynthetic as the number of longitudinal ribs increased. In the field strain gauges were connected to two longitudinal and one transverse rib.

Measurement of strain and strain gauge temperature are recorded continuously since construction of the structure started. It was observed that soil temperature that exists during compaction is stored for a long time in the ground. For the 1st instrumented layer high temperature due to sunshine is conserved even surrounding temperature decreased. The same is observed for low temperature installation of the 2nd instrumented layer. After some month a mean temperature of around 10–13° Celsius, dependent on the local conditions will be reached, as known from other measurements (HUCH et al., 2001; MURRAY, FARRAR, 1988). Stable temperatures at low levels are good for long-term durability of geosynthetics as creep is decreasing with low temperatures. As temperature in the ground in middle Europe is nearly constant it has to be proven whether creep strain test according to German standard DIN EN ISO 13431 and ISO 554 (progressed at 20°C, relative humidity at 65%) is on an uneconomical side.

All together 15 strain gauges were installed in the two measurement sections. Only a small amount was destroyed directly after fill material was placed. Reasons are thought to be due to the sharp fill material leading to cable break.

Measured strains increase directly after placement and compaction of fill material. Independent of geosynthetic short time strength strains in an order of less than 0.5% are measured. Similar results have been found by other instrumentations (FLOSS, 2001). Forces calculated from the strains lie within 1.5 to 6 kN/m (Figure 6). A nearly linear increase in strain and therefore force is observed at all strain gauges.

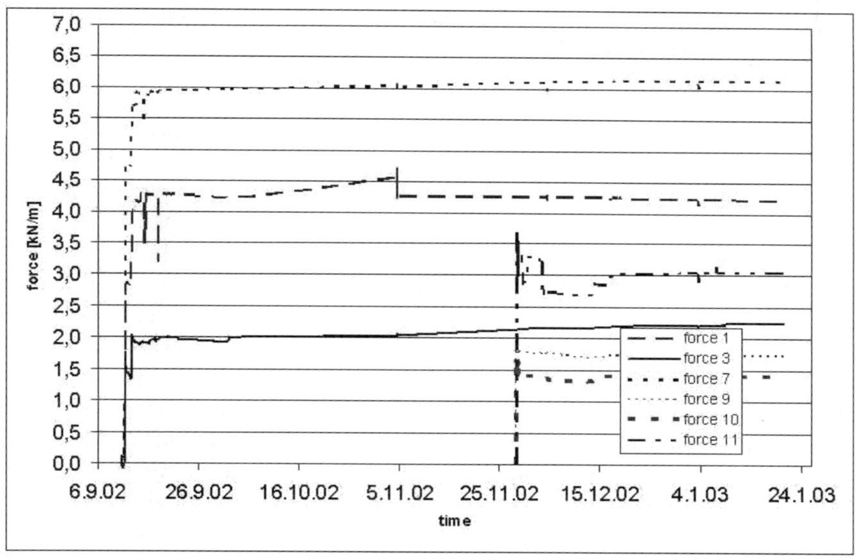

Figure 6: From strain calculated forces in the geosynthetic

This increase is small compared with the minimum earth pressure ($k_{ah} = 0.2$) calculated from the surcharge. In Figure 7 an example is shown. Filling heights are calculated into surcharge pressure, a very low strain increase is observed. This is less compared with the theoretical consideration by EHRLICH, MITCHELL (1994). On the other side these findings agree very well with observations made by DELMAS et al. (1988). They even stated that in GRSS

70-95% of final geosynthetics strains are induced during construction, especially during compaction of the following layer.

Design based on actual design codes seems to lead to an uneconomical utilisation of the geosynthetics used. This observation was proved to take part in a lot of temporary and permanent reinforced soil structures as shown especially by (BRAEU, 2001). Safety factors higher than 40 have been calculated and failure could still not be achieved after the loading system failed before excessive deformation of the temporary retaining structure was observed.

Comparison with the minimum earth pressure in Figure 7 shows clearly the existing discrepancy of behaviour of the bonded system and actual design methods. It seems to be useful to conduct basic examinations on the behaviour of the bonded system to understand the mechanical behaviour between geosynthetic and soil in the structure. With this it should be possible to describe the shear force development inside the structure and the strains taking place under working stress conditions. This is thought to serve as an optimized economical design method for these kind of structures. Maybe it is even possible to base the design of geosynthetic soil structures on the deformations compatible with the structure (NIMMESGERN, 1998).

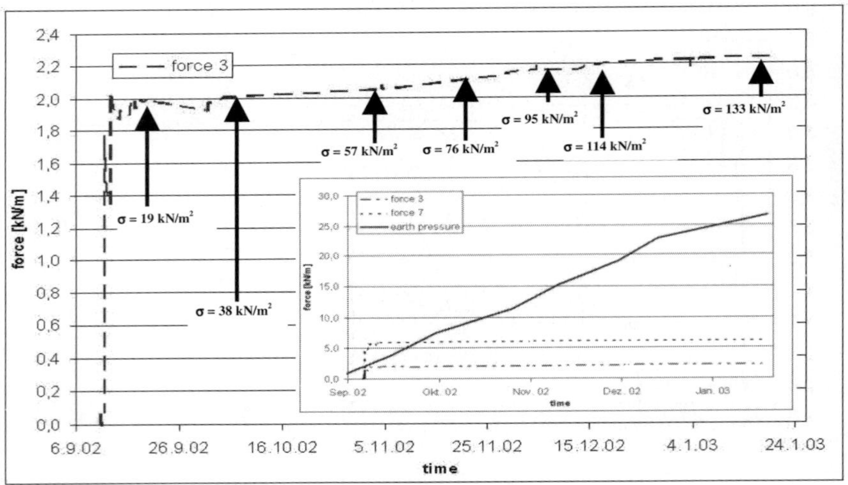

Figure 7: Force development with increasing surcharge

Perspective

Long-term observation for the construction described here is planned. The results will be analysed to draw conclusions on the deformation type and the stress- strain behaviour of the geosynthetics. Focus will be put on long-term influence of geosynthetic creep on the deformation of the structure. Comparison of measured strains in the geosynthetic and inclinometer deformations will indicate the deformation type of the retaining structure.

In addition large scale laboratory tests are conducted at the Institute for Geotechnical Engineering and Mine Surveying, Technical University Clausthal, to examine the mechanical influence of each of the materials in the composite structure. Soil, geosynthetic, spacing of layers as well as geosynthetic stiffness will be varied. With this a better understanding of the mechanical action taken by soil and geosynthetic will be achieved. It is assumed that with this information a more realistic and economical design concept can be developed.

The large scale tests are accomplished in a biaxial testing device in which a part of a geosynthetic reinforced soil structure can be simulated under plane strain conditions. In the biaxial apparatus a 1,5 m^3 (1.0 x 1.0 x 1.5 – width, length, height) large compound structure is built with several geosynthetic layers. Due to a movable front side, horizontal deformations can be adjusted in steps of 0.1mm. Horizontal and vertical deformation as well as inside deformation, strains in the geosynthetics and retaining forces developed in each direction are measured.

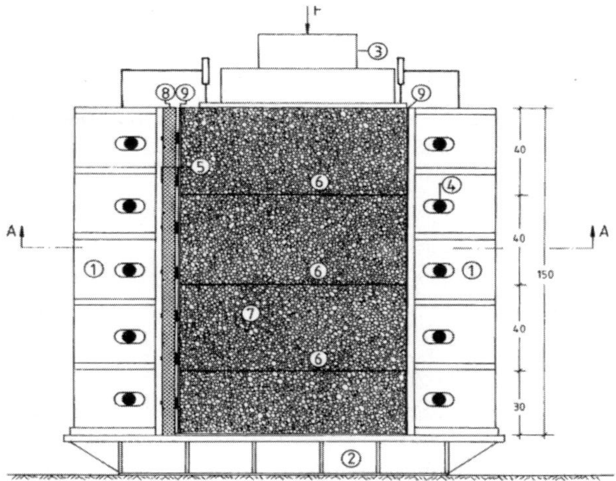

Figure 8: Biaxial apparatus (NIMMESGERN, 1998)

Summary

In the quarry Gundelsheim rocks of the Upper Muschelkalk, middle trias, are exploited for the mining of gravel. For redepositing rock bars are left in place behind which the fill material is placed. Due to a fault zone one of these rock bars moved significantly so that a failure of the rock bar and the redeposited material was likely to happen.

To prevent failure of another rock bar a GRSS was built, to reduce fill material earth pressure acting on the rock bar. Large deformations and therefore additional forces on the rock bar are prevented by a layer of loose material placed in front of the rock bar. Stabilising force of the loose material was neglected when the GRSS was designed.

Measurement results up to today do not indicate large strains in the geosynthetics as calculated during design. Most of the strains were induced during compaction of the layer directly above the geosynthetic. The increase in strain and therefore force in the geosynthetic with increasing surcharge is small.

Temperature measurements taken at each strain gauge position indicate that soil temperatures, present during construction are stored for long time in the ground. They are independent of daily changes after a small layer is placed above it. After several months a mean temperature of around 10–13° will be reached. In deeper layers the temperature is nearly constant.

Construction of the GRSS is still in process, at present 50% of the final height are reached. Until now no excessive deformation occurred. Geosynthetics have been placed successfully by employees not familiar with the material. Measurements of the construction are proceeded continuously.

Acknowledgements

Measurements were taken in the quarry Gundelsheim (bmk Steinbruchbetriebe GmbH & Co KG). The support during instrumentation as well as preparation of all required information and old measurement results and geological report is highly appreciated. Only due to this helpful work a meaningful measurement system could be achieved and installed. Especially Mr. Fierlings personal interest in this project is acknowledged.

Literature

1. Braeu, G.; Bauer, A., (2001): *Versuche mit gering dehnbaren Geogittern*, 7. FS-KGEO, München
2. Delmas, P.; Gourc, J.P.; Blivet, J.C.; Matichard, Y., (1988): *Geotextile-reinforced retaining structures: A few instrumented samples*, Int. Geot. Symp. On theory and Practice of Earth Reinforcement, Fukuoka, Japan
3. Ehrlich, M.; Mitchell, J.K., (1994): *Working stress design method for reinforced soil walls*, Journal of Geotechnical Engineering, Vol. 120, No. 4
4. Floss, R., (2001): *Geotextil-Stützbauwerk im Zuge der BAB A9 am Hienberg-Aufstieg*, Straße + Autobahn 4/2001
5. Huch, T.; Kauter, R.; Schallert, M., (2001): *Bau der Doppelsparschleuse Hohenwarte - Messkonzeption, Erfahrungen und bisherige Ergebnisse*, 1. Siegener Symposium: Messtechnik im Erd- und Grundbau, Siegen
6. Murray, R.T.; Farrar, D.M., (1988): *Temperature distributions in reinforced soil retaining walls*, Int. J. of Geotextiles and Geomembranes, Vol. 6
7. Nimmesgern, M., (1998): *Untersuchungen über das Spannungs-Verformungs-Verhalten von mehrlagigen Kunststoffbewehrungen in Sand*, Schriftenreihe Lehrstuhl und Prüfamt für Grundbau, Bodenmechanik und Felsmechanik der Technischen Universität München, Heft 27

Cone penetration tests for the examination of plugging effect of open-ended piles

T. Mizutani, Y. Kikuchi
Foundations Div., Port & Airport Research Institute, JAPAN
H. Taguchi
Engineering & Development Dept., TOA Corporation, JAPAN

Introduction

Steel pipe piles, that is, open-ended piles with large diameter have been often used in coastal constructions in Japan. In case of the open-ended pile, the soil column inside the pile form a plug during pile driving, and the point bearing capacity increase as large as the point bearing capacity of a closed end pile with same diameter. This is called the plugging effect. For the precise estimation of the point bearing capacity of open-ended piles, it is important to evaluate the plugging effect at the bottom tip of open-ended piles. Therefore, many studies on the mechanism of the plugging of open-ended piles have been already done both analytically and experimentally. As the results of those studies, several types of algorithms have been suggested, and adopted in several design codes in Japan, such as Specifications for highway bridges (2001) and Recommendation for the design of building foundations (2001). In Recommendation for the design of building foundations, the point bearing capacity of the open-ended pile is evaluated to be equal to ηR_{PC}, in which R_{PC} indicates the point bearing capacity of the closed end pile, and η is a coefficient of the plugging effect. If L_B/d_I, that is the ratio of embedded depth to stiff layer (L_B) to the pile diameter (d_I), is less than 5, η equals to 0.16 (L_B/d_I), and in case that L_B/d_I is larger than 5, then η is equal to 0.8.

Thus, it has been assumed that the condition of plugging effect depends on the ratio of the embedded depth to the diameter of the pile. In case that the embedded depth is smaller than the regulation, the point bearing capacity of the open-ended pile is reduced at the fixed rate which has no relevance with characteristics of the ground in the construction site. This can be one of the causes of underestimation of the point bearing capacity of open-ended piles.

Foundations: Innovations, observations, design and practice, Thomas Telford, London, 2003

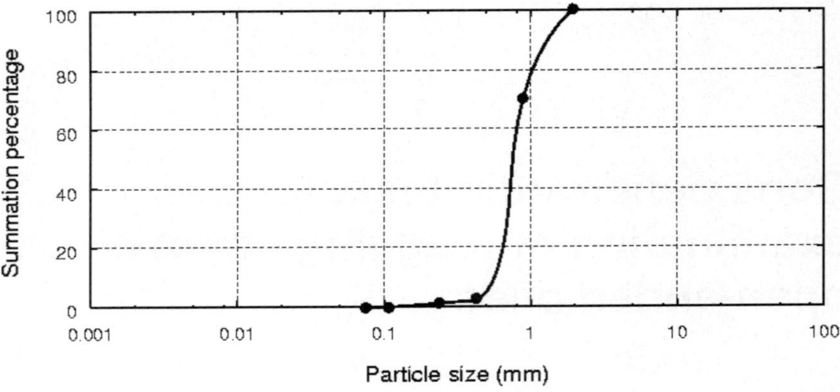

Figure 1: Grain size distribution curve of Souma sand #4

To examine the plugging effect at each construction site will contribute for the efficient design of the open-ended piles. The authors studied the technique of examination of the plugging condition of open-ended piles using cone penetration tests, instead of pile loading tests that require a large amount of labor and money. A series of model tests have been conducted to study the applicability of cone penetration tests for the examination of the plugging effect of open-ended piles. In the present paper, the results of model tests will be introduced in detail.

Test method

The making of model ground

The model ground was made of Souma sand #4. The density of the soil particles of Souma sand #4 is equal to 2.644 g/cm^3, maximum and minimum void ratios are 0.634 and 0.970 respectively. Figure 1 displays the grain size distribution of Souma sand #4. Dried Souma sand was pluviated into the container, which was 6m in length, 3m in width and 3m in depth, through a pipe with 3cm in diameter. The height of the sand fall was kept 1m during sample preparation. The relative density of the model soil was about 40%.

Installation of model piles

After the sample preparation was completed, model piles were driven into the ground. The model pile, which diameter was 20cm, and length was about 2m, was made of acrylic resin. Photo.1 shows a typical of model piles. The model pile could be used as both the closed end pile and the open-ended pile by getting on and off a bottom plate.

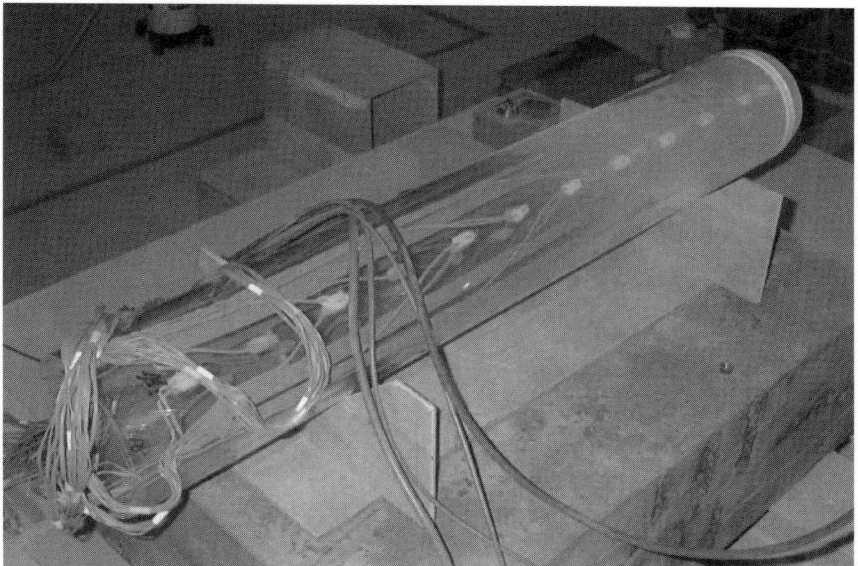

Photograph 1: A typical model pile

The model piles were driven into the model ground statically at a speed of 20mm a minute. Penetration resistance at the head of piles and height change of the surface of the ground inside open-ended piles were measured continuously during the penetration of model piles.

Cone penetration tests

After the installation of model piles, cone penetration tests were conducted around model piles. In addition, cone penetration tests have been performed in the center of the inside ground of the open-ended piles. The cones and rods originally designed for a portable cone penetrometer were applied in this series of model tests. The point angle of the cone is equal to 30 degrees and the area of the base equals 3.24cm^2. The diameter and length of rods are 16mm and 500mm, respectively. The cone was pushed into the ground at a speed of 7mm/sec until the cone got at about 2.5m in depth, and cone penetration resistance was measured continuously by a load cell.

Test results

Behavior of model piles

Figure 2 shows the relationship between the depth and the penetration resistance of model piles. In case of the closed end pile, the penetration resistance increased immediately after the onset of the pile driving, while the penetration resistance of the open-ended pile increased gradually. After the penetration depth reached 800mm, a remarkable changing of the penetration resistance of the open-ended pile appeared, that is, the penetration resistance increased and decreased periodically.

One cycle of this periodical changing of the penetration resistance was enlarged and displayed in Fig.3, comparing with the height change of the inside ground surface of the open-ended pile. The cyclic behavior included four phases as follows. 1) A sudden reduction of the penetration resistance took place at about 1250mm in depth. At that moment, the height change of the inside ground surface indicated as `H' in Fig.3 came to a standstill. 2) The penetration resistance increased rapidly, while the height of the inside ground surface was standing at about 475mm. 3) At from 1260mm to 1300mm in depth, the penetration resistance stopped to increase, and kept a constant value. In the meantime, H increased gradually, however, the increment of H was less than the increment of the pile penetration depth. 4) After the depth exceeded 1300mm, the penetration resistance resumed increasing. At this stage, the increment of H was equal to the increment of the depth, that is, the inside soil and the open-ended pile itself penetrated into the model ground in a body.

Thus, the open-ended pile could not continuously remain in the full plugging condition, and the intermittent plugging was observed. This sort of phenomenon has been already reported by Hight et al. (1996) who conducted another type of model tests. In their investigation, submerged sand column were pushed up from their base inside steel pipe piles using a rigid platen, and the load-

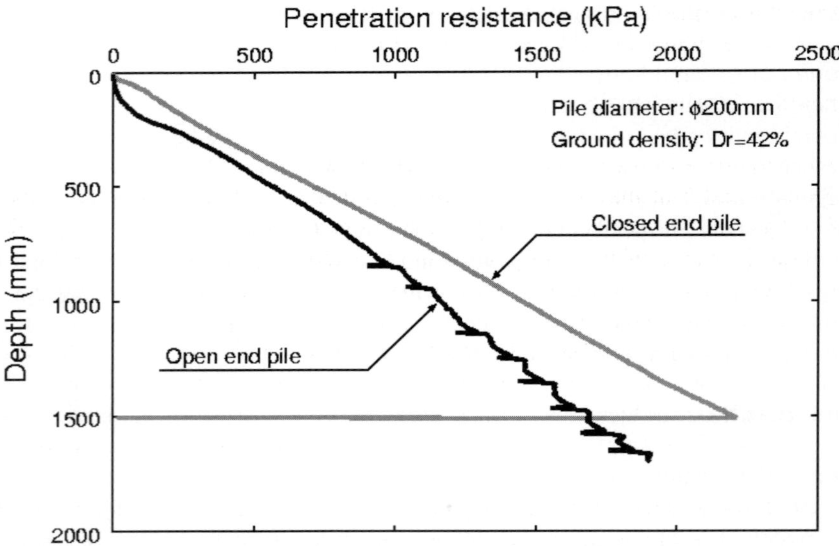

Figure 2: The relationship between the depth and the penetration resistance

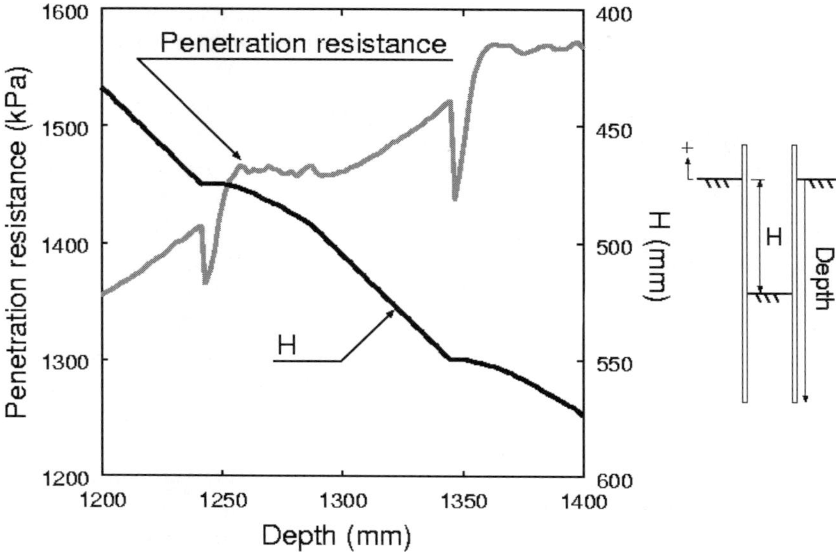

Figure 3: Cyclic changing of the penetration resistance of the open-ended pile compared with the height change of the inside ground

displacement relationships for the sand plug were obtained by monitoring the load on the platen and its displacement. It is noteworthy that the identical behavior was observed in different types of model tests.

Cone penetration tests

Cone resistance at the center of open-ended piles
Figures 4 and 5 display vertical distributions of the cone penetration resistance of the ground inside the model pile that were obtained before and after the periodical change of the pile penetration resistance appeared. In other words, Figs.4 and 5 indicate cone resistance distributions before and after the plugging effect developed, respectively.

In case of the unplugged pile (see Fig.4), there were two peaks of the cone resistance at 800mm and 1250mm in depth. First peak at 800mm depth seems to be caused by an influence of the pile wall. The origin of the second peak of the cone resistance is supposed to be the compression beneath the bottom tip of the model pile accompanied with the pile driving.

On the other hand, there was only one peak of the cone penetration resistance in the center of the ground inside the plugged pile, as shown in Fig.5. The peak appeared just beneath the bottom tip of the model pile. Moreover, the maximum

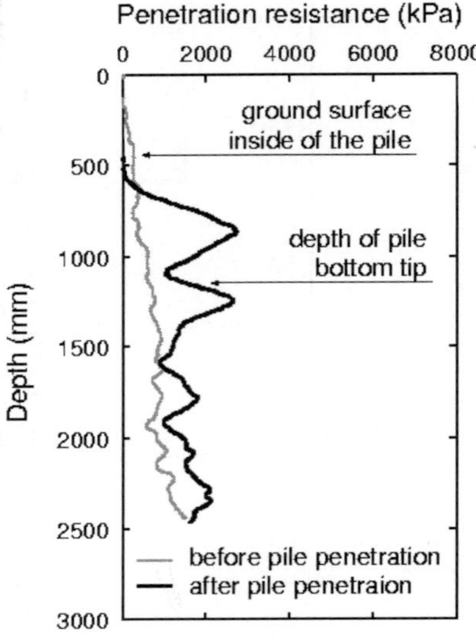

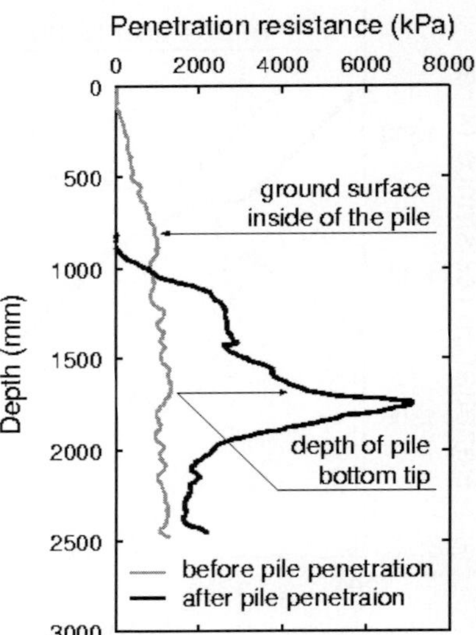

Figure 4: Vertical distributions of the cone penetration resistance of the ground inside the pile, which have been unplugged

Figure 5: Vertical distributions of the cone penetration resistance of the ground inside the pile that have been sufficiently plugged

cone resistance of the ground inside the plugged pile was much larger than that of the ground inside the unplugged pile indicated in Fig.4.

Thus, it was found that vertical distributions of cone penetration resistance were wholly different between in case of unplugged piles and plugged piles.

Cone resistance around model piles

Many series of cone penetration tests have also been conducted in the ground around model piles. Figures 6 and 7 indicate vertical distributions of the cone penetration resistance at a distance of 10cm from the wall of the model piles. Figs.6 and 7 show cone resistance distributions obtained before and after the plugging effect took place, that is, the cyclic change of the pile penetration resistance was revealed, respectively.

Fig.6 indicates that there was no difference between the distributions of cone penetration resistance observed before and after the set up of the model pile without plugging effect. On the other hand, considerable difference was found between the cone resistances before and after the set up of the model pile plugged enough, as shown in Fig.7. According to Fig.7, the cone penetration resistance decreased in the shallow area of the model ground, but increased in

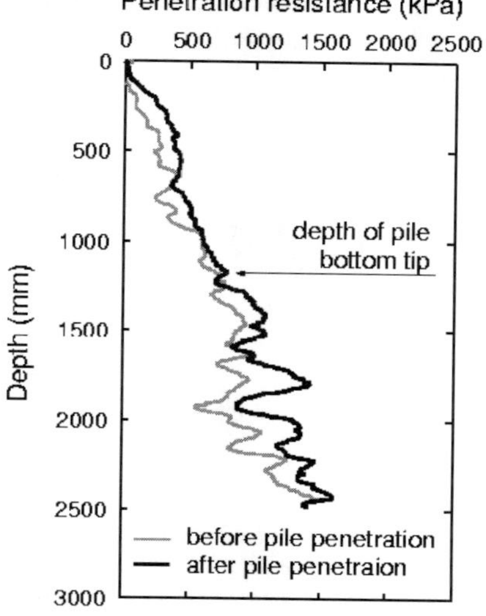

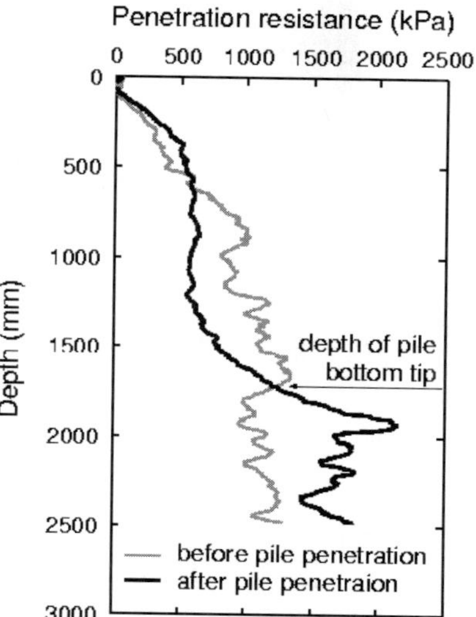

Figure 6: Vertical distributions of the cone penetration resistance at 10cm distance from the wall of the model pile that was not plugged

Figure 7: Vertical distributions of the cone penetration resistance at 10cm distance from the wall of the pile sufficiently plugged

greater depth than the bottom tip of the model pile. The reduction of cone resistance in the shallow area was due to the dilatancy of the sand caused by the large deformation following the pile driving. In addition, the cone resistance increased in the deep area because the subsoil was compressed by the pile driving.

Figure 8 shows vertical distributions of the cone penetration resistance at 10cm distance from the wall of the model pile with closed end. Comparing Figs.7 and 8, it was found that vertical distributions at 10cm from the pile wall after the model pile setup was very similar between the model pile with open end and with closed end, if the open-ended pile was sufficiently plugged. However, both the reduction of the cone resistance in the shallow area and the increase in the deep area were larger in case of the closed end pile than the open-ended pile. The cause was supposed to be that some installation depth of the pile was necessary for the plugging effect to develop. Before the plugging effect had developed, there was no change of the cone resistance, in other words, the ground around the pile was not affected by the pile driving (see Fig.6). Therefore, there was no difference between the cone resistance before and after

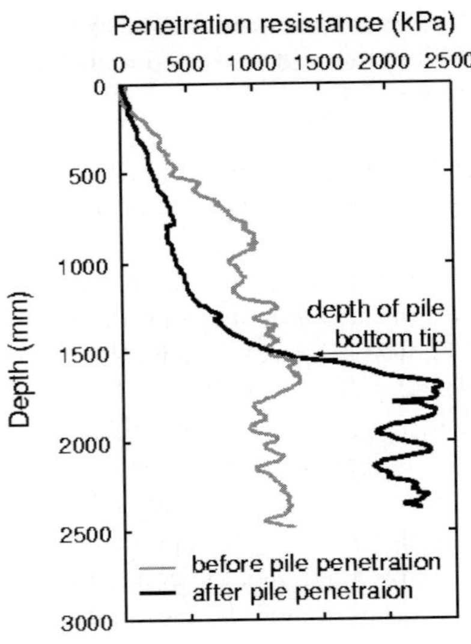

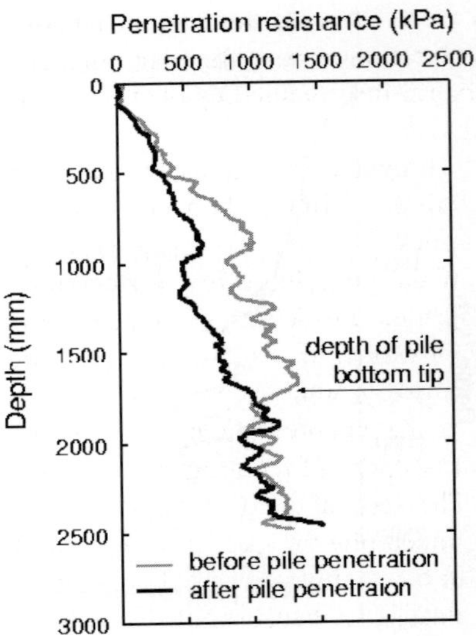

Figure 8: Vertical distributions of the cone penetration resistance at 10cm distance from the wall of the model pile with closed end

Figure 9: Vertical distributions of the cone penetration resistance at 20cm distance from the wall of the open-ended pile plugged enough

the pile driving in the surface layer less than 500mm in depth, even if the open-ended pile was plugged enough (see Fig.7).

Figure 9 displays vertical distributions of the cone penetration resistance at a distance of 20cm from the wall of the open-ended pile with the plugging effect developed. The reduction of the cone resistance in the shallow area was observed, however, the increment of the cone resistance in the deep area was not. Consequently, the horizontal range of the area in which the reduction of the cone resistance following the deformation of the ground was observed was larger than that of the area in which the increment of cone resistance following the compression of the ground was observed. Needless to say, these horizontal ranges depend on the ground characteristics, especially the density of the ground. Because dense sand is more dilative, the horizontal range of the area in which the cone resistance reduction appears will be larger, and the one of the area in which the cone resistance increment occurs will be smaller in the denser ground.

Conclusions

A series of model tests has been conducted to study on the applicability of cone penetration tests for the examination of the plugging effect of open-ended piles. The results obtained by the tests were as follows.

1. Vertical distributions of the cone resistance of the ground inside piles are wholly different between in case of plugged open-end piles and unplugged piles.
2. If the plugging effect is not mobilized, a peak of the cone resistance of the ground inside the pile appears at the center of the soil column inside the pile. However, in case of the pile plugged enough, the cone resistance of the inside ground keeps on increasing with the depth (see Fig.10).
3. If the open-ended pile is not plugged, there is no difference in the cone resistance of the ground around piles before and after the pile driving.
4. The vertical distribution of the cone resistance of the ground around the open-ended pile plugged enough is similar to that around the closed end pile.
5. In the shallow area of the ground around the plugged pile, the cone resistance decreases because of the deformation of the ground following the pile installation.
6. In the area beneath the bottom tip of the pile, the cone resistance increases because of the compression of the ground accompanied with the pile driving.

Figure 10 shows a summary of the vertical distribution of the cone resistance inside the open-ended pile. Figure 11 is a schematic figure zoning the ground into the areas with the reduction of the cone resistance and with the increment of cone resistance. In Fig.11, the area in which the reduction of the cone resistance appears is indicated as (1), and the area with increase of the cone

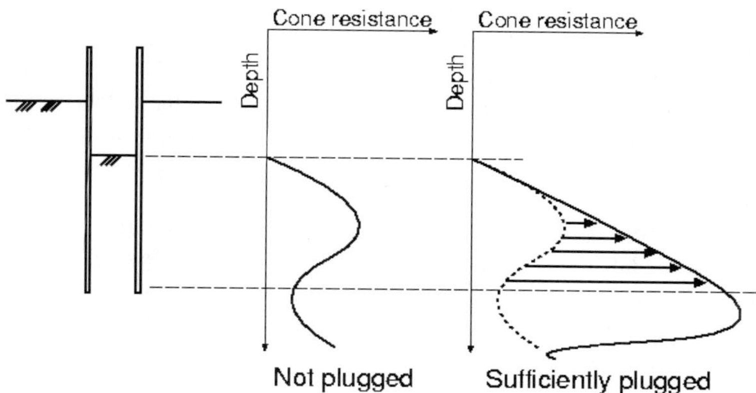

Figure 10: Summary of the vertical distribution of the cone resistance of the inside ground

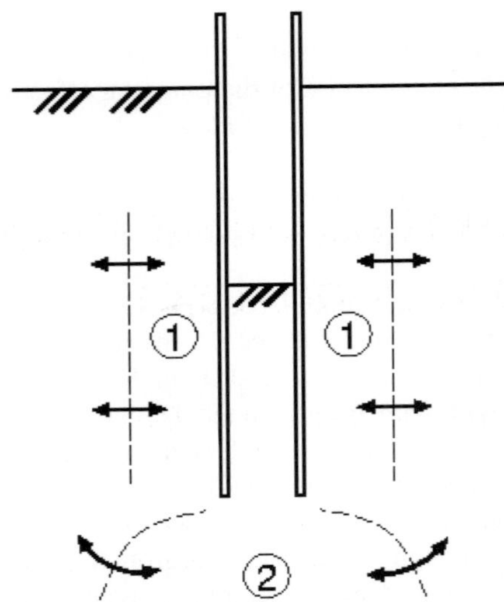

Figure 11: Zoning of the ground around the pile: (1) the area with the reduction of cone resistance, and (2) the area with increment of the cone resistance

resistance is indicated as (2). The range of the areas (1) and (2) depends on the level of the plugging effect. The results of the cone penetration tests are different in the cases of the plugged pile and the unplugged pile. Hence it is possible to examine the development of the plugging effect by use of cone penetration tests.

In the present study, no data of in-situ tests were taken into consideration. Further research is required to develop a test method for in-situ investigations of the plugging effect of open-ended piles by use of cone penetration tests.

Acknowledgement
The authors would like to thank Mr. Yasuo Moriwaki, Izumi Engineering Corporation, for his contribution of technique to the model test.

References

1. Japan Road Association. (2001) *Reference for highway bridge design, Specifications for highway bridges, Part IV; Substructures.* Maruzen, Tokyo.
2. *Recommendation for the design of building foundations.* (2001) Architectural Institute of Japan, Tokyo (in Japanese).
3. Hight, D. W., Lawrence, D. M., Farquhar, G. B., Milligan, G. W. E., Gue, S. S. and Potts, (1996) D. M. *Evidence for scale effects in the end bearing capacity of open-ended piles in sand.* Proc. of the 28th Annual Offshore Tech. Conf., pp.181-192.

Leaching of Hexavalent Chromium from cement treated soil

H. Mori, N. Tsuneoka, M. Ohno and Y. Shibata
Public Works Research Institute, Tsukuba, Japan

Introduction

Soil treated with cement or cement-type stabilizing agents is widely used to improve foundations of structures. Below, such soil is called cement treated soil. For example, cement treated soil is used for earth works such as basement improvement, erosion control and waterproofing. In Japan, 6,000,000t/year (2001) of stabilizing agent is used. However, it has recently been learned that cement treated soil may leach toxic hexavalent chromium. Below, this chemical substance is called Cr(VI). Cr(IV) includes respiratory, gastrointestinal and neurological effect, and may cause skin burns by dermal exposure[1].

In March 2000, upon receiving an administrative commission's conclusion concerning leaching of Cr(VI) from treated soil, the Japanese Ministry of Land, Infrastructure and Transport decided to confirm the state of leaching of Cr(VI) from cement treated soil in construction[2].

The major check was conducted at the initial stage of construction. The leaching test in Environmental Agency Notification No. 46 was carried out after 7 days curing of a trial mix sample. This leaching test is performed by crushing a specimen, using a solvent to prepare the test fluid with a solid-liquid ratio of 1:10, and agitating it for 6 hours to leach contaminants in the specimen. Then Cr(VI) in the test fluid is measured by the diphenylcarbazide spectorophotometric method. Below, the values based on this test method are called JLT46 values. If the JLT46 value exceeds the Japanese environmental standard for soil (0.05mg/l), the type and dosage of the stabilizing agent are changed to satisfy the standard. Below, the standard is called JES.

This paper describes experiments performed to study leaching of Cr(VI) from cement treated soil. A series of laboratory experiments were carried out in order to clarify the effects on JLT46 values of soil type and stabilizing agent type, strength, and curing days of the cement treated soil. Then the results of the laboratory experiments were compared with the results obtained at construction sites.

Foundations: Innovations, observations, design and practice, Thomas Telford, London, 2003

Experiment on kinds of soil types and stabilizing agent types

Samples and test procedure

The laboratory experiment was carried out to clarify effects of soil type and stabilizing agent type. In this experiment, 14 soils and four stabilizing agents were used. The soils were one gravel, two sands, two silts, two clays, one peat, three volcanic ash sands and three volcanic ash clays that were taken from construction sites where they had been treated with stabilizing agents. The four stabilizing agents were Portland cement, cement-type stabilizing agent, Portland blast furnace slag cement and new type cement. The new type cement is a stabilizing agent that was developed to decrease leaching of Cr(VI) from cement treated soil. As shown in Table-1 and Table-2, some soil tests were carried out on the soils and the JLT46 values of each soil and stabilizing agent were measured.

No JLT46 values were detected in any of the soils. On the other hand, the Portland cement, the cement-type stabilizing agent and the Portland blast furnace slag cement have JLT46 values higher than JES. It is said that Cr(VI) in a stabilizing agent is made by the oxidation of Cr(III) in natural soil during the baking process in cement production.

Table-1 Soil Description

No.	Classification		Water Content (%)	consistency			etc.			Dosage of Stabilizing Agent (kg/m3)	JLT46 Value of Cr(VI) (mg/L)
				Liquid Limit $\omega L\%$	Plastic Limit $\omega p\%$	Plasticity Index $I\ p$	pH	Ignition Loss %	Organic Matter Content %		
1	Gravel	(GSF)	10.1	---	---	---	6.5	6.4	0.1	135	<0.02
2	Sand	(SF)	25.2	---	---	---	7.5	4.7	3.9	60	<0.02
3	Sand	(SFG)	17.4	---	---	---	7.2	2	1.3	50	<0.02
4	Silt	(MHS)	69.6	74	36.9	37.1	5.4	11	4.6	200	<0.02
5	Silt	(MHS)	57.3	66.7	35.8	30.9	5.9	9	3.1	200	<0.02
6	Clay	(CS)	122.5	200	82.2	117.8	4.8	30	25	200	<0.02
7	Clay	(CHS)	72.4	54.6	28.5	26.1	9.2	2.5	1.8	200	<0.02
8	Peat	(Pt)	437.4	---	---	---	6.2	53	44	200	<0.02
9	Volcanic Ash Sand	(SVG)	31.7	---	---	---	6.4	4.7	n.d	30	<0.02
10	Volcanic Ash Sand	(SVG)	51.2	---	---	---	6.1	7.5	0.1	70	<0.02
11	Volcanic Ash Sand	(SV)	26.2	---	---	---	6.7	2.6	n.d	100	<0.02
12	Volcanic Ash Clay	(VHS)	72	88.2	50.6	37.6	6.1	8.6	0.2	140	<0.02
13	Volcanic Ash Clay	(VH2S)	113.2	127.9	91.6	36.3	7.4	14	2.6	140	<0.02
14	Volcanic Ash Clay	(VH2S)	85.1	124.6	58.3	66.3	5.7	16	0.3	284	<0.02

Table-2 Stabilizing Agent Description

	Portland Cement	Cement-Type Stablizing Agent	Portland Blast Furnace Slag Cement	New Type Cement*
JLT46 Value of Cr(VI) (mg/L)	1.4	0.49	0.87	0.02

* New Type Cement: A cement that developed to decrease Leaching of Cr(IV) from treated soil.

Then the soils and the stabilizing agents were mixed to make treated soils. The dosage of the stabilizing agent was set at the amount used at the construction sites where the sample soils were taken. After curing for 7days, the leaching of Cr(VI) from treated soils was measured. Leaching values of Cr(VI) were measured according to JLT46.

Results

The results of the experiment are shown on Table-3. This result shows that the volcanic ash clay and sand are more likely than the other soil types to have JLT46 values exceeding JES. It can also be said that JLT46 values of the Portland cement and the cement-type stabilizing agent are more likely to exceed JES.

Table-3 Result of Experiment of Soil Types and Stabilizing Agent Types

No.	Classification		JLT46 Value of Cr(VI) (mg/L)			
			Portland Cement	Cement-Type Stablizing Agent	Portland Blast Furnace Slag Cement	New Type Cement
1	Gravel	(GSF)	0.14	0.11	<0.02	<0.02
2	Sand	(SF)	<0.02	<0.02	<0.02	<0.02
3	Sand	(SFG)	<0.02	<0.02	<0.02	<0.02
4	Silt	(MHS)	0.06	0.03	0.02	<0.02
5	Silt	(MHS)	0.04	0.05	<0.02	<0.02
6	Clay	(CS)	0.05	0.06	0.05	<0.02
7	Clay	(CHS)	<0.02	<0.02	<0.02	<0.02
8	Peat	(Pt)	0.03	<0.02	<0.02	<0.02
9	Volcanic sand	(SVG)	0.06	0.03	<0.02	<0.02
10	Volcanic sand	(SVG)	0.14	0.1	0.11	<0.02
11	Volcanic sand	(SV)	0.04	0.05	<0.02	<0.02
12	Volcanic clay	(VHS)	0.26	0.26	<0.02	<0.02
13	Volcanic clay	(VH2S)	0.46	0.27	<0.02	0.03
14	Volcanic clay	(VH2S)	0.16	0.24	<0.02	<0.02

*Meshs are the cases that JLT values become higer than JLT.

As none of the soils leach Cr(VI) on their own, Cr(VI) that was leached from the treated soils originated from the stabilizing agents. Unless the Portland blast furnace slag cement itself showed high JLT46 value, the treated soils with that cement displayed a low tendency to have a JLT46 value higher than JES. It is said that blast furnace slag can in the cement easily oxidize itself to reduce Cr(VI) to Cr(III) in treated soil[3]. So, there is only a small possibility of JLT46 values of soil treated with Portland blast furnace exceeding JES.

The leaching process of Cr(VI) from cement treated soil is still unclear, but it is assumed that Cr(VI) in a stabilizing agent leaches when hydration of the agent is incomplete. If Cr(VI) is not fixed by hydrate, it can leach out of the treated soil. The possibility of leaching of Cr(VI) from volcanic ash soil is especially high, because the soil has high capacity to adsorb calcium, which is essential for a hydration reaction[2].

Experiment concerning strength and curing period

Samples and test procedure

The soils (No.2, 6, 7 10, 12, 13) which could be obtained in large amounts were used to clarify the effects of the strength and curing period of cement treated soil on its JLT46 value.

For this experiment, the treated soils were made by mixing the six soils with the four stabilizing agents in varying dosages. After curing 7 and 28 days, JLT46 values were measured. The experiment cases are shown on Table-4.

Table-4 Experiment Cases

Case	Soil	Stabilizing Agent	Dosage of Stabilizing Agent (kg/m3)	Curing Period (days)
1-1	Soil No.2 (Sand)	Portland Cement (Cement1)	30, 40, 60	
1-2		Cement-Type Stablizing Agent (Cement2)	60	
1-3		Portland Blast Furnace Slag Cement (Cement3)	30, 40, 60	
1-4		New Type Cement (Cement4)	60	
2-1	Soil No.6 (Clay)	Cement1	40, 200	
2-2		Cement2	40, 200	
2-3		Cement3	40, 200	
2-4		Cement4	40, 200	
3-1	Soil No.7 (Clay)	Cement1	100, 200	
3-2		Cement2	200	7, 28
3-3		Cement3	100, 200	
3-4		Cement4	200	
4-1	Soil No.10 (Volcanic Ash Sand)	Cement1	40, 70	
4-2		Cement2	40, 70	
4-3		Cement3	40, 70	
4-4		Cement4	40, 70	
5-1	Soil No.12 (Volcanic Ash Clay)	Cement1	50, 140	
5-2		Cement2	50, 140	
5-3		Cement3	50, 140	
5-4		Cement4	50, 140	
6-1	Soil No.13 (Volcanic Ash Clay)	Cement1	80, 140, 200	
6-2		Cement2	140	
6-3		Cement3	80, 140, 200	
6-4		Cement4	140	

Results

The results are shown in Figure-1. The vertical axis shows JTL46 value (mg/l), the horizontal axis shows unconfirmed compressive strength (kN/m^2) and the number on each plot shows the curing period.

As in the results of the prior experiment, the possibility of the JLT46 values of the volcanic soil, the Portland cement and the cement-type stabilizing agent exceeding JES is higher. However, the JTL46 values have no correlation with the unconfirmed compressive strength and curing period.

It is concluded, therefore, that the JLT46 values of cement treated soil are affected mainly by soil type and stabilizing agent type.

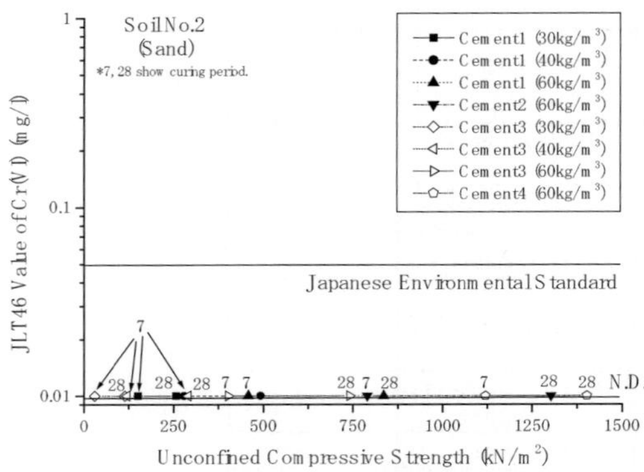

SoilNo.2
(Sand)
*7, 28 show curing period.
JLT46 Value of Cr(VI) (mg/l)
Cement1 (30kg/m³)
Cement1 (40kg/m³)
Cement1 (60kg/m³)
Cement2 (60kg/m³)
Cement3 (30kg/m³)
Cement3 (40kg/m³)
Cement3 (60kg/m³)
Cement4 (60kg/m³)
Japanese Environmental Standard
7
28
28
28
7
7
28
7
28
7
28
28
N.D.
Unconfined Compressive Strength (kN/m²)

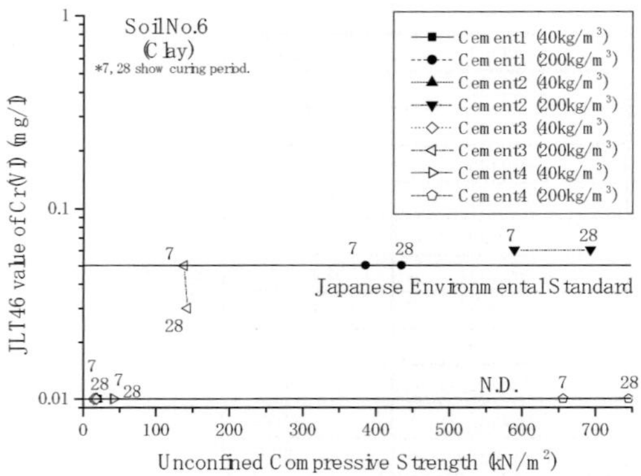

SoilNo.6
(Clay)
*7, 28 show curing period.
JLT46 value of Cr(VI) (mg/l)
Cement1 (40kg/m³)
Cement1 (200kg/m³)
Cement2 (40kg/m³)
Cement2 (200kg/m³)
Cement3 (40kg/m³)
Cement3 (200kg/m³)
Cement4 (40kg/m³)
Cement4 (200kg/m³)
7
7
28
7
28
Japanese Environmental Standard
28
7
28
7
28
N.D.
7
28
Unconfined Compressive Strength (kN/m²)

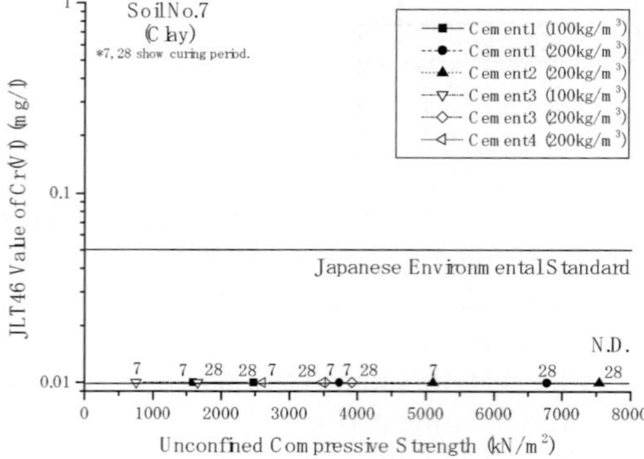

SoilNo.7
(Clay)
*7, 28 show curing period.
JLT46 Value of Cr(VI) (mg/l)
Cement1 (100kg/m³)
Cement1 (200kg/m³)
Cement2 (200kg/m³)
Cement3 (100kg/m³)
Cement3 (200kg/m³)
Cement4 (200kg/m³)
Japanese Environmental Standard
N.D.
7
7
28
28
7
28
7
7
28
7
28
28
Unconfined Compressive Strength (kN/m²)

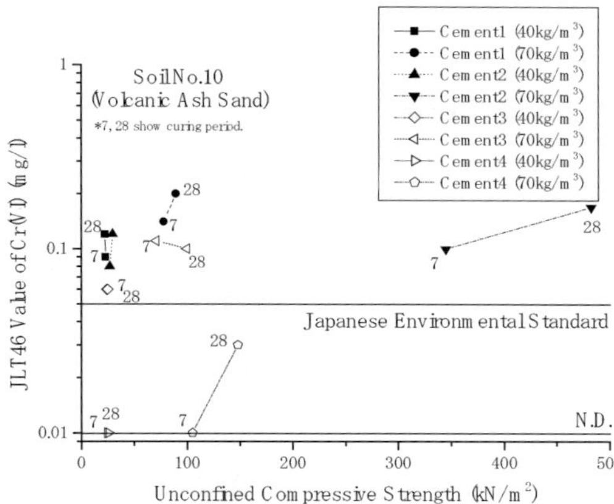

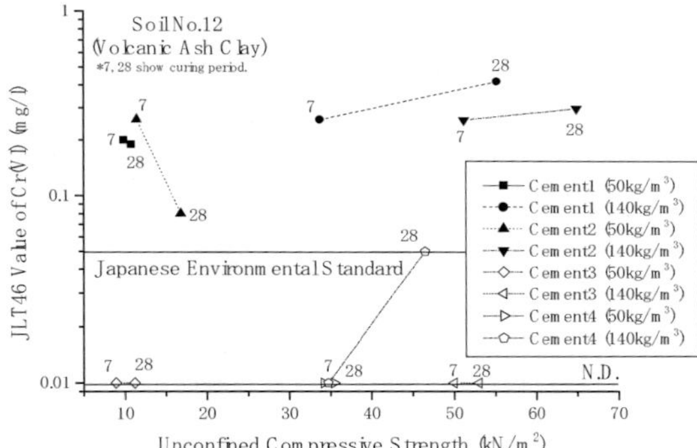

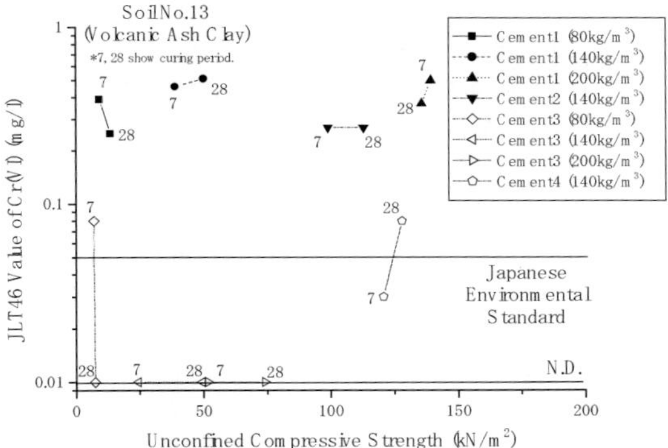

Figure-1 Result of the Experiment

Investigation on construction sites

Procedure

As stated in the explanation of the background to this paper, the Japanese Ministry of Land, Infrastructure and Transport checked the JLT46 values of cement treated soil in construction. The results of the confirming were used to perform a series of investigations to compare the results of the laboratory experiments with conditions at construction sites.

In this investigation, 1,753 samples from May, 2000 to April, 2002 were summed up from the viewpoint of soil type and stabilizing agent type, strength and JTL46 value. All samples were trial mixed then cured for 7 days.

Results

The results are shown in Figure-2, 3 and Table-5, 6. Figure-2 shows the frequency of JLT46 values. 6% (110 of 1,746 samples) of JTL46 values exceeded JES. Among JLT46 values exceeding JES, 90% of them were under 0.30 mg/l, and the max JLT46 value was 0.85 mg/l.

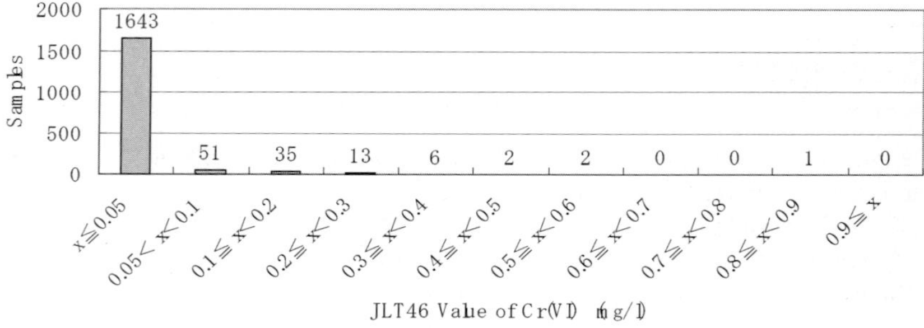

Figure-2 Result Concerning the Frequency of JLT46 Values

The results concerning soil and stabilizing agent type are shown in Table-5 and Table-6. As in the results of the laboratory experiments, the possibility of the JLT46 values of volcanic soil, Portland cement and cement-type stabilizing agent exceeding JES seems to be high. This result authenticates the results of the laboratory experiments.

Table-5 Result of Investigation of Stabilizing Agent Types

Stabilizing Agents	All Samples	Samples over JES (0.05mg/l) <A>	Average JLT46 value of <A> (mg/l)
Portland Cement (Cement1)	163	34 (21%)	0.16
Cement-Type Stabilizing Agent (Cement2)	664	41 (6%)	0.19
Portland Blast Furnace Slag Cement (Cement3)	694	22 (3%)	0.08
New Type Cement (Cement4)	232	13 (6%)	0.09
Total	1753	110 (6%)	

Table-5 Result on Kinds of Soil

Soil Types	All Samples	Samples over JES (0.05mg/l) <A>	Average JLT46 value of <A> (mg/l)
Crushed Stone	137	2 (2%)	0.08
Silts – Gravels	906	38 (4%)	0.14
Clays	600	33 (6%)	0.11
Volcanic Ash Soils	110	37 (34%)	0.18
Total	1753	110 (6%)	

In Figure-3, the vertical axis shows JTL46 values and the horizontal axis shows unconfined compressive strengths (kN/m2).

Like the results of the laboratory experiments, JTL46 values have no correlation with unconfined compressive strengths. This result also authenticates the results of the laboratory experiments.

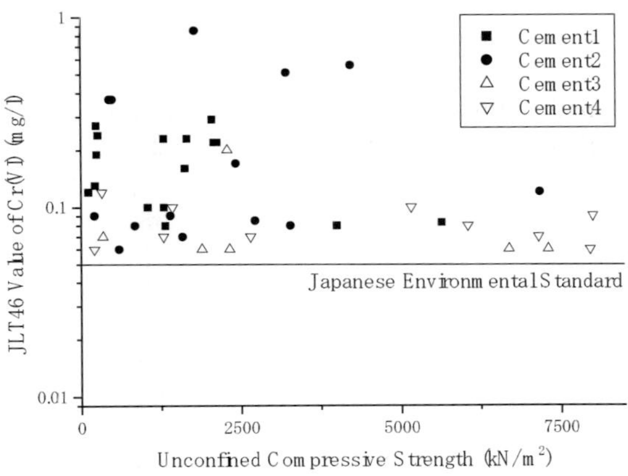

Figure-3 Result on Strength and JTL46 Value

Conclusion

The following conclusions have been reached based on the results of the experiments and the investigation:

1) Some cement treated soil leaches Cr(IV) in spite of the fact that soil itself does not leach Cr(VI). This means that the Cr(VI) originates in stabilizing agents;

2) JLT46 values (leaching values of Cr(IV) from cement treated soil) of some soil types and stabilizing agent types, such as volcanic soil and Portland cement, are more likely to exceed JES (0.05mg/l): the Japanese environmental standard. Furthermore, JLT46 values are not affected by unconfined compressive strengths and curing periods of cement treated soil. Soil types and stabilizing agent types are the most important factors determining JLT46 values.

3) 6% of treated soil in construction sites showed JLT46 values higher than JES. In such cases, the type and dosage of the stabilizing agent are changed to satisfy JES.

Applying Japanese environmental standards that are targeted at soil to cement treated soil is under consideration. But, we think it is essential to check cement treated soil to protect the health of people in Japan, because not all cement treated soil can be distinguished from ordinal soil, especially when performing shallow improvement. At the same time, Japanese cement manufacturers have prepared a guideline prohibiting the water-soluble Cr(VI) content of cement products to be under 20mg/kg.

Further studies must be carried out in the future to clarify the environmental effects of Cr(VI) leached from cement treated soil[4,5].

References

1. Agency for Toxic Substances and Disease Registry (ATSDR). (1998) *Toxicological Profile for Chromium.* U.S. Public Health Service, U.S. Department of Health and Human Services, Atlanta, GA.

2. Japanese Ministry of Land, Infrastructure and Transport. (2000) *Draft: leaching test procedure for Cr(VI) from treated soil by cement or cement-type stabilizing agents.*

3. T,HOSOYA. (2002) *Leaching of Hexavalent Chromium from Cementitious Soil Improvement.* J. of the Soc. of Materials Sci. Japan. 51. 8,8. pp933-942

4. N,TSUNEOKA. H,MORI and T,OBATA. (2003) *On predicting the effect of hexavalent chromium leached from cement treated soil.* IS-OKAYAMA 2003 International Symposium on Groundwater Problems related to Geo-Environment, OKAYAMA JAPAN, to be published

5. N,TSUNEOKA. H,MORI. H,SAKAMOTO. S.ITONAGA and M.MORIYA. (2003) *Influence of adsorption and reduction by surrounding soil on hexavalent chromium leached from cement treated soil,* Journal of Geotechnical Engineering. Japan Society of Civil Engineers, submitting

Deformation analysis of light-weight breakwater on soft clay

S. Murakami and K. Yasuhara
Ibaraki University, Hitachi, Ibaraki, Japan

Introduction

A challenging project on construction of light-weight breakwater has been made at Kumamoto Port, Kyushu Island, Japan since 1988. The self-weight reduction of caissons for breakwater is attained by making the cavities through the caisson wall. Fig. 1 shows a type of the structure, which is called "*Soft land breakwater*". The breakwater is characterized by light weight structure in which it is not necessary to install any soil improvement of foundations constituting soft clay, the permeable walls for reducing the ocean wave forces, and the comb-type short piles being driven into soft clay ground for restraining the horizontal displacement of structures.

No serious problems for losing function of structures were reported immediately after construction. However, it seems that the settlements occur after storms such as typhoon. Fig. 2 shows the variations of settlements of a light-weight breakwater after construction with the elapsed time. The plots indicate the settlements observed at the center of breakwater. The solid curve shows the estimated time-settlement relations of the breakwater, while the broken curves are the extrapolated time-settlement relations when no typhoon attacked against the breakwater. It is recognized that the settlements were accelerated by storms. A typical soil profile of Ariake clay on which breakwater rests is illustrated in Fig. 3.

The purpose of this chapter is to describe a numerical approach for predicting vertical settlements and horizontal displacements of the light-weight breakwater subjected to cyclic wave loading during storms, which were mentioned above. In particular, the effects of the comb-type piles, as are shown in Fig. 1, on reduction of the settlement and horizontal displacement of a light-weight breakwater subjected to cyclic wave loading were investigated through numerical analysis incorporated by a constitutive relation for soils.

Foundations: Innovations, observations, design and practice, Thomas Telford, London, 2003

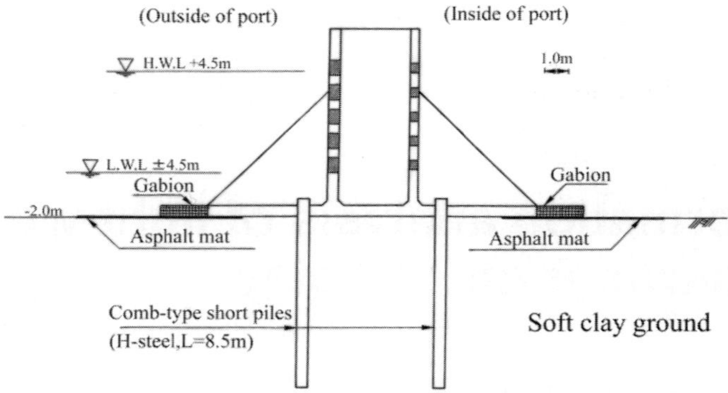

Figure 1 Outline of a light-weight breakwater (After Yasuhara et al. 1997)

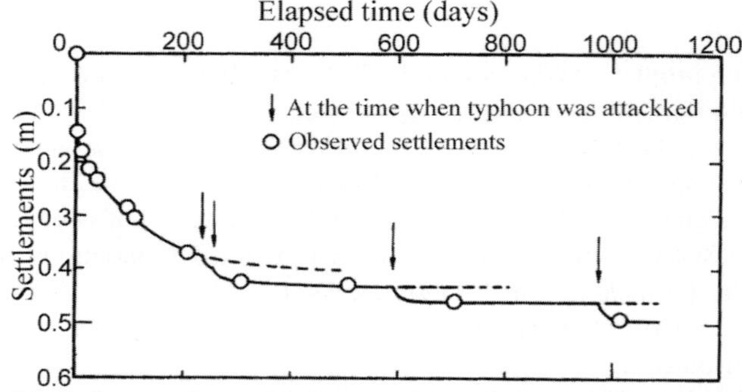

Figure 2 Variations of settlements of a light-weight breakwater after construction (After Yasuhara et al. 1997)

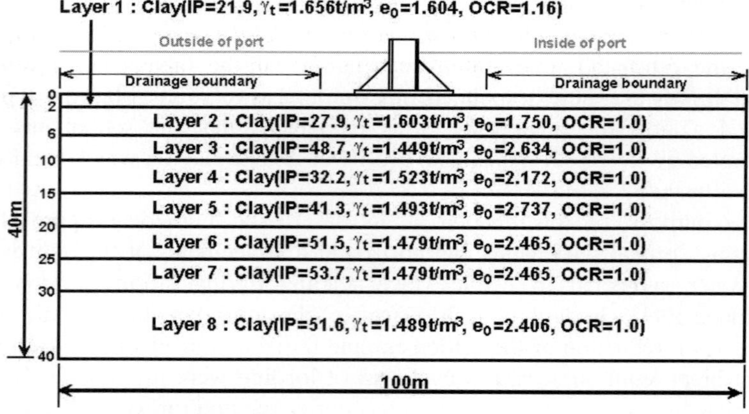

Figure 3 Soil profiles of Ariake clay

Procedure for numerical analysis

Soil-water coupled analysis

A soil-water coupled analysis based on the finite element method was carried out for investigating deformation of soft clay ground subjected to cyclic loading. The analytical method considers both soil skeleton deformation and pore pressure dissipation, simultaneously. The equation based on this method is given as:

$$\begin{bmatrix} [\mathbf{K}] & -[\mathbf{L}]^T \\ -[\mathbf{L}] & \theta\Delta t[\boldsymbol{\alpha}] \end{bmatrix} \begin{Bmatrix} \{\delta\mathbf{u}\} \\ \mathbf{u}_e^{t+\delta t} \end{Bmatrix} = \begin{Bmatrix} \{\delta\mathbf{F}\} \\ \{0\} \end{Bmatrix} + \begin{Bmatrix} [\mathbf{L}]^T\{\mathbf{u}_e^t\} \\ -(1-\theta)\Delta t[\boldsymbol{\alpha}]\{\mathbf{u}_e^t\} \end{Bmatrix} \tag{1}$$

where $\delta\mathbf{F}$ is increment vector of nodal force within time elapsed Δt, $\delta\mathbf{u}$ is increment vector of nodal displacement within Δt, $\mathbf{u}_e^t$ is excess pore pressure at a given time, $[\mathbf{K}]$ is global stiffness matrix, $[\mathbf{L}]$ is conversion matrix from elemental excess pore pressure to nodal forces, $[\mathbf{L}]^T$ is conversion matrix from nodal displacements to elemental volumetric strain, $[\boldsymbol{\alpha}]$ is coefficient matrix concerned with water flow of elements (Akai & Tamura; 1978). Variations of nodal displacements and elemental pore pressure with time can be obtained by solving Eq.(1) with time increments.

Constitutive equation for soils

An elasto-plastic constitutive model, which represents cyclic plasticity, was used in this study. This elasto-plastic constitutive model is based on the subloading surface concept (Hashigichi, 1996). It is assumed that the yield function of the constitutive model surface is the same one as used in the modified Cam-clay model and soils behave following the associated flow rule. The effective stress-strain relationship is expressed as:

$$\dot{\sigma}'_{ij} = D_{ijkl}\dot{\varepsilon}_{kl} \tag{2}$$

$$D_{ijkl} = E_{ijkl} - D^p_{ijkl} \tag{3}$$

$$E_{ijkl} = \tilde{\lambda}\delta_{ij}\delta_{kl} + \tilde{\mu}\left(\delta_{ik}\delta_{jl} + \delta_{il}\delta_{jk}\right) \tag{4}$$

$$D^p_{ijkl} = \frac{E_{ijmn}n_{mn}n_{pq}E_{pqkl}}{n_{mn}E_{mnpq}n_{pq} + n_{mn}\sigma'_{mn}\left(\dfrac{n_{pp}}{D_c} + \dfrac{U}{R}\left\|\dfrac{\partial f}{\partial \boldsymbol{\sigma}'}\right\|\right)} \tag{5}$$

$$n_{ij} = \frac{\partial f}{\partial \sigma'_{ij}} \bigg/ \left\|\frac{\partial f}{\partial \boldsymbol{\sigma}'}\right\| \tag{6}$$

$$f = p'\left\{\left(\frac{\eta'}{M}\right)^2 + 1\right\} \tag{7}$$

$$\eta' = \frac{q}{p'}, \; q = \sqrt{\frac{3}{2}\left(\sigma'_{ij} - p'\delta_{ij}\right)\left(\sigma'_{ij} - p'\delta_{ij}\right)}, \; p' = \frac{1}{3}\sigma'_{ii} \tag{8}$$

$$D_c = \frac{\lambda_c - \kappa_c}{1+e}, \; R = \frac{f(\boldsymbol{\sigma}')}{p'_y}, \; U = -\mu_R \ln R \tag{9}$$

where, σ'_{ij} is component of effective stress tensor, $\dot{\sigma}'_{ij}$ is component of effective stress rate tensor, and ε_{ij} is a component of strain rate, $\tilde{\lambda}$ and $\tilde{\mu}$ are Lame's parameters, λ_c and κ_c are compression and swelling index, respectively, M is effective stress ratio, η', at the critical stress state. e is void ratio. p'_y is consolidation yield stress, and μ_R is subloading surface parameter. The summation convention rule is used in derivation of the above equations.

Mechanical parameters in the numerical analysis

Although mechanical parameters of soft clay ground under the light-weight breakwater were indirectly estimated by means of soil plasticity whose procedure was proposed by Iizuka & Ohta (1987), the coefficient of permeability was not determined. However, as the settlement-time relationship before the fist storm can be simulated, the coefficient of permeability has been assumed to be 20 times as large as the values obtained from the results of back analysis for actually observed settlement versus time curves. All the parameters of soft clay ground assumed for analysis in this study are shown in Table 1. In the mechanical parameters of light-weight breakwater, on the other hand, Young's modulus and Poisson's ratio of concrete were set to $2.81 \times 10^7 \text{kN/m}^2$ and 0.2, and Young's modulus and Poisson's ratio of the comb-type pile were set to $20.0 \times 10^7 \text{kN/m}^2$ and 0.3, respectively.

Table 1 Mechanical parameters of soft soil ground

Layer	M	λ_c	κ_c	ν	μ_d	k/γ_w
1	1.19	0.169	0.0169			9.96×10^{-4}
2	1.12	0.208	0.0208			3.18×10^{-4}
3	0.97	0.356	0.0356			2.44×10^{-4}
4	1.08	0.388	0.0388	0.333	100	1.13×10^{-4}
5	1.01	0.304	0.0304			1.01×10^{-4}
6	1.01	0.373	0.0373			1.15×10^{-4}
7	0.94	0.391	0.0391			1.01×10^{-4}
8	0.95	0.169	0.0169			3.50×10^{-5}

Influence of water flow on numerical analysis

The first step of numerical analysis was performed in the case of applying the dead load of a light-weight breakwater on the soft clay ground under the K_0 stress state. Subsequently, deformation behaviour was carried out under a wave force during storms after consolidation due to the dead load of a light-weight breakwater. Height and period of the wave in the analysis were assumed to be 1.9 m and 6sec, respectively. Two kinds of drainage condition in the analysis were set up for investigating the influence on water flow in ground : the one was an analysis with considering the groundwater flow, the another was an analysis without considering, in which no volumetric strain of all the elements took place. The influence of the groundwater flow in the analysis was made clear by comparison between the results from these two completely different drainage conditions, although partially drained condition should be considered.

Displacements of soft ground and light-weight breakwater with the number of load cycles, N, in the case of the analysis without considering water flow are

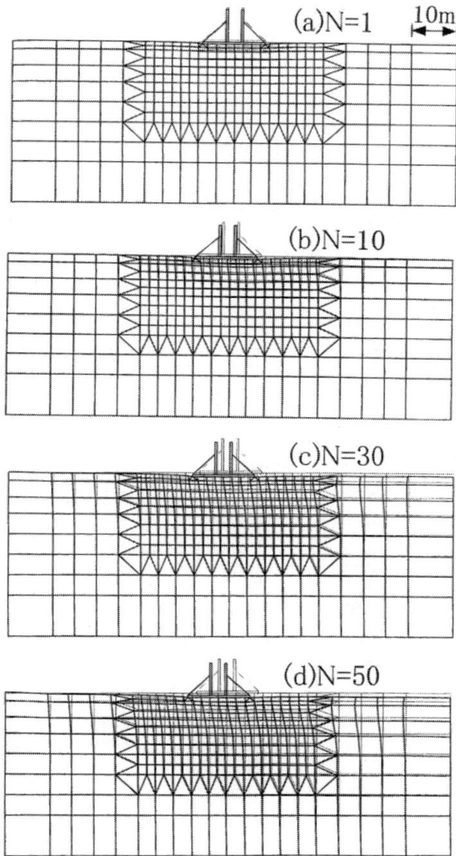

Figure 4 Displacements of soft ground and light-weight breakwater with the number of load cycles, N, in the case of the analysis without considering groundwater flow

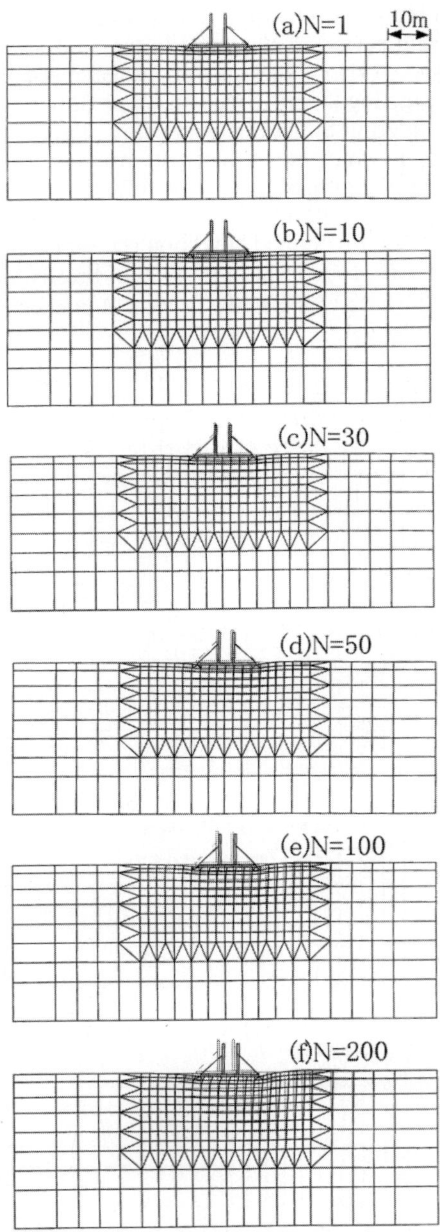

Figure 5 Displacements of soft ground and light-weight breakwater with the number of load cycles, N, in the case of the analysis with considering groundwater flow

shown in Fig. 4 while Figure 5 shows the results in the case of the analysis with considering groundwater flow. In Figs. 6 and 7 are shown the variations of the calculated settlement and horizontal displacement at the top of light-weight breakwater with the number of load cycles.

From the results of these analyses, the horizontal displacement in the case of the undrained analysis is larger than that in the partially drained analysis. The decrease in effective stress in the upper level of ground in the case of undrained analysis is larger than that in the case of partially drained analysis in which excess pore pressures are dissipated from the drainage boundary. Because of the degradation of stiffness and strength of clay soils caused by decrease of the effective stress, the larger deformation arises in the undrained analysis than that in partially drained conditions. On the other hand, the settlement of light-weight breakwater in the partially drained analysis is larger than that in the undrained analysis. In addition, the settlement in the undrained analysis is almost equal to zero. It is thought that the settlement during a storm is caused by the re-consolidation of soft clay ground due to dissipation of excess pore pressure generated during wave-induced cyclic loading.

Although the permeability of soft clay ground is very small, the results obtained from the undrained analysis are different from those in the partially drained analysis. This fact shows that groundwater flow in a numerical analysis must be taken into consideration in order to perform more realistic deformation analysis.

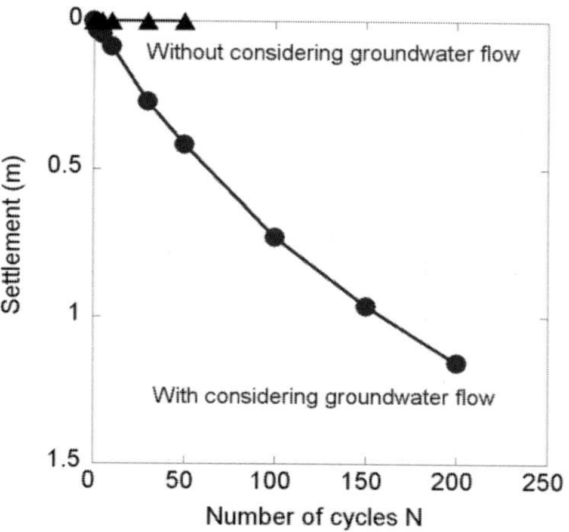

Figure 6 Variations of the calculated settlement at the top of light-weight breakwater

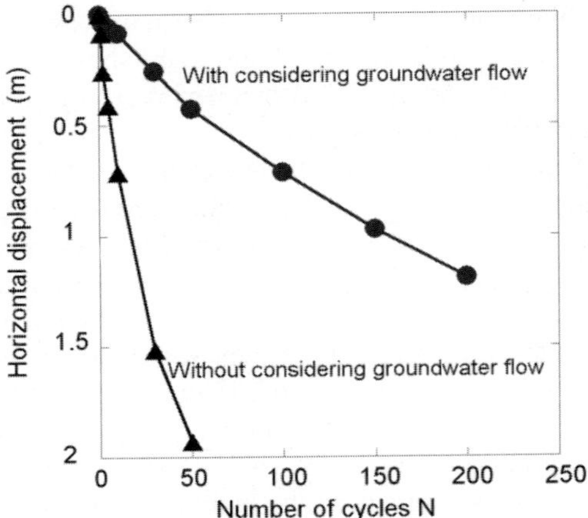

Figure 7 Variations of the calculated horizontal displacement at the top of light-weight breakwater

Effects of comb-type short piles

To investigate effect of comb-type short piles on reduction of displacements of light-weight breakwater subjected to cyclic wave loading, the partially drained analysis was performed. In addition, in order to take storm-induced severe conditions against the breakwater into consideration, the analysis was performed under the assumption that cyclic wave loading began to act to the breakwater immediately after the construction of breakwater. The influence of length of short piles on settlements and horizontal displacements of the light-weight breakwater was investigated through analysis by varying the pile length with 3, 7.5, 10, 20, and 30m as well as through analysis without the comb-type short pile.

Figs. 8a and 8b show the variations of settlements and horizontal displacements of light-weight breakwater with and without piles with the time, respectively. It is recognized that the comb-type short piles play a role in reducing horizontal displacements rather than in the case with no short piles. On the other hand, it seems that the short piles give less effect on restraining settlement of the breakwater. However, the number of applied wave load cycles in the analysis is not enough to investigate the stability of the light-weight breakwater during a storm period. Until the present time, in this study, the number of applied wave cycles is not long enough to investigate behaviour in the partially drained analysis. Therefore, it is necessary to develop the efficient numerical analysis, which is able to consider the water flow in soft clay ground, for long-term behaviour of the breakwater subjected to storms.

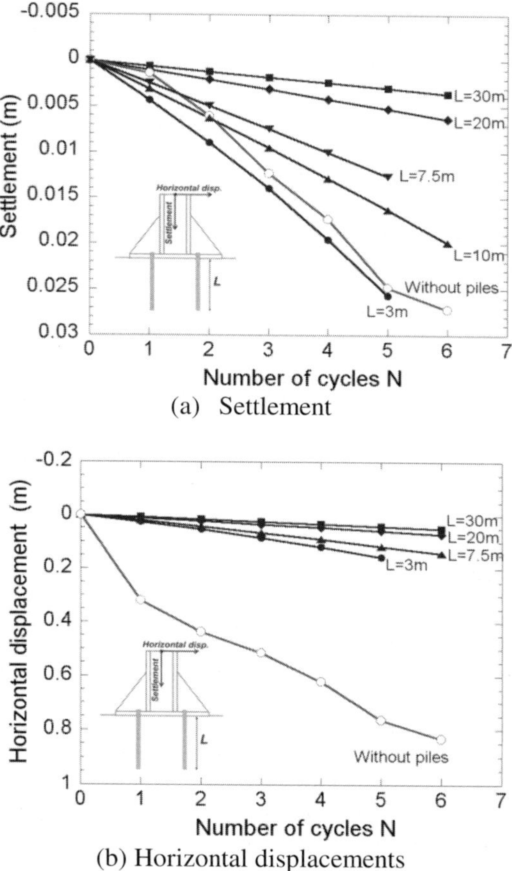

(a) Settlement

(b) Horizontal displacements

Figure 8 Variations of settlements and horizontal displacements of light-weight breakwater with and without piles

Conclusions

1) Light-weight breakwater with comb type short piles reduces lateral deformation as well as vertical settlements of soft soil ground. The installation of comb-type short piles plays an important role in this benefit.

2) A numerical analysis incorporated by a constitutive relation which is enable to take cyclic plasticity into consideration is proposed.

3) The results from analysis suggest that the newly proposed analytical procedure is successful in predicting of breakwater under simulated cyclic ocean wave loading. The importance of partially drainage conditions on

behaviour of breakwater under long-term cyclic loading is also indicated from the results.

References

1. Akai, K. and Tamura, T. (1978) *Numerical analysis of multi-dimensional consolidation accompanied with elasto-plastic constitutive equation*, Proc. JSCE, No.269, pp.95-104. (in Japanese)
2. Hashiguchi, K. (1996) *Elastoplastic constitutive equation of soils based on the concepts of subloading surface and rotational hardening*, Journal of Geotechnical Engineering, JECE, 547(36), pp.127-144. (in Japanese)
3. Iizuka, A . and Ohta, H. (1987) *A determination procedure of input parameter in elasto-viscoplastic finite element analysis*, Soils and Foundations, Vol.127, No.3, pp71-87.
4. Yasuhara, K., Murakami, S. and Toyota, N. (1997) *Wave-induced residual settlement in soft seabed soils*, BOSS '97 8th Int. Conf. the Behaviour of Offshore Structures 1, pp.211-224.

Bearing capacity of embedded shallow foundations in clay

T. Nakamura and M. Kitazume
Port and Airport Research Institute, Japan

Introduction

In Japanese coastal areas, many construction projects have often encountered very soft clay deposits. A large number of soil improvement techniques have been developed in order to reinforce these soft deposits. Among them, the Deep Mixing Method (DMM), a deep in-situ soil stabilization technique using cement and/or lime as a stabilizing agent, has been often applied to improve these soft soils. A special deep mixing machine is used to treat soft soil in-situ, which is basically composed of several mixing blades and a stabilizer supplying system. In one operation, a column of treated soil is manufactured in the ground. To manufacture a continuous treated soil mass, the columns are overlapped in a series of operations. According to scale and importance of superstructures, several patterns of improvement have been conceived and practiced; e.g. group column, block, grid and wall types (CDIT, 2002). The most common type in port and harbor constructions is the block type where all the treated columns overlap each other. As Japanese marine clays stabilized by DMM are well known to have high strength and small strain at failure (Terashi et. al., 1979 & 1980, Kawasaki et al., 1981), the block type improvement is considered to be a rigid structural member buried in the ground to transfer the external loads to a reliable stratum (Japanese Ministry of Transport, 1999). In the current design, an "external stability analysis" of improved ground is examined in which sliding and overturning failures are assumed. However, this analysis in the current design can be replaced by an examination of the bearing capacity of embedded shallow foundation subjected to vertical, horizontal and moment loads, if the improved ground is assumed as an embedded foundation in the soft ground.

The bearing capacity of shallow foundation has been investigated by model tests and numerical analysis (Kusakabe and Lee, 2001, Terashi et al., 1984, Narita and Yamaguchi, 1989, Salençon and Pecker, 1995, and Sekiguchi and Kobayashi, 1997). However, further research is required to find a bearing capacity of embedded shallow foundation subjected to the vertical, horizontal and moment loads. In this study, a series of centrifuge model tests and FEM analyses were carried out to investigate the bearing capacity of an embedded shallow foundation subjected to vertical, horizontal and moment loads, and the failure envelope in load space.

Model test procedure

A series of model tests was carried out in the Mark II Geotechnical Centrifuge at the Port and Airport Research Institute (former the Port and Harbour Research Institute). The centrifuge has a radius of 3.8 m, a maximum payload of 2.7 tons, a maximum acceleration of 113 g and a maximum capacity of 300 g-tons. The details of the centrifuge and the surrounding equipment were described in detail by Kitazume and Miyajima (1995). All the loading tests were carried out in a strong specimen box with inside dimensions of 50 cm in length, 20 cm in width and 34.5 cm in depth.

A model ground setup is shown in Figure 1. A model foundation was made of Bakelite material and was 7cm in width and 7cm in depth. Its bottom and side surfaces were lubricated by silicon grease to simulate a smooth surface condition. The clay material used in this study was Kaolin clay, whose physical properties are summarized in Table 1. The clay was consolidated in the laboratory at first at a vertical pressure of 42 kN/m^2. After the completion of the consolidation, a portion of the clay was excavated and the model foundation was then embedded. The clay was consolidated again at a final consolidation pressure of 83 kN/m^2 to minimize the disturbance effect that might be caused by the partial excavation.

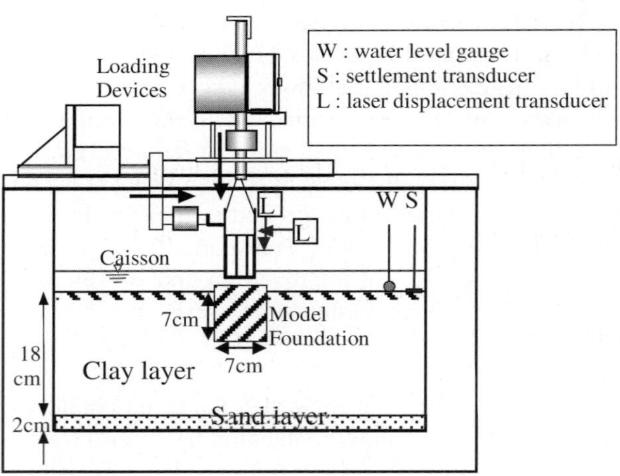

Figure 1 Model setup

Table 1: Physical properties of Kaolin clay

Specific gravity	Liquid limit	Plastic limit	Plasticity index	Grain size distribution (%)			Maximum grain size
				Sand	Silt	Clay	
2.638	63.8%	26.8%	37.0	1%	22%	77%	0.425mm

After the loading devices and some displacement transducers were installed on the specimen box, the model was brought up to a 50 g centrifugal acceleration field to allow it to consolidate by an enhanced self-weight. As the consolidation pressure in the laboratory was higher than the overburden pressure at the bottom of the ground at 50 g, the model ground was in the over-consolidated condition. The undrained shear strength distribution of the model ground was measured by an in-flight vane test apparatus and is shown with depth in Figure 2. The depth in Figure is converted to a prototype scale by multiplying the centrifuge acceleration. It was found that the shear strength of the ground increased almost linearly with depth, which can be due to the self-weight effect of the ground.

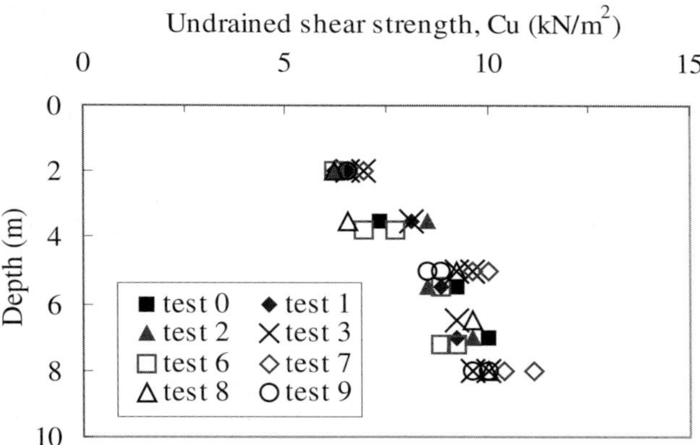

Figure 2 Undrained shear strength distribution with depth

After the completion of the consolidation at 50 g acceleration, the model foundation was subjected to a vertical load by the weight of the model caisson at first and then to the horizontal load by pushing the caisson at constant displacement speed by means of the motor jack. As these loadings were carried out within a couple of minutes, an undrained condition was assumed during the loadings. During the loading, the vertical and the horizontal displacements of the caisson were measured. In addition, the inclination angle of the foundation was measured by an accelerometer installed on the top surface of the foundation. The vertical stress distribution acting on the foundation bottom was measured in tests 8 and 9 by a row of pressure gauges installed in the foundation.

A total of eight tests were carried out as summarized in Table 2, including the vertical loading test. In the vertical loading test, the model foundation was subjected to the constant increase of the vertical displacement by the motor jack. In the vertical and horizontal loading tests, the vertical load level and the horizontal loading height were changed to simulate various loading combinations.

Table 2: Test case and bearing capacity

Test No.	0	1	2	3	6	7	8	9
Horizontal loading height from the top of foundation, (cm)	-	3.8	7.5	2.3	3.8	4.2	7.5	7.5
Bearing capacity								
vertical, (kN/m^2)	89	53	21	22	21	66	66	21
horizontal, (kN/m^2)	-	13	7.9	15	14	11	3.6	5.4
moment, (kN/m)	-	7.0	8.4	4.9	11	6.4	3.9	5.7

Model test results and discussions

Vertical loading

Figure 3 shows the relationship between the vertical pressure and the displacement of the foundation obtained in test 0, where the displacement is normalized by the foundation width, B. It was found that the vertical pressure increased very rapidly at first to a clear peak value. After the peak, the vertical pressure decreased little bit and increased again gradually during the loading, which was due to the effect of increasing overburden pressure during the penetration. The vertical bearing capacity was defined as the peak load and was shown in Table 2.

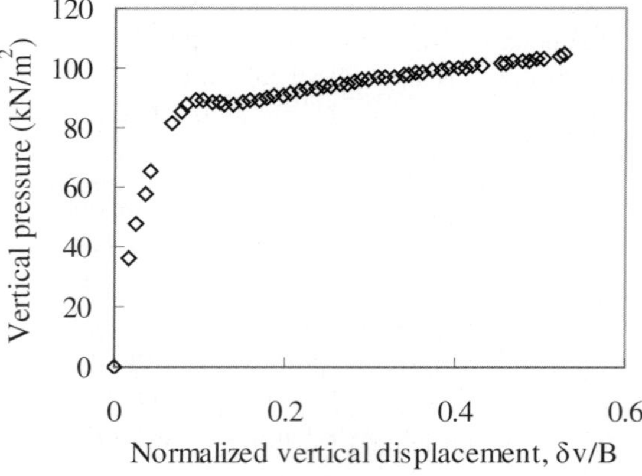

Figure 3 Vertical pressure against displacement (test 0)

Horizontal loading
Horizontal pressure and horizontal displacement curve
The measured horizontal pressure and the horizontal displacement curves of tests 1, 6 and 7 are shown in Figure 4, in which the horizontal loading height was almost same but the vertical load level differed. Again, the displacement in Figure is normalized by the foundation width. In test 6, the lowest vertical load level, the horizontal pressure increased very rapidly with increasing the horizontal displacement and no clear peak load was measured in the curve. In tests 1 and 7, the horizontal pressure increased very rapidly similar to that in test 6. However, the horizontal pressure at the large displacement reduced with an increase of vertical load level.

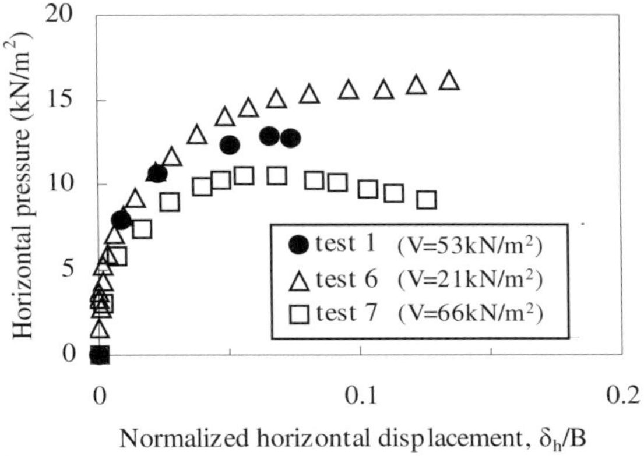

Figure 4 Horizontal pressure against horizontal displacement (tests 1, 6 and 7)

Vertical and horizontal displacements curve
The relationship between the vertical and the horizontal displacements during the horizontal loading is shown in Figure 5, which was obtained in tests 1 and 6. In these two tests, the height of horizontal loading point was similar but the vertical load level was different as shown in Table 2. It was found that the vertical displacement increased gradually with the horizontal loading in test 6. In test 1, however, the vertical displacement increased very rapidly with the increase of horizontal displacement. This indicated that the foundation displacement was much influenced by the vertical load level during the horizontal loading.

Stress on foundation base
The relationship between the vertical stresses on the foundation base and the horizontal pressure are shown in Figure 6, which was measured in test 8. It was found that the measured vertical stress distribution had not a uniform shape but a trapezoid shape before the horizontal loading probably because the position of the vertical load was slightly shifted toward to the toe of the foundation. It was

found that the vertical stress measured at the point (1), the toe of the foundation, increased very rapidly with the increase of horizontal load and reached a maximum load at the horizontal pressure of about 2.5kN/m^2. The vertical stress remained almost constant even if the horizontal pressure increased more.

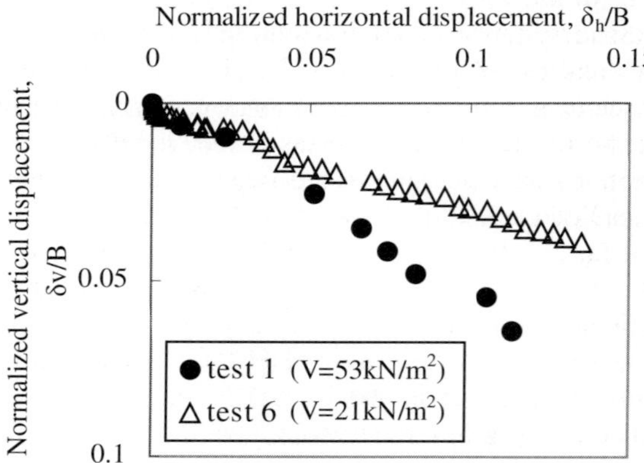

Figure 5 Relationship between vertical and horizontal displacements

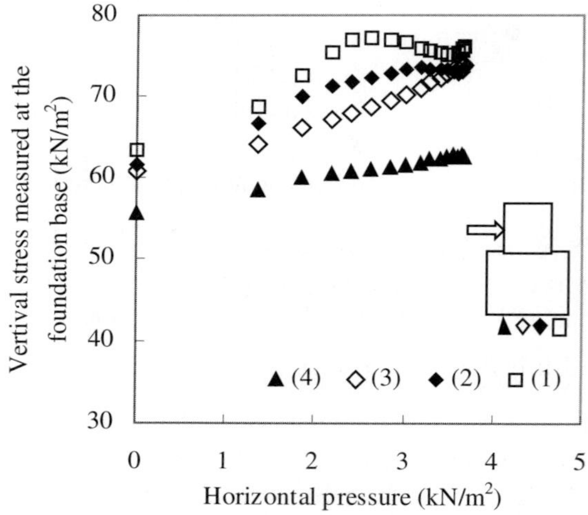

Figure 6 Stress on foundation base against horizontal pressure (test 8)

The similar phenomenon was observed in the stress at the point (2), the second from the most foundation toe, except that the vertical stress reached almost constant value later than the stress at the (1). The vertical stress at the points (3) and (4) also increased almost linearly during the horizontal loading, but did not reach a constant value. These phenomena indicated that the ground underneath the foundation yielded gradually from the toe of the foundation toward to the middle portion. It was of interest that the maximum vertical stress of the ground was almost same irrespective of the portion of the foundation.

Stress distribution at failure
The vertical stress distribution on the foundation base at failure is shown in Figure 7, which was measured in tests 8 and 9. In test 9, the stress distribution showed a linear increase toward the toe of the foundation. The vertical stress at the point (6), close to the heel of the foundation, showed a very small value. This phenomenon meant that the stress concentrated to the toe but the stress released at the heel of foundation. It was found that the stress distribution had a triangle shape at failure. In test 8, on the other hand, the stress distribution increased toward to the toe, but showed almost constant value at the points (1) to (3). This phenomenon meant that the stress distribution concentrated to the toe, and the ground at this portion yielded gradually and extended toward the middle portion of the foundation. The stress distribution measured in test 8 was much different from that in test 9, which was due to the difference in the vertical load.

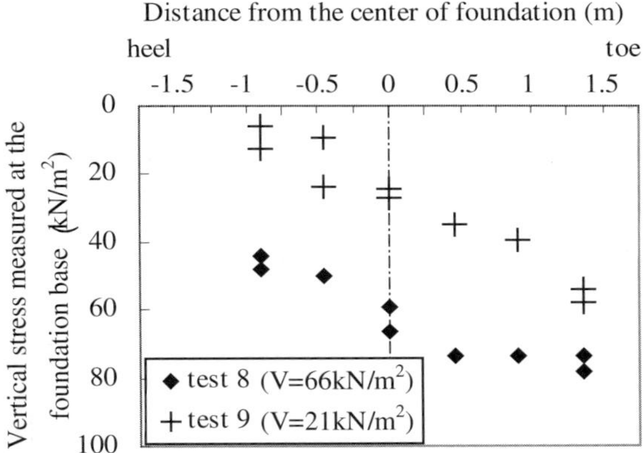

Figure 7 Stress distribution at foundation base

Failure envelopes

It is well known that the ultimate failure load forms a sort of failure envelope in the vertical, the horizontal and the moment loads space. In order to develop the failure envelope, a series of finite element analyses was carried out with various combinations of the vertical load and the height of horizontal loading point. The clay ground was modeled as a Mohr-Coulomb type elasto-plastic material with associated flow condition in the analyses, whose undrained shear strength distribution with depth was same as the model test condition. The internal friction angle of the clay was assumed zero to simulate an undrained condition. In the analyses, the model foundation was subjected to the vertical load at first and then to the horizontal load in the undrained condition. The failure envelope obtained by the FEM analyses is shown in Figure 8. In Figure, the moment load about the top center of the foundation was plotted by dividing by the foundation width in order to correspond the unit of the vertical and the horizontal loads. It was found that the failure envelope had a spherical shape in the $V - H - M/B$ space. The intersection of the envelope to the V-H plane, $M/B = 0$, had a convex shape outward. The intersection of the envelope to the $H - M/B$ plane, $V = 0$ was applied, had an almost straight shape.

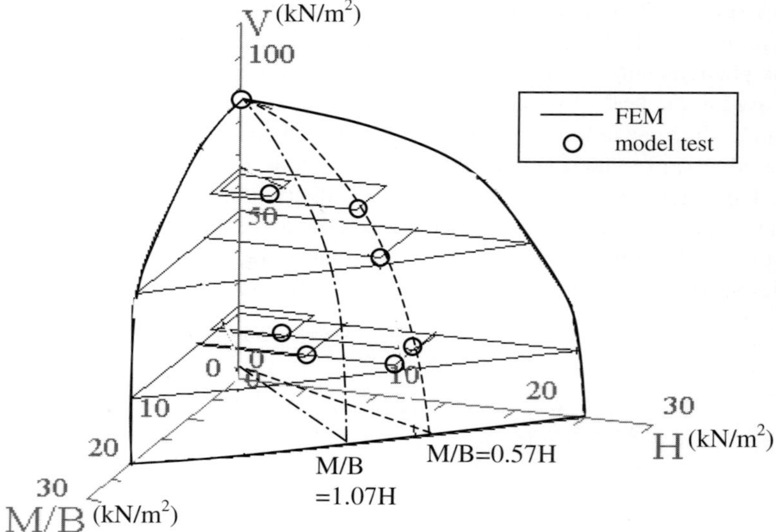

Figure 8 Failure envelope

In order to compare the model test results and the failure envelope calculated by the FEM analyses, the intersections of the envelope by the plane of $M/B = 0.57H$ and $1.07H$ are shown in Figure 9 (a) and (b) respectively. The number with parentheses in Figure indicates the measured ratio of M/B. It was found that the failure envelope formed a convex curve in the vertical and the horizontal load plane. The model test results coincide to the calculated results in the case of $M/B = 0.57H$, in which the foundation was subjected to relatively small moment load (Figure 9 (a)). However, in the case of $M/B = 1.07H$ as shown in Figure 9(b), the model test results were comparatively smaller than the calculated envelope. This fact indicated that further research is required in the model test and the numerical analysis in order to investigate the reason of this discrepancy and the size and shape of the failure envelope.

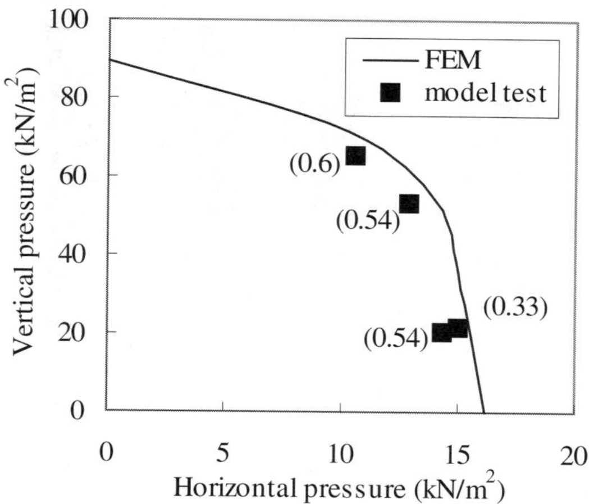

(a) M/B=0.57H

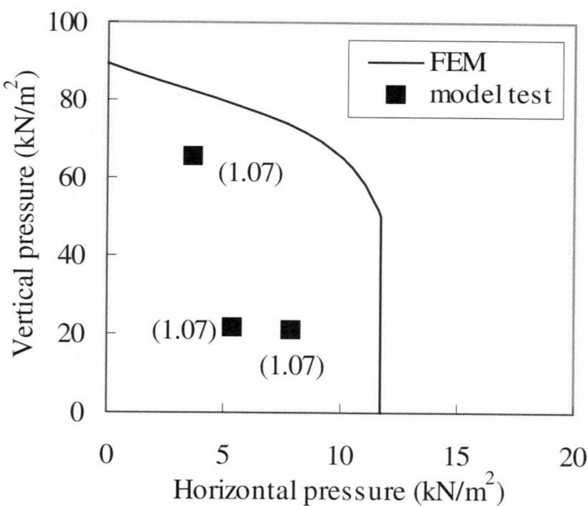

(b) M/B=1.07H

Figure 9 Sectional plane of failure envelope

Conclusion

In this study, a series of centrifuge model tests and FEM analyses were carried out to investigate the bearing capacity of embedded foundation in clay whose undrained shear strength increased with depth. Major conclusions derived in this study are described as follows:

1) The relationship between the horizontal load and the horizontal displacement was much influenced by the vertical load level and the height of the horizontal loading.
2) The clay underneath the foundation yielded gradually from the toe of the foundation toward to the middle portion of the foundation.
3) The failure envelope was formed in the vertical, the horizontal and the moment loads space, which had a spherical shape. The model test results coincided relatively well with the FEM analyses where the moment load was small, but did not coincide well when the moment load became large. Further research is required to investigate this discrepancy.

References

1. Coastal Development Institute of Technology. (2002) *Deep Mixing Method – Principle, Design and Construction.* Balkema Publishers
2. Japanese Ministry of Transport. (1999) *Design codes for port and harbor facilities.* (in Japanese).
3. Kawasaki, T., Niina, A., Saitoh, S., Suzuki, Y. and Honjyo, Y. (1981) *Deep mixing method using cement hardening agent.* Proc. of the 10th ICSMFE, 3: 721-724.
4. Kitazume, M. and Miyajima, S. (1995) *Development of PHRI Mark II Geotechnical Centrifuge.* Technical Note of the Port and Harbour Research Institute, 817
5. Kusakabe, O. and Lee, M. (2001) *Development of bearing capacity studies and changing foundation design.* Proc. of the 11th ARCSMGE, 2: 729-751
6. Narita, K. and Yamaguchi, H., (1989) *Analysis of bearing capacity for log-spiral sliding surface.* Soils and Foundations, 29(2): 85-98
7. Salençon, J. and Pecker, A. (1995) *Ultimate bearing capacity of shallow foundations under inclined and eccentric loads.* Part I. Purely cohesive soil. Eur. J. Mech. A/Solids. 14(3), 349-375
8. Sekiguchi, H. and Kobayashi, S. (1997) *Limit analysis of bearing capacity for a circular footing subjected to eccentric loads.* Proc. of the 14th ICSMFE, 2: 1029-1032
9. Terashi, M., Tanaka, H. and Okumura, T. (1979) *Engineering properties of lime treated marine soils and the DM method.* Proc. of the 6th ARCSMFE, 1: 191-194.
10. Terashi, M., Tanaka, H., Mitsumoto, T., Niidome, Y. and Honma, S. (1980) *Fundamental Properties of lime and cement treated soils (2nd report).* Report of the Port and Harbour Research Institute, 19(1): 33-62 (in Japanese).
11. Terashi, M., Kitazume, M. and Tanaka, H., (1984) *Application of PHRI geotechnical centrifuge,* Proc. of the Int. Symp. on Geotechnical Centrifuge Model Testing, 164-171

An experimental study of inflatable offshore anchors in soft clay

T.A. Newson and F.W. Smith
Department of Civil Engineering, University of Dundee

P. Brunning
Stolt Offshore MS Ltd., Aberdeen

Introduction

Since many remotely operated vehicles (ROVs) are neutrally or positively bouyant, any activities that require any significant reaction load, e.g. *in situ* soil testing, are not possible without additional anchoring or clump weights. Whilst the majority of ROVs used by the offshore oil and gas industries have the necessary hydraulic and pneumatic control systems to employ anchors, previous attempts to develop seabed fixity have had variable success. These include standard anchor systems, such as helical screw, suction, duckbill and plate anchors. Any viable alternative must provide a cheap and reusable system that will provide sufficient pullout capacity and be able to operate in the demanding deep offshore environment.

This project had the aim of determining whether a flexible, inflatable anchor system may provide sufficient uplift capacity to fix ROVs during offshore activities. A series of physical model tests have been used to assess the performance of the proposed anchor system in terms of pullout capacity and mobilisation distance. A limited range of anchor designs and operating conditions were investigated to provide data for this assessment. This paper describes the experimental methodology, anchor system and the testing of the system using an artificial clayey soil.

Experimental methods

Physical model testing was carried out in a large cylindrical steel container of 700 mm internal diameter and 1200 mm height. A series of tests involving constant velocity pullout of a range of anchors, with varying geometries was conducted. A large computer controlled screw jack was used to extract the

Foundations: Innovations, observations, design and practice, Thomas Telford, London, 2003

anchors and this was fixed to the top of the container using cross beams. The anchors were pulled out of the soil using a rigid hanger.

The inflatable anchor system geometry is shown in Figure 1. The anchor consisted of a cylindrical steel tube (35 mm diameter, D) around which was fastened to a rubber membrane. Fluid or air can be pumped into the annular space between the tube and membrane to inflate it. The anchors were embedded to different depths (H) and the length of the inflatable section (L) was also varied. The fluid in the rubber membrane was pressurised by means of two screwed pistons, one of which may be driven by computer control to maintain a constant pressure. Constant volume was maintained by pressurising the system under computer control, then preventing further movement of the pistons.

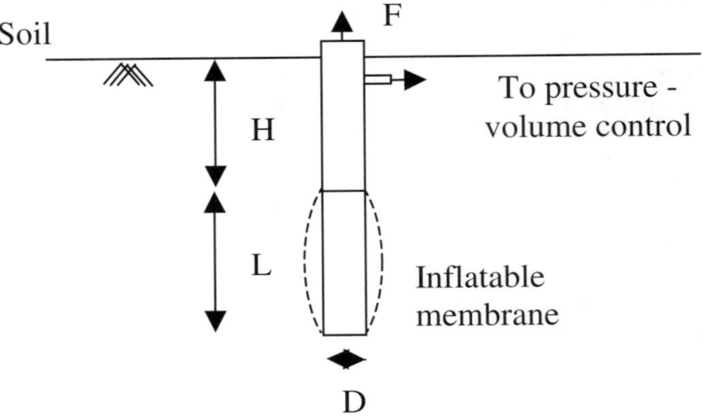

Figure 1: Geometry of inflatable anchor system

Computer control of the experiments was by means of HP-Vee programs. These monitored the inputs and took appropriate action to control the actuators. Values for load, pressure, travel etc were calculated, stored to disk and displayed on graphs as the experiment progressed. Where *constant pressure* was required any change in pressure in the system from a set value was used as feedback to drive the piston and thus bring the pressure back to the required value. Where *constant volume* testing was required a pressure was developed under computer control and then the actuator was disengaged to prevent any further change in fluid volume. The pressure-volume change relationship could also be investigated if necessary during an experiment.

The anchor tests were conducted on a blend of Speswhite kaolin and Congleton sand. Congleton is a silicate sand with a uniform grading of sub-rounded particles, $D_{50} = 0.3$ mm and specific gravity $G_s = 2.65$. The angle of repose of this soil is 32-34°. The range of densities for this soil are found to vary between $\rho_{max} = 1.78$ t/m^3 and $\rho_{min} = 1.51$ t/m^3. Speswhite kaolin clay is a commercially produced kaolin with G_s = 2.68, liquid limit of 65% and plastic limit of 30 %. The angle of friction for this soil is 22°.

Clayey soils were created by mixing 50% sand and 50% clay at 70% moisture content (approximately 2 x liquid limit) and one dimensionally consolidating a sample in the cylindrical container. This blend of sand and clay was selected to represent the typical grading and behaviour of a North Sea deposit. Pressure was applied incrementally via a rigid top cap up to the required pressure, sufficient to create a sample with an undrained shear strength of 2-5 kPa. Prior to pullout, vane tests and moisture contents were performed. For this series of tests the anchors were pushed gently into the clay and left for two hours prior to inflation and pullout to dissipate excess pore pressures. The samples of clay were double drained (i.e. from top and bottom). Although the edges of the container were unlined, since the container was large enough to provide at least 10 diameters of soil on either side of the anchor, any influence due to the rigid boundary was thought to be insignificant.

A range of model tests was conducted, with variations in geometry of the inflatable anchors and state of the soil. The variables investigated were stress history of the soil, inflation pressure (P), embedment ratio (H/L), anchor length (L), membrane thickness (t) and membrane surface roughness. A number of different forms of anchor were also tested for comparison, namely plate anchors and helical screw anchors. Only a limited range of the tests conducted will be reported herein. Further tests have been conducted on sand soils and these are reported elsewhere (Newson et al., 2003).

Experimental results

Results of pullout tests

The pullout force against anchor displacement is shown for three tests (1A to 1C) conducted on a normally consolidated clayey soil sample with undrained shear strength of 1.5 to 2 kPa in Figure 2. These tests were conducted to investigate the rate of pullout, improvements of pullout capacity with excess pore pressure dissipation and the effect of inflation of the anchor. Test 1A used a 100 mm long (L) sand roughened anchor, embedded 140 mm (H), inflated to 150 kPa (P) and left for two hours (inflated) prior to pullout at a velocity (v) of 0.018 mm/s. Test 1B used the same anchor, inflated to the same pressure, but pulled out at 3.81 mm/s immediately after inflation. Test 1C was not inflated and was again pulled out at 3.81 mm/s. For tests 1A and 1B the peak pullout loads were approximately 0.14 kN, with a mobilisation distance of the order of 20-40 mm. Test 1C shows a similar mobilisation distance and a lower peak load of 0.05 kN.

There appears to be very little difference between tests 1A and 1B, which suggests that for this clay mixture and state, there is marginal benefit in waiting a few hours prior to pullout. In fact, the coefficient of consolidation (c_h) for this type of material would be of the order of 1 to 10 m^2/year, hence 50% dissipation of the excess pore pressures may be lie in the range of 1.5 to 15 hours. Comparison of test 1C with tests 1A and 1B shows the effect of inflation of the bladder, which appeared to increase the pullout capacity threefold.

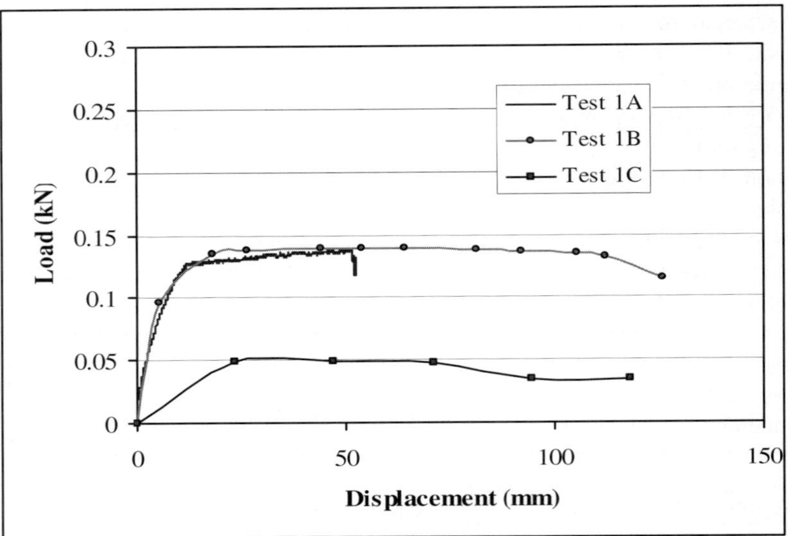

Figure 2: Force-displacement data for first series of pullout tests

A second series of tests was conducted to further investigate the increases in pullout capacity associated with dissipation of excess pore pressures developed during anchor inflation. Figure 3 shows the data from two additional pullout tests 2A and 2B. These were conducted using a 100 mm anchor, embedded to 140 mm and inflated to 150 kPa. A higher consolidation pressure was used to create the sample and led to an undrained shear strength of 3.5 to 4 kPa. Test 2A was left inflated for 16 hours prior to pullout and test 2B was pulled out immediately after inflation. The pullout velocity (v) for both tests was 3.18 mm/s. Hence tests 1B and 2B are directly comparable.

The pullout data for these two tests shows increases in capacity compared to the first series of tests, with test 2A peaking at 0.34 kN and test 2B at 0.26 kN. The mobilisation distances were comparable with those of the first series. Allowing the inflation excess pore pressures to dissipate significantly shows a 30% increase in pullout capacity for this soil and state.

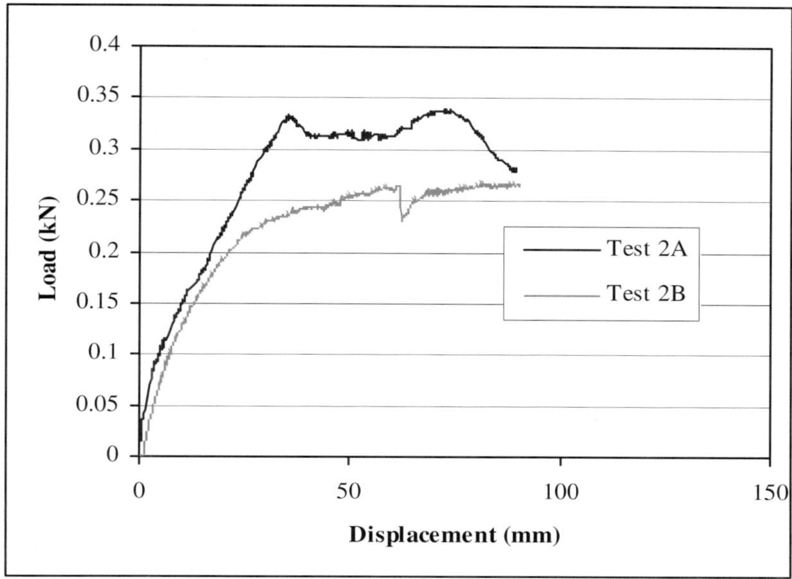

Figure 3:   Force-displacement data for second series of pullout tests

Volume-pressure relationships

Since the volume-pressure relationship of the anchor can be monitored during inflation, the *in situ* stress-strain properties of the soil can be determined in a similar manner to the pressuremeter test using cavity expansion theory (e.g. Mair and Wood, 1987). This information may be used to estimate the uplift capacity of the anchor or for design and other purposes, e.g. upheaval buckling calculations. A typical volume-pressure curve (determined from the anchor system) for the clayey soil is shown in Figure 4. Analysis and interpretation of this data can provide a range of parameters, e.g. elastic (G, v), angles of friction and dilation, lateral limit and *in situ* lateral pressures, undrained shear strength, etc..

Using this data, the shear modulus (G) can be estimated to be 650 kPa and assuming $v = 0.5$, this gives a value of Young's modulus, E = 1950 kPa. Due to the extremely low horizontal effective stresses (since the anchor has a very shallow embedment) the uplift or *in situ* pressure is difficult to estimate. The limit pressure (p_L) for this test is approximately 15 kPa, which agrees with cavity expansion theory (e.g. Carter et al, 1986), which suggests a value of p_L of 18 kPa:

$$p_L = \sigma'_h \, (1 + \sin \phi') \left[\frac{G}{\sigma'_h \cdot \sin \phi'} \right]^{\frac{1}{2}(1 - K_a)} \tag{1}$$

where K_a is the coefficient of active earth pressure and σ'_h is the horizontal effective stress.

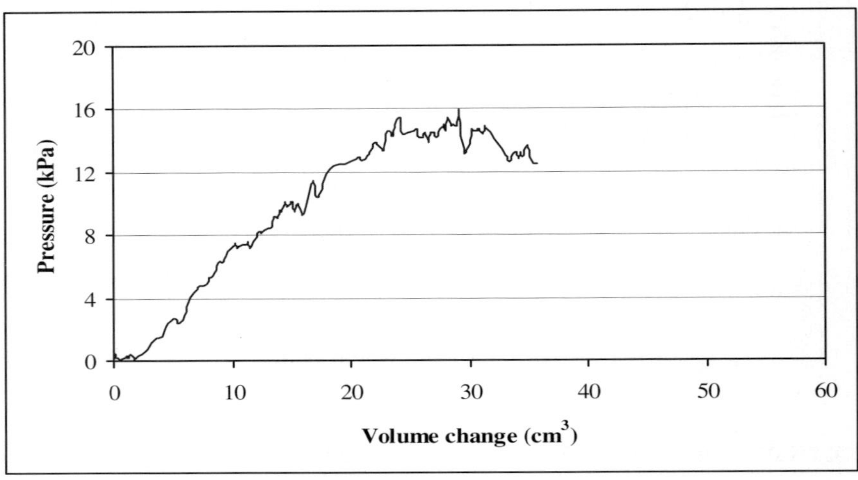

Figure 4: Volume pressure relationship for inflation phase of anchor utilisation

The undrained shear strength (c_u) can also be determined using equation (2) below (Mair and Wood, 1987). Assuming a value of N_p=6 (taking G/c_u approximately 200) then c_u is 3.2 kPa, which is comparable with the vane test measurements.

$$c_u = \frac{(p_L - \sigma_{ho})}{N_p} \tag{2}$$

where σ_{ho} is the in situ horizontal total stress and N_p is a pressuremeter constant (Marsland and Randolph, 1977).

The dissipation of excess pore pressures due to inflation of the anchor (for test 2A) is shown in Figure 5. The graph shows a 50% drop in excess pore pressure in approximately eleven hours. Using the consolidation solution of Randolph and Wroth (1979) for a cylindrical cavity, the horizontal coefficient of consolidation (c_h) was determined to be 1.32 m^2/year.

$$c_h = \frac{\left[\dfrac{D}{2}\right]^2 . T_{50}}{t_{50}} \tag{3}$$

where D is the cavity diameter, T_{50} is the time factor and t_{50} the time associated with 50% pore pressure dissipation.

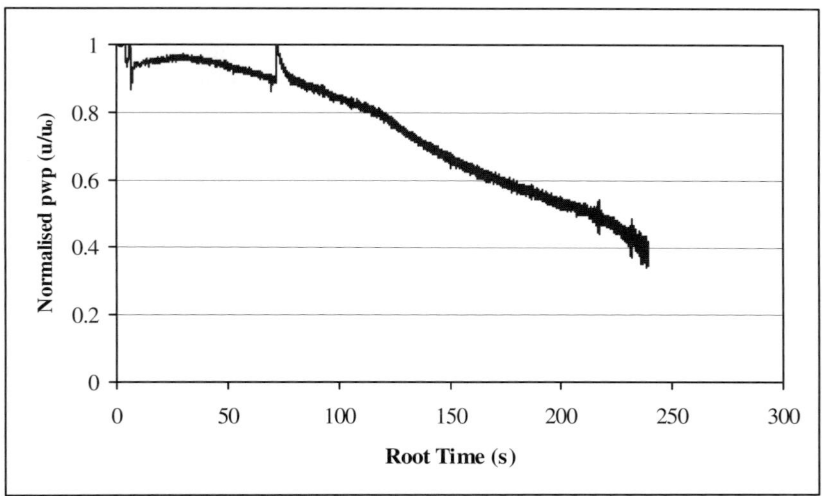

Figure 5: Excess pore pressure dissipation following membrane expansion

Discussion

The experimental data suggest that the pullout capacity of the inflatable anchor system will increase for stiffer, stronger clays and increased membrane pressures. Improvements in pullout capacity were also seen for long waiting periods after membrane inflation prior to pullout, although a shorter two-hour waiting period was found to result in the same pullout capacity. Hence the undrained shear strength and soil density (and therefore pullout capacity) may be improved by membrane loading, but for application offshore on ROVs long waiting periods are not practical. Varying the rate of pullout to determine whether a variation between drained and undrained states could be found, proved to yield the same pullout capacity. Closer inspection of the rates (limited by the gearing of the screw jack), using the dimensionless group v.L/ch suggested that both rates lay within the undrained range (Finnie, 1993). In order to achieve 'drained' pullout of the anchor, a rate less than 0.014 mm/hour would be required.

A number of studies have been reported in the literature related to soil nails, anchors and piles subjected to uplift/tensile forces (e.g. Dickin & Leung, 1990; Merrifield & Williams, 1988). Those that have investigated pressure grouted anchors or nails, and enlarged base piles may be appropriate for interpreting and predicting the behaviour of the inflatable anchors. Ignoring the friction along the smooth steel section of the anchor we may estimate the pullout capacity (F_{uo}) of the membrane (when uninflated, e.g. test 1C) using:

$$F_{uo} = \alpha.c_u. A_1 \tag{4}$$

where A_1 is the membrane surface area ($\pi.D_o.L$), D_o is the uninflated membrane diameter, L is the membrane length and α is the adhesion factor, which can vary between 0.25 and 1.

Again, ignoring the friction along the smooth steel section of the anchor the pullout capacity (F_{ui}) of the membrane when *inflated* (e.g. test 1B) maybe better estimated using:

$$F_{ui} = N_c.c_u.A_2 \tag{5}$$

where N_c is a bearing capacity factor, A_2 is the projected cross-sectional area of the inflated membrane ($\pi.D_i^2/4$) and D_i is the inflated membrane diameter.

The ratio of the uninflated to inflated pullout capacities (ψ) is therefore found from:

$$\psi = \frac{F_{uo}}{F_{ui}} = \frac{4.\alpha.L}{D_o.n^2.N_c} \tag{6}$$

where n is the ratio of the inflated to uninflated membrane diameter (i.e. $D_i = D_o.n$)

Assuming that the inflated section causes a flow mechanism similar to the t-bar or ball penetrometer (Randolph and Houlsby, 1984; Stewart and Randolph, 1994) then the bearing capacity factor N_c would be approximately 10.5. In the tests presented herein, L = 140 mm and D_o = 35 mm, and the volume change during inflation was approximately 35 cm^3. Hence the value of n is approximately 1.2. Assuming full adhesion α = 1.0 and equation [6] suggests the ratio of the uninflated to inflated pullout capacity is 0.26. This compares favourably with the observed pullouts shown in Figure 3 of approximately 1/3.

Similar values of bearing capacity factor (N_c) were presented by Meyerhof and Adams (1968) for enlarged base piles in clay soils based on experimental data and mathematical analysis. Their work further suggested that below embedment ratios of H/D_o of 4, the failure mechanism changes from a deep to a shallow case and the bearing capacity factor (and pullout capacity) reduces quickly. For example, for H/D_o of 1 N_c can vary from 2 to 8 for the cases of stiff and soft clay respectively.

It should be noted that in the aforementioned discussion no account has been taken of breakaway of the soil below the anchor on pullout. The flow mechanism of Randolph and Houlsby (1984) assumes the soil will flow completely around the object closing at the back, with no detachment. This would occur if the interface at the bottom of the anchor could sustain tension due to suction (or adhesion), or if the initial stresses were large enough to ensure that the stresses behind the anchor were compressive up to the failure load.

In common with the tests completed on the sand samples (Newson et al., 2003) the mobilisation distances (δ_f) for peak load were found to be quite high for the majority of tests with δ_f / (H+L) being approximately 20 %. The relative stiffness of the membrane was found to contribute considerably to this distance in the sand tests, as was increasing the roughness of the membrane. This suggests that the same may be true of the clayey soil and these reductions in mobilisation distance may be a function of the compressibility of the flexible membrane under loading (the overall volume is constant but the shape may vary) and changes in the deformation mechanism of the soil. However, the mechanisms of failure of the anchor system are currently unknown and this aspect should be investigated further to provide more accurate design for utilisation of the anchor system and to suggest improvements of the geometry. The effects of soil disturbance due to installation of the anchor also need to be investigated.

Conclusions

Based on the preliminary data shown herein, the inflatable anchor system shows considerable promise for offshore use for soft clayey soils. The additional benefits of monitoring the pressure-volume relationship during inflation have also been demonstrated, allowing the determination of a range of soil parameters to provide information for design and for optimisation of waiting time prior to loading the anchors. Further testing needs to be conducted at full scale to verify these findings.

Acknowledgements

The work described in this paper was supported by funds from Stolt Offshore Ltd and this support is gratefully acknowledged. The authors also wish to thank the technical staff of the Department of Civil Engineering at the University of Dundee for all their help.

References

1. Carter, J.P., Booker, J.R. and Yeung, S.K. (1986) *Cavity expansion in cohesive frictional soils.* Geotechnique, 36(3), 349-358.
2. Dickin, E.A. and Leung, C.F. (1990) *Performance of piles with enlarged bases subject to uplift forces.* Canadian Geotechnical Journal, 27, 546-556.
3. Finnie, I.M. (1993). *Performance of shallow foundations in calcareous soil.* PhD Thesis, University of Western Australia, Australia.

4. Mair, R.J. and Wood, D.M. (1987) *Pressuremeter testing: methods and interpretation.* CIRIA Ground Engineering Report, Butterworths, pp. 160.

5. Majer, J. (1955) *Zur Berechnung von Zugfundamenten.* Osterreichische Bauzeitschrift, 10(5), 85-90.

6. Marsland, A. and Randolph, M.F. (1977). *Comparisons of the results from pressuremeter tests and large in-situ plate tests on London Clay.* Geotechnique, 27(2), 217-243.

7. Meyerhof, G.G. and Adams, J.I. (1968) *The ultimate uplift capacity of foundations.* Canadian Geotechnical Journal, 5(4), 225-244.

8. Merrifield, C.M. and Williams, A.R. (1988) *Pullout capacity and load displacement characteristics of vertical anchorages modelled in the centrifuge.* Centrifuge 88 Conference, 215-221.

9. Newson, T.A., Smith, F.W., Brunning, P. and Gallacher, S. (2003) *An experimental study of inflatable offshore anchors.* ISOPE 2003 Conference, Honolulu, Hawaii, USA. (Paper # 2003-JSC-127).

10. Randolph, M.F. and Houlsby, G.T. (1984) *'The limiting pressure on a circular pile loaded laterally in cohesive soil',* Geotechnique, 34(4), 613-623.

11. Randolph, M.F. and Wroth, C.P. (1979). *An analytical solution for the consolidation around a driven pile.* Int. J. Num. Anal. Methods Geomech., 3, 217-229.

12. Stewart, D.P. and Randolph, M.F. (1994) *'T-bar penetration testing in soft clay'* ASCE Journal of Geotechnical Engineering, 120(12), 2230-2235.

Measurement and prediction of deformation patterns beneath strip footings in sand

C. D. O'Loughlin
Centre for Offshore Foundation Systems, The University of Western Australia

B. M. Lehane
Department of Civil and Resource Engineering, The University of Western Australia

Introduction

Recent advances in optical measurement techniques have allowed for the accurate and non-intrusive measurement of soil displacement patterns in a variety of plane strain soil-structure interaction problems (White et al. 2001; O'Loughlin et al. 2003). Such measurement techniques are applied here to investigate displacement fields induced beneath strip footings on sand and to subsequently assess the suitability of commonly employed soil constitutive models to predict these movements at typical strip footing working loads.

Measurement system

Displacement measurements at a Perspex-sand interface beneath a strip footing were obtained using Particle Image Velocimetry (PIV), which is a velocity measurement technique originally developed in experimental fluid mechanics (Adrian, 1991) and recently adapted to obtain planar soil deformation measurements (White et al. 2001). PIV removes the need for discrete target markers by tracking the inherent texture (i.e. spatial variation of brightness) of soil grains through a series of images. Images are recorded at discrete time intervals using a high resolution digital camera before each image is divided into a mesh of PIV patches. The displaced location of each patch in a subsequent image is obtained by determining the location of highest correlation between each patch and a larger search region from a following image. Although the correlation plane is evaluated at single pixel intervals, by fitting a

Foundations: Innovations, observations, design and practice, Thomas Telford, London, 2003

bicubic interpolation to the region of interest, the displacement vector is established to sub-pixel resolution. O'Loughlin et al. (2003) show that the accuracy achievable using this technique is comparable or better than that of another relatively high precision optical measurement system involving conventional target tracking.

Test programme

The experimental programme involved a series of laboratory scale strip footing tests performed in a $700 \times 450 \times 150$mm testing chamber with a Perspex plate as its front face to facilitate optical measurements (see Figure 1). The digital camera used for the PIV analysis was mounted securely on a tripod and oriented so the camera axis was perpendicular to the measurement plane. The steel foundation employed had a width (B) = 45mm and length (L) = 150mm (i.e. the length extended across the full width of the testing chamber) and was founded at a depth of just 5mm. The foundation base was smooth and the footing thickness of 15mm was tapered to 5mm at the foundation ends to minimise interface friction. Dead weights were used to load the footing in small increments either centrally or at an eccentricity (e) of either 6mm (e/B = 0.13) or 12mm (e/B = 0.23) from the footing centreline.

Soil properties

The tests were carried out using a uniform silica sand with a mean particle size (D_{50}) of 0.18mm and void ratio limits of 0.76 and 0.49. Two triaxial tests were performed on the same sand, which was densified by vibration to the initial relative density (D_r) of 90% ($\equiv$void ratio, e=0.53) employed in the testing chamber. The triaxial samples were first consolidated anisotropically to an axial effective stress (σ'_v) of 52 kPa and a radial effective stress (σ'_h) of 27 kPa, and then subjected to either triaxial compression or extension. Samples incorporated

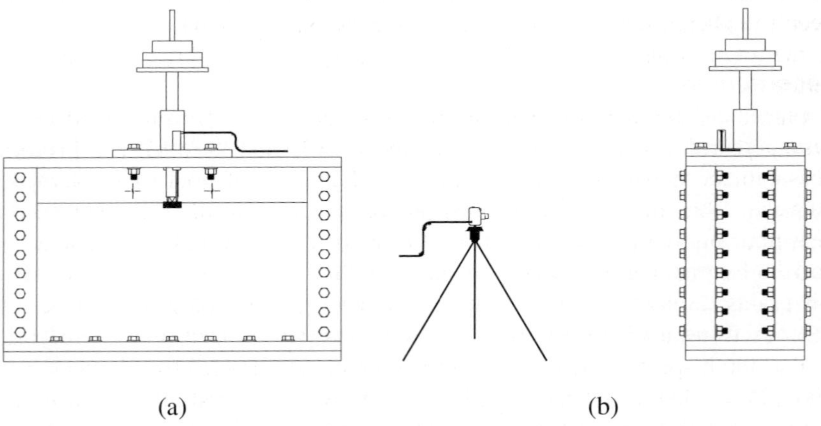

(a)   (b)

Figure 1 (a) Front, (b) Side elevation of the experimental set-up local axial strain instrumentation and bender elements to measure the shear wave velocity in the vertical direction.

The very small strain shear modulus (G_o) inferred from the shear wave velocity measurements obtained at various stages of the triaxial tests (when total axial strains were less than 1%) are plotted on Figure 2 and indicate the following best-fit relationship with the current mean effective stress (p'):

$$\frac{G_o}{p_{atm}} = 1100\left(\frac{p'}{p_{atm}}\right)^{0.5} \tag{1}$$

The reduction of the secant Youngs modulus (E_{sec}) with axial strain (ε_a) measured in the triaxial compression test is shown on Figure 3a and indicates E_{sec}/p' reducing from a value of $\approx$3250 at $\varepsilon_a \approx$0.001% to 150 at ε_a=1%. As seen on Figure 3b, the peak and constant volume friction angles (φ'_p and φ'_{cv}) measured in this test were 44° and 34° respectively. The E_{sec}/p' data measured in the corresponding triaxial extension test are also shown on Figure 3a and are seen to be generally higher than those measured in compression over the intermediate strain range (ε_a between 0.01% and 0.5%). Such increased stiffness is consistent with the significant rotation of the stress path followed in triaxial extension from that imposed during anisotropic consolidation e.g. see Lehane and Simpson (2000). It is also worthy of note that the E_{sec}/p' ratio measured at very low strains is compatible with that inferred from equation (1), assuming a small strain Poisson's ratio (υ_o) of 0.1

Test results

Two separate footing tests from the current database are considered here:
  (i)   Test 1: Centrally loaded footing, (e/B = 0.0)
  (ii)   Test 2: Eccentrically loaded footing, (e/B = 0.13)

The test data are presented as measured PIV displacement vector fields at a mean foundation settlement (s) of 1mm (corresponding to the settlement at 40% of the foundation's ultimate bearing capacity), and just prior to foundation failure.

Figure 4 plots the soil displacement vectors for the centrally loaded strip footing (Test 1) at s=1mm (s/B=2.2%) and at s=3mm (s/B=6.6% and just prior to foundation collapse). The displacement fields at both footing displacement levels are seen to exhibit the same general trends. The displacement field at s=3mm is approximately symmetrical and displacement vectors are reminiscent of the classical general bearing capacity failure, indicating a transition from vertical downward movements in a wedge area immediately beneath the foundation to lateral and upward movements at some distance from the footing.

The soil displacement vectors for the eccentrically loaded foundation (Test 2 with e/B = 0.13) are plotted on Figure 5. As with the centrally loaded footing (Test 1), the direction of the soil displacement vectors for s=1mm tend towards those observed at s/B=6.6%. The soil displacement patterns for this case show pronounced rotational movements that are consistent with the loading eccentricity.

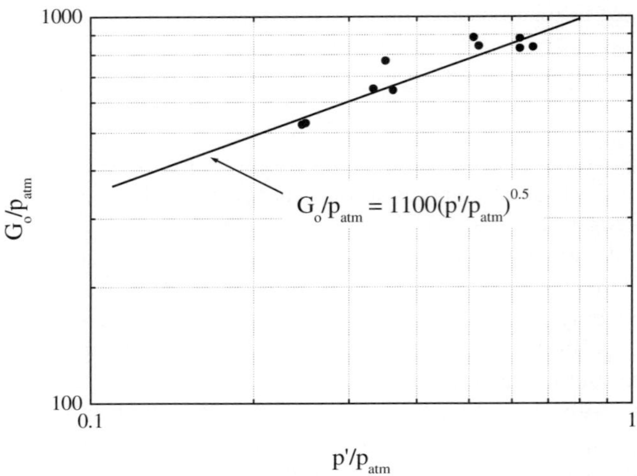

Figure 2 G_o as a function of p' for silica sand

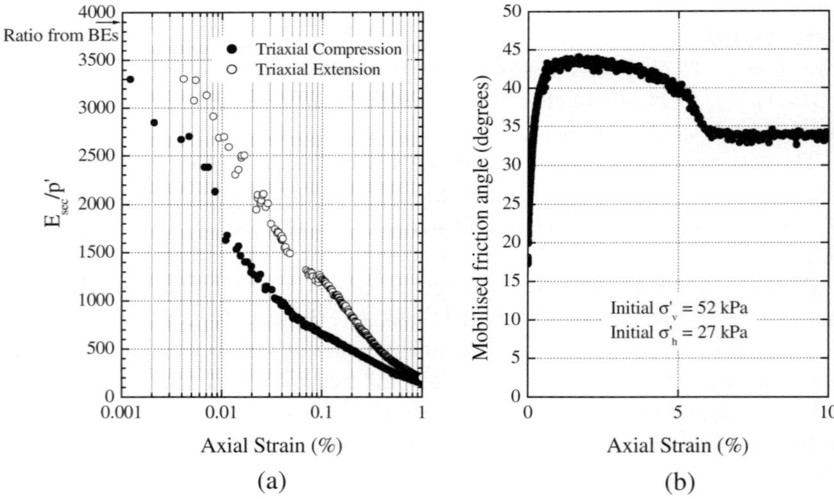

Figure 3 Triaxial test data: (a) Variation in E_{sec} with ε_a during compression and extension, (b) Variation in φ' with ε_a during triaxial compression

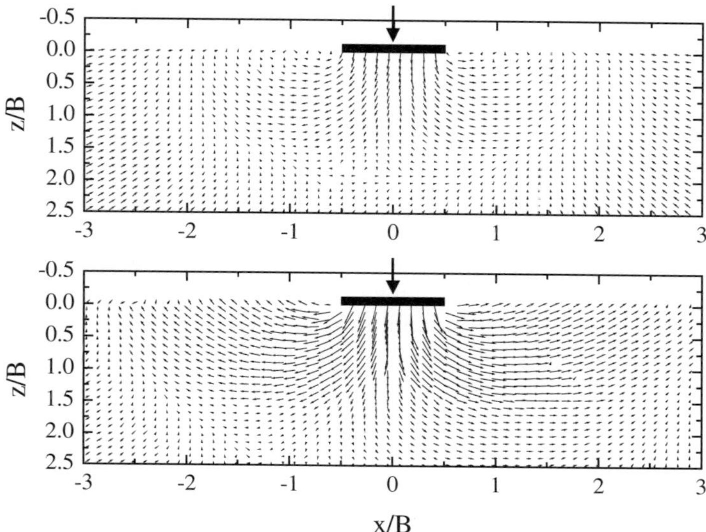

Figure 4 Measured displacement vectors for Test 1 at s=1mm (top) and just prior to foundation failure (bottom)

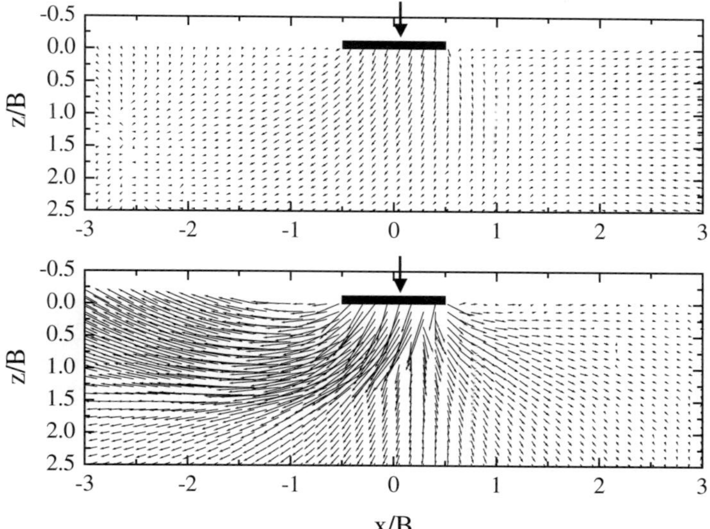

Figure 5 Measured displacement vectors for Test 2 at s=1mm (top) and just prior to foundation failure (bottom)

Finite element predictions

One of the primary aims of the experimental study was to provide soil displacement information with which to assess and improve existing predictive techniques for spread foundations on sand. The Finite Element Method (FEM) coupled with a reasonably realistic soil constitutive model is acknowledged as being the most appropriate predictive technique. The predictive performance, however, relies heavily on the choice of constitutive model and of its parameters. While considerable advances have been made in the development of appropriate constitutive models, many of these models require a significant quantity of high quality non-standard laboratory tests to deduce relevant parameters. Even when such laboratory data are available, the models often require additional arbitrary assumptions regarding the shapes and evolution of yield surfaces, flow rules and hardening laws (Jardine et al. 2001). The need for such complicated models for the case of a centrally loaded strip footing (Test 1) is examined here by comparing the measured displacement field with FEM predictions involving simple constitutive models that are in common use by foundation designers in the UK.

The FEM mesh used in the analyses is shown on Figure 6. The OASYS SAFE FE program was employed (OASYS, 1997) and used 408 eight noded quadrilateral elements. Predictions were obtained for s/B=2.2% at an average measured footing bearing pressure of 25±5 kPa, thus allowing for direct comparison with experimental results. The three simple soil constitutive models considered are as follows.

1. *Linear isotropic elastic sand*: where the equivalent elastic modulus (E_{eq}) employed of 1400 kPa and Poisson's ratio (υ) of 0.2 was compatible with a footing settlement and bearing pressure predicted in the FE analysis of 1mm and 25 kPa respectively.

2. *Linear elastic sand with Mohr Coulomb effective stress strength parameters*: with c'=0 and $\varphi'=60^{\circ}$ coupled with an E_{eq} value of 2800 kPa and υ=0.2 that led to a FE predicted footing settlement of 1mm and bearing

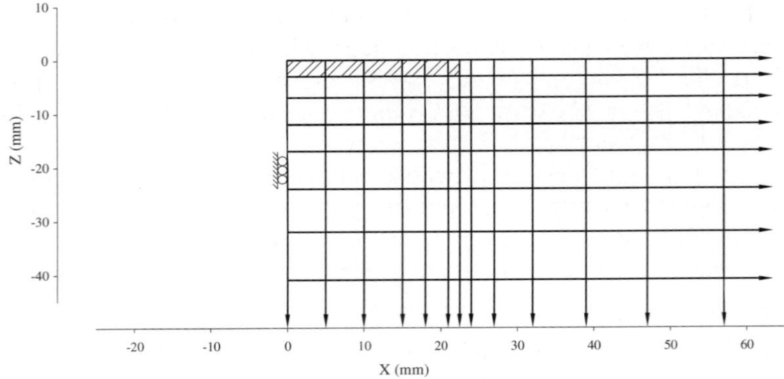

Figure 6 Finite Element Mesh

pressure of 25 kPa; this peak angle is higher than that measured in the triaxial compression test (see Figure 3b) because of the lower stress levels involved in the footing test and the higher angles expected in plane strain.

3. *Non-linear elastic–plastic sand using the BRICK soil model:* The tangent shear stiffness (G_t) degradation with strain employed for this soil model, which is described in detail by Simpson (1992), were derived from the triaxial extension data[1] and are summarised in Table 1. Shear stiffness is acknowledged to vary directly with the mean effective stress level at intermediate and large strains but, as shown on Figure 2, the very small strain stiffness value (G_o) varies directly with $\sqrt{p'}$ and not with p'. The BRICK parameter, i, which is related directly to G_o, was therefore varied in the FE analyses to yield a predicted footing settlement of 1mm and 20 kPa respectively.

Table 1 BRICK parameters for sand

Strain (%)	G_t/G_o	
0.002	0.30	
0.005	0.18	$\lambda=0.003$
0.02	0.09	$\kappa=0.003$
0.075	0.04	$i= 0.0002$
0.33	0.018	$\upsilon =0.2$
0.75	0.003	$\beta=0$
2.0	0.001	Implied $\varphi'=60°$ (in plane strain)
4.0	0.0	

The FE predictions of settlements beneath the centre and edge of the centrally loaded footing are examined in a qualitative way on Figure 7 by normalising the predicted movements using the mean foundation settlement (i.e. 1mm) for each case. It is evident that each of three soil models (labelled 1, 2a and 3a) leads to an acceptable prediction beneath the footing centre line down to a normalised depth (z/B) of 1 but considerably over-estimates the settlement below this level. It is of interest to note here that the settlement distribution inferred from Schmertmann's well known prediction approach (Schmertmann et al., 1978), which is also shown on Figure 7a, is compatible with the experimental observations; this may be expected given that Schmertmann's recommendations were also based on small scale footing test results.

The predicted settlement distributions beneath the footing edge display even greater disagreement with the experimental observations. This is not surprising given that the predicted displacement vectors were almost vertical at this location whereas significant lateral movements are apparent on Figure 4a.

---

[1] In keeping with the recommendations of Simpson (1992), these data are used as they represent stiffness values close to a full reversal of the stress path imposed during anisotropic consolidation.

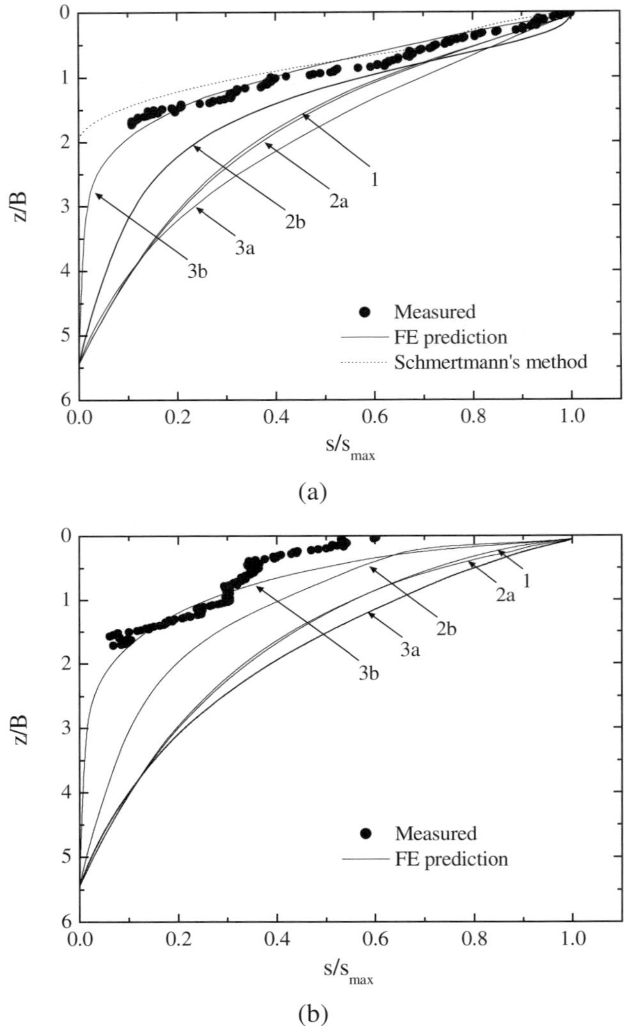

(a)

(b)

Figure 7 Comparison of measured and calculated vertical displacements: (a) foundation centre line, (b) foundation edge. Notation: Model 1: Linear Elastic, Model 2: Linear Elastic Plastic (a: υ=0.2, b: υ=0.4), Model 3: BRICK (a: υ=0.2, b: υ =0.4)

In view of the considerable disagreement between initial predictions and measurements, a set of repeat predictions were performed using soil models 2 and 3 but with a Poisson's ratio (υ) of 0.4; these are referred to as 2b and 3b. Again the equivalent soil stiffnesses (in the Mohr Coulomb soil model) and the

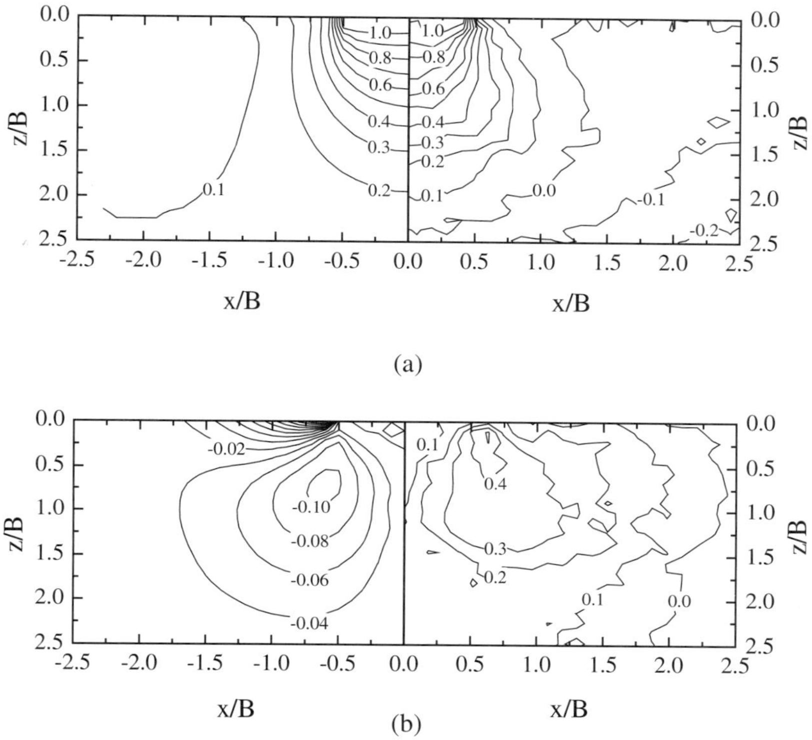

Figure 8 Comparison of contours of (a) vertical and (b) lateral settlement between FE BRICK analysis (left) and physical model (right)

BRICK i value were altered to lead to a predicted footing settlement of 1mm and an average bearing pressure of 25 kPa. The revised predictions are also shown on Figure 7 and, although clearly not perfect, indicate far better agreement with the measurements than the preceding calculations with $\upsilon=0.2$

The improved predictions obtained using the BRICK model with $\upsilon=0.4$ may be examined more readily on Figure 8, where measured and predicted (normalised) settlement contours are compared. The FE analysis is seen to capture the essential characteristics of the vertical displacement field (Figure 8a), particularly along the centre line of the foundation. The predicted and measured contours of lateral displacement (normalised by the footing settlement of 1mm) shown on Figure 8b indicate similar trends, although the measured (small) lateral movements are significantly larger than the predictions.

Discussion

Withstanding the small-scale nature of the footing experiments described[2], their prediction using the FEM has revealed limitations in commonly employed simple constitutive soil models. It is evident that at the upper limit of typical working loads levels (when s/B≈2%), an average operational Poisson's ratio (υ) that is well in excess of the true elastic parameter (υ_o) needs to be specified if models assuming a constant υ are to provide relatively realistic predictions of the displacement fields. Predicted lateral displacements as well as settlements remote from the footing centre line are particularly sensitive to the assumed υ value. Soil models that assume a constant bulk modulus and decreasing shear stiffness with shear strain (thereby leading to υ increasing as mobilised strength increases) are therefore more desirable if the complete displacement field is to be predicted with a reasonable degree of accuracy.

Conclusions

Particle image velocimetry, which in this instance, was used to measure displacement patterns beneath strip foundations in sand, has been shown to be an ideal tool to examine limitations of constitutive soil models in geotechnical boundary value problems.

References

1. Adrian R.J. (1991). *Particle imaging techniques for experimental fluid mechanics.* Annual review of fluid mechanics, 23, 261-304.
2. Jardine, R.J., Kuwano, R., Zdravkovic, L. and Thorton, C. (2001). *Some fundamental aspects of pre-failure behaviour of granular soils.* Proc. 2nd Int. Symp. on Pre-Failure Deformation Characterisitcs of Geomaterials, 2, 1077-1112.
3. Lehane B.M. and Simpson B. (2000). *Modelling the behaviour of a glacial till using a 3D BRICK soil model.* Can. Geotechnical J., 37(5), 1078-1088.
4. OASYS (1997). *Oasys Geo suite, geotechnical programs manual,* Ove Arup & Partners, London, UK.
5. O'Loughlin C.D., Lehane, B.M. and White, D.J. (2003). *Deformation patterns in sand beneath shallow foundations subjected to vertical loading.* Proc. 13th Eur. Conf. Soil Mech and Geot. Engineering, Prague, (in press.)
6. Schmertmann, J.H., Hartman, J.P. and Brown, P.R. (1978). *Improved strain influence factor diagrams.* Proc. of the ASCE, 104(GT8), 1131-1135.
7. Simpson, B. (1992). *Retaining structures: displacement and design.* Géotechnique, *42(4), 541-576.*
8. White, D.J., Take, W.A. and Bolton, M.D. (2001). *Measuring soil deformation in geotechnical models using digital images and PIV analysis.* Proc. 10th Int. Conf. on Computer Methods and Advances in Geomechanics, 997-1002, Balkema, Rotterdam.

---

[2] Centrifuge testing combined with PIV to examine footing behaviour at higher stress levels will be performed in due course.

Pile group foundations subjected to seismically induced lateral spreading

A. Pamuk, T.F. Zimmie, and T. Abdoun
Department of Civil and Environmental Engineering,
Rensselaer Polytechnic Institute, Troy, NY, USA

Introduction

Damage to pile foundations due to lateral spreading has been observed in many of the recent earthquakes. One of the earliest, as well as, carefully studied pile foundation systems damaged was at the Niigata Family Court House (NFCH) where the lateral spreading was the main source of the structural instability that resulted from the large ground displacement during the Niigata earthquake. Figure 1 shows the detailed damage in the foundation system obtained following its demolition about two decades after the earthquake (Hamada et al., 1986; Kawashima et al., 1988; Steward et al., 1988; Yoshida and Hamada, 1991; Hamada, 1992). The field survey revealed that the degree of liquefaction-triggered damage exhibited dependency on the local geology. That is, the damage was concentrated at the upper and lower boundaries of the liquefiable and nonliquefiable stiff layer formations as depicted in Fig. 1.

Experiences from other case histories and research have demonstrated that, once lateral spreading has occurred due to liquefaction, inertial forces, superstructural stiffness as well as the stiffness and strength of the nonliquefiable ground surface also influence the performance, and play a major role in contributing to the damage of the pile foundations, in addition to damages resulting from the lateral spreading (e.g., Tokimatsu et al., 1996; Tokimatsu, 1999; Ramos, 1999).

To understand the fundamentals of lateral spreading and soil-pile interaction during this phenomenon, physical modelling tests have been conducted by researchers. Among these, Abdoun (1997), Ramos (1999), and Wang (2001) have systematically conducted single pile model tests in a geotechnical centrifuge by considering the geotechnical conditions and foundation system that existed under the NFCH building (Fig.1).

This paper focuses on studying the pile group response to seismically induced lateral spreading. Two tests, with and without a mass above ground,

Foundations: Innovations, observations, design and practice, Thomas Telford, London, 2003

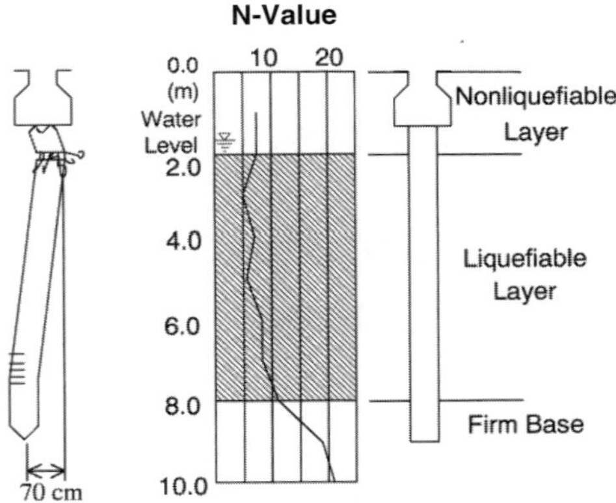

Figure 1 Geological site condition at NFCH building and details of its pile foundation damage (modified after Hamada, 1992).

were conducted at the RPI geotechnical centrifuge facility. The tests utilized an inclined laminar box and instrumented model pile group consisting of four single end-bearing piles embedded 10m in the three-layer soil system. The bending moments and axial forces imposed during lateral spreading were measured along the pile using strain gauges. Based on these measurements, the experimental results for each of the two pile group models were reviewed and compared.

Testing procedure

The centrifuge testing plan and model setup used, including the location of instrumentation are shown in Fig.2. The centrifuge tests were conducted on two different models, Model 1 (without mass) and Model 2 (with mass above ground). Only Model 2 is displayed in Fig.2 since both models were identical, except that Model 2 had a mass attached to the pile cap in an effort to simulate superstructural inertia. The laminar box was employed to simulate flexible shear beam boundary conditions for soil in the free-field and allows for permanent lateral deformation of the soil during shaking. Additional details regarding the box can be found at www.nees.rpi.edu. A large in-flight computer-controlled centrifuge shaker was used to produce the base dynamic excitation. Water-saturated Nevada No. 120 fine sand was used as the liquefiable foundation soil. Extensive data on the cyclic characteristics of the Nevada sand is reported by Arulmoli et al. (1992).

The prototype profile includes a 2 m bottom layer of slightly cemented sand, topped by a 6.0 m layer of uniformly rained Nevada sand at a relative density of about 40%, topped by a 2.0 m layer of the same slightly cemented sand layer. Both of the cemented sand layers were initially utilized by Abdoun (1997) to simulate the stratified field geology that existed at the NFCH building site

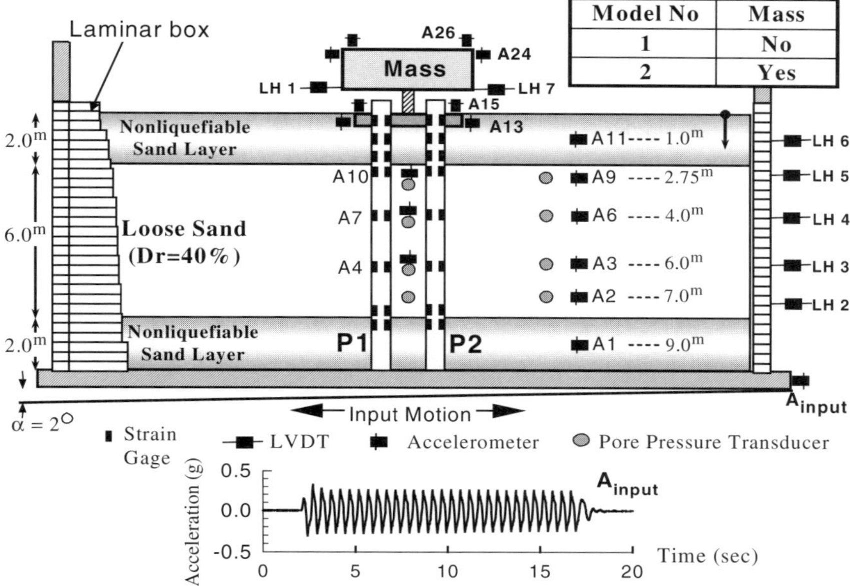

Figure 2 Lateral spreading group pile centrifuge model details in three-layer soil profile.

(Fig.1). The prototype pile group being simulated in both models, as shown in Fig. 2, involves a 2×2 end-bearing pile group, with a pile cap embedded in the top slightly cemented sand layer. Each of the piles had a diameter of about 0.50 m and EI of 8000 kN-m^2 (in prototype units). The locations of the strain gauges along the length of the model piles are also depicted in Fig. 2. These gauges measured the axial forces generated during shaking in the piles in addition to the bending moments imposed by the lateral spreading. The models were excited by a sinusoidal base motion (Fig. 2) with uniform acceleration amplitude of about 0.25g and frequency of 2 Hz (in prototype units), parallel to the base of the inclined laminar box, at a centrifugal acceleration of 50g. Free-field response and pile cap-soil interaction were monitored by LVDTs and accelerometers.

Testing results and discussion

Figure 3 displays lateral ground (i.e., free-field) deformations measured using LVDTs placed on the side walls in Model 2 (see Fig. 2). The permanent ground deformations measured in Models 1 and 2 were practically similar, which indicates good repeatability. Figure 3 indicates that as long as shaking continued, the lateral ground deformations and pile cap displacement monotonically increased. The maximum recorded displacement at the ground

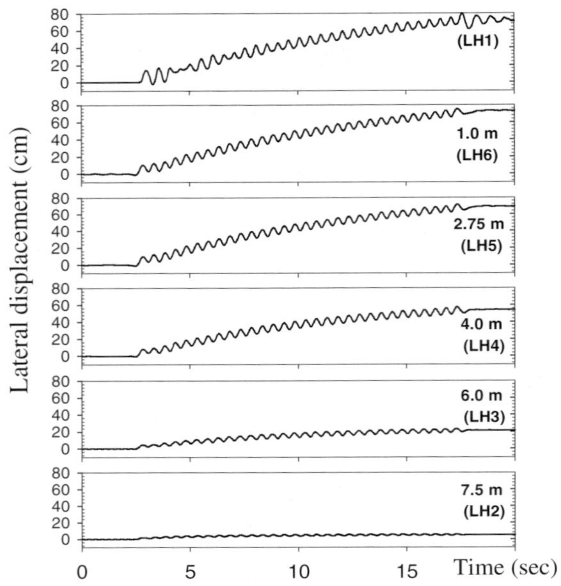

Figure 3 Permanent horizontal displacement along the depth of soil profile measured using LVDTs (Model 2)

surface at the end of shaking was measured as approximately 75 cm in each of the models. This was similar to the value of the permanent ground deformation that caused destruction of the pile foundations of the NFCH building (Fig.1).

Figure 4b shows the bending moments vs. time in prototype units measured in the vicinity of the upper and lower boundaries for Models 1 and 2. In Figure 2, P1 and P2 denote individual piles located on the upslope and downslope sides of the pile group, respectively. Similar to the measured lateral deformations, the measured moments continued to increase throughout the shaking. The maximum bending moments always occurred in the vicinity of the upper and lower boundaries. As shown in Fig 4a, bending moment profiles indicated that the deformed shape of the pile had a double curvature due to the stratification of the foundation soil. In fact, similar trends were also observed during centrifuge tests on a single pile cap system (Abdoun, 1997; Wang, 2001).

Figure 4b indicates that imposed bending moments in the upslope and downslope piles (P1 and P2) in both models were not the same, that is, the moments in the downslope piles were slightly larger than that in upslope piles at shallow depths. In Model 2, due to the exerted inertial forces from the mass above ground, the moments at the upper interface were slightly larger than that in Model 1.

Figure 5a shows axial forces on individual piles during centrifuge spin-up, 5m below the surface (i.e., in the middle of the liquefiable sand layer) for both

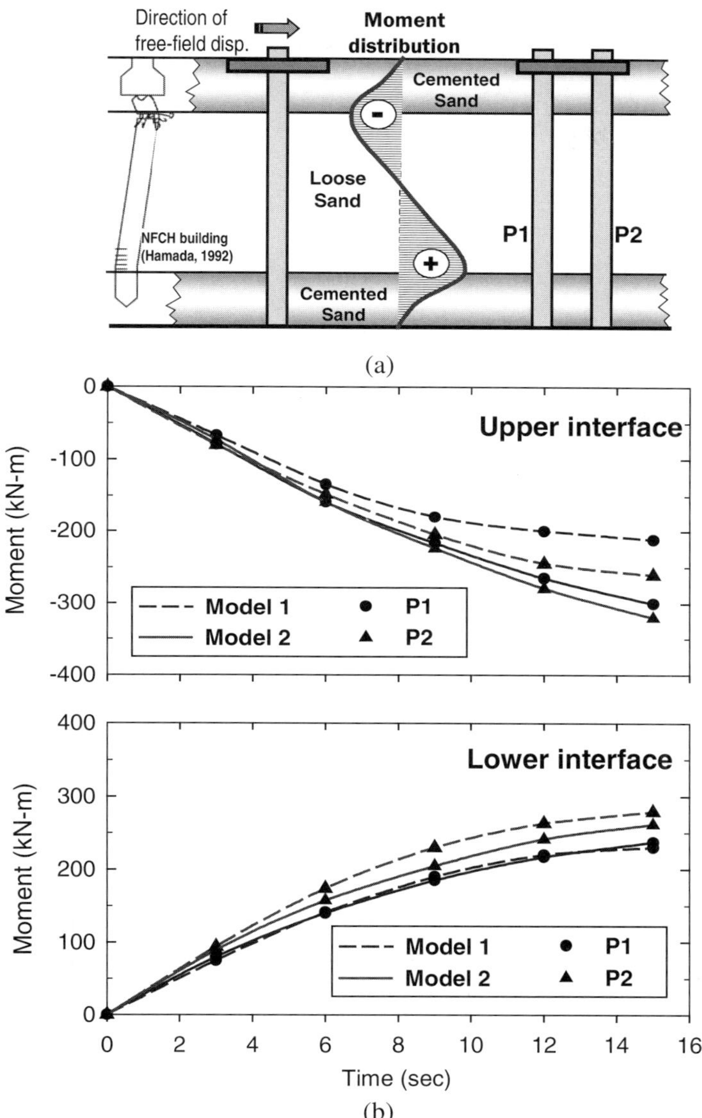

Figure 4 Moments distributions measured at upslope and downslope piles.

models. All piles in the pile group were under compression, which increased as the g-level gradually reached 50g as shown in Fig. 5a. Figure 5b compares the variations in the axial forces measured only during the course of shaking in both models, in other words, the axial forces in this figure do not include the initial

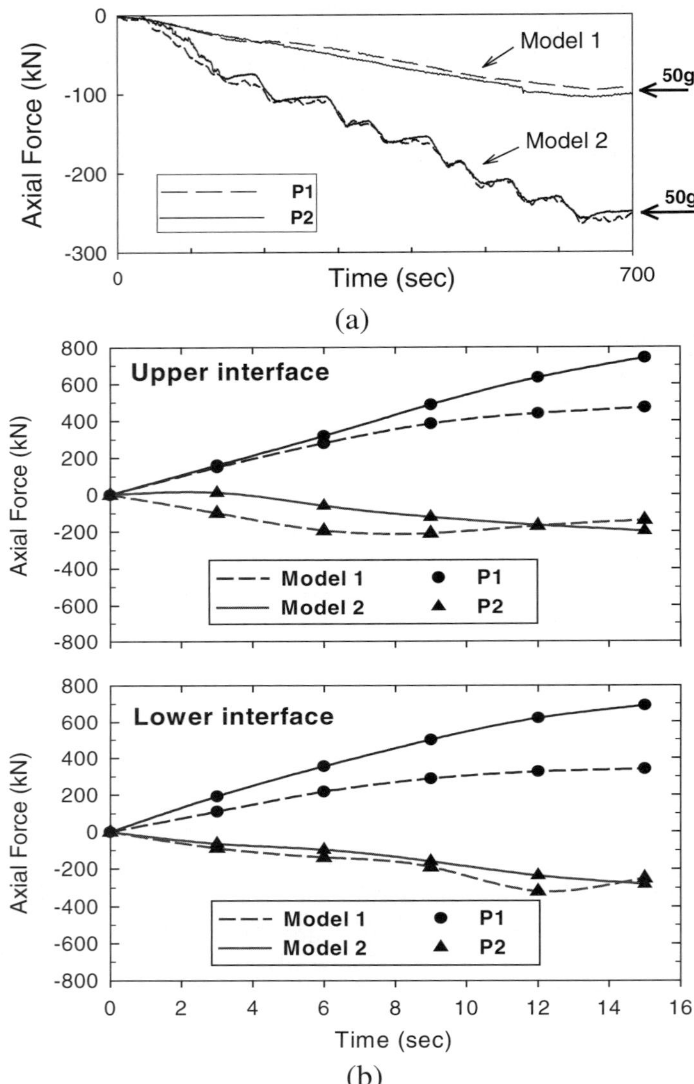

Figure 5 Measured axial forces in piles at selected locations: (a) before; and (b) during shaking.

compressive forces measured in Fig. 5a. In Fig. 5, the negative values denote compression and positive values denote tension in the piles. As lateral spreading progressed (i.e., during shaking), compression increased in the downslope piles (P2) in Models 1 and 2. The presence of the mass above ground in Model 2 did not significantly affect the axial force in the downslope piles, that is, the increase in compression was practically similar at the upper and lower interfaces in both models. In contrast to the increase in compression in downslope piles during shaking, tensile forces developed in upslope piles (P1); however, the magnitude of tension imposed in P1 was larger than the compression imposed in P2. Moreover, the tension in P1 was much more significant in Model 2 than that in Model 1. This appears to indicate that increases in the amount of permanent ground deformation will result in increases in tension in upslope piles. Such large increases in tensile forces in concrete pile foundations can be damaging, since concrete is weak in tension.

Conclusions

This paper focused on studying pile group response to seismically induced lateral spreading, with and without a mass above the ground. The experimental results for each of the two pile group models were reviewed and compared. The test results indicate that the lateral pressure which is exerted by the shallow nonliquefiable soil layer controls the bending moments and axial forces developed along the pile for both cases, with and without a mass above the ground. The bending moments were always larger in the vicinity of the upper and lower soil interfaces. The superstructural inertia influenced bending moments, especially at shallow depths, and appeared to be more critical in imposing greater tensile forces in the upslope piles of a pile group.

Acknowledgements

This research was supported by the USA Federal Highway Administration (FHWA). This support is gratefully acknowledged.

References

1. Abdoun, T. (1997) *Modeling of seismically induced lateral spreading of multi-layer soil deposits and its effect on pile foundations.* Ph.D. Thesis, Department of Civil Engineering, Rensselaer Polytechnic Institute.
2. Hamada, M., Yasuda, S., Isoyama, R. and Emoto, K. (1986) *Study on liquefaction induced permanent ground displacements.* Association for the Development of Earthquake Prediction, Tokyo, Japan, 87 p.
3. Hamada, M. (1992) *Large ground deformations and their effects on lifelines: 1964 Niigata earthquake.* Case Studies of Liquefaction and Lifeline Performance during Past Earthquakes. and Hamada, M. and O'Rourke, T.D. (eds), NCEER, Buffalo, NY, Vol. 1.
4. Kawashima, K., Shimizu, K., Suzuki, N. and Nakamura, S. (1988) *Analytical studies on damages to bridges foundation piles caused by liquefaction-induced permanent ground displacement.* Proc. 1st Japan-U.S. Workshop on Liquefaction, Large Ground Deformation and Their Effects on Lifeline Facilities, Tokyo, Japan.

5. Stewart, H. E., Miura, F. and O'Rourke, T.D. (1988) *Pile damage due to large ground displacement.* Proc. 1st. Japan-U.S. Workshop on Liquefaction, Large Ground Deformation and Their Effects on Lifeline Facilities, Tokyo, Japan.

6. Tokimatsu, K., Mizuno, H. and Kakura, M. (1996) *Building damage associated with geotechnical Problems.* Soil and Foundations, Special Issue of Geotechnical Aspects of the 1995 Hyogoken Earthquake, pp. 219-234.

7. Tokimatsu, K. (1999) *Performance of pile foundations in laterally spreading soils.* Proc. of 2nd International Conference, Lisbon, Portugal, 21-25 June, 957-964.

8. Ramos, R. (1999) *Centrifuge study of bending response of pile foundation to a lateral spread including restraining effect of superstructure.* Ph.D. Thesis, Department of Civil Engineering, Rensselaer Polytechnic Institute.

9. Yoshida, N. and Hamada, M. (1991) *Damage to foundation piles and deformation pattern of ground due to liquefaction-induced permanent ground deformation.* Proc. 3rd Japan-U.S. Workshop on Earthquake Resistant Design of Lifeline Facilities and Countermeasures for Soil Liquefaction, Buffalo, NY, 147-162.

10. Wang, Y. (2001) *Evaluation of pile foundation retrofitting against lateral spreading and inertial effects during liquefaction using centrifuge models.* MS Thesis, Department of Civil Engineering, Rensselaer Polytechnic Institute.

The behaviour of sheet pile foundations on sand

P. Punrattanasin, J. Izawa and O. Kusakabe
Tokyo Institute of Technology, Japan

O. Murata, M. Koda and H. Nishioka
Railway Technical Research Institute, Japan

Introduction

Alternatives to pile foundations, such as caisson foundations, are currently used more commonly for the offshore industry (Watson and Randolph, 1998). The confined nucleus and lateral prevention result in higher bearing capacity and lesser settlement compared to the capacity of shallow foundation. Using the design concept of caisson foundations, Tokyo Institute of Technology in cooperation with the Railway Technical Research Institute of Japan has proposed the use of sheet pile foundations (Punrattanasin et al., 2002). The main motivations are to develop the novel foundation system for railway structures on sand and to enhance the performance of existing foundations. The sheet pile foundation is a shallow footing that is skirted by sheet piles around the periphery as shown in Fig.1. In the construction, sheet piles are driven vertically with sufficient length and are connected to the shallow foundation by shear keys. The skirt of the sheet pile foundation may lead to a higher moment and horizontal capacity than the conventional shallow foundation. The primary load is transferred to the subsoil by the shallow foundation and the sheet pile system is mainly an auxiliary to reduce settlements and tiltings. The combination of sheet pile and shallow foundation results in economical advantages, if the sheet pile foundation is designed properly. It will be necessary to develop an adequate design concept for this novel foundation under the relevant combinations of loads so that the optimum structure design can be achieved.

The aim of this study is to investigate, through experimental research, the performance and behavior of sheet pile foundations on sand subjected to combined vertical (V), horizontal (H) and moment (M) loading. Understanding of the foundation behavior will lead to increased confidence in the design and construction process.

Foundations: Innovations, observations, design and practice, Thomas Telford, London, 2003

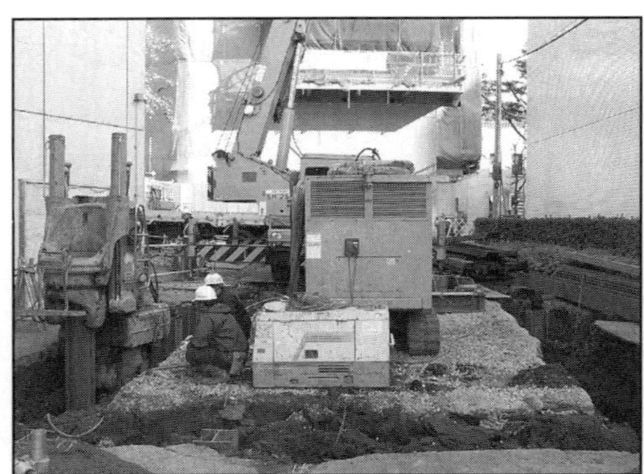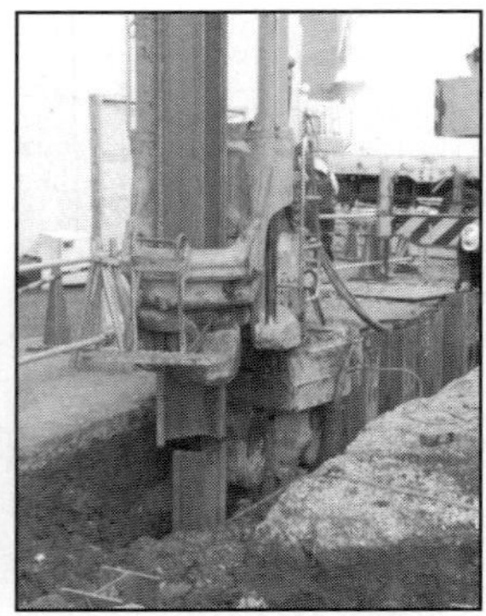

Figure 1: The construction of sheet pile foundation

Experimental conditions

This paper presents the results of a centrifuge study of model foundations on sand carried out by performing three degrees of freedom (V, H, M/B) loadings tests in order to investigate the performance of shallow and sheet pile foundations in V-H and V-M load space. The tests were conducted on the same conditions, so that test results from different foundation geometries can be properly compared. The results of vertical loading tests and the response of sheet pile foundation under combined loading applied during swipe tests are reported.

Beam centrifuge and loading system

Centrifuge is a very useful and versatile experimental apparatus. It allows the correct replication of stress levels associated with full scale geotechnical problems. The testing in this study was performed in the beam centrifuge located at Tokyo Institute of Technology, Japan. The centrifuge arm has a radius of 2.45 m, which is the distance from a rotating shaft to the base of swinging platform. A rotation velocity of 145 rpm was selected and the magnitude of the gravitational field imposed on the model was equal to 50g.

Experimental testing has been conducted using new combined loading apparatus designed and constructed by Punrattanasin and Nishioka (2003). A key feature of the apparatus is that any combination of vertical, horizontal and moment load and displacement paths can be generated and applied to the footings with high precise force, position and orientation. The loading apparatus consists of four parts; a system of jacks, control system, a system of transducers and data acquisition system. Three feedback servo motors were used to apply the loads on the model footing. Figure 2 shows the overview and the schematic diagram of the apparatus. The configuration allows two jacks to move up and down so that any designed vertical load and pull out force could be applied. The difference in vertical load from the two vertical loading jacks can generate the moment and rotation to the model footings. The signals from electrical transducers can be captured by data acquisition system. The loads acting on the footing were measured by three load cells and the movement of the footing was recorded by a system of LVDTs. A circular container with an internal diameter of 600 mm and 400 mm in height, which could be properly mounted on the swinging platform, was used to contain the sand sample. The loading system was lifted to the required position and bolted on the top of the container after finishing the ground preparation. The footing was assembled from the specially opened door at the front of the container.

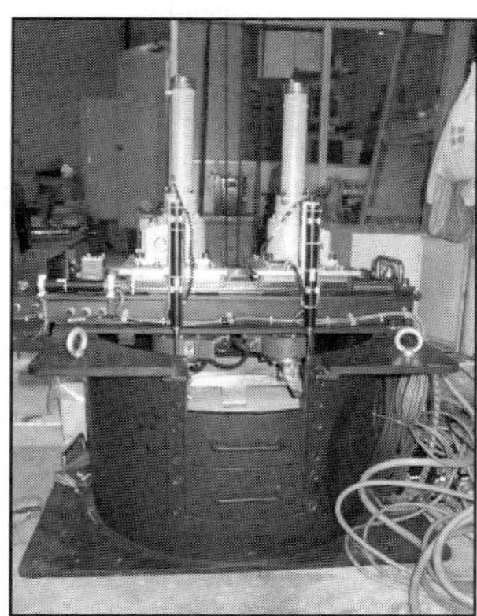
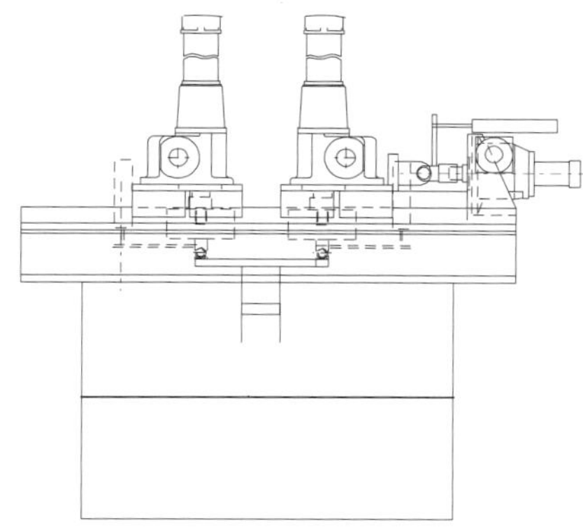

Figure 2: Combined loading apparatus for centrifuge test

Model foundation

The model sheet pile foundation used for the test program, shown in Fig.3, is made of stainless steel square footing with a constant width, B, of 50 mm with variable sheet pile lengths (L) of 50 mm and 100 mm. At 50g the models represent a prototype 2.5 m in width with sheet pile length of 2.5 m and 5 m, respectively. All footing widths were kept constant at 50 mm so that comparisons between footings could be carried out. The sheet pile reinforcement is also made of stainless steel with a constant thickness of 2 mm and the stiffness of sheet pile model is equivalent to the prototype during in-flight simulation. The L/B ratios equal to 1 and 2 are selected for investigations, specially to examine the magnitude of the length effect on bearing capacity. To enhance the performance of footing system for most cases, the four corners of the sheet pile are welded together to simulate the corner connection effect.

Soil sample and sample preparation

The soil used for all tests was dry Toyoura sand. The physical properties are given in Table 1. The sand sample was prepared by pluviation using a hopper suspended from an overhead crane. The height of the hopper above the deposited sand surface was periodically adjusted with the rise of sand surface to keep the height constant. The uniform sand with a constant relative density could then be achieved. A target relative density of 75% was used throughout the experimental program.

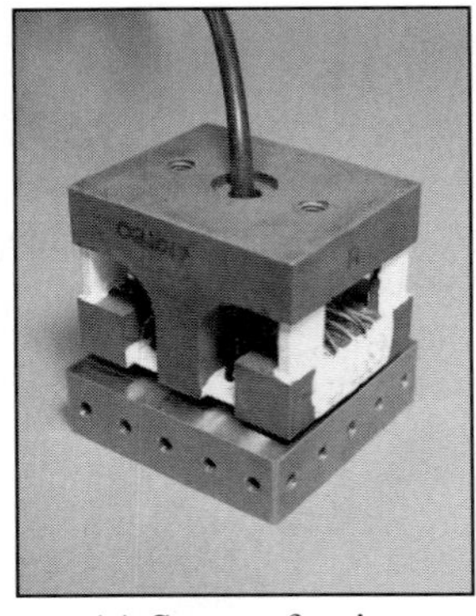

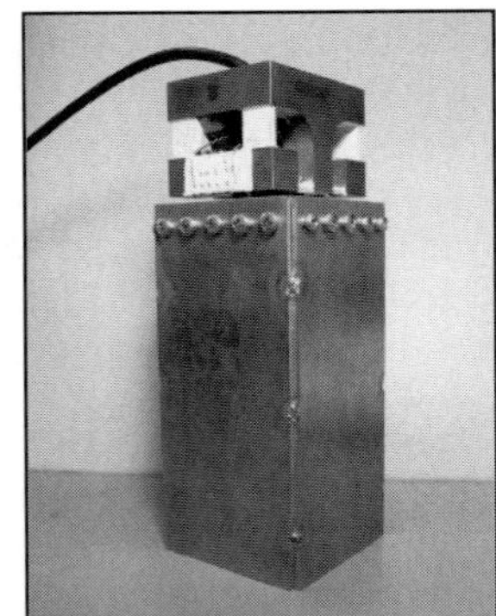

(a) Square footing   (b) Sheet pile foundation

Figure 3: Model footings used in the experimental study

Table 1: Physical properties of Toyoura sand

Type	Toyoura sand
Specific gravity	2.645
Coefficient of uniformity	1.56
Coefficient of curvature	0.95
Maximum void ratio, e_{max}	0.973
Minimum void ratio, e_{mim}	0.609

Program of tests

The test program consists of 16 centrifuge loading tests. All tests are grouped and detailed according to the type in Table 2. The primary focus is on the vertical, horizontal and moment capacity, and on the subsequent development of yield envelope in V-H and V-M load space.

Test procedures and results

Vertical loading test

In order to investigate the ultimate bearing capacity of sheet pile foundation, the test with square footing has also been conducted for comparison. The purpose of the tests was to establish the load-settlement relationship within the capacity of the footings. At the start of the test, the square footing was lowered down to the sand surface until a very slight vertical load was registered by the load cell and the footing was then loaded in-flight at 0.1 mm/s (model scale) until failure. For sheet pile foundations, the footing system was first lowered into the soil until the tip of sheet pile reached the sand surface. The foundation was installed in-flight with the same rate as that of square footing to full touchdown and the loading continued up to failure. Figure 4 illustrates the observed bearing capacity response for square footing and sheet pile foundation.

Table 2: Details of tests

Test group	Sub-group	Tests	Notes
Vertical loading	Square footing	V_1	
	Sheet pile foundation	V_2	L/B=2
	Sheet pile foundation	V_3	L/B=1 (without corner connection)
	Sheet pile foundation	V_4	L/B=1
Swipe loading (only sheet pile foundation)	Series from several V values	SH_1, SH_2 SH_3, SH_4	L/B=1
	From V=8 kN	SH_5	L/B=1 (without corner connection)
	From V=4.5 kN after V=8 kN	SH_6	L/B=1 (without corner connection)
	From V=10.8 kN	SH_7	L/B=1
	From V=6.5 kN after V=9.6 kN	SH_8	L/B=1
	Series from several V values	SM_1, SM_2 SM_3, SM_4	L/B=1

The ultimate bearing capacity of the footing in this study is defined at the peak load in load-settlement plot. In the case where large settlement occurred, peak load was not selected. Instead the load at a settlement of 0.1B (5mm) was chosen. Since the tests are displacement-controlled, the displacement can be continued after the peak load. An ultimate bearing capacity (V_0) of 6.25 kN (model scale) was found for the square footing. For sheet pile foundation the capacities of 20.8 kN, 11 kN and 15 kN were indicated from the test V_2, V_3 and V_4, respectively. Table 3 summarizes the ultimate bearing capacity and failure load of footings. From the test, it is found that the L/B ratio equal to two in test V_2 is not suitable to install in-flight of the testing so that the tests with L/B ratio equal to unity were selected in the following test series. The results from Fig. 4(b) and 4(c) clearly demonstrate that sheet pile foundation can dramatically increase the ultimate bearing capacity of square footing on sand. The results in load-settlement curves are much flatter than the square footing and the failure occurs at the large settlements. This may be due to the fact that friction along the sides of sheet piles and the confinement effect of soils inside the footing system contribute to higher bearing capacity. The sheet pile reinforcement also provides passive resistance against lateral load. The reason for the difference in performance between foundations in Fig. 4(c) is that the composite structure is made stronger by the corner connection and the sharp increase in capacity at the displacement of 44 mm instead of 50 mm is due to the fact that the bottom of the footing system has fully touched the sand with the remaining 6 mm occupied by the volume of sheet piles. Figure 4(d) shows the model footings after tests. It can be seen that the geometry of model sheet pile especially at the end portion of sheet pile system was displaced outward from its origin due to the high stress field encountered inside the footing system during loading.

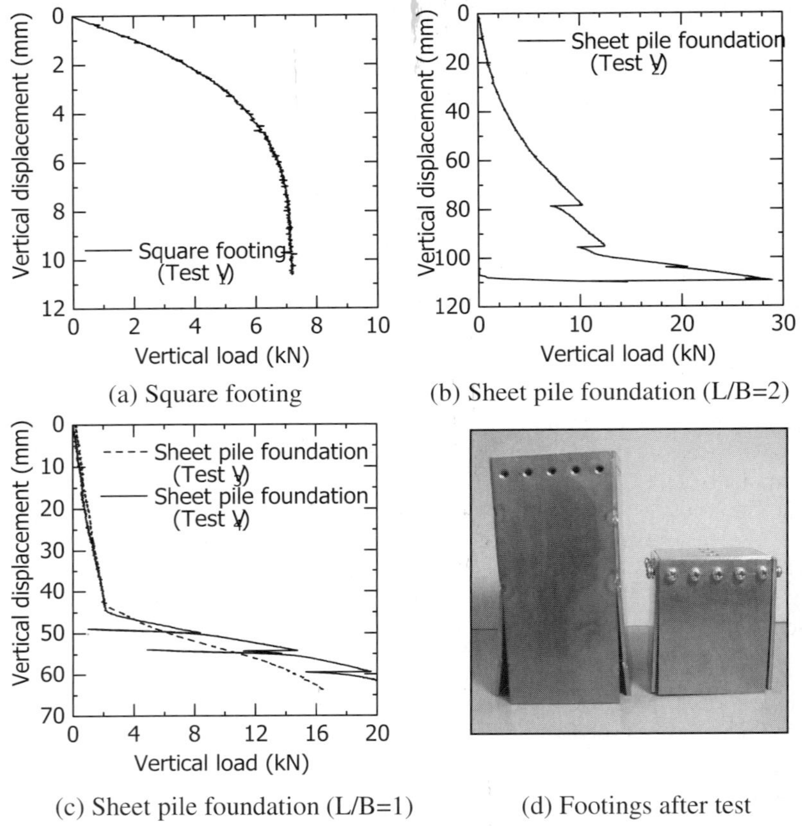

(a) Square footing   (b) Sheet pile foundation (L/B=2)

(c) Sheet pile foundation (L/B=1)   (d) Footings after test

Figure 4: Capacity of footings

Table 3: Ultimate bearing capacity and failure load of footings

Type	Ultimate bearing capacity (kN)	Failure load (kN)
Square footing (test V_1)	6.25	7.0
Sheet pile foundation (L/B=2, test V_2)	20.8	29.0
Sheet pile foundation (L/B=1, test V_3)	11.0	-
Sheet pile foundation (L/B=1, test V_4)	15.0	20.0

Swipe test for V-H space

Tan (1990) introduced the sideswipe test as a direct investigation of the horizontal capacity and the shape of yield surface for conical footing on sand under combined vertical and horizontal loading. The concept of sideswipe test was then adapted and modified to identify the moment capacity. The name of the test is now commonly called swipe test. The procedures of swipe test are as follows. Firstly, a vertical displacement is applied until the footing reaches a specified load or displacement. At this stage, the vertical displacement is fixed (zero displacement) and then the footing is driven horizontally and/or rotationally with a constant rate of horizontal displacement and/or rotation. The resultant in vertical, horizontal and moment load can be used to indicate the capacity and the shape of yield surface of footings. The horizontal swipe test in this study is divided into two parts with different main objectives. Part I is a series of different load levels at different penetration depths which were performed with the aim of investigating shape of yield surface together with yield surface expansion or hardening. The purpose of doing Part II is to observe the footing response within the yield surface. The results can be used to explain the elastic-plastic behavior of the footing.

In Part I, four swipe events were performed at the initial V values of 2.5 kN, 5.2 kN, 8 kN and 10.8 kN. After each swipe event, the footing was moved back to the original horizontal position and the penetration was then continued. In Fig. 5 each horizontal swipe test causes the decrease in vertical load with further horizontal displacement. Results from this figure have also indicated that the foundation exhibits work hardening yield envelope with increasing penetration depth. The test results cannot fully give the load path picture despite large settlements. The shapes of the load paths show expansion as the footing is subjected more penetration into the sand. The concepts of expansion of yield surface are fully described by Gottardi et al. (1999).

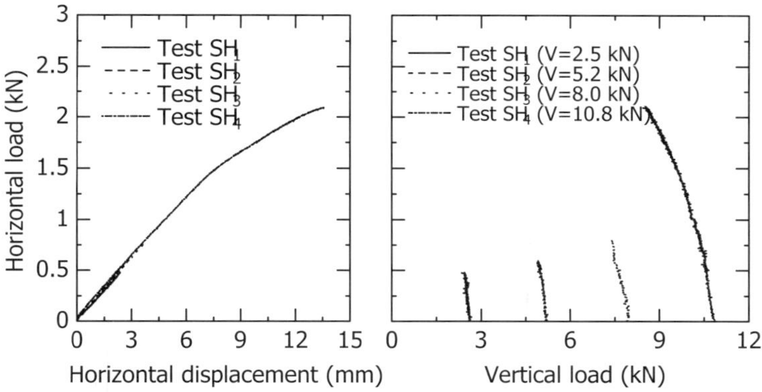

Figure 5: Horizontal swipe test at different load levels

Part II also consists of four loading tests with sheet pile foundation with and without corner connection. Figure 6 shows the load-settlement relationships and the load paths in (V, H) space from test SH_5, SH_6, SH_7 and SH_8 detailed in Table 2. Figure 6(a) represents the results of sheet pile foundation test SH_5 superimposed on the same plot of the foundation response for test SH_6. This figure demonstrates the plastic response in the case of test SH_5. The vertical load starts to decrease when the horizontal load increases until the failure is reached. It is known that the response inside the yield envelope is not purely elastic, because zone of plastic could be developed before reaching ultimate bearing capacity. The reduction in horizontal capacity may be related to the increased plasticity within the yield envelope. However, test SH_6 provides an example of a test in which the swipe loading performed at V=4.5 kN after unloading from V=8 kN. The test result indicated the response with small reduction in vertical load as the horizontal load increases until failure. The foundation response would be quasi-elastic under low vertical loading. This elastic behavior agrees well with the concept that the elastic response could be found within the yield envelope. Figure 6(b) also indicated the same trend of result as shown from the test SH_5 but the horizontal capacity of the SH_7 and test SH_8 are higher than that of the test SH_5. The ultimate horizontal load could not be defined from the load-settlement relationship. This response demonstrates the benefit of stronger foundation system.

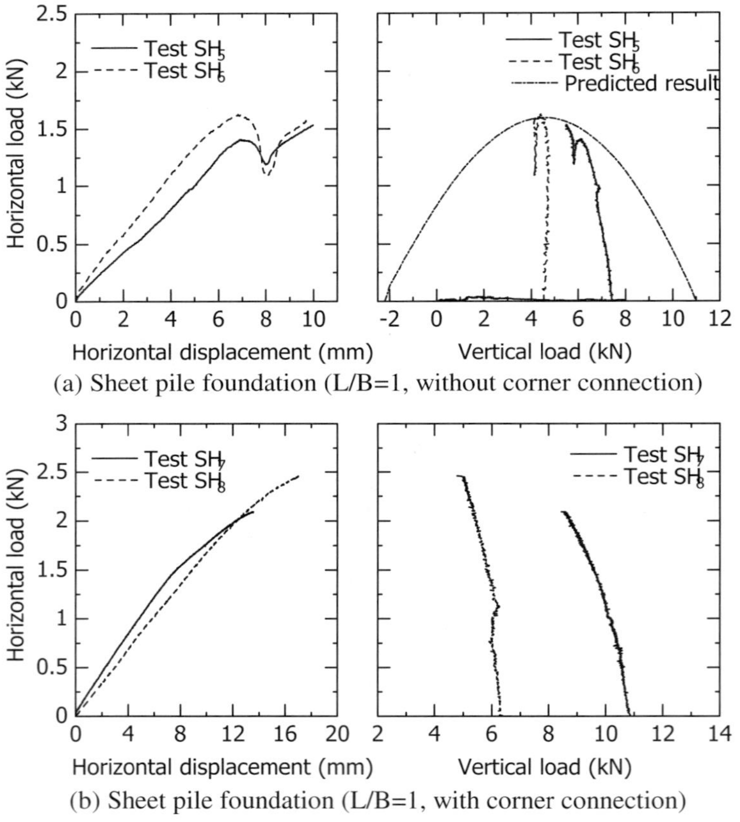

(a) Sheet pile foundation (L/B=1, without corner connection)

(b) Sheet pile foundation (L/B=1, with corner connection)

Figure 6: Horizontal swipe tests at different load levels

Swipe test for V-M space

In the swipe moment test, footing rotation was applied at a constant rotation. Four tests on dense sand were carried out to gain further understanding of the footing behavior in V-M space. Figure 7 shows the (θ, M/B) and (V, M/B) load paths observed. Each swipe test shows the sharp decrease in vertical load with further rotations. The shapes of yield surface are approximately the same with expansion as the footing is subjected the rotations. The concepts of yield surface expansion are also applicable to these swipe tests in V-M space. The change in slope of M/B capacity for all moment swipe tests is due to the mechanism of loading system to maintain the constant vertical displacement. It can be seen clearly from the plot in Fig.7 and Fig.8 that the maximum moment occurred at about vertical load of 4.5 kN and M_{max}/B of 8 kN or $1.28V_0$ was found. Gottardi et al. (1999) performed the test with shallow footing under moment loading and found that M_{max}/B is equal to $0.11V_0$. It means that the maximum moment capacity of sheet pile foundation is 11.6 times higher than that of square footing.

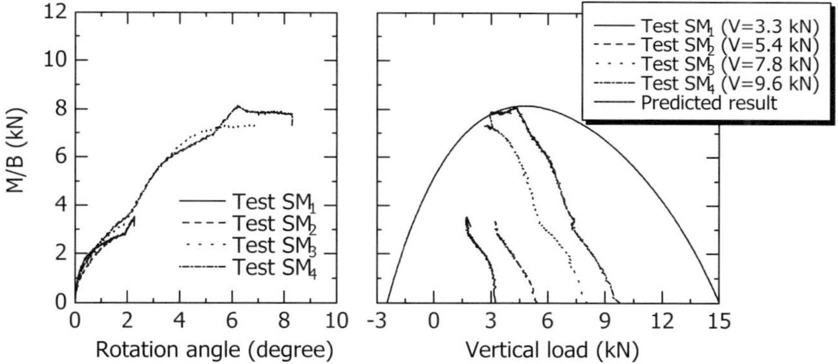

Figure 7: Results of swipes tests with rotation

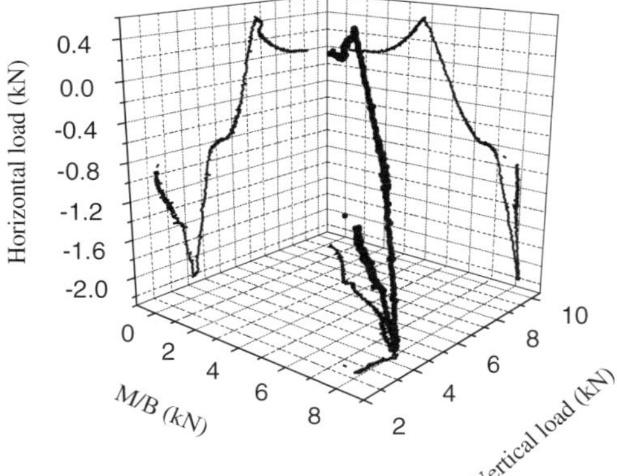

Figure 8: Result of test SM₄ in three-dimensional plot

Conclusion

A series of centrifuge tests was conducted with the aim of observing the behavior and performance of a sheet pile foundation on sand under combined vertical, horizontal and moment loading. The sheet pile foundation is now being considered as an alternative design for railway foundations in Japan. The test results indicate that sheet pile foundation can substantially increase the ultimate bearing capacity of square footing on sand. The ultimate vertical capacity of sheet pile foundation is higher than that of square footing 3.3 times for the case of L/B equal to 2. Using the combined loading apparatus, a series of tests was then carried out in order to investigate the capability of the footing to withstand the horizontal and moment load in beam centrifuge. The test data are useful to generate the shape of yield surface in vertical, horizontal and moment load space and can also be used to describe the elastro-plastic behavior of the footing. The results from swipe tests show the effectiveness of sheet pile foundations that the capacity of the foundation increases dramatically both in terms of horizontal and moment capacity compared to the shallow one.

References

1. Gottardi, G., Houlsby, G.T., and Butterfield, R. (1999). *Plastic response of circular footings on sand under general planar loading.* Geotechnique 49: 453-469.
2. Punrattanasin, P., Kusakabe, O., Murata, O., Koda, M., and Nishioka, H. (2002). *Sheet pile foundation on sand under combined loading- A literature review and preliminary investigation.* Technical Report No.65. Department of Civil Engineering, Tokyo Institute of Technology, pp.57-85.
3. Punrattanasin, P. and Nishioka, H. (2003). *Combined loading apparatus for centrifuge test.* International Journal of Physical Modelling in Geotechnics (under preparation).
4. Tan, F.S. (1990). *Centrifuge and theoretical modeling of conical footings on sand.* Ph.D. thesis, University of Cambridge. United Kingdom.
5. Watson, P.G. and Randolph, M.F. (1998). *Failure envelopes for caisson foundations in calcareous sediments.* Applied Ocean Research 20: 83-94.

A preliminary assessment of the capacity of shallow footings to rapid uplift

D.J.Richards
Geotechnical Research Group, Department of Civil and Environmental Engineering, University of Southampton, UK

Introduction

A centrifuge modelling procedure has been developed to investigate the pull-out force and base suctions generated during the rapid uplift of a 1:50 scale model transmission tower footing. For comparison, an identical footing geometry was subjected to uplift at a much slower rate and the development of uplift force recorded.

Both tests were conducted within the same 'backfill' soil type, with the soil introduced around both footings as slurry and then normally consolidated in flight to establish a uniform 'backfill' material around the footings. The undrained shear strength of the 'backfill' was determined in flight following pull-out of the footings.

The results from a test using a kaolin 'backfill' are reported in this paper and a simple analysis presented.

Background

A review of common design practice concluded that the uplift capacity of lattice transmission tower footings may be over predicted using the simplified 'frustum' design method in comparison to the German DIN VDE and American EPRI design methods (Clayton *et al*, 1994). It was also noted that despite this over prediction, uplift failure of UK transmission tower footings was extremely rare.

An appraisal of the dynamic resistance of transmission tower footings to uplift based on a review of published data from tests on laboratory and centrifuge models and full-scale field tests of spread footings, plates, piles and anchors in uplift was undertaken by Woods (1999). This review also assessed the mechanical behaviour of soil under rapid loading to further understand the increased resistance to shearing which may arise under such conditions. A

Foundations: Innovations, observations, design and practice, Thomas Telford, London, 2003

number of factors were identified that could account for enhanced foundation capacity and included conservative design/analysis methods, enhanced backfill properties and adhesion/suctions developing at the base of the footing. Of these factors, it was considered that base suctions generated under rapid uplift conditions may provide a substantial additional resistance to uplift. This could conveniently be investigated, in the first instance, by undertaking a series of centrifuge model tests.

Development of centrifuge model

The use of an appropriately scaled model in a geotechnical centrifuge is a well-established and convenient physical modelling method for all classes of geotechnical problems (e.g. Schofield, 1980). It is well known that the physical properties of soils depend on the effective confining stress. Generally, the confining stress arises from the self-weight of the overlying soil, and is related to the overburden pressure ρgz. In a 1:n scale model, the overburden pressure is reduced by a factor n, so that the stress-strain characteristics and the self weight/undrained shear strength ratio of the soil in the model will differ from those in the field. For similarity, the model must be tested at an enhanced gravity level n times normal gravity, using a centrifuge. The self weight stresses at corresponding depth in the model and in the field will now be the same, because although the depth of overburden z is reduced by the scale factor n, the local acceleration field g is increased by a factor n to compensate.

The centrifuge model described herein was based on a 1:50 scale representation of an L12 Type D lattice tower footing. Figure 1 shows a general view of the model footing used in the rapid uplift tests incorporating a base pore pressure transducer (PPT) to measure the development of soil suctions developed during pull out. An identical footing (but not incorporating a PPT in the base) was fabricated for the slow uplift tests. Both footings were made from Dural aluminium and finely shot blasted to provide a surface texture consistent with concrete at model scale. They were then anodized for protection.

Development of apparatus and the centrifuge tests were undertaken at The University of Western Australia, Centre for Offshore Foundation Systems, between November 2001 and June 2002. The centrifuge is an Acutronic Model 661 geotechnical beam centrifuge. A swinging platform with maximum radius of 1.8m (nominal working radius of 1.55m) can accommodate packages up to 200 kg at a maximum acceleration of 200 gravities. At lower accelerations increased payloads are achievable, with a maximum payload of 400 kg at 100 g or less. This establishes a 40 g-tonne rating for the machine. At the maximum 200 g, the rotational speed is 340 rpm with a platform velocity of 230 km/hr.

For the very fast data acquisition required to capture sufficient data during the pull out stage of the fast uplift tests, three slip ring channels were used to transfer output from the instrumented footing directly to a National Instruments data acquisition system housed in the main control room. This system is capable of logging continuous output from three transducers at a maximum rate of 10,000 Hz. In- flight video imaging of the test was achieved through the use of miniature CCD cameras located on the centrifuge package, with the video signal then passed through designated slip rings to the control room.

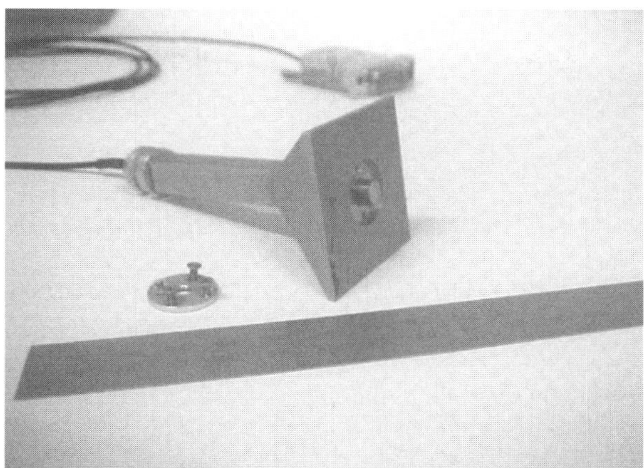

Figure 1: Model Footing with Base Pore Pressure Transducer

To ensure consistent 'backfill' material properties around both footings, a centrifuge model was developed in which the footings were founded on a stiff supporting foundation layer and a 'backfill' material introduced around the footings. The 'backfill' material was formed from a kaolin slurry normally consolidated in-flight around the footings. Consequently the 'backfill' material possessed a low undrained shear strength. Although such a low undrained shear strength is not representative of field conditions, a low undrained shear strength was required to reduce the impact of increased shearing resistance under fast uplift conditions modelled in the test.

Two footing uplift tests were performed. A footing with the pore pressure transducer in its base was subjected to fast uplift and the base suction measured. The second footing was subjected to a slow uplift to reduce/eliminate the development of base suctions. Since the internal dimensions of the strongbox are fixed, and two independent uplift tests were to be performed in one strongbox, a model scale was required that would eliminate sample disturbance between the footings when each pullout test occurred. A model scale of 1:50 was considered appropriate to overcome this constraint with each footing located (relative to the footing base centre point) on the plan centre line of the strong box 162.5 mm (8.125 m at prototype scale) in from each strongbox end plate. A general arrangement of the centrifuge model is shown in Figure 2.

The stiff supporting clay layer was formed by placing a kaolin slurry mixed to a moisture content of approximately twice the liquid limit ($w_{LL} = 60\%$) into the strongbox. The strongbox was then transferred to a consolidation press and the slurry mix consolidated (under two-way drainage conditions) to a maximum vertical applied load of 80 kPa over a period of approximately ten days. On removal from the press the height of the base layer within the strongbox was trimmed to suit.

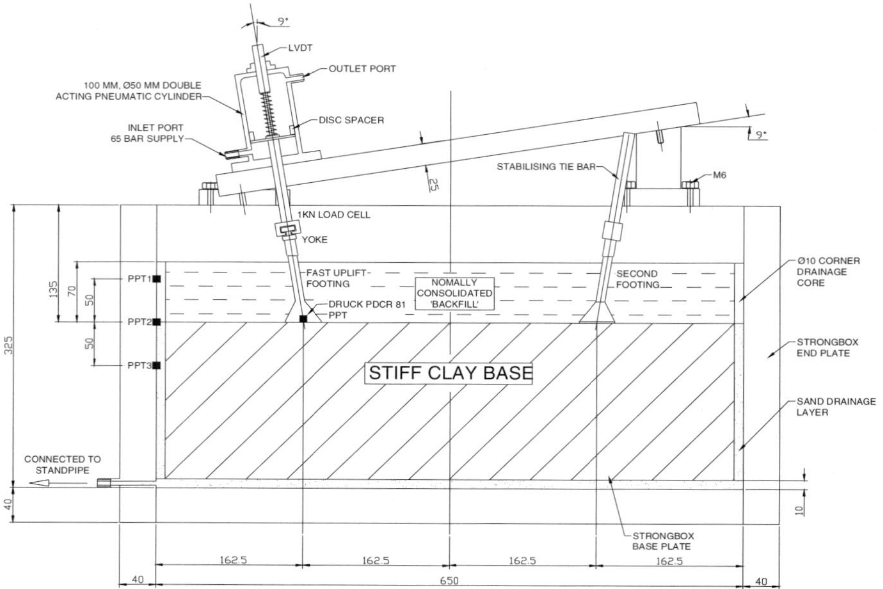

Figure 2: General Arrangement of Centrifuge Model

A Festo (DNC 100-50-PPY-A) 100 mm diameter double acting low friction pneumatic piston with a 50 mm stroke length (at model scale) was adapted to deliver fast uplift to the model footing. This was mounted on a supporting frame inclined at 9 degrees to the horizontal to ensure uplift force was directed through the central axis of the footing chimney. A solenoid valve controlled the supply of compressed air to the piston and was activated from the centrifuge control room. The compressed air supply pressure was approximately 65 bar which, over a 100 mm diameter piston, supplies an uplift force of approximately 5 kN.

The piston rod end was modified to accommodate a purpose built 1 kN in-line load cell. The other end of the load cell was attached to a yoke arrangement that slotted onto the head of the model footing. This reduced potential disturbance of the 'backfill' material during assembly of the apparatus for the subsequent slow uplift test.

The piston top plate was modified to accommodate a spring loaded displacement transducer that rested directly on the cylinder to record piston displacements during upward displacement of the footing.

A key aspect of the fast pull-out tests was the measurement of negative pore water pressures that developed at the base of the footing during pull-out. The device used for this purpose was a Druck PDCR-81 miniature pore pressure transducer, originally developed for the measurement of positive pore water pressures in centrifuge modelling applications (König et al., 1994).

The PDCR-81 device consists of an instrumented silicon diaphragm supported on an internal glass cylinder housed within a steel cylinder. A porous filter stone sits above the silicon diaphragm within the cylindrical steel casing. A number of researchers have attempted to use this device to measure negative pore water pressures (Ridley, 1993, Take and Bolton, 2002) and have found that the PDCR-81 is not ideally suited for the measurement of high suctions. Ridley (1993) identified a number of design features that conspire to make the use of the PDCR-81 transducer ill suited for such measurements. It was found that large outward deflections of the silicon diaphragm caused by high suction values tended to compromise the integrity of the connection between the diaphragm and supporting glass cylinder.

During the development of the modelling apparatus a number of PDCR-81 pore pressure transducers showed some of the shortcomings described above. However, a transducer capable of withstanding the application of high suctions (up to -80 kPa) was identified. This particular transducer was repeatedly subjected to a known suction whilst connected to the centrifuge data logging and display system. This process demonstrated instantaneous and consistent suction measurements were obtainable from this particular pore pressure transducer. During the course of testing considerable care was taken to ensure that the porous stone always remained saturated. The transducer response was assessed prior to each centrifuge test through a calibration process involving the application of both positive and negative pressure increments.

The undrained shear strength of the 'backfill' material was determined in-flight for all tests. This was measured using a T-bar penetrometer that has been successfully used to determine the strength of both the normally and over-consolidated clay deposits on a geotechnical centrifuge (Stewart & Randolph, 1991). From the maximum vertical effective stress applied during the preparation of the stiff clay base and the vertical effective stress applied at the interface between the normally consolidated 'backfill' and base, the base had an OCR of up to 2.6.

A typical undrained shear strength profile of the normally consolidated kaolin 'backfill' used in the tests reported is shown in Figure 3. A 'backfill' material with a low undrained shear strength was required to reduce the impact of increased shearing resistance under fast uplift conditions. This was necessary to substantially eliminate a possible factor contributing to increased uplift capacity.

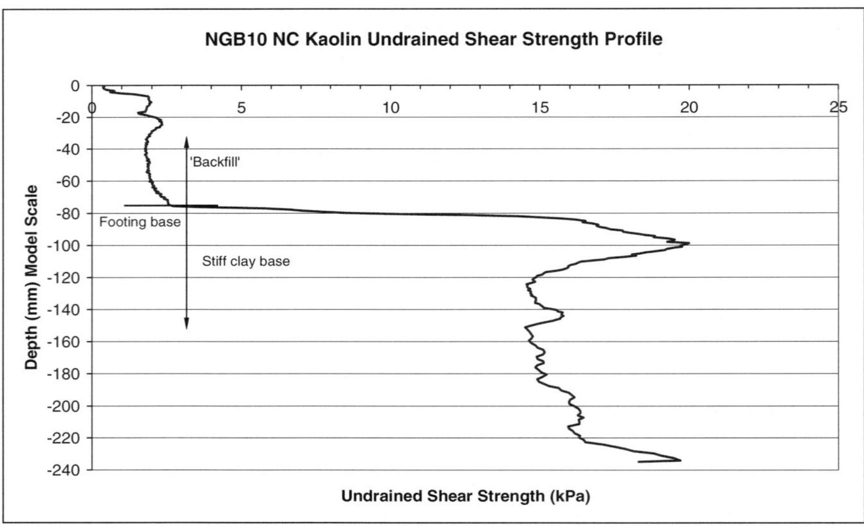

Figure 3: Undrained Shear Strength Profile of 'Backfill' and Clay Base

Test results & discussion

Figures 4 and 6 inclusive show the development of uplift force against displacement for both fast and slow uplift tests conducted in a normally consolidated kaolin clay 'backfill'. A summary of the test results and uplift rates is presented in Table 1.

		Fast Uplift Tests			Slow Test*
Test	C_u (kPa/mm)	Uplift Rate (mm/sec)	Uplift Force (N)	ΔPore Water Pressure(kPa)	Uplift Force (N)
NGB10	0.03	238	226	-103	101

*Uplift rate = 0.25mm/sec (drained conditions)
Table1: Summary of Test Results (Model Scale)

The quality of signal output from the base pore pressure transducer and the load cell during the fast uplift tests was of some concern due to the regularity of the noise and magnitude of some of the spikes encountered. A combination of high signal amplification directly on the centrifuge arm, the high logging frequency (1000 Hz) necessary to capture sufficient data points and general electrical interference generated by the slip ring assembly combined to make the output noisy. Some analysis of these data was undertaken to assess and isolate the frequencies at which the noise was present. However, due to the nature of the signal analysis, the detail of the rate of load development was significantly degraded. Consequently, all data presented have not been subjected to any processing and all loads reported are the maximum measured loads.

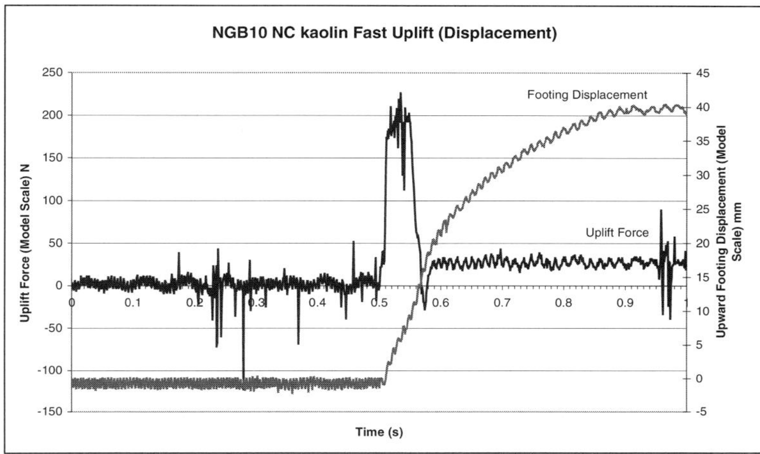

Figure 4: Uplift Force/Displacement – Fast Uplift Test

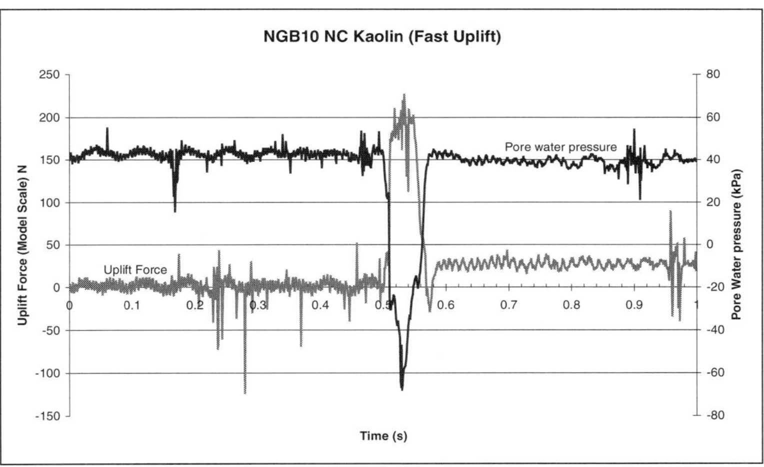

Figure 5: Uplift Force/Δ Pore Water Pressure – Fast Uplift Test

The pore pressure transducer located in the base of the footing recorded hydrostatic pressure prior to uplift. This was consistent with the groundwater regime (groundwater level located at ground level). The peak reduction in measured water pressure on uplift corresponds with the peak uplift force (Figure 5).

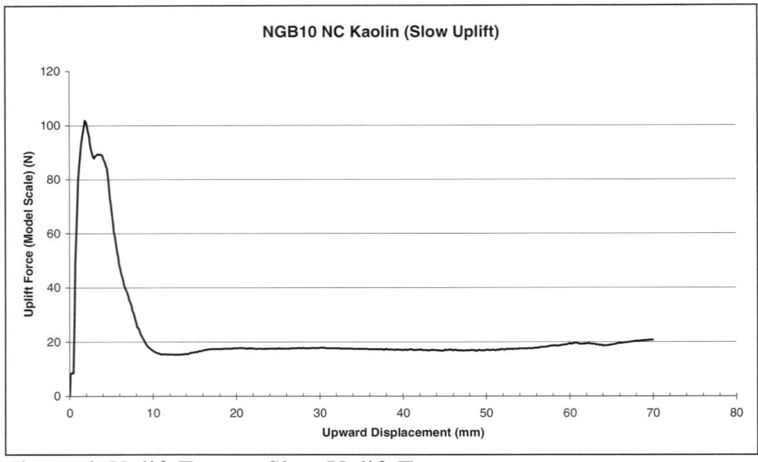

Figure 6: Uplift Force – Slow Uplift Test

The slow uplift test shows a peak uplift force of approximately 100 N at model scale and is virtually half of the uplift force recorded for the fast uplift test. To further assess the contribution of the reduction in pore water pressure to uplift resistance a simplified analysis of an L12 Type D transmission tower footing was undertaken.

The area that encloses the footing is developed by projecting lines up to the top of the footing from the base parallel to the chimney as shown in Figure 7 below. This represents a 'frustum' angle of 0°.

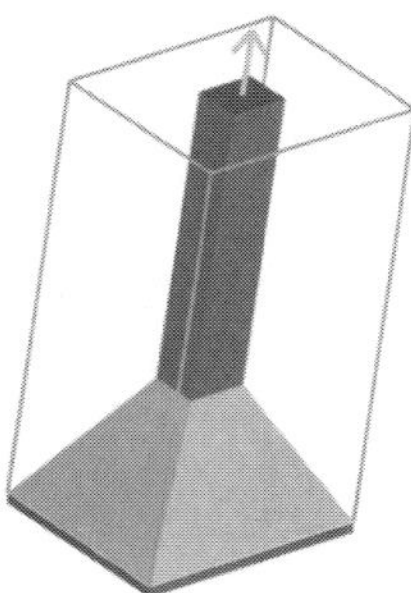

Figure 7: L12 Type D footing geometry and soil shearing planes

Resistance to uplift is provided by the footing mass (W_1), the mass of soil within the rhomboid (W_2). During footing uplift, shearing within the 'backfill' is assumed to occur across the four faces of the rhomboid (W_3).

The total volume of the transmission tower footing at model scale is 24124 mm^3
The total volume of the rhomboid is 123200 mm^3

The bulk density of the kaolin: γ_{kaolin} = 14.64 kN/m³
Average undrained shear strength (Figure 3) = 1.5 kN/m²

The weight of the footing is 65g at model scale.
The footing base dimensions are 40 mm x 40 mm
The model scale is 1:50 i.e. the model was placed in a centrifugal acceleration field of 50 gravities.
The areas of the rhomboid faces are 3000 mm² (front and back) and 2835 mm² (sides)

In model units, the contribution to uplift resistance of components W_1, W_2 and W_3 in the centrifuge test is as follows:

W_1
0.065 x 9.81 x 50 = <u>31.9 N</u>
W_2
$(123200 - 24124) \times 10^{-9} \times 14.64 \times 10^{3} \times 50$ = <u>72.5 N</u>
W_3
$1.5 \times 10^{3} \times [2(3000 \times 10^{-6}) + 2(2835 \times 10^{-6})]$ = <u>17.5 N</u>

$\Sigma\ W_1\ W_2$ and W_3 = <u>121.9 N</u>
(Test NGB10 measured value = 106 N)

The overall measured change in pore water pressure (ΔU) at the base in Test NGB10 was 103 kN/m². This value can be considered to be an upper bound suction value contributing to uplift resistance. Assuming that this change in pore water pressure acts across the entire base of the footing then its contribution to uplift resistance is:

$(40 \times 40)10^{-6} \times 103 \times 10^{3}$ = <u>165 N</u>

Total uplift resistance = 121.9 + 165 = <u>287.9 N</u>
(Test NGB10 measured value = 226N)

The simplified calculation provides a useful initial assessment of the contribution of the various factors that may affect uplift resistance. The rate effects on soil shearing resistance have been ignored for convenience. However, a comparison of the contribution of undrained shear strength and suction to uplift resistance (17.5 N and 165 N respectively) suggests that suction effects provide by far the most significant contribution to uplift resistance.

Conclusion

A centrifuge modeling procedure has been successfully developed to provide conditions of fast uplift to an instrumented footing. The uplift force, base suctions and displacement rate was recorded throughout the test. For comparison a slow uplift tests (without base suction measurement) was undertaken and uplift force and displacement measured.

Base suctions developed during conditions of fast uplift showed an enhancement to uplift resistance of approximately 100% in comparison to the slow uplift tests. A simple analysis of footing pull-out resistance supports this finding.

References

1. Clayton, C.R.I., Parke, G.A.R., Woods, R.I., Gunn, M.J. and Ali, A., (1994). *The design of transmission tower foundations to resist uplift.* Report No. CBGE9403/1, Department of Civil Engineering, University of Surrey.
2. König, D., Jessberger, H.L., Bolton, M.D., Phillips, R., Bagge, G., Renzi, R. and Garnier, J., (1994). *Pore pressure measurement during centrifuge model tests: Experience of five laboratories.* Leung, Lee and Tan (eds), *Proc. Int. Conf. Centrifuge '94.* pp 101-108. Rotterdam, Balkema.
3. Ridley, A.M., (1993). *The measurement of soil moisture suction.* PhD dissertation. Imperial College, University of London.
4. Schofield, A. N., (1980). *Cambridge geotechnical centrifuge operations.* 20th Rankine Lecture. *Geotechnique,* 20(2), pp129-170.
5. Stewart, D.P. and Randolph, M.F., (1991). *A new site investigation tool for the centrifuge. Proc. Int. Conf. Centrifuge 1991*, Balkema, Rotterdam, The Netherlands, pp 531 – 538.
6. Take, W.A. and Bolton, M.D., (2002). *A new device for the measurement of negative pore water pressures in centrifuge models.* Phillips, Guo and Popescu (eds) *Physical Modelling in Geotechnics: ICPMG '02.* pp 89 – 94. Balkema 2002, ISBN 90 5809 389 1
7. Woods, R.I., (1999). *The dynamic resistance of transmission tower footings - A review of current understanding and recommendations for further investigation.* Report No. CBGE/9900/0. Department of Civil Engineering, University of Surrey.

Ground-borne vibrations due to press-in piling operations

D.J. Rockhill, M.D. Bolton and D.J. White
Cambridge University Engineering Department

Introduction

Design codes place limits on the ground vibrations and noise created by construction operations. These limits are intended to prevent disturbance to humans and damage (both cosmetic and structural) to nearby buildings. Irreparable damage caused to listed buildings is of particular concern. Conventional dynamic piling methods, such as vibrators and drop hammers, create large vibrations and thus their use is precluded in certain locations, particularly densely populated urban areas.

The press-in method is a non-dynamic method for the installation of pre-formed piles (Figure 1). The technique uses hydraulic rams to push piles into the ground and is presented as a 'silent' or 'vibration-free' method, although there is limited data to quantify this feature. As such, when designers are considering the press-in method they are unable to predict the associated ground-borne vibrations, since the field measurements of piling-induced vibrations used in design code guidelines are from dynamic piling methods.

Foundations: Innovations, observations, design and practice, Thomas Telford, London, 2003

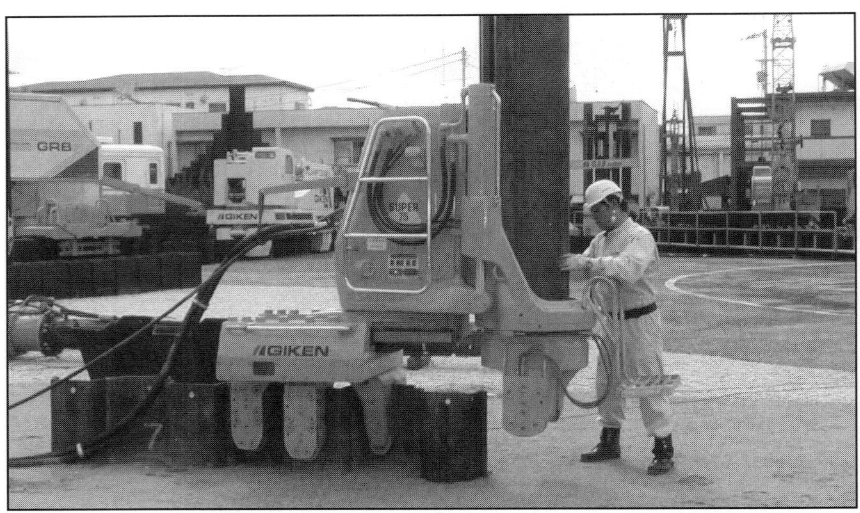

Figure 1 Installation of sheet piles using the press-in method

Background

For engineering purposes, ground vibrations are usually quantified in terms of *Peak Particle Velocity (ppv)*, which is defined as the vector sum of the maximum velocity components of vibration, as shown in Equation 1.

$$ppv = \sqrt{v_{x,\max}^2 + v_{y,\max}^2 + v_{z,\max}^2} \qquad (1)$$

PPV is a measure of the damage potential of vibration – the velocities themselves do not cause structural damage or human disturbance. In the case of building damage, it is the resulting dynamic strains that are of concern[1]. Human distress is often linked to acceleration level[1]. However, the ppv parameter is easy to measure and correlates well with the measured effects of ground-borne vibrations[1], and therefore provides a robust indicator of damage potential.

This paper reports fieldwork in which velocities in three orthogonal directions are measured directly using a triaxial geophone set (Figure 2). Geophones are self-exciting, giving an output voltage proportional to the imposed velocity and with low impedance, permitting long cable runs. Two triaxial geophones were used, permitting simultaneous measurement at different positions on a test site, as is recommended practice[2]. The ppv at each location is determined by combining the peak measured velocity components, which may not occur simultaneously; the resulting value of ppv is referred to as the 'simulated resultant' ppv[3]. In all field tests, ppv values were calculated from the velocity history during the installation of a single pile.

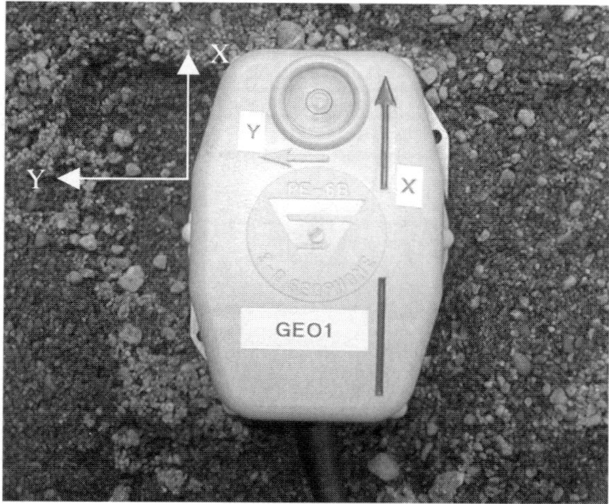

Figure 2 Geophone, showing orthogonal directions of velocity measurement

Limits on the maximum allowable ppv caused by construction operations are given in various design codes[4-6]. This paper refers only to the Eurocode 3 limits on ground-borne vibrations[6] (Figures 3 and 4).

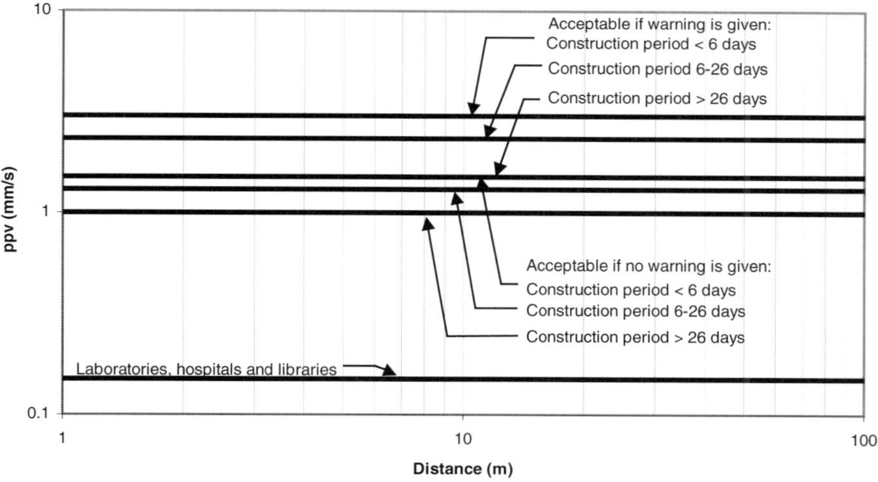

Figure 3 Eurocode 3: Maximum acceptable vibrations to prevent human disturbance

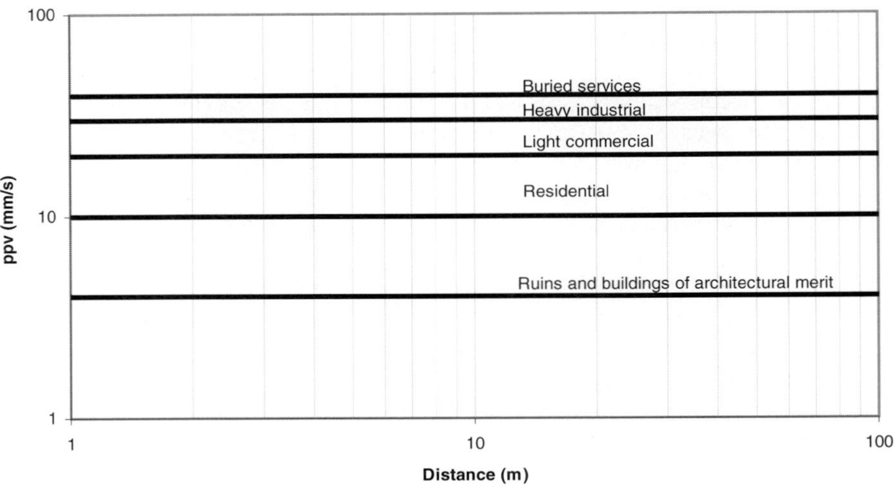

Figure 4 Eurocode 3: Maximum acceptable transient vibrations to avoid structural damage

Ground vibration propagation

Over the last thirty years a large body of research has been carried out on the ground-borne vibrations created by traditional dynamic piling techniques. An extensive database of vibrations measured at various construction sites has been compiled and, from this, predictive methods have been developed[1]. There are a number of different empirical predictors, but all take the form of a power law as shown in Equation 2.

$$ppv = C\left[\frac{\sqrt{w}}{r}\right]^{n} \qquad (2)$$

Here w represents the energy per cycle of the piling process in Joules and r is the distance between the source of vibration and the point of measurement in metres. PPV is predicted in mm/s. The parameters C and n are site-specific and depend on the soil characteristics, piling technique, pile type and ground profile. These parameters also take account of the dimensional inconsistency of the equation. C typically varies from 0.5 to 1.5; n varies from 0.5 to 1 in the various standards and studies[1,7] and is specified as equal to 1 in Eurocode 3[6].

Previous authors state that approximately two-thirds of the energy of a ground vibration is carried by Rayleigh waves[7]. Because Rayleigh waves propagate as expanding rings, the energy per unit area of the wave decays in inverse proportion to the distance from the source. This form of decay is known as *geometric damping*, because the damping is purely a function of the area enclosed by the wave front as it propagates away from the source.

The other main mechanism by which the energy of the waves is dissipated is *material damping*, whereby frictional losses occur during propagation. This is purely a function of the propagating medium. There are other dissipative mechanisms, such as reflection and refraction, which have a relatively small effect on attenuation in the case of ground-borne vibrations, since the ground is usually relatively homogeneous. Compared to the effects of geometric damping, other damping mechanisms have a minimal influence on the attenuation. These effects are largely ignored by predictive methods for ground-borne vibration[1]. For the purposes of this work, only the effects of geometric damping on wave attenuation are considered.

The assumption that wave propagation is non-dissipative allows the application of simple elastic wave theory to find an expression for the ppv of a wave at a given distance from a point source. The derivation of this expression is given below.

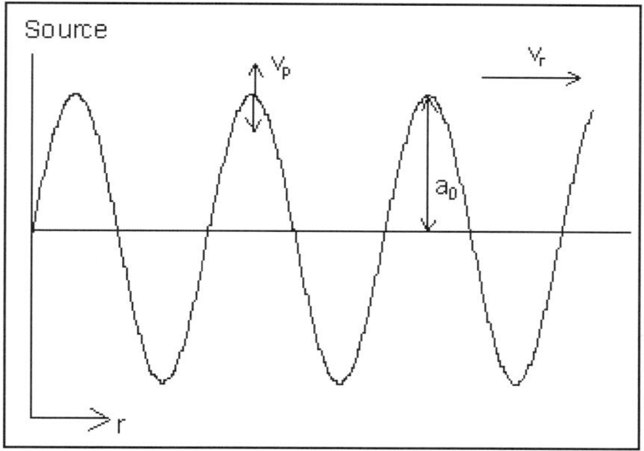

Figure 5 Wave emanating from point source with amplitude *a(r, t)*, peak amplitude a_0, travel velocity v_r, and transverse particle velocity v_p.

The wave equation of motion is:

$$a = a_0 \sin \gamma (r - v_r t) \tag{3}$$

Where the frequency of excitation $\omega = \gamma v_r$

Differentiating equation 3 to obtain v_p, the transverse particle velocity:

$$v_p = \frac{da}{dt} = -\gamma v_r a_0 \cos \gamma (r - v_r t) \tag{4}$$

If the soil is assumed to be linear elastic with arbitrary stiffness *k*, the energy transmitted by the source on each cycle *E* is:

$$E = \frac{1}{2} k a_0^2 \qquad (5)$$

If the wavefront is assumed to be cylindrical in shape, then the energy of the waves decays in inverse proportion to distance from source, due to geometric damping.

$$E \propto \frac{1}{r} \therefore a_0 = \frac{A}{\sqrt{r}} \qquad \text{where A is an arbitrary constant} \qquad (6)$$

Substituting a_0 back into Equation 4:

$$v_p = -\frac{A v_r \gamma}{\sqrt{r}} \sin \gamma (r - v_r t) = -\frac{A \omega}{\sqrt{r}} \sin \gamma (r - v_r t) \qquad (7)$$

Taking the maximum value of v_p gives the ppv:

$$v_{p,peak} = -\frac{A \omega}{\sqrt{r}} \qquad (8)$$

Alternatively, if the waves are assumed to propagate as expanding spheres, then the energy of the waves decays in inverse proportion to the square of the distance from the source, giving:

$$v_{p,peak} = -\frac{A \omega}{r} \qquad (9)$$

A is a parameter which depends on the properties of the medium and the initial energy of the wave. The similarity between equations 8 and 9 and equation 2 should be noted. Fieldwork has been conducted to empirically establish the value of the parameter A for the prediction of ground vibrations near press-in piling.

Fieldwork

A database of ground vibrations caused by piling activities has been collated from monitoring visits to sites in Japan and the UK using two triaxial geophones and DASYLab 6.0 data acquisition software. Recordings have been made at two types of site where the press-in method is in use:

- Test sites – where the piling is conducted for the purpose of vibration measurement
- Construction sites – where the recording is a secondary purpose of the piling work.

Test sites tend to be more carefully controlled and so there is less background noise and disturbance; a much cleaner recording is achieved. Conversely, construction sites yield a vibration recording that generally has a lower signal to noise ratio, yet is more representative of real conditions. Monitoring has taken place at one test site (using two different piling machines) and five different construction sites. Different modes of press-in operation (including water-jetting and augering) have been monitored at the various sites. Vibrations arising from dynamic piling operations have also been recorded in order to make a direct (site specific) comparison with the press-in method.

Table 1: Description of test sites (continued overleaf)

Test	Location	Date	Soil properties	Piler type	Pile type
1	Takasu test-site, Kochi Japan	July 2002	Made ground overlying silty sand	Giken Super Auto 75	0.4m x 6.5m sheet piles
2	Takasu test-site, Kochi Japan	July 2002	Made ground overlying silty sand	Giken NT 150	0.1m diameter 8m tubular piles
3	Takasu test-site, Kochi Japan	July 2002	Made ground overlying silty sand	Diesel generator (1800 rpm)	N/A
4	Othu Funaire, Kochi, Japan	July 2002	Loose, stony fill overlying	Giken Super Auto 150	0.4m x 10m sheet piles
5	Othu Funaire, Kochi, Japan	July 2002	Loose, stony fill overlying	Type SS-40L low amp – high freq vibrohammer	0.4m x 12m sheet piles
6	Tosashi, Kochi, Japan	July 2002	Loose, stony fill	Giken Super Auto 100 (water jetting @ 7MPa)	0.4m x 14.5m sheet piles
7	Atago, Kochi, Japan	July 2002	Made ground overlying silty clay	Giken Super Crush 100M (auger)	0.4m x 8m sheet piles
8	Iriake, Kochi, Japan	July 2002	Rocky made ground	Giken Super Auto 75	0.4m x 6m sheet piles

Test	Location	Date	Soil properties	Piler type	Pile type
9	Westbourne Grove, London	January 2003	Rubble fill over soft clay and London Clay	Giken Super Auto UP150 (water jetting for lubrication)	0.6m x 12m sheet piles
10^8	Norway	Autumn 1998	Silt, sand and clay	Giken ZP150	0.6m x 15m sheet piles

Results

The large amount of data recorded in the acquisition stage required analysis in order to extract the salient ppv information and draw accurate and useful conclusions. In order to reduce and analyse the data, a graphical user interface (GUI) was developed using Matlab. The GUI performs a number of operations:

- Reads in data file, plots the time series for all six channels, calculates ppv for both geophones for any specified time interval
- Plots the frequency spectrum for all six channels.

With the aid of this GUI, a plot of ppv against distance for the various different monitoring sites has been produced (Figure 6). A single value of ppv has been extracted from the geophone time history of each pile installation.

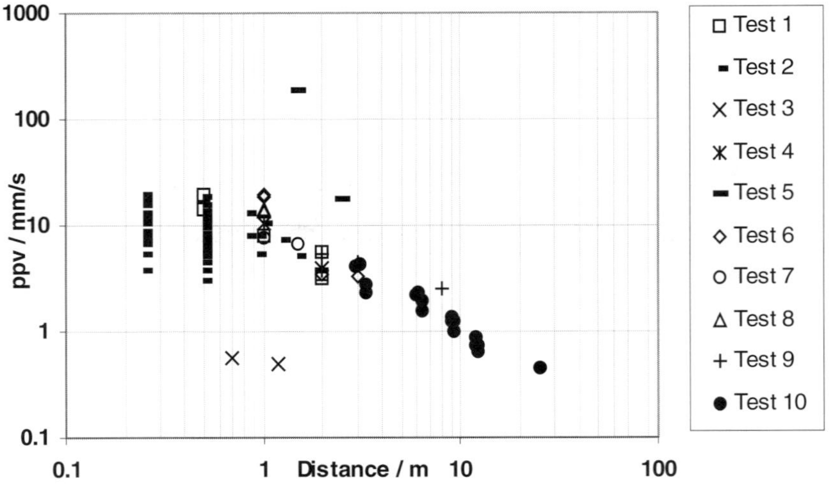

Figure 6 ppv vs distance data acquired from press-in sites

Frequency spectra of different states of operation of the press-in piler are shown in Figures 8 to 10. Figure 8 shows the vibration spectrum over a time period during which a number of piles were installed intermittently. Figure 9 shows the frequency spectrum when the piler is inactive. Figure 10 shows the frequency spectrum at the moment at the end of a stroke, when the piler chuck releases the pile. It is evident that the piling activity causes ground vibrations of frequencies less than about 15Hz. The peak at around 30Hz relates to the generator (which runs at approximately 1800rpm) and the peak at around 50Hz is due to electromagnetic interference from the mains electricity supply. It should be noted that the geophones are only accurate at frequencies above 6Hz.

Analysis shows that the major vibrations caused by the press-in method, represented by spikes in the time series (Figure 7), are transient. Crosschecking with a time history of the piling activity shows that these spikes correspond to events such as the closing and releasing of the piler chuck. At these instances, as the grip of the piler on the pile is released, any elastic compression or bending of the pile is released, leading to the transient vibration spikes evident in Figure 7. The regulatory limits on structural damage caused by ground-borne vibrations depend on whether the disturbance is transient or continuous. In the case of the press-in method, the ppv occurs during the transient vibrations associated with gripping, driving and releasing the pile, and is the vector sum of the transient piler vibrations and the continuous (and approximately constant) background vibrations from the generator and crane. Because the transient velocities are so much greater than the continuous velocities, the ppv can be assumed to be transient.

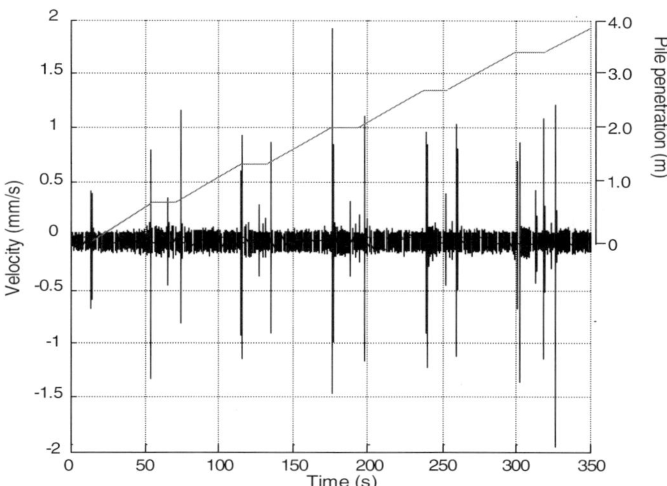

Figure 7 Plot of ground velocity against time for a typical press-in piling operation, showing increasing penetration depth of pile.

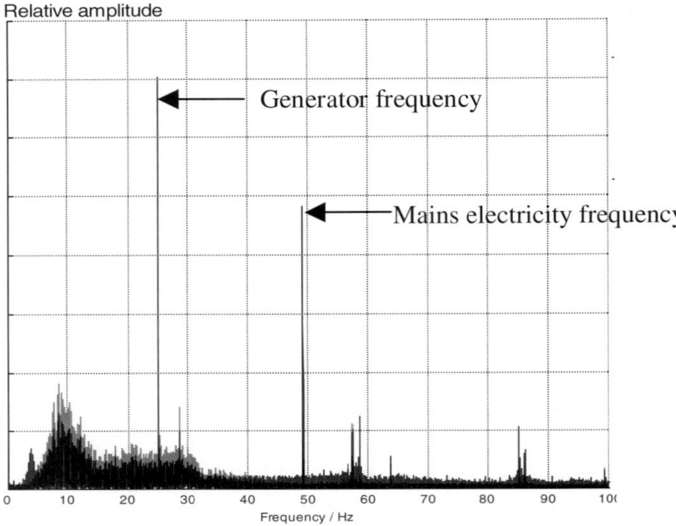

Figure 8 Frequency spectrum of the unfiltered signal during pile installation

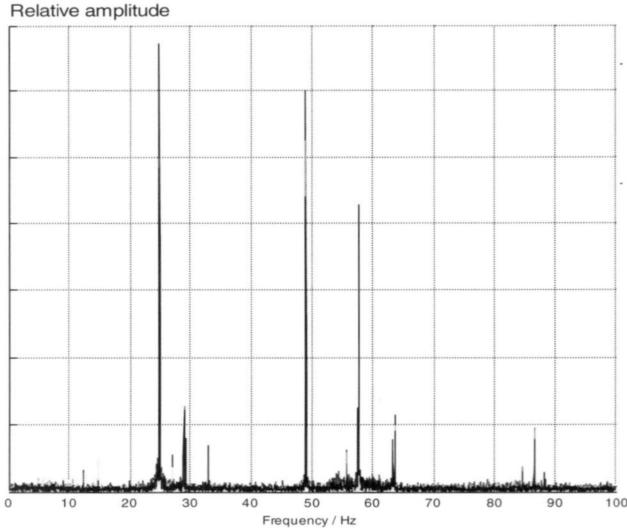

Figure 9 Frequency spectrum of the background signal (i.e. when the piler is inactive)

Over short distances (closer than 2 m from the pile) it has been assumed that the ground vibrations decay as per Equation 8, i.e. that the propagating ground waves are cylindrical. By analysing the collated data, a value for the constant A

in Equation 8 has been derived. Based on the frequency spectrum shown in Figure 10, the value of frequency f, which is the dominant frequency of the transient vibrations caused by the piler, was chosen as 8 Hz. This single value is for all the data for the press-in method gathered to date and, as such, does not account for variations in pile type, piler type and soil conditions – all of which will affect the value of A - and therefore has a large standard deviation. The best-fit value of A is 0.000147, with standard deviation 0.000106. This value of A was used to plot a single predictive line for the press-in method (see Figure 11).

At greater distances from the pile it has been assumed that the ground vibrations decay as per Equation 9, with $A\omega$ = 10.43 being an appropriate constant. This fitting correlates well with the data collected in this paper, as well as with the data collected by NPRA[8] at greater distances. These two prediction lines for near and far-field ground vibrations are shown as Equation 10. The predictive line derived by White et al (2002)[9] is also shown on Figure 11, along with the predictions of ground-borne vibrations arising from dynamic piling methods, as predicted by Eurocode 3. Tables 2 and 3 show recommended minimum separations between piling works and people or structures which have been calculated by combining Equation 10 with the Eurocode limits shown in Figures 3 and 4.

$$\text{For } r < 2\text{m } v = \frac{7.37}{\sqrt{r}} \; ; r \geq 2\text{m } v = \frac{10.43}{r} \tag{10}$$

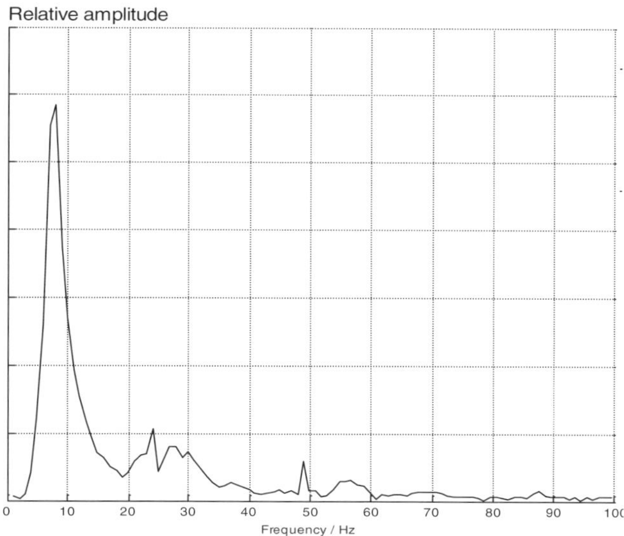

Figure 10 Frequency spectrum associated with the transient vibrations caused by the piling operation

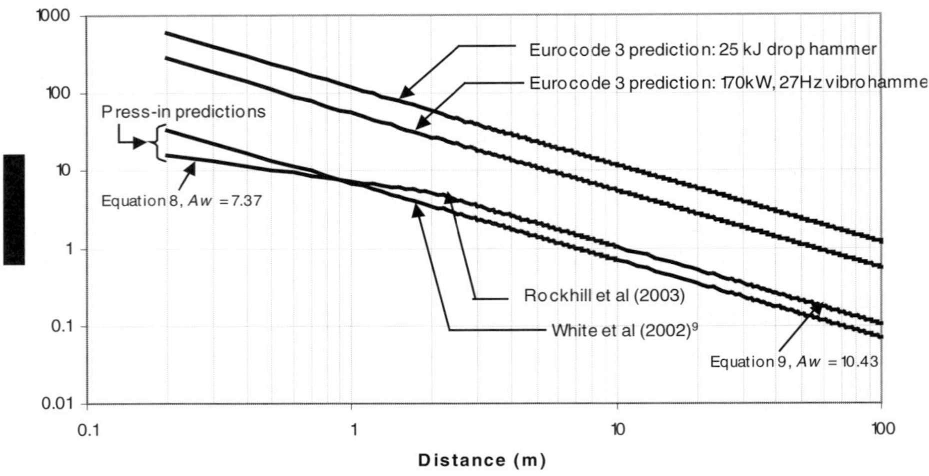

Figure 11 Predictions of ground-borne vibrations from various piling techniques

Table 2: Recommended minimum separations between people and piling

Maximum construction time / days (limits from Eurocode 3)		Piling method		
		Press-in	25 kJ drop hammer	170 kW 27Hz vibrohammer
With warning	<6 (3 mm/s)	3.5 m	39.5 m	18.5 m
	6-26 (2.3 mm/s)	4.5 m	51.5 m	24.1 m
	>26 (1.5 mm/s)	7.0 m	79 m	37 m
Without warning	<6 (1.5 mm/s)	7.0 m	79 m	37 m
	6-26 (1.3 mm/s)	8.0 m	91.2 m	42.7 m
	>26 (1.0 mm/s)	10 m	>100 m	55.5 m

Table 3: Recommended minimum separation between sensitive buildings & piling

Building type (limits on vibrations from Eurocode 3)	Piling method		
	Press-in	25 kJ drop hammer	170 kW 27Hz vibrohammer
Architectural merit	2.6 m	29.6 m	27.7 m
Residential	0.5 m	11.8 m	13.8 m
Light commercial	0.14 m	5.9 m	5.5 m
Heavy industrial	0.06 m	3.9 m	3.7 m
Buried services	0.03 m	2.9 m	2.2 m

It should be noted that at particularly noisy construction sites, at distances above approximately 5 metres, the vibrations from the press-in piling rig are in the region of 1 mm/s and approach the magnitude of incidental vibrations arising from passing traffic and other works. Above this distance the predictive method is therefore of limited relevance at these sites, since the piling operation is indistinguishable from the background vibrations.

Conclusions

The press-in method combines the sustainability advantages of traditional dynamic piling techniques (in that preformed piles can be extracted and the site reused) with the low environmental disturbance associated with bored piles. Through field measurements of ground-borne vibrations at press-in piling sites, a method has been developed to predict these vibrations. The reduction in ground-borne vibrations achieved through the use of the press-in method instead of other dynamic methods can reduce the separation between piling operations and sensitive structures by a factor of 10-50. The separation between the piling operations and the public can be decreased by a factor of up to 5. Equipped with this guidance, designers can predict the level of disturbance associated with the press-in method and thus confidently specify the technique in locations for which displacement piling could not previously be considered.

Acknowledgements

This research was conducted with the support of Giken Seisakusho Co. Ltd. The authors acknowledge the technical assistance provided by Mr. T Nagayama, Ms. A.G. Yetginer and Mr. A.J. Deeks.

References

1. HEAD, J.M. and JARDINE, F.M. (1992) Ground-borne vibrations arising from piling. CIRIA Technical Note 142.
2. BRE DIGEST 403 (1995) Damage to structures from ground-borne vibration
3. HILLER, D.M. and HOPE, V.S. (1998) Groundborne vibration generated by mechanized construction activities. ICE Proc. 131: 223-232.
4. BS 7385-2:1993, Evaluation and measurement for vibration in buildings – Part 2: Guide to damage levels from groundborne vibration.
5. BS 5228-4:1992, Noise control on construction and open sites – Part 4: Code of practice for noise and vibration control applicable to piling operations.
6. ENV 1993-5, Eurocode 3: Design of steel structures – Part 5: Piling.
7. HILLIER, D.M and CRABB, G.I. (2000) *Groundborne vibration caused by mechanised construction works*. TRL Report 429.
8. NPRA. (2001) *Environmental effects related to the construction of a cut and cover road tunnel*. Norwegian Road & Transport Research Vol 13, No.1 4-5.
9. WHITE, D, FINLAY, T, BOLTON, M & BEARSS, G (2002) *Press-in piling:grnd vibration & noise during pile installation* ASCE SP116 363-71

Retaining wall movements, CTRL Contract 430 - Ashford Tunnels

H. Roscoe
Cementation Foundations Skanska

Introduction

The Channel Tunnel Rail Link (CTRL) passes through Ashford, Kent in two cut and cover tunnels that carry the CTRL beneath existing road and rail routes. The Ashford Tunnels comprise 14 contiguous bored piled earth retaining structures including retained cuts and linking structures, with a total length of 1.8 km. Detailed measurements of wall movements and prop loads were made during tunnel construction. Roscoe and Twine, 2003, summarize the design approach and compare the observed performance of the structures to identify significant time dependent movements and the important effect of prop stiffness on wall behaviour.

This paper looks in greater detail at the wall movements that were measured during construction, considering in particular the movements that occurred during the initial cantilever stage of excavation and the sway of the structures due to asymmetric loading.

Wall movements during the cantilever stage are often significant and may dominate the overall behaviour of a retaining structure. In a number of the Ashford structures the greatest movement occurred during the cantilever stage. Cantilever movements result in tensile strains at ground surface close to the wall and may pose the greatest threat to adjacent structures.

The amount of sway that was measured during excavation was significantly less than allowed for during soil structure interaction analyses based on a library of finite element results (pseudo finite element analyses). During the contract it was accepted that sway need not be considered where the difference between prop forces on opposing walls was less than 20% of their mean. Case specific Finite Element analyses gave much better agreement with the movements observed and should be preferred where sway is a real issue.

Foundations: Innovations, observations, design and practice, Thomas Telford, London, 2003

Ground conditions

Extensive site investigation work was carried out before and during the construction contract and was complemented by site trials to determine the permeability of the Weald Clay (Roscoe and Twine, 2001). Figure 1 is a Geological long section through the Ashford Tunnels site.

The Hythe Beds consist predominantly of silty and clayey fine sand with occasional bands of Sandstone. The Atherfield Clay is stiff or very stiff clay and is frequently closely fissured with intermittent zones that contain thin partings of silt. The full thickness of the Atherfield Clay occurs throughout most of the tunnel site and the base of the stratum is generally close to tunnel formation. Weald Clay extends to considerable depth and is also stiff or very stiff. It contains many silt partings and laminations and bands of Siltstone.

The tunnels were excavated within the Atherfield Clay and occasionally penetrated the upper surface of the Weald Clay. The retained thicknesses of the overlying more granular strata, (Hythe Beds, Alluvium and Fill) was generally less than 2m.

Ground water level prior to construction was between 1m and 2m below ground surface but was lowered to below capping beam level during preliminary excavations. A system of deep ejector wells further reduced the water pressures in the underlying Weald Clay during tunnel construction.

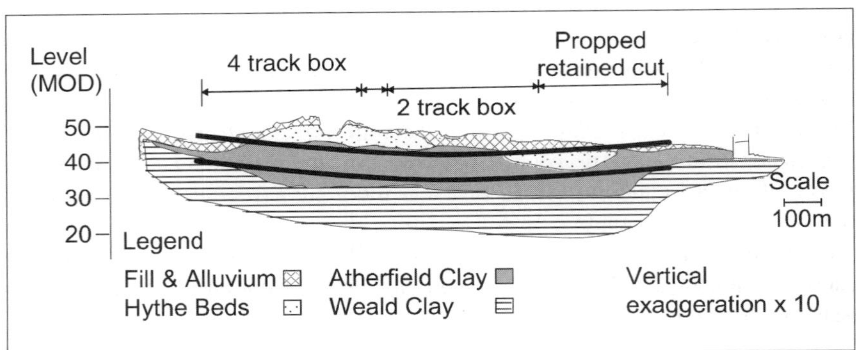

Figure 1 Geological long section

Propping during construction

Figure 2 shows the temporary propping arrangements for four of the structures when excavated to formation level. Roscoe and Twine, 2003, give further details of the retaining structures and temporary support systems. Three of the structures shown on Figure 2 have a significant cantilever stage but the Propped Retained Cut does not. The highest prop is either a permanent reinforced concrete prop or a temporary tubular steel prop as shown for Greensands Way.

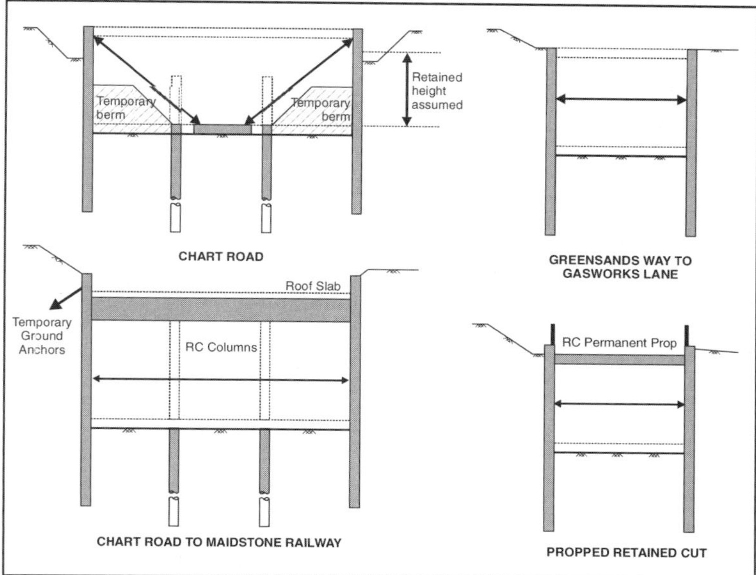

Figure 2 Temporary propping arrangements

Measurements

Over 700 instruments were installed to monitor the performance of the structures during construction. Their installation and operation is described by Holmes *et al*, 2003. Measurements of wall movement, prop load, pore water pressure and surface settlement were taken. The instruments were grouped at cross sections to facilitate comparison and interpretation. Inclinometer readings were generally repeatable to within 2mm, the achievable accuracy of the instruments under site conditions. The differences between inclinometer readings that are quoted in the section on sway are at the limit of accuracy of the measuring system.

Cantilever movement

At Ashford cantilever wall movements were measured on 6 structures with retained heights of between 2m and 6m and are plotted against wall height (H) on Figure 3. Two sets of measurements are available for the Greensands Way cut and cover tunnel where movement was checked at an intermediate level as part of the Observational Method (Akhtar *et al*, 2003).

The spread of results is to be expected. The walls are subject to varying amounts of surcharge and there were wide variations in excavation time. Roscoe and Twine, 2003, describe time dependent movements at final excavation stage, and similar rates of movement (about 0.1 mm per day) were recorded at maximum cantilever stage.

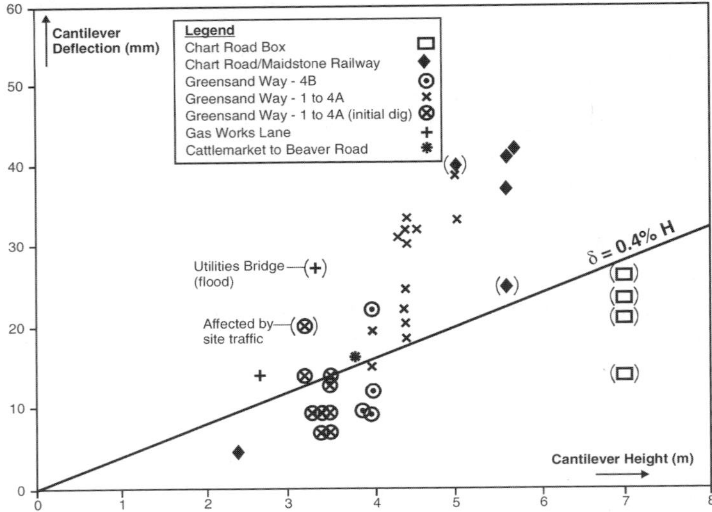

Figure 3 Cantilever wall movements

Movements that are affected by particular local conditions are plotted in brackets on Figures 3 and 5 with reasons as indicated. Note also that the Chart Road Box was complicated by the provision of a berm and by relief digging (Figure 2). Movements are plotted against the retained height of 7m used in analysis, which is clearly an over estimate. Inclinometers in the Chart Road to Maidstone Box were affected by adjacent ground anchors or by local excavation for an access ramp.

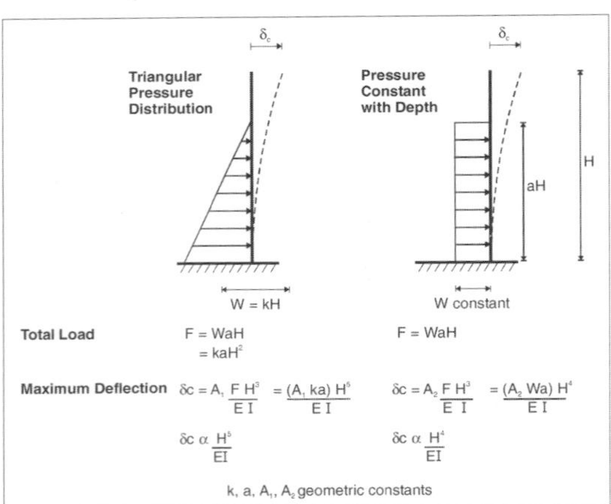

Figure 4 Cantilever deflection and retained height

Movement estimates

Cantilever wall movements (δc) are usually predicted from case histories using relationships such as 0.4%H (CIRIA, 2003) or 0.15% to 0.3% times (retained height + fixity depth) proposed by Fernie and Suckling, 1995.

The line representing δc = 0.4%H is plotted on Figure 3. There is reasonable agreement in the usual range (i.e. 2m to 4m) but a relationship involving a higher power of the retained height would give better agreement.

Figure 4 shows the expressions for the deflection of a cantilever beam subject to triangular and uniform distributed loads. Fixity depth for cantilever walls is often taken to be proportional to retained height (H) (Fernie and Suckling, 1995). It is reasonable to expect cantilever wall movements to be proportional to H^4 for a uniform pressure or H^5 for a triangular distribution.

The wall movements are replotted against H^4/I on Figure 5. To compare walls of different thickness the ordinates have been divided by the moments of inertia of the walls.

A best fit line was found by linear regression and is represented by the expression

$$\delta c = 2.5 \times 10^{-3} H^4/I + 4.5 \tag{1}$$

where δc is in mm, H in m and I in m^4/m The apparent deflection at zero retained height is attributable to the effect of surcharges on the whole population of data and could be ignored in estimating the movement of a wall that will not retain any surcharge.

The relationship between (δc) and (H^5) was also examined. A linear regression line gave similar agreement but with an intercept of 7mm, equivalent in effect to a retained height of more than 3m (See Figure 3). It is unlikely that the overall effect of surcharges at this site would be that great.

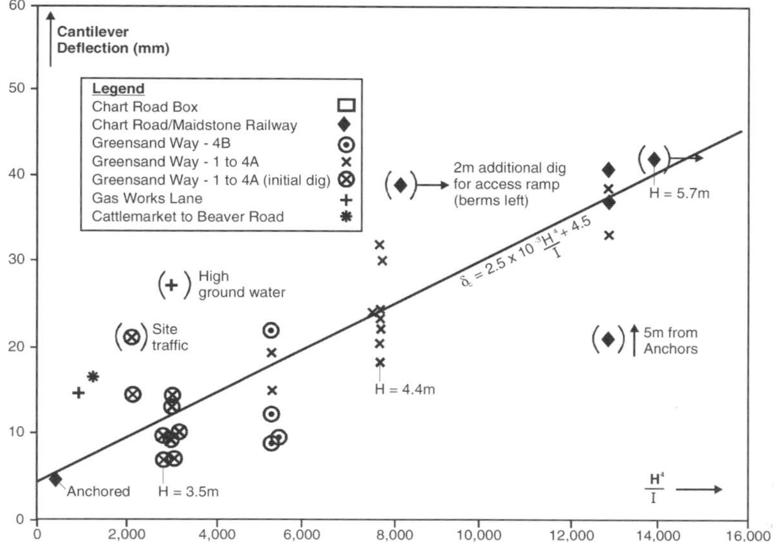

Figure 5 Cantilever wall movement vs 4th power of retained height

Sway

Most of the cut and cover structures that form the Ashford Tunnels were subject to differential earth and water pressures resulting from asymmetry and surcharge (Figure 6). These caused the structures to sway and the analyses allowed for sway effects. Table 1 compares the sway derived from inclinometer readings at 20 locations within the tunnel complex with the sway corrections made in the calculations. In all of the structures described here the wall to prop connection was detailed as a pin. The provision of a full moment connection has a marked influence on performance and is the subject of analytical studies reported by Higgins *et al*, 1999.

Sway effects may occur at each stage of the construction sequence. The stage-by-stage behaviour of one of the structures is described by Loveridge *et al*, 2003, but is complicated. Table 1 shows the amount of sway that occurred during excavation between the highest prop and base slab formation. Sway at intermediate stages is not detailed in this overall summary.

Measured sway

Figure 6 shows how the movements summarised in Table 1 were obtained. The wall movements at the highest prop were found from the inclinometer profiles obtained before and after excavation, and the movement of the wall during excavation is their difference. The shortening of the prop is the sum of the inward movements of opposing walls and the sway is half their difference. The sign convention adopted is that movements towards the centreline of the structure are positive.

Sway correction

Twelve of the 14 structures in the tunnel complex were analysed using a pseudo finite element method. The walls are analysed independently and at appropriate stages (typically, after an excavation stage) a sway correction is applied. The effect of one wall on the other is found by iteration, assuming that the prop between them is rigid. The more heavily loaded wall is reanalysed with a reduced prop stiffness to give an additional movement and a reduced prop force. This force is then applied to the other wall to replace the strut in that analysis. This increases the force on the more lightly loaded wall and it moves back. The changes that produce equal movement in both walls are found and are applied in both analyses as the sway correction. Further stages of analysis are carried out until another sway correction is needed. The process is time consuming and adds significantly to the cost of analysis.

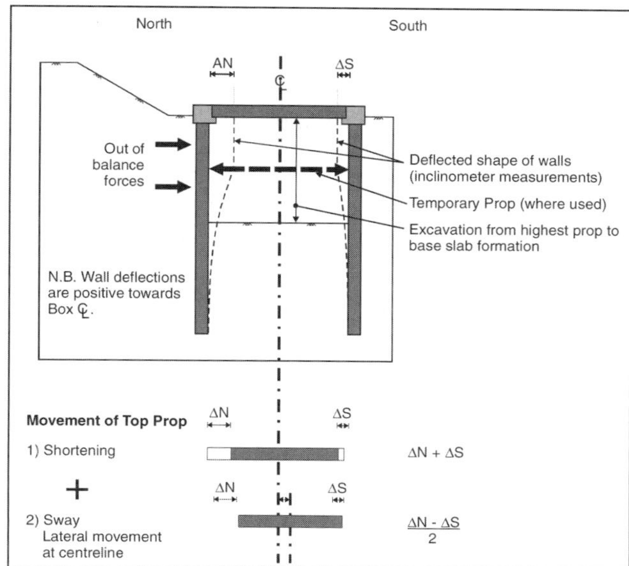

Figure 6 Simple sway. Definitions and sign convention

Evaluation

Table 1 compares the sway corrections applied during the pseudo finite element analyses with the sway that took place. In all the moderately conservative analyses the measured sway is much less than the sway correction that was applied. The calculated values in Table 1 are for the serviceability limit state (SLS) but the effect is even greater when ultimate limit state (ULS) is being considered .The differences are partly attributable to the reduced soil strength and stiffness used in the analyses. They may in some cases reflect the high small strain stiffness that stiff clay soils exhibit when stress reversal occurs. The measurements also highlight the importance of prop stiffness.

Table 1 gives the prop shortening that was measured. In general the prop shortening is greater than the sway and calls into question the assumption of a rigid prop in applying the correction. Prop load data from this site presented by Roscoe and Twine, 2003, suggest that initial calculations overestimated prop stiffness by a factor of 2 or more. The analyses for the Greensands Way 1 to 4A structures used 'most probable' parameters (Akhtar *et al*, 2003) including a 50% reduction in prop stiffness. The sway corrections for these structures were small and of the same order as the measured sway (1 to 2 mm).

Table 1 includes cases where the highest prop appears to expand during excavation. This occurs where an intermediate prop is installed during excavation and one or both of the walls rotate about this lower support (Figure 6). The walls are not tied to the top prop and are free to move out.

Table 1 Measured and calculated sway

Structure/Chainage	Measured Sway (mm)				Calculated Sway (mm)		
	Wall Deflections		Sway	Prop Shortening	Sway Correction (*Calculation*)	Analysis	Soil Properties
	North	South					
Advance Box							
88+860	5.0S	5.9N	0.5N	10.9	13.8N	Pseudo F.E.	Moderately Conservative
88+785	9S	5N	2S	14	12.7N		
Chart Road to Maidstone Rly							
88+890	8S	17N	5N	25	38S	Pseudo F.E.	Most probable
88+930	17S	4S	10.5S	13	76S		
89+010	4S	12S	8S	(-8)	not calculated		
Maidstone Railway Box							
89+040	6.2S	1.6S	3.9S	4.6	9.8N+8.3S nett 1.5N	Pseudo F.E.	Moderately Conservative
89+110	3.5N	2.3N	2.9N	1.2	9.8N+8.3S nett 1.5N		
89+170	0.9S	0	0.5S	0.9	8.8N+3.1S nett 5.6N		
Greensand Propped Box							
89+205	6.3S	9.1S	7.7S	(-2.8)	*0.25S/1.5*	Finite Element	Moderately Conservative
Greensand Way 4B							
89+250	2.2N	8.8N	5.5N	4,4	*1.25S/5.5*	Finite Element	Moderately Conservative
89+292	1.5S	2.3N	0.4N	4.8	*1.25S/5.5*		
Greensand Way 1,2,3,4A							
89+325	3.4S	5.3N	1.0N	8.7	2.4S	Pseudo F.E.	Most probable
89+350	3.3S	0.3N	1.5S	3.6	0.7N		
89+450	6.1S	2.4N	1.9S	8.5	0.5S		
89+550	3.5S	6.6N	1.5N	10.1	3.0S		
Gasworks Lane							
89+675	2.5N	3.1N	2.8N	0.6	1.6N+1.2S nett 0.4N	Pseudo F.E.	Moderately Conservative
89+705	1.2N	0.4S	0.4N	(-1.6)	1.6N+1.2S nett 0.4N		
89+770	1.7S	4.4S	3.1S	(-2.7)	1.6N+1.2S nett 0.4N		
89+800	5.8S	2N	1.9S	7.8	1.6N+1.2S nett 0.4N		
Utilities Bridge							
89+730	10.6S	3.7N	3.5S	14.3	11.5N	Pseudo F.E.	Moderately Conservative

Note: Figures in italics are the sway and the prop shortening calculated in moderately conservative finite element analyses.

Finite element analysis

Two of the more complex structures, Greensands Way Propped Cut and Greensands Way Box 4B, were analysed using a Finite Element method. With this approach there is no need to apply a correction for sway. The full cross section of the structure is modelled and the effect of one wall on the other is included at each stage of the calculation. Finite elements represent the structural properties of the props and the analysis models the effect of changes in prop length as the loads alter. The analyses used 50% of the theoretical prop stiffness and there is good agreement between calculated and measured prop shortening. Apparent discrepancies between measured and calculated sway (Table 1) can be explained by a more detailed consideration of the excavation sequence than is given here.

Practical aspects

Discrepancies between anticipated and actual sway behaviour caused complications during construction but were resolved within the integrated geotechnical design team. Additional analytical work was carried out but there was no delay to progress on site.

The Advance Box carried two road diversions on embankment and at these locations there was no out of balance force on the structure. Analyses had been made for cross sections where there was no embankment and included the sway correction given in Table 1. Trigger values to control the excavations had been set from these but were revised in line with additional 'no sway' analyses when it became clear that sway was not occurring.

Analyses for the Chart Road to Maidstone Box that include the sway correction suggested that the shear capacity of the piles would be exceeded at some depth below the base slab formation. This was accommodated by further analysis based on 'most probable' conditions and justified by the level of instrumentation and the construction control system that was in place (Holmes *et al*, 2003). In the event it was clear that the sway was much less than indicated by the initial analysis.

The measurements of wall movement were reviewed on a weekly basis during the currency of the construction work at Ashford. The findings were fed back into ongoing design work and the later analyses ignored sway wherever initial out of balance forces were less than 20% of the mean prop force.

Conclusions

Detailed monitoring during construction has provided a comprehensive set of data on the behaviour of 14 embedded retaining structures in stiff clays. Wall movements during the initial cantilever stage of excavation are summarised and the sway movements during subsequent excavation has been identified.

Within the usual range cantilever movements may be found approximately from retained height using a linear relationship such as $\delta c = 0.4\%H$ but measurements at this site show that movement is better related to a higher power of retained height.

The relationship $\delta c = 2.5 \times 10^{-3}H^4/I + 4.5$, where δc is in mm, H in m and I in m^4/m gives a reasonable fit to the Ashford data and is proposed as a basis for estimating cantilever wall movements in similar conditions.

The amount of sway that occurred was much less than the corrections for sway that were made in moderately conservative pseudo finite element analyses. Sway movements were shown to be less than prop shortening and realistic values of prop stiffness should be used if sway is to be considered.

The sway corrections were time consuming but did not improve accuracy. In some cases they predicted critical conditions that did not arise. Sway corrections may reduce the calculated moments and shear forces in the more heavily loaded wall and it is not necessarily conservative to over predict sway.

It was agreed during the contract that sway corrections were not needed where the initial out of balance force was less than 20% of the mean prop force.

Finite Element analysis that model the behaviour of both walls and the props between them provided realistic output and should be preferred in situations in which sway is a real issue.

Acknowledgement

The author would like to thank colleagues on the Ashford Tunnels contract for their enthusiasm and contributions to this work and Cementation Foundations Skanska for their support in the preparation of this paper.

References

1. AKHTAR S. HOCOMBE T. AND ROSCOE H. (2003) *Observational Method for CTRL Contract 430. Ashford Tunnels.* (in Preparation)
2. CONSTRUCTION INDUSTRY RESEARCH AND INFORMATION ASSOCIATION (CIRIA). (2002) *Embedded retaining walls: guidance for economic design.* CIRIA, London, CIRIA Funders Report No CP/96
3. FERNIE R, AND SUCKLING T. (1995) *Simplified approach for estimating lateral wall movement in UK ground.* Geotechnical Aspects of Underground Construction. Balkema, Rotterdam pp.131 to 136.
4. HIGGINS K. FERNIE R. EDMONDS H. AND POTTS D. (1999) *A design study for a road tunnel: The effect of construction detail.* Proceedings of the International Conference on Geotechnical Aspects of Underground Construction in Soft Ground, Tokyo
5. HOLMES G. CHODOROWSKI A. AND ROSCOE H. (2003) *Instrumentation and construction control for CTRL Contract 430. Ashford Tunnels.* (in Preparation)
6. LOVERIDGE F. HOCOMBE T. AND ROSCOE H (2003) *Practical Design for cut and cover construction.* (in Preparation)
7. ROSCOE H. and TWINE D. (2003) *Design and performance of retaining walls. CTRL Contract 430 - Ashford Tunnels.* Submitted to Proceedings of the Institution of Civil Engineers, Geotechnical Engineering.
8. ROSCOE H. and TWINE D. (2001) *Design collaboration speeds Ashford tunnels.* World Tunnelling, 14, No.5, 237- 241.

Cyclic loading effect on pile P-y curves : centrifuge modelling

F. Rosquoët, Y. Canepa, J. Garnier, L. Thorel and N. Thétiot
Laboratoire Central des Ponts et Chaussées, Section Mécaniques des Sols et Centrifugeuse, Bouguenais Cedex, France

Introduction

Lateral cyclic loads on piles are generally the result of waves, wind, accosting and mooring of boats on quays, variable overloads or thermal dilations. Centrifuge models are used to study the behaviour of pile foundation under cyclic loading. The centrifuge physical modelling of geotechnical structures is now a common technique [Garnier (1995)]. Instrumented flexible pile model subjected to lateral cyclic loads permits to record a significant number of data on the evolution of the bending moment versus depth, on the pile displacements and on the load applied. The analysis presented in this paper focuses on the effect of cyclic loads on P-y reaction curve (linking at any depth the soil reaction P and the pile horizontal displacement y). These curves are used to design horizontally loaded piles in most code of practice. The French, American, Japanese or Norwegian designing codes [M.E.L.T. Fascicule 62 (1993)], [A.P.I. (1993)], [P.H.R.I. (1980)], [D.N.V. (1977)] propose various methods to determine the P-y curves needed to design a pile under lateral load, but only the American and Norwegian ones propose rules to take into account the effect of cyclic loading. A programme of centrifuge tests started in LCPC (Laboratoire Central des Ponts et Chaussées) to provide new data on the effects of horizontal cyclic loads on the pile response and to improve the French code of practice on this point .

Procedure of test

Homogeneous dry Fontainebleau sand sample at density of 16 kN/m^3 are prepared by a raining technique using an automatic hopper developed in LCPC [Ternet (1999]. The model pile (scale 1/40) is instrumented with 20 pairs of strain gauges. Tested under an acceleration of 40 g, it represents a prototype (real pile) with 0,72 m in diameter, 12 m long and 476 MN.m² in bending stiffness. The pile is driven into the sand sample at 1g (earth gravity), before rotating the centrifuge. In flight, instrumented model piles are then subjected to a lateral cyclic load which is assumed as quasi-static loading (static equilibrium is always verified). Three parameters are needed to describe the load cycles:

- the maximum applied load F;
- the load amplitude of DF (during a cycle the load varies between F and F - DF);
- the number of cycles n.

As the effect of F and DF may be coupled, we have decided to study several combinations of (F, DF). The experimental program is summarized on figure 1, each points corresponding to a test carried out. The load applied with a servo-jack is transmitted to the pile through a cable. With this device, only one way tensile load may be applied without any bending moment at the pile head.

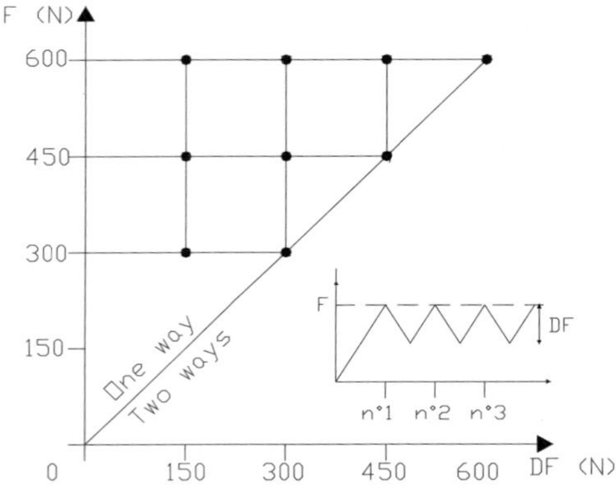

Figure 1. Maximum load F vs. cyclic load amplitude DF.

Construction of the P-y curves

Thanks to a preliminary calibration, the 20 levels of strain gauges give the evolution of the bending moment versus depth. The theory of beams makes possible to obtain the displacement y(z) and the soil reaction profile P(z) by respectively a double integration and a double derivation of the bending moments. Displacements are determined by a polynomial function fitted on the moment data. A analytic integration type is used, with two integration constants (boundary conditions on head and tip of the pile). The double derivation, is more difficult and is carried out by the software Slivalic-LCPC [Degny (1985)]. The moment data are interpolated by quintic Splines which are then derived twice. The Spline functions are selected by studying the static stability of the pile in force and moment. Before analysing the cyclic loading effect on the P-y curves, they however must first be validated.

Validation of the P-y curves

The P-y static curves obtained as indicated above are validated by back analysis, thanks to the Pilate-LCPC software [Romagny (1985)]. This software is commonly used in practice to design horizontally loaded piles from P-y curves derived from in situ pressuremeter test (French code of practice Fascicule 62). The experimental P-y curves and the boundary conditions are introduced into Pilate. The results obtained (bending moments, shearing loads, pile displacements and soil reactions versus depth) are compared with experimental data for each load increment. A good agreement is observed between results calculated by Pilate and the experimental. At the maximal static applied load F (960 kN prototype value), the difference is always less than 10 % as also demonstrated by Remaud [Remaud (1999)].

Analysis of the influence of the cycles on the P-y curves

The procedure up to now developed and used to analyse monotonic loading test results has been first extended to cyclic loading [Verdure et al. (2003)]. The same method is used here to determine the P-y curves from the new centrifuge test series. It is possible to represent the cyclic P-y curve in two following ways (figures 2 and 3).

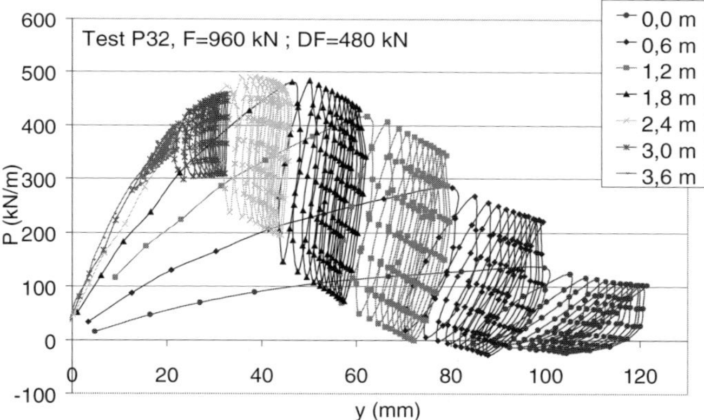

Figure 2. Detail of the cyclic P-y reaction curves for different depths (complete cyclic curves).

Figure 2 shows an example of the full P-y curves obtained at several depths during the first monotonic loading up to F and during the cyclic loads (Test P32, F = 600N, DF = 300N in model units). Large hysteresis loops are observed during the cyclic sequences. In figure 3, the first part (monotonic loading) is kept the same but during the cyclic loading sequences only the (P,y) data recorded when the maximum load F is applied during each cycle are plotted. This second presentation (figure 3) is useful to investigate the effect of cyclic loading on the pile soil interaction.

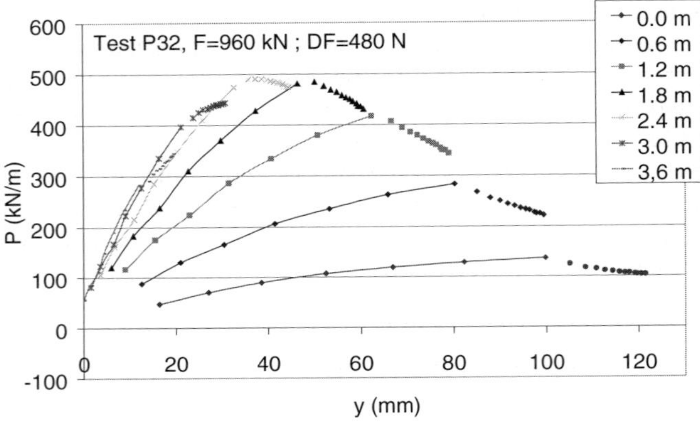

Figure 3. Cyclic P-y curves for different depths (data for the maximum applied load).

At small depths (z less than 2.4 m ie z/B less than 3.3) the load cycles produce a reduction of the soil resistance since the soil reaction P decreases with the number of cycles whereas the pile displacement increases. To quantify the soil degradation a reduction coefficient (P multiplier) r_c (equation 1) may be calculated as indicated on figure 4.

$$r_c(z, y, n, F, DF) = \frac{P_{cycl}(z, y, n, F, DF)}{P_{stat}(z, y)} \tag{1}$$

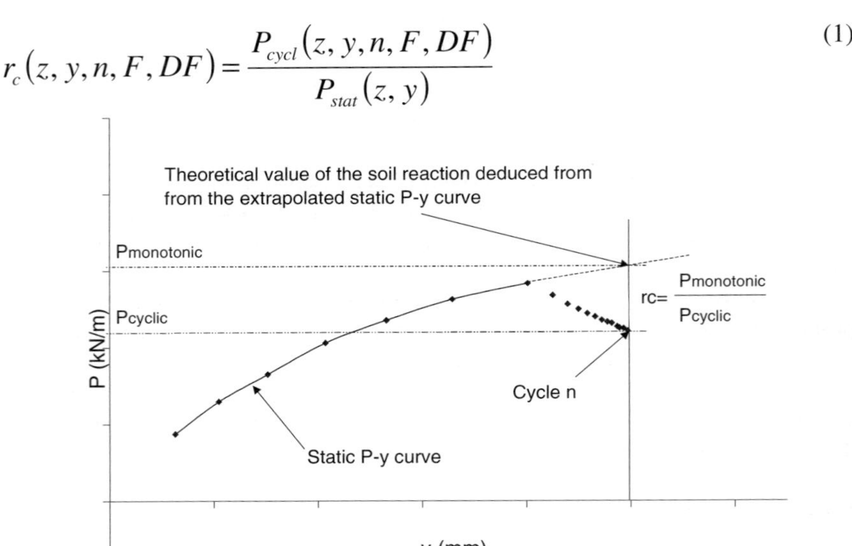

Figure 4. Method for calculating the reduction coefficient r_c.

The P-multiplier r_c, for a given cycle and a given displacement of the pile, is the ratio between the experimental value of the soil reaction measured during the cyclic and the value deduced from the static P-y curve (extrapolated by parabolas equation for the surface layers and linear equation for the deep layers [P.H.R.I (1980); Terashi & al. (1989)]). It is expected that the reduction coefficient r_c is function of five parameters: the number of cycles, the maximum load applied F, the load cycle amplitude DF, the pile displacement and the depth. As shown in figure 5 the effect of the cycles on the reduction coefficient r_c is concentrated on the first cycles.

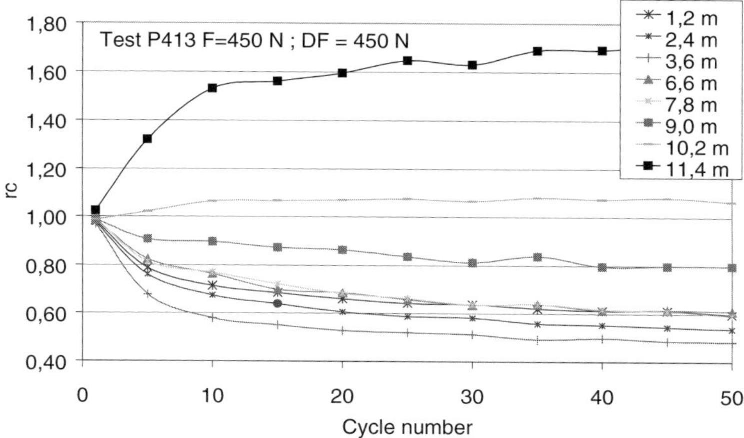

Figure 5. Reduction coefficient r_c vs. number of cycles, at different depths.

On the example of figure 5, at the smaller depths, the P-multiplier r_c is smaller than one indicating a degradation of the soil resistance. It is however larger than 1 at large depths that shows a positive effect of the cyclic loading (an increase of soil resistance).

As the first 15 cycles have much more effects than the following, it is possible to focus on these first cycles to better understand the influence of the cycles characteristics on the evolution of the P-y curves at different depths. Figures 6 to 9 show the variation of the P-multiplier r_c with depth and with the number of cycles for four different cyclic loads (load F and amplitude DF are given in model values):

- DF/F = 1 in figures 6 and 7;
- DF/F = 0.25 in figure 8;
- DF/F = 0.33 in figure 9.

At depths between 4 m and 6,5 m (zone close to the point of rotation of the pile) both soil reaction and pile displacement are very small and it is not possible to obtain the P-y curve with enough accuracy.

From an engineering point of view and for designing piles under horizontal cyclic loads, the analysis must concentrate in the upper layers. The soil reaction that are mobilised in these layers govern the pile response to horizontal service loads. Of course, when ultimate pile resistance would have to be investigated, it could also be important to study the effect of cyclic loads on P-y curves in the deeper layers.

In the present study limited to service loads and flexible piles, the contribution of the deep layers in the pile equilibrium is less important. To simplify the designing rules, it may reasonably be assumed that the effect of cyclic loads are concentrated in the upper layers above the point of rotation of the pile and to determine the P-multiplier r_c in these layers only (less than 4m deep in the present tests).

As seen in figures 6 to 9, the value of the coefficient r_c in the upper layers depends on the cycle characteristics:

- If the cycle amplitude is large (DF/F = 1), the coefficient r_c decreases with depth. For cycle n°14 it decreases from about 1, close to the ground level, to less that 0.5, at a depth of 4m. This evolution seems nearly the same whatever the maximum load F is (600N in figure 6 or 300N in figure 7).

- At the opposite, if the cycle amplitude is small (DF/F less than 0.33), the coefficient r_c decreases with depth as seen in figures 8 and 9. For cycle n°14, it goes from 0.6 near the ground level to more than 0.9 at depths of 3 to 4m.

The next stage of the programme is now to find simple relationships (giving the coefficient r_c vs. the number of cycles, the cycle amplitude and the depth) that fit the experimental data. In practice, these relationships would then be used to determine the coefficient r_c to be applied the reference P-y curve (monotonic loading) to take into account the effect of cycles.

They obviously first must be validated using them in a back-analysis of the response of the pile under cyclic loads. This will be done by modifying the experimental reference P-y curve (determined from the first part of the loading test). The theoretical coefficient r_c calculated from the relationships that will be selected will be applied to the reference P-y curves (see figure 4). The modified P-y curves will then introduced into the Pilate-LCPC software to calculate the response of the pile under cyclic loads. The obtained results (pile head displacement, bending moment profiles) will finally be compared to the experimental data obtained directly from the centrifuge tests.

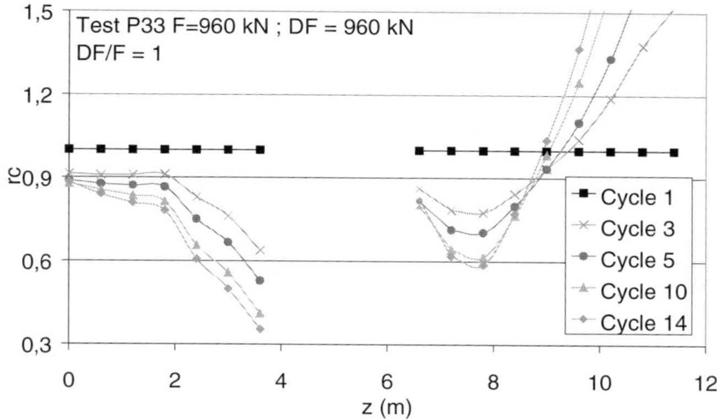

Figure 6. P-multiplier r_c vs. depth for different numbers of cycles (Test P33).

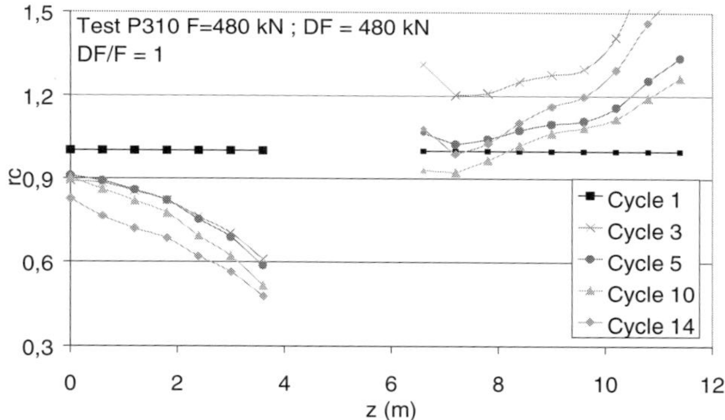

Figure 7. P-multiplier r_c vs. depth for different numbers of cycles (Test P310).

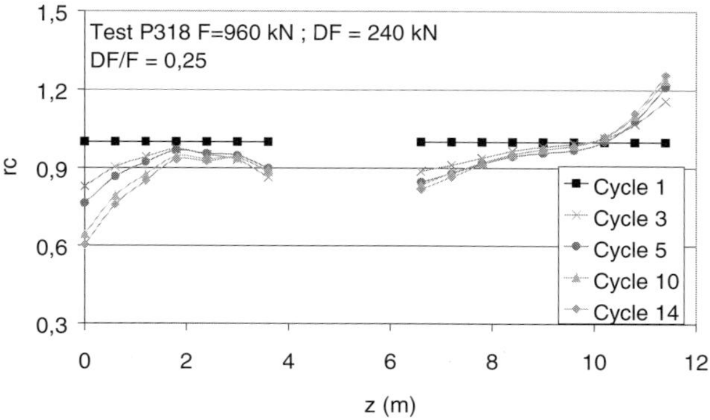

Figure 8. P-multiplier r_c vs. depth for different numbers of cycles (Test P318).

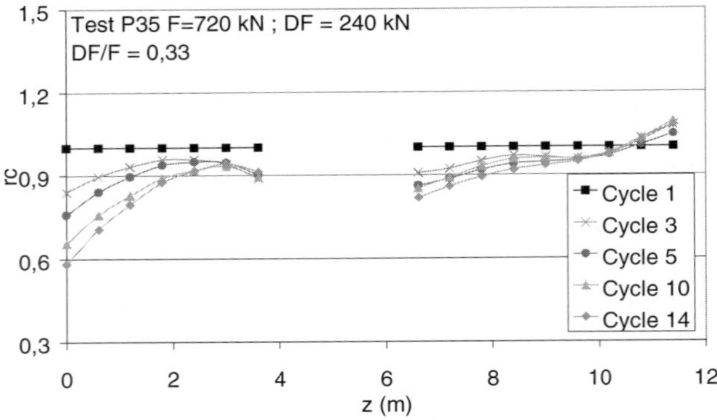

Figure 9. P-multiplier r_c vs. depth for different numbers of cycles (Test P35).

Conclusions

A series of centrifuge model tests has been carried out to study the effect of cyclic loads on horizontally loaded piles in dense sand. From the collected data, the P-y reaction curves at different depths are obtained during both the first monotonic loading (reference P-y curve) and during the following cyclic loading sequences. The study focuses on the effect of cyclic loads on the P-y curves. A reduction coefficient r_c (P-multiplier) is determined experimentally. It may be applied to the P reaction of the reference P-y curve to obtained the cyclic loading P-y curves.

The cyclic loading sequences are characterised by the number of cycles n, maximum applied load F and the cycles amplitude DF. Several combinations of F and DF have been investigated and the following results have been obtained:

-the effect of cycle on the P-y curve is concentrated in the first 15 cycles
-large hysteresis is observed on the cyclic P-y curve
-depending on depth, the cyclic loads may either decrease or increase the soil resistance
-a reduction coefficient r_c of the soil reaction P (or P-multiplier) has been determined to be applied to the monotonic P-y curve to take into account the cyclic loading effects
-in the upper soil layers that governs the flexible pile response to horizontal loads, the value of r_c range from 0.5 to 1 depending on the cycle characteristics (F, DF).

Simple relationships giving the r_c values as function of depth and of number and characteristic of cycles will be proposed to account for cyclic loading effects when designing horizontally loaded piles in practice.

References

1. American Petroleum Institute - API (1993) *Designing and Constructing Fixed Offshore Platforms.* RP2A-LRFD, Section G, pp. 64-77.
2. Degny E. (1985) *Slivalic 5, Programme de lissage par spline quintique (Notice d'utilisation).* F.A.E.R. 1.05.10.4, L.C.P.C., Ministère de l'Urbanisme du Logement et des Transports, 24p.
3. Det Norske Veritas – DNV (1977) *Rules for the design construction and inspection of offshore structures.* Appendix F, Foundations, 5 p.
4. Garnier J. (1995) *Modèles réduits en mécanique des sols.* Les modèles réduits en Génie Civil, Colloque A.U.G.C., pp. 21-44.
5. Fascicule 62, Titre V (1993) *Règles techniques de conception et de calcul des fondations des ouvrages de Génie Civil.* Cahier des clauses techniques générales applicables aux marchés publics de travaux. M.E.L.T. (Ministère de l'équipement, du Logement et des Transports) 182p.
6. Port and Harbor Research Institute - PHRI (1980) *Technical Standards for Port and Harbour Facilities in Japan.* Office of Ports and Harbours, Ministry of Transport, 317 p.
7. Terashi M., Kitazume M. & Kawabata K. (1989) *Centrifuge modeling of a laterally loaded pile.* Proc of Twelfth International Conference of Soil Mechanics and Fondations Engineering (I.C.S.M.F.E.). Rio de Janeiro, Balkema, Vol. 2, pp. 991-994.
8. Remaud D. (1999) *Pieux sous charges latérales : étude expérimentale de l'effet de groupe.* Thèse de Doctorat, Université de Nantes, S.P.I., Génie Civil, 328p.
9. Romagny J.C. (1985) *Programme de calcul d'un pieu isolé soumis à des efforts de flexion en tête et à des poussées latérales de sol.* Notice d'utilisation. L.C.P.C Paris. 1ère version J.L. Bangratz ; R. Frank ; M. Kutniak, pp 69.
10. Ternet O. (1999) *Reconstitution et caractérisation des massifs de sable. Application aux essais en centrifugeuse et en chambre de calibration.* Thèse de Doctorat, Université de Caen, 184p.
11. Verdure L., Garnier J., Levacher D. (2003) *Lateral cyclic loading of single piles in sand*, IJPMG, to be published.

Full scale load tests on instrumented micropiles: technology and behaviour

G. Russo and C. Viggiani
Department of Geotechnical Engineering, University of Napoli Federico II

Introduction

In September 2001, following an exceptional rainfall event with an estimated return time of about 500 years, a number of ancient buildings located in a restricted area in the historical centre of Napoli underwent significant settlement and heavy structural damage. Structural collapse on saturation of the pyroclastic soils and loss of bearing capacity by submersion are believed to be at the origin of the observed phenomena.

After the settlements came to a standstill, a subsoil investigation was carried out and a remedial solution was designed, based on a massive underpinning of the damaged buildings by micropiles. The size of the project and the well known dependence of the behaviour of micropiles on technological details suggested some preliminary load tests on piles to be undertaken. The results of two load tests on instrumented piles installed with different procedures are reported & discussed.

Site description and subsoil properties

The area affected by the event is located in Via Settembrini, Napoli; the damaged buildings are between two and three centuries old, and subjected to restrictions because of historical interest. All the buildings have masonry structure with four or five floors, & shallow foundations placed a few metres below ground surface.

As in most of the historical centre of Napoli, subsoil conditions are quite complex, due to the heterogeneity of soil layering and to the occurrence of thick layers of man made materials accumulated in millennia of human settlements. Across the city, the bedrock is represented by the Yellow Neapolitan Tuff, a soft rock of volcanic origin, overlain by layered pyroclastic soils (volcanic sands, pozzolana and pumices).

In the damaged blocks of Via Settembrini the subsurface investigation

Foundations: Innovations, observations, design and practice, Thomas Telford, London, 2003

included 24 boreholes to a maximum depth of 40 m below ground surface, with undisturbed sampling and SPT, seven CPT profiles to a maximum depth of 30 m and the installation of some Casagrande type piezometers. At the boundary of the damaged area the tuff has been found at a depth ranging between 15 and 20 m below ground surface; in the centre of the area a deep hollow in the top of the tuff has been found, and the thickness of the soils above the bedrock increases to more than 40 m. The profiles of the cone resistance q_c obtained in the 7 CPT's are reported in fig. 1.

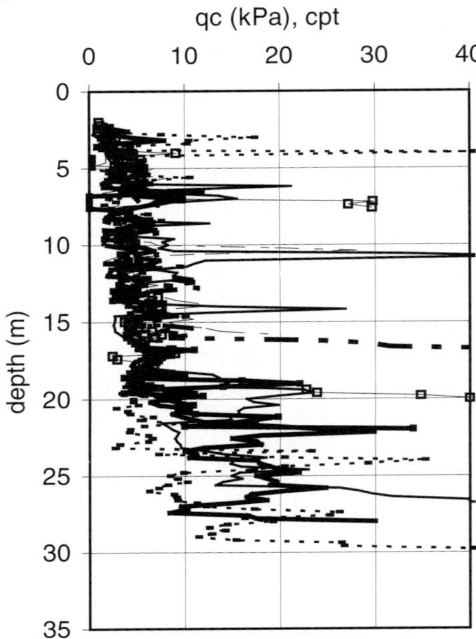

Figure 1 Seven CPT's profiles in the area of Settembrini *insula*

By CPT's and boreholes a subsoil profile comprising four main layers has been defined, as reported in Table 1. In the same table the mean values of q_c in the various layers and the value of the friction angle φ, as deduced by CPT and SPT, are also listed. The water table is found at an elevation of about 6 m above mean sea level, corresponding to a depth of 28 m below ground surface.

Table 1: Layers depth, friction angle and average qc

Layer	Depth (m) Min-Max	Friction angle (°)	q_c (MPa) average
Recent made ground	0-12	36-37	3.2
Ancient made ground	6-22	35	6.5
Cohesionless pozzolana	11-26	35-36	7.1
Dense partially indurated pozzolana	13-40	39	20

Test micropiles

A section of the subsoil at the location of the load tests is reported in fig. 2 The local depth of the four layers listed in Table 1 has been determined by the four boreholes whose location is also reported in fig. 2. All the micropiles have been installed by drilling a 200 mm diameter hole by a continuous flight auger, inserting a steel pipe equipped with injection valves (*tube à manchettes* or TAM), filling by grout the annular space between the pipe and the soil, grouting the pile shaft through each valve using a double packer and finally filling the steel tube with ce*779*ment grout.

Grouting was carried out according to different specifications for the two pile groups, each composed by a test pile at the centre and two anchor piles to provide reaction to the loading frame. The piles belonging to the first group (P1, P2 and P3) were provided with a valve every 500 mm along the whole length of the shaft. After sealing the pipe to the soil , each valve has been injected under a low pressure (10 - 20 kPa); the injection has been stopped when an adsorbed volume of 0,05 m^3 per valve was attained. The piles of the second group (P4, P5 and P6) were provided with valves only in the lower portion of the shaft, from 15 to 20 m below ground surface. After sealing the pipe, the valves have been injected at a slightly higher pressure (100 - 150 kPa), to obtain an adsorbed volume of grout equal to 0,3 m^3 per valve.

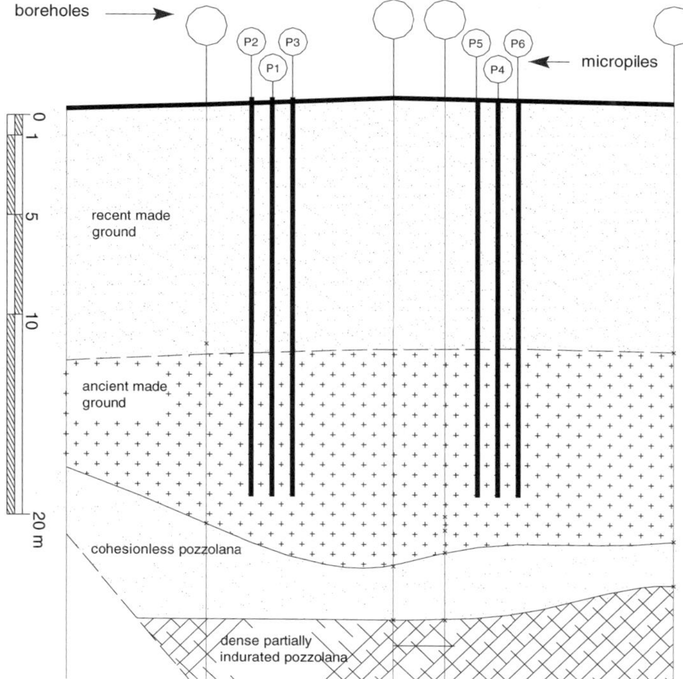

Figure 2 Subsoil section at the location of the load tests

Experimental layout and procedure

Being the application of a perfectly centered axial load an important requisite for load testing of micropiles, the loading frame (fig. 3) was designed to achieve at best this condition.

The compression load on the test pile is applied by a hydraulic jack and measured by a load cell; the tensile loads on the two anchor piles are also measured by load cells, in order to obtain a redundant measurement. The vertical displacement of the head of the test pile has been measured by three LVDT; a redundant measurement is provided by three dial gauges. Both LVDT and dial gauges react on a steel reference beam, resting on supports fixed to the soil at a distance of about 1,3 m from the test pile.

The two test piles were instrumented to measure the axial strain along the shaft. Vibrating wire (VW) strain gauges of the type to be embedded in concrete have been used, locating them inside the steel pipe and embedding them in the cement grout filling the TAM. The VW strain gauges were installed by fixing them at the desired intervals to a nylon string, tensioned by a weight at the bottom, and lowered in position into the pipe before filling it from the bottom trough a flexible plastic pipe, progressively withdrawn. No-shrinkage cement grout was employed, to ensure full adhesion between the grout and the pipe. A picture of a VW gauge fixed to the string is reported in fig. 4.

Each test pile has been instrumented with seven strain gauges at different depths. The installation procedure revealed rather simple and effective; only 2 out of the 14 gauges have been damaged during installation.

The output of load cells, LVDT and strain gauges were all connected to a data logger driven by a software installed on a portable computer, which read all the sensors in a predetermined sequence. The dial gauges were read manually at the beginning and the end of each load step.

The test load has been applied in increments and held constant for about 20 min., to which time the settlement had always come to a complete stop.

Test results

The load - settlement curves for the two test piles are reported in fig. 5; on the same diagrams the load - heave curves for one of the anchor piles are also reported.

It is evident from fig. 5 that the bearing capacity has been attained in none of the two tests. In fact, the load test on pile P1 was interrupted because of a structural failure of the joint between the loading frame and one of the anchor piles. The test on pile P4 ended up with the structural failure of the pile section, probably due to some unforeseen eccentricity of the load. For this pile a sudden rotation of the head was indeed measured at that load level by the three LVDT; the rotation was not recovered on complete unloading.

It may be added that the tension piles in the first test have been much stiffer than those in the second.

The measured load transfer with depth for the two test piles is reported in fig. 6; it shows that the two failed strain gauges are both located in the upper part of

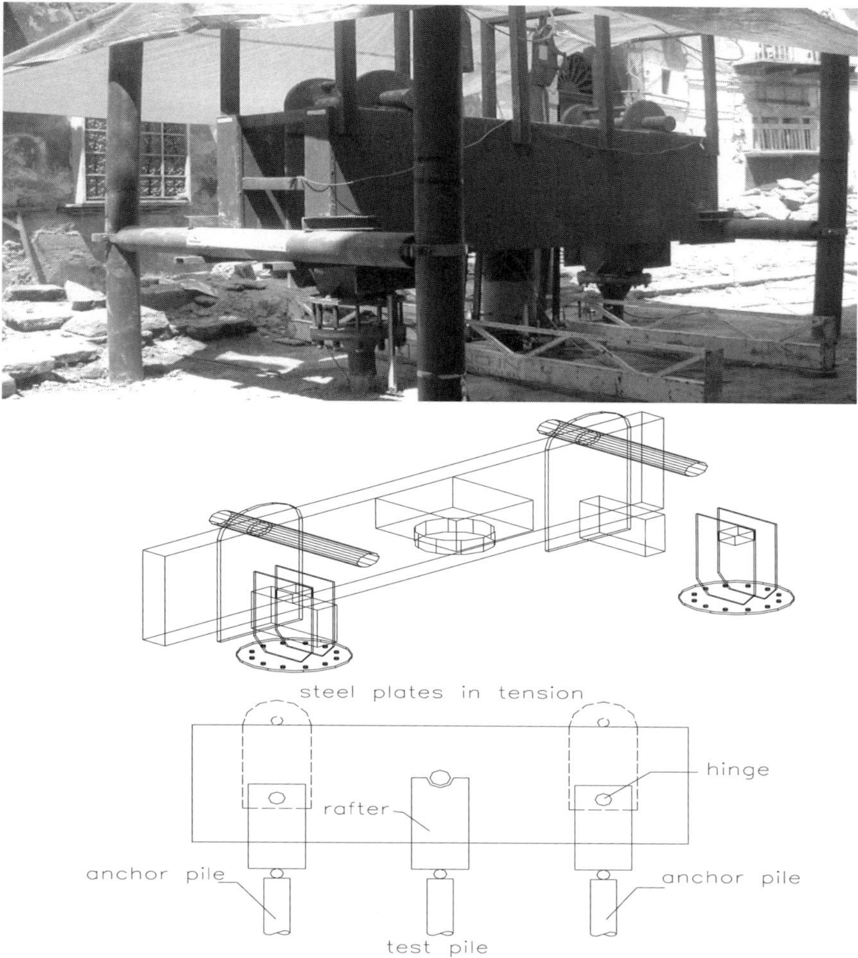

Figure 3 A picture and a schematic drawing of the reaction frame

pile P1.The axial load has been deduced from strain measurements using the known load value at the pile head as calibration, and assuming that the section of the pile shaft does not vary significantly with depth. Such an assumption may be severely questioned, specially for the micropile P4, and will be removed later on.

It appears that the load applied to the pile head is transmitted to the soil almost entirely by skin friction in the upper ten metres of the shaft, while the lower half of the piles is still practically unloaded, even at the maximum load level attained. Such a behaviour seems to occur independently of the different grouting techniques adopted for the two piles.

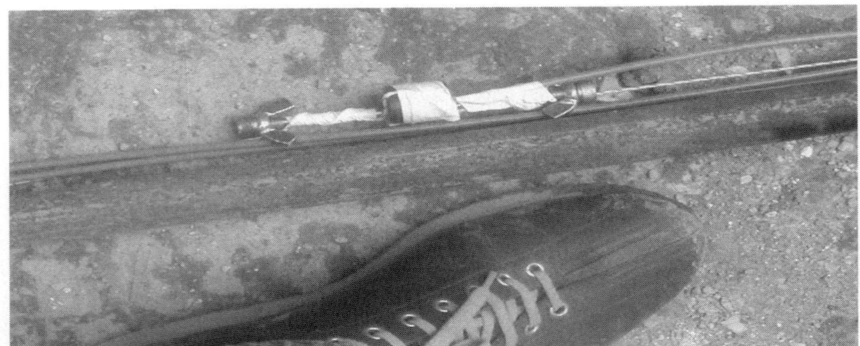

Figure 4 Picture of a vibrating wire gage fixed on the nylon string

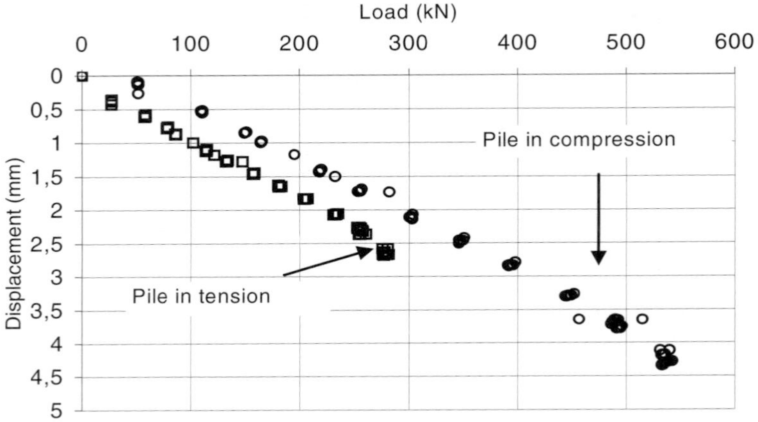

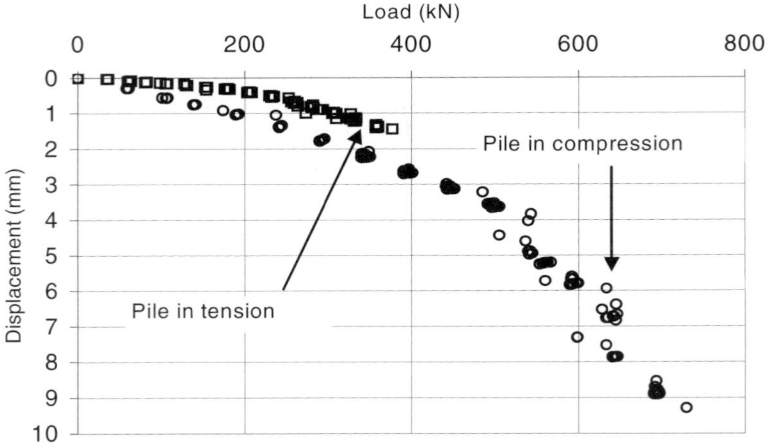

Figure 5 Load-settlement curves measured during the two load tests

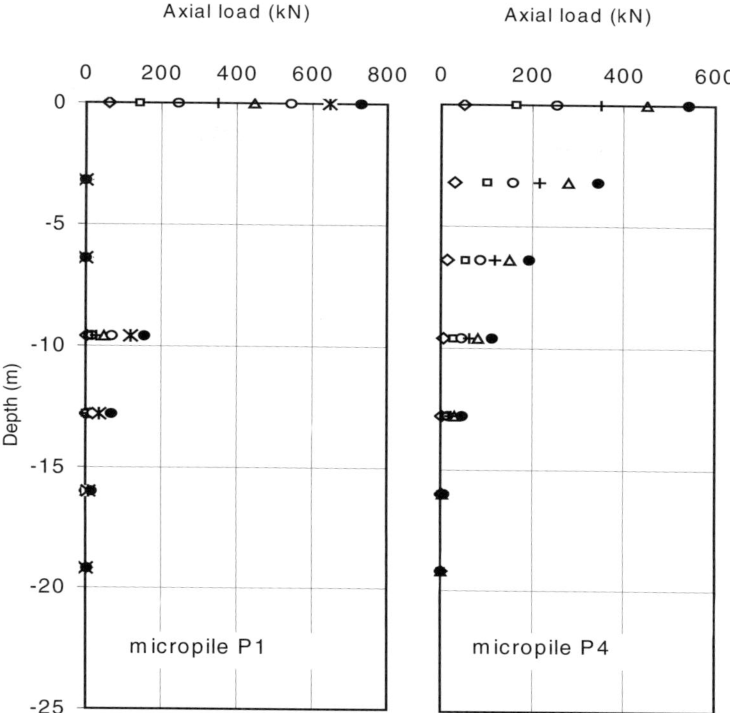

Figure 6 Load transfer with depth for both the micropiles in compression

Interpretation of the results

An average value of the skin friction mobilised in the upper ten metres of the test piles at the maximum test load can be easily backfigured using the data plotted in fig. 6. These values are believed to be close to the ultimate shear resistance of the pile-soil interface, as it appears from the transfer curves reported in fig. 7.

In Table 2 the values of the maximum mobilised shear stress are compared with the design values suggested by Bustamante & Doix (1985) as a function of N_{SPT}. The smaller value corresponds to a shaft injected with a single grouting operation (IGU), while the larger one to a pile repeatedly injected by means of a TAM (IRS). It is to be noted that the mobilised shear stress have been computed using the nominal diameter of the pile, i.e. the diameter of the hole; also the design values suggested by Bustamante & Doix are to be used in conjunction with the same diameter. The grouting procedure of the pile P1 corresponds nearly to the IRS type, while the pile P4 is of the IGU type but the lowest 5 m. It may be seen that the suggestion of Bustamante & Doix appears slightly conservative, as it is appropriate for an empirical design method.

The assumption that the diameter of the shaft is constant seems not suited for the lowest 5 m of the shaft of the pile P4, where relatively large volume of grout have been injected. The diameter of the shaft in this stretch has been therefore

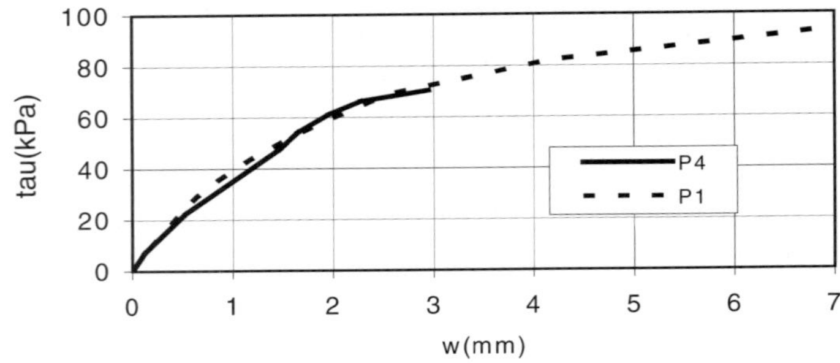

Figure 7 Transfer curves τ-w for the upper ten meters of the test piles

evaluated assuming that the injected grout volume forms a cylinder around the tube, and the distribution of the axial load along the shaft of pile P4 has been computed again taking into account the increase of diameter in the last 5 m.

The results obtained are plotted in fig. 8a A comparison between figures 6 and 8 shows that the consideration of a larger diameter leads to a significantly different mechanism of load transfer in the lowest part of the pile. Between the depths of 12.5 and 16.5 m the axial load increases with depth, revealing that a negative skin friction occurs.

Table 2: Mobilised skin friction vs. design values suggested by Bustamante & Doix (1985)

Micropile	τ_{max} (kPa)	τ_{ult} (kPa)
P1	95	$60^{(1)}\text{-}105^{(2)}$
P4	69	$60^{(1)}\text{-}105^{(2)}$

(1) Value suggested for IGU (*injection globale unique*)
(2) Value suggested for IRS (*injection répétitive et selective*)

In order to throw light on this feature of the behaviour of the pile, a set of numerical analyses have been carried out on an axially symmetrical Finite Element model, using the code Plaxis® and a simple Mohr Coulomb constitutive model. Different analyses were carried out, aimed to identifying the influence of the following factors: (i) values of k_o; (ii) modelling of the interface and (iii) soil stiffness profile.

A variation of k_o in the range $(1\text{-}sin\varphi') < k_o < 1$ exerts only a minor influence on the calculated results; the interface properties and the stiffness profile are much more influent. For space limitation, only this latter factor will be briefly addressed.

Stiffness profile increasing with depth, in agreement with CPT profiles, were investigated first.

Alternatively, values of the initial tangent modulus G for the two soil layers crossed by the pile have been backfigured by the transfer curves obtained in the load test, using the simplified analytical approach suggested by Randolph & Wroth (1978). These latter values are reported in Table 3.

Table 3: Values of tangent G modulus (Randolph & Wroth, 1978)

Layer	G (MPa)
1- Recent made ground	88
2- Ancient made ground	47

The G values obtained from the load test by the Randolph & Wroth method decrease with depth, while the CPT profiles show a trend of steady increase of q_c with depth.

The best agreement between the results of the numerical analyses and the experimental results, both in terms of load - settlement relationship and load transfer with depth, was found using no interface elements and the values of G listed in Table 3. Only these results are shown in figures 8b and 9: it may be seen that the agreement is remarkably good.

In particular, the results reported in fig. 8b confirm the occurrence of a zone, around the depth of 15 m, where the section enlargement gives rise to negative skin friction.

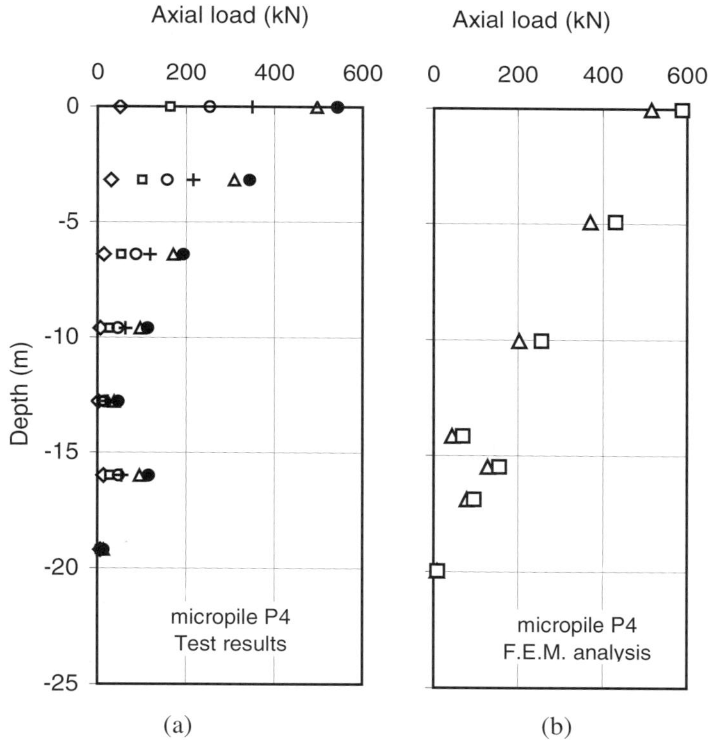

Figure 8 Load transfer with depth for micropile P4 using enlarged diameter
a)   test results; b) f.e.m. analysis

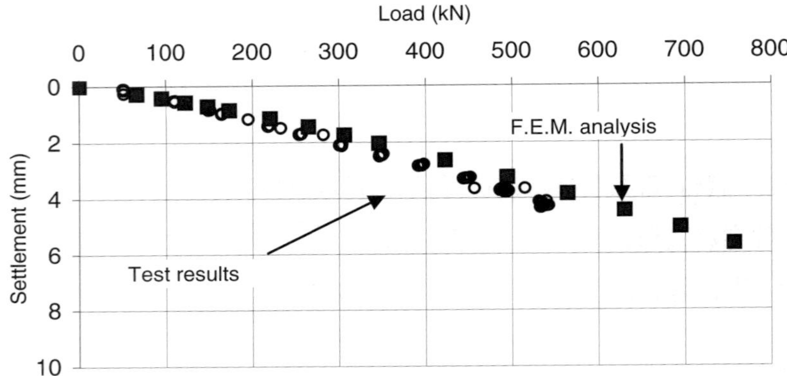

Figure 9 Comparison between F.E.M. and test results for load-settlement curves

Concluding remarks

The design of a single pile is still essentially based on empiricism, since the pile behaviour, in terms of both bearing capacity and settlement, is strongly dependent on the installation procedure. All these aspects are particularly relevant in the case of micropiles.

In this paper the results of load tests on two instrumented micropiles installed in the same soils with different procedures have been presented. Unfortunately, the tests did not attain the ultimate bearing capacity; nevertheless, the measurement of the load transfer along the pile shaft allowed a reliable estimate of the ultimate skin friction. The measured values compare favourably with one of the few methods available to predict the bearing capacity of micropiles, that is the empirical method proposed by Bustamante & Doix (1985).

The use of large grouted volumes in the lower part of a pile has been shown to mobilise some negative skin friction; such a phenomenon has been confirmed by finite element analyses.

Finally, the simplified approach proposed by Randolph and Wroth (1978) to evaluate the stiffness of the soil layer by back analysing the results of load tests on instrumented piles, has proven to be suitable to model the pile behaviour with a finite element model.

References

1. Bustamante M.G., Doix B. (1985) *Une methodé pour le calcul des tirants et des micropiux injectés*. Bull. Liaison Lab. Ponts et Chaussées, Paris, n. 140, pp. 75-95.
2. Randolph M.F., Wroth C.P. (1978) *Analysis of deformation of vertically loaded piles*. Journl. Geotech. Eng. Div. Proc. ASCE, vol. 104, n. 12, pp.1465-1488.

Bearing capacity of shallow foundations in incineration bottom ash from municipal waste

K. Sato
Fukuoka University, Japan

M.C.R. Davies
University of Dundee, United Kingdom

Introduction

In Japan the remaining life of municipal waste landfill sites is decreasing and, to minimize the amount of waste going to landfill, much of it is first incinerated. The majority of landfill sites are located in, or adjacent to, urban areas and many closed landfills are near the mountains or coast, where the sites have high development potential. It is very important, therefore, to consider how this land, consisting of incineration residue, such as bottom ash and fly ash, may be developed. However, a limiting factor is that most of the geotechnical properties of incineration ashes and, hence, the performance of foundations located in this material, are not well defined. Incineration residue is unstable and the chemical and mineralogical characteristics of bottom ash change with time, leading to changes in the geotechnical properties. Accordingly it is very difficult to design a structure on foundations in landfill.

To address these uncertainties, a series of centrifuge mode tests has been undertaken at the Dundee Geotechnical Centrifuge Centre to investigate the bearing response of shallow foundations in compacted incineration bottom ash from municipal waste (IBA). In the tests the effects of ground density and footing shape on both the settlement and bearing capacity of shallow foundations was investigated. This paper describes the experimental details of the model tests and the material parameters of the IBA, together with the results of the experiments. Conclusions drawn from the results of the model tests are presented and recommendations made for the design of shallow foundations in IBA.

Foundations: Innovations, observations, design and practice, Thomas Telford, London, 2003

Materials

Physical properties of IBA

The IBA used for the experiments was a batch of material that had been screened to provide a maximum particle size of 6 mm. Uniformly graded fine sand was also used in the experimental programme (to provide a comparison in behaviour between foundation loading on IBA and sand). Figure 1 and Table 1 show the particle-size distribution curves and the physics properties and mechanical characteristics of the both materials, respectively. The fine grain size content of IBA is very low and it may be as classified by particle size distribution as a sandy soil. Comparison of the two grading curves indicates that compared to the fine sand the IBA is well graded.

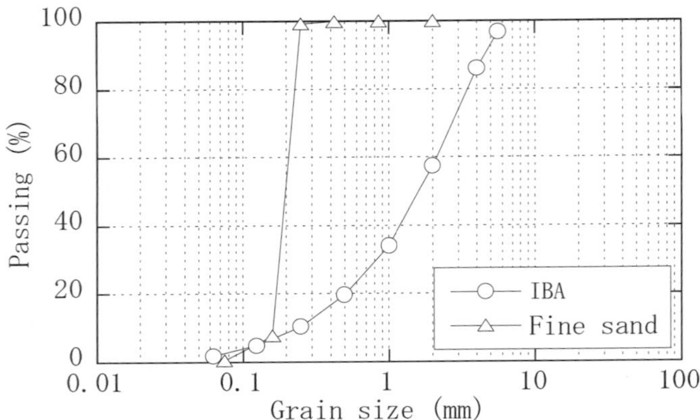

Figure 1 Grain size accumulation curve

Table 1: Physical and mechanical characteristics

	IBA	Fine sand
Particle size range	< 6 mm	< 0.3 mm
Uniformly coefficient d_{60}/d_{10}	8.8	1.2
Main diameter d_{50}	1.7 mm	0.2 mm
Fine grain size content (<0.075 mm)	2.0%	0 %
Maximum dry density γ_{dmax}	1.52 t/m^3	-
Optimum moisture contents w_{opt}	20%	-

IBA compaction properties

Compaction curves for the IBA showing the relationship between the dry bulk density and water content of IBA are presented in Figure 2. IBA particles absorb moisture and are very crushable, which might result in changes in the mechanical properties of the IBA with variation in initial moisture conditions. Therefore, two series of compaction tests were carried out to investigate the effect of initial water content on the behaviour of the material. One series of samples was prepared using initially completely dry material (the "dry" samples) whilst in the other was conducted with samples which had been prepared with a moisture content of approximately 10% on the day before the compaction test (the "wet" samples). The compaction curves obtained from the two series of tests are displayed in Figure 2. Because of the crushable nature of IBA each data point on the compaction curves represents a sub sample prepared to the appropriate moisture content.

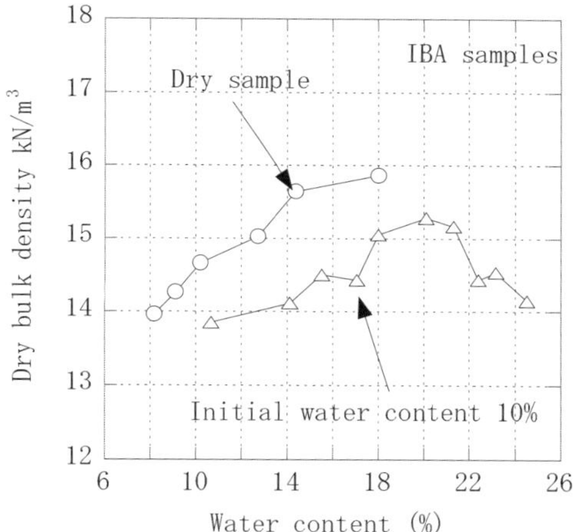

Figure 2 Results of compaction test

Comparison of the two compaction curves shows that both the maximum dry density and optimum moisture contents were affected by initial moisture conditions. The "wet" material required a significantly higher water content to achieve its maximum dry bulk density than the initially dry IBA; the optimum moisture content of the "wet" IBA being approximately 20%. These data confirm the hypothesis that the compaction properties of IBA are influenced by initial water content. This behaviour is probably caused by (i) the crushability of IBA being a function of its initial water content and (ii) elevated moisture content due to water being absorbed by the IBA particles. This is a very important observation if effective use is to be made of reclaimed IBA disposal sites.

Testing procedure

A series of centrifuge model tests has been undertaken at the Dundee Geotechnical Centrifuge Centre to investigate the bearing response of shallow foundations in compacted IBA. In the tests the effects of ground density and footing shape on both the settlement and bearing capacity of shallow foundations was investigated. Tests were conducted using a cylindrical strong box, which has an inner diameter of 0.7 m and height of 0.52 m. The foundation layer was prepared by compacting IBA into the strong box at the required moisture content and bulk density.

A typical model set-up for the footing tests was shown schematically in Figure 3. The equipment used for the footing tests in the centrifuge includes the cylindrical strong box, load cells for measuring the load applied on the footing, a load actuator together with its supporting beam, and transducers for measuring footing displacement. The footing was vertically loaded at constant rate. The level of load that could be applied to the footing was restricted by the maximum load capacity of actuator which is 10 kN. Two linear voltage displacement transformers (LVDTs) were placed at two points on the footing to measure its vertical displacement.

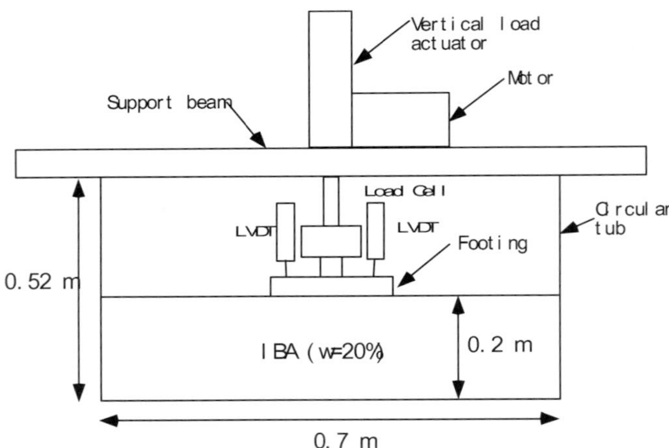

Figure 3 Cylindrical strong box and the loading system

Table 2: Summary of tests conditions

Footing type	Model size	G level	Prototype size	Wet density of model ground γ_t (kN/m^3)	
Circular	$\phi = 58$ mm	36.2 g	2.1 m	-	16.8
		51.7 g	3.0 m	15.5	16.8
	$\phi = 70$ mm	30.0 g	2.1 m	-	16.8
		42.8 g	3.0 m	15.5	16.8
Square	B = 50 mm	60.0 g	3.0 m	15.5	-
	B = 75 mm	40.0 g	3.0 m	15.5	-

Table 2 shows a summary of tests conditions. For each IBA model the foundation layer was prepared by compacting 5 layers of IBA of equal thickness. The aim was to achieve a model ground specimen at the optimum moisture content, therefore the IBA was placed at a moisture content of approximately 20%. For the two compacted ground models used in the experimental programme the wet densities achieved were 15.5 and 16.8 kN/m^3, corresponding to dry density ratio $\gamma_d/\gamma_{dmax} = 0.8$ and 0.85, respectively. The circular footings with diameters (ϕ) of 58 mm and 70 mm were tested at centrifuge accelerations of 36.2g and 51.7g or 30.0g and 42.8g, corresponding to prototype footing diameters of 2.1m and 3.0m, respectively. The square footings with side lengths (B) of 50 mm and 75 mm were tested at accelerations of 60g and 40g, corresponding to a prototype footing diameter of 3.0 m.

Experimental results and discussions

1) Bearing capacity of dense compacted ground

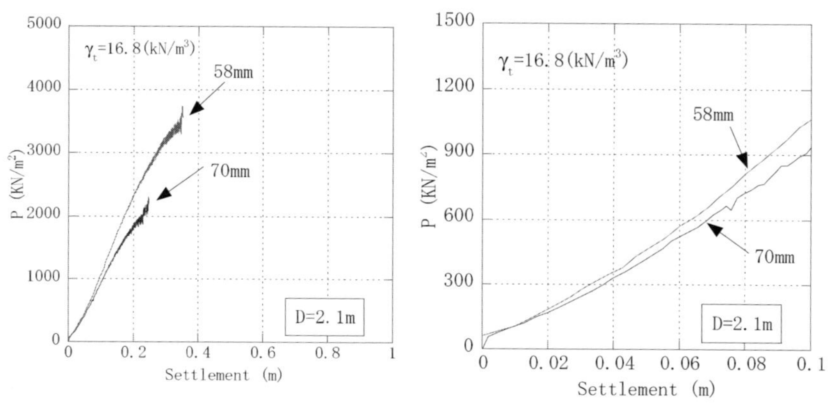

(a) Complete test results　　　　(b) Initial load condition

Figure 4 Foundation bearing pressure versus settlement of dense IBA

Figures 4 (a), (b) show the results for the denser model ground (γ_t=16.8 kN/m^3) of foundation bearing pressure (P) plotted against foundation settlement for the 58 mm and 70 mm diameter circular footings tested at accelerations of 36.2g and 30g, respectively. The prototype diameter of both footings was, therefore 2.1 m. This figure indicates that the vertical stress and settlement behaviour of each footing was generally very similar – particularly at prototype settlements up to 100 mm. Generally, the presumed bearing value of medium dense gravel or medium dense sand and gravel is about 200 $\sim$ 600 kN/m^2 (BS 8004: 1986). Therefore the centrifuge test results indicate that where settlements are limited to serviceability conditions the allowable bearing capacity of compacted IBA is comparable to that of dense sands and gravels.

The results may be compared also with predictions of bearing capacity using strength parameters for IBA from the literature. Studies have shown (e.g. Hanashima et al 1988) that the internal friction angle for IBA is 20$\sim$50 degrees and its cohesion is 30$\sim$150 kN/m^2. The calculated ultimate bearing capacity of IBA ground using Terzaghi's equation and these parameters is about q = 1500 $\sim$9000 kN/m^2. Although, because of limitations in the loading system detailed above, the foundations did not achieve their ultimate bearing capacity the results of the tests in Figure 4(a) suggest that if taken to failure the bearing capacity of the foundations would probably lie within the envelope of calculated values.

2) Comparison of the bearing capacity of compacted IBA and dense dry sand

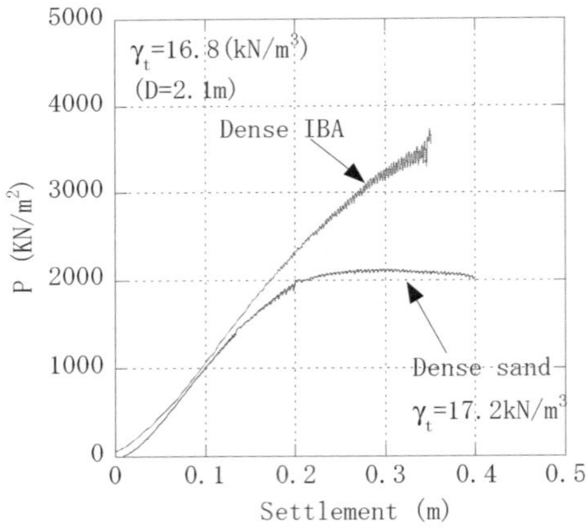

Figure 5 Foundation bearing pressure versus settlement of IBA and Sand

Figure 5 shows the stress applied to the ground by a 58 mm diameter model footing plotted against settlement for tests conducted using an IBA foundation (γ_t =16.8 kN/m^3) and a foundation layer formed from dry sand (placed at a density of 17.2 kN/m^3). The tests were conducted at a centrifuge acceleration of 36.2g (i.e. the prototype footing diameter was of 2.1 m). The initial slope of both curves shows very similar behaviour. However, for the case of the dense sand foundation layer the ultimate stress was reached at a settlement of about 0.3 m, whilst at a similar settlement the stress applied by the footing to the IBA stratum was about 1.5 times greater. These results confirm the favourable comparisons with presumed bearing values for dense sand (BS 8004: 1986) discussed in the previous section and indicate that appropriately compacted IBA can provide a good bearing stratum for foundations.

3) Effect of footing shape

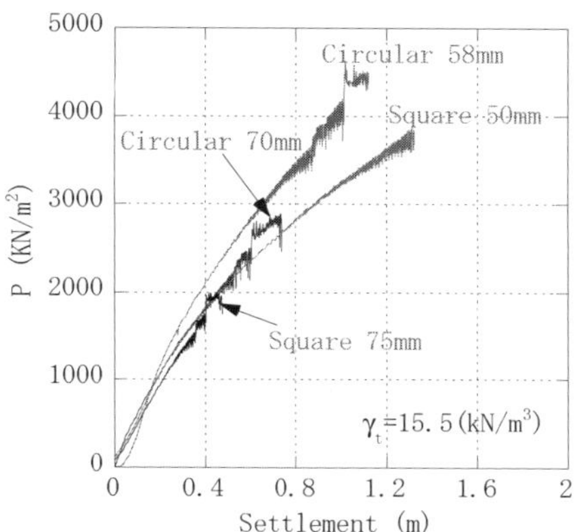

Figure 6 Foundation bearing pressure versus settlement of IBA

Figure 6 shows the stress applied by the footing plotted against relative settlement for the four tests conducted with the centrifuge model in which the IBA was compacted to γ_t=15.5 kN/m^3. For each case the proptype value of the dimension ϕ or B, as appropriate, is 3.0m (see Table 2). Similarly to the tests conducted on the denser foundation layer, Figure 4, at settlements below 0.3 m there is very close agreement between the tests and some divergence thereafter. This degree of "scatter" at larger settlements is not unusual in geotechnical model testing. Nevertheless, further testing to investigate this is current being conducted. Comparison of Figure 6 with Figure 4 also indicates that the tests conducted on the denser foundation displayed a significantly stiffer response to loading. The curves for settlements less than 0.4 m are shown in greater detail in Figure 7. In this range the relationship between foundation bearing pressure and settlement (i.e. the coefficient of subgrade reaction) is almost linear. Also, in this range foundation shape does not appear to have a significant influence on the value of the coefficient of subgrade reaction.

To permit a more detailed assessment of any influences of model size and footing shape on the results of the centrifuge model tests, the data used for Figure 7 is presented in Figure 8 in a plot of foundation pressure against width of model footing (i.e. ϕ or B) – N.B. the prototype values of ϕ and B are all 3 m. Although this figure shows that the circular footings display marginally stiffer behaviour than the similarly sized square footings the differences are not great. Indeed, the similarity between the results of the experiments conducted at different scales (know as a "modelling of models" test) gives confidence in applying the findings of the study to the full scale (i.e. prototype) situation.

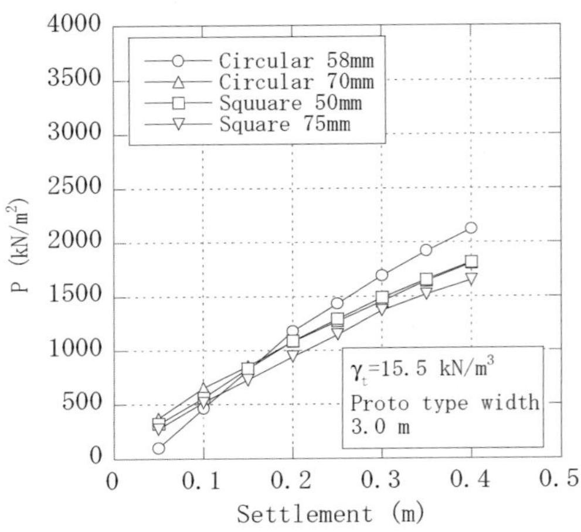

Figure 7 Effect of footing shape and size on coefficient of subgrade reaction

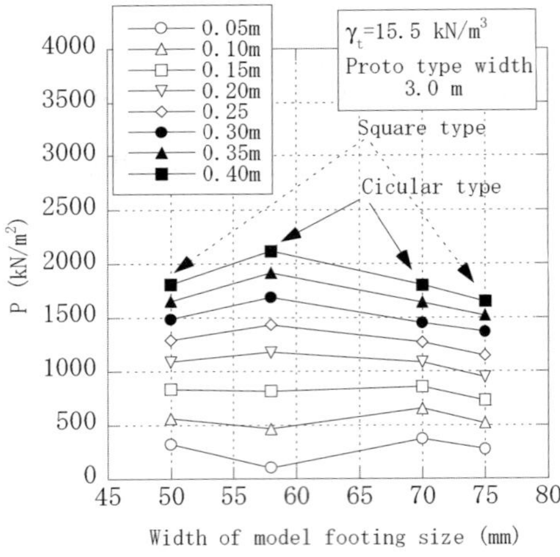

Figure 8 Foundation bearing pressure versus footing size (γ_t=15.5 kN/m³)

Conclusions

In order to clarify the effects of compaction on the bearing capacity of shallow foundations on compacted IBA waste, the authors performed vertical loading tests on a model foundation using the technique of geotechnical centrifuge model testing. Based on the results of these experiments the following conclusions may be made:

1) The compaction properties of IBA are influenced by its water content prior to compacting. This is probably a result of the effect of moisture absorbed by the particles both on the energy required to crush IBA particles and the moisture content of the compacted material. If compaction is to be used during the reclamation of IBA landfill sites it is important, therefore, for compaction properties to be established using samples at the appropriate initial moisture content.

2) Vertical loading tests indicated that the stiffness of the foundation increased significantly with increase in density of the compacted IBA foundation layer. These results indicate that enhanced foundation performance can be obtained if IBA fill is suitably engineered.

3) Compacted IBA waste was found to have a relatively high bearing capacity, which is comparable to that typically obtained for medium dense sand and gravel.

4) The performance of similar sized but geometrically different footings founded on the surface of compacted IBA ground does not appear to be influenced by footing shape.

Acknowledgements

The authors are most grateful to Mr George Overfield of Ballast Phoenix Limited for processing and supplying the IBA material used in this study.

References

1. Hanashima, M. et al., (1988) *Geotechnical properties of waste.* Toshiseisou, (in Japanese).

2. British Standard 8004, (1986) *Code of Practice for Foundations,* British Standards Institution, London.

Foundation problems in an arid region

P. Scott
Buro Happold Ltd

Introduction

During the rapid development of many countries in the Middle East, following the advent of their buoyant oil economies, the construction industry has been continually reminded of the consequences of not taking sufficient account of aggressive ground and ground water conditions. Rapid deterioration of concrete structures and foundations have been a regular occurrence. However, to the author's knowledge, not a great deal has been written about the sensitivity of soils in the Middle East to moisture content changes. Neither does there appear to be recommendations from the geotechnical community about how to control potential effects. In this paper two projects are used to illustrate the problems of moisture sensitive soils and how they can be overcome.

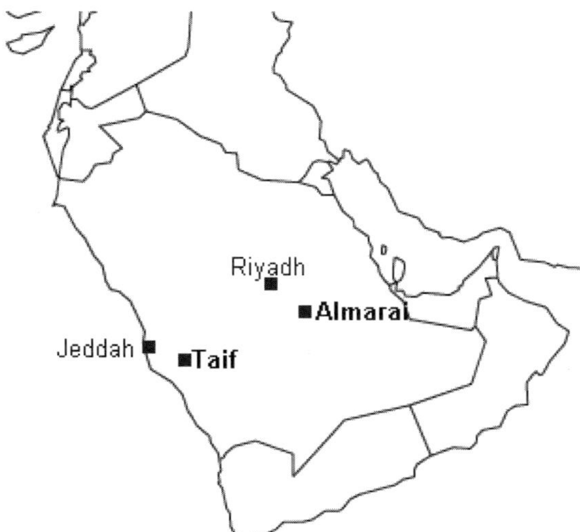

Figure 1. Site Locations

Foundations: Innovations, observations, design and practice, Thomas Telford, London, 2003

Taif, near Jeddah

Site layout

For about five or six years prior to these investigations the headquarters building at the Signal School in Taif had been experiencing differential movement between sectors of the structure (Fig 2). Earlier investigations had not been able to determine the cause of the problem, although a major underpinning exercise for the whole building had been proposed.

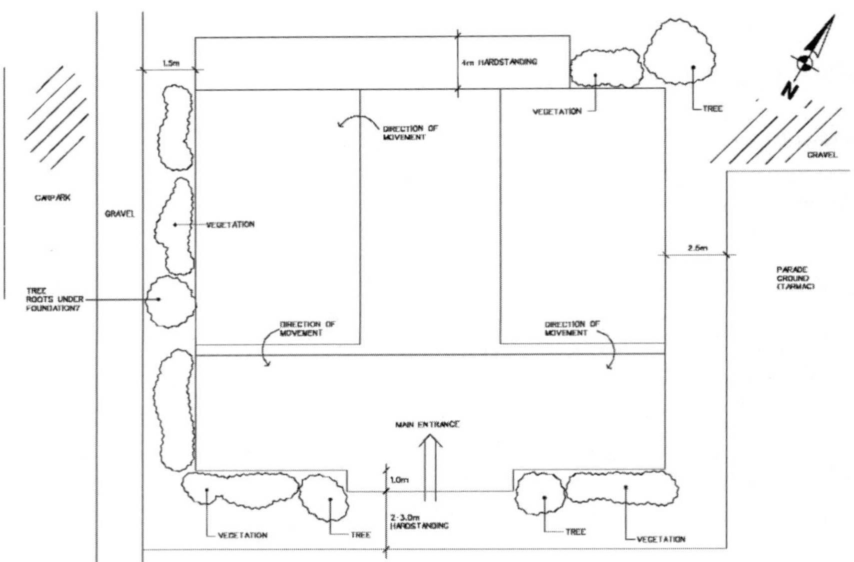

Figure 2. Headquarters Building, Taif

Taif is situated in the hills about 80km East of Jeddah (Fig 1). The site of the Signal School is surrounded by rocky outcrops, but itself appears to be situated on wadi and windblown deposits. The headquarters building is on level ground, facing the main entrance to the site. On the eastern side is a parade ground and on the west side a car park. Immediately around the building, apart from the side adjacent to the parade ground, vegetation and trees have been planted. Originally irrigation lines were used to water this vegetation. These lines have now been severed, but on the whole the vegetation is mature and at the time of the investigation was generally flourishing.

Ground conditions

From undertaking three short boreholes and two trial pits on site the ground conditions were found to consist of the following superficial deposits.

Fill – Compact sand and gravel to about 1 to 1.5m below ground level

Wadi deposits – Dense brown sands and gravels

Wadi/ Wind blown deposits - Very stiff light brown silt

The actual stratification of these materials is detailed in the summary trial pit log (Fig 3). The method of forming boreholes, and sampling techniques employed, prevented so detailed a delineation of the strata but showed the materials were generally consistently very dense and sandy from about 4.0m below ground level.

0 – 0.6m	Damp dark brown sandy SILT and angular to sub angular GRAVEL (Fill)
0.6 – 0.9m	As above, but dry and brown (Fill)
0.9 – 1.5m	Dense, brown, angular to sub-angular fine medium and coarse GRAVEL with some cobbles in a sandy silt matrix
1.5 – 1.8m	Dense, grey-brown, silty SAND and much gravel
1.8 – 3.9m	Stiff brown slightly sandy SILT
3.9 – 4.0m	Dense, orange brown, silty SAND with some gravel

Figure 3. Summary Trial Pit Log: Taif

No standing water levels were identified during the investigation, although heavy rainfall did occur most nights whilst the works were underway. This did lead to silt deposits becoming damp, as was evident when they were excavated the following morning.

Review of information

As is shown in Fig 2 elements of the headquarters building had over time displaced relative to one another. There was also external evidence of cracking of lintels and roof overhangs. Although measurements had been made to determine the rate and amount of movement, specifically looking at the opening and closing of expansion joints, no discernible pattern was evident. It was not clear if this was due to erratic building movements or imprecise measurement techniques.

The author, in an attempt to assess whether the building distress was a function of ground related movement postulated at the outset that either deposits beneath the footings would be undergoing consolidation settlement, or there were deposits present liable to collapse. As the phenomena was not occurring beneath the entire building there also had to be discernible differences in the subsurface geology or a mechanism present that was only locally being triggered.

The main observations made following the ground investigation were:

- Silt deposits were encountered at shallow depth in all the boreholes and trial pits
- The silt deposits, when exposed in the trial pits, were usually dry and stiff
- The standard penetration test (SPT) samples when examined were moist, and the SPT value was lower than would have been expected from the trial pit inspections.
- When a trial pit was excavated following overnight rain the underlying silt deposits were found to be damp.

The evidence was indicating the silts were prone to rapid moisture changes. There was also some indication that these deposits exhibited a loss of strength when they became moist.

Further testing

To examine in more detail the performance of the silts when subjected to moisture content changes, two forms of testing were undertaken:

- Laboratory consolidation tests on undisturbed silt samples, taken in the boreholes using shelby tubes. A major concern was whether the deposit had sufficient cohesion/ cementation to prevent the breaking down of the inherent soil structure during sampling; testing indicated that the soil structure was indeed affected.
- Insitu plate tests, within a trial pit, on the silt in the dry and following inundation. This was seen from the outset to be the primary means of assessing the performance of the silt strata. A detailed procedure for this type of test has been developed by the author following previous experiences in the Middle East, but basically entails

  - Taking the plate test up to the operational foundation load, whilst the deposit is maintained at its natural moisture content
  - Adding water to the area of the plate test, but ensuring no erosion to the plate test surrounds.

  - Ensuring inundation is maintained for at least 72 hours, unless significant displacement occurs before that time
  - Following the plate test take samples for moisture content testing, at various depths, to ensure a wetting front had properly developed below the test location

Results of the plate load tests

A big advantage of working in the Middle East is the relative ease of getting contractors to undertake this form of proving test. Accuracy is required, but not to such a degree of precision that a relatively simplistic approach cannot be adopted. The concept actually revolves around digging a pit and forming a ramp to allow a fully laden lorry to back down over the plate position. The tyres are a little too close to the plate for high precision work but far enough away to allow a reasonable assessment of general ground behaviour.

Usually by forming small bunds around the plate test the reference beam supports remain on ground not affected by the inundation. For this programme however the supports did have some water penetration beneath them, due to the high permeability of the silt. Consequently the measured movements will have been marginally less than the actual settlements that did occur.

The first stage of both plate tests was undertaken in the dry. Once plate settlement had ceased the tests were inundated and further movement monitored. The estimated building foundation pressures were around $180kN/m^2$. Subsequently the first test (trial pit 2) had the load taken up to around $220kN/m^2$ before water was added. In the second, to test the sensitivity of the soil to changes in the level of applied load, the load was only taken up to $110kN/m^2$ before adding the water. As can be seen in Fig 4 the ground in its natural state settled around one millimetre under the applied load. However after inundation the plates settled 20 to 25 mm within three to four hours; overnight readings are unreliable as the water soaked away during that period. The settlement measured in both tests was limited by the range of movement of the gauges used, and therefore the results could only be used in a qualitative manner.

Comment on range and variation in foundation movements

The following observations were drawn from the plate-loading test:

- The silts were highly susceptible to settlement, due to changes in soil moisture content
- As was later found from the grading curves the silts were poorly graded and consequently highly permeable. This gave rise to unexpectedly rapid rates of settlement during the plate tests.

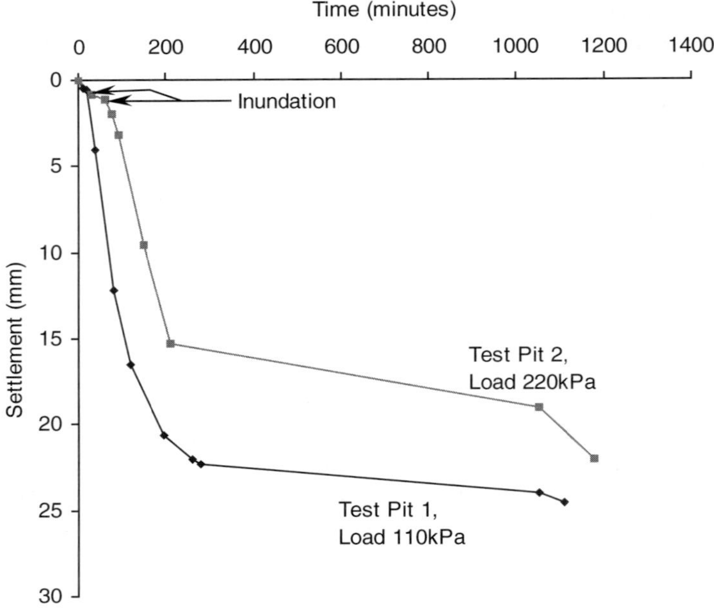

Figure 4. Plate Tests: Taif

It became apparent from the investigations that the most likely mechanism for movement of the western and southern sector of the headquarters building was the settlement of the silts underlying the foundations due to changes in moisture content. The initial movements along these sides of the building would have been triggered by irrigation of the planted vegetation. No movement occurred on the eastern side, as there was no vegetation here and consequently no irrigation. The author was informed that irrigation had ceased sometime before the investigation work, however prior to this several trees had obviously developed mature root systems. These roots would allow any rainfall to rapidly penetrate the ground and thereby change the moisture content of the silt.

Almarai, near Riyadh

Site issues

The main producer of dairy products in Saudi Arabia, Almarai, has its processing facility on a site about 150km from Riyadh (Fig 1). To enable a substantial increase in production a second processing plant was proposed adjacent to the existing one. An initial site investigation of the preferred location, by Rashid Geotechnical and Materials Engineers (RGME), had indicated that because of the presence of highly plastic clays the location would be unsuitable. Moving the position of the plant was considered to pose a severe problem to the company. Buro Happold was instructed to carry out further investigations to establish whether the recommendations given by RGME were appropriate.

The author instigated further work to determine the extent of the highly plastic clays and their potential to swell when subject to changes in moisture content. Concerns had been raised by RGME because of experience elsewhere, when as a result of swelling clays a highway in the vicinity had had to be reconstructed.

Investigation

Three boreholes were formed explicitly to core the highly plastic clays for subsequent consolidation testing in the laboratory. Trial pits, adjacent to boreholes from the previous site investigation where the highly plastic clays had been identified, were excavated to enable plate loading tests to be undertaken (Fig.5). The procedures adopted were similar to those used at Taif, except that consideration was given to the effects of possible swelling under both projected foundation and slab loading.

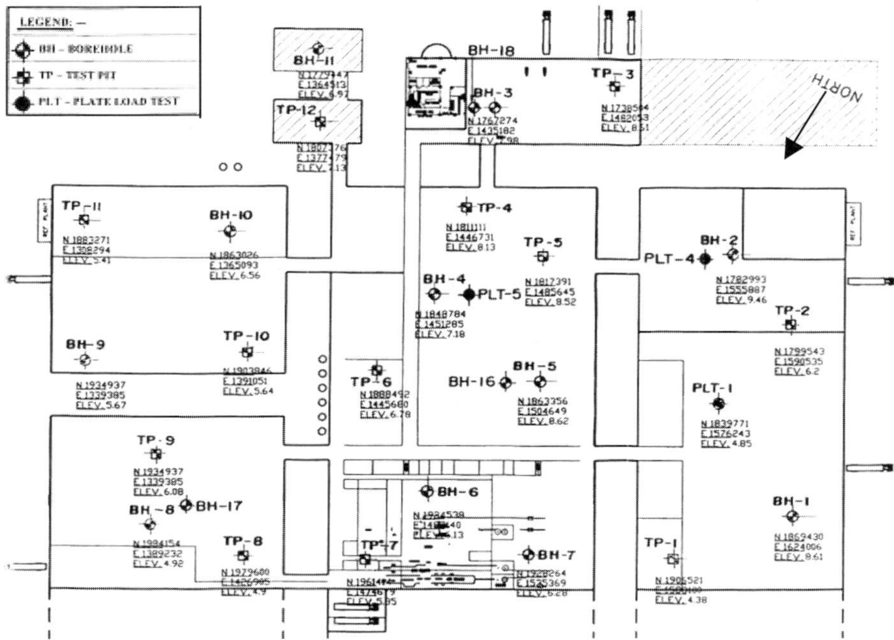

Figure 5. Site layout: Almarai

Plate load tests

The results of the plate load tests are given in Table 1. Against expectations, in every case, the plate settled following prolonged inundation. It was also apparent that the movements were less than required to cause even minor structural distress to any building constructed on the site. Following index testing on the deposits loaded by the plate tests it was found that the clays were not as highly plastic as the original investigation by RGME had suggested.

Table 1. Plate Tests: Almarai

Plate Test	Depth	Load kN/m^2	Liquid Limit/ Plastic Limit	Initial m.c%	Final m.c%	Settlement
4A	1.5m	200	65/34	12.5	20	3mm
4B	1.5m	20	46/23	11	15	0.1mm
5A	3.5m	350	34/17	10.5	20	1.4mm
5B	3.5m	20	34/17	10	13	2mm

Consolidation tests

The oedometer tests were essentially loaded in a similar manner to the plate tests. Namely the anticipated foundation pressure was applied to the sample at its natural moisture content prior to saturation of the cell. In these cases swelling occurred in three circumstances, and settlement in the other two tests undertaken (Table 2). Again the plasticity of the clays varied, with no apparent correlation between plasticity and tendency of the sample to settle or swell.

Table 2. Consolidation Tests: Almarai

Bore-hole	Depth bgl	Load kN/m^2	LL/PL	Initial m.c%	Final m.c%	Settlement	Swelling
BH16	6.2m	200	36/18	10	15.7		✓1.9%
BH16	7.6m	350	30/19	8	11.2	✓	
BH17	5.5m	350	46/27	13.7	20.6		✓2.3%
BH18	3.8m	200	52/28	12	19.9	✓	
BH18	4.5m	350	43/22	12.6	17.6		✓0.6%

Discussion of the results

Despite having targeted those deposits that had previously been identified as containing highly plastic clays it transpired that most of the testing was undertaken on clays of only moderate plasticity (30-50% liquid limit). The reasonable conclusion that was drawn from this was that the highly plastic clays were neither of significant depth nor laterally extensive. Consequently in the field the possible tendency for a highly plastic clay to swell would be tempered by the presence (close proximity) of deposits of only moderate plasticity.

Sampling techniques employed by RGME, to obtain undisturbed samples of clay from the boreholes, were executed well and good quality samples had apparently been obtained. In the laboratory care was also taken in preparing individual samples for consolidation testing. However results obtained did not indicate any clear trends. For example the most highly plastic sample tested in the oedometer (BH18 @ 3.8m depth) settled under a load of only $200kN/m^2$, whereas lower plasticity clays with higher applied pressures of $350kN/m^2$ swelled. It had been expected that the laboratory test would over predict swelling pressures but clearly other influences affected results. These probably centre around the breaking down of chemical bonding by the introduction of 'pure' water, rather than infiltrating the water through the soil mass, and disturbance (although not apparent) from sampling, transportation and laboratory preparation. This taken with the fact that the oedometer prevents lateral sample expansion (which can be a cause for over prediction of swelling pressures) means that the results obtained only give crude indications of field behaviour.

The plate tests, which would be anticipated to best reflect field performance, all settled when the soils were soaked. The conclusions that could be drawn from these tests, contrary to initial expectations were:

- The clays would settle beneath foundations if water infiltrated into these deposits
- Floor slabs were also liable to settle if water penetrated beneath the building, whether due to rainfall, irrigation or broken services

General guidelines for construction on the arid soils of the Middle East

As the two foregoing case histories indicate standard site investigation on Middle Eastern soils can give rise to an incorrect prediction of field behaviour. What is apparent, however, is the benefit of using plate load tests to identify foundation performance where the long term surface or ground water regime may alter. The likelihood of this occurring is extremely high, when one considers how much over-irrigation takes place in and around developments in this part of the world, and how prone wet service connections are to fracture.

Although site specific recommendations were given for these projects a number of general points can be applied to situations where moisture susceptible soils are present. These are:

- Foundations and slabs should be constructed on undisturbed soil deposits
- These deposits should not be used as fill beneath structures. The silts will probably be difficult to compact, and the disturbed clays will be liable to swell
- All services adjacent to, or connecting into, the building should be detailed to minimise the potential for rupture. This can include short pipe connections, using pliant rubber seals, to allow small relative movements without fracturing, or using fully flexible connections where services enter into buildings
- Any services projecting beneath a building should be contained within a drainage medium, which is itself lined with a low permeability membrane, to ensure leakage flows are removed away from the structure.
- Parts of the Middle East are liable to periods of intense rainfall. Where feasible the finished topography should ensure that water flow is away from the building and that flooding does not occur in its immediate vicinity.
- No planting or irrigation should be permitted in the immediate vicinity of the building
- A concrete apron around the perimeter of the building will restrict rainfall penetration. The possibility of the apron cracking necessitates it being underlain by a low permeability membrane. The membrane itself can be inserted vertically around the outer edge of the apron to act as a skirt, preventing horizontal water flow beneath the apron, and consequently the building.

Conclusions

The foregoing case histories are examples of soil conditions that are regularly encountered in the Middle East. The adoption of the plate test using the inundation techniques described in this paper has proven invaluable in establishing the susceptibility of arid soils to collapse or swelling. Alternative procedures using laboratory consolidation tests are more difficult to interpret and can give misleading results, due to sample disturbance and the lateral restraint imposed by the oedometer cell. The use of pure water, rather than ground water, in the oedometer can give rise to the break down of chemical bonding within the soil mass.

With the prevalence of moisture susceptible soils in arid regions construction on these deposits may often be required. The guidelines presented by the author in this paper are put forward as a means to enable this to occur, whilst minimising the risk of long term structural distress.

Foundation design for the Glasgow Science Centre Tower

P. Scott
Buro Happold Ltd

R. Talby
Ove Arup & Ptrs (formerly Buro Happold Ltd)

Introduction

The Glasgow Science Centre Tower was conceived as a landmark structure for the city. It is located on the peninsula of Pacific Quay adjacent to the River Clyde (Figure 1). Uniquely the tower is designed to rotate through 360°. This very slender structure is 125 metres high, supporting a viewing cabin 100 metres above ground. It is made aerodynamically stable by means of airfoil shaped outriggers. The design of the superstructure is described in Liddell et al (2003).

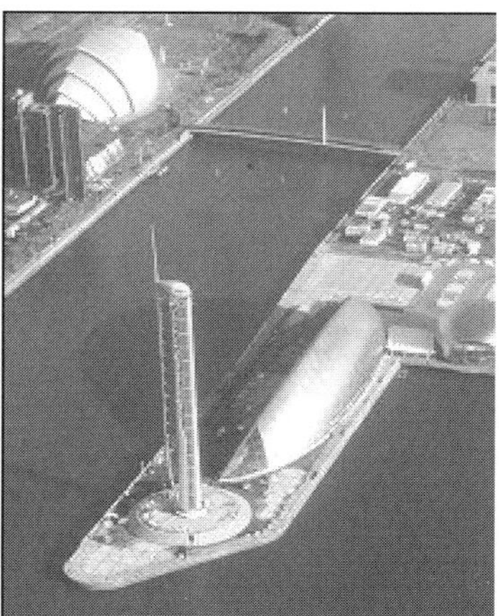

Figure 1. Site of the Glasgow Science Centre Tower

Foundations: Innovations, observations, design and practice, Thomas Telford, London, 2003

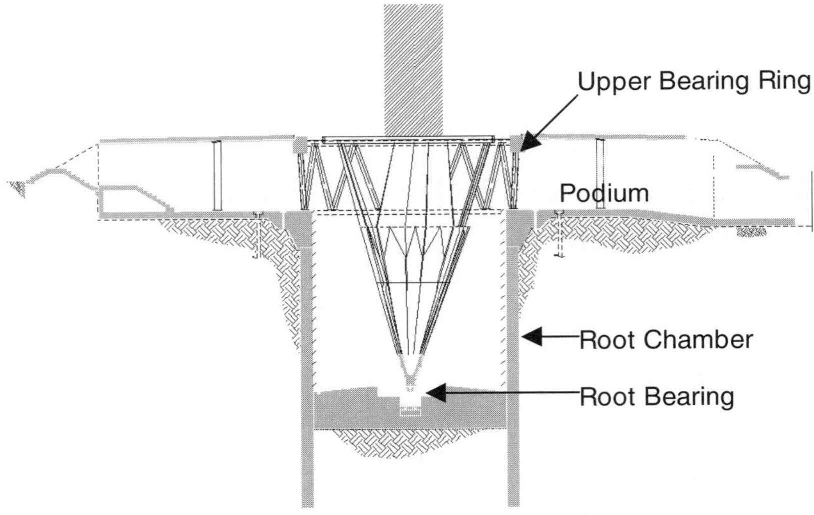

Figure 2. Configuration of the substructure

At the base of the tower is a podium which houses an exhibition area and provides, via a lift, access to the viewing cabin. In the roof of the podium are 24 roller bearings that support the tower. Also housed therein are 4 motors which control the rotation of the tower. Below this level the tower structure tapers down to a root bearing, with the bottom 3 metres being a solid steel casting. A generalised drawing of the tower substructure is given in Figure 2. Below ground level the tapering structure of the tower is contained within a 20 metre deep, 12 metre diameter, cylindrical concrete diaphragm wall. The base of the root chamber is plugged with a 2 metre thick reinforced concrete slab.

Design of the substructure addressed a number of both practical and technical issues, but the primary focus was on ensuring overall tower stability under extreme wind loading.

Ground conditions

Pacific Quay was formed by placing about 2 metres of fill within tied back masonry walls. Underlying the fill is 25 metres of Clyde Alluvium consisting of normally consolidated silty fine sands. Beneath these deposits are glacial deposits which in turn overlie siltstone and sandstone of the Upper Limestone Group. A generalised soil profile is presented in Figure 3.

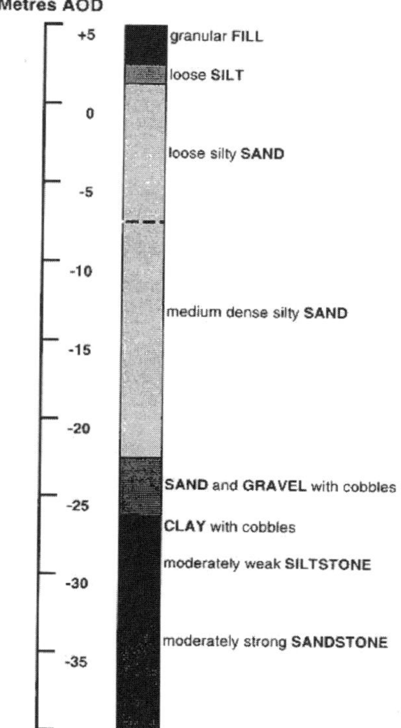

Figure 3. Generalised Soil Profile

During the ground investigation trial trenches were excavated to locate the positions of the quay wall tiebacks. Subsequently it was possible to locate the Science Tower without affecting any of the ties.

Groundwater levels were coincident with the water level in the River Clyde. Evidence from excavation of the trial trenches indicated only a slight tidal lag in the groundwater, showing the quay wall to be relatively permeable.

Determination of primary geotechnical parameters

Two principle parameters required to enable the geotechnical design to progress were:

- The modulus of the silty fine sand
- The permeability of that stratum

Being a sand it was appropriate to concentrate on using insitu techniques to obtain ground stiffness values. The original intention was to adopt modulus values obtained from the cone pressuremeter. Standard penetration (SPT) and electric cone (CPT) tests were to be used as empirical backup using the correlations suggested by Stroud (1989) and Lunne et al (1997). Examination of all the test data (Table 1) however gave rise to the adoption of an alternative strategy. Although the stiffnesses derived from the cone pressuremeter unload-reload loops (E'_{ur} and G_{ur}) were the highest, they are by definition a modulus for an over-consolidated deposit; the looping process giving rise to reloading of the soil. By contrast the initial loading gave relatively low stiffness values (E'_{nc}) as a consequence of the cone penetration process disturbing the ground. It was subsequently concluded that it would be appropriate to adopt the initial loading (E'_{cpt}) modulus values derived from the static cone test itself (CPT).

Table 1. Derivation of Soil Moduli

Elevation (m,AOD)	Description	SPT	CPT	Cone Pressuremeter#		
		$E' = 1.5 *$ SPT'N' (MPa)	$E'_{cpt} = 4q_c$ (MPa)	G_{ur} (MPa)	E'_{ur} (if v=0.3) (MPa)	$E'_{nc} = E'_{ur} /10$ (MPa)
4.5 to 2.0	Made Ground	10.5	6	10	26	2.6
2.0 to -1.0	Sandy Silt	7.5	20	10	26	2.6
-1.0 to -5.5	Loose to Medium Sand	15	20	30	78	7.8
-5.5 to -11.2	Loose to Medium Sand	22.5	28	45	117	11.7
-11.2 to -16	Medium to Dense Sand	22.5	22	45	117	11.7
-16 to −21.7	Medium to Dense Sand	27	36	50	130	13

The permeability of the alluvial sands was determined using two pumping tests, with one undertaken specifically at the Tower location. Results from these tests were subsequently used to examine various dewatering scenario outlined in Table 2.

Preliminary root chamber design

A worst case scenario was established to examine how the Tower would perform under extreme conditions. It was based on the possibility that the motors that rotate the tower, so that it faces the general wind direction, failed. In conjunction with this a 1 in 50 year design wind loading was taken to occur, with the full face of the tower now lying normal to the prevailing wind.

At scheme design stage various means were used to see how effective they would be in restricting the vertical rotation of the Tower, and ensure ongoing operation after the worst case event. The options examined in detail were:

- The overall diameter and depth of the root chamber.
- The use of a fixed or hinged connection between the root chamber and the podium.
- Anchoring down both, or either of, the slabs of the root chamber and the podium.

Each of these construction options was analysed using the 2D PLAXIS finite element package. All analyses were undertaken using an elastic perfectly plastic mohr coulomb failure criteria material model for the soil continuum, with the soil modulus based on CPT results (E'_{cpt}). Repeat analyses were undertaken using the overconsolidated modulus values (E'_{ur}), and these analyses showed similar mechanisms to those of the runs using the design values (E'_{cpt}) but with smaller movement predictions.

With particular reference to the effect of connecting the podium to the root chamber the modelling showed a rigid body rotation of the podium of a magnitude that gave rise to concerns over excessive quay wall movements. The quay wall is in close proximity to the structure. Quay wall movements were found to be acceptable with a movement joint installed between the podium and root chamber. Ground anchors were shown to be relatively ineffective in preventing rotation, particularly as only those directly in line with the wind direction would offer much restraint.

By the end of this initial modelling exercise the root chamber was designed to be 25 metres deep, without a moment connection to the podium nor any anchors holding down either the podium or root chamber. At one stage anchors had been anticipated to resist the uplift pressures under flood conditions, but the design was modified in part to preclude this requirement.

Dewatering

In parallel with numerical analysis of the tower consideration was given to dewatering inside the caisson to permit excavation and construction of the root chamber. Using the results of the pumping tests Zenith Projects undertook analyses, with the finite difference program MODFLOW, to examine differing dewatering scenarios. These were:

Scenario 1:   Dewater from inside the inner caisson only

Scenario 2 :   Dewatering from inside and immediately outside the inner caisson

Scenario 3:   Dewatering from the outside the inner caisson only

Results of these analyses are summarised in Table 2. Although pumping exclusively from inside the caisson gave much lower flow rates the decision was taken to pump from outside the caisson because,

1) If the head difference exceeded 7m between the inside and outside of the caisson piping would result. This in effect precluded Scenario 1.
2) Installing pumps inside the caisson introduced unnecessary obstructions to the excavation and construction process.

Table 2. Dewatering Analysis

Scenario	Pump rate from inside caisson		Pump rate from outside caisson		Total pumping rate		Head difference across caisson
	$m^3/$ day	litres/ sec	$m^3/$ day	litres/ sec	$m^3/$ day	litres/ sec	(metres)
1	1543	18	0	0	1543	18	14
2a	1116	13	3477	40	4593	53	5
2b	1240	14	2564	30	3804	44	7
3	0	0	5248	61	5248	61	0

(Assumed Quay wall permeability = 1.2×10^{-5} m/s. Ground permeability = 9.3×10^{-5} m/s)

Detailed design of the root chamber

Prior to the detailed design stage wind tunnel testing had been undertaken on the Science Tower by BMT Fluid Mechanics. This led to the adoption of a design wind loading that was 30% less than had been assumed at the preliminary stage, when the values had been derived using BS6399. Subsequently the root chamber was reduced to a depth of 20 metres.

The analysis procedure to finally determine potential displacements and stresses in the foundation system was based on the use of the 2D PLAXIS package in conjunction with the 3D STRAP structural finite element package. The aim was to achieve convergence of results obtained from these two programmes, by adopting the following procedure:

- Using PLAXIS and assuming rigid caisson walls, simulate the full construction sequence and apply wind load distributed over the width of the caisson.
- Convert 2D earth pressures, wall friction and water pressures before and during the application of wind loading into 3D values by adopting a cosine distribution, as illustrated by Figure 4.
- Input the derived 3D stress distribution into STRAP and compare wall deflections with those obtained from PLAXIS.
- Modify wall stiffness in PLAXIS and repeat the procedure until 'convergence' occurs.

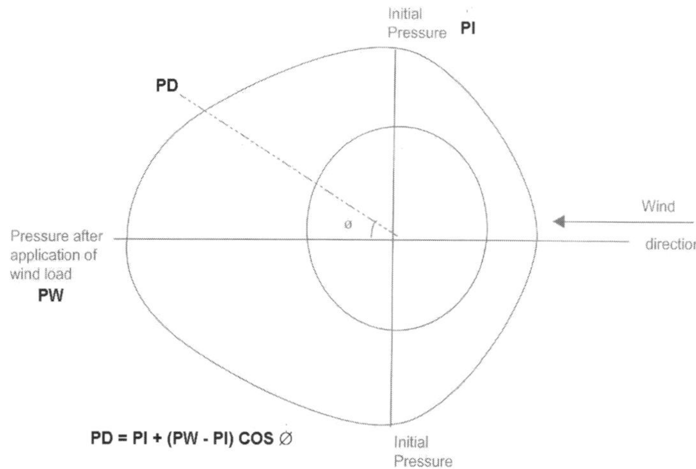

Figure 4. Derivation of 3D Soil Pressures

The outcome of these analyses led to the following displacement predictions:

> 0 – 1 minute (100% of maximum wind load)
> Undrained analysis
> Maximum Displacement 20mm. Rotation 1:650

As anticipated, under this short term loading condition, the restraint to the wind is provided principally by changes in pore water pressure. The structural response of the inner caisson, in terms of both forces and bending moments, was found to be critical under this loading condition.

> 0 – 10 minute (60% of maximum wind load)
> Drained Analysis
> Maximum Displacement 16mm. Rotation 1:850

In this scenario porewater pressures generated in the short term were transferred to changes in earth pressure in the long term. The consequence of this load transfer only resulted in minor changes to the predicted structural response of the inner caisson.

Permanent displacement 12mm, as a result of elastic rebound following cessation of the wind loading.

Typical PLAXIS output for these analyses is presented in Figure 5, which shows the displacements to an exaggerated scale.

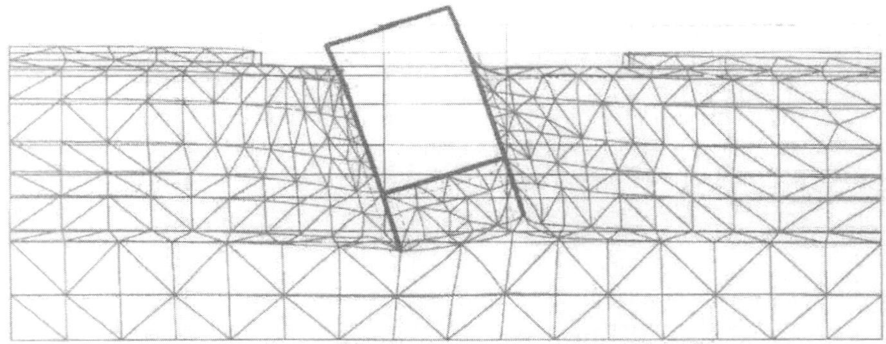

Maximum Horizontal Displacement 20mm

Figure 5. Typical Finite Element Output

Construction

The root chamber entailed detailed discussion with Contractors over various methods of construction. Two elements of interest were:

- Concerns over the depth of the root chamber and the potential for not being able to dewater unless the walls were taken into the glacial deposits, or even into rock, to form a positive cut off.
- Rather than using diaphragm panels to form the circular chamber, a proposal was put forward to undertake traditional shaft sinking, casting rings in tandem with excavating either underwater or in a pressurised environment (to preclude the water).

Containing cost is often the critical element in ensuring a project can proceed. It was imperative that the chamber did not increase in depth. The alternative construction method of shaft sinking also proved more expensive, with the possible risk of the shaft moving out of alignment.

The final construction was achieved using eight diaphragm panels to form the chamber. These were subsequently faced with a 250mm thick concrete wall to ensure the individual panels would not rack (displace relative to one another) when rotation of the root chamber occurred under extreme wind loading. The dewatering, using pumps external to the chamber, was successful with pumping rates comparable to those predicted.

Conclusions

The Glasgow Science Centre Tower substructure is designed to ensure overall tower stability under an extreme load condition of the wing facing normal to a 1 in 50 year design wind load. The design was complicated by river walls located 10m from the sub structure, uplift groundwater pressures and poor alluvial ground conditions.

The unique nature of this project gave the authors the opportunity to explore ways in which quality site investigation methods and powerful analytical tools can be integrated to develop an effective design. The numerical techniques employed were an essential element in helping assess the mechanisms of foundation behaviour, and consequently evolving a simple yet effective caisson design. The benefits of integrating the results of two complementary finite element packages were also realised.

Although a variety of investigation techniques were employed to assess the ground stiffness it is apparent that some improvement could have been made in this regard. Despite this shortcoming the appropriate integration of field data with numerical analysis has illustrated the benefits that can accrue to the design process.

References

1. Liddell I, Heppel P and Scott P (2003) *The Glasgow Science Centre Tower Superstructure and Substructure Design.* Submitted to Proc ICE
2. Stroud M.S (1989). *The Standard Penetration Test – It's Application and Interpretation.* Part 2 p. 29-50. Proc Penetration Testing in the UK, Birmingham
3. Lunne T, Robertson P.K and Powell J.J.H (1997). *Cone Penetration Testing in Geotechnical Practice.* Spon, .London

Field tests on ground improvement using granulated blast furnace slag

H. Shinozaki and H. Matsuda
Yamaguchi University, Japan

Introduction

Iron-slag is produced from steel-manufacturing process and classified into blast-furnace-slag (BF-slag) and steel-making slag (S-slag), respectively. BF-slag is further classified into air-cooled-blast-furnace-slag (ABF-slag) and granulated BF-slag (GBF-slag) by the method of cooling. ABF-slag is made by slow air-cooling of molten BF-slag and crushed into required size. It is used for base-coarse and concrete-aggregate. GBF-slag is granulated by rapid water-cooling and mainly used for the blast-furnace-cement in Japan. The amount of production of iron slag, in Japan in 2001 and its chemical components are shown in Tables 1 and 2, respectively.

Table 1: The amount of iron slag production in 2001 (Unit: MN) [1]

Process	Blast Furace		Steel-making	Total
Pig-Iron or Steel		773,896	1,000,227	-
Slag	ABF-slag	60,780		
	GBF-slag	167,531		
	Total	228,331	134,476	228,311

Table 2: Chemical components of iron slag [2] (weight %)

Chemical contents	CaO	SiO_2	Al_2O_3	MgO	T-Fe	MnO	S
BF-slag	41.7	33.8	13.4	7.4	0.4	0.3	0.8
S-slag	45.8	11.0	1.9	6.5	17.4	5.3	0.6

GBF-slag looks like natural sand in appearance and the grain contains open pore and closed pore as shown in Figure 1. As geotechnical materials, it has particular properties such as light unit weight ($\gamma_t \leq 13kN/m^3$) and high internal friction angle ($\varphi \geq 35°$), high permeability ($k=10^{-1}$-$10^{-2}cm/s$). Based on these properties, a guideline of applying GBF-slag in the constructions of port and harbor[3] was published in 1989 and also evaluated as an useful recycle material in Japanese industrial standard for port and harbor facilities revised in 1999[4].

Foundations: Innovations, observations, design and practice, Thomas Telford, London, 2003

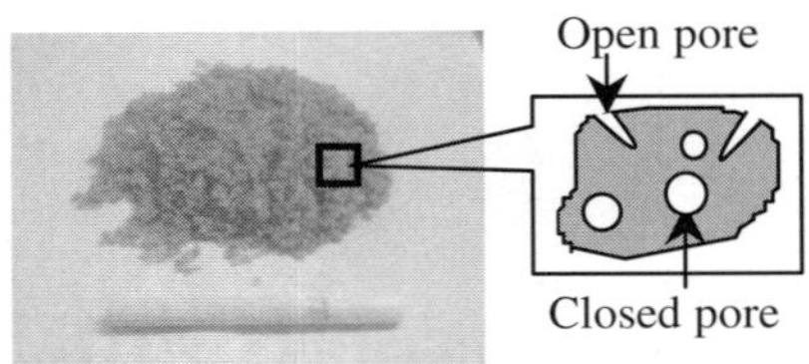

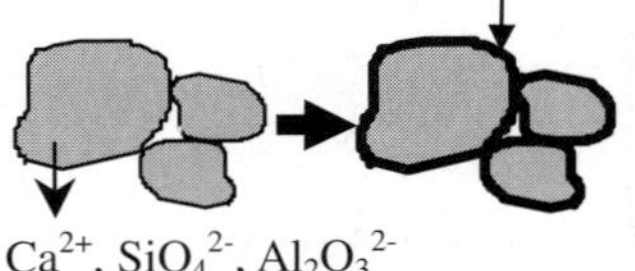

Figure 1 Outlook of GBF-slag.

Figure 2 Solidification mechanism of GBF-slag.

These guidelines especially recommend the GBF-slag to use for the backfill and light embankment, etc. When a GBF-slag particle contacts with water, ions such as Ca^{2+}, SiO_4^{2-}, $Al_2O_3^{2-}$ dissolve and these ions form hydrates such as calcium silicate hydrate and calcium aluminum hydrate around each grain. Then these hydrates connect and solidify the grains as illustrated in Figure 2. It has been reported[5] that GBF-slag begins to solidify after several months and a shear strength increases over 35° and the permeability decreases gradually with time. Then the permeability maintains a high value ($k \geq 10^{-3}$cm/s) even after several years[6].

In this paper, the applicability of GBF-slag to the sand compaction pile (SCP) method is discussed as a new utilization in the port and harbor constructions.

Evaluation of properties for SCP-method by field test

SCP-method is classified into two types by the sand replacement area ratio A_s. In the case of SCP-method with high ratio (SCP-HR: $A_s \geq 70\%$), the shear strength and the compressibility of sand column are important. Recently, the SCP-method with low-ratio (SCP-LR: $A_s \leq 30\%$) is increasingly used because some rational points are included. The sand pile in SCP-LR works as a drain well for the water discharged from clay around the pile and therefore, sufficient permeability is required.

Preliminary-laboratory tests

The changes in shear strength and permeability induced by solidification were observed by the preliminary-laboratory tests. The specimens were cured in the container as shown in Figure 3. Then CD tri-axial compression tests and

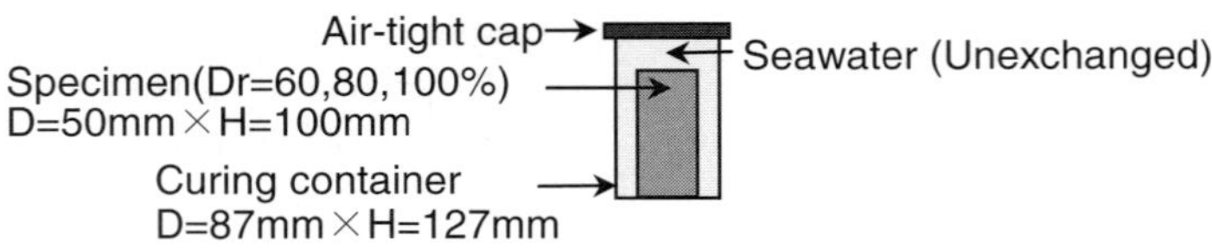

Figure 3 Test specimens were cured in the container.

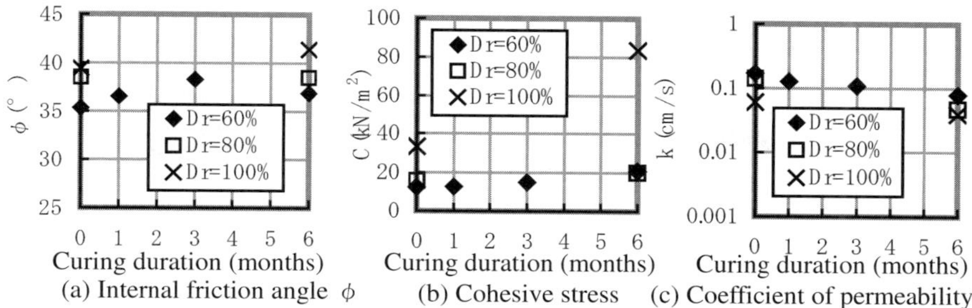

Figure 4 Changes in shear strength and permeability with curing duration.

permeability tests were carried out.

The shear strength and permeability at predetermined curing duration are shown in Figure 4. From Figure 4(b), the cohesion C and the internal friction angle increases gradually with the curing duration and in the case of the relative density Dr=100%, a remarkable increase in C is seen. The internal friction angle also has a tendency to increase with curing duration as shown in Figure 4(a). The permeability, however, decreases with curing duration down to the level of $k=10^{-2}$cm/s.

As for the effect of solidification of GBF-slag on its permeability and shear strength, it has been reported that the permeability of $k \geq 10^{-3}$cm/s was observed in the field at several years after construction and also the observed internal friction angle was over 35° [6].

Application of GBF-slag to the SCP-method

Test field is located at the artificially reclaimed island in Japan. The distribution of N-value is shown in Figure 5. In the ground, the Pleistocene clay layer (PC)

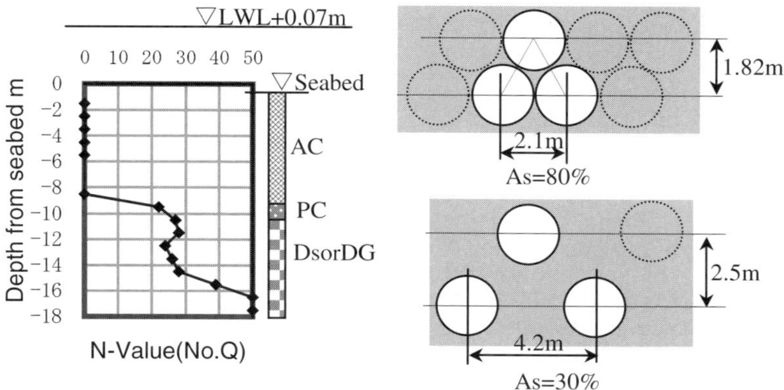

Figure 5 Distributions of N-value.

Figure 6 Arrangement of sand pile.

of 0.5-1.7m in thickness is under the alluvial clay (AC) of 9.5m in thickness which is underlain by the Pleistocene sand or gravel layer. The N-value of AC layer is almost negligible, and that of PC layer is about 5-10 as shown in Figure 5.

The AC layer was improved by the SCP method, in which the sand pile was 2.0m in diameter and its arrangement is shown in Figure 6. The ground under the gravity type quay-wall was improved by SCP method (As=80%) and the ground under the temporary revetment for reclamation which is from -3.7m to +8.0m was improved by SCP method (As=30%). The total number of piles using GBF-slag was 42 in the SCP-HR and 34 in the SCP-LR, respectively. Outside the test field, many sand piles were installed by using natural sand.

Physical properties of GBF-slag and natural marine sand used in the SCP method are shown in Table 3. The grain size distribution curves for GBF-slag and natural marine sand are shown in Figure 7.

Table 3: Physical properties of GBF-slag and natural marine sand used in the SCP method.

Physical Property		GBF-slag	Marine sand
Specific gravity G_s		2.691	2.630
Minimum density (g/cm^3) (Maximum void ratio)		1.105 (1.435)	1.359 (0.935)
Maximum density (g/cm^3) (Minimum void ratio)		1.404 (0.917)	1.604 (0.640)
Internal friction angle	Dr=40%	37.2	33.7
	Dr=60%	37.7	34.3
	Dr=80%	38.8	36.5
D_{50} (mm)		1.283	0.451

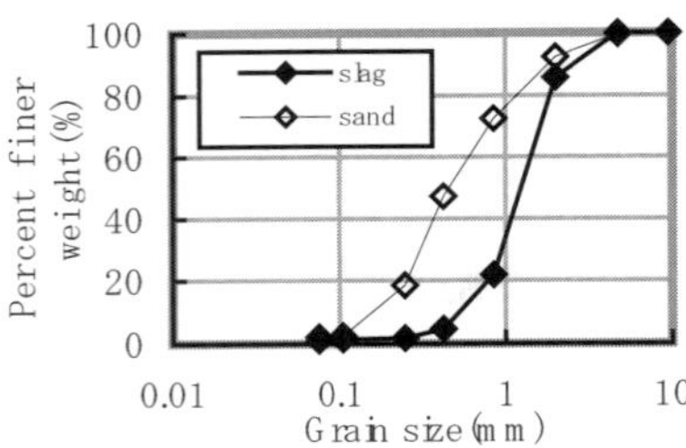

Figure 7 Grain size distribution curves of GBF-slag and marine sand.

In the field test, followings were investigated.
1) Differences in the operating time between GBF-slag and natural marine sand .
2) Influences of water discharged from GBF-slag pile on the surrounding sea water.

3) Differences in the shear strength, permeability of the pile and unconfined strength of surrounding clay, etc.

Results immediately after the SCP installation

The SCP installation was performed in 2000 and the revetment was constructed for about 4.5 months. The observed operating times were almost the same as the marine sand and the properties such as pH of the sea water around the construction site were not influenced by GBF-slag installation.

Grain size distribution curves of GBF-slag and marine sand obtained after the SCP operation are shown in Figures 8(a) and 8(b). Although the grain size of marine sand should become finer or the same as the original one, it became rather coarser. In the case of GBF-slag, the grain became much finer than the original one and closer to that of marine sand. D_{50} of GBF slag became about 60% finer than the original one. This indicates that GBF-slag is much more crushable than the marine sand.

Table 4 shows the comparisons of geotechnical properties between GBF-slag and marine sand, where the samples were obtained from pile center immediately after the SCP installation. The specific gravity of marine sand is almost the same as before the SCP operation (Table 3), but that of GBF slag increased. The reason is considered to be due to the exposure of closed pore to the water by grain crushing. φ of GBF-slag is over $35°$ (average=$38.2°$) which is higher than that of marine sand (average=$34.7°$).

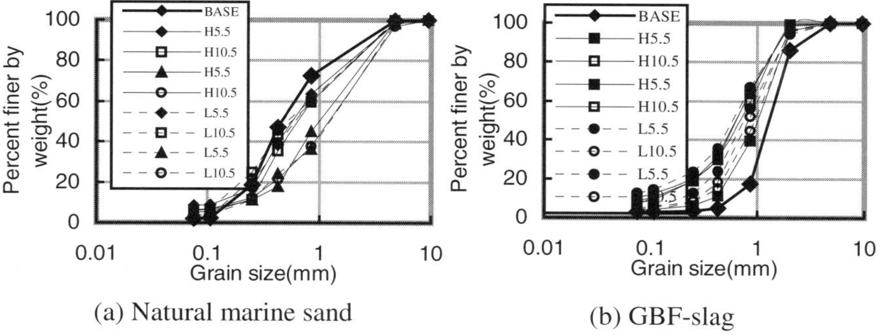

(a) Natural marine sand　　　(b) GBF-slag

Figure 8 Grain size distribution curves of GBF-slag and marine sand obtained after SCP operations.

Table 4: Geotechnical properties of GBF-slag and marine sand obtained from pile center immediately after SCP operation.

	Gs	Void ratio	γ_d kN/m^3	γ_{sub} kN/m^3	D_{r1} (%)	c kN/m^2	$\varphi(°)$	D_{r2} (%)	k cm/s *10^{-3}	D_{50} mm
GBF-slag	2.741	1.11	12.750	8.095	62.8	23.6	38.2	66.6	5.38	0.76
Marine sand	2.651	0.76	14.965	9.192	58.9	9.6	34.7	57.7	3.57	0.763

Relative density D_{r1} for GBF-slag after SCP operation is 62.8% on average which is higher than 58.9% for marine sand. This is due to the GBF-slag which becomes denser by the grain crushing. The same tendency is also seen in D_{r2} which was obtained based on the internal friction angle. Submerged unit weight γ_{sub} in Table 4 was calculated by assuming that the soil was saturated. γ_{sub} of GBF-slag is about 8kN/m^3 which is larger than the value obtained by the guideline[3]. This is also due to the grain crushing. Coefficients of permeability for both materials are in the range of 10^{-3}-10^{-2} cm/s. These values are almost the same as before the SCP operation.

Since the results in Table 4 were obtained by getting the average for different sand replacement area ratio A_s and for different depths, the effect of pile installation method is not clear. It is considered, however, in the ordinary SCP method in which only the stroke of casing penetration is controlled, the penetration force of casing are changed and influenced by the pile and the surrounding clay. The authors verified that the SCP method controlling the pushing force made the ground more stable.

The cohesion C of the clay between the piles will be discussed in the next section.

Results for long time after SCP installation
Figures 9(a) and 9(b) show the changes of shear strength of marine sand and GBF-slag which were cured for 12 months. The internal friction angle for GBF-slag are higher than 35°. But as expected, the cohesion C remarkably increased

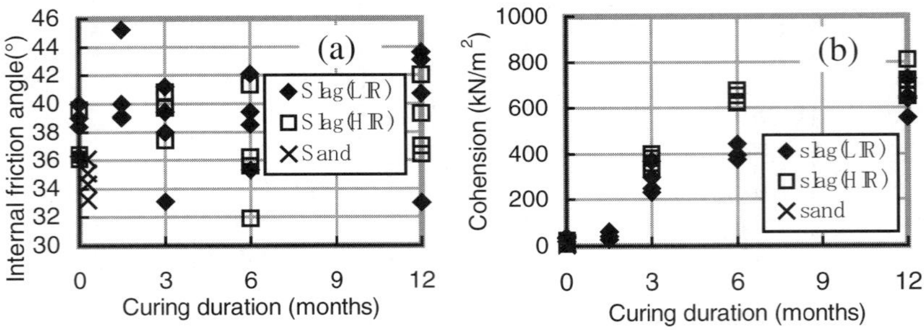

Figure 9 Changes of shear strength of GBF-slag with curing duration.

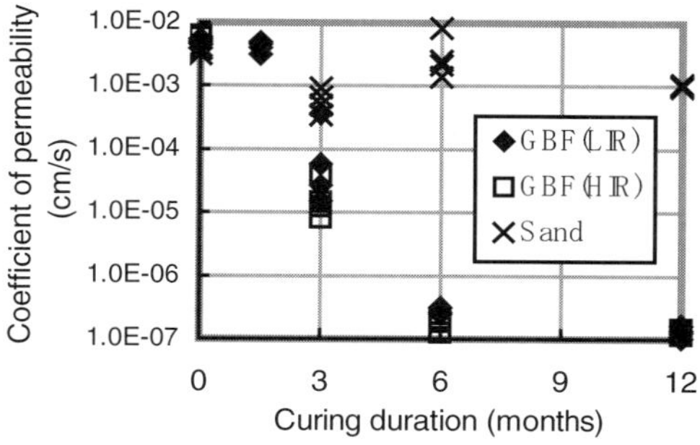

Figure 10 Changes in the coefficient of permeability.

to 200-400 kN/m^2 after 3 months of curing and to 600-800 kN/m^2 after 12 months. Although the unconfined compression strength q_u is not shown in this paper, q_u remarkably increased after 3 months of curing. Then q_u increased to 600-2200 kN/m^2 and after 12 months q_u reached 2000-5500 kN/m^2.

On the other hand, the coefficient of permeability k of GBF slag decreased remarkably after 3 months of curing as shown in Figure 10. It decreased down to 10^{-5}-10^{-4}cm/s and 10^{-7}-10^{-6}cm/s after 12 months. The result of k for sand is also shown in the same figure and k is almost constant in the range of 10^{-3}-10^{-2} cm/s even after long term curing.

Figures 11(a) and 11(b) show cohesion C of clay among piles (LR), which was obtained by the unconfined compression strength (C = q_u/2). Although cohesion of clay between piles of GBF-slag increased gradually until 3 months after SCP installation, further increase is not seen. On the other hand, cohesion of clay between marine sand piles increased much higher than that of GBF-slag. This indicates that the SCP method using the marine sand is more effective than GBF-slag. The reason is considered to be due to the reduction of permeability

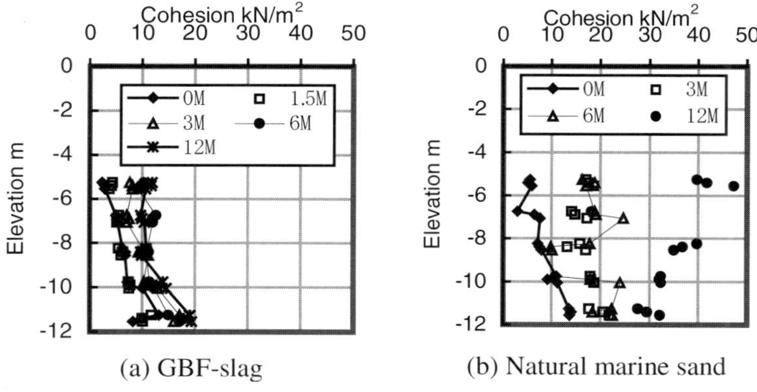

(a) GBF-slag   (b) Natural marine sand

Figure 11 Cohesion of clay between sand piles. (SCP-LR)

and the concentration of overburden load to the solidified slag piles.

From the field test results as mentioned above, the shear strength of GBF-slag pile is higher than that of marine sand. The shear strength of GBF-slag increases higher by the solidification. Therefore, GBF-slag can be used for SCP-HR but further considerations and attentions are required when applying to the SCP-LR.

Conclusions

Based on the field tests, the following conclusions as for the solidification of GBF-slag were obtained.

(1) The operating time of SCP method for the GBF-slag is almost the same as for the natural marine sand and no effect of GBF-slag on the quality of surrounding water was observed.

(2) The internal friction angle of GBF-slag is over $35°$ which is higher than natural marine sand. The GBF-slag piles become more stable by solidification.

(3) The submerged unit weight γ_{sub} of GBF-slag is about $8kN/m^3$.

(4) The grain of GBF-slag is crushed by the compaction in the SCP method. After the installation of piles, the medium grain size D_{50} is about 60% finer than the original one.

(5) Remarkable solidification of GBF-slag pile was observed. This is due to grain crushing induced by the pile installation.

(6) When curing the GBF-slag in the sea water, the shear strength such as cohesion C and unconfined compression strength increased remarkably and the coefficient of permeability decreased due to the solidification of GBF-slag.

References

1. Nippon slag association (2002) *Annual statistical report of iron slag* (Result on manufacturing and utilization of iron slag in 2001FY).

2. Nippon slag association, *The properties and effectiveness of iron slag.*

3. Coastal Development Institute of Technology and Nippon Slag Association (1989) *Guideline of granulated blast furnace slag for port construction.*

4. The Japan port and harbor association (1999) *Technical standards and commentaries for port and harbor facilities in Japan.*

5. Nshi M., N., Sato, Y. and Nanbu, M. (1982) *Strength characteristics of granulated blast furnace slags as a land reclamation material*, Tsuchi-to-kiso, pp.41-48.

6. Kikuchi, Y. and Takahashi K. (1998) *Change of mechanical characteristics of granulated blast furnace slag according to age.* Technical note of the port and harbor research institute, Ministry of transport, Japan, No.915.

Results from a piling trial on bored, CFA and rotary displacement piles in stiff clay

H. Skinner[1], J.J.M. Powell[1], J. Morris[2], M. England[3]

[1] *Centre for Ground Engineering, Building Research Establishment, Watford, Herts.*
[2] *Cementation Foundations Skanska Ltd, Maple Cross, Rickmansworth, Herts.*
[3] *Loadtest Ltd, Sunbury-on-Thames, Middx.*

Introduction

Rotary displacement piles are finding increasing use on brownfield sites as restrictions on the disposal of spoil and/or noise pollution discourage the use of traditionally augered or driven piles. An increasing number of piling companies are offering new types of piles, displacement or otherwise, in order to maximise capacity whilst minimising concrete and spoil.

To investigate a variety of pile types, a large piling trial has been carried out at a well characterised stiff clay test site in which 90 piles, of eleven different types including CFA, rotary and displacement, were installed. The trial was carried out jointly by BRE and Cementation Foundations Skanska Ltd (CFS) and was an opportunity to investigate:

- measurements of drilling parameters during pile installation
- vertical and horizontal ground movements during pile installation
- novel displacement and enhanced capacity piles
- changes in load carrying capacity with time of rotary bored concrete piles.

The piles have now been tested by incremental maintained loading using a remotely controlled system developed by CFS. The automatic feedback control of loading enabled close control of testing to acquire the required quality of data for comparison of pile performance. Advantages in safety, time and cost

Foundations: Innovations, observations, design and practice, Thomas Telford, London, 2003

were also realised when testing the piles. Further pile tests will be carried out at intervals on bored piles installed to determine changes in capacity with time.

A significant amount of information has been generated from the trial.. This paper will present some general data about the site and piles and will discuss the measured ground movements associated with different installation techniques and their potential impact on pile capacity.

The site and soil properties

The site is located at Chattenden, northern Kent, approximately 30 miles south-east of central London. The site is underlain by high plasticity London Clay to a depth of at least 44m. The ground slopes gently at around 1 in 10. Successive emergent shear surfaces uncovered in trial pits indicate that there has been downslope movement to depths of 1.5m in the past.

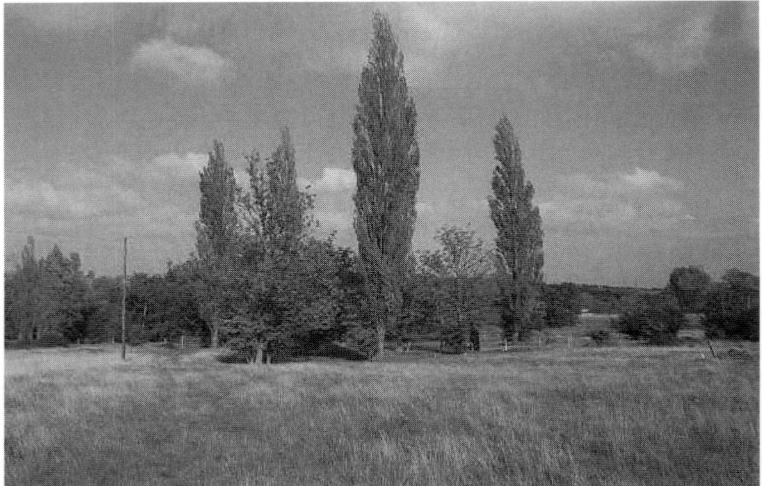

Figure 1 Chattenden test site

The site (Figure 1) has been used by BRE as a shrinkable clay and in situ testing trial site since 1987 (Crilly et al 1992, Freeman et al 1991). Dummy foundations – pads, trench fill and piles have been installed and monitored during seasonal and vegetation-induced changes in water content and consequent soil movements.

Site investigations carried out over a number of years have given information on index properties, stiffness, shear strength (via in situ and laboratory tests) and in situ stresses. The London Clay is of high plasticity, heavily overconsolidated and anisotropic. Shear strengths range from 50kPa to over 150kPa at a depth of 10m with K_0 ranging from 3 near the surface, reducing to 2 at depth (Butcher and Powell, 2001). Figure 2 shows some of the basic soil properties.

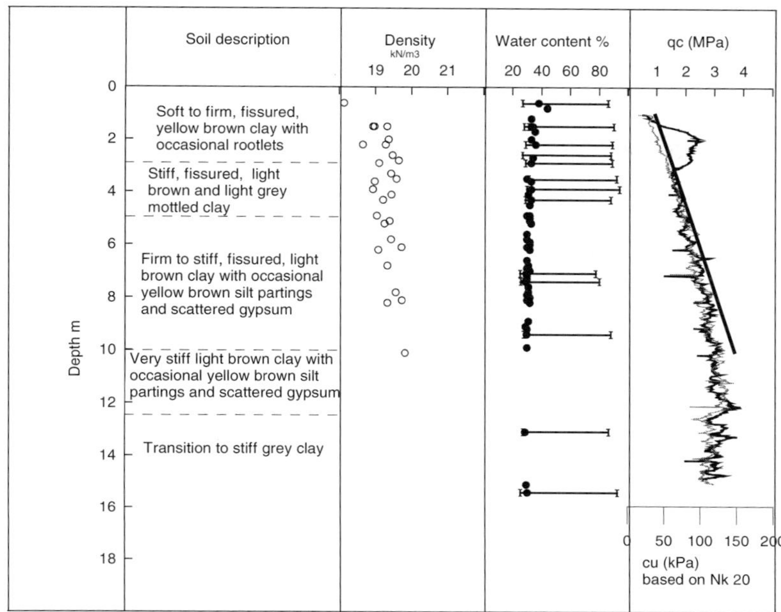

Figure 2 Chattenden soil properties

Table 1 Test piles

CFA mode	D (mm)	L (m)
CFA control	300	10
CFA varying installation parameters	300 400	10 7
Capacity enhanced CFA	300	10
Tool 3, screw displacement	300/ 600	7.9 7
Tool 2 Rotary displacement	300	5.8 5
Tool 1 Rotary displacement	300	9 7
Pile group (3 piles, mix of CFA and rotary)	300	10

Rotary mode	D (mm)	L (m)
Rotary control	300 300 350	10 7 7
Capacity enhanced Rotary Single ream Single ream Double ream	300/600 300/600 300/600	7 7 7
Rotary 2 ribs	300*	10
Rotary 4 ribs	300*	10
Sleeved rotary (20 piles)	300	6

* ribs 20mm

Pile installation

Pile installation was carried out in late February and early March 2002. CFS used a Soilmec HD-R622 rig to install all the piles – in CFA mode for CFA and rotary displacement piles and in rotary mode for the bored piles. The wet February caused particular difficulties with the working platform, which required significantly more material than originally planned and ongoing maintenance to ensure rig and crane stability. Eleven different test pile types were installed in a two week period in addition to CFA anchor piles (Table 1).

The test piles were generally 300mm in diameter and 10m long, although the lengths of some piles were varied in order to ensure that the capacity would not exceed that of the reaction system designed for the pile test. Displacement piles were installed to near refusal using varying amounts of torque and crowd, but with a reduced maximum rig torque to avoid any possibility of mechanical damage.

Measured displacements during drilling

Lateral and vertical near surface ground movements were monitored during installation of displacement and CFA piles. A 4m long jointed inclinometer train was installed in holes pre-cased with grouted-in-place flexible plastic tubes. Electrolevels measured the rotation of 0.5m long inclinometer beam sections (Figure 3). An LVDT monitored the lateral movement of the top of the tube. Levelling pins radiating from the pile positions were monitored to determine vertical surface movements.

The inclinometer tubes were located some 200mm and 350mm from the maximum anticipated circumference of the pile. Readings of the electrolevels were taken against a timebase every 10 seconds. Electrolevel readings gave a measure of the tilt of each beam, which was summed from a known point in order to give a lateral movement profile. The top of the system was very sensitive to near surface and spoil movements so, for the first few metres of drilling, the base of the inclinometer string was taken as a fixed point for the purposes of the summation. After this, calculations used the movement of the top of the beam system measured by the LVDT. The depth of the auger was linked to the inclinometer measurements by means of the elapsed time from when drilling was started, monitored by the in-cab computer system.

Ground movements during CFA piling

Movements were monitored around two 300mm diameter CFA piles, drilled with the same 350mm pitch auger but with different installation parameters:

- T33 (10m @ 120mm/rev advance - tight)
- T34 (10m @50mm/rev advance - loose)

The total time taken to install the piles was some 6 minutes for T33 and 9 minutes for T34.

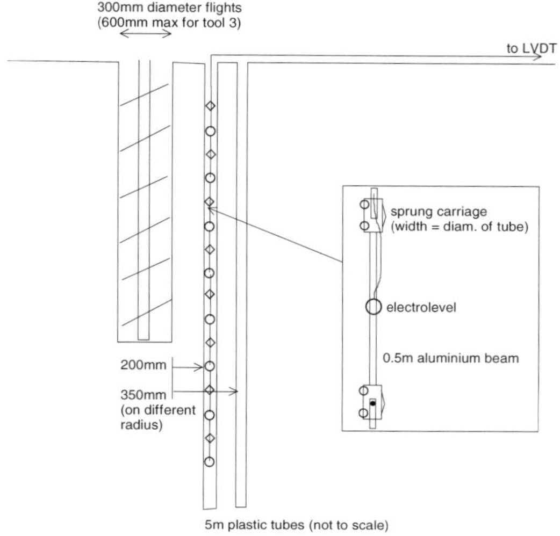

Figure 3 Inclinometer system

The lateral ground movements at 200mm, at selected depths of auger advance over the first three metres, are shown in Figures 4a and 4b. No lateral movement was detected at 350mm from the piles. The figures show that below the first 0.5m, there is an equal tendency for the soil to be displaced towards and away from the pile when drilled 'tight' (T33), that is absent from T34 in which only movement toward the pile bore can be seen.

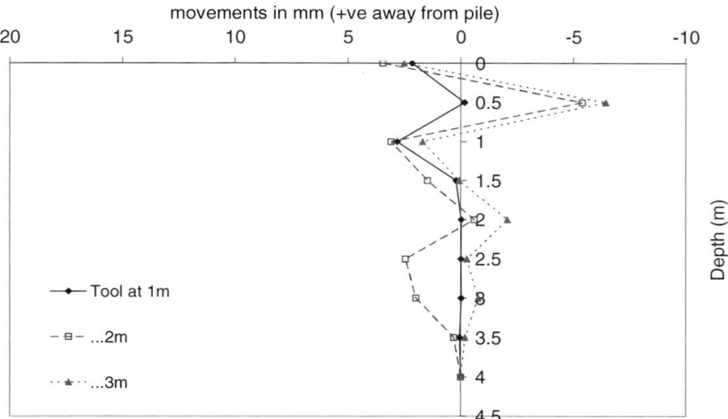

Figure 4a T33 CFA (tight)

In Figures 5a and 5b the lateral movements are plotted after drilling past the inclinometer string, to 10m, and after concreting. Neglecting the movements in the upper 0.5m, the electrolevels indicate that relaxation of the ground occurred during the concreting operation when the looser pile (T34) is compared with T33. Whilst it is unwise to generalise from these results, particularly because measurement of the surface movement is very difficult, it does indicate that ground relaxation can occur when concreting CFA piles in stiff clay and that this might be more significant when piles are drilled more loosely.

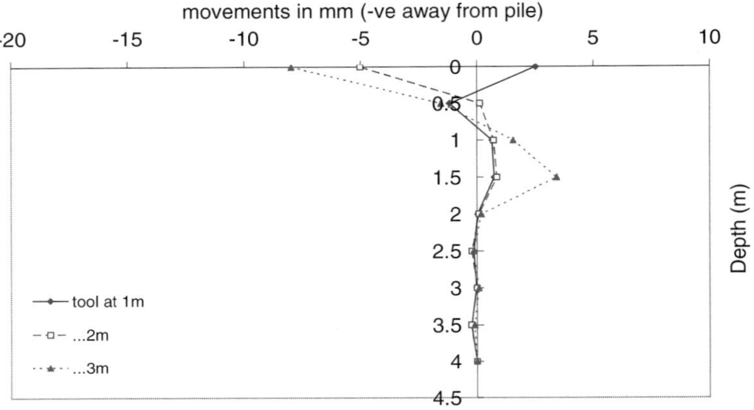

Figure 4b T34 CFA (loose)

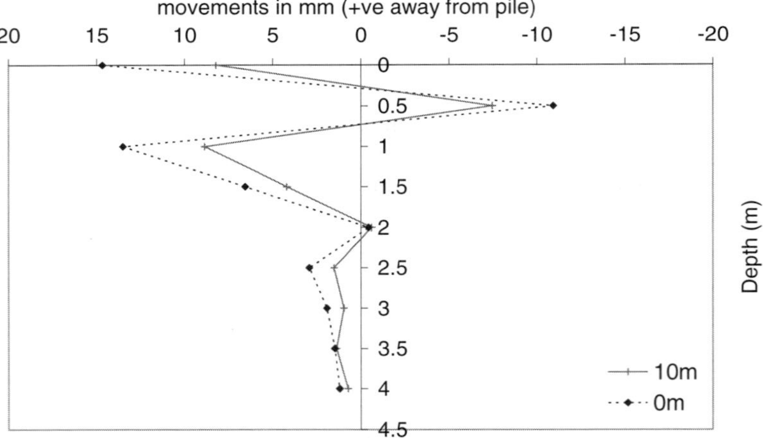

Figure 5a T33 at end of drilling and concreting

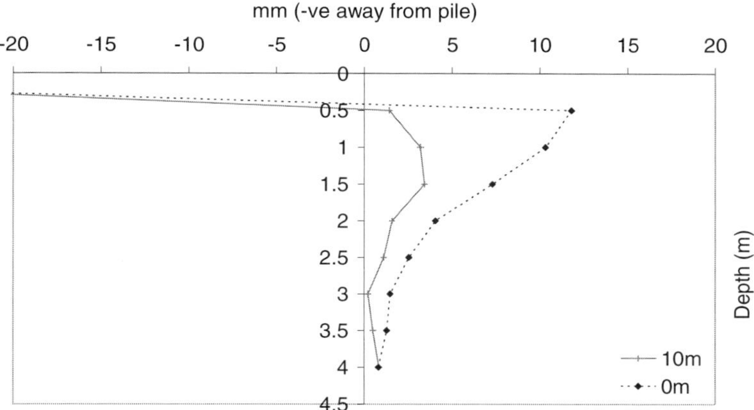

Figure 5b T34 at end of drilling and concreting

Ground movements during rotary displacement piling

The lateral displacement with depth was monitored for two types of rotary displacement pile, at distances of 200mm and 350mm. Vertical movement of the ground surface was monitored by levelling onto pins at up to 5m radially away from the piles, before and after installation. The two pile types monitored were:

- (T35/36) Tool 1, a rotary displacement pile with a conical drilling head on an unflighted stem running behind a CFA boring head, requiring some crowd as well as torque to install.
- (T29/T30) Tool 3, a screw displacement pile with an unflighted stem diameter of 300mm and drill head stem diameter of 300mm and flight diameter of 600mm.

Lateral movements are plotted in Figures 6 to 8. Figure 6 shows the movement in millimetres interpreted for each electrolevel separately, before the results are summed to produce a movement profile with depth. Series 1 represents the movement of the LVDT at the top of the electrolevel string. The figure shows the way in which each electrolevel detects soil movement as the tool approaches, rebounds and then moves very little after it has passed, until the concreting operation.

Figures 7 and 8 show the movement profiles with depth for the two displacement piles. It can be seen that T30 (Figure 7) caused significant displacement both at the depth of the drilling head and up to 1m below. Above the flighted drilling heads some relaxation occurred. The two inclinometers indicated that at 350mm from the circumference of the pile significant movements were being caused.

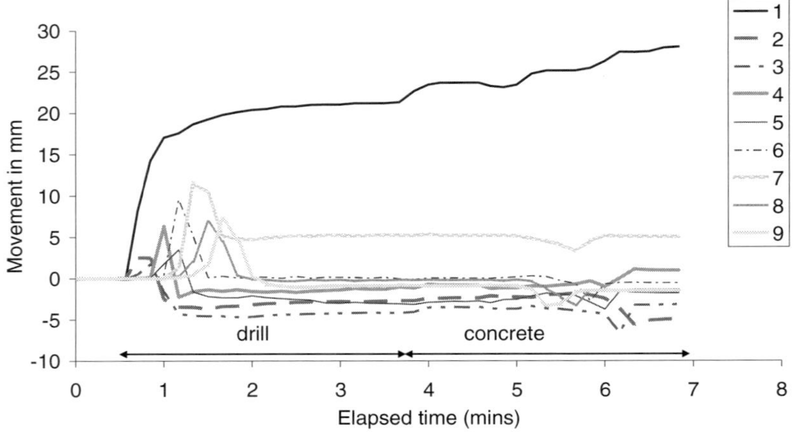

Figure 6 Electrolevel and LVDT movements during piling

In contrast, T35 (Figure 8) caused predominantly lateral displacement down to the level of the drilling tool, with very little measured below this. It seems likely that the difference is related to the way in which the auger either pulls itself into the ground (T30) or the boring head cuts the soil, which is then displaced sideways by the conical head (T35). Pile T30 indicated a lower magnitude of ground movement than might have been expected given the additional diameter of the flights compared with T35 (600mm compared with 300mm maximum tool flight diameter).

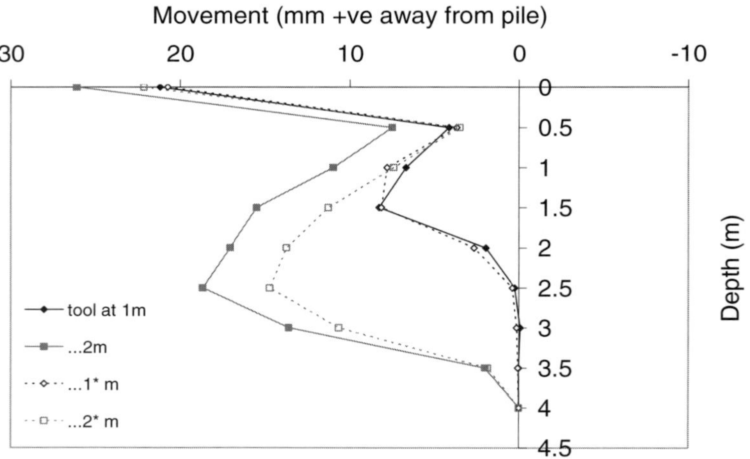

Figure 7 T30 installation (at 200mm, and 350mm *)

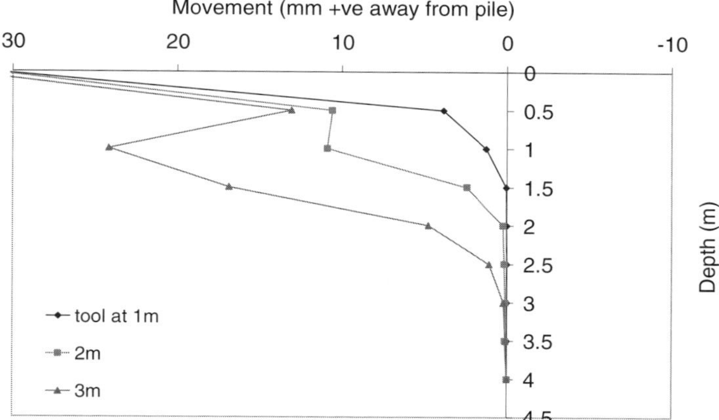

Figure 8 T35 installation

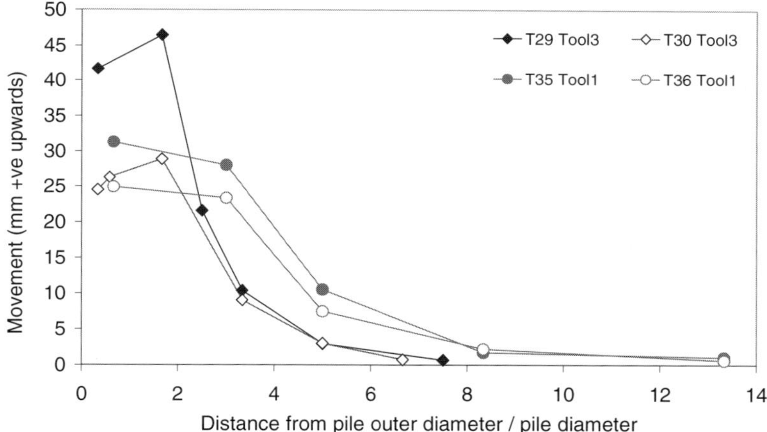

Figure 9 Heave around displacement piles after installation

Figure 9 shows the vertical surface ground movements measured around the displacement piles. Significant movements were measured up to between three and five times the piles diameter away from the pile locations.

Pile test results

The test results for the two CFA piles discussed are shown in Table 2. The results show that the pile drilled tight (T33) had a higher capacity. It seems likely that a combination of lower bore disturbance due to fewer revolutions, and a lesser tendency for lateral movements towards the bore will have contributed to this improvement. Whilst there was no measurement of base capacity, it is anticipated that for this diameter of pile in stiff clay it would be low.

Table 2 Capacity of 10m CFA piles

Pile	Length (m)	Diameter (mm)	Capacity (kN)
T33 (CFA tight)	10	300	700
T34 (CFA loose)	10	300	625

A study of the displacement piles compared with the rotary and CFA piles indicated that capacity could be related to an 'effective diameter'. This would imply that, even when significant displacement was caused, no advantage was gained in terms of soil behaviour in this clay. An advantage would however be realised due to minimal spoil production and lower concrete volume for the effective diameter of tool 3. This will form the subject of a later publication.

Conclusions and implications for piling practice

Measurements of ground movements around the piles during installation showed the significant impact that drilling and concreting operations could have on the surrounding soil. The minimum installation distance between two displacement piles can be inferred from measurements of lateral movement and heave.

The installation methodology has had some effect on capacity, shown by the improvement in CFA capacity gained by drilling tight rather than loose.

The mechanics of installation of the two different displacement piles were seen to change the pattern of ground movements. It seems likely that, under different soil conditions, both shaft and base capacity would be higher for tool 3 (T30) than could be developed using tool 1 (T35).

It is not clear from the current results whether the stress changes that are likely to accompany the measured ground movements would degrade over time and result in changes in pile capacity. Future publications will discuss the shaft capacities measured, the performance of enhanced capacity piles and longer term effects.

References

1. Butcher, A.P. and Powell, J.J.M.(2001). *Deformation properties of soil from in situ and laboratory tests*. Proc. XVth ICSMGE, Istanbul. Vol 1 pp 51-54
2. Crilly M.S., Driscoll R.M.C. and Chandler R.J. (1992). *Seasonal ground and water movement observations from an expansive clay site in the UK*. 7th Int Conf on Expansive Soils, Dallas Texas, Aug 3-5 1992, pp 313-318.
3. Freeman T.J., Burford D. and Crilly M.S. (1991). *Seasonal foundation movements in London Clay*. 4th International Conference on Ground Movements and Structures, Cardiff, 8-11 July 1991, vol 4, pp 485-501.

Inverse sampling theorem

P. Smart
Civil Engineering Department, University of Glasgow

X. Xue
Netwide Solutions Pty Ltd, Mont Albret, Australia.

Introduction

When designing an intrusive site investigation using boreholes or similar probes, it is sometimes of importance to know the probability of discovering an anomalous underground body (hot-spot) either natural or man-made. It is usual to consider this problem by reducing it to a plane. If the probes are parallel, then it is sufficient to project the site onto a plane perpendicular to the probes; otherwise it is necessary to consider a series of planes through the volume of ground which is to be investigated. The following assumes this reduction to have been made.

AS 4482.1 (1997) considers the approaches of Gilbert (1987) and of Ferguson (1992). Gilbert considered the use of regular grids to find circular or elliptical bodies; but irregular grids must be considered. Ferguson used a series of computer experiments to test the efficiency of different sampling patterns for bodies of various shapes; up to 15,000 trials were used for each experiment. Presumably in each trial, a body was laid over the sampling pattern, and either a hit or a miss was recorded. In designing such an experiment, it would have to be decided whether to place the bodies in successive trials in random, systematic, stratified random, or other patterns; the original account gave no advice on this point. A variation would be to treat the site with its sampling pattern as a digital image and to traverse a body-shaped filter across the image as is done in consistency ratio mapping (e.g. Smart and Leng, 1993); this approach would be equivalent to placing bodies in successive trials in a closely spaced systematic pattern. Ferguson's method is very powerful; but there is an alternative approach as explained below starting with the simplest possible case.

Foundations: Innovations, observations, design and practice, Thomas Telford, London, 2003

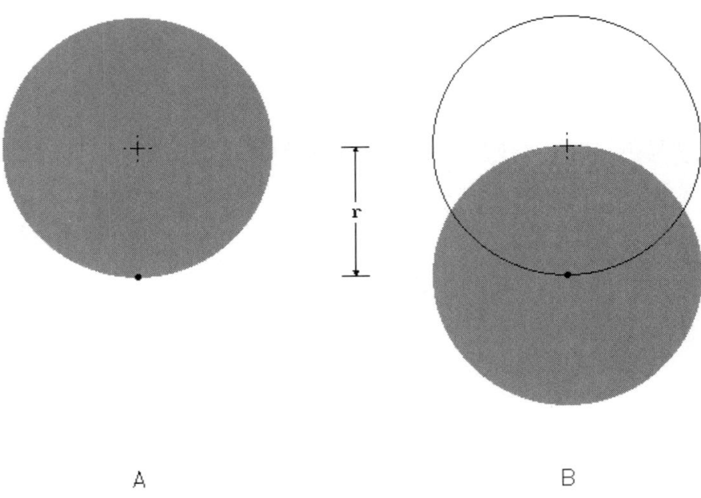

A   B

Figure. 1. (A) A borehole distance r or less from the centre of a circular body of radius r intersects the body. (B) A circular body of radius r whose centre is a distance r or less from a borehole is intersected by the borehole.

Circular bodies

The basic concept is illustrated in Fig. 1 for the simple case of circular bodies of radius r and probes of negligible size. The treatment in this section is also restricted to cases such that if a probe is a distance r or less from the centre of a circular body of radius r, then the probe will intersect the body, and the body will be found. Conversely, if the centre of a circular body of radius r lies within a circle of radius r centred on the probe, the body will be found. Thus, any circular bodies of radius r whose centres lie in the area left uncovered after expanding all the probes by a radius r will be missed; and, to a first approximation, the probability of missing one or more such bodies will be given by the ratio of the area of the uncovered part of the site to the total area of the site. However, there is an edge effect.

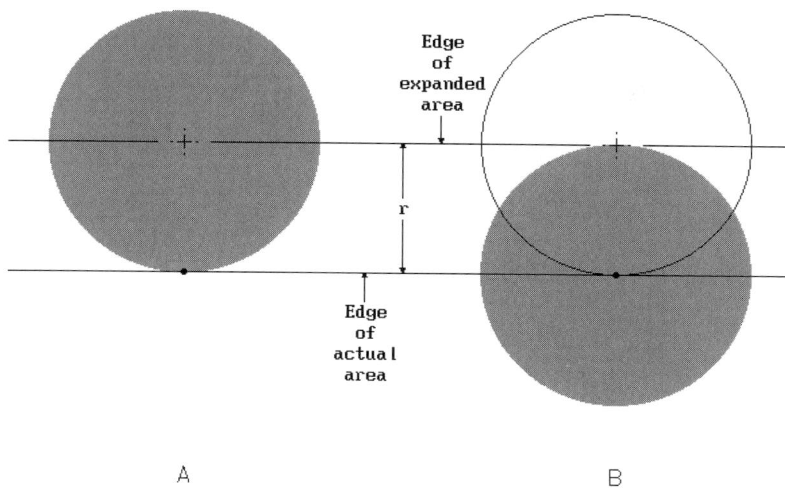

Figure. 2. (A) A circular body of radius *r* whose centre is a distance *r* or less outside the site affects the site. (B) An area formed by expanding the site by a radius *r* contains the centres of all circular bodies of radius *r* which affect the site.

As illustrated in Fig. 2, a circular body of radius *r* whose centre is a distance *r* or less from the edge of the site lies partly within the site. In order to include such bodies in the calculation, the site must be expanded by a radius *r*; the sharp corners will become rounded. Then, the probability of missing one or more circular bodies of radius *r*, p_1, will be given by the ratio of the area of the part of the expanded site left uncovered after expanding the probes by radius *r*, A_u, to the total area of the expanded site, A_x:

$$p_1 = A_u/A_x. \tag{1}$$

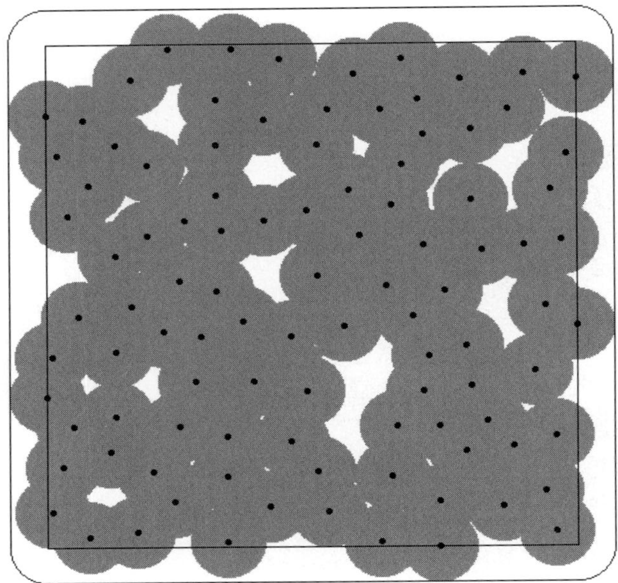

Figure. 3.   The probability of finding a circular body is proportional to the area covered by the expanded boreholes divided by the area of the expanded site.

Fig. 3 illustrates the calculation for a case in which 100 probes have been inserted in a square site.   (The probes were placed at random subject to a minimum separation between probes.)   The probability of finding all circular bodies of the size concerned, p_o is proportional to the area covered by the expanded probes divided by the area of the expanded site:

$$p_o \quad = \quad (A_x - A_u)/A_x. \tag{2}$$

By repeating the calculation for increasing values of r, the size of the largest circular body which might be missed can be found.

For small sites, the calculations can be made using digitised plans as in an image analyser; for large sites, it may be necessary to subdivide the site.

Multiple circular bodies

When the probes are almost equally spaced, and when the expanded probes almost cover the whole of the expanded site, there will be a number of isolated patches left uncovered each so small that only one circular body could be centered in it; this situation has been reached in parts of but not all of Fig. 3.

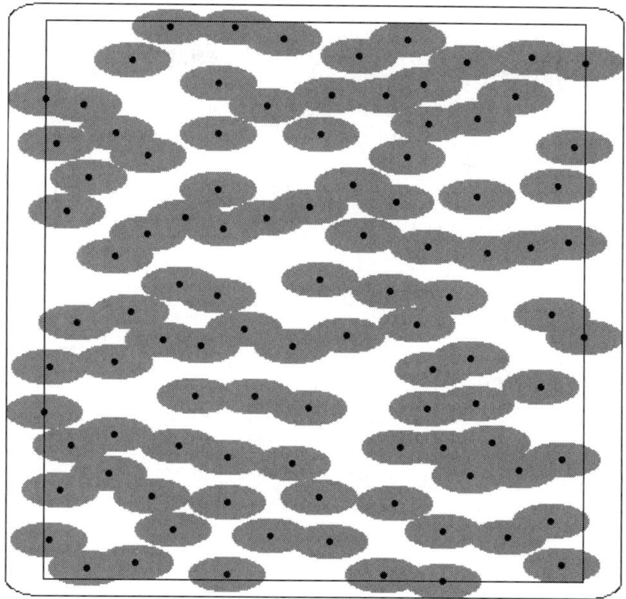

Figure. 4.   The probability of finding an elliptical body is proportional to the area covered by the expanded boreholes divided by the area of the expanded site provided that all expansions are elliptical.

Consider first the case in which each of the isolated patches is so small that it could contain the centre of only one missed circular body. Let n be the number of such patches, and let a be the average size of them. Then, if one circular body has been missed, one patch may be considered as being covered by that body, and the remaining uncovered area will be, on average, $(n - 1)a$.   It follows that the probability of missing at least one more body is:

$$p_2 \;\; = \;\; (n - 1)\, a/A_x \tag{3}$$

Thence, the probability of missing m or more circular bodies is:

$$p_m \;\; = \;\; (n + 1 - m)\, a/A_x \tag{4}$$

In cases such as that shown in Fig. 3 in which a small number of the uncovered patches could contain the centres of two or a small number of circular bodies, it might be sufficiently accurate to decide by inspection how many circular bodies could be centered within each such patch and to adjust the results accordingly.

If an uncovered patch were so large that it could contain several circular bodies, then it might be sufficiently accurate to estimate how many circular bodies to ascribe to it by dividing the area of the patch by the area of a body. If a more accurate estimate were required, it would probably be necessary to develop Ferguson's method further; however, it might also be decided that the sampling scheme was unacceptable.

Symmetrical non-circular bodies

The basic method outlined above works for simple non-circular bodies that have a centre of symmetry. Fig. 4 illustrates the calculation for elliptical bodies; the site has been expanded 'elliptically'.

Asymmetrical bodies

The method can be adapted for some simple asymmetrical bodies as follows. Choose a convenient centre of reference within the body. Construct a reversed body by reversing every radius drawn from the centre of reference to the perimeter. Use the reversed body in the calculation. A rigorous proof that there are no exceptions is yet to be found, so each case must be considered individually.

Large probes

Should the size of the probe not be negligible, then it might be possible to correct for it. For example, if a rigid circular probe can be guaranteed to find a rigid body, such as a drum, by a glancing contact, it might be safe to start by expanding the size of the body by the radius of the probe. However, when it is necessary to completely fill the probe with material from the body in order to ensure the success of a chemical test, the size of the body must be eroded, i.e. decreased, by the radius of the probe.

Conclusions

In site investigations which can be treated as two-dimensional, the probabilities of finding and of missing anomalous bodies in the ground of a size and shape such as is usually expected can be estimated by expanding both the probes and the site by the reversed shape of the anomalous body and considering the areas covered and left uncovered by the expanded probes. For bodies whose shapes are extraordinary, alternative methods may sometimes be required.

Acknowledgements

We thank Mrs. T. Bryden for type-setting and make up.

References

1. AS 4482.1. (1997). *Guide to the sampling and investigation of potentially contaminated soil: Part 1: Non-volatile and semi-volatile compounds.* Standards Association of Australia, Homebush, NSW, Australia.
2. Ferguson, C.C. (June 1992). *The statistical basis for spatial sampling of contaminated land.* Ground Engineering 25, 34-38; also (October 1992) 25 (8), 29 only.
3. Gilbert, R.O. (1987). *Statistical Methods for Environmental Pollution Monitoring.* Van Nostrand Reinhold, New York, USA.
4. Smart, P. and Leng, X. (1993). *Present developments in image analysis.* Scanning Microscopy, 7, 5-16.

Risk of overturning in mobile cranes due to ground penetration by outriggers

S. Tamate
National Institute of Industrial Safety, Japan

N. Suemasa and T. Katadas
Musashi Institute of Technology, Japan

M. F. Randolph
The University of Western Australia, Australia

Introduction

Mobile cranes are comprised of hoisting machinery combined with both a base carrier and a revolving superstructure. Mobile cranes, either mounted directly on wheels or truck-mounted, usually stand on four outriggers that are located at the corners of the lower base carrier. The outriggers extend laterally and bear on the ground during hoisting operations to keep the crane horizontal. Many accidents have occurred due to overturning mobile cranes and the number of casualties has reached about 100 per year in Japan (Japan Crane Association, 1994). Ground penetration by outriggers was observed in many cases where actual overturning occurred (see Fig. 1). In addition, about 20% of the overturning occurred when the hook load was less than the net rated load prescribed by the safety regulations. While the safety regulations for mobile cranes worldwide prescribe the net rated load as a limitation of the maximum permitted hook load, the ground is assumed to be sufficiently stiff and firm. The necessary ground conditions for setting up mobile cranes are not specifically prescribed in the regulations. Despite improvements in the mechanical safety of the machinery, many overturning accidents occur. Accordingly, safety can only be ensured by taking the ground conditions into consideration when the risk of overturning is evaluated.

Foundations: Innovations, observations, design and practice, Thomas Telford, London, 2003

It is thought that instability in the ground, particularly the potential for brittle failure, is an underlying cause of many overturning accidents. To prevent these accidents, it is important to clarify the relationship between overturning and

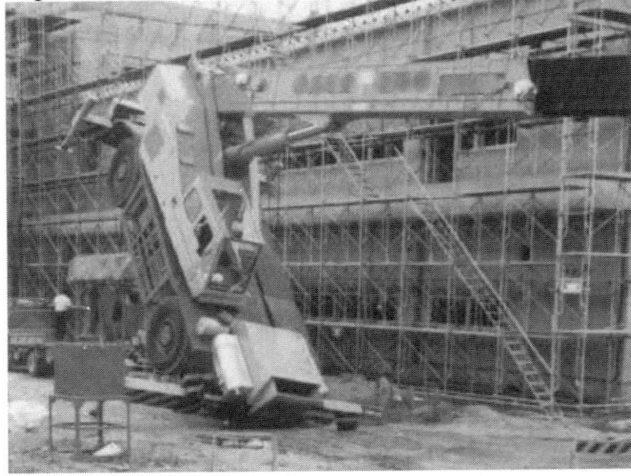

Fig. 1 Overturning of a mobile crane caused by ground penetration by the outriggers

ground penetration by the outriggers. A series of experimental simulation using a model mobile crane was performed in centrifuge to examine the realistic behaviors of overturning due to ground penetration. A method of risk evaluation of the overturning of mobile cranes is proposed by using the maximum value of both the failure risk of the bearing ground and the kinetic risk due to the ground penetration.

Centrifuge test to simulate overturning

Experimental apparatus
A simulation of overturning using a model mobile crane was performed to investigate instability in the crane caused by ground penetration by the outriggers due to failure in the bearing ground. The model mobile crane used (Tamate et al., 1998a) was a 1/20-scale model of a prototype wheel crane that has a hoisting capacity of 200 kN. The simulation of overturning was carried out using the NIIS geotechnical centrifuge such that the pressure acting through the outriggers of the model mobile crane was equivalent to that of the prototype mobile crane. Fig. 2 shows an overview of the testing apparatus for the simulation of overturning. It was observed that the model crane overturned due to ground penetration by the outriggers, though the jib touched the wall of container.

The model simulates the overturning caused by reducing the jib angle, thereby increasing the lever arm of the hook load and thus the moment (Tamate et al, 2002). This provides an effective means of investigating the relationship between ground penetration by the outriggers and overturning, and realistically simulates not only overturning in various ground conditions but also the moment in the mobile crane.

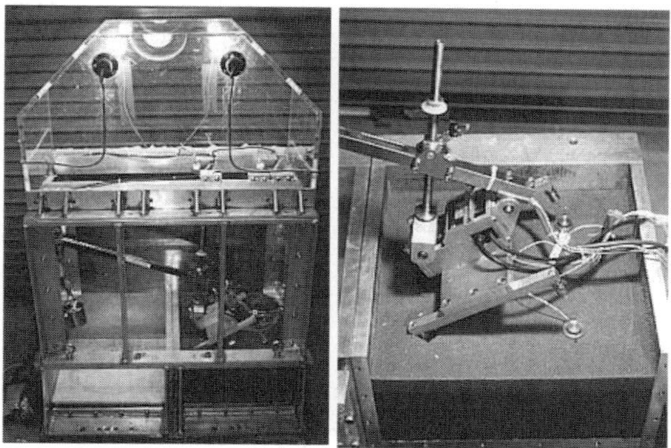

Fig. 2   Model mobile crane in the container for the centrifuge test (left) and the model overturned due to ground penetration by the outriggers (right)

Table 1 Properties of Kanto-loam

Specific gravity	2.72
Liquid limit (%)	120.7
Plastic limit (%)	82.4
Plastic index	38.3
Optimum moisture content (%)	85
Strength increasing ratio q_u/p	0.426

Model ground

Mobile cranes are used on various types of bearing ground. Unsaturated soil is considered to be the usual ground condition for setting up mobile cranes. Therefore, the tests were performed with two types of model ground to induce different ground penetration characteristics, namely:

1) A uniform soft ground of loam;

2) A layered ground with a hard surface overlaying soft ground

The soil used in the tests was Kanto loam, which is a volcanic cohesive soil found in Japan, and this soil was deposited to form a model ground. Table 1 lists the physical properties of the soil. The Kanto loam was put through a sieve with 2 mm apertures and sprayed with water to provide conditions of optimum moisture content prior to use. A linear relationship between the pressure at static compression (p_c) and the unconfined compressive strength (q_u) was found by unconfined compression tests. The rate of strength increase (q_u/p_c) was 0.426 where $p_c < 147$ kPa.

A loam-cement mixture was produced by mixing an ultra-rapid hardening cement with the loam so as to simulate a hard surface on the model ground. The thicknesses of the hard surface (H) were set to 15 mm, 30 mm and 42 mm to give H/D values of 0.5, 1.0 and 1.8 relative to the diameter of the float (D). The total thickness of the ground was 150mm.

Procedure for centrifuge testing

Two sets of test conditions for the model mobile crane were decided prior to the centrifuge test. One set comprised working conditions such as the lateral distance of the outrigger and the jib length, while the other set was the moment condition governed by the relationship between the jib angle and the hook load. One aim of the test was to investigate the mechanism of overturning caused by ground penetration by the outriggers even when the mobile crane itself continued to maintain the condition of static stability achieved prior to reaching the static limiting equilibrium. The pressure acting through the outriggers was controlled by a combination of both the centrifugal acceleration and the mass of the model mobile crane with a hooked load. Variations in centrifugal acceleration do not affect the moment. Accordingly, the stability of the model mobile crane in the centrifuge was equivalent to that of the prototype. The yield stress of the model ground was studied by means of bearing capacity tests conducted prior to the centrifuge test so as to determine the acceleration of the centrifuge.

Experimental analysis

Characteristics of bearing capacity and model ground penetration

Fig. 3 shows the relationship between the acting pressure (q) and the normalized ground penetration of the forward outriggers (s/D) in tests of three types of model ground. Acting pressure q was calculated by dividing the acting load of the outrigger by the area of the outrigger float. s/D refers to the ratio of the ground penetration by the forward outrigger (s) to the diameter of the outrigger float (D). Since CT1 for the uniform ground bent at around 147 kPa of q, the yield pressure of the ground was almost equivalent to the pressure at the static compression (p_c). The ratio s/D for CT1 increases rapidly where q rises above p_c. The curves for both CT2 and CT3 show the results for layered ground, which comprise 0.5 and 1.0 of H/D respectively when $q_{ud}=600$kPa for the surface. Both curves show that the ground has a higher bearing capacity as the thickness of the hard surface is increased.

Differences in the post-yield behaviors of the ground penetration can be seen in the three ground types. While q does not increase after yielding in CT3 and the curve shows a tendency to be flat, a clear increase can be seen in CT1. The post-yield response for CT2 shows an intermediate tendency for q to increase between CT1 and CT3. The post-yield behavior of the outrigger penetration depends on the status of the hard surface overlaying the lower base ground. It was also observed that the velocity of ground penetration shown in CT3 ($H/D = 1.0$) is the highest of the three. Consequently, rapid penetration in such layered ground increases the risk of overturning due to the gyration energy produced in the mobile cranes.

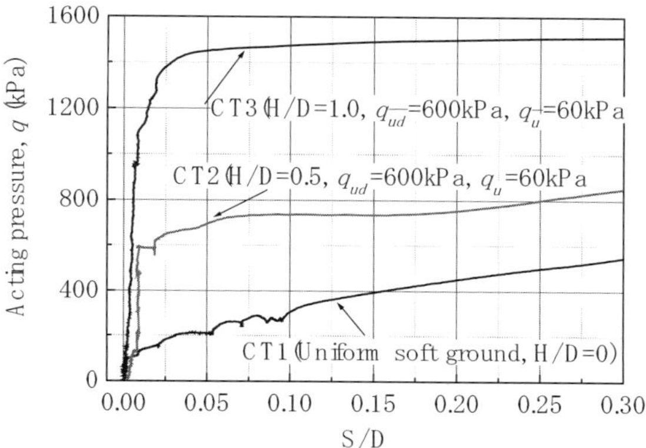

Fig. 3 Comparison of the bearing characteristics of three types of model ground.

Analysis of the limiting equilibriums

It is supposed that mobile cranes become unstable due to ground penetration by the outriggers through two types of mechanism. One is static instability and the other is kinetic instability. Where the outriggers penetrate the ground gradually and the machinery tilts slowly, the moment increases because the lever arm of the hook load lengthens due to the rotation of the jib. The kinetic instability is caused by an increase in the gyration energy induced by the angular velocity of the mobile crane, and is an important factor adding to the static instability.

The static limiting equilibrium (Tamate et al., 1998b) was calculated by assuming the ground penetration of the outriggers to occur with negligibly slow speed. Consequently, the static limiting equilibrium occurs at a maximum tilt angle where the crane is just in balance when hoisting the hook load. The static tilt angle of the crane (θ_s) is defined as the point at which the crane reaches the static limiting equilibrium.

The kinetic limiting equilibrium was derived from the test records for ground penetration by the outriggers. The gyration energy that results from the crane tilting around the backward outriggers due to ground penetration by the forward outriggers transfers fully to gyration energy around the forward outriggers. Therefore, kinetic overturning was assumed to occur where the accumulated gyration energy exceeds the remaining work against gravity. The kinetic limiting equilibrium corresponds to the maximum tilt angle at which the crane could balance with the forward outriggers penetrating to the depth. The kinetic tilt angle of the crane (θ_r) is defined as the point at which the crane reaches the kinetic limiting equilibrium.

Introduction of an index of relative instability (I_r)

The potential for initial instability prior to outrigger penetration is affected by the given moment. A relative index is needed to evaluate the influence of outrigger penetration on overturning where variations in the potential of the instability exists. The potential of the initial instability can be expressed as θ_s, and the instability due to outrigger penetration is expressed as θ_r. Thus, an index of the relative instability (I_r) that takes into account θ_s and θ_s is defined by Eq.(4). I_r is generally distributed between 0 and 1. A lower value for I_r indicates that the crane quickly overturned due to rapid penetration.

$$I_r = \frac{\sin \theta_r}{\sin \theta_s} \qquad (1)$$

It was clear from the experimental analysis that the velocity of the ground penetration affected I_r even though differences in both the working condition and the moment had little effect on I_r with regard to the stability of mobile cranes (Tamate et al., 2002). Consequently, it is important to evaluate the risk of the overturning not only in terms of the bearing capacity of the ground but also as regards the characteristics of the ground penetration caused by brittle failure in the bearing ground.

Risk evaluation for overturning with regard to the ground characteristics of bearing capacity and penetration

This section discusses the influence on overturning of the characteristics of both the bearing capacity of the ground and the ground penetration by the outriggers.

Proposal for a method of risk evaluation with regard to ground conditions

The risk of the overturning has to be evaluated in terms of both of the following conditions the pressure acting against the yield pressure of the bearing ground and the characteristics of the ground penetration by the outriggers. The failure risk of the bearing ground (r_p) is defined as the ratio of the acting pressure (q_a) to the yield pressure of the ground (q_y) as shown in Eq.(2).

$$r_p = \frac{q_a}{q_y} \qquad (2)$$

The risk of the overturning due to failure in the bearing ground increases when r_p is larger than 1. The maximum acting pressure during the hoisting operations is expressed as q_a and is introduced by either analytical calculation allowing for the crane condition (i.e., hock load, weight of the crane, etc.) or by a simple calculation as shown in Eq.(3), where W_1 is the weight of the crane, W_2 is the hook load and A is the area of the acting pressure.

$$q_a = \frac{0.8 \times (W_1 + W_2)}{A} \tag{3}$$

The static risk due to ground penetration by the outrigger (r_s) is discussed next. The risk r_s is defined as the ratio of s_a to s_y as shown in Eq(4), where s_a is the ground penetration induced by q_a, and s_y is the ground penetration at the static limiting equilibrium of the mobile crane.

$$r_s = \frac{s_a}{s_s} \tag{4}$$

The risk of the overturning (D) is defined as shown in Eq.(5). The value of D depends on the maximum values of both r_p and r_s.

$$D = \max(r_p, r_s) \tag{5}$$

However, it was ascertained that kinetic overturning occurs where the mobile crane tilted rapidly due to brittle failure in the bearing ground. Therefore, the kinetic risk (r_s') due to the ground penetration is introduced to allow for ground penetration at the kinetic limiting equilibrium (s_r). r_s' is shown in Eq.(6), where I_r is the index of the relative instability mentioned above.

$$r_s' = \frac{s_a}{s_r} \tag{6}$$

$$= \frac{r_s}{I_r}$$

Consequently, r_s of Eq.(5) is replaced by r_s', and D is modified in Eq.(7).

$$D = \max(r_p, r_s') \tag{7}$$

The relationship obtained by dividing r_p by r_s is described in Eq.(8) where it is assumed that $r_s' > r_p$, $q_a < q_y$, and that q_a/s_a is equivalent to the initial tangent modulus (K_0) relationship between q and s.

$$\frac{r_p}{r_s} = \frac{q_a/q_y}{s_a/s_s} \tag{8}$$

$$= K_0 \times \frac{s_s}{q_y}$$

Eq.(8) is substituted in Eq.(6), and then r_s' is derived in Eq.(9).

$$r_s' = f \times r_p \tag{9}$$

Here, f is defined as Eq.(10).

$$f = \frac{K_s}{I_r K_0} \tag{10}$$

Here, K_s is defined as Eq.(11) in addition.

$$K_s = \frac{q_y}{s_s}$$ (11)

Here, $r_s{}'$ becomes an important factor for D where f is greater than 1.

Application of risk evaluation for overturning

The relationship between the characteristics of the ground penetration by the outrigger and I_r was investigated using the results of the centrifuge test. The index of the brittle failure in the bearing ground (R_E) is defined in Eq.(12), where K_y is the tangent modulus relative to q and s after the yield.

$$R_E = \frac{K_0}{K_y}$$ (12)

Fig. 4 shows the relationship between R_E and I_r that is obtained from the centrifuge test. I_r indicates a tendency for linear decrease to R_E shown by the common logarithm where R_E is greater than 20, and its relationship between I_r and R_E is approximated by Eq.(13) in which a and b are coefficients of an arbitrary value respectively.

$$I_r = a \log R_E + b$$ (13)

Values of a=-0.31 and b=1.43 were obtained from the centrifuge test. It is considered that both a and b depend upon the kind and the size of mobile cranes as well as the ground condition.

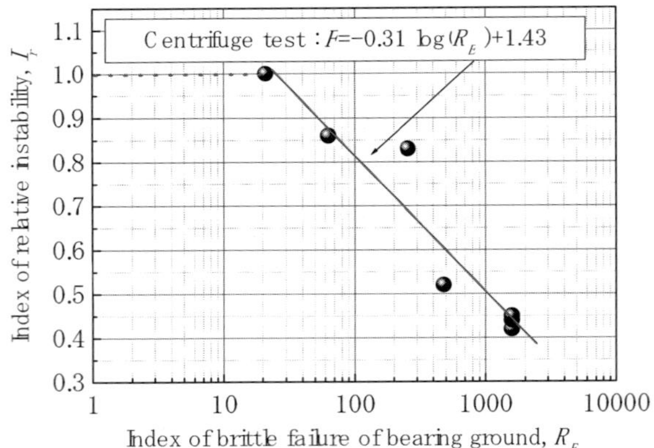

Fig. 4 Relationship between relative instability F and the relative reaction factor of the ground R_E

The risk of overturning (D) in an actual mobile crane that has a hock load capacity of 200MN was calculated using the analytical results from the centrifuge test. It is assumed that $r_s{}'$ is greater than r_p where both $I_r < 1$ and $K_s = K_0$. Therefore, D is derived by Eq.(14).

$$D = f \times r_p$$

$$= \frac{r_p}{-0.31 \log R_E + 1.43} \tag{14}$$

Fig 5 shows the relationship between D and R_E. In cases where $q_a = 2/3 q_y$ while $r_p = 2/3$, D exceeds 1 and the crane overturns where R_E is greater than 300. Meanwhile, where $r_p = 1/3$, D is less than 1.0 for almost the whole range of R_E. The mobile cranes remain in a safe condition with no ground penetration by the outriggers. A countermeasure to prevent overturning is needed where D is greater than 1. Installing steel plates under the outriggers to increase the acting area, thereby decreasing the pressure acting on the ground, is one of the countermeasures. D falls below 1.0 due to the decrease in r_p. It is also advisable to introduce an additional limitation for the net rated load given in the present safety regulations. The acting pressure of the outriggers is reduced due to the decrease in the hook load, so that r_p falls below 1. Overturning caused by ground penetration by the outriggers is prevented by introducing countermeasures commensurate with the risk.

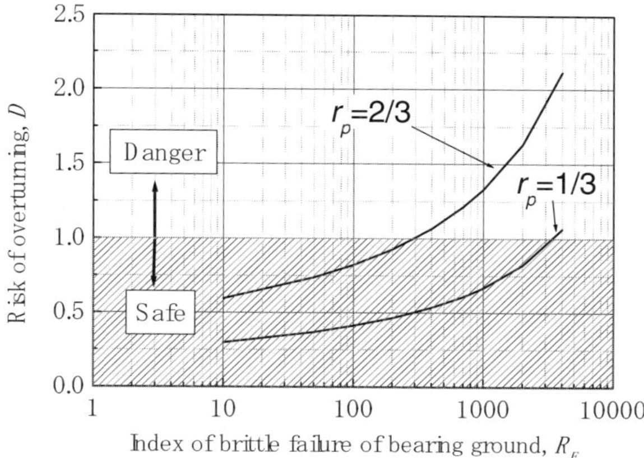

Fig. 5 Relationship between the risk of the overturning (D) and the index of brittle failure in the bearing ground (R_E)

Conclusions

This study examines instability in mobile cranes caused by ground penetration by the outriggers. The conclusions of this study are summarized as follows:

1) The bearing capacity of layered ground that has a hard surface overlaying soft ground is higher than that of uniformly soft ground. However, the velocity of ground penetration in the layered ground is higher than that for uniformly soft ground. Accordingly, the characteristics of bearing ground on which the mobile crane is set must be studied in terms of both penetration velocity and bearing capacity prior to use.

2) Centrifuge testing was performed to investigate the influence of the characteristics of ground penetration by outriggers on overturning. Theoretical analysis of the limiting equilibrium was carried out to allow the introduction of the static tilt angle (θ_s) of the mobile cranes. Back-analysis using test records was carried out to confirm the kinetic tilt angle (θ_r) of the actual kinetic limiting equilibrium in the test.

3) An index of relative instability (I_r) was introduced as a way of studying the influence of factors such as the crane status, the moment and the ground conditions for overturning. I_r is the ratio of the ground penetration by the outriggers at the static limiting equilibrium (s_s) to that at the kinetic limiting equilibrium (s_r). Variations in both the crane status and the moment had little effect on I_r. However, an increase in the velocity of the ground penetration reduced I_r. Therefore, it was ascertained that velocity of ground penetration resulting from the failure characteristics of the bearing ground was a major influence on the instability of the crane.

4) The index of brittle failure for the bearing ground (R_E) was defined with reference to the results for the relationship between q and s/D in the centrifuge test, and the relationship between R_E and I_r was also investigated. The value of I_r decreased to that of R_E given by the common logarithm where R_E was greater than 20.

5) A risk evaluation method for overturning in mobile cranes is proposed which utilizes the maximum values for both the failure risk of the bearing ground (r_p) and the kinetic risk due to ground penetration (r_s'). Both r_p and r_s' can be estimated using an on-site plate loading test. The potential for overturning exists where D is greater than 1, and countermeasures such as either installing steel plates or decreasing the net rated load are needed to prevent overturning.

References

1. Japan Crane Association (1994): *A year book of crane in 1994* edition, p39 (in Japanese)
2. Tamate, S., Horii, N., Toyosawa, Y., Suemasa, N. & Takano, Y. (1998a): *"Simulating the Overturning of Mobile Cranes due to Penetration of Outriggers"*, Proceeding of Centrifuge 98, pp.901-906.

3. Tamate, S., Horii, N., Toyosawa, Y., Suemasa, N., & Takano, Y. (1998b): *"Instability of mobile cranes due to penetration of outriggers"*, The Japan Society of Civil Engineers, Journal of Geotechnical Engineering, No.596/3-43, pp.163-174, (in Japanese) .

4. Tamate, S., Horii, N., Toyosawa, Y., Suemasa, N. & Katada, T. (2002): *"Simulating the Overturning of Mobile Cranes due to Penetration of Outriggers"*, Proceeding of Physical Modeling in Geotecnics-ICPMG'02, pp.595-600.

Stabilisation of a landslip using a double minipile retaining wall

R. P. Thompson, P. Clapham and M. Dunn
EDGE Consultants UK Ltd, Rochdale Metropolitan Borough Council, EDGE Consultants UK Ltd

Introduction

In early 2001 a landslip occurred adjacent to a public highway leading to a residential estate. It caused major damage to about 50m length of the footpath alongside the road while further possible movement threatened to lead to closure of the road. The landslip occurred in Rochdale which is situated in North West England.

At the time of the landslip a buried 406mm (16 inch) diameter water main, which followed the slope crest line, ruptured. This caused substantial washout of near surface slope material and a surge of flow debris down slope. It was unclear whether the slope movement had led to the fracturing of the pipe or whether a leak from the pipe had initiated the slope movement.

Discussions were held between the two main parties concerned, one being the local Borough Council for the footpath and road and the other being the party responsible for the water main. It was agreed that immediate action should be taken to assess the cause of the instability and thereby enable the design and implementation of an appropriate remedial scheme.

The site

The overall site included a small residential development with the access road and parts of the gardens constructed sidelong across a slope. Early historical maps (1851) indicated that prior to development the site comprised mainly open land. At the time a steep slope, "the failing slope", bounded one side of the site. Industrial mill type buildings were located at and beyond the base of this slope. Later mapping (1991) revealed that the buildings nearest the toe of the slope had been removed.

Development of the site for housing was undertaken between about 1987 and 1989 and involved increasing the ground levels along the road and the crest of the failing slope by between 1.0m and 3.0m.

Foundations: Innovations, observations, design and practice, Thomas Telford, London, 2003

In the immediate vicinity of the landslip, the residential properties were built on one side of the road only with a relatively flat grass plateau located on the other. This plateau met the crest of the slope that failed about 15m from the footpath. From historical records, the water main was indicated as being located approximately 1.5m to 2.0m below the pre-development ground levels.

The main slope has an overall height of about 16m. It is made up of a steep upper section with an angle of about 40 degrees (upper slope) and a less steep lower section at an angle of about 25 degrees (lower slope) which ends at a masonry retaining wall. Both the upper and lower slopes are heavily vegetated with mature trees, bushes and scrub growth. In the vicinity of the top of the lower slope, a number of underground structures, most probably air raid shelters, cut into the lower slope to depths of around 3m. Figure 1 shows a schematic cross-section of the site layout.

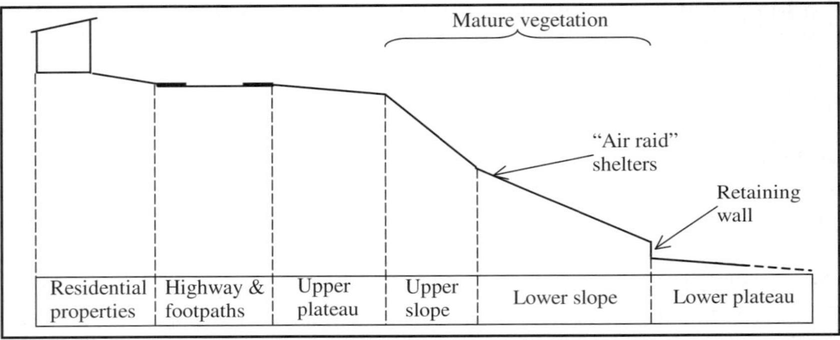

Figure 1 – Schematic cross section of site

Available maps show the geology of the area to be Glacial Till over 'Rough Rock' Millstone Grit of the Namurian Series (Upper Carboniferous) ('Massive Grit on Thin bedded Sandstone'). The 'Rough Rock' includes the Sand Rock Mine Coal seam, an outcrop of which occurs about 200m to the west of the site. The underlying bedrock is shown to dip parallel to the direction of the slope. The Sand Rock Mine is known to have been worked historically in the general area.

The landslip

In January 2001, incipient slope instability became apparent when troughs within the upper plateau, cracking to the adjacent footpath and substantial water seepages from the face of the upper slope were observed. The area was fenced off whilst remedial actions were considered.

Shortly after this time, a substantial failure of the upper slope took place causing damage to the footpath and highway. The landslip focused around the upper plateau and upper slope. At about the same time catastrophic failure of a water main which ran along the crest of the main slope occurred. Water and flow debris scoured the upper slope and denuded the surface cover down the entire length of the slope as well as partially stripping the brick facing from the retaining wall at the base of the slope. Figure 2 shows typical failure scars that were observed.

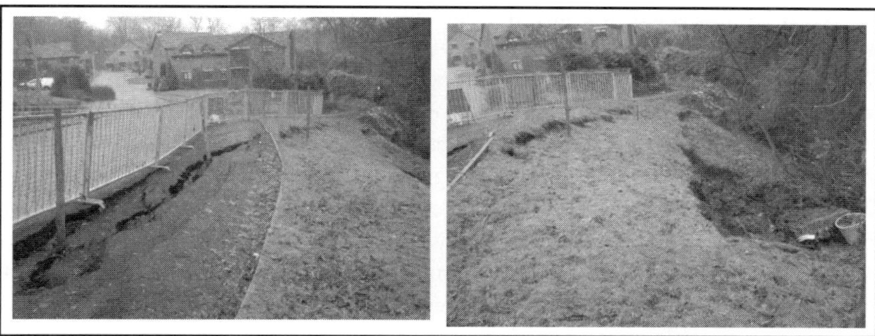

Figure 2 – Typical failure scars observed following the main failure

Appraisal of the failure

Site walkover

The first stage of the appraisal involved a series of site walkover surveys the first of which was undertaken immediately after the failure. The inspections identified curvature of trunks of mature trees on the upper slope and structural distress to the air raid shelter structures, indicating that historically there may have been some movement of the slope. However, this movement did not appear to be recent. No significant water seepages from the face of the slope were observed, suggesting that any abnormal groundwater conditions which may have been present within the slope prior to the failure had subsided.

Site investigation

The walkover surveys were followed by a site investigation which was arranged as a joint exercise between the two main responsible parties. The fieldwork comprised six window sampler probe holes using lightweight equipment and one cable percussive borehole. Some of the probe holes were located on the upper plateau while others were positioned close to the intersection of the upper and lower slopes. The cable percussive borehole was located towards the back of the upper plateau, in a stable location beyond the tension scars.

The ground conditions were found to comprise made ground to depth about 5m underlain by clay of about 17m thickness. The clay was generally described as firm and firm to stiff in the upper layers becoming stiff with depth. Sandstone rockhead was encountered in the cable percussive borehole at about 22m depth. In the upper plateau area, the probe holes encountered made ground generally described as being sandy, gravelly clay with brick, concrete and sandstone fragments. The probe holes located at the intersection of the upper and lower slopes revealed similar made ground but to a lesser depth. Again, the made ground was underlain by clay.

Two piezometer tubes were installed in the borehole, one at the interface between the made ground and the natural clay and the other at the base of the borehole in the sandstone.

Laboratory testing included moisture content and index testing, unconsolidated undrained triaxial shear tests and consolidated drained triaxial shear tests. Monitoring of the piezometers installed during the site investigation showed that there was no significant groundwater table within the natural clay but that a variable local perched water table existed within the made ground overlying the clay. Over the relatively short period of measurement this perched water level varied reaching to a maximum of about 0.6m above the base of the made ground. It was considered vulnerable to influence by climatic conditions and also artificial features such as leaking water mains or surface water drains.

Engineering assessment

Slope stability analyses were undertaken using the FLAC finite difference package. This approach was chosen as it did not require input of a particular failure surface but instead identified the most likely failure surface based on the input soil strength parameter values and groundwater data.

Two sets of analyses were carried out. Firstly the original slope in its pre-failed condition was assessed to ascertain the conditions that would give rise to failure. Secondly the failed slope was examined to determine the conditions under which renewed movement might occur and assist in the design of the remedial works.

Direct measurement of the effective stress parameters from the consolidated undrained triaxial tests indicated relatively high effective stress cohesion intercepts for the made ground. These values of cohesion were regarded with caution and excluded within slope analysis. However in order to analyse the wooded slopes, the stabilising influence of the tree root penetration was modelled as enhanced effective cohesion, contributing to the soil strength.[1,2]

From the range of results and based on the material descriptions the following soil strength profile was considered to provide a best estimate representation of the soil field strengths:

Table 1

Soil layer	Effective cohesion c' (kPa)	Effective friction ϕ' (degrees)
Made Ground		
Upper 1m Vegetation reinforced		
- pre-failure	5	34

- post failure	0	28
General		
- pre-failure	0	34
- post failure	0	28
Clay	0	28

Assuming dry conditions, analysis of the upper slope alone in its pre-failed condition indicated that the best estimate strength parameter values provided a factor of safety against instability of 1.19. Considering first time failure of both the upper and lower slopes, the best estimate strength parameter values provided a factor of safety against instability of 1.12.

These results suggested that the original slope had been marginally stable. This is consistent with the curvature of the trees that was observed during site inspections which indicated ongoing creep of the slope.

A perched groundwater table was then modelled within the made ground. The theoretical level of the groundwater table was gradually increased until failure of the slope occurred. Failure of both the upper and lower slopes was found to be initiated when the perched water reached a height of 0.5m above the base of the made ground.

As discussed previously, monitoring of the piezometers indicated that although the insitu groundwater levels varied up to 0.6m above the base of the made ground failure of the overall slope did not occur. On this basis and assuming the best estimate soil strengths were appropriate, a stabilising factor must exist within the slope so that overall slope failure was prevented. This was possibly the air raid shelters and also the retaining wall structure.

These structural features were modelled as an increased strength and stiffness region providing a local shear key. With the structures in place, first time failure of the upper slope alone occurred when the perched water level reached a height of 1.5m above the base of the made ground in the upper slope (see Figure 3) i.e. an increase on highest monitored levels of about 0.9m.

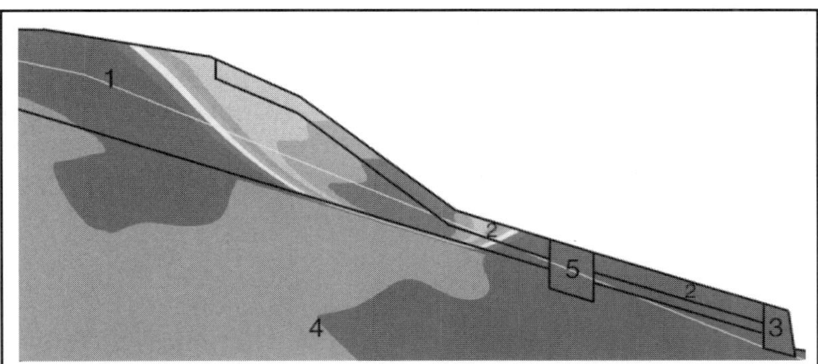

Figure 3 – Typical FLAC Assessment of slope stability.

Conclusions of the appraisal

The slope stability assessment demonstrated that the slope in its pre-failed condition was marginally stable but sensitive to changing pore pressures. The change in slope profile associated with the residential development was completed some 12 years prior to the failure. Clay slopes that are exposed to an increase in load become more stable with time and therefore the construction of the development was most unlikely to have been the trigger for the current slope failure. The most probable cause was considered to be an abnormal change in the porewater pressure regime within the slope.

Rainfall records for a local monitoring station (located approximately 3km away) showed that the two winters proceeding the failure were relatively wet. There were however no exceptionally adverse or unprecedented rainfall periods recorded immediately prior to the failure. This indicated that rainfall alone was not a trigger for the slope failure.

Other potential sources of water ingress to the slope included leaks from the water main or alternatively damaged or leaking surface water drains. The condition of the water main passing beneath the slope was not able to be established. Accordingly as the road, footpath and slope were in a potentially dangerous condition it was considered essential to progress the design and implementation of remedial works as promptly as possible rather than endeavour to definitively establish the actual trigger for the slope failures.

Each of the two main parties, being the local Borough Council and the party responsible for the water main, recognised that the most suitable course of action would be for the party responsible for the water main to undertake its repair and any necessary diversion. The local authority would progress with the remedial works to secure the stability of the footpath and the road. The aim of this approach was to avoid unnecessary forensic examination and the possible involvement of legal representatives which would be costly and not add value to the remedial works.[3]

Remedial Options Study

Selection of an appropriate remedial solution was based on a wide range of considerations. Analysis of the failed slope demonstrated that only very minor changes would give rise to renewed significant movement. In particular it was shown that the upper slope stability was predominantly governed by groundwater conditions. This was a key consideration in selecting the appropriate remedial action. Other criteria included:

- *Construction health and safety*

  The unstable slope could undergo further movement if it were subject to additional surcharge or vibration. The health and safety of construction operatives working on a slope in such a condition was a key consideration.

- *Constructability*

  The made ground of up to 5m thickness contained blocks of concrete and sandstone which presented significant risk of obstruction to drilling or boring operations. The heavily wooded slopes posed access problems for the plant and machinery involved in possible remedial works construction.

- *Access / site wide considerations*

  The road to the residential estate had to be maintained open for 24 hour access by the general public. Existing structures, services and intrusion by the general public onto the site presented a further risk.

- *Area to be stabilised*

  The remedial solution had to stabilise and protect the road and adjacent footpath should further slope instability occur.

- *Cost and value*
- *Serviceability Durability and sustainability*

  Short and long term maintenance considerations.

Various remedial options were identified. These included regrading of the upper slope, installation of interceptor / counterfort drainage trenches, soil stabilisation (e.g. soil nails) or retaining structure with or without anchorages. Each option had its own merits and disadvantages. Accepting the health and safety aspects and the access problems it was particularly important to demonstrate that the chosen solution achieved sustainability and best value as well as being environmentally acceptable.

Solutions involving any work within the wooded sloping area were deemed unacceptable. For those constructed at or behind the crest of the slope the two favoured approaches were either a conventional single piled cantilever wall or a twin pile wall. Analysis showed that the bending moments for a single pile wall were comparable with those for a twin pile wall with the same total number of piles. However the lateral deflection at the head of the single piles was about twice the predicted deflection of 15mm for the twin piles. Overall the twin pile wall solution, using mini piles, was considered to offer the most significant improvement and protection to the road and footpath whilst also presenting safe and flexible construction.

Double mini-pile retaining wall

The structure comprised two parallel lines of minimum 8.5m length, 300mm diameter mini piles at 1450mm transverse spacing and 900mm longitudinal spacing, tied together with a grid of capping beams. This retaining structure was to be situated directly beneath the footpath. Regrading of the damaged upper plateau to a safe angle formed part of the remedial solution. A schematic representation of the solution is presented as Figure 4.

The benefits of the double mini pile retaining wall included:

- Construction using small plant that imposed low surcharge loading and generated low levels of vibration thus minimising the risk of exacerbating existing instability. The small plant size would enable vehicular access for the general public along the road to be maintained during the works.
- The open nature of the structure would allow the existing natural groundwater regime to continue without being disrupted.
- In the event of future slope movement the new structure would protect the footpath and road. Undue expenditure on major works to fully safeguard the slope as well as protect the footpath and road was thereby avoided.
- The construction would result in low excavation volumes and removal of spoil.

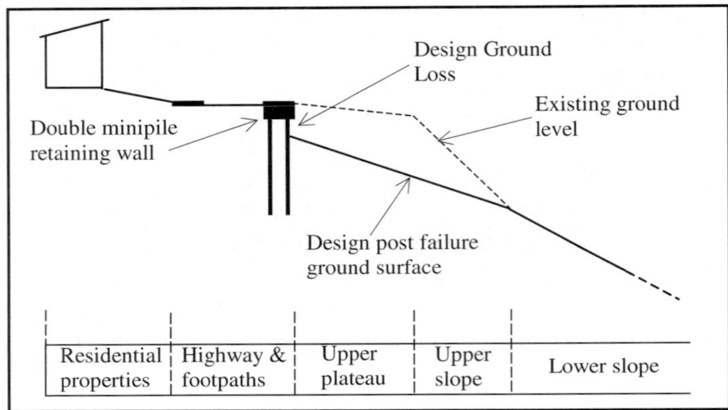

Figure 4 – Schematic section showing double minipile wall retaining system

Design and construction

The design of the remedial works was undertaken in accordance with the requirements of the Highways Agency and underwent a category II design check.

The likelihood of some further movement on the down-slope side of the footpath could not be entirely ruled out or eliminated by other than uneconomically costly remedial works. The double mini pile wall was therefore designed to protect the road and footpath against a possible ground loss ('retained height') of up to 2m. The mini piles penetrated the full depth of the made ground (about 5m) and minimum 3.5m into the underlying clay.

Finite difference analysis involving soil structure interaction was used to assess the overall performance of the retaining system as well as to evaluate the resultant loads on the piles and capping beams from transient loads such as accidental wheel and parapet loading. The pile layout was prepared so that pile locations were flexible and could be adjusted longitudinally by up to 600mm should obstructions be encountered during the piling operations. This would allow site work to proceed without further design input.

Construction commenced in March 2002 and was essentially uneventful with few piles requiring minor repositioning because of obstructions. Figure 5 shows construction of the double minipile wall. The work was completed in a 3 month period.

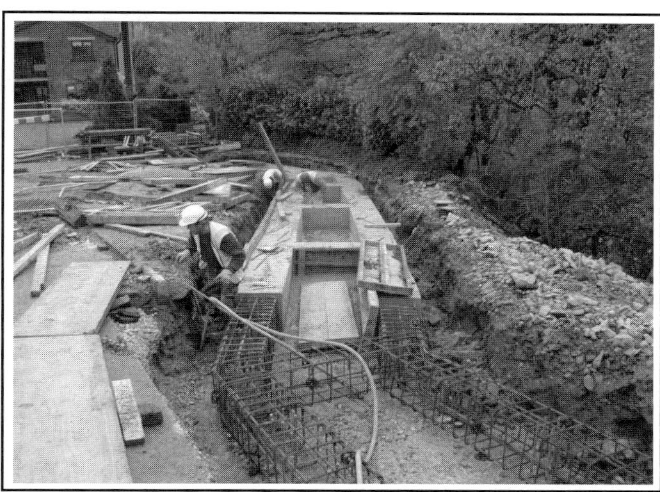

Figure 5 – Construction of capping and tie beams following successful minipile installation (courtesy of Rochdale Metropolitan Borough Council).

Conclusions

The merits in avoiding undue debate and possible introduction of legal representation allowed the two main parties to progress remedial works promptly. This ensured that monies were not expended on litigation and also enabled timely implementation of the works such that further slope movement did not arise.

Advanced numerical analysis permitted an improved understanding of the possible triggers that gave rise to the landslip and the margin of safety. The analysis also enabled detailed appreciation of the chosen remedial solution as well as comparison with alternative schemes.

Although abnormal porewater pressures were the most likely cause of the failure, the need for a solution that was sustainable, did not harm the environment and was of best overall value resulted in a remedial approach that ensured that there was no interruption or alteration to the groundwater conditions.

The selected double mini pile retaining wall provided long term security to the footpath and road affected by the landslide. The simplicity and flexibility of the method allowed it to be readily constructed within the constraints of the site and the ground conditions.

Acknowledgements

The authors would like to thank their colleagues at EDGE Consultants UK Limited and Rochdale Metropolitian Borough Council for their valued assistance throughout the various stages of this project.

References

1. *Bio-engineering - Longham Wood field trial.* (1996) CIRIA Publication PR81.   Construction Industry Research and Information Association, London.
2. Greenwood J. (2001) *Rooting for research.*   Ground Engineering Supplement: Soil bio-engineering. March.
3. Thompson R.P. (2001) *A staged forensic approach to resolve geotechnical engineering claims.* Proc. 2nd Int. Conf. on forensic engineering. Instn. Civ. Eng., 21-28.

Analysis of mat foundation for various soil models

E. Tsudik
Foundations and Structural Mechanics, Santa Monica, California, USA

Introduction

Currently, the most accurate and reliable method of Mat Foundation Analysis is the well-known Finite Element Method. Many computer programs used by practicing engineers are based on this method. As compared with other methods it offers some significant practical benefits, such as:

1. High accuracy
2. Ease of use for any boundary conditions
3. Ease of use for various shapes of mat and variable mat thickness, including holes and absolutely rigid finite elements.

Although most programs use rectangular finite elements, in some cases (e.g., for circular slabs) triangular finite elements are more convenient. Some authors recommend the so-called Grid Analysis by using a line finite element proposed by Lucas [3], Bowles [1] and Rivkin [4]. As described in [1], the moments obtained by using the Grid Method are closely aligned with those obtained by Timoshenko [6]. It is noteworthy that the accuracy of the analysis very much depends on the size of the finite element. We also point out that the Finite Element Method has a notable disadvantage: it requires solving very large systems of linear equations.

In this paper, we propose a method that combines the Finite Element Method with the method developed by Zshemochkin [7]. The latter was originally proposed for the analysis of beams on Elastic Half-Space. It was further developed and applied by the author of this paper to the analysis of mat foundations. As will be shown below, the new method allows using various soil models and significantly reduces the number of the unknowns. It is also applicable to the analysis of a system of interconnected beams on an elastic foundation.

Proposed method

We assume that we have to perform analysis of a mat supported on an elastic foundation. The mat is supported on a very deep and compact layer of soil. We assume that the soil is functioning as Elastic Half-Space. Analysis is performed as follows:

    1. The mat is divided into a series of rectangular finite elements, as in fig. 1.

    2. Three fictitious restraints are applied to node 0: the 1st -- against the vertical deflection along the Z axis, the 2nd and the 3rd -- against rotations about the X and Y axis.

    3. Continuous contact of the mat and soil is replaced with a series of individual absolutely rigid supports located at each node of the mat, excluding node 0.

    4.   All individual supports are replaced with a system of reactions x_i applied to the mat. The same forces (acting in the opposite direction) are applied to the soil.

Figure 1 also shows that an exterior load W is applied to the soil and is located outside of the mat. If the load is relatively small or is located far enough from the mat, it can be ignored. However, if the load is large and/or located close to the mat, it should be taken into account.

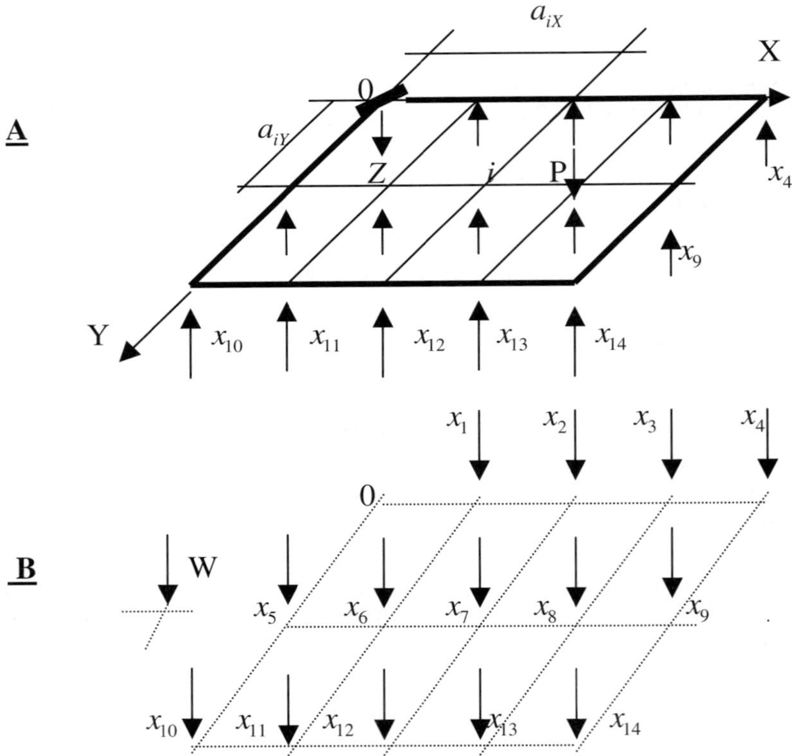

Figure 1 **A**-Mat Foundation   **B**-Soil

Now, we can investigate the mat and the soil independently. The mat is fixed at node 0, loaded with the given exterior loads and soil reactions x_i. The soil is loaded with the same reactions x_i (acting in the opposite direction) and the given exterior load W.

Now the stiffness matrix of the mat can be build and the vertical deflection of the mat at any node i can be found as follows:

$$\omega_i' = \overline{\omega}_{i1} x_1 + \overline{\omega}_{i2} x_2 + \ldots\ldots\ldots\ldots + \overline{\omega}_{in} x_n + \omega_{iP} \qquad (1)$$

where $\overline{\omega}_{ik}$ is the vertical deflection of the mat at point i due to one unit vertical force applied to the mat at point k, ω_{iP} is the vertical deflection of the mat at point i due to the exterior loads applied to the mat, and n is the total number of nodes excluding node 0.

We now consider that, **in reality, the mat is not fixed at node 0 and the restraints at this node are fictitious.** Therefore, node 0 will experience three deflections: two rotations about axis X and Y and a vertical deflection along axis Z. Additional vertical deflection at any node i due to the settlement and rotations of the mat at point 0 equal:

$$\omega_i'' = \omega_0 + a_{iY} \varphi_{0X} + a_{iX} \varphi_{0Y} \qquad (2)$$

where ω_0 is the vertical deflection of the mat at node 0, φ_{0X} is the rotation of the node 0 about axis X, φ_{0Y} is the rotation of the node 0 about axis Y, a_{iX} and a_{iY} are the distances of the node i from node 0 along the axes X and Y, respectively. The total real vertical deflection of the node i can be found from the following equation

$$\omega_{imat} = \omega_0 + a_{iY} \varphi_{0X} + a_{iX} \varphi_{0Y} + \overline{\omega}_{i1} x_1 + \overline{\omega}_{i2} x_2 + \ldots\ldots\ldots\ldots + \overline{\omega}_{in} x_n + \omega_{iP} \qquad (3)$$

A similar equation can be written for each of the nodes totally n equations.

We now obtain the settlements of the Half-Space loaded with a series of concentrated forces x_i and exterior load W. In our case we are assuming that only one exterior load is given that can effect the settlements at other nodes of the mat. In reality, the number of loads can be more than one. They can effect the rest of the settlements or be completely ignored depending on their size and location. Practically such type of loads is taking into account when they represent the weight of adjacent structures located close to the mat. It is important to mention that a concentrated force applied to the Half-Space at any point will produce a settlement at the same point equal ∞. Taking into account that in reality we don't have concentrated loads and the soil pressure is distributed under the mat we replace all concentrated forces x_i with a series of stamps that will apply uniformly distributed pressure to the soil. The area of each stamp is:

$$A_i = \frac{1}{4} \sum_{1}^{m} A_{iFE} \qquad (4)$$

In formula (4) m is the number of finite elements attached to node i and A_{iFE} is the area of one finite element attached to node i. However, the areas of the stamps are not the same in all nodes because the finite elements are different and the number of elements adjacent to the nodes is also different. In order to simplify analysis it is recommended to replace all loads applied to rectangular areas with loads applied to equivalent circular areas. If the area of a stamp is A_i, the radius of an equivalent circle equals: $a = \sqrt{(A_i / \pi)}$ and the load applied to the circular area is equal $q = P / \pi a^2$. According to Timoshenko [5], if a uniformly distributed load q is applied to a circular area with a radius a and the center located at point k as shown in Figure 2, then the vertical deflection at any point i at the top of the Half-Space can be found from the following formula:

$$\Delta_{ikS} = \frac{4\left(1-\mu^2\right)qr}{\pi E}\left[\int_0^{\frac{\pi}{2}}\sqrt{1-\left(\frac{a^2}{r^2}\right)\sin^2\theta}\,d\theta - \left(1-\frac{a^2}{r^2}\right)\int_0^{\frac{\pi}{2}}\frac{d\theta}{\sqrt{1-\left(\frac{a^2}{r^2}\right)\sin^2\theta}}\right] \tag{5}$$

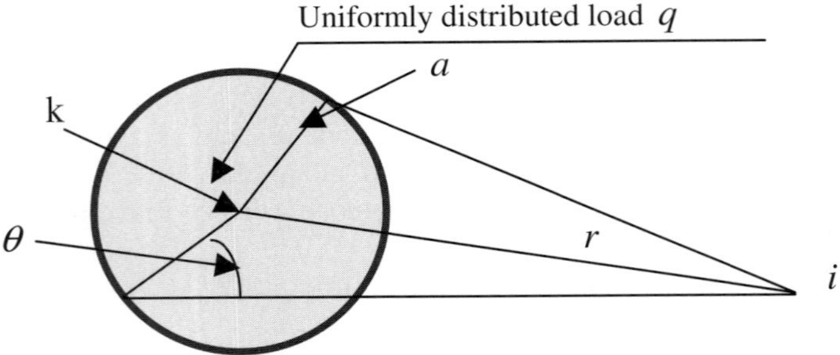

Figure 2 Uniformly circular load applied to Elastic Half-Space

Formulas and tables for both integrals in (5) can be found in various mathematical handbooks, e.g., [2]. They are expressed in formulas (6) and (7) below.

$$E = \int_0^{\frac{\pi}{2}}\sqrt{1-k^2\sin^2\theta}\,d\theta = \frac{\pi}{2}\left(1-\frac{1}{2^2}k^2-\frac{1^2\cdot 3}{2^2\cdot 4^2}k^4-\frac{1^2\cdot 3^2\cdot 5}{2^2\cdot 4^2\cdot 6^2}-\cdots\right) \tag{6}$$

$$K = \int_0^{\frac{\pi}{2}}\frac{d\theta}{\sqrt{1-k^2\sin^2\theta}} = \frac{\pi}{2}\left(1+\frac{1^2}{2^2}k+\frac{1^2\cdot 3^2}{2^2\cdot 4^2}k^4+\frac{1^2\cdot 3^2\cdot 5^2}{2^2\cdot 4^2\cdot 6^2}+\cdots\right) \tag{7}$$

where $k^2 = \left(a/r\right)^2$. The vertical deflection at the center of the loaded area equals:

$$\Delta_{iiS} = \frac{2\left(1-\mu^2\right)qa}{E} \tag{8}$$

The total vertical deflection of the soil at any point i can be found as:

$$\Delta_{iS} = \overline{\Delta}_{i1}x_1 + \overline{\Delta}_{i2}x_2 + \ldots\ldots\ldots + \overline{\Delta}_{in}x_n + \Delta_{iW} \tag{9}$$

where: $\overline{\Delta}_{ij}$ is the vertical deflection of the soil at point i due to a one-unit vertical force uniformly distributed on a circular area and applied at point j and Δ_{iW} is the vertical deflection of the soil at point i due to exterior load W applied to the soil and located outside of the mat. This load is shown above in figure 1. It is usually uniformly distributed. If the area of the load is equal A_W the radius of the equivalent circular load $a = \sqrt{A_W / \pi}$ and the equivalent distributed load equals: $q_W = W / (\pi a^2)$.

Now, using equations (3) and (9) and Method of Forces the following system of equations can be written as:

$$\left.\begin{array}{l}
\omega_0 + a_{1X}\varphi_{0Y} + a_{1Y}\varphi_{0X} + (\overline{\omega}_{11} + \overline{\Delta}_{11})x_1 + (\overline{\omega}_{12} + \overline{\Delta}_{12})x_2 + \ldots + \\
+ (\overline{\omega}_{1n} + \overline{\Delta}_{1n})x_n + \omega_{1P} + \Delta_{1W} = 0 \\[6pt]
\omega_0 + a_{2X}\varphi_{0Y} + a_{2Y}\varphi_{0X} + (\overline{\omega}_{21} + \overline{\Delta}_{21})x_1 + (\overline{\omega}_{22} + \overline{\Delta}_{22})x_2 + \ldots + \\
+ (\overline{\omega}_{nn} + \overline{\Delta}_{nn})x_n + \omega_{nP} + \Delta_{nW} = 0 \\[6pt]
\ldots\ldots \\[6pt]
\omega_0 + a_{nX}\varphi_{0Y} + a_{nY}\varphi_{0X} + (\overline{\omega}_{n1} + \overline{\Delta}_{n1})x_1 + (\overline{\omega}_{n2} + \overline{\Delta}_{n2})x_2 + \ldots + \\
+ (\overline{\omega}_{nn} + \overline{\Delta}_{nn})x_n + \omega_{nP} + \Delta_{nW} = 0
\end{array}\right\} \tag{10}$$

As we can see, the total number of equations in this system is n while the number of unknowns is equal $(n+3)$. The following three equations can be added:

$$\sum_{i=1}^{n} x_i + \sum P = 0 \quad \sum_{i=1}^{n} a_{iY} x_i + M_{PX} = 0 \quad \sum_{i=1}^{n} a_{iX} x_i + M_{PY} = 0 \tag{11}$$

The first equation is expressing the equilibrium of all vertical forces at point 0, the second and the third one are expressing the equilibrium of moments about axes X and Y respectively. By solving systems (10) and (11) as one system of equations we can find all reactions x_i and three deflections at node 0: ω_0, φ_{0Y} and φ_{0X}. Using equation (3) or (9), settlements at all nodes can be found. Since the total number of unknowns is equal $3n$ (one settlement and two rotations at each node) by introducing n settlements into the global stiffness matrix we significantly reduce the number of unknowns from $3n$ to $2n$. Once all settlements and rotations are found it is easy also to find the moments and shear forces at any place of the mat using well-known formulas for plate analysis.

Combined soil model

We have to mention that method of analysis described above can be applied to analysis of Mat Foundations supported on various soil models. It can be easy used for Winkler Foundation, Combined Soil Model-a series of elastic springs (Winkler Foundation) supported on Elastic Half-Space or Elastic Layer and other soil models. But not only known soil models can be used. This method can be also applied when an experimental matrix of soil settlements or any new model is given. Let us show application of the method using the Combined Soil Model. Let's assume that the same mat investigated above is supported on a layer of loose sand that is sitting on a very hard and deep layer of compact clay. It is reasonable to assume that the Winkler Foundation can reflect the work of the top layer and the soil below is working as an Elastic Half-Space. To perform analysis of the mat the top layer of soil is replaced with a series of elastic springs located under the nodes of the mat. The springs in turn are supported on Elastic Half-Space. The soil reactions are applied to the mat as concentrated forces x_i but the same vertical loads applied to the Half-Space are acting as uniformly distributed circular loads.

Analysis of the mat in this case is similar to the analysis described above. Deflections of the mat are found using the same formula (3) while vertical deflections of the soil have to take into account not only the settlement of the Half-Space but also the vertical deflection of the springs. Since each spring replaces an area of soil A_i that can be found from the formula (4), the settlement of the spring at any node can be expressed as:

$$\delta_i = \frac{x_i}{A_i k_i}$$

where k_i is the Modulus of Sub-grade Reaction at point i. The total settlement of the soil at any point i is:

$$\Delta_{iS} = \overline{\Delta}_{i1} x_1 + \overline{\Delta}_{i2} x_2 + \ldots + \left(\overline{\Delta}_{ii} + \overline{\delta}_{ii} \right) x_i + \ldots + \overline{\Delta}_{in} x_n + \Delta_{iW} \tag{12}$$

where $\overline{\delta}_{ii}$ is the settlement of the spring located at node i due to $x_i = 1$. The system of equations (10) can be rewritten as:

$$\left.\begin{array}{l} \omega_0 + a_{1X} \varphi_{0Y} + a_{1Y} \varphi_{0X} + (\overline{\omega}_{11} + \overline{\Delta}_{11} + \overline{\delta}_{11}) x_1 + (\overline{\omega}_{12} + \overline{\Delta}_{12}) x_2 + \ldots + \\ + (\overline{\omega}_{1n} + \overline{\Delta}_{1n}) x_n + \omega_{1P} + \Delta_{1W} = 0 \\[1em] \omega_0 + a_{2X} \varphi_{0Y} + a_{2Y} \varphi_{0X} + (\overline{\omega}_{21} + \overline{\Delta}_{21}) x_1 + (\overline{\omega}_{22} + \overline{\Delta}_{22} + \overline{\delta}_{22}) x_2 + \ldots + \\ + (\overline{\omega}_{2n} + \overline{\Delta}_{2n}) x_n + \omega_{2P} + \Delta_{2W} = 0 \\[1em] \ldots \omega_0 + a_{nX} \varphi_{0Y} + a_{nY} \varphi_{0X} + (\overline{\omega}_{n1} + \overline{\Delta}_{n1}) x_1 + (\overline{\omega}_{n2} + \overline{\Delta}_{n2}) x_2 + \ldots + \\ + (\overline{\omega}_{nn} + \overline{\Delta}_{nn} + \overline{\delta}_{nn}) x_n + \omega_{nP} + \Delta_{nW} = 0 \end{array}\right\} \tag{13}$$

The only difference between systems (10) and (13) is the additional term $\overline{\delta}_{ii}$ in (13) in the coefficients of the main diagonal starting with x_1. The system (11) is not affected by the soil and remains the same. We can rewrite this system as:

$$\sum_{i=1}^{n} x_i + \sum P = 0 \qquad \sum_{i=1}^{n} a_{iY} x_i + M_{PX} = 0 \qquad \sum_{i=1}^{n} a_{iY} x_i + M_{PX} = 0 \qquad (14)$$

By solving both (13) and (14) as one system of equations we can find all soil reactions x_i and three deflections of the mat at node 0. Using these equations a variety of problems can be analyzed:

1.   By excluding $\overline{\omega}_{ik}$ from the system (13) we ignore the elastic deflections of the mat and obtain a solution for an **absolutely rigid mat supported on Combined Foundation.**

2.   By excluding $\overline{\omega}_{ik}$ and $\overline{\delta}_{ik}$ from the same system (13) we obtain a solution for an **absolutely rigid mat supported on Elastic Half-Space.**

3.   By excluding $\overline{\omega}_{ik}$ and Δ_{ik} we obtain a solution for an **absolutely rigid mat supported on a Winkler Foundation.**

4.   By excluding Δ_{ik} we obtain a solution for a **mat supported on Winkler Foundation.**

5.   By excluding $\overline{\delta}_{ik}$ we obtain the **original solution for a mat supported on Elastic Half-Space.**

6.   By excluding $\overline{\delta}_{ik}$ and replacing $\overline{\Delta}_{ik}$ with $\overline{\Delta}_{ikN}$ we obtain a solution for **any New Soil Model.** Δ_{ikN} is the vertical deflection of the soil at point i due to one unit vertical force applied to the soil at point k.

Analysis of interconnected beams on elastic foundation

Method described above for analysis of Mat Foundations can also be applied to analysis of interconnected beams supported on Elastic Foundation. Let us explain application of this method to analysis of a system of interconnected beams Analysis is performed in the following order:

1.   Continuous contact of the beams with the soil is replaced with a series of individual supports.

2   The free end of one of the beams is chosen as the center of coordinates and three restraints are applied to this end. One restraint-against the vertical deflection and two other restraints-against rotations.

3.   All individual supports are replaced with unknown reactions x_i. These reactions are applied to the beams as concentrated forces. The same forces acing in opposite direction are applied to the soil as a system of individual stamps.

4.   Unlike analysis of Mat Foundations (where all supports are located under the nodes), here the location and spacing of all supports are chosen by the engineer. It is obvious that the smaller is the spacing the higher is the accuracy of the results. It is recommended to locate supports under the free ends of all beams and under the center of the area of beam intersection. The areas of beam intersection are working as absolutely rigid elements.

5.   The area of the soil replaced by an individual intermediate support is equal ab where a is the spacing of supports and b is the width of the beam. The area of

soil replaced by an individual support located under the free end of the beam is equal $0.5\ ab$.

The rest of analysis is the same as the mat analysis, i.e., the same formulas and equations are used. The only difference is that $\overline{\omega}_{ik}$ **is not the elastic deflection of the mat but the elastic deflection of the system of interconnected beams at point** i **due to a one-unit force applied to the same system at point** k.

Combined analysis: soil-foundation-superstructure

Soil, Foundation and Superstructure are working as one structural system: **Soil-Foundation-Superstructure.** If we take into account the effect of the Superstructure, the same method of mat analysis can be used.

Two methods of Combined Analysis are presented below: Direct Method and Iterative Method.

Direct method

Step 1: The system Soil-Foundation-Superstructure is divided into three parts: Superstructure, Mat Foundation and Soil . Assuming that the Superstructure is a 3D frame three fictitious restraints are introduced to any node of the Superstructure

Step 2: Three fictitious restraints are introduced at any node of the Foundation.

Step 3: Continuous contact of the mat and soil is replaced with a series of individual supports. All fixed connections between the 3D frame columns and the mat are replaced with vertical forces and moments of interaction.

Step 4: We now have: a 3D frame fixed in one point and loaded with the given forces, unknown forces and moments of interaction, a mat fixed in one point and loaded with soil reactions and forces of interaction between the frame and the mat

Step 5: The following unknowns have to be found: n soil reactions, 3 deflections of the frame at the fixed point, 3 deflections of the mat, 3k forces and moments of interaction between the frame columns and the mat. The total number of unknowns is then $\left[n + 3\left(k + 2 \right) \right]$ where k is the number of columns fixed into the mat. Rotations of the columns at points of support can be ignored, only vertical forces taken into account. The total number of unknowns becomes $\left(n + k + 6 \right)$.

Step 6: The following groups of equations can be written: n equations type (13), 3 equations type (14) for the fixed node of the mat, 3 equations type (14) for the fixed point of the frame and k equations that show equality of vertical deflections of the columns and the mat at point of support total $\left(n + k + 6 \right)$ equations.

Iterative Method

Step 1: By assuming that all columns of the 3D frame are fixed into the mat analysis of the frame is performed. The vertical forces and moments at the columns at points of support are applied to the mat along with local loads P if any and analysis of the mat is performed using the method described above.

Step 2: Deflections of the mat at points of support obtained in step1 along with all given exterior forces are applied to the frame and new vertical forces and moments in the columns at their points of support are found. These new forces and moments are applied to the mat again. Analysis of the mat is performed and new deflections at the same points of support are found

Step 3: Step 3 repeats the step 2, and so on. This process of iterations continues until deflections found in step n are close enough to the same deflections found in the previous step $(n-1)$ or vertical forces and moments in the columns found in step n are close enough to the forces and moments found in step $(n-1)$.

After 3-4 steps of the above iterations, good practical results are usually achieved.

References

1. J. Bowles (1977) *"Foundation Analysis and Design"*, 2nd edition, McGraw-Hill.
2. J. Korn and T. Korn (1961) *"Mathematical Handbook for Scientists and Engineers"*, McGraw-Hill.
3. W. Lucas (1970) *"The Solution of Foundation Mat Problems by Finite Element Methods"*, University of Kansas Engineering Bulletin.
4. S. Rivkin (1968) *"Combined Analysis of Mat Foundation and Superstructure"* Foundations and Soil Mechanics #6", NEEOSP, Moscow.
5. S. Timoshenko and J. Goodier (1970) *"Theory of Elasticity"*, 3rd edition, McGraw Hill.
6. S. Timoshenko and C. Woinowsky-Krieger (1959) *"Theory of Plates and Shells"*, 2nd edition, McGraw Hill.
7. B. Zshemochkin and A. Sinitsin (1962), *"Practical Methods of Analysis of beams and slabs on Elastic Foundation"*, State Publishing Construction Company, Moscow.

Specified analysis of beams and frames on elastic foundation

E. Tsudik

Foundations and Structural Mechanics, Santa Monica, USA

Introduction

Foundations for 2D and 3D frames are designed very often as continuous footings and a system of interconnected beams, respectively. A continuous footing supporting a 2D frame is shown in fig. 1. The areas of intersection between the columns and foundation are working as absolutely rigid elements like any other area of intersection between the columns and beams of the frame. These elements are usually very large since the sections of the foundation as well as the columns at the first level are also very large. Moreover, in some cases, the columns and/or the footings are enlarged in order to resist the high shear stresses in the foundation that makes the absolutely rigid elements even larger (see fig. 2).

Some numerical examples performed by the author confirm that analysis of frames with continuous foundations (that takes into account the absolutely rigid elements) can significantly specify the moments and shear forces in the foundation as well as in the elements of the frame.

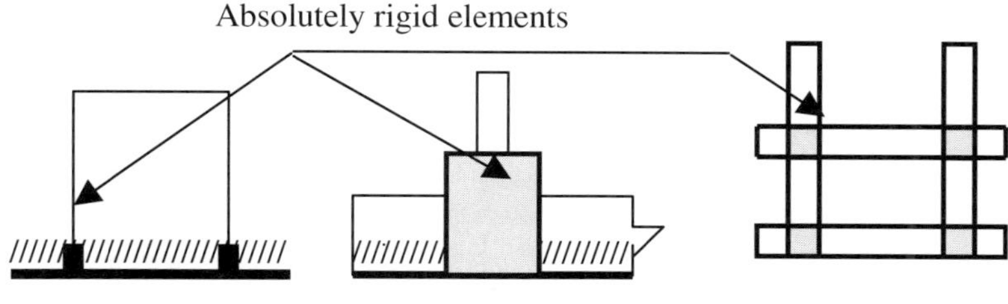

Figure 1   Figure 2   Figure 3

Beams and frames on elastic foundation with absolutely rigid elements

When a foundation is designed as a system of interconnected beams (as shown in fig. 3) the areas of beam intersection are also working as absolutely rigid elements. This is because the beams running in one direction resist the bending of the beams running in perpendicular direction. The frame columns located at the centers of

Foundations: Innovations, observations, design and practice, Thomas Telford, London, 2003

beam intersection also increase the rigidity of these elements. Since the beams are usually very wide the absolutely rigid elements are also very large. Taking into account that the soil pressure under the columns is much higher than between the columns and the large size of the elements under the columns, it is obvious that these elements take a significant portion of the total soil pressure reducing the pressure on elastic elements of the foundation. Therefore it is reasonable to expect that analysis of frames and interconnected beams on Elastic Foundation that takes into account the absolutely rigid elements at the point of support can significantly reduce the moments and shear forces in the foundation as well as in the elements of the frame. In this paper the author is proposing to perform analysis of continuous beams, 2D and 3D frames supported on Elastic Foundation using traditional Stiffness Method, combining well-known formulas for line elements of the frame and formulas for beams with absolutely rigid elements supported on Winkler Foundation. It is important to mention that by using a closed form analytical solution for foundation elements we are reducing the total number of unknowns comparing to analysis that replaces the soil with a series of springs or other type of elastic supports. It is also important to note that Stiffness Method used in this work allows reducing the number of unknowns in two times comparing to the Method of Forces recommended by Gorbunov-Posadov [1]. Some numerical problems solved by the author [4,5] confirmed that taking into account the absolutely rigid elements produces much more accurate results and reduces the design moments and shear forces.

Beams and 2D frames

Formulas were obtained for two types of beams:

1. Beam with both fixed ends shown in fig. 4
2. Beam with one fixed and second free supported ends shown in fig. 5

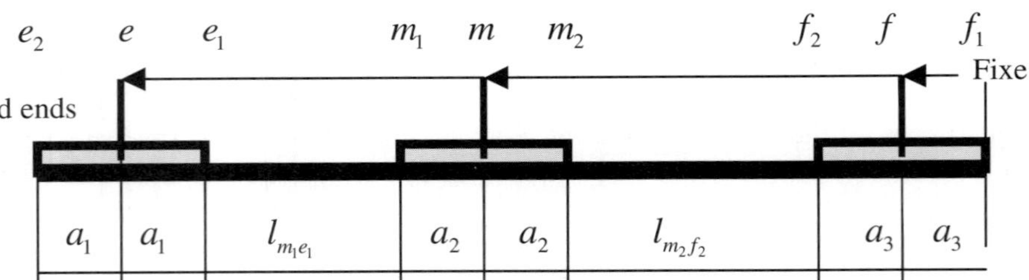

Figure 4 Beams with two fixed ends supported on elastic foundation

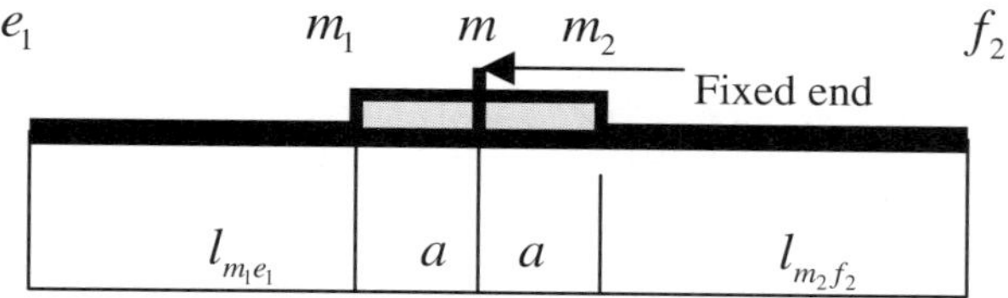

Figure 5 Beams with one fixed and second free ends supported on elastic foundation

All formulas for the first type of beams are shown in table 1. Formulas for the second type of beams are obtained below using the **Method of Initial Parameters.** The same method was used to obtain formulas in table 1. Parameters shown in table 1 can be found from the following formulas:

$$\xi = m\frac{B_\lambda C_\lambda - A_\lambda D_\lambda}{C_\lambda^2 - B_\lambda D_\lambda} \qquad \mu = m^2\frac{A_\lambda C_\lambda - B_\lambda^2}{C_\lambda^2 - B_\lambda D_\lambda} \qquad \eta = m\frac{D_\lambda}{C_\lambda^2 - B_\lambda D_\lambda}$$

$$\Psi = m^3\frac{4C_\lambda D_\lambda + A_\lambda B_\lambda}{C_\lambda^2 - B_\lambda D_\lambda} \qquad \sigma = m^3\frac{B_\lambda}{C_\lambda^2 - B_\lambda D_\lambda} \qquad \gamma = m^2\frac{C}{C^2 - BD}$$

$K = EI$ is the rigidity of the elastic part of the beam, K_Z is the Modulus of Sub-grade Reaction K_φ is the Modulus of Sub-grade Reaction under the absolutely rigid element experiencing rotation, $K_\varphi = 2K_Z$, I_F is the moment of inertia of the absolutely rigid element.

$$I_F = b(2a)^3 / 12$$

where b is the width of the element and $2a$ is the length of the element.

$$m = \sqrt[4]{\frac{K_Z b}{4EI}}, \lambda = ml$$

Using λ, functions A_λ, B_λ, C_λ and D_λ can be found from tables or formulas [2].

Formulas for the beam shown in fig. 5 are obtained in two steps: first we obtain formulas for a beam without absolutely rigid elements at the fixed end m assuming $a = 0$ and then we take into account the absolutely rigid element when $a > 0$. Here we shall obtain formulas for the left part of the beam me_1. Formulas for the right part of the beam mf_2 are not different.

In order to obtain the formulas for reactions at the fixed node m due to one-unit deflections applied to the same node we write the four general equations of the Method of Initial Parameters. These equations look as follow:

$$\left.\begin{array}{l} y_\lambda = y_0 A_\lambda + \varphi_0 \dfrac{B_\lambda}{m} - M_0 \dfrac{C_\lambda}{EIm^2} - Q_0 \dfrac{D_\lambda}{EIm^3} \\[2mm] \varphi_\lambda = \varphi_0 A_\lambda - \dfrac{M_0}{EI}\dfrac{B_\lambda}{m} - Q_0 \dfrac{C_\lambda}{EIm^2} - y_0 4mD_\lambda \\[2mm] M_\lambda = M_0 A_\lambda + Q_0 \dfrac{B_\lambda}{m} + y_0 K_z \dfrac{C_\lambda}{m^2} + \varphi_0 K_z \dfrac{D_\lambda}{m^3} \\[2mm] Q_\lambda = Q_0 A_\lambda + y_0 K_z \dfrac{B_\lambda}{m} y_\lambda + \varphi_0 K_z \dfrac{C_\lambda}{m^2} - 4M_0 mD_\lambda \end{array}\right\} \qquad (1)$$

In these equations y_0, φ_0, M_0 and Q_0 are Initial Parameters at point e_1 and y_λ, $\varphi_\lambda, M_\lambda$ and Q_λ are the same parameters at point m. By applying to the point m $\varphi_\lambda = 1$ we can rewrite the first two equations as:

$$\left.\begin{array}{l} 0 = y_e A_\lambda + \varphi_e \dfrac{B_\lambda}{m} \\[4mm] 1 = -y_e 4mD_\lambda + \varphi_e A_\lambda \end{array}\right\} \qquad (2)$$

By solving these equations we can find:

$$y_e = \frac{B_\lambda}{m\left(A_\lambda^2 + 4D_\lambda B_\lambda\right)} \qquad \varphi_e = \frac{A_\lambda}{A_\lambda^2 + 4D_\lambda B_\lambda}$$

Now, by introducing y_e and φ_e into the two last equations of (1), we find:

$$M_{me}^{\varphi} = -4EIm \frac{B_\lambda C_\lambda - A_\lambda D_\lambda}{A_\lambda^2 + 4D_\lambda B_\lambda} \qquad Q_{me}^{\varphi} = -4EIml \frac{B_\lambda^2 - A_\lambda C_\lambda}{A_\lambda^2 + 4D_\lambda B_\lambda} \qquad (3)$$

Assuming: $\alpha_1 = ml \dfrac{B_\lambda C_\lambda - A_\lambda D_\lambda}{A_\lambda^2 + 4D_\lambda B_\lambda}$ and $\alpha_2 = \dfrac{2}{3} m^2 l^2 \dfrac{B_\lambda^2 - A_\lambda C_\lambda}{A_\lambda^2 + 4D_\lambda B_\lambda}$

formulas in (3) can be rewritten as:

$$M_{me}^{\varphi} = -4i\alpha_1 \qquad Q_{me}^{\varphi} = -\frac{6i}{l}\alpha_2 \qquad (4)$$

By applying to point m $y_\lambda = 1$ and rewriting the first two equations of (1), we have the following system of equations

$$\left.\begin{array}{l} 1 = A_\lambda y_e + \dfrac{B}{m}\varphi_e \\[4mm] 0 = -4mD_\lambda y_e + A_\lambda \varphi_e \end{array}\right\} \qquad (5)$$

We can now obtain the Initial Parameters:

$$y_e = \frac{A_\lambda}{A_\lambda^2 + 4D_\lambda B_\lambda} \qquad \varphi_e = \frac{4mD_\lambda}{A_\lambda^2 + 4D_\lambda B_\lambda}.$$

By introducing y_e and φ_e into the last two equations of (1), we find:

$$M_{me}^y = \frac{6EI}{l^2}\alpha_2 \qquad Q_{me}^y = \frac{12EI}{l^3}\beta \tag{6}$$

where:

$$\beta = \frac{m^3 l^3 \left(A_\lambda B_\lambda + 4D_\lambda^2\right)}{3\left(A_\lambda^2 + 4D_\lambda B_\lambda\right)}$$

We can now investigate a beam with an absolutely rigid element at one end m under deflections $\varphi_m = 1$ and $y_m = 1$. If we apply $\varphi_m = 1$ to the node m the beam section at m_1 will experience the same rotation and vertical deflection due to this rotation equal $a\varphi_m = a$ as it is shown in fig. 7. Now taking into account formulas (4) and (6) the moments and shear forces at points m_1 and m_2 due rotation $\varphi_m = 1$ can be found as:

$$M_{m_1 e_1}^{\varphi_m} = -2\frac{K_{m_1 e_1}}{l_{m_1 e_1}}\left(2\alpha_1 + \frac{3a}{l_{m_1 e_1}}\alpha_2\right) \tag{7}$$

$$Q_{m_1 e_1}^{\varphi} = \frac{6K_{m_1 e_1}}{l_{m_1 e_1}^2}\left(\alpha_2 - \frac{2a}{l_{m_1 e_1}}\beta\right) \tag{8}$$

If a vertical deflection $y_m = 1$ is applied to the node m nodes m_1 and m_2 will experience the same vertical deflection $y_m = 1$. Using formula (6) we can find:

$$M_{m_1 e_1}^{y_m} = \frac{6K_{m_1 e_1}}{l_{m_1 e_1}^2}\alpha_2 \quad (9) \qquad\qquad Q_{m_1 e_1}^{y_m} = \frac{12K_{m_1 e_1}}{l_{m_1 e_1}^3}\beta \quad (10)$$

Using formulas (7)-(10) we can find the total moment and the total shear force at point m_1 due to any rotation φ_m and settlement y_m applied to node m. The moment and shear force at point m_1 are:

$$M_{m_1 e_1} = -2\frac{K_{m_1 e_1}}{l_{m_1 e_1}}\left(2\alpha_1 + \frac{3a}{l_{m_1 e_1}}\alpha_2\right)\varphi_m + \frac{6K_{m_1 e_1}}{l_{m_1 e_1}^2}\alpha_2 y_m \tag{11}$$

$$Q_{m_1 e_1} = -\frac{6K_{m_1 e_1}}{l_{m_1 e_1}^2}\left(\alpha_2 - \frac{2a}{l_{m_1 e_1}}\beta\right)\varphi_m + \frac{12K_{m_1 e_1}}{l_{m_1 e_1}^3}\beta y_m \tag{12}$$

Taking into account the soil pressure under the absolutely rigid element we can obtain the moments and shear forces at point m due to rotation $\varphi_m = 1$ and settlement $y_m = 1$

$$M^{\varphi}_{me_1} = \frac{4K_{m_1e_1}}{l_{m_1e_1}}\left(\alpha_1 + \frac{3a}{l_{m_1e_1}}\alpha_2 + \frac{3a^2}{l^2_{m_1e_1}}\beta\right) - \frac{K_{\varphi}I_F}{2} \tag{13}$$

$$Q^{\varphi}_{me_1} = \frac{6K_{m_1e_1}}{l^2_{m_1e_1}}\left(\alpha_2 + \frac{2a}{l_{m_1e_1}}\beta\right) + \frac{K_{\varphi}aF_F}{4} \tag{14}$$

$$M^{y}_{me_1} = \frac{6K_{m_1e_1}}{l^2_{m_1e_1}}\left(\alpha_2 + \frac{2a}{l^2_{m_1e_1}}\beta\right) + \frac{K_{z}aF_F}{4} \tag{15}$$

$$Q^{y}_{me_1} = \frac{12K_{m_1e_1}}{l^3_{m_1e_1}}\beta + \frac{K_{z}F_F}{2} \tag{16}$$

Using equations (13)-(16) we can find the moment and shear force at point m due to any rotation φ_m and any settlement y_m

$$M_{me_1} = \left[\frac{4K_{me_1}}{l_{me_1}}\left(\alpha_1 + \frac{3a}{l_{me_1}}\alpha_2 + \frac{3a^2}{l^2_{me_1}}\beta\right) - \frac{K_{\varphi}I_F}{2}\right]\varphi_m + \left[\frac{6K_{me_1}}{l^2_{me_1}}\left(\alpha_2 + \frac{2a}{l^2_{me_1}}\beta\right) + \frac{K_{z}aF_F}{4}\right]y_m \tag{17}$$

$$Q_{me_1} = \left[-\frac{6K_{m_1e_1}}{l^2_{m_1e_1}}\left(\alpha_2 + \frac{2a}{l^2_{m_1e_1}}\beta\right) - \frac{K_{\varphi}aF_F}{4}\right]\varphi_m + \left[\frac{12K_{m_1e_1}}{l^3_{m_1e_1}}\beta + \frac{K_{z}F_F}{2}\right]y_m \tag{18}$$

Using formulas from table 1 for a beam with both fixed ends it is also easy to find the shear forces and moments at the edge of absolutely rigid elements as well as at the centers of these elements. Obtained formulas allow performing analysis of continuous beams and 2D frames with absolutely rigid elements supported on Winkler Foundation. Analysis of the beam shown in figure 6 can be performed by Stiffness Method. The Stiffness Matrix for this beam looks as follows:

$$\begin{matrix} X_1 & & X_6 \\ \begin{pmatrix} a_{11} & \dots & a_{16} \\ \dots & \dots & \dots \\ a_{61} & \dots & a_{66} \end{pmatrix} & \times & \begin{pmatrix} X_1 \\ \dots \\ X_6 \end{pmatrix} = \begin{pmatrix} -a_{1P} \\ \dots \\ -a_{6P} \end{pmatrix} \end{matrix} \tag{19}$$

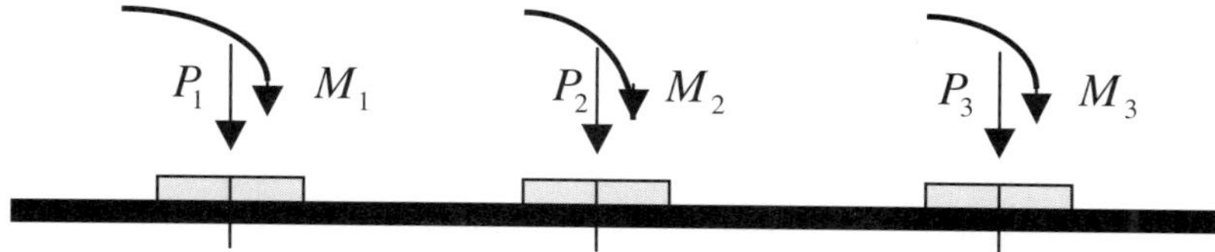

Figure 6 Analysis of the beam

Where a_{ij} is the reaction at node i due to one-unit deflection applied to point j a_{iP} is the reaction at node i due to exterior loads, $X_1,...,X_6$ are unknown deflections of supports. The
total number of deflections equals 6: three rotations and three vertical settlements of the nodes 1,2 and 3. Now using formulas from the table 1 and formulas (11)-(18) we can find the moments and shear forces at the nodes 1,2 and 3 and at the edges of absolutely rigid elements.

The same Stiffness Method is used when the foundation is tied with a frame in nodes 1,2 and 3. If a program for frame analysis includes formulas for beams on Winkler Foundation, analysis is not different from analysis of any statically indeterminate system. If these formulas are not included, it is recommended to apply two restraints at each of the nodes 1, 2 and 3: first - against vertical deflections and second - against rotations. Now, two stiffness matrices can be build: one for the frame and one for the foundation. The stiffness matrix of the foundation (19) is shown above. The Stiffness Matrix of the frame is:

$$X_1 \;\ldots\ldots\; X_6$$

$$\begin{pmatrix} b_{11} & \ldots & b_{16} \\ \ldots & \ldots & \ldots \\ b_{61} & \ldots & a_{66} \end{pmatrix} \times \begin{pmatrix} X_1 \\ \ldots \\ X_6 \end{pmatrix} = \begin{pmatrix} -b_{1P} \\ \ldots\ldots \\ -b_{6P} \end{pmatrix} \tag{20}$$

where: b_{ij} is the reaction at the node i due to one-unit deflection of the node j, b_{ip} is the reaction at node i due to the exterior loads applied to the frame. By summing matrices (19) and (20) we obtain the following system of equations:

$$X_1 \qquad\qquad\qquad X_6$$

$$\begin{pmatrix} a_{11}+b_{11} & \ldots & a_{16}+b_{16} \\ \ldots & \ldots & \ldots \\ a_{61}+ & \ldots & a_{66}+b_{66} \end{pmatrix} \times \begin{pmatrix} X_1 \\ \ldots \\ X_6 \end{pmatrix} = \begin{pmatrix} -a_{1P}-b_{1P} \\ \ldots\ldots\ldots\ldots \\ -a_{6P}-b_{6P} \end{pmatrix} \tag{21}$$

By solving the system (21) all deflections of supports are found. Now using formulas from table 1 and formulas obtained above for a beam with one fixed and second free supported ends the moments and shear forces at the nodes I, 2and 3 elements can be found. Applying to the frame all six deflections found.

Interconnected beams and 3D frames

All formulas presented above can be also used for analysis of interconnected beams and 3D frames. However, this analysis should take into account that interconnected beams also experience torsion. Two type of beams: one with both fixed ends and one with one with one fixed and second with free supported ends are shown in figures 7a and 7b. If rotation about axis X $\overline{\varphi}_A = 1$ is applied to the left end of the beam with two fixed ends, it will produce torsional moments at both ends of the beam [3]

$$\overline{M}_A^T = \frac{\overline{GI}\,\lambda_T}{L \cdot th\lambda_T} \qquad (22)$$

$$\overline{M}_B^T = \frac{\overline{GI}\,\lambda_T}{L \cdot Sh\lambda_T} \qquad (23)$$

If rotation about axis X $\overline{\varphi}_C = 1$ is applied to the fixed end of the beam CD it will produce a torsional moment at the end C equal to:

$$\overline{M}_C^T = \frac{\overline{GI}}{L}\,\lambda_T \cdot th\lambda_T \qquad (24)$$

where:

$$\lambda_T = L\sqrt{\frac{K_\varphi b^3}{24\overline{GI}}}$$

L is the length of the beam, b is the width of the beam, G is the Shear Modulus and $\overline{I}$ is the moment of inertia of the beam section under torsion.

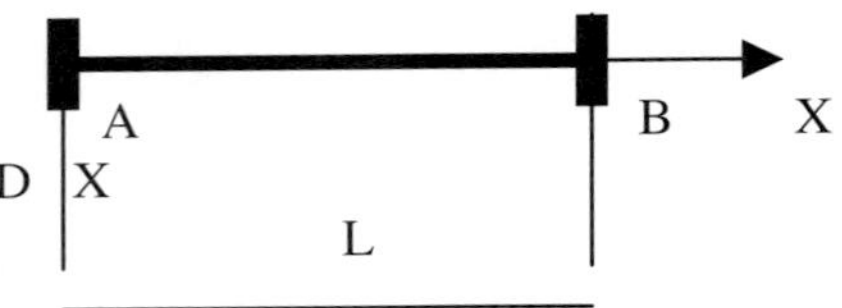

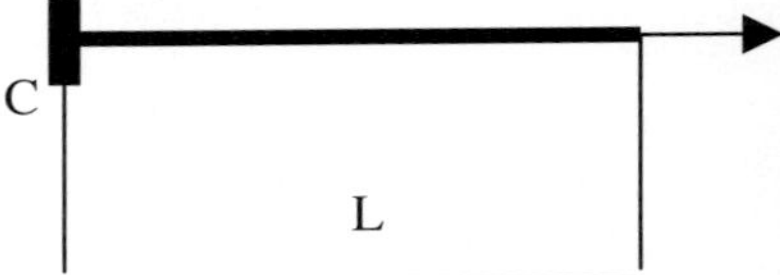

Figure 7a.. Beam with both fixed ends

Figure 7b. Beam with one fixed and second free ends

Using formulas (22)-(24) and formulas from table 1 we can perform analysis of interconnected beams on Winkler Foundation taking into account the absolutely rigid elements at the area of beam intersection. The Stiffness Matrix of a system of interconnected beams on Winkler Foundation in principle is not different from the Stiffness matrix of the beam (19). The only difference is the number of unknowns; each node of a system of interconnected beams is experiencing not two but three deflections: two rotations and one vertical deflection. The system in fig. 8 has 12 unknowns. The system of equations will look as follows:

$$
\begin{matrix} X_1 & & X_{12} \end{matrix}
$$

$$
\begin{pmatrix} a_{11} & \cdots & a_{1,12} \\ \cdots & \cdots & \cdots \\ a_{12,1} & \cdots & a_{12,12} \end{pmatrix} \times \begin{pmatrix} X_1 \\ \cdots \\ X_{12} \end{pmatrix} = \begin{pmatrix} -a_{1P} \\ \cdots \\ -a_{12,P} \end{pmatrix} \qquad (25)
$$

By solving the system (25) we find all deflections of all nodes. Using formulas from table 1 and formulas (7)-(18), (22)-(24) the moments and shear forces can be found at the nodes 1, 2, 3 and 4 as well as at the edges of absolutely rigid elements. If the foundation shown in figure 8 is connected with a 3D frame at the same nodes the final system of linear equations will look as follows:

$$
\begin{matrix} X_1 & & X_{12} \end{matrix}
$$

$$
\begin{pmatrix} a_{11}+b_{11} & \cdots & a_{1,12}+b_{1,12} \\ \cdots & \cdots & \cdots \\ a_{12,1}+ & \cdots & a_{12,12}+b_{12,12} \end{pmatrix} \times \begin{pmatrix} X_1 \\ \cdots \\ X_{12} \end{pmatrix} = \begin{pmatrix} -a_{1P}-b_{1P} \\ \cdots \\ -a_{12P}-b_{12P} \end{pmatrix} \qquad (26)
$$

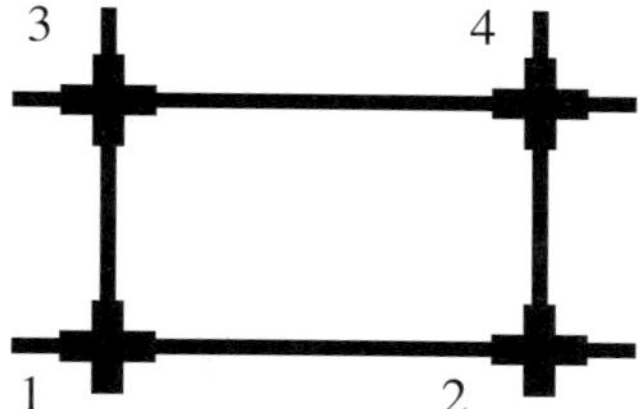

Figure 8 A system of interconnected beams

In this system a_{ij} and b_{ij} are reactions at point i due to one-unit deflection at point j of the foundation and frame respectively, a_{iP} and b_{iP} are reactions at point of support i due to the given exterior loads applied to the foundation and to the frame respectively.

By solving the system (26) the deflections of the frame supports are obtained Using formulas from table 1 and formulas (22)-(24) all moments and shear forces in the foundation are found. By applying to the frame the given exterior loads and support deflections found above, the final analysis of the frame is performed.

References

1. M. Gorbunov–Posadov, (1953) *"Analysis of Structures on Elastic Foundation"*.
2. V. Kiselev (1936) *"Beams and Frames on Elastic Foundation,"* Moscow.
3. S. Klepikov (1967) *"Analysis of Structures on Elastic Foundation,"* Kiev.
4. E. Tsudik, (1971) *"Analysis of Frames on Elastic Foundation,"* Construction.
5. E. Tsudik (1971) *"Analysis of Interconnected Beams on Elastic Foundation,"* Moscow, CNIISK.
6. A. Umansky (1941) "Special Course in Structural Mechanics, Part II," Moscow.

Table 1 Formulas for reactions for a beam with both fixed ends supported on Winkler Foundation

Deflect.	Moments	Shear forces	Moments	Shear forces
$\varphi_m = 1$	$M_{m_2 f_2} = -K_{m_2 f_2}\left(\xi_{m_2 f_2} - a_2 \mu_{m_2 f_2}\right)$ $M_{m_1 e_1} = -K_{m_1 e_1}\left(\xi_{m_1 e_1} - a_2 \mu_{m_1 e_1}\right)$	$Q_{m_2 f_2} = K_{m_2 f_2}\left(\mu_{m_2 f_2} - a_2 \Psi_{m_2 f_2}\right)$ $Q_{m_1 e_1} = K_{m_1 e_1}\left(\mu_{m_1 e_1} - a_2 \Psi_{m_1 e_1}\right)$	$M_{mf} = K_{m_2 f_2}\left(2a_2\mu_{m_2 f_2} - \xi_{m_2 f_2} a_2^2\right) - 0.5 K_\varphi I_F$ $M_{me} = K_{m_1 e_1}\left(2a_2\mu_{m_1 e_1} - \xi_{m_1 e_1}\right) - 0.5 K_\varphi I_F$	$Q_{m_2 f_2} = K_{m_2 f_2}\left(\mu_{m_2 f_2} - a_2 \Psi_{m_2 f_2}\right)$ $-\dfrac{K_\varphi F_F a_2}{4}$ $Q_{m_1 e_1} = K_{m_1 e_1}\left(\mu_{m_1 e_1} - a_2 \Psi_{m_1 e_1}\right) - \dfrac{K_\varphi F_F a_2}{4}$
$\varphi_f = 1$	$M_{m_2 f_2} = -K_{m_2 f_2}\left(\eta_{m_2 f_2} + a_3 \gamma_{m_2 f_2}\right)$	$Q_{m_2 f_2} = -K_{m_2 f_2}\left(\gamma_{m_2 f_2} + a_3 \sigma_{m_2 f_2}\right)$	$M_{mf} = -K_{m_2 f_2}(\eta_{m_2 f_2} + a_2 \gamma_{m_2 f_2} + a_3 \gamma_{m_2 f_2} + a_2 a_3 \sigma_{m_2 f_2})$	$Q_{m_2 f_2} = -K_{m_2 f_2}(\gamma_{m_2 f_2} + a_3 \sigma_{m_2 f_2})$
$\varphi_e = 1$	$M_{m_1 e_1} = -K_{m_1 e_1}\left(\eta_{m_1 e_1} - a_1 \gamma_{m_1 e_1}\right)$	$Q_{m_1 e_1} = -K_{m_1 e_1}\left(\gamma_{m_1 e_1} + a_1 \sigma_{m_1 e_1}\right)$	$M_{me} = -K_{m_1 e_1}(\eta_{m_1 e_1} + a_2 \gamma_{m_1 e_1} + a_1 \gamma_{m_1 e_1} + a_2 a_1 \sigma_{m_1 e_{12}})$	$Q_{m_1 e_1} = -K_{m_1 e_1}(\gamma_{m_1 e_1} + a_1 \sigma_{m_1 e_1})$
$\Delta_m = 1$	$M_{m_2 f_2} = K_{m_2 f_2}\mu_{m_2 f_2}$ $M_{m_1 e_1} = -K_{m_1 e_1}\mu_{m_1 e_1}$	$Q_{m_2 f_2} = -K_{m_2 f_2}\Psi_{m_2 f_2}$ $Q_{m_1 e_1} = K_{m_1 e_1}\Psi_{m_1 e_1}$	$M_{mf} = K_{m_2 f_2}\left(\mu_{m_2 f_2} - \Psi_{m_2 f_2} a_2\right) - 0.25 K_z F_F a_2$ $M_{me} = -K_{m_1 e_1}\left(\mu_{m_1 e_1} - a_2\Psi\right) + 0.25 K_z F_F a_2$	$Q_{m_2 f_2} = -K_{m_2 f_2}\Psi_{m_2 f_2} - \dfrac{K_z F_F}{2}$ $Q_{me} = K_{m_1 e_1}\Psi_{m_1 e_1} + \dfrac{K_z F_F}{2}$
$\Delta_f = 1$	$M_{m_2 f_2} = K_{m_2 f_2}\gamma_{m_2 f_2}$	$Q_{m_2 f_2} = K_{m_2 f_2}\sigma_{m_2 f_2}$	$M_{mf} = K_{m_2 f_2}\left(\gamma_{m_2 f_2} + a_2 \sigma_{m_2 f_2}\right)$	$Q_{m_2 f_2} = K_{m_2 f_2}\sigma_{m_2 f_2}$
$\Delta_e = 1$	$M_{m_1 e_1} = -K_{m_1 e_1}\gamma_{m_1 e_1}$	$Q_{m_1 e_1} = -K_{m_1 e_1}\sigma_{m_1 e_1}$	$M_{me} = -K_{m_1 e_1}\left(\gamma_{m_1 e_1} + a_2 \sigma_{m_1 e_1}\right)$	$Q_{me} = -K_{m_1 e_1}\sigma_{m_1 e_1}$

Arching in piled embankments; experiments and design calculations

S.J.M. van Eekelen, A. Bezuijen, O. Oung
GeoDelft, the Netherlands

Introduction

Piled, reinforced embankments are increasingly important as a construction method that reduces settlements, construction time and costs of embankments on soft soils. In such a piled embankment, arching occurs. This paper summarizes several calculation rules for the design of these embankments. One of the design rules has been modified to take incomplete arching into account correctly.

A 2D large scale test apparatus was developed in which the soft soil between the piles was simulated with soaked foam plastic blocks, watertight covered with rubber bags. During the consolidation of the foam plastic blocks, the sand embankment showed arching clearly. The division of the load between piles and foam plastic agree very well with results of calculations with the new calculation rules. The British Standard BS 8006 gives inconsistent results.

Background

A piled, reinforced embankment is a fast and settlement-free method to build roads or railroads on soft soils. The method has been applied successfully in, for example, the UK, Belgium, Germany, Sweden, Poland and a test site in the Netherlands. Within such a piled embankment arching occurs. That means that part of the load is transferred directly to the piles. The reinforcement transfers the remaining pressure to the piles.

The purpose of this study was to make available a calculation method to design such piled embankments. For this purpose several calculation methods were compared and a test set-up was developed to carry out experiments. The results of several calculation methods and experiments were compared.

The paper describes successively the main features of piled, reinforced embankments; several design methods for piled embankments; the preparation

Foundations: Innovations, observations, design and practice, Thomas Telford, London, 2003

of the innovative test set-up and the test conditions. Finally, the paper compares the test results with calculations and gives conclusions and recommendations.

Arching in piled, reinforced embankments

A piled embankment is constructed by installing piles into the soft soils on which an embankment of sand or some other granular material is added. The embankment is usually reinforced with geotextile or geogrid, usually added in several layers in the lowest regions of the embankment. In such a piled, reinforced embankment, arching occurs.

In classical soil mechanics, we assume that the weight of soil results in a vertical pressure below that soil (say point A in Figure 1). Arching is the phenomenon where pressure is transferred to stiff zones adjacent to that point. Both figure 1a and 1b show the principle of arching. The vertical stress in point A is less than $(\gamma H + p)$. All soil weight and top load in figure 1 is transferred directly to the piles, except for the areas B and C and the bold part of the top load on top of areas B and C.

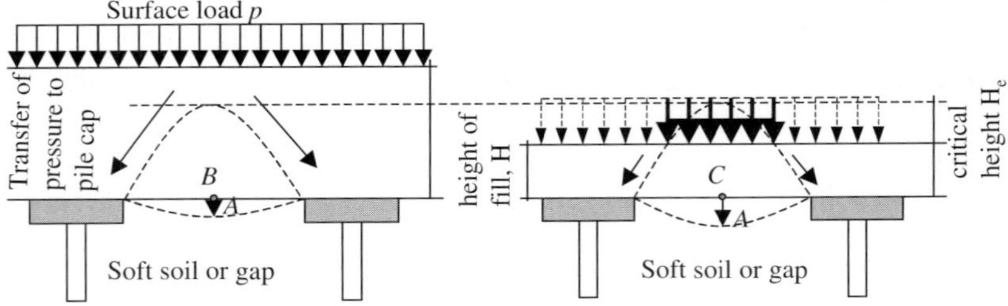

Figure 1a: Complete or Full Arching   Figure 1b: Incomplete Arching.

Figure 1a shows full arching. Most theories assume that the weight of the soil above the critical height H_e and the surface load are both completely transferred to the pile caps. The soil weight of the area below the 'arch' has to be carried by the subsoil, or the pressures should be transferred to the pile caps by reinforcing the soil. In piled embankments, usually a geogrid is applied as reinforcement for this purpose.

Figure 1b shows incomplete arching. The total height of fill, H, is less than the critical height, H_e. When the arching is not 'complete', the stress in the reinforcement can be considerably larger than in the arching-version, due to the surface load that is not completely transferred to the pile caps.

Design methods for piled, reinforced embankments

Most calculation methods (Van Eekelen, 2001) start by calculating the weight of the soil wedge of figure 1 and 2 that is resting on the reinforcement. With that, the reinforcement tension in the reinforcement is calculated.

Figure 2 shows the two-dimensional approach of Carlsson (1987) who works with a 2D soil wedge (*B*) with an apex of 30°. Carlsson uses the equation for chains to calculate the reinforcement tension from the vertical load on the reinforcement.

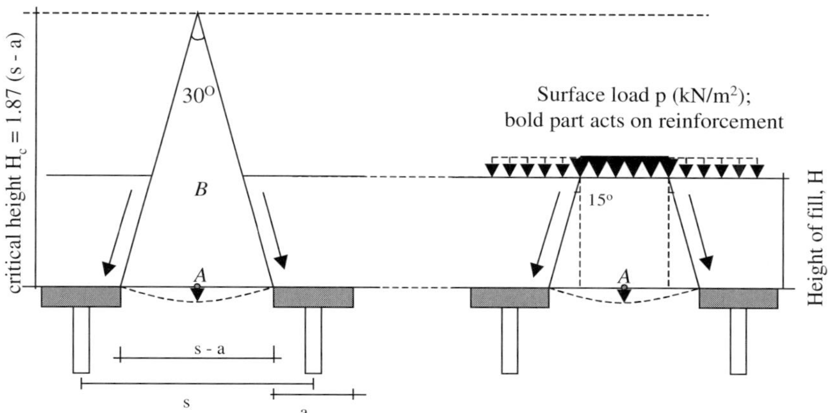

Figure 2.a Carlsson (2D)

Figure 2.b Extended Carlsson (2D)/Rogbeck (3D), incomplete arching with corresponding surface load taken into account.

Rogbeck (1998) extended the Carlsson's method for 3D circumstances. She proposed a factor to multiply the calculated reinforced tension force with.

$$F_{3D,Rogbeck} = \frac{1 + s/a}{2} F_{2D,Carlsson} \tag{1}$$

where F_{3D} and F_{2D} refer to corresponding forces for 3D and 2D conditions.

Both Rogbeck and Carlsson calculate with the complete weight of the soil wedge, even when the height of the fill is limited like in figure 2. In the case of incomplete arching, Carlsson and Rogbeck predict a soil weight on the reinforcement that is too high, but on the other hand, they do not take into account any surface load.

We extended the method of Rogbeck for incomplete arching. We take into account only the weight of the existing part of the soil wedge. And, as the arch is not full, we take into account the part of the surface load that acts on the soil wedge (that is the bold part in figure 2).

The method currently used in the British Standard for strengthened/reinforced soils and other fills was initially developed by Jones et al. (1990).

The formulas in BS 8006 imply that full effect of arching occurs at an embankment height of 1.4(s-a) or higher. The embankment height should be at least 0.7(s-a) to avoid localised differential settlement. For the situations of full arching (H > 1.4(s-a)), and incomplete arching (0.7(s-a) < H < 1.4(s-a)), BS 8006 gives different formulas to calculate the soil weight carried by the reinforcement. When incomplete arching occurs, the surface load is taken into account.

The two formulas do not give the same load for H = 1.4(s-a) as soon as the assumed surface load is not zero, so that the calculated load carried by the reinforcement, w_g, is not continuous for increasing H. This gives inconsistent results.

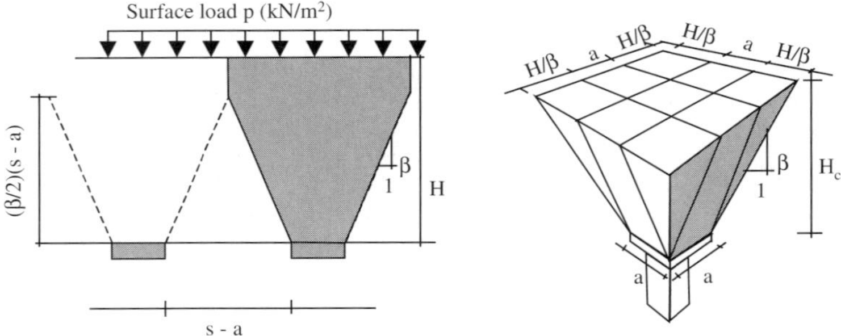

Figure 3: Arching by SINTEF's method (Svanø et al, 2000)

The method of SINTEF (Svanø et al, 2000) is a full 3D approach. They assume that each pile cap carries a 3D wedge of soil with gradient β as presented in Figure 3. If H_c < H, the corresponding surface load p is also taken into account. The remaining material and top load is carried by the reinforcement. The slope β is expected to take values in the range 2.5 to 3.5, and needs to be calibrated.

In contrary to all the methods described before, McKelvey (1994) and Hewlet (1988) et al. incorporate material behaviour in their theories.

McKelvey based his 2D theory on Terzaghi (1943). He assumes that the soil immediately above the void takes the shape of an inverted arch or catenary and that a 'plane of equal settlement' exists. He combines this soil arching theory with the tensioned membrane theory to calculate the tension force in the reinforcement.

The 3D method of Hewlett et al is based on the "arching effect" in granular, free-draining soil. Hewlett et al. carried out simple model tests on which they based a full 3D-calculation theory that considers the stability of a 3D arched region of sand.

Experiments

Test set-up

Figure 4 shows a new test set-up. The experiment was carried out in a strongbox (breadth 1 m, length 2 m, height 1 m) with smooth sides. Two sides of the strongbox are made of glass plates (4 cm thick) that make it possible to obtain directly visual observations of the phenomena. The test set-up has a 2-dimensional symmetry; which means that the piles are simulated with (pvc) beams with a width of 0.15 m. The soft soil between the piles is simulated with watertight wrapped foam cushions as will be described below. On top of that, an embankment of sand was added. For future applications, it is easy to extend this experiment into the third dimension.

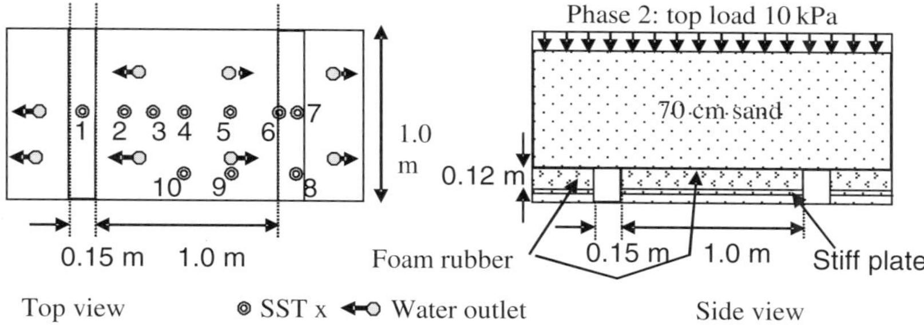

Figure 4. Test Set-Up: top view and side view. Total stresses were measured with ten Soil Stress Transducers (SST numbers 1-10)

The key idea in the design and experimentation of the present project is the use of soaked foam cushions to simulate the consolidation behaviour of soft soil. For example Low et al. (1994) also used foam for an experimental study on arching. However, these tests were carried out in a dry situation, while this study considers consolidation in wet embankments.

In the present project, the saturated foam was wrapped by a watertight material. In the same way as for a waterbed, the cushion containing the foam has an outlet, which enables water to flow out during compression. Such a construction gave two major advantages:

- The construction can be built-up without settlements in the 'soft soil', that means without volumetric strain in the foam cushions. The consolidation process does not start before the outlet is opened

- The consolidation of the foam rubber occurs much quicker than the consolidation of soft soil. The whole test can be performed within a period of a few minutes.

During the experiment, the total soil pressures on the foam cushions and the beams were measured with 10 Soil Stress Transducers (SST's) that were put just on top of the piles and the central foam bed as shown in figure 4. The settlements of the foam cushions were measured by measuring the amount of water that was pressed out of the cushions with time.

A sand embankment was put on the foam cushions and beams in four layers. The preparation of each layer consisted of raising the water level (~20 cm), pouring the sand into the water, levelling the sand horizontally and finally striking the side of the strongbox with a mass for densification. The total thickness of the sand embankment was 70.3 cm. Along one glass wall, thin lines of coloured sand were applied, so that settlements could be followed through the glass wall.

The embankment consisted of Rijsbergen sand. The average porosity was 39%, the average relative density was 58%, the average density of the wet sand was 19.7 kN/m^3, the internal friction angle of the sand was about 35°, the dilation angle was about 12.5^o and the cohesion was 0 kPa.

Experiments

A test series has been carried out to investigate arching in various conditions. The sand model has been prepared only once. The test was performed consecutively in the following order:

- Phase 1. Self-weight.
- Phase 2. Static load of 10 kPa.

During phase 1, arching occurred. As expected, the embankment was not thick enough to develop full arching and so the surface was expected not to remain flat. After phase 1, the sand surface was levelled in order to place the load of 10 kPa: 2 wooden, rigid plates each of $1*1$ m^2 each were placed and a weight of 2000 kg in total was placed on top of them.

Evaluation test results and calculations results

Introduction

The test was carried out fully 2 dimensional, although it can be extended easily with the third dimension. Therefore, it is only possible to compare the test results with 2-dimensional calculations (table 1). The only full 2-dimensional calculation rule considered in this paper is the rule of Carlsson. Calculation method A in table 1 is Carlsson with an extension for incomplete arching as described before for Rogbeck. The calculation method B in table 1 is also the extended Carlsson, but with the shear angle of 76.5^o as found in the test. This shear angle is defined as the angle between the shear plane as observed in the test and the horizontal. A shear angel of 76.5^o gives $\beta = 4.17$ according to Svanø et al. (tan (shear angle) = β), while Svanø et al. propose β = 2.5 to 3.5, which seems unsafe. However, no reinforcement was applied in the test which could possibly change the shear angle in the embankment. Method C in table 1 is the full 2-dimensional McKelvey calculation method. BS 8006 was not considered here, as this calculation rule appears to be 3-dimensional.

Table 1: 2-Dimensional calculation models.

Method nr.		Shear angle*	Minimal height embank- ment for full arching
	Test	76.5°	$H_c = 0.5/\tan 13.5° = 2.08$ m
	No arching (theoretical)	90°	
A.	Carlsson with incomplete arching	75°	$H_c = 0.5/\tan 15° = 1.87$ m
B.	As above, but the shear angle as found with the test	76.5°	$H_c = 0.5/\tan 13.5° = 2.08$ m
C.	McKelvey		$H_c = 3*(s-a) = 3.00$ m

* The shear angle is the angle between shear plane as observed and the horizontal.

Deformations

Figure 5 shows the deformations along the glass wall as found after respectively phase 1 (5a) and phase 2 (5b). The figure shows straight shear planes starting at the corners of the piles. The 'arch' has a triangular shape, which is in agreement with the assumed shape of the wedge in the calculation models. The average angle of the shear planes with the horizontal is 76.5°, which is close to the angle assumed in the calculation models.

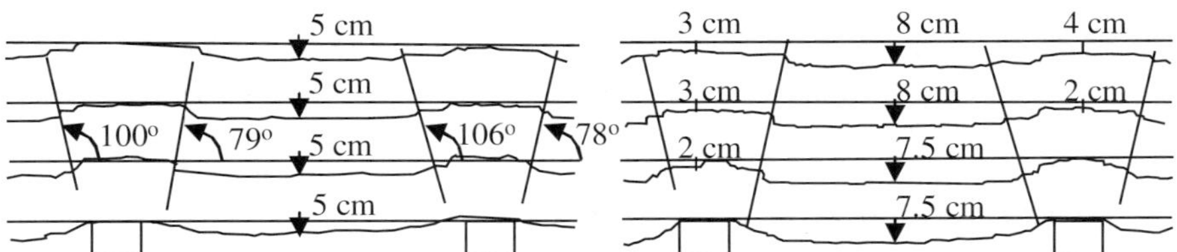

Figure 5a. Measured deformations after phase 1 (soil weight)

Figure 5b. Measured deformations after phase 2 (top load 10 kPa)

According to the expectation, figure 5 shows an incomplete arch because of the limited height of the embankment, which was too low to develop full arching. Therefore, the soil surface did not remain flat.

During phase 1 (figure 5a), the soil weight gives no measurable settlements above the piles. In fact, some dilation was found, as the water that was initially on top of the embankment, was absorbed partially. Water was added before phase 2. Figure 5b shows that the top load of phase 2 resulted in settlements that were larger in the top area of the embankment than in the bottom area, especially above the piles.

The settlements between the piles are more or less constant over the height. Possibly the wedge behaves as a stiff wedge. It is also possible that the settlements in the wedge are the result of two competitive mechanisms: the settlements due to compression and the settlements due to arching.

Table 2 considers the differences of the settlements above the piles and between the piles. During phase 1, the soil below the arch behaves as a stiff wedge. During phase 2, however, the settlements at the bottom of the wedge are larger than the settlements at the top of the wedge.

Table 2 Settlements (cm) between the piles. Figure 5 gives these values by subtracting the settlements above the piles from those between the piles.

	After phase 1	After phase 2
Ground level (top line)	5	4.5
Second line	5	5.5
Third line	5	6.5
Bottom line, just above the piles	5	7.5

Stresses

Figure 6 shows that the pressures on the piles increase and that the pressures on the foam bed decrease during consolidation of the foam bed. At time t = 80 minutes, shearing occurred which increased the load on the foam bed (as can be seen on SST 4). This result shows that arching develops with only limited consolidation of the foam bed and that it is most efficient for limited deformation (SST 4 has a minimum at t =20 min, when 31 litres of water has flowed from the foam bed corresponding to a settlement of 47 mm). Larger deformations lead to shear and a less efficient arching, as can be seen at t=80minutes. The calculation methods refer to this last, less efficient, situation.

Between time = 110 and 124 min, the sand surface was flattened and water was added. Figure 6 shows that the SSTs notice the load of 10 kPa that was added at t = 124 min. The two wooden plates on which the load was placed were not connected to each other. SST 4 shows a permanent decrease of pressure on the foam bed and the other SSTs show a permanent increase of pressure on the 'piles'.

The division of the load between piles and the foam cushions was determined with the calculation models and compared to the theoretical situation that no arching occurs.

The following input was used for the calculations: γ = 19.7 kN/m3, p = 0 kPa (phase 1) and p = 10 kPa (phase 2), a = 0.15 m, H = 0.703 m, s = 1.15 m. The results were subtracted from each other to get the extra load, due to arching, on the piles as shown in table 3.

Table 3 shows that method B gives the best agreements with the test results. Both method A and C over-estimate the extra load on the piles slightly so that the load on the reinforcement will be underpredicted. This gives an unsafe design for the reinforcement.

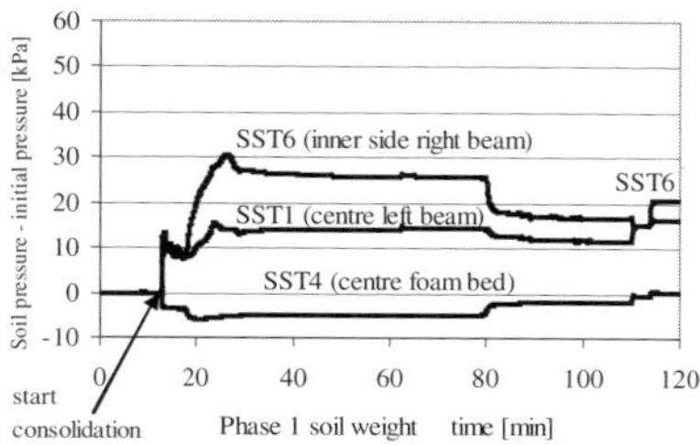

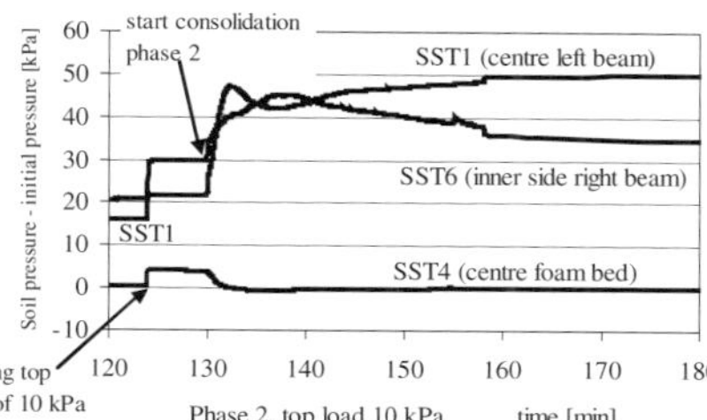

Figure 6a: Measured stresses experienced by the foam bed (SST 4) and the piles (SST 1 and 6) phase 1 (soil weight)

Figure 6b: The same for phase 2 (top load 10 kPa).

Table 3: Extra load on piles due to arching

Method nr.		phase 1: soil weight	phase 2: top load
	Test (average of SST1 and SST6, see figure 4)	15.2 kPa	39.1 kPa
A.	Carlsson extended with incomplete arching	17.4 kPa	42.6 kPa
B.	As above, but the shear angle as found with the test	15.6 kPa	38.1 kPa
C.	McKelvey	17.4 kPa	42.2 kPa

Conclusions

A test set-up was developed with the innovative use of soaked foam cushions to simulate the consolidation behaviour of soft soils. One experiment with a piled sand embankment was carried out successfully with the test set-up, and the development of arching was observed and measured. It showed that arching is most efficient for limited deformation of the sand bed (before shearing occurs).

Calculations using Rogbeck/Carlsson, (extended with incomplete arching) and with McKelvey underestimate the load on the reinforcement somewhat, which may result in unsafe designs. The Extended Carlsson calculation rule with the shear angle taken from the test gives best agreement with the test results.

It is recommended to design piled embankments with the Rogbeck/Carlsson method, extended by using incomplete arching as described in this paper. The shear angle gives the shape of the soil wedge that determines directly the design-load on the reinforcement. It is recommended that this shear angle should be determined experimentally in a test set-up as described in this paper. The British Standard BS 8006 gives inconsistent results for increasing embankment thickness. The Carlsson and Rogbeck method also gives inconsistent results for incomplete-arching-situations due to a limited embankment thickness.

The research will be extended in the future by carrying out more experiments with, for example, 3-dimensional circumstances and the application of different kinds of reinforcement.

References

1. British Standard, BS 8006 (1995) *Code of practice for strengthened/reinforced soils and other fills.* BSi.
2. Carlsson, B. (1987) *Reinforced soil, principles for calculation,* Terratema AB, Linköping (in Swedish)
3. Hewlet, W.J., Randolph, M.F. Aust, M.I.E (1988) *Analysis of piled embankments* Ground Engin., April 1988, Volume 22, Number 3, 12-18
4. Jones, C.J.F.P., Lawson, C.R. and Ayres. D.J. (1990) *Geotextile reinforced piled embankments.* Geotextiles, geomembranes and related products, Den Hodt (Ed), 1990 Balkema, Rotterdam, 157-160
5. McKelvey, James A. (1994) *The Anatomy of Soil Arching Geotextiles and Geomembranes* 13 (1994) 317-329
6. Low, B.K., Tang, S.K, and Choa, V. (1994) *Arching in Piled Embankments*, Journal of Geotechnical Engineering, Vol. 120, No. 11, November 1994, 1917-1938
7. Oung, Oubbol, (2002) *Validation of a Test Set-Up to Simulate Arching in Road Constructions,* GeoDelft Report number CO-512020/03
8. Rogbeck, Y., Gustavsson, S., Södergren, I. Lindquist, D. (1998) *Reinforced Piled Embankments in Sweden - Design Aspects* Proceedings of the Sixth International Conference on Geosynthetics 755-762
9. Svanø, G., Ilstad, T., Eiksund, G., Want, A., (2000) *Alternative calculation principle for design of piled embankments with base reinforcement* Proceedings of the 4.th GIGS in Helsinki
10. Terzaghi, K. (1943) *Theoretical Soil Mechanics*, John Wiley & Sons, New York, USA, p. 66
11. Van Eekelen, Suzanne, J.M., (2001) *Arching in Reinforced Piled Embankments, literature review*, GeoDelft Report number CO 511920/01
12. Van Eekelen, Suzanne, J.M., (2002) *Arching in Piled Embankments, development of a test set-up and design rules*, GeoDelft Report number CO515110/01 (in Dutch)

Short sheet piling in dikes

S.J.M. Van Eekelen, M.A. Van, H.J.A.M. Teunissen, A.P.C. Rozing
GeoDelft, the Netherlands

Introduction

Usually, dikes that have to be improved because of the phenomenon 'uplifting' are improved by constructing a berm. When the space a berm requires is not available, expensive heavy and anchored sheet pile walls are installed within the dikes. This paper presents the results of research to a cheaper solution: shorter, deeply installed non-anchored sheet pile walls.

Two centrifuge tests have been carried out, one with and one without a short sheet pile wall. The centrifuge tests showed that the short sheet pile wall improved the stability of the dike. A design method for short sheet piles has been developed using the finite element program Plaxis.

The paper also considers the installation procedure and costs. The paper concludes that short sheet pile walls sufficiently improve the dike stability. In the province South Holland in the Netherlands, use of short instead of the long sheet pile walls saves some millions of euros (25-30 % of the average costs). Safety philosophy is still a major subject for improvement.

Uplift-induced failure mechanism of dikes

In the West-Netherlands the Holocene top layer of peat and organic clay is commonly situated on top of a relatively rigid and permeable Pleistocene sand layer. Through this sand layer high water levels in adjacent rivers and estuaries may generate locally high pore pressures directly under or beside a dike. Consequently, effective contact stress at the layer interface decreases, eventually to zero, giving rise to uplift and sliding. Figure 1 (right) shows a deep slip line as occurs in such situations.

In the mid eighties this phenomenon was not well understood, and it caused a sudden collapse of a dike at Streefkerk in the Netherlands (Figure 2). Since then careful observation of various dikes, geocentrifuge tests and FEM-calculations have proven that uplift is a serious failure mechanism (Van, 2001). The last decade the uplift failure mechanism is included in the Dutch National Guideline for Dike Design and Evaluation (TAW, 1985).

Foundations: Innovations, observations, design and practice, Thomas Telford, London, 2003

In for example the polder the Krimpenerwaard in the province South Holland, uplift is representative and significant for river dike stability assessment over a length of 10 kilometres. The dike is, in fact, unsafe.

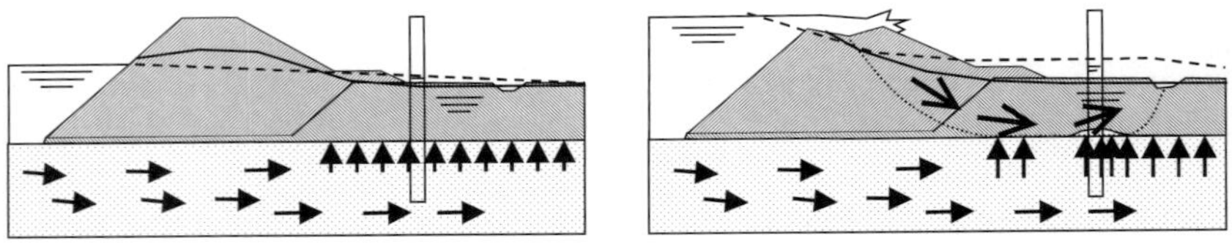

Figure 1. Normal water level (left) and high water level with uplift-induced failure (right)

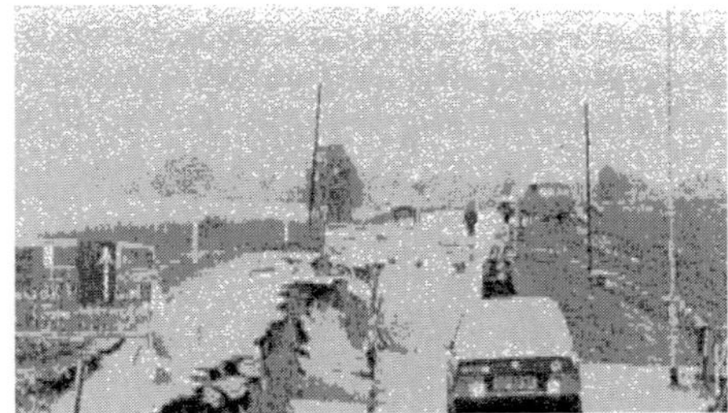

Figure 2. Uplift-induced failure at Streefkerk (the Netherlands) in 1984

Technical improvements for uplift-situations

Usually, this type of up-lift dikes is improved by constructing a berm. Due to the proximity of buildings or environmentally protected zones, the space a berm requires may not be available (Figure 3).

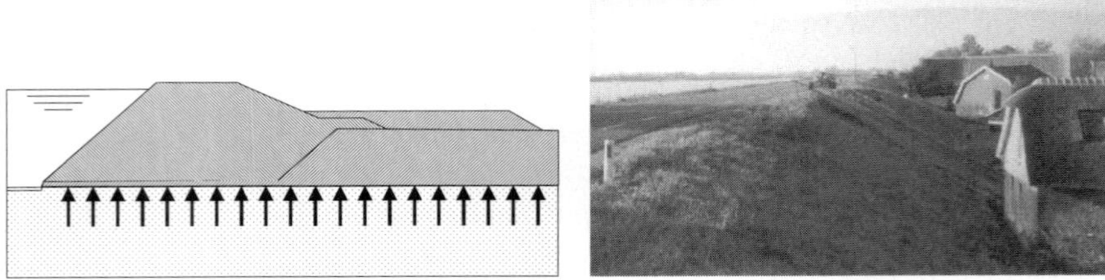

Figure 3. An uplift-dike can be improved with a berm (left). The right picture shows a situation were a berm cannot be applied without destroying the houses.

In the last decade, alternative constructions have been accepted more and more to save naturally or culturally valuable areas. In the case of uplift-situations, heavy and anchored sheet pile walls are installed within the dikes (left in Figure 4). However, these walls are quite expensive and therefore not applied as often as wished. This paper presents a cheaper solution: shorter, deeply installed non-anchored sheet pile walls.

The idea is that a sheet pile wall only is necessary for the relatively deep failure mechanism as uplift. In that case a short unanchored sheet pile wall can be a possible solution (right in Figure 4).

This paper describes successively the design procedure for short sheet pile walls, centrifuge testing and evaluation of the calculation model. Next, field experiences are described, maintenance, costs and finally the paper gives conclusions.

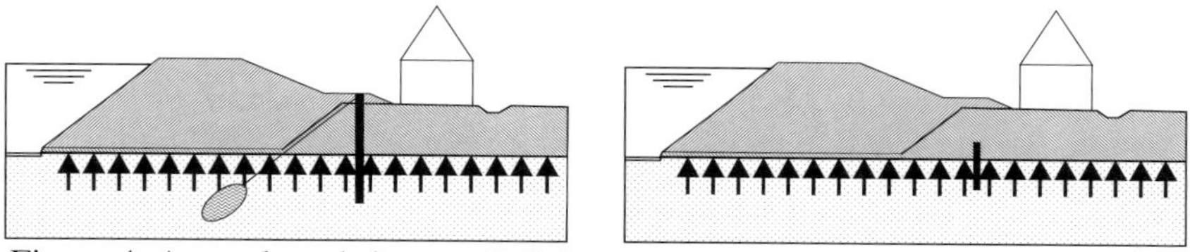

Figure 4. An anchored sheet wall (left) and a short sheet wall (right)

Design process short sheet pile walls

A calculation model was developed using the finite element program Plaxis and described in a manual (Teunissen, 2003). With this calculation model it is possible to consider the five failure mechanisms that have to be checked in the design of a short sheet pile wall:

1. Failure of the soil above the sheet pile wall. If necessary the safety against this failure mechanism can be increased by a short berm.
2. Failure of the soil under the sheet pile wall. It is recommended to place the sheet pile wall sufficiently deep in the sand.
3. Tilt of the sheet wall. If the sheet pile wall is placed deep enough, this can be avoided.
4. Collapse of the wall. The profile should be strong enough to prevent this mechanism. For a 100 year sustainability the profile must have an extra thickness (of 5 mm) to counterbalance corrosion.
5. Large bending of the wall. The profile should be stiff enough to prevent excessive deformations.

With the finite element model it is possible to determine the size, location and dimensions of the short sheet pile wall. As example, design calculations were made for a dike profile in the Krimpenerwaard in the Netherlands (Figure 5). The calculations showed that the short sheet pile wall needed a length of 10.5 m, half in the soft soil and half in the deep sand layer. The calculations showed that the installation of the short sheet pile wall gives a stability factor improvement of 7 %.

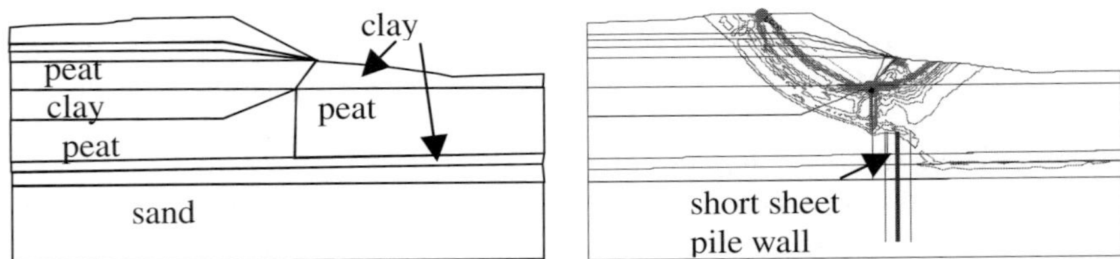

Figure 5. Example Plaxis design calculations. Left: geometry, right: short sheet pile wall with corresponding failure mechanism

The calculated stability of the short sheet wall depends on the depth, length and location of the wall. The best horizontal position turned out to be near the toe and berm of the dike. Small changes in horizontal placement do not affect the stability much.

The aim of the short sheet pile wall is to prevent the uplift-induced deep failure mechanism of the left figure in Figure 6. The improvement of the stability factor is dependent on the stability factors of respectively the deep failure mechanism and the shallow failure mechanism, see Figure 6.

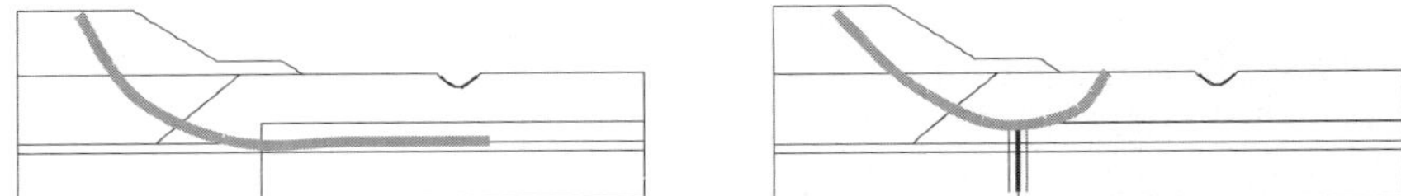

Figure 6. Uplift-induced failure mechanism without a sheet pile wall (left) and in case of a short sheet pile wall (right)

Safety aspects

In the Netherlands, dikes made of soil are designed for a period of 50 years. If a construction, like a (short) sheet pile wall, is applied within the dike than the dike has to be designed for 100 years. According the Dutch Guidelines, that means that:

- The height of the dike has to be designed for the maximum water level in 100 years (which is, in case of the Krimpenerwaard polder, 0.1 meter higher than the 50 years level)
- The design has to be based on a polder- and the water level in the polder that is lowered due to subsidence (for instance in the Krimpenerwaard polder 0.25 metre lower).

- A choice must be made how to account for the lower acceptable failure risk. In the Dutch Guidelines this lower acceptable risk is met by lowering the strength parameters of the soil in case of the failure mechanisms 3, 4 and 5 (failure mechanisms 1 and 2 are not dependent on the construction and soil parameters are not changed). Another approach would be to increase the required minimum stability factor. This subject is part of the safety philosophy that is still a major subject for improvement.

Validation by centrifuge

GeoDelft performed two centrifuge tests; one with and one without a deep unanchored short sheet pile wall, to quantify its efficiency, observe failure patterns, evaluate numerical predictions and to check the sustainability.

The model was composed in a 'strongbox' of a 50-mm layer of sand with high density. The sand layer is connected to a water bin so that the pore pressures in the sand layer can be controlled according to the communicating vessels principle. On top of the sand layer, an 89-mm layer lightweight organic clay and a dike body of Spesswhite clay were constructed. By raising the pore pressures in the deep sand layer, an uplift situation could be created (100 % loading means that the uplift situation was created: the soft soil layer looses contact with the sand layer). In the second centrifuge test a short sheet pile wall was added as shown in Figure 7.

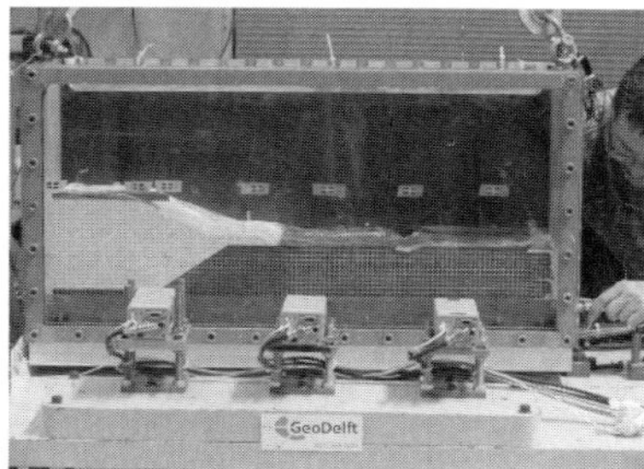
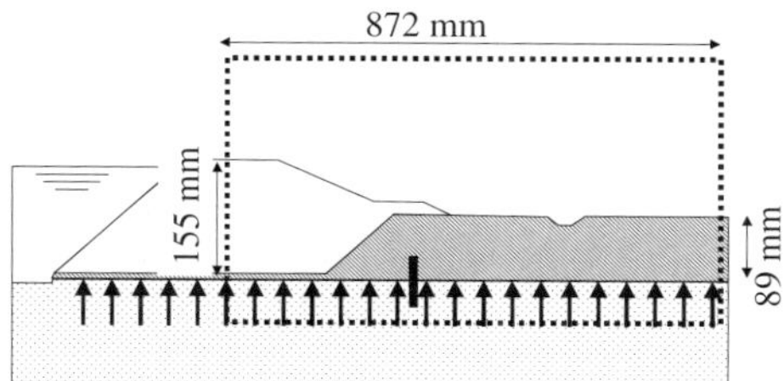

Figure 7. Centrifuge model

Two pore pressure transducers were installed in the sand layer before pouring the sand into the water. Twelve pore pressure transducers were installed through the back wall of the strongbox, into the clay layer and the dike body. They were put into a prebored hole of the same dimensions as the transducers themselves. Six displacement transducers were installed on top of the model, one on top of the dike, five distributed evenly on top of the soft soil layer. Furthermore, a grit was printed on the dike and the soft soil, so that the deformations could be observed through the glass wall.

Table 1 shows the four test phases that were performed.

Table 1. Test phases

Test phase	Description of the test phase
1.	a consolidation period at increasing gravity level (0-45 g)
2.	The pore pressures in the deep sand layer were repeatedly increased to 80 % loading at 45 g and 60 g. With this repeated loading, a series of extremely stormy high water periods was simulated.
3.	100 % loading was applied under 60 g,
4.	The weight was raised by gradually increasing the gravity level g.

The reference test, without the short sheet pile wall, showed dike failure at about 68 g. A deep slip line occurred as shown in Figure 8 (B). The other centrifuge test, with the short sheet pile wall, failed at 82 g, which is an improvement of about 11 %. A slip line occurred in a more shallow area (Figure 8 (A)). Therefore, the centrifuge test proved that the short, unanchored short sheet pile wall is able to move the slip line from the deep (uplift) area to a more shallow area. The improvement of the stability factor is dependent on the stability factor of respectively the first, deep slip line and the second, shallow slip line. This means that the short sheet pile wall is particularly of interest for the geometry's with a rather high safety for shallow deformations but a low safety for deep (uplift) failure.

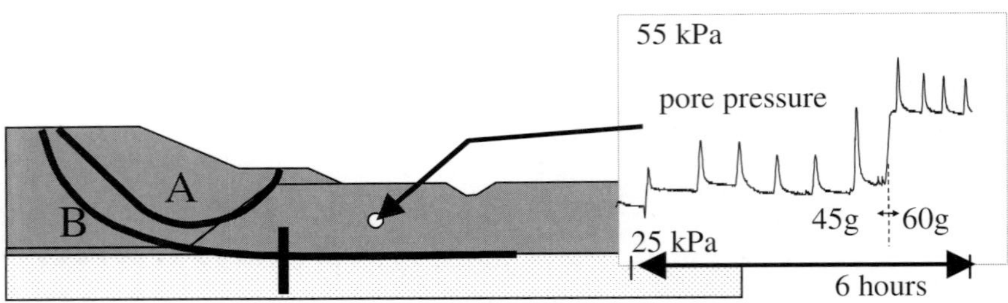

Figure 8. Slip line with short sheet pile wall (A) and without (B); pore pressures in soft soil layer during test phase 2.

The pore pressures in Figure 8 show that each increase of pore pressures in the soft soil layer (test phase 2) vanished completely. No significant displacements of the short sheet pile wall or the soil were observed either. This implies that short sheet piling is a sustainable solution.

Moreover, Figure 9 shows that the vertical deformations in the dike before failure were notably less in the short sheet pile test than in the reference test. The figure shows the settlements of the dike body, measured at the top of the dike. The short sheet pile wall reduced the settlements during the consolidation period with some 30%. During this consolidation period small horizontal deformations were measured in the reference test without short sheet pile wall (maximum about 1 mm), while no horizontal deformations were measured in the test with sheet pile wall yet.

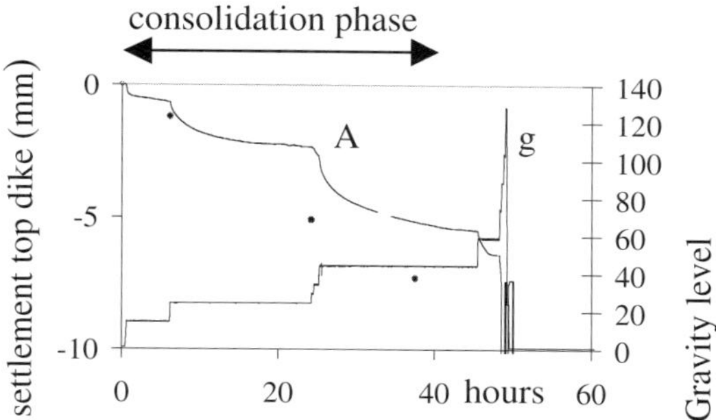

Figure 9. Settlements of the top of the dike; test with short sheet pile wall (A), without the short sheet pile wall (points). The figure also gives the corresponding gravity level (g).

Postdiction calculations with Plaxis

The centrifuge tests were compared with finite element calculations. The tests were followed as closely as possible. Table 2 gives the calculation phases that were carried out.

Table 2. The phases of the postdiction calculations

Test phase	Description of the corresponding calculation phase
1.	Consolidation phase: the increase of gravity level g was simulated by the increase of the soil weight of the model. At each gravity level separate consolidation calculations were carried out.
2.	The repeated increase of the pore pressures in the deep sand layer was not simulated with Plaxis as the test showed no permanent effect on the deformations or stresses in the model.
3.	Uplift: the pore pressures in the deep sand layer were increased to uplift level.
4.	Further acceleration of the centrifuge: both in the test as the calculations, the gravity level g was increased with steps of 15 g. This phase was considered as undrained. At several g-levels, c-φ reductions were carried out to get an idea of the relation between the safety (factor), the gravity (g)-level and the moment of failure in the test.

Figure 10 compares the deformations of the centrifuge test with short sheet pile wall and the corresponding calculations, just after the moment that failure occurred, at 82 g. The figure shows convincing agreement between test results and calculations.

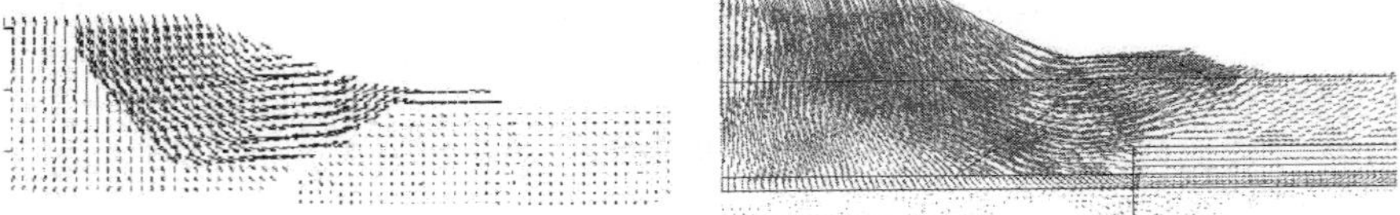

Figure 10 Deformations in the model with short sheet pile wall; left: centrifuge test at 82 g; right: results of FEM calculations.

Both the centrifuge tests as the calculations show that the unanchored short sheet pile wall is able to move the slip line from the deep (uplift) area to a more shallow area (as shown respectively left and right in Figure 6). The improvement of the stability factor is dependent on the stability factor of respectively the first, deep slip line and the second, shallow slip line.

In the reference test the first slip line occurred at 68 g, in the test with sheet pile wall, the first slip line occurred at 82 g. However, this gravity level (g) is not a measure for safety. Figure 11 shows calculated safety factors for several acceleration levels. These are determined with repeated c-φ reductions during phase 4 of the postdiction calculations.

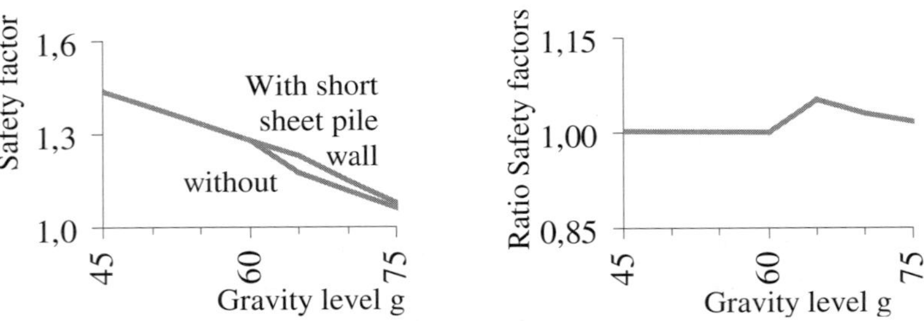

Figure 11. Postdiction calculations: left: safety factors with and without sheet pile wall, right: ratio of safety factors with and without sheet pile wall.

Figure 11 shows for the reference centrifuge test at 65 g a safety factor of 1.18. Adding the short sheet pile wall causes an increase of the safety factor of 5 %; at 65 g, a safety factor of 1.23 was found.

We assume that failure occurs when the safety factor approaches 1.0. Extrapolation of the calculation results in Figure 11 shows that the geometry with short sheet pile wall gives a safety factor approaching 1.0 for 82 g. This is in agreement with the test results, as first failure was found for 82 g. According to the expectations, the reference test without short sheet pile wall gives lower safety factors.

The geometry of the model in the centrifuge tests was relatively unfavourable, as the safety for the shallow slip lines was relatively low. It is important that the test proved that the slip line was moved to a more shallow area. Quantifying the gain in safety depends on the safety philosophy applied.

The installation of short sheet pile walls, maintenance and costs.

In a pilot project, Arcadis tested and optimized their method to install short sheet pile walls into a dike. They installed short sheet piles to a depth (of the top of the sheet pile wall) of 3 metres below ground level in the IJsselmeerdike in the Netherlands. Arcadis used an installation technique that combined ramping and vibration. A pile-block was used to get the sheet pile wall below ground level. For stiff soils the pile-block was fixed to the sheet pile wall.

Arcadis compared their experiences with the expectations for the Krimpenerwaard in South Holland. They concluded that it will probably be possible to apply their sheet wall installation method also in the Krimpenerwaard. However, here, a larger depth and a stiffer deep sand layer than in the IJsselmeerdike is to be expected. Therefore, a pilot project is recommended to optimize the installation technique further for these circumstances.

The short sheet pile wall is invisible. It is therefore important to place on record carefully the location and depth of the sheet pile wall. It is difficult to follow the state of corrosion of the sheet pile walls. Recommended is to apply some long sheet pile walls, which can be removed for inspection after 10-20-30 years.

However, it is expected that the influence of corrosion will be less for short sheet pile walls than for long sheet pile walls, as short sheet pile walls are placed completely below ground water level.

The application of short in stead of long sheet pile walls gives a considerable costs reduction of about 25 – 30 %. The reduction is due to the fact that less steel is needed and no anchoring is needed. This costs reduction offers the possibility to spare nature of culture-historic valuable areas more often. The expectation is that for the next few years, short sheet pile walls will reduce the dike improvement costs for the province South Holland with several millions of euros.

Conclusions

The results of the research are positive:

- the short sheet pile wall gives the dike a larger stability.
- The specially developed calculation model uses the finite element program Plaxis and is suitable for the design of short sheet pile walls.
- A dike with a short sheet pile wall deforms less than a dike without a short sheet pile wall.
- The application of short in stead of long sheet pile walls reduces the costs with about 25 - 30 %.
- Short sheet pile walls offer a new design opportunity that makes it possible to spare nature and culture-historic valuable areas more often.

It is recommended to apply short sheet pile walls in many uplift situations. During 2003, the first designs for practice applications are being made. The first installations of short sheet pile walls in dikes are to be expected in 2004. The expectation is that for the next few years, short sheet pile walls will reduce the dike improvement costs for the province South Holland considerably.

References

1. Barends, F.B.J. (2003) *Groundwater Mechanics and Flood Risk Management.* Invited Lecture, Symp Groundwater Flow and the Environment, May, Okayama, Japan
2. PLAXIS manual. (1998). *Plaxis Finite Element Code for Soil and Rock Analyses*. Plaxis bv. The Netherlands.
3. Teunissen, J.A.M., *Manual for the design of short sheet pile walls in uplift-dikes, using the finite element program Plaxis*, GeoDelft report CO 400920/35 (in Dutch).
4. TAW. (1985). *Guideline for river dike design (in Dutch). part 1: Upper river area.* ISBN 90-12-05169-X.
5. Van, M.A. (2001) *New approach for uplift-induced slope failure.* XVth ICSMGE Proceedings, Istanbul, Balkema, Lisse, p:2285-2288.
6. Van, M.A., Van Eekelen, S.J.M., Barends, F.B.J., (2003) *Design Method for Dike Uplift Stabilisation by Underground Doweling*, to be published in the proceedings of XIIIth European Conference on Soil Mechanics and Geotechnical Engineering, to be held in Prague, 25-28th August 2003.
7. Van Eekelen, Suzanne.J.M., *Short Sheet Piling*, GeoDelft Report CO 400920/41 (in Dutch)

Overhead electric power line foundations: past and present practice and future trends

M.J. Vanner
PB Power Ltd., Newcastle upon Tyne

Introduction

Design against uplift is, in civil engineering practice, a relatively unusual concept and foundations to resist overturning are not frequently encountered. The overhead line industry, however, has been designing and installing foundations to resist uplift or overturning since the early years of the twentieth century. When wide-based lattice towers are used to support overhead electric power lines their foundations have to be designed to resist uplift forces, as well as compression and horizontal shear loads. Poles or narrow-based towers require the use of foundations designed to resist large overturning moments plus compression.

A description is given of the different types of foundations presently used for such structures together with an outline of methods used for their design and construction [1, 2]. Some information is also provided on the main results of some of the full scale test research programmes that have been carried out around the world, leading to better understanding of the possible modes of foundation failure, both in uplift and in 'side-bearing', and to the introduction of alternative design methods based more closely on soil mechanics principles. Overhead line tower foundations are normally relatively shallow and the uplift resistance is generally critical for design; seasonal variations in ground conditions can thus play an important part in foundation performance and reliability. As space here is short, references are given to publications that give much more detail and to likely sources of information.

With the increasing emphasis on both environmental and safety aspects of construction, alternative techniques for design and construction are being investigated and used. The most common new concepts are described and their advantages discussed.

Foundations: Innovations, observations, design and practice, Thomas Telford, London, 2003

Load types imposed on foundations

Loadings on overhead lines are predominantly the result of the effects of wind and ice on the structures and on the equipment (mainly conductors and insulators) they support. Where the lines change direction the angle structures have also to resist transverse components of the conductor tensions, the values of which are dependent on wind pressures, ice loadings and the temperature. Generally the dead weight of the structure and the overhead line equipment it supports is of secondary importance to the loads generated by climatic effects. The forces to be resisted by an overhead line thus are mainly considered transverse to the axis of the line, apart from the terminal locations at either end of the line. The supports and their foundations have also to be designed with sufficient longitudinal strength to provide resistance against out of balance loads along the line in normal service conditions and to restrict cascade failures of the structures if any catastrophic breakages of conductors occur. Design also takes account of structural stability and safety during erection of the supports and the lines and during subsequent maintenance routines. Modern design concepts require foundations to be statistically stronger than their structures.

Initially overhead power lines were constructed using timber poles; as a result the loads imposed on the foundations were mainly overturning moments, with relatively small horizontal shear loads and vertical loads from the poles and superstructures. (Fig 1a). As the voltages carried by the conductors increased so did the required size of the supports and structure design developed into the use of steel lattice towers. Originally these were relatively narrow based and, for foundation design, the structure was still treated as a 'pole' and a single 'compact' foundation was used, with loadings as for the pole lines. Where lattice towers were designed with wider bases the foundation design became 'separate' or individual to each leg of the tower. For towers with separate foundations the imposed loads are mainly vertical (either uplift or compression) combined with relatively small horizontal shear forces. (Fig 1b).

The majority of overhead line structures are designed to be 'self-supporting'. However in some countries, where there is more space, guyed or stayed structures are used. In such a situation each of the guy foundations resists an uplift force in line with the guy whilst the guyed-mast central foundation resists compressive forces with relatively small shear loads. (Fig 1c).

The other type of line support that can be seen quite frequently is the 'H-pole'. If there is no bracing between the poles then each foundation behaves in a similar manner to those for single poles. When the poles are 'braced' (Fig 1d) the overturning moment applied to the poles is converted into uplift and compression in the poles and so the foundations have to resist both the vertical loads and residual moments and shears.

Present foundation practice

Sketches of some typical foundations used for overhead line supports are shown in Figure 2.

Foundations for wood poles initially consisted simply of the bottom section of the pole buried in the ground surrounded by fill, either the originally excavated soil or sometimes a granular fill. To increase the foundation capacity, one or more wood baulks would be bolted across the pole in the ground. Similar 'direct embedment' foundations can be used for the larger steel poles but quite frequently a concrete fill is used or the pole is set into a drilled shaft or caisson.

When separate foundations were first installed for towers they probably consisted of a grillage of steel members, in the form of an open pad, bolted to the base of the stub angle. The stub angles extended up to just above ground level and the tower leg members were bolted to the stubs. Later, at the base of an excavation, mass concrete was cast as a block into which was set the stub angle with bolted on cleats. The stub angles frequently were not encased in concrete, but a relatively short rectangular prism of mass concrete would be cast round each stub for a distance about 200mm below and 150mm above ground level. This acted to some extent as a shear block, prevented mechanical damage to the steel at ground level and also restricted corrosion attack on the steel.

As foundation sizes were increased the foundation block tended to be cast in formwork, generally in the form of a truncated pyramid. A mass concrete column was then added round the stub from the block up to 150mm above ground level. The column was originally provided simply to give a 100mm cover to the stub. In the UK it was only when the 275kV 'supergrid' was first introduced in the 1950s that these chimneys were checked to resist 'bracing' or residual shears applied to the foundation from the bottom diagonal bracing members of the towers. In the early 1960s when design started on the 400kV lines their increased sizes and loads meant that reinforced concrete design was introduced.

Thus, though very simple foundation constructions were used successfully for a long time, overhead line tower foundation structural design for the last forty years has more generally followed normal civil/structural practice. Reinforced concrete pads and chimneys (columns), drilled shafts and caissons are used in 'normal' soils, pile arrays are used in poor ground conditions whilst in rocky ground or in compact frictional material as found in many 'desert' conditions pads may be cast against the rock excavation walls or rock or ground anchor arrays are installed. Occasionally raft foundations are used for towers to be built in areas of weak ground or where there has been mining activity.

Design

Historically most foundation design has been carried out using empirical methods and such practices are still followed for many installations.

Approaches using soil mechanics techniques are used for drilled shaft, caisson and piled foundations and for the anchor arrays. They are also used, particularly in the USA but sometimes in Europe [3], for design of the larger side-bearing foundations used for monopoles supporting higher voltage lines. Soil mechanics based analyses (usually attempting to integrate the shear over assumed failure planes) have also been applied to uplift design for 'pad and column' type foundations, but mainly as check methods rather than as routine design practice.

Foundations for timber poles and for other relatively small single structures are frequently designed assuming a parabolic stress distribution in the ground, when the following relation gives the ultimate resisting moment:-

$$RM = kbd^3/_{12} \tag{1}$$

where: -b is foundation width (m), d is foundation depth (m) and k is soil lateral pressure per unit of depth ($kN/m^2/m$).

k will have values varying from 200 to 800 $kN/m^2/m$ in soils ranging in strength from weak to very compact. In this design, the resisting moment increases with the cube of the depth of the foundation and all vertical loads are ignored. For higher loads, where foundations are of concrete construction (mass pad/block or caisson), modified design procedures are used taking account also of the resistance to overturning gained from the mass of concrete in the foundation. As mentioned above, computer analyses, considering spring constants for soil properties, have been developed to study side bearing behaviour of drilled shafts.

Design for separate foundations has to consider both compression and uplift resistance. For design to resist compression, similar techniques are used to those applied generally in civil engineering. The base size of the foundation is normally determined from the bearing capacity calculations and the depth of the foundation then calculated to provide uplift resistance. Traditionally, for overhead lines, empirical design methods have been used to estimate uplift capacities and a simple free-body diagram (Figure 3) provides a composite view of various failure surfaces and design models that have been used.

The most usual overhead line practice is to equate uplift resistance to the dead weight of the foundation and of the soil contained within a theoretical frustum rising from the base of the foundation to ground surface. The half-angle of the frustum is defined according to the ground conditions and sometimes according to the method of construction of the foundation (undercut into or cast against undisturbed soil or cast within formwork and with upper surfaces surrounded by fill). Values used vary between 30° and 0° for soils and between 45° and 30° for rock. The bulk density of the ground is generally quoted as a nominal value, say 1600 kg/m^3, but allowance is made for submerged densities where appropriate.

An alternative empirical approach is to assume shear planes (generally vertical) rising from the base of the foundation to the ground surface and to equate the uplift resistance to the sum of dead weights of foundation and of soil contained within the planes plus shear forces acting on the planes. Values of shear determined from tests on full scale, but fairly small, foundations vary between 5 and 40 kN/m^2. These values are low compared with shear forces that would be calculated using soil mechanics. However, it must be remembered that the whole surface between foundation and ground level is not generally sheared, unless the foundation is very wide and shallow.

Installation

The type of foundation employed varies according to the ground conditions into which it will be set, the method of construction and design favoured by the Client, Engineer or Contractor and also on environmental concerns.

The method of construction can vary quite extensively, from the simplest methods in under-developed countries to the use of modern civil engineering techniques where these are needed and are commercially viable [4]. Generally, however, because of the need to construct supports at intervals of between 80m and 450m, depending on the voltage and type of the line, standardised and relatively simple procedures are preferred for the majority of foundations. Line lengths can vary from under 1km to 500km or even more. There is, therefore, a logistic and economic requirement to provide some standardisation to foundation design, even at the expense of conservatism at some locations.

The level of site investigation carried out prior to construction can vary from a borehole at each tower location to nothing at all. Quite frequently penetrometer testing using dynamic or static cone equipment may have been carried out at intervals along a line route or at specific locations. Foundation designs will have been prepared for a finite number (generally between two and five) of different ground conditions and the aim of the site investigation is to determine which of these designs will be put in at each site. The excavation size depends on the design and if the preliminary choice is incorrect then excavation sizes and positions have to be amended during construction, leading to delay, extra cost and possibly a less effective foundation because of ground disturbance.

Testing

Some testing had been carried out prior to 1950 by one or two organisations to check design capabilities of side bearing foundations for timber poles and both the frustum and the shear methods of uplift design for foundations, at that time for voltages probably only up to about 100kV and thus with fairly small foundations. As the system voltage increased, so the Utilities began to realise that foundation costs had increased, as had the complexities of the foundation design and of installation techniques. Questions were asked and it was thought that costs could possibly be saved on foundations, because they had not failed and as none had been excavated and broken open and inspected it was assumed that they were all in perfect design condition. So, in the 1950's, testing regimes on foundations started in several countries [5]. France, Britain and Italy all tended to follow a similar path; in Canada and USA, where several papers had been published, similar questions were being asked but were directed differently because in North America foundations were more often constructed using mechanical plant than at that time they were in Europe. All these studies moved in parallel with no interface until a focus was provided when Conseil International des Grands Reseaux Electriques (CIGRE) reconstituted its Overhead Line Study Committee in 1967 and Foundation Working Group (22-07) was created. Included were the representatives from France, Britain and Italy who had carried out the testing. From the 1980s, representatives from Canada and the USA joined the working group, which thus now also had access to the work being carried out under the aegis of Electrical Power Research Institute (EPRI). This was initially aimed at refining designs to resist overturning moments, or alternatively uplift and compression loads, on drilled shafts, which had become the preferred United States type of foundation.

All these investigations had aspects in common: they all were concerned with testing full size foundations, both those from existing overhead lines and also those that were installed for the purposes of the tests, backed up with some model testing for qualitative purposes and they all attempted to analyse the results on a basis of soil mechanics. The actual formulae proposed and the figures used varied from group to group, perhaps depending to some extent on the methods used for construction in each country. The main outcome was that, as a result of these tests, these engineers had actually investigated the methods of failure of foundations under different circumstances and had appreciated how the modes varied from those assumed in their empirical foundation design. They discovered that some foundation types under test had either not provided the design uplift strength or they suffered too much movement under applied loads to be effective for supporting the structures.

As frequently has been the case those people who developed the empirical design principles were not far from the truth. In some conditions a foundation being pulled up does initiate failure surfaces spreading away from the foundation, not necessarily plane surfaces but sometimes of varying curvature. In some conditions, particularly when backfill surrounds the upper surfaces of a foundation, the failure surfaces follow the interface between fill and undisturbed ground for part or all of the distance between the foundation and ground level. For these foundations in particular the properties of the backfilled material was a controlling influence and, as opposed to frequently held beliefs, the backfill properties, with age, rarely became similar to or identical to those of the original undisturbed material.

The benefit of testing experience thus allowed engineers to understand better how foundations were likely to behave and taught them not to follow slavishly the concepts inherent in empirical design assumptions, regardless of scale effects, construction methods and behaviour in different ground conditions. Guideline limits were applied to the empirical methods to permit safer design. These included such approaches as restricting the foundation depth/width ratio to a value of about 2.5 when using a frustum formula and realising that scale effects required the testing of foundations of several different sizes and depths in order to calibrate the formulae in use for all load ranges.

The main fault with the frustum method of design is that it predicts uplift resistance proportional to the cube of the depth, whereas the resistance is probably more closely related to the square of the depth. However, provided that the plan area/depth ratio of the foundation is sufficiently large, then the model is reasonably accurate. Relatively small but deeply set foundations fail by local shear and at lower uplift values than calculated. Undercutting a foundation block into or casting it against undisturbed ground will mobilise the strength of that soil and will result in a greater uplift capacity together with less movement to achieve it. A foundation cast in formwork and with fill material placed above and round it will tend to move much more under uplift forces and the failure often takes place purely within the fill and along the interface between fill and undisturbed ground, generally much the weakest plane in the zone. Excavation of foundations even after some thirty years in service, demonstrated a fill still considerably weaker than the original soil and a clear plane of weakness along the walls of the original excavation.

The other basic fault with the empirical frustum method is that it considers normally only bulk or submerged densities. In many ground conditions where unsaturated conditions occur there can be marked differences in soil shear strength in the upper layers of the ground at different seasons of the year. In Africa and in the silty sands occurring for example in the Argentinean Pampas the difference in shear strength of the soils at different times of the year can vary by a factor of 2, 3 or more just by the difference in moisture content in the soil body. As a result attention has to be paid to the design adopted to take account of this possibility and to reduce the shear stress placed on those layers of soil.

Future Trends

With the increasing emphasis on both environmental and safety aspects of construction, alternative techniques are being investigated and used. To minimise as far as possible the visual impact of overhead lines, the routes are more frequently being planned through terrain that increases problems with both foundation design and construction, including access. Because the endeavour is to reduce as far as possible both safety hazards and negative environmental impacts an attempt has been made to meet these requirements with more frequent use made of drilled shafts, anchor arrays and driven steel pipe foundations, in an attempt to reduce volumes and weights of materials excavated from or delivered to the sites.

Another aspect of design and construction that has environmental as well as engineering impacts is the attempt to reduce any disturbance to the terrain outline. This means that the old techniques of cutting or levelling hillsides to install towers has been replaced by the use of purpose designed and fabricated extensions to the tower bodies or to the foundation columns.

References

Much more detail on overhead line foundation design, testing and construction may be found in the following references and from the Learned Society sources recommended and listed below the numbered references.

1. CIGRE Working Group 22-07. *The design of transmission line support foundations-an overview.* CIGRE Technical Brochure No 206 August 2002. (Contains a list of over 100 references to papers in public domain worldwide, including some detail on recent work carried out in North America.)
2. *IEEE Guide for transmission structure foundation design and testing.* IEEE Std 691-2001. (Contains a list of over 175 reference papers, including much more detail on recent work carried out in North America.)
3. Dembicki E, DiGioia AM, and Lapeyre J-L. (1993) *A comparison of various methods of predicting the response of drilled shafts subject to high overturning moments.* CIGRE-ELECTRA **149** Aug
4. Adam JF, Bradbury J, Charman WR, Orawski G and Vanner MJ. (1984) *Overhead lines-some aspects of design and construction.* IEE Proc., **131,** Pt C No 5 Sept
5. Vanner MJ. (1982) *Foundation uplift resistance: the effects of foundation type and of seasonal changes in ground conditions.* IEE Proc., **129,** Pt C No 6 Nov

Institution of Electrical Engineers (IEE) London
Institution of Electrical & Electronic Engineers (IEEE) New York
American Society of Civil Engineers (ASCE) New York
Conseil International des Grands Reseaux Electriques (CIGRE) Paris

Acknowledgements

The author thanks Ian Fair for assistance in preparing the paper, Bill Griffiths for drawing the figures and the Directors of PB Power Ltd for their permission to publish.

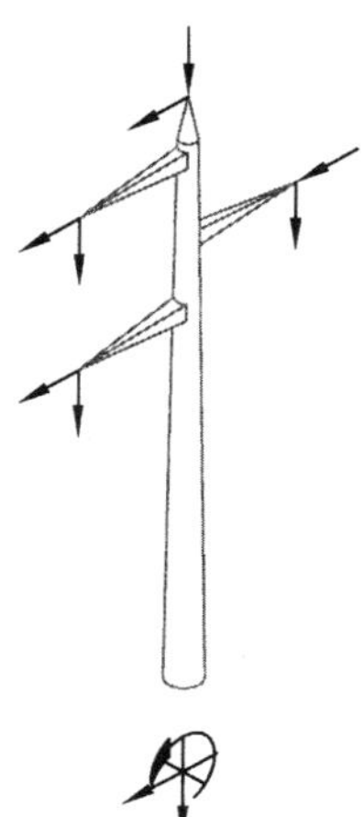

1a Single Pole – Compact Foundation

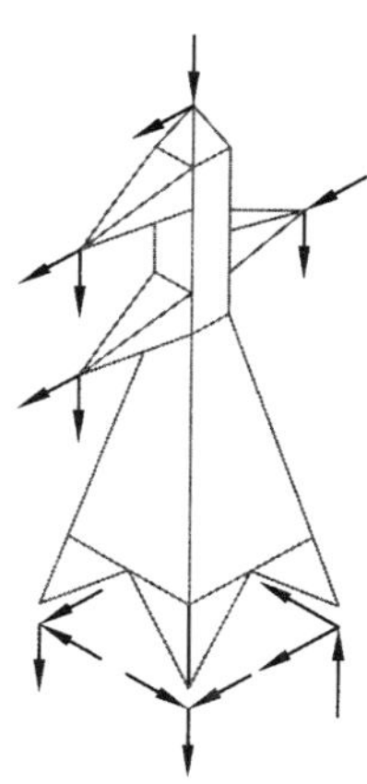

1b Lattice Tower – Separate Foundations

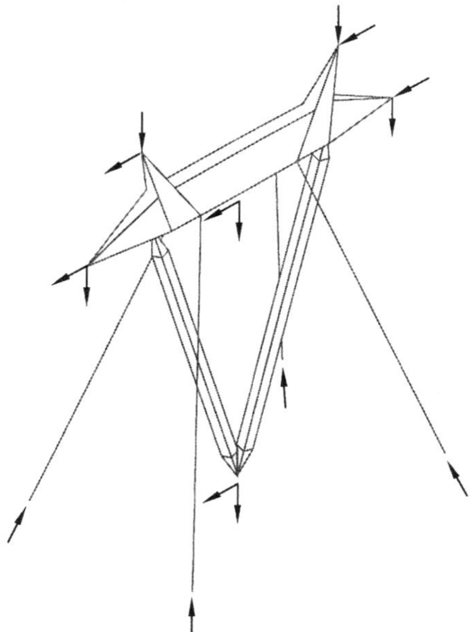

1c Guyed Support – Separate Foundations

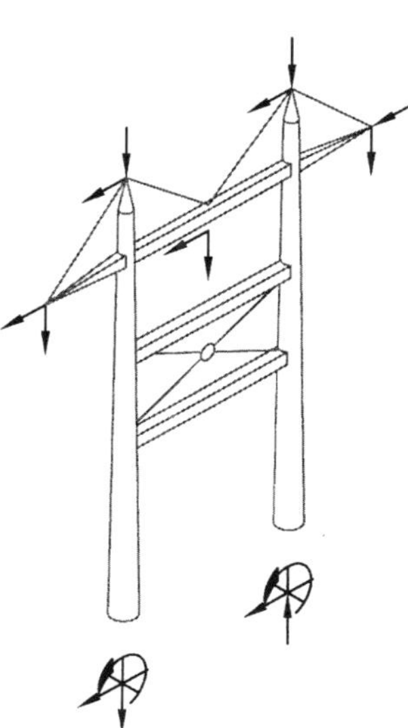

1d H Support – Separate Foundations

Figure 1 Support Foundation Loading

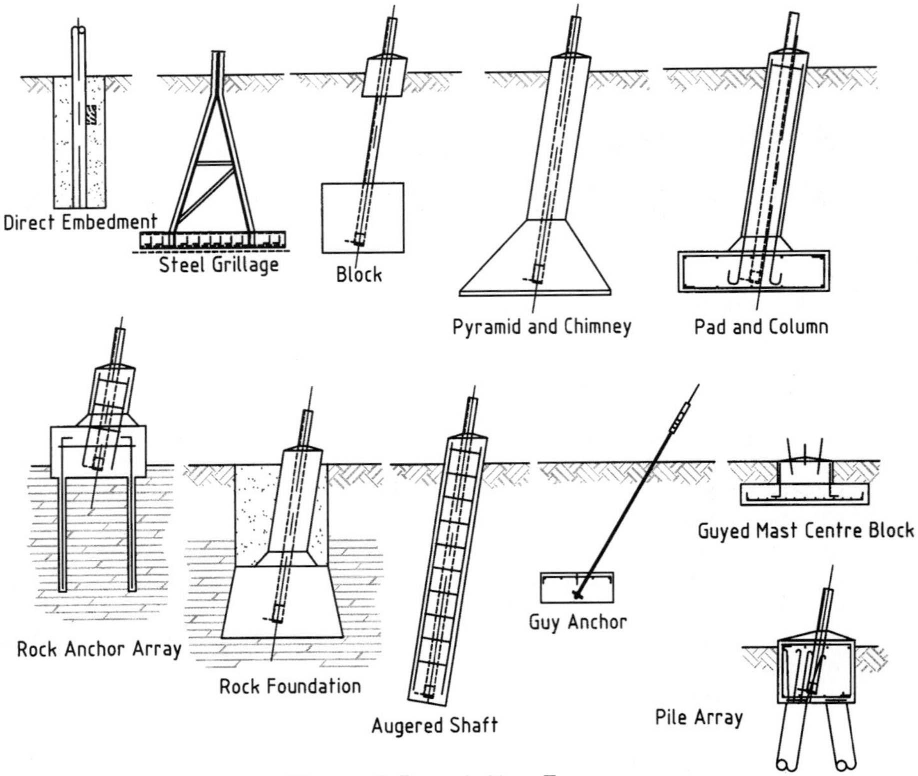

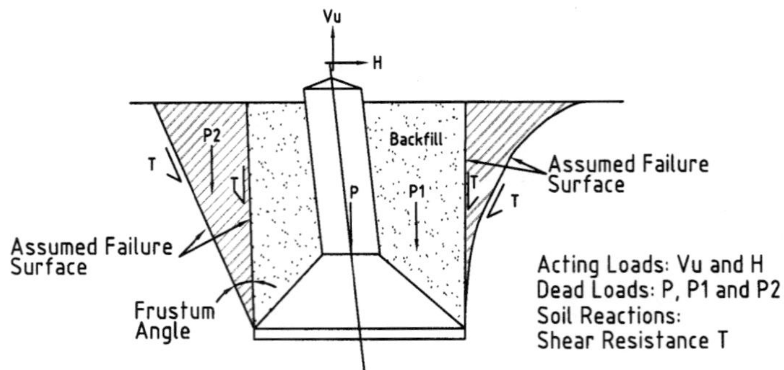

Figure 2 Foundation Types

Figure 3 Free – Body Diagram – Spread Foundations (Uplift)

Some observations on the behaviour of triangular shaped model footings

S. Vomva and K.J.L. Stone
University of Brighton, England

Introduction

The bearing capacity problem has received much attention in the study of soil mechanics with the result that the designer has the choice of an array of Bearing Capacity Equations at his or her disposal (1,2,3). Many of these equations are generally applicable since variations in geometry and loading are catered for through the use of bearing capacity factors. The use of such factors appears to be satisfactory for most conventional foundations (i.e square, rectangular and circular) however, it is not obvious how best to apply the equations to highly irregular shapes, and in particular triangular footings. Whilst triangular footings are not commonly found in onshore construction, they are regularly used for the temporary support of offshore structures in the form of 'mudmats' formed at the apex of jacket legs (Figure 1). These are used to provide temporary support of the structure on the seabed whilst piling operations are carried out for the permanent installation.

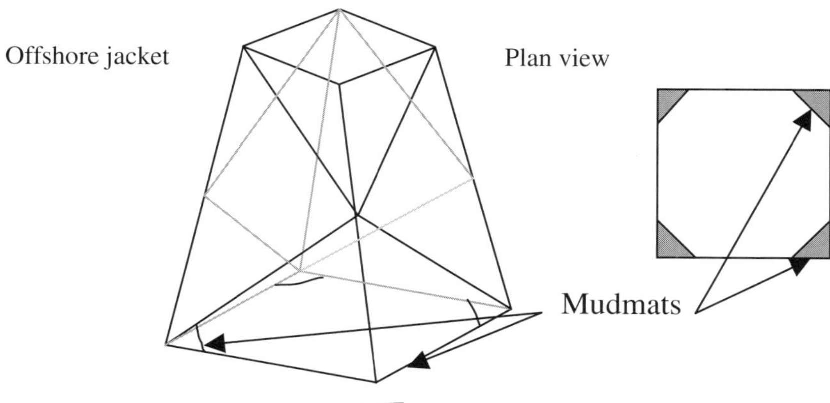

Figure 1: Typical mudmat arrangement

Foundations: Innovations, observations, design and practice, Thomas Telford, London, 2003

This paper investigates a possible approach to the analysis of triangular footings. The procedure involves applying the standard bearing capacity equations to an 'equivalent' rectangular footing derived from considerations of equivalence in both inertia and area.

Design of model footings

Consider the equilateral triangle and rectangle shown below.

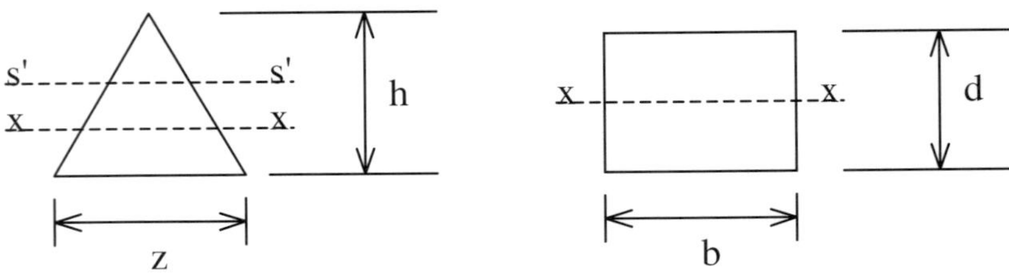

For the triangle the corresponding area (A) & moment of inertia (I) are given by

$$A_\Delta = \frac{zh}{2} \quad ......(1) \quad \text{and} \quad I_X = \frac{zh^3}{36} \quad ......(2)$$

and for the rectangle by

$$A_R = bd \quad ......(3) \quad \text{and} \quad I_X = \frac{bd^3}{12} \quad ......(4)$$

From the above relationships it is straightforward to derive the dimensions b and d of a rectangle that maintain equivalence of area, and moment of inertia, for a specific triangle. Furthermore, using the parallel axis theorem, equivalent rectangles for any axis of rotation (e.g. s'-s'), associated for example, with an eccentrically applied load, can be determined.

It is well known that an eccentrically loaded rectangular footing can be analysed using conventional bearing capacity formulations provided the dimensions of the footing are adjusted to account for the eccentricity of load. As a check on the experimental procedure, footing tests were also conducted on an eccentrically loaded rectangular footing. The initial long and short dimensions of the footing are conventionally denoted as L and B respectively. Under the action of applied eccentric loads, the dimensions of the footing are reduced to L' and B'. In this study a rectangular footing was loaded eccentrically to it's long axis and the measured bearing response compared directly with a footing conforming to the derived reduced dimensions.

The following table presents the dimensions of the triangular footings and their corresponding equivalent rectangles, together with the rectangular footings used to check the experimental procedure. A typical set of model footings are shown in Figure 2.

Table 1: Geometry and section properties of footings

Triangular footing	eccentricity of loading about centroid (mm)	Equivalent rectangular dimensions (mm)
60 mm equilateral	0	36.74 x 42.43
60 mm equilateral	-8.66	30 x 52
30 x 52 rectangle (B x L)	0	30 x 52
30 x 50 rectangle	13	25 x 30 (L' x B)

NB: For the triangular footings eccentricity is measured relative to the axis (x-x) through the centroid (positive upwards).

Experimental procedure

The footing tests were performed in a sand box of inner dimensions 230mm x 250mm x125mm (deep). The footings themselves were fabricated from 6mm thick smooth sided acrylic. Conical depressions were made into one side of the model footings to act as locating seats for a 10mm ball bearing through which the load to the footing was applied. Loading was applied through a strain controlled load frame at a constant rare of 0.2mm/sec. Both the applied load and vertical displacement (at the point of application of the load) were continuously recorded using a 16 bit data acquisition system.

All the tests reported here were performed on samples of dense sand prepared through dry pluvation, and compacted using a vibrating table. Details of the physical properties of the sand can be found in Ref 4.

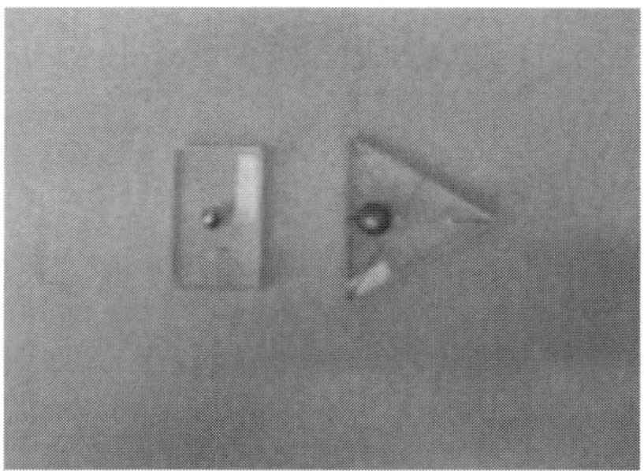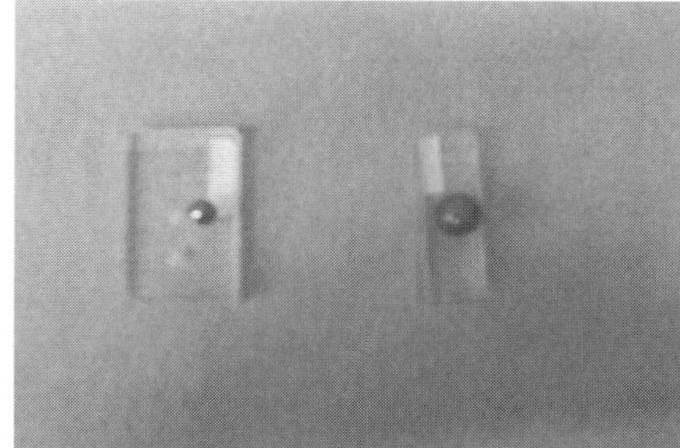

Figure 2: Eccentrically loaded triangular and rectangular footings and corresponding equivalent rectangle.

Results

The results are best presented through plots of average bearing stress versus vertical displacement. As was mentioned previously, it was decided to investigate the experimental approach by performing an eccentric loading test on a rectangular footing, and then testing the associated reduced dimension footing.

Figure 3 shows plots of the average bearing stress versus vertical displacement for the eccentrically loaded 30 x 52 mm (B x L) rectangle together with the corresponding reduced 30 x 25 mm (B x L') rectangle. It is clearly apparent from these data that the procedure for accommodating eccentric loading through reducing the footing dimensions is satisfactory for the magnitude of the eccentricity applied in the test.

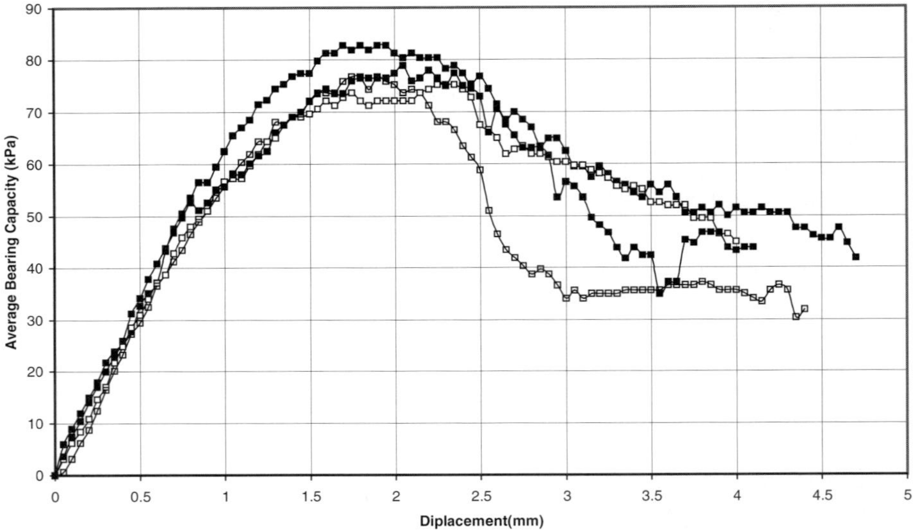

Figure 3: Plots of average bearing stress versus vertical displacement for eccentrically loaded rectangular footing (30 x 52mm) closed data points, and associated reduced dimension rectangle (30 x 25 mm) open data points.

The tests performed on the triangular footings and their equivalent rectangles are shown in Figures 4 and 5. From the data presented in Figure 4, which compares the average bearing stresses for the 60 mm equilateral triangle, and its associated 36.75 x 42.43 mm rectangle, it is apparent that the maximum average bearing stress obtained for the rectangle is 20-30% less than that observed for the triangle. For the case of the eccentrically loaded triangular footing, Figure 5, the situation is dramatically reversed. In this case the maximum bearing stress for the equivalent footing is about 60% greater than that observed for the triangular footing.

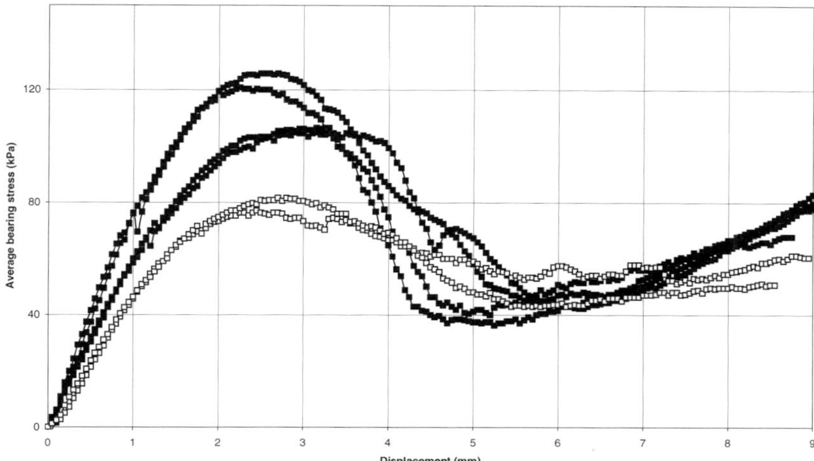

Figure 4: Plots of bearing stress versus vertical displacement for centrally loaded 60x60 mm triangle (closed data points) and equivalent 30x50 mm rectangle (open data points).

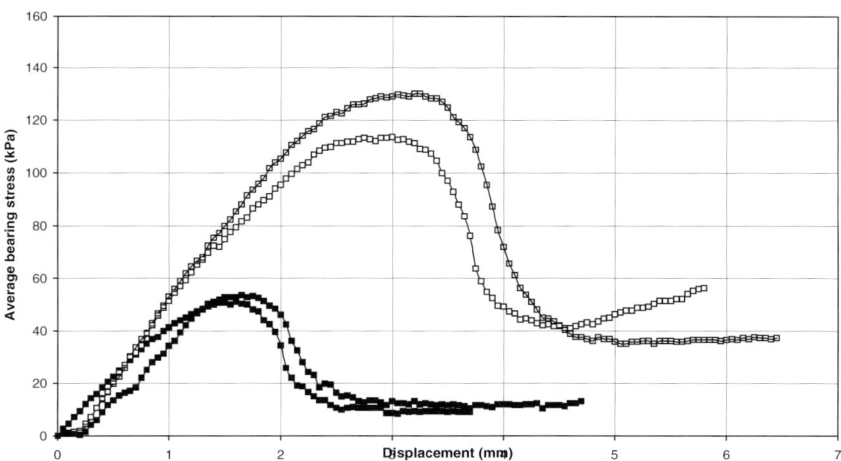

Figure 5: Plots of bearing stress versus vertical displacement for eccentrically loaded 60 x 60 mm triangle (closed data points) and equivalent 30x52mm rectangle (open data points).

Discussion and conclusions

This paper has presented a preliminary study concerning the bearing capacity of irregular shaped (triangular) footings. Tests were conducted to investigate a simple approach to estimating the ultimate bearing capacity through the application conventional bearing capacity formulations to an 'equivalent' rectangle derived from the geometrical properties of the triangular shaped footing.

The results of the study have demonstrated that the ultimate bearing capacity of triangular footings cannot be predicted to any degree of certainty using the proposed approach. The method yields a conservative ultimate capacity for the centrally loaded triangle, but conversely an optimistic value for the eccentrically loaded triangle.

It is clearly apparent that a considerably more extensive investigation is required to establish if conventional bearing capacity formulations can be adapted to irregular shaped footings, for example, through the use of shape factors, or if an alternative approach is required.

References

1   Bowles J. (1988) ”*Foundation Analysis and Design*”.4th ed. New York: McGraw-Hill Book Company

2. Prakash, S., Saran, S. (1971) "*Bearing Capacity of Eccentrically Loaded Footings*". Journal of Soil Mechanics and Foundations Division, Proceedings of the American Society of Civil Engineers,Vol.97, No.SM1, January

3. Saran, S., Agarwal, R. K. (1991) "*Bearing Capacity of Eccentrically Obliquely Loaded Footings*". Journal of Geotechnical Engineering, Vol. 117, No.11, November

4. Vomva S, (2002). *Unpublished Project Report*. University of Brighton.

Development mechanism of pile skin friction

A. Wada

Asia Georesearch Agency Corporation Pte Ltd (AGA), Singapore

Introduction

The design of pile has been standarised in most of the country. Also there are many discussion and study on the theoretical analysis and on the data of case study for to validate this standard.

With the pile design procedure, pile load test is carried out on preliminary test pile for to verify the pile design. The purpose of pile load test is to validate the skin friction and end bearing capacity, but generally, the test result is only use for to confirm the total bearing capacity of pile. The skin friction has variable parameters in pile design, which are decided by the design engineer. This will cause big variation on the type and length of pile. It will have risk on pile foundation as result of this study. From this point of view, we review the data of ultimate pile load test for to examine the skin friction and to prepare some guide value for future pile design.

As result of this study the skin friction is found to be generated by pile shaft displacement and its magnitude being a partner of pile shaft displacement.

Study of pile load test

Test pile

Study was carried out based on the data of approx. 30 nos. of pile load test in which strain gauges and extensometers were installed. It is also base on the accuracy of the monitoring record.

The type of test pile is in-situ casting bored pile. The diameter of pile is from 800 ~ 1300mm. The average diameter is 1000mm. The length of pile varies from 15m ~ 40m depend on the distribution of soil at each project site.

Applied load per pile is 200 ~ 300% of design load. The strain gauge and extensometer installed in test pile are as follows:

Foundations: Innovations, observations, design and practice, Thomas Telford, London, 2003

Strain Gauge :   Vibration wire strain gauge. It is installed at 6 ~ 15 stage depth considering the soil layer distribution. Generally, the depth is approximately at the boundary of each layer. The total quantity for each test pile is 18 ~ 36 nos./pile.

Extensometer :   Consists of stainless steel rod with dial gauge at the top. The installation depth of extensometer is pile toe, top of bearing layer and other necessary depth. The quantity of extensometer is 1 ~ 3 nos. and most of the test pile has 3 nos. of extensometer.

Interpretation of test pile

The compressive stress and unit skin friction at each depth are evaluated from strain gauge reading. The compression settlement at the pile toe is monitored by dial gauge reading of extensometer and pile top. The displacement of each depth along the pile shaft is evaluated by accumulated deformation from pile toe considering the distribution of stress magnitude. This process of interpretation is shown in Fig. 2 as flow chart.

The relationship between unit skin friction and pile displacement at each depth is shown in Fig. 3

This figure shows unit skin friction has 3 stages, which are progressively change with increase of loading, such as.

° Progress Stage   - Unit skin friction increase with displacement
° Max. Strength Stage   - Unit skin friction shows maximum strength.
° Residual Strength Stage   - Unit skin friction reduce to residual strength.

The pile displacement is big at the pile top and small at the pile toe under any loading stage as shown in Fig. 4.   So the unit skin friction at each depth is summarized considering the increase of load in Fig. 5.

As shown in Fig. 5, maximum strength is obtained at certain depth and residual strength is observed at upper portion.   The progress stage is at the lower portion. The point of maximum skin friction generally shifts to lower portion with the increase of applied load. Thus, the total bearing capacity increases as shown on the right side in Fig. 5.

From this point of view, the unit skin friction at most of the depth will not show the maximum strength under any loading stage. Generally, the skin friction at shallow depth is small due to the soft ~ firm soil. It is big at pile toe due to pile socket into strong bearing layer. But, when pile is long or bearing capacity is generated at shallow depth, the stress cannot be transferred to the lower pile. Then the skin friction at lower depth of pile cannot be monitored.

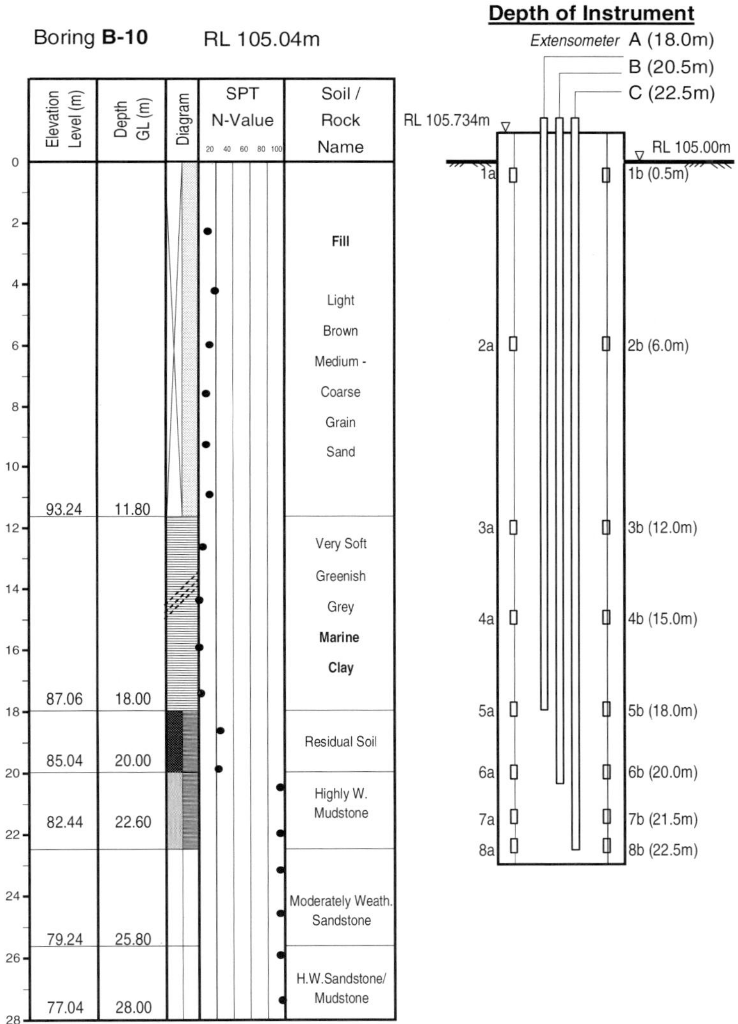

Figure 1 Sample of Instrumentation in Test Pile

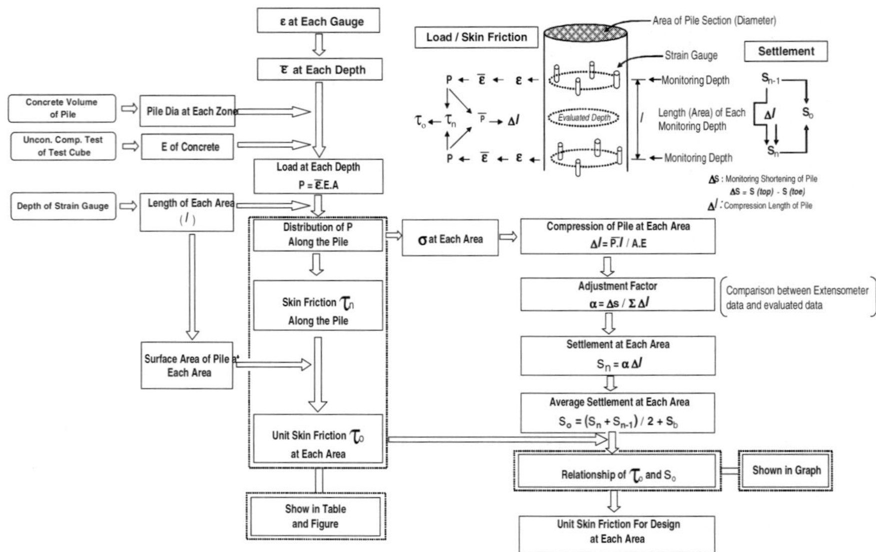

Figure 2 Flow Chart of Analysis Work of Instrumentation

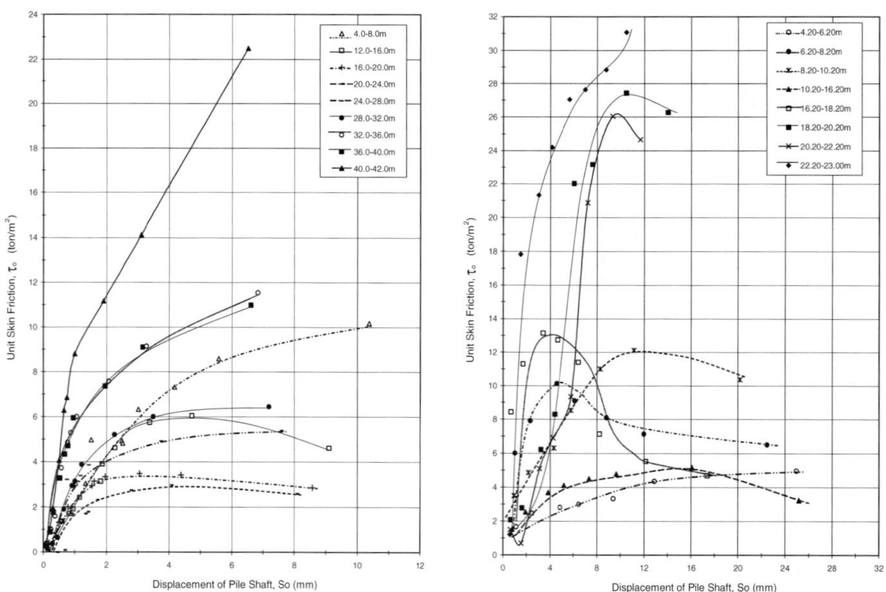

Figure 3 Unit Skin Friction with Displacement

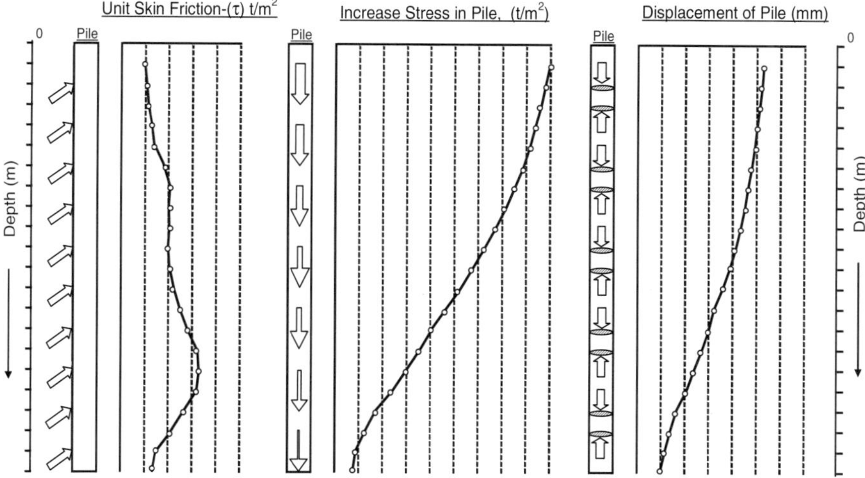

Figure 4 Increase of Stress and Magnitude of Pile Displacement along Pile

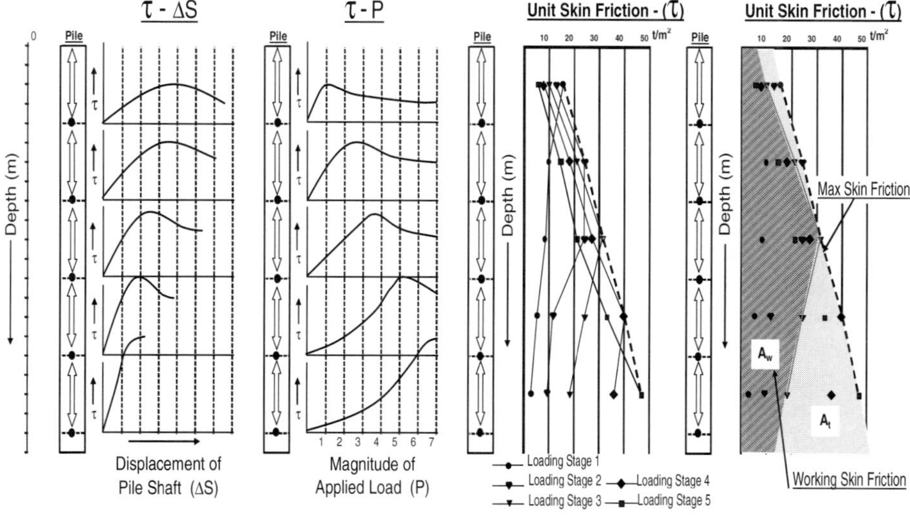

Figure 5 Magnitude of Skin Friction under Load Test

Test result

The test result is summarized in Table 1 based on the type of bearing layers, such as Old Alluvium, Boulder Clay, Bukit Timah Granite and Jurong Formation sedimentary rock.

The range of settlement at pile top and pile toe are monitored and recorded as follows:

Pile Top Settlement	9.5 ~ 23.8mm
Pile Toe Settlement	1.2 ~ 14.1mm

Thus, the displacement of pile shaft is limited and it has effect on the development of residual strength in skin friction.

As shown in Table 1, the range of displacement for to generate maximum. skin friction is 5 ~ 14mm. Whereas, the displacement for residual strength is 10 ~ 20mm.

Alluvium Cohesive Soil	:	8 ~ 10 mm
Alluvium Sandy Soil	:	14 mm
Sedimentary Rock (IV ~ VI)	:	8 ~ 9 mm
Sedimentary Rock (III)	:	6 mm
Granite (V ~ VI)	:	7 ~ 8 mm
Granite (III ~ IV)	:	5 mm
Boulderly Clay	:	5 ~ 8 mm
Old Alluvium	:	10 ~ 14 mm

Also the maximum skin friction and ratio of strength that reduce to residual soil are as follows:

		τ_{max} (KN/m^2)	τ_{res}/τ_{max}
Alluvium Cohesive Soil		40 - 65	0.70 - 0.85
Alluvium Sandy Soil		90	0.45
Sedimentary Rock	VI	117	-
Sedimentary Rock	V	195	-
Sedimentary Rock	IV	>400	-
Sedimentary Rock	III	>1520	-
Granite	VI	77	0.70
Granite	V	135 - 287	0.77 - 0.94
Granite	IV	>690	0.90
Granite	III	>2600	-
Boulder Clay	(R)	60 - 86	0.79
Boulder Clay	(W)	>144	0.52
Boulder Clay	(C)	>398	0.87
Old Alluvium	(W)	>98	0.63
Old Alluvium	(C)	258 - 820	0.96

Particulars of skin friction

Relationship with other parameters

The skin friction during the design stage is evaluated from shear strength parameters, such as Cohesion (C) or N value. For these pile load test sites, the parameters were obtained from weathered rock zone, Old Alluvium and Boulderly Clay, and prepare the relationships in Figs. 6 & 7.

As shown in these figures, the relationship of each parameter is shown by the following formula.

$$\tau = 1.81 \times Cu \ (KN/m^2) \qquad\qquad ..... (1)$$
$$\tau = 4 \times N \ (KN/m^2) \qquad ..... \qquad (2)$$

Generally, the cohesion should be bigger than the skin friction. However, all laboratory data in this study show that the cohesion is smaller than the skin friction. Considering formula (2), the cohesion value in weathered zone is small due to disturbance of sample during drilling, sampling, storage and handling stage.

Activity ratio of skin friction

As described in Section 2.3, the displacement of pile shaft is different by depth and the maximum skin friction appears only at certain depth. The total skin friction at each loading stage is calculated and summarized in ratio with maximum skin friction in Fig. 8.

This figure shows some scattering and the average ratio of active skin friction along the pile is as follows

Loading Stage	Average Ratio of Active Skin Friction
100%	38%
200%	73%
250%	84%
300%	95%

This means that the active skin friction is less than 95% of maximum skin friction which is evaluated by $\tau = 4 \times N \ (KN/m^2)$.

Skin friction ratio in pile bearing capacity

Bearing capacity of pile produce skin friction and toe bearing capacity. Generally, long pile shows high skin friction ratio, as shown in Fig. 9.

This figure shows skin friction ratio is almost constant during the increase of load because all piles are not failure under ultimate loading.

Table 1 : Skin Friction of Pile in Various Soil and Weathered Rock

Ground Material		Skin Friction					Soil Parameters	
		Max. Skin Friction		Residual Skin Friction		Ratio		
Formation	Soil / Rock Weathered Grade	Displacement	Strength	Displacement	Strength	$\dfrac{\tau_{res}}{\tau_{max}}$	N	C_u
		(mm)	τ_{max} (KN/m²)	(mm)	τ_{res} (KN/m²)			(KN/m²)
Top Soil / Fill	Sandy Clay / Sandy Silt	10.0	44	19.7	31	0.68	7	20
	Silty Sand / Reclaimed Sand	8.8	110	14.0	25	0.21	14	24
Alluvium	Marine Clay	7.5	60	16.0	52	0.85	14	24
	Silty Clay	4.0	64	-	-	-	10	29
	Organic Clay/ Organic sand / Peat	7.8	40	16.0	31	0.77	2	11
	Sandy Clay / Clayey Sand / Silty Sand	13.8	90	24.4	32	0.45	17	30
Jurong Formation	Residual Soil of Limestone (VI)	9.3	117*	-	-	-	12	99
	Compl. Weathered Mudstone (V)	7.5	195	-	-	-	28	210
	Highly Weathered Mudstone (IV)	8.0	400*	-	-	-	>100	2100
	Moderately Weathered Limestone (III)	5.7	1520*	-	-	-	>100	-
Bukit Timah Granite	Residual Soil of Granite (VI)	7.1	77	16.6	59	0.69	19	50
	Completely Weath. Granite (V)	7.2	135	8.3	108	0.77	46	203
	Completely Weath. Granite (V)	8.1	287	12.8	253	0.94	72	-
	Highly Weathered Granite (IV)	5.0	690*	10.0	430	0.91	>100	2643
	Moderately Weathered Granite (III)	5.0	2600*	-	-	-	>100	-
Boulder Clay	Residual Soil of Boulder Clay	5.1	60	9.5	52	0.79	19	45
	Residual Soil of Boulder Sandstone	5.9	86	-	-	-	25	-
	Weathered Zone of Boulder Clay	8.0	144	12.0	58	0.52	37	98
	Cemented Zone of Boulder Clay	7.1	398	11.0	253	0.87	>100	175
Old Alluvium	Weathered Zone of Old Alluvium	14.0	98	16.3	62	0.63	32	60
	Cemented Zone (I) of Old Alluvium	14.5	258*	-	-	-	>100	-
	Cemented Zone (II) of Old Alluvium	9.8	820	14.5	790	0.96	>100	-

Note : (*) - Under Progress

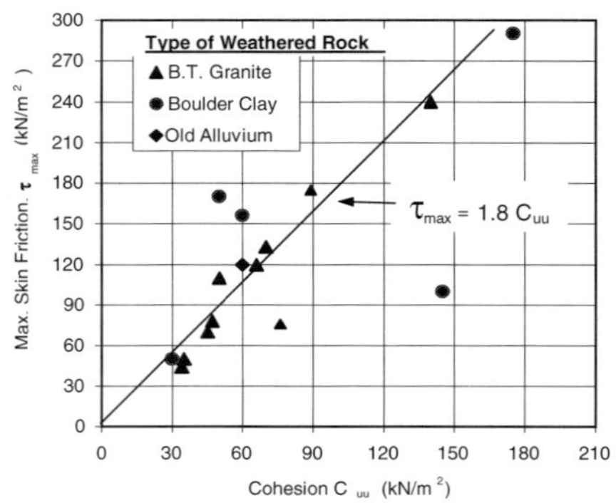

Figure 6 Relationship Between τ_{max} and C $_{uu}$

Figure 7 Relationship between τ_{max} and N-Value

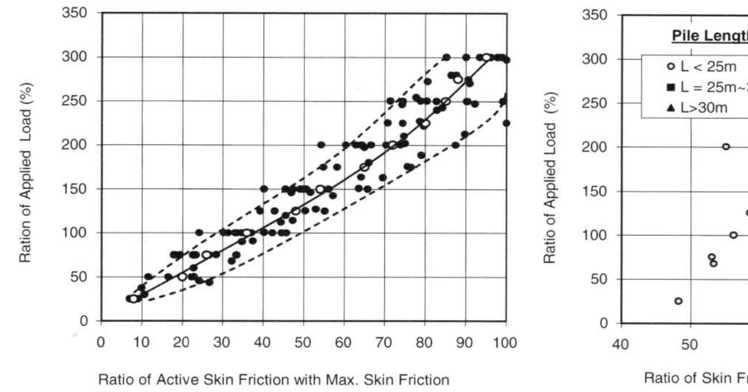

Figure 8 Active Skin Friction with
Increment of Load

Figure 9 Ratio of Skin Friction with
Increment of Load

Conclusions

Through this study, the following conclusion is obtained. It shall be used as an opinion for future pile design work.

a. The Cohesion (Cu) of rock in weathered zone, which is obtained from laboratory test, is not adequate value for to use in pile design. The disturbance of specimen during sampling-storage-handling will have influence on the test result. It shows very small value compared with skin friction.
b. For to evaluate the skin friction at weathered zone of rock, it can obtain the SPT result by $\tau = 4N$ (KN/m^2).
c. The skin friction evaluated from SPT result is the maximum skin friction. Active skin friction for any loading stage is smaller than the maximum skin friction.   It is a parameter of displacement of pile shaft.
d. The active skin friction ($\Sigma\tau act$) under 300% loading is approx. 95% of maximum skin friction ($\Sigma\tau max$).
e. The skin friction begins to reduce at displacement 5 ~ 14 mm. When the displacement exceeds 10 ~ 20 mm, the skin friction becomes residual strength (approx. 80% or below 80% of the initial value).

References

1. Broms B.B., Chang M.F. & Goh A.T., (1988). *Bored Piles in Residual Soil and Weathered Rock in Singapore.*
2. Burl J.F. (1973). *Shaft Friction of Piles in Clay – A Simple Fundamental Approach*, Ground Eng. Vol. 6, No. 3,   30-43 pp.
3. Poulos H.G. (1989). *Pile Behaviour – Theory and Application Geotechnique* Vol. 39, No. 3.Terzaghi K. (1943). Theoretical Soil Mechanics
4. Yoshimi Y. and Kishida T. (1981). *Friction Between Sand and Metal Surface*, Proc. of Xth IGSMFE Vol. 1, 831-834.

The design and construction of the basement wall for the Scottish Parliament Building, Edinburgh

L. J. Whitworth, M. Ballard, M. J. Pennington and A. Dishington
Whitworth Peck Consulting, AMEC Capital Projects Specialist Businesses, AMEC Capital Projects Specialist Businesses and Jacobs

Introduction

The new Scottish Parliament Building, located next to Holyrood Park in Edinburgh is the physical result of the 1997 Scottish referendum that overwhelmingly called for the creation of the first Scottish Parliament in almost three hundred years.

The scheme, designed by the Spanish architect Miralles, consists of a number of buildings up to six storeys in height, forming the debating chamber, office blocks and foyer areas. In addition, there is a one level basement to house both car parking and plant rooms over a substantial portion of the site.

The basement was formed with a combination of cantilever, single anchor and multiple anchor walls, formed using either contiguous or secant piling. In addition, a small number of bearing piles were constructed on the site.

Ground conditions

The ground level across the site varied from 37.2 to 42.0m AOD and the site investigation boreholes revealed the following succession of strata :

- 0.9 to 2.8 m of made ground.
- 4.6 to 7.5 m of generally cohesionless glacial till.
- In excess of 5 m of mudstone, siltstone and sandstone.
- Basalt.

The principle solid geology beneath the site consists of Lower Carboniferous strata with some evidence of igneous intrusions. The various strata will now be described in more detail.

Foundations: Innovations, observations, design and practice, Thomas Telford, London, 2003

Made ground

The made ground across the site was described as a combination of sand, gravel, broken stone, cobbles and ash. It also contained sandy and gravelly clay in places with occasional pockets of silty sand.

Glacial till

The glacial till encountered across the site was predominantly granular. In most boreholes, immediately below the made ground, was a thin layer of firm gravelly clay, with occasional cobbles and boulders. Below this layer, the glacial till was granular, being described as a medium dense to dense fine to medium clayey sand, which was gravelly and silty in places.

Lower carboniferous strata

The strata beneath the glacial till was either mudstone, siltstone or sandstone of the Lower Carboniferous. The mudstone was described as completely to moderately weathered and very weak to occasionally weak. The siltstone was described as moderately to slightly weathered and very weak to moderately weak. The sandstone was described as fairly to slightly weathered and strong to very strong.

There was no rock strength testing carried out and the geotechnical properties for the various Lower Carboniferous strata was based on visual descriptions given in the site investigation report.

Basalt

The term basalt was only found in the driller's descriptions. For practical design purposes, the basalt was assumed to have similar properties to the Lower Carboniferous sandstone.

Engineering rockhead

The concept of "Engineering Rockhead" was adopted. In this case, the definition of engineering rockhead was one where the rock below that level was at least described as weak. Rock described as very weak or worse was considered to lie above "Engineering Rockhead".

Groundwater

The groundwater level varied across the site from 34 to 39m AOD.

Engineering properties

The engineering properties of the various strata used in the retaining wall design were as follows :

Strata	γ (kN/m^3)	ϕ' (Deg.)	c' (kPa)	k_0	E' (MPa)	μ
Fill	18	28	0	0.5	$2 + 2Z_{Fill}$	0.20
Glacial Till	20	30	0	1.0	$10 + 4.4Z_{GTill}$	0.20
Mudstone	21	28	10	1.0	100	0.25
Siltstone	22	35	20	1.0	150	0.25
Sandstone	22	42	50	1.0	200	0.25

Table 1 : Design Parameters for Retaining Wall Design

Wall layout

The layout of the Scottish Parliament site prior to basement construction is shown below in Figure 1.

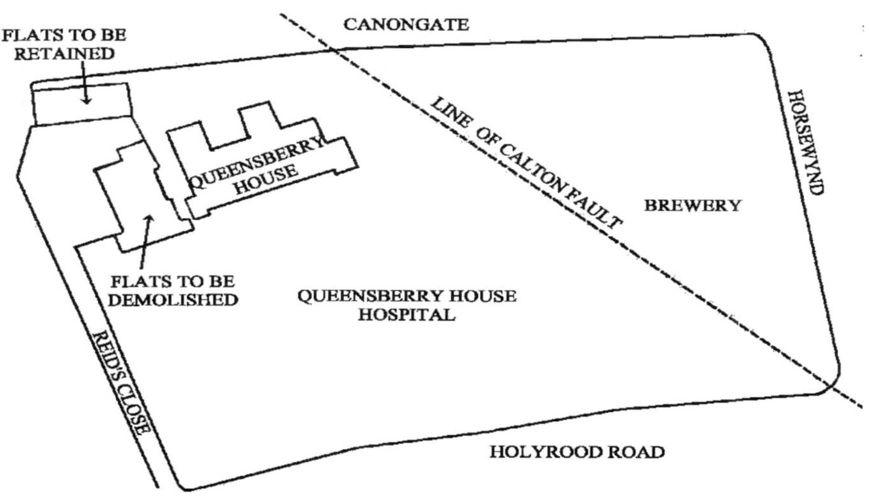

Figure 1 : Layout of the Scottish Parliament Site

The first phase of the project consisted of the following :

- A combination of contiguous and secant multi anchored walls adjacent to Queensberry House.
- Secant multi anchored/propped walls along the perimeter of the flats to be demolished.
- A cantilever secant wall adjacent to Reid's Close. This was the lack of wayleaves precluded the use of an anchored wall.
- A combination of contiguous and secant multi anchored walls adjacent to the western half of Holyrood Road.

During construction of the first phase of basement retaining wall, a second phase of wall construction works was added to the works package, along the eastern half of Holyrood Road. This involved the use of contiguous piles with a single row of anchors.

Wall design

The retained height around the site varied from five to seven metres. In addition, the surcharge behind the wall varied from 10 or 20 kN/m^2 for typical road surcharges, up to 180 kN/m^2 for the footings of Queensbury House. The wall design was also complicated by the fact that it was not known whether the proposed piling rig would be able to form the necessary sockets into the "Engineering Rockhead".

The walls were designed using the "Wallap" program. This allowed the designers to derive the bending moments, shear forces and deflections of the proposed wall section, along with any anchor forces. However, a drawback of the "Wallap" program is that it only allows the analysis of a constant section wall.

In order to develop contingency measures in case the piles should hang up in the Lower Carboniferous rock, the "Frew" program was used. The advantage of this program is that it allows the wall section to vary along its length.

Shear pins

The way chosen to deal with the possibility of the piles "hanging up" before their full design penetration was to adopt the idea of a shear key. This would have involved drilling the piles to refusal. The piles would then have been formed with a 150 mm plastic or metal tube down the centre of them in addition to their normal reinforcement. Once the piling rig had completed piling in the area around the piles that had hung up, a mini piling rig would have been brought in to drill down through the plastic or metal tube and into the underlying rock. The holes would then be reinforced with a T50 bar acting as a shear pin, and then would be grouted up.

Multi propped wall sections

The multi propped wall sections were generally designed with 600 mm diameter piles at 750 to 800 mm centres.

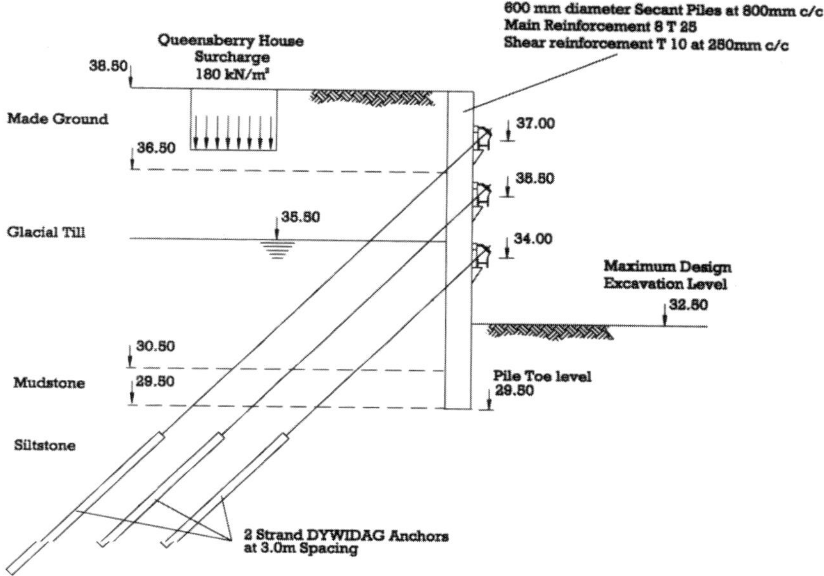

Figure 2 : Multi Propped Wall Adjacent to Queensberry House

The above section shows the design for the multi propped wall adjacent to Queensberry House. In this area, it was important to limit the wall deflections as much as possible. The "Wallap" analyses indicated that deflections of the order of 10 mm or so could be anticipated at this section. This was considered acceptable.

Cantilever sections

Late in the tender process, it became apparent that it would not be possible to obtain wayleaves for the use of ground anchors beneath Reid's Close. The decision was taken to adopt a cantilever wall in this area. 750 mm diameter piles at one metre centres were adopted. This solution created another problem. A 15" cast iron gas main is located along Reid's Close. It forms the link between Holyrood Road and Canongate and was running at low pressure.

The anticipated ground conditions along Reid's Close at the likely toe elevation for a cantilever wall was moderately to slightly weathered weak to moderately weak siltstone. It was believed that the proposed pile construction equipment could deal with this strength of rock and the cantilever pile scheme was adopted.

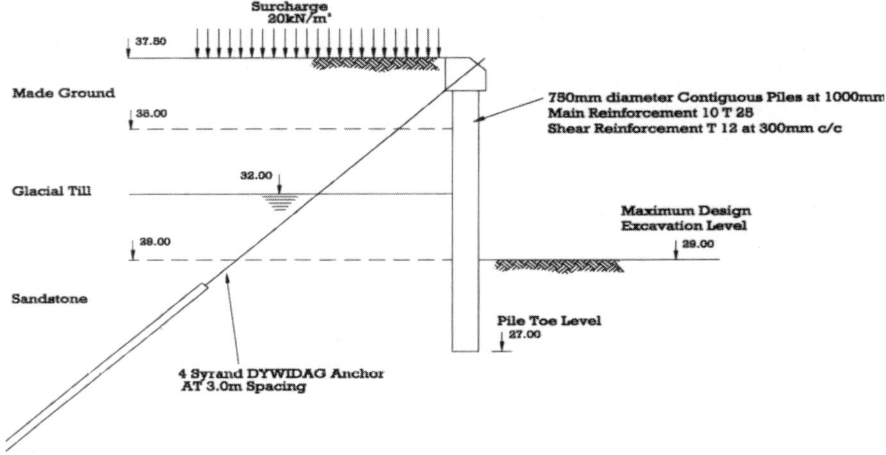

Figure 3 : Eastern Extension Propped Cantilever Wall.

The use of a cantilever wall adjacent to even a low pressure gas main required some degree of monitoring to ensure everything was behaving as had been anticipated. The following measures were adopted :

- A line and level survey along the pipe route carried out every two days during pile construction.
- A line and level survey along the pipe route carried out every day during basement construction.
- The gas company to carry out gas "sniffer" testing as their own required frequency.

Waling beams

The waling beam design consisted of a universal column steel section. The ground anchor anchor heads were fabricated from steel plate. The waling beam was then supported on an angled shelf bracket, which was fixed to the concrete piles. The fixing was achieved by drilling and grouting 30 mm diameter steel dowels to form a shear connection.

Propped cantilever section

The addition of the eastern section of the site to the piling package once piling had already commenced came about because the original construction solution of forming a batter proved impractical. Consequently, a single anchored propped cantilever scheme was adopted.

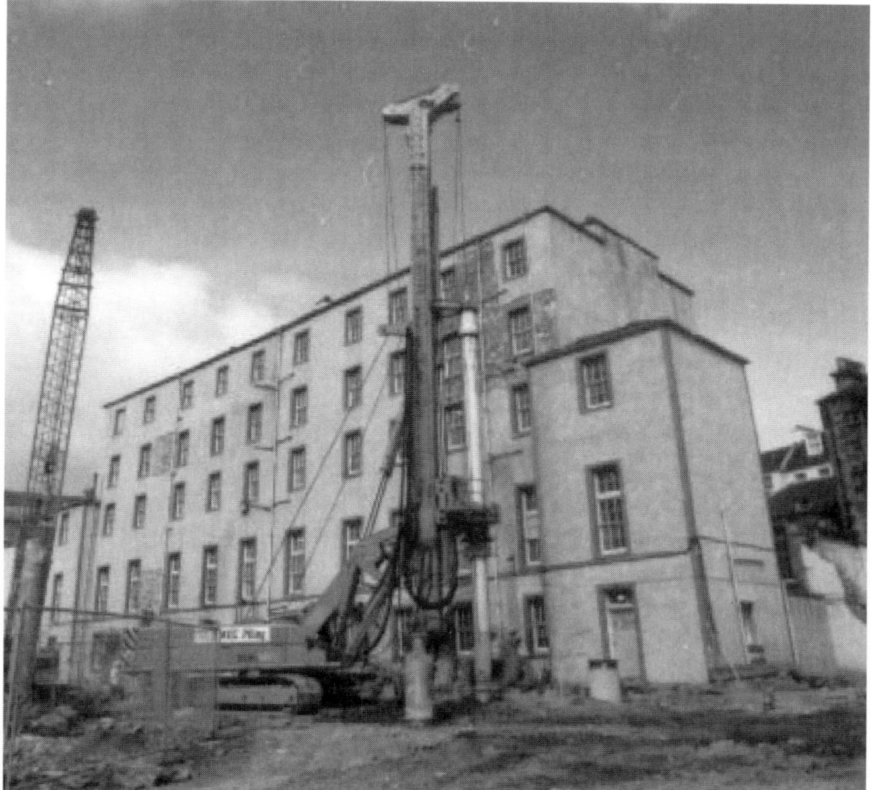

Figure 4 : Construction of Piles Adjacent to Queensberry House

Confidence in the drilling capabilities of the piling equipment in the ground conditions at the site had increased with experience gained during the construction of the western phase of the works. Consequently, the use of shear pins as a contingency measure was discontinued and a 750 mm diameter pile at one metre centres was adopted. A single row anchors close to the top of the wall was adopted, see Figure 3.

Ground anchors

The ground anchors adopted were 125 mm diameter anchors formed with two or three strands of Dywidag 15.2 mm diameter compact strand anchor. The anchor fixed length was based on a unit shaft friction of 500 kN/m^2 in the Lower Carboniferous siltstone and sandstone.

The anchors were generally prestressed to values of between 100 and 200 kN. The higher rows of anchors received the highest prestress.

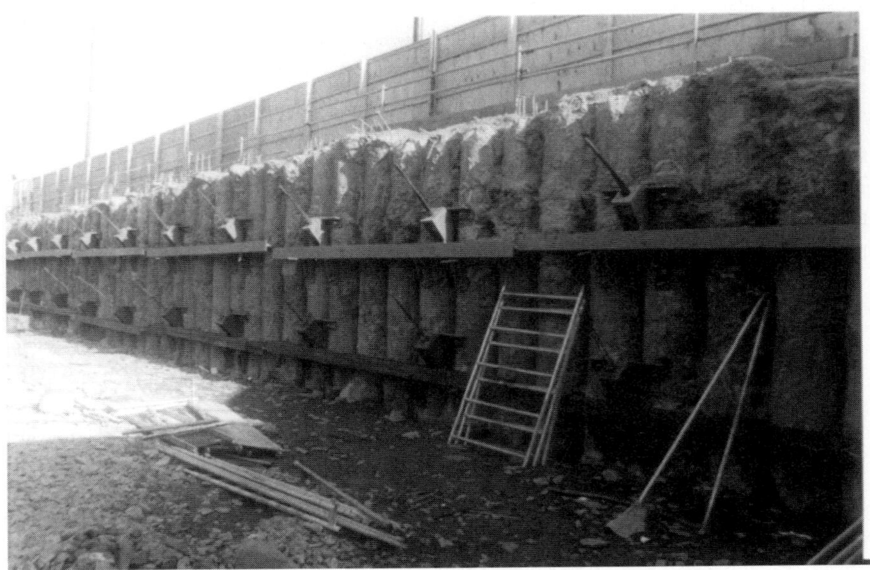

Figure 5 : Waling Beams Along Holyrood Road West Section

Construction

The initial £910,000 lump sum contract for the temporary retention package was let to AMEC Piling in April 1999. AMEC Piling constructed the piles using two hydraulic Soilmec R622 rigs. These rigs, fitted with heavy duty drilling and coring equipment proved capable of forming all the rock sockets below the "Engineering Rockhead" called for by the designs at the various sections around the site.

The success of the hydraulic Soilmec R622 rigs in drilling the Lower Carboniferous strata meant that the contingency measure of shear pins was ultimately not required.

The ground anchor and waling beam installation was programmed to follow on closely behind the completion of the bored piling works. The steel walings were conceived as a more rapid and cost effective alternative to concrete waling beams. However, considerable time was spent having to prepare the concrete piles to accept the waling beam and to drill the holes for the dowel bars. The use of this form of construction on the western section of the works was not continued over to the eastern section, where a far simpler chamfered concrete capping beam was adopted.

The addition of the eastern section of the site added a further £310,000 to the contract value. Based on the experience gained in the construction of the western phase of the works, a more practical, rapid construction friendly design was developed, based on deeper sockets into the underlying Lower Carboniferous strata, along with a single row of anchors.

The piling works themselves were completed on time in December 1999.

Conclusion

The basement walls for the new Scottish Parliament building are an interesting example of a design developing and evolving throughout the construction process.

1. Concerns about the capability of the proposed drilling rigs to form the necessary sockets below "Engineering Rockhead" led to the development of the shear pins as a contingency measure. Ultimately, these proved unnecessary.
2. In order to speed up construction, a steel waling system was adopted. In practice, the difficulty of forming the dowel connection to the concrete piles eliminated any time savings that might have accrued. When the eastern section of the site was added to the construction package, the steel waling system was discontinued.
3. Increased confidence in the drilling rigs capability led to the adoption of increased rock sockets and only one row of anchors for the eastern extension to the contract.

Acknowledgements

The authors would like to thank their families, their colleagues and former colleagues for their help and patience in the preparation of this document.

Parties

Construction manager   : Bovis Lend Lease
Consulting engineer   : Arup
Piling contractor   : AMEC Piling
Pile designer   : Jacobs (Formerly Gibb Limited)

The design and construction of pile-supported embankments for the A63 Selby Bypass

H. J. Wood
High-Point Rendel, London

Introduction

The A63 Selby bypass is being constructed to provide relief to the town centre from through traffic on the A63, A1041 and A19 trunk roads. The scheme is being built using a design and construct contract for the Highways Agency by main contractor Skanska Construction UK with designer High-Point Rendel. Construction started in early 2002 and is due for completion at the end of 2003.

The new scheme comprises 10km of single carriageway bypass to the south of Selby in North Yorkshire. The eastern end of the bypass crosses the River Ouse flood plain on embankment with bridges crossing the River Ouse and the Selby-Hull railway line (Figure 1). The embankments vary in height from 4m increasing up to 9.5m on the approaches to the railway bridge. The embankments are constructed over thick variable alluvial deposits including up to 6m of highly compressible peaty deposits. In order to meet strict settlement criteria and the short construction period, the foundation design to the embankments required careful consideration and this paper describes the design and construction of pile-supported embankments over 1.6km of the highway.

Ground conditions

The ground investigation across the Ouse flood plain included 56 cable percussion boreholes and 50 static cone penetration tests together with laboratory testing to determine soils classification, shear strength and consolidation properties. The exploratory holes proved typically between 5m and 8m of alluvium overlying a series of lacustrine deposits from the '25-foot Drift' associated with the glacial Lake Humber. These soils are underlain by Triassic Sherwood Sandstone bedrock at around –15mOD.

The upper stratum of the alluvium comprises a desiccated crust of silt and clay between 1m and 2m thick formed from relatively recent flood deposits.

Foundations: Innovations, observations, design and practice, Thomas Telford, London, 2003

This is underlain by deposits from drainage channels that developed across the infilled surface of Lake Humber. These channels created a fenland environment within the flood plain of the River Ouse leading to highly variable deposits of peaty and clayey materials. These comprise between 4m and 6m of typically soft to very soft highly compressible soils with moisture contents up to 350%.

Below the peaty deposits a stratum of lacustrine sand between 1m and 2m thick was generally identified overlying firm laminated clays with sand and silt partings. The laminated clay is typically 7m thick and overlies a lower sand deposit comprising in situ weathered sandstone bedrock and reworked sand deposits. The bedrock is a weakly cemented sandstone which underlies the whole route of the bypass. Figure 2 shows a simplified long section of the ground conditions across the area of the flood plain.

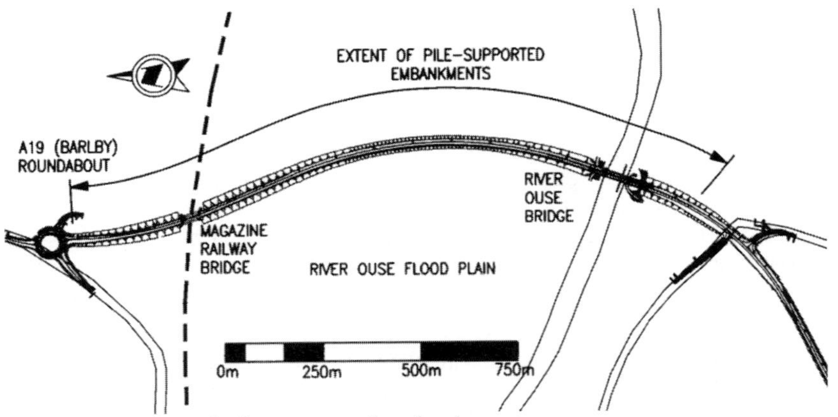

Figure 1. Location of pile-supported embankments

Foundation design

Design criteria were given during the tender design for settlements measured at the end of the five-year maintenance period, relative to design levels. These included a maximum allowable settlement of 75mm and a maximum differential settlement gradient along the carriageway of 1 in 500. For embankment construction up to 9.5m using conventional fill, settlements in excess of 1000mm were predicted on unimproved ground and laboratory consolidation test results indicated that primary consolidation could take at least 2 years. In addition, secondary consolidation settlement of at least 250mm over a 120-year design life was calculated.

The ground conditions identified at the site required that detailed consideration was given to the foundations to the embankments to ensure that the design criteria for settlement would be met. Furthermore, the tender documentation considered that the use of strengthened earthworks was inappropriate for the embankments. Consequently, any measures to improve the stability of the embankment side slopes on the weak foundation soils would also need to be considered a function of the foundation design.

Initially, the choice of foundation type was between supported embankments (providing direct support to transfer the embankment load away from the weak and compressible strata) or unsupported embankments (providing ground improvement to allow the embankment load to be taken directly by the in situ soil). It was important to note that some forms of ground improvement could be placed into both categories. During the tender design period, a detailed comparison of the advantages and disadvantages of supported and unsupported embankments was made considering the relative cost, programme and design certainty of the different approaches. Following detailed discussions between the designer and contractor, the decision was taken to adopt a form of supported embankment.

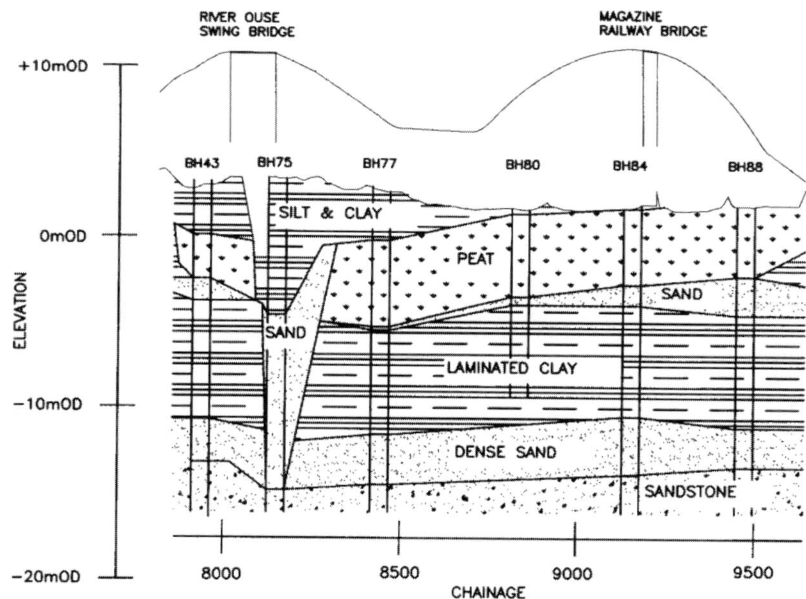

Figure 2. Geological Section

Preliminary design

The embankment footprint was over 60,000m^2 and a key criterion for the foundation design was to minimise the number of supporting elements in order to reduce the construction programme for the embankment. This required supporting elements with a high load capacity to maximise the centre to centre spacing of the supports. To allow an increase in the span between the supporting elements, basal reinforcement was specified to support the fill material between the supports to reduce loading on the weak subsoil. This was designed using the approach described in BS 8006[1] using layers of high strength uniaxial geogrids spanning across the piles longitudinally and transversely.

Because of the need for a high load capacity through the weak foundation soils, it was considered that supporting the embankment on ground improvement columns (e.g. vibro-replacement or soil mixing) would not be appropriate due to the lack of lateral support, which could lead to buckling or barrelling failure of the column where the peat was thickest. As a result, it was decided to support to the embankments on piles. Consideration was given to a range of options for the piled supports including driven precast concrete and cast in situ piles. Following discussions with Cementation, Skanska's foundation partner, the use of driven cast in situ piles was considered to be the most cost effective method.

Detailed design

Pile-supported embankments rely on the arching of fill material above the piles to transfer the bulk of the embankment load directly on to the piles. Thus the detailed design of the pile-supported embankments focussed on determining the optimum pile size and spacing to support the embankment load relative to the strength of basal reinforcement required. The reinforcement spanning between the piles supports the remaining embankment load not arching on to the piles as well as providing resistance to the lateral thrust of the embankment.

Pile size and spacing

The piles were designed to support the full load from the embankment, including live load surcharge due to highway loading. In order to minimise the embankment load, lightweight pulverised fuel ash (PFA) fill was specified for the core of the embankment construction. In addition, an allowance was made for negative skin friction due to consolidation of the alluvium following pile driving and as a result of settlement due to the embankment loading on the geosynthetic spanning between the piles.

Two sizes of piles were adopted for the design, 370mm and 425mm diameter, with net working loads of 870 and 1160kN respectively. The embankment loads were calculated at 10m sections along the alignment to determine the appropriate pile diameter and allowable spacing based on pile capacity. However, a maximum pile spacing of 3.2m was adopted to avoid the potential for differential settlement at pile cap level being reflected as surface deformation at road level. The resulting design incorporates over 5000 piles at spacings between 2.7m and 3.2m for embankment heights from 9.5m to 4m.

Extent of piling

The lateral extent of piled supports beneath the embankment is designed to ensure that settlement of the embankment beyond the outermost pile does not affect the crest of the embankment. The extent of piling beneath the embankment was based on two criteria; 1) The requirements of BS 8006 and 2) an additional serviceability check for a maximum angle of 45° between the outermost pile cap and the edge of the carriageway (see Figure 3). For embankments higher than 6m the latter was more conservative than the requirements of BS 8006. The piled supports also provide stability to the embankments and it is necessary to ensure that the outermost slopes are stable beyond the piles. This is achieved by extending the transverse geosynthetic reinforcement beyond the outermost piles.

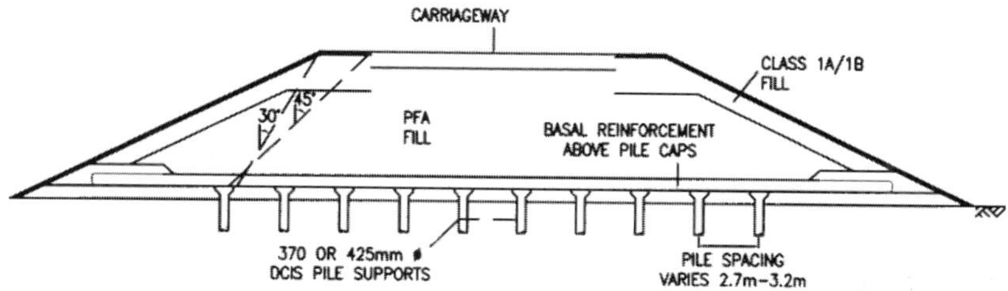

Figure 3. Section through pile-supported embankment

Pile design

In order to achieve the maximum working capacity for the piles they were designed to carry load largely in end bearing on dense granular deposits above sandstone bedrock. The piles were designed as settlement controlled elements to allow a settlement of up to 25mm under service loading. The actual length of piles to be installed was specified to be confirmed prior to construction by a series of load tests on preliminary piles. The cast in situ head to the pile produced a 900mm diameter pile cap and was reinforced to resist both accidental wheel loads from construction traffic prior to construction of the embankment and the unequal loading imposed by the geosynthetic reinforcement spanning between the pile caps.

Geosynthetic layout

The design of the geosynthetic reinforcement spanning between the pile caps was based on the principles of BS 8006, considering both serviceability and ultimate limit states. Basal reinforcement considered in the design comprised two layers of uniaxial geogrids laid one on top of the other above the pile caps. This consisted of transverse strips of reinforcement spanning over the pile caps and continuous sheets of reinforcement running longitudinally along the embankment (see Figure 4).

Load transfer

Due to the highly compressible nature of the foundation soils and likelihood of time-dependent secondary settlement, no long term support from the underlying subsoil was assumed. As a result, the geosynthetic reinforcement was designed to support all the embankment load not transferred directly on to the piles. This load on the reinforcement can be determined by estimating the efficacy of the system in supporting load arching naturally on to the piles (see Russell and Pierpoint[2] and Love and Milligan[3] for description of the different methods).

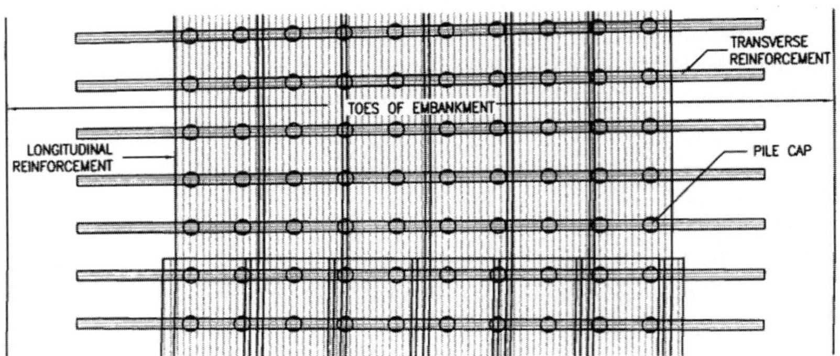

Figure 4. Geosynthetic Layout

The preliminary design was based on the method suggested in BS 8006, which notes that the ratio of vertical stress exerted on top of the pile caps to the average vertical stress at the base of the embankment may be estimated by use of Marston's formula for positive projecting subsurface conduits. It was considered that this method did not adequately model the 3D arching of soil between the grid of pile caps. Furthermore, the method described in BS 8006 effectively defines a limiting pressure acting on the geosynthetic equivalent to that from an embankment of height equal to 1.4 time the clear span between the piles (i.e. approximately 5m high embankments). Above this height, all additional embankment load is assumed to be arching directly on to the piles which may not be realistic.

Alternative methods of determining the stress distribution across the embankment were investigated and it was considered that the approach outlined by Hewlett and Randolph[4] was the most rational. This method calculates the efficacy of the pile supports directly and this allows the pressure due to the net embankment load acting on the geosynthetic to be determined.

Load in geosynthetic reinforcement

The pressure acting on the reinforcement, σ_{si}, is taken to be uniformly distributed between the piles. For pile spacing s and pile cap width a, BS 8006 assumes that the average distributed load (W_T) on geosynthetic strips spanning between pile caps is:

$$W_T = \sigma_{si} (s^2-a^2)/(2s-a) \qquad\qquad (1)$$

This is based on a uniform distribution of load onto each of the catenary spans between the pile caps. However, where uniaxial geogrids are being used as reinforcement, the distribution of load onto the spans between pile caps will not be uniform. The longitudinal reinforcement will only attract load directly acting on the uniaxial geogrid, whereas the transverse strips will additionally carry the load transferred from the reinforcement spanning between the strips. W_T for the transverse and longitudinal strips of reinforcement was calculated as a ratio relative to the average distributed load assumed in Eqn 1. For equal longitudinal and transverse spacing of the pile caps, this results in:

$$W_{Ttrans} = W_T \cdot (2s)/(s+a) \qquad W_{Tlong} = W_T \cdot (2a)/(s+a) \qquad (2, 3)$$

In certain situations the longitudinal and lateral spacings of the piles varied where the longitudinal spacing was increased to cater for new service ducts or culverts. In order to estimate the equivalent load in the geosynthetics for these cases, the distribution of load on to the piles was calculated using the Hewlett and Randolph approach assuming a pile spacing equal to the average of the longitudinal spacing s_L and transverse spacing s_T. This was considered a reasonable simplification as the load transfer tends toward a 2D case. Similar to the situation above, the distributed load in the geosynthetics was then calculated as:

$$W_{Ttrans} = W_T \cdot (s_T+s_L)/(s_L+a) \qquad W_{Tlong} = W_T \cdot (2a)/(s_T+a) \qquad (4, 5)$$

Design strength for geosynthetics
The calculation of tension in the reinforcement to transfer load on to the pile caps was based on the approach shown in BS 8006 for limiting axial strains in the reinforcement. A long term (including creep strain) serviceability limit strain of 6% and ultimate limit strain of 13% was adopted for the reinforcement. The design calculated the factored strength requirement at both service and ultimate limit states based on partial material factors described in BS 8006 and this was checked for strain compatibility against the isochronous stress strain curves for the reinforcement. The longitudinal reinforcement was designed for the tensile force due to the distributed load on the geogrid, whereas the transverse reinforcement was designed for the greater of the tensile force to transfer loading on to the pile caps and the tensile force to resist lateral sliding of the embankment. This is in contrast to BS 8006 which suggests that it should be designed for the sum of the two components (see Love and Milligan[3]).

Lateral thrust
The reinforcement in the transverse direction also resists the horizontal force due to lateral thrust of the embankment. However, there is little published guidance for estimating the net lateral strain in the basal reinforcement under a pile-supported embankment. BS 8006 notes only that the tensile load in the

reinforcement should be generated at a strain compatible with allowable pile movement. The piles needed to be designed to support the vertical loading due to the embankment and to withstand any bending stresses that might be induced due to lateral strain at the base of the embankment. Consequently, in order to estimate the movement of the pile heads and hence the bending moments in the piles, numerical models of laterally loaded pile groups were developed.

Initially, simple structural 2D frame models of vertical piles with geosynthetic between the pile caps were considered, neglecting the soil resistance on the piles. The imposed loads modelled distributed shear stresses on the base of the reinforced embankment (e.g. after Hird and Jewell[5]) to estimate the magnitude of pile movement. Subsequently, pile group models were developed, which included the resistance of the subsoil and modelled the effect of the geosynthetic catenaries between the pile caps. The analyses were used to estimate bending moments for the design of the piles and indicated that the outer rows of piles under the shoulders of the embankments required heavier steel reinforcement than piles under the main body of the embankment.

Construction issues

The construction of the embankments commenced with preparation of the piling platform in February 2002 and the embankment earthworks construction was largely complete by February 2003. A brief description of some of the key construction aspects is presented below.

Pile construction

The piles were constructed from a piling platform of 650mm thickness formed of crushed limestone fill placed over a biaxial geotextile. This provided a stable platform for the piling rigs with a maximum weight of 80 tonnes and a uniform level for completing the pile caps. These were formed as an integral flared head with a separate reinforcement cage, which was placed after completion of concreting. This allowed very rapid completion of the piles with a maximum construction rate in excess of 25 piles/rig/day. Figure 5 shows a photograph of a completed section of the piling works. The driven cast in situ piles were completed to typical depths between 14.5m and 16.5m based on the results of preliminary load tests. Static load tests were carried out on 20 working piles to confirm performance and a further 10% of the piles were integrity tested

Geosynthetic

A 100mm bedding layer of sand was placed above the piling platform and pile caps. This acted to provide a uniform surface for placement of the geosynthetic as well as reducing the risk of mechanical damage to the geosynthetic from the piling platform material and pile caps. The geosynthetic reinforcement was set out relative to the as-constructed pile caps to ensure that the strips of transverse reinforcement were directly over the pile caps. A wrap-around anchorage for the transverse strips was detailed to provide adequate bond beyond the outermost piles. The longitudinal sheets were placed continuously across the piled area with nominal transverse laps between adjacent sheets. Longitudinal laps were achieved by over 2 pile spacings with both sheets of reinforcement passing over 3 pile caps. Figure 6 shows the geosynthetic reinforcement being laid out.

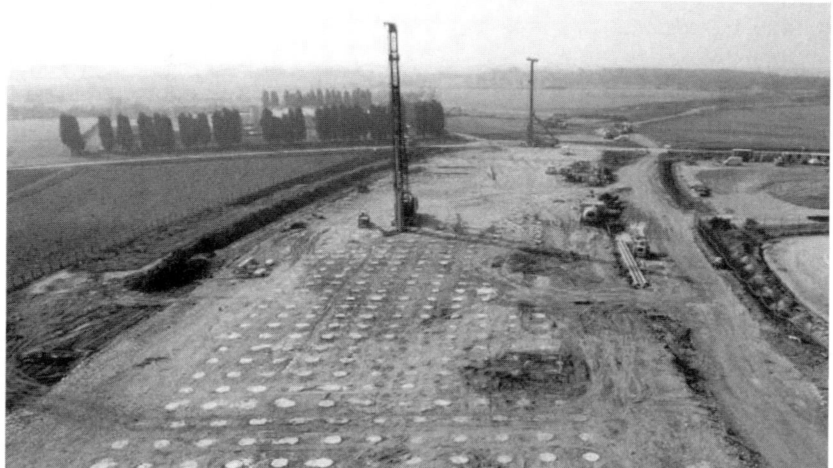

Figure 5. Completed piling to pile-supported embankment

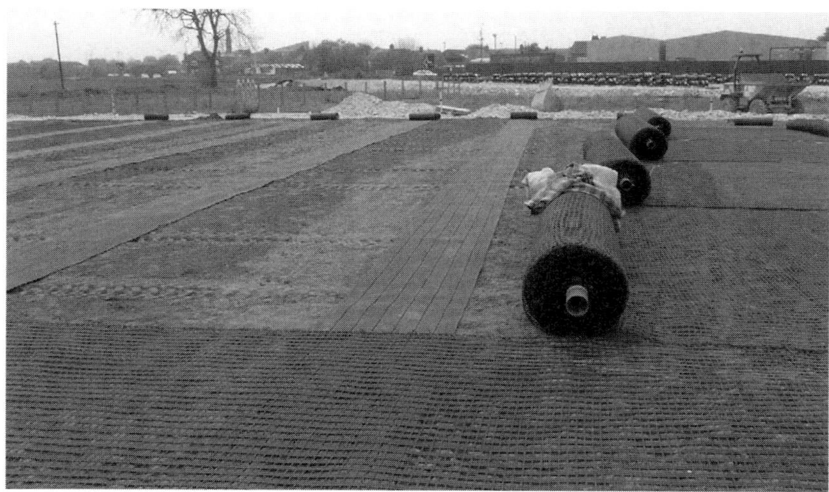

Figure 6. Geosynthetic reinforcement layout

Embankment construction

The embankment construction above the geosynthetic comprised a protective 500mm layer of 6D1 starter material and 1m depth of Class 1A/1B material on the embankment shoulders to encapsulate the PFA. The PFA was delivered from a number of different sources with the bulk of the material arriving by rail directly from the power stations to minimise road traffic. In order to ensure that the specified maximum bulk density was not exceeded, regular in situ density testing of the material was necessary to confirm that the embankment loading was within the design assumptions.

Conclusions

The design for highway embankments up to 9.5m in height on weak and compressible alluvial soils required detailed consideration of the foundation system to ensure that design settlement criteria were met. An innovative design comprising driven cast in situ piled supports was adopted with basal reinforcement above the pile caps to transfer load not arching directly on to the piles. The design methods adopted follow the principles of BS 8006, considering both serviceability and ultimate limit states, however, the load in the geosynthetic reinforcement was calculated using an alternative approach considered more appropriate. Specific consideration was given to the net lateral strain at the base of the embankment and displacement of the pile heads due to lateral thrust of the embankments to estimate bending moments in the piles. The embankments have been successfully constructed with over 5000 piles and around 100,000m^2 of geosynthetic reinforcement over 1.6km of highway.

Acknowledgements

The main contractor for this project is Skanska Construction UK Ltd., with Cementation Foundations Skanska as sub-contractor for construction of the piling. The scheme designer is High-Point Rendel. The author would like to express his thanks to colleagues in these organisations.

References

1. BS 8006: (1995) *Code of Practice for strengthened/reinforced soils and other fills*, British Standards Institution.
2. Russell, D. and Pierpoint, N., (1997) *An assessment of design methods for piled embankments*, Ground Engineering, Vol. 30, No. 11.
3. Love, J. and Milligan, G., (2003) *Design methods for basally reinforced pile-supported embankments over soft ground*, Ground Engineering, Vol. 36, No. 3.
4. Hewlett, W.J. and Randolph, M.F., (1988) *Analysis of piled embankments*, Ground Engineering, Vol. 21, No. 3.
5. Hird, C. and Jewell, R., (1989) *The theory of reinforced embankments*, Proc. Conf. Reinforced embankments, theory and practice in the British Isles.

A back-analysis method to determine the parameters for the pile foundation analysis

Z.R. Xiao, M.F. Du and Z. Zhang
Department of Architecture, Zengzhou Institute of Techonology, China

Introduction

Pile shaft displacements are composed of two parts, which are the nonlinear part and the linear part. In this study, two theoretical models were adopted to simulate the nonlinear and linear part of displacements. For the first part, a hyperbolic relationship model is used to describe the nonlinear behaviour in the disturbed zone between the pile shaft and the surrounding soil elements. The displacement in this disturbed zone is defined as "localized shear displacement". The second model is based on the analytical solution presented by Randolph and Wroth to determine the shear stress and displacement fields in soils beyond the disturbed zone. Because some parameters adopted in the hyperbolic model are difficult to determine by conventional laboratory test method and field test, a back-analysis method is proposed to determine the required parameters based on a field pile-load test, in order to provide more realistic information and the required parameters to analyze the behaviour of piles.

The proposed model for single pile analysis

In this study, two theoretical models were adopted to simulate the nonlinear and linear part of displacements. For the first part, a hyperbolic relationship model is used to describe the nonlinear behaviour in the disturbed zone between the pile shaft and the surrounding soil elements. This displacement in this disturbed zone is defined as "localized shear displacement". The second model is based on the analytical solution presented by Randolph and Wroth[1] to determine the shear stress and displacement fields in soils beyond the disturbed zone.

The soil closer to the pile shaft interface is more disturbed than that further away from the pile, and the soil response under load in this disturbed zone is highly nonlinear. The total shaft displacement at a given depth below the ground surface is assumed to be s_z, which consists of nonlinear displacements of disturbed soil around the pile shaft and purely elastic displacements of soil away from the pile shaft (see Fig.1(a)). The nonlinear displacement is referred to in this paper as " localized shear displacement ", Δs_z, which is mobilized by the shaft shear stresses τ_z and occurs a narrow disturbed zone around the pile shaft. Since the thickness, compressibility and stress-strain behaviour of the narrow disturbed zone are highly complicated and dependent upon the construction methods, pile types, soil types and loading procedure, so in this paper, the nonlinear displacement can be approximated and simplified as a displacement discontinuity around the pile shaft as shown in Fig.1(b). The displacement discontinuity has no physical size, but the presence of it provides a mathematical treatment to model the nonlinear "localized shear displacement" developed at the disturbed soil around the pile shaft. Outside the displacement discontinuity, an elastic vertical soil displacement, W_{sz}, is assumed to develop in the elastic soil mass, which is caused by the shear stress that occurs in the soil surrounding the pile outside the narrow disturbed zone. The total shaft displacement, s_z, at a depth z can be written in the following form:

$$s_z = \Delta s_z + W_{sz} \tag{1}$$

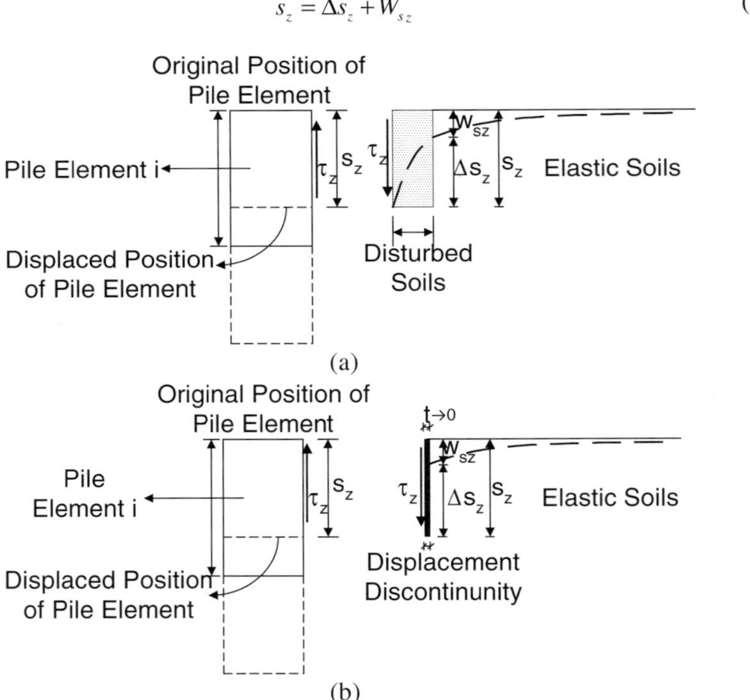

Figure 1 (a) Idealized displacements developed around a pile element (b) A simplified approximation to model the disturbed soil zone

Generally speaking, as the pile load is increased, the "localized shear displacement" induced at a higher shaft shear stress level can be decomposed into two components: one part is caused by the nonlinear displacement developed within the disturbed zone due to the nonlinear behaviour of disturbed zone, and the other part is caused by the relative displacement occurring between interface of the pile shaft and the surrounding disturbed soils. It is very difficult to distinguish between these two components of displacement. However, from the results of laboratory and field tests on soil-pile interfaces, it can be seen that the relationship between the shear stress and the shear displacement in the disturbed zone is very similar to a hyperbolic relationship. Thus, in this paper, a simple hyperbolic nonlinear model as shown in Fig.2 is conveniently adopted to describe shaft shear stress, τ_z, and the "localized shear displacement", Δs_z, developed between the disturbed soil zone and the pile shaft surface. This relationship can best be represented by means of an equation similar to that proposed by Duncan and Chang[2] The nonlinear stress-displacement curve

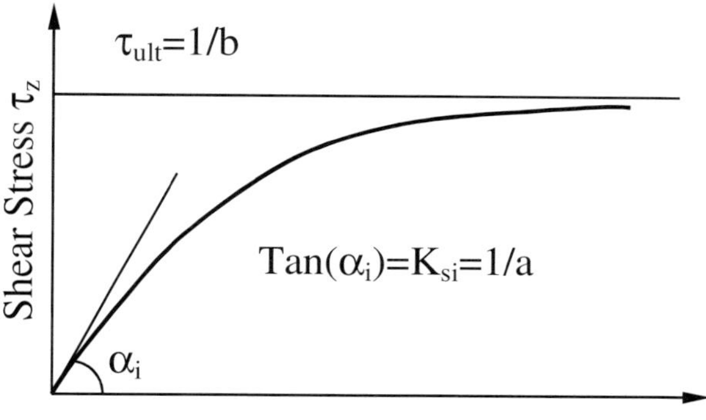

Figure 2.Assumed shear stress and relative displacement relationship at the pile-soil-interface

shown in Fig.2 can be approximated by a hyperbolic equation having the form of:

$$\tau_z = \frac{\Delta s_z}{a + b\Delta s_z} \tag{2}$$

In which τ_z = shaft shear stress developed at the pile shaft interface; Δs_z = "localized shear displacement" developed at the displacement discontinuity; and a and b = empirical coefficients whose values are determined experimentally or by back analysis of field pile-load test results of a single pile.

The reciprocal of coefficient a can be considered as the initial shear stiffness (K_{si}) of the shear stress-localized shear displacement relationship of the pile-soil interface as shown in Fig.2, which has units of force per cubic length. The reciprocal of coefficient b is the asymptote of the shear stress-displacement curve at very large value of localized shear displacement (as shown in Fig.2). This asymptotic shear stress, given a symbol τ_{ult}, is slightly larger than the shear strength of the pile-soil interface, τ_f. It is convenient to express τ_{ult} in terms of τ_f by means of a failure ratio, R_f, as in the following:

$$\tau_f = R_f \tau_{ult} \tag{3}$$

The values of R_f for the shear stress-localized shear displacement curve shown in Fig.2 are found to be in the range of 0.85 to 0.95 (Clough and Duncan[3]).

Formulation of transfer function for pile shaft and base

The elastic soil displacement, W_{sz}, surrounding the shaft, which is induced by the shaft shear stresses, can be expressed by the elastic solution proposed by Randolph and Wroth[1], which is

$$W_{sz} = \frac{r_0}{G} \ln(\frac{r_m}{r_o}) \tau_z = c\tau_z \tag{4}$$

Where r_o is the radius of pile, G is the shear modulus of the elastic soil outside of the disturbed zone, and c is a parameter, which can be written as

$$c = \frac{r_0}{G} \ln \frac{r_m}{r_o} \tag{5}$$

Where r_m is the radial distance from the pile center to a point at which the shear stress induced by the pile can be considered to be negligible. According to Randolph and Wroth (1978), the value of r_m can be taken as $r_m = 2.5l(1-0.5vs)$, where l is the length of the pile and vs is the Poisson's ratio of the elastic soil. Substituting Eq.(4) and Eq.(2) into Eq.(1), the total shaft displacement at a depth z can be written as:

$$s_z = \frac{a\tau_z}{1-b\tau_z} + c\tau_z \tag{6}$$

Eq.(6) can be rearranged into the following form:

$$\tau_z = \frac{a+c+bs_z - \sqrt{(a+c+bs_z)^2 - 4bcs_z}}{2bc} \tag{7}$$

Eq.(7) can be considered as the load transfer function of each pile element. The proposed formulation differs from the formulation suggested by Randolph and Wroth (1978), in that the proposed transfer function considers the nonlinear "localized shear displacement" developed between the pile shaft and the surrounding disturbed soil zone, whereas Randolph and Wroth (1978) considered only the elastic displacement caused by shaft shear stress. It is also different from the t-z curve proposed by Seed and Reese (1957) and others, which consider the pile-soil interaction as essentially based on the classical Winkler model, which does not take proper account of the continuity of the soil mass.

In a similar way, the nonlinear load-displacement behavior of the soil at the pile-base can be approximated by a hyperbolic relationship as proposed by Chow (1986a). The resultant tangent stiffness of the soil located below the pile-base can be written as:

$$k_t^{tip} = k_i^{tip}(1 - \frac{p_b R_f^b}{p_{bf}})^2 \tag{8}$$

In which p_b = mobilized base load; R^b_f = hyperbolic curve fitting constant at pile base and p_{bf} = ultimate base load, K^{tip}_i = initial elastic soil stiffness at the pile-base; which is given by

$$k_i^{tip} = \frac{4Gr_o}{(1-\nu_s)} \tag{9}$$

The proposed theoretical load transfer functions at the pile shaft and pile-base for a single pile are developed in Eq.(6) and Eq.(8), respectively. Thus the original iterative procedure developed for the load-transfer method of single piles as proposed by Coyle and Reese[4] can be adopted for the analysis of the load-settlement behaviour of a single pile.

Procedures to determine the two parameters based on the measured field tests results of the O'Neill[5] case

Theoretically, laboratory experimental tests such as ring shear tests can be used to determine the "*a*" and "*b*" parameters for the proposed hyperbolic model. However, due to difficulty in obtaining high quality shear stress-displacement data, laboratory tests can only provide a qualitative sense of shear stress-local displacement behaviour of the pile material-soil interface. It would be very difficult, if not impossible, to define the interface behaviour in an accurate and quantitative way. The interface behaviour of an actual pile in the site is affected by many complicated factors such as: construction methods, pile types, soil types, stratigraphy and loading procedure as discussed previously. It is well know that, after pile installation, the initial stage of the soil around the pile shaft is significantly disturbed. It is very difficult to simulate the in-site state of the soil after pile installation.

It should be noted that results from the pile load test, in which the pile load distribution with the depth was measured, could provide much information about the influences mentioned previously. So, herein, a more logical and accurate method to determine these two parameters is by a back-analysis approach. The following will describe the procedure of the back-analysis method in detail with illustration by the famous fields test results reported by O'Neill[5], showing how to use this method to determine the two parameters.

O'Neill[5] reported a series of tests on single piles and a pile-group driven into stiff over consolidated clay. The full-sized pile-group was constructed with nine 273mm diameter closed-ended steel-pipe piles with a wall thickness of 9.3 mm. These piles were driven to a penetration of 13.1 m in over consolidated clay at the University of Houston. This testing program was conducted to study the performance of various configurations of pile-groups and single piles.

The site topography is essentially flat. The stratigraphy consists of 0.5 m of clay fill, below which is found approximately 2m of weathered Beaumont clay. A detailed stratigraphic schematic is in Fig.3(a). Stratum C, the upper 1.2m of the Montgomery formation, was noticeable softer than underlying soil. Note that the free water level in observation wells remained at approximately 2.1m below site grade throughout the study. It is evident that two primary strata exist in the upper approximately 14.0m, a stiff to very stiff highly plastic, highly over consolidated, slickensides clay (CH) above a depth of about 7.9 m and a stiff to very stiff over consolidated sandy clay (CL) with some fine sand pockets below

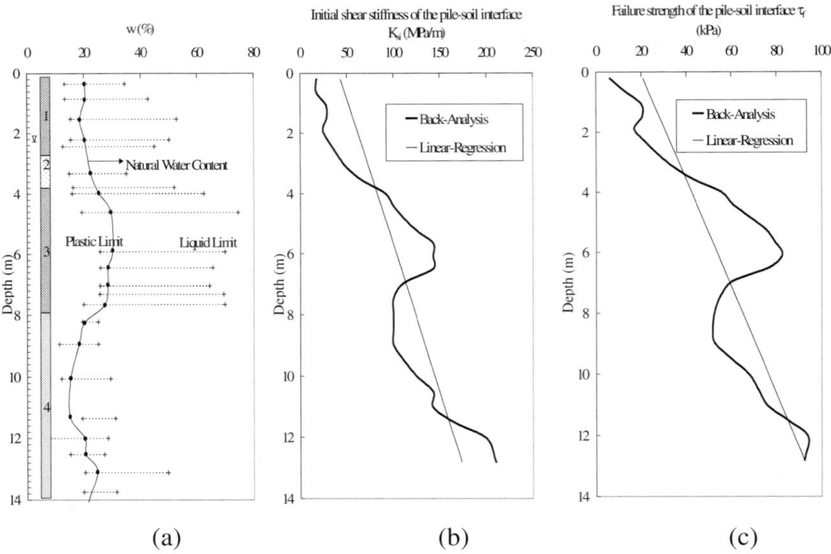

1: Very Stiff Gray and Tan Clay (CL-CH) 2: Stiff Gray and Tan Sandy Clay with Sand Seams (CL) 3: Stiff to Very Stiff Red and Light Gray Clay (CH) 4: Stiff to Very Stiff Light Gray and Tan Sandy Clay with Sand Pockets (CL)

Figure 3 (a) Geology of ground for the O'Neill (1981) case; (b) Predicted K_{si} profile (c) Predicted τ_f profile

7.9m. Interbedded layers of dense silt and hard clay were encountered below a depth of 14.3m.

In an analysis of the single pile response, Kraft et al.[6] presented a profile of the soil shear modulus for the test site, which was developed based on cross-hole data. A similar shear modulus profile was also adopted by Chow[7], as well as by the present analysis. A linearly increasing shear modulus profile was adopted with G = 47.9MN/m^2 at the ground surface and increasing linearly to G = 151MN/m^2 at the base of the pile. The undrained shear strength profile, cu, adopted in the present analysis was 47.9 kN/m^2 at the surface and increased linearly to 239 kN/m^2 at the pile base. This gave an ultimate end bearing pressure of 2.15 MN/m^2 (i.e. q_{ult} = $9c_u$). The Poisson's ratio of the soil,υ was assumed to be 0.5 and R_f was assumed to be 0.9.

The proposed back-analysis method in determination of the a and b parameters is illustrated in the following steps with the aid of the O'Neill[5] test pile results.

From the field measured pile load-settlement test data (see Fig.4), the load pti for each loading step and corresponding settlement sti of the pile head can be obtained (generally, the data points are about 10)

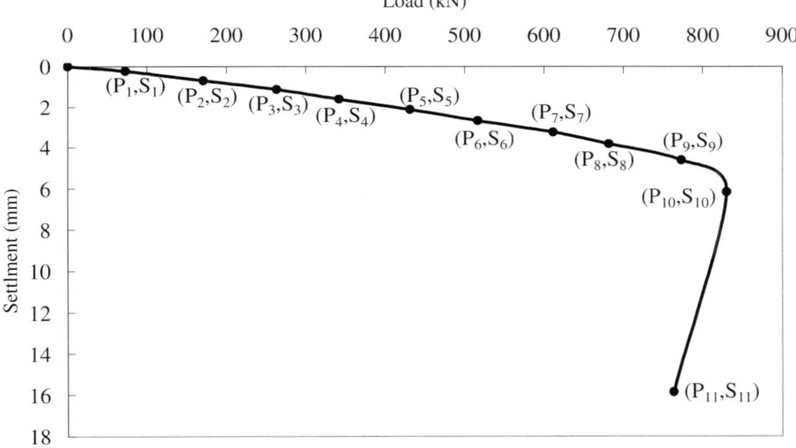

Figure 4 Field measured pile load-settlement test data

Test results for load distribution with depth, $p_i(z)$ at each corresponding load step as shown in Fig.5(a), are obtained. An interpolating spline curve is used to fit the measured data to obtain a load distribution with depth function $p_i(z)$ shown in Fig.5(b). Comparing the result of measured and spline method (see Fig.5(a) and (b)), it can be seen that the spline method can well interpret the field results of load distribution along the depth with very little errors.

Based on the spline fitted function, $P_i(z)$, the shaft shear stresses distribution at load stage i along the depth can be obtained by the following equation:

$$\tau_{zi} = -\frac{1}{2\pi r_o}\frac{d\overline{p}_i(z)}{dz} \tag{10}$$

Based on Eq.(10), for each load step at the specified depth z, a series of shaft shear stress data τ_{zi} can be obtained. The maximum value $\tau_{max}(z)$ can also be obtained by using the series of shaft shear stresses which is defined as the shaft shear strength of interface $\tau_f(z)$ with depth, z. So the value of b at various depths, z, can be obtained as $b(z) = R_f/\tau_{f(z)}$

The displacement s_{zi} at any depth z corresponding each loading step can be calculated based on the following equation:

$$s_{zi} = s_{ti} - \frac{1}{E_p A_p}\int_0^z \overline{p}_i(z)dz \tag{11}$$

where the E_p and the A_p are the elastic modulus and the cross sectional area of a pile, respectively. While s_{ti} is the displacement of the pile-head at different load steps.

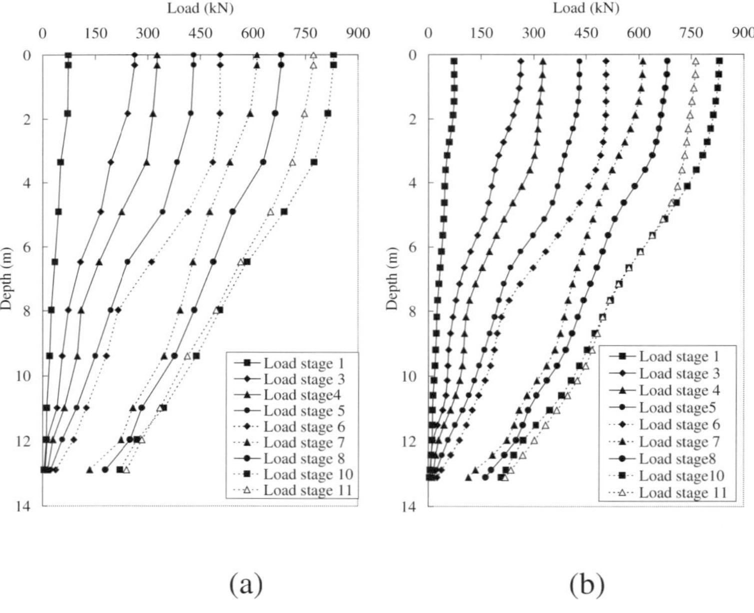

(a)   (b)

Figure 5 Load distribution along the depth (a) Measured results (b) Spline fitting results

Based on the Eq.(6), the value of a at various depth z can be obtained by the following equation:

$$a_i(z) = \frac{(s_{zi} - c\tau_{zi})(1 - b(z)\tau_{zi})}{\tau_{zi}} \tag{12}$$

By a similar method as step (4), based on the a series of calculated values $a_i(z)$ from Eq.(12), the maximum value can be obtained (which is defined at depth z). The initial shear stiffness of interface $K_{si}(z)$ is also obtained by reversing the $a(z)$.

Test results of pile load-settlement curve and load distribution

Figs. 3(b)and 3(c) show the results of the predicted initial shear stiffness $K_{si(z)}$, and shear strength $\tau_f(z)$ profiles along the shaft interface for the single reference pile determined by the back-analysis method as proposed in the previous section. It is obvious to see that both the predicted $K_{si}(z)$ and $\tau_f(z)$ profiles varied rather non-uniformly but with an increasing trend in relation to depth. The variability of $K_{si}(z)$ and $\tau_f(z)$ is highly correlated with the variation of Atterburg's limits and natural water content of the soils with depth. In fact, the variability of $K_{si}(z)$ and $\tau_f(z)$ can be used to delineate the natural stratification of the soil layers in the field. Thus, the soil conditions around the reference piles can be clearly reflected by the $K_{si}(z)$ and $\tau_f(z)$ profiles (i.e., the a and b parameters) as determined by the proposed back-analysis method. These back-calculated $K_{si}(z)$ and $\tau_f(z)$ profiles are used for comparative study as discussed in the following sections. Furthermore, for illustration purposes, the average trend of $K_{si}(z)$ and $\tau_f(z)$ in relation to depth are determined by linear regression analysis on the actual back-calculated $K_{si}(z)$ and $\tau_f(z)$ profiles. This results in linear distribution equations for $K_{si}(z)$ and $\tau_f(z)$ in relation to depth as follows:

$$\overline{K}_{si} = 10.3z + 41.5(MPa) \tag{13}$$

$$\overline{\tau}_f = 5.67z + 19.68(kPa) \tag{14}$$

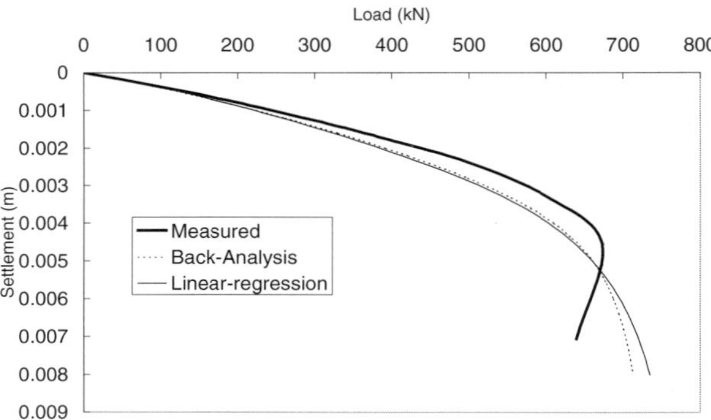

Figure 6 Comparisons between the measured and present method based on both the parameters obtained by the back-analysis

Fig.6 show the measured load-settlement curves of the average of the two reference single piles, with the computed results determined based on the values of the actual $K_{si}(z)$ and $\tau_f(z)$ values obtained from the back-analysis method. For comparison purposes, Figs.3 also show the results predicted by the average K_{si} and τ_f profiles obtained by linear regression analysis. Very good agreements between the measured and computed results are generally observed for both back-analyzed and linear regression analyzed $K_{si}(z)$ and $\tau_f(z)$ profiles. In fact, the differences predicted by the back analyzed $K_{si}(z)$ and $\tau_f(z)$ profiles and those predicted by the linear regression analyzed profiles are very small.

Conclusion

In this paper, a hyperbolic model is adopted, which can simulate the behaviour of relationship between the localized shear displacement and shaft shear stress in the disturbed zone. A back-analysis method is proposed to determine the required parameters based on a field pile-load test, in order to provide more realistic information and the required parameters to analyze the problem. The theoretical model results, which based on the parameters from the back-analysis approach comparer with field pile test results.

References

1. Randolph, M.F., and Wroth, C.P. (1978). *"Analysis of Deformation of Vertically Loaded Piles."* Journal of the Geotechnical Engineering Division, ASCE, Vol. 104, No. GT12, 1465-1488.
2. Duncan, J. M., and Chang, C. Y. (1970). *"Non-linear Analysis of Stress and Strain in Soils."* J. Soil Mech. and Found. Engrg., ASCE, 96(5), 1629-1652.
3. Clough, W. and Duncan, J.M. (1971). *" Finite Element Analysis of Retaining Wall Behavior."* Journal of the Soil Mechanics and Foundations Division,

Proceedings of the American Society of Civil Engineers, ASCE, Vol. 97, No. SM12, 1657-1673.

4. Coyle, H.M., and Reese, L.C. (1966). *"Load Transfer for Axially Loaded Piles in Clay."* Journal of the Soil Mechanics and Foundations Division, ASCE, Vol. 92, No. SM2,1-26.

5. O'Neill, M. W. (1981). *"Field Study of Pile Group Action: Final Report."* Report No. FHWA RD-81-002, Federal Highway Administration, U.S. Department of Transportation, Washington, D.C.

6. Kraft, L. M., Ray, R. P., and Kagawa, T. (1981). *"Theoretical t-z Curves."* J. of Geotech. Engrg Div., ASCE, 107(11), 1543-1561.

7. Chow,Y.K. (1986). *"Analysis of Vertically Loaded Pile Groups."* International Journal for Numerical and Analytical Methods in Geomechanics, Vol. 10, 59-72.

Press-in piling: field testing of cell foundations

A. G. Yetginer, D. J. White and M. D. Bolton
University of Cambridge, Engineering Department

Introduction

A series of load tests on jacked tubular piles are reported. These tests examine the capacity of cell foundations comprising tubular piles installed using the press-in method. Press-in piling machines are capable of installing large tubular piles with up to 4.6 MN of static jacking force, gaining reaction from adjacent piles within the cell. This technique permits the installation of, for example, bridge foundations, with minimal temporary works. By using static jacking force alone, environmental disturbance through noise and vibration is minimized.

Since the press-in method provides a measurement of jacking resistance during installation, this value can be used to estimate the long-term capacity of the completed foundation. However, group effects and time effects must be accounted for. This paper discusses possible design approaches and suggests that conventional serviceability design methods may be over-conservative when applied to this novel construction method.

The press-in method is a modern piling technique by which piles are installed using static force alone, with reaction being provided by previously installed piles. Compared to conventional dynamic methods, press-in piling creates minimal noise and vibration (White et al., 2002). Furthermore, the jacking resistance can be measured during installation, and used to estimate long-term capacity. Since press-in piling machines 'walk' along the pile wall under construction, all piles must necessarily be installed at close centres, or indeed touching. This geometry is in contrast to conventional design guidance, which requires a separation of typically two diameters between axially loaded piles, to prevent harmful interaction effects (BS8004, 1986). Research is required to establish the load carrying capacity of pressed-in piled foundations since they lie within this low spacing range.

This paper presents the results of field tests that were carried out in Kochi, Japan, to examine the load carrying capacity of cell foundations installed using

Foundations: Innovations, observations, design and practice, Thomas Telford, London, 2003

the press-in piling technique. The term cell foundation is used to describe a foundation constructed by jacking piles around an enclosed soil block at close centres. Each pile displaces soil, increasing the lateral pressure in the surrounding soil and on the adjacent piles. The load carrying capacity of the cell might thus be expected to exceed the sum of the capacity of the individual piles. However, conventional design approaches do not permit displacement piles to be installed closer than two diameters apart, to avoid possible negative group efficiencies caused by interaction of the piles. This approach may be overly conservative, preventing the use of the press-in method, which requires close pile spacing since the piler uses adjacent piles to provide reaction.

This paper firstly examines how the installation load of a single pile relates to subsequent bearing capacity, in order to establish whether installation force provides a useful indicator of long-term behaviour. Secondly, the relationship between installation force of a single pile, and the installation force for piles within a cell is investigated, to establish whether such close pile spacing leads to driveability problems. Finally, the bearing capacity of the completed cell is compared to the capacity of the single pile to establish the efficiency of the cell foundation.

Background

Previous testing of pressed-in pile foundations is reported by White et al (2003). A series of load tests on rows of 400x400mm steel H-piles was carried out at Shinagawa, Tokyo, to study the design of a foundation system consisting of rings of H-piles forming 20m deep caisson cells. The H-piles were installed in contact with each other, forming closed box sections. These tests demonstrated that:

- A positive time effect was observed, i.e. the ultimate capacity of a single pile was found to be greater than the installation load.
- A positive group effect was observed, i.e. rows of H-piles when loaded simultaneously showed a greater capacity than the sum of the individual capacities of each pile in the group. The positive group efficiency factor, ζ_{GROUP}, defined by Equation 1, was found to be in the range of $1.6 - 2.0$.

$$\zeta_{GROUP} = \frac{Q_{GROUP}^n}{n \cdot Q_{SINGLE}} \tag{1}$$

Q_{SINGLE} and Q_{GROUP} are the capacity of a single pile and a group of n piles respectively, where n is the number of the piles in the group.

The measured positive group efficiency is in contrast with historic experimental data (e.g. Vesic, 1969), which has lead to design advice requiring a centre-to-centre separation of at least 2D (BS8004, 1986). Subsequent to the Shinagawa testing, the programme of fieldwork reported in this paper was conducted, with the aim of examining the behaviour of cell foundations constructed from tubular, rather than H-section, piles.

Fieldwork

Two small-scale cell foundations (Fig.1) were installed and tested at the Takasu Research Centre in Kochi, Japan. Additionally, a single pile, and walls of two and three adjacent piles were installed nearby to the same founding depth.

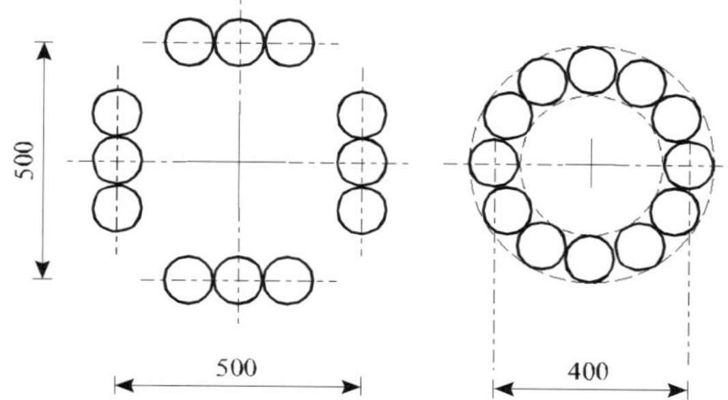

Figure 1: Dimensions of the cell foundations

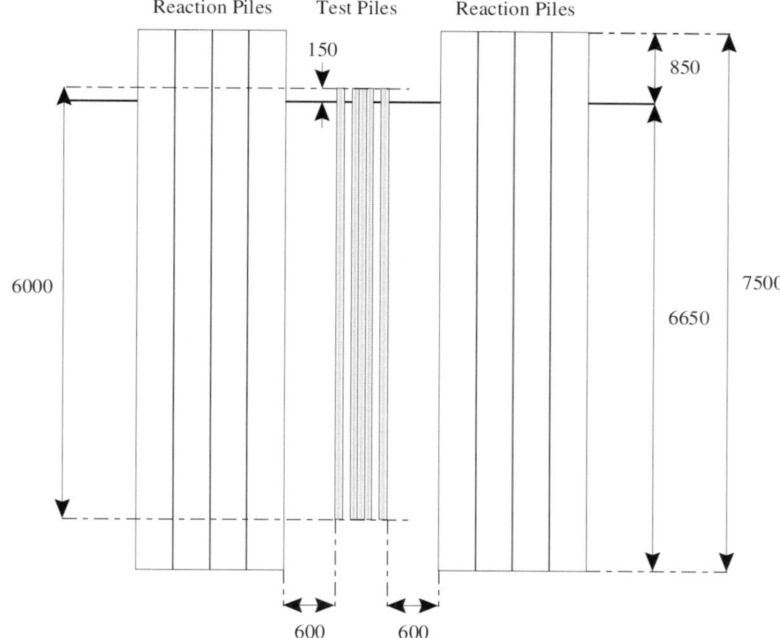

Figure 2: Reaction pile arrangement in Takasu

Each cell foundation consisted of twelve, 6m long, tubular steel piles with an external diameter D of 101.6 mm and a wall thickness t of 5.7 mm. Reaction sheet piles were installed 600 mm (~6D) from the nearest test pile (Fig. 2).

The ground conditions in Takasu consist of made ground overlying layers of silt, silty sand and sand (Fig.3) (White et al., 2000). Prior to installation of the piles, the made ground was removed and replaced by sand.

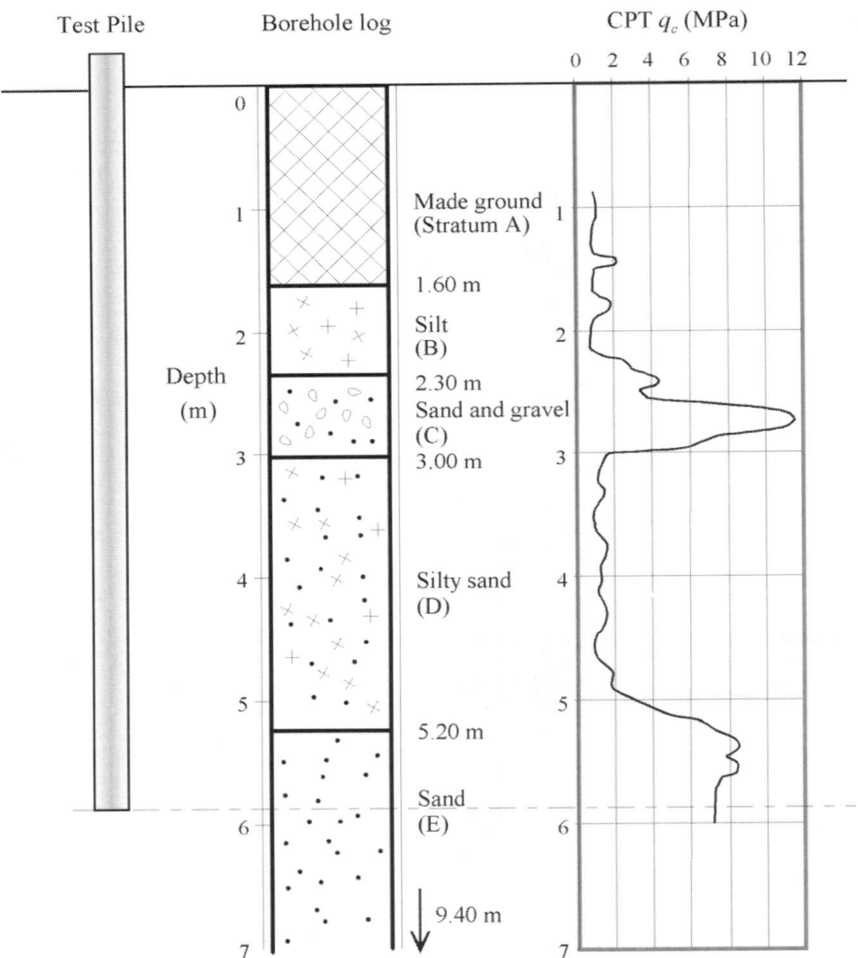

Figure 3: Takasu ground conditions

The final installation force for each pile was recorded by fitting a load cell between the jacking chuck of the piler and the head of the pile during the final installation stroke. To examine the relationship between the installation load of a single pile and the bearing capacity of a group of piles a series of maintained load tests was carried out (Table 1). Separate reaction and reference beams were used. Pairs of displacement transducers were used to monitor the settlement of the single and two- and three-pile walls. A steel cap was welded over the cell foundations with the load cell and load test jack mounted centrally on the steel cap. Four displacement transducers, placed at each corner of the steel cap, were used to monitor the settlement of the pile groups.

Table 1: Schedule of tests at Takasu Test Site

PILE GROUP		DATE OF INSTALLATION	DATE OF LOAD TEST
Single Pile TK02-P1		05-07-02	17-07-02
Two-Pile Group TK02-P2		09-07-02	22-07-02
Three-Pile Group TK02-P3		05-07-02	18-07-02
Square Twelve-Pile Group TK02-P12sq		08-07-02	19-07-02
Circular Twelve-Pile Group TK02-P12ci		09-07-02	23-07-02

The load tests were continued until a settlement of $D/4=25$mm was reached except in the case of the cell foundations, which were penetrated to a depth of 80 mm. Unload-reload loops were conducted at a settlement of $D/5=20$mm. The installation and failure loads that were measured during these tests are presented in Table 2, with failure load defined as the load at a settlement of 20 mm.

Table 2: Results of load tests at Takasu Test Site

Pile Group		Installation Load (kN)	Failure Load (Load per Pile) (kN)
Single Pile		49.9	50.0
Two Pile Group	P1	46.3	116 (58)
	P2	56.6	
Three Pile Group	P1	56.3	174 (58)
	P2	74.7	
	P3	70.9	
Square Twelve Pile Group	P1	57.4	700 (58)
	P2	73.2	
	P3	72.9	
	P4	60.4	
	P5	99.8	
	P6	118.7	
	P7	83.3	
	P8	87.7	
	P9	101.8	
	P10	89.4	
	P11	108.2	
	P12	98.5	
Circular Twelve Pile Group	P1	49.2	600 (50)
	P2	71.5	
	P3	83.7	
	P4	79.3	
	P5	90.1	
	P6	89.6	
	P7	88.7	
	P8	115.6	
	P9	105.8	
	P10	109.5	
	P11	116.7	
	P12	128.5	

Single pile bearing capacity

The load-settlement curve for the single pile is presented in Fig.4. A stiff linear response is followed by plunging failure at a load of 50 kN after a settlement of D/50=2mm. The load during this test was increased in steps of 10kN and was kept at each load level until the creep rate was below 1mm/h.

This value of ultimate capacity is comparable to three design predictions following well-known design methods derived for use with conventional (dynamically) installed piles (Table 3).

This good agreement suggests that installation method has only a minor influence on ultimate capacity, and indicates that conventional design methods for ultimate capacity may be applied to pressed-in piles.

Table 3: Bearing capacity (Predictions using conventional methods)

	Shaft friction (kN)	Base resistance (kN)	Total capacity (kN)
Meigh, 1987	20.0	34.5	54.5
API Method, 1993	22.2	19.5	41.7
Jardine & Chow, 1996	30.5	24.8	55.3

The high initial stiffness, with ultimate capacity reached within a settlement of D/50=2mm is notable, since the design of urban deep foundations is usually

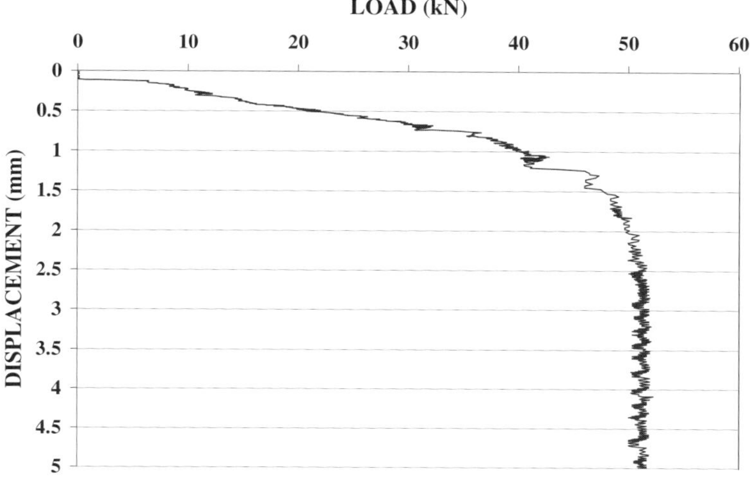

Figure 4: Load test of the single pile

governed by serviceability rather than ultimate limit state considerations (Randolph, 1994; Tomlinson, 2001). Conventionally installed driven piles typically require a settlement of at least $D/10$ to mobilize full capacity with bored piles being even more compliant. This high measured stiffness indicates that the large safety factors applied to ultimate capacity to satisfy serviceability requirements of conventional piles may be reduced when applied to pressed-in piles, with a consequent improvement in design efficiency.

The installation and failure load of the single pile were identical, at 50 kN, indicating that for pressed-in piles in sand, tested within a few days of installation, the jacking force offers a reliable indication of the ultimate capacity (Table 2).

Group efficiency

The capacities of the circular and square cell foundations, defined by the load at a settlement of $D/5=20$mm, were 600 kN and 700 kN respectively (Table 2), indicating a group efficiency, ζ_{GROUP}, of 1.02, when Q_{SINGLE} is taken as the installation load of the "weakest" pile in the group. These values of unity indicate that any positive or negative interaction effects balance each other.

In both cases the pile with the lowest installation load, i.e. the "weakest" pile, was the first pile to be installed in the group. Hence, to estimate the capacity of an entire cell foundation, it may be sufficient to install one pile, recording the jacking resistance.

The load-settlement curves of the cells were comparable to the single pile test, with an initially stiff response leading to mobilization of the full capacity at a settlement of $D/10=10$mm (Fig.5).

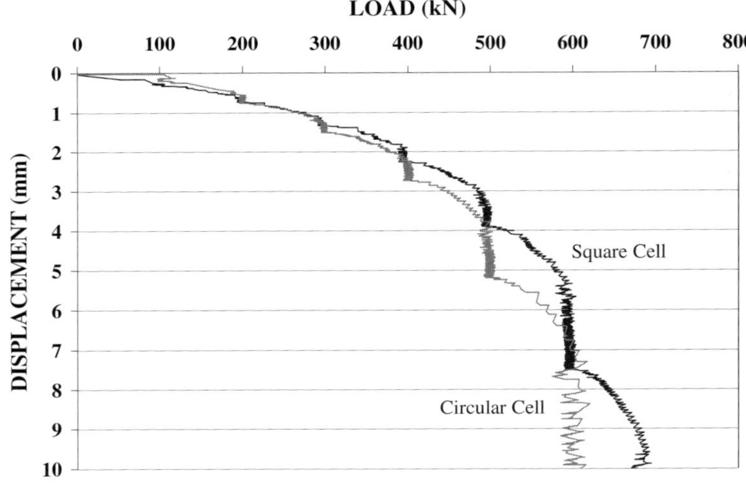

Figure 5: Load test of the square and the circular cells

Enclosure effects: driveability

Enclosure effects are defined as the changes in the installation load of individual piles, as the construction of the cell foundations advances. Examining the data from the tests in Takasu it can be seen that increased jacking resistance is encountered as construction progresses (Table 2). This is a well-known effect, which can lead to problems of driveability in close-centred pile groups.

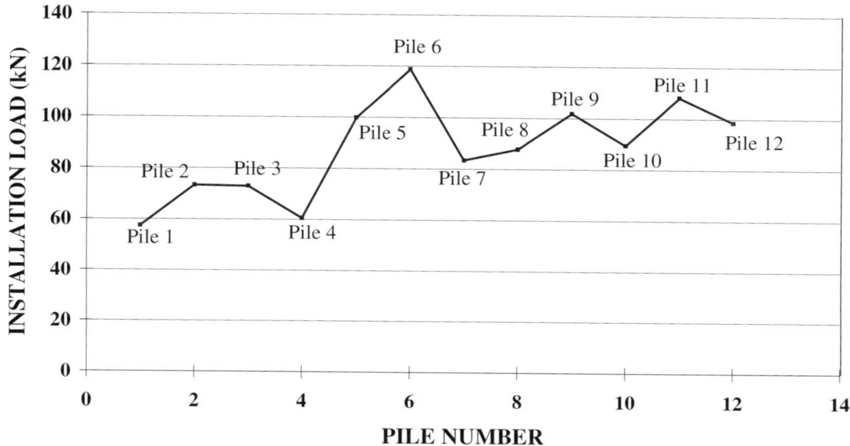

Figure 6: Installation of the square cell foundation

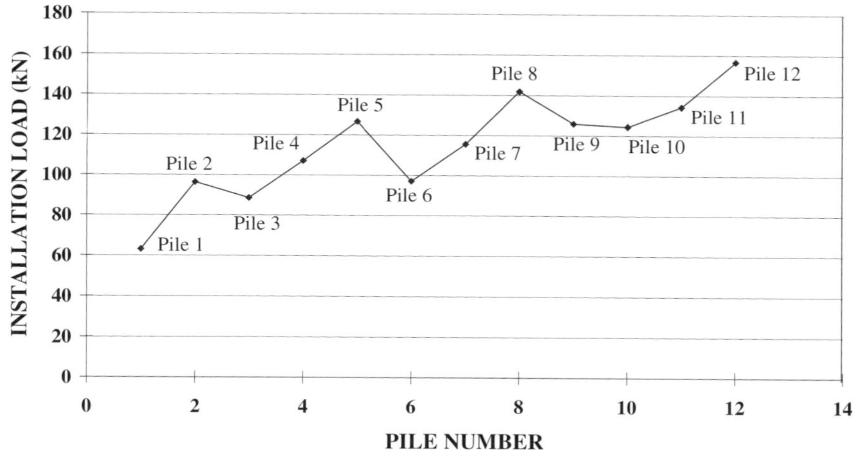

Figure 7: Installation of the circular cell foundation

The progressive increase in jacking force can be attributed to the increase in lateral pressures in and around the soil block that is enclosed as the construction of the cell foundation advances. Fig. 6 and 7 show the increase in installation force as each cell foundation is completed. This recorded increase in resistance has implications for the deployment of press-in piling machines for the construction of cell foundations. It is not sufficient to mobilize a machine with jack capacity greater than the strength of a single pile. Instead, a jack capacity of approximately twice the capacity of a single pile is required to install the final pile in each cell.

Conclusions

The press-in method allows measurement of jacking resistance during the installation of piles. The field tests described in this paper show that this measurement is a useful indicator of the long-term capacity of pressed-in piles in sand.

Piles installed using the press-in method show very high initial stiffness during maintained load tests and the full pile capacity is mobilised at a very small settlement. Consequently, the large safety factors that are normally applied to ultimate capacity to meet serviceability limits can be reduced significantly when using the press-in method and more efficient use can be made of the potential capacity of a piled foundation.

The field tests described in this paper also show that the bearing capacity of a complete cell foundation can be estimated from the installation load of a single pile. No negative group effects on ultimate capacity due to the proximity of the other piles in the group were evident. However, an increase in the installation force of the individual piles was measured as the cell foundation advanced. This observation has implications for machine selection to avoid driveability problems.

Acknowledgements

The field testing was carried out with the support of Giken Seisakusho Co. Ltd. The authors acknowledge the technical assistance provided by Mr. T.Nagayama, Mr. D.J. Rockhill and Mr. A.J.Deeks.

References

1. American Petroleum Institute (API) (1993) RP2A. *Recommended practice of planning, designing and constructing fixed offshore platforms – Working stress design,* 20th edition, Washington, 59-61.
2. BS 8004 (1986). *Code of practice for foundations.*
3. Jardine R.J. & Chow F.C. (1996). *New design methods for offshore piles,* Marine Technology Directorate (MTD) Publication, 96/103, London.

4. Meigh A.C. (1987). *Cone penetration testing – Methods and Interpretation,* Construction Industry Research and Information Association (CIRIA), Ground Engineering Report, pp147.
5. Randolph M.F. (1994). *Design methods for pile groups and piled rafts,* Proceedings of the 13th International Conference on Soil Mechanics and Foundation Engineering, Delhi, India (5): 61-82.
6. Tomlinson M.J. (2001). *Foundation design and construction,* 7th edition, Prentice Hall, Harlow, England.
7. Vesic A.S. (1969). *Experiments with instrumented pile groups in sand,* ASTM STP 444, 177-222.
8. White D.J., Sidhu H.K., Finlay T.C.R., Bolton M.D. & Nagayama T. (2000). *Press-in piling: The influence of plugging on driveability,* Proceedings of the 8th International Conference of the Deep Foundations Institute, New York, 299-310.
9. White D.J., Finlay T.C.R., Bolton M.D. & Bearss G. (2002). *Press - in piling: Ground vibration and noise during pile installation,* Proceedings of the International Deep Foundations Congress, Orlando, USA, ASCE Special Publication 116 pp 363-371.
10. White D.J. (2003). *A novel urban foundation system using pressed-in H-piles.* XIIIth European Conference on Soil Mechanics & Geotechnical Engineering, Prague.

Centrifuge modeling of the horizontal capacity of skirted foundations on drained loose sand

G. J. Yun and M. F. Bransby
Department of Civil Engineering, University of Dundee

Introduction

Shallow foundations are often used to support offshore structures and infrastructure in soft soil and so are subject to combinations of vertical, horizontal and moment loading. One way of improving a shallow foundation is to add vertical plates or 'skirts' beneath a foundation raft. For undrained loadings, these skirts are expected to constrain the soil between them and thereby improve foundation performance equivalent to that of a foundation embedded to the depth of the skirt tips (e.g. Tani & Craig, 1995). Their performance under drained load conditions is less well understood.

Since Mayerhof (1952) made recommendations about the capacity of shallow foundations subject to inclined or eccentric loading, many researchers (e.g. Hansen, 1970; Vesic, 1973) have suggested various empirical factors and formulae to take account of different loading and soil conditions. Research in the field of offshore foundations has more recently been carried out using physical model testing (e.g. Craig & Al-Saoudi, 1981; Tani & Craig, 1995; Butterfield & Gottardi, 1995; Houlsby & Martin, 1992; Gottardi et al, 1999) or numerical analysis (e.g. Utkritchon *et al.*, 1997; Ngo-Tran, 1998; Bransby & Randolph, 1998; Taiebat & Carter, 2000). Most of these have concentrated on footings resting on drained dense sand, or undrained clay when subjected to combinations of vertical, horizontal and moment loading. There has been little work studying the performance of skirted foundations on drained soil. Therefore, the aim of the work reported in this paper is to extend study to this case using centrifuge modeling and to compare the test results with existing raft foundation tests without skirts (Bransby & Yun, 2003) to see how much skirts increase foundation capacity under drained conditions.

The footing geometry and loading conditions used in this paper are shown on

Foundations: Innovations, observations, design and practice, Thomas Telford, London, 2003

Figure 1. Strip footings are considered of breadth, B and skirt depth, d. The load components are vertical (V), horizontal (H) and moment (M) and these components provoke vertical (v) and horizontal (h) displacement and rotation (θ) as measured at a reference point on the base and center of the footing.

The displacement modes and failure of the footing were investigated for different V-H-M combinations by changing the dead weight load W and the lever arm height L (Fig. 1). Vertical load (V) was applied by the constant self-weight of the foundation, and horizontal loads (H) were gradually applied at a fixed distance, L above the footing base.

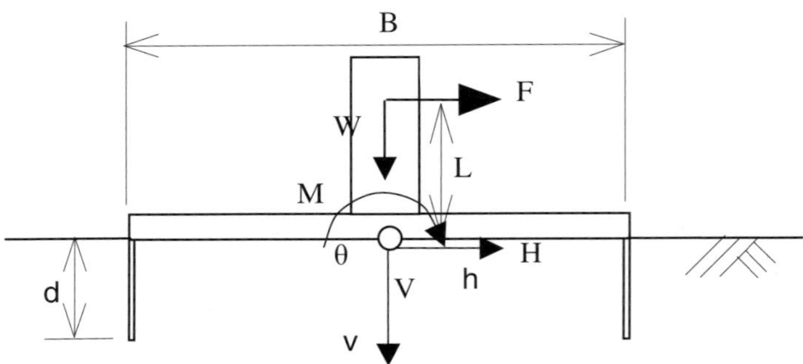

Figure 1 The foundation geometry and loads and displacements

Centrifuge modeling methods

Test apparatus

The tests were performed in the University of Dundee Geotechnical Centrifuge. The centrifuge has an effective radius of 3m to the base of the swinging plate and a payload of 1000kg at up to 130g.

The model foundation tests were all performed at 100 times earth's gravity. This means that the 100 mm wide model footing used represents a prototype width of 10 m. L-type aluminum angle of length 20 mm and wall thickness 2 mm was attached under the footing as skirts. This gave 2 m depth skirts at prototype scale (d/B = 0.2). The details of the scaling laws and the principles and benefits of centrifuge modeling are more fully explained by Schofield (1980) and Taylor (1995).

The tests were carried out in a model strong box, which was divided with a perspex-lined partition to give two identical boxes. Each is of 770 mm length, 235 mm width and 500 mm high. The box partitioning allowed two plane strain tests (with a footing 234 mm across the box) to be carried out on a single soil sample without disturbance between test sites, whilst still allowing photography through the side-walls.

Material

The foundation soil was a poorly graded sand with D_{50} = 0.22 mm and D_{10}= 0.16 mm. Direct shear box tests carried out at the relative densities used in the centrifuge tests and at appropriate effective stress levels, suggested that the angle of friction, ϕ' = 31° and the dilation angle, ψ' = 0. The sand was pluviated through air at a constant rate from a height of 300 mm into the strongbox. The sand surface was then leveled accurately to a depth of approximately 250mm using a vacuum. At the end of sample preparation, the volume and mass of sand were measured to ascertain its density. Results appeared repeatable as the measured density varied between 1531 kg/m^3 and 1548 kg/m^3 during the test series (see table 1) with a mean density, ρ=1540 kg/m^3.

Experimental method

Following placement of the sand into the strongbox, the strongbox was carefully placed on the centrifuge and then the rest of the testing apparatus was assembled (fig. 2). There were two actuators on the supporting beam: one actuator to install the footing vertically, the second to apply horizontal load to the footing once installed. The first actuator installed the footing into the soil and was connected to the footing via a load cell and a mechanical gripper (Fig. 3). The other actuator pulled a cable through a pulley attached to the footing at a height L above the footing base (Fig. 3). This was also connected to a load cell to measure the pulling force. These two actuators were driven by independent motors which were controlled externally from a computer via two RS232 links. In addition, the gripper was controlled by a solenoid with a 12V power supply and so could hold and release the footing through the vertical actuator.

The top of the footing was firstly inserted into the gripper and then the footing was placed carefully just above the soil surface. Then, the wire connected to the load cell through the pulley was positioned so that it pulled horizontally after the footing was installed. Four linearly variable differential transducers (LVDT) were set up to measure the vertical, horizontal and rotational displacement of the footing. A digital camera was positioned to take photos of the installation and soil movement through the perspex side walls of the strongbox. In addition, a video camera was placed inside the strongbox to monitor the experimental apparatus during the test.

After final checks, the centrifuge was accelerated until an acceleration of 100g was applied to the soil and footing. Motor 1 holding the gripper was started to install the footing vertically. The installing load-displacement response was measured and full installation was assumed to occur when a vertical load of around 2000N (model scale) was measured (suggesting the footing raft rested on the soil surface). To complete the installation phase, Motor 1 was then moved upwards slightly until the load cell measured just the weight of the gripper and footing. The gripper released the footing so that the vertical pressure applied to the soil by the footing was only due to self-weight

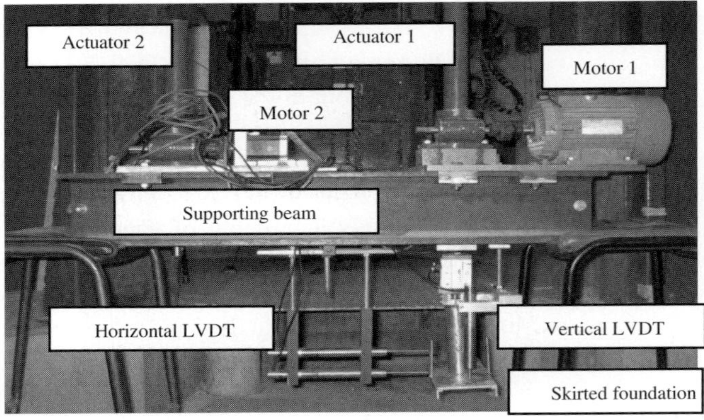

Figure 2 Photograph of part of the centrifuge testing apparatus

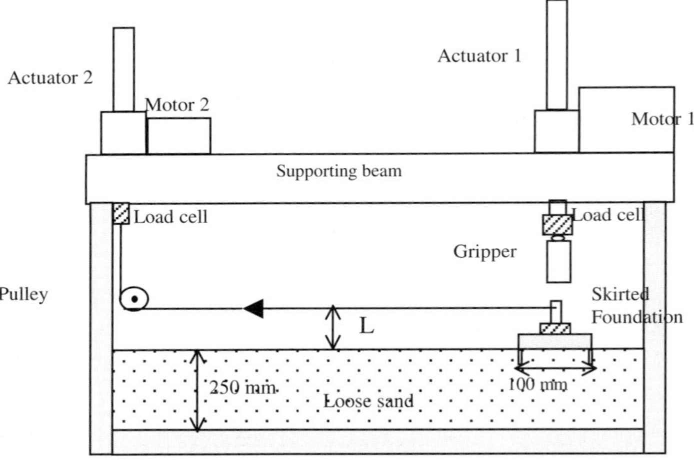

Figure 3 Cross-section of the test apparatus

and it was free to displace under later loading. Horizontal load was then applied using Actuator 2 by displacement control. Motor 2 was driven (taking in the loading wire) until the load cell revealed that the peak horizontal load had been exceeded.

Figure 4 shows the whole test procedure from the start of the centrifuge. Photographs were taken at each stage of testing and particularly during the installation and loading phase. These were designed to measure the soil deformation and foundation displacement during loading and the initial footing placement.

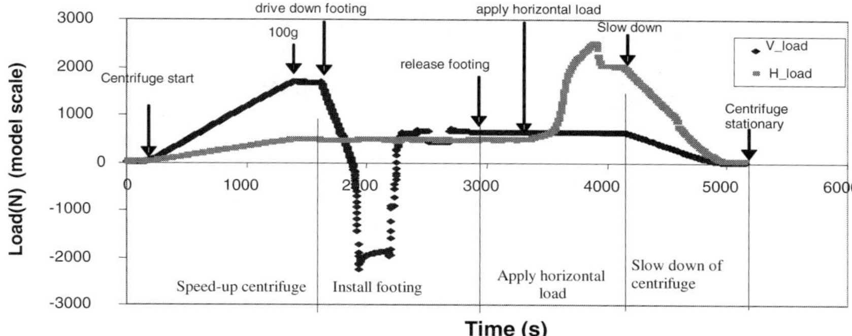

Figure 4 Model test procedure against time

Test series

Four tests with horizontal loading were carried out for a footing of prototype test breadth, B = 10 m and skirt depth, d = 2 m (summarized in Table 1). All tests were carried out on loose sand. However, the dead weight, W, of the footing and the lever arm height, L, were changed to investigate the load capacity and displacement response of the footings to different loading conditions.

Table 1. Centrifuge test series. (Prototype scale)

Test	Sand bulk density (kN/m^3)	Footing self-weight, W/A (kN/m^2)	Lever arm height L/B ($\equiv$ M/BH)
1SA	15.0	41.6	0.125
1SB	15.0	41.6	0.625
2SA	15.2	26.5	0.125
2SB	15.2	26.5	0.475

Test results

Determination of footing loads and displacements

The three components of footing displacement (v, h and θ) were obtained from the LVDTs. The reference point for rotation of the foundation system must be selected. However, the behaviour of the soil between the skirts depends on the distance between the skirts, the skirt depth and soil density and loading combinations. For example, Craig and Al-Saoudi (1983) found that a shear plane was mobilized at the level of the skirt tips when d/B=0.08 for skirted foundations in undrained clay, but at other spacing different behaviour was observed. Therefore, in this paper the reference point is taken at the base and center of the top plate of the footing (as a surface footing; Fig 1) which also allows easy comparison between previous results.

The pulling force, F, was measured during each test from the load cell connected the wire from the foundation. The horizontal failure load can be determined reasonably from the load-displacement graph. Two straight lines which fit the curve on each side of the 'yield' point were drawn and the intersection of the two straight lines was found. The horizontal load and moment applied were calculated from this failure load, F.

Horizontal loads

Figure 5 shows the horizontal load (H) – displacement (h) response of the footing. The initial response of the footing is slightly different depending whether there is a lower lever arm (Test 1SA, 2SA) or a higher lever arm (Test 1SB, 2SB). The test with lower lever arm (and hence lower M/HB) gives a more rigid response than the tests with the higher lever arm. The behaviour after yield also differs. Test 1SA and 2SA which have a lower lever arm strengthen after plastic failure but Test 1SB and 2SB (which have a higher lever arm) do not strengthen with increased displacement. Clearly, after yielding, work hardening is occurring in Test 1SA and 2SA. Test 1SB shows the nearly the same load and displacement as Test 2SB: the lever arm height is a little higher than in Test 2SB, but the vertical load is larger.

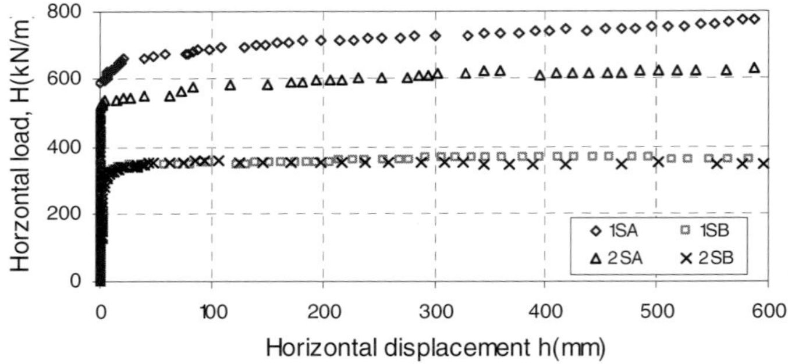

Fig. 5 Horizontal load (H) – horizontal displacement (h) response

Vertical displacements

The vertical-horizontal displacement is shown in Figure 6. There are no significant changes in vertical displacement before failure except Test 1SA. For test 1SA, downward displacement is observed with v/h=6.7 before initial failure. Small vertical upward displacements in the other tests occurred after yield as the horizontal displacements increased. This is clarified in Figure 7 which show the footing and soil for the two tests after failure. The soil between skirts in test 1SA (low lever arm) seems to move with the translating footing. However, in test 2SB, the soil underneath the rotating footing is disturbed less.

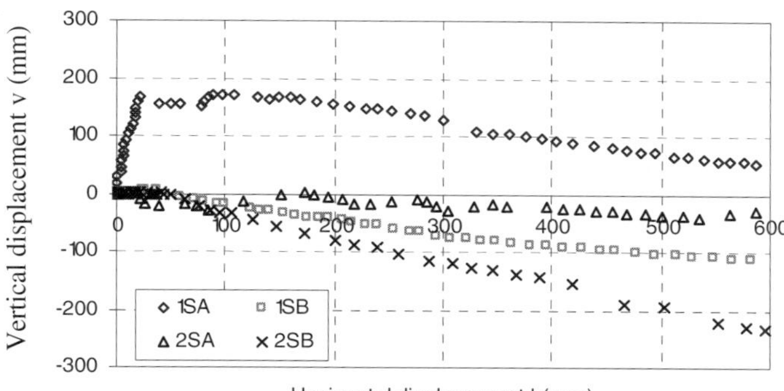

Figure 6 Vertical (v) – horizontal (h) displacement response

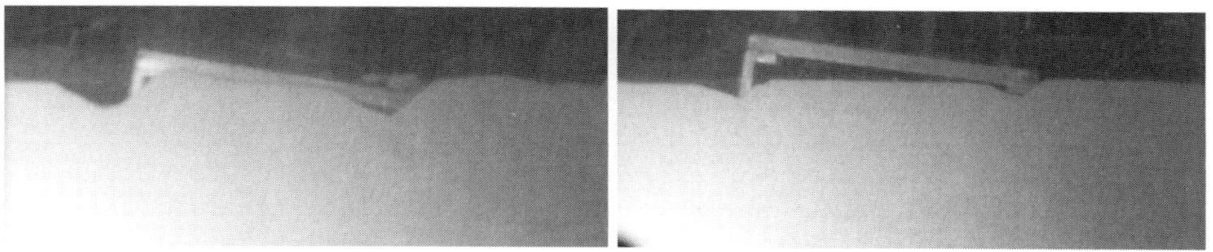

(a) Test 1SA (M/HB=0.125;V/A=41.6kPa)   (b)Test 2SB (M/HB=0.475; V/A=26.5 kPa)
Figure 7. Digital photographs taken after failure

Rotation

Figure 8 shows the horizontal displacements plotted against rotation. As expected, the slope of Test 1SB and 2SB shows more rotation than the other tests because of the higher liver arm. The footing in test 1SA appeared to rotate in a negative sense before yield, but after yield it rotated positively as in other tests.

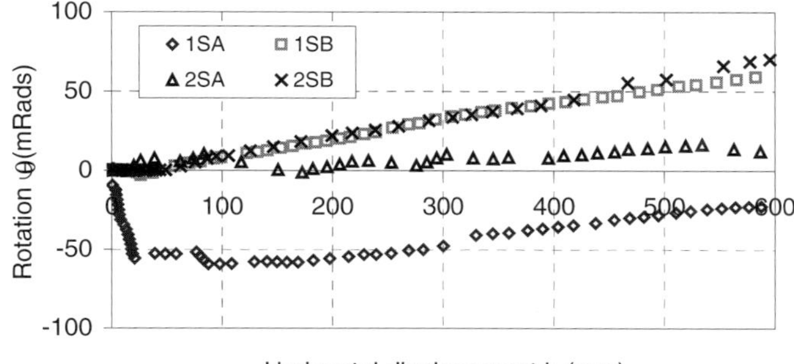

Figure 8 Rotation (θ) - horizontal displacements (h) response

Summary of the results

Table 2 shows both the test results from analysis of the previous section and raft foundation test results (without skirts) which were reported by Bransby & Yun (2003). The two test series only differ in that there are skirts (denoted by an 'S') in the test series presented in this paper (1SA-2SB) but no skirts in series in the previous series (1A-5B).

Table. 2 Summary of test results (prototype scale)

Test	Vertical Load, V (kN/m)	Lever arm, L/B	Peak horizontal load, H (kN/m)	Peak moment, M (kNm/m)	Displacement ratios at failure	
					$\theta B/h$	v/h
1SA	414	0.125	655	819	0.73	-0.22
1SB	414	0.625	336	2101	1.21	-0.26
2SA	264	0.125	537	671	0.12	-0.10
2SB	264	0.475	336	1597	1.21	-0.37
1A	260	0.175	155	271	-0.25	0.08
2A	260	0.525	115	602	0.26	0.00
2B	260	0.175	139	244	0.00	0.07
3A	431	0.595	184	1094	0.00	0.00
3B	431	0.245	249	610	0.00	0.00
4A	431	1.255	126	1581	2.30	0.07
5A	768	0.231	323	746	0.23	0.08

Figure 9 shows the yield points and plastic displacement vectors for all the tests in H-M space. The three solid lines shown in the H-M space are the yield failure loci at the two applied vertical loads using the equations recommended by Gottardi *et al.* (1999). The opened arrows represent for raft foundations and the closed arrows represent for skirted foundations. The failure envelope for the skirted foundation seems quite different from the raft foundation. It shows that horizontal capacity is increased significantly.

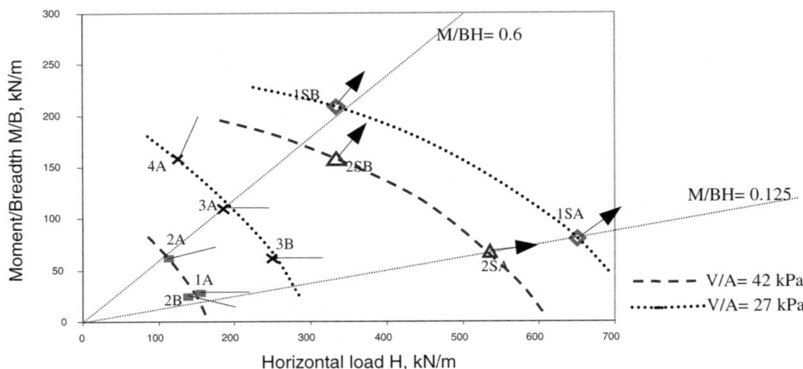

Figure 9 H-M failure conditions at different vertical load (B = 10m, d = 2m)

The yield loci in V-H space from the tests are shown Figure 10. The data points were selected for tests with the lever arm L/B = 0.125, which was quite close to the peak horizontal load. It is clear that the peak horizontal load measured for the skirted foundations was 3-4 times bigger than for the raft foundation. In addition, the displacement vectors for raft foundations suggest that almost pure sliding occurred, particularly at small M/BH. On the contrary, the displacement vector for skirted foundations show that the foundations overturned (Fig. 9). Also shown on Figure 10 is the calculated pull-out resistance (Vt) of the foundation assuming resistance is obtained by only friction on the skirt walls, and the horizontal capacity of the footing with no vertical load assuming that the skirts behave like rigid, laterally translated retaining walls.

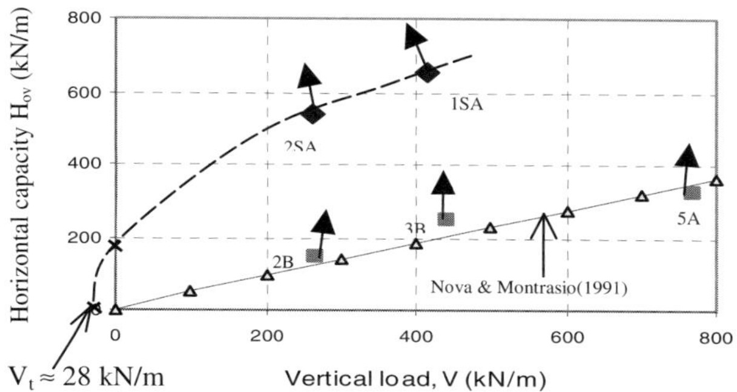

Figure 10 Horizontal capacity against vertical capacity

Conclusions

The results from a series of centrifuge model tests have been presented. The tests were carried out to investigate the combined vertical, horizontal and moment loading response of skirted foundation on drained loose sand. The tests showed that the horizontal capacity of the skirted foundation was increased to about 3-4 times that of raft foundation because of the skirts even in drained conditions. It was also suggested that the foundation failure mechanism changed to a rotational mode instead of a sliding mechanisms occurring.

Further tests are required to extend the H-M yield loci for different load and moment combinations. It should also be investigated whether the number and spacing of skirts affects the drained behaviour of a skirted foundation and how the skirts affect both the soil deformation and load distribution.

Acknowledgments

The experimental work was funded by the UK Engineering and Physical Sciences Research Council grant GR/R71856/01. The first author is also supported by the Geotechnical Monitoring Group Co. Ltd, Korea. The Authors are very grateful for this support.

References

1. Bransby, M. F., and Randolph, M.F. (1998) *Combined loading of skirted foundation.* Géotechnique, Vol. 1. pp. 791-796.
2. Bransby, M. F., and Yun, G. J. (2003) *Centrifuge investigation of the horizontal capacity of shallow footings on sand,* accepted for ISOPE 2003, Honolulu, USA, May.
3. Craig, W. H., Al-Saoudi, N. K. S. (1981) *The behaviour of some model offshore structures.* Proc. 10th ICSMFE, Stockholm, 2:83-88.
4. Gottardi, G., Houlsby, G. T. and Butterfield, R. (1999) *Plastic response of circular footing on sand under general planar loading.* Géotechnique 49, No. 4, 453-469.
5. Hansen, J. B. (1970) *A revised and extended formula for bearing capacity.* Danish Geotechnical Insitute, Copenhagen, Denmark, Bulletin 28, pp.5-11.
6. Houlsby, G. T., and Martin, C. M. (1992) *Modelling of the behaviour of foundations of jack-up units on clay.* Proc. Wroth Memorial Symp. "Predictive Soil Mechanics", Oxford, pp. 230-253.
7. Meyerhof, G.G. (1953) *The bearing capacity of foundations under eccentric and inclined loads.* Proc. 3rd ICSMFE, Zurich, Vol. 1. pp.440-450
8. Schofield, A.N., (1980). *Cambridge University Geotechnical Centrifuge operations,* Rankine Lecture, Géotechnique 30, No. 3, pp. 227-268.
9. Taiebat, H. & Carter, J.H., (2000*). Numerical studies of the bearing capacity of shallow foundations on cohesive soil subjected to combined loading.* Géotechnique 50, No. 4, 409-418.
10. Tani, K., Craig. W. H. (1995) *Bearing capacity of circular foundations on soft clay of strength increasing with depth.* Soil and Foundations, Vol 35, No. 4, 21-35.
11. Taylor, R.N. (1985) *Geotechnical centrifuge technology.* London, Blackie Academic and Professional
12. Ukritchon, B., Whittle, A.J., Sloan, S.W. (1998). *Undrained limit analyses for combined loading of strip footings on clay.* Jour. Of Geotech. And Geoenv. Eng., ASCE, Vol. 124, No. 3, March.
13. Vesic, A. S. (1975) *Bearing capacity of shallow foundations. Foundation Engineering Handbook* (ed. by Winterkorn, H. F. & Fang, H. Y.), Van Nostrand Reinhold, pp. 121-147.

Development of a dynamic loading device for suction pile in centrifuge

J. Zhang, D. Yan, G. Sun and W. Li
Department of Hydraulic Engineering, Tsinghua University, Beijing, China

X. Lu
Institute of China Academy of Science, Beijing, China

Introduction

Suction piles typically have large diameter with a relatively small length-to-diameter ratio. They are installed by applying a suction pressure inside the pile, which acts as an external surcharge to push the pile into the seafloor. Once installed, the pullout resistance benefits from the large diameter, since a significant amount of reverse-end bearing or passive suction mobilizes during uplift. They may be retrieved later by applying a positive pressure inside the pile. Suction piles are beneficial both during installation and under extreme horizontal loads, so they are currently being investigated both analytically and experimentally to provide the necessary mooring capacity for offshore platforms.

In the next several years, about fifty offshore platforms will be developed in Bohai, China. Figure 1 shows the location of the oil field. Suction piles will be used for these offshore platforms in developing the offshore petroleum in this oil field. However, for a period of three months during winter season, the ice sheets in the North Pacific Ocean will impose strong impact on the offshore platform. Strong vibration with a frequency of 1Hz is thus generated. The maximum amplitude of the cyclic horizontal force induced by ice sheet is 4000KN. Typical soil profile from the seafloor down below consists of a surface layer of 0 ~ 2.8 m soft silty clay underlain by 2.8~7.6 m loose to medium dense sandy silt, 7.6~14.8 m medium dense silty sand and 14.8~17.8 m medium silt. In order to investigate the ice-sheet induced effect on the foundation soil, e.g. the building up of pore water pressure in sand and the stability of suction piles, a research program of centrifuge modeling on the response of offshore platform

Foundations: Innovations, observations, design and practice, Thomas Telford, London, 2003

foundations subjected to cyclic horizontal force has been organized by China National Offshore Oil Corporation.

Centrifuge modeling on suction piles was initiated in 1976 (Helfrig, 1976) and has been done by a number of researchers (Fuglsang et al. 1991; Renzi et al. 1991; Allersma et al. 1999a, 1999b, 2001). Centrifuge modelling takes advantages of the proper modeling of body forces and the ability of multiple tests at reduced costs. In dynamic centrifuge modeling, the inertial effect requires the frequency and the amplitude of the horizontal force to be scaled by N and $1/N^2$ respectively. N is the geometric as well as the gravity scale factor. Cyclic loading devices have been developed historically. Craig (1981) and Hjortnaes-Pedersen and Nelissen (1991) described a system that can producing high frequency dynamic loading of up to 10 Hz and 300 Hz on shallow foundations. Tan (1990) used pneumatic jacks controlled by a system of solenoid waves and timing mechanism to apply one directional loading to a single spudcan model. The highest frequency of the load is 1Hz. Dean et al. (1993) used an electrically operated servo-motor to drive a central threaded carriage backward and forwards to produce horizontal cyclic force, with a frequency of up to 3 Hz, on a 3-leg jackup model. Ng et al. (1994) developed a servo controlled electro-hydraulic loading system for shallow foundations, the excitation frequency ranging between 0.1Hz to 10 Hz.

This paper discusses the development of an electromagnetic actuator that has been designed on the geotechnical centrifuge at Tsinghua University. At the time of writing, this device is being tested. The centrifuge model that prepared for preliminary study is also presented herein.

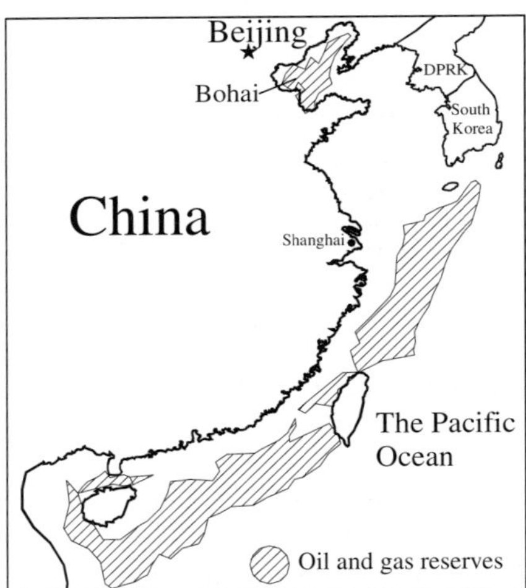

Figure 1 Location of the Bohai oil field

Electromagnetic actuator

The electromagnetic actuator as shown in Figure 2 mainly consists of a permanent magnet and a cylindrical coil suspended in the prefabricated space in the magnet. Silver wire is used to form the cylindrical coil so as to enhance the performance without increase too much weight. A rigid rod with a load cell in the middle is connected to the coil. When electrified by alternating current, the coil horizontally moves forward and backward to impose cyclic load on the model pile. In order to facilitate the coil moving linearly, two disk springs are connected at the two ends of the coil. Total weight of the device is approximately 20 kg.

With this device, the amplitude of the cyclic horizontal force with frequency of 1Hz in prototype is reproduced at centrifugal acceleration of 100 g. Therefore in centrifuge modelling, the peak cyclic loading is 98 N, with a corresponding prototype loading of 980 KN for single pile; and the frequency is 100Hz. The predominant frequency of the force ranges between 100 ~ 120 Hz. Table 1 shows the technical specifications of this actuator.

Table 1: Technical specification of the electromagnetic actuator

Diameter (mm)	Length (mm)	Weight (kg)	Predominant frequency (Hz)	Peak cyclic load (N)
180	260	20	80-120	98

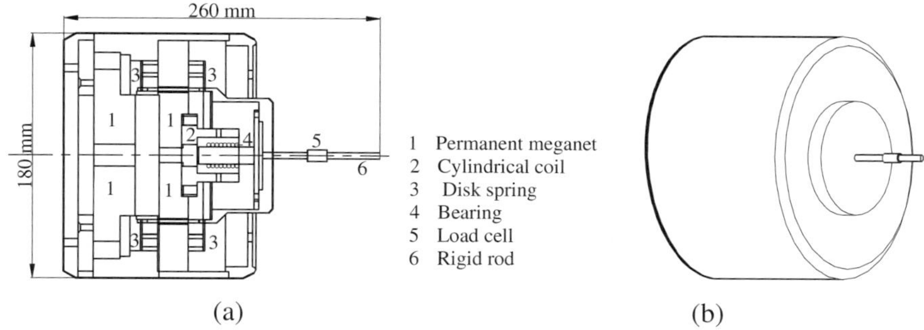

Figure 2 (a) Section; (b) Configuration of the electromagnetic actuator

System configuration

The medium-sized geotechnical centrifuge at Tsinghua University has a capacity of 50 g-ton. The maximum centrifugal acceleration is 250 g with a corresponding payload of 200 kg. The allowable payload at 100 g is 300 kg. The working area of the swing platform on the centrifuge measures 700 mm × 700 mm. Detail of the centrifuge can be found in Pu et al. (1994).

The model configuration that will be used in centrifuge modeling of single pile is illustrated in Figure 3. The loading system controlling the horizontal motion is mounted on the flange of the model container. The model container has internal dimensions of 600 mm × 350 mm × 350 mm (height), incorporating an optional acrylic window. The deformation of the soil is visible by means of a close-circuit TV camera mounted on the acrylic side of the model container. Another camera is attached on the arm of the centrifuge to monitor the motion of the pile and the soil from the top of the model container. Soil used in the model is medium dense silty sand. Water depth above the sand is 10 cm. The diameter of the model pile is 6 cm. The penetration depth of the pile varies between 6 cm –12 cm. Pore water pressure transducers (PPT) are embedded in the sand to record the variation of the pore water pressure during cyclic loading. The LVDTs, as shown in Figure 3, are installed to measure the movements of the pile in vertical and horizontal directions.

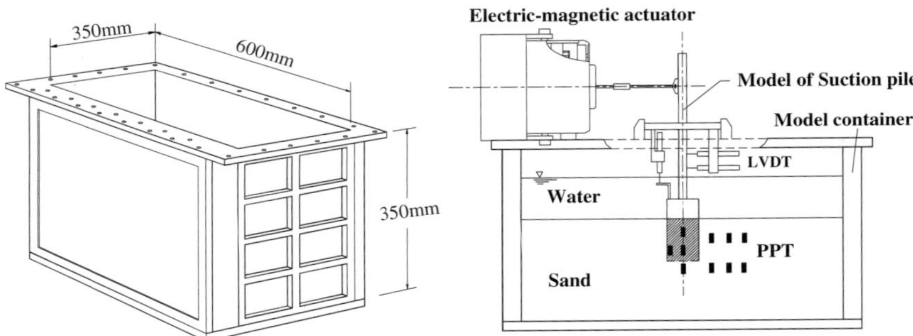

Figure 3 (a) Model container; (b) Centrifuge model set up

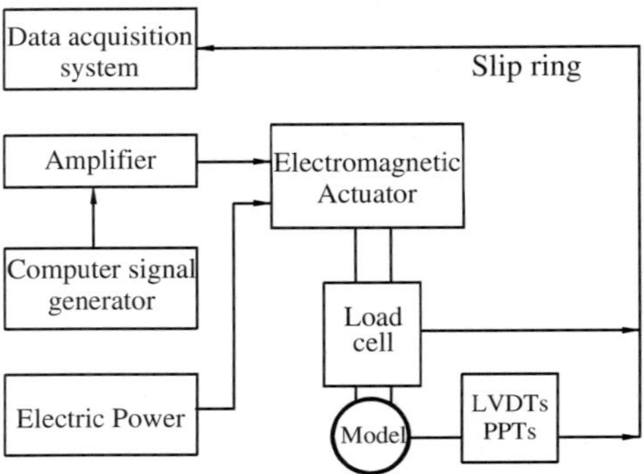

Figure 4 Schematic diagram of the controlling system

Figure 4 shows a schematic diagram of the electrical circuit. The loading or displacement function is fed from a computer signal generator into an amplifier. The latter in turn generates the necessary electrical signals to control the frequency and the electrical circuit so as to control the amplitude of the horizontal cyclic force. The output from the actuator, in the form of load and displacement, is continuously monitored by the load cell and LVDTs. The measurements of the load will be feedback to the amplifier for adjusting the input signals.

Summary

The electro-meganetic actuator has been developed in geotechnical centrifuge at Tsinghua University to reproduce the amplitude of the ice-induced cyclic force with frequency up to 100Hz at centrifugal acceleration of 100 g. This device will be used in the investigation of the offshore platform in Bohai, China. Further study is being done at Tsingua University.

Acknowledgement

The work presented herein was funded by China National Offshore Oil Corporation. The authors are grateful to the support of the Institute of China Academy of Science.

References

1. Craig, W.H. (1981). *Cyclic loading equipment for offshore foundation model.* Offshore Structures: The Use of Physical Models in Their Design, eds. Armer, G.S.T. and Garas, F.K. 327-334. Construction Press. NY.

2. Dean, E.T.R. Hsu,Y.S., and Schofield,A.N. (1993). *Development of a new apparatus for centrifuge testing of offshore jackup platform models and data report for centrifuge test YSH1: 3-leg jackup model with flat spuds on dense watwe-saturated sand.* Technical Report CUED/D-Soils/TR267. University of Cambridge, London.

3. Helfrig, S.C., Brazill, R.L., and Richard, U.L. (1976). *Pullout characteristics of suction piles in sand.* Offshore Technology Conference, OTC6029, 535-540.

4. Tan, F.S.C. (1990). *Centrifuge and theoretical modeling of conical footings on sand.* Ph.D. Thesis, Cambridge University, Jan, 1990.

5. Ng, T.G., Lee, F.H., Liaw, C.Y. and Chan, E.S. (1994). *Development of a dynamic loading device for model foundation.* Proc. of Int. Conference Centrifuge 94, Singapore/31 Aug.-2 Sept., 1994, pp.183-188.

6. Pu, J.L., Liu, F.D., Li, J.K., Li, S.Q., Yin, K.T., Sun, Y.S. and Jin, P.F., (1994), *Development of Medium-size Geotechnical Centrifuge at Tsinghua University.* Proc. of Int. Conference Centrifuge 94, Singapore/31 Aug.-2 Sept., 1994, pp.53-56.

7. Renzi, R., Maggioni, W., and Smith, F. (1991). *A Centrifugal Study on the Behavior of Suction Piles*. Centrifuge 91, H. Y. Ko &F. G. Mclean(ed.), Balkema, Rotterdam, 1991, 169-176

8. Fuglsang L.D., Steensen-Bach, J.O. (1991). *Breakout Resistance of Suction Piles in Clay*. Centrifuge 91, H. Y. Ko &F. G. Mclean(ed.), Balkema, Rotterdam, 1991, 153-159

9. Allersma.H.G.B., Kirstein, A.A. R.B., and Brinkgreve. T.Simon. (1999a). *Centrifuge and numerical modeling of horizontally loaded suction piles.* 9th.Int.Offshore and Polar Eng.Conference. ISOPE99.Vol.1.pp.711-717.

10. Allersma.H.G.B., Kirstein, A.A. R.B., and Brinkgreve, B. Ferres. (1999b). *Centrifuge and numerical modeling of methods to optimize the horizontal bearing capacity of suction piles.* 18th. Int. Conf. On Offshore and Arctic Eng. On CD-ROM.

11. Allersma, H.G.B., Hogervosrst, J.R. and Pimoulle, M. (2001). *Centrifuge modeling of suction pile installation in layered soil by percussion method.* OMAE Conf. 2001, 87-93.